中国心电图经典与进展

CLASSICAL ELECTROCARDIOGRAPHY AND RELEVANT ADVANCES IN CHINA

（第2版）

主　编　方丕华　唐　闽
副主编　方　全　李广平　张　萍　黄　鹤
　　　　王红宇　刘　俊
主　审　王方正　黄从新　张　澍

科学出版社
北京

内 容 简 介

本书由我国心电图学和心血管病领域的知名专家和他们领衔的团队编写。第 2 版在第 1 版的基础上做了全新的修订，特别是对心律失常和心电学新进展做了全部更新。全书分上下两篇共 90 章。上篇介绍了经典心电图学，包括心电图基础知识和各种心血管疾病的心电图特征及判读；下篇介绍了心电图学新进展，包括心电学研究、心律失常、非瓣膜性房颤的外科治疗、交感电风暴的诊治、房颤导管消融和抗凝治疗、心室肌致密化不全的研究进展、全皮下除颤器的临床应用、破碎 QRS 波的临床应用、各种心电图导联的比较及研究进展，以及各种心血管疾病的专家共识、指南解读、诊断与治疗的最新应用和进展等。本书内容涵盖面广，论述详尽，充分反映了当代心电图学的发展前沿，对临床心内科医师和其他相关学科医师学习提高极有帮助。

本书适于各级临床内科医师、医学院校师生及相关领域医学工作者学习参考。

图书在版编目（CIP）数据

中国心电图经典与进展 / 方丕华，唐闽主编. —2 版. —北京：科学出版社，2020.1
ISBN 978-7-03-061490-2

Ⅰ.①中⋯ Ⅱ.①方⋯ ②唐⋯ Ⅲ.①心电图 Ⅳ.① R540.4

中国版本图书馆 CIP 数据核字（2019）第 110064 号

责任编辑：路 弘 / 责任校对：郭瑞芝
责任印制：肖 兴 / 封面设计：龙 岩

版权所有，违者必究，未经本社许可，数字图书馆不得使用

科学出版社 出版

北京东黄城根北街 16 号
邮政编码：100717
http://www.sciencep.com

三河市春园印刷有限公司 印刷
科学出版社发行　各地新华书店经销

*

2020 年 1 月第 一 版　开本：889×1194　1/16
2020 年 1 月第一次印刷　印张：45 1/2
字数：1 300 000

定价：230.00 元
（如有印装质量问题，我社负责调换）

编著者名单

主　　编　　方丕华　唐　闽
副 主 编　　方　全　李广平　张　萍　黄　鹤
　　　　　　王红宇　刘　俊
主　　审　　王方正　黄从新　张　澍
编　　者（以姓氏笔画为序）

于江波	万　征	马　虹	马　奕	王　震	王红宇	王志毅	王泽峰
王祖禄	王越红	王晶晶	车京津	牛红霞	牛国栋	方　全	方　俊
方丕华	尹彦琳	尹德春	石亚君	卢喜烈	田少华	白　融	冯　冲
冯　莉	曲秀芬	朱文青	向晋涛	华　伟	刘　俊	刘　霞	刘仁光
刘文玲	刘志敏	刘启明	刘恩照	刘德平	许　原	杨　虎	杨　洁
杨延宗	杨宇帆	李广平	李小梅	李为民	李世锋	李华康	李春雨
李俊伟	李洪仕	李晓枫	李毅刚	吴　杰	吴　钢	吴　祥	吴龙梅
时晓蕾	何　佳	何秉贤	谷云飞	汪　芳	宋治远	张　凯	张　怡
张　浩	张　萍	张　媛	张　澍	张艾婧	张劲林	张承宗	张树龙
张勇华	张海澄	张雪娟	陈　涵	陈　琪	陈元秀	陈尔佳	陈清启
范靓靓	林治湖	罗　勤	周　虹	周　洲	周胜华	郑　雨	郑　哲
郑志涛	郑良荣	郑新权	赵　学	赵智慧	胡金柱	胡奕然	柳志红
钟敬泉	种　甲	侯　煜	洪　葵	姚　焰	贺　嘉	聂连涛	贾　娜
贾玉和	贾秀月	夏　雨	夏瑞冰	徐亚伟	徐兆龙	郭继鸿	唐　恺
唐　闽	陶晓娟	黄　洁	黄　鹤	黄元铸	黄从新	黄永麟	黄松群
黄建凤	黄菊香	曹　江	曹东芳	崔　炜	崔长琮	崔俊玉	梁　明
梁一木	彭龙云	葛晓冬	董潇男	蒋晨阳	焦　峰	雷　森	魏经汉

学术秘书　　刘　俊　李晓枫

主编简介

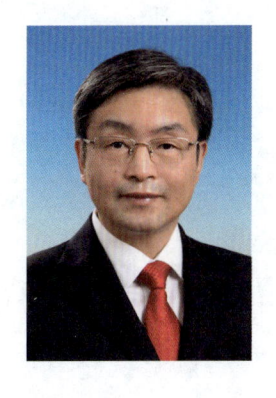

方丕华 主任医师、教授、博士生导师。中国医学科学院阜外医院心律失常诊治中心52病房主任。中国医疗保健国际交流促进会心律与心电分会主任委员，中华医学会心电生理和起搏分会左心耳封堵工作委员会副主任委员、中华医学会心电生理和起搏分会无创心电学组副组长，中国心电学分会副主任委员。同时担任多家心血管病核心期刊的副主编或编委，如《中国心血管杂志》《实用心电图杂志》《中国心脏起搏与电生理杂志》《中华心律失常学杂志》等。1982年毕业于湖南医科大学医学系，获医学学士学位。毕业后一直从事临床医疗工作，先后在中国协和医科大学获得硕士和博士学位。1998年10月～2001年9月先后在意大利著名的Insubria大学和美国的Wake Forest大学医疗中心从事博士后研究3年，主攻心律失常的标测和介入治疗。在著名的意大利电生理学家Salerno教授和美国的Fitzgerald教授的指导下，对心电生理的各种标测技术：CARTO三维标测、非接触标测和超声标测技术进行了系统、深入的研究。2001年底学成回国后专门从事心脏起搏和心律失常的介入治疗，在国内率先应用先进的CARTO三维标测系统指导不适当窦性心动过速、反复单形性室速及房颤的射频消融，在国内率先开展冷冻消融的基础研究和冷冻导管消融室上速和心房颤动等。首先开展了Watchman左心耳封堵置入术，均达到国际先进水平。先后承担国家自然科学基金、首都医学发展基金、北京自然科学基金、国家科技部等国家和省部级科研任务10余项。发表在国内外医学期刊的专业论文近百篇，主译和主编专著10余部，如：《心律失常的规范化防治——从指南到实践》《临床心脏起搏、除颤和再同步化治疗》《冷冻消融治疗心律失常》《中国心电图经典与进展》《阜外心电图运动试验》《阜外心电图图谱》和《心电学新进展》等。获北京市科学技术进步奖一等奖、三等奖及国家科学技术进步奖二等奖。

主编简介

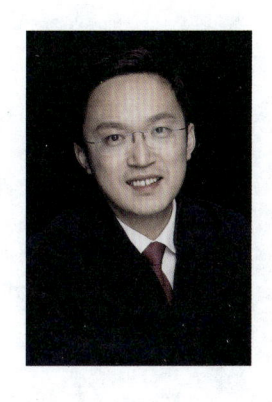

唐 闽 主任医师，教授，博士生导师。中国医学科学院阜外医院心律失常3病房副主任。中华医学会心电生理和起搏分会第七届全国委员会委员，中华医学会心电生理和起搏分会创新委员会副主任委员，中华医学会心电生理和起搏分会中青年医师联盟共同主席，中国医疗保健国际交流促进会心律与心电分会副主任委员，中华医学会心电生理和起搏分会第六届青年委员会副主任委员，北京医学会心电生理与起搏分会委员，中华医学会心血管病学分会心律失常学组成员。《中华心律失常学杂志》编委。

1995年毕业于山东医科大学临床医学系。1995～1999年在福建医科大学附属协和医院内科工作。1999～2002年在福建医科大学取得心内科硕士学位。2002～2005年在中国协和医科大学阜外心血管病医院取得临床型博士学位。2005～2008年在武汉大学第一临床学院博士后流动站从事心房颤动导管消融的博士后研究工作，同期获得国家公派留学基金和德国菲得利女皇基金的资助先后在德国汉堡、德国心脏中心（柏林）心内科作为访问学者从事心律失常导管消融的临床研究工作。2009年作为留学归国人才引进到阜外心血管病医院继续从事心律失常的介入治疗。擅长晕厥、各种器质性心脏病和心功能不全引起的心律失常的诊疗，尤其擅长心房颤动、心房扑动、房性心动过速、室性期前收缩、室性心动过速、阵发性室上性心动过速等复杂心律失常的射频消融治疗，起搏器导线拔除技术，在国内率先开展激光鞘技术拔除电极导线。

作为课题第一负责人先后获得多项科研基金的资助，如：德国菲得利女皇基金会医师培训基金、国家留学基金委青年医师进修基金、中国博士后科研资助基金、院所青年基金、留学回国人员启动基金、国家自然科学基金（面上项目）、国家自然科学基金重大仪器专项（子课题）等。

荣获2017年中华医学会心电生理和起搏分会中青年科技创新领军人才，第二届亚太心律学会年会暨第五届亚太房颤论坛（APHRS 2009）青年医师奖（第一名），德国心脏病学会第75届学术年会（德国曼海姆）优秀论文奖，中华医学会心电生理和起搏分会第八次全国学术年会优秀论文奖（第二名），第十九届长城国际心脏病学会议优秀论文奖，中国医学论坛报"第一届心电图读图争锋赛"第一名。目前在国内外学术刊物发表论文50余篇，其中以第一作者和通讯作者发表文章32篇，SCI收录17篇。参编《室性心律失常学》《冷冻消融治疗心律失常》等专著。

前言

自1903年荷兰生理学家Einthoven发明弦线式心电图机，并于1905年正式应用于临床以来，心电图为心脏病学的发展起到了任何其他方法都无法取代的关键作用。早在1911年，英国的Thom as Lewis就发表了第一部心电图学专著The Mechanism of The Heart Beat，至20世纪50年代，通过Lewis、Wiggers、Katz、Langendorf、Pick、Schamroth等医学先哲和众多学者们的研究和实践，心电图学已成为一门成熟的学科。伴随着科技的进步，医学技术不断推陈出新，古老的心电图学跨越100多年的历史长河，经历了冲击和洗礼，却仍然焕发着勃勃生机。如今，心电图学已经发展得枝繁叶茂，并由最初单纯的体表心电图发展成为包含多个分支专业的心电图学：静态心电图、动态心电图、运动心电图和监测心电图等，已成为各级医院最常用的诊断手段；远程心电监测、心电管理系统、大数据、云计算等新技术发展迅速；各项无创心电图技术在心脏病诊断、预后和心脏性猝死分层研究中发挥着重要的作用，特别是由心电图技术发展而来的心电生理和心脏起搏技术在心律失常的研究中取得了许多突破性进展。心电图学的研究涵盖了心脏病的许多领域，或者说心脏病的研究在许多领域都离不开对心电的研究观察。

为了给广大的心电图学工作者和临床医师提供学习和提高心电图学水平的机会，自2006年开始，中国医学科学院阜外医院、中华医学会心电生理和起搏分会和中国循环杂志联合举办了13届全国心律失常和心电学新进展研讨会，并于2010年组织全国各高等医药院校的心律失常与心电学方面的知名专家编写了第1版《中国心电图经典与进展》，该书出版10年多来，受到了全国读者的好评。随着心律失常与心电学领域的飞速发展，2015年中国医疗保健国际交流促进会成立了全国首个心律与心电分会，该分会成立并每年定期举办心律失常与心电学论坛，进一步促进了心律失常与心电学在全国的发展和提高。2019年将由中国医疗保健国际交流促进会心律与心电分会、中华医学会心电生理和起搏分会、中国医学科学院阜外医院和中国循环杂志社共同举办"第十四届全国心律失常与心电学新进展研讨会暨2019华夏医学心律失常与心电学论坛"。在会议之前，组织相关专家对第1版《中国心电图经典与进展》进行全新的修订，特别是心律失常和心电学新进展部分几乎进行了全部更新。

参与这次修订工作的教授都是我国心电图学和心血管病领域的知名专家和他们领衔的团队成员，他们当中有年逾古稀、德高望重，学贯中外、成就卓著的医学泰斗，有各个医学中心、医科大学和各个学会年富力强、硕果累累的学术带头人。感谢各位医学前辈对中国心电图学发展所做的卓越贡献和对我辈的勉励与支持，感谢众多专家教授为此书付出的艰辛劳动与无私奉献。我们相信，这本由100多位专家教授撰写的第2版《中国心电图学经典与进展》一书将成为广大读者的良师益友，有助于提高各级医务人员的心电图、心律失常和心电学水平。

方丕华　唐闽
2020年1月

目　　录

上篇　经典心电图学

第 1 章	心电图产生的基本原理	1
第 2 章	心电图机	5
第 3 章	心电图导联系统	11
第 4 章	正常心电图波形	18
第 5 章	心房与心室的肥大	27
第 6 章	心肌梗死	37
第 7 章	急性肺栓塞的心电图改变	50
第 8 章	先天性心脏病	56
第 9 章	心肌炎与心肌病	74
第 10 章	心包炎的心电图改变与鉴别诊断	84
第 11 章	电解质紊乱心电图	95
第 12 章	窦性心律与窦性心律失常	101
第 13 章	期前收缩	121
第 14 章	房室阻滞	148
第 15 章	室内阻滞	167
第 16 章	逸搏心律和加速的自律性节律	180
第 17 章	房性心动过速	205
第 18 章	心房扑动与心房颤动	217
第 19 章	预激综合征	237
第 20 章	阵发性室上性心动过速	265
第 21 章	器质性心脏病与室性心动过速	271
第 22 章	特发性室性心动过速	280
第 23 章	窄 QRS 心动过速的心电图鉴别	286
第 24 章	宽 QRS 波群心动过速鉴别诊断	291
第 25 章	起搏心电图的阅读与分析	307
第 26 章	三腔起搏器心电图的识别和在临床随访中的应用	314
第 27 章	梯形图在心律失常诊断中的应用	322
第 28 章	简明临床心向量图学及其进展	332
第 29 章	食管调搏在心动过速诊断与鉴别诊断中的应用	341
第 30 章	心电散点图的临床应用	347
第 31 章	心电图少见波形	352
第 32 章	遗传性心律失常	358

第33章	导联误接与心电图伪差	365
第34章	心电图运动负荷试验	376
第35章	动态心电图	380
第36章	药物对心电图的影响	391
第37章	心脏移植心电图	398

下篇　心电图学进展

第38章	2017心房颤动治疗新进展	407
第39章	心律失常领域十大研究回顾	412
第40章	2018心电学研究新进展	416
第41章	非瓣膜性心房颤动的外科治疗进展	419
第42章	2017年HRS心房颤动导管消融和外科消融专家共识解读	423
第43章	2017ACC/AHA/HRS晕厥诊断与处理指南解读	426
第44章	2017运动员心电图解读专家共识	435
第45章	2017动态心电图国际指南和专家共识更新	442
第46章	室上性心动过速治疗的ACC/AHA/HRS指南解读	446
第47章	2017AHA/ACC/HRS室性心律失常患者管理和心源性猝死预防指南解读：ICD持续助力	452
第48章	左心耳封堵的专家共识	458
第49章	体位性心动过速、不适当的窦性心动过速和迷走性晕厥的专家共识	463
第50章	HRS/EHRA/APHRS/SOLAECE有关ICD程控和测试的专家共识	469
第51章	长QT综合征	475
第52章	Brugada综合征与Brugada心电图的相关进展	481
第53章	儿茶酚胺敏感性多形性室性心律失常	487
第54章	短QT综合征	491
第55章	交感电风暴的诊治进展	496
第56章	室上性心动过速药物治疗的基本原则	501
第57章	不同起源部位室性期前收缩的心电图特点及消融治疗	509
第58章	PentaRay电极三维标测指导难治性心律失常导管消融的进展	518
第59章	AI指导心房颤动导管消融的应用进展	526
第60章	心室肌致密化不全的研究进展	531
第61章	室性心动过速的药物治疗	541
第62章	致心律失常右心室心肌病研究进展	546
第63章	肥厚型心肌病	554
第64章	基质导管消融治疗Brugada综合征	560
第65章	遗传性心律失常门诊	563
第66章	局灶性房性心动过速和多源性房性心动过速	567
第67章	儿童、妊娠期和老年患者室上性心动过速的处理	571
第68章	心房颤动导管消融的进展	576
第69章	心房颤动的抗凝治疗进展	580
第70章	左心耳封堵术后的抗栓治疗和临床随访	584

第 71 章	小儿心律失常和先天性心脏病	590
第 72 章	心房颤动的筛查、诊断和脑卒中风险评估	599
第 73 章	心房颤动患者的上游治疗	602
第 74 章	全皮下除颤器的临床应用进展	608
第 75 章	新型多电极射频消融球囊导管隔离肺静脉的研究进展	613
第 76 章	心律置入装置电极导线拔除的临床研究进展	615
第 77 章	急性心肌梗死心电图对预后判断的价值	619
第 78 章	心室晚电位研究进展	626
第 79 章	QT 离散度与 Tp-e 间期的研究进展	636
第 80 章	心率变异性临床应用进展	645
第 81 章	心率恢复和恢复期室性期前收缩预测心脏猝死的作用	649
第 82 章	倾斜试验在诊断血管迷走性晕厥和体位性心动过速中的作用	652
第 83 章	动态血压监测技术及研究进展	655
第 84 章	aVR 导联在心律失常中的独特作用	662
第 85 章	各种心电图导联的比较及研究进展	666
第 86 章	短 QT 综合征的心电图特征	675
第 87 章	碎裂 QRS 波的定义及其临床应用进展	682
第 88 章	动态心电图诊断心肌缺血的优势及局限性	691
第 89 章	进展性心脏传导疾病	696
第 90 章	心电图对肺栓塞预后判断的初步价值	699

附 录

附录 A	额面心电轴测定表	707
附录 B	不同心率 QT 间期正常值范围	708
附录 C	心动周期、心率与 QT 间期正常最高值对照表	709
附录 D	正常 PR 间期的最高限度表	710
附录 E	不同年龄组儿童 P、QRS、T 波的平均电轴	711

上篇　经典心电图学

第1章

心电图产生的基本原理

心脏不停地跳动是心肌不停地收缩和舒张的结果。心肌有规律地收缩和舒张是由窦房结的自律性电活动引起的，经过心脏的特殊传导系统下传，使心房和心室按序发生电活动。这些电活动不仅可以使心脏有序地发生激动，而且可以传导至体表各部位。将传导到体表的这些电活动用心电图机记录下来就形成了心电图（electrocardiogram，ECG）。

一、心脏的电生理特性

心脏不停地跳动是心肌不停地收缩和舒张的结果。心肌有规律地收缩和舒张源于其具有的电生理特性，即兴奋性、自律性、传导性。

1. 兴奋性　兴奋性是指心肌组织能够对内在或外在的有效刺激发生反应的特性。其表现过程首先产生电变化，进而引起心肌收缩，刚能引起兴奋的刺激称为阈刺激。阈刺激小兴奋性高，阈刺激大兴奋性低。决定和影响兴奋性的因素有静息电位水平、阈电位水平、离子通道的性状。静息电位负值增大时，兴奋性降低；反之，静息电位负值减少时，兴奋性增高。阈电位水平上移，则和静息电位之间的差距增大，引起兴奋所需的刺激阈值增大，兴奋性降低，反之兴奋性增高。兴奋的产生都是以离子通道能够被激活为前提的。它可以表现为备用、激活、失活3个状态。

心肌细胞的兴奋性随着膜通道的状态变化而变化，经历激活、失活和复活等过程。心肌细胞每一次兴奋后，接着是一短暂的歇息，不能对刺激发生反应，称为不应期。不应期又分为绝对不应期和相对不应期。之后，心肌细胞接着对刺激发生反应，产生兴奋过程。兴奋性的这种周期性变化，影响着心肌细胞对重复刺激的反应能力。

2. 自律性　自律性是指心肌本身没有外界刺激而发生有节律的激动和收缩的能力。组织、细胞单位时间内自动发生兴奋的次数，是衡量自动节律性高低的指标。特殊传导系统各个部位的自律性有等级差别，其中以窦房结最高，60～100次/分；房室结次之，40～60次/分，浦肯野纤维的自律性最低，为20～40次/分。窦房结产生的频率最高，称为最高节律点，通常抑制了其他节律点。当窦房结自律性减低或产生的激动发生传导障碍时，自律性较低的潜在起搏点如房室结才能够控制心室。

3. 传导性　传导性是指心肌可将兴奋传导至邻近部位的特性。心脏正常传导是由窦房结发出激动后，经由结间束、心房肌、房室交界处、房室束、左右束支、浦肯野纤维传导至心室肌，传导时间为0.22～0.24s，心脏各部位传导速度差别很大。房室交界区200mm/s，心室肌400mm/s，心房肌900～1000mm/s，结间束1700mm/s，心室浦肯野纤维4000mm/s。

二、心脏的传导系统

心脏的自律传导系统由窦房结、结间束、房室结、房室束、左右束支、浦肯野纤维组成。其主要的电生理特性有自律性、兴奋性和传导性。因无收缩性，故不同于普通的心肌组织。

1. 窦房结　窦房结是卵圆形的柱体，位于右心房外膜下，上腔静脉进入右心房处。它是心脏正常的起搏点，可自动产生有节律的冲动。窦房结主要受右侧交感神经和迷走神经支配。组织化学分析发现窦房结内的儿茶酚胺含量很高，刺激交感神经，心率加快；刺激迷走神经，心率减慢。

2. 结间束　结间束位于窦房结与房室结之间，包括前、中、后3条纤维束。前结间束又分为两支：一支从右心房到左心房，称为Bachmann束，窦性激动主要沿此束传向左心房，此束受损可引起心房内传导阻滞；另一支称为降支。有时后结间束绕过房室结进入其下缘，末端与James束相连接，构成心电图上短PR段的解剖学基础。结间束功能是将窦房结冲动传导至房室结，沿途引起心房收缩。

3. 房室结　房室结位于冠状静脉及心室间隔膜部之间，处于右心房内膜下，三尖瓣上的结状体。其功能有

3项：一是传导作用，可呈双向传导。但已有研究证明房室交界区的前向和逆向传导功能不同，表现在传导速度、传导途径等不一致；二是延搁作用，可使心房血液有足够的时间排入心室，避免过多的激动传入心室；三是起搏作用，在病理情况下成为异位起搏点。与窦房结不同，房室结的神经支配来源于左侧，迷走神经略占优势。刺激左侧的迷走神经可使房室结传导速度减慢；刺激交感神经则使其传导加快。

4.房室束　又称希氏束，位于房室结的前端至膜性中隔后下缘，在室间隔肌部上缘分为左、右束支，起传导作用。

5.左右束支　左束支从膜性中隔下缘，肌性中隔上缘，左侧心内膜下分出，呈扇形张开，又分为左前分支和左后分支，多数人两支间形成交通，称为间隔支。三组纤维经不同路径进入心室肌后形成浦氏纤维网，各组纤维间联系广泛，因此左束支中单处传导纤维的病变不易产生左束支阻滞的心电图变化。如出现左束支阻滞，往往说明左前、后分支和间隔支处均有病变。左前分支由前降支的穿隔支供血；左后分支区域多为双重供血。因此一般来说较少发生左后分支阻滞，一旦出现左后分支阻滞，多表示病变严重。急性心肌梗死如发生左束支阻滞，说明有多支血管病变，心肌梗死的范围极大，预后极其凶险。

右束支在室间隔膜部的下方与左束支的前分支相邻紧密，该区域为心脏支架的中心部位，即纤维三角的中央，是心脏四个瓣环相交处。该处的传导组织容易受损而发生病变。右束支主要由左前降支的第一穿隔支供血。急性前壁心肌梗死如合并完全性右束支阻滞，说明血管属近段血管病变，梗死面积较大，预后不良。

6.浦肯野纤维　浦肯野纤维在心内膜下，由左右束支的分支分出，呈网络状，其分布主要在室间隔中下部、心尖、乳头状肌基底部，也分布在间隔上部，动脉口周围和心底部。其功能为传导作用。整个心室的兴奋从心内膜到心外膜，从心尖部经游离室壁向上传导，各心室内的顺序均为从室间隔扩展至前壁、侧壁、心尖、下壁，然后才是心底、心室流出道。

7.副传导束　只是个别人在心房与心室之间存在的变异传导束，共有3种。

（1）肯特束：肯特束（Kent束）是连接心房和心室的肌束，多位于右房室处。

（2）马海姆束：马海姆束（Mahiam束）连接房室结、房室束或左右束支至室间隔心肌。

（3）杰姆束：杰姆束（James束）是部分后结间束绕房室结后边接到房室结下端或房室束。

三、心肌细胞动作电位与时相

1.静息电位　心室肌细胞在静息状态下膜两侧呈极化状态，膜内电位比膜外电位低约90mV。

2.动作电位　心室肌动作电位的主要特征在于复极过程比较复杂，持续时间较长，动作电位降支与升支很不对称。通常用0、1、2、3、4等数字分别代表心室肌细胞动作电位和静息电位的各个时相或时期。

（1）除极（depolarization）过程：0相又称除极期。在适宜的外来刺激下，心室肌细胞发生兴奋，膜内电位由静息状态下的-90mV迅速上升到+30mV。除极时间很短，仅占1～2ms，而且除极幅度很大，为120mV。肌膜钠通道的大量开放和膜两侧浓度梯度和电压梯度的驱动引起Na^+的快速内流是0相除极的原因。

（2）复极（repolarization）过程：复极过程比较缓慢，分为4相。

1相：又称1期复极或收缩期。在复极初期，仅出现部分复极，膜内电位由+30mV迅速下降到0mV左右，又称为快速复极初期，历时10ms。此时快钠通道已经失活，激活了的一过性以K^+为主要离子成分的外向电流（I_{to}）是形成此期的原因。

2相：又称2期复极或舒张期。膜内电位达到0mV左右之后，复极过程变得非常缓慢，细胞膜两侧呈等电位状态，记录图形比较平坦，故又称为平台期。此期的主要外向离子流是K^+，而主要内向离子流是Ca^{2+}。

3相：又称3期复极或舒张期。膜内电位由0mV左右较快地下降到-90mV，又称为快速复极末期。此时Ca^{2+}通道完全失活，内向离子流终止，外向离子流为K^+。

4相：又称4期静息期：复极完毕、膜电位恢复后的时期，也可称为舒张期。此期离子的跨膜转运从细胞内排出多余的Na^+和Ca^{2+}，并摄入K^+以恢复细胞外离子的正常浓度梯度。

四、心电图的产生原理

心肌细胞生物电的变化是心电图产生的根源。人体是一个非均质容积导体，心肌细胞产生的生物电活动可以通过周围的导电组织传导到体表的任何部位，把电极放置在体表或体内的某个部位都可以记录到相应的心电变化。

1.容积导体　心肌细胞在兴奋过程中产生生物电流需要两个条件：①带电粒子；②在一定介质中带电粒子流动产生电位差。为了更好地理解心电图的产生，我们设定把电池的阳极和阴极看作"电源"和"电穴"，两者形成一个"电偶"。电流自阳极流入阴极，心肌细胞除极时，电流从膜外进入膜内，先受激动部位先成为电穴，电源在前，电穴在后，一系列移动的电偶形成除极过程。心脏细胞浸在人体体液中，我们设定心脏是一个综合大电偶，人体是导电容积，电流自阳极流向阴极时，不同强度的电流布满整个溶液，这种导电方式称为"容积导电"。心电图就是把身体表面变动着的电位记录下来，并予以解释（图1-1）。

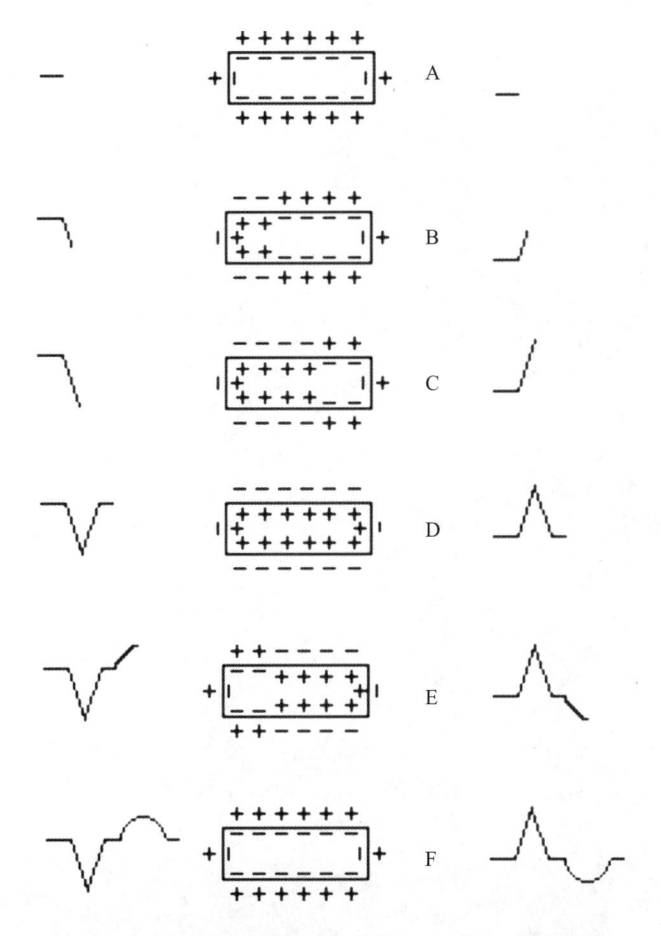

图1-1 单个心肌细胞除极、复极、电偶及波形的形成
A.极化状态；B、C.除极过程中；D.完全除极；E.复极过程中；F.完全复极

2.心电向量 心肌细胞在除极和复极过程中形成的电偶，既有数量大小，又有方向，称为电偶向量。电偶向量可以看作是单个心肌细胞的心电向量。

在心电活动周期中，各部分心肌按一定的顺序除极和复极，每一瞬间都有不同部位的心肌参与心电活动，产生不同的心电向量。这些不同的心电向量综合起来后称为瞬间综合向量。

在心电活动过程中，每一瞬间都对应着一个综合向量，这些综合向量的尖端点随着时间的推移而移动，把这些尖端点连接起来就构成一个有顺序、有方向、有大小的空间心电向量环。

3.心电图 从额面、水平面和侧面3个平面上用平行光照射，立体心电向量环（图1-2）在这3个平面上就得到3个平面的心电向量图，即空间向量环的第一次投影。将平面向量图向两个电极连线上（导联轴）进行第二次投影，就得到了心电图机记录的心电波形。平面向量图反映二维变化，其纵坐标及横坐标均反映向量在该方向上的强弱变化。而一个导联记录的心电变化只能在纵坐标上反映向量强弱的变化，而横坐标则反映时间的变化。

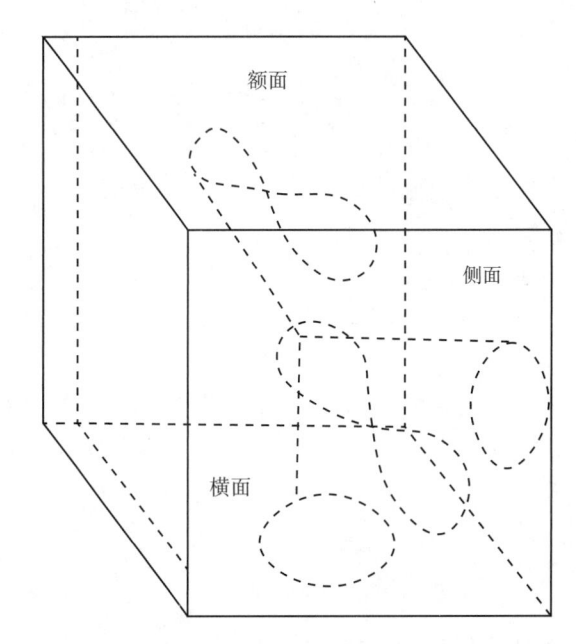

图1-2 空间立体心电向量环及在额面、水平面及侧面的投影

五、心肌细胞动作电位与心电图的关系

心肌细胞动作电位是采用微电极插入单个细胞内记录单个细胞的动作电位；心电图是采用两个电极放置体表部位记录整个心脏的电活动变化。两者相同之处是反映了心脏的同一个兴奋过程，在时间上有明确的对应关系。

心肌细胞在除极和复极的过程中，随电位不同，对外来刺激的反应也不同。心肌纤维对外来刺激不产生兴奋的时期称为绝对不应期或有效不应期，一般为除极开始0相至复极3相前半期，心电图上其QRS波群开始至T波开始的一段；心肌纤维对强刺激有反应，但传导速度慢，称为相对不应期，一般为复极3相后半期至4相开始阶段；微弱的刺激可使心肌纤维兴奋，称为超常期，一般在3相的后段，心电图上T波的降支末。

在心房和心室肌相对不应期刚开始时，由于各细胞群之间兴奋性恢复的先后、速度不同而引起的很短的心电不稳定期称为易损期,此时若给予较强的刺激或有期前收缩发生,易引起严重心律失常如心房颤动或室颤。易损期的时间为 10～50ms。在心电图上的表现,心房易损期在 QRS 波群终末和 ST 段起始处约 20ms 的时间内;心室的易损期在 T 波升支到顶峰前 30ms 的时间内。

(王红宇 李俊伟)

参 考 文 献

[1] 方丕华,张澍.中国心电图经典与进展.北京:人民军医出版社,2010:1-13.

[2] 王红宇,白林海.临床心电系列检查与诊断.北京:科学技术文献出版社,2007:1-7.

[3] 郭继鸿.心电图产生的基本原理.心电图学.北京:人民卫生出版社,2002:53-72.

第 2 章

心 电 图 机

心电图机是把心脏产生的微弱电流（mV级）接收、放大并记录出心电图的装置。

一、发展简史

1887年Waller首次用毛细血管静电计在人体上记录出心脏收缩时的电活动。Willem Einthoven对汞毛细血管静电计进行了改进，并在1895年将描记到的心电波形命名为P波、Q波、R波、S波和T波。

1897年，C.Ader发明了弦线式电流计。Einthoven对其进行了改进，并在1903年发表著名的《一种新的电流计》论文，Einthoven提出等边三角形学说；并规定Ⅰ、Ⅱ、Ⅲ标准肢体导联；提出了定标电压的重要性、安放电极的要求，心电轴与导联关系。1924年Einthoven因心电图的发明获诺贝尔奖（图2-1）。

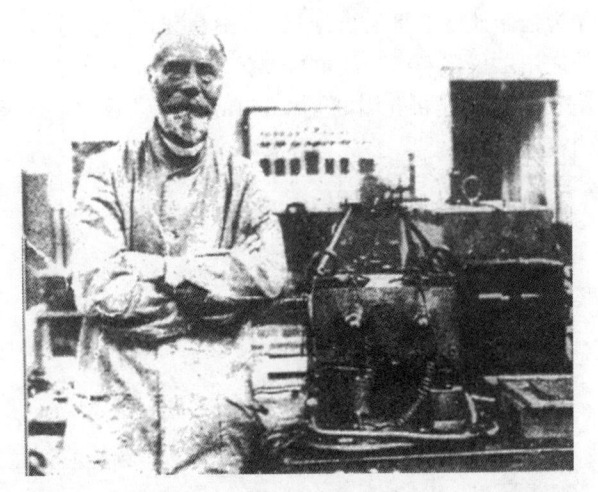

图2-1 Willem Einthoven与弦线式电流计心电图机

1928年我国北京协和医院董承朗教授引进心电图机开展科研与临床应用。

1934年德国西门子公司制造了第一台电子管心电图机。

20世纪初心电图机是弦线型电流计心电图机，用电影胶片感光记录心电图。

20世纪40年代后期心电图热笔式记录取代了电影胶片感光记录技术。

1954年美国心脏学会倡议使用Ⅰ、Ⅱ、Ⅲ、aVR、aVL、aVF、V_1、V_2、V_3、V_4、V_5、V_6 12导联系统，广泛应用于临床。

20世纪50年代末60年代初我国研制成功电子管心电图机应用于临床。

20世纪60年代随着电子技术的迅速进步，心电放大器从电子管、晶体管，发展为大规模集成电路的芯片，心电图机体积缩小，并从单通道发展为三通道、六通道、十二通道12导联同步记录。

20世纪70年代以前，直接描记型心电图仪占据着主流，目前心电图机已从单纯描记，发展到计算机自动测试、分析、存储等多功能，用激光、喷墨、热敏打印的现代心电图机。经过一个多世纪的努力，心电图机得到不断改进发展，已成为临床中广泛应用的医疗仪器，为人类健康做出重要贡献。

二、心电图信号及其特征

由于心肌细胞内外离子浓度不同，心肌细胞激动时细胞膜对离子通透性发生改变，从而产生了动作电位。动作电位是心脏电活动基本表现形式。所有心肌细胞电活动的综合，产生综合心电向量。综合心电向量，在人体不同导联轴的二次投影就是心电图。心脏的电活动传导至人体表面，在人体不同部位两点间均有变化着的电位差，通过仪器记录下来，就形成了心电图。心电信号是一种低频率0.05～150Hz、低振幅50μV至50mV的微弱信号。将这些信号通过在人体表面安放电极与心电图机相连接的方式称为导联。电极安放的位置可有多种形式，为了达到标准化检查的目的，国际统一制定了心电图的导联系统。常规心电图为12导联：Ⅰ、Ⅱ、Ⅲ、aVR、aVL、aVF、V_1、V_2、V_3、V_4、V_5、V_6。

三、基本结构与功能

心电图机通常包括输入电路、心电放大、心电测量、记录与显示及电源供给五大部分（图2-2）。心电图机的基本作用是把频率低，内阻高，存在于噪声和干扰的背景中微弱的心电信号进行放大与记录。心电信号放大器应具有高增益、高输入阻抗、高共模抑制比、低噪声及低漂移和低功耗等要求。

1. **心电输入电路** 包括过压保护、高频滤波、缓冲放大器、威尔逊网络、导联选择电路等。体表心电信号通过电极引出，经过导联线、导联选择开关后输入到前置放大器。进行阻抗变换与威尔逊网络电阻相匹配。

2. **心电放大器** 包括前置放大器、后级放大器、功率放大器等。前级放大电路，其主要任务是不失真地放大心电信号。前置放大器一般由差分放大器组成，以获得较高的共模抑制比，从电安全角度考虑采用光隔离或磁隔离做成隔离（浮地）的。1mV定标电路也连在前置放大器上，以对整机进行定标。后级放大器主要用来改变增益，功率放大器主要用来驱动热笔记录器。

3. **心电记录设备** 传统的热敏纸记录设备由同步马达驱动的走纸设备与热笔组成。将心电图描记在热敏记录纸上。数字式热线阵记录仪。热线阵打印器接受数控数据，译码成加热的点阵位置，进行加热，替代了热笔，打印精度高。为保留心电图信号，可配置多种记录设备，如打印机、绘图仪、闪存卡、硬盘、光盘等。

四、分类

1. **按主要元器件分类** 如电子管、晶体管、小规模集成电路、大规模集成电路。

2. **按通道分类** 单通道、多通道（国家医疗仪器设备分类标准规定三通道以上为多通道，包括三通道），常用的心电图机有三通道、六通道、十二通道。目前国内多应用单通道和三通道。国际上提倡应用十二通道同步心电图机以提高心电图的诊断水平，这是今后的发展趋势。我们提倡应用十二通道同步心电图机。

3. **按电源分类** 交流、直流、交直流两用。

4. **按记录方法分类** 目前常用热笔式，热阵式、计算机针式打印、喷墨或激光打印。

5. **按机型分类** 便携式、手提式、台式。

6. **按功能分类** 普通单一功能心电图机、新型数字电路化心电图机（计算机自动测试分析报告存储等多功能）。

五、安全性

医疗仪器是应用于人类健康的仪器设备，对人体的安全性是第一位的。医用电气设备与患者直接连接部分叫作"应用部分"。为了进一步保证患者安全，医用电气设备的应用部分往往加有隔离措施，如光电耦合、电磁波耦合等。从安全方面考虑根据应用部分的隔离程度，医用电气设备可分为三型：B型、BF型和CF型。

1. **B型** 应用部分没有隔离。

2. **BF型** 应用部分浮地隔离，可用于体外和体内，但不能直接用于心脏。

3. **CF型** 应用部分浮地隔离，对电击有高度防护，可直接用于心脏。

心电图机是与人体直接连接的电子设备，必须十分注意其对人体的安全性。中华人民共和国国家标准GB 10793—2000医用电气设备案第二部分：心电图机专用安全要求医用电器安全标准中已作了详细规定，并作为强制性标准贯彻执行。对于B型和BF型（主要体外应用）仪器，机壳漏电应＜0.1mA。而对CF型（可用于体内），则机壳漏电应＜0.01mA。心电图机应选择CF型。

六、主要基本参数与工作环境要求

1. **连续工作时间** 交流≥4h；直流≥0.5h。

2. **记录方式** 描笔记录或热线阵打印。

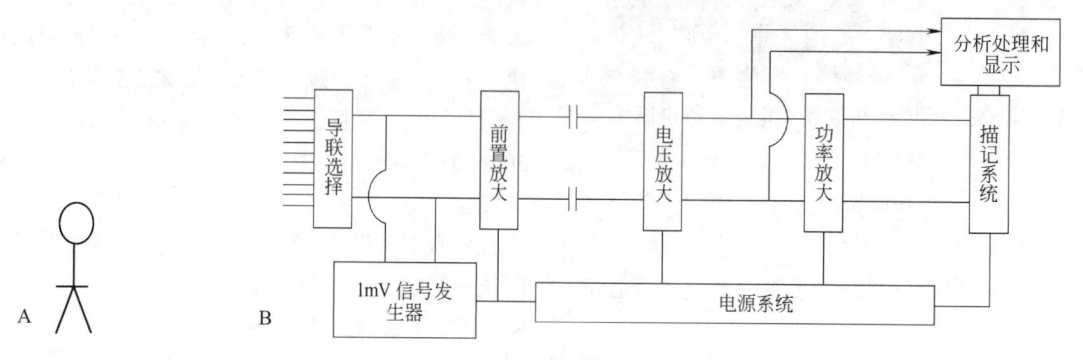

图2-2 心电图机基本结构

热线阵记录：①采用A/D取样，A/D的位数应不小于8位；②采用A/D取样，其有效取样（或后处理）每秒应不小于400个样（或400Hz）。

3. 导联选择器最低限度的配置要求

（1）单通道心电图机中，导联选择器必须能选试验定标电压和至少具有顺序选择导联Ⅰ、Ⅱ、Ⅲ、aVR、aVL、aVF和V。

（2）多通道心电图机中，导联选择器必须能选试验定标电压和至少具有顺序选择导联Ⅰ、Ⅱ、Ⅲ、aVR、aVL、aVF、V_1、V_2、V_3、V_4、V_5、V_6。

4. 标准灵敏度　（10±0.2）mm/mV。

5. 最大描迹偏转幅度

（1）单通道≥40mm。

（2）多通道：每道≥25mm（包括波形交越部分）。

6. 外接输出

（1）灵敏度 1 V/mV误差范围在±5%或0.5 V/mV误差范围在±5%。

（2）外接输出阻抗≤100Ω。

（3）输出短路时必须不损坏心电图机。

7. 外接直流信号输入

（1）灵敏度 10mm/V误差范围在±5%。

（2）输入阻抗≥100kΩ。

8. 输入回路电流　各输入回路电流应不大于0.1μA。

9. 定标电压　1mV误差范围在±5%。

10. 灵敏度　灵敏度是指测量系统的输出量与输入量之比，心电图机灵敏度是指输入1 mV电压时描笔偏转的幅度（毫米数），用mm/mV表示。

（1）灵敏度控制：一般有5mm/mV、10mm/mV、20mm/mV三挡灵敏度选择开关，转换误差为±5%。

（2）耐极化电压：加±300mV的直流极化电压，灵敏度变化范围在±5%。

（3）最小检测信号：对产生10Hz、20μV（峰峰值）偏转的正弦信号能检测。

11. 噪声电平　由于放大器中元件内部电子运动的不规则性，使心电图机在没有信号加入时，仍能输出不规则的信号称噪声。折合到输入端的噪声电不大于15 μV（峰峰值）。

12. 抗干扰能力　心电图机各导联的共模抑制比应＞60dB；共模抑制比（CMRR）即差模输入时的灵敏度与共模输入时的灵敏度之比值。它反映了心电图机抗干扰能力。

$$CMRR = \frac{Sd \text{差模灵敏度}}{Sc \text{共模灵敏度}}$$

13. 50Hz干扰抑制滤波器　≥20dB。

14. 频率特性

（1）幅度频率特性：以10Hz为基准，1～75 Hz$\pm^{0.4\,dB}_{3.0\,dB}$。

（2）过冲：在±20mm范围内，描笔振幅的过冲量＜10%（热线阵打印不适用）。

（3）低频特性：时间常数应不小于3.2s。

（4）频率响应：灵敏度随着输入信号频率而变化的关系叫作频率响应。

测量系统都有一定的频率适应范围。当输入的信号在这范围内可予以放大，超越了范围就不能有效放大。这个范围（通频带）的低端称为下限频率；高端为上限频率。为了不失真地记录P波、QRS波群、ST段、T波，整机（包括记录器）频率响应应达到0.05～150Hz。

15. 线性　在±20mm范围内，移位非线性误差范围在±10%（热线阵打印不适用）。

心电图机的输出响应的波形与输入信号相同，幅度随输入量同样倍数变化时，该系统称为线性系统。心电图机在描笔处于各种位置时，若输入相同信号时，描笔偏转的幅度相同。则称为心电图机的线性良好，如果线性不好，将使心电图波形产生失真。这是移位线性。心电图规定在±20mm范围内，移位非线性不大于±10%。

16. 基线稳定性　基线稳定性是衡量心电图机本身稳定性和对电网电压波动适应能力的重要指标。

（1）电源电压稳定时：基线的漂移不大于1mm。

（2）电源电压瞬态波动时：基线的漂移不大于1mm。

（3）操作开关自"封闭"到"记录"时基线的漂移不大于1mm（热线阵打印不适用）。

（4）灵敏度变化时（无信号输入）其位移不超过2mm。

（5）温度漂移：在5～40℃（采用计算机技术为5～35℃）温度范围内，基线漂移平均每摄氏度不超过0.5 mm。

17. 走纸速度　至少具有25mm/s和50mm/s二挡，误差范围在±5%。

18. 滞后　记录系统的滞后必须不大于0.5mm（热线阵打印不适用）。

19. 多道心电图机的道间影响　在多道心电图机任何道上，由于道间影响而产生的描迹偏转必须不大于0.5mm。

20. AC-DC转换时工作正常　当AC转换到DC时仪器应有相应直流工作状态指示，各项操作动作应正常。

21. 打印分辨率（热线阵打印）

（1）Y轴：≥8点/mm。

（2）X轴：≥16点/mm（走纸速度25mm/s）、≥8点/mm（走纸速度50mm/s）。

22.热线阵打印应能进行文字或符号打印　在记录时应能打印、导联、走速、增益、交流抑制工作状态。

23.安全要求　应符合GB 10793的规定。

24.心电图机基本配件

（1）电源线1根。

（2）患者电缆线1根。

（3）等电位线1根。

（4）胸部电极及吸球1套。

（5）肢体电极及电极夹或绑带1套。

25.心电图机正常工作的环境条件

（1）环境温度5～40℃；采用计算机技术为5～35℃。

（2）相对湿度≤80%。

（3）大气压强860～1060kPa。

（4）使用电源。①交流：(220±22) V、(50±1) Hz。②直流：在直流供电条件下，能使心电图机连续正常工作0.5h以上。

七、心电图计算机

心电图计算机的基本工作流程是：心电图信号从人体电极采样，通过数字滤波和放大。将输入的心电信号的模拟量转换为数字量，称为模数转换（A/D转换），A/D转换过程包括采样、保持、量化、编码。将心电信号转换为抗干扰性更强的数字信号，进入计算机进行处理，存储。

心电图信号处理有几个步骤：信号识别，滤波；数据传输，寻找复合波，对复合波中的主要波与次要波进行分类；波形识别，诊断波形的识别；特征提出，测量幅值和周期；诊断分类，诊断分类有启发式方法（确定式的，或者基于经验规则）或者统计方法。

1.数字滤波　数字滤波器可以抑制导致基线漂移的低频噪声，可以抑制来自于运动、呼吸、肌肉、电线或者辐射电磁干扰的高频噪声，具有高抗干扰性能。

2.信号分析　包括特征提取及模式识别等。如心电信号的波形识别，需从带有噪声的信号中提取有用的信息，并对此信息进行计算、归类，辅助医师对疾病做出诊断。

3.数据压缩　为了减少存储容量和有利于数据传输，需对原始数据进行压缩而在接收和应用时再行解压恢复，还原成原始资料。

4.显示与记录　心电信号处理的结果，如波形、趋势图、生理参数值、列表等，都需要显示与记录，用以观察和诊断。所用的CRT终端上显示，或电视图像和说明性的文字、数字内容。

5.数据传输　心电模拟信号可以借助调频原理通过载波由电话线传输。接收信号的质量低，数字化的心电信号可以进行实时或非实时传送，并存储在磁盘等记录和存储设备上，可实现不失真的数字化传输。

6.心电图计算机分析和诊断　心电图计算机存储和分析的软件，能够计算心电图周期和振幅，但是不同的系统有不同的技术特点，这可能导致对心电图振幅、周期的测量和心电图分析诊断说明上有巨大差异。目前研究重点是在数字记录和计算机处理方面，统一当前使用的不同的描述、诊断和术语，建立一个通用的和更简单易用的标准词语库；找出心电图计算机分析的薄弱环节，应用新的技术完善测量、分析和诊断标准，以提高心电图计算机诊断的敏感度和特异度。

八、新型数字化电路心电图机参数

1.单通道、三通道、六通道、十二通道。

2.数字化电路。

3.频率响应0.05～40Hz、0.05～100Hz、0.05～150Hz。

4.采样率＞500Hz。

5.时间常数＞3.2s。

6.共模抑制比＞100dB。

7.热阵记录Y 8点/mm X 16点/mm。

8.纸速25mm/s、50mm/s、100mm/s。

9.CF级。

10.有的机型可带有显示屏。

11.平均无故障时间应＞5000h。

12.单通道、三通道可分两种，一种是热笔式普及型，另一种是热阵式，十二通道是热阵式。

九、心电图机标准化最新进展

2007年美国心脏协会心电图和心律失常委员会，临床心脏病学委员会（American Heart Association Electrocardiography and Arrhythmias Committee, Council on Clinical Cardiology），美国心脏病学院基金会（American College of Cardiology Foundation）和心律协会（Heart Rhythm Society）发表了"心电图标准化建议与解释"，文章回顾和介绍了心电图标准化的最新进展。

AHA发起了更新心电图解释和标准化的指导说明项目。项目得到了美国心脏病学会（ACC）、心律协会（HRS）和国际自动化心电图协会（ISCE）的支持。该项目的目的：①审核当前记录和分析心电图的技术。②通过简化和统一当前使用的不同诊断术语，来建立一个更简单易用的标准词语库。③提出目前心电图技术的一些薄弱环节，阐述和评价新技术。

（一）心电图信号

体表心电图QRS波群的基本频率是10Hz，虽然已经发现并研究过高达500Hz的低幅高频成分，但对成年人来说，大部分的心电图诊断信息来自100Hz以下。婴幼儿的QRS波群常会有高达到250Hz的成分。T波的基频约是2Hz。滤波范围在1～30Hz的心电图信号能够产生不受人工干扰的稳定的心电图。但是它使心电图信号的高频和低频部分产生失真，影响心电图测量与诊断。心电图信号的高频成分影响变化最快的信号，如Q波和QRS群波中的顿挫部分。因为QRS波群的波幅测量依赖于R波的顶点，一个不适合的高频响应会导致对信号振幅的低估，而且导致QRS波群顿挫和Q波变得平滑。另一方面，不合适的低频响可能导致复极波的失真。因此，模拟和数字心电图机的滤波算法的转换函数对心电图有较大的影响。

（二）心电图信号处理

20世纪70年代以前，直接描记型心电图机一直占据主流，它将模拟心电信号持续、如实地进行记录。而当代的心电图机几乎都是将模拟信号转换成数字信号以便后期处理。模/数转换一般在心电图机的前端，如在导联线的模块上完成。在前端模/数转换时的采样率要高于后期处理的采样率。超级采样（oversampling）开始时用于检测和代表起搏器的输出信号，该信号的间期一般＜0.5ms。现代的新型心电图机的前端采样率一般为1000～2000次/秒，更新的心电图机的前端采样率能够达到10 000～15 000次/秒，甚至更高。还有些心电图机的采样率能够根据采集信号的强弱自动调整。超级采样还会进行高频过滤以提高信号质量，超级采样结合高频滤波是心电数字化中的推荐模式。

（三）低频滤波

以往的模拟滤波器将0.5Hz以下的波形滤掉后，心电图波形出现严重的失真，尤其是ST段部分。失真在频率和波幅突然改变时容易出现，主要是QRS波群和ST段交接处。数字滤波器能够在不失真的情况下进行低频滤波。由呼吸等各种原因引起的低频干扰，能够引起基线上下偏移。曾经在心电图领域普遍应用的0.5Hz低频滤波，在减小基线漂移的同时却造成复极化时ST段严重失真。1975年AHA建议在诊断心电图仪上采用0.05Hz低频滤波。这项建议保证了复极化时图形真实，但是没有消除基线漂移问题。若想将P-QRS-T复合波全部真实记录下来，必须解决基线漂移问题，否则也会使图形失真。新型的数字滤波器在保证ST段真实的同时纠正了基线漂移。

为减少人为造成的ST段失真，1990年AHA建议常规低频滤波器的滤过频率为0.05Hz以下，但是在线性数字滤波器集合零相失真时，可以放宽至0.67Hz以下。1991年ANSI/AAMI发布文件肯定了这个界限作为12导联心电图的标准，并在2001年再次得以确认。这是容许的最大值误差，现在仍被采用。

（四）高频滤波

数字采样率决定其能可靠反映信号频率的上限。根据Nyquist理论，数字采样率必须高于高频滤波的2倍。1990年AHA推荐采样率应是理论最小值的2～3倍。研究表明500次/秒的采样率才可以保证150Hz高频数字信号过滤，该值可以减少成人心电图中的振幅测量误差到1%。而对于婴幼儿振幅的精确测量则需要更大的频率范围。欧洲CSE研究组建议应当识别出最小20V和最小6ms间期的各种波形。这意味着在150Hz范围内能够有高频响应。2001年荷兰的一份研究报告表明，为使＞95%的病例达到振幅测量误差＜25V，频率响应应该达到250Hz，对于青少年，成人应达到150Hz，婴幼儿应达到250Hz。在过滤后信号中保留频率越高，则对快速上行速率、振幅峰值和间期短的波形测量越精确。不适当的高频响应将降低所测QRS波群的幅度和检测微小波形的能力。由于数字ECG可以达到毫秒级的时间分辨率和毫伏级的振幅分辨率，因而在近些年来对于高频响的支持更加普遍。心电图QRS复合波存在更高的频率成分，可能对于患有多种心脏病的人群具有显著的临床意义。精确测量成年人，青少年心电图中常规的波形间期和振幅，需要过滤掉超过150Hz频率的波段；而对于婴幼儿，过滤掉超过250Hz的波形则更为合适。为减少噪声从而对于一份标准或者监护ECG设置高频过滤为40Hz时，将使心电图振幅测量不准确。

1991年提出，并于2001年重新修订的ANSI/AAMI标准推荐是用于青少年或者成人的12导联ECG至少应有150Hz的高频滤波，用于婴幼儿则应有250Hz高频滤波。当心电图机未达最佳高频滤波时（如40Hz），应有自动警示，在常规的标准ECG记录中应自动保存最佳高频滤波范围。

（杨　虎　陶晓娟　时晓蕾）

参 考 文 献

[1] 黄宛.临床心电图学.5版.北京：人民卫生出版社，2002.

[2] 郭继鸿.心电图学.北京：人民卫生出版社，2002.

[3] 杨虎.心电图专业人员培训教材.北京：北京大学医学出版社，2005.

[4] 杨虎,杨国忠,胡逸民.临床医学工程教程.北京:人民卫生出版社,2007.
[5] 杨虎.心电图专业人员培训教材.2版.北京:北京大学医学出版社,2010.
[6] 杨虎.心电图机标准化.中华心律失常杂志,1998,2(2):114-116.
[7] Recommendations for the Standardization andInterpretation of the ElectrocardiogramJournal American College of Cardiology 2007,49(10):1109-1127.

第3章

心电图导联系统

一、基本概念

1. 心电图 直接或间接用仪器记录到的心脏电活动的图形，称为心电图。记录心电图的仪器，称为心电图机。心电图记录和反映了心脏的电活动，是当今应用最广泛、最实用、最简便、最有价值的诊断和防治疾病的常用技术。本章只讨论体表心电图的导联系统。

心脏每跳动一次，心肌细胞要依次进行电活动、离子流动和能量代谢、心肌收缩舒张和瓣膜开放关闭，最后完成心脏泵血功能。因此心肌电活动是心脏功能的必备条件和驱动因素。

1901年Einthoven改进和发展了弦线电流计，使心电图（ECG）得到广泛应用。近三四十年，是临床心电生理学的时代，随着对正常心脏传导系统和经导管记录到心内电活动了解的加深，程序电刺激、心内导管标测、射频消融和可置入装置的出现改变了电生理学的面貌，心电图的重要性及相关新知识也在增加。

2. 心电图导联 人体是一个导电体，心脏电活动所产生的电位变化可向体表任何部位传导，因此将电极放在体表任意两点，都可引导出心电的变化。这种接收心脏电信号引导电极的安放部位和电极与心电图机的连接方式称心电图导联。

心电图导联是经研究和探讨，规定的一个统一的安放电极部位和统一的电极正负极与心电图机正负极的连接方式。目的是心电图记录标准化和图形典型化，便于诊断和鉴别疾病。

二、心电图导联的作用、记录原理和方法

（一）心电图导联的作用

心电图导联是接收心脏电信号，决定心电图是否清楚、准确的最重要的部分。心电图记录心脏激动传布过程中产生电动力时，必须将导联电极与心脏直接接触或与身体表面接触，接收心脏电信号。若将一个或两个电极与心脏相连，如心内膜或心外膜或心肌起搏、电刺激、电标测等导联，称为直接导联。若电极远离心脏，如四肢导联（超过心脏直径2倍以上）称为间接导联。当电极靠近心脏，但并未与心脏直接相连则称为半间接导联。在心电图的标准12导联中，Ⅰ、Ⅱ和Ⅲ导联是间接的双极导联，aVL、aVR和aVF导联是间接的单极导联，而$V_1 \sim V_6$导联则是半间接的单极导联。

（二）心电图记录原理和方法

1. 记录原理 心电图导联接受的心脏电信号，经过放大、滤波输入心电记录系统，再经过再次放大，调节时间常数、灵敏度、噪声、输入阻抗、频率响应等处理，成为最终的心电图。心电图的记录和报告可以是纸质的，也可以是心电图数据文件。

2. 记录方法

（1）心电记录仪器：大致可分为三类。第一类是体表间接记录系统，四肢和心前区的导联，如常用的各种心电图机。第二类是直接心内电极导联的体外记录系统，通过心导管心内膜电极导联（单极或双极）和体外记录系统连接，如常用的各种多导心电生理记录仪，是目前心电生理研究和射频治疗必备的仪器。第三类是直接心内电极导联的体内记录系统，通过心内膜电极导联（单极或双极）和体内记录系统连接，如具有心电信息储存功能的置入式起搏器和置入式动态心电记录仪等。

（2）导联与电极放置：国际上常规体表心电图导联包括6个肢体导联（Ⅰ、Ⅱ、Ⅲ、aVR、aVL、aVF）和6个胸导联（$V_1 \sim V_6$），共12个，称为常规体表12导联。因为其导联的电极安置在四肢的远端，需要患者安静和卧床，又称静息心电图。1966年，Mason-Liker为了适应运动、急症和动态记录的需要，将四肢的远端导联电极安置在胸腹部，称为运动-动态心电图或Mason-Liker导联。1988年，Dower等在应用X、Y、Z心电向量的Frank导联的基础上，改良而成为EASI导联，EASI导联电极少，安放简单，更有利于患者活动，记录质量高。

三、常规体表导联系统

标准12导联中Ⅰ、Ⅱ和Ⅲ导联为双极肢体导联，而aVR、aVL和aVF导联为单极加压肢体导联，$V_1 \sim V_6$导联为单极胸前导联。标准12导联常规心电图的导联，包括6个肢体导联（额面导联）和6个胸壁导联（横面导联）。肢体导联又分成3个标准导联（Ⅰ、Ⅱ、Ⅲ）和3个加压单极导联（aVR、aVL、aVF）；胸壁导联（$V_1 \sim V_6$）共6个（图3-1）。

（一）六轴系统与导联轴

1. 定义 某一导联正负极间的假想连线称为该导联的导联轴。每一导联轴可分两部分，与心电图机正极相连的一侧为正；与心电图机负极相连的一侧为负。将额面6个肢体导联或横面6个胸壁导联轴分别组成辐射状的图形，称为六轴系统。六轴系统是导联轴的一种表达方式。

2. 分类 分为由6个肢体导联组成的额面六轴系统和由心前6个导联轴组成横面六轴系统。

3. 额面六轴系统 将6个肢体导联轴保持原有的方向不变，并平行移动至Einthoven等边三角形的中心点，即形成额面六轴系统。每一导联均从中心点分成正负两部分，各导联之间的夹角约为30°（图3-2）。

4. 横面六轴系统 以同样的方式，通过各心前导联轴的零电位点也可画出横面六轴系统。胸壁$V_1 \sim V_6$导联以左腋中线为0°，右腋中线为180°，$V_1 \sim V_6$导联分别处于125°、90°、65°、45°、30°和0°的电轴上，构成水平面六轴系统。以中心点向探查电极一侧为正；对侧为负（图3-3）。

5. 六轴系统的意义

（1）帮助理解心电向量与导联轴之间的关系：心电向量与导联轴平行时，其投影最大；心电向量垂直于导联轴时，其投影为一点，心电图上显示为等电位线；心电向量与导联轴的夹角＞90°时，其投影在负侧；心电向量与导联轴平行但方向相反时，其投影也最大，但位于负侧。

（2）帮助理解P、QRS、T平均电轴：所谓平均电轴是指心房、心室激动中产生的最大综合向量的方向。

（3）计算心电轴：在心电学中"心电轴"通常指的是额面QRS电轴。根据投影原理，利用六轴系统确

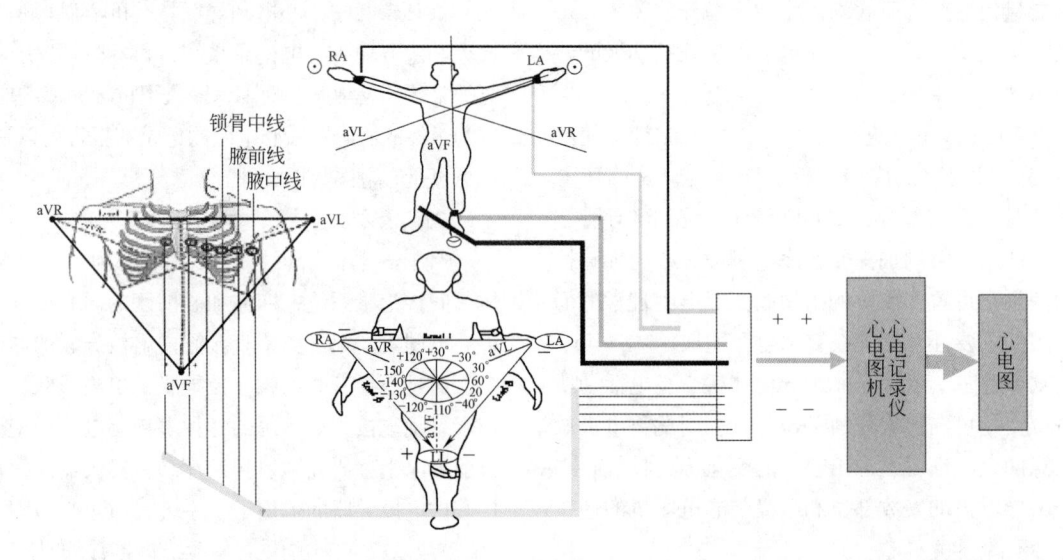

图3-1 常规体表12导联心电图的导联系统、电极部位，以及与心电图机正负极连接的方式

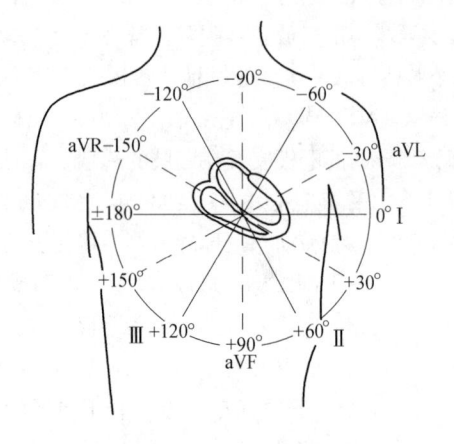

图3-2 额面六轴系统

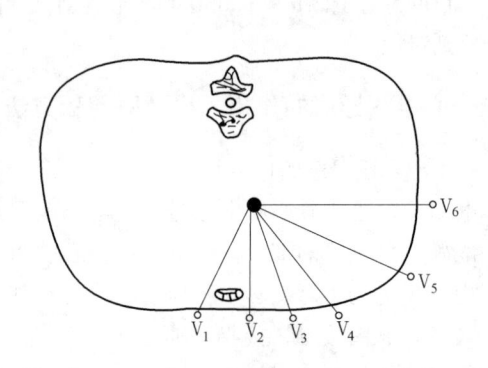

图3-3 横面六轴系统

定心电轴。通过观察Ⅰ、Ⅲ导联的QRS波群主波方向，粗略估计平均心电轴的方向。①Ⅰ、Ⅲ导联主波方向均朝上，电轴为正常；②Ⅰ导联QRS波群主波向下、Ⅲ导联QRS波群主波向上，二者呈"针锋相对"，则电轴右偏；③Ⅰ导联主波向上，Ⅲ导联主波向下，二者呈现"背道而驰"，则电轴左偏；④Ⅰ、Ⅱ、Ⅲ导联QRS波群主波方向均向下，电轴指向"无人区"，为不定电轴或电轴极度偏移。

（4）帮助理解心电活动在立体空间变化的全貌：水平面与额平面六轴系统共同反映心脏活动在三维空间前、后、左、右和上、下各方位的变化。

（二）额面六个肢体导联

1. 定义　额面导联指反映激动在前额面上、下、左、右的变化的导联，即肢体导联。

2. 分类　①标准导联：即Ⅰ、Ⅱ、Ⅲ导联，为双极导联。②加压单极肢体导联：即aVR、aVL、aVF导联，为单极导联。

3. Einthoven三角学说和定律

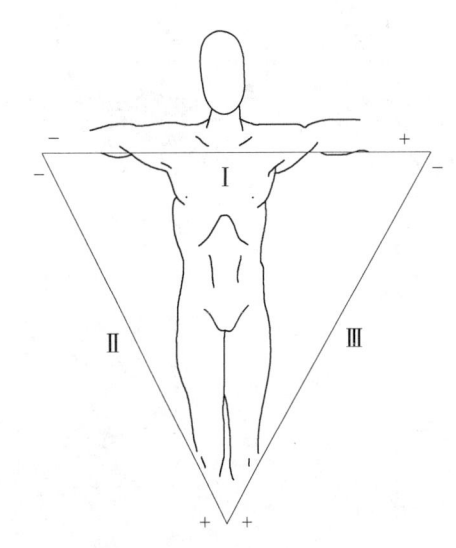

（1）Einthoven三角学说（图3-4）：标准导联是根据Einthoven等边三角形学说提出的。其要点是：①人体是一个近于圆形的导电性能均匀的容积导体；②左肩、右肩和躯干下部3点构成等边三角形（Einthoven三角）的3个顶点，这三条线代表3个标准导联的轴线；③把心脏看作是一个单一的电偶，位于等边三角形的中心；④心电周期中，该电偶位置固定不变；⑤心脏与上述3个肢体均在同一水平面上。

（2）Einthoven定律：Ⅱ导联R波的峰电位（或任何一点的电位）等于在这一刻Ⅰ和Ⅲ导联的电压之和，Ⅰ＋Ⅲ＝Ⅱ。用RA代表右上肢；LA代表左上肢；LL代表左下肢，三个标准导联的关系为：Ⅰ＝LA－RA，Ⅱ＝LL－RA，Ⅲ＝LL－LA，Ⅰ＋Ⅲ＝LA－RA＋LL－LA＝LL－RA（Ⅱ）。

4. 标准导联（Ⅰ、Ⅱ、Ⅲ导联）

（1）定义：标准导联为双极导联（每对电极有正负极之分），其仅反映两个肢体电极之间的电位差。自1903年心电图机用于临床，直至20世纪40年代创建单极导联以前，心电图记录技术仅有这唯一的3个导联，故习惯上称之为"标准导联"，这并不意味着它较其他导联更科学、更准确。

（2）标准导联连接方式。Ⅰ导联：左上肢与心电图机正极相连；右上肢与负极相连，所得电位是两上肢间的电位差。当左上肢电位高于右上肢时，所描记的波形向上；反之向下。Ⅱ导联：正极接左下肢；负极接右上肢，当左下肢电位高于右上肢时波形向上；反之向下。Ⅲ导联：正极接左下肢；负极接左上肢，当左下肢电位

图3-4　Einthoven三角学说

高于左上肢时波形向上；反之向下（图3-5）。

（3）3个标准导联的电压关系：由于双极导联连接方式的结果，产生Einthoven定律：Ⅰ＋Ⅲ＝Ⅱ，即在同一瞬间，Ⅱ导联QRS波的电压等于Ⅰ与Ⅲ导联QRS电压的代数和。

5. 加压单极肢体导联

（1）定义：1942年，Godberger对Wilson等的中心电端进行了改良，将左、右上肢与左下肢导联线各通过5K电阻互相连接起来作为中心电端，电压近似为0，为"无干电极"。在描记某一肢体的单极导联心电图时，去除那个电极与中心电端的联系，从而使该导联在图形不变的前提下电压增加50%，故称加压单极肢体导联，分别表示为：aVR、aVL、aVF。

（2）加压单极肢体导联连接方式：aVR导联：探查电极与右上肢相连，无干电极与左上肢及左下肢相连。aVL导联：探查电极与左上肢相连，无干电极与右上肢及左下肢相连。aVF导联：探查电极与左下肢相连，无干电极与左、右上肢相连（图3-6）。

（三）横面常规6个胸导联和特殊胸导联

1. 定义　胸导联是单极导联，连接方式将探查电极放在胸壁不同部位，中心电端作为无干电极的导联，它反映心脏电激动在水平面前、后、左、右的变化，故称横面导联。

2. 分类　分常规胸导联和特殊部位胸导联。

3. 6个常规胸导联　胸壁各导联的位置是以胸部骨骼的标志为参照点安放的。V_1导联：探查电极置于胸骨右缘第4肋间；V_2导联：探查电极置于胸骨左缘第4肋间；V_3导联：探查电极置于V_2与V_4连接中点；V_4导联：探查电极置于左锁骨中线与第5肋间相交处；V_5导联：探查电极置于左腋前线与V_4同一水平；V_6导联：探查电极置于左腋中线与V_4、V_5同一水平（图3-7）。

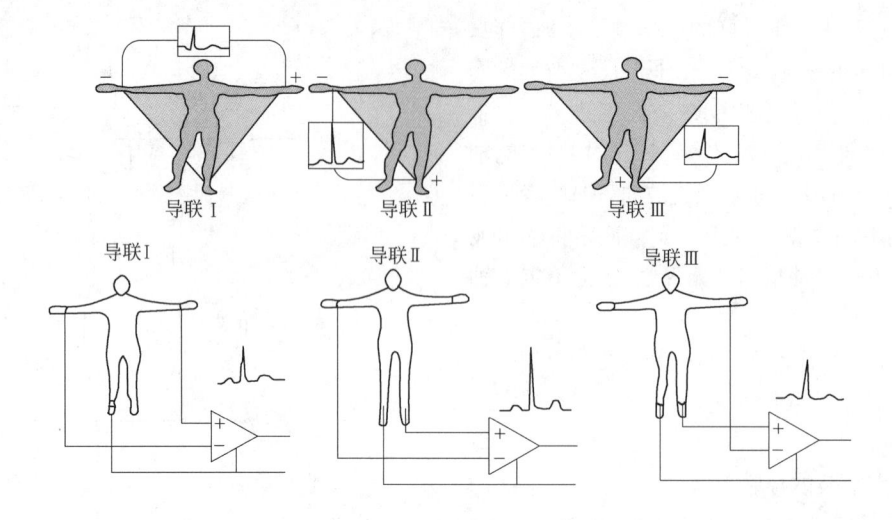

图3-5 标准导联连接方式

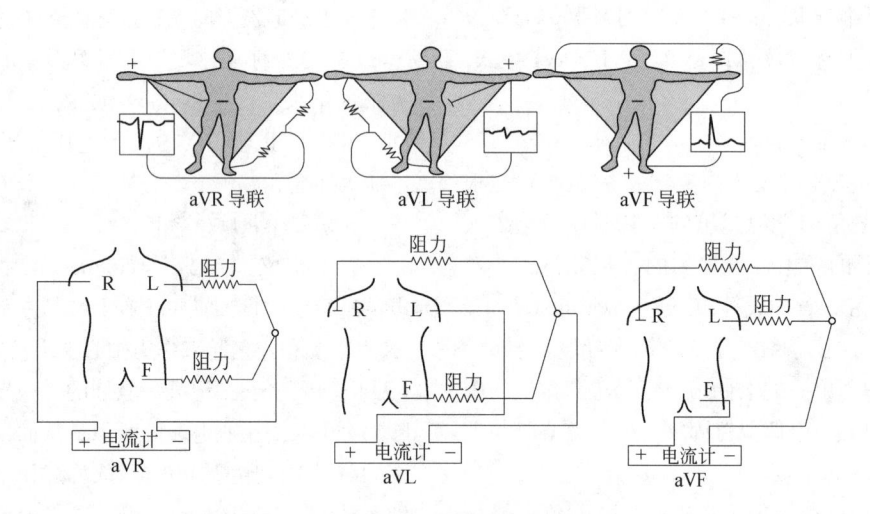

图3-6 加压单极肢体导联连接方式

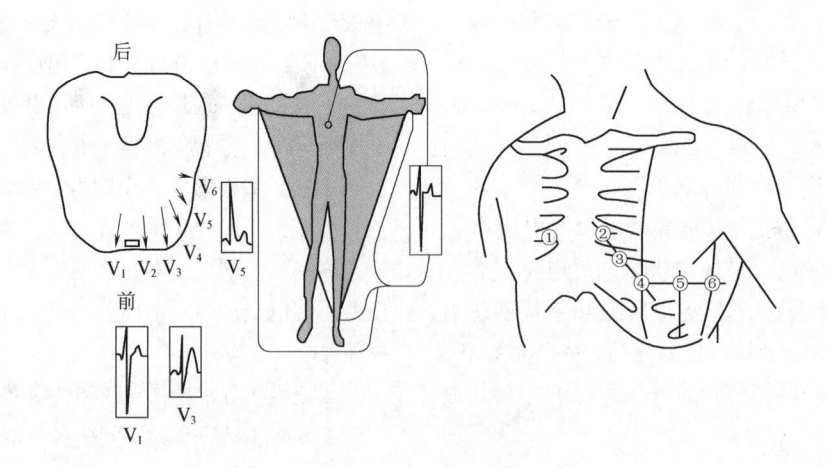

图3-7 常规胸壁6个导联连接方式

4.特殊部位的胸导联 特殊的导联有右胸导联（$V_{3R} \sim V_{8R}$）、后壁导联（$V_7 \sim V_9$）和比上述导联高一肋间导联（$V_1' \sim V_6'$）及低一肋间导联（$V_1' \sim V_6'$）等。①V_7导联：左腋后线V_4水平；②V_8导联：左肩胛线V_4水平；③V_9导联：后正中线V_4水平；④V_{3R}导联：右胸与V_3导联相对应的部位；⑤V_{4R}导联：右胸与V_4导联相对应的部位；⑥V_{5R}导联：右胸与V_5导联相对应的部位；⑦V_{6R}导联：右胸与V_6导联相对应的部位；⑧V_{7R}导联：右胸与V_7导联相对应的部位；⑨V_{8R}导联：右胸与V_8导联相对应的部位。

特殊情况下还可加做上述$V_1 \sim V_6$导联的上第1、2肋间导联（$V_1' \sim V_6'$），或下1、2肋间导联（$V_1' \sim V_6'$）（图3-8）。

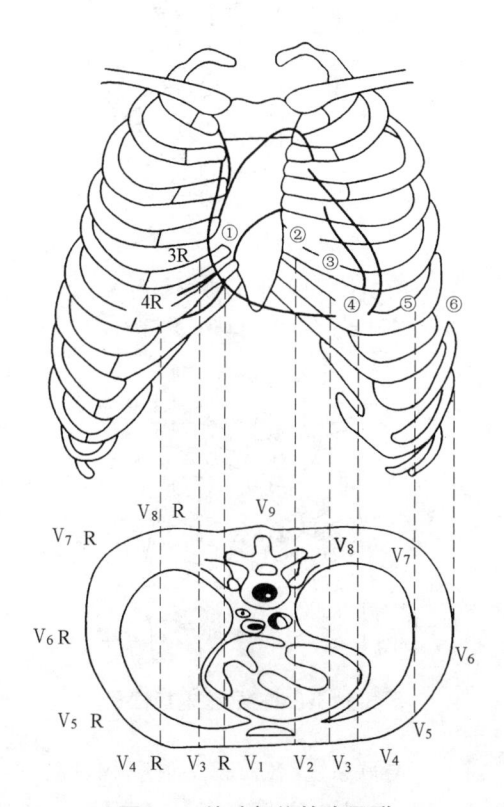

图 3-8 特殊部位的胸导联

四、运动/动态心电图导联系统或改良12导联

（一）运动或动态心电图导联系统

运动或动态心电图是和静止或静息心电图相对应的，改良12导联是和常规12导联相对应的。1966年，Mason-Liker为了适应运动、急症和动态记录的需要，为了降低运动试验中，肢体肌肉运动对运动心电图的影响，将手腕的RA、LA和脚踝的RL、LL 4个电极，改良放置在胸腹部，故名改良12导联。主要应用在运动试验和动态心电图记录，也称为运动心电图或动态心电图导联或Mason-Liker导联（图3-9）。

（二）改良12导联系统

改良12导联电极位置分别为：上肢的电极移至锁骨下窝（三角肌边缘，锁骨下2cm），下肢的电极移至腋前线，肋缘与髂前上棘之间的中点。随着运动试验广泛用于临床，改良12导联也被广泛应用。除了运动试验外，1995年Takuma建议在急诊采用改良12导联，并在2007年4月召开的国际计算机化心电图年会上，提出用改良12导联记录常规静息12导联心电图。为了便于日常活动和缩短导线长度，改良12导联也被用于记录12导联动态心电图。尽管研究认为改良12导联是良好的导联，由电极位置改变而产生的心电图误差是在被允许的范围内，但不少比较研究仍显示两类导联心电图存在差异性。

（三）改良12导联心电图与常规心电图的比较

目前公认的差异是改良的比常规的QRS波电轴右偏，Ⅱ、Ⅲ和aVF导联中R波振幅增加和Ⅰ、aVL导联R波振幅降低，同时有ST段和T波的改变。中国人的对比研究较少，阜外医院曾对正常中国人进行比较，发现改良12导联与标准肢体导联相比，心电图的差异包括：①电轴右偏，平均增加23.3°±26.7°；②Ⅱ、Ⅲ和aVF导联中QRS波振幅显著增加，ST段显著压低，Ⅲ和aVF导联伴T波振幅降低或T波转为倒置；③Ⅰ和aVL导联QRS波振幅显著增加，ST段显著抬高伴T波振幅增加；④QRS波形态改变包括：q波形成或消失，s波形

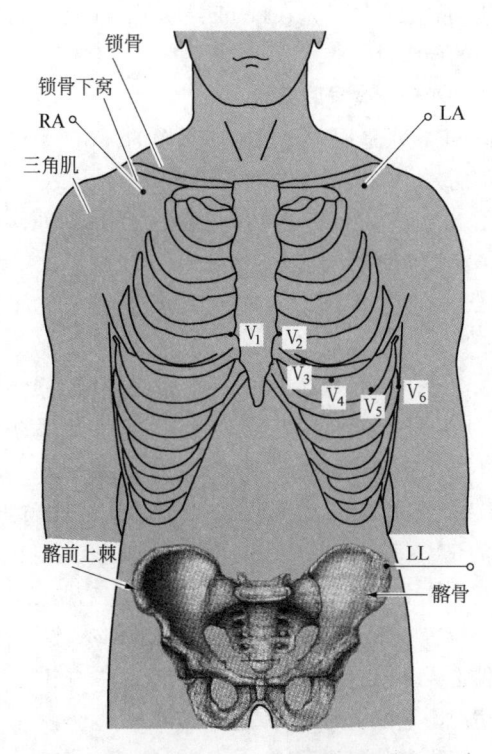

图 3-9 Mason-Liker导联的电极位置
LA.左上肢；RA.右上肢；LL.左下肢

成或消失。

中国人这些心电图图形改变可能造成静息心电图假异常，运动试验结果假阳性或动态心电图假ST段移位。值得关注的改变是ST段移位和T波振幅改变。Ⅱ、Ⅲ和aVF导联ST段显著压低伴T波振幅降低或T波转为倒置，V_5和V_6导联ST压低和T波振幅的下降，可能造成静息心电图假异常，或运动试验结果假阳性；或动态心电图假ST段移位，Ⅰ和aVL导联ST段显著抬高伴T波振幅增加，也可能造成静息心电图假异常，或运动试验结果假阴性。有研究报道，12导联中诊断冠心病最有价值是Ⅰ、aVR、V_4、V_5和V_6导联。单导联中，特异度为95%时，V_5导联的敏感度最高，因此V_5导联是运动心电图中判断心肌缺血的重要观察导联。因此，运动试验必须记录运动前静息心电图，以便与运动中和运动后心电图比较。同样在判断运动试验结果时，强调"ST段在原有（静息时）的基础上的改变"，以免造成假阳性。目前推广中的12导联动态心电图，V_5导联是观察心肌缺血的重要导联。国际计算机化心电图学会推荐建议：Mason-Liker导联不能被认为等同于标准导联。两类导联记录的心电图，不能交替用于连续比较观察。坐位或立位所记录的心电图，不能等同于卧位标准导联心电图。

五、Frank导联和EASI导联系统

EASI导联是运用数学推导方法衍生的一种更为简便适用的导联系统，是在Frank导联基础上衍生12导联心电图的导联。

（一）Frank导联系统

Frank导联是用于记录心向量图的，由7个电极组成正交的X、Y和Z 3个导联（图3-10）。

1. X导联　正极（A）：左腋中线第5肋间，负极（I）：右腋中线第5肋间。

2. Y导联　正极（F）：左下肢，负极（H）：后颈近躯干处。

3. Z导联　正极（E）：前正中线第5肋间，负极（M）：后脊柱第5肋间；C点：左前胸A和E之间的中点。

（二）EASI导联

EASI导联由5个电极组成（图3-11），沿用了Frank导联的E、A和I电极（图3-10），另加了S点电极，位置是胸骨体中央上端，无关电极的位置是右肋弓处或其他任何位置。EASI导联的优点是电极数少，安放简单，在肢体上无须安放电极，便于患者的活动，同时也避免了乳房对心电记录的影响。

（三）其他导联系统

如记录食管心电图用的食管导联；心向量心电图采

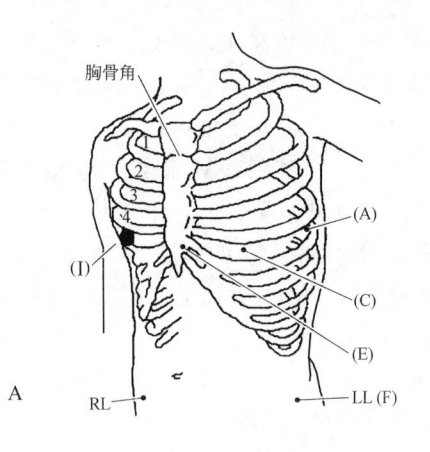

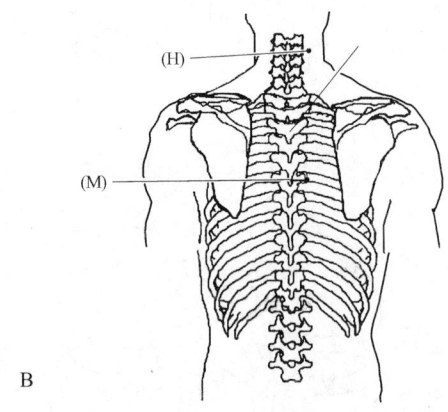

图3-10　Frank导联电极位置
LA.左上肢；RA.右上肢；LL.左下肢；RL.右下肢

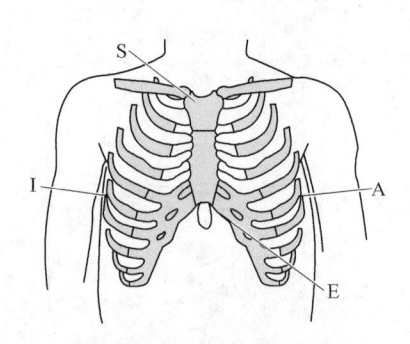

图3-11　EASI导联电极位置

用的三个正交导联系统：X轴从右向左，Y轴从头向足，Z轴从前向后；体表电位标测图的导联系统，心腔内程序电刺激、标测等电生理研究的各种心腔内心电图导联系统；射频消融和置入起搏器、ICD、CRT/CRTD等心脏装置时记录心腔内心电图的导联系统；心磁图的导联系统等不再赘述。

（四）导联效果比较

由EASI三导联心电图衍生12导联心电图，是1988年Dower GE首先研究报道的。从EASI导联衍生12导联心电图的运算和转换方法，在长期临床监护应用中证明EASI导联是准确可靠的。EASI导联衍生的12导联心电图，对急性心肌缺血与陈旧性心肌梗死的评定价值与标准12导联心电图之间有很好的相关性。但在图

形振幅和时间间期上，EASI 12导联心电图仍不同于标准12导联心电图，尤其是对ST段移位的测量和分析，在北美人群中导出转换系数是相关系数在0.62（Ⅰ导联）～0.832（aVF导联）；ST段压低或抬高，平均敏感度和特异度分别为89%和99.5%。EASI导联心电图对ST段抬高的急性心肌梗死的诊断，敏感度93%（95%的可信区限为86%～97%），特异度94%（95%的可信区限为89%～97%）。

由于北美人群和亚洲人群在身高和体重方面存在差别，因此有必要在亚洲人群中进行研究。阜外医院对627例住院者进行标准12导联心电图和EASI导联心电图的比较，结果两种导联系统之间的转换亚洲人群与北美人群无显著性差异，相关系数介于0.69～0.98；导联之间的转换并不受年龄，性别和身高体重的影响。但各导联之间仍存在一定的差别，V_6导联的相关系数最大、相关误差最小；而Ⅲ导联相关误差最大。

因此，国际计算机化心电图学会推荐建议：EASI 12导联心电图不能被等同为标准12导联心电图，常规应用中不推荐替代标准12导联心电图。EASI导联系统所需电极少，简便可靠，可以应用于长时间动态心电监护中，尤其对心脏节律监护等是合适的和优选的，新近研究表明EASI导联对心肌缺血和急性救治重危监护也有其独特的优势，但应注明为EASI导联衍生的心电图。

（崔长琮　马　奕　梁一木）

参 考 文 献

[1] 崔长琮.心电图导联系统//郭继鸿主编：心电图学.北京：人民卫生出版社，2005：73-95.

[2] 方丕华，陶晓娟.心电图及其导联//方丕华主编：阜外心电图图谱.北京：人民卫生出版社，2008：1-6.

[3] 刘霞.心电图导联与心电图图形//方丕华主编：心电学新进展.北京：中国协和医科大学出版社，2008：20-27.

[4] 郭继鸿，洪江主译.周氏实用心电图学.5版.北京：北京大学出版社，2004：1-26.

[5] Podrid P J.ECG tutorial：Electrical components of the ECG. Uptodate 17.2，May，2009.

第4章

正常心电图波形

正常心电图由P波、QRS波、T波、U波及PR间期、QRS时限、ST段、QT间期四个波及四个段组成，心电图的波形，取决于激动起源点的特性、兴奋的扩布及人体容积导体的特点。心肌细胞有1亿～900亿个，每个细胞除极、复极动作电位的综合电位代数和形成了体表心电图，所以，心电图又是心肌细胞跨细胞膜动作电位在体表综合电位的记录图。

心脏的激动，正常始于窦房结，经结间束向左、右心房传布，使心房兴奋，并将激动传至房室结，再经房室束到达左、右束支。因左侧束支在心室间隔左侧中部开始有较早的间隔分支，所以心室间隔左侧首先除极，然后再经左、右束支及末梢纤维使除极向两侧心室传布。因为传导纤维位于心内膜之下，故首先是心肌的内层发生兴奋，以后兴奋向外层传布，引起心室的兴奋，形成在正常心电图中所见到的各波、段（图4-1）。心肌在其除极与复极的过程中，电流的方向及电压的大

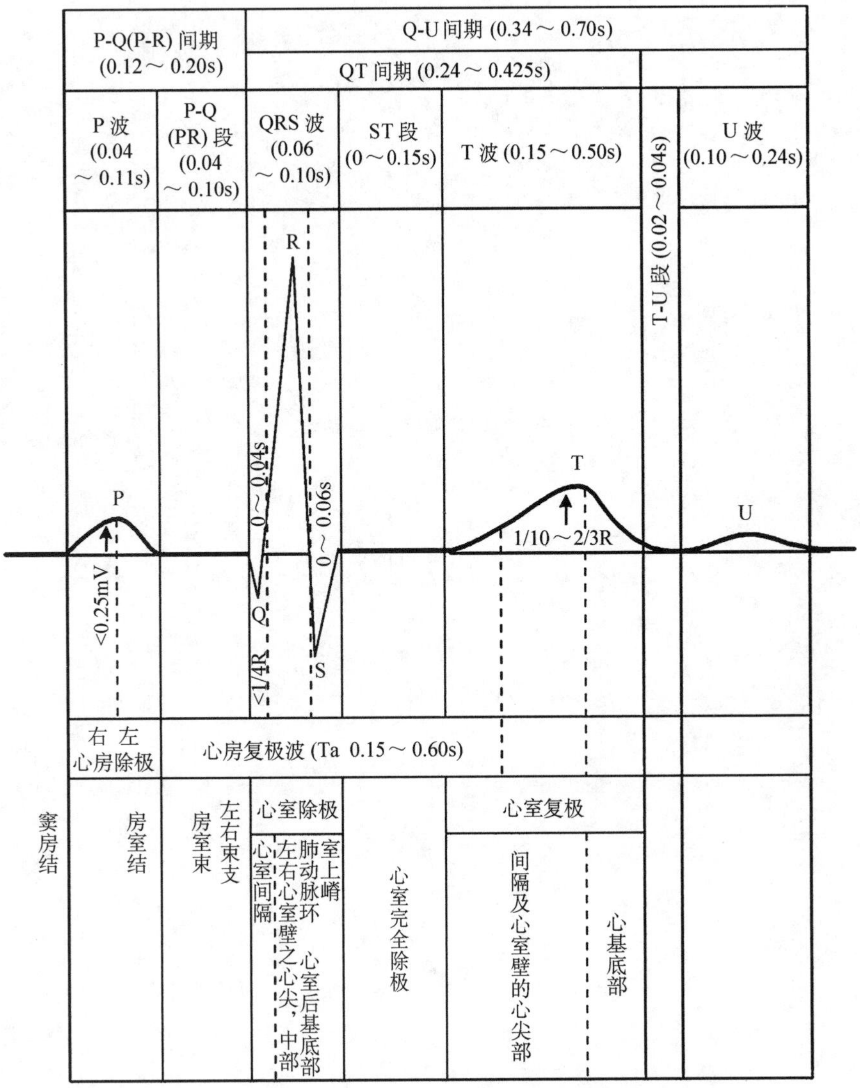

图4-1 正常心电图各波、段及其正常值

小(简称向量)每一瞬间都在变化着,按其时间先后的顺序,将此种向量变化的每一瞬间向量的最远点连接起来,就形成一个环状图形,称为向量环(vectorloop)(图4-2)。由于心脏是立体的,有上、下面,左、右面及前、后面的不同,因此向量环反映在额面、横面(水平面)及侧面(矢状面)上,亦有各种不同形状的环。向量环投射到额面的导联轴上,如Ⅰ、Ⅱ、Ⅲ、aVR、aVL、aVF和横面的导联轴上如$V_1 \sim V_6$等,就形成了各导联上不同的心电图形。根据向量环有P环、QRS环及T环的不同,投影到各导联轴上就形成了各导联上的P波、QRS综合波及T波等。总之,心电图上各波、段的形成,就是心电向量环在各导联轴上的投影。

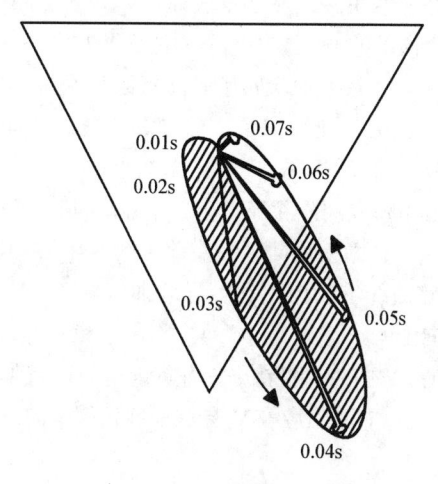

图4-2 心电向量环

一、P波

正常的心房激动起源于窦房结(sinoatrial node, SA),或其相邻的心房起搏细胞,呈辐射状在心房内传播。右心房先激动,继之房间隔,然后左心房激动,左心房内激动最晚的部位是左心耳部或左下肺静脉下方的后侧壁。在窦房结与房室结之间存在着浦肯野纤维构成的3个特殊传导途径:前结间束、中结间束(Wenckbach束)、后结间束(Thorel束),连接着窦房结和房室结,人类是否存在这些特殊的传导纤维目前仍有争议。右心房、左心房间传导径路即前结间束的分支Bachman束连接着右心房和左心房。窦房结的激动传入心房,引起心房的激动产生的波称为P波。

(一)P波的形态

窦性P波是激动在心房中扩布后引起的心房兴奋波,为左、右心房除极的混合波,右心房激动约早于左心房0.03s,P波的前半部是右心房上部除极产生,后半部则是右心房下部及左心房除极产生。因此P波可为尖顶、圆顶、平顶或有小切凹(宽度不超过0.03s)。

1. 在额面,正常P波在Ⅰ、Ⅱ导联总是直立的,在aVR导联倒置,在Ⅲ导联、aVL导联多变,可以直立、双向或倒置,若双相Ⅲ导联为正负双相、aVL导联为负正双相,这与P波电轴在该导联投影有关。

2. 在水平面,正常心房除极自右向左除极,前半部是右心房除极、后半部是左心房除极,所以在胸导联,V_1、V_2导联P波常为正负双相、也可以直立或倒置。在$V_3 \sim V_6$导联上,P波总是直立的。

(二)P波的电轴

心脏自窦房结开始激动向右心房及左心房扩布,心房除极的空间平均向量为向左、下、前,复极与之相反(图4-3),心房的除极波"P"波的向量投射到各导联轴上可有不同的形态。P波正常的高度因各个导联轴上的投影大小不同,所以变化也较大,可为明显的直立,或低平、平坦以至倒置。一般直立最明显的在Ⅱ及aVF导联中。正常P波在Ⅱ、aVF导联可高达2.2~2.5mm。P波低平一般无临床意义,但至少应有一个导联中的P波高于0.5mm。正常P波宽0.04~0.11s。

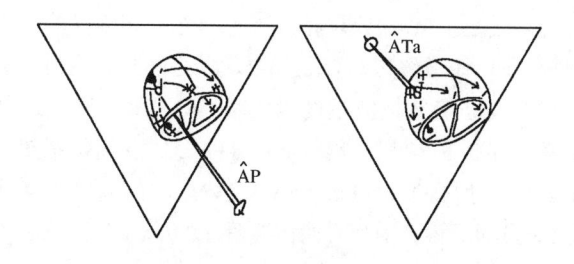

图4-3 心房的除极与复极

1. 投射到额面导联轴上的波形　正常P波在双极肢导联中均向上,因激动开始于窦房结,平均电轴向左下,Ⅱ导联与其平行,所以P波在Ⅱ导联中较在Ⅰ、Ⅲ导联中为高。正常P波在单极肢导联中,P_{aVR}全部倒置。因右肩对着右心房及右心室腔,激动背着右肩传导,所以P波向下,P_{aVL}可向上或向下或双相。P_{aVF}一般均向上。

2. 投射到横面导联轴上的波形　在横面单极胸导联中,P波的平均电轴向左前,所以一般均向上,但在V_1、V_2中可能有双相。

窦性P波的电轴又称P电轴,在额面上自右上指向左下与激动在心房内传导方向一致。在肢体导联P波电轴在0°~+75°。

二、PR间期及PR段

(一)PR间期

PR间期为房室传导的时间,即自P波的开始部至R波(或Q波)开始部的时间,即自心房开始激动,经结间束、房室结、房室束（希氏束）到达心室，至心室开始激动所经过的时间，包括心房除极波（P波）和复极波（Ta波），PR间期一般为0.12～0.20s，平均为0.16s。在相同的条件下可有0.005s的差异。PR间期变化固定在0.04s以内，如两次描记相比较超过此值，即为异常的现象。当心动加速或变慢时，可随之缩短或延长（表4-1）。随着年龄增长，亦有延长的趋向（表4-2）。成人心率在60～80次/分时，PR间期在0.12～0.20s，偶可至0.22s。心率超过100～120次/分时，正常不超过0.18～0.19s。儿童正常不超过0.16s，青年不超过0.18s。PR间期在房室交界区性（原称结性）心律及预激综合征时缩短。

PR间期在胸导联中较肢导联中可长0.01s，P波如果发生在QRS波之后（如交界性节律时），测RP间期应自R波（或Q波）的起始（心室兴奋的开始）测量至P波的起始。

（二）PR段

PR段为自P波终末至QRS波开始的经过时间，即自心房除极完毕至心室开始除极经过的时间，或称PQ段，正常为0.04～0.10s，一般在电位水平线上，可受心房复极波（Ta）的影响而有偏移，当心房除极波的幅较低时，P波终末与QRS波群起始之间常表现为一水平线。当心房复极波过度压低时，除aVR导联外，其他常规导联的PR段将斜行下移。PR段下移通常不超过0.08mV，抬高不超过0.05mV。P波振幅较高时，常伴有PR段的下移。安静时偏移不超过0.05mV，活动后不超过0.10mV。

三、QRS波

（一）QRS波的形成与波形的命名

1.QRS波的形成　心室的除极形成QRS波，激动在心室内起始的情形，是按照除极先后次序的不同而形成的。QRS波代表心室除极化向量。

（1）横面上各导联QRS波的形成：以横面上瞬间除极向量的次序为例，以图4-4说明QRS波的形成。

激动自心房传至心室，首先是间隔左侧中1/3处兴奋（图4-4A）。继之，兴奋波向间隔的右侧传播，除极进行时前面为正电位，后面为负电位，探查电极对着正电位引起向上波，对着负电位引起向下波，在右心室腔及右心室表面（V_1导联）探查极处，引起一个向上的波；在左心室腔及左心室表面（V_5导联）探查极处，引起一个向下的波；接着间隔右侧面及左右心室内膜面亦开始兴奋，除极平均向量向前稍偏左（图4-4B），在右心室腔，引起曲线向下，V_1导联曲线继续向上；在左心室腔，曲线继续向下，V_5导联曲线向上。

右心室壁及间隔除极完全，左心室因肌层较厚，尚在继续除极，则平均向量向左前（图4-4C），因此右及左心室腔曲线继续向下，V_1导联曲线向下，V_5导联曲线继续向上。

接着，左心室壁除极平均向量指向左且偏后（图4-4D），左、右心室腔及V_1导联曲线仍继续向下，V_5导联继续向上。

最后，左心室及基底部除极平均向量指向左后（图4-4E），左、右心室腔及V_1导联电压曲线仍为负电位，

表 4-1　正常 PR 间期（s）最高值与心率的关系

年龄＼心率（次/分） PR间期（s）	≤70	71～90	91～110	111～130	＞130
成人（高大）	0.21	0.20	0.19	0.18	0.17
成人（低小）	0.20	0.19	0.18	0.17	0.16
14～17岁	0.19	0.18	0.17	0.16	0.15
7～13岁	0.18	0.17	0.16	0.15	0.14
1.5～6岁	0.17	0.165	0.155	0.145	0.135
1.5岁以下	0.16	0.15	0.145	0.135	0.125

表 4-2　正常人年龄与 PR 间期（s）的关系（根据 Lepeschkin 872 例的统计）

年龄（岁） RP间期（s）	0～1	1～5	5～10	10～15	15～20	20～35	35～45	45～60	＞60
平均值	0.105	0.128	0.138	0.143	0.154	0.159	0.163	0.165	0.172
最低值	0.07	0.11	0.11	0.12	0.12	0.12	0.12	0.12	0.15
最高值	0.14	0.15	0.17	0.18	0.22	0.22	0.22	0.22	0.23

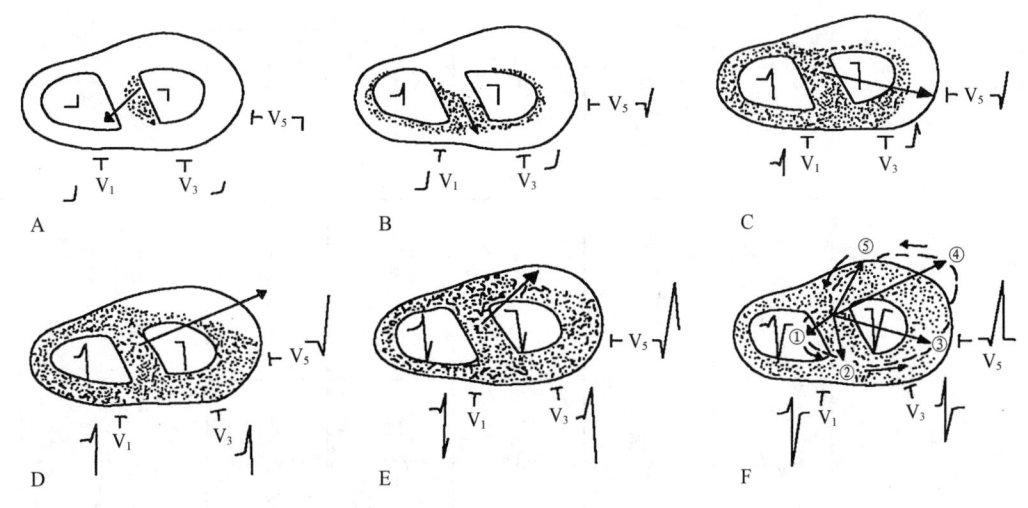

图4-4 横面上QRS波的形成

V_5导联仍为正电位。除极完毕（图4-4F），曲线回至电位水平线。

（2）额面上各导联QRS波的形成：心室除极向量环在额面各导联Ⅰ、Ⅱ、Ⅲ、aVR、aVL、aVF的投影，按其除极次序，亦可形成各种不同的QRS波形。投射到各导联上形成的波形，可分别描绘在与该导联成直角的轴线上（图4-5）。

2. QRS波的命名　QRS波波形的命名原则：P波后的第一个向下波称为Q波，P波后的第一个向上波称为R波，R波后的向下波称为S波，S波后又发生的一个向上波称为R′波，R′波后又一个向下波称为S′波，同样可以有R″及S″波，只有一个向下波的称为QS波。

波形的记录原则大波用大写正体字母，小波用小写正体字母代表。如右心室表面波记录为rS波形，左心室表面波记录为qR波形等（图4-6）。也可记录为QRSV_1呈rS形，QRSV_5呈qR形，又如QRSⅠ呈qRs形，QRSaVF呈qR形等。波的大小是根据相互比较的结果，因此是相对的，不是绝对的，所以大小没有绝对的数值。但也有主张（Schamroth L）波幅为4mm或不足4mm的用小写字母表示（如q、r或s），波幅为5mm或超过5mm的用大写字母表示（如Q、R或S）。

（二）QRS时间与波幅

1. QRS时间　为自心室开始激动至心室完全激动所经过的时间，应由QRS时限最宽的导联（如V_2、V_3导联）测定。一般为0.06～0.08s，不超过0.10s，偶在健康者可至0.11～0.12s。5岁以下的小儿为0.04～0.08s，5～14岁为0.05～0.09s。QRS时间随年龄的增长而减小，一般男性大于女性。Q波的正常宽度在0.04s以内，深度不超过同一导联中R的1/4。

2. QRS波的波幅　QRS波的波幅和（即Q＋R或R＋S的数字绝对值，不是代数和）至少在一个肢导联中不低于5mm，一个胸导联中不低于10mm，否则即为低电压。心室肥大时波幅增高。QRS波的波幅男性高于女性。

3. QRS波的电轴　一般情况下，QRS波的电轴代表额面的QRS波的平均向量。正常值为＋60°左右（－30°～＋105°）。0°～＋30°为电轴轻度至中度左偏，＋90°～＋120°为电轴轻至中度右偏，－60°为电轴重度左偏，＋150°为电轴重度右偏，－60°～－90°为电轴极度左偏，－180°～－90°为电轴极度右偏（图4-7）。身材瘦小者心电轴多呈垂位，体态肥胖者电轴多呈左偏。

（1）Q波：当QRS波的初始向量背离某导联的探查电极时心电图上就可以记录到一个Q波。正常人当QRS波的电轴呈垂直位时，下壁导联常可以出现Q波。当QRS波的电轴呈水平位时Ⅰ、aVL导联可以出现Q波。正常Q波的时限不应超过0.03s，一般情况下（Ⅲ

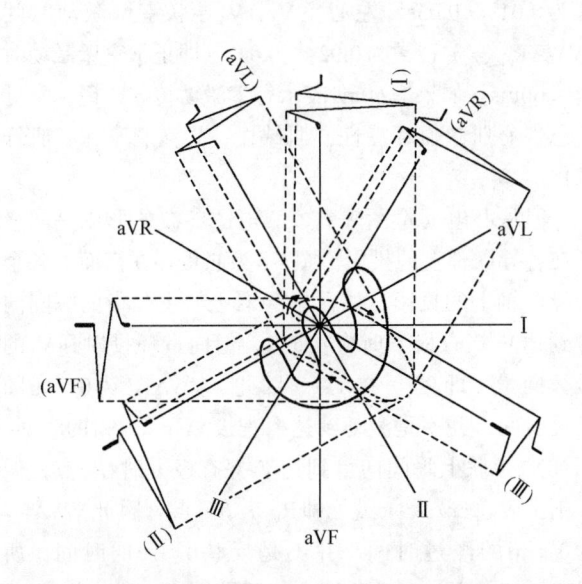

图4-5　额面上QRS波的形成及心室除极向量环在额面各导联上的投影

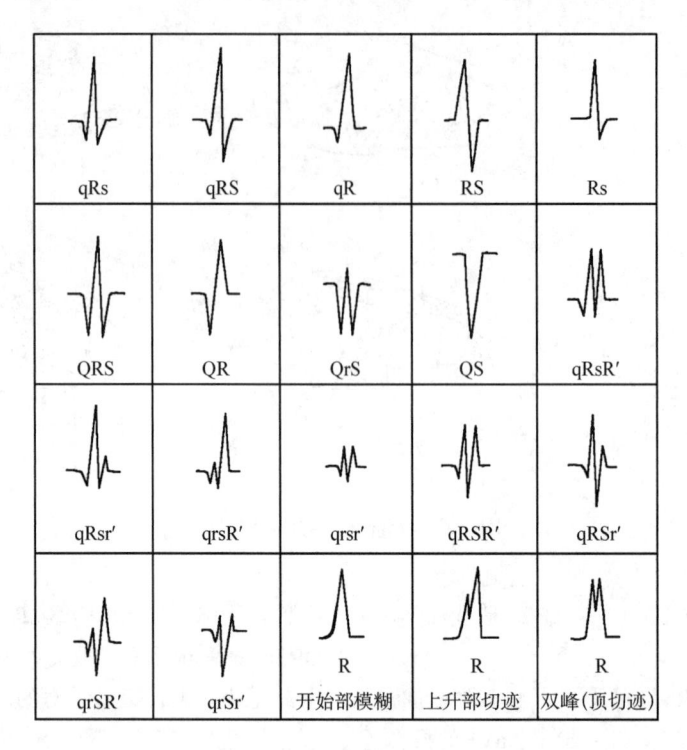

图4-6 各型QRS波

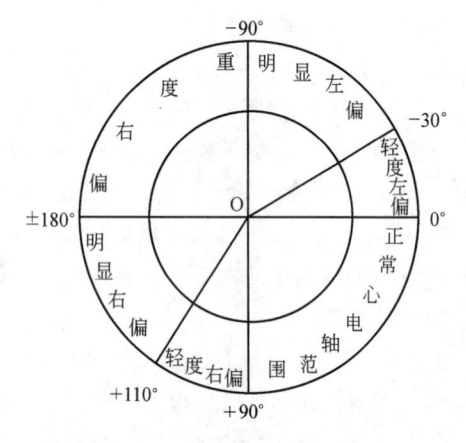

图4-7 正常心电轴及其偏移

和aVR导联除外）肢体导联Q波的宽度不超过0.03s。有时Ⅲ导联Q波的宽度较宽可达0.04s，或aVF可呈QR型，Q波深度可以大于或等于R波，甚至呈QS型，常被误诊为下壁心肌梗死。V_1、V_2中不应有q波，但可呈QS型，V_3中很少有Q波，$Q_{V_4、V_5}$深度不应超过3mm。

（2）R波：当QRS波的电轴与导联轴平行，且QRS波的最大向量与极性一致时，该导联的R波最高。R波在aVL导联不超过1.2mV，aVF导联不超过2.0mV，aVR导联不超过0.5mV，在V_1导联平均为0.2～0.3mV，一般不超过1.0mV，V_5导联不超过2.5mV，否则为高电压。

（3）S波：在V_1、V_2平均深度1.2mV左右，一般不超过1.5mV。

4.室壁激动时间（ventricular wall activation time，VWAT）在胸导联上为从QRS波的开始到R波顶点经过的时间。一般认为系反映在胸导联探查极下，激动自心内膜至心外膜下的时间，因此称为室壁激动时间。相当于激动自开始到探查极下波幅突然下降所经过的时间，因此，又称"内部曲折"或"本位曲折"时间，但探查电极毕竟不是直接放在心肌上的，因此又称"类内部曲折"或"类本位曲折"时间。

右心室V_1、V_2导联室壁激动时间（$VWAT_{V_1、V_2}$）正常为0.01～0.03s，左心室V_5、V_6导联室壁激动时间（$VWAT_{V_5、V_6}$）正常为0.02～0.05s。即正常室壁激动时间<60ms，如果>60ms表示心室激动传导障碍，常见于急性心肌缺血和慢性心肌缺血、心室肥厚和心肌纤维化。

但从心电向量图来看，心电图各波的形成是向量环在各导联轴上的投影。图4-8为向量环在横面上各个胸导联轴上的投影。如在V_1导联上心室除极的瞬间向量到达V_1探查极下时应在a点，但向量环投射到V_1的最大向量（即R_{V_1}）在b点，因此，$VWAT_{V_1}$为0～b的经过时间，并不是激动到达探查极V_1下0～a的时间。同样V_5导联上瞬间向量到达V_5探查极下时在c点，但投射到V_5的最大向量（即R_{V_5}）在d点。因此$VWAT_{V_5}$为0～d的经过时间，并不是反映0～c的时间。所以VWAT并不一定反映探查极下导联的室壁激动时间。但根据临床实践证明，正常人$VWAT_{V_1}$不超过0.03s，

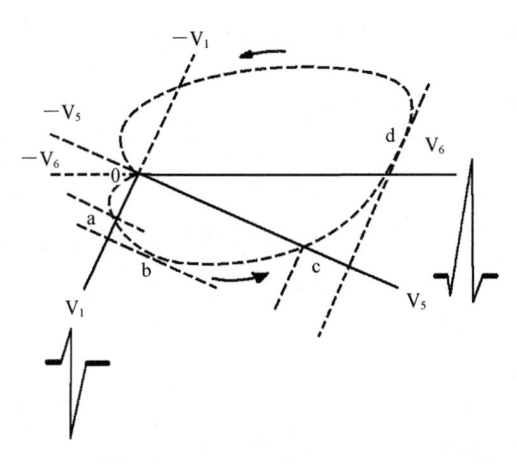

图4-8 横面上QRS向量环在V₁、V₅上的投影

VWAT$_{V_5}$不超过0.05s，此数值仍可作为判断心室肥大等的参考指标。

四、J点（ST结合点）与J波

J点为QRS波与ST段的交接点，该点正常在基线上。如J点抬高≥0.2mV、时程≥20ms呈圆顶状或驼峰状波时称之为J波。在形成J波时常有ST段起始部的抬高。

（一）J波的特点

1. 体温过低、高钙血症、脑外伤或蛛网膜下腔出血时，J波明显增宽、增高，称为"病理性J波"，预示可能发生致命性、恶性心律失常。

2. J波的发生率在正常心电图中占2.5%～18.2%，多见于早期复极综合征。

3. 近10余年来的研究证明，急性冠状动脉综合征、急性心肌梗死的超急期出现J波时，跨壁复极离散度增大，诱发2位相折返，容易诱发室性心动过速和心脏性猝死。

（二）J波的诊断与鉴别诊断

1. 体温过低、高钙血症、脑外伤或蛛网膜下腔出血时，J波明显增宽、增高，称为"病理性J波"，预示可能发生致命性、恶性心律失常。

2. 临床J波多见的是无症状的青壮年健康人，称之为"功能性J波"，可诊断为早期复极综合征。

3. 40岁以上的男性有症状患者要特别警惕急性冠状动脉综合征的超急期的可能，注意监测心电图演变。

4. J波明显增高、增宽，且有症状的患者还可能是Brugada综合征、特发性室颤、急性冠状动脉综合征的超急期、急性心包炎、心肌病、食管炎或多种感染等，统称为J波综合征，应注意鉴别。

五、ST段

ST段为心室除极完全后，心室性期前收缩期复极过程的电位变化，是从QRS波的终点（J点或与ST段的交界点）至T波开始的一段电平衡现象，一般在电位水平线（基线）上，反映心室除极化终末至复极化开始之间的无电位变化时段，但也可受心房复极波的影响，异常的心房复极可产生一个直立的心房复极波（Ta波）重叠在ST段部位，可引起ST段向上稍有偏移，应注意鉴别。

1. 在肢体导联，约75%的正常成人ST段呈等电位线。一般向上偏移（抬高）不超过0.1mV，向下偏移（压低）不超过0.05mV。肢体导联ST向量通常指向左下，故下壁导联和Ⅰ导联ST段压低少见，而ST段抬高常见。

2. 在胸导联，正常ST向量在水平面的投影向前、向左。因此，90%的正常人胸导联出现ST段抬高，V₁～V₃导联中ST段可抬高0.3mV，而ST段压低多数是异常的。40岁以上正常人ST段抬高很少>0.2mV，在V₅、V₆导联ST段抬高上限<0.1mV。青年人ST段抬高幅度较大，可能与迷走神经张力增高有关。

3. 正常人ST段偏移随心率而变化，心率快2相平台期缩短，单位时间内电流强度增加，复极化2相平台期斜率增加，在复极化全程存在电位差，从而引起更明显的ST段偏移，这也是运动时或心动过速发作时ST段压低的原因。其他能够引起2相平台期缩短的因素（如洋地黄作用和低钾血症等），也可以使ST段偏移程度增大，ST段明显压低。

部分正常人，特别是青年人，可因局部心外膜心肌提前复极，过早复极导致ST段可有明显抬高，称为"早期复极综合征"为继发性ST段改变，属正常变异。其心电图特点为：①ST段上移主要发生在胸前导联（V₂～V₅）上，J点上移0.1～0.4mV；②同导联R波降支常有切迹和顿挫；③ST段呈凹面向上抬高；④相对应导联上常有高大T波；⑤常伴逆时针向转位。

4. ST段时间平均为0～0.15s。

六、T波

（一）T波的形成

在心室复极时，多数的心脏复极电位互相抵消，T波反映未被抵消部分，T波是心室的晚期复极电位差，一般反映心室复极过程的电位变化。T波的方向与QRS波的主波方向一致，但在V₁导联中可不一致。正常在QRS波主波方向向上的导联中，T波的高度应>R/10（胸导联中应>R/8），否则为T波的低电压。T波的宽度一般为0.1～0.25s。正常T波的前支与后支并不对称，顶点靠近后支，其前支斜率较小，波形较缓，而后支斜率较大，即后支回至基线较快，波形较陡峭。这可能因心室肌自内膜面向外膜面除极，而复极则为自外膜面向内膜面进行，因而使外膜下的心肌在刚兴奋后即又开始复极，所以开始复极进行得较慢，到达心内膜下的心肌时，该处心肌兴奋过去的时间已较长，所以复极进行得则较快。

（二）T波的形态

1.正常人肢体导联T波额面向量指向左下，T_I、T_{II}常是直立的，其余导联T波大多数直立，有时可呈等电位线，T_{aVR}总是倒置的，T_{III}、T_{aVL}可直立也可倒置，这取决于T波和QRS向量倾向于垂直位或水平位。若倾向垂直位，则T向量更向下，T_{III}可直立而T_{aVL}则倒置；若倾向水平位，则T_{aVL}直立而T_{III}倒置。T_{aVF}通常是直立的。所有肢体导联T波振幅均<0.6mV，一般以Ⅱ导联最高。如T_I、T_{II}直立，则正常值不低于0.05mV。在肢体导联上男女之间T波振幅无明显差异。

2.在胸导联上，正常T波向量在水平面上向左、向前，V_4～V_6导联T波总是直立的，胸前导联T波如是双相，则应是正负双相，负正双相必是异常的。右胸及胸前导联T波倒置也可以是致心律失常性右心室发育不良的早期表现。其T波常表现为深而宽的负向波，其振幅明显大于正常值，T波升支和降支对称。

3.男性T波明显高于女性。一般在V_2或V_3导联上有最高的T波，男性平均为0.6mV，最高可达1.2mV；女性平均为0.3～0.4mV，最高不超过0.8mV。T波在胸导联中可高达R波的2/3，一般无临床意义，但应注意急性心肌梗死早期高耸的缺血性T波，可动态观察以鉴别。在肢体导联和胸导联上，T波振幅正常值均不低于同导联R波的1/10，否则为T波低平。

七、QT间期

QT间期为自QRS波开始至T波终止的时间。代表心室由开始激动状态至完全恢复静息状态的时间，与心室的收缩时间大致相当，代表心室收缩期的电活动时间，因此，QT间期是心室除极和复极的总时间，亦称为"心室的电收缩时间"，与心率的快慢有关，心率快时QT间期短、慢时QT间期长。

我国人平均QT间期为0.36s。一般在生理情况下计算QT间期根据下列公式（Bazett）：

$$QT = K \cdot \sqrt{R\text{-}R}$$

K为一常数，R-R为心动周期，我国人K=0.40。据统计QT正常值，可有±0.05s的差别。因此，

$$正常QT = 0.4\sqrt{R\text{-}R} \pm 0.05s$$

QT比率＝QT测得值/QT正常值

QT比率正常在男子及小儿平均为1.01，最大值为1.09；女子平均为1.02，最大值为1.10。

QT间期随心率的改变而发生改变，心率加快则QT间期缩短，心率减慢则QT间期延长，因此有必要计算出心率校正后的QT间期，称之心率校正的QT间期（corrected QT，QTc），以消除心率的影响。目前临床主要应用的是最早、最常用的Bazett公式：

QT校正值（QTc）＝QT测得值/$\sqrt{R\text{-}R}$平方根

实际QTc相当于在心率为60次/分时的QT间期值，约为0.40s，正常上界可至0.45s。临床常用的指标即根据心率的快慢计算其平均值（图4-9）。QTc随年龄的增

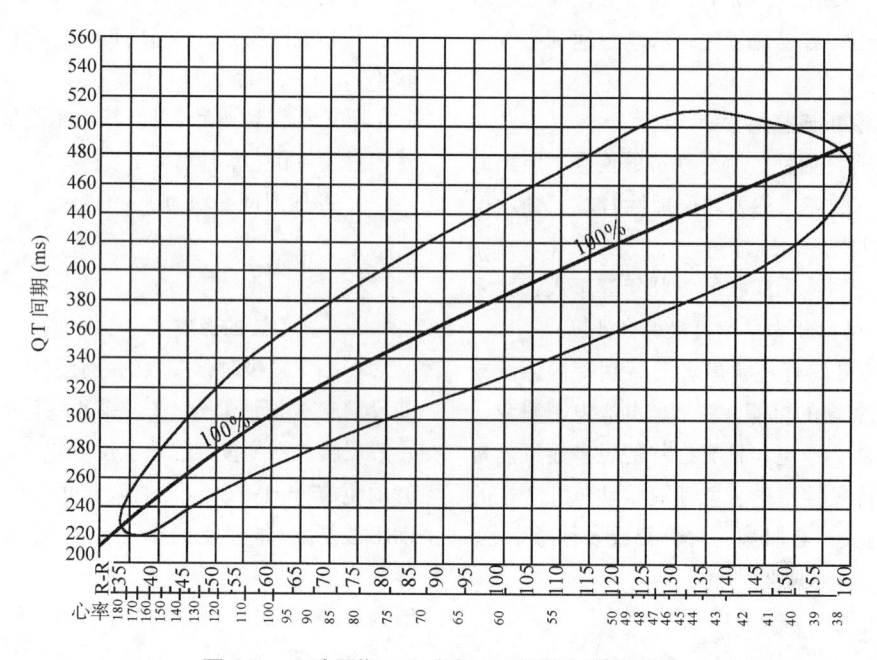

图4-9 心动周期、心率与QT间期正常值对照

图中注有100%的粗线代表平均值，上下的曲线代表一般的最高及最低范围

长而轻度增加，睡眠时QTc明显长于清醒时，表明QTc与自主神经张力和儿茶酚胺浓度有关。影响动作电位2相和3相时程的因素也能影响QTc，其中最主要的因素有血钙和血钾的浓度，低血钙时QTc可明显延长，低血钾时也使QTc延长，某些抗心律失常药物和抗抑郁药物都能延长QTc。洋地黄类药物能使QTc缩短，心肌疾病如心肌炎、心肌缺血、心肌肥厚及二尖瓣脱垂等均能引起QTc延长，室内传导阻滞、心室肥大、预激综合征等延长QRS时间的因素也可以引起QTc轻度延长。

八、U波

U波是T波后出现的一个低振幅、低频的低而宽的波形，U波的振幅为同导联T波振幅的5%～25%，平均为0.033mV。为心动周期中最后一个小波，其形成机制和意义目前尚不十分清楚。在T波后0.02～0.04s出现，宽约0.20s，其方向一般与T波一致，高不超过0.5mm，多见于Ⅰ、Ⅱ导联及胸导联中，有时低平不能看出。

（一）U波的产生机制的学说

U波可能为心室间隔部分的复极作用。因心室间隔之两侧为心脏受到高度壁间压力的唯一部位，故此处恢复最迟。又因T波的波峰出现在第二心音之前，而U波的波峰出现在第二心音之后（心电图对照），所以有人认为U波与心室性期前收缩期的充盈有关，是心室快速充盈扩张产生的后电位，有关U波的起源，有后电位学说。Hofman等提出，心室内浦肯野纤维等部位最后复极化学说及近年研究的机械-心电反馈等学说，但目前仍有争议。

（二）U波的特点

左心室容量增加、扩张时常见U波明显和（或）有倒置现象。在胸导联中U波均向上，最大U波常出现于V_2、V_3导联，U_{V_2}、U_{V_3}，有时可高达2～3mm。

正常U波的向量向左下、向前，除aVR导联外，其他导联U波都是直立的。U波振幅还和RR间期呈正比关系，心率快则U波振幅降低。正常心率＞90～100次/分时，U波振幅明显降低而不易测定。反之心率减慢则U波振幅明显增高。

（三）U波的形态

正常U波的形态前支斜度较大，后支较平缓，和T波恰好相反。正常U波和T波终点之间为等电位线，称为TU段。在心率较快或病理情况下，TU波可部分重叠，TU段消失。T波终点至U波顶峰（Ua）间期为T-Ua间期，正常上限为100ms左右。病理情况下，T-Ua间期延长，U波发生延迟。QT间期延长，则T-Ua间期也延长。T-Ua间期受心室总复极时限影响，复极时间延长则T-Ua间期也延长，而与心室除极化时限和QRS波群形态无关。T-Ua间期与心室壁肥厚有关。

（四）影响U波的因素

1.U波和其他心室波的关系

（1）正常人U波和QRS波群振幅无关，但是在病理的情况下，如血压升高或左心室肥大时，QRS波群振幅增加，则胸前导联U波常倒置。血压降低如伴QRS波群振幅降低，U波倒置变为直立。

（2）正常人U波极性和T波一致，但在病理情况下，U波和T波极性也可以不相关，在左心室肥大胸前导联U波可以倒置而T波仍直立。这种U波倒置而T波直立，称"孤立性U波倒置"为一种异常现象。在一过性心肌缺血时，可以仅有ST段改变和T波倒置，而U波仍为直立。

2.电解质和药物对U波的影响 正性肌力因素如使用儿茶酚胺、洋地黄等药物时，U波振幅增加，负性肌力作用则使U波振幅降低。低血钾和奎尼丁类药物可以延长3相动作电位时程，可使U波振幅增加，反之则使U波振幅降低。低血钾是影响U波振幅的主要原因。

3.负性U波及其发生机制 负性U波几乎全是在病理情况下发生，高血压和心肌缺血时，孤立性U波倒置可以是心电图唯一的异常表现，在变异性心绞痛患者中，有的病例无ST段抬高，但有U波倒置，高血压或瓣膜病变时，U波也可以倒置。U波倒置与左心室舒张期延长或舒张功能不全有关，超声研究发现U波倒置主要和等容舒张延长、舒张期心室壁变薄程度减少有关，U波倒置可以作为左心室舒张功能不全的标志。

九、右胸导联心电图

（一）右胸导联QRS波

右胸导联的QRS波群常呈rS型和rSr′型。右胸导联初始R波反映室间隔和右心室的初始激动，故大多数正常人群在V_{3R}和V_{4R}导联为rs型。随着电极位置右移，r波逐渐变小而演变为qs型或qr型，在V_{7R}约75%的正常人呈此两种图形。在全部右胸导联（V_{3R}～V_{7R}）如r波消失均呈QS型，肯定是异常的。

（二）右胸导联ST段

右胸导联ST段的偏移在J点后40ms或60ms处测定，ST段上移的上限为0.1mV，以V_{3R}或V_{4R}导联ST段上移为诊断标准。一般至少需记录V_{3R}～V_{5R}3个导联，以记录V_{3R}～V_{7R}5个导联为好。

（三）右胸导联T波

右胸导联T波的极性与QRS波主波方向相一致，以负向波为主，随电极右移逐渐呈完全负向T波或在原有负向T波基础上再加深。如这种变化顺序发生改变，则为T波异常。

（魏经汉）

参考文献

［1］魏太星，等.临床心电图学及图谱.4版.郑州：河南科技出版社，2006.

［2］郭继鸿.心电图学.北京：人民卫生出版社，2002.

［3］方丕华，张澍.心电学新进展.北京：中国协和医科大学出版社，2008.

［4］严干新，王东琦，崔长琮.J波与J波综合征.中华心律失常杂志，2004，8（6）：360-365.

第 5 章

心房与心室的肥大

随着医学影像技术（如超声、CT等）的进步与广泛应用，心脏腔室的肥厚与扩大的诊断更多依赖超声等，但心电图由于其方便快捷与可多次重复及经济廉价等优点仍不能完全被取代，更为重要的是心电图还能同时发现其他心电异常。

一、心房肥大

（一）概述

心电图上所见的P波为左、右心房共同除极形成，在一些肺源性心脏病、风湿性心脏瓣膜病和某些先天性心脏病均可表现出单侧或双侧心房肥大。心房肥大时大多数表现为心房扩张，而很少出现心房肥厚，而且两者间很少能单独被心电图鉴别开来，故一般统称为心房肥大（图5-1）。部分似"心房肥大"的心电图表现是由于心房传导异常引起的，所以更倾向于称为"心房异常"或"左心房或右心房异常"。

（二）机制

1. 右心房肥大　正常情况下，右心房除极先于左心房，并且也早于左心房除极结束，右心房肥大时，P波除极向量环向右前下方明显增大，额面P环的最大向量位于50°～90°，大致与Ⅰ、Ⅱ、aVL导联同向，致使这些导联的P波异常高尖。在横面（水平面）上，P呈逆钟向运动，主要变化是向前方增大，P环与V_5、V_6导联轴的方向接近垂直，而与V_1、V_2导联轴方向接近平行，因而V_1、V_2导联P波高尖（图5-2）。

2. 左心房肥大　左心房位于心脏的后方偏左，心房肥大后，左心房扩张，房间束的传导功能减低，左心房除极时间延长，由于左心房的体量极大，大于右心房体量，因而使整个心房的除极向量相应地延长，P向量的环体增大，在额面上，P环向左上方明显增大，环形扭曲且不规则，因此在Ⅰ、Ⅱ、aVL等肢体导联可见双峰P波，且峰间距＞0.04s。在水平面上P环主要向后方增高，使V_1、V_2

正常心房P波　　　　　左心房肥大P波

右心房肥大P波　　　　双房肥大P波

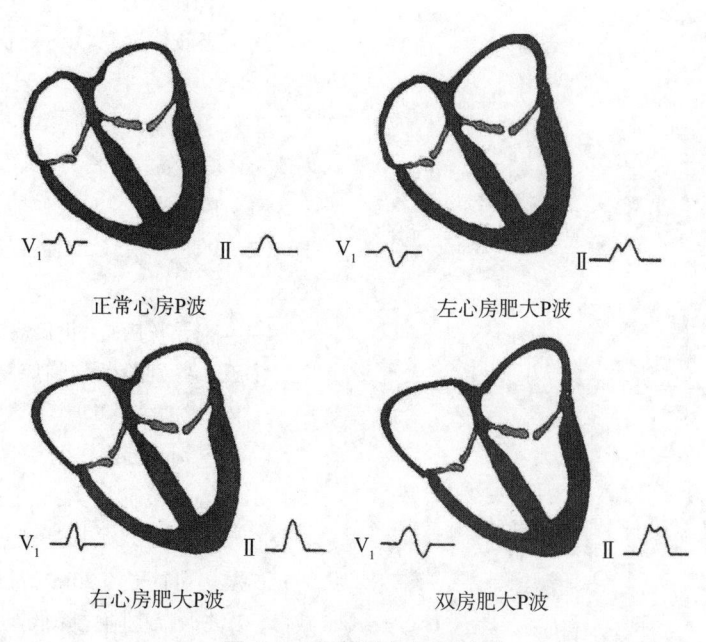

图5-1　心房肥大心电图

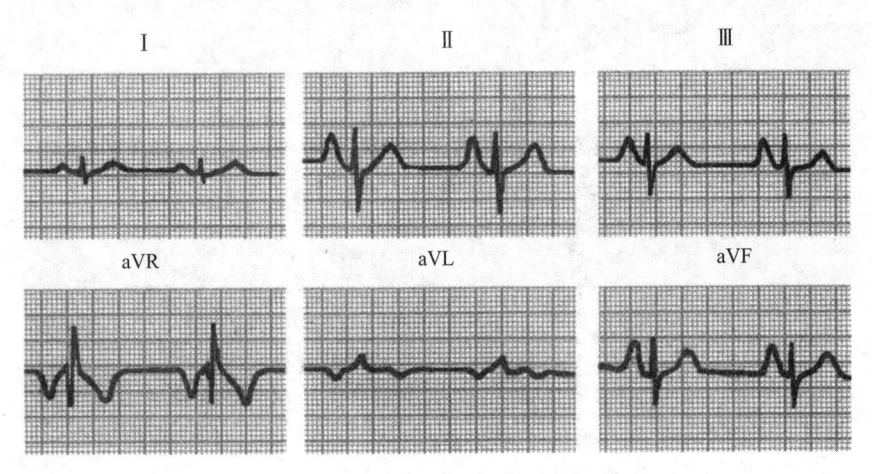

图5-2 右心房肥大心电图

图中可见P波高尖，Ⅱ、Ⅲ、aVF导联振幅＞0.25mV；P波时限正常

导联出现正负双向P波，且负向部分增深加宽，心电图V₁导联P波终末电势（PTF$_{V_1}$）绝对值＞0.03mm/s（图5-3）。

3.双心房肥大　双心房肥大时，心房的除极顺序并无改变，仍是右心房除极在前，左心房除极在后，因而各自增大的向量不会相互抵消，而是同时显现出来（图5-4）。

（三）分型或分类

1. 右心房肥大。
2. 左心房肥大。
3. 双心房肥大。

（四）心电图表现及正常标准

1. 右心房肥大（图5-5）　右心房肥大的心电图改变为P波振幅的增高。

（1）肢体导联（Ⅰ、Ⅱ、aVL）P波振幅≥0.25mV。

（2）V₁～V₂导联振幅≥0.15mV。

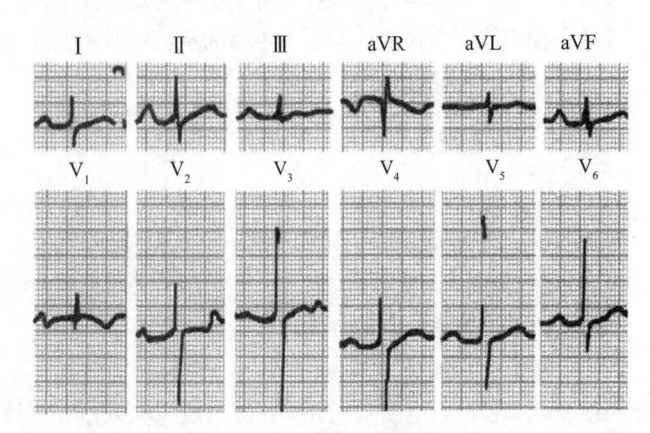

图5-4 双心房肥大

图中可见P波振幅＞0.25；P波时限＞0.11s；V₁导联P波呈正负双向波，P波振幅增大＞0.15mV，PTF$_{V_1}$＞0.04mm/s

（3）P波时限正常（＜100ms）。

（4）当肢体导联QRS波群呈低电压时，P波振幅＞R波的1/2。

2.左心房肥大（图5-6）　左心房肥大的心电图主要表现为P波时限的延长。

（1）P波增宽，时限≥110ms。

（2）P波呈双峰，第二峰常大于第一峰，峰距＞40ms。

（3）V₁导联P波呈正负双向，PTF$_{V_1}$绝对值≥0.4mm/s。

（五）鉴别诊断与临床意义

1. 右心房肥大

（1）鉴别诊断

①右心房负荷增大：当运动（如平板运动试验时）导致心动过速时，尤其是极量心率时Ⅱ、Ⅲ、aVF导联的P波振幅可高达0.25mV及以上，但随着心率的逐步减慢，P波振幅也随之降低至正常范围。

②右心房内阻滞，右心房阻滞的心电图可表现为P波振幅增高，酷似右心房肥大。间歇性右心房内阻滞发

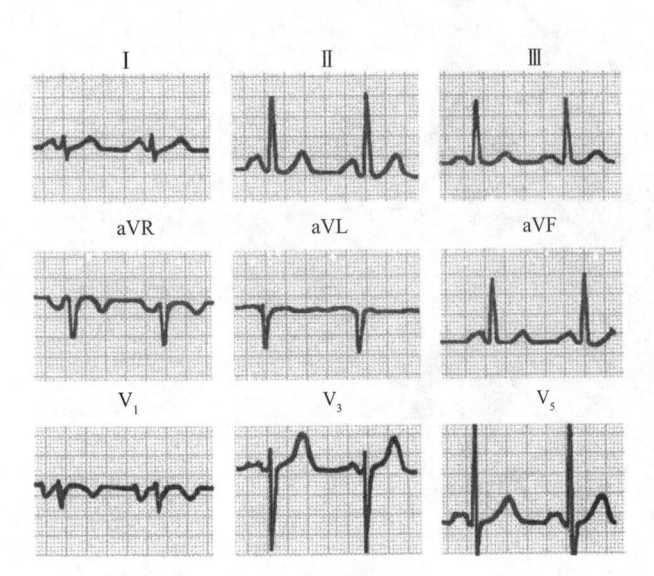

图5-3 左心房肥大

图中可见P波增宽，时限＞0.11s；P波呈双峰，后峰＞前峰且峰间距＞0.04s；V₁导联P波呈正负双向，PTF$_{V_1}$＞0.04mm/s

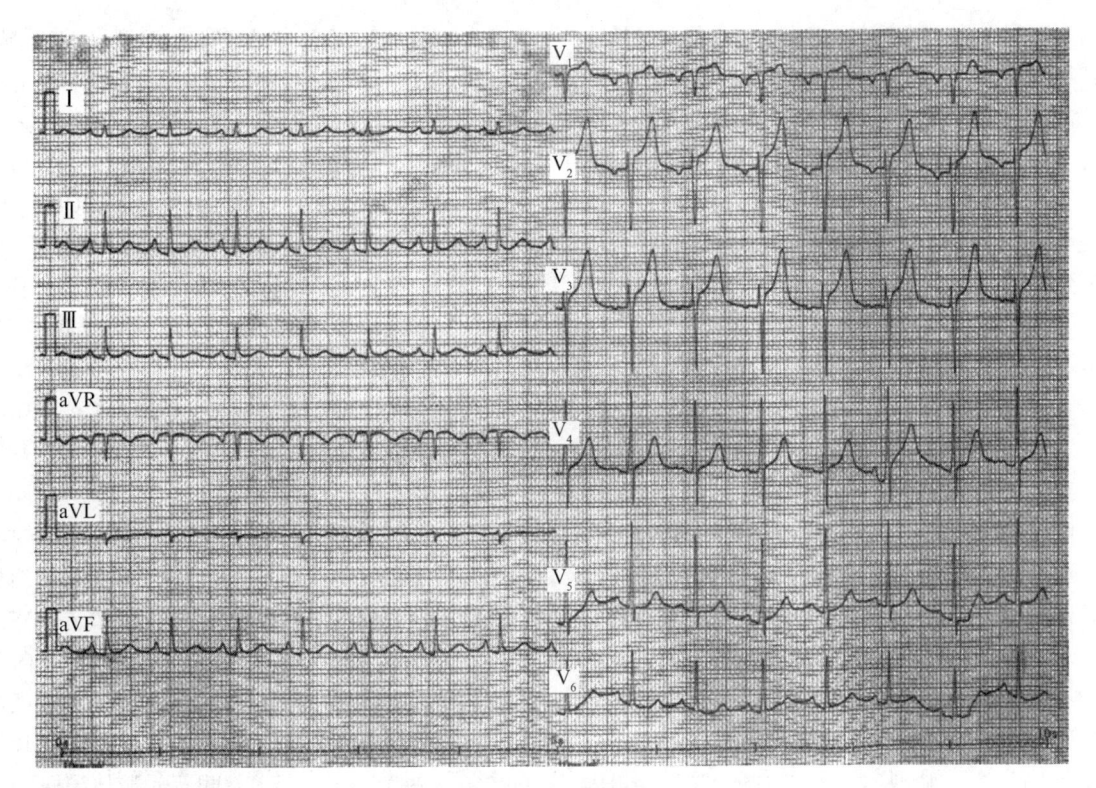

图 5-5 右心房肥大

图中可见Ⅱ导联P波振幅>0.25mV

图 5-6 左心房肥大

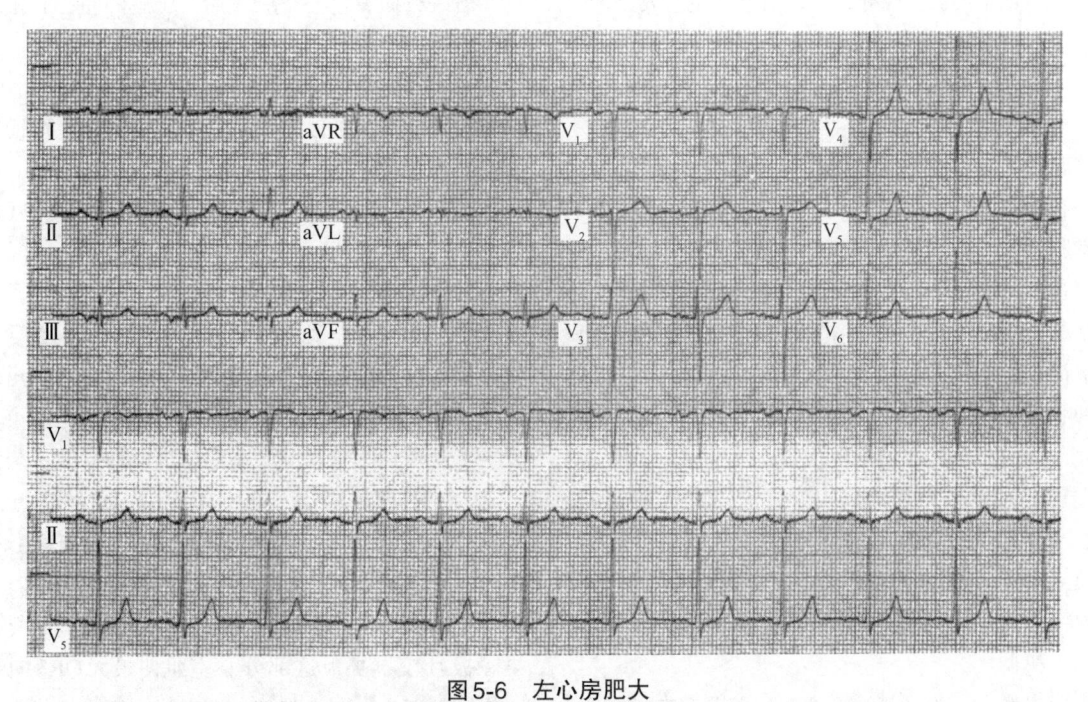

图中可见P波增宽>0.11s,伴切迹,呈双峰,双峰相距>0.04s

生时,动态心电图可见心率不变,P波振幅突然增高,鉴别主要依赖超声心动图。

(2)临床意义:既往常把右心房肥大典型P波改变称为"肺型P波",但后来发现此种典型P波异常并非全由肺部疾病引起,因而现在很少使用这个术语,所以临床上出现此种典型心电改变时,要结合临床考虑:①有先天性心脏病或慢性阻塞性肺疾病的患者,提示右心房扩大或右心房负荷增加。②患者突然发作胸痛,呼吸困难,要考虑肺阻塞可能。③还应考虑一些少见病因如甲状腺功能亢进、交感神经兴奋等。

2.左心房肥大

(1)鉴别诊断:主要与房内传导阻滞相鉴别,单纯从心电图上很难区分，需要结合病史与心脏超声结果才能作出较为明确的鉴别。

（2）临床意义：既往常把典型左心房肥大心电图改变称之为"二尖型P波"，因为当时风湿性心脏病的高发，尤其是二尖瓣病变多见。现如今随着疾病谱的改变，出现典型左心房肥大的心电图改变很少是由于二尖瓣病变所致，而更多见于高血压心脏病、心肌病、缩窄性心包炎等。

3. 双心房肥大　临床意义：双心房肥大均见于严重心脏病，如严重的先天性心脏病、风湿性心脏瓣膜病、心肌病等。

（六）相关进展及展望

晚近随着心房颤动和快速房性心律失常消融进展，对心房电活动的研究极大地深入了，因而发现P波的异常并不是仅由心房肥大引致。既往诊断为心房肥大的心电图异常表现相当一部分是由心房传导异常引致的，越来越多的心电专家认为不正常的P波多为左、右心房异常，并且即使是心房肥大引起的典型改变也不一定对应着特定的疾病，如："肺型P波""二尖瓣P波"等。因此2009年ACC/AHA/HRS的《心电图标准化及解析建议》中提出不正常的P波应称为左、右心房的异常。

二、心室肥大

（一）概述

心室肥大可以是左心室肥大，也可以右心室肥大抑或是左、右心室同时肥大。

心室肥大指心室肌的肥厚和心室体积的扩大，两者常同时存在，一般统称为心室肥大。心室肥厚多由于心脏收缩期压力负荷过重所致，心室扩张多因心脏舒张期的容量负荷过重所致。心室肌的肥厚和心室腔的扩张都会影响到心室肌的除极和复极过程，主要表现为心室除极面增大，室内激动传导时间延长。

自超声心动图应用于临床以来，心室肥大的诊断更多依赖于超声心动图，但心电图对发现同时伴随的ST-T改变、早期诊断心尖肥厚性心脏病、合并的分支阻滞有独特的价值，因而仍有重要的临床价值。

（二）机制

1. 右心室肥大　生理情况下，左心室壁比右心室壁厚2～3倍，在两心室综合向量中以左心室向量占优势从而指向左下方偏后。轻度的右心室肥大时，向右向前的右心室除极向量可能淹没在巨大的左心室除极向量中而不能显现，只有当右心室肥大明显时，左、右心室的综合向量才能显示向前方偏移而表现右心室肥大的心电图特征，所以心电图诊断右心室肥大敏感性低而特异性高。右心室肥大的心电图可见QRS波群形态和电压改变：肢体导联Ⅰ、aVL多呈rs型或QS型，S波明显加深，aVR呈qR、QR或R型，P波>0.5mV且R/Q>1；胸导联V$_1$～V$_3$导联呈Rs、R型或qR，rsR′型，且Rv$_1$>1.0mV，R/S>1；V$_1$～V$_6$亦可呈rS型，S波加深，呈显著顺钟向转位。心电轴改变：右心室肥大时，额面QRS电轴>＋110，这是诊断右心室肥大的主要标准，并且右心室肥大程度与电轴偏移大小成正比。右心室室壁激动时间延长，VAT>30ms。继发性ST-T改变，V$_1$～V$_3$导联ST段下移，T波双向或倒置。

2. 左心室肥大　左心室肥大可以是左心室壁的增厚和（或）心室腔扩大，无论是何种改变引起，其导致的心电改变及其机制如下。

（1）QRS波群振幅增大：左心室肥大时，左心室心室肌细胞增粗、变长、表面积变大，电偶数目增加，左心室除极产生的电动力增大，因而表现在左心室面导联上QRS振幅增高。心室肥大时，QRS向量环向左，向后增大明显，反映在胸前导联上，QRS波振幅增高更明显，QRS向量环在额面上增加不大，因而在肢体导联上QRS波振幅增高不明显，这也提示肢体导联QRS波振幅的改变诊断左心室肥大敏感性低，特异性较高。

另一方面，左心室肥大后，肥厚的左心腔距胸壁的距离缩短，使QRS波振幅增高更明显。

（2）QRS波群时间延长：左心室肥大时，由于室壁增厚，除极时间延长，而使QRS波群时间延长。轻度左心室肥厚时QRS波时限仅轻度延长，可由60ms延长到80ms，重度左心室肥大时，QRS时限明显延长至100ms，一般不超过100ms，如果超过110ms，可以考虑同时合并有左心室传导阻滞。

（3）QRS波电轴左偏：左心室肥大时因为受到胸腔中其他器官的限制，多呈逆钟向转向左后方，出现电轴偏移。还有些心电专家认为左心室肥大时，左束支及其分支可能受到一定程度影响而出现电轴左偏。

（4）ST-T改变：左心室肥大时，传统观点认为可出现原发性ST-T和继发性ST-T改变：①继发性ST-T改变。左心室肥大，心室除极时间延长特别明显时，一部分心室除极尚未结束时，一部分心室肌就开始复极，较早除极且较早复极这部分心室肌使最大QRS向量的方向相反。在心电图上将这种继发于心室除极异常之后出现的ST-T改变，称之为"继发性ST-T"改变。②原发性ST-T改变。左心室肥大时，由于营养心肌的毛细血管数目相对减少和（或）肥厚心肌纤维与毛细血管间距增大，从而使心肌代谢发生障碍，此时出现的ST-T改变称为原发性ST-T改变。此外，肥厚性心肌病时，酷似心肌缺血样ST-T改变可以持续数十年或数十年不变且冠状动脉造影又显示为冠状动脉正常，此种ST-T改变亦被认为是原发性的，可能解释为心室肌的慢性纤维退行性改变，心肌复极时间相对延迟所致。

3.双侧心室肥大（图5-7） 双侧心室肥大时，左心室除极向量向前增大，投影在右胸导联上，出现高大的R波，左心室除极向量向左向后增大，投影在左胸导联上出现高大的R波，所以在胸导联呈现双侧心室肥大的图形。此种现象少见。临床上最多见的是左心室肥厚的图形，这是由于左心室室壁远较右心室为厚而轻度增大的右心室易被掩盖。另外还可出现大致正常的心电图，其原因是增大的左心室向量与增大的右心室向量相互抵消所致。

（三）分型或分类

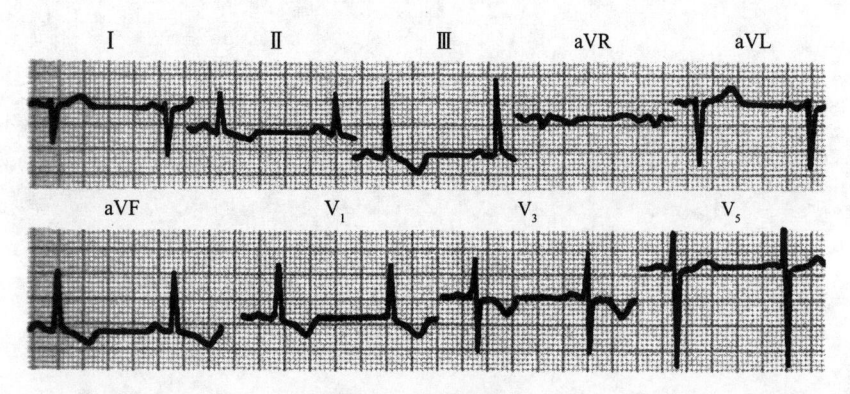

1.右心室肥大（图5-8） 右心室肥大的分型指标体系有多种，如有的专家将其分为轻度、中度与重度，有的根据右心室负荷增加的情况分为收缩期负荷增重型与舒张期负荷增重型，本文主要根据V_1导联QRS波群特点，分为以下4种心电图类型。

（1）V_1导联QRS波群有q波型：可以呈qR型，亦可以为qRs型。由于右心室极度肥厚使心脏发生极度转位，室间隔起始向量由正常时的向右前方转向左后方，因而投影在V_1导联轴的负方向上，产生起始的小q波。所以一旦在V_1导联出现起始的q波，无论其大小，除外前间隔心肌梗死后，可以诊断为右心室极度肥大（图5-9）。

（2）V_1导联QRS波群呈R型或RS型 R波异常增高，这是典型右心室肥大的表现，多见于右心室向心性肥大，使QRS向量偏向右向前，投影在V_1导联轴的正方向上，产生向上的R波（图5-10）。

（3）V_1导联呈rsR′型：为不完全性右传导阻滞，此类型多为轻度右心室肥大，常见于右心室流出道或室上嵴肥厚（图5-11）。

（4）V_1～V_6导联均呈rs型，此型多见于慢性肺源性心脏病，由于心脏呈显著的顺钟向转位，QRS向量环大部分位于右后方，除起始向量投影在胸导联正侧上，

正常心室QRS波　　左心室肥大QRS波

右心室肥大QRS波　　双心室肥大QRS波

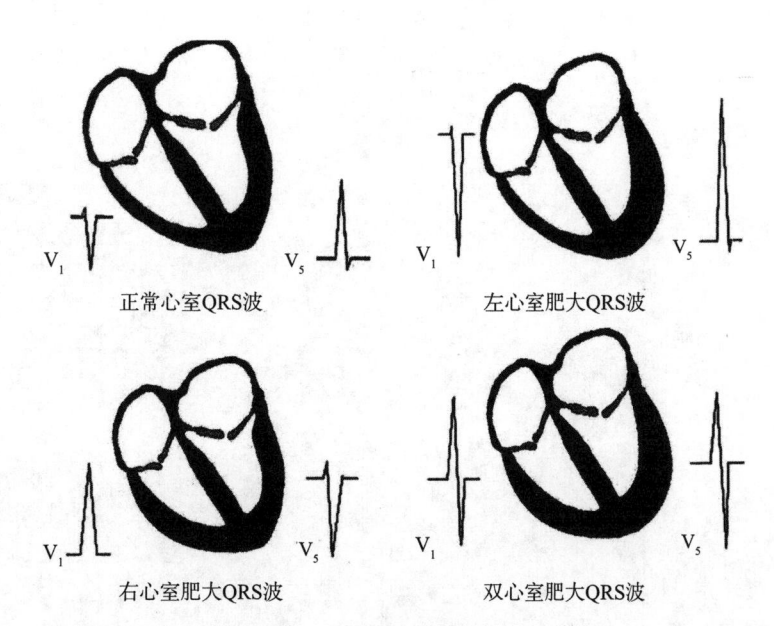

图5-7　心室肥大心电图

图5-8　右心室肥大

图中可见$R_{V_1} > 1.0mV$，且$R/S > 1$，$R_{V_1} + S_{V_5} > 1.2mV$，$V_5$呈rS型；心电轴>+110°

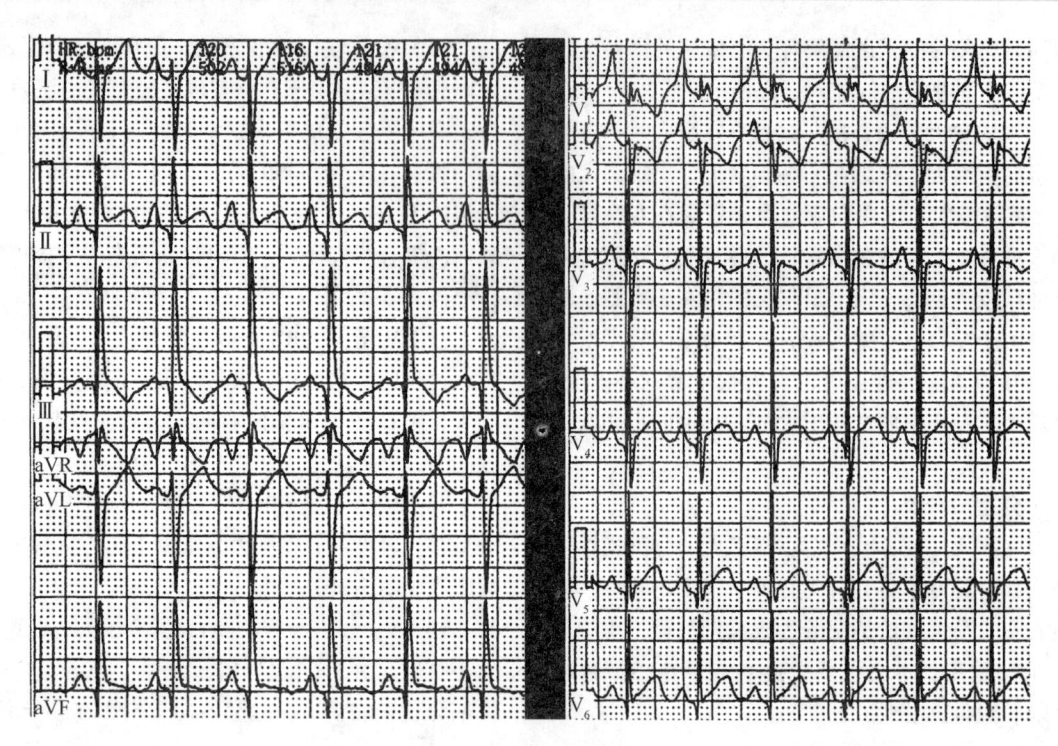

图5-9 重度右心室肥大

图中V_1导联QRS波群呈qR型，R波有切迹，电轴+125°，有T波改变，提示重度右心室肥大。II、III、aVF、$V_1 \sim V_3$P波高尖，振幅>0.25mV，提示右心房肥大

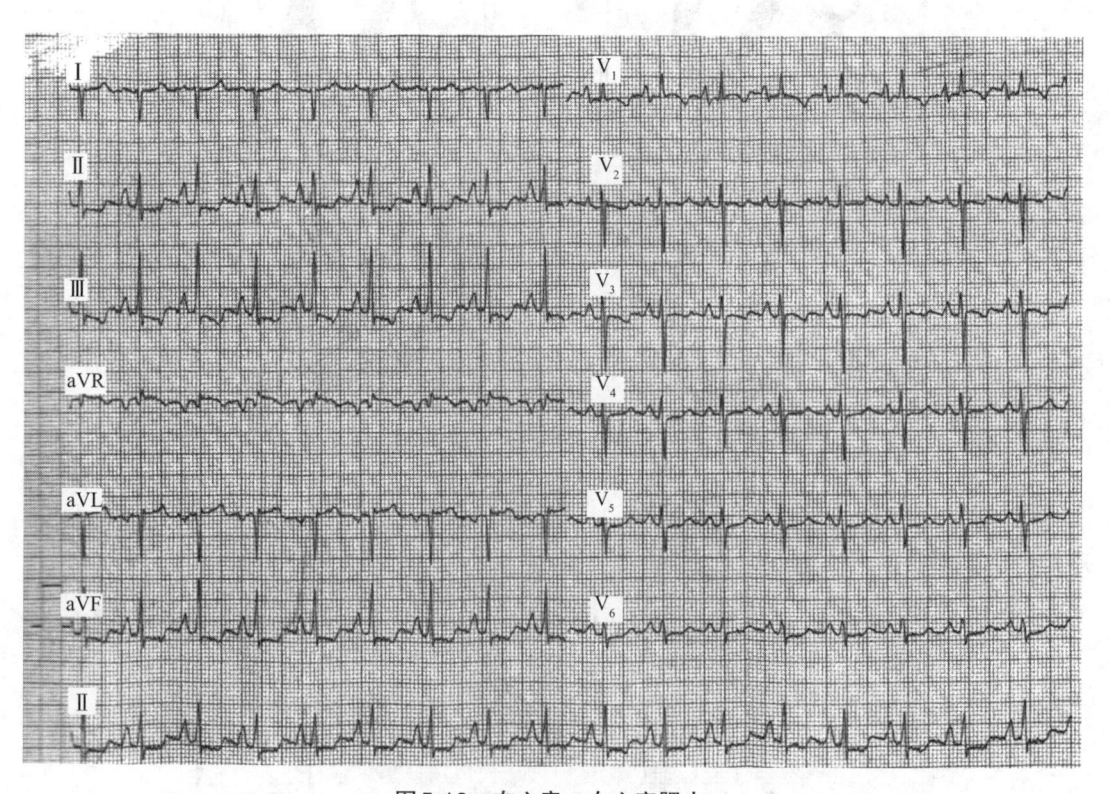

图5-10 右心房、右心室肥大

图中可见II导联P波振幅>0.25mV，V_1R/S>1，V_5R/S<1，QRS电轴>+110°，继发性ST-T改变

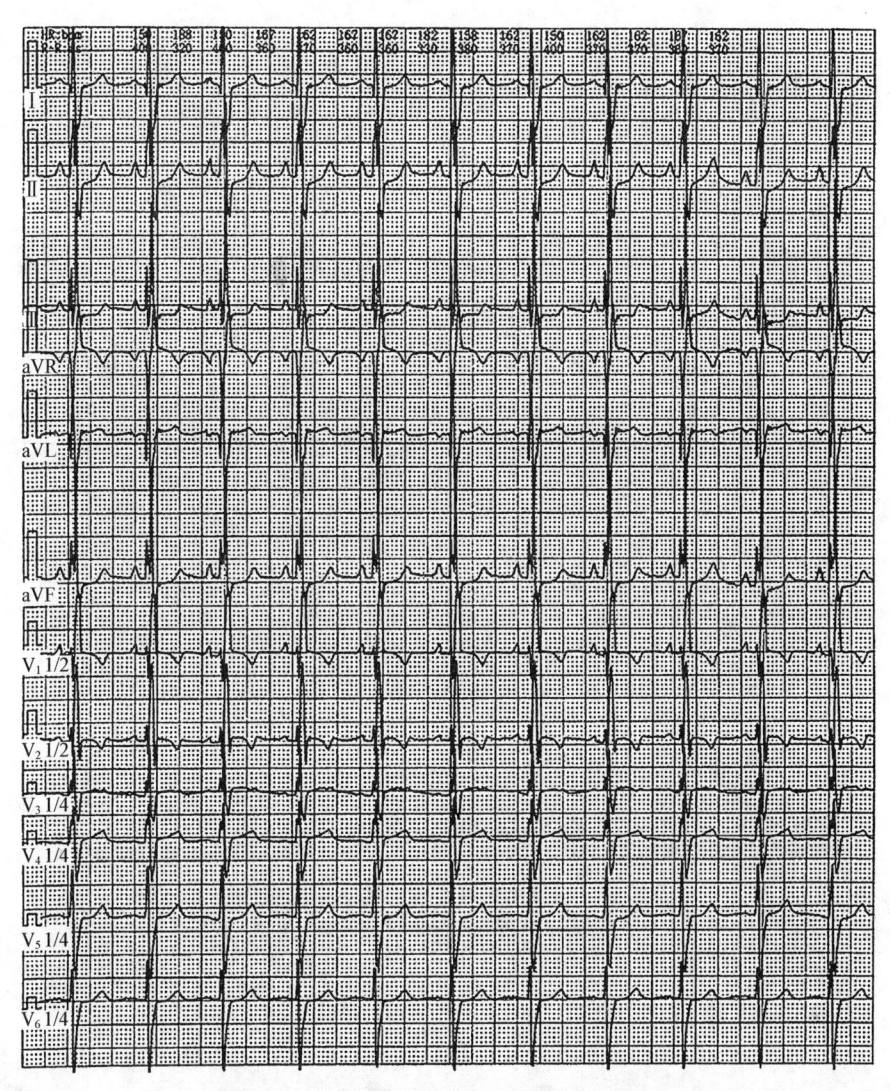

图 5-11 不完全性右束支阻滞型右心室肥大

图中可见 QRS 波群正常，V_1、V_2 导联 QRS 波形态呈 rsR′型，$V_3 \sim V_6$ 呈 RS 型，$R_{V_1} = 2.8mV$，$R_{V_5} = 4.5mV$，提示双心室肥大。Ⅱ、Ⅲ、aVF、$V_1 \sim V_3$ 导联的 P 波高尖，P 波振幅 > 0.25mV，提示右心房肥大

其余部分均投影在负侧上，故 $V_1 \sim V_6$ 导联均呈 rS 型，多同时伴有肺型 P 波，低电压和电轴右偏（图 5-12）。

2. 左心室肥大　左心室肥大可分为收缩期负荷增重型和舒张期负荷增重型两型。

（1）左心室收缩期负荷增加型（压力负荷过重型）：心电图上表现为 V_5、V_6 导联的 R 波振幅增高伴 $V_4 \sim V_6$ 导联的 ST 段下移，T 波倒置，主要见于高血压病、主动脉缩窄或主动脉瓣狭窄。早期表现为向心性肥厚，晚期还可有左心室肥大。

（2）左心室舒张期负荷增加型（容量负荷过重型）：心电图上表现为 $V_4 \sim V_6$ 导联 ST 段抬高，T 波高耸直立，主要见于动脉导未闭，主动脉瓣关闭不全等，主要是因左心室舒张期回流量过大，舒张期负荷加重导致左心室肥大。

（四）心电图表现与诊断标准

1. 右心室肥大（图 5-13）

（1）QRS 波群形态和电压改变　$R_{V_1} > 1.0mV$，且 R/S > 1；$R_{V_1} + S_{V_5} > 1.2mV$；$R_{aVR} > 0.5mV$；显著的顺钟向转位，$V_1 \sim V_6$ 导联呈 rS 型。

（2）心电轴右偏 > +110°。

（3）ST-T 改变，$V_1 \sim V_3$ 导联 ST 段下移，T 波双向或倒置。

2. 左心室肥大（图 5-14）

（1）QRS 电压增高　$R_I > 1.5mV$，$R_{aVL} > 1.2mV$，$R_{II} > 2.5mV$，$R_{III} > 1.5mV$，$R_{aVF} > 2.0mV$，$R_I + S_{III} > 2.5mV$，$S_{V_1} > 2.9mV$，$R_{V_5} + S_{V_1} > 4.0mV$（男）或 > 3.5mV（女），其中尤以最后一项具最高诊断价值。

（2）QRS 波时间延长，一般 < 110ms。

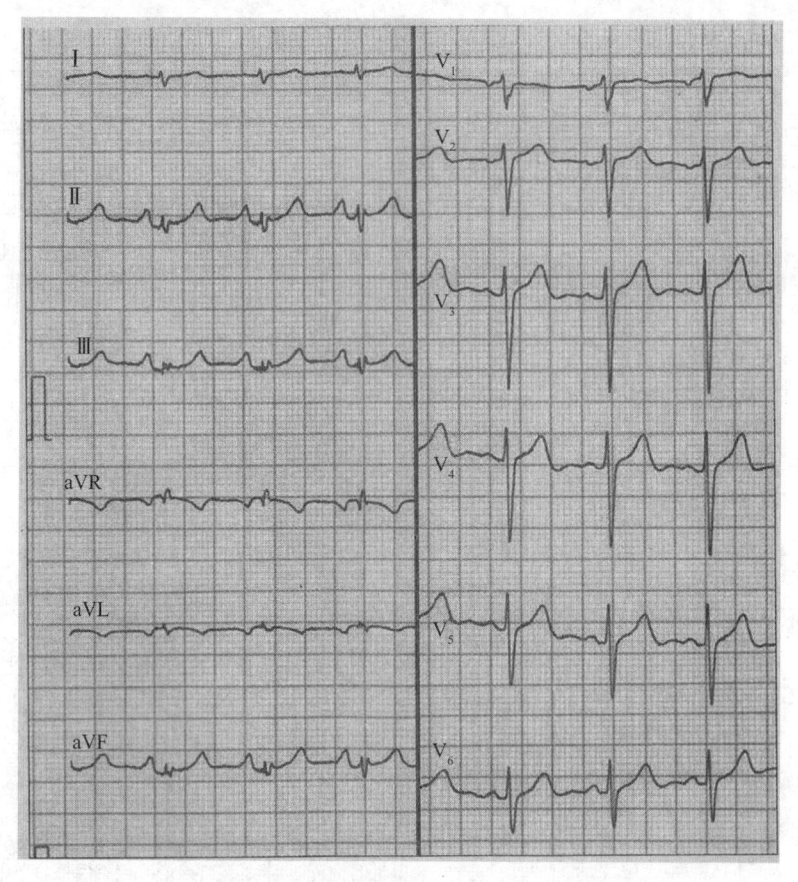

图5-12 慢性肺源性心脏病型右心室肥大

图中V₁～V₆导联均呈rS型，且呈电轴右偏＋227°，Ⅱ、Ⅲ、aVF导联P波振幅＞1/2R（同导联）波，肢体导联低电压，提示右心室肥大

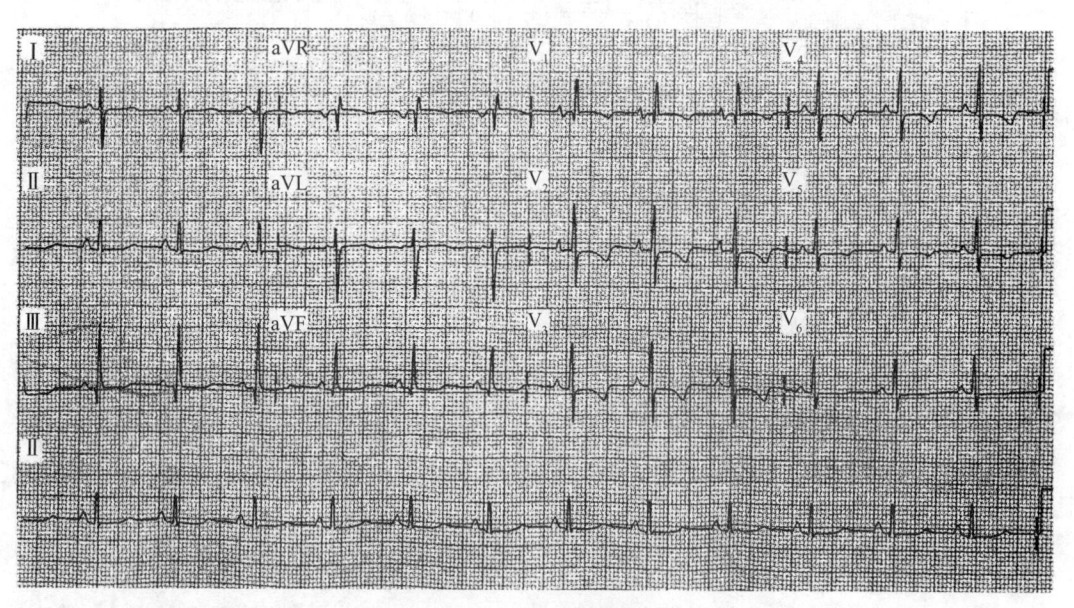

图5-13 右心室肥大

图中可见QRS电轴＞＋110°，R_{V_1}＞1.0，$R_{V_1}+S_{V_5}$＞1.2mV，V₁ R/S＞1，V₅ R/S＜1，继发性ST-T改变

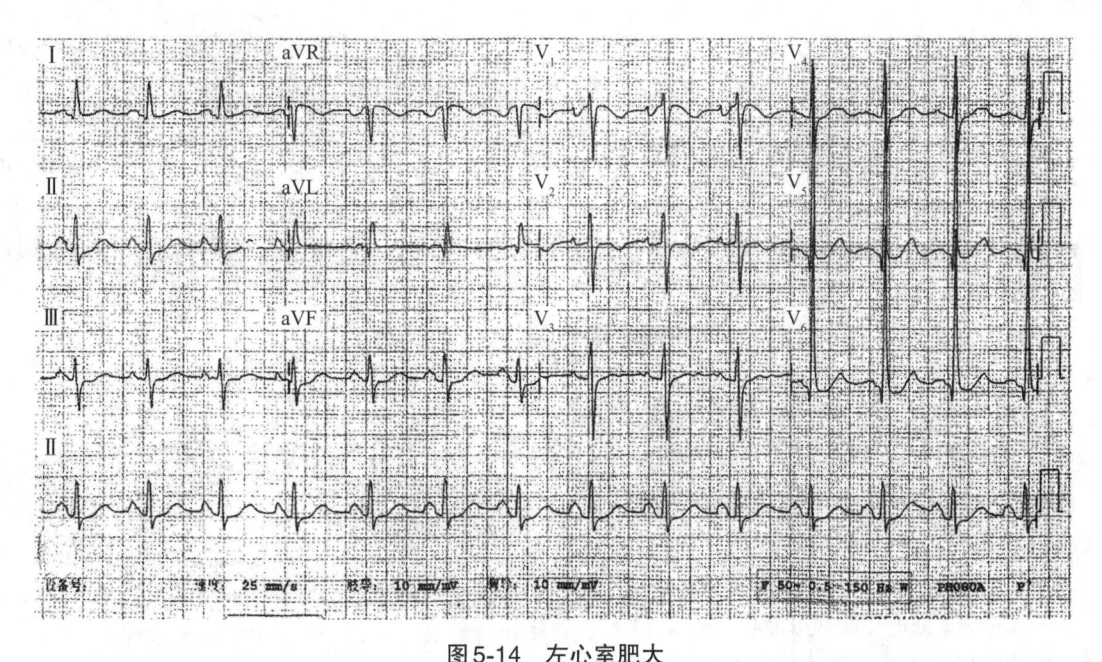

图 5-14 左心室肥大

图中可见 R_{V_5}、$R_{V_6}>2.5mV$，$R_{V_5}+S_{V_1}>3.5mV$

(3) QRS 波群电轴轻度或中度左偏，一般 $<-30°$。

(4) ST-T 改变，可见 R 波为主的导联下移 $\geq 0.05mV$，同导联 T 波低平、倒置或呈负正双向。

3. 双侧心室肥大（图 5-15）

(1) 心电图同时出现右心室肥大和左心室肥大的图形。

(2) 心电图显示有右心室肥大的图形同时伴有下列一项或几项的：①QRS 电轴左偏；②R_{V_5} 电压增高 $>2.5mV$；③$R_{V_5}+S_{V_1}>4.0mV$（男性）或 $>3.5mV$（女性）。

(3) 心电图显示有左心室肥大图形同时伴有下列一项或几项的：①心电轴 $>90°$；②V_1 导联 R 波增高且 $R/S>1$；③$R_{aVR}>0.5mV$；且 $R/Q>1$；④$V_5\sim V_6$ 导联 S 波加深且 $R/S<1$。

(4) 心电图呈现大致正常，但有一些非特异性改变，如 QRS 波群轻度增宽，T 波低平等，再结合超声心动图及 X 线检查也可诊断。

（五）鉴别诊断与临床意义

1. 右心室肥大

(1) 右心室肥大与左后分支阻滞的鉴别：两者都有电轴右偏，两者鉴别包括：①右心室肥大时 Ⅱ、Ⅲ、aVF 的 QRS 波群呈 R 型，而左后分支阻滞呈 qR 型；②右心室肥大时可有顺钟向转位，而左后分支阻滞没有；③右心室肥大多见于先天性心脏病和肺心病，左后分支阻滞多见于冠心病、心肌病；④X 线及超声可显示右心室肥大，而左后分支阻滞则无。

(2) 右心室肥大与不完全性右束支阻滞的鉴别，两者鉴别如下：①不完全性右束支阻滞时电轴正常；②V_5 和 V_6 导联两者图形不一致，右心室肥大者 S 波加深而不宽，不完全性右束支阻滞时，S 波增宽而不加深。

(3) 右心室肥大与垂位心和 $S_Ⅰ$、$S_Ⅱ$、$S_Ⅲ$ 综合征的鉴别：垂位心 QRS 波电轴多 $\leq 110°$，而右心室肥大时，

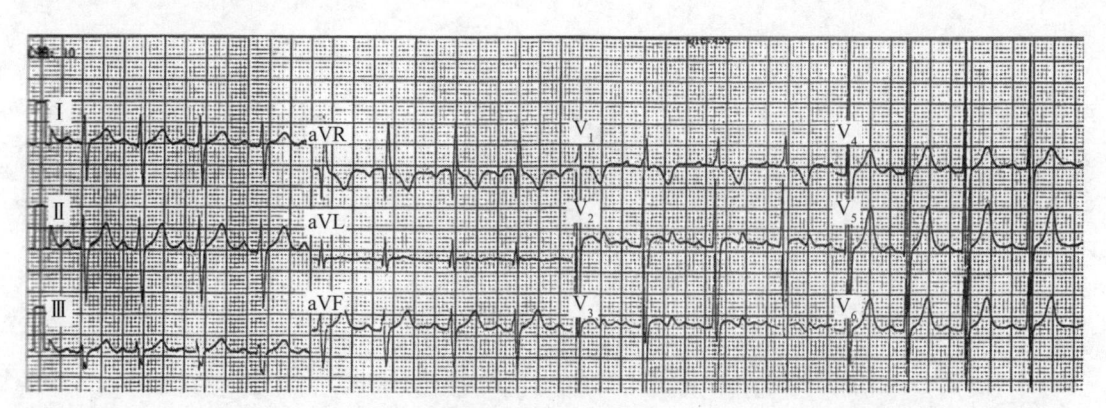

图 5-15 双心室肥大

图中可见 V_1 导联呈 Rs 型，$R/S>1$，aVR 的电压增高为 1.1mV，QRS 波电轴 115°，V_5 导联电压增高为 2.7mV，提示双心室肥大

QRS波电轴≥+110°；垂位心无右心室高电压，X线和超声心动图可作最后鉴别。S_I、S_{II}、S_{III}综合征也可依超声心动图和（或）X线与右心室肥大相鉴别。

2.左心室肥大　左心室肥大一般需要与完全性或不完全性左束支阻滞、预激综合征、胸导联R波递增不良、下壁导联异常Q波相鉴别，严格掌握左心室肥厚的标准，心电图诊断和超声心动图及X线表现可资鉴别。

在心电图诊断实践中，一般把有QRS波群电压增高，电轴轻度左偏及室壁激动时间延长，而没有ST-T改变者诊断为舒张期负荷过重型左心室肥大，而把伴有SF-T改变者诊断为收缩期负荷过重型左心室肥大，也有学者将其称之为左心室肥厚伴劳损，但后经研究发现有部分这样改变者通常伴有冠状动脉狭窄，因而现在已废弃不用"劳损"或"劳累"，建议要结合临床，除外真正的冠状动脉疾病所致的冠心病可能。

（六）相关进展与展望

无论是右心室肥大还是左心室肥大，除了前述的经典的心电图诊断标准外，很多研究者亦提出了不同的诊断体系与标准，如诊断右心室肥大的积分法与左心室肥大的积分法，还有晚近Peyuero-Lo，Presti提出的新的诊断左心室肥大的标准：$SD+S_{V_4}>2.8mV$（男性）或$>2.3mV$（女性）（*SD＝肢体导联中任一导联最深的S波）。该作者认为此标准无论是敏感性还是特异性均高于既往的标准，可惜未能得到更多专家的认可与应用。

目前发表的研究还不足以评判某项新推出的标准优于或劣于其他标准，由于诊断左心室肥大的标准可能不同，心电图报告中应注明采用的是哪种标准，并且要注明哪几项标准是异常的，尤其应指出的是QRS波群的电压受年龄、体形、性别、种族、导联定位及呼吸的影响较大。怀疑房室肥大的患者应做超声或影像方面的检查。

（陈元秀）

参 考 文 献

[1] 刘霞.疑难心电图图谱.上海：上海科技出版社，2011.

[2] Borys Surawicz, Timothy Knilans.周氏实用心电图学.郭继鸿洪江译.北京：北京大学医学出版社，2004.

[3] 陈新.黄宛临床心电图学.6版.北京：人民卫生出版社，2009.

[4] 方丕华，杨跃进.阜外心电图谱.北京：人民卫生出版社，2008.

[5] 全国卫生专业技术资格考试专家委员会编写.心电学技术.济南：山东大学出版社，2005.

[6] Recommendations for the standardization ang interpretation of the electrocardiogram AHA/ACC/HRS scientific statements, 2009.

[7] 钟杭美，张开滋，黄岚，卢喜烈.临床12导联同步静态心电图.北京：中国医药科技出版社，2013.

第6章

心肌梗死

一、概述

(一)心肌梗死简介

心肌梗死(MI)是全球范围内主要的致残和致死疾病之一,因此,快速、准确地诊断并给予及时、有效地治疗至关重要,为了进一步规范其诊断和治疗,欧洲心脏病学会,美国心脏病学会,美国心脏学会和世界心脏联盟于2007年10月联合颁布了全球心肌梗死的统一定义:临床上,任何心肌缺血引起的心肌细胞的坏死,无论面积大小都被称为"心肌梗死"。在诊断急性心肌梗死(AMI)方面,心电图具有特征性演变规律,并且敏感度和特异度均较高;在AMI的定性、定位、分类及评估预后等方面也都具有不容忽视的重要作用。本章着重讲述心肌梗死的心电图变化。

1. AMI心电图诊断标准的变化 近年来,AMI的诊断已从传统的3:2模式发展为1+1模式。

(1)传统诊断标准——3:2模式:①缺血性胸痛病史;②心电图的动态变化(有ST段动态变化和Q波);③血清心肌坏死标志物的动态变化(升高与回落)。

以上3条标准中2条时,AMI诊断成立。

(2)新诊断标准——1+1模式:第一个"1"为必需条件,指心肌标志物(TnI、TnT、CK-MB)的动态变化。第二个"1"指下列4项标准中的1项:①心肌缺血症状;②新出现的病理性Q波;③ST-T改变或出现新的LBBB,新的存活心肌丧失或室壁运动异常的影像指征;④冠状动脉介入治疗术(PCI)后。符合1+1模式时AMI诊断成立。

新标准突出了心肌标志物特殊的诊断意义,提高了诊断AMI的敏感度,使更多患者能早期得到干预性治疗。但不能认为心电图改变的动态变化已退居次要地位。因为尽管心肌标志物检测的敏感度、特异度高,但一般在心肌梗死后2~3h才能检测到。在此之前,患者就可出现心电图改变,因而,对于AMI的早期诊断,心电图有着不可替代的作用。另外,AMI的治疗指南中也强调,不需要等到心肌标志物阳性检测结果出来,就应及早进行再灌注治疗。再灌注治疗后血管是否再通,心电图也比心肌标志物的检测更为快捷。

2. 心肌梗死心电图的分期 最初的心肌梗死心电图分期主要依据心电图的相关改变及梗死后的时间分为急性期、亚急性期和慢性期。其后各种文献上又出现愈合期、已愈合期、充分发展期、恢复期、慢性期等不规范的术语,不利于学术交流及治疗水平的提高。全球心肌梗死的统一定义中,根据临床、病理及其他特征,将心肌梗死分为:进展期(<6h)、急性期(6h~7d)、愈合期(7~28d)和陈旧性(≥29d)。此种分类方法和病理分期并不完全一致。而上述第一种分类法(急性、亚急性和慢性期)已为大家所熟悉,并且简便、适用,至今仍有很大的实用价值。急性期(1个月内):主要表现为T波逐渐倒置,Q波稳定,并多数伴ST段回落到电位线。亚急性期(1~2个月):T波倒置变浅至直立。慢性期(3个月以后):心电图几乎到了稳定状态,只遗留病理性Q波改变。这种MI心电图分期法与临床或病理学的分期类似。根据AMI时可能先后出现的缺血性T波改变、损伤性ST段改变及坏死性Q波3种基本改变,将心肌梗死急性期再分为:超急性期(T波改变期)(图6-1);进展期或急性早期(ST段改变期)(图6-2);心肌梗死确定期(Q波及非Q波期)3个亚期(图6-3)。超急性期通常指症状及心肌梗死发生后T波出现高尖改变,尚未出现ST段抬高或下移之前。进展期指ST段抬高或下移之后。确定期指Q波出现后或ST段演变稳定,回到基线后。此分期的意义在于,关注早期AMI,强调AMI治疗应当尽早开始。在超急性期就应及时采取干预性治疗,而无须等到心肌标志物阳性检测结果出来,以提高生存率,降低死亡率,减少并发症并改善预后。

3. 急性心肌梗死心电图的分型 近年来,在急性冠状动脉综合征的新概念中,根据有无ST段抬高,提出了ST段抬高型和非ST段抬高型的急性心肌梗死的分型方法。ST段抬高型AMI患者的罪犯冠状动脉常发生完全

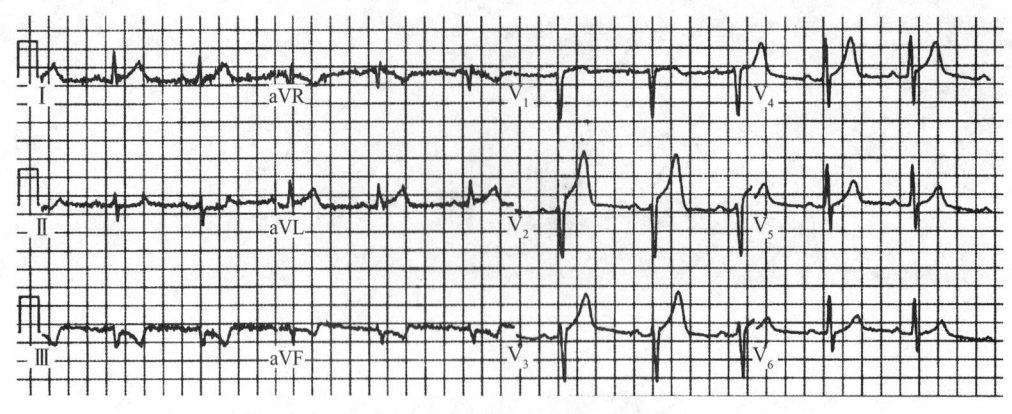

图6-1 超急性期心肌梗死（溶栓前）

患者赵某，男，41岁，因活动后胸闷2个月余，加重伴胸痛7h就诊于我院门诊，急行心电图示：$V_1 \sim V_4$导联ST段抬高，T波高尖；考虑"急性前壁心肌梗死"，急诊造影示前降支近段闭塞，于前降支闭塞处置入支架1枚

心电图特征：P波规律出现，心室率64次/分，PR间期0.20s，QT间期0.41s，QRS波群时限0.09s，Ⅱ、Ⅲ、aVF导联ST段呈水平性压低0.05mV，$V_2 \sim V_4$导联ST段呈上斜型抬高0.1～0.4mV，T波在V_2、V_3导联直立高耸

心电图诊断：窦性心律，急性前壁心肌梗死

鉴别诊断：①早期复极；②高钾血症引起的T波高尖

讨论：患者2个月前有反复活动后胸闷症状，后出现胸痛7h不能缓解，并伴有心电图急性损伤性ST-T改变，为急性心肌梗死。而早期复极心电图患者多无症状，且心电图未见动态演变。高钾血症引起的T波基底部变窄，呈帐篷样改变，且伴有血钾浓度的增高

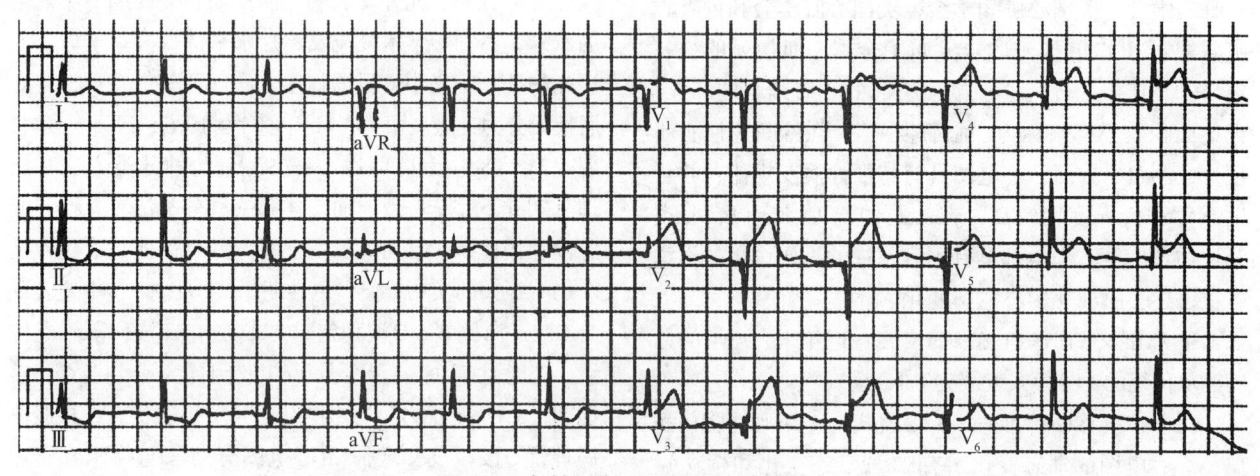

图6-2 急性早期心肌梗死（溶栓前）

患者陈某，女，44岁，主因发现泡沫尿2个月余，血肌酐升高1个月余住我院肾内科，诊断为肾病综合征，慢性肾功能不全。近日患者出现发作性胸闷气短，伴有肌钙蛋白逐渐升高，确诊为急性心肌梗死，转心内科行冠状动脉介入治疗。前降支根部完全闭塞处置入1枚支架，血流恢复好，支架贴壁良好

心电图特征：P波规律出现，心室率73次/分，PR间期0.11s，QT间期0.39s，QRS波群时限0.09s，Ⅰ、aVL、$V_4 \sim V_5$导联呈qR型，$V_1 \sim V_3$导联呈QS型，ST段在Ⅱ、Ⅲ、aVF导联呈水平型降低0.1mV，Ⅰ、aVL、$V_1 \sim V_5$呈ST段抬高0.05～0.5mV

心电图诊断：窦性心律，急性广泛前壁心肌梗死

性闭塞，血栓多为红色（由红细胞和纤维蛋白构成），此时采用溶栓治疗更为有益；非ST段抬高型AMI患者的罪犯冠状动脉常发生不完全性闭塞，血栓多为白色血栓（以血小板为主），此时溶栓治疗常无益。此种分型方法不同于以往的透壁与非透壁（心内膜下）心肌梗死和Q波与非Q波MI的分型方法，因此更有利于AMI的早期诊断与治疗。

（二）心肌缺血、损伤和梗死时的心电图变化

心肌需求增加对心肌灌注的影响，不如冠状动脉供血完全阻断时严重，因此，前者心电图只表现为ST段和T波变化。而急性冠状动脉完全闭塞所致的心肌灌注严重减少可引起一系列不同的ST段和T波变化，甚至可使QRS波群发生变化。当血流不能迅速恢复时，就会出现心肌梗死的典型QRS波群变化。

最易发生灌注不足的心肌细胞层位于血流供应线的终点，如图6-4所示。然而由于最里面的心内膜层细胞可从心腔的血液直接获得营养物质，所以当慢性冠状动脉粥样硬化、心肌需求增加或血液供应减少时，心内膜下层对灌注不足最为敏感。由于左心室壁较厚及工作负荷较大，所以比左心室壁薄的右心室对灌注不足更为敏感。

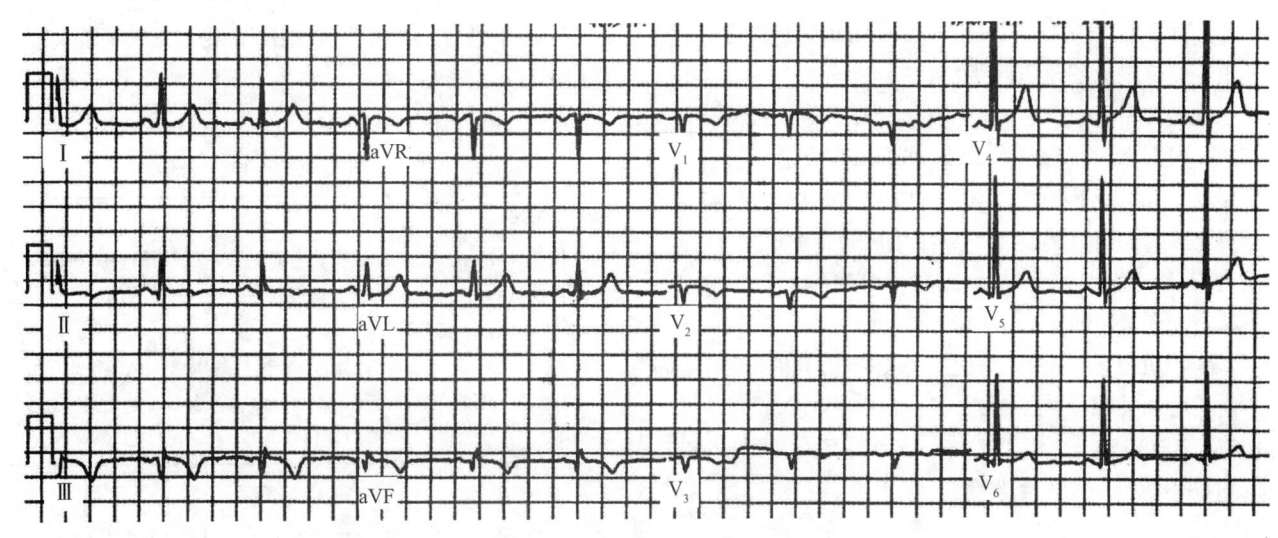

图 6-3 确定期心肌梗死

患者于某，男，49 岁，因持续咽部梗阻感 3h 入院。患者于当日 9 时 30 分左右无明显诱因出现咽部梗阻感，喝水后无缓解，症状持续且伴出汗，恶心，四肢乏力，无呕吐，出现短暂晕厥，1min 左右自行恢复意识，无口吐白沫，无尿便失禁。急诊行心电图检查示：窦性心律，Ⅱ、Ⅲ、aVF 导联 ST 段弓背型抬高。遂急诊于局部麻醉下行冠状动脉造影及支架置入术

心电图特征：P 波规律出现，心室率 70 次/分，PR 间期 0.14s，QT 间期 0.43s，QRS 波群时限 0.09s，Ⅱ、Ⅲ、aVF 导联可见异常 q 波

心电图诊断：窦性心律，急性下壁心肌梗死

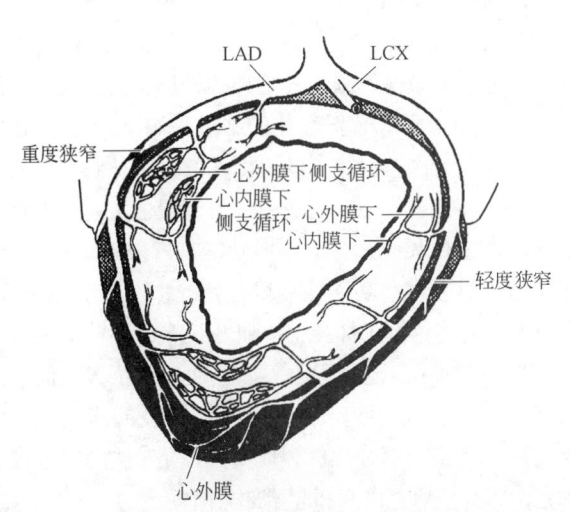

图 6-4 左心室横切面（左前斜位）

左前降支（LAD）和左回旋支（LCX）主要分支及其心肌间分支的走行。在 LAD 严重狭窄处的远端分布着心外膜、心外膜下和心内膜下的侧支动脉。LCX 的轻度狭窄尚未产生缺血，所以未形成侧支循环

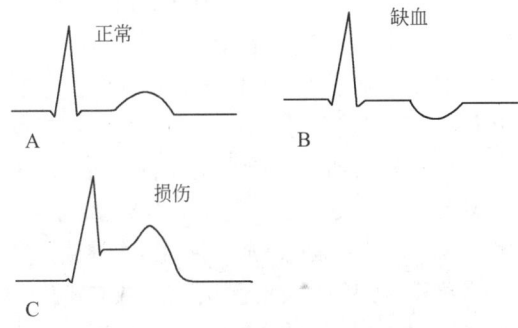

图 6-5 正常、缺血及损伤的心电图表现

导联定位于心脏长轴的单个心室波形的图解：A. 正常；B. 缺血；C. 损伤状态

综上所述，缺血是指心肌灌注不足的状态，然而这种状态有两种不同的心电图表现——缺血和损伤。由可逆转的心肌代谢需求增加或冠状动脉血流减少引起的心电图变化，其中当 T 波电轴继发于 QRS 波群电轴改变时，称为"缺血"（图 6-5B）；而当 ST 段的基线水平偏离 TP 段和 PR 段的基线水平时，称为"损伤"（图 6-5C）。缺血性的 T 波改变和损伤性的 ST 段变化可单独或同时发生。

当心肌灌注不足局限于左心室心内膜下层时，许多导联的缺血性 T 波由正向逆转为负向（图 6-6A）。当灌注不足扩展至心肌全层时（透壁性），心外膜缺血使

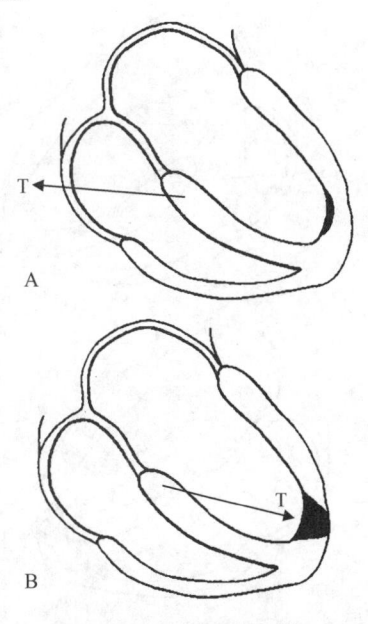

图 6-6 T 波轴

T 波在心脏电活动中的平均方向（箭头所示）。A. 心内膜下缺血；B. 透壁性缺血

T波电轴朝向左心室受累区域（图6-6B）结果许多导联上出现振幅增大的超急性期T波。

当灌注不足引起心肌细胞膜对离子的通透性发生改变时，可导致ST段变化。当损伤局限于左心室心内膜下层时，"心内膜下心肌损伤（SEI）"使ST段电轴通常背离心室，但并非特异地背离受累区域（图6-7A）。当损伤累及全层时，则"心外膜损伤"使ST段朝向左心室特定的受累区域（图6-7B）。

在心肌梗死的发展过程中，QRS波群和T波的电轴方向均背离梗死区域。因此，缺血时，仅T波改变，损伤时，T波和ST段均发生改变，而在坏死时，T波、ST段和QRS综合波均发生改变。

二、心肌梗死的临床心电图特征

心肌梗死的临床过程分四期：第一期为梗死期，指通过侧支循环和缺血预适应提供保护的时期。第二期为再灌注期，指自发的或通过治疗而致冠状动脉血流恢复的时期。第三期为愈合期，指坏死的心肌被瘢痕组织所代替，已被挽救的心肌进行重塑及功能恢复的时期。第四期为慢性期，指梗死及非梗死区的心肌已经趋于稳定，代偿过程已经建立的时期。

2007年全球心肌梗死统一定义将心肌梗死（MI）进行了新的临床分类。1型：原发冠状动脉事件导致的自发性MI。2型：氧需求增加或供给减少导致的MI。3型：突发意外性心脏性猝死。4型：PCI或支架血栓导致的MI。5型：CABG相关性MI。医生可以根据特征性的心电图改变，确诊MI。

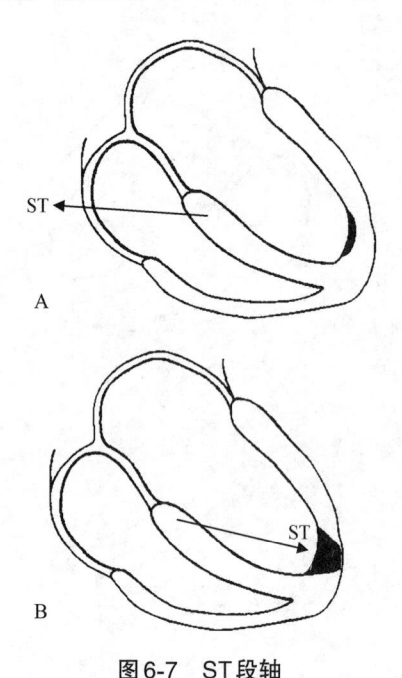

图6-7 ST段轴
ST段在心脏电活动中心的平均方向（箭头所示）。A.心内膜下损伤；B.透壁性损伤

（一）急性心肌梗死心电图表现（无左心室肥大和LBBB）（表6-1）

表6-1 心肌梗死的心电图表现

1.ST段抬高
两个相邻导联上新出现ST段抬高：V_2～V_3导联，男性≥0.2mV或女性≥0.15mV；和（或）其他导联≥0.1mV

2.ST段压低或T波改变
两个相邻导联新出现ST段水平或下斜型压低≥0.05mV；和（或）两个相邻导联T波倒置≥0.1mV，伴有显著的R波或R/S>1

1. T波的演变　T波的变化是AMI后最早出现的心电图改变。在超急性期主要表现为T波高尖，呈帐顶状或尖峰状，电压可高达2mV，持续数分钟至数小时，可以单独出现，也可以与ST段改变同时出现，因而容易被漏诊。随后，增高的T波与抬高的ST段融合为单向曲线。逐渐由高尖向低平、倒置过渡，形成"冠状T波"，数周至数月后逐渐变浅、直立，此为经典的T波演变过程。多见于罪犯血管未再通的患者，是缺血心肌的微循环未能早期得到有效再灌注的结果。如果T波在24h内由直立演变为倒置，提示缺血损伤的心肌得到有效的再灌注，从而加速了T波的演变。当倒置的T波转为直立时预示透壁梗死区顿抑的心肌功能有所恢复，T波倒置变直立越早，左心功能恢复得越好，急性心肌梗死后6个月T波仍倒置提示坏死的心肌数量多，心功能恢复较差。T波在梗死演变过程中不能返回正常位置，而是逐渐背离梗死区域。图6-8A、B所示，T波的演变从直接朝向缺血区到背离梗死区。典型过程是T波的终末部分首先倒置，然后是中间和起始部分倒置。

同样，当累及左心室后侧壁象限时，T波则变为明显直立。图6-9展示了下后壁心肌梗死恢复期V_1和V_2导联直立高大的T波及其他导联负向T波。

2. ST段的变化　经典的ST段抬高发生在急性心肌缺血后，可持续数小时甚至数天，病理性Q波出现后，抬高的ST段开始发生演变。近年来，由于早期再灌注治疗的应用，ST段的抬高及演变呈现多样化。

（1）急性心肌梗死ST段抬高的形态（图6-10）。

①新月形ST段抬高（图6-10A）即ST段凹面向上抬高，常伴有对应导联的ST段下降，多见于急性下壁心肌梗死，然而，近年来随着PCI技术的发展，发现出现其对应的ST段下移的区域的确存在着心肌缺血。此种类型的ST段抬高最易与急性心包炎、过早复极综合征混淆，应注意鉴别。

②弓背向上型ST段抬高（图6-10B）是急性心肌

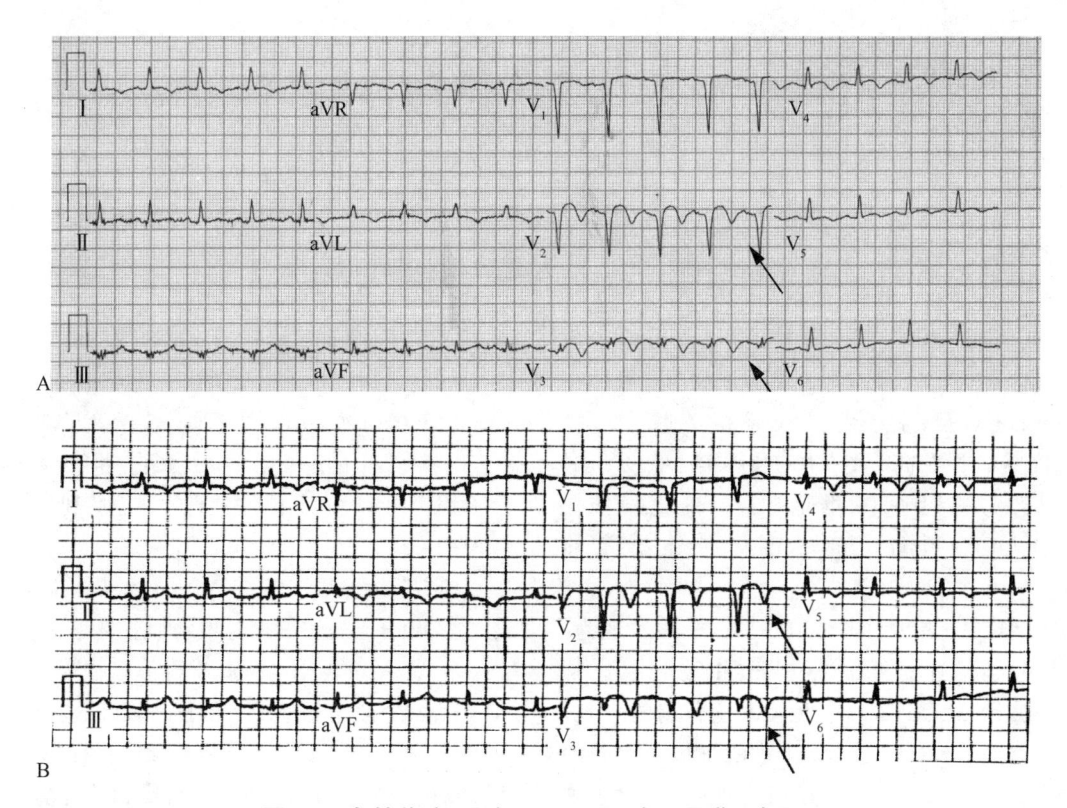

图 6-8　急性前壁心肌梗死 2d、7d 时 12 导联心电图

箭头指示 2d 后 T 波终末为负向，7d 后完全倒置

患者郑某，男，34岁，于当日凌晨 02:50 休息时，无明显诱因突感胸骨后压榨样疼痛，伴胸闷，持续不缓解，自行含服一片"硝酸甘油片"约 1h 后感症状稍缓解。急行心电图检查示：$V_1 \sim V_4$ 导联 ST 段抬高。查心肌酶提示：肌钙蛋白 T 0.374ng/ml（↑）、肌酸激酶同工酶定量测定 11.86ng/ml（↑）、肌酸激酶 446.5U/L（↑）。急行冠状动脉造影：前降支近中段次全闭塞 99%，右冠近中段弥漫病变 85%，右冠中远段 100% 闭塞，行介入治疗，于前降支置入支架 1 枚。右冠置入支架 3 枚

心电图特征：P 波规律出现，$V_1 \sim V_3$ 导联可见 QS 波，$V_2 \sim V_4$ 导联 T 波由正负双向（A）转为倒置（B）

心电图诊断：窦性心律，急性前壁心肌梗死

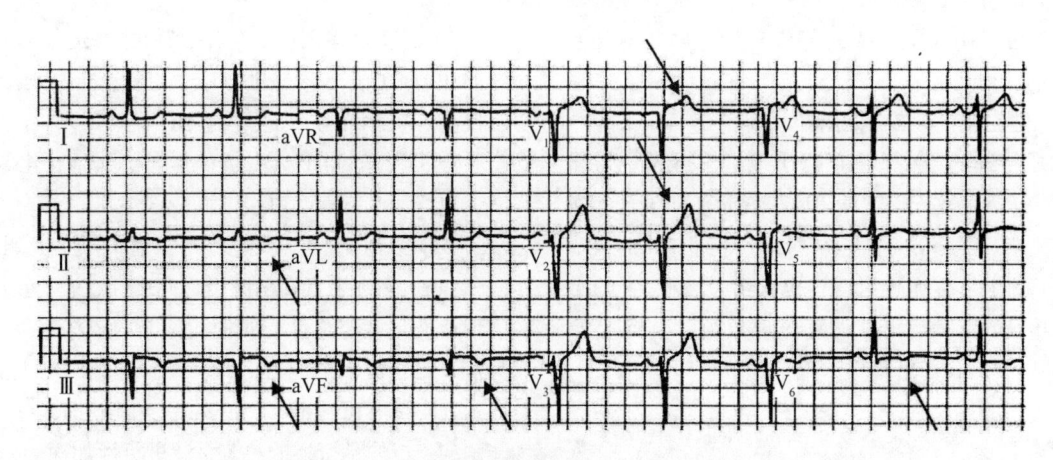

图 6-9　下后壁心肌梗死 7d 后的 12 导联心电图

箭头所示有异常 Q 波的导联 T 波为负向。但在无异常 R 波的导联 T 波则为正向

患者王某，男性，43岁，因间断胸痛 3d，加重 4h 入院。患者于 3d 前间断出现胸痛，与劳累及情绪激动无明显相关，每次持续约 1h 逐渐缓解，近日发作频繁，平均每日发作 2 次。程度较前为重，持续不缓解，伴双侧上肢麻木，大汗。急查心电图示：Ⅱ、Ⅲ、aVF 导联 ST 段抬高；$V_1 \sim V_3$ 导联 r 波递增不良，T 波高尖。考虑急性下壁、正后壁心肌梗死。行冠状动脉造影于右冠置入支架 1 枚，1 周后选择性冠状动脉造影。于前降支置入支架 1 枚

心电图特征：P 波规律出现，心室率 54 次/分，PR 间期 0.19s，QT 间期 0.45s，QRS 波群时限 0.11s，Ⅱ、Ⅲ、aVF 导联可见异常 q 波，ST 段呈近水平型抬高 0.05mV，Ⅰ、aVL、V_6 导联 ST 段压低 0.05mV，T 波在 V_1、V_2 导联直立高大

心电图诊断：窦性心律，急性下壁、正后壁心肌梗死

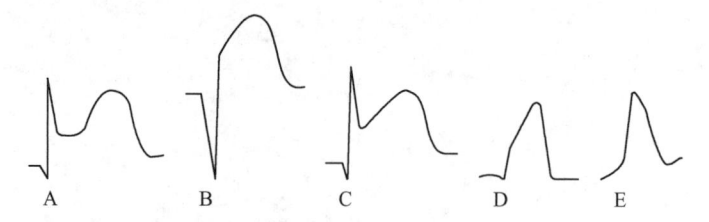

图6-10 急性心肌梗死ST段抬高的形态

梗死的常见表现。抬高的ST段与T波一起形成一条"单项曲线"。此种类型的ST段抬高应注意与变异性心绞痛、室壁瘤形成及高钾血症的心电图相鉴别。

③斜直型ST段抬高（图6-10C和图6-11A、B、C）此型首先表现为ST段平直，继而ST段抬高，使T波变的宽大。多见于下壁导联，易被忽视，因此要给予足够的重视。

④墓碑型ST段抬高（图6-10D）心电图表现为：ST段向上凸起迅速达到8～16mm，R波时限通常<0.04s，T波通常无倒置。这是AMI超急期的表现，其意义在于，提示多支病变，心肌梗死面积大，易致各种室性心律失常，预后不良。正确识别此型，利于临床医生采取正确、及时的治疗措施，以及准确地评估预后。

⑤"巨R波形"ST段抬高（图6-10E）常见于心肌梗死超急性期，尤以前壁心肌梗死多见，偶见于下壁心肌梗死。心电图变现为：QRS波与ST-T融合到一起，J点消失，形成峰尖、边直、底宽的三角形波形，酷似"巨R波形"，故Madias首次提出此概念，当心率增快时，易被误诊为室性心动过速或室上性心动过速伴束支传导阻滞或室内差异性传导。因此应注意鉴别。

（2）急性心肌梗死ST段抬高的演变

①ST段持续的抬高：胸痛后出现ST段抬高，在数小时内达峰，持续数天后逐渐下降，提示心肌梗死相关冠状动脉完全堵塞，心肌的微循环未得到有效的再灌注，多见于既未发生血栓自溶，也未给予溶栓、PCI或溶栓不成功及PCI术后出现无复流现象等。当ST段持续抬高2周以上时，应怀疑室壁瘤的形成。

②ST段迅速回落：抬高的ST段2h之内发生回落≥50%时，提示罪犯冠状动脉出现再通，心肌组织水平得到有效的再灌注。多见于血栓自溶及早期成功再灌注（溶栓或PCI）的患者。ST段回落越早，幅度越大，提示心肌组织水平的再灌注越充分，越有利于心肌功能的恢复。

③ST段再抬高：若ST段一过性再抬高后就迅速回落，多见于再灌注治疗时堵塞血管开通后发生再灌注损伤，故ST段再抬高，此后再灌注损伤的作用消失，ST段在此下降。这些患者的预后较好。若ST段抬高与回落交替出现，多见于冠状动脉内血栓形成后或溶栓后24h内，机制为继发性体内抗凝和纤溶系统的功能亢进。此时患者易发生再梗死。若24h后出现ST段的再抬高，应考虑再梗死的发生。

④在一些心肌梗死患者中，急性期ST段抬高不能完全恢复（图6-12）。左心室前壁比其他部分更易发生这种情况。急性期ST段不回落和无再灌注有关，而慢性期ST段不回落则和心肌梗死面积大引起的左心室壁变薄有关。成功的再灌注治疗可预防梗死面积扩大引起的室壁瘤。

⑤无ST段抬高而是ST段持续下移心肌缺血区对应导联出现ST段下移超过24h时，属于非ST段抬高型心肌梗死，提示为心内膜下心肌梗死。

（3）《2009ACC/AHA/HRS心电图标准化与解析指南》更新了ST段改变的阈值（表6-2）。

3.Q波的形成及演变　急性心肌梗死发生后6～14h，多数患者心电图出现病理性Q波。新出现的病理性Q波是确定急性心肌梗死诊断的依据之一。目前认为病理性Q波的原因有两种：一种是组织学上的心肌坏死，Q波是不可逆的；另一种是心肌顿抑，一过性的功能障碍，Q波是可逆的。若Q波进行性加深后持续不变，多提示心肌发生组织学上的坏死；若Q波出现后逐渐变小或消失，多提示濒死的顿抑心肌获得再灌注。异常Q波出现时，QRS波群起始部明显地背离梗死区域，心电图表现为Q波时限延长，表6-3展示了不同心电导联中Q波时限的正常上限值。因为每个QRS波群振幅随整体QRS波群振幅变化而变化，故定义Q波异常时应测量Q波时限。

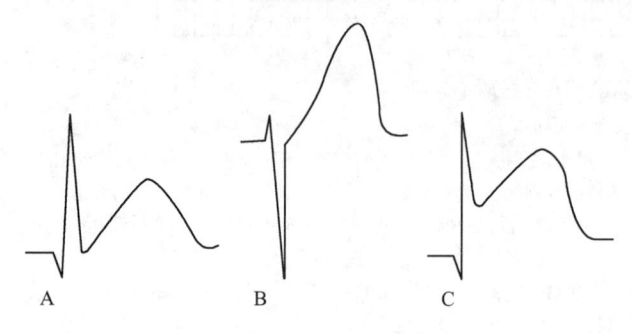

图6-11 ST段斜直型抬高

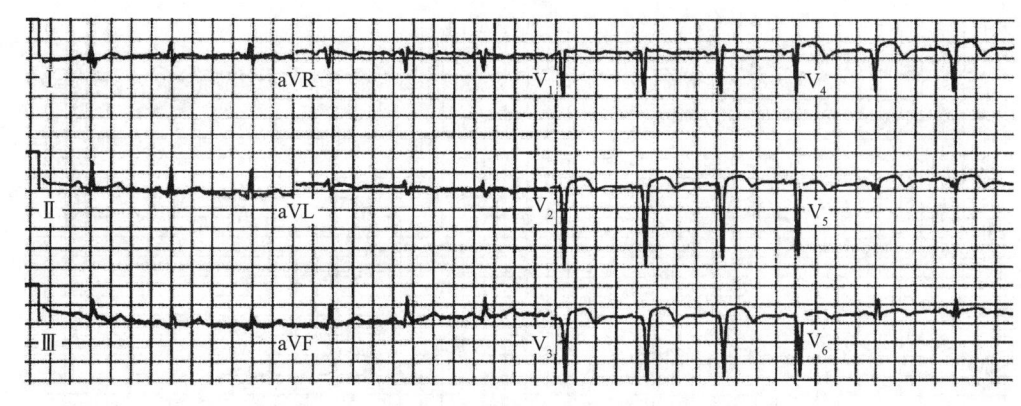

图6-12 急性广泛前壁心肌梗死2周后心电图

患者任某，男，60岁，因消化道便血、小肠间质瘤入院。入院5d时患者出现心慌气短，急行心电图检查示：$V_1 \sim V_6$导联ST段抬高，异常Q波（$V_1 \sim V_6$）。结合患者症状考虑：①患者ST段抬高型心肌梗死衍变期；②有抗栓治疗禁忌证；化验结果示：肌钙蛋白T 2.060ng/ml（↑）、乳酸脱氢酶488.6U/L（↑）、乳酸脱氢酶同工酶I（单抗速率法或电泳法）287.4U/L（↑）。查心脏超声示：节段性室壁运动障碍（室间隔心尖段、左心室心尖部、侧壁心尖段、前壁心尖段），左心室心尖部附壁血栓，左心室心尖部室壁瘤形成，左心室整体功能减低，三尖瓣轻度反流，左心室射血分数44次/分（50%～70%）

心电图特征：P波规律出现，心室率78次/分，PR间期0.13s，QT间期0.43s，QRS波群时限0.10s，$V_1 \sim V_6$导联可见异常Q（q）波，ST段呈弓背向上抬高0.05～0.20mV，I、aVL、$V_1 \sim V_6$导联T波双向

心电图诊断：窦性心律，急性广泛前壁心肌梗死

表6-2 ST段改变的阈值

导联	ST段抬高 男	ST段抬高 女	ST段压低
I II III aVR aVL aVF V_1	≤0.1mV	≤0.1mV	≤-0.1mV
V_2 V_3	≤0.2mV（≥40岁） ≤0.25mV（<40岁）	≤0.15mV	≤-0.05mV
V_4 V_5 V_6	≤0.10mV	≤0.10mV	≤-0.10mV
V_7 V_8 V_9	≤0.05mV	≤0.05mV	
V_{3R} V_{4R}	≤0.05mV（≥30岁） ≤0.10mV（<30岁）	≤0.05mV	

表6-3 Q波时限

肢体导联		心前导联	
导联	上限	导联	上限
I	<0.03s	V_1	无Q波
II	<0.03s	V_2	无Q波
III	<0.03s	V_3	无Q波
aVR		V_4	<0.02s
aVL	<0.03s	V_5	<0.03s
aVF	<0.03s	V_6	<0.03s

这里需注意一些非心肌梗死情况下出现的起始异常的QRS波形。

（1）正常的Q波：V_1导联可有QS波。额面电轴0°～30°时，III导联可出现宽度<0.03s，深度<1/4R波振幅的Q波；额面电轴60°～90°，则aVL导联也可有Q波。

（2）间隔部Q波：小的非病理性Q波，出现再I、aVL、aVF和$V_4 \sim V_6$导联，其宽度<0.03s，深度<1/4R波振幅，可见于预激综合征、心肌炎、左心室或右心室肥大、梗阻型或扩张型心肌病、右束支阻滞、左前分支阻滞、急性肺心病或高钾血症等。因此，在识别心肌梗死所致Q波时应考虑以下三点：①异常Q波出现于哪一导联。②是否存在能产生异常Q波的其他心脏情况。③Q波异常程度是否超过其他心脏情况所能产生的Q波异常。

4. 等位性Q波 是指在发生心肌梗死时，不出现病理性Q波，而出现其他的心电图改变，其意义与病理性Q波相同。这也是心肌梗死研究领域的新进展。胚胎r波即是其中的一种。它是指在肢体导联或胸导联出现的电压低、时限短的r波。心肌梗死后，r波可以由大变小，这是容易被察觉的现象；但是它也可以从无到有，并可在QRS波群中间出现，这是易被忽视的现象。R波的从无到有，说明了顿抑心肌的恢复；r波出现在QRS波群中间，说明了坏死的心肌中有存活的岛细胞。这是临床工作中应当着重注意之处（图6-13）。

5. R波的变化 在无异常Q波时，背离心肌梗死区域的QRS波群偏移可由减小的R波代表。表6-4指出了在某些导联R波小于一定幅度或一定时限就可能意味着心肌梗死的存在。

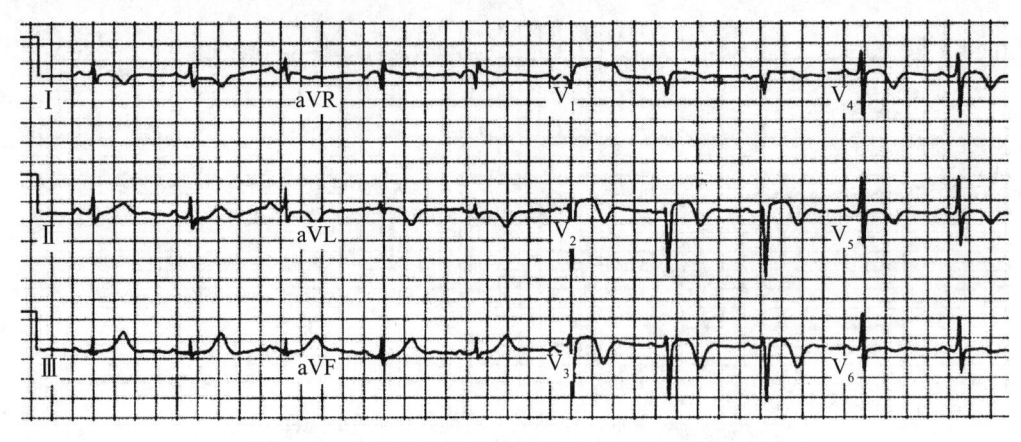

图6-13 急性前间壁心肌梗死心电图示等位性q波

患者许某，男，46岁，突发胸痛12h，意识丧失5h入院。患者饮酒后出现恶心、呕吐症状，而后自觉胸部及左侧腋下疼痛，伴乏力、大汗，休息后症状未缓解遂至解放军309医院就诊，就诊期间突发意识丧失，予以心肺复苏术后于22时送至我院急诊科。血生化结果示：肌酸激酶同工酶定量测定80.0ng/ml（↑）、肌红蛋白定量500ng/ml（↑）、D-二聚体测定3.45μg/ml（↑）；冠状动脉造影示左主干远段管状狭窄40%～50%；前降支远段弥漫性狭窄95%；第一对角支近段局限性狭窄75%；右冠远段局限性狭窄80%，于左冠前降支置入支架

心电图特征：P波规律出现，心室率66次/分，PR间期0.16s，QT间期0.45s，QRS波群时限0.10s，V_1导联呈QS型，V_2～V_3导联可见纤细等位性q波，ST段呈弓背抬高0.05～0.20mV，Ⅰ、aVL、V_1～V_6导联T波双向、倒置

心电图诊断：窦性心律，急性前间壁心肌梗死

正向QRS波群偏移，代表左心室后侧区梗死。心电图表现为V_1和V_2的心前导联R波的时限和振幅增加（表6-5）。

表6-4　R波下限

肢体导联		心前导联	
导联	异常标准	导联	异常标准
Ⅰ	R波振幅≤0.20mV	V_1	无
Ⅱ	无	V_2	R波宽度≤0.01s或R波幅度≤0.10mV
Ⅲ	无	V_3	R波宽度≤0.02s或R波幅度≤0.20mV
aVR	无	V_4	R波幅度≤0.70mV或R波幅度≤Q波幅度
aVL	R波幅度≤Q波幅度	V_5	R波幅度≤0.70mV或R波幅度≤2×Q波幅度
aVF	R波幅度≤2×Q波幅度	V_6	R波幅度≤0.70mV或R波幅度≤3×Q波幅度

表6-5　R波上限

导联	异常标准
V_1	R波宽度≥0.04s或R波幅度≥0.60mV，R波幅度≥S波幅度
V_2	R波宽度≥0.05s或R波幅度≥1.50mV，R波幅度≥1.5×S波幅度

6.QRS波群的变化　QRS波群的变化是评价心肌梗死存在与否、心肌梗死的部位及程度最有用的心电图指标。冠状动脉完全闭塞后，QRS波群电轴的方向立即朝向心肌受累区。表6-6指出了冠状动脉、左心室象限和提供心肌梗死定位的心电导联间的相互关系。

表6-6　心肌梗死部位命名法与相关导联

冠状动脉	左心室象限	部分	诊断导联	常用术语
左前降支	前间隔	全部	V_1～V_3（背离）	前壁
	前上	全部	Ⅰ、aVL（背离）	侧壁
	下	心尖	V_4～V_6（背离）	侧壁
	后侧	心尖	V_4～V_6（背离）	侧壁
后降支	下	基底部、中部	Ⅱ、Ⅲ、aVF（背离）	下壁
回旋支	后侧	基底部、中部	V_1～V_3（朝向）	后壁

7.缺血性"J"波　属于J波综合征的一种，J波综合征包括急性心肌梗死的超急期、Brugada综合征、特发性心室颤动、早期复极综合征。缺血性"J"波是近年来研究的新进展。近年来研究认为，急性心肌梗死的超急期的急性心肌缺血是猝死的重要原因之一。故缺血性"J"波被肯定为心脏猝死高危预警的一个新指标。其与Brugada综合征不仅形成机制相同，而且在易引起心室颤动方面也相同。缺血性"J"波的心电图表现为：J点抬高≥0.2mV，时程≥20ms，呈圆顶状或驼峰状波。提醒临床医生注意识别，并及早采取措施（图6-14）。

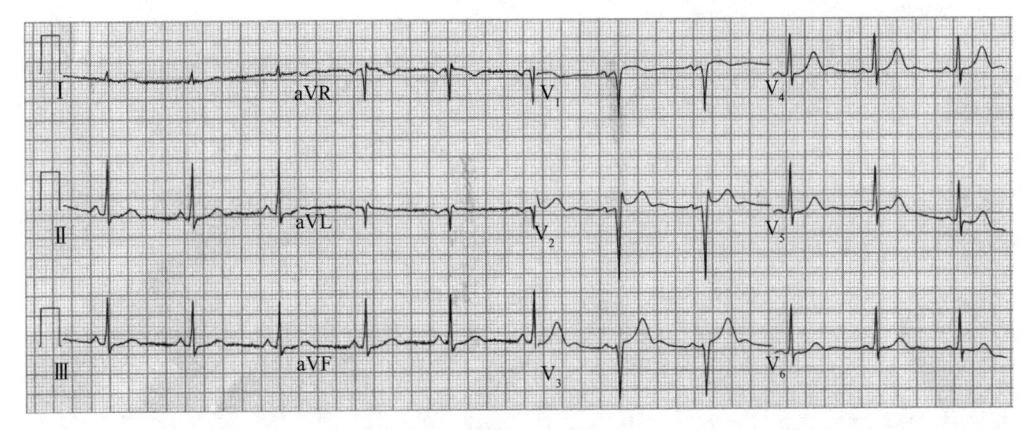

图6-14 缺血性J波

患者张某,男,69岁,因"发现心电图异常6个月,发作性胸闷2个月"于2013年11月6日入院,患者在6个月前行右腹股沟斜疝手术前发现心电图异常,提示V_1~V_2 ST段抬高,行相关心肌酶等检查未见异常。2个月前患者无明显诱因下出现阵发性胸闷,胸闷程度较轻,每次持续时间数秒钟后能自行好转。冠状动脉造影:左主干末端可见偏心斑块,局部狭窄40%~50%。前降支中段可见心肌桥,收缩期管腔压迫50%。回旋支中段于第二钝缘支发出前后90%节段性狭窄,第二钝缘支开口50%局限性狭窄。右冠中远段动脉硬化,未见明显狭窄。回旋支置入支架

心电图特征:P波规律出现,心室率66次/分,PR间期0.13s,QT间期0.40s,QRS波群时限0.09s,V_1导联呈QS型,V_2导联可见缺血性J波,V_3导联可见纤细等位性q波,ST段呈弓背向上抬高0.05~0.20mV

心电图诊断:窦性心律,陈旧性前间壁心肌梗死

(二)通过心电图估测心肌梗死程度的标准

通过心电图估测心肌梗死程度,主要包括计算梗死面积,估测急性症状发作时间的灵敏度以及评估梗死的严重程度等。

1.计算梗死面积 目前多运用以下几种方法。

(1)Selvester QRS积分:指用加权记分系统估测左心室梗死部分所占的百分比。由10个导联54条标准/32分计分系统组成。每个导联利用Q波和低R波标准及R/Q或R/S比率进行记分,每个标准分值是1~3分,每1分代表3%的左心室面积。《2009 AHA/ACCF/HRS心电图标准化及解析指南》指出,若评估陈旧性心肌梗死,建议应用Selvester QRS积分法,该法可发现和评估陈旧性心肌梗死的解剖学大小,但仅对单一的梗死灶有效。

(2)Aldrich积分法:Aldrich采用各导联ST段变化的总和及Selvester QRS积分的方法进一步发展Aldrich积分算法。即通过ST段变化定量估测最终心肌梗死面积的方法,公式如下:

左心室前壁梗死(%):3[1.5×(ST段抬高导联分数-0.4)]。

左心室下壁梗死(%):3[0.6×(∑Ⅱ、Ⅲ、aVF导联ST段抬高)+2.0]

2.估测急性症状发作时间的灵敏度 Anderson-Wilkins发展了一个估测急性症状发作时间的灵敏心电图记分系统,以便指导临床医师尽可能挽救濒危心肌,包括以下两步。

①根据有ST段抬高的导联和有异常高大T波的全部导联确定梗死阶段(从ⅠA到ⅡB)

Ⅰ=无异常Q波;A=高大T波;B=正向但不增高的T波。

Ⅱ=异常Q波;A=高大T波;B=正向但不增高的T波。

②根据全部12导联心电图确定灵敏分值(从4.0~1.0):

$$\frac{4(\#导联ⅠA)+3(\#导联ⅠB)+2(\#导联ⅡA)+(\#导联ⅡB)}{\#ⅠA,ⅠB,ⅡA或ⅡB总和}$$

3.评估梗死的严重程度 采用Sclarovsky-Birnbaum分级法,将梗死的严重程度分为三级:1级,表现为T波的变化,梗死的程度属于轻度;2级,表现为ST段的变化,梗死的程度属于中度;3级,表现为QRS综合波的变化,梗死的程度属于重度。

(三)其他类型心肌梗死的心电图变化

1.陈旧性心肌梗死 2007年全球心肌梗死统一定义中,对于陈旧性心肌梗死给出了明确的定义。Q波或QS波是陈旧性心肌梗死特异性表现(图6-15)。其出现导联越多,诊断心肌梗死的特异性越强(表6-7)。

2.再梗死 至少两个以上的相邻导联出现ST段的再次抬高≥0.1mV或新出现的病理性Q波,并同时出现持续时间≥20min的心肌缺血症状时,应当考虑再梗死的诊断。

3.血运重建相关的心肌梗死 PCI术中或术后出现心电图异常改变与自发性心肌梗死相类似。接受CABG的患者常出现的ST-T改变,但不一定诊断为心肌缺血。然而,外科手术前缺血区域以外的心肌区域出现新的病

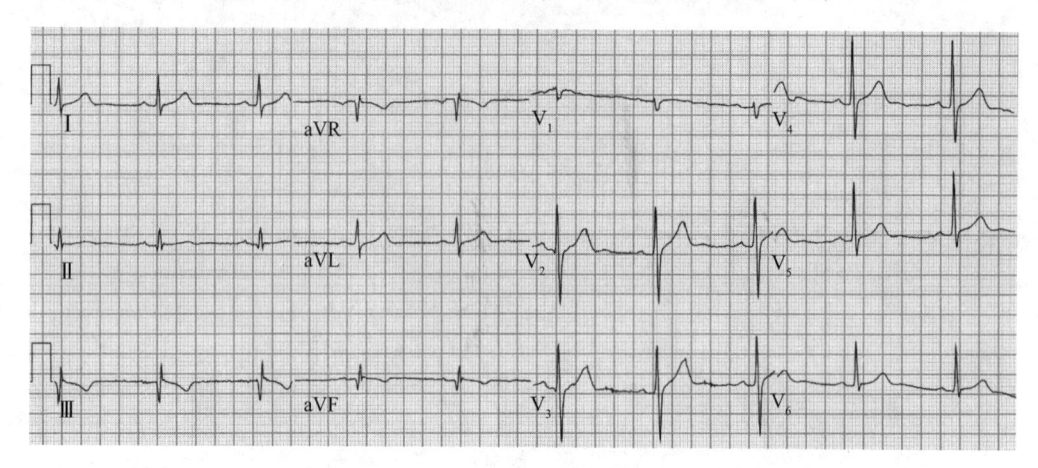

图 6-15 异常Q波Ⅱ、Ⅲ、aVF导联QRS波群呈Q（q）R型

患者梁某，男性，53岁。胸骨后压榨样疼痛，伴有出汗，向左臂内侧放射痛，无前胸后背撕裂样疼痛，无晕厥及黑矇，无意识丧失，就诊于门头沟中医医院诊断急性心肌梗死，给予"阿司匹林肠溶片300mg、氯吡格雷片300mg"口服后转至阜外医院急诊行冠状动脉造影检查，右冠置入2枚支架治疗，术后病情好转出院。于次月开始反复出现胸闷、气短，伴有心悸，心前区有针扎样刺痛感，每次持续3～5s可好转，每日发作2～3次，自觉深吸气或快步走可好转，复查冠状动脉造影示前降支中段狭窄50%，回旋支中段狭窄50%，右冠支架通畅，右冠中段狭窄60%，于右冠行FFR检查，测值为0.87，建议继续药物治疗

心电图特征：P波规律出现，心室率58次/分，PR间期0.16s，QT间期0.42s，QRS波群时限0.10s，Ⅱ、Ⅲ、aVF导联可见异常Q（q）波，ST-T未见明显异常改变

心电图诊断：窦性心律，陈旧性下壁心肌梗死

理性Q波，尤其伴有肌钙蛋白升高、新的室壁运动异常或血流动力学改变时，应当考虑心肌梗死。

表6-7 陈旧性心肌梗死的心电图改变

① $V_2 \sim V_3$ 导联出现 ≥0.02s 的Q波或 V_2 和 V_3 导联出现QS波
② Q波宽度 ≥0.03s，深度 ≥0.1mV。或者Ⅰ、Ⅱ、aVF或 $V_4 \sim V_6$ 导联任何两个相邻导联组（侧壁Ⅰ、aVL、V_6；前侧壁 $V_4 \sim V_6$；下壁Ⅱ、Ⅲ、aVF）出现QS综合波
③ $V_1 \sim V_2$ 导联R波 ≥0.04s，R/S≥1，伴随正向T波，无传导障碍

4. 合并束支阻滞的心肌梗死

（1）合并左束支阻滞的心肌梗死：由于左束支阻滞和急性心肌受损对心室激动和恢复的顺序可发生相同的改变，导致左束支阻滞合并AMI的诊断困难，但仍能从心电图中找到一些肯定诊断的线索（图6-16）

① Ⅰ、aVL、V_5、V_6 出现q波或Q波。Ⅲ导联和aVF导联出现Q波。aVF导联Q波时限超过50ms。

② 右侧和中胸导联R波逐渐降低即 $RV_2 > RV_3 > RV_4$。

③ V_3、V_4 导联的S波出现早期切迹或晚期宽切迹（Cabrera征）。以前有研究认为，Cabrera征是诊断已发生的前壁心肌梗死很可靠的指标。而上述前两项诊断指标在AMI的识别和定位中则价值不大。

④ Ⅰ、aVL、V_6 导联R波升支出现切迹（Chapman征）。

⑤ Sgarbossa征：QRS主波为负时，ST抬高≥0.5mV，特异度和敏感度都较低；QRS主波为正时，ST段抬高≥0.1mV，$ST_{V_1 \sim V_3}$ 压低≥0.1mV，有较高的特异度，但敏感度较低。此标准经过临床实践验证具有一定的诊断价值。近年来，关于此项新进展体现在：多项研究证实，该标准可能更有助于选择高风险或有创操作时进一步肯定诊断，而不适用于不典型患者的排除诊断。

⑥ 冠心病患者突然发生胸痛、心肌标志物增高，心电图示新发的左束支阻滞，应高度怀疑AMI的发生。

（2）合并右束支阻滞的心肌梗死：急性前壁心肌梗死主要影响QRS向量的前30～40ms，右束支传导阻滞则主要影响QRS终末向量，两者合并存在时，不互相掩盖各自的心电图特征。故此时ECG表现为：V_1、V_2 导联右束支传导阻滞的心电图特征有所改变。由rSR′型变为qR或QR型。R波消失，由前间壁心肌梗死所致，Ⅰ、aVL、V_5、V_6 原有的q波减小或消失，右束支阻滞原有的S波仍存在。

5. 其他部位的AMI

（1）右心室梗死：常与下壁心肌梗死同时存在，单纯右心室游离壁梗死很少见（图6-17），ECG改变如下。

① 下壁心肌梗死的ECG改变。

② $V_{3R} \sim V_{6R}$ ST段抬高≥0.05mV以 V_{4R} ST段抬高最有意义，敏感度约90%，特异度约80%。但ST段抬高的时间短，因此对下壁心肌梗死的患者应及时加做右胸导联，在AMI较长时间后 $V_{3R} \sim V_{6R}$ ST段不抬高并不能除外右心室梗死，应结合其他指标如ST-T的动态演

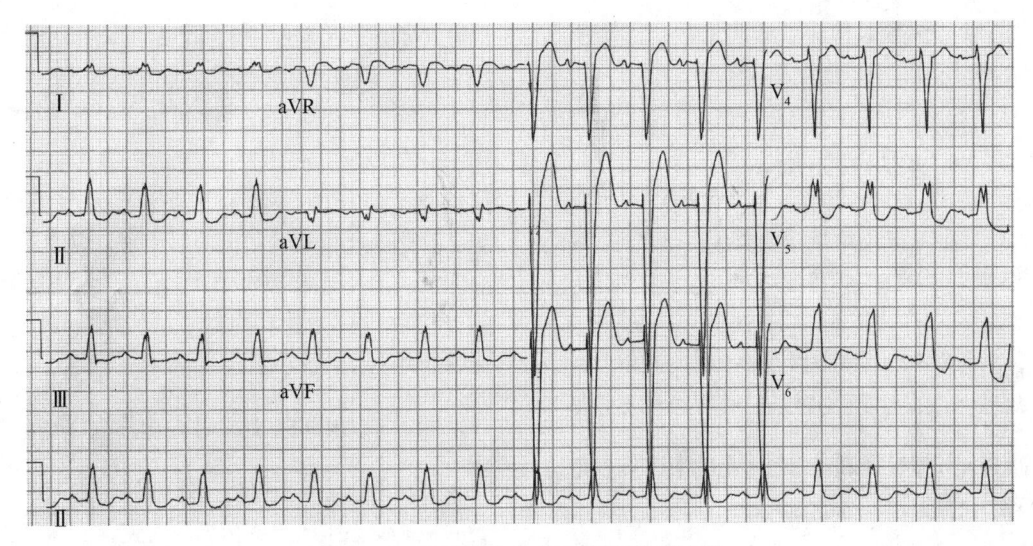

图6-16 心肌梗死合并左束支传导阻滞

患者黄某，男性，69岁。因发作性胸痛7年，再发1个月入院。行超声心动图示：EF44%，节段性室壁运动障碍（室间隔心尖段、左心室心尖部），室间隔基底段增厚，左心室整体功能减低、三尖瓣轻度反流。急行心电图检查示：完全性左束支阻滞、ST-T改变。急诊生化示：肌钙蛋白T3.570ng/ml（↑）、尿素12.90mmol/L（↑）、肌酐131.1μmol/L（↑）、肌酸激酶196.8U/L、乳酸脱氢酶400.3U/L（↑）、肌红蛋白定量132.0ng/ml（↑）、肌酸激酶同工酶定量测定12.48ng/ml（↑）。患者择期行冠状动脉造影检查，结果提示：左主干未见明显狭窄，前降支中段闭塞100%，第一对角支近段节段性狭窄90%，回旋支中段闭塞100%，右冠中段局限性狭窄、溃疡80%。行前降支、第一对角支PCI术

心电图特征：P波规律出现，心室率104次/分，PR间期0.19s，QT间期0.36s，QRS波群时限0.13s，Ⅰ、V_5～V_6导联呈R波，升支出现切迹（Chapman征），V_1～V_3导联呈rS型。ST段抬高0.04～0.08mV，Ⅱ、Ⅲ、aVF导联宽钝R波伴继发ST-T改变

心电图诊断：窦性心动过速，完全性左束支阻滞，急性前壁心肌梗死

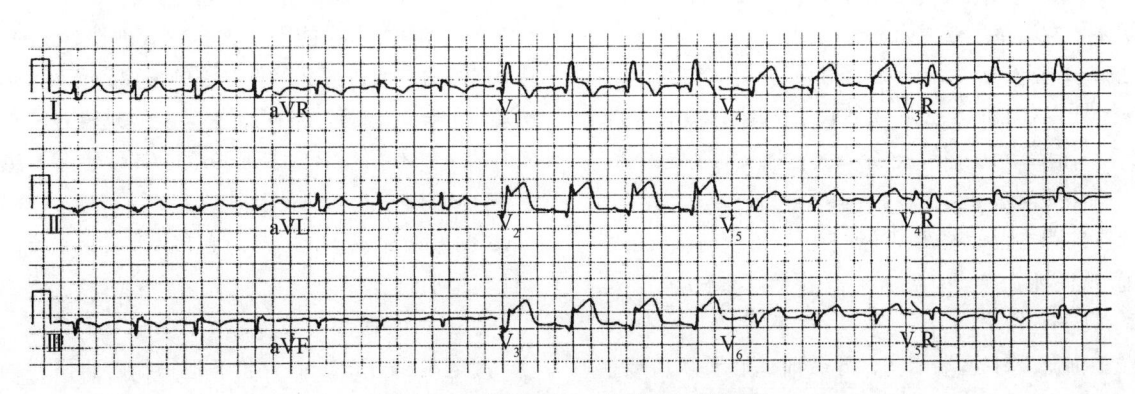

图6-17 急性前壁、右心室心肌梗死

患者李某，男性，60岁。因发作性胸闷胸痛5年，加重5h入院。患者无明显诱因出现胸闷胸痛症状，疼痛持续不缓解，程度逐渐加重，遂呼叫120，行心电图检查提示：V_1导联QS型V_1～V_4导联ST段抬高大于0.2mV，T波高耸直立，偶发室性期前收缩，肢体导联低电压，考虑：急性前壁心肌梗死。转运途中患者突发心室颤动，给予电除颤一次，患者转复窦律，病情危重转入我科治疗。行冠状动脉造影检查，结果提示：回旋支中远段局限性狭窄90%；右冠远段局限性狭窄60%，并置入2枚支架

心电图特征：P波规律出现，心室率87次/分，PR间期0.17s，QT间期0.41s，QRS波群时限0.13s，V_1导联呈qR型，V_5～V_6导联可见宽钝s波，V_1～V_4、V_{3R}～V_{4R}导联呈qR（r）型，ST段呈弓背向上抬高0.10～0.50mV

心电图诊断：窦性心律，急性前壁、右心室心肌梗死

变、R波的改变等进行判断。

③V_{3R}、V_{4R}导联R波消失以V_{3R}最有意义。

④V_1导联可有ST段抬高，有时V_2～V_3亦可出现ST段的抬高。

（2）心房梗死：心房梗死并不罕见，但表现较隐蔽故导致诊断率低。其常与心室梗死同时存在。其ECG表现如下。

①PR段的移位：Ⅰ导联PR段抬高或压低＞0.05mV，Ⅱ、Ⅲ导联PR段压低＞0.12mV应考虑此诊断，其中Ⅰ导联PR段抬高最有价值。

②P波形态的动态改变：P波增宽及形态畸形，呈M形、W形、不规则形或有切迹。

③伴发持续时间较长的房性心律失常：房性期收缩、房速、心房扑动、心房颤动。

④相对应的心室梗死的ECG：右心房对应右心室梗死，左心房对应左心室侧壁梗死。

（3）后壁AMI：容易被忽略，下列改变有助于诊断。

①V_1、V_2导联R波逐渐增高、增宽，从rS型演变为RS型或Rs型，R>0.04s，R/S>1。

②V_2、V_3导联ST段压低≥0.2mV。

③V_7~V_9导联ST段弓背向上抬高0.05~0.1mV并≥1个导联，病理性Q波形成，Q波随时间增宽意义更大。

三、通过心电图判断心肌梗死的相关冠状动脉及评价存活心肌

（一）判断梗死的相关冠状动脉

目前公认的确定STEMI相关冠状动脉的方法，是依据ST段的改变而不是通过Q波的改变来判断罪犯血管的。

1.急性下壁心肌梗死

（1）右冠状动脉病变：ST_{III}抬高>ST_{II}抬高，$ST_{I、aVL}$压低≥0.1mV。若伴ST_{V_1}抬高，提示右冠近段病变或右心室梗死。ST_{aVR}压低提示右冠近段病变。

（2）回旋支病变：ST_{III}抬高<ST_{II}抬高，$ST_{I、aVL}$抬高≥0.1mV。ST_{aVL}抬高若伴右$ST_{V_1、V_2}$压低，提示回旋支闭塞伴左心室后壁梗死。

2.右心室梗死多由于右冠闭塞引起　ST_{V4R}抬高≥0.1mV伴直立T波（12h内）；ST_{V_1}抬高伴有$ST_{II、III、aVF}$抬高，ST_{III}抬高>ST_{II}抬高也是右心室梗死的重要指标。

3.前降支闭塞

（1）前降支近段闭塞，导致广泛前壁或前基底部心肌缺血或梗死：$ST_{V_1、V_2、V_3、V_4、I、aVL}$抬高伴$ST_{II、III、aVF}$降低>0.1mV。

（2）前降支中远端闭塞，导致前壁心肌缺血或梗死：$ST_{V_3~V_6}$抬高不伴$ST_{II、III、aVF}$压低。

（3）前降支近端严重狭窄（需除外近期脑出血）：V_2、V_3、V_4导联T波倒置及QT间期延长。

（4）多支病变或左主干病变：静息心电图≥8个导联ST段压低>0.1mV，同时伴有ST_{V_1}和（或）aVR抬高。

（5）前降支近端闭塞伴前侧壁梗死：$ST_{V_1、V_2、V_3}$抬高伴新出现的右束支阻滞和（或）V_1导联Q波形成。其中，上述（1）~（4）是《2009ACC/AHA/HRS心电图标准化与解析指南》特别提及的。

4.后壁梗死　$ST_{V_7、V_8、V_9}$抬高≥0.05~0.1mV且≥1个导联。有时$ST_{V_1、V_2、V_3}$压低，T波高尖。

（二）评价存活心肌

研究认为，ECG上出现一过性QS波是AMI后心肌存活的表现。QRS波形低电压多伴有梗死后心功能不全。持续T波倒置可以评估冬眠心肌；暂时T波倒置可以评估顿抑心肌。QT间期离散度（QTd）可作为初步评估Q波形心肌梗死部位的存活心肌程度的一种简便方法。陈旧性MI心肌坏死的程度与QTd呈正相关。心肌梗死患者运动负荷后出现U波倒置，说明存活心肌的存在。多巴酚丁胺负荷试验导致的病理性Q波相关导联上ST段抬高也是心肌梗死后心肌存活的一种标志。

四、成功的PCI术对心电图的影响

成功的PCI术不仅能开通梗死相关冠状动脉，更重要的是能使心肌组织的微循环血流得到恢复，真正意义地恢复心肌再灌注。心电图一直是评价再灌注疗效的无创性检查指标。PCI术后心电图改变多发生在有急性、严重病变或并发症的患者。

（一）P波与P波离散度

PCI术后P波的变化主要体现在心房颤动的发生和P波离散度的变化。P波离散度是预测PCI术后孤立性阵发性心房颤动敏感和特异的指标。住院期间发生的心房颤动是患者一年死亡率的独立预测因素。

（二）QRS波群

成功的PCI术不能阻止大多数病理性Q波的形成，但却能缩短Q波进程，降低Q波的振幅和宽度，减少Q波累及的导联数目，甚至会使某些病理性Q波在几个月内消失。有研究证明，成功的PCI可使AMI患者病理性Q波的消失率从6%上升到25%~63%；QRS波群Selvester积分≥4分的AMI患者PCI术后无复流的发生率明显增加。

（三）ST段和T波

心电图ST-T改变是评价心肌微循环再灌注的"金标准"，其提供的判断预后信息超过了单纯的冠状动脉造影。

1.ST段　ST段早期回落是心肌再灌注和再血管化成功的标志。ST段在STEMI再灌注治疗后是否很快下降，有利于了解病情和判断预后。体表心电图ST段的下降比TIMI血流能更好地反映心肌再灌注情况。

2.T波　再灌注治疗后早期出现T波倒置是评价再灌注疗效的新指标。再灌注后24h内出现T波倒置是梗死相关血管再通、心肌组织水平得到有效再灌注的独立指标，并与患者住院期间的存活率相关。心肌梗死发生时可导致T波电交替，成功PCI术后T波电交替值降低，则预示再灌注成功。

因此，再灌注早期（90min内）观察ST段改变，12~24h观察T波变化，均为判断再灌注成功的敏感而

特异的指标。

（四）QT间期离散度

QT间期离散度降低，是PCI术后成功再灌注的指标之一，而其再度升高则是再狭窄的标志之一。

五、心肌梗死心电图的发展方向

一些新的心肌梗死心电图特征正在进一步的研究中，其中一些可能会影响再灌注策略。继续寻找对于心肌梗死有意义及与症状相关的心电图特征是进一步发展的方向，如碎裂QRS波群的出现是患者预后差的特点，可能会引起更多的并发症及死亡。在ST段抬高型心肌梗死患者中出现显著的J波往往提示更多室性心律失常的发生及猝死发生的风险。

标准12导联心电图仍未能充分反映左心室外侧和后壁区域。体表标测图（BSM）使用了256导联排列在躯干的前部和后部，对于缺血性信号具有更广泛的覆盖范围和更高的分辨率。尽管BSM应用表面电极重建心肌电信号仍处于初始阶段，但对于识别急性冠状动脉闭塞尤其对于回旋支具有更高的灵敏度。

目前对心电图机而言，计算机给予的自动诊断存在较大的争议性，亦为临床医生对心肌梗死的诊断带来了误判。随着计算机的深度神经网络学习与人工智能的不断发展，如何结合大数据改变计算机解释软件，提高心肌梗死的诊断正确性亦是未来发展的方向。

心肌梗死心电图的这些基础知识和最新进展，有助于提高临床医生对此类疾病的正确诊断率和对预后的充分评估，将对心血管疾病的诊断、治疗和预防产生重大而深远的影响。

（石亚君　李为民　王越红）

参考文献

[1] hygesen K, AIpert JS, White HD.universal Definition of Myocardial lnfarction.Circulation, 2007, 116（22）: 2634-2653.

[2] 郭继鸿.急性冠状动脉综合征心电图.临床心电学杂志, 2006, 15（2）: 128-137.

[3] 盖伦·瓦格纳著.李为民, 傅世英主译.马里奥特实用心电图学.10版.哈尔滨: 黑龙江科学技术出版社, 2002.

[4] Galen S.Wagner.Marriott's practical electrocardio graphy（eleven edition）.2008.

[5] 吴祥.急性心肌梗死ST段抬高形态和诊断误区//方丕华, 张琳主编.心电学新进展, 北京: 人民出版社, 2008: 509-514.

[6] Pentti M.Rautaharju, Borys Surawicz, et al.AHA/ACCF/HRS Recommendations for the Standardization and lnterpretation of the Electrocardiogram: Part Lv: The Segment, T and U Waves, and the QT lnterval.Circulation 2009, 119: e241-250.

[7] Galen S.Wagner, Peter Macfarlane, Hein Wellens, et al.AHA/ACCF/HRS Recommendation for the Standardization and lnterpretation of the Electrocardiogram: Part Vl: Acute lschemia/lnfartion.Circulation, 2009, 119: e262-270.

[8] Chapman MG, Pearce ML.Electocardiographic diagnosis of myocardial infarction in the presence of complete left bundle branch block.Circulation, 1957, 16: 558.

[9] Sgarbossa EB, Pinski SL, Barbagelata A, et al. Electrocardiographic diagnosis of evolving acute myocardial infarction in the present of left bundle branch block CUSTO-l investigators.N EnGL J Med, 1996, 334（8）: 481-487.

[10] Balian V, Galli M, Marcassa C, et al.lntracoronary ST-segment shift soon sfter elective percutaneous coronary intervention accurately predicts periprocedural myocardial injury. Circulation, 2006, 114（18）: 1948-1954.

[11] 李为民.PCI术后新的图变化的意义及对预后的影响//.方丕华, 张琳.心电图新进展, 北京: 人民出版社, 2008: 37-45.

[12] Uyarel H, Cam N, Okmem E, et al. Level of Selvester QRS score is predictive of ST-segmemt resolution and 30-day outcomes in paients with acute myocardial infarction undergoing primary coronary intervention Am Heart J, 2006, 151（6）: 1239.el-7.

[13] Gungor B, Ozcan KS, Karatas MB, et al. Prognostic value of QRSfragmentation in patients with acute myocardial infarction: a metaanalysis.Ann Noninvasive Electrocardiol, 2016, 21: 604-612.

[14] Tanriverdi Z, Dursun H, Kaya D.The importance of the number ofleads with fQRS for predicting in-hospital mortality in acute STEMIpatients treated with primary PCI.Ann Noninvasive Electrocardiol, 2016, 21: 413-419.

[15] Daly MJ, Finlay DD, Scott PJ, et al. Pre-hospital body surface potentialmapping improves early diagnosis of acute coronary artery occlusion inpatients with ventricular fibrillation and cardiac arrest.Resuscitation, 2013, 84: 37-41.

第7章

急性肺栓塞的心电图改变

肺血栓栓塞症（pulmonary thromboembolism，简称肺栓塞）是一高致残率、高致死率、高误诊率的常见病，已成为严重危害患者健康和生命质量的国际性的重大医疗保健问题。肺栓塞的ECG改变是非特异性的，早在1935年，McGinn和White首先报道了肺栓塞的心电图所见，并发现急性肺源性心脏病经典的$S_ⅠQ_ⅢT_Ⅲ$图形。近年来国内对肺栓塞的诊治水平有了较大的提高，但是肺栓塞的误诊和漏诊率仍然居高不下。急性肺栓塞（APE）的心电图改变主要反映右心室负荷的增加，临床上仅凭ECG改变难以诊断APE，但若能动态观察ECG的改变，并紧密结合临床对APE的诊断，评估预后及治疗选择具有积极的指导作用。

一、肺栓塞心电图改变的病理生理学基础

肺栓塞心电图改变的病理生理学（图7-1）基础主要取决于栓子堵塞肺动脉的大小、受累血管的截断面积、栓塞速度、原心肺功能状态、体液反应和血管内皮纤溶功能状态等。可以由1～2个肺段堵塞无任何血流动力学改变，到15～16个肺段堵塞，或骑跨血栓阻断肺动脉血流致猝死不等。由于病理生理学改变不同，临床表现各异，相应的心电图所见也多种多样。急性肺栓塞心电图改变的基础是栓子机械堵塞、神经体液激活（5-羟色胺、儿茶酚胺等）和肺动脉机械受体牵拉刺激，导致肺动脉压突然升高，急性右心室扩张和右心功能不全，右心室排血量下降，左心室前负荷减少，心室间隔左移，左心室充盈不足，每搏量下降，血压降低，冠状动脉灌注减少，引发心肌缺血。典型心电图改变多见于高危和中高危的患者。低危、中低危，抑或同时存在其他心血管疾病，或服用某些药物时心电图多不典型。据文献报道91%～97%的急性大面积肺栓塞患者心电图有改变，由于急性大面积肺栓塞血流动力学不稳定的患者死亡风险高，预

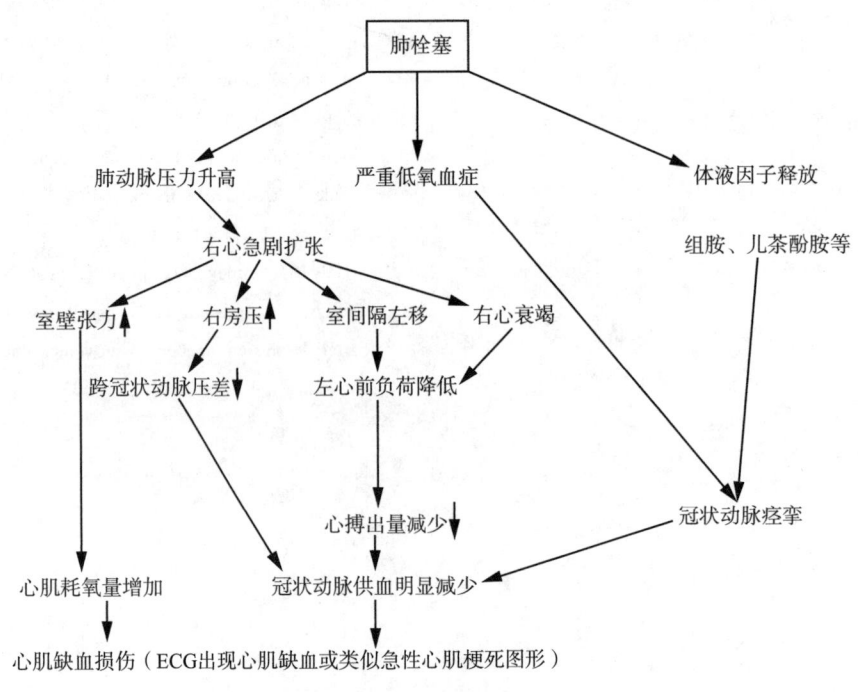

图7-1 肺栓塞心电图改变的病理生理学基础

后差，其中约70%于2h内死亡，因此，限制了进一步的影像学检查，对这部分患者动态观察心电图改变不仅有助于除外急性心肌梗死，而且对大面积肺栓塞可以作出快速鉴别，特别是伴随缺乏原因的劳力性呼吸困难而出现的右心室负荷过重的心电图变化更具诊断意义。

二、心电图在急性肺栓塞诊断中的应用价值

最常见的APE心电图改变是窦性心动过速，T波倒置和ST段下降，其中非特异性的ST段和（或）T波改变可达49%。比较有意义的改变是$S_IQ_{III}T_{III}$型改变，即Ⅰ导联S波变深（>1.5mm），Ⅲ导联出现深的Q波和T波倒置；$V_{1\sim4}$的T波倒置，出现类似"冠状T"改变，Ⅱ、Ⅲ、aVF导联出现ST段、T波改变；QRS电轴多数右偏，少数也可左偏（≤-30°），或出现SⅠSⅡSⅢ征和顺时针向转位；完全性或不完全性右束支传导阻滞，右心室肥厚，低电压，假性心肌梗死图形和肺型P波等；发生快速心律失常较多，也可发生缓慢性心律失常。

Sreeram等总结了49例原无肺部疾病史的APE患者的ECG改变，结果76%的患者有以下心电图表现：①完全性或不完全性右束支传导阻滞，伴随ST段抬高和V_1导联的T波直立；②Ⅰ导联和aVL导联的S波>1.5mm；③顺时针向转位；④Ⅲ和aVF导联出现Q波，但是Ⅱ导联不出现；⑤电轴右偏或不能肯定；⑥肢导QRS波电压<5mm；⑦T波在Ⅲ和aVF或$V_1\sim V_4$导联倒置。

Petruzzelli对245例可疑APE患者进行分析发现，确诊APE患者与对照组相比，在PR间期延长，aVR导联R波延迟，$S_IQ_{III}T_{III}$，S波顿挫，心前导联$V_1\sim V_2$导联T波倒置方面两组间都存在明显差异（$P\leq 0.05$）；且心电图改变中，以心动过速和ST段压低最为常见；胸前导联$V_1\sim V_2$的T波倒置和ST压低多提示PE较为严重，并提出若患者新出现以上心电图改变，并不能用其他疾病解释时，应考虑APE可能。

Stein观察了经肺动脉造影确诊的90例大面积及次大面积APE患者心电图的改变，结果显示，在大面积APE患者中，94%的患者存在心电图异常，仅6%心电图正常；而次大面积APE患者中，有27%的患者心电图正常。最常见的心电图表现是T波改变，占41%；电轴左偏与电轴右偏一致，各占7%；肢体导联低电压占6%，大部分心电图改变在2周内消失。肺动脉造影与核素肺显像肺灌注缺损越严重的患者，心电图改变越多；而心电图改变越多，肺动脉平均压和（或）右心室舒张末压也越高。

三、心电图在肺栓塞严重程度及预后评估中的作用

Geibel等对508例大面积APE患者的临床资料进行了回顾性分析，发现特异性的心电图改变与早期（30d）死亡率相关。房性心律失常、完全性右束支传导阻滞、肢导低电压、Ⅲ、aVF导联出现类似心肌梗死的Q波和ST-T改变在致死性APE中常见。此外，至少有以上一种心电图表现的患者中29%均于出院前死亡，而没有上述心电图改变的APE患者中只有11%出院前死亡。多变量分析结果显示伴有一种以上心电图异常表现是APE患者预后的独立预测因子。

美国Daniel等发现，心电图评分方法可反映肺动脉高压的严重程度，可以将大面积APE和次大面积APE及非APE患者区别开来。

心电图评分系统如表7-1。11位急诊医师分别对60例患者（经肺动脉造影证实26例有PE，34例无PE）的心电图进行分析。结果显示，不同心电图阅读者之间心电图评分的一致性很好（$r=0.74$）。APE患者心电图得分与肺动脉收缩压显著正相关，而无APE的患者两者没有相关性。以10分为分界点，心电图分数诊断继发于APE的严重肺动脉高压的敏感度为23.5%（95%CI为16%~30%），特异度为97.7%（95%CI为96%~99%）。25例致死性APE患者心电图分数为9.5分±5.2分。

表7-1 心电图评分系统

心电图表现	得分	心电图表现	得分
窦性心动过速	2分	V_2导联T波深度<1mm	0分
不完全性右束支传导阻滞	2分	1~2mm	1分
完全性右束支传导阻滞	3分	>2mm	2分
$V_1\sim V_4$导联T波均倒置	4分		
V_1导联T波倒置深度<1mm	0分	V_3导联T波深度<1mm	0分
1~2mm	1分	1~2mm	1分
>2mm	2分	>2mm	2分
Ⅰ导联出现S波	0分	Ⅲ导联出现Q波	1分
Ⅲ导联T波倒置	1分	$S_IQ_{III}T_{III}$	2分

晚近Kukla等回顾性分析了437例APE患者的心电图改变。了解下壁（Ⅱ，Ⅲ，aVF）和胸前导联（$V_1\sim V_6$）T波倒置的发生率，以及与死亡和出现并发症的关系。结果：258例（59%）患者出现T波倒置。与没有T波倒置组相比，下壁（Ⅱ，Ⅲ，aVF）和胸前导联（$V_1\sim V_6$）（OR：2.74，$P=0.024$），以及下壁或胸前导联（OR：2.43；$P=0.035$）T波倒置组的死亡率

明显升高。与T波倒置<5导联组相比，T波倒置≥5导联组患者的死亡率和并发症发生率明显升高（17.1% vs.6.6%，OR：2.92；$P=0.002$）。提示T波倒置及其定量分析能够对APE进行危险分层。随后，Kukla等对在2012年至2014年之间确诊急性肺栓塞入选ZATPOL-2研究的614例患者进行了回顾性分析（女/男：334/280；平均年龄67.9岁±16.6岁）。结果：358例（74.4%）患者的心脏生物标志物（包括NT-pro-BNP、BNP、TnI、TnT）升高。在这个群体中心房颤动（$P=0.008$），电轴右偏（$P=0.004$），$S_1Q_{III}T_{III}$征（$P<0.001$），RBBB（$P=0.006$），$V_4\sim V_6$导联ST段压低（$P<0.001$），I导联ST段压低（$P=0.01$），$V_1\sim V_3$导联T波倒置（$P<0.001$），$V_4\sim V_6$导联T波倒置（$P=0.005$），T波倒置在II、III和aVF导联（$P=0.005$），aVR导联ST段抬高（$P=0.002$），III导联ST段抬高（$P=0.0038$）明显高于正常组。提示心电图右心室负荷过重与心脏生物标志物升高和超声心动图右心室超负荷显著相关，可用于中或高危APE患者的初步危险分层。

Cetin等探讨了碎裂QRS波（fQRS）在预测APE住院和长期不良预后中的作用。研究共入选249例APE患者（其中155例女性，66.2%；平均年龄66.0岁±16.0岁），随访中位时间为24.8个月。结果：与fQRS阴性组相比，fQRS阳性组住院期间不良事件如心源性休克，需要溶栓及住院死亡率和长期的全因死亡率明显升高。kaplan meier生存分析显示，随访期间全因死亡率fQRS阳性组更高（log-rank对数秩检验，$P=0.002$）。多变量Cox回归分析，校正其他相关参数，fQRS的存在被确定为住院期间不良事件（HR：2.743，95% CI：1.267~5.937，$P=0.003$）和长期全因死亡率（HR：3.137，95% CI：1.824~6.840，$P=0.001$）的独立预测因子。因此，研究者认为，fQRS波群的存在，可能是一新的预测APE住院不良事件和长期全因死亡的指标，简单易行。可用来识别高死亡风险的患者，并给予个体化治疗。

四、心电图在肺栓塞治疗中的作用

溶栓治疗是APE高危患者的一线治疗方法。心电图的演变在APE溶栓治疗效果的评价中起着重要的作用。

莫永森等报道33例APE患者给予重组组织型纤溶酶原激活剂或尿激酶溶栓后观察心电图改变，有效的心电图改变有：窦性心动过速均消失，4例心率较平素偏快；S_1消失12例，7例S波变浅；Q_{III}减少或消失，T_{III}倒置变浅或直立；胸前导联T波倒置加深，以$T_{V_1\sim V_2}$为著；在发病时$ST_{V_1\sim V_2}$有2例抬高，$ST_{V_1\sim V_6}$有7例下降，溶栓后均恢复基线；肺型P波均消失，有右束支传导阻滞的8例患者，6例消失，2例仍存在；2例遗留电轴右偏；房性心律失常均消失。

对阜外医院131例APE溶栓治疗患者，根据临床症状的改善，肺动脉增强CT前后的对比及肺灌注显像所累及肺段的改变，作为评估溶栓疗效的客观指标，分为溶栓治疗有效（119例）和无效组（12例），心电图检查分析示：有效组溶栓治疗前示I导联可见S波共73例，溶栓后S波消失或变浅37例，占51.4%，而无效组治疗前示I导联S波共6例，溶栓后2例I导联S波变浅，占33.3%，前组明显高于后组；有效组治疗前$Q_{III}T_{III}$共36例，溶栓后18例消失或变浅，占50%，而无效组治疗前共4例，溶栓后1例消失，占25%；溶栓前T波倒置两组分别为112例、10例，溶栓后有效组T波变浅或直立共50例，占44.6%，而无效组共4例，占40%；并且溶栓有效组有22例出现了T波倒置加深。综上可见，从心电图$S_1Q_{III}T_{III}$的消失或变浅，胸前导联T波的改变可以间接判断溶栓疗效。这可能与溶栓治疗成功后，肺动脉压力下降，右心室负荷减轻，右心室壁张力下降有关。尤其部分患者溶栓出现胸前导联T波倒置加深，机制不清楚，可能受复极过程M区至心内膜与心外膜间相反电位差变化的影响，是溶栓成功后右心负荷减轻、急性右心扩张好转的反映。

五、典型病例讨论

（一）病例1

女性，转移性乳腺癌患者，长期卧床，突发呼吸困难来诊。血气分析示低氧血症，X线胸片呈现非特异性改变。

心电图表现如图7-2：T波在下壁和全部胸前导联倒置，胸前导联不伴有ST段的改变，III和aVF导联ST段稍压低。分析：这种多导联T波倒置的改变多见于心肌缺血改变，但仔细分析，可见到以下改变：II、III、aVF导联有肺型P波，表示右心房增大或张力增加；aVR以R波为主，且伴有ST段抬高；I和aVF导联出现较深的S波，甚至r/s<1；胸前导联出现顺时针向转位，$V_1\sim V_5$导联呈rS波；肢体导联QRS波幅较低；额面电轴不能确定，结合临床特征，高度怀疑肺栓塞，后经肺动脉造影证实诊断。

（二）病例2

男性，62岁，因气短、反复晕厥3次被送至急诊室。既往体健。在急诊室所做的第一份心电图显示（图7-3）：III导联可见Q波和T波倒置、I和aVL导联S波>1.5mm，且aVL导联R/S<1，为$S_1Q_{III}T_{III}$，$V_1\sim V_3$

第 7 章 急性肺栓塞的心电图改变

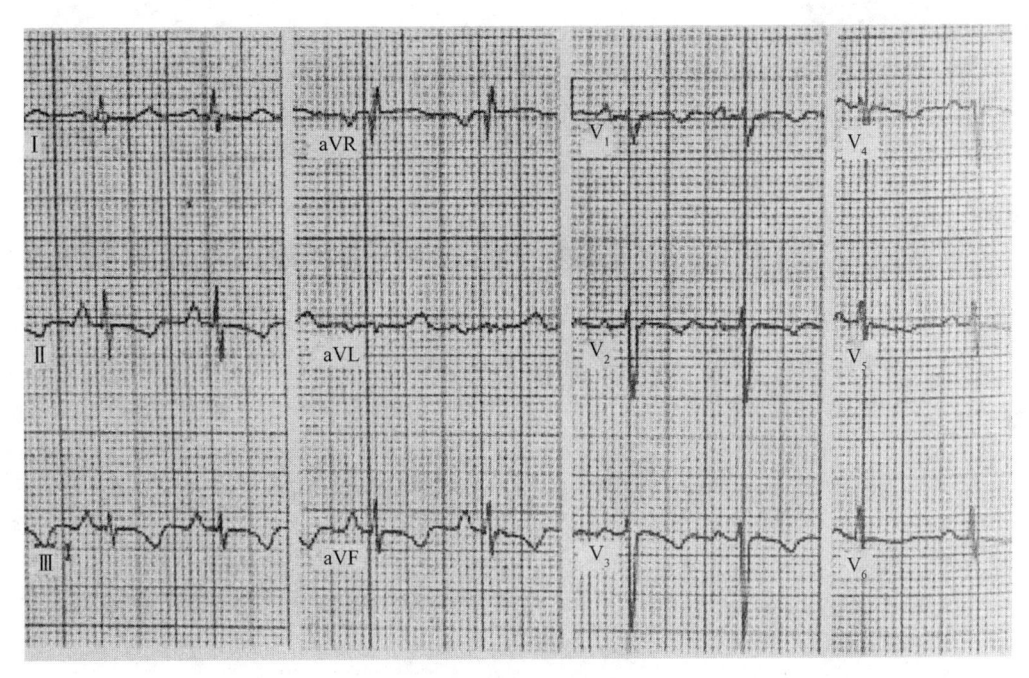

图 7-2 病例 1 心电图表现

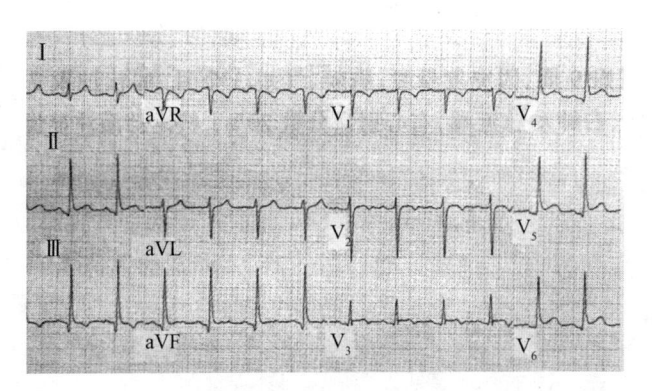

图 7-3 入急诊时心电图

图 7-4 入院后 6h，病情加重时心电图改变

的 T 波倒置。入院后 6h 病情加重，心电图（图 7-4）显示：心房颤动，V_1～V_3 导联 ST 段抬高与对应性的 I、aVL 和 V_6 导联 ST 段压低，Ⅲ、aVF 导联 ST 段轻度抬高。

图 7-4 心电图酷似心肌梗死改变，但是 ST 段抬高的部位主要位于右胸导联，提示右心室损伤。尽管该图也不能排除急性心包炎的诊断，但其演变不符合炎症渗出的过程。右胸导联 V_1 和 V_2 的 T 波倒置＋V_3 导联的 T 波双向是右心室负荷增加的表现，下壁＋前间隔导联的缺血性联合改变，是急性肺栓塞的常见指征。最终心电图诊断：急性右心室损伤＋病理性 $S_IQ_{Ⅲ}T_{Ⅲ}$＋肢体导联病理性 S 波＋下壁、前壁缺血性改变，高度怀疑急性肺栓塞。患者在做完第二份心电图半小时后死亡，尸检证实死于大面积肺栓塞。

（三）病例 3

男性，42 岁，主因左下肢胀痛 2 个月余，活动后心悸 20d 入院，当地医院诊断为左下肢深静脉血栓形成。

入院时心电图如图 7-5 所示。入院后早晨在卫生间大便用力后突然倒地，心电图如图 7-6 所示，Ⅱ、Ⅲ、aVF、V_1～V_3 弓背向上抬高 0.1～0.4mV，Ⅰ导联可见 S 波，Ⅲ 导联可见 q 波，并且 T 波倒置。经过胸外心脏按压，2min 后神志、心搏恢复，呼吸 32 次/分，口唇发绀，心率 141 次/分，血压测不到，给予多巴胺、肾上腺素及 rt-PA 100mg 溶栓治疗，患者气促很快缓解，血压恢复，呼吸 22 次/分，溶栓后 2h 心电图如图 7-7 所示，抬高的 ST 段回至等电位线，Ⅱ、Ⅲ、aVF、V_1～V_6 T 波倒置，Ⅰ导联 s 波消失，Ⅲ 导联 q 波消失。病情稳定后行冠状动脉造影未见异常。因此，对既往无心肺疾病病史突发气短、晕厥的患者，尽管心电图表现极似急性心肌梗死，也不能排除急性大面积肺栓塞，可从心电图寻找"蛛丝马迹"，如新出现电轴右偏、Ⅰ导联 s 波、Ⅲ 导联 q 波或 T 波倒置等，及早行血气分析、急诊床旁超声心动图检查等尽早明确诊断。

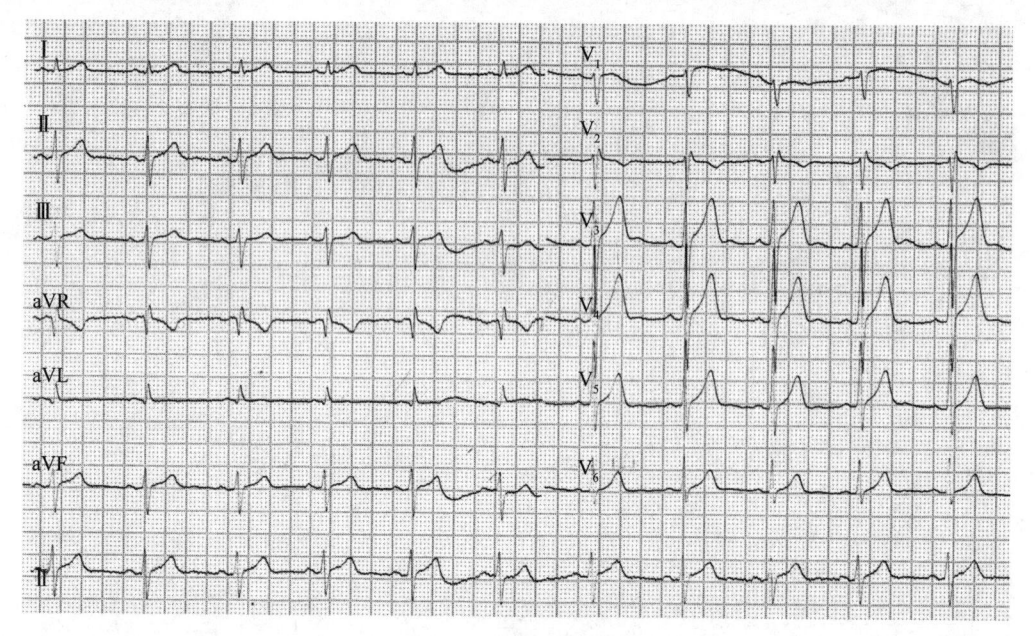

图7-5 入院时心电图

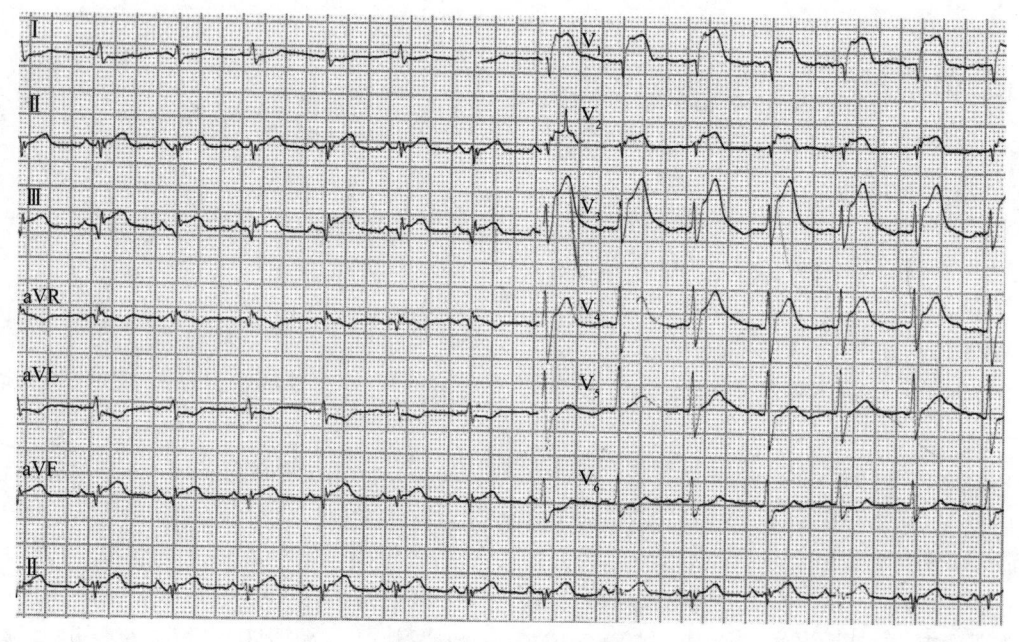

图7-6 发病时心电图

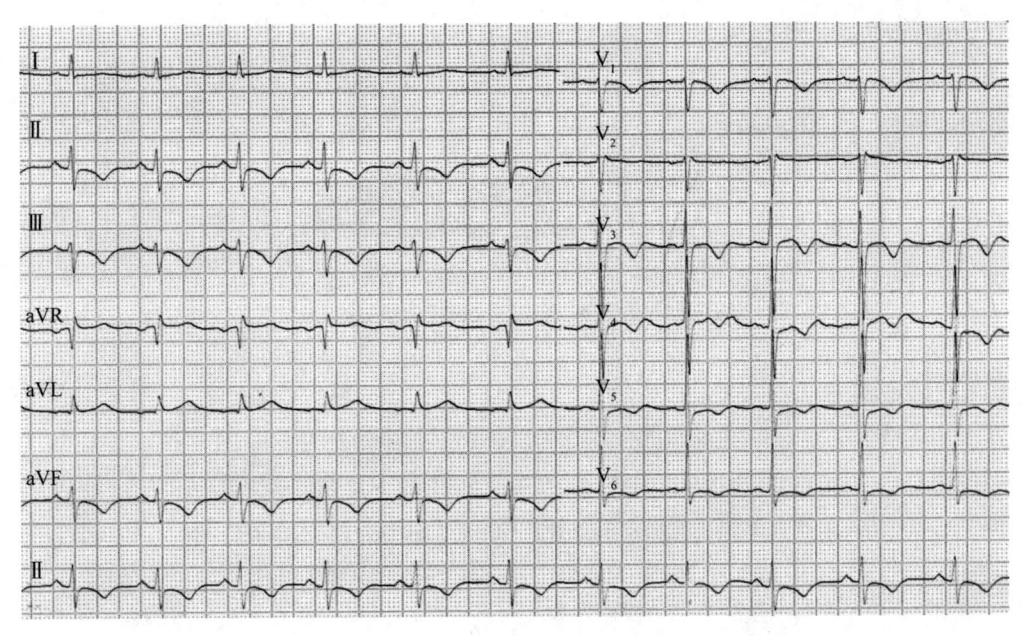

图7-7 溶栓后2h心电图

（柳志红 罗 勤 赵智慧）

参 考 文 献

[1] 2014 ESC Guidelines on the diagnosis and management of acute pulmonary embolism The Task Force for the Diagnosis and Management of Acute Pulmonary Embolism of the European Society of Cardiology（ESC）Endorsed by the European Respiratory Society（ERS）.European Heart Journal doi：10.1093/eurheartj/ehu283.

[2] Kukla P, McIntyre W.F, Fijorek K, et al.T -wave inversion in patients with acute pulmonary embolism：Prognostic value.Heart & Lung, 2015, 44：68-71.

[3] Kukla P, Kosior D.A, Tomaszewski A, et al.Correlations between electrocardiogram and biomarkers in acute pulmonary embolism：Analysis of ZATPOL-2 Registry.Ann Noninvasive Electrocardiol, 2017, e12439.

[4] Cetin M.S, Cetin E.H.O, Arisoy F, et al.Fragmented QRS Complex Predicts In-Hospital Adverse Events and Long-Term Mortality in Patients with Acute Pulmonary Embolism.Ann Noninvasive Electrocardiol, 2016, 21（5）：470-478.

[5] SreeramN, Cheriex EC, Smeets JL, et al.Value of the 12-lead electrocardiogram at hospital admission in the diagnosis of pulmonary embolism.Am J Cardiol, 1994, 73（4）：298-303.

[6] Petruzzelli S, Palla A, Pieraccini F, et al.Routine electrocardiography in screening for pulmonary embolism.Respiration, 1986, 50（4）：233-243.

[7] Stein PD, Dalen JE, McIntyre KM, et al.The electrocardiogram in acute pulmonary embolism.Prog Cardiovasc Dis, 1975, 17（4）：247-257.

[8] Geibel A1, Zehender M, Kasper W, et al.Eur Respir J. Prognostic value of the ECG on admission in patients with acute major pulmonary embolism, 2005, 25（5）：843-848.

[9] Daniel KR, Courtney DM, Kline JA.Assessment of cardiac stress from massive pulmonary embolism with 12-lead ECG. Chest, 2001, 120（2）：474-481.

[10] 柳志红.肺动脉栓塞.北京：科学出版社, 2004.

[11] 莫永森, 郑万久.急性肺栓塞溶栓治疗前后心电图变化及临床意义.实用心电学杂志, 2005, 14（4）：272-273.

第8章

先天性心脏病

心电图的临床应用已有近百年的历史，尽管科学技术的迅速发展使临床诊断技术越来越现代化，尤其是心脏影像学的快速发展，但心电图以其简便易行之特点，至今仍是临床诊断先天性心脏病的重要辅助手段。比如房室传导延迟提示可能存在心室转位；而预激波的出现提示可能存在三尖瓣下移畸形；额面QRS电轴左偏则提示可能存在原发孔型房间隔缺损、房室通道或三尖瓣闭锁等。此外，心电图除可以作为先天性心脏病的简易诊断工具外，还可以用来估计疾病的严重程度和进展情况。本章主要介绍临床上比较常见的几种先天性心脏病的心电图改变。

一、概论

（一）定义

先天性心脏病简称先心病，为胎儿心脏在母体内发育缺陷或部分停顿所造成，故患儿出生后即有心脏血管病变，是最常见且病种繁多的先天性畸形。其患病率随年龄而异，儿童患病率高于成人。

（二）分类

以往的传统是根据患者是否有发绀，将先心病分为无发绀型和发绀型两类。但通过血流动力学检查，用病理解剖和病理生理相结合的分类方法则更为完善。一名患者同时有两类或两类以上的畸形也非少见。

1.左至右分流类 左右两侧血液循环途径之间有异常沟通，使动脉血从左侧心腔的不同部位（包括肺静脉）分流入静脉血中（包括右侧各心腔及肺动脉）。

（1）分流发生在心房水平：如房间隔缺损、部分性肺静脉畸形引流等。

（2）分流发生在心室水平：如室间隔缺损（包括左心室-右心房沟通）。

（3）分流发生在动脉水平：如动脉导管未闭，主动脉、肺动脉间隔缺损等。

（4）分流发生在主动脉及其分支与右心之间：如主动脉窦动脉瘤破裂入右心、冠状动脉右心室瘘、左冠状动脉异常起源于肺动脉等。

（5）分流发生在多处水平：如房室间隔缺损、室间隔缺损伴动脉导管未闭等。

2.右至左分流类 左右两侧血液循环途径之间有异常的沟通，使静脉血从右侧心腔的不同部位（包括肺动脉）分流入动脉血中（包括左侧各心腔及肺静脉），故常伴有发绀。

（1）肺血流量减少和肺动脉压低者：如法洛四联症、大血管错位伴肺动脉口狭窄、右心室双出口伴肺动脉口狭窄、单心室伴肺动脉狭窄、永存动脉干而肺动脉细小、三尖瓣闭锁、三尖瓣下移畸形伴房间隔缺损等。

（2）肺血流量增加者：如大血管错位、右心室双出口伴室间隔缺损、永存动脉干伴肺动脉粗大、完全性肺静脉畸形引流、单心室伴低肺动脉阻力等。

（3）肺动脉压增高者：如艾森门格综合征、主动脉瓣闭锁、右心室双出口伴肺动脉阻力增高等。

3.无分流类 左右两侧血液循环途径之间无异常的沟通，不产生血液分流。

（1）发生于右心的畸形：如单纯肺动脉口狭窄、肺动脉瓣关闭不全、原发性肺动脉扩张等。

（2）发生于左心的畸形：如主动脉口狭窄、主动脉缩窄、主动脉瓣关闭不全等。

（3）其他：如右位心、异位心和房室阻滞等，均可合并其他先心病。

二、房间隔缺损

房间隔缺损是最常见的先天性心脏病，较多见于女性，男女比例为1：（2～4），是房间隔在胎儿期发育不全所致，可有各种不同的解剖类型，包括继发孔缺损型、原发孔缺损型、高位缺损型等。由于左心房压力通常高于右心房，故房间隔缺损时左心房的血液流入右心房。此时右心室不仅接受上、下腔静脉流入右心房的血液，同时还接受由左心房流入右心房的血液，故右心室的排血量增大。主要表现为右心室与右心房的肥厚、扩张。

流经左心房的血液虽然增加，但可通过房间隔缺损和二尖瓣孔排血，因此左心室和左心房并不增大。但在原发孔缺损型伴有二尖瓣关闭不全时，则左心室亦可增大。

（一）继发孔型房间隔缺损

1.心电图表现 继发孔型缺损的心电图改变最常见的是不完全性右束支阻滞，V_1导联呈典型的rsR'型，QRS波群时限＜0.12s。此外，V_1导联也可呈rSR'或rSr'型，为右心室舒张期负荷增重和右心室流出道肥厚的结果。当缺损修复后，这种反应消失。有5%～19%的病例呈现完全性右束支阻滞，QRS时限＞0.12s（图8-1）；部分病例出现不完全右束支传导阻滞（图8-2）。如左向右分流量小，血流动力学无明显改变，约有7%病例心电图可正常。QRS电轴正常或右偏达90°，一般为右偏50°左右，电轴右偏越严重，右心室肥厚的程度越重。有20%～30%病例出现右心房肥大，P波高尖或出现切迹。

2.诊断标准

（1）不完全性或完全性右束支阻滞，以前者多见，具有特征性。

（2）电轴右偏，可达＋90°，一般为右偏50°左右。

（3）右心室肥大。

（4）右心房扩大：P波高宽或出现切迹。

（5）可有一度房室传导阻滞、窦性心动过速、房性心律失常等。

（二）原发孔型房间隔缺损

1.心电图表现 原发孔型缺损的心电图80%～100%呈现电轴左偏，类似左前分支阻滞图形，是与继发孔型缺损的主要区别，电轴左偏约-30°，偶尔也可电轴正常，这主要是由于左心室后壁提前除极和左心室前壁相对的除极延迟所致。原发孔型缺损也可有不完全性右束支阻滞和右心室肥大，但发生率低于继发孔型缺损。一度房室阻滞较继发孔型缺损多见（图8-3～图8-5）。

2.诊断标准

（1）电轴左偏，类似左前分支阻滞图形。

（2）不完全性右束支阻滞和右心室肥大，发生率低于继发孔型缺损。

（3）一度房室传导阻滞，发生率高于继发孔型缺损。

3.原发孔型和继发孔型的鉴别

（1）原发孔型大多电轴左偏，而继发孔型者额面QRS电轴右偏。

（2）原发孔型PR间期延长较继发孔型多见。

（3）70%原发孔型房间隔缺损左胸导联有Q波。

（4）原发孔型的额面心电向量环呈逆时针向运行，而继发孔型则呈顺时针向运行。

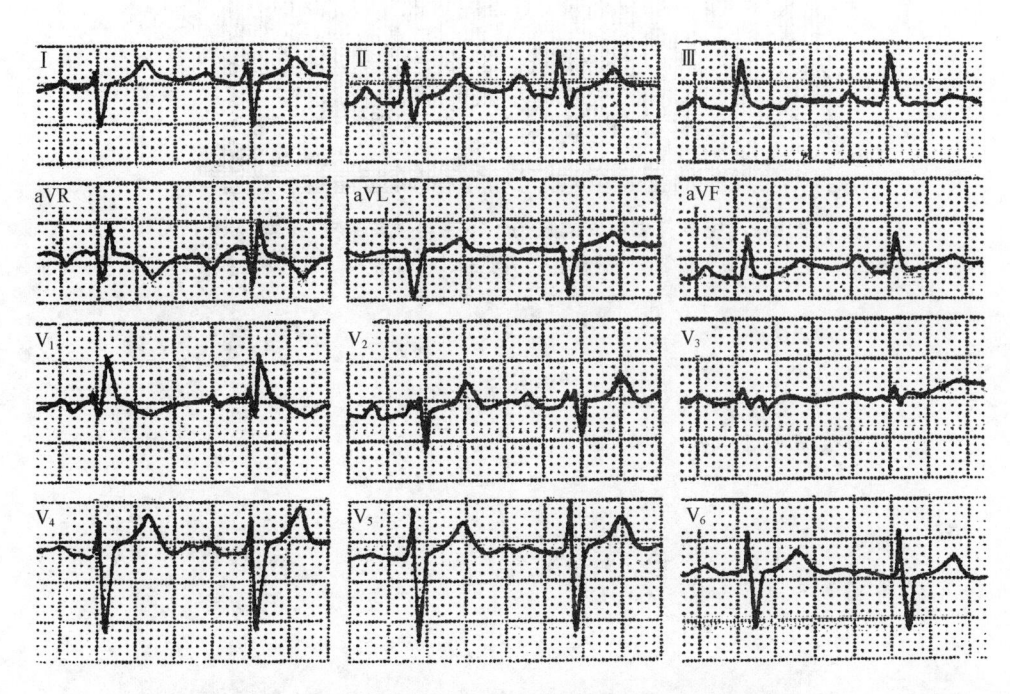

图8-1 继发孔型房间隔缺损（完全性右束支传导阻滞）

患者男性，52岁。因阵发性胸闷20余年住院，患者于20余年前反复出现胸闷、心悸，劳累后发作，休息后缓解，每次发作持续约30min。入院后查体第二心音亢进，X线胸片示右心房右心室增大，肺动脉段增粗。心脏彩超示右心增大，房间隔缺损面积大小为1cm²。心电图特征：完全性右束支传导阻滞，PR间期延长，电轴右偏。讨论：多数房间隔缺损病例有窦性心动过速。约19%病例出现一度房室阻滞。但一度以上的房室阻滞较少见。40岁以上患者常合并肺动脉高压，房性心律失常的发病率逐渐增加。10%～20%可出现心房颤动

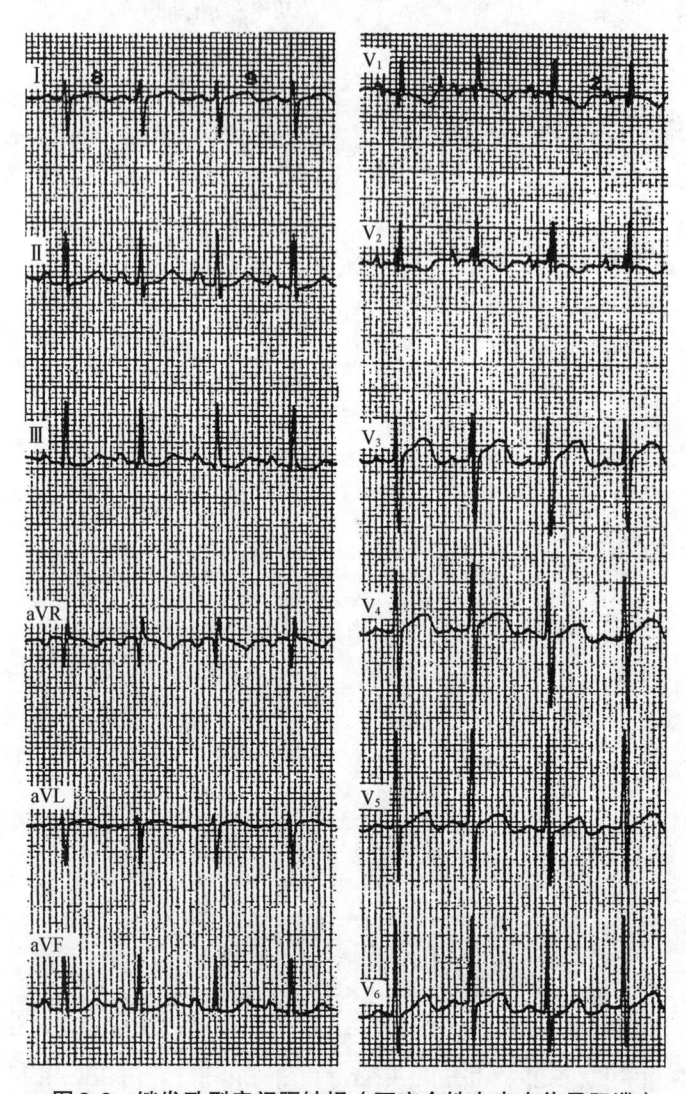

图 8-2　继发孔型房间隔缺损（不完全性右束支传导阻滞）

患者男性，38岁。以劳力后气促入院，查体正常，心脏彩超示房间隔缺损。心电图示不完全性右束支传导阻滞，电轴右偏，右心室肥大图形

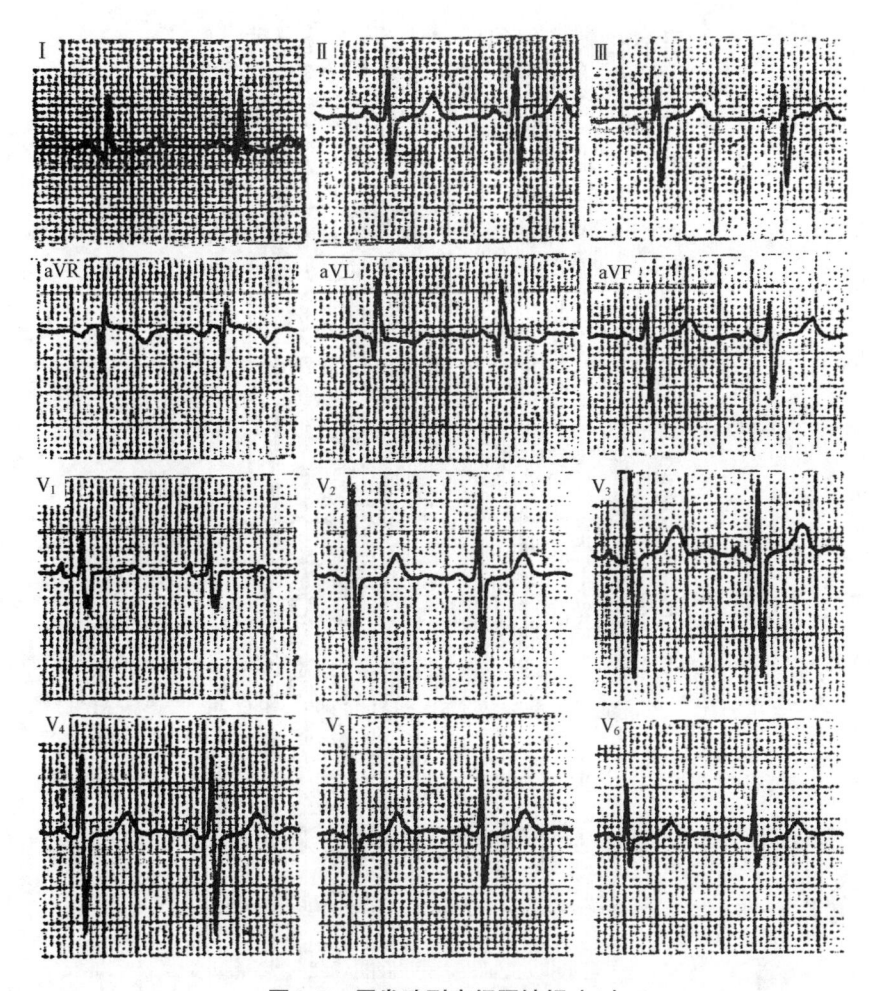

图 8-3　原发孔型房间隔缺损（1）

患者女性，43岁，因反发作喘息、胸闷入院治疗。心脏彩超提示原发孔型房间隔缺损。心电图提示：窦性节律，QRS电轴左偏（这在继发孔型缺损很少见），V_1导联显示有右心室传导延迟

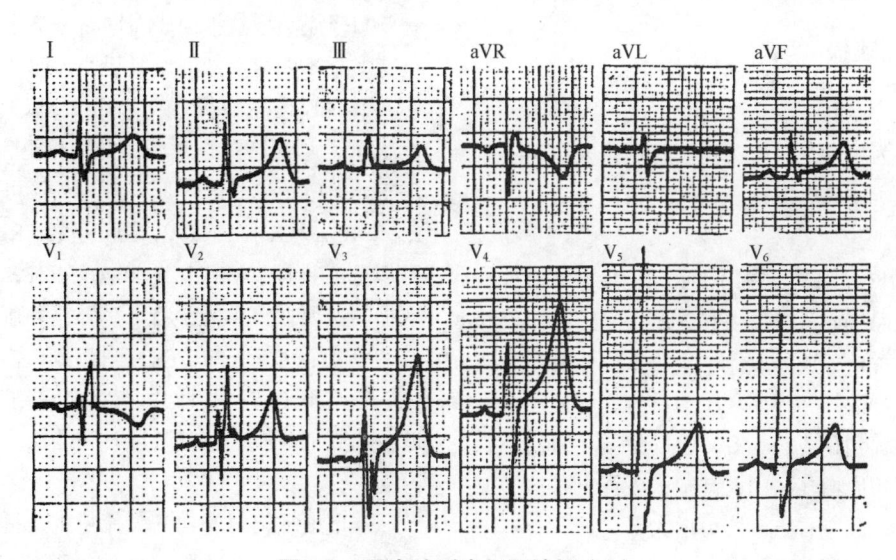

图 8-4　原发孔型房间隔缺损（2）

患者男性，51岁，以呼吸困难入院治疗，双肺听诊呼吸音粗，心律齐，心电图示：不完全右束支传导阻滞及左心室肥大

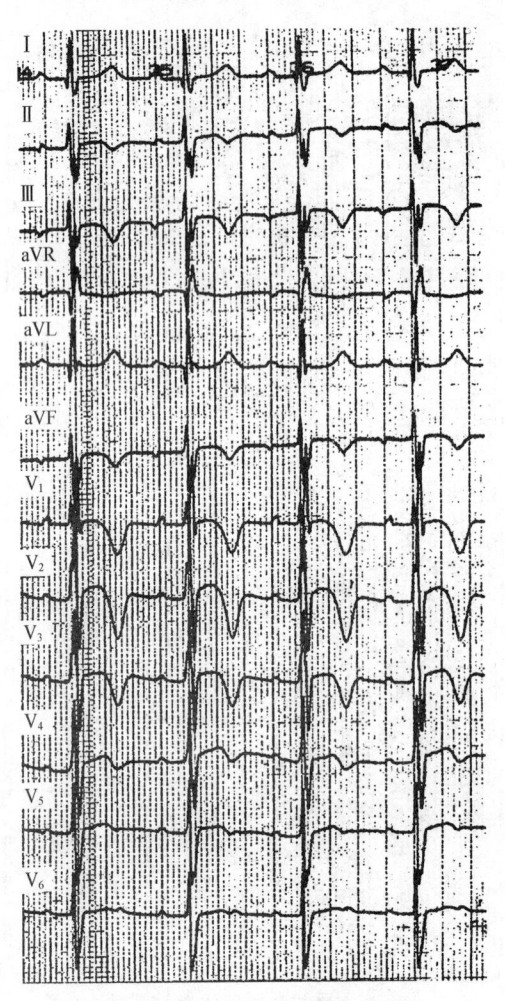

图8-5 原发孔型房间隔缺损（3）

患者男性，47岁，心电图表现：右心室肥大，电轴左偏

三、室间隔缺损

（一）定义

室间隔缺损为一常见的先天性心脏病，为室间隔在胎儿期发育不全所致，男性较多见。

（二）机制

室间隔缺损时，心室收缩期左心室压力高于右心室，故血液自左向右分流。缺损小，右心室扩张性差和肺循环阻力增高者，肺循环血流量仅略大于体循环；缺损大，右心室扩张性好和肺循环阻力低者，肺循环血流量可为体循环血流量的3～5倍。通过肺循环回到心脏左侧心腔的血液相应增多，因此缺损大者可显著地增加左、右心室负荷，故左右心室均可增大。

（三）心电图表现

室间隔缺损的心电图改变同其血流动力学改变密切相关，以右心室肥大或双心室肥大为其主要特点，常伴有完全性或不完全性右束支阻滞。

1.轻症小型缺损由于左向右分流量较小，双侧心室负荷增重不明显，故心脏常无明显改变。

2.中等程度缺损左向右分流量增多，可导致右心室肥厚，尤其伴右心室压力升高时更为明显（图8-6）：QRS电轴右偏，Ⅱ、Ⅲ、aVF导联可出现高大R波，$R_Ⅱ > R_{aVF} > R_Ⅲ$，V_1、V_2导联呈R、Rs或rSR′型，R波有切迹或顿挫，V_5、V_6导联呈rS或RS型。由于室间隔缺损的主要血流动力学特征是肺循环血流量增加所致的左心室负荷加重，故左心房扩张和左心室肥大较为常见，V_1导联P波振幅增大，V_5、V_6导联出现深且窄的Q波及高大的R波，室壁激动时间延长，ST段上移及T波直立。

3.重度缺损时左向右分流量大，可出现双侧心室肥大图形，V_2～V_4导联及肢体导联出现高大RS波，又称Katz-wachtel征（图8-7）。

4.一度房室阻滞、房性心律失常及不完全性或完全性右束支阻滞较少见。

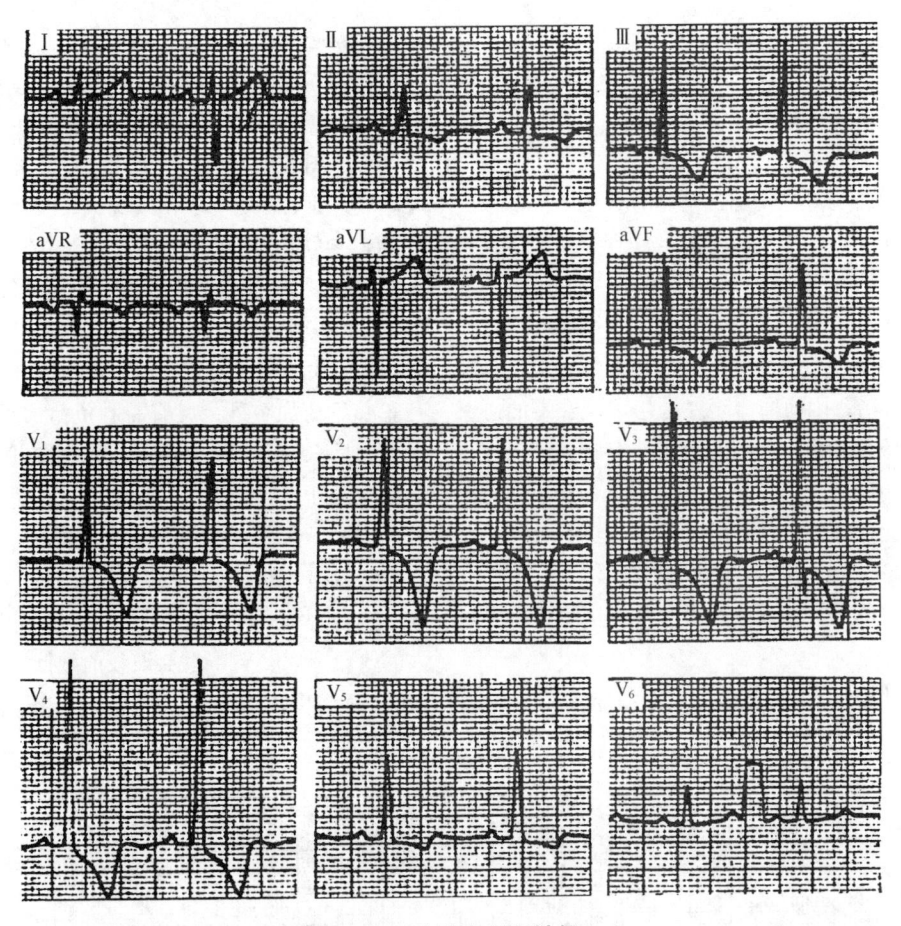

图 8-6 中度室间隔缺损

患者女性，16岁，因反复发作胸闷气急，夜间不能平卧5年入院治疗，上述症状于活动后加重，休息后可缓解。体检：口唇发绀，双肺听诊呼吸音粗，心尖部可闻及收缩期杂音。心脏彩超：室间隔中部缺损，缺损面积1.0cm^2。心电图显示右心室肥大，V$_1$导联呈R型，QRS电轴右偏

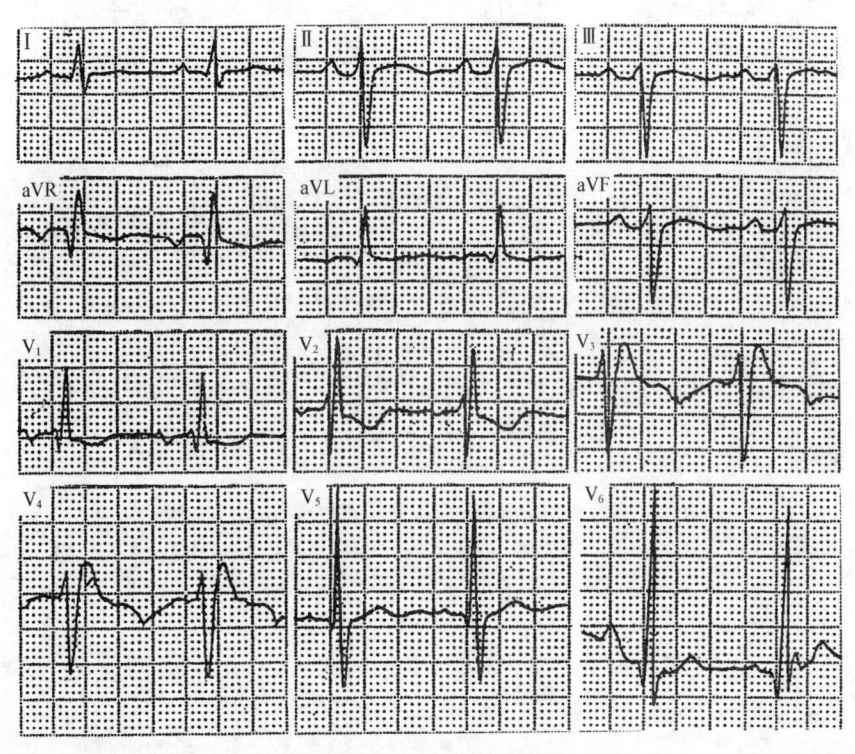

图 8-7 重度室间隔缺损

患者男性，30岁，因胸闷、呼吸困难入院。心脏彩超示重症室间隔缺损，心电图示双心室肥大

四、动脉导管未闭

（一）定义

动脉导管未闭是常见的先天性心血管病之一，为胎儿期连接肺动脉总干与降主动脉的动脉导管于出生后未闭塞所致。多见于女性，男女比例为1:3。

（二）机制

由于主动脉压高于肺动脉压，不论在收缩期或舒张期，血液分流均由左向右，故肺循环的血流量增多，常达体循环的2~4倍，因而回流至左心房和左心室的血液增加，左心室负荷加重。少数患者可伴有肺血管阻力增高，而引起显著的肺动脉高压，此时左至右分流反而减少或发生右至左分流，出现发绀，并有右心室增大。

（三）心电图表现

动脉导管未闭的心电图以左心室和左心房肥大为主要特点。

1. 细小的动脉导管未闭，分流量不大，肺动脉压力不增高，心电图可正常。

2. 中等大小的动脉导管未闭，主动脉血液向肺动脉分流增加，肺动脉压力轻、中度升高，左心室负荷加重，心电图表现为左心室肥大，QRS电轴轻度或中度左偏。Ⅱ、Ⅲ、aVF导联出现高大R波，$R_Ⅱ > R_{aVF} > R_Ⅲ$，V_5、V_6导联R波增高，振幅≥2.5mV，室壁激动时间延长，ST段上移，T波直立，形态高大对称。P波增宽，提示左心房肥大。

3. 粗大的动脉导管未闭，肺动脉压力明显升高，除有左心负荷加重外，又有右心负荷加重的表现。因此，心电图呈双侧心室肥大图形，除有前述左心室肥大的心电图改变外，V_1导联R波振幅增大，呈RS、qR或R型，ST段下移，T波倒置。

4. 当肺动脉压力进一步升高时，双侧心室同时肥大，且右心室肥大可能更为明显，部分掩盖了左心室肥大的改变。V_5、V_6导联R波较前减低，呈Rs或rS型，S波加深，QRS电轴右偏（图8-8）。

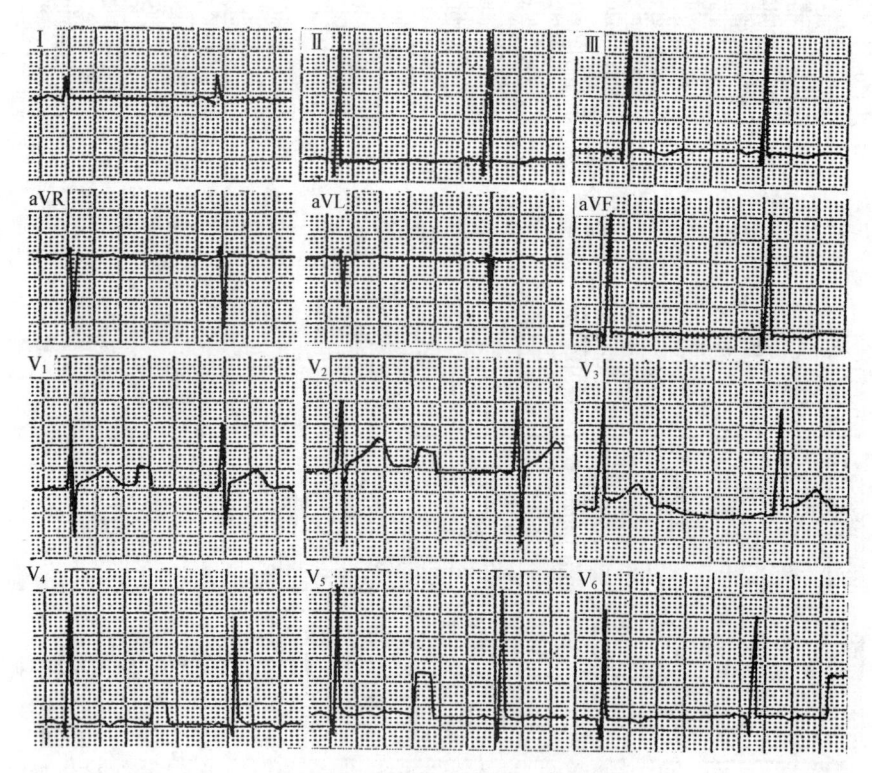

图8-8 动脉导管未闭心电图

患者男性，21岁，因反复发作喘息气急胸闷而入院治疗。入院查体：双肺听诊呼吸音粗，窦性心律，双侧心室肥大。Ⅱ、Ⅲ、aVF、V_5、V_6导联出现高大R波，为左心室肥大所致。V_1导联R波异常高大，为右心室肥大表现

五、房室间隔缺损

（一）定义
房室间隔缺损，又称房室通道或心内膜垫缺损，占4%～5%。

（二）分型
按其畸形程度分为以下类型。

1. 不完全型房室间隔缺损　又分为单纯原发孔型房间隔缺损和原发孔型房间隔缺损合并二尖瓣或三尖瓣裂。

2. 完全型房室间隔缺损　心脏中心部位的房室间隔均有缺损，左、右心室瓣常形成共瓣。不完全性房室间隔缺损中单纯原发孔型房间隔缺损的血流动力学改变，同继发孔型房间隔缺损。完全型房室间隔缺损者，患者不仅有左至右分流，而且还有房室间的反流，甚至造成心房或心室间的交叉分流。

（三）心电图表现

1. 心电图的特征性改变为额面QRS电轴向左向上偏移，为-30°～-135°，其中完全型房室间隔缺损电轴左偏更显著，多在-60°以上。

2. 下壁导联主波向下，有明显S波。这种表现是由于希氏束和左束支向后下移位和左前分支相对发育不全，使左心室下壁比左心室前壁和右心室相对提前除极所致。

3. 50%以上病例PR间期延长，可能是由于右心房扩大、房内通道破坏、从窦房结向房室结的传导时间延长和房室结向冠状窦开口处后移所致。

4. 常出现不完全性右束支阻滞、右心室肥大及左心室肥大。左心室肥大主要见于完全型房室间隔缺损及伴大量二尖瓣反流的不完全型房间隔缺损。完全性房室阻滞较少见。

六、主动脉窦动脉瘤

（一）定义
主动脉窦动脉瘤是一种少见的先天性畸形，但在我国发病率较高，患者男性多于女性。本病是在主动脉窦部包括在左主动脉窦、右主动脉窦或后主动脉窦处形成动脉瘤，在其发展过程中可破入右心房、右心室、肺动脉、左心房、左心室或心包腔，其中以右主动脉窦动脉瘤破入右心室最为多见，如瘤体破裂入心包腔可引起急性心脏压塞。

（二）心电图表现

1. 当动脉瘤未破入心腔时，呈正常心电图。
2. 左心室肥大。
3. 左、右心室肥大。

七、肺静脉畸形引流

（一）定义
肺静脉畸形引流是指肺静脉不进入左心房而引流入体循环的静脉系统。

（二）分型
分为部分性肺静脉畸形引流和完全性肺静脉畸形引流。

1. 部分性肺静脉畸形引流时，可引起类似房间隔缺损的血流动力学改变。

2. 完全性肺静脉畸形引流时，由于右心房同时接受来自肺静脉和腔静脉的血液，血量大增而左心房无血，患者将无法生存。

（三）心电图表现

1. 部分性肺静脉畸形引流　心电图表现同继发孔型房间隔缺损类似，表现为右心室肥大和电轴右偏。

2. 完全性肺静脉畸形引流　心电图表现主要是右心室和右心房肥大。

八、法洛四联症

（一）定义
法洛四联症约占先天性心脏病的10%，是发绀型先心病中最常见的一种，包括肺动脉狭窄、室间隔缺损、主动脉骑跨和右心室肥大，其中主要是室间隔缺损和肺动脉狭窄。

（二）机制
由于肺动脉狭窄，右心室射血阻力增加，右心室收缩期负荷增加，右心室随之肥大、扩张。但由于室间隔缺损及主动脉骑跨同时并存，致使右心室压力较单纯肺动脉狭窄时为低，而不至于超过体循环压力，故法洛四联症右心室肥大程度不如重型肺动脉狭窄者严重。

（三）心电图表现

1. 右心室肥大是法洛四联症心电图的特征性表现。右侧胸前导联的R波明显增高，T波倒置。V_1联呈Rs形或qR、rsR′形，为右心室负荷过重及肺动脉圆锥部较晚除极的结果；呈RS形者右心室压力与左心室压力接近；呈qR型者较少，提示有右心室扩大，是重度右心室肥大的表现。V_5、V_6导联呈rS形，与左心室发育不全及顺时针向转位有关（图8-9）。

2. 部分患者有右心房肥大的表现，Ⅱ、Ⅲ、aVF、V_1及V_2导联P波高尖，但振幅一般不超过正常范围。

3. QRS电轴右偏。

4. 有10%～20%病例出现不完全性或完全性右束支阻滞（图8-10）。

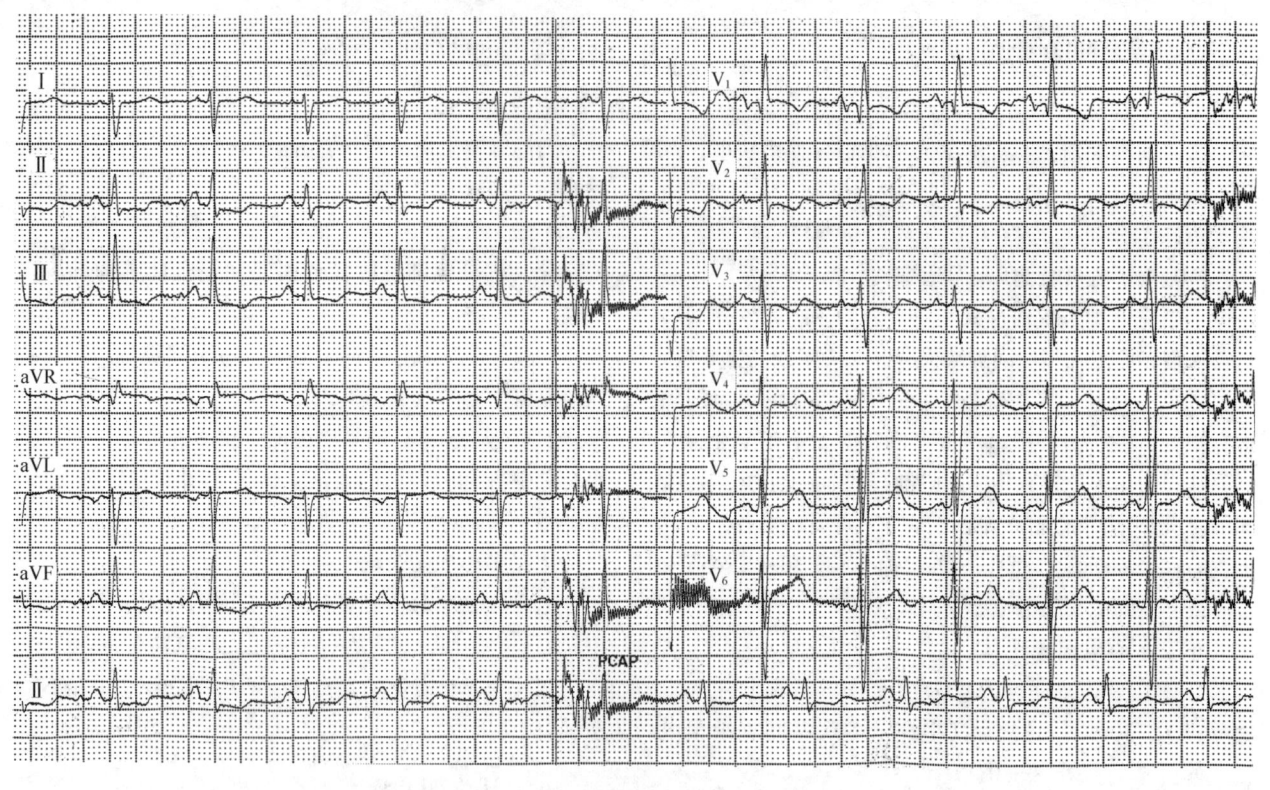

图 8-9　法洛四联症右心室肥大

患者女性，23岁，以阵发性喘息乏力入院。症状于劳累和上呼吸道感染时加重，持续时间10余分钟至数10分钟不等。入院后心脏彩超示肺动脉狭窄、右心室肥大。V_1呈qR型，V_2呈Rs型，$V_3 \sim V_6$均呈rS型

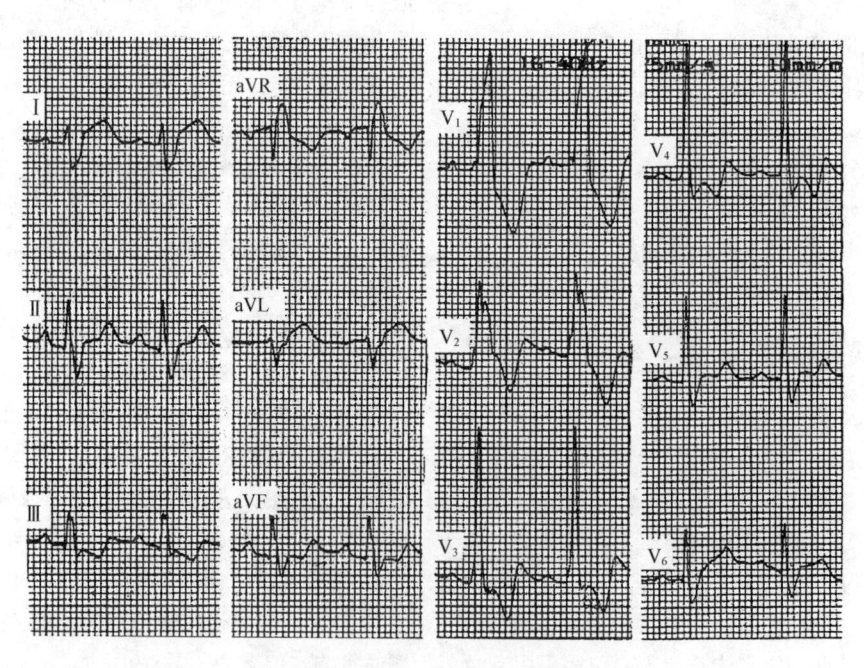

图 8-10　法洛四联症右束支传导阻滞

患者男性，术后出现完全性右束支阻滞

九、艾森门格综合征

（一）定义

艾森门格综合征（Eisenmenger's syndrome）又称肺动脉高压性右至左分流综合征。指肺动脉高压伴有反向分流，是一种较常见的先天性心血管疾病（图8-11）。

（二）心电图表现

1. 右心室肥大及劳损。
2. 右心房肥大。
3. 心电轴右偏，但有原发孔型房间隔缺损和完全型房室间隔缺损者心电轴可左偏。

十、三尖瓣异常

先天性三尖瓣异常主要包括三尖瓣闭锁、三尖瓣狭窄和三尖瓣下移畸形3种类型。

（一）三尖瓣闭锁

1. 定义 三尖瓣闭锁为发绀型先天性心脏病，发病率较低。右心房与右心室之间的三尖瓣口先天性闭锁，无瓣膜存在。

2. 机制 右心房血液不能流入右心室，右心室发育不全。常伴房间隔缺损，使从体循环静脉回流的全部血液得以经此缺损流入左心房、左心室而排入动脉系统，左心室增大。

3. 心电图表现

（1）左心室肥厚。三尖瓣闭锁心电图的主要改变为左心室肥厚或缺乏正常婴幼儿的右心室占优势的心电图表现。胸前导联QRS波群呈现左心室优势型，V_1、V_2导联S波深，V_5、V_6导联R波增高并有切迹，室壁激动时间延长，ST段下移和T波倒置。

（2）常有心房肥大。有61%～82%病例出现Ⅰ、Ⅲ、aVF及V_1导联P波高尖，提示右心房扩大。少数病例可有左心房扩大或双侧心房扩大图形（图8-12）。

（3）在一大型调查中，87%病例QRS电轴左偏，但在少数病例亦可无电轴偏移或呈电轴右偏，多由心脏显著顺时针向转位所致。

（4）有12%～14%病例出现PR间期延长，24%病例PR间期缩短。PR间期缩短可能是由于"假性预激"所致，在体表心电图上表现有δ波，却没有真正的旁路存在，三尖瓣闭锁并真正的预激综合征非常罕见。

（二）三尖瓣狭窄

1. 定义 先天性三尖瓣狭窄为罕见的先天性心脏瓣膜畸形，三个瓣叶融合在一起，但瓣叶本身比较正常，多伴有房间隔缺损和肺动脉瓣狭窄。血流动力学改变类似于三尖瓣闭锁。

2. 心电图表现

（1）电轴左偏。

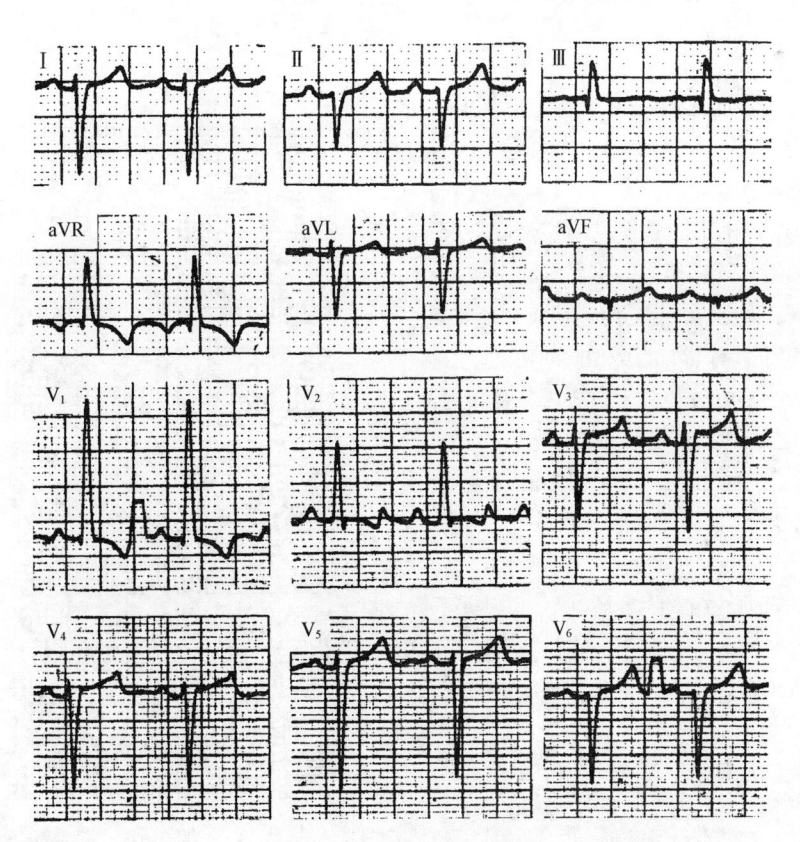

图8-11 艾森门格综合征

患儿14岁，以阵发性胸闷气短为主诉入院，心脏彩超提示艾森门格综合征。心电图示：电轴右偏，右心室肥大表现

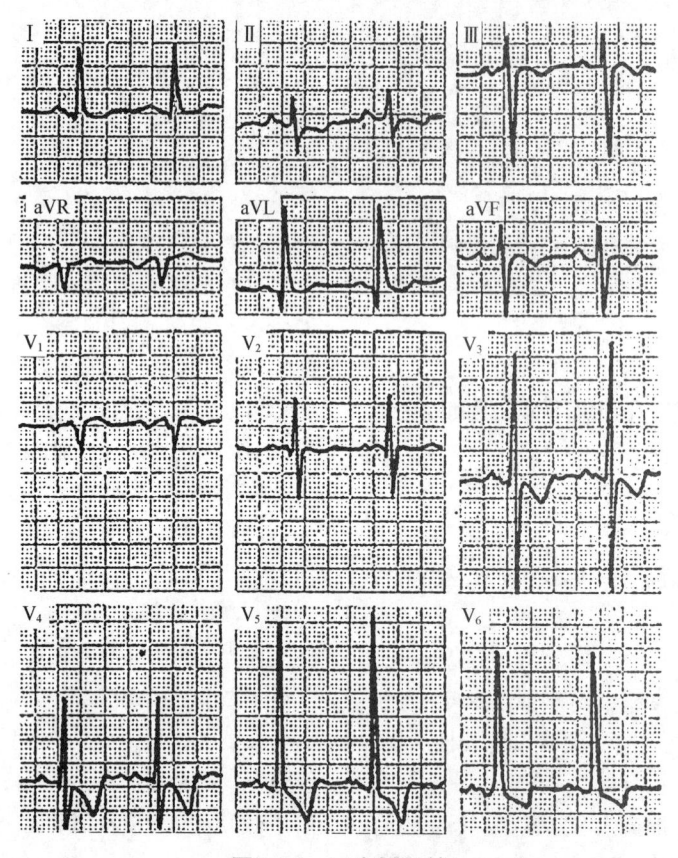

图8-12 三尖瓣闭锁

患者男性,40岁。心电图示呈窦性节律,P波高尖,有双峰,呈特征性的双房肥大,另一个特征是电轴左偏,V₁～V₆导联R波电压增高,T波倒置,显示有左心室肥大

(2)左心室肥大。

(3)右心房肥大,Ⅱ、Ⅲ、aVF及V₁导联P波高尖,呈典型的先心性P波。

(三)三尖瓣下移畸形

1.定义 又称Ebstein's畸形,是少见的先天性心脏病。三尖瓣后叶从三尖瓣环下移至右心室,右心室被分为两个腔,瓣膜以上心室壁变薄,与心房连接成一个腔,称为"心房化的右心室",具有与右心房相同的功能,心内心电图显示此处的右心室电位类似于右心房。瓣膜以下心腔包括心尖和流出道,为"功能性的右心室",与平常右心室相同的作用,但心腔相对狭小,可引起三尖瓣关闭不全或偶有三尖瓣狭窄。

2.心电图表现

(1)体表心电图表现为右心房肥大,Ⅱ、Ⅲ、aVF、V₁及V₂导联P波高大。

(2)QRS终末除极向量延长,产生各种程度的右束支阻滞(图8-13)。

(3)胸前导联R波电压降低,V₁～V₄有ST段和T波改变。

(4)常有一度房室传导阻滞。

(5)房性心律失常多见,包括阵发性房性心动过

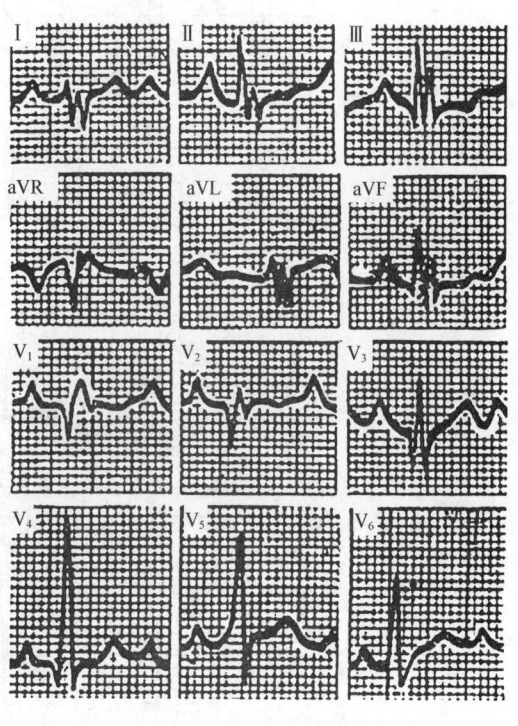

图8-13 三尖瓣下移

速、心房颤动和心房扑动。

（6）25%的病例出现W-P-W综合征，多为B型预激，类似左束支阻滞图形，右胸导联以S波为主。

十一、大血管错位

大血管错位是由于发育畸形引起大血管间的关系发生变化，为少见的先天性心血管畸形，包括完全性大血管错位、纠正型大血管错位、右心室双出口、大血管错位伴单心室等，其中以完全性大血管错位和纠正型大血管错位较为常见。

（一）完全性大血管错位

1. 定义　完全性大血管错位又称右型大血管错位，此时主动脉自右心室发出，而肺动脉自左心室发出，主动脉位于肺动脉的前部和右侧。

2. 心电图表现

（1）心电图的特征性改变为高而尖的右心房P波，电轴右偏，右心室肥大（图8-14）。

（2）肺循环沟通大者可呈双心室肥大。

（3）伴有主动脉口狭窄者示左心室肥大。

（4）窦性心动过缓、交界性逸搏心律和房性期前收缩的发生率较高。

（5）房室传导时间通常正常，偶可发生一度房室传导阻滞。

（6）室性心律失常少见。

（二）纠正型大血管错位

1. 定义　纠正型大血管错位又称左型大血管错位，主动脉位于肺动脉的前左，在大血管错位的同时有心室和房室瓣的转位，即周围静脉血回流到左心室（执行右心室的功能）喷入肺动脉；肺静脉血回流右心室（执行左心室的功能）喷入主动脉。

2. 心电图表现　左右心室转位，室间隔除极方向改变，心电图表现有特征性。

（1）QRS除极向量向左、向前、向上，右胸导联出现q波，左胸导联的q波消失，Ⅱ、Ⅲ、aVF导联出现q波，而Ⅰ、aVL导联的q波消失（图8-15）。

（2）有10%～25%病例出现完全性房室阻滞，10%～25%病例出现一度或二度房室传导阻滞，完全性房室传导阻滞发生前可能不出现一度或二度房室传导阻滞。

（3）部分病例尚可出现WPW综合征。

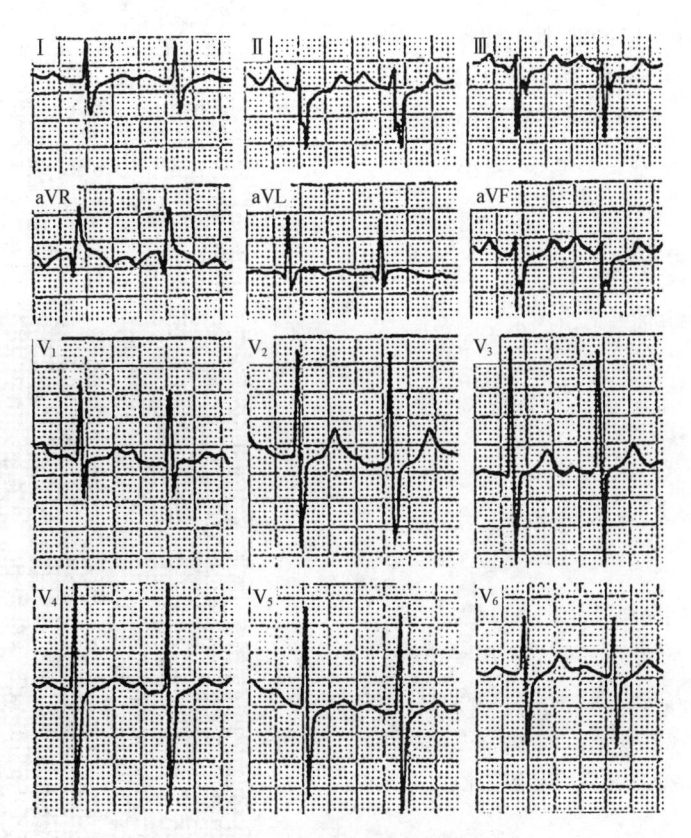

图8-14　完全性大血管错位

患者女性，36岁，心电图示电轴右偏，右心室肥大

图 8-15 纠正型大血管错位

心电图示：Ⅲ、aVF 导联出现 q 波

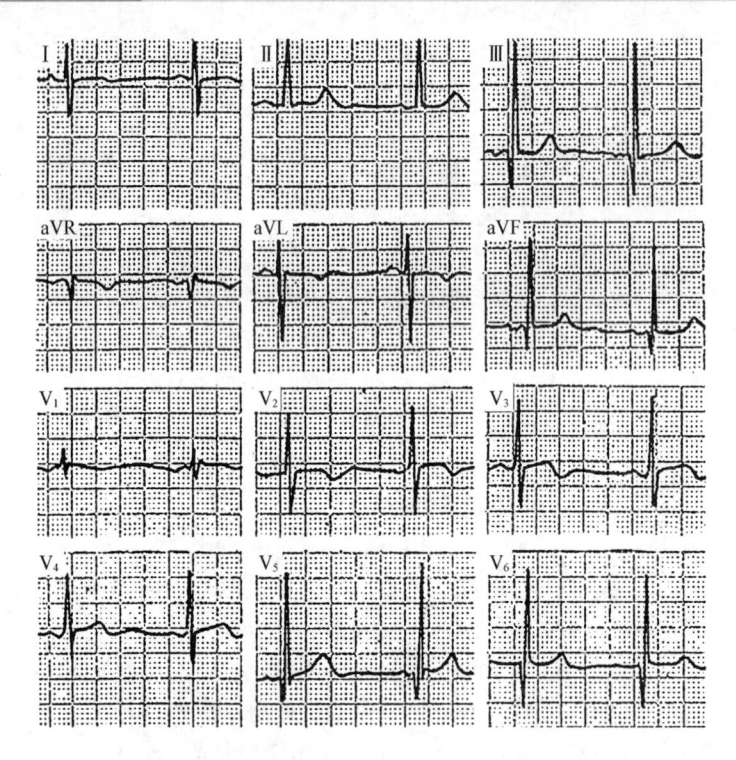

十二、永存动脉干

（一）定义

永存动脉干是一种少见但严重的先天性心脏病，是由于球嵴与球间隔发育缺陷，未能将原始的动脉干分隔成主动脉和肺动脉，而留下共同的动脉干所致。单个血管形成左、右心室的出口，供应体循环和冠状动脉血流。其主要的血流动力学改变为大量左至右分流和较少量的右至左分流。

（二）心电图表现

主要取决于左向右的分流量（图8-16）。

1. 当明显左向右分流存在时，心电图示左心室肥大或伴有右心室肥大。

2. 如果肺血流量减少，心电图主要表现为右心室肥大。

十三、单心室

（一）定义

单心室是一种少见的室间隔缺损类型，室间隔完全缺失形成三腔心（单心室型）。如无大血管错位且房室瓣无畸形，则其临床表现类似于巨大的室间隔缺损，如同时有肺动脉瓣下狭窄，则其临床表现类似法洛四联症，可有明显发绀。约占先心病的1.5%，多数于出生后半年内死亡。

（二）心电图表现

单心室的心电图表现受房室瓣数目、心室腔形态及大血管排列位置的影响，心电图无特征性改变。

1. 右心室肥大或左心室肥大图形，$V_1 \sim V_6$ 导联出现上下均等的高大RS波形（图8-17）。

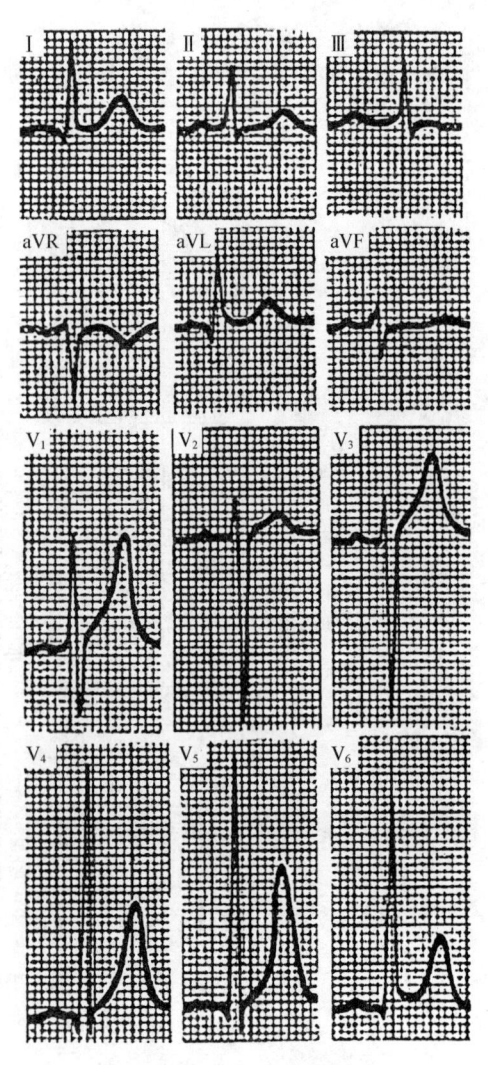

图 8-16 永存动脉干

心电图示双心室肥大

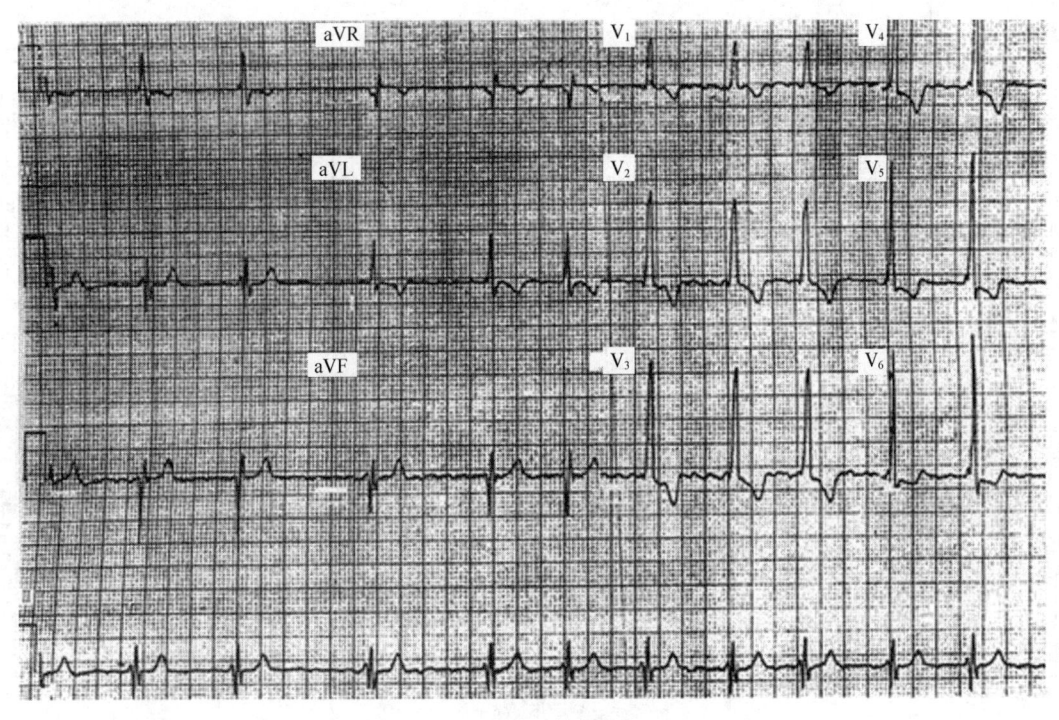

图8-17 单心室

患者女性，48岁，心电图示：心房颤动，双心室肥大，V₁导联QRS波群呈不完全性右束支传导阻滞，并显示有右心室肥大，左胸前导联显示有左心室肥大和室内传导阻滞

2.心房扩大，主要是由于房室瓣狭窄和心室功能障碍所致。

3.左心室型单心室，左心室形态与由球室间隔将漏斗部流出道分隔开的左心室腔相似。漏斗部腔室代表了右心室流出道的发展。

（1）当漏斗部腔室在心脏右基底部（非反位型），PR间期通常正常，额面QRS电轴向左上或左下偏移。

（2）当漏斗部腔室在心脏左基底部（反位型），则PR间期延长，但很少导致完全性房室阻滞，心室顺时针方向除极，在Ⅱ、Ⅲ、aVF导联上出现Q波，QRS电轴向左下或右下偏移。

4.右心室型单心室，PR间期正常，额面电轴右偏。

5.不确定型单心室，约有30%患者因心律失常致死，但这种心律失常的性质尚不清楚。

十四、单纯肺动脉口狭窄

（一）定义

肺动脉口狭窄（单纯肺动脉口狭窄）是指独立存在的先天性肺动脉口狭窄畸形，为常见的先天性心血管病之一。男、女患病率相仿。

（二）机制

肺动脉口狭窄使右心室排血受阻，因而右心室压力增高，肺动脉的压力则减低或正常。两者的收缩压差达10mmHg以上，高者可达150～240mmHg。长时间右心室负荷增加，可引起右心室肥大，最后发生右心力衰竭。在高度狭窄、右心室内压力显著升高的患者，右心房压力亦相应地增高并可超过左心房压力，如此时有房间隔缺损或卵圆孔未闭，则可引起右至左分流。

（三）心电图表现

心电图改变随狭窄的轻重、右心室内压力的高低而不同。因此，心电图是估计肺动脉瓣狭窄程度的一个重要方法。

1. **轻度的肺动脉口狭窄** 右心室收缩压仅轻度升高，心电图可正常或额面QRS电轴轻度右偏。

2. **中度的肺动脉口狭窄** 右心室收缩压中度升高，心电图呈现不完全性右束支滞图形。V₁导联R波明显增高超出正常范围，呈Rs或rSR'型（图8-18）。

3. **重度的肺动脉口狭窄** 心电图呈现右心室肥大（图8-19）。V₁导联呈qR或R型，R波振幅常超过2.0mV，伴有V₁、V₂导联T波倒置，QRS电轴中度右偏。部分病例Ⅱ、V₁导联P波高尖，提示右心房扩大。

4. **极重度肺动脉口狭窄** 心电图呈现右心室肥大伴多数胸导联T波倒置，右胸导联上可出现Q波。

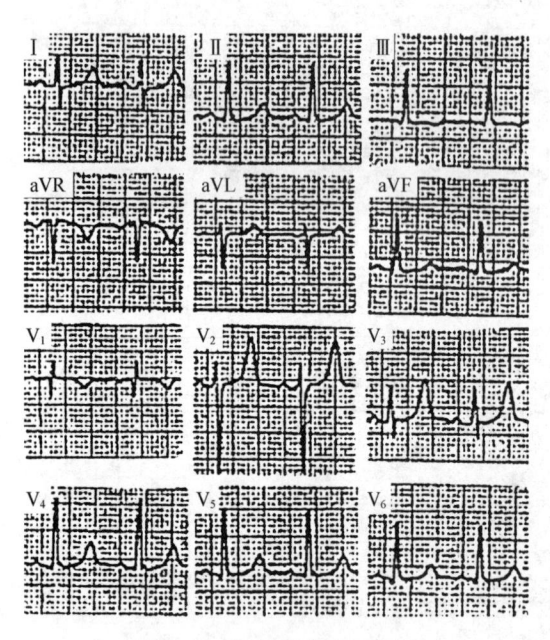

图8-18 中度肺动脉口狭窄

患者女性，37岁，中度肺动脉口狭窄，跨瓣压力差为70mmHg。V_1导联呈rSR'型，提示右心室肥大

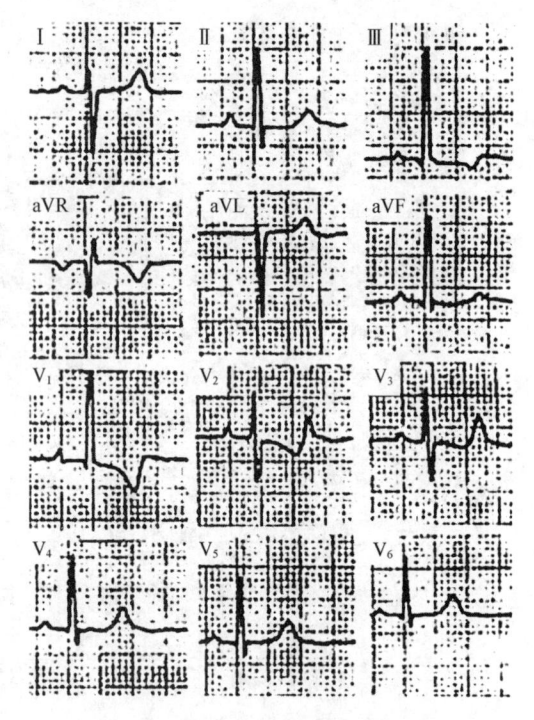

图8-19 重度肺动脉口狭窄

患者女性，35岁，重度肺动脉口狭窄，瓣膜压力差达180mmHg。V_1导联qRS型，电轴右偏均提示右心室肥大；V_1、V_2导联T波倒置。右心室收缩期负荷过重的图形是其特征表现

十五、主动脉缩窄

（一）定义

主动脉缩窄是较常见的先天性血管畸形，多见于男性，男女比例为（4～5）:1，指主动脉的管腔有局限性狭窄。因缩窄主要影响左心室排血功能，左心室收缩负荷增加，长期可导致左心室肥厚、扩大。

（二）心电图表现

1. 轻症者，对左心室排血影响较小，心电图可在正常范围。

2. 重症者，对左心室排血影响较大，多显示左心室肥大和劳损图形。Ⅱ、Ⅲ、aVF、V_5及V_6导联R波增高，V_1及V_2导联S波加深，V_5、V_6导联ST段下移并伴有T波倒置（图8-20）。

3. 部分病例可出现左心室壁激动时间延长，左束支或右束支阻滞及电轴左偏。

4. 偶见左心房肥大，P波增宽。

十六、主动脉口狭窄

（一）定义

主动脉口狭窄为较常见的先天性心血管畸形，占先天性心脏病的3%～6%，此畸形可发生在主动脉、主动脉瓣或左心室流出道。

（二）机制

主动脉口狭窄使左心室排血受阻，左心室压力增高而主动脉压力降低，左心室逐渐肥厚和扩张。

（三）心电图表现

根据阻塞严重程度不同，心电图有左心室肥大趋势。

1. 轻度阻塞时，心电图可以正常。

2. 重度阻塞时，心电图呈左心室肥大、劳损图形。V_5、V_6导联R波增高，ST段下移，T波倒置，V_1导联呈QS型或S波明显增深（图8-21）。

3. 晚期病例可出现房室阻滞及左束支或右束支阻滞。

第 8 章 先天性心脏病

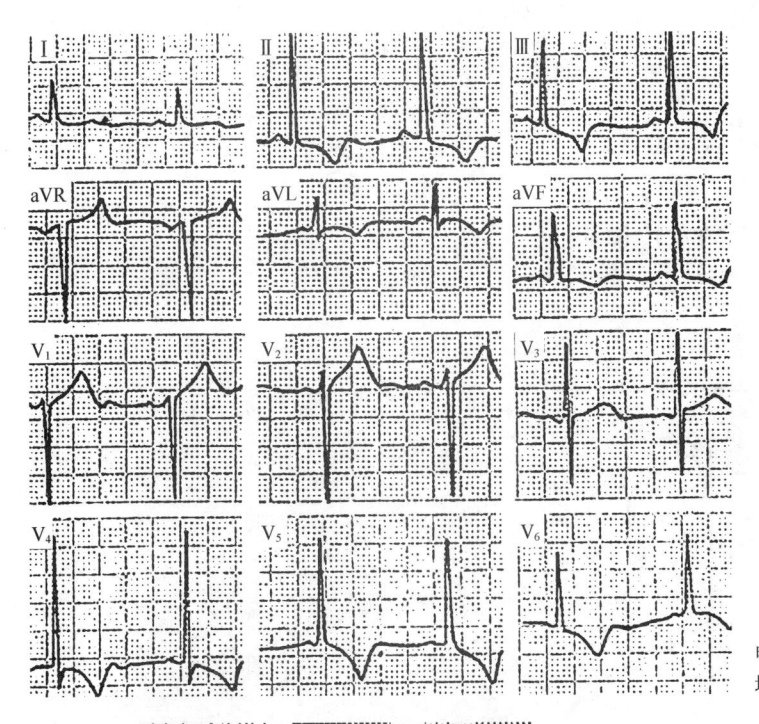

图 8-20 主动脉缩窄

患者男性，45 岁，以阵发性头晕、胸闷入院治疗。心电图示左心室肥大图形，Ⅱ、Ⅲ、aVF、V_5、V_6 导联 R 波增高。V_5、V_6 导联 ST 段下移，T 波倒置

十七、右位心

右位心是先天性心脏病的一种类型（图 8-22），是心脏在胸腔的位置移至右侧的总称，其发病率较低。根据心脏解剖学，临床上分为 3 种类型：镜像右位心、右旋心和心脏右移。

（一）镜像右位心

1. 定义 镜像右位心是右位心中最常见的一种，心脏位于右胸腔内，左右心房室反位，其心房、心室和大血管位置宛如正常心脏的镜中像，常伴有（或不伴有）内脏转位。

2. 心电图表现

（1）Ⅰ导联 P 波和 T 波倒置，QRS 波群以向下波为主，类似通常 Ⅰ 导联图形的倒影。

（2）Ⅱ 与 Ⅲ 导联图形互换，aVR 与 aVL 导联图形互换。

（3）由于心室和束支的位置转换，间隔起始部的激动由右向左，胸导联中 V_5、V_4、V_3、V_2、V_1 和 V_{3R} 分别相当于通常的 V_{5R}、V_{4R}、V_{3R}、V_1、V_2 和 V_3，而 V_{4R} 和 V_{5R} 则分别相当于通常的 V_4 和 V_5 导联，自 V_1～V_6 导联 R 波逐渐降低而 S 波逐渐加深（图 8-23）。

（4）$R+S_{V_{3R}}$ 或 $V_{4R}>R+S_{V_3}$ 或 V_4。

（5）应注意排除以下两种情况

① 肢体导联连接错误：当发现 Ⅰ、aVL 导联 P、QRS、T 波全部倒置时，首先应检查操作时是否将左右两上肢的导线颠倒连接，造成技术上的错误。

② 交界性心律或阵发性房性心动过速：Ⅰ 导联的 P 波也可能倒置，但 QRS 波群、T 波仍然直立。

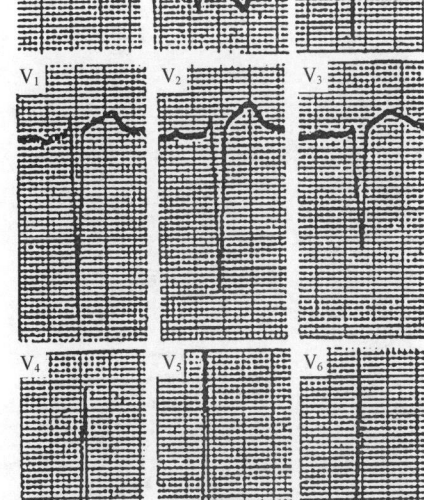

图 8-21 主动脉瓣狭窄

患者男性，51 岁。心电图示左心室肥大，$R_{V_5}=3.2mV$，$R_{V_5}+S_{V_1}=6.1mV$，并伴有 V_4～V_6 导联 ST 段下移，T 波倒置

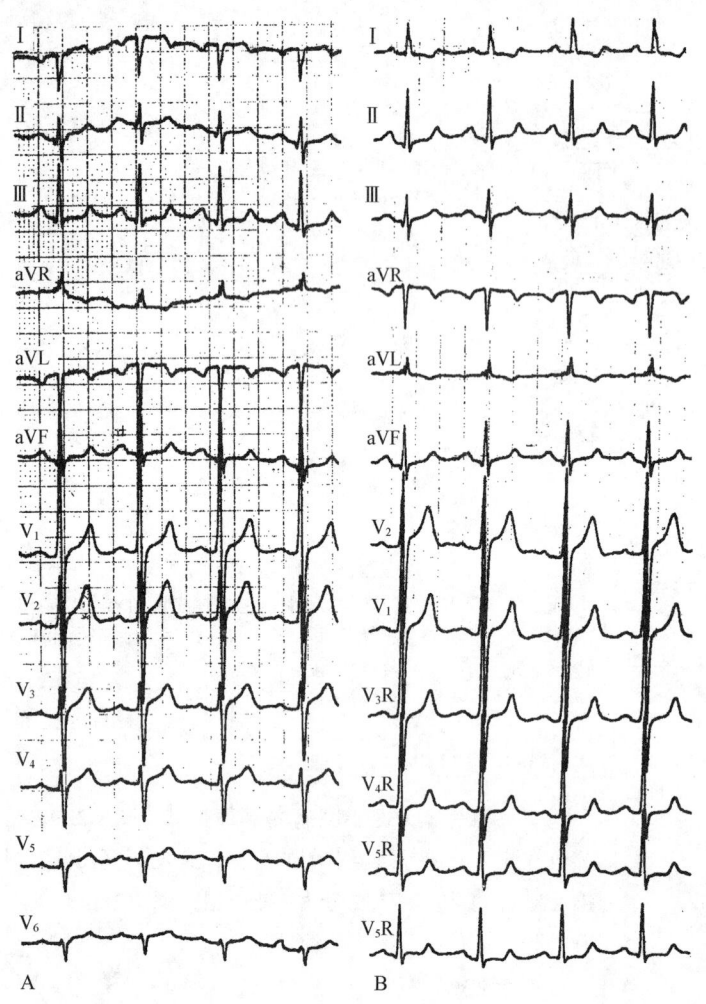

图 8-22 右位心

患者男性，56岁，以胸闷、心前区不适3周为主诉入院治疗。心脏彩超提示先天性右位心，心电图示：Ⅰ、aVL导联中P、QRS及T波均朝下，呈正常者的倒影

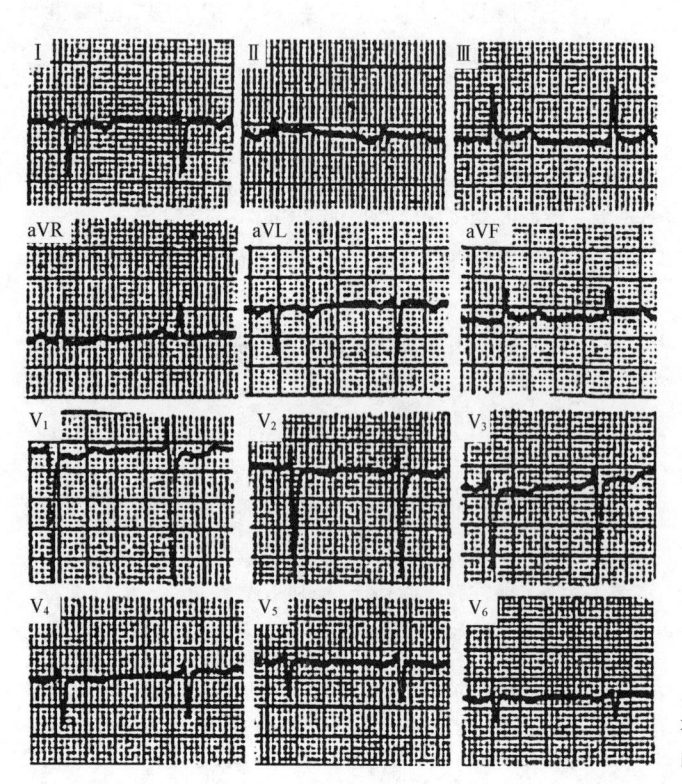

图 8-23 镜像右位心

患者男性，47岁。Ⅰ导联有特征性的P波倒置，S波群呈rS型；在胸导联呈现rS型，$V_1 \sim V_6$导联R波逐渐降低；aVR导联主波向上

（二）右旋心

1.定义　右旋心指心脏在发育过程中下降和左旋不良，甚至右旋，使心脏不同程度地移至右胸腔，心尖指向右前方，但各心腔间的左右位置基本正常，未形成镜像倒转，不伴有内脏倒置。

2.心电图表现

（1）心电图表现类似于镜像右位心，但由于心脏右移程度不同，故典型的右胸前导联QRS波群电压大于左胸前导联的特点不明显。V_1导联QRS波群与V_{6R}相似，$V_2 \sim V_4$导联呈qR型，V_5、V_6导联电压减低且常伴T波倒置。

（2）由于心房位置正常，Ⅰ、aVL导联P波直立，aVR导联P波倒置。Ⅰ导联QRS与T波倒置，Ⅱ、Ⅲ导联均为正向。

（三）心脏右移

1.定义　由于肺、胸膜或膈的病变而使心脏位于胸腔右侧，但左、右心室的解剖位置没有改变，血流动力学无明显变化。

2.心电图表现　心电图大多正常，偶有Ⅱ、Ⅲ导联Q波加深及Ⅰ导联T波倒置。

（黄永麟　于江波　张　怡）

参 考 文 献

[1] 黄宛.临床心电图学.5版.北京：人民卫生出版社，1999.
[2] 郭继鸿，新概念心电图.北京：北京医科大学出版社，2000.
[3] 陈灏珠，主译.心脏病学.5版.北京：人民卫生出版社，2000.
[4] 黄大显，现代心电图学.北京：人民军医出版社，1998.
[5] 杨钧国，李治安.现代心电图学.北京：科学出版社，1997.

第 9 章

心肌炎与心肌病

急性心肌炎是指由病原微生物感染或物理化学等因素引起的以心肌细胞坏死和间质炎性细胞浸润为主要表现的心肌炎症性疾病。心肌内发生局灶性或弥漫性炎症，主要病理改变是心肌实质或间质的炎症，细胞浸润、变性和散在的坏死区域与纤维区域交替并存。病变弥漫且严重者，常可累及心脏的起搏和传导系统，从而在心电图上产生一系列相应变化。临床上引起心肌炎的病因很多，感染是主要的病因（包括细菌、病毒、全身性疾病、中毒、药物过敏等，其中以病毒感染、风湿最常见）。临床与病理改变可不一致，约40%的患者发病1~2周有心电图改变，甚至部分患者心电图改变是心肌炎的唯一表现。因此，心电图对心肌炎的诊断有一定的参考价值，并对临床治疗、判断治疗效果和预后也有一定帮助。心电图改变与心肌炎的严重程度、病变范围、部位有关，当心肌病变发展到一定程度，影响心肌的除极和复极，影响传导系统时，才能在心电图上有所反映。心肌炎所引起的心电图改变在其他原因的心肌病变中也可出现，不具特异性，其心电图诊断价值又是有限的。在临床上，不少已确诊为心肌炎的患者，心电图完全正常或基本正常，因此，心电图诊断心肌炎必须结合临床其他资料及心电图的连续观察。

心肌炎的心电图改变包括各种类型的起搏传导障碍、ST-T改变、QRS波电压改变或异常Q波、QT间期延长，以及各种类型的室上性和室性心律失常等。但由于心肌炎症程度不一，受侵犯的部位不同，其心电图改变也有一些差异。受损程度较轻者，心电图改变可较轻微，受损严重者则上述心电图改变均可见到。常见的心电图改变表现如下。

1. 窦性心律失常 急性心肌炎患者，10%~30%有窦性心动过速。而窦性心动过缓、窦房传导阻滞和窦性停搏较少见（约为2%），但其严重性却不容忽视，常是心肌炎猝死的主要原因。

2. 传导系统的改变 主要是病变直接累及心脏传导系统，如房室结、房室交界区或房室束支所致，同时与迷走神经张力增高亦有关。一般多为一度房室传导阻滞，严重的可发生二度或三度房室传导阻滞。以上改变，往往随心肌炎的恢复而改善，病变治愈可完全恢复正常。仅少数病例由于传导系统遭到严重破坏或纤维化而引起永久性的传导障碍。

3. ST-T改变 ST-T改变可见于各导联，尤其是在左侧心前导联更多见。多为轻度ST段水平性降低和T波平坦或倒置，检出率约为75%。少数重症心肌炎患者可表现为多个导联ST段抬高。ST-T改变随着病变进展或减轻而演变，这种变化和演变过程在排除其他原因引起的ST-T改变的可能时，结合临床表现则有助于心肌炎的诊断。但应注意的是，很多正常年轻女性或是更年期妇女，心电图上经常出现T波低平或倒置，多见于Ⅱ、Ⅲ、aVF导联上，此种改变往往是自主神经功能失调所致。

4. QRS波群低电压和异常Q波 心肌炎出现QRS波群低电压者占20%~43%。重症心肌炎心电图上可出现异常Q波。上述改变可能是由于心肌的炎性病变影响心肌除极，使其除极延缓及心电动力减低甚至消失所致。病情缓解后QRS电压可逐渐恢复，异常Q波消失，心电图恢复正常。

5. QT间期延长 QT间期代表心肌全部除极、复极过程的全部时间。从理论上讲，心肌炎必然影响心肌的除极和复极过程，从而使QT间期延长。但在临床实际中并非所有患者都有这种表现，急性风湿心肌炎者仅30%左右的心电图有QT间期延长。

6. 心律失常 心律失常是心肌炎最常见的临床和心电图表现，以房性期前收缩或室性期前收缩、窦性心动过速、心房扑动或心房颤动、阵发性室上性或室性心动过速最常见。持续性室性心动过速、心室扑动或心室颤动虽不多见，却是引起心源性死亡的主要原因。

一、急性风湿性心肌炎

急性风湿病可累及心脏心内膜、心肌和心外膜，其中以风湿性心肌炎最为严重。心电图常见表现为：

1. PR间期延长　约70%以上的病例出现此改变，一般在0.20～0.30ms，个别可达到0.50ms以上。随着心肌病变的程度发生改变，在心肌炎严重时延长，心肌炎痊愈时，PR间期随之后恢复正常，极少数（约4%）可持续存在。引起PR间期延长病因，多认为是风湿热影响迷走神经反应，故阿托品容易使PR间期恢复正常，而不是传导系统的炎症和纤维化。

2. 窦性心动过速　风湿病活动期几乎每1例都有窦性心动过速，如体温正常后仍有明显心率增快，往往提示存在活动性风湿性心肌炎。

3. ST-T改变　约见于50%以上的病例，ST-T改变可能是心肌炎本身或是风湿性冠状动脉内膜炎或心包炎所致。主要表现为ST段下移，T波低平、双向和倒置，合并有心包炎者ST段上移抬高。

4. 心律失常　心肌炎早期可出现各种室上性或室性心律失常，以期前收缩最为多见，心房扑动和心房颤动较少见。

二、病毒性心肌炎

1. 病毒性心肌炎是由各种病毒引起的急性心肌炎症，其中以艾柯病毒最常见。从临床症状、病程的转归来分类，病毒性心肌炎可分为以下几型。

（1）亚临床型心肌炎：病毒感染后无自觉症状，常规检查心电图发现有ST-T改变或房性期前收缩、室性期前收缩，数周之后，这些改变自行消失或遗留心律失常。

（2）轻症自限型心肌炎：病毒感染后1～3周可有轻度心前区不适、心悸、心电图可有ST段改变、各种期前收缩，CK-MB和心脏肌钙蛋白T或I升高，但无心脏扩大、心力衰竭表现。若进行适当治疗，1个月左右可逐渐恢复。

（3）隐匿进展型心肌炎：病毒感染后有一过性心肌炎表现，数年后发现心脏逐渐扩大，表现为扩张型心肌病。

（4）急性重症心肌炎：病毒感染后1～2周出现胸痛、气短、心悸等症状，心动过速、室性奔马律、心力衰竭、心脏扩大等体征，甚至出现心源性休克。此型病情凶险，可在数日内死于泵衰竭或严重心律失常。

（5）猝死型心肌炎：死前无心脏病表现，常在活动中猝死，尸检证明有急性病毒性心肌炎。

2. 病毒不直接而是通过毒素作用侵犯心肌。患者可出现明显的心电图改变，特点是以非特异性ST-T改变（ST升高或降低，T波低平或倒置）、QT间期延长和心律失常为多见，其主要改变如下。

（1）心动过速：如窦性心动过速和房性心动过速。

（2）心动过缓：如窦性心动过缓或由于窦房传导阻滞、一度、二度或三度房室传导阻滞造成的心动过缓。

（3）室性心律失常：以频发、多形或多源性成对室性期前收缩或并行性室性心律为多见，另可见短阵或阵发性室性心动过速。以上改变多为一过性的，往往随病变痊愈而恢复正常。但少数患者可因为心肌及传导系统严重破坏和纤维化，在炎症消退后局部形成瘢痕，而遗留永久的改变，在心电图上表现为心肌炎后遗留室性期前收缩和传导阻滞。

（4）ST-T的改变：在心肌炎中ST段轻度降低，特别是T波改变也是很常见的心电图特征。若自感染开始便开始作心电图描记，则发现T波的改变甚至比PR延长更普遍。T波的改变往往随着感染的进展和减轻而演变。部分患者在疾病发生发展过程中，将一系列的心电图排列比较，便可发现在一个比较短的时间内，其T波已呈现明显的变化，再与临床的表现结合起来，就可帮助心肌炎的诊断。临床上约1/3病毒性心肌炎患者表现为ST-T改变。

（5）QT间期的增长：QT间期代表心室全部除极、复极的时间。如果心肌发生炎症变化，自理论推想QT间期应该会延长。临床可见到QT间期延长的病例。

三、白喉性心肌炎

在各种急性传染病中，最常累及心肌引起心肌炎者以白喉为首位。白喉性心肌炎约见于25%的白喉病例，个别情况可高达57.5%。主要是由于白喉外毒素引起心肌脂肪变性、坏死，在发病后第1周末及第2周初表现最明显。主要心电图改变为ST-T改变、传导阻滞、QT延长和心律失常。ST-T改变可能为仅有的心电图表现，严重病例几乎无例外均有ST-T变化，表现为ST下移，T波低平和倒置。严重病例可出现各种程度的房室传导阻滞，尤其是三度房室传导阻滞较其他原因引起的心肌炎更为常见，为预后不良的征兆。另外，也易发生束支传导阻滞并提示预后很差。可出现各种心律失常，出现严重室性心律失常者预后较差（图9-1）。

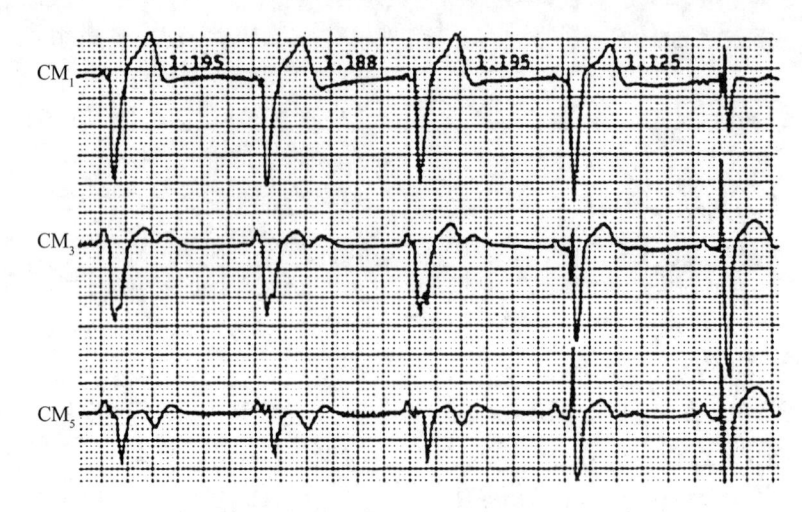

图9-1 急性病毒性心肌炎心电图改变

四、心肌病

（一）定义

心肌病系一组异质性心肌疾病，由各种不同原因（常为遗传原因）引起的，伴有心肌机械和（或）心电活动障碍，常表现不适当心肌肥厚或扩张、心律失常、心电图ST-T改变。可导致心血管死亡或心功能不全，该病可局限于心脏本身，亦可为全身疾病的部分表现。

其他心血管疾病引起的心肌病理改变不包括在心肌病范畴，如：心脏瓣膜病、高血压心脏病、先天性心脏病、冠心病、心肌肿瘤等。不建议使用"缺血性心肌病"这一名词。

（二）原发性心肌病分类

1. 遗传性心肌病

（1）肥厚型心肌病（HCM）。

（2）致心律失常型右心室发育不良心肌病（ARVC/D）。

（3）左心室致密化不全（LVNC）。

（4）糖原蓄积病。

（5）传导系统疾病：Lenegre病。

（6）线粒体肌病。

（7）离子通道病：①长QT综合征（LQTS）；②Brugada综合征；③短QT综合征（SQTS）；④儿茶酚胺敏感性多形性室速（CPVT）；⑤asianSUNDS。

2. 混合型心肌病

（1）扩张型心肌病（DCM）。

（2）限制型心肌病。

3. 获得性心肌病

（1）炎症性心肌病。

（2）应激性心肌病。

（3）围生期心肌病。

（4）心动过速性心肌病。

（5）胰岛素依赖型糖尿病母亲的婴儿。

（三）临床表现

主要有心脏扩大、心力衰竭、心律失常、血栓栓塞和猝死。心肌病的心电图可有多种不同表现，以心室肥大、束支传导阻滞、各种类型的心律失常及ST-T改变为最常见。但各种疾病类型不同，病理改变亦不一致，其心电图表现也不完全相同。本书主要介绍HCM、DCM、限制型心肌病、ARVC/D心电图改变。

（四）扩张型心肌病

扩张型心肌病（dilated cardiomyopathy，DCM）是一种病因未明、病死率很高的心肌病，可能与病毒感染、家族遗传、免疫等因素有关。特点是心腔扩大，室壁多变薄，病理改变的特点是弥漫性心肌变性和坏死，常累及整个心脏。左心室是最主要的病变部位，病变累及心肌工作细胞，导致心肌收缩力降低，累及传导系统，导致各种心律失常。近年来DCM发病率有升高趋势，且DCM心律失常的临床报道日渐增多。DCM起病缓慢、隐匿，大多以充血性心力衰竭住院，心电图检查几乎均有异常表现，包括一些无症状患者，心电图与心脏超声相结合，有助于提高早期诊断率，早期治疗，改善预后。

1. 心电学异常的机制　心肌细胞变性，坏死，纤维化或者由于心肌细胞组织退行性病变导致心脏扩大和心肌收缩功能降低，广泛的心肌病变累及心脏起搏及传导系统，故易出现各种心律失常，易出现低电压，异常Q波，心脏本身扩大又可能引起QRS间期增宽。

2. 心电图表现

（1）P波异常见于14%～32%患者。最常见是双峰P，增宽且有切迹，PTF_{v1}负值增大，可能与双房扩大，或由于心房负荷过重左心房内压增高有关。

（2）虽然绝大多数患者有左心室肥大表现，但仅约1/3患者QRS会出现左心室高电压表现，原因：①并发束支阻滞；②广泛纤维化；③同时合并右心室肥大，两个肥大心室向量抵消。心电图表现为双室肥大者少见，单纯表现为右心室肥大者更为少见。有学者认为胸前导联高电压（$R_{V_5}+S_{V_1} \geq 3.5mV$）加肢体导联相对低电压（$R+S \leq 0.8mV$）为DCM特征性心电图改变。心肌广泛纤维化后胸前导联和肢体导联均可出现QRS低电压。

（3）异常Q波：扩张性心肌病异常Q波检出率可达11%～20%，最常见在左胸前导联，其次在右胸前导联和肢导联，少数仅在肢导联出现。胸前导联的Q波常伴低R波（可类似心肌梗死），或伴有ST段弓背向上抬高，以及ST-T动态改变。扩张性心肌病Q波的产生是由于多区域坏死或纤维化扩展到整个左心室和室间隔，使该部分心电活动消失，往往意味着心肌已有较严重的病理学改变。扩张性心肌病的异常Q波不像肥厚型心肌病出现异常Q波具有一定特征，从心电图上很难与冠心病、急性心肌梗死相鉴别。

（4）房室传导阻滞常见一度房室传导阻滞合并左束支阻滞，有报道，在扩张型心肌病病程中，心电图上连续的改变是PR间期和QRS时限进行性延长。

（5）ST段降低：是扩张性心肌病常见的心电图改变之一，多数呈水平型或上斜型降低，T波低平、倒置或双向。但ST-T降低和T波倒置的程度均较轻，未见有类似"冠状T波"的对称性T波倒置。严重病例可因心内膜下心肌严重损害，而出现ST段显著下移，呈下斜形单向曲线。如心肌严重损害、坏死或缺氧严重，则ST段可明显上移，呈单向曲线，酷似急性心肌梗死的ST段改变。

（6）患者心律失常以心房颤动和室性异位搏动最常见，房室传导阻滞和束支传导阻滞多见。

3. 鉴别诊断和临床意义 心电图改变须与前壁心肌梗死、高血压心肌肥厚伴劳损、缺血性心肌病相鉴别。主要靠病史、心电图演变、心肌坏死标记物、超声、冠状动脉造影来鉴别。

4. 相关进展和展望 DCM患者心律失常复杂性高于迄今报道的任何其他心肌病。究其原因可能为：①心肌纤维变性坏死，纤维化导致自律增高、折返、触发活动及自动除极等；②心肌病变程度不一致引起复极不均匀，QT离散度增高；③传导系统病变累及；④室壁张力增大，心肌细胞耗氧增加，存在不同程度的代谢障碍。有研究表明，DCM患者心律失常似乎与心功能减退和不同程度的心脏扩大有关。心房腔扩大的程度与心房扑动心房颤动发生有密切关系。室性心律失常与左心室舒张内径扩大程度有关，随着扩大程度加重，左侧心力衰竭，其室性心律失常发生率随之增加。心律失常是加重DCM患者心力衰竭发生、发展的重要因素。心电图出现的持续性室性期前收缩越频繁，则扩张型心肌病的预后越差，临床医生应加强本病的认识，对早期DCM患者有效地控制心律失常，对于伴有复杂心律失常的患者应及早诊断，及早治疗，合理应用心脏再同步化治疗（cardiac resynchronization therapy，CRT）和置入式心脏复律除颤器（implantable cardioverter and defibrillator，ICD）提高患者的生活质量和生存率（图9-2）。

（五）肥厚型心肌病

肥厚型心肌病（hypertrophic cardiomyopathy，HCM）的病理改变以心室肌肥厚为主，主要累及左心室和室间隔。大多是非对称性的左心室肥厚。以室间隔肥厚最为显著而伴有左心室流出道狭窄，属梗阻型肥厚型心肌病，梗阻型以主动脉瓣下室间隔肥厚明显，称为特发性肥厚型主动脉瓣下狭窄（idiopathic hypertropic subaortic stenosis，IHSS）。少数呈对称性左心室肥厚，为非梗阻性肥厚型心肌病，另有单纯为心尖肥厚的类型（apical hypertrophy，APH）。组织学改变的特点是心肌细胞显著肥大，心肌纤维排列紊乱。不同类型的肥厚型心肌病的心电图的表现可以各不相同。

1. 心电学异常的机制 心电图不是诊断肥厚型心肌病左心室肥厚的敏感指标，肥厚型心肌病左心室肥厚心电图诊断的敏感性主要与左心室肥厚的范围和程度有关，而与左心室肥厚的部位无明显关系。HOCM患者ECG异常改变的机制可能为：①肥大的心肌细胞杂乱无序地排列连接，导致左心室结构排列混乱，心肌肥厚，严重地损伤心肌细胞的电脉冲传播，导致除极和复极的失调。②结缔组织和异常的细胞间质增多。③肥厚的心肌缺血和局灶性纤维化等。

肥厚型心肌病心室壁呈不对称或对称性肥厚，以室间隔肥厚为主，也可有心尖部、左心室游离壁肥厚。根据左心室流出道有无梗阻，又将肥厚型心肌病分为肥厚型梗阻型心肌病和肥厚型非梗阻型心肌病。前者主要是主动脉瓣下室间隔肥厚明显，造成左心室流出道血流动力学障碍。以心尖部肥厚为主者，称为心尖部肥厚型心肌病。肥厚型心肌病主要心电图改变有ST-T改变、左心室肥厚、病理性Q波、P波异常、左前分支传导阻滞及心律失常，少数有右心室肥厚等。由于肥厚型心肌病的病理解剖不同，其心电图也各有差异。

2. 心电图特征（图9-3） 肥厚型心肌病国内外报道80%～90%有明显心电图改变。心电图常表现为左心室或双心室肥厚，以及左心房扩大、左束支传导阻滞及异常Q波等。

（1）左心室肥厚：是常见的心电图改变。肥厚性梗阻型心肌病的左心室肥厚心电图发生率比非梗阻型

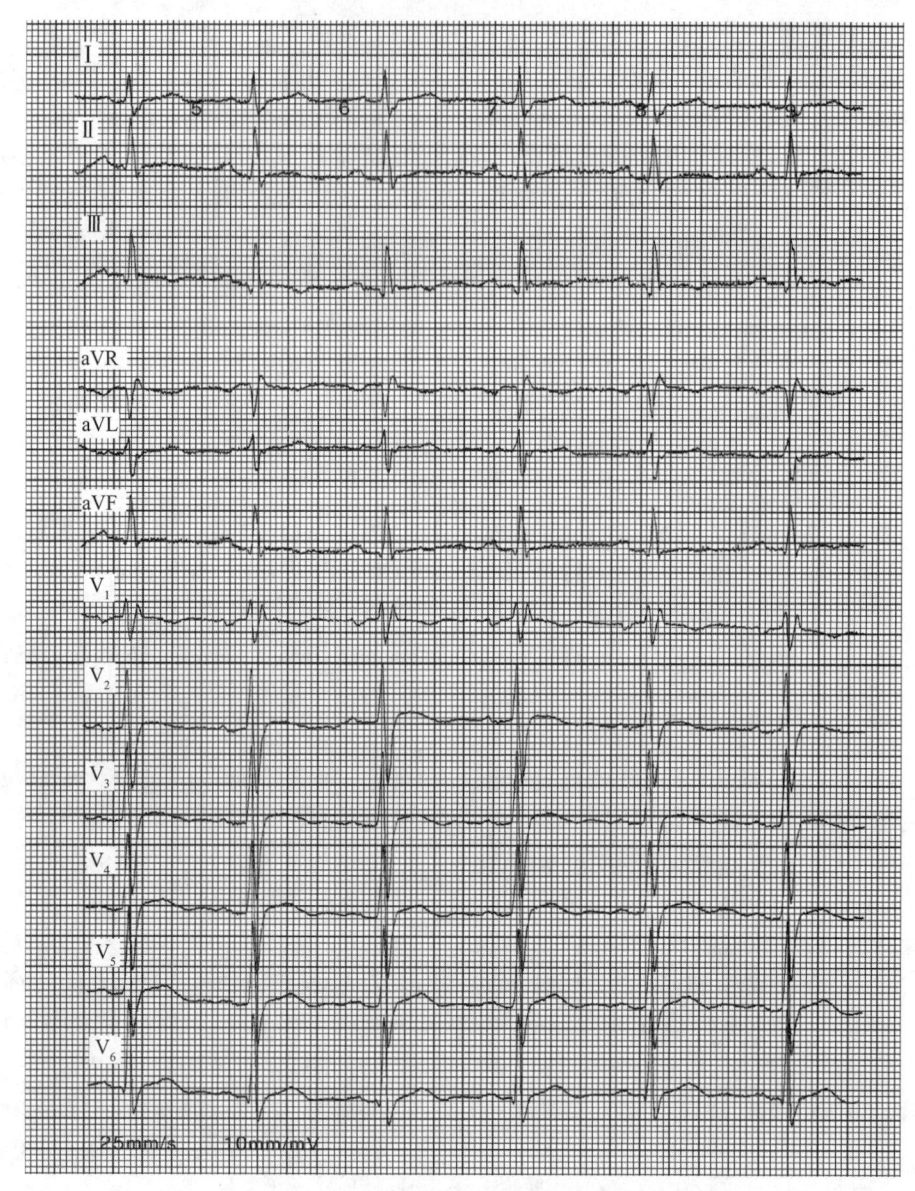

图9-2 扩张型心肌病心电图

更高。右心室肥厚的心电图改变往往不典型，虽然有时V_1及V_3R导联呈现RS型和R波电压＞1.0mV，但有人认为不是真正右心室壁异常肥厚改变（因为病理上肥厚型心肌病右心室增厚较轻），可能是由异常增厚的室间隔左侧面的除极向量所致。

（2）异常Q波：异常Q波是肥厚型心肌病常见的心电图改变之一。梗阻型肥厚型心肌病发生率显著高于非梗阻型。异常Q波常见于Ⅱ、Ⅲ、aVF、V_5及V_6导联，其特点是深而不宽，且同导联的T波呈直立，即Q波与T波向量不一致。有时在V_1及V_2导联亦可出现深Q波及高R波，呈QR型，一般认为其产生原因是由于肥厚的室间隔产生的除极向量异常增大所致。上述改变可以消失或减少，或由浅变深，或出现新的异常Q波。这种动态改变，不伴有ST-T和R波改变，它不同于心肌梗死的异常Q波。有学者认为这种改变取决于室间隔和心室壁之间肥厚程度的平衡关系，而不是心肌坏死的反映。

关于肥厚型心肌病异常Q波的发生机制有两种解释，一是认为由于室间隔肥厚，自左向右的初始QRS向量增大；另一种解释认为肥厚型心肌病时心室激动正常顺序发生了改变。也有学者认为肥厚心肌的纤维化也是造成异常Q波的重要因素。

（3）P波增宽：P波增宽在本病不少见，P波时限多大于0.11ms，并有切迹。同时约有1/4的患者PR间期延长超过正常范围，少部分患者P波电压增高（0.22mV）。肥厚型心肌病左心室舒张期顺应性下降，左心室舒张末压增高，左心房负荷加重，导致左心房扩大。但P波增宽并不代表解剖上的左心房肥大，而可能是房内传导障碍的结果。P波电压增高仅见于有右心室流入道梗阻或非梗阻型肥厚性心肌病伴有全心力衰竭或肺梗死的患者。P波电压增高和左心室肥厚并存有助于本病与主

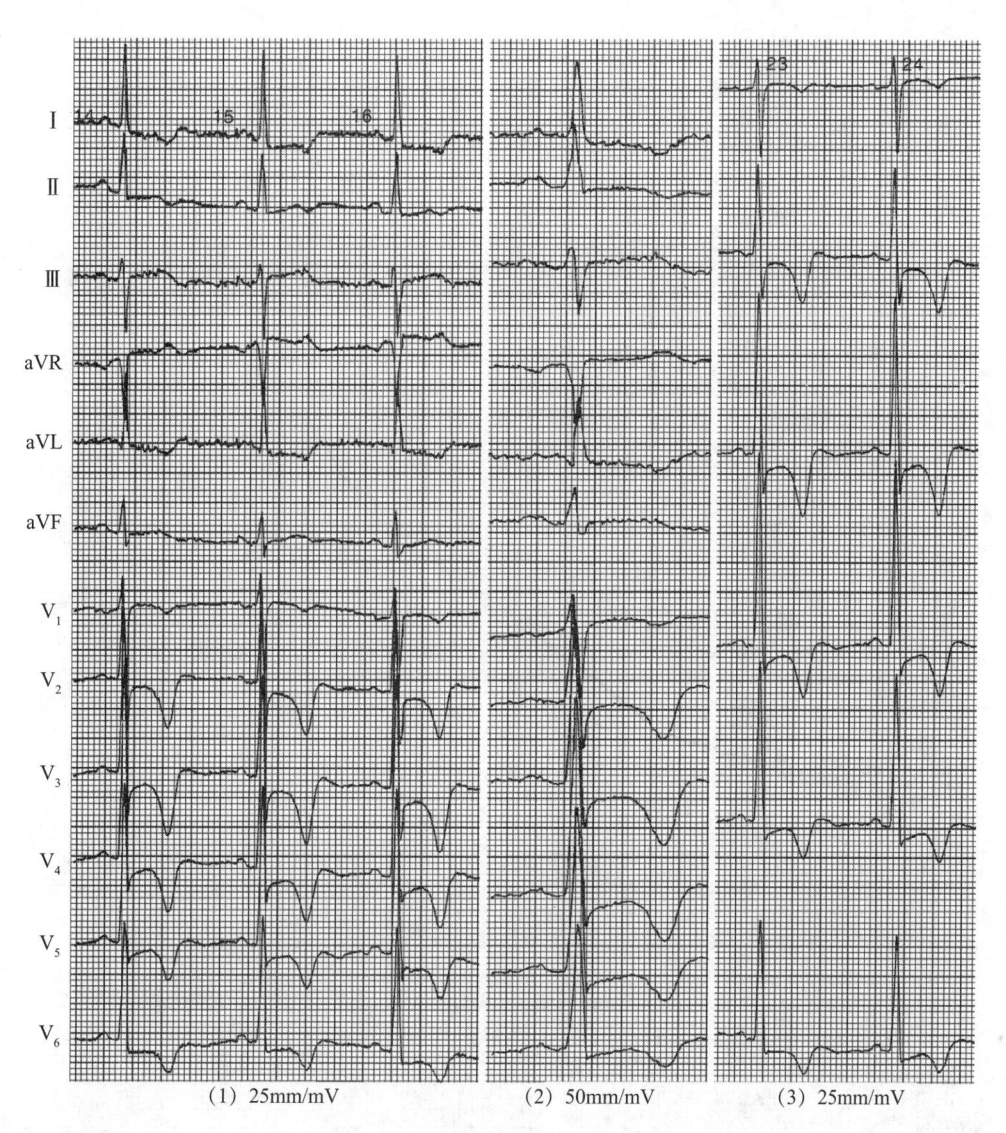

(1) 25mm/mV (2) 50mm/mV (3) 25mm/mV

图9-3 肥厚型心肌病心电图1例

动脉瓣狭窄的鉴别，后者这两种心电图异常并存是罕见的。

（4）ST段和T波改变：ST段和T波异常是本病常见的心电图改变，大多数ST段呈水平型压低，少数为下垂型压低，同时伴有T波低平或倒置。有的T波倒置呈对称型，酷似"冠状T波"。因此，在有缺血型ST段降低及"冠状T波"的患者，除考虑缺血性心肌病外，在年轻患者还应注意与肥厚型心肌病的鉴别诊断。通常认为肥厚型心肌病的ST-T改变是继发于左心室肥厚。但有资料表明，有的病例虽无左心室肥厚的心电图改变，却有明显的ST段水平型下降。据此认为，原发性复极异常也可能是肥厚型心肌病ST-T改变的另一主要原因。

（5）心律失常：肥厚型心肌病合并心律失常虽不如扩张性心肌病常见，但其发生率仍很高。心房颤动约为40%，60%有室性期前收缩，约30%的患者可见室性心动过速，严重者可引起猝死。另外，左束支传导阻滞、左前分支传导阻滞亦较多见。肥厚型心肌病并发预激综合征的发生率比一般人群高，心电图上通常不易发现预激波，但容易合并阵发性室上性心动过速（图9-3）。

3. 心尖部肥厚型心肌病 心尖部肥厚型心肌病是肥厚型心肌病的一种特殊类型，主要是心尖部心肌显著增厚。其心电图异常改变具有一定的特征性，且极易与冠心病相混淆，应注意鉴别。其心电图特征为（图9-4）：

（1）心电图的特征性改变为左心室电压增高伴ST段降低和巨大倒置T波，表现为左侧心前V_5导联R波增高，大于2.5mV，或$R_{V_5}+S_{V_1}>3.5$mV，额面QRS波群正常。同时，ST降低呈水平型或下垂型，在左侧心前导联上出现巨大的深而陡的倒置T波，深度>1.0mV，且在V_4、V_5导联上最显著。

（2）心尖部肥厚型心肌病可出现P波增高，多见于伴有心力衰竭或肺梗死的患者。

（3）病理性Q波和QT间期延长亦比较常见。

4. 鉴别诊断和临床意义 在有缺血性ST下移，冠状T波时，除考虑冠状动脉性心脏病，也应警惕是否为肥

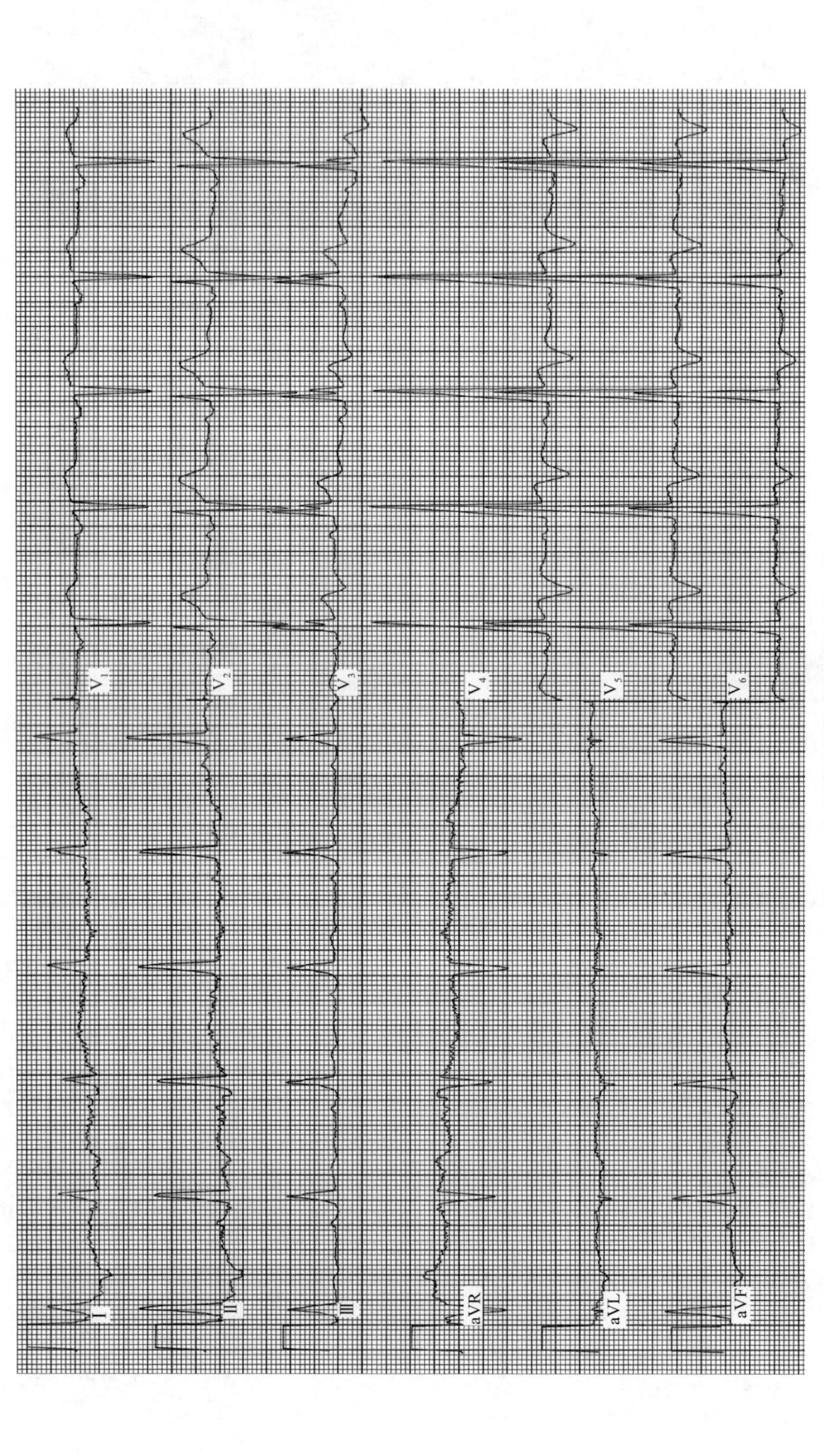

图 9-4 心尖部肥厚型心肌病心电图 1 例

厚型心肌病，尤其是年轻患者。

5.相关进展和展望　综上所述，可见原发性肥厚型心肌病心电图表现多样但缺乏显著特异性，随着当前诊断水平和临床认识的提高，肥厚型心肌病不再被认为是少见病，因此，我们在工作中应提高警惕加以鉴别，对一些难以解释的心电图，尤其是年轻患者，应想到肥厚型心肌病，并积极进行进一步检查，以防漏诊。对重症患者可做介入或手术治疗，置入DDD型起搏器、消融或切除肥厚的室间隔心肌。

（六）限制型心肌病

限制型心肌病（restrictive cardiomyopathy，RCM）病因不明，有学者认为热带地区的心内膜纤维化和温带地区的Leftler's嗜酸性粒细胞性心肌病可能系同一类疾病。以心室充盈受阻为特点，以心脏间质纤维化增生为主要病理变化，心室内膜及心内膜下有数毫米的纤维性增厚，心室内膜硬化，导致心室壁顺应性降低，心腔狭窄，心脏充盈受阻的舒张功能障碍。因此亦称为心内膜心肌纤维化。心肌的变性病灶总伴有不同程度的炎症。病灶通常最终由瘢痕组织代替，所以在局灶性变性之后，总有局部的纤维化。

由于心肌的炎症反应，对心肌内小血管的损伤和由于免疫机制的产生，可出现冠状动脉小分支病变，心脏神经病变和心脏收缩过度状态。如当心室的小动脉被阻塞时，则导致心肌供血不足，收缩能力丧失，心排血量下降，出现心脏扩大和衰竭。当传导系统的小动脉阻塞时，便可发生传导障碍，各种心律失常。

心电图主要改变为：①非特异性ST-T改变；②胸前导联R波进行性降低是常见的表现，同时右心室增大；③右心房显著增大；④可因心包积液而出现低电压；⑤心房颤动亦较常见；⑥束支传导阻滞也是较常见的异常改变。

（七）右心室发育不良综合征

致心律失常性右心室心肌病（arrhythmogenic right ventricle dysplasia，ARVD）是一种主要累及右心室心肌组织的疾病，过去国内报道较少，与对该病认识不足有关。近年来，随着医疗技术水平的不断提高，对该病的研究特别在诊断手段和治疗方法上有很大进展。本病1961年由Dalla volta首次报道，1978年由Frank Fontaine正式命名为致心律失常性右心室发育不良（ARVD），当时认为本病组织学上的特征是右心室游离壁心肌组织部分或全部被脂肪组织替代，而左心室正常，随着日益深入的病理学和临床研究发现，ARVD患者病变组织内还可见进展性间质纤维化及炎性细胞浸润，左心室也可同样受累以至于晚期发展为不可逆转的全心衰竭，难以与扩张型心肌病相鉴别，故认为本病

实质上也是一种原发性心肌病，世界卫生组织（WHO）于1995年正式将其归于心肌病范畴，并命名为致心律失常性右心室心肌病（ARVD）。主要累及右心室，病理表现为右心室扩大，右心肌肉组织部分或全部缺如，而由脂肪或纤维组织替代，心电图表现主要为室性心律失常。

1.心电学异常的机制　ARVD的病理解剖学特征是心室肌被脂肪纤维组织替代，范围变化很大，可以仅累及右心室心肌局部也可弥漫整个心室。但主要累及RV前壁漏斗部、心尖部及后下壁，三者构成了所谓的"发育不良三角"，室间隔很少受累。右心室多呈球形增大，心腔扩张，可伴室壁瘤形成。切面心壁肌层变薄，可见层状、树枝状或云彩状分布的黄色脂肪浸润区。部分病例（20%～50%）病变可累及室间隔和左心室。心瓣膜及冠状动脉等无形态异常，镜下以右心室肌不同程度地被脂肪或纤维脂肪组织代替为特征。脂肪组织呈条索状或片块状浸润、穿插于心肌层，残存的心肌纤维萎缩，呈不规则索团状，与脂肪组织混存。部分病例可见灶性心肌坏死、炎症反应及纤维化改变。病变程度多为Ⅱ～Ⅲ级特别是心脏固有神经和传导系统受累，是造成心电不稳定和致死性心律失常的病理学基础。

2.心电图表现

（1）常规心电图：ARVD患者室速发作时呈左束支传导阻滞图形且电轴多左偏。局限于右心室流出道的ARVD发生室速时电轴也可右偏，但比较少见。窦性心律时的心电图检查对ARVD诊断尤为重要，约70%的患者有不正常表现，主要有右胸导联（$V_{1～3}$），特别是V_2导联T波倒置，V_1导联QRS波群时间延长>110 ms，部分患者呈完全或不完全右束支传导阻滞图形，30%的ARVD患者能在右胸导联特别是V_1导联上见到QRS波终末，ST段起始部有小棘波，称Epsilon波，此波出现提示右心室壁局部激动延尾。另外可出现房室传导阻滞、左前分支阻滞、预激综合征和室上性心律失常、右心房、右心室肥大和低电压等（图9-5～图9-7）。

（2）运动心电图：对于临床症状不典型的患者可做运动心电图，50%患者可诱发出室性心律失常，但运动试验阴性不能排除ARVD，Toyofuku等对17例ARVD患者进行运动心电图检查，发现65%患者诱发ST段抬高>0.1mV，且这些患者冠状动脉造影均正常。运动时ST段抬高与右心室局部或弥漫性运动不协调有关，这也提供了一种对于隐匿性ARVD患者无创性筛查方法，但必须排除冠状动脉疾病。

（3）信号平均心电图：各文献报道ARVD患者晚电位阳性率不等，但均在80%以上。且与猝死率相关，但如果ARVD患者病灶非常局限，即使有室性心动过速发

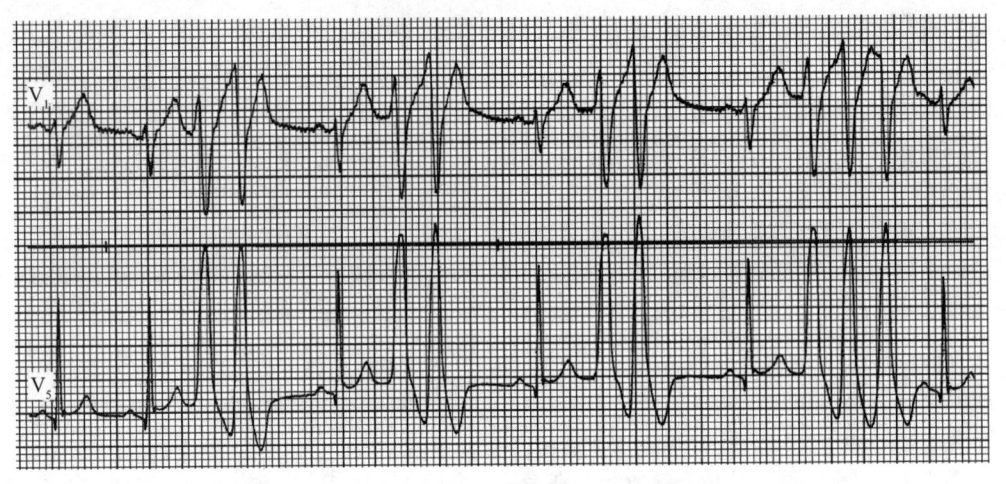

图9-5 右心室发育不良综合征心电图1例

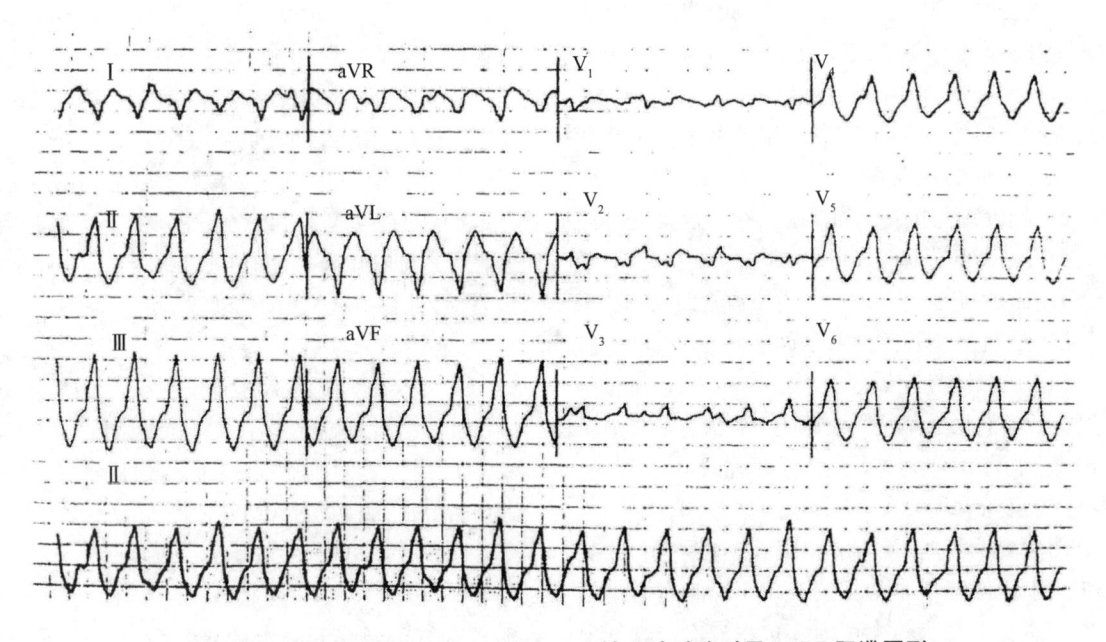

图9-6 致心律失常型右心室心肌病：室性心动过速时呈LBBB阻滞图形

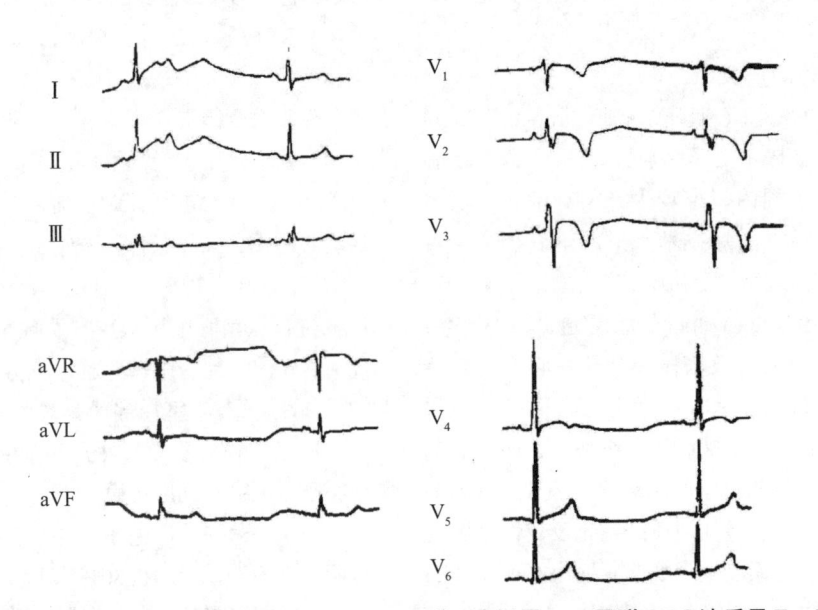

图9-7 致心律失常型右心室心肌病：$V_1 \sim V_3$导联T波倒置，V_1导联QRS波后见Epsilon波

作，信号平均心电图检测结果也可能正常。

（4）心内膜或心外膜标测：在右心室局部运动障碍处可见与心电图多形性尖波相应的延迟电位。

Aarcus报道一组23例右心室发育不良综合征患者，22例（99.1%）有室性心动过速，其次为ST-T改变。约79%的患者V_1～V_4导联T波倒置，并且于ST段上可见小棘波。室性心动过速时呈左束支传导阻滞图形。1989年Thienc拟定诊断右室发育不良综合征（右心室扩张型肌病）的心电图诊断标准为：心前导联（V_1～V_4）T波倒置，ST段见小棘波。

3.鉴别诊断和临床意义　ARVD常见于青、中年人，以运动或情绪激动时出现心悸、头晕或晕厥为主诉，亦有一部分患者全无症状，仅在体检时被发现，部分患者甚至以猝死为本病首发症状。上述症状常由于室性心动过速所致，而一部分猝死的青年患者生前从未发生及记录到室性心动过速，提示原发性室颤亦为ARVD的一种重要的心律失常。值得一提的是，ARVD患者发作室上性心动过速者并不少见，与ARVD患者心房易感性升高有关，其余类型心律失常少见。也有报道如心房颤动、心房扑动，完全房室传导阻滞，尖端扭转性室性心动过速等。因为部分ARVD患者尸检中可见冠状动脉（冠脉）远端微血管中膜增厚，管腔狭窄，故可解释某些患者胸痛发作的原因，临床特点与X综合征相似。

4.相关进展和展望　RVC的病因目前仍在探索之中，本病的一些疑难现象引发了许多假说，但均未得到肯定的结论，有以下几种可能。

（1）遗传因素：ARVD不断有家族聚集性病例报道，1988年Nava等研究了99个家庭成员，证实了ARVD是一种伴不完全外显率的常染色体显性遗传病，据推测ARVD可能是主要控制右心室发育的转录因子dHAND突变的结果。

（2）感染及自体免疫因素：相当一部分ARVD患者组织学上可见类似心肌炎的改变，Grumback等在8例ARVD患者心肌中发现了柯萨奇B病毒感染的证据，均支持感染和自体免疫反应在ARVD发病中起一定作用。ARVD可能是一种在胚胎时期即开始的疾病，感染因素叠加于其遗传背景之上，造成纤维修补替代过程形成ARVD病理基础。

（3）凋亡与ARVD：凋亡是一个高度调控的细胞程序性死亡过程，但可被各种内外因素不恰当地"激活"。Nicholson等在8例ARVD患者组织学检查中发现了凋亡现象，ARVD诱发凋亡的因素可能是反复发作室性心动过速所致心肌缺氧及再灌注损伤，凋亡使心肌细胞进行性缺失，继发纤维脂肪修补替代过程，促进了ARVD的病理改变。

（4）右心室优势学说：妊娠期间胎儿在子宫内承受一系列高的压力和阻力，胎儿的右心室为优势心腔，故更易受到损害，一旦此假说被证实，则ARVD的特征性改变是胎儿疾病的后果，感染、缺氧、药物中毒等都可为本病的根源。

上述多种因素综合作用造成右心室肌萎缩并逐渐被纤维脂肪组织替代，当这种"致心律失常底质"积累到一定程度就出现了ARVD的临床表现。

（陈清启　张雪娟　郑　雨）

第10章

心包炎的心电图改变与鉴别诊断

一、概述

心包的炎症性病变称为心包炎。心包炎可为急性与慢性两类，且都可合并心包积液。

慢性心包炎是急性心包炎的后果，它可导致心包粘连钙化并伴或不伴心包积液。

二、病因与临床表现

心包炎病因众多，临床表现可典型或不典型，后者的诊断有时可十分困难，心电图检查有时可提供重要诊断线索（表10-1）。

表10-1 心包炎病因及其临床特征

病因	临床特征
特发性	· 春秋季好发，常有上呼吸道感染前驱症状，多为自限性疾病。
感染性	· 病毒性者、抗毒抗体滴度＞正常4倍 · 化脓性者有败血症表现 · 结核性心包液炎腺苷脱氨酶、γ-干扰素、心包溶菌酶水平增高
结缔组织病	· 有类风湿性疾病患者心包积液内葡萄糖水平明显降低，其他相关免疫学指标阳性
尿毒症	· 2/3呈渗出性积液，常有慢性肾炎病史
急性心肌梗死	· 发病后1～3d出现
Dressler综合征	· 属免疫性反应，出现在心肌梗死后1周至半年内
外伤性与医源性	· 外伤或因心导管操作引起心包积血，导致心脏压塞
恶性肿瘤	· 血性积液，一般不伴发热
甲状腺功能减退	· 原因不明心包积液需排除本病

三、心电图表现及其机制

（一）机制

急性心包炎可发生纤维素渗出与积液，此可导致心包组织损伤，后者可引起心外膜缺血。心包炎通过下述3种机制引起心电图改变。

1. 急性心包损伤 包绕心脏的损伤心包组织可产生指向损伤面的ST段偏移。

2. 心包缺血 可导致心脏复极异常而引起偏离缺血区的T波改变。

3. 短路（short circuit）效应 合并心包积液的心包炎，可使心肌电激动传导出现短路效应，致使心电图表现P-QRS-T低电压与电交替，但上述表现一般出现在有大量心包积液的患者。

（二）急性心包炎心电图改变

心电图检查有简易、方便可重复进行的优点，且急性心包炎发病后数小时即可出现心电图改变，故可早期诊断心包炎并追踪疾病演变过程。研究发现典型急性心包炎心电图改变可分四期（表10-2～表10-4）。

急性心包炎的心电图早期诊断问题：典型急性心包炎的临床诊断主要根据是胸骨后锐痛，该疼痛在采取坐位时缓解。体检如发现发热、心动过速与心包摩擦音可进一步支持诊断。但对可疑心包炎患者或症状不典型患者最有诊断价值的检查是心电图记录。在急诊室遇见胸痛患者即使是一过性胸痛患者亦应立即进行心电图检查以及时发现ST抬高型心肌梗死与非ST抬高型急性心肌缺血或急性心包炎等疾病。

每位急诊室医师与内科医师均应熟悉与寻找胸痛患者心电图有无PR段压低，因为这是早期诊断急性心包炎的敏感而又特异性的指标（82%患者有此表现），并可据此排除正常健康人的早期复极现象与急性ST抬高型心肌梗死，因为后两种情况均不出现PR段压低现象。

为鉴别正常早期复极现象与急性心包炎可进行一项简单的测定即测定V_5、V_6导联ST/T波振幅比值。以PR段终末部为基线，测定其相邻T波的振幅并与ST段起始点高度比较，如ST振幅与T波振幅比值＜0.25，测为正常变异，如比值＞0.25则支持急性心包炎诊断（Euro J Emerg Med，2002，9：43-45）。

表 10-2 不同阶段心包炎的心电图改变

分期	反映心外膜损伤时导联（Ⅰ、Ⅱ、aVL、aVF、V₂~V₆）			反映心内膜电位的导联（aVR、V₁）		
	J点与ST段	T波	PR段	ST段	T波	PR段
Ⅰ	凹面向上型抬高	直立或增高	等电位线或压低	压低	倒置	等电位线或抬高
Ⅱ	等电位线	低平或浅倒	等电位线或压低	等电位线	低平或直立	等电位线或抬高
Ⅲ	等电位线	倒置	等电位线	等电位线	直立	等电位线
Ⅳ	等电位线	直立	等电位线	等电位线	倒置	等电位线

表 10-3 急性心包炎与急性心肌梗死的心电图鉴别

急性心肌梗死	急性心包炎
ST段抬高呈凸面向上型（少数亦可呈凹面向上型）	ST段抬高呈凹面向上型
梗死区导联有Q波伴T波倒置（上述心电图改变局限于梗死区）	无病理性Q波 T波常直立增高 ST段抬高呈弥漫性（aVR与V₁导联除外）
常伴对应性改变	无对应性改变

表 10-4 早期复极与急性心包炎鉴别

早期复极	急性心包炎
男性	男性或女性
T波增高明显	T波增高不显著
J点呈鱼钩状	
V₆导联ST＜25%T波	V₆导联ST＞25%T波
心动过缓	心动过速

尚需指出，急性心包炎患者出现多数导联PR段压低时，往往伴有aVR与V₁导联PR段抬高。少数极早期急性心包炎患者在胸痛出现后数小时心电图即可出现PR段压低，其后方出现多个导联的ST段弓背向下型抬高。

尽管急性心包炎心电图改变可分四期，但并非每例就诊患者都会出现典型的心电图动态演变过程。

1. 急性心包炎可能出现的心电图变化
（1）PR段压低（aVR导联除外，而可出现PR段抬高）。
（2）多个导联ST段弓背向上型抬高（aVR导联ST段压低）。
（3）窦性心动过速。
（4）ST-T改变。
2. 大量心包积液的心电图变化
（1）QRS波低电压。
（2）窦性心动过速。
（3）QRS波电交替。
（常提示有心脏压塞）
注：其他疾病如严重冠心病等亦可有电交替现象。

（三）慢性心包炎的心电图改变

慢性心包炎心电图改变与慢性心包积液基本相同，表现为窦性心动过速、QRS波低电压与T波倒置，偶可出现电交替。但应注意慢性心包炎尚可出现下述一项或多项心电图改变：

1. 左心房增大（左心房室环缩窄所致）。
2. 心房颤动（发生率30%）因心房淤血性扩张所致。
3. 房室传导阻滞或室内传导阻滞。
4. 假性梗死型Q波［心包钙化向心肌内伸展和（或）冠状动脉周围钙化与纤维化而影响冠状动脉血流］。
5. 50%慢性心包炎可有右心室肥厚，电轴右倾表现（二尖瓣房室环周围缩窄引起右心室代偿性扩大与肥厚）。

必须指出，少数慢性缩窄性心包炎患者心电图并无QRS波低电压表现。

警示：任何原因不明活动时气短、肝大、水肿、腹水或原因不明窦性心动过速，心房颤动患者均应想到缩窄性心包炎可能，并在不用利尿药情况下检查有无颈静脉充盈度增加，并行进一步检查。目前对疑难病例诊断的最佳辅助检查为MRI显像，其敏感度、特异度与正确性分别为88%、100%与93%，但MRI不能鉴别钙化与纤维化组织，故心包有钙化时，CT扫描对评估心包增厚要优于MRI。

（四）各种心包炎的不同心电图表现及其鉴别诊断

见图10-1～图10-17。

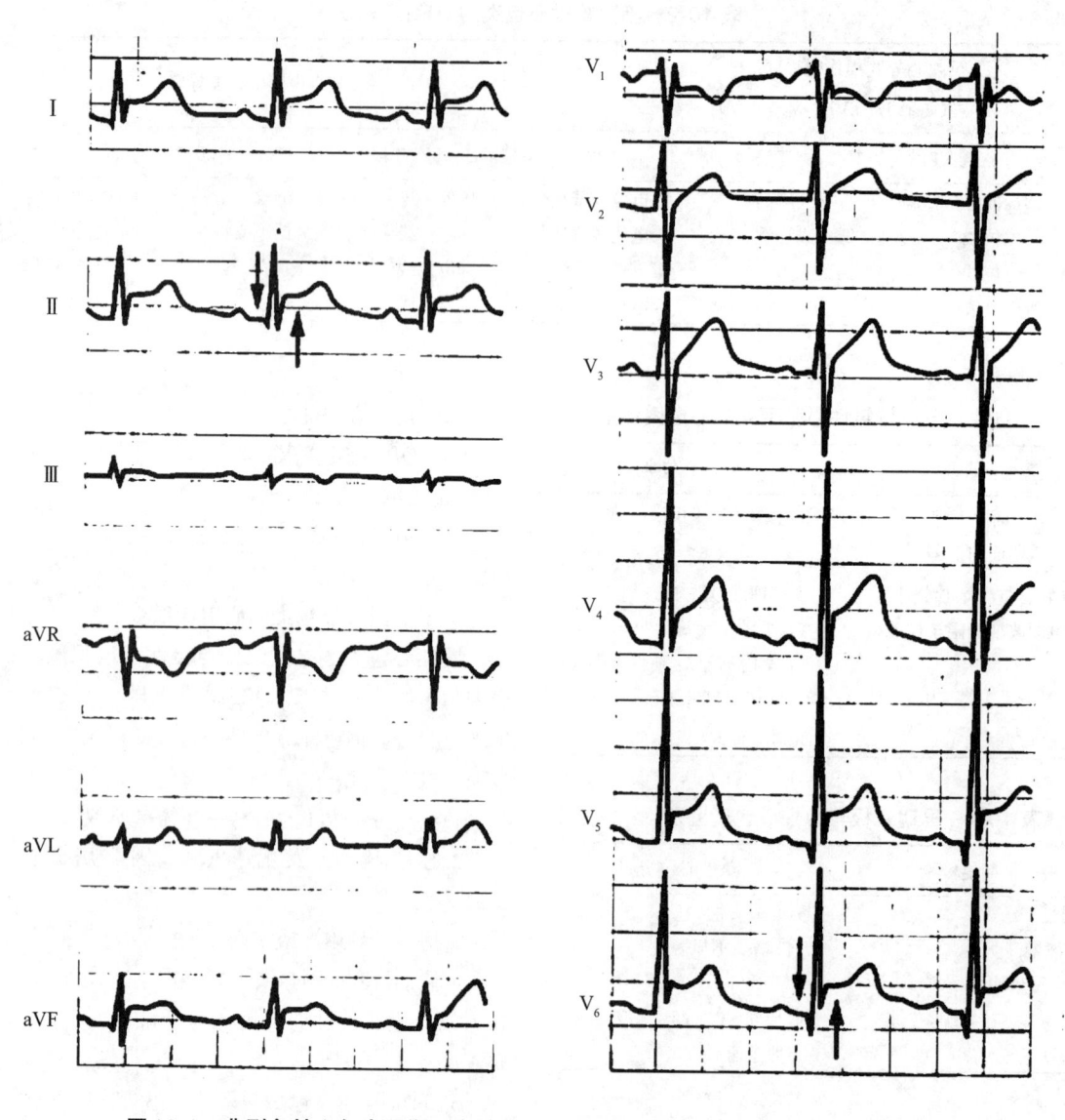

图10-1 典型急性心包炎早期心电图改变——PR段压低与ST段弓背向下型抬高

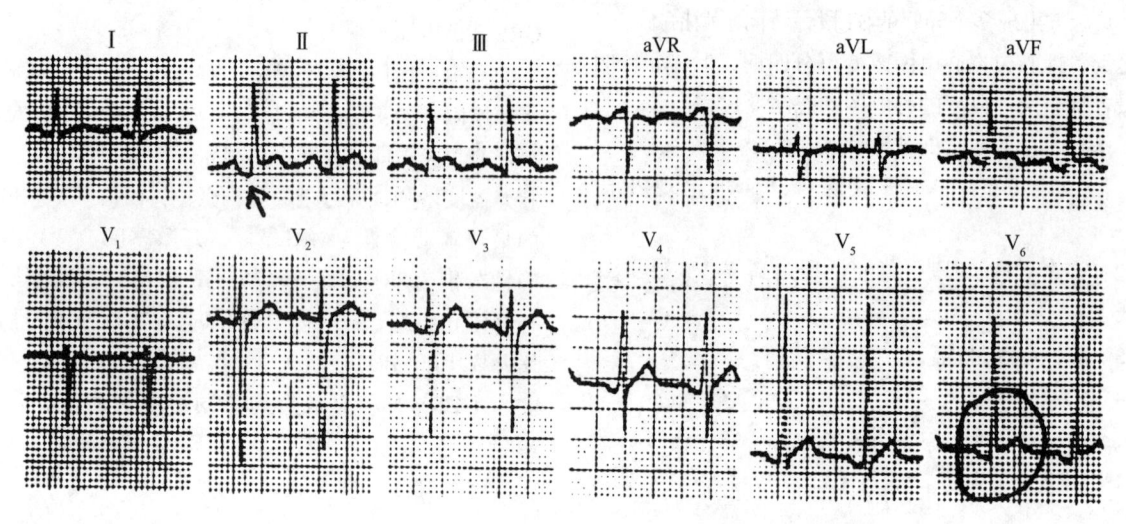

图10-2 1例急性心包炎患者心电图
发病后3d记录显示特征性PR段下移，以Ⅱ、aVF、V₃～V₆导联明显，此外，下壁导联与左胸导联ST段抬高并有窦性心动过速

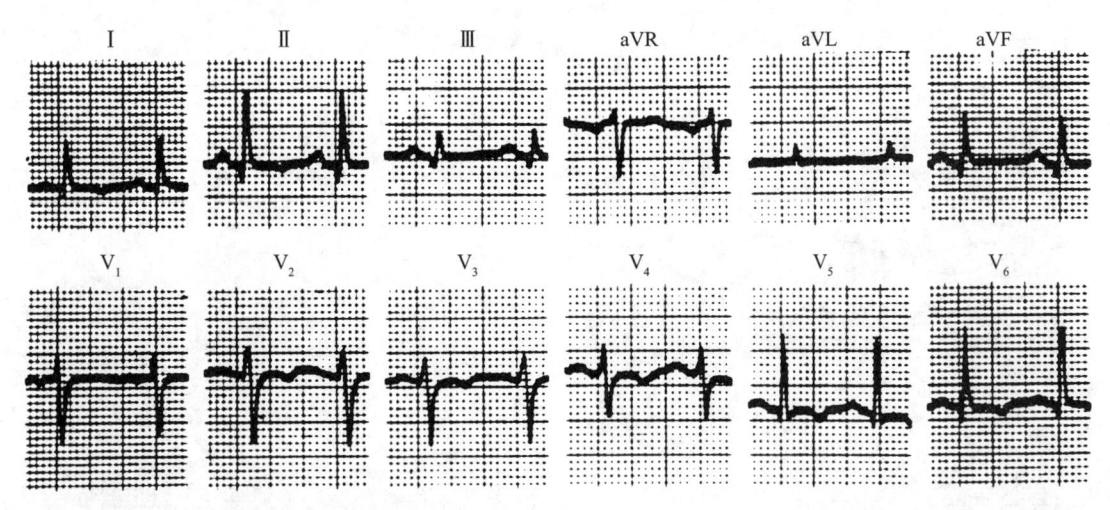

图10-3 1例年轻男性患者出现胸骨下部疼痛4d后描记本心电图。听诊发现有心包摩擦音。注意心电图仅有弥漫性T波倒置，无ST段抬高，其后复查ST段亦无抬高

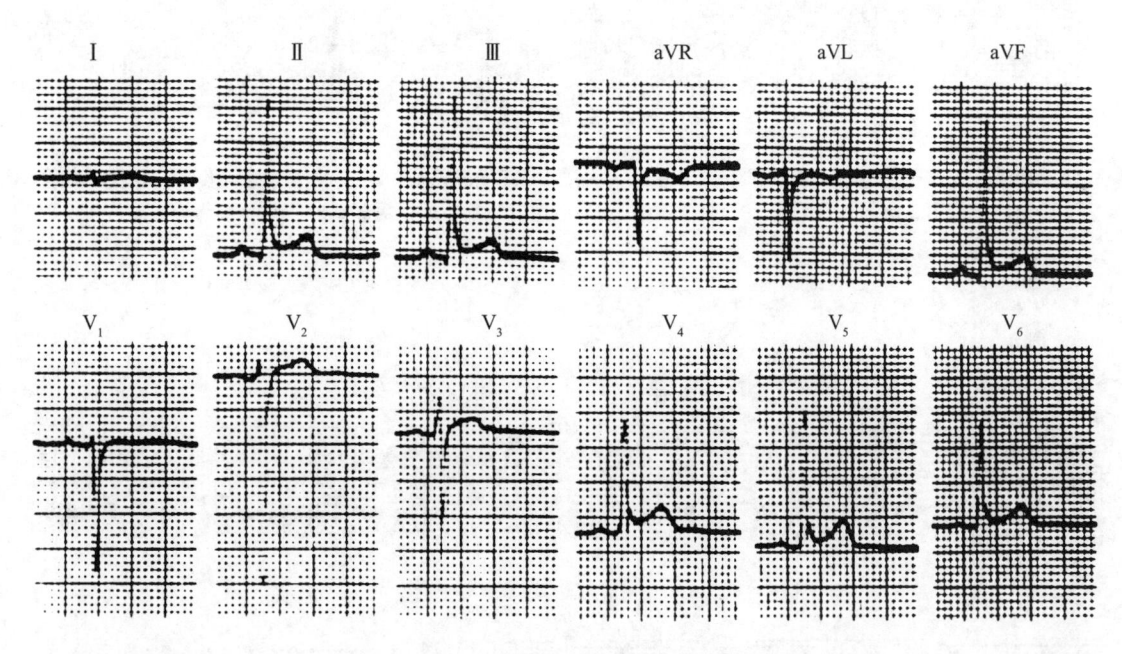

图10-4 1例正常健康年轻人体检时记录之心电图，显示弥漫性ST段弓背向下型抬高，但T波直立，QRS波终末部有切迹，其后复查心电图无动态变化，本例为正常变异，临床无心脏与心包疾病

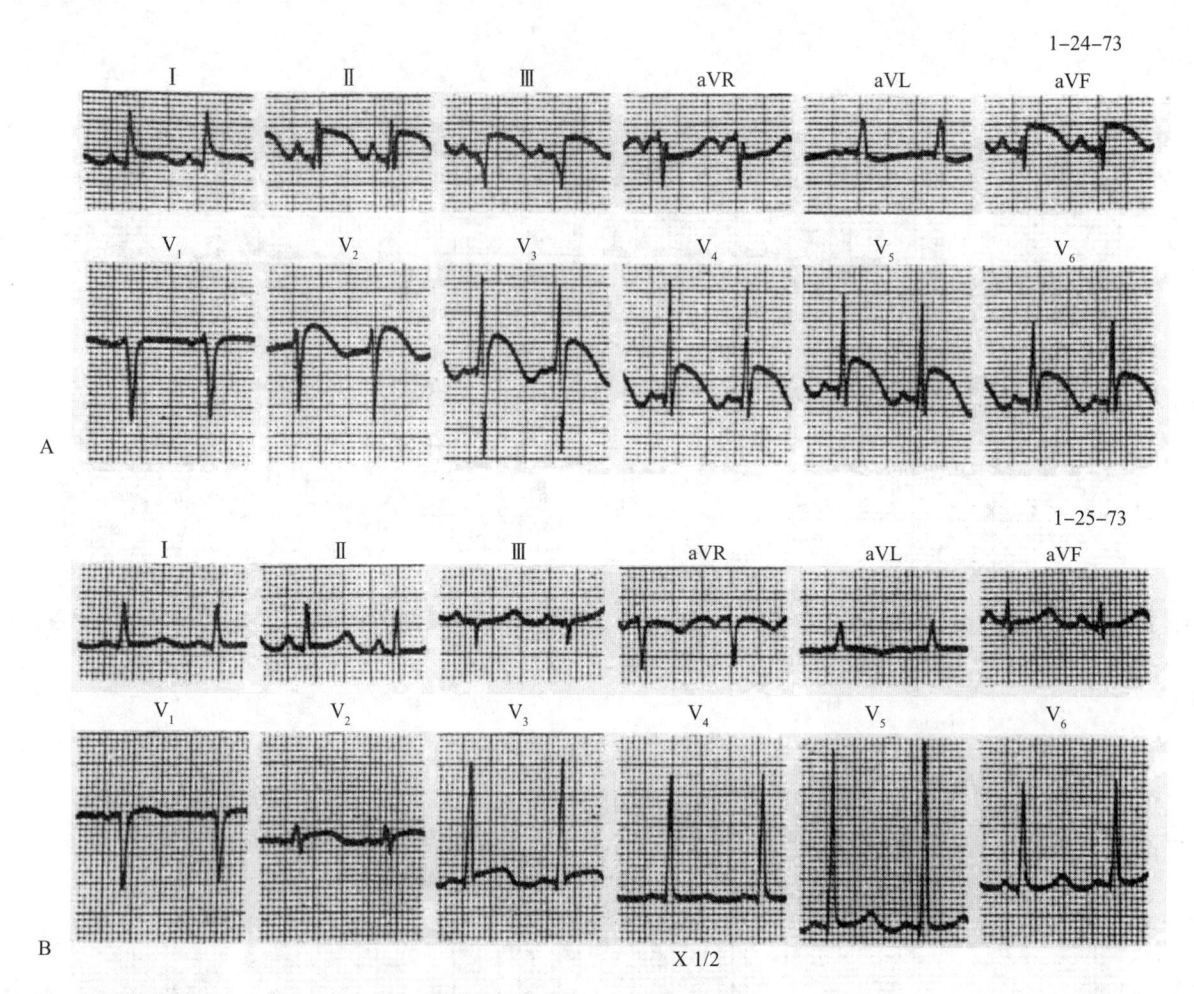

图10-5 1例脑血管意外伴昏迷患者。A图显示弥漫性ST段抬高、QT间期延长、V$_2$～V$_6$导联T波倒置。本图不符合典型急性心包炎改变，24h后记录第二份图；B图显示ST抬高消失。5d后患者死亡，尸检冠状动脉正常，亦无心包炎表现

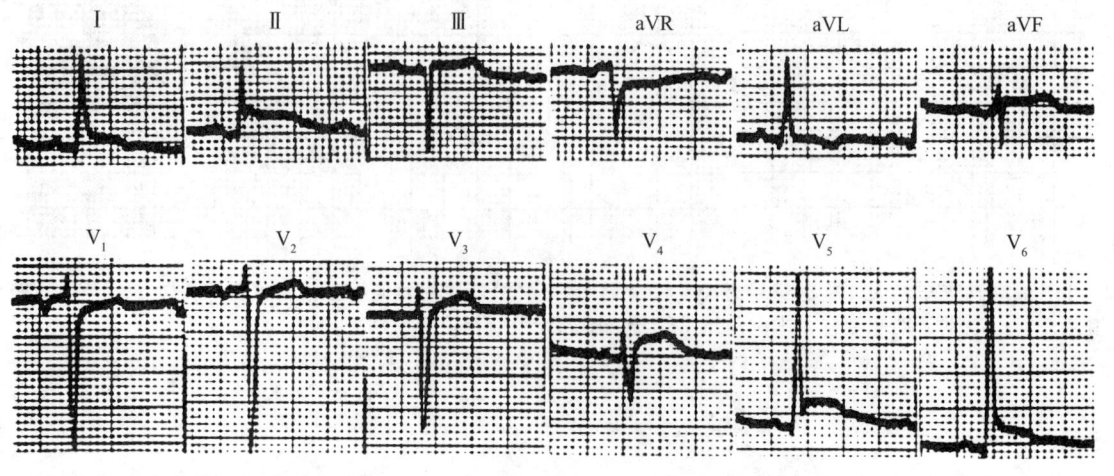

图10-6 1例夹层动脉瘤并心外膜下出血患者。心电图示左心房、左心室增大与弥漫性ST段抬高，T波倒置（部分导联）

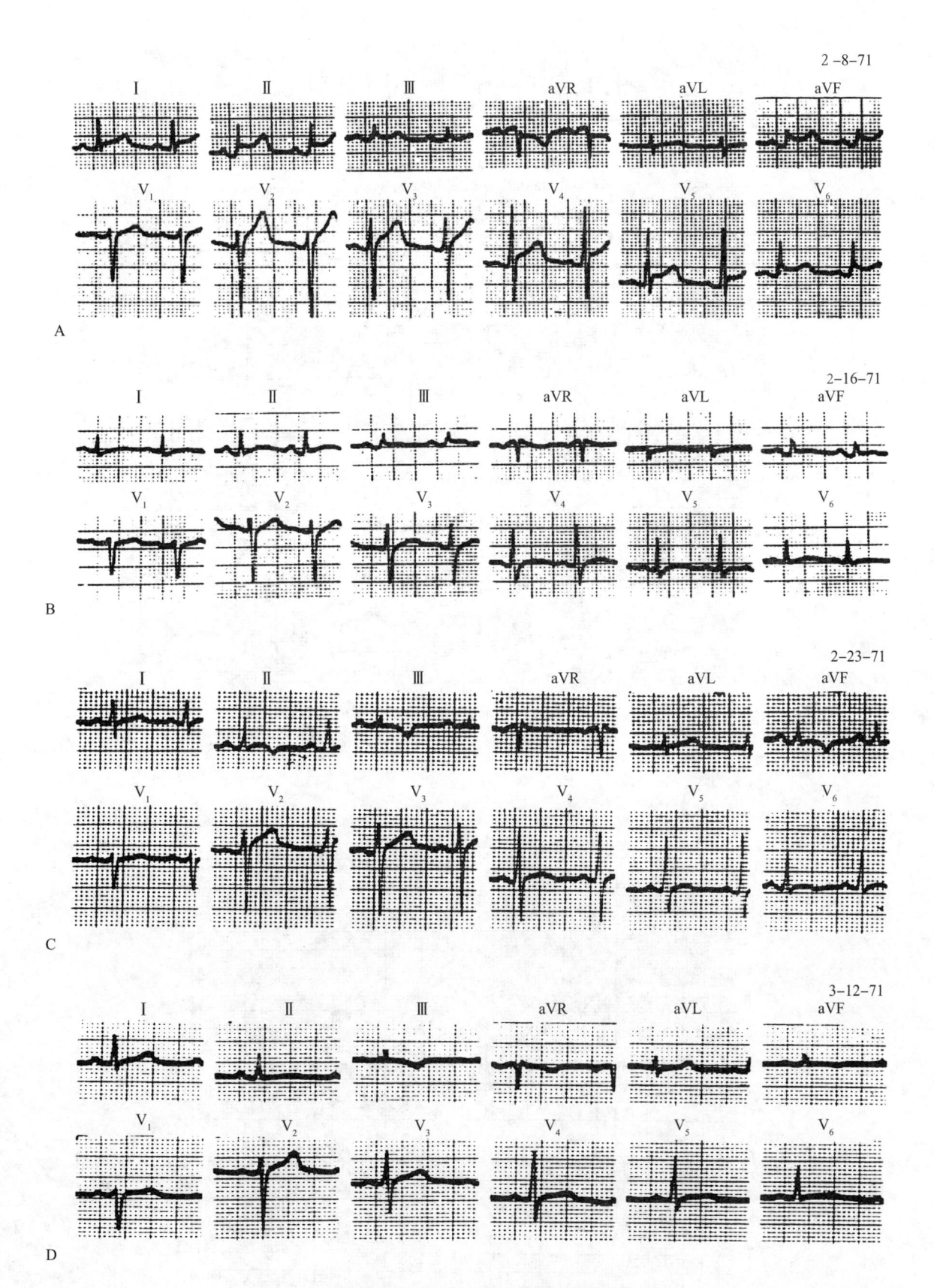

图10-7 1例特发性心包炎患者心电图的动态变化过程

A.弥漫性ST段抬高（aVR、aVL除外），且PR段压低，但QRS波正常；B.ST段变为等电位线，且T波转为平坦；C.发病1周后T波转为倒置（Ⅱ、Ⅲ、aVF、V₆导联）；D.发病7周后T波渐趋正常

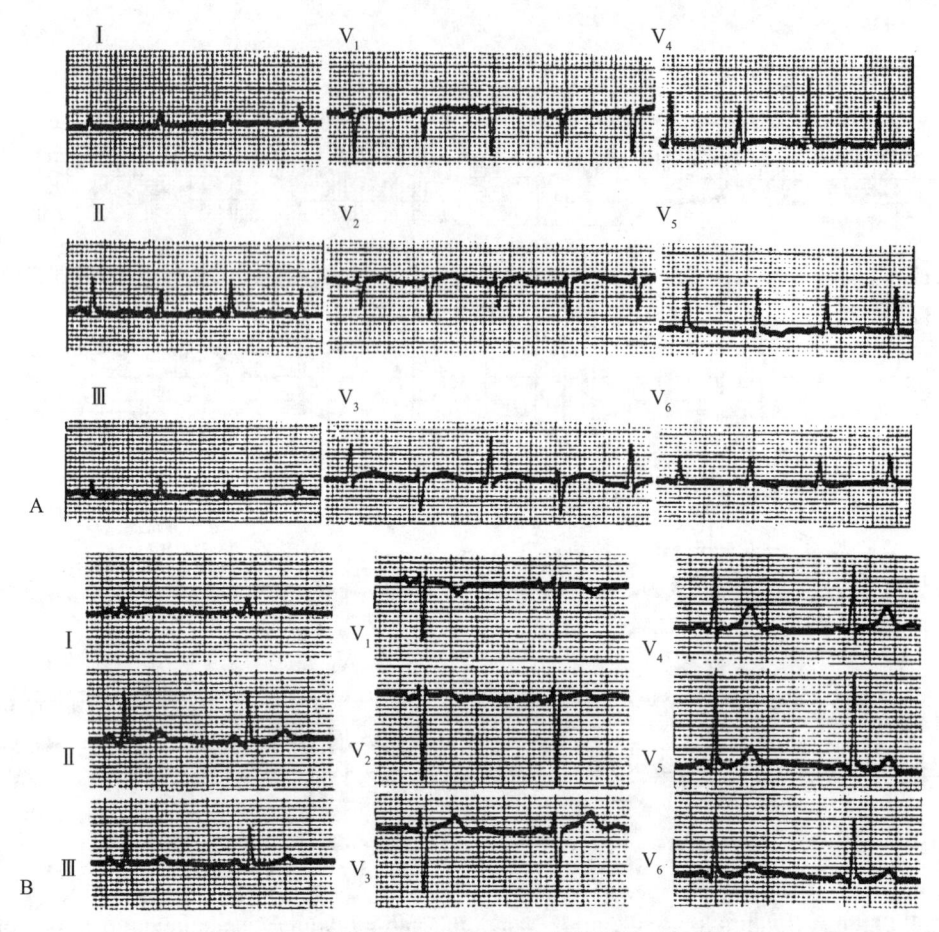

图10-8 1例心包积液并心脏压塞患者的心电图

A.录自心脏压塞时显示QRS波呈电交替；B.录自心包穿刺放液后，示电交替消失，QRS波振幅增高，T波转为正常

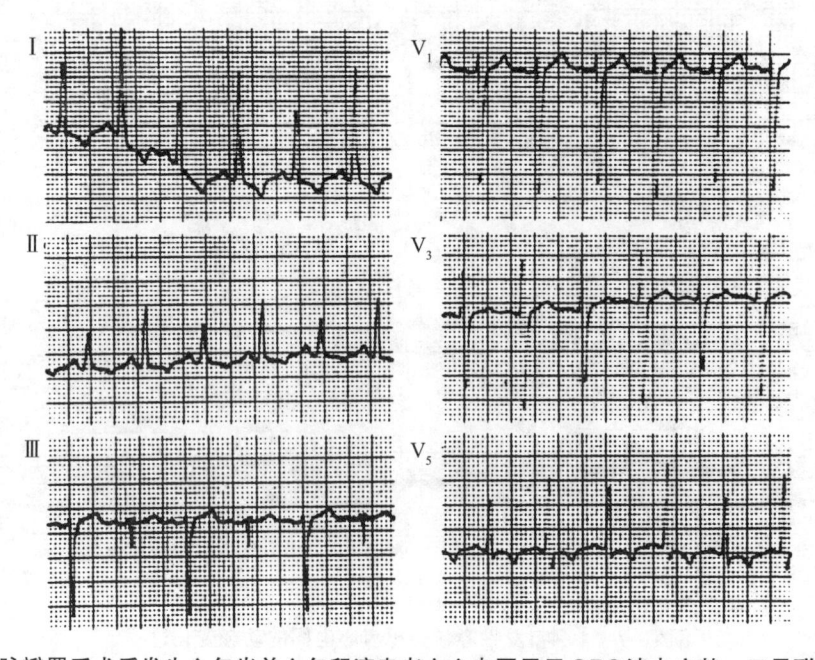

图10-9 1例主动脉瓣置手术后发生心包炎并心包积液患者之心电图显示QRS波电交替，Ⅲ导联尚可见T波电交替

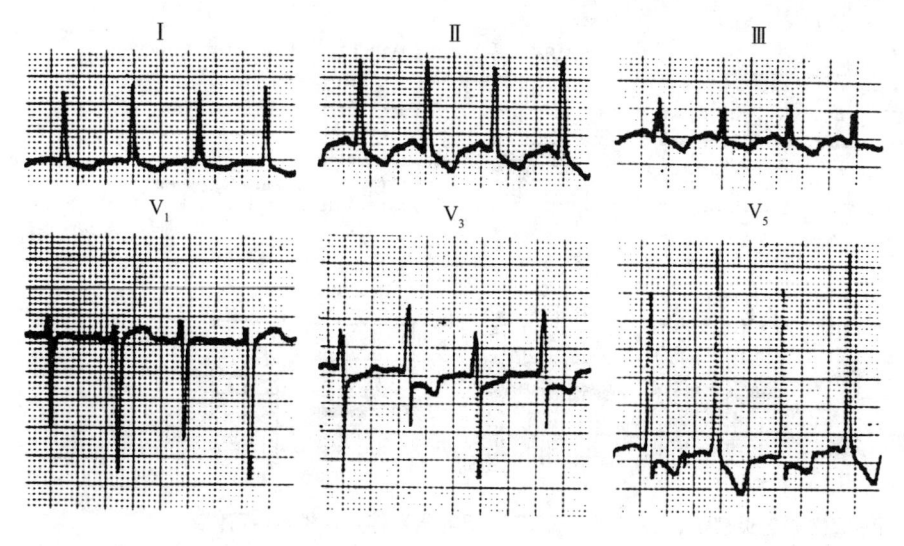

第10章 心包炎的心电图改变与鉴别诊断

图10-10　1例冠心病患者心电图
亦呈现QRS波电交替与T波电交替，但并无心包疾病

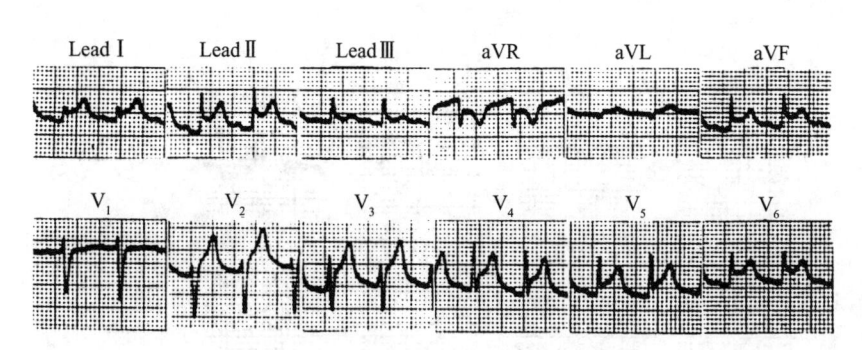

图10-11　1例化脓菌引起心包炎患者
示弥漫性ST段抬高（aVR导联除外），此外尚有窦性心动过速

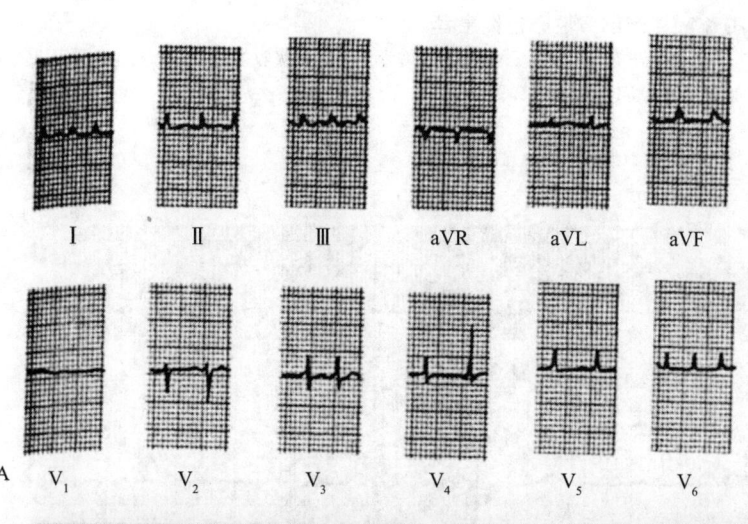

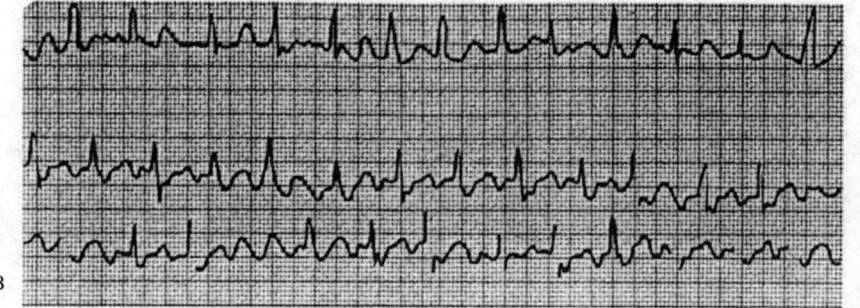

图10-12　A、B图采自不同患者
A.1例亚急性心包炎伴心包积液患者、心电图示QRS波低电压与快速性心房颤动；B.1例室上性心动过速患者，亦可见QRS波电交替现象，但临床并无心包疾病

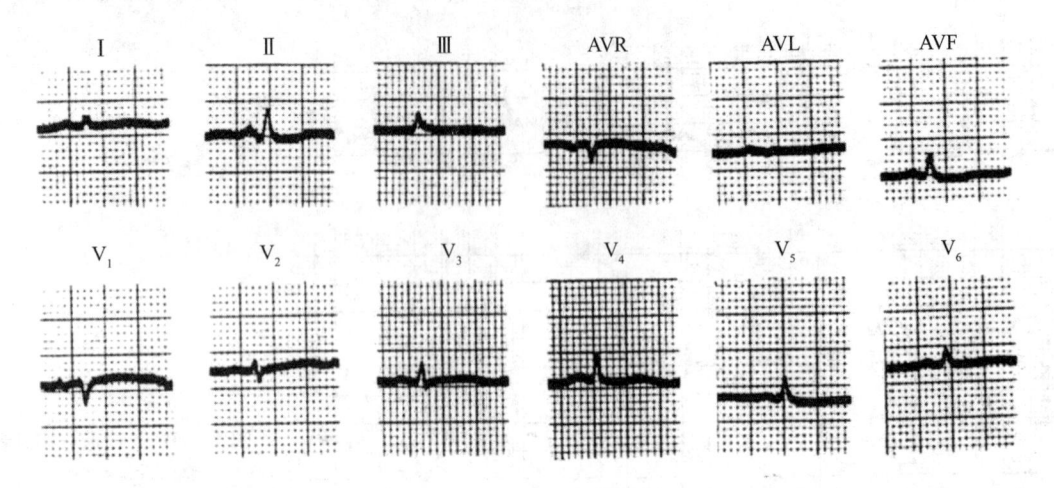

图 10-13 录自 1 例缩窄性心包炎患者，心电图示 QRS 波低电压且伴广泛性 ST-T 改变

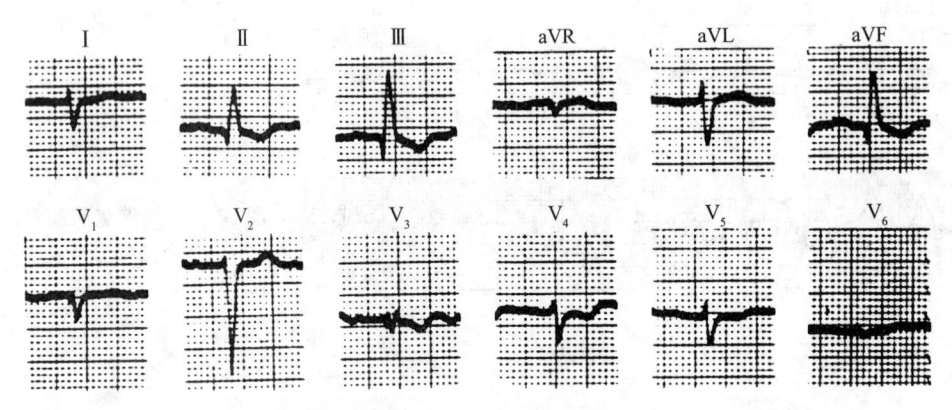

图 10-14 1 例缩窄性心包炎患者

心电图主要表现为电轴右倾。手术时发现右心室流出道受压与右心室肥大，临床听诊胸骨左缘有Ⅲ级收缩期杂音。心电图示下壁导联 P 波有切迹，胸导联 QRS 波低电压，$V_4\sim V_5$ 导联 S 波加深，另有弥漫性 ST-T 改变

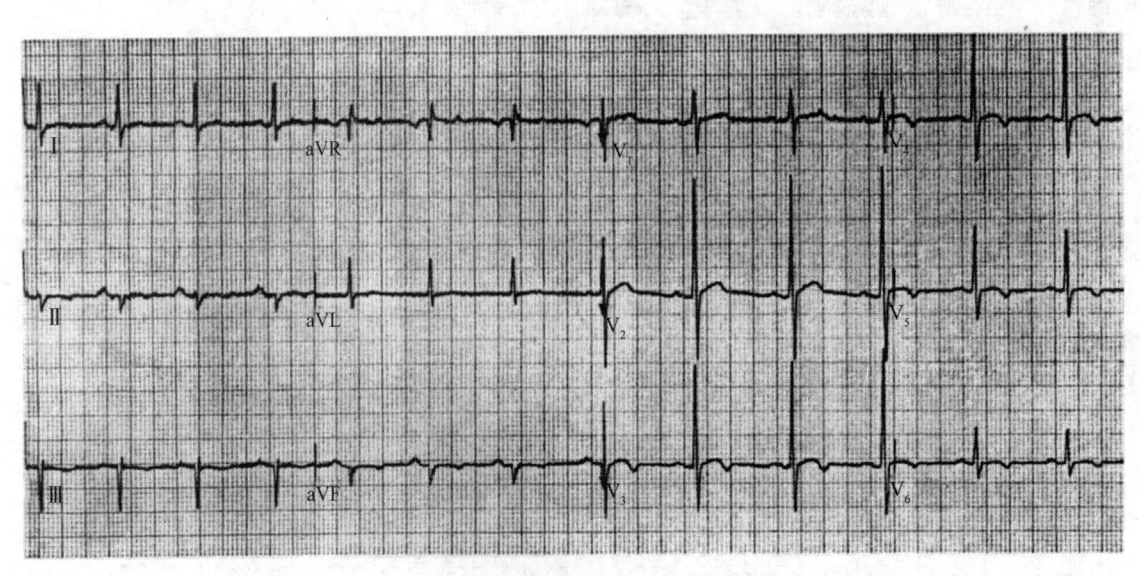

图 10-15 1 例慢性缩窄性心包炎患者

心电图主要表现为假性梗死性 Q 波（Ⅲ、aVF 导联）此外下壁导联Ⅲ、aVF 与 $V_3\sim V_6$ 导联 T 波倒置。本例冠状动脉造影正常

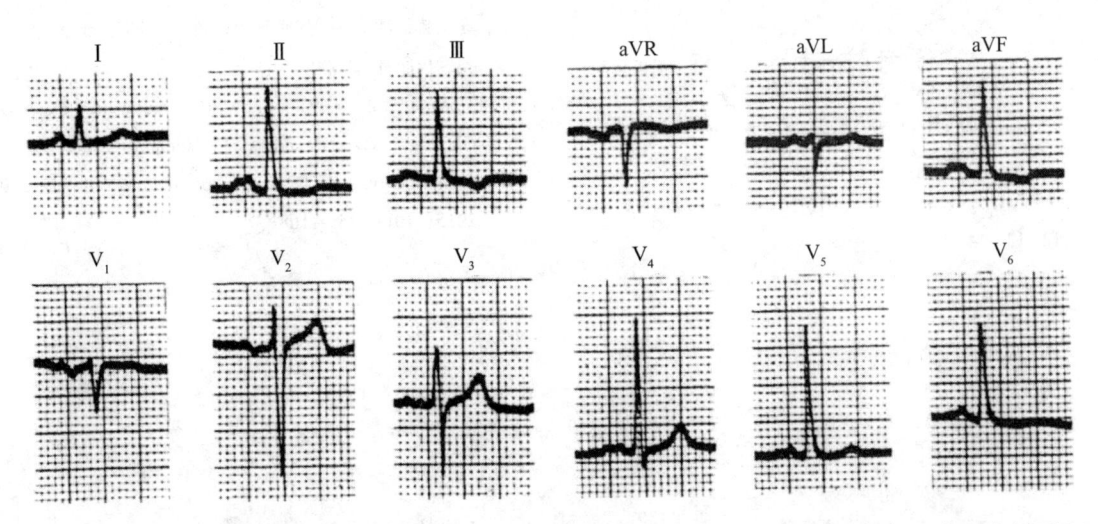

图 10-16 1例缩窄性心包炎患者心电图。主要表现为"二尖瓣型P波"以Ⅱ、aVF导联为著。左胸导联亦可见P波增宽

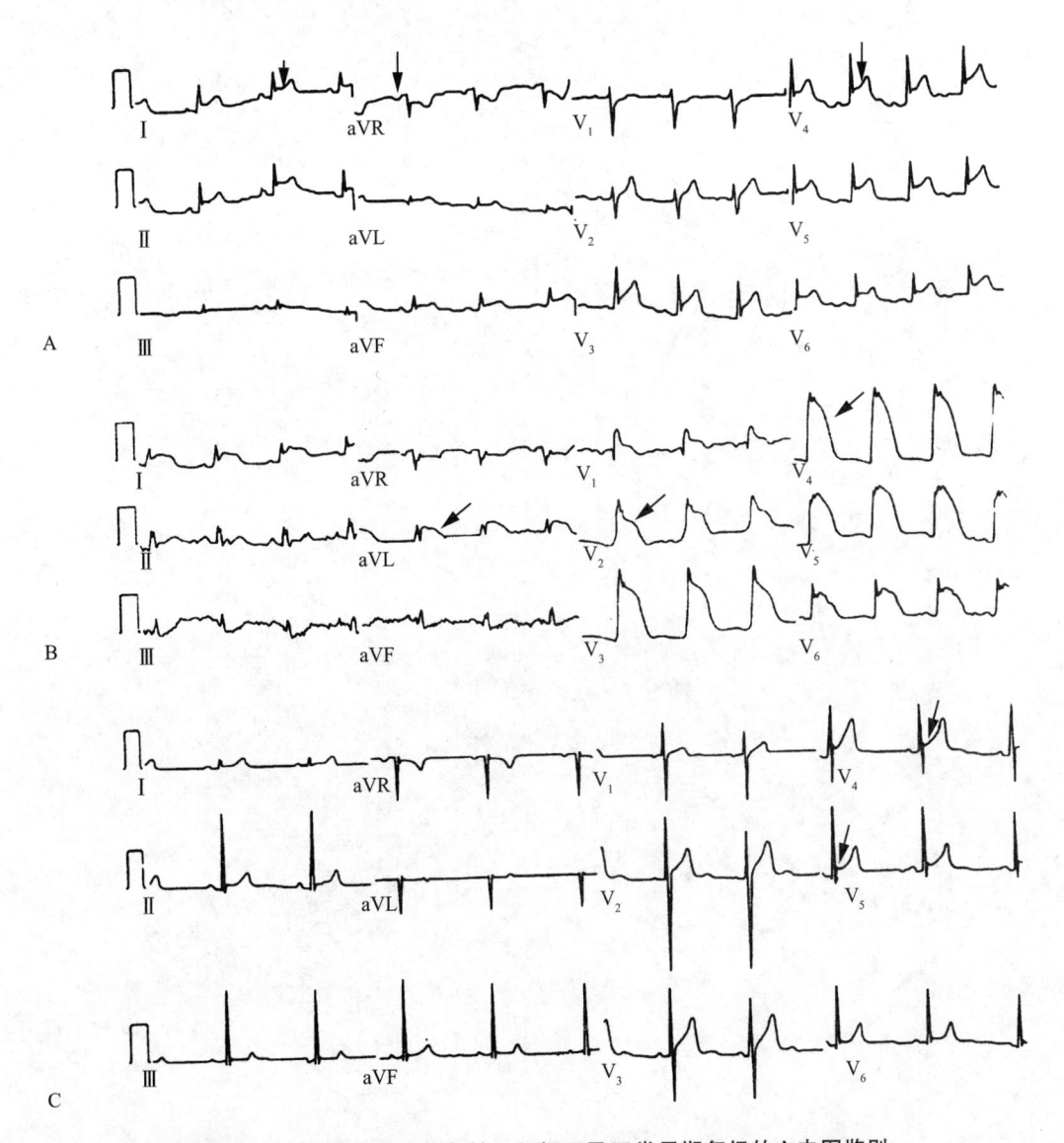

图 10-17 急性心包炎与急性心肌梗死及正常早期复极的心电图鉴别

A.急性心包炎。显示ST段弥漫性弓背向下型抬高。但aVR导联出现特征性PR段上抬。B.急性广泛前壁心肌梗死。示Ⅰ、aVL、V₁～V₆导联ST段弓背向上型抬高。C.正常人早期复极现象。示J点上抬（箭头）

（黄元铸）

参 考 文 献

[1] 黄元铸,等.心脏科床边问题解析.南京:江苏科技出版社,2006.

[2] 黄元铸,等.心脏内科——临床随身查.南京:江苏科技出版社,2012:137-141.

[3] 黄元铸,胡大一.心脏急症疑难心电图诊断.南京:江苏科学技术出版社,2009.

[4] Zipes DP, Libby P, Bonow RO.Braunwald's Heart Disease 8th edition, Elsevier Saunders, Philadelphi, 2008.

[5] Imazio M, Gaita F.Diagnosis and treatment of pericarditis.Heart, 2015, 101: 1159-1168.

第 11 章

电解质紊乱心电图

电解质紊乱时，细胞内外离子的分布发生变化，当血浆或细胞内液的电解质浓度增高或降低时，可引起心电图改变。本章着重讨论钾、钙离子异常的心电图改变。

由于①临床情况常较复杂，并非单一电解质发生改变；②体液的酸碱度也常同时异常；③掺杂患者本身疾病及接受治疗的药物等影响；④存在个体差异性；因此，具体判断时必须结合临床分析才能得出正确结论。

一、高钾血症

正常情况下体内98%的钾存在细胞内，细胞外液含钾极微。一般血清钾浓度是反映细胞外钾浓度，正常值为3.5～5.5mmol/L，当血清钾浓度＞5.5mmol/L时即为血钾过高，心电图上即可出现相应改变（图11-1～图11-3）。

1. T波高尖、对称，基底变窄，呈"帐篷状"，以下壁和胸前导联明显；原来倒置的T波在高钾血症时可转为正向。
2. QRS波群振幅降低，时限增宽，S波变深。
3. ST段下移。
4. P波振幅减低，甚至消失。
5. 可出现窦性心动过缓、窦性心律不齐、窦性停搏、各部位传导阻滞、交界性心动过速、室性心动过速、心室自主心律、心室颤动等心律失常。

一般来说，心电图改变在多数情况下与血清钾浓度高低呈一定规律（表11-1）。

但需注意的是，血清钾高低与心电图改变并不呈绝对的平行关系。主要原因为：①钾平衡失调时，心电图改变常取决于心肌细胞内钾含量，而血清钾测定反映细

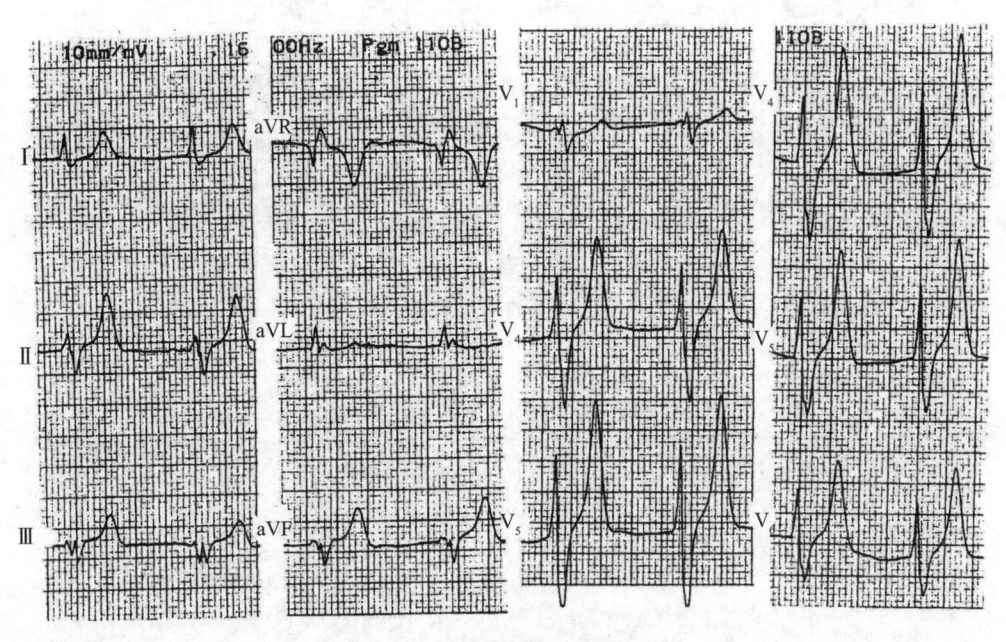

图 11-1 高钾血症心电图（1）

患者女性，70岁，肾小管酸中毒，因恶心来诊，心电图示T波高尖，基底窄，呈"帐篷样"。测血钾为6.8mmol/L

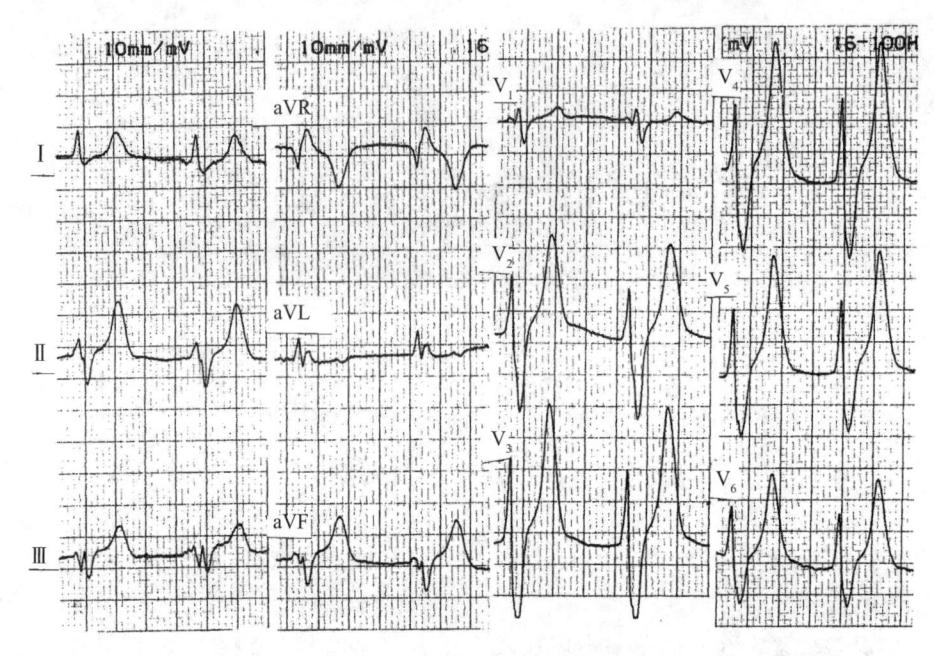

图11-2　高钾血症心电图（2）

患者女性，76岁，慢性肾功能不全，就诊心电图示P波消失，心率77次/分，窦室传导节律，QRS增宽至150ms。Ⅱ、V₂～V₆导联T波异常高尖。测血钾为7.6mmol/L

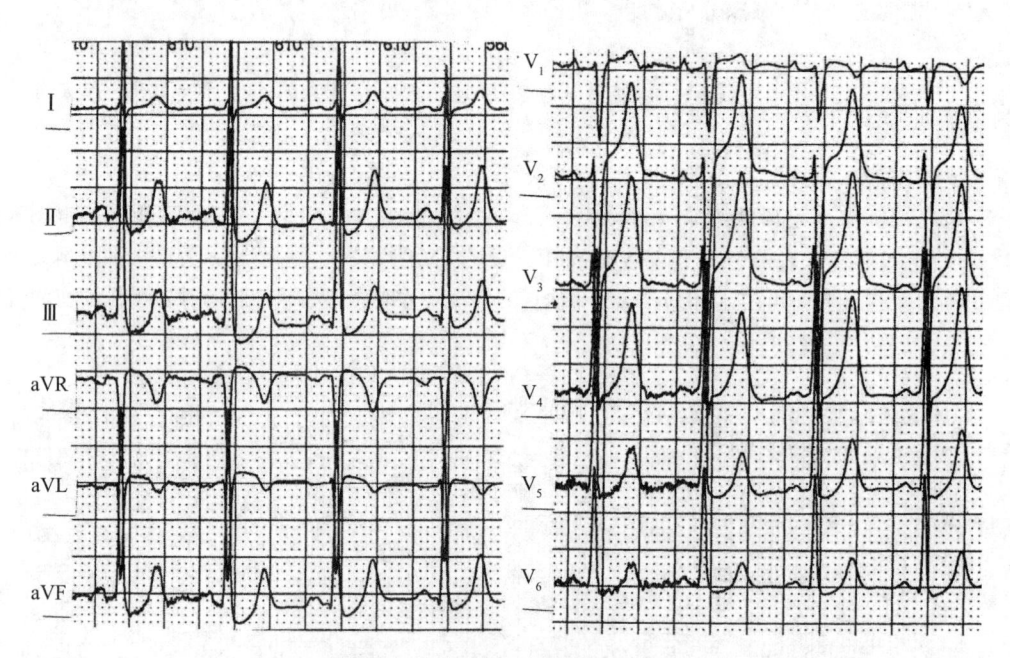

图11-3　高钾血症心电图（3）

患者男性，59岁，慢性肾功能不全，心电图示T波高尖。测血钾为6.3mmol/L

表11-1　不同血钾浓度对应的心电图改变

血钾水平（mmol/L）	心电图改变
>5.5	T波增高，QT间期缩短，U波降低或缺如
>6.5	QRS增宽
>7.0	P波振幅降低、时限延长，PR间期可延长，ST段可下移
>8.0	R波降低，S波增深，ST段下移，QRS波可呈QS型
>8.5	P波消失，窦性心律减慢，可出现窦室传导
>10.0	QRS宽大畸形，心律缓慢而规则，可与T波融合形成正弦曲线，甚至室颤、停搏

胞外钾浓度，并不能及时真实地反映心肌细胞内钾含量的变化；②钠、钙等可改变钾离子对心肌的影响，如血钠或血钙过低可加重血钾过高引起的心电图改变，而血钠或血钙增高时又可抵消高血钾对心肌的影响；③其他心电图改变（如心室肥大、洋地黄效应、心肌缺血等）也可使高钾血症的心电图表现变得不典型。

鉴别诊断：需注意与心动过缓、脑血管意外、左心室舒张期负荷过重、心内膜下心肌缺血及神经精神异常等出现的高大T波相鉴别。仅22%的高钾血症患者可出现典型的高尖T波。测量QT_C间期可有助于鉴别，因为高钾血症时QT_C缩短，而其他情况QT_C常延长。但慢性肾功能不全患者高钾血症伴低钙血症时，偶也可表现为QT间期延长。

急慢性肾功能减退或衰竭、溶血性疾病、输血过多、大面积烧伤、挤压伤综合征、急性胰腺炎、急性严重中毒、酸中毒、肾上腺皮质功能不全等均可引起高钾血症，如处理不及时常可危及生命，应引起临床高度警惕。

二、低钾血症

临床上低钾多见于频繁呕吐、严重腹泻、大量利尿、胃肠道减压、糖尿病酸中毒恢复期、原发性醛固酮增多症及家族性周期性麻痹等引起。低血钾时细胞内外的K^+浓度增大，其心电图改变主要是血浆的钾含量变化影响了细胞膜内外钾浓度之比而形成的。

低钾血症的心电图改变主要为：

1. U波增高，可高达0.1mV以上，有时甚至超过同一导联T波。
2. T波振幅降低，平坦甚或倒置。
3. ST段下移达0.05mV以上。
4. 可出现各种心律失常，如窦性心动过速、期前收缩、阵发性心动过速等。

T波和U波的振幅的变化是低血钾的最特征性的变化。显著的U波是由心脏的动作电位复极时间延长而引起的，可引起致命性的尖端扭转型室性心动过速。

鉴别诊断：低血钾时，T波逐渐降低以至倒置，U波振幅逐渐增高，ST段下移，U波与T波融合呈驼峰状，常使QT间期不易精确测量，而误将QU间期认为是QT间期（图11-4～图11-6）。仔细测量aVL导联、V_2或V_3导联有助于鉴别T波和U波。U波可辨认且U波大于T波或T波倒置时U波＞0.1mV，是诊断低血钾的重要依据。

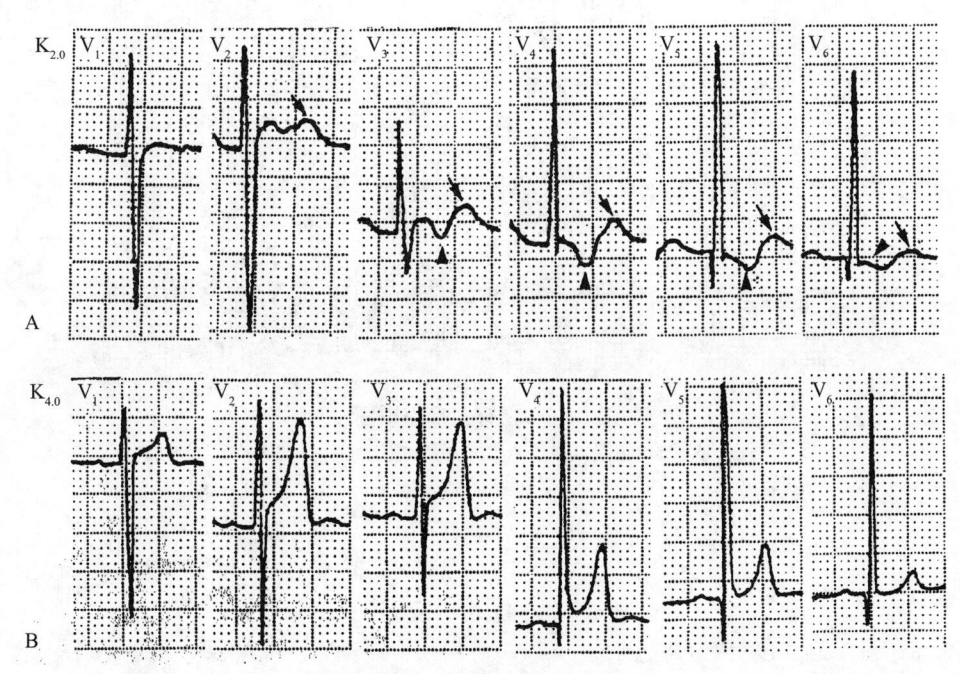

图11-4　低钾血症心电图

患者女性，41岁，甲状腺功能亢进，周期性麻痹

A.胸前导联T波倒置，U波增高明显，测血钾2.0mmol/L；B.静脉补钾后，测血钾4.0mmol/L，心电图恢复正常

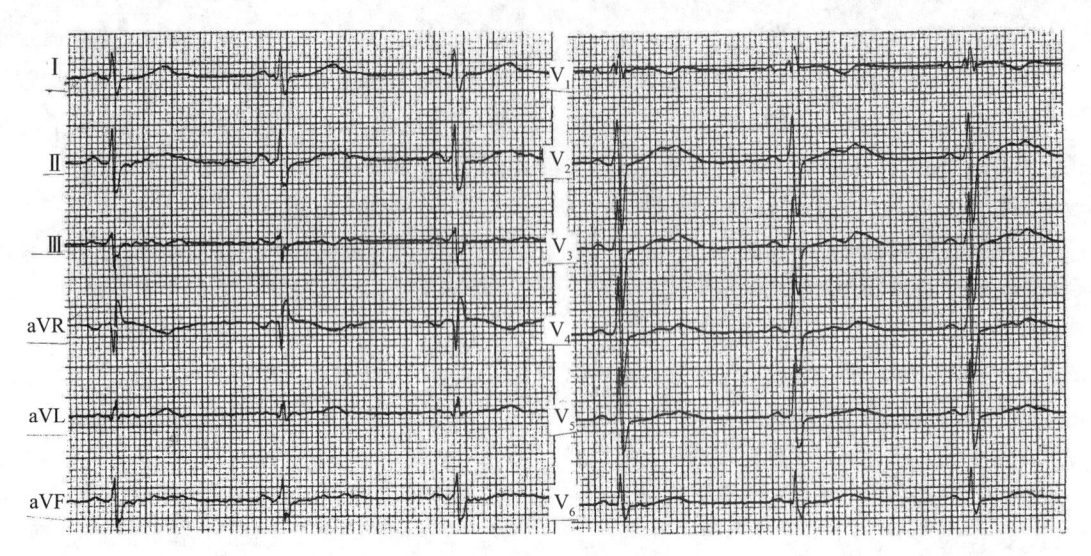

图 11-5 低钾血症心电图

患者男性，63岁，因高血压长期服用吲达帕胺，觉双下肢无力来诊，心电图示U波增高（犹以V_2、V_3导联明显），测血钾为3.2mmol/L

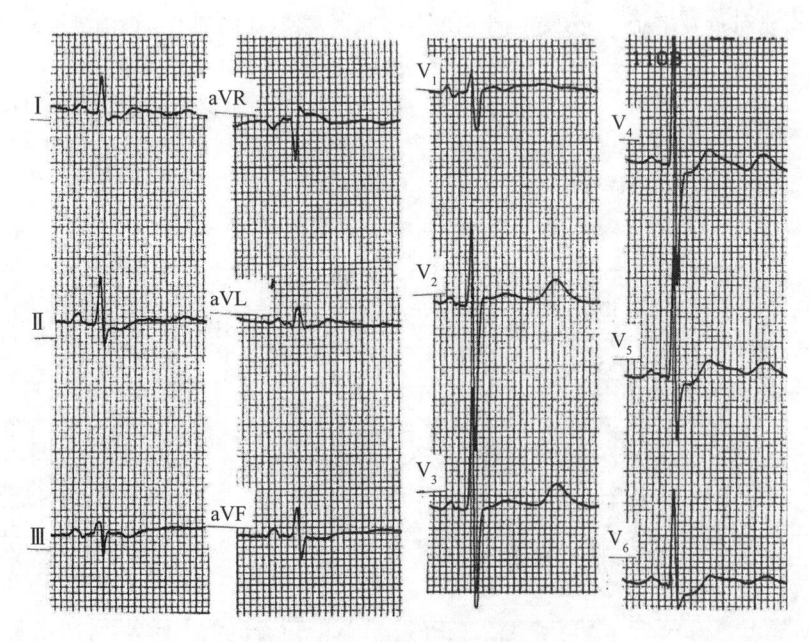

图 11-6 低钾血症心电图

患者男性，45岁，继发性高血压，原发性醛固酮增多症。胸前导联U波增高明显，与T波形成呈双峰。测血钾为2.2mmol/L

三、高钙血症

血清钙的含量超过3mmol/L，称为高钙血症。高钙血症主要使动作电位2位相缩短，而3位相未受影响，故总动作电位时程缩短。

心电图改变表现如下。

1.ST段缩短或消失：R波后立即继以突然上升的T波。

2.QT间期缩短，常伴明显U波。有时增高U波与其前面的T波重叠，误认为增宽的波顶圆钝的T波，易将QU间期误认为QT间期，以致错判为QT间期延长。

3.一般不影响T波。

4.严重时可致QRS波群时限及PR间期延长，甚至出现二度或完全性房室传导阻滞。

5.偶见期前收缩、阵发性心动过速、窦房阻滞等心律失常。

临床上高钙血症可见于甲状旁腺功能亢进、骨转移性癌、多发性骨髓瘤、肾上腺皮质功能亢进、脑下垂体嗜碱细胞腺瘤及肢端肥大症等（图11-7）。

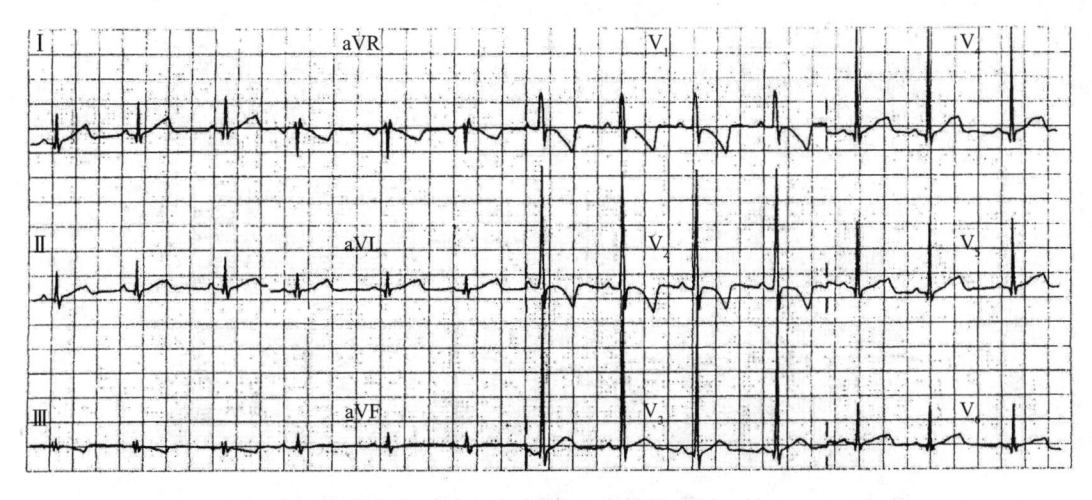

图 11-7 高钙血症心电图

患者男性，56岁，多发性骨髓瘤，就诊心电图示ST段缩短，R波后继以T波，QT间期缩短。测血钙为3.2mmol/L

四、低钙血症

血清钙含量低于1.75mmol/L称为低钙血症。低钙血症时心肌动作电位2相延长，而3位相无明显影响，故总动作电位时程延长。

心电图改变如下：

1. ST段平直延长，无上下偏移。

2. T波直立，当血钙严重降低时T波可平坦甚至倒置。伴高钾血症时ST段延长，T波窄而高尖；而伴低钾血症时ST段延长，T波平坦，U波明显。

3. QT间期延长，但QT_C很少超过正常的140%。

4. 心率、心律、PR间期及P波、QRS波等均无明显影响。

临床上低钙血症常见于慢性肾衰竭、肾小管性酸中毒、甲状旁腺功能减退、甲状腺部分切除术后、急性胰腺炎、骨质疏松症、肝性脑病、严重呕吐、长期腹泻或钙盐摄食过少等（图11-8，图11-9）。

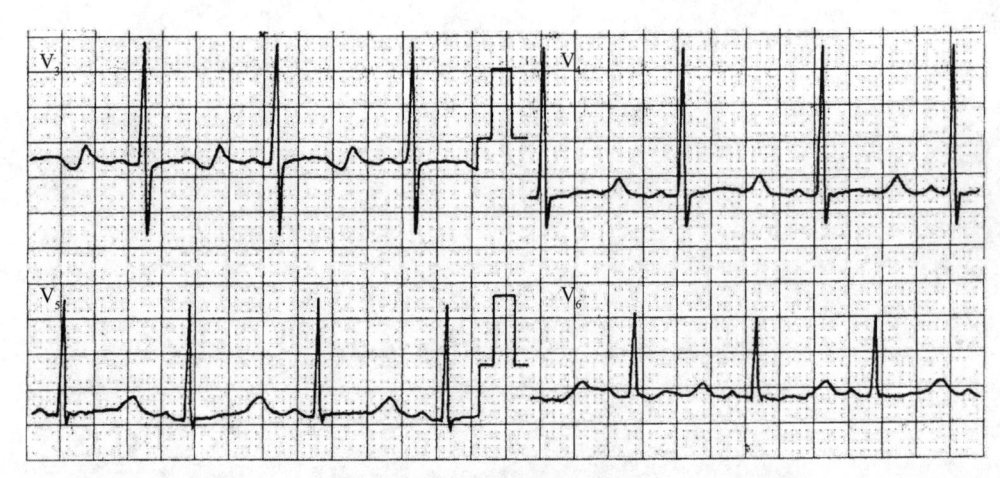

图 11-8 低钙血症心电图

患者男性，65岁，慢性肾功能不全，心电图示ST段平直延长，QT间期延长。测血钙为1.08mmol/L

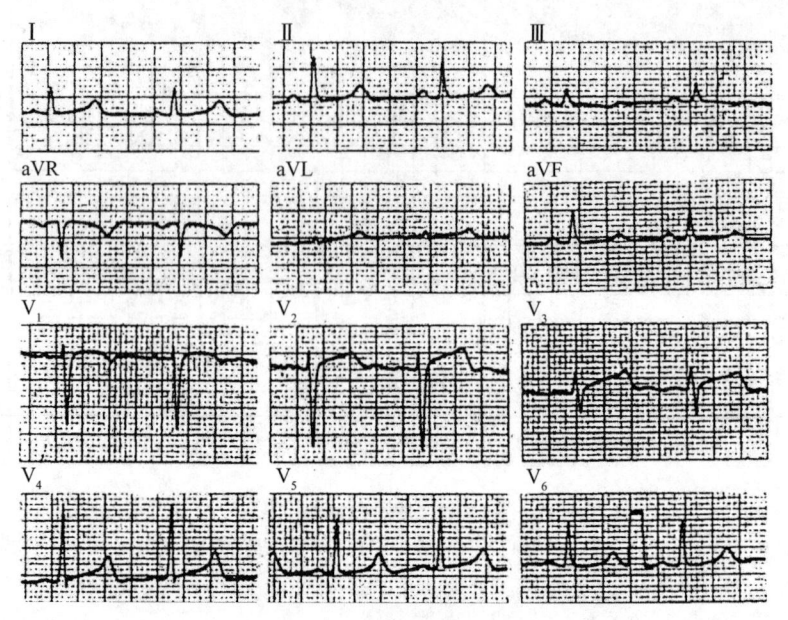

图11-9 低钙血症心电图

患者女性，34岁，甲状腺部分切除术后，心电图示ST段平直延长，无上下偏移，心率、心律、PR间期及P波、QRS波等均未明显改变。测血钙为1.25mmol/L

（张海澄）

参 考 文 献

[1] 朱志忠，吴祥.药物影响及电解质紊乱.陈清启主编.简明心电图学及图谱.济南：山东科学技术出版社，1983：113-123.

[2] Reddy GV, Schamroth L, Schamroth CL, et al.Tall and peaked U wave in hypokalemia.Chest，1987，91（4）：605-607.

[3] 吴祥.药物影响及电解质紊乱心电图.郭继鸿主编.心电图学.北京：人民卫生出版社，2002：137-142.

[4] 王思让.药物影响、中毒及电解质紊乱对心电图的影响.黄宛主编.临床心电图学.第5版.北京：人民卫生出版社，1998：131-156.

第12章

窦性心律与窦性心律失常

一、窦房结的解剖及其电生理特性

窦房结位于高位右心房和上腔静脉的交界处呈扁椭圆形，长轴为15~20mm，短轴为3~5mm，厚度为1.5~2mm。窦房结紧贴在心内膜下，呈楔形排列，其头端又与心外膜接触，距心外膜很近，一般不到1mm。窦房结中央有一支动脉称为窦房结动脉，它是供应窦房结血液的唯一动脉，该动脉55%来自右冠状动脉，45%来自左冠状动脉的回旋支。窦房结动脉为一细长的动脉，最细直径为1mm，最粗为3mm，它不仅供应窦房结血液，而且沿途分出许多细支供应心房组织（图12-1）。在窦房结中部及其周围有许多交感神经与迷走神经纤维分布。

窦房结电生理的基本特性是其跨膜电位具有4相自动除极化的性能，目前大多数作者认为，在内向背景电流（由Ca^{2+}和Na^+所形成的慢内向电流Isi）的基础上，慢钾外向电流进行性衰减而失活的速度要比浦肯野纤维的慢钾通道失活速度快得多，故窦房结的自律性明显高于浦肯野纤维。心脏其他部分组织如房室交界区和浦肯野纤维的自律性较窦房结为慢。窦房结的激动频率平均为70次/分，而房室结则为40~50次/分，希氏束以下浦肯野纤维常低于40次/分。

目前还不能直接记录窦房结电位，只能记录到心房肌及心室肌的激动电位。如系窦性心律，其激动顺序应自右心房的右前上向左后下，心电图Ⅱ导联P波应直立和aVR导联应倒置。临床上，根据正常人Ⅱ导联P波直立和aVR导联倒置推理其为窦性心律。其实Ⅱ导联P波直立及aVR导联倒置也可以是心房右前上部的异位心律，由于后者极少见且常伴阵发性心动过速及心脏疾病的其他表现，可以和正常窦性心律区别。因此临床和心电图窦性诊断标准，仍以$P_Ⅱ$直立，P_{aVR}倒置进行诊断。

窦性心律在电生理检查中得到进一步证实，即在多部位心内电生理检查中窦性心律时心房激动顺序最早是高位右心房，其次为低位右心房，然后为冠状静脉窦的近端和远端，最后为左心房除极。由于心房除极向量自右前上向左后下方向，所以正常P波的额面电轴范围为0~+90°，一般为+40°~60°。正常P波电轴往往与标准Ⅱ导联的轴向平行，投影在Ⅱ导联上的P波振幅最高，这对于确定P波很重要。

窦性P波的形态圆钝，幅度较低。当心率增快时，由于起搏位点上移，Ⅱ导联的P波振幅增大；心率减慢时，起搏位点向窦房结尾部移动，Ⅱ导联的P波振幅减

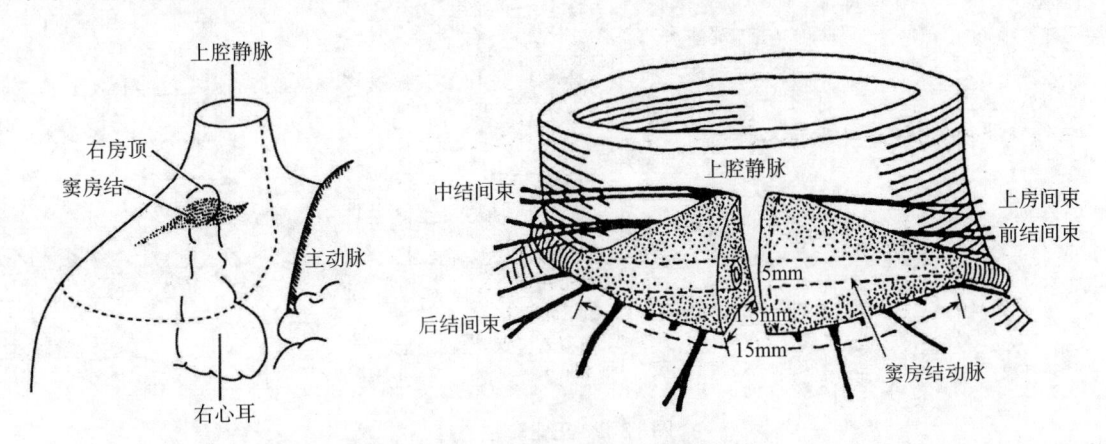

图12-1 窦房结的位置及结构

窦房结位于上腔静脉和右心房连接处，窦房结头部位于心外膜下，体部及尾部位于心内膜下，窦房结动脉位于中央

小。窦房结受迷走神经和交感神经的支配与调节，在安静状态时，迷走神经占优势，心率减慢；当运动或紧张状态时，交感神经占主导作用，自律性增强，心率加快。

凡是窦房结冲动引起的心律称为窦性心律，由于窦房结节律快，能抑制其他节律较慢的起搏点，所以在正常状态下为窦性心律。只有当窦房结功能减退或受抑制时，这些潜在起搏点才能被显现，即逸搏或逸搏心律。

二、正常窦性心律

1.定义 起源于窦房结的心律称为窦性心律（sinus rhythm），成人介于60～100次/分为正常窦性心律（normalsinus rhythm）。正常儿童的窦性心律高于成人，不同年龄也不相同（表12-1）。

2.机制 窦房结具有最高的固有发放冲动的功能，在正常情况下，心脏的激动由窦房结支配。窦性心律的频率受年龄、性别、自主神经张力、周围环境、温度、海拔高度、血氧饱和度和其他代谢过程等多种因素的影响。正常成人窦性心律的频率为60～100次/分，近年来多数学者认为成人窦性心律的频率范围应为50～90次/分。健康婴幼儿心率较快，多为110～150次/分，至6岁之后随着年龄增长心率逐渐减慢。青少年和成年人安静时心率多为65～85次/分，到老年心率更趋缓慢。体温升高加速窦性心律，体温每升高1℃，窦性心律增快8次/分左右。血氧饱和度的增加可减慢窦性心律，血氧饱和度的降低则使窦性心律增加。正常窦性心律在心房内的激动方向可略有差异，因此，正常窦性心律的P波在某些导联上可有不同。正常窦性P波多能经房室传导系统下传心室产生QRS波，因此正常窦性心律的P波后应跟有QRS波，其PR间期代表激动从心房传导到心室的时间，多介于0.12～0.20s。如果窦性P波频率及形态正常，即使不能下传心室也应称窦性心律，只是伴有传导阻滞。

3.心电图表现

（1）窦性P波，即P波在Ⅰ、Ⅱ、aVF及$P_{V_3 \sim V_6}$导联直立，aVR倒置。Ⅲ、aVL、$V_1 \sim V_3$导联即可直立，也可倒置或双向。P波形态圆钝（图12-2）。

（2）P波的频率60～100次/分（或50～90次/分）；

表12-1 不同年龄组窦性心率正常值

年龄	心率（次/分）		
	平均	下限	上限
0～24h	115.9	81	159
1～7d	127.1	98	162
7天～1个月	145.8	111	193
1～3个月	139.0	113	176
3～6个月	123.2	98	168
6～12个月	117.8	91	164
1～3岁	109.1	83	158
3～5岁	79.0	78	125
5～8岁	90.0	65	125
8～12岁	87.3	65	115
12～16岁	79.4	57	123
成人	80	60	100

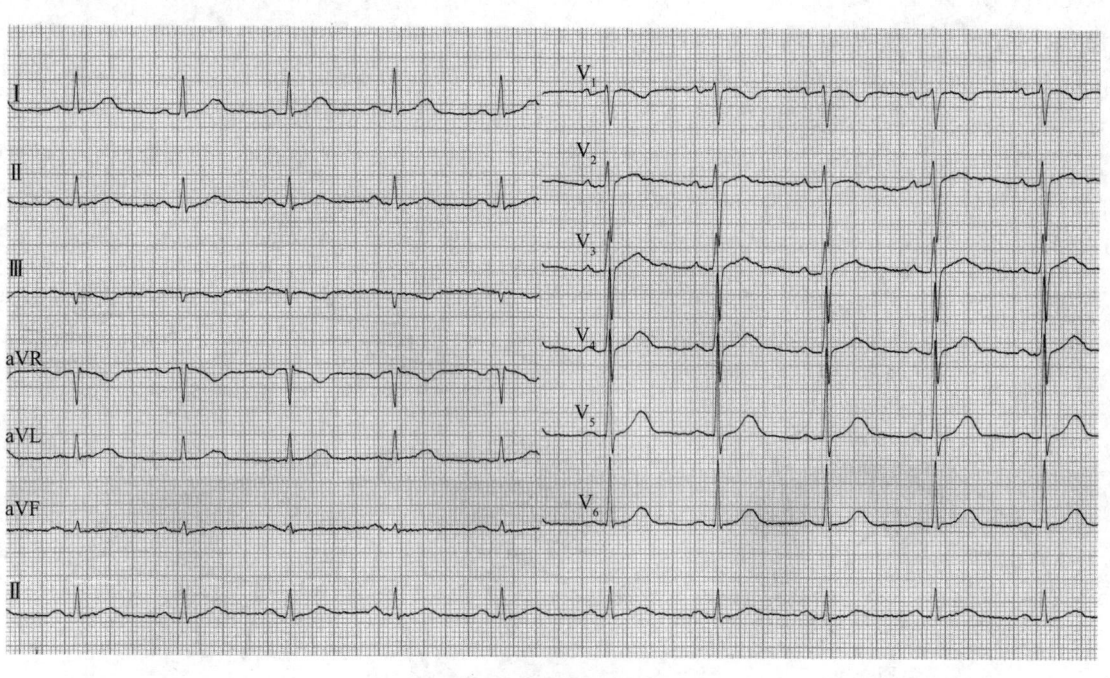

图12-2 正常窦性心律

患者男性，46岁，健康查体未见异常。心电图P波在Ⅰ、Ⅱ、aVF、$V_3 \sim V_6$均直立，aVR倒置，Ⅲ及aVL低小，V_1及V_2正负双向；频率65次/分；P-R间期0.20s；QRS形态及幅度正常，时限0.08s；ST段无偏移；T在Ⅰ、Ⅱ、aVL、$V_2 \sim V_6$均直立，aVR及V_1倒置，aVF低小

不同年龄的儿童正常心率范围不同。

（3）PP间距规则，可以存在轻微的改变，相差一般不超过0.12s，有些作者提出不超过0.16s，还有些作者提出最大PP间距不超过最小PP间距的10%。

（4）PR间期＞0.12s。

三、窦性心律失常

窦房结发出心律的频率过快、过慢、不齐、暂停或出现传出障碍时称为窦性心律失常（sinus arrhythmia），分别称为窦性心动过速、窦性心动过缓、窦性心律不齐、窦性停搏及窦房阻滞。

（一）窦性心动过速

1. 普通窦性心动过速

（1）定义：窦性激动的频率成人≥100次/分（或90次/分）称为窦性心动过速（sinus tachycardia，ST），但在儿童及婴幼儿因其正常心率较快，不同年龄有其不同的诊断标准（表12-2）。

表12-2 小儿窦性心动过速及窦性心动过缓诊断标准

名称	1岁以下	1～3岁	3～6岁	6岁以上
窦性心动过速（次/分）	150以上	130以上	120以上	100以上
窦性心动过缓（次/分）	110以下	90以下	80以下	60以下

（2）原因

①生理性：如健康人在运动、紧张、焦虑、恐惧、情绪激动、吸烟、饮酒、饮用含咖啡因的饮料等状态下均可引起窦性心动过速。

②病理性：发热、感染、甲状腺功能亢进、出血、休克、低血压、贫血、缺氧、脱水、心力衰竭、疼痛、心肌炎、心肌缺血、急性心肌梗死、动静脉瘘、嗜铬细胞瘤等均可引起窦性心动过速。

③药物性：β受体激动剂、拟交感胺或其他肾上腺素能激动剂、阿托品和其他抗胆碱能药物、乙醇、咖啡因类、尼古丁等也可引起窦性心动过速。

（3）机制：窦性心动过速是临床上最常见的心律失常，是心脏对人体生理性或病理性应激反应的表现。通常是由于迷走神经张力减弱或交感神经张力增高致使窦房结自律细胞的动作电位4相上升速度加快，到达阈电位时间缩短，致心率加快。

（4）心电图

①P波为窦性，P波方向、形态及P波电轴正常，但P波电压可略有增高（图12-3）。明显增快时P波可与前一心搏的T波重叠，致使T波末端出现切迹或双峰，使P波不易辨认。

②P波频率≥100次/分，多在100～120次/分，一般不超过180次/分或（220－年龄）次/分。但在剧烈活动或交感神经活性增强时也可以超过该限。

③PR间期＞0.12s，窦性心动过速时PR间期可较正常时略短，但仍在0.12s以上。当心率较快时由于P波下传的激动进入房室结相对不应期，其PR间期可延长。如果合并房室或束支传导障碍，可在窦性心动过速基础上出现不同类型的房室或束支阻滞的心电图改变。

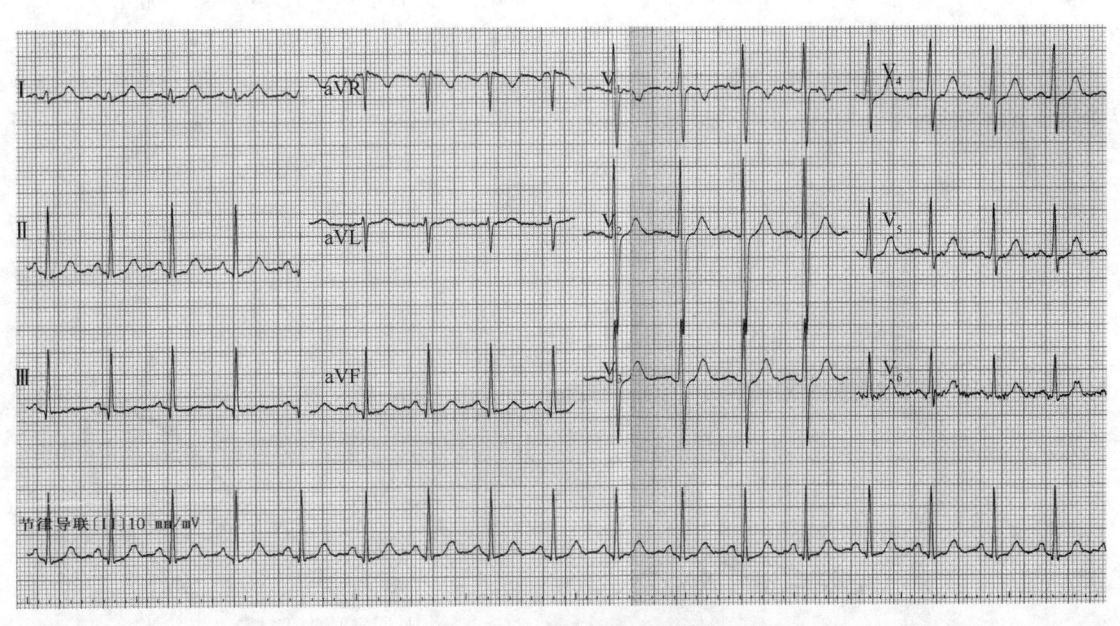

图12-3 窦性心动过速

窦性心律，频率103次/分，P-P间隔匀齐，P-R间期0.12s，QRS波0.09s，Ⅱ与aVF导联P波后的PR段下垂并出现"J"点型ST下移，T波无异常

④QT间期可随着窦性心动过速周期的缩短而相应缩短，但QTc仍然正常。

⑤窦性心动过速时，ST段可轻度下移，多呈J点型ST段下移，这是由窦性心动过速时心房复极波（Ta波）引起。如合并心肌缺血或心肌病变，ST段可呈水平型下移，且下移幅度较大。

⑥原本直立的T波，在窦性心动过速时其振幅常降低、平坦或双向，甚至倒置。通常认为这是交感神经活性增强的结果。倘若心脏原有病变者，则这种变化将更趋明显。但在交感神经兴奋引起的心动过速中，T波振幅通常增高。

（5）临床表现：主要表现为心悸，还常伴有胸闷、气短、恐惧等症状。

（6）鉴别诊断

①房性心动过速：房性心动过速呈阵发性，具有突然发作及突然终止的特点，而窦性心动过速在病因去除前多为持续性；房性心动过速频率多在150次/分或以上，而窦性心动过速多在150次/分以下；房性心动过速的节律多匀齐，而窦性心动过速可略有不齐，且在心动过速持续的不同时间其频率不完全相同；房性心动过速P波形态多与窦性心律时不同，但右房上部起源的房性心动过速与窦性心动过速非常相似，单从心电图有时很难区别；房性心动过速间歇期可能见到房性期前收缩、心房扑动或心房颤动，窦性心动过速的间歇期内多正常。

②窦房结折返性心动过速：窦房结折返性心动过速较少见，呈阵发性，发作时各导联P波形态均与窦性心律时相同。

③心房扑动：心房扑动发作时，尤其2：1心房扑动时，其中一个F波常重叠于QRS波中，另一个F波可被误认为P波而诊断为窦性心动过速，但仔细观察与窦性P波不同；2：1心房扑动时的心室频率多在150次/分左右，窦性心动过速多在100～120次/分；2：1心房扑动心室律多匀齐，窦性心动过速时可略不齐。

（7）治疗：窦性心动过速常有其原因，主要是针对病因进行治疗。对于暂时或难以去除病因者可针对窦性心动过速本身进行对症治疗，如应用β受体阻滞剂及镇静剂。

2.窦房结折返性心动过速

（1）定义：窦房结折返性心动过速（sinus node-atrialreentry tachycardia；SART）是指窦房结与邻近的心房组织间发生连续的激动折返所形成的心动过速。

（2）病因：窦房结折返性心动过速较为少见，仅占折返性室上速的3%～4%。据报道，在行电生理检查的379例心动过速患者中，窦房结折返性心动过速的发生率仅为1.8%。该心律失常可发生于任何年龄，好发年龄40～60岁，男女皆可发病，中老年人中男性多见。多有器质性心脏病的基础，如瓣膜性心脏病、冠心病、高血压性心脏病、先天性心脏病等。

（3）机制：Allessie和Bonke首次在兔中通过标测证实窦房结折返的环路。他们用192个心内电极标测右心房，同时用一些细胞内电极探测窦房结，研究人员记录到一个回波，并证实其折返环路完全在窦房结内，这意味着心房不是折返环路的必需部分。

窦房结折返环包括窦房结、结周纤维组织和高位右房心肌。结周纤维组织的递减性传导特性及窦房结P细胞和心房肌细胞不应期的不一致是形成窦房结折返的基础（图12-4）。窦房结折返的形成要求心房肌的不应期要短，使返回心房的激动能再次引起心房除极；而窦房结细胞的相对不应期要长，激动在窦房结内传导缓慢，使心房恢复应激性。因窦房结是折返环的一部分，所以引发的心房P波与窦性P波完全或几乎完全相同。由于

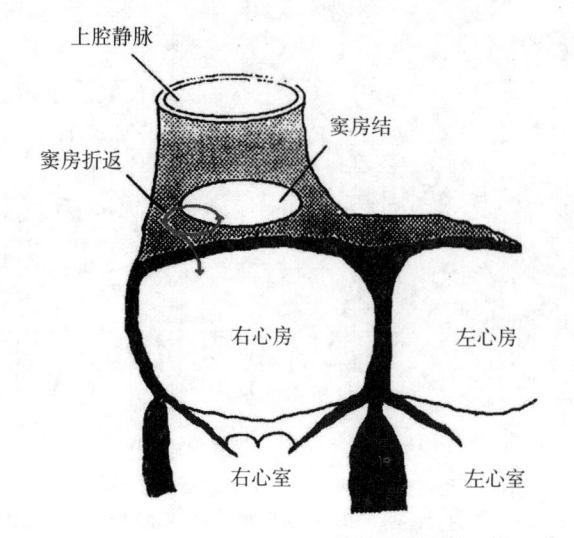

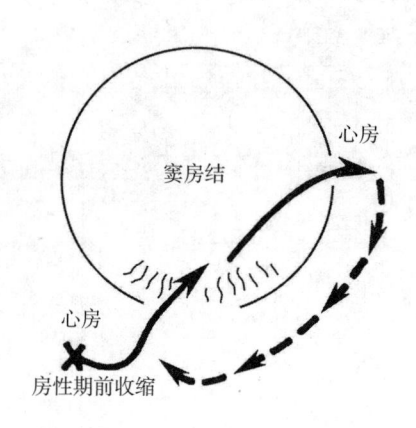

图12-4 窦房结内折返性心动过速示意图

系折返激动，故具有突发突止，并可被心脏电生理检查程序刺激诱发和终止。

（4）心电图表现

①心动过速呈阵发性，具突发突止特点。多呈反复发作性，每次持续时间不长，通常为数秒到数小时。

②心动过速的频率与普通窦性心动过速近似，多在100～150次/分，平均130次/分，可达200次/分（图12-5）。节律匀齐或基本匀齐。

③心动过速心律的性质为窦性，P波形态为窦性P波相同，也可略有差异，这是由于激动从折返环传入心房的部位与窦性激动传入心房的部位略有不同之故。

④PR间期比窦性心律时略有延长，一般在正常范围内保持1:1房室传导，少数可伴有文氏现象。

⑤心动过速可由适时的房性期前收缩或心脏的程序刺激诱发及终止；也可被正常窦性心搏所终止；刺激迷走神经（如颈动脉窦按摩）可使心率减慢或突然终止。心动过速终止时的代偿间期等于一个基本窦性周期。典型的窦性回波与其后第一个窦性P波的间距等于一次基本窦性周期。

⑥部分患者心动过速发作的开始时，前3～5周期心率渐快至稳定，即有温醒现象，终止前3～5周期心率渐慢至终止，即呈冷却现象。

（5）临床表现：临床症状为阵发性心悸。该心动过速常因情绪激动、紧张及运动诱发，部分病例无明显诱因。每次发作持续时间不等，通常为数秒到数小时。发作时心率多在100～130次/分，症状的轻重取决于心率的快慢、持续时间的长短以及是否存在基础心脏病的情况。由于该心动过速的发作持续时间多较短，其症状多较轻微或者无症状，但是心率较快且持续时间较长时可表现为明显的心悸，常伴气短、胸痛及头晕，极少数可伴有明显的血流动力学改变。

（6）鉴别诊断

①普通窦性心动过速：普通窦性心动过速为逐渐发生，逐渐停止，无突发突止特点；刺激迷走神经可使窦性心动过速频率减慢而不能终止；窦性心动过速对心脏程序刺激无反应，不能终止和诱发；普通窦性心动过速可持续数小时、数天或更长。

②不良性窦性心动过速：是一种严重而顽固的窦性心动过速，其特点表现为日间心率更快，常＞140次/分，持续时间更长，常达数月或数年；药物反应差，常可导致心动过速性心肌病；其他鉴别方法与普通窦性心动过速相同。

③自律性房性心动过速：自律性房性心动过速时的P波与窦性不同；PR间期大于0.12s；常有"温醒现象"；发作倾向于持续性或无休止性。

④折返性房性心动过速：折返性房性心动过速的P波形态一致，但与窦性不同；节律规则；突发突止；无"温醒"现象；心房程序刺激可诱发或终止。

（7）治疗：β受体阻滞剂治疗有效，但治疗一段时间后需增加剂量才能维持；维拉帕米或洋地黄或胺碘酮有稳定的疗效，其机制是改变窦房结及窦房结周围心房肌的不应期及传导速度；对于药物疗效不好或反复发作者可行导管消融治疗。

3.不良性窦性心动过速　不良性窦性心动过速（inappropiate sinus tachycardia, IST）也称不适宜性窦性心动过速（inappropiate sinus tachycardia, IST）、特发性窦性心动过速、非阵发性窦性心动过速（nonparoxysmal sinus tachycardia）、非阵发性慢性窦性心动过速（nonparoxysmal chronic sinus tachycardia）、慢性非阵发性窦性心动过速（chronic non-paroxysmal sinus tachycardia）或永久性窦性心动过速（permanent sinus tachycardia）等。

（1）定义：不良性窦性心动过速是指在休息状态下心率增快，在轻微活动或应激状态下心率异常（不成比例的）增快为特征的一种窦性心动过速。不良性窦性心动过速患者的静息心率通常＞100次/分，Holter的平均

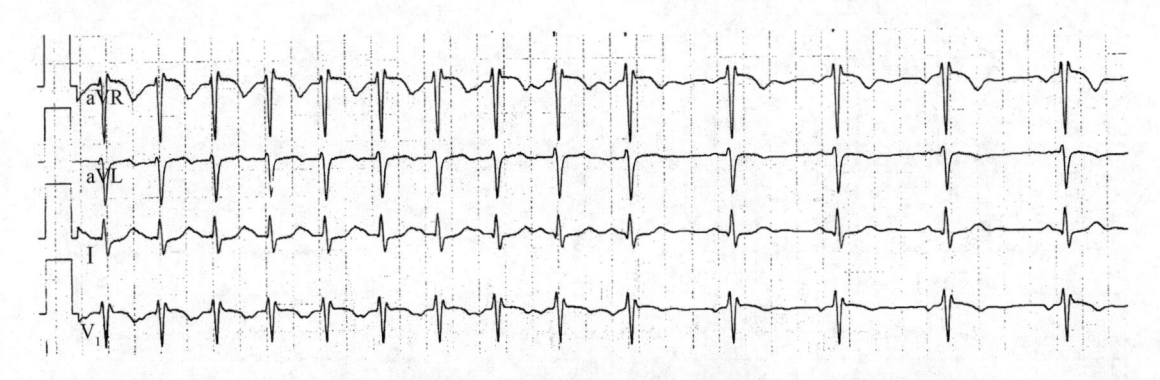

图12-5　窦房结内折返性心动过速

患者男性，54岁，核素扫描等影像学检查无心肌缺血的证据。该心电图系在运动平板试验结束后即可记录，开始为心动过速，心动过速突然终止，心动过速的P波形态与终止后窦性P波相同，提示心动过速由窦房结折返所致

心率＞90次/分，常伴有心悸、虚弱、疲劳、头晕等症状。其病因不详，机制可能与自主神经功能障碍、神经激素失调、窦房结功能亢进有关。

该病于1997年由Bauernfeind RA等首先报道。近年来，不良性窦速的病例报告有逐年增多的趋势，随之，对这样一个新的临床病症的发病特点、诊断标准和治疗方法的研究亦不断深入。近几年多个学会如2015年美国心律学会（HRS）组织欧洲心律协会（EHRA）、美国自主神经学会（AAS）、美国心脏病学会（ACC）、美国心脏协会（AHA）、亚太心律学会（APHRS）等多个著名国际心血管病学会的相关专家撰写和发布了2015年HRS《关于体位性心动过速、不适当窦性心动过速和血管迷走性晕厥的诊断和治疗专家共识》，国内也有共识推荐。

（2）临床表现：不良性窦性心动过速临床相对少见，但不罕见。发病年龄多较轻，多数在20～35岁发病，就医时年龄较大的患者追述病史时可发现其症状初发时年龄常较轻。绝大多数患者为女性，且多数为从事卫生医疗工作者，如心脏科护士或理疗师等。Morillo报道的6例患者均为女性，Kalman报道的一组21例特发性窦速中，20例为女性。部分患者发病有家族性遗传倾向。

临床表现轻重不一，轻者可无症状或仅有心悸不适症状，在常规体检或因其他疾病就诊时发现。重者出现明显为心悸，常伴乏力、胸闷、气短、头晕、活动不能耐受、易出汗等，其症状与心动过速的程度不一定成比例。心动过速多为持续性或无休止性。直立较卧位心率明显增快，直立体位时无体位性低血压。少数病例可发生晕厥先兆或晕厥，这可能是由于心率太快造成的心排血量下降及低血压。早期心脏超声、X线等检查证实心脏常无其他原发性器质性异常。不存在能引起窦速的其他疾病，如甲状腺功能亢进、贫血等原因。长期心动过速可发生心律失常性心肌病，后期可发展为顽固性心力衰竭、心源性休克而死亡。

（3）病因与机制：不良性窦性心动过速的病因及机制还不清楚，根据文献资料及实验结果推测其机制为：①窦房结本身自律性增强或对自主神经作用有超敏反应。临床采用药物阻断自主神经对心脏的作用测定心脏的固有心率。方法是应用0.2mg/kg的普萘洛尔阻断交感神经，应用0.04mg/kg的阿托品阻断迷走神经，给药后测定受试者的固有心率，然后与预计值相比较，多数患者存在着固有心率的增高，说明窦房结去神经支配下自律性是增强的。Lowe等在3个不良性窦性心动过速患者中发现窦房结的超微结构异常。在这些有症状的患者中手术切除下来的窦房结组织经电子显微镜检查发现其中含有很多脂褐质空泡，虽然目前尚未明了引起这种改变的原因，但说明窦房结组织可有细胞的异常变化，这可能是窦房结本身自律性增强的组织学基础。②自主神经对窦房结调节异常。主要是交感神经过度兴奋或迷走张力减低。心率变异性检查可作为自主神经平衡的定量测定，结果提示患者窦房结的自主神经调节中交感神经占优势，迷走神经相对受到抑制。③神经激素失调及遗传因素也可能参与不良性窦性心动过速的形成。④也有认为不良性窦性心动过速就是一种位于窦房结附近的局灶性房速。

（4）心电图表现：心动过速时心电图P波必须为窦性，即P波在Ⅰ、Ⅱ和aVF导联P波正向，V₁导联P波双向，这是本病最基本、最重要的表现。除此之外，还具备以下几个特点。

①休息或轻微活动心率超过100次/分（图12-6）。短时间（5min）的走路或平板运动试验可使心率明显增加，可达140次/分以上。

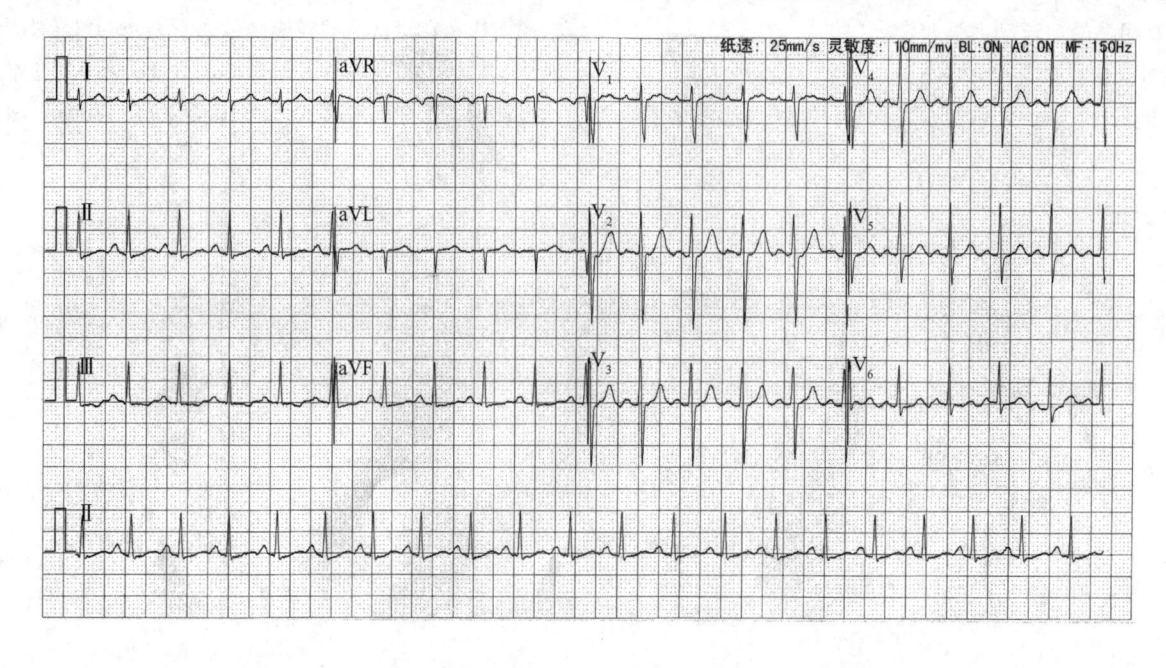

第 12 章 窦性心律与窦性心律失常

12导同步动态心电图报告

编号:	门诊号:	科别:	床号:	住院号: 门诊	起搏方式: 无
姓名: 张	性别: 女	年龄: 37 岁	开始时间:2013/06/06 08:40:09		

开始/结束 时间: 08:40:09 / 07:49:09　　　最快心率: 146 bpm, (07:21:42)
记录总时间: 23小时9分钟0秒　　　　　　最慢心率: 66 bpm, (01:03:26)
总心搏数: 140806 次　　　　　　　　　　平均心率: 101 bpm

RR间期 >2.0 秒: 0 次
最长: 0.0 秒, 发生时间:

心率变异

| PNN50 | : 0.3 | RMSSD | : 13.6 | SDSD | : 15.0 |
| SDNN | : 70.9 | SDANN | : 60.4 | HRV三角指数 | : 26.5 |

ST数据统计趋势图

科别:　　　　起搏方式: 无　　　年龄: 42 岁

心率趋势图, 共 140665 次

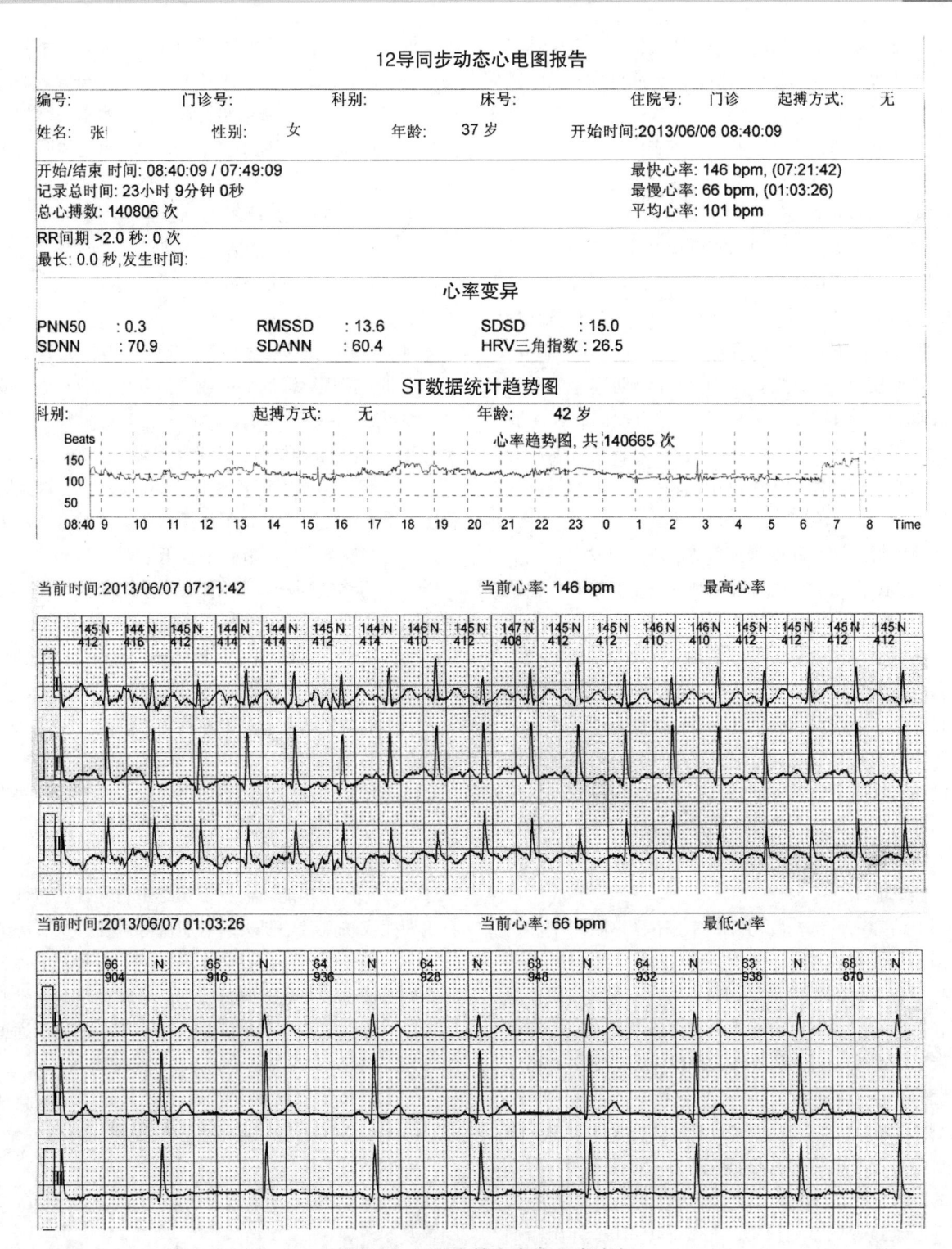

当前时间:2013/06/07 07:21:42　　　当前心率: 146 bpm　　　最高心率

当前时间:2013/06/07 01:03:26　　　当前心率: 66 bpm　　　最低心率

图 12-6　不适宜性窦房结心动过速

患者女性, 37岁。心悸脉率偏快3年。图A系日间平卧位记录心电图, 窦性心律, 频率123次/分, P波略高, PR间期0.16秒, QRS波正常, ST段在Ⅱ及aVF呈J点型轻微压低, T波在Ⅱ、aVF导联低平, Ⅲ导联浅倒置。图B为动态心电图报告, 23小时9分心搏高达140 806次, 最快146次/分, 最慢66次/分, 平均101次/分, 心率变异性偏小。心率趋势图显示全天心率较快, 日间明显增快, 夜间仍较快。图C是动态心电图的最快与最慢心率

②动态心电图24h平均心率＞90次/分。心率趋势为白天异常增高，夜间相对降低，部分病例夜间某一段时间可接近正常。

③心动过速通常是持续性，心率变化为渐快渐慢。

④当窦性心律增快时，右心房上壁激动向量增加导致下壁导联P波振幅增高。

⑤发展到心动过速心肌病心力衰竭时，心率常可持续增高到160～220次/分。

(5) 鉴别诊断：不良性窦性心动过速是一种排他性诊断，需排除以下几种心律失常。

①普通窦性心动过速：普通窦性心动过速的心率相对较低，常在100～150次/分，常有原因，如甲状腺功能亢进、贫血、脱水、失血、心力衰竭、疼痛和外源性物质、药物滥用等。对β受体阻滞剂治疗的反应较好。

②窦房折返性心动过速：心动过速为突发突止，节律整齐，心率恒定，可经心脏电刺激诱发和终止，据此容易鉴别。

③房性心动过速：心房折返性心动过速呈阵发性，突发突止，节律相对整齐，心率恒定，P波与窦性不同，可经心脏电刺激诱发和终止，心房自律性心动过速。

④体位性直立性心动过速：体位性直立性心动过速与不良性窦性心动过速不同，其心动过速及症状与体位相关，即从仰卧位到直立位心率逐渐加快且不存在体位性低血压。抑制窦速的药物或其他措施可能会导致严重的体位性低血压。

(6) 治疗：首选药物治疗，常用β受体阻滞剂和钙通道阻滞剂（维拉帕米、地尔硫䓬），但多数患者对药物治疗反应差，需不断增加剂量，过高剂量的β受体阻滞剂和钙通道阻滞剂可引起乏力、头晕和低血压等症状使患者不能耐受。近年新上市的伊伐布雷定是一种高度特异性的If通道阻滞剂，通过剂量依赖方式抑制If电流，延长4期自动除极的时间，从而减慢窦房结的频率。伊伐布雷定对于心电传导及心肌收缩力无负性作用，对心室肌的复极化和机体代谢不产生影响，是目前治疗不良性窦性心动过速的常用药物，尤其适用于β受体阻滞剂不耐受的患者。胺碘酮也可用于治疗不良性窦性心动过速，长期大剂量服用时，需分析其利弊。对于药物治疗无效且症状明显影响工作和生活者，可行窦房结头部导管消融，必要时也可消融房室结置入心脏起搏器。

4. 体位性心动过速综合征　体位性心动过速综合征（postural orthostatic tachycardia syndrome；POTS）是新近发现的病理性窦性心动过速，表现为轻度自主神经调节失调，多见年轻女性，患者常有头晕、乏力、心悸，仰卧位静息心率正常，当直立位时出现心动过速而无低血压表现。在基础倾斜试验开始10min内患者心率可增加40～60次/分或最快心率达120次/分。部分患者血容量相对减少可能参与发病机制，积极摄入食盐、增加液体负荷及糖皮质激素可能对患者有益处，β受体阻滞剂对部分患者有效。

(二) 窦性心动过缓

1. 定义　成人窦性心律心率低于60次/分，称为窦性心动过缓（sinus bradycardia）。

2. 原因

(1) 生理性原因：常见于健康成人，尤其是运动员、长期坚持规律锻炼的人或高强度体力劳动者，安静时心率可在50次/分左右。睡眠常出现心动过缓，正常大龄儿童和成人睡眠时心率可慢至30～40次/分。

(2) 病理性原因：各种心脏病如心肌炎、心肌病、急性下壁心肌梗死等；也见于甲状腺功能减退、颅内压升高、阻塞性黄疸、呕吐反射、低温等。

(3) 药物性原因：应用β受体阻滞剂（普萘洛尔、美托洛尔、艾司洛尔、比索洛尔或索他洛尔）、地尔硫䓬、维拉帕米、胺碘酮、普罗帕酮、利血平、洋地黄、可乐定、西咪替丁等。

(4) 电解质紊乱：高钾血症等。

3. 机制

(1) 迷走神经张力过度增高：睡眠状态、阻塞性黄疸、颅内压升高、Valsalva动作、颈动脉窦按摩、呕吐以及颅内压增高等。

(2) 窦房结功能障碍：窦房结退行性变、急性下壁心肌梗死或缺血、心肌炎、心肌病等病变累及窦房结。

(3) 离子通道作用及离子通道病：各种抗心律失常药物均可通过改变离子降低窦房结自律性引起窦性心动过缓。遗传性窦性心动过缓是由于心脏起搏离子通道基因的突变引起。

(4) 其他：甲状腺功能减退症、低体温、高钾血症、Cheyne-Stokes呼吸时的呼吸暂停期。

4. 心电图表现

(1) 窦性P波，P_I、P_{II}、P_{aVF}及PV_3～V_6直立，P_{aVR}倒置。

(2) 窦性P波频率＜60/分（图12-7）。一般为45～59次/分。根据心动过缓的程度分为：轻度窦性心动过缓51～59次/分；中度窦性心动过缓45～50次/分；重度窦性心动过缓＜45次/分。

(3) PR间期＞0.12s。

(4) 常伴有窦性心律不齐，明显不齐时可出现逸搏。明显窦性心动过缓时，常出现逸搏心律，二者可形成干扰性房室脱节。也可伴房室传导阻滞。

5. 临床表现　轻度窦性心动过缓可无症状；明显窦

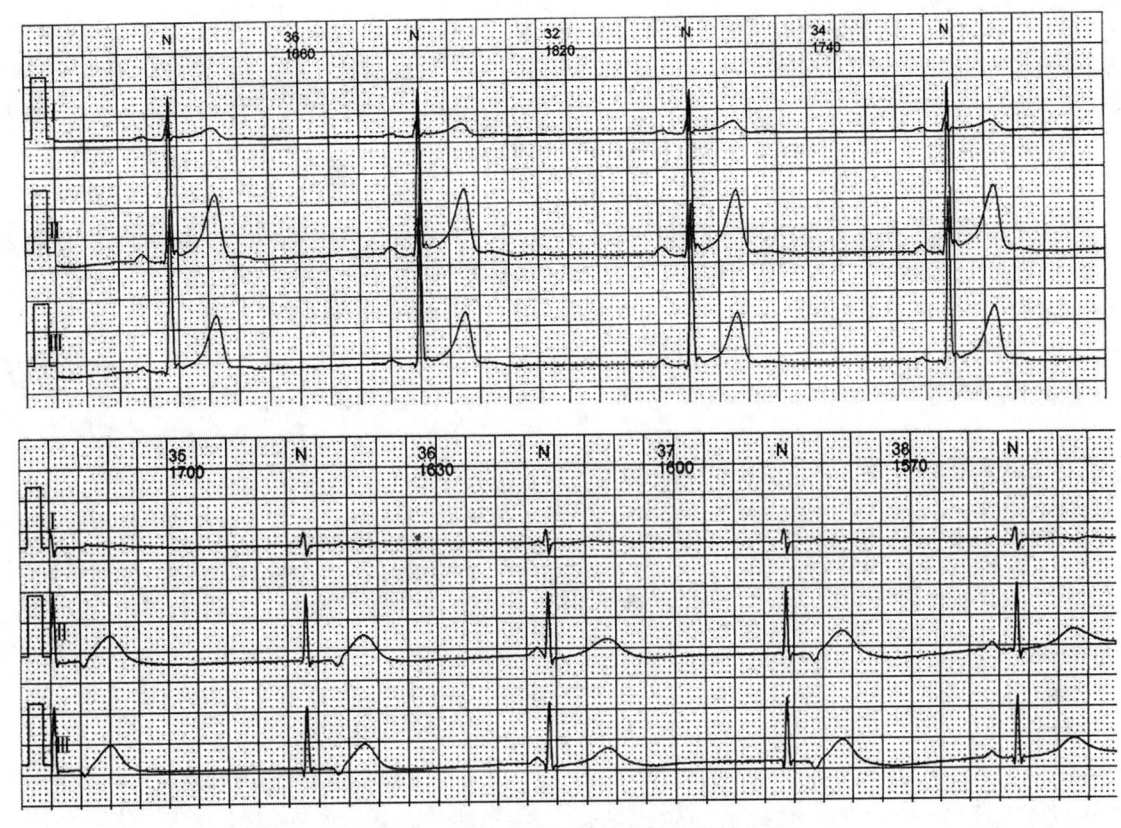

图 12-7　窦性心动过缓伴交接区逸搏心律

患者男性，76岁，脉搏缓慢数年，伴乏力2月。图A系动态心电图记录的心电图，P在Ⅰ、Ⅱ、Ⅲ导联均直立，频率缓慢伴不齐，介于32～38次/分，P-R间期0.20s，QRS时限0.09s，Q-T间期0.40s。图B系同一患者同次动态心电图记录的图形，窦性心率更为缓慢出现逸搏心律。图中前4个QRS波均为交接区逸搏，其中第1、2、4个QRS波后有逆行P波。第3个QRS前有窦性P波，该窦性P波与相邻的QRS波无关，二者在房室交接区发生干扰。QRS波后无逆行P波是由于窦性P波刚激动了心房，心房处于不应期，心室激动不能逆入心房之故。图中只有最后一个QRS波为窦性P波下传

性心动过缓可出现头晕、胸闷、心绞痛、心功能不良、中枢功能障碍甚或晕厥。心率不低于50次/分的窦性心动过缓通常没有重要临床意义，在健康人群中，心率通常不低于40次/分，尤其是在清醒状态时。睡眠时心率可降至35次/分左右，清醒时并无心动过缓的症状。许多老年人常出现窦性心动过缓，但没有明确的病因，可能系窦房结退行性变引起。

6. 鉴别诊断

（1）2:1房室传导阻滞：未下传的P波常落于前一窦性搏动的T波上，易被误认为系前一窦性搏动的T波切迹；如果未下传的P波落于T波之后易被误认为前一窦性搏动的U波。采取12导联同步记录有助于辨别是否存在未下传的P波，尤其T波幅度较低P波清楚的导联（如V_1导联）。

（2）房性期前收缩二联律未下传心室：房性期前收缩的P波也常落于窦性搏动的T波上，易被误认为窦性搏动的T波切迹或U波，与2:1房室传导阻滞相似，不同的是未下传的P波形态与窦性不同。

（3）2:1窦房阻滞：2:1窦房阻滞是每两次窦性激动下传心房1次，心电图也表现为窦性心动过缓，此时如果做运动可使2:1窦房阻滞的心率突然成倍增快或出现高度窦房阻滞的表现，而真正窦性心动过缓时运动后心率虽可加快但一般不会成倍加快，而且停止运动后又逐渐恢复原有的频率。

（4）高度或三度房室传导阻滞：明显窦性心动过缓时常出现交界性逸搏心律，二者可形成干扰性房室脱节，此时需与高度或三度房室传导阻滞相鉴别，前者窦性心率慢于逸搏心律的频率，后者窦性心率快于逸搏心律的频率。运动后前者窦性P波频率加快，逸搏心律可暂时消失，而后者则否。

7. 治疗　轻度窦性心动过缓一般无须特殊处理，心率过于缓慢或伴有相关症状者应置入心脏起搏器，如AAI（R）或DDD（R）。对于急性患者可应用阿托品、麻黄素或异丙肾上腺素治疗，必要时置入临时起搏器。

（三）窦性停搏

1. 定义　窦房结在较长时间内不能产生激动，使心房或心室暂时不能除极，称为窦性停搏（sinus arrest）或窦性静止（sinus standstill）。

2. **原因** 与窦性心动过缓的原因近似，即凡能引起窦性心动过缓的原因均可引起窦性停搏。

3. **机制** 其机制也与窦性心动过缓也相似，不同的机制均使窦房结在一段时间内不能发放冲动即为窦性停搏。

4. **心电图表现**

（1）窦性P波规律发生，突然出现长的PP间期，内无P-QRS-T波群（图12-8），常呈间歇出现。

（2）停搏时间长短不等，多在1.5～3s，个别可达5s或以上，甚至十数秒到数十秒。

（3）停搏的PP间期与正常窦性间期不呈倍数关系。

5. **临床表现** 取决于停搏时间的长短、体位及患者意识状态。停搏时间较短（<3s）可无症状，尤其处于平卧及睡眠状态。如果停搏时间较长（>5s），可出现一过性头晕及黑矇，特别是在站立或坐位状态；停搏时间更长（>15s）可出现意识丧失，甚至发生脑缺氧抽搐（即阿-斯综合征）或死亡。

6. **鉴别诊断**

（1）窦房阻滞：二度Ⅱ型窦房阻滞长间歇的PP间期常为基本窦性PP间期的2倍或3倍，而窦性停搏时，长的PP与短的窦性PP间期不成倍数关系。较长时间（5～20秒）的窦性停搏与一过性三度窦房阻滞在体表心电图极难鉴别。

（2）窦性心律不齐：呼吸性窦性心律不齐时，PP间期常随呼吸周期发生逐渐缩短及逐渐延长，屏止呼吸后PP间期相对匀齐。非呼吸性窦性心律不齐则与呼吸周期无关，但长的PP间期多在窦性PP间期1.5倍以内，很少达2倍。

（3）房性期前收缩未下传：房性期前收缩未下传可以形成长PP间隔，其PP间隔一般不超过窦性PP的2倍，仔细观察在一些导联窦性搏动的T波上有重叠的P波，表现为双峰、切迹或顿挫。

7. **治疗** 窦性停搏时间较短者，可给予药物治疗。如果停搏时间较长或伴有相关症状者应置入心脏起搏器，如AAI（R）或DDD（R）。

（四）窦房传导阻滞

1. **定义** 窦房阻滞（sino-atrial block）是指在窦房结激动向心房传出时发生阻滞。依阻滞程度不同可分为一度、二度和三度窦房阻滞。

2. **原因** 与窦性心动过缓相同，凡能引起窦性心动过缓的原因均可引起窦房阻滞。

3. **机制** 各种病因通过不同机制作用于窦房结及其周围组织，使窦房结的激动传出缓慢、传出间断或完全不能传出。从细胞电生理角度解释便是各种病因使窦房结及其周围组织相对不应期及有效不应期延长，使传导延迟或完全中断。窦房阻滞与窦性停搏很难鉴别，只有记录窦房结心电图才能明确究竟是窦房阻滞还是窦性停搏。可惜，现在仍不能准确记录窦房结电图。

4. **心电图表现**

（1）一度窦房传导阻滞：仅有窦房传导时间的延长，每次激动均能传到心房，产生窦性P波，其心电图表现为窦性P波规律出现，PP间期无改变，与正常窦性心律完全一样。因此，单纯一度窦房阻滞在体表心电图是无法诊断的。

（2）二度窦房传导阻滞：二度窦房传导阻滞表现可在传导延迟基础上发生激动传向心房的脱落，即间断传出。按心电图的表现形式分为二度Ⅰ型窦房传导阻滞及二度Ⅱ型窦房传导阻滞。

二度Ⅰ型窦房阻滞：①窦性心律不齐成组出现；②PP间期进行性缩短，然后出现一长的PP间期；③长的PP间期短于最短PP间期的2倍；④长PP间期之前

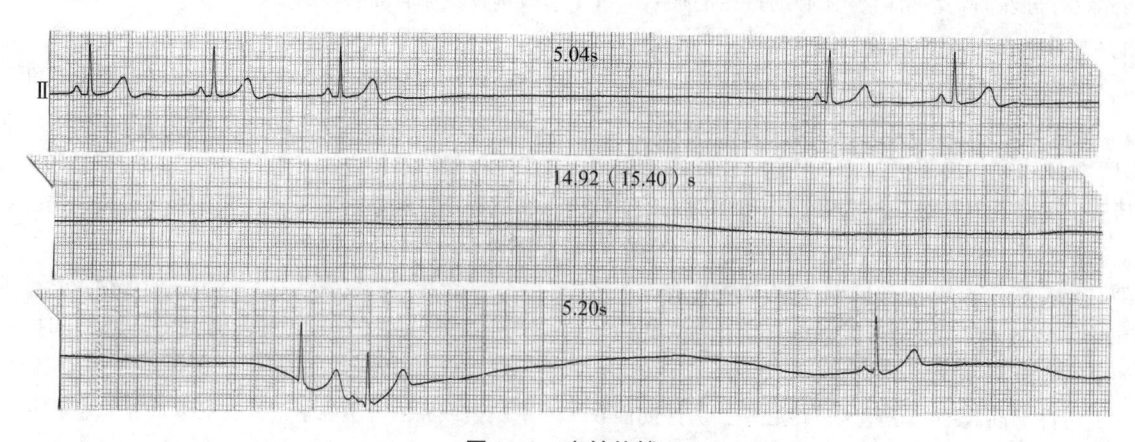

图12-8 窦性停搏

患者女性，54岁，间断头晕、黑矇及意识丧失3个月。记录心电图中再次发作，本图三条心电图为连续记录。P波在Ⅱ导联直立为窦性心律，第一条可见5.04s的长P-P间隔，其中无QRS波，系窦性停搏。自第一条最后一个P波起始到第三条第一个QRS波（交接区逸搏）出现长达14.92s窦性停搏；本次窦性停搏的实际时间应测至第三条第一个P波的起始，其窦性停搏实际时间为15.4s。之后又出现了5.4s的窦性停搏。第三条基线漂移系患者脑缺氧后意识障碍肢体抽动所致

的PP间期最短，长PP间期之后的第一个PP间期最长；⑤窦房传导比例常为3:2、4:3、5:4、6:5等（图12-9）

二度Ⅱ型窦房阻滞：①窦性心律规律或成组出现；②在规则的PP间期中突然出现一个长PP间期；③长PP间期为短PP间期的整数倍，多为2倍或3倍；④窦房传导比例可为3:2、4:3、5:4等（图12-10、图12-11）。

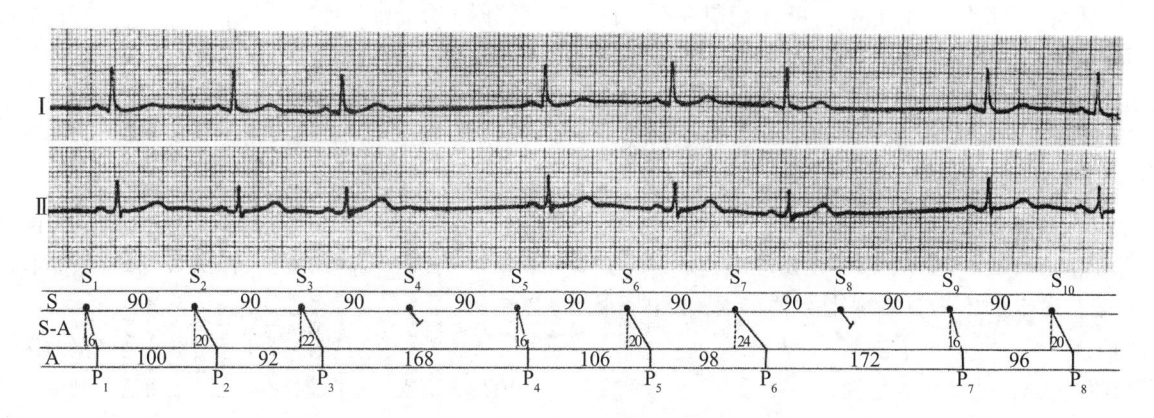

图12-9 二度Ⅰ型窦房阻滞

患者男性，52岁，心悸及心前区数年。窦性心律，每3次窦性搏动后有一次长间歇，其中即无P波也无QRS波，提示有窦性激动的脱漏，每次脱漏前的第一个P-P较长，第二P-P较短，脱漏形成的长P-P小于较短P-P的两倍，符合二度Ⅰ型窦房阻滞

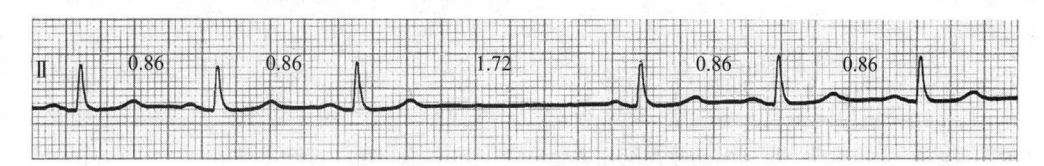

图12-10 二度Ⅱ型窦房阻滞

患者男性，67岁，因间断心悸脉搏间歇就诊。Ⅱ导联P波直立，短P-P间隔0.86s，长P-P间隔为1.72s，长P-P间隔是短P-P间隔的两倍，符合二度Ⅱ型窦房阻滞

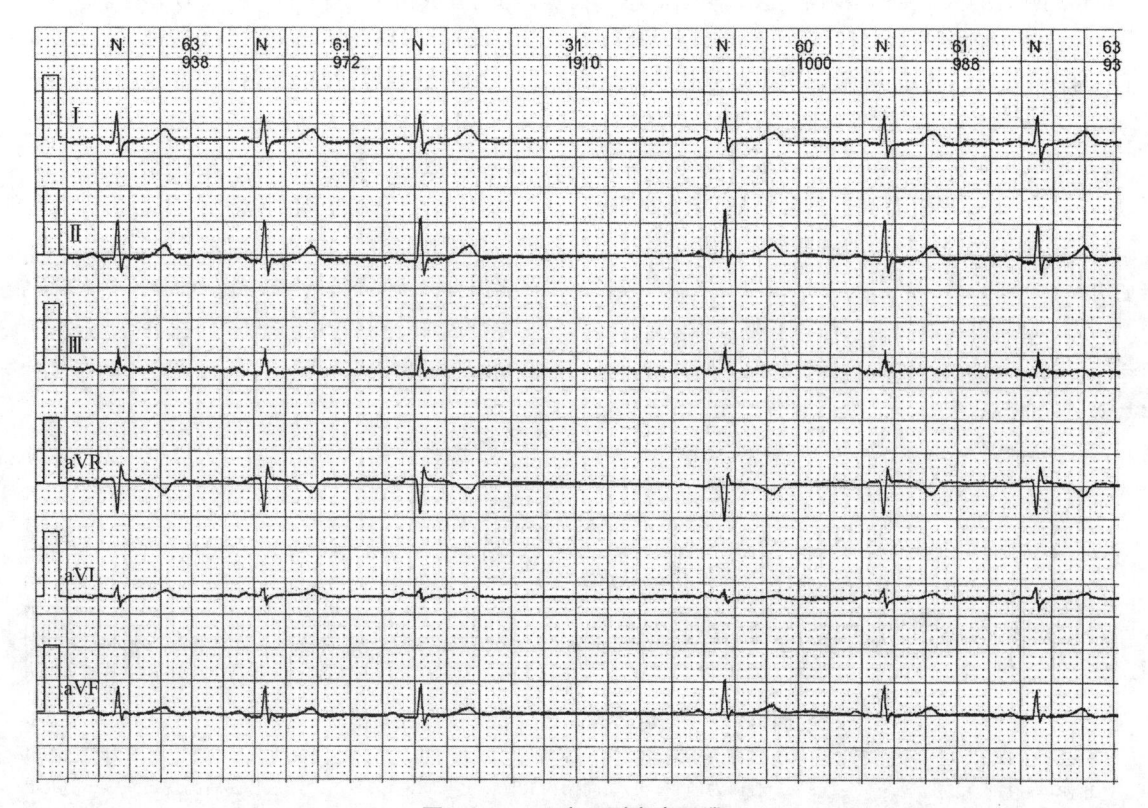

图12-11 二度Ⅱ型窦房阻滞

患者女性，68岁，脉搏不齐数月，行动态心电图检查。P波Ⅰ、Ⅱ、Ⅲ及aVF均直立，aVR倒置，aVL负正双向，为窦性心律。第一个P-P间隔（0.938s）与第二个P-P间隔（0.972s）略有差异（0.034s），但长的第三P-P间隔（1.910s）仍是第一个与第二个P-P间隔的和，即长P-P间隔是短间隔平均值的两倍，也是二度Ⅱ型窦房阻滞的表现

高度窦房传导阻滞：高度窦房传导阻滞属于二度Ⅱ型窦房阻滞的严重类型，大部分窦性激动不能传入心房，传出比例在3:1或以上。心电图表现有以下两点。①明显窦性心动过缓，如能记录到短PP间期，短PP间期仅是长的窦性PP间期的1/3或1/4（图12-12）。②常出现逸搏或逸搏心律。

（3）三度窦房传导阻滞：窦房结冲动在窦房交界处全部受阻不能下传至心房。①窦性P波完全消失；②出现交接区逸搏心律，其QRS波形态正常，节律规则，频率40~60次/分。也可出现房性或室性逸搏心律。三度窦房传导阻滞与持续窦性停搏在体表心电图很难区别。

5.临床表现　一度窦房阻滞，一般无症状，二度窦房阻滞窦房传导阻滞，可出现心跳及脉搏间歇，也可无临床症状。高度及三度窦房传导阻滞，是否出现症状取决于异位心室率的快慢。

6.鉴别诊断

（1）二度Ⅱ型窦房阻滞与间断窦性停搏：二度Ⅱ型窦房阻滞窦房阻滞，在传导阻滞前后的PP间期是固定的，阻滞的PP间期是阻滞前后PP间期的两倍或其他倍数；窦性停搏的时间则无倍数关系。

（2）三型窦房阻滞与持续性窦性停搏：心电图很难区别，可借助阿托品试验帮助鉴别是三度窦房阻滞还是持续性窦性停搏。静脉注射阿托品后如窦房传导功能改善，由三度阻滞转为二度阻滞时，说明为窦房阻滞，窦房传导功能不改善者可能系窦性停搏。

（3）2:1二度窦房阻滞与窦性心动过缓：令患者适当运动，若系2:1窦房阻滞，运动后心率突然成倍增快，而窦性心动过缓则运动后心率虽可加快但一般不会成倍加快。

7.治疗　偶发性短时间窦房传导阻滞，可继续观察并治疗原发病；如果阻滞程度较重，特别是伴有相关症状者应置入心脏起搏器，如AAI（R）或DDD（R）起搏器。

（五）窦性心律不齐

由于窦房结发放冲动不规则而产生节律不匀齐的心律称为窦性心律不齐（sinus arrhythmia），按其表现形式不同可分为呼吸性窦性心律不齐、非呼吸性窦性心律不齐及室相性窦性心律不齐三种类型。

1.呼吸性窦性心律不齐

（1）定义：与呼吸周期相关的窦性心律不齐称为呼吸性窦性心律不齐。

（2）原因：呼吸性窦性心律不齐是一种正常生理现象，多见于正常婴幼儿及青少年。随年龄增长逐渐减轻，乃至消失。

（3）机制：呼吸性窦性心律不齐与呼吸时迷走神经张力变化有关，吸气时迷走神经张力逐渐减低，心率逐渐加快，反之，呼气时迷走神经张力逐渐增高，心率逐渐减慢。如果呼气相较快，心率也可突然减慢，使心电图表现不典型。屏住呼吸时迷走神经张力保持稳定，可使心律不齐消失或变得不明显。

（4）心电图表现：①窦性P波；②PP间期随着吸气过程逐渐变短（心率逐渐加快），随呼气过程逐渐变长，最长与最短PP间期相差＞0.12s，Borys等认为0.16s为好。如果呼气相较快，PP间期也可突然延长，心电图类似二度Ⅰ型窦房传导阻滞。③屏住呼吸后PP间期变得匀齐或相对匀齐；④同一导联P波形态一致，但由于呼吸时心脏解剖位置改变，P波形态也可轻微变化；⑤PR间期＞0.12s（图12-13）。

（5）临床表现：多无症状。

（6）鉴别诊断

①二度Ⅰ型窦房阻滞：二度Ⅰ型窦房阻滞的心律不齐与呼吸无关，PP逐渐缩短后突然延长仅1次，多有病因，常为一时性；而呼吸性窦性心律不齐PP间期随呼吸周期逐渐缩短后逐渐延长，即使突然延长也不是1次，屏止呼吸心律不齐消失，可长期存在数年到十数年。

②窦性停搏：停搏时间可长可短，无周期性缩短与

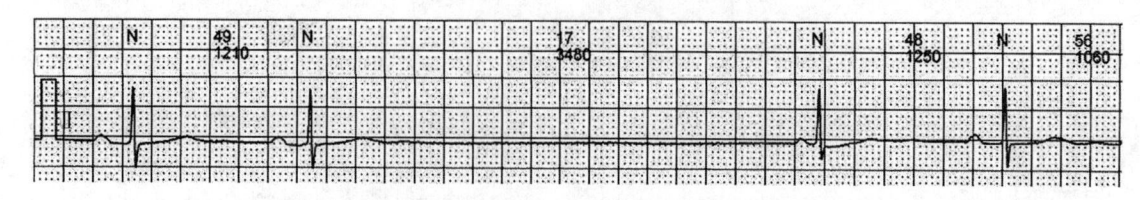

图12-12　高度窦房传导阻滞伴交界性逸搏

患者女性，56岁，因脉搏间歇及一过性头晕黑矇就诊，心电图仅显示心动过缓，随记录动态心电图。本图为动态心电图记录的片段心电图，第一个及第二个心搏为窦性，心动周期为1.21s，P-R间期0.24s。第二个心搏后出现长间歇，其R-R间隔为3.48s，P-P间隔3.60s。按其R-R间隔计算不是第一个窦性周期的倍数，似乎应诊为窦性停搏，但其P-P间隔是其3倍，脱漏两次应诊断为高度窦房阻滞。值得注意的是长间歇后的第一心搏的P-R较前两个及后一个P-R间期短，且其QRS波形态与其他略有不同，说明该QRS波并非前面P波下传，而是房室交接区逸搏。该P-R间期缩短可否用长间歇后房室传导系统脱离相对不应期使传导改善解释，根据QRS有变化，其可能性较小

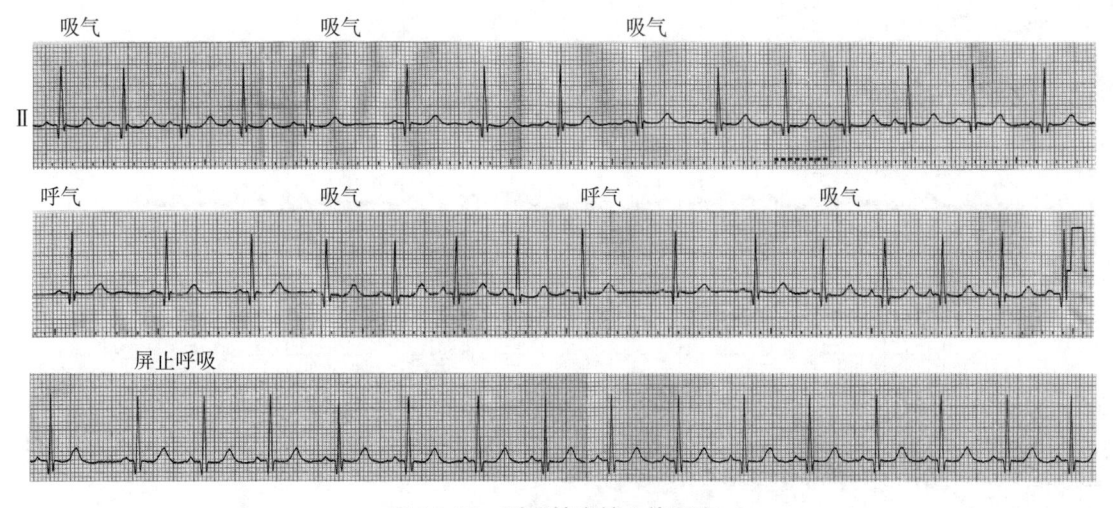

图12-13 呼吸性窦性心律不齐

本图为前两条为连续记录。P波在Ⅱ导联直立，为窦性心律。可见吸气时心率加快，呼气时心率减慢，屏止呼吸时匀齐，是呼吸性窦性心律不齐的特点

延长的特点。

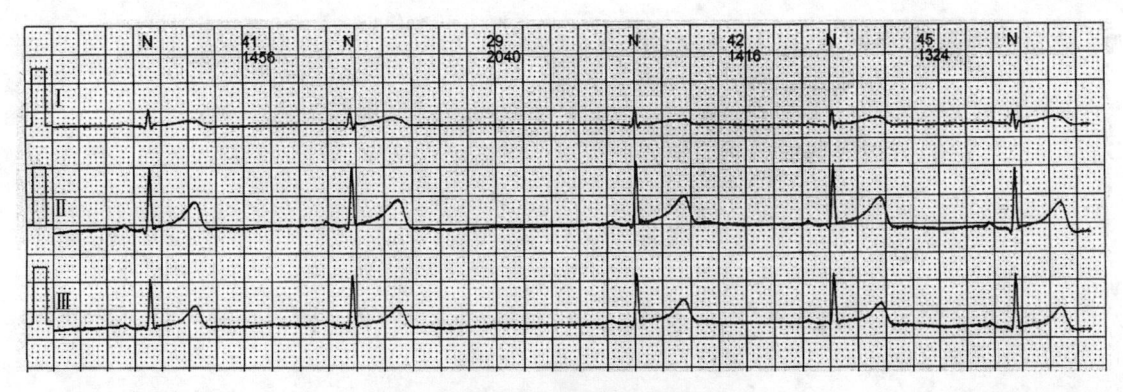

（7）治疗：无须治疗。

2. 非呼吸性窦性心律不齐

（1）定义：窦性心律不齐与呼吸周期无关。

（2）原因：常是病理性表现，多见于罹患心脏疾病（如急性下壁心肌梗死）的老年患者，也可见于颅内压增高、洋地黄与吗啡等药物作用。

（3）机制：其发生机制不清，可能是病理性因素导致窦房结功能障碍自律性不稳定。

（4）心电图表现：①窦性P波；②PP间期不等，相差>0.12s或>0.16s；③PP间期不齐与呼吸无关，屏住呼吸后PP间期仍不齐（图12-14）；④PR间期>0.12s。

（5）临床表现：一般无症状。

（6）鉴别诊断：非呼吸性窦性心律不齐与窦性停搏均与呼吸无关，前者PP相差不会太大，多在基本周期的1.5倍以内，而后者停搏时间可长可短，PP长短相差多较大，多在2倍以上甚至达十数秒或数十秒。

（7）治疗：治疗原发或诱因。

3. 室相性窦性心律不齐

（1）定义：与心室激动相关的窦性心律不齐称为室相性窦性心律不齐。

（2）原因：室相性窦性心律不齐见于三度、高度及二度2∶1房室阻滞患者。三度房室阻滞的患者中，这种现象的发生率为30%～40%；在二度房室阻滞的患者中，往往少见。

（3）心电图表现：中间夹有QRS波的PP间期比无QRS波的PP间期略短，相差0.04s左右即可诊断（图12-15、图12-16）。

（4）机制：心腔的压力、容积及心搏出量的变化均可参与反射介导的窦性周期改变，窦房结内血流灌注的变化可能也有一定的作用，属于继发性窦性心律不齐。

（5）临床表现：室相性窦性心律不齐本身不会引起症状，但原发性心律失常可引起相应临床症状。

（6）鉴别诊断：①房性早搏未下传，当二度房室传

图12-14 非呼吸性窦性心律不齐

患者女性，72岁，脉率缓慢及无力2年。本图系窦性心律，P-P间隔明显不齐，相差0.7s，无随呼吸周期变化表现，属于非呼吸性窦性心律不齐

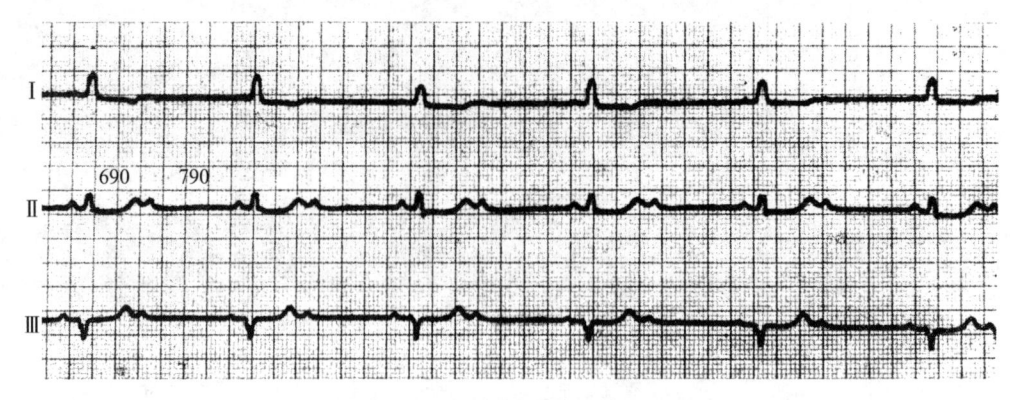

图12-15　室相性窦性心律不齐

窦性心律，二度2比1房室传导阻滞患者。测得每一个包含有（下传）QRS波的P-P间隔均短于不包含QRS波的P-P间隔，相差0.10秒左右，达到室相性窦性心律不齐的标准

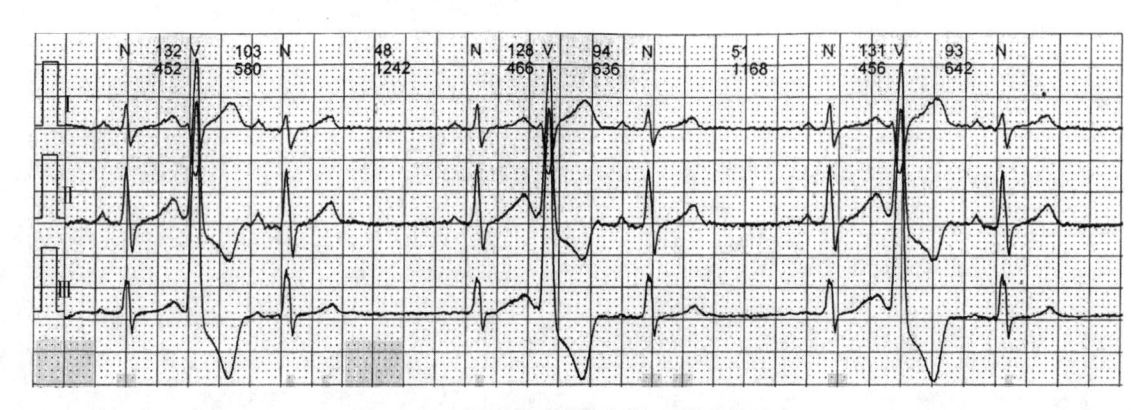

图12-16　间位室早致室相性窦性心律不齐

本例系室性早搏患者，导管消融前行动态心电图检查，检测到频发的间位性室性早搏，并且发现包含室性早搏的P-P间隔均短于无间位室性早搏的P-P间隔。实际测得包含室性早搏的三个P-P间隔分别是1.00秒、1.08秒和1.08秒，无室性早搏插入的两个P-P间隔为1.28秒和1.20秒，最大相差0.28秒

导阻滞伴室相性窦性心律不齐时，由于未下传的P波略提前，而被误认为房早未下传，后者提前程度较大，P波形态变异有助鉴别。②窦性律动的U波，右二度房室传导阻滞伴室相性窦不齐时，未下传P波略提前，有时可被认为是前一搏动的U波，但仔细观察形态是不同的。

（7）治疗：治疗原发性心律失常即可，室相性窦性心律不齐无须治疗。

四、窦房结内游走心律与心房内游走心律

（一）窦房结内游走心律

1.定义　在窦房结分布区内游走所形成的窦性心律称为窦房结内游走心律。

2.原因　常见于正常健康人，由迷走神经张力的变化引起。

3.机制　正常窦性心律的起搏点位于窦房结头部，如果冲动的起搏点不固定，在窦房结分布区内游走形成窦房结内游走节律。

4.心电图表现　P波仍为窦性，同一导联P波形态及振幅可略有变化，但P波在Ⅱ导联不会倒置。PR间期可略有变化，但均在0.12s以上。PP间期常略不齐，可相差0.12s以上（图12-17）。

5.临床表现　多无不适感觉。

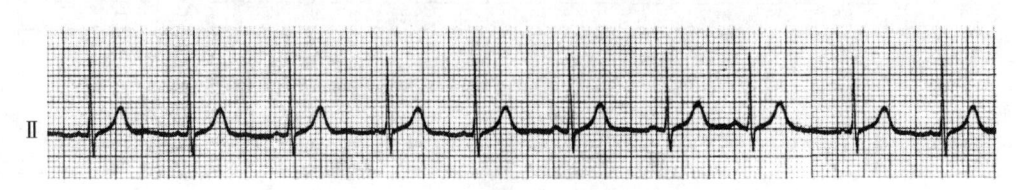

图12-17　窦房结内游走性心律

患者心电图为窦性心律，P波的幅度高低不等，节律略不齐。其规律是心率增快时伴P波幅度高，心率减慢时P波幅度降低，但不倒置，这是窦房结内游走性心律的特点

6.治疗　无需治疗。

（二）心房内游走心律

1.定义　心脏起搏点在心房内游走的节律称为心房内游走心律。

2.原因　常见于健康青少年、运动员及老年患者。

3.机制　心脏激动不是由窦房结单独控制，而是从窦房结逐渐向下移行到心房中部、心房下部甚或房室交界区，尔后又逐渐移回窦房结，这便是心房内游走节律，也称窦房结至房室交界区游走节律。此型心律不齐亦常与呼吸周期引起迷走神经张力变化有关。

4.心电图表现　P波形态、大小、方向、频率及PR间期随起搏点位置的改变而变化，同一导联至少有3种以上形态的P波。当起搏点位于窦房结时P波在Ⅱ导联直立较高而且圆钝，当起搏点移到心房中部时P波在Ⅱ导联呈双向，PR间期也相应缩短，到达房室交界区时，P波倒置，心率也较上节减慢，PR间期也常缩短，但一般仍≥0.12s（图12-18、图12-19）。总之，P波极性、形态、心率及PR间期均存在着内在关联的同步变化是该心律失常的基本特征。

5.临床表现　多无临床症状。

6.治疗　无需治疗。

五、病态窦房结综合征

病态窦房结综合征（sick sinus syndrome，SSS）这一概念和命名首先由Ferrer在1968年提出，随后在1973年进行了系统的描述。病态窦房结综合征通常定义为由于窦房结本身器质性病变（退行性变、缺血性、炎症性及创伤性等原因）或功能性障碍（神经性、药物性及医源性等原因）造成窦房结的起搏和传导功能失常，以至产生一系列的缓慢性心律失常及血流动力学异常和心功能障碍，严重者可发生心脏性猝死。近半数患者在窦房结起搏和传导功能失常基础上，伴有窦房结周围心房肌病变，病变区异位节奏点兴奋性增高引起各种各样的房性心律失常。

病态窦房结综合征是以窦性心动过缓、窦性停搏、窦房阻滞及交界性逸搏心律为主要临床表现。病态窦房结综合征的另一种表现是"慢-快综合征（bradycardia-tachycardia syndrome）"，即在上述心动过缓的基础上，出现阵发性心动过速，如房速、心房扑动及心房颤动等。还有一种病态窦房结综合征表现为阵发性房颤、房速或心房扑动终止后出现严重窦性停搏、窦性心动过缓或窦房阻滞，即"快-慢综合征（tachycardia-bradycardia syndrome）"。以往的观点认为无论是上述哪一种病态窦房结综合征，治疗方案都是置入永久性心脏起搏器，对同时伴有的房性快速性心律失常加用相应的抗心律失常药物。

近年从心电图表现、临床诊断及治疗角度考虑，将病态窦房结综合征分为缓慢型、慢快型、快慢型和转化型四种类型，目的是细化其治疗策略以选择最优方案。

（一）缓慢型

缓慢型也称普通型或基本型，病变位于窦房结本身，出现窦房结起搏和（或）传导功能障碍的表现。心电图表现为窦性心动过缓、窦房阻滞或原发性窦性停搏（图12-20）。主要临床表现为乏力、头晕、胸闷或黑矇，重者可出现晕厥及死亡。

缓慢型病态窦房结综合征的治疗：应在治疗原发

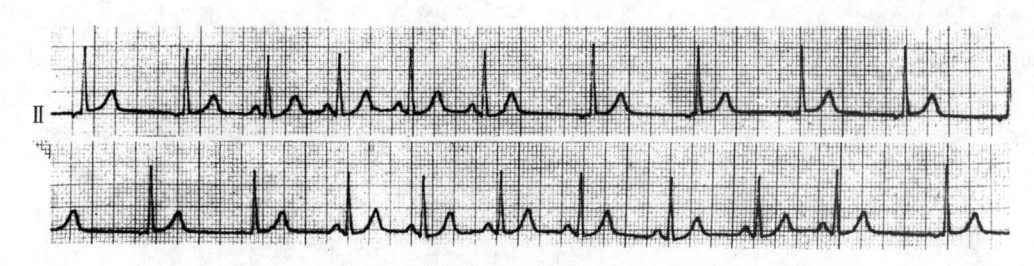

图12-18　窦房结-房室交接区游走性心律

此两条心电图为连续记录，图中同一导联有直立的P波，低平及平坦的P波，也有倒置的P波，心率也不同。其规律是P波高时心率加快，反之，P波低平及倒置时心率减慢，此种变化提示心脏起搏点在窦房结与房室交接区之间游走

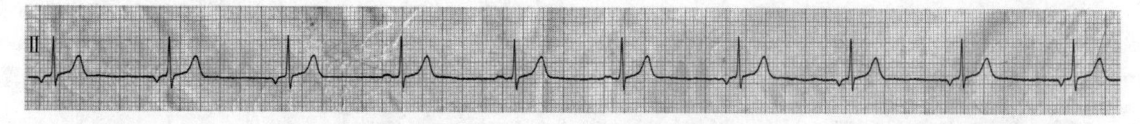

图12-19　心房内游走性心律

图为Ⅱ导联心电图。可见两种P波，一种为直立的P波，另一种为倒置的P波；心率也有轻微变化。其特点是P波直立时心率略快，反之，P倒置时心率略减慢。无论P波是直立还是倒置，其P-R间期均在0.12s以上，说明心脏起搏点在窦房结与心房下部之间游走

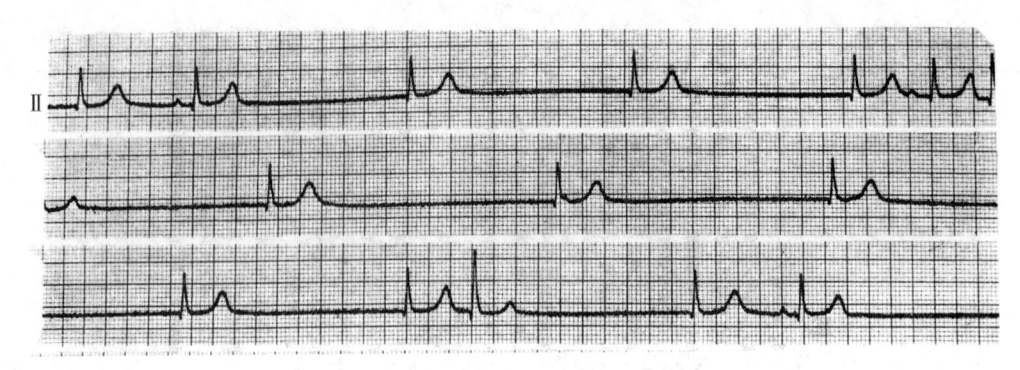

图12-20　缓慢型病态窦房结综合征

患者男性，70岁。患者阵发性黑蒙1年余。心电图显示窦性搏动较少，形成长P-P间隔符合窦性停搏，期间可见缓慢交界性逸搏心律

疾病的基础上置入心脏起搏器，对于单纯窦房结病变患者，仅置入心房起搏器即可，如AAI（R）起搏器。由于缓慢型病态窦房结综合征患者日后有可能发展成双结病变，也可直接置入DDD（R）起搏器。对于暂无房室阻滞的患者，在DDD（R）起搏术后应开启AV搜索功能或将AV固定延长，以减少不必要的心室起搏。如果置入的DDD（R）起搏器具有单腔-双腔自动转换功能，则应开启AAI（R）↔DDD（R），既可减少不必要的心室起搏又能在需要时及时起搏心室。对于急性心肌梗死、心肌炎或药物中毒等患者，估计短期可恢复的患者，可置入临时起搏器。

（二）慢快型

慢快型病态窦房结综合征患者的病变不单位于窦房结本身，还波及心房肌或心房内传导系统。心电图除了缓慢型的表现［窦性心动过缓、窦性停搏和（或）窦房传导阻滞］外，还同时伴有各种房性快速性心律失常，如房性心动过速、心房扑动和（或）心房颤动，而且这些房性快速性心律失常均发生在缓慢型心律失常的基础上，可以定义为原发性窦房结功能障碍（primary sinus node dysfunction）伴继发性快速房性心律失常（secondary atrial tachyarrhythmias）（图12-21、图12-22）。

这些继发性快速房性心律失常也称慢频率依赖性快速房性心律失常或慢频率诱发的快速房性心律失常。慢快型病态窦房结综合征患者的快速心律失常终止时常伴有缓慢性心律失常发生，如窦性停搏、窦性心动过缓及交界性逸搏，即所谓"慢-快-慢或慢-快-停综合征"。部分患者在快速房性心律失常终止后的窦性停搏期间仅出现1~2次窦性搏动或交界性逸搏后又立即再发快速房性心律失常，甚至反复发生。还有些患者的快速房性心律失常并非继发缓慢性心律失常，二者并无直接关系，属于并存现象。

慢快型病态窦房结综合征患者的临床表现既有缓慢型心律失常的表现（如乏力、头晕、胸闷或黑蒙等），又有快速房性心律失常的表现（如心悸、胸闷、出汗等），还常有快速房性心律失常终止时心脏停搏或心动过缓引起的症状（如一过性头晕、黑蒙或晕厥等）。

慢快型病态窦房结综合征的治疗：在治疗原发疾病的基础上需置入心房或双腔心脏起搏器，即AAI（R）或DDD（R）起搏器。心房起搏本身可减少快速房性心律失常的发生。置入DDD（R）起搏器的术后程控同缓慢型。由于患者存在快速房性心律失常，如果置入的是DDD（R）起搏器，当快速房性心律失常发生时将会出

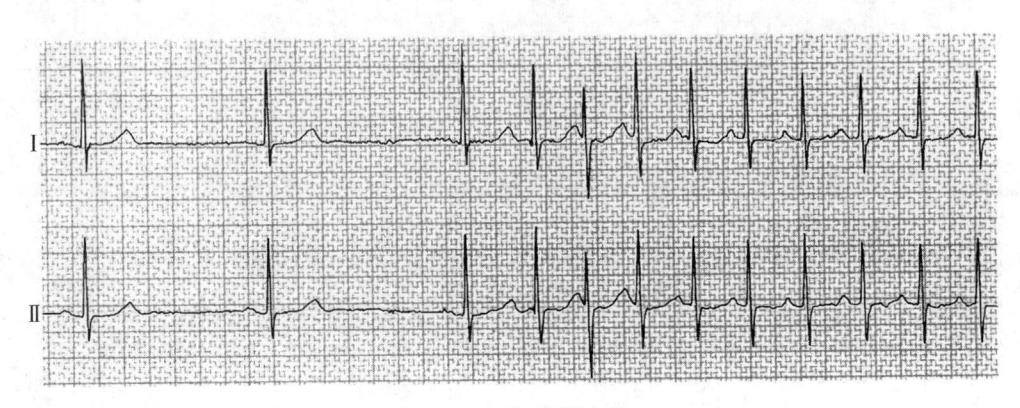

图12-21　慢-快综合征

本图前3次搏动为窦性，其P-P间隔为1.45s及1.60s，第三个窦性搏动后出现房性心动过速，系慢频率诱发快速房性心律失常，提示窦房结功能不良合并心房病变

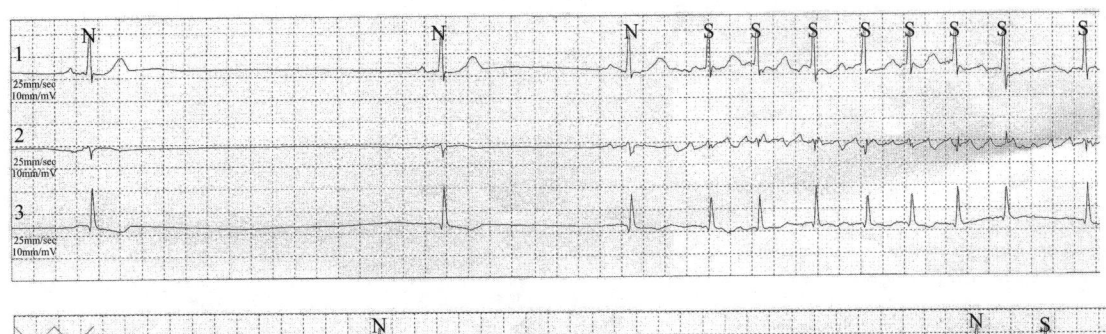

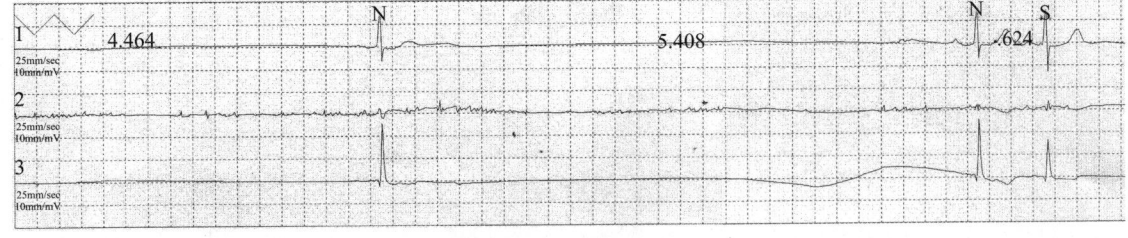

图12-22　慢-快综合征

患者女性，87岁。脉搏缓慢10余年，近5年间断心悸脉快，近1年伴间断头晕黑矇及晕厥，心电图窦性心动过缓伴显著不齐、窦性停搏、房性早搏、阵发性房速、阵发性房扑及阵发性房颤。图A系窦性心动过缓不齐伴房扑房颤。图B为房扑房颤终止后即可记录心电图，表现为窦性停搏显著窦性心动过缓及房性早搏。植入心脏起搏器后未再出现黑矇及晕厥

现快速跟踪性心室起搏，其心室率可能较单纯快速房性心律失常时还快，且心室激动不同步，患者可出现明显的心悸及快速心室起搏引起的血流动力学异常的表现。因此，一定要开启模式转换，以免快速心室跟踪。如果置入的起搏器具有预防和治疗快速房性心律失常的功能，也应一并打开，但其疗效有限。置入起搏器虽可使房性快速性心律失常发作有所减少，但均不能理想地控制快速性房性心律失常，因此应同时应用抗心律失常药物以控制快速性房性心律失常，如应用普罗帕酮、胺碘酮或索他洛尔等药物。置入起搏器加抗心律失常药物仍不能满意控制快速性房性心律失常或出现药物副作用或不愿长期用药者，可针对快速性房性心律失常进行导管消融治疗，多能使其发作减少或消失。

（三）快慢型

快慢型病态窦房结综合征的患者平时心电图正常，但常伴有频发房性早搏、阵发性房速、心房扑动或心房颤动（以下简称房颤）等快速性房性心律失常，发作终止时可出现较长时间的窦性停搏或明显的窦性心动过缓，从而可出现一过性头晕、胸闷、黑矇，甚至出现晕厥等症状。既往认为这类患者存在窦房结病变，有一定风险，应用抗心律失常药物的顾虑更多，一般是采取置入起搏器后加用抗心律失常药物。近年来，随着临床心电生理理论和实践研究的进展，尤其是对快速性房性心律失常发生机制认识的深入以及导管消融治疗快速性房性心律失常技术的逐渐成熟，对快慢型病态窦房结综合征有了更进一步的认识，现认为这一型病态窦房结综合征缺乏真正病态窦房结综合征的基本的诊断依据，即平时无症状性窦性心动过缓、窦性停搏和窦房阻滞等缓慢型心律失常，快速性房性心律失常是在正常窦性心律基础上发生，而且终止后出现的窦房结功能抑制仅为一过性（图12-23）。因此，快慢型病态窦房结综合征被认为是原发性房性快速性心律失常（primary atrial tachyarrhythmias）和继发性窦房结功能障碍（secondary sinus node dysfunction），有学者称其为假性病态窦房结综合征。

近几年，关于快慢型病态窦房结综合征的研究报告较多，现将初始的几篇介绍如下。2003年，法国的Hocini M等报道了20例阵发房颤伴有房颤终止后出现窦性停搏的病例，病史（100±80）个月，房颤终止后的窦性停搏时间为3～10s。行肺静脉电隔离和线性左心房消融术后评价窦房结功能，结果18例（85%）消融后无心房颤复发，动态心电监测显示心动过缓或窦性停搏及相应的症状消失，同时反映窦房结功能的各项指标显著改善，未置入起搏器。仅2例偶有房颤发作，其中1例仍有房颤发作后窦性停搏而置入起搏器。同年杨延宗等报道了8例阵发性房颤伴窦性停搏患者的导管消融结果。病史1～20年，房颤发作终止后窦性停搏时间3.2～8.4s，其中4例为起搏器置入患者。射频消融电隔离大静脉后平均随访（278±159）天，6例无房颤发作，均为稳定窦性心律，无严重窦性心动过缓和窦性停搏发生。2004年美国的Khaykin Y等报道了31例症状性窦性心动过缓或窦性停搏的阵发性房颤患者，肺静脉隔离后随访［（6±3）年］结果。19例消融前已置入起搏器，其中14例术后心房起搏频度从消融前的64%下

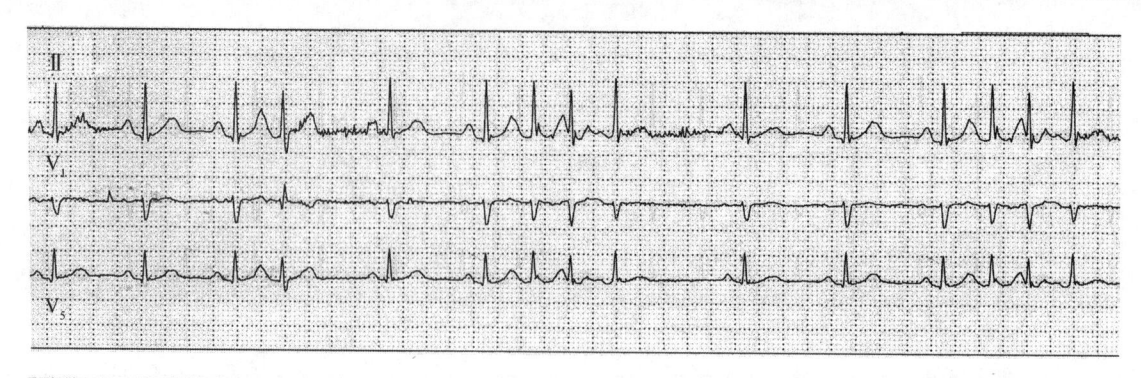

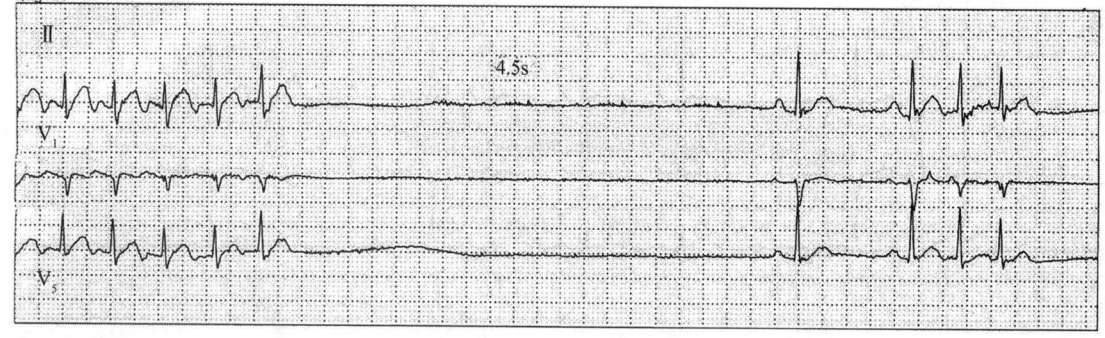

图 12-23 快-慢综合征

患者男性，49岁。间断心悸3年，1年半前记录心电图仅发现房性早搏，近1年半心悸症状加重，间断出现持续性心悸及脉快，每次持续数十分钟至数小时，心电图及动态心电图除有房性早搏外兼有短阵房速、房扑及房颤。图A为窦性心律伴频发房性早搏及短阵房速或房扑，窦性心律频率正常。图B开始为房扑，继之房扑终止出现4.5s长间歇，恢复两次窦性搏动再度出现短阵房扑或房速

降到5%，减少了59%，基本不需起搏器。仅3例于消融后仍需要起搏器。未置入起搏器的12例患者房颤消融成功后晕厥症状消失，随访中动态心电图监测未再发现窦性停搏。2007年杨延宗等对18例诊断为病态窦房结综合征伴阵发性房颤患者进行了消融治疗。房颤终止时有＞3s的窦性停搏，平均时间（6.8±2.7）s。消融结果显示2例房颤触发灶起源于上腔静脉，并成功电隔离，16例肺静脉电隔离，其中10例发现触发灶，6例进行经验性电隔离。随访（21.2±14.8）个月，无房颤发作15例（83%），患者症状消失，动态心电图复查无窦性停搏发生，24h总心率均在正常范围。3例仍有房颤，其中2例置入心脏起搏器，1例患者拒绝起搏治疗，术后无明显长间歇及心动过缓相关症状，仍在密切随访中。2006～2007年作者本人对3例阵发性房颤伴终止后窦性停搏患者进行了射频消融，其中1例在外院置入了双腔起搏器。3例术后均无房颤发作，动态心电图无病态窦房结综合征的心电图证据。术前置入起搏器的1例患者，术后将起搏频率程控为35次/分，动态心电图及遥测无明显窦性心动过缓、窦性停搏、窦房阻滞及起搏激动，起搏器成为"旁观者"。近十余年，本作者及多数学者均采用导管消融法根治快慢型病态窦房结综合征，其成功率极高。

综合上述病例报告的临床特征、心电图与动态心电图有以下特点：①平时心电图为正常心律，可有无症状性间歇性的窦性心动过缓。有的病例系房性期前收缩二联律未下传心室，因P波不清或埋于前一T波之中被误认为是窦性心动过缓。但均无原发性窦性停搏和窦房阻滞证据。②稳定窦性心律期间显示窦房结变时功能正常，即运动后心率可＞100次/分。③阵发性房速、心房扑动或房颤等快速心律失常均发生在正常心律基础上，也可在其终止后的长间歇之后立即再出现。早期多为短阵性房速、心房扑动或房颤。间歇期常伴偶发或频发房性期前收缩。④快速房性心律失常（尤其阵发性房颤）发作终止后出现一过性窦房结抑制的表现。一过性窦房结抑制的具体表现有以下几种：a. 较长时间的窦性停搏：阵发性房性收速心律失常终止后出现窦性停搏，随之恢复稳定窦性心律。窦性停搏的时间长短不等，一般大于3s，有达14.5s者。窦性停搏时间的长短与快速性房性心律失常持续时间无明确关系，但夜间出现的窦性停搏时间显著大于白天清醒状态。根据较长时间的窦性停搏期间没有逸搏心律出现，可以推测房室结甚至心室的低位起搏点的自律细胞也受到了明显抑制。b. 一过性的严重窦性心动过缓：有些在阵发性心房扑动或房颤终止后未出现严重的窦性停搏，而仅出现一过性的严重窦性心动过缓，心率低于40次/分，持续数秒至数分钟后恢复稳定正常的窦性心律。c. 一过性窦性停搏或窦性

心动过速伴逸搏或逸搏心律：表现为快速性房性心律失常（尤其房颤或心房扑动）终止后在窦性停搏或窦性心动过速基础上出现交界性逸搏心律，频率多在20～30次/分，持续数秒至数分钟不等。d.窦性停搏后房颤或心房扑动再现：表现为窦性停搏恢复仅一个或数个窦性搏动（或逸搏）后房颤或心房扑动立即再发。e.混合表现：可为严重窦性停搏、交界性逸搏或逸搏心律以及复发性房颤同时存在。⑤对抗心律失常药物敏感：部分患者应用低剂量抗心律失常药物即可出现严重窦性心动过缓和使房颤发作后的窦性停搏时间延长，从而使治疗选择更加困难。⑥心电生理标测证实房颤等房性心律失常多与起源于肺静脉或上腔静脉内肌袖的电活动驱动和触发心房所引起。⑦导管消融对触发灶起源的大静脉电隔离后使大静脉与心房间的电连接消除，快速性房性心律失常能得到有效控制，窦性停搏现象可随之消失。

快慢型病态窦房结综合征中窦性快速心律失常终止时出现长间歇的发生机制尚不清楚，与多种因素有关。可能是房性快速心律失常发作时快速的心房率引起心房肌局部释放乙酰胆碱并在局部蓄积，增加窦房结起搏细胞的K^+外流，使细胞外K^+浓度增加，舒张期电位负值增大，动作电位4相坡度降低，窦房结细胞自律性下降。同时快速的心房率对窦房结细胞的自律性有直接的抑制作用。另外，房性快速心律失常快速的心室率会导致窦房结动脉的供血不足，也会影响窦房结的自律性。然而，这些可能的机制似乎并不能完全解释阵发性房性快速心律失常终止后的长间歇。虽然有房颤终止后的长间歇，但窦房结恢复时间检查可以显示正常，长间歇的严重程度与房颤的持续时间并不总是相关。所以，房性快速心律失常终止后的长间歇还可能与触发灶起源部位的特殊性有关，如与迷走神经的介导相关，与电重构相关等。快慢型的病态窦房结综合征是可逆性的，当房性快速心律失常被完全控制（根治）后一过性的窦房结功能障碍会随之立刻消失，长期随访不再有窦性停搏发生，也不再出现其他病态窦房结综合征的心电图表现，提示这些窦性停搏可能是频繁、长期的快速紊乱心房电活动介导的窦房结重构的表现，而这种重构是可逆的。

快速性房性心律失常与病态窦房结综合征之间有着内在的联系，是因抑或果？有证据显示窦房结功能降低并不总是一成不变的。在一组犬实验中，经2～6周心房起搏诱发的房颤，其校正窦房结恢复时间，P波时限较对照组明显延长，最大心率和固有心率降低，心房有效不应期缩短。而这些改变在转为窦性心律1周后部分恢复到基础水平。该实验显示长期快速心房起搏也可导致窦房结功能下降，所以很可能心房的电重构同时延伸到窦房结，影响窦房结功能，即房颤可导致窦房结重构。Hadiana等对10例患者进行10～15min的右心房起搏，窦房传导时间和校正的窦房结恢复时间明显延长，也提示即使房性快速心律失常的一过性发作也可引起窦房结电重构。Kumagai等的研究显示，慢性孤立性房颤患者心脏转律后，立即测定的校正的窦房结恢复时间较对照组显著延长。也有研究显示阵发性或慢性心房扑动终止后也可以出现窦房结功能重构，且这个过程是可逆的。因此，阵发性房性快速心律失常时所伴的长间歇可能是房性快速心律失常导致窦房结重构的结果。虽然病态窦房结综合征与房颤之间有一定的关系，但阵发性房颤终止后出现的长间歇是否由于窦房结器质性异常引起，还是功能性窦房结功能低下，或者房性快速心律失常只是病态窦房结综合征的前期临床表现，还有待进一步深入研究。

快慢型病态窦房结综合征的临床表现：平时心律及频率正常，所以无任何症状，当快速房性心律失常发作时出现心悸及脉快的表现，快速房性心律失常终止后如果出现缓慢型心律失常可出现一过性头晕、黑矇或晕厥。

快慢型病态窦房结综合征的治疗：首先应该针对阵发性快速房性心律失常行导管消融治疗，其成功率高，属于根治性方法，现已成为治疗快慢型病态窦房结综合征的主要手段。快速房性心律失常导管消融成功后动态心电图检查，大多数无缓慢性心律失常不需置入永久心脏起搏器。对于极少数消融后仍然有症状性的缓慢性心律失常可行心脏起搏器治疗。对于导管消融后快速房性心律失常复发患者，应再次消融治疗，拒绝再次消融治疗的患者则可置入心脏起搏器并加用抗心律失常药物治疗。

（四）转化型

在病程的不同阶段表现形式可不同，如原为缓慢型，数年后病变延展到心房或心房也发生病变，呈现出慢快型的表现。极少数为快慢型，未进行快速房性心律失常的根治也未长期应用抗心律失常药物，多年后发展或表现为慢快型。快慢型之所以能发展为慢快型，可能随着年龄的增长窦房结发生了新的病变，也有部分快慢型患者可能当时就存在窦房结功能的低下。另外，如果原发病变经治疗或自身恢复也可使类型发生改变，如心肌炎或心肌缺血等可逆性原因引起的缓慢型病综合征，经过药物或及介入治疗后窦房结或心房病变减轻或痊愈，可发生类型转化，甚至恢复正常。对于一些缓慢型病综合征行消融治疗后，快速房性心律失常消失，便只剩下缓慢型的表现。

转化型的治疗：在不同阶段根据当时的表现类型进行相应的治疗。

综上所述，病态窦房结综合征可分为四型，即缓慢型、慢快型、快慢型及转化型。缓慢型具备病态窦房结综合征的基本诊断标准，即症状性心动过缓、窦房阻滞或原发性窦性停搏。慢快型也具备病态窦房结综合征的基本诊断标准，同时还存在快速房性心律失常，如阵发性心房扑动或房颤。快慢型缺乏病态窦房结综合征的基本诊断条件，只是在快速房性心律失常终止后出现一过性的窦房结功能的明显抑制，表现为较长时间的窦性停搏或严重的窦性心动过缓。转化型则是在不同阶段表现为不同类型，可发生类型的转变。对不同类型的病态窦房结给予相应的治疗。缓慢型应置入心房或双腔心脏起搏器，慢快型则是在置入心房或双腔心脏起搏器基础上加用抗心律失常药物或行导管消融治疗。对于快慢型，应首选导管消融快速房性心律失常。转化型则要根据不同阶段表现类型进行相应的治疗。

既往将持续性房颤伴缓慢心室率或长RR间隔也列入病态窦房结综合征范畴，作者认为不合适或不全正确，因为房颤的原因和机制有多种，可以在窦房结病变的基础上发生，也可以与窦房结无关。心室率缓慢是房室传导问题，是由于房室结不应期的明显延长或隐匿传导引起，属于房室结功能障碍，不一定存在窦房结病变，因此不应归于病态窦房结综合征。关于这类患者是否存在窦房结病变，应结合以往病史或根据房颤消失（包括治疗）后的心电图来判断。其治疗原则是尽可能消除房颤，置入双腔心脏起搏器；不能消除房颤，只能置入心室起搏器，如VVI（R），电极可置于希氏束、左束支、室间隔中上部，尽量不置于心尖部。也可行双室起搏治疗。

双结病变是指窦房结与房室结均有病变，不是单纯窦房结病变，其心电图表现是在缓慢型或慢快型基础上伴有房室传导阻滞。置入双腔或三腔心脏起搏器是最有效的治疗方法。全传导系统病变是在双结病变的基础上兼有束支、分支及浦肯野网的病变，心电图既有缓慢型或慢快型病窦的表现，又有房室传导阻滞及束支或室内阻滞的表现。主要的治疗方法也是置入双腔或三腔起搏器。

（崔俊玉）

参考文献

[1] 方丕华，张澍.中国心电图经典与进展.北京：人民军医出版社，2010：156-170.

[2] 陈新.黄宛临床心电图学.北京：人民卫生出版社，2009：235-242.

[3] 郭继鸿 洪江，主译.周氏实用心电图学.北京：北京大学医学出版社，2014：334-349.

[4] Ferrer MI.The sick sinus syndrome in atrial disease.JAMA，1968，206：645-646.

[5] 杨延宗，黄从新，刘少稳，等.阵发性心房颤动合并病态窦房结综合征的导管射频消融心房——大静脉电隔离.中华心律失常学杂志，2003，7：201-205.

[6] 高连君，杨延宗.房颤伴症状性长RR间歇的新认识.见：胡大一，郭继鸿主编.中国心律学.北京：人民卫生出版社，2008：118-121.

[7] 杨延宗.心房颤动永久心脏起搏治疗适应证的思考.见：胡大一，马长生主编.心脏病学实践.北京：人民卫生出版社，2006：409-419.

[8] Hocini M，Sanders P，Deisenhofer I，et al. Reverse remodeling of sinus node function after catheter ablation of atrial fibrillation in patients with prolonged sinus pauses.Circulation，2003，108：1172-1175.

[9] Khaykin Y，Marrouche NF，Martin DO，et al. Pulmonary vein isolation for atrial fibrillation in patients with symptomatic sinus bradycardia or pauses.J Cardiovasc Electrophysiol，2004，15：784-789.

[10] De Sisti A，Leclereq JF，Fiorello P，et al. Eleetrophysiologic characteristics of the atrium in sinus mode dysfunction：Atrial refractoriness and conduction.J Cardiovasc Electrophysiol，2000，11：30-33.

[11] Elvan A，Wylie K，Zipes DP.Pacing-induced chronic atrial fibrillationimpairs sinus node function in dogs.Electrophysiological remodeling.Circulation，1996，94：2953-2960.

[12] Hadian D，Zipes DP，Olgin JE，et al.Short-term rapid atrial pacing produces electrical remodeling of sinus node function in humans.J Cardiovasc Electrophysiol，2002，13：584-586.

[13] Spodick DH：Survey of selected cardiologists for an operational definition of normal sinus heart rate .Am J Cardiol，1993：72-487.

[14] 郭继鸿.新概念心电图.北京：北京大学医学出版社，2014：346-355.

[15] 崔俊玉.病态窦房结综合征的分型及治疗//方丕华，张澍主编.心电学新进展.北京：中国协和医科大学出版社，2008：367-370.

第13章

期前收缩

第一节 室性期前收缩

起源于希氏束分叉以下部位的、无保护机制的过早搏动，称为室性期前收缩（ventricular premature beat，VPB）。室性QRS-T波形宽大畸形，QRS之前无相关的心房波（除外室性融合波）。希氏束电图示V前无H波，为肌性室性期前收缩；V前有H波，HV间期缩短，为分支性室性期前收缩。

一、室性期前收缩分类

对室性期前收缩进行分类，有利于临床对其预后评估。根据室性期前收缩的临床和心电特征学分类如下。

（一）根据起源部位不同而分类

①室间隔期前收缩；②右心室肌性期前收缩；③右束支性期前收缩；④左束支性期前收缩；⑤左前分支性期前收缩；⑥左后分支性阻搏；⑦左心室肌性期前收缩。

（二）根据产生机制不同而分类

1. 自律性室性期前收缩　由异位起搏点自律性增高所致的室性期前收缩。

2. 折返性室性期前收缩　激动在心室内折返所致的期前收缩。

3. 触发性室性期前收缩　由触发活动引起的室性期前收缩。

（三）根据期前收缩形态而分类

1. 单源性室性期前收缩　在同一导联上室性期前收缩形态相同。

2. 多形性室性期前收缩　在同一导联上期前收缩形态不同，而联律间期相等（差别<80ms）。

3. 多源性室性期前收缩　在同一导联上期前收缩形态不同，联律间期不等（差别>80ms）。

（四）Lown室性期前收缩分级法

Lown（1970）和Wolf（1971）提出了室性期前收缩分级法，用于评价室性期前收缩的预后及确定抗心律失常药物的效果，以后经过学者们不断改进和完善，形成了Lown室性期前收缩分级法（表13-1）。

表13-1　Lown氏室性期前收缩分级法

分级	心电图特点
0	无室性期前收缩
1	偶发、单个室性期前收缩，<30次/小时
2	频发、单个出现，≥30次/小时
3	多源室性期前收缩
4A	成对室性期前收缩
4B	室性期前收缩连续3次以上
5	RonT现象室性期前收缩（RT/QT<1.0）

临床上常将3级以上室性期前收缩视为警告性室性心律失常，多为病理性的。Lown的室性期前收缩分级没有把室性期前收缩起搏部位和心脏基础状况考虑进去。

（五）根据临床意义不同而分类

1. 良性（非器质性）室性期前收缩　无器质性心脏病的不具有危险性的室性期前收缩。

2. 器质性（病理性）室性期前收缩　发生于器质性心脏病基础上的多源成对室性期前收缩，RonT现象室性期前收缩有诱发室性心动过速或心室颤动的危险性。

二、产生机制

心室内异位起搏点自律性增高、折返现象和触发活动是引起室性期前收缩的主要机制，边界电流、韦登斯基促进作用等也是诱发室性期前收缩的原因。

1. 折返现象　室上性激动在心室内传导过程中，到达某一单向阻滞区，该激动不能通过阻滞区的前方，而折向未受阻的相邻部位心肌继续传导,并绕道到达阻滞区的后方时,却能逆行缓慢传导,并通过阻滞区再度到达阻滞区的前方,激起一次新的动作电位,这种现象称为折返现象。

折返现象的发生必须具备以下4个基本条件:①完整的折返环路;②环路中发生单向阻滞或阻滞性下行传导中断;③阻滞性逆行性传导延缓;④激动前方可折返现象组织出现可激空隙(exeitable gap);激动沿环路折返,发生单个或成对室性期前收缩(图13-1)。

2. 心室内起搏点自律性增高　希-浦氏系统或心室肌内起搏点的自律性突然增高引起的室性期前收缩,称为自律性室性期前收缩。该学说主要用于解释联律间期不等的室性期前收缩。

3. 触发活动　急性心肌梗死、洋地黄过量引起的室性期前收缩,可为触发活动所致。包括期前收缩后除极和晚期后除极。①早期后除极:心室肌细胞复极过程的2相或3相出现微弱的电位变化,达到阈电位水平时,即可发生新的动作电位引发室性期前收缩。②延迟后除极:动作电位3相终了时出现的振荡性电位变化,称为晚期后除极。

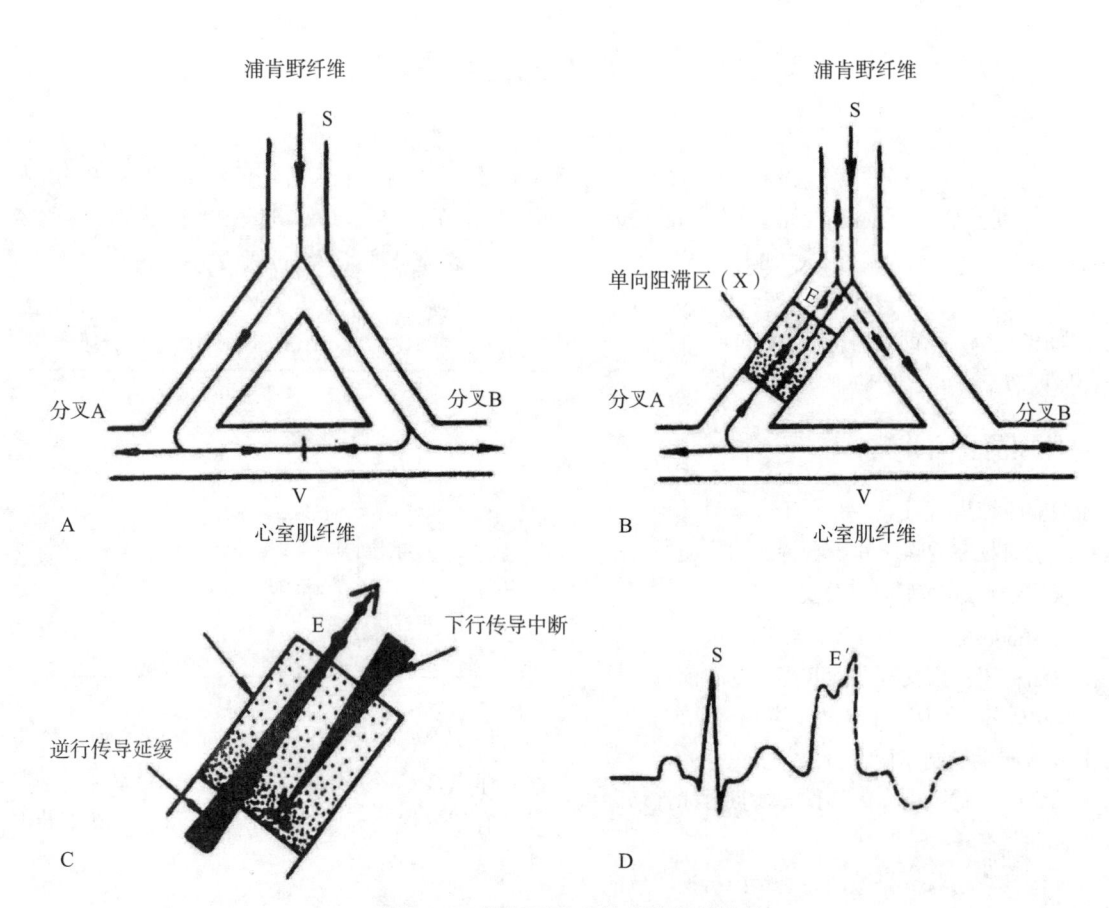

图13-1　微折返形成的室性期前收缩

A.正常情况下;B、D.微折返和室性期前收缩的形成;C.单向阻滞区重点显示局限性阻滞区的递减传导所形成的单向阻滞(阻滞性下行传导中断,加上阻滞性逆行传导延缓)

三、室性期前收缩心电图特征

(一)室性期前收缩的基本特征

过早发生的QRS-T波群宽大畸形,其前无相关的心房波,多数伴有完全的代偿间歇。

1. 肌性室性期前收缩　肌性室性期前收缩指QRS群起源于远离传导系统的浦肯野网或心室肌细胞,引起心室除极程序异常,左右心室一先一后除极,心室除极时间异常延长,与正常室内传导时左、右心室除极向量相互抵消的情况不同,而是左、右心室除极向量相加在一起,室性期前收缩的QRS波形宽大畸形。室性期前收缩的QRS时间大于120ms,有严重心肌病变、弥漫性室内传导障碍者,QRS时间≥160ms,多有明显的粗钝、切迹或挫折。室性期前收缩引起的心室除极程序和QRS向量运转方式均与窦性激动在心室内的传导情况截然不同,室性期前收缩的QRS波形与窦性QRS波形显著不同。希氏束电图V前无H波(图13-2)。

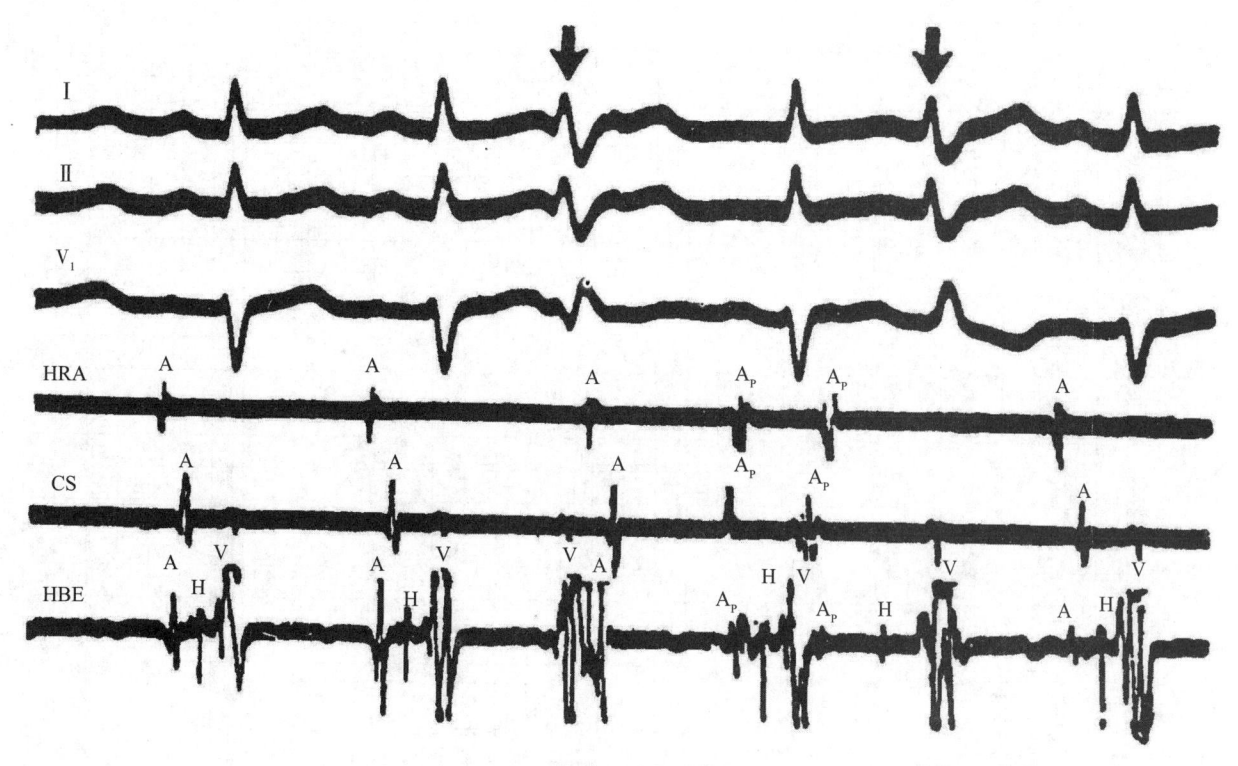

图 13-2　室性期前收缩前无 H 波

第 1 个箭头所指的宽 QRS 之前无 H 波，为室性期前收缩。第 2 个箭头所指的宽 QRS 之前，即 V 波前均有 A 波及 H 波，为房性期前收缩伴时相性室内差异传导

2.分支性室性期前收缩　室性期前收缩指室性 QRS 波群起源于左、右束支或左束支分支上。QRS 波群呈现特定的束支传导阻滞及束支传导阻滞合并分支阻滞图形，QRS 时间在 100～140ms。例如，期前收缩起自右束支，呈现左束支阻滞图形；期前收缩起自左束支，呈现右束支阻滞；期前收缩起自左前分支，呈现右束支传导阻滞加左后分支阻滞图形，期前收缩起自左后分支，呈现右束支传导阻滞加左前分支阻滞图形。希氏束电图 V 前有 H 波，HV 间期缩短。

有时激动在室内连续折返两次发生成对室性期前收缩。可以表现为单源性、多形性或多源性成对室性期前收缩。

（二）单形性室性期前收缩

单形性室性期前收缩是指 12 导联同步心电图室性期前收缩的 QRS-T 波群在各个导联完全相同，波形时间也是相等的（图 13-3）。

单形性室性期前收缩可以是偶发的，也可频发甚至成对出现，有时形成二联律、三联律或四联律等。

单形性室性期前收缩联律间期＜80ms 者，可以认为是固定的，其产生机制多为折返所致。若联律间期差别＞80ms，可被看作联律间期不固定的室性期前收缩，其产生机制与室内起搏点自律性突然增高有关。

发自心室同一起搏点所发生的室性期前收缩，因激动在心室内的传导径路、激动程序是相同的，故发生了波形时间一致的单形性室性期前收缩。

（三）多形性室性期前收缩

凡是室性期前收缩联律间期相同，波形不同者，称为多形性室性期前收缩。有些多形性室性期前收缩由于其折返环路在较为局限的范围内变动，因而室性期前收缩在大多数导联上 QRS 波群形态相同，而仅在几个或一个导联上波形不同。多形性室性期前收缩可散在发生，也可频发甚至形成室性二联律、三联律。

（四）多源性室性期前收缩

心室内多个起搏点自律性异常增高或多发性折返发生的室性期前收缩，称为多源性室性期前收缩。

1.心电图特征

（1）在同一导联上，室性期前收缩形态有 2 种以上，不包括室性期前收缩所形成的室性融合波。同一起搏点发出的激动形成的室性期前收缩形态相同。

（2）联律间期不等。同源性室性期前收缩联律间期相同，也可有明显差别，不同源性室性期前收缩联律间期差别可＞80ms（图 13-4）。

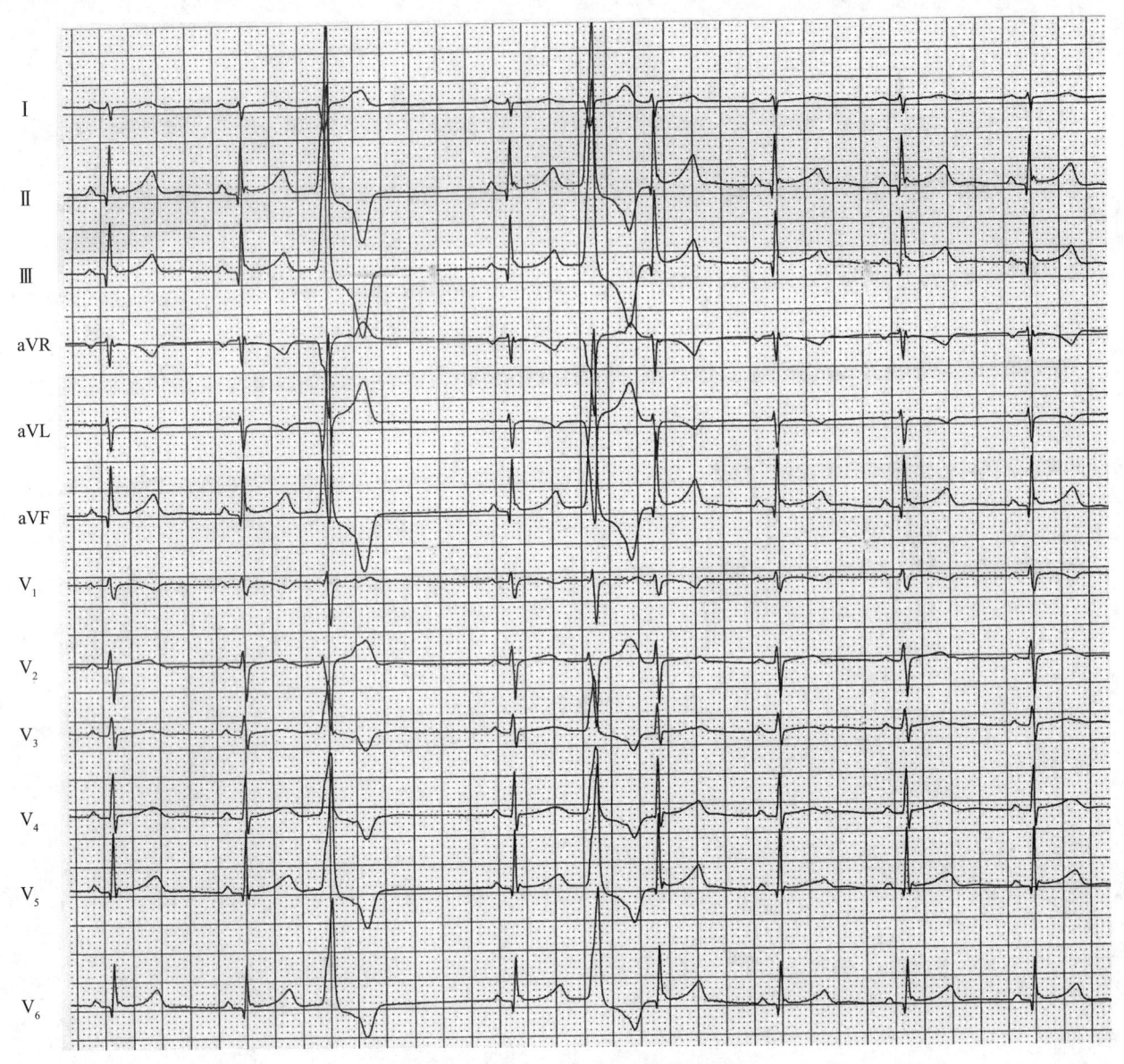

图13-3 单形性右心室流出道期前收缩

2. 产生机制

（1）多个起搏点自律性增高：希氏束以下部位有2个以上异位起搏点自律性突然增高形成多源室性期前收缩。

（2）多发性折返现象：激动在心室内发生多处折返，折返径路不同，折返时间不等，发生多源室性期前收缩。

3. 临床意义　多源性室性期前收缩主要见于心肌缺血、心肌梗死、心肌病、风心病、高血压病、洋地黄、奎尼丁、乙胺碘呋酮等药物过量，少数见于无明显器质性心脏病者。

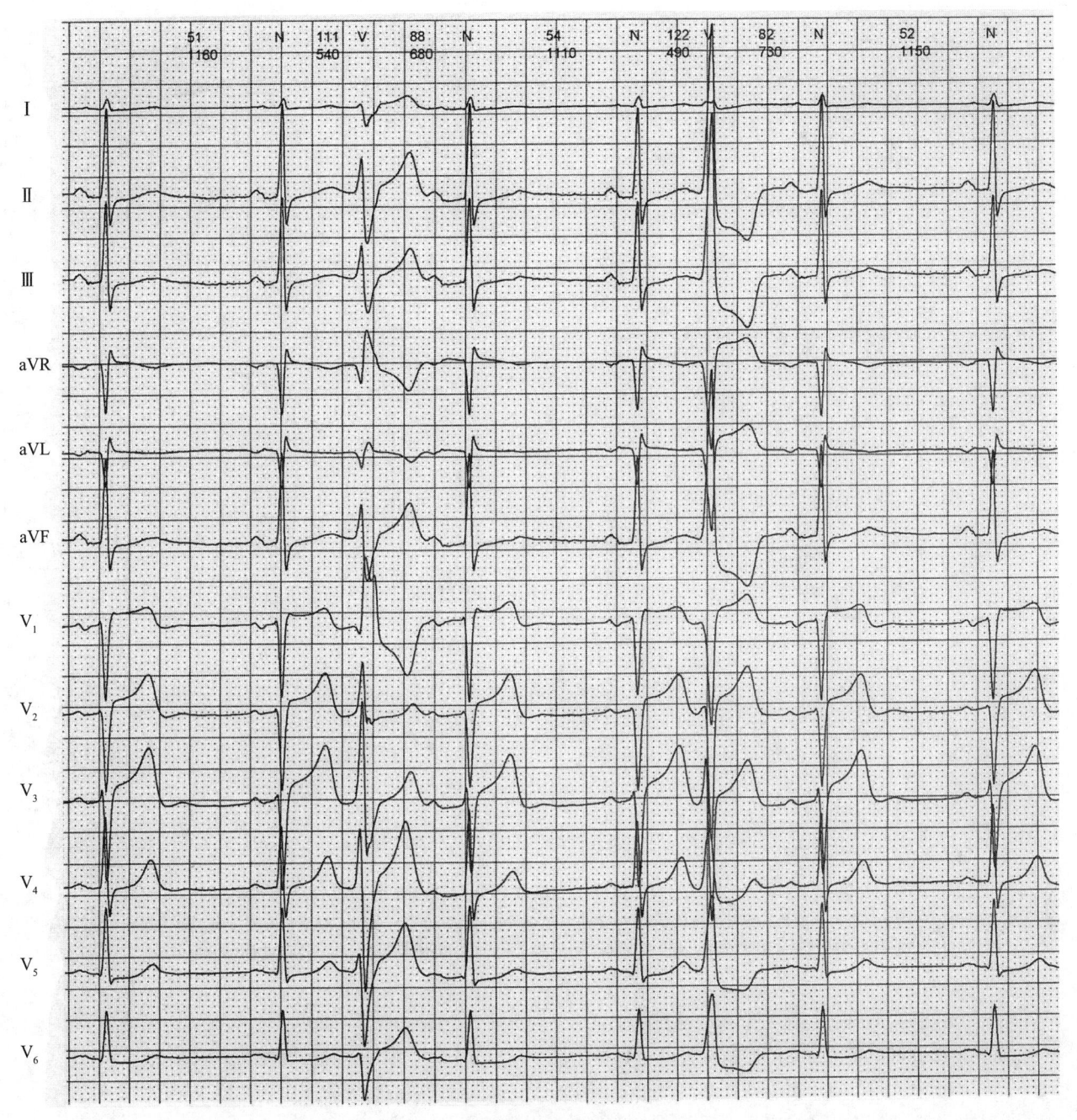

图 13-4 多源性室性期前收缩

四、特殊类型的室性期前收缩

（一）特宽型室性期前收缩

正常人群中发生的室性期前收缩，不论它们起自心室任何部位，引起全部心室除极时间一般不超过 160ms，若是室性期前收缩的 QRS 时间 ≥ 160ms，称为特宽型室性期前收缩。它代表室性期前收缩在心室内的传导时间明显延长。室性 QRS 时间达 180ms 以上者，均见于严重器质性心脏病如大面积心肌梗死、心肌病、风心病、高钾血症、心力衰竭等（图 13-5）。

（二）室性期前收缩波形正常化

室上性心律伴有一侧束支传导阻滞或预激综合征并发室性期前收缩时，窦性 QRS-T 波形宽大畸形，而室性期前收缩的 QRS-T 形状与时间反而趋向于正常范围内或波形正常化（图 13-6）。

交界性心律失常有束支传导阻滞或预激综合征并发室性期前收缩的 QRS-T 波群，反比交界性 QRS-T 波群畸形的程度减轻。

心房起搏心律或房性心律伴一侧束支传导阻滞或预激综合征时，房性 QRS-T 宽大畸形，而发生的室性期前收缩波形时间变窄或接近正常化。

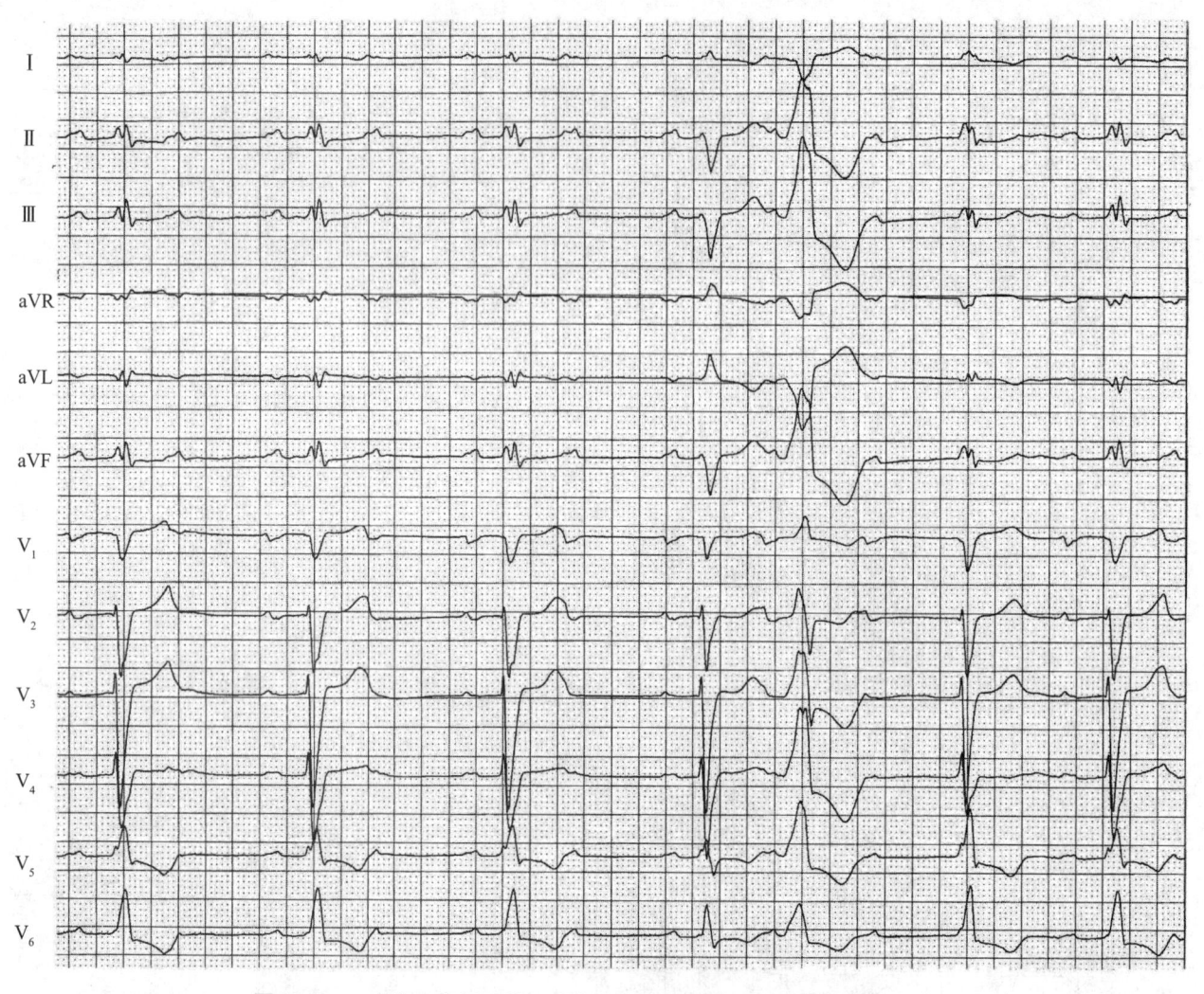

图13-5　二度房室传导阻滞，左束支传导阻滞，特宽型室性期前收缩

患者男性，35岁，扩张型心肌病，窦性P波顺序发生，P波时限0.12s，左心房扩大，P波2∶1下传心室，PR间期0.28s，一度房室传导阻滞。QRS时限0.13s，左束支传导阻滞，第4个QRS波群0.15s，为窦性逸搏形成的窦性融合波，期前的QRS波群时限0.24s，特宽型室性期前收缩

室性期前收缩波形正常化的产生机制：①期前收缩来自室间隔或束支传导阻滞水平部之下，此处发出的室性期前收缩引起双侧束支几乎同步除极，室性期前收缩的QRS-T波形接近正常。②一度束支传导阻滞时，病侧束支传导时间延长，并发同侧束支期前收缩时，激动沿病侧束支缓慢下传，当传导至对侧束支并以正常速度下传，结果双侧束支传导趋向同步，室性QRS-T波群畸形程度反而较轻。③一侧束支传导延缓时，出现束支传导阻滞波形。发自同侧的室性期前收缩激动沿传导延缓侧束支下传至心室，室上性激动沿健侧束支下传，共同激动心室发生波形正常化的室性融合波。④预激综合征时，激动经旁道下传预先引起心室除极，发生宽大畸形的预激综合征图形。并发室间隔期前收缩时波形趋向正常化。

（三）频率依赖型室性期前收缩

室性期前收缩的发生有时与基本心律的频率有一定关系。

1.快心率依赖型室性期前收缩

（1）心电图特征：心率加快时出现偶发或频发室性期前收缩，多为单源性，偶见成对单形及多源性室性期前收缩（图13-7）。

（2）产生机制：快心率依赖型室性期前收缩的发生显然与超速抑制规律相矛盾，其产生机制有以下4种可能：①血中儿茶酚胺、肾上腺素分泌过多，引起室性期前收缩。②起搏点激动对自律性的拖带现象（entrainment phenomenon）。③触发后除极（triggered depolarization）。④折返（rentry）。

2.慢心率依赖型室性期前收缩　慢心率依赖型室性

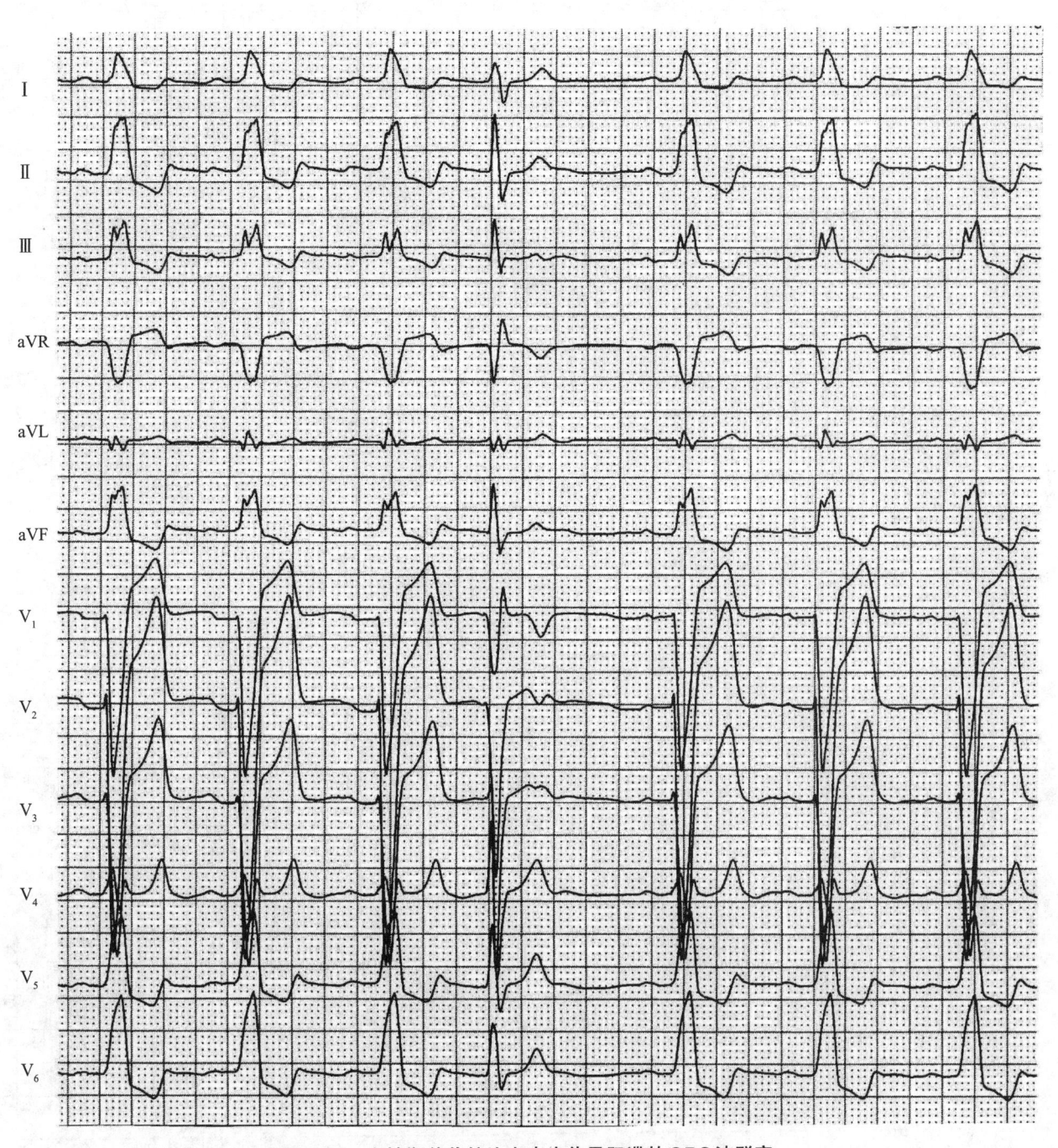

图13-6 室性期前收缩比左束支传导阻滞的QRS波群窄

患者男性,45岁,心肌病。窦性心律,心率66次/分,PR间期0.20s,QRS时限0.15s,Ⅰ、Ⅱ、aVF、V_5、V_6呈R型,V_1~V_3呈rS型,左束支传导阻滞,期前出现的QRS波群时限0.13s,室性期前收缩

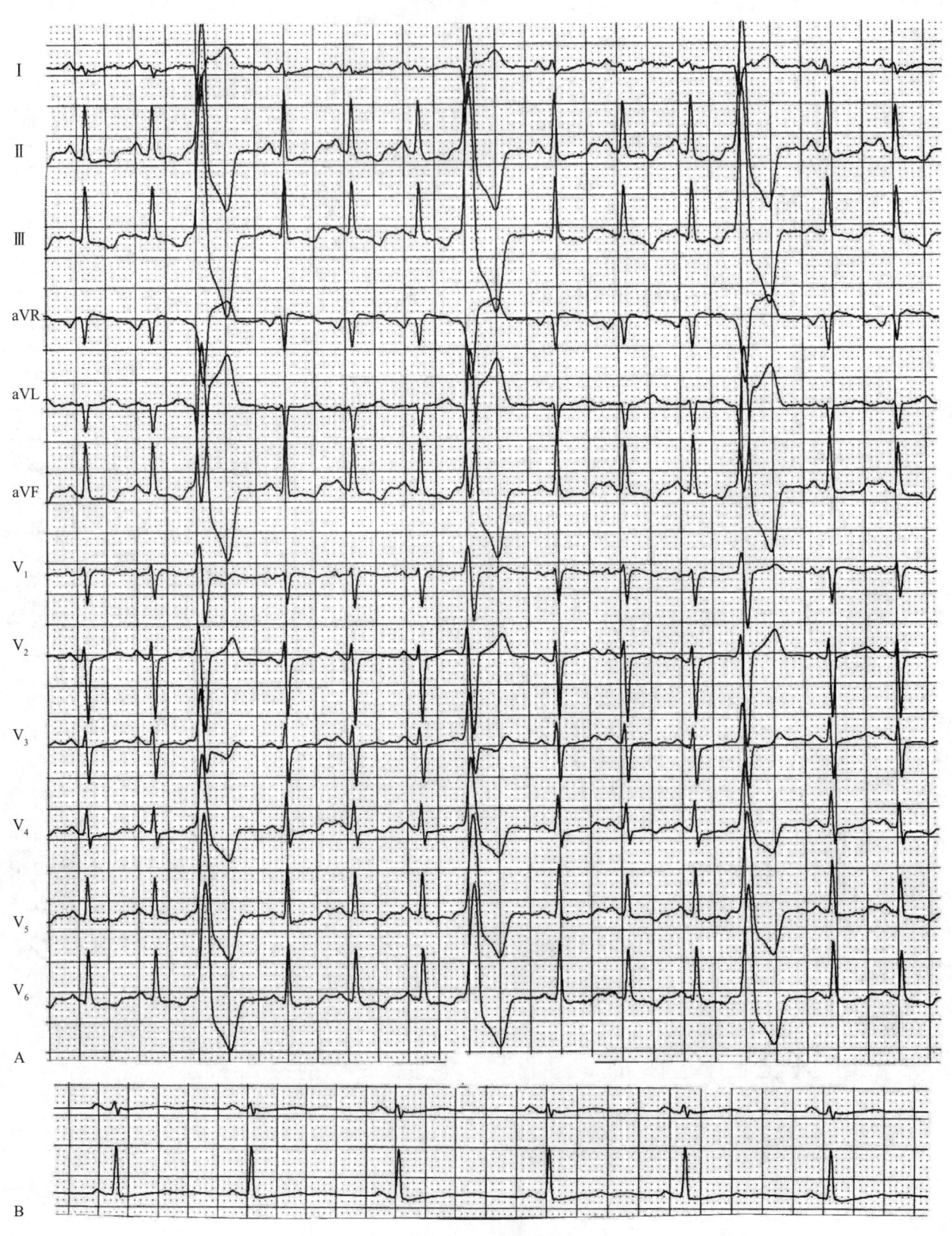

图 13-7　快心率依赖型室性期前收缩

患者男性，13岁。A.运动时，窦性心动过速，心率136次/分，Ⅱ、Ⅲ、aVF、V_3～V_6导联ST下降0.05mV，T波低平或倒置，室性期前收缩源于右心室流出道；B.休息后心率降至60次/分，室性期前收缩消失

期前收缩又称继发性室性期前收缩。

（1）心电图特征：室性期前收缩继发于较长的心动周期之后出现，心室率加快后消失。引起突然延长的心动周期的心律失常有：①窦性心律不齐的慢相。②窦性停搏。③二度窦房阻滞。④交界性逸搏。⑤房性逸搏。⑥心房颤动时出现的长RR间歇。⑦期前收缩所致的长代偿间歇。⑧心动过速终止之后出现的较长代偿间歇（图13-8）。

（2）产生机制：慢心率依赖型室性期前收缩的发生原理是室性异位起搏点周围有暂时性的与较缓慢的基本心律有关的不全性传入阻滞所引起的韦登斯基促进作用有关。

五、室间隔期前收缩

期前收缩起自室间隔上、中、下部，位置越高QRS时间越接近室上性QRS波群。

（一）心电图特征

1. 窦性心律：窦性节律、房性节律或交界性节律下传QRS-T波形、振幅及时间均正常，而伴发的期前收缩形状与室上性QRS-T波形大同小异，QRS时间<110ms（图13-9）。

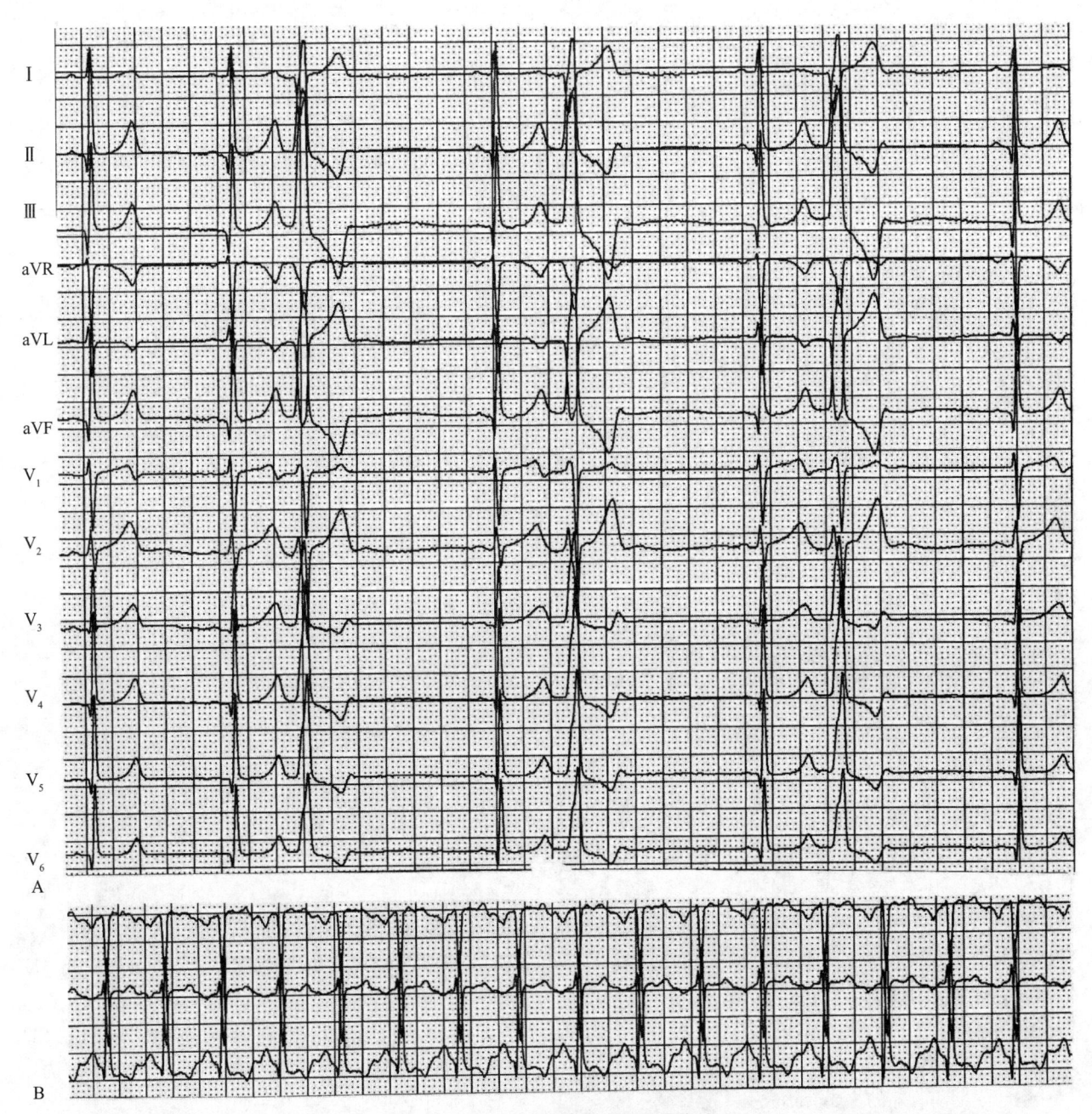

图13-8 慢心率依赖型室性期前收缩

患者女性，20岁，A.窦性动过缓，心率59次/分时，出现室性期前收缩二联律。B.记录于活动时，窦性心动过速136次/分时，室性期前收缩消失，aVF导联T波倒置

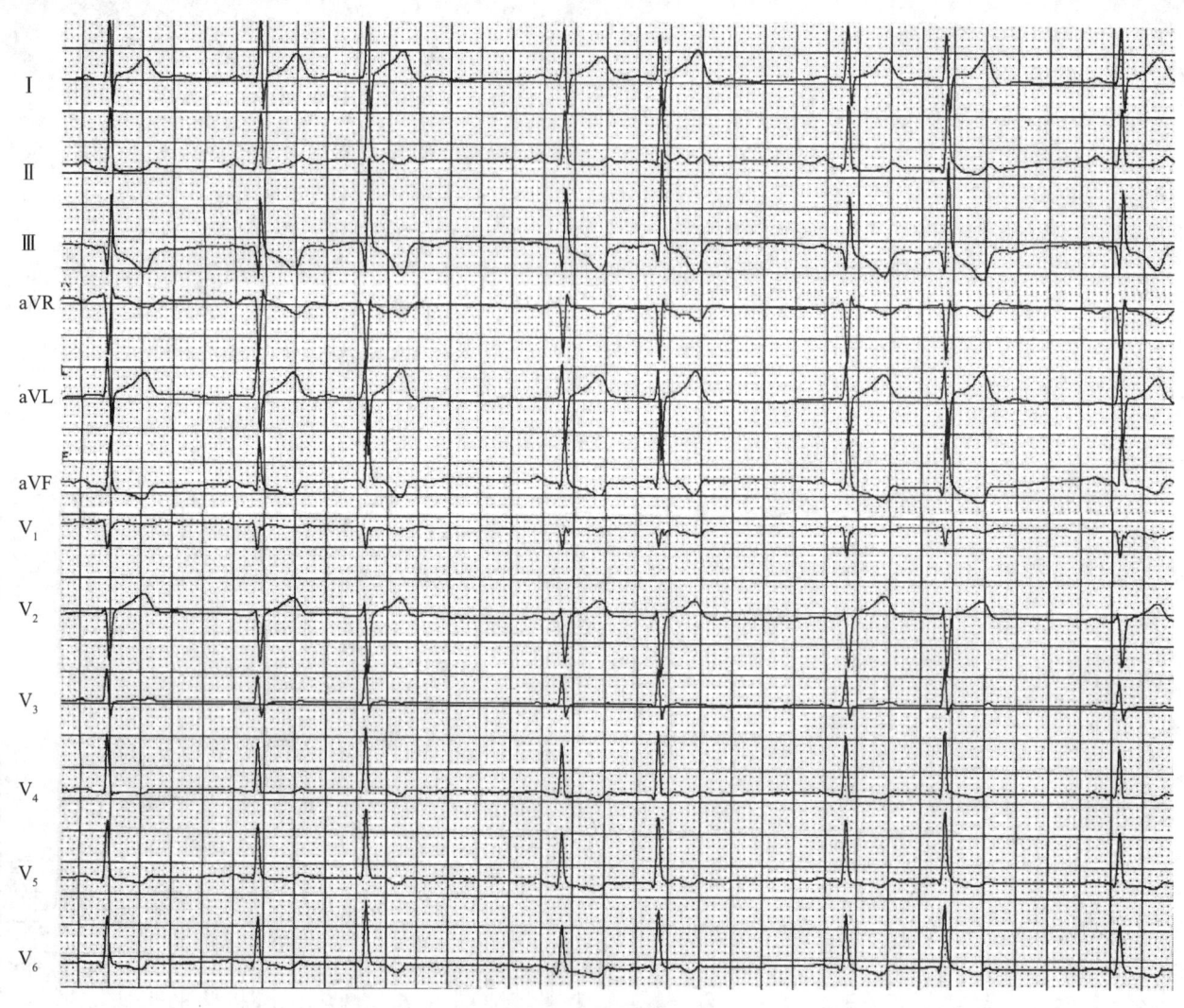

图 13-9 室间隔期前收缩

患者男性，45岁，高血压。窦性心律，心率62次/分，Ⅲ、导联Q较深，T波Ⅲ、aVF、V_4～V_6倒置。期前出现的QRS波群形态与窦性QRS波群略有差异。ST段上有干扰未下传的窦性P波，室间隔期前收缩

2.基本心律有室内传导异常（如束支传导阻滞、预激综合征、室性心律等），并发的室性期前收缩波形反呈"正常化"。

（二）产生机制

发源于室间隔的期前收缩激动通过一小段普通心室肌之后，就可迅速到达左右束支，引起两侧心室几乎同步除极。整个心室除极程序和时间与窦性激动在室内的传导情况大致相同，故室间隔期前收缩畸形不明显。若基本心律呈现束支传导阻滞或伴预激综合征时，下传的QRS-T波形宽大畸形；而发自室间隔的期前收缩可迅速引起左、右束支几乎同步除极，而发生波形"正常化"的室性期前收缩。

（三）心电图诊断

室间隔期前收缩的主要诊断依据：①基本心律室内传导正常时，室性期前收缩波形与同导联室上型QRS-T波形基本相同。②基本心律有室内传导异常时，下传QRS宽大畸形，而室性期前收缩波形接近正常。③过早发生的QRS之前无相关的心房波。

六、室性期前收缩的联律

（一）二联律法则与长短周期现象

长的心动周期之后不仅易出现时相性室内差异传导，也可继发室性期前收缩，期前收缩发生的长代偿间歇又为下一个室性期前收缩的发生创造了条件，亦可引起另一次室性期前收缩；如此周而复始所形成的一系列室性二联律现象，Langendorf等称为双联律定律或二联律法则（图13-10）。

二联律法则通常由继发性室性期前收缩所引发，见于窦性心律不齐的慢相、心房颤动时出现的长RR间期之后，亦可见于二度房室传导阻滞、窦房阻滞发生的长心动周期之后。房性或交界性期前收缩发生的长代偿间歇，也是诱发二联律法则的常见条件。

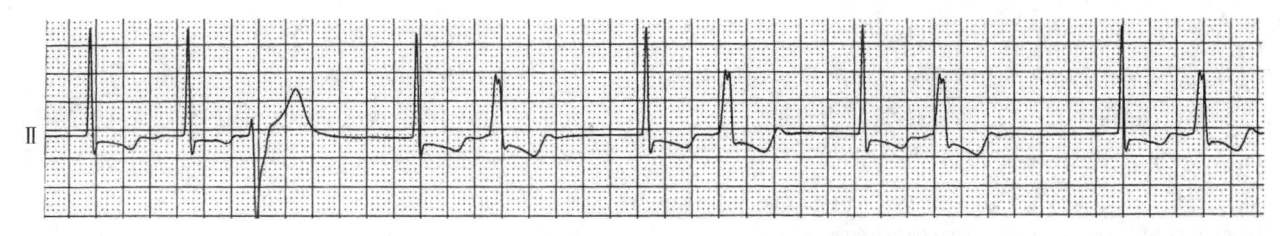

图13-10 心房颤动继发室性期前收缩二联律

患者女性，70岁，心房颤动，ST下斜型下降，T波倒置，呈rS型的室性期前收缩产生的类代偿间歇，继发了其后的室性期前收缩二联律

临床与电生理资料研究证明，有些恶性室性心律失常的发生也与二联律法则有密切关系，又称为长短周期现象（Long-cycle-short-cysle phenomenon）。Denker于1958年首先在动物实验的方法中证实了长短周期现象在诱发室性心动过速中的作用。当基础起搏周期从400ms延长到680ms时，周期刺激诱发室性心动过速的成功率明显提高，以后Rosenfeld在人体的试验中也证实了这一结论。在心房颤动患者RR周期长短变化较大，室性心动过速只在＞700ms的心动周期后被诱发。这一现象中发生的心室颤动也可在窦性心律中观察到。

二联律法则与长短周期现象的产生机制显然仍不能肯定，但与下列因素有关：①心动周期从短突然变长以后，心室的不应期变得明显不一致，易于形成激动折返，发生室性期前收缩。②室性异位起搏点周围有暂时性的，与较慢的基本心律的不全性传入阻滞所引起的韦登斯基促进作用有关。当两个起搏的时距缩短时，基本心律激动引起室性异位起搏点节律重整，室性起搏点受抑制而不能显现出来。当RR周期变长时，室性起搏点发生4相自动除极化，室性起搏点的激动不但不受前一基本心搏激动的抑制，不会再重新开始新的4相除极化，而且由于韦登斯基促进作用，反而使室性起搏点的阈电位水平降低，促使室性期前收缩的发生。如此周而复始，发生双联律现象。③浦肯野细胞与心室肌细胞的不应期的长短均受心动周期的明显影响，但两者相比，对浦肯野细胞的影响更大，结果造成了两种心肌细胞之间的离散度增大，有利于发生激动折返和折返性心律失常的形成。④当心动周期（RR）延长时，血流动力学也同样出现"长间歇"，引起动脉血压的降低，增加了心交感神经的活性，交感神经张力增加，促进了心律失常的诱发。

长短周期的临床意义在于：①发生于长间歇之后的室性期前收缩易于诱发室性心动过速与心室颤动。②长短周期现象中诱发的恶性室性心律失常多为多形性室性心动过速，尖端扭转型室性心动过速。③运动诱发的室性心动过速与长短周期现象有关。④长短周期现象发生的扭转室性心动过速，行心室起搏治疗，稍快的心室起搏可以消除长短周期现象，预防了恶性室性心律失常的发生。

（二）室性期前收缩二联律

提早的室性QRS波群与基本心律的QRS波群交替并重复出现3次或3次以上者，称为室性期前收缩二联律。

构成二联律的基本心律的心搏多数是窦性节律，其次为心房颤动、其他心律失常有房性逸搏心律、房性心动过速、心房扑动、交界性心律、室性心律、心脏起搏心律。

1. 显性室性期前收缩二联律 基本心律的心搏与室性期前收缩交替出现形成二联律（图13-11）。室性期前收缩二联律持续时间有长有短。短者只有3个室性期前收缩构成，长者长达数小时，由数千乃至上万个室性期前收缩构成，据我们观察，在频发的室性期前收缩中，二联律持续时间长达数小时以上者少见，超过24h以上者更属罕见。在频发室性期前收缩中（24h室性期前收缩在万次以上），二联律阵数越多，24h室性期前收缩次数反而减少。例如二联律只有一阵，且持续时间长达数小时，而在单位时间内发生的二联律达数百阵，表明室性期前收缩数目在减少，因为两阵室性期前收缩二联律之间出现了连续下传的基本心律的QRS波群。

（1）单形性室性期前收缩二联律：在12导联上对发生的每一个室性期前收缩的QRS-T波形进行比较，形态完全一样。QRS波群时间亦相同。临床上以单形性室性期前收缩二联律最多见。

（2）多形性室性期前收缩二联律：室性期前收缩的QRS-T波群形态有或多或少的差别（不包括室性期前收缩形成的室性融合波），室性期前收缩的联律间期＜80ms。

（3）多源性室性期前收缩二联律：构成二联律的室性期前收缩的QRS-T波群形态截然不同（有时在少数导联上可以十分相近），室性期前收缩的联律间期≥80ms。

2. 隐匿室性期前收缩二联律

（1）心电图特征：①室性期前收缩的联律间期相对固定或固定。②两个室性期前收缩之间夹有的基本心律的QRS数目呈现奇数分布，如1、3、5、7、9、11等，其数目为2X+1，即为隐匿性室性二联律。如患者曾有显性室性期前收缩二联律，则诊断更为肯定。

（2）产生机制：隐匿性室性期前收缩二联律实质上是一种持久的，联律间期固定型室性期前收缩二联律，并发有间歇性的，不固定比例的传出阻滞。

（三）室性期前收缩三联律

1.真性室性期前收缩三联律　1个基本心搏后面连续出现两个提早的室性QRS-T波群，并重复出现3次或3次以上者，称为真性室性期前收缩三联律。真性室性期前收缩三联律中，第1个心搏通常是窦性，也可以是房性、交界性、室性或起搏心律的QRS-T波群。伴发成对室性期前收缩的类型：①真性单形性室性期前收缩三联律；②真性多形性室性期前收缩三联律；③真性多源性室性期前收缩三联律。临床上以真性单形性室性期前收缩三联律多见（图13-12）。

真性室性期前收缩三联律易诱发短阵室性心动过速。不是所有的真性室性期前收缩三联律都会诱发室性心动过速，有不少真性室性期前收缩三联律甚至是频发出现者，并没有室性心动过速发生。

2.伪性室性三联律

（1）显性伪性室性三联律：每两个窦性心搏之后跟随1个室性期前收缩并重复出现3次以上者，称为伪性室性三联律。

（2）隐匿室性三联律

①心电图表现：a.室性期前收缩的联律间期固定。b.两个室性期前收缩之间夹有的窦性心搏数目为3X+2，如2、5、8、11、14等，即为隐匿室性三联律。

②产生机制：间歇性传出阻滞存在，把显性室性三联律掩盖起来。

七、室性期前收缩的代偿间歇

从室性期前收缩开始至下一基本心律的心搏之间的一段较长的间歇，从表面上看来，似乎是对较短的联律间歇的代偿，称为代偿间歇（compensatory pause）。

室性期前收缩代偿间歇的测量方法，自室性期前收缩的QRS起点开始至下一个基本心搏的QRS起点为止的一段时间。测量室性期前收缩的联律间期加代偿间歇

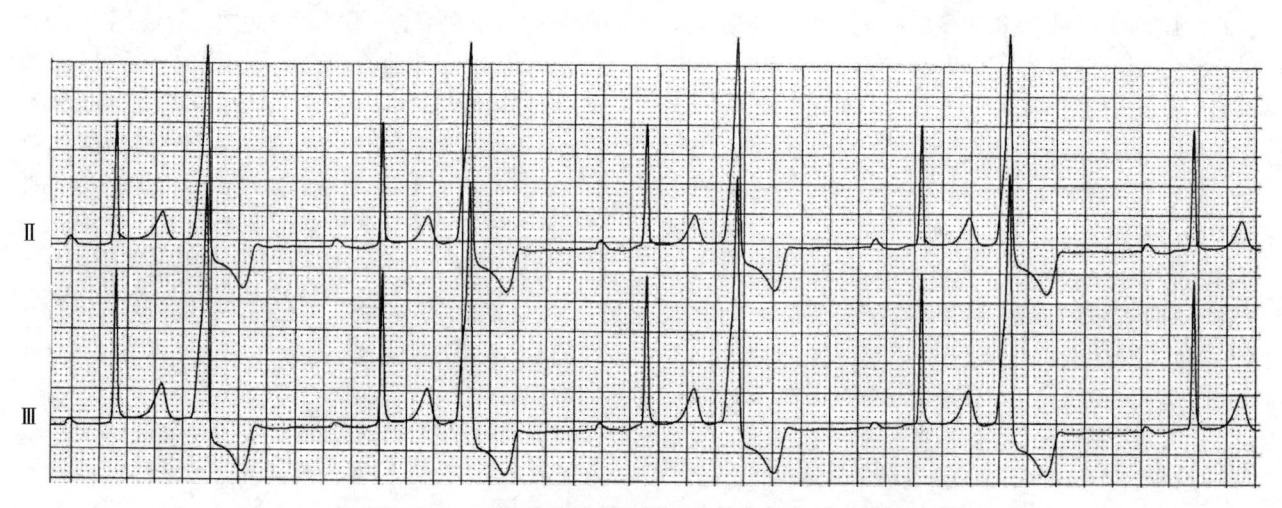

图13-11　一度房室传导阻滞，室性期前收缩二联律

患者女性，46岁，窦性心律，PR间期0.36s，一度房室传导阻滞，QRS时限0.08s，QT间期0.44s，室性期前收缩二联律

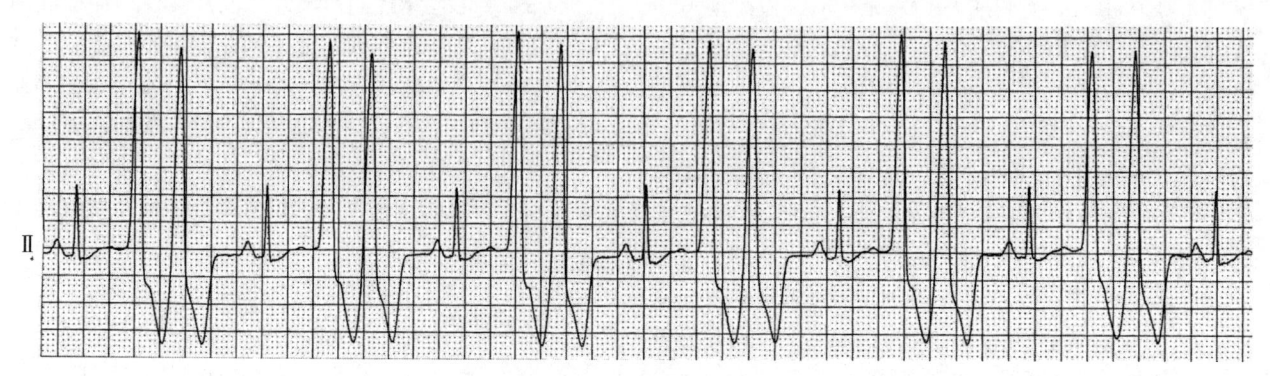

图13-12　室性期前收缩真性三联律

患者男性，74岁。窦性心搏与成对出现的窦性期前收缩构成真性三联律

之和并与基本心律的周期作比较，可有助于了解室性期前收缩的代偿间歇的类型、对某些心律失常做出鉴别诊断等。

（一）无代偿间歇

室性期前收缩插于一个基本心律的心动周期之中者，称为无代偿间歇。心电图特征：室性期前收缩插一个窦律周期之中而不伴其后窦性心律的PR间期干扰性延长。其联律间期加代偿间歇之和等于一个基本窦性心动周期（RR周期）。有时室性期前收缩可插入于房性或交界性逸搏心律周期中。一般说来，基本心律缓慢时，易发生插入性室性期前收缩。插入性室性期前收缩中的无代偿间歇反映了室性期前收缩未引起基本心律的节律重整。也未与基本心律的心搏的激动在房室结内发生干扰。

（二）完全性代偿间歇

凡联律间期与代偿间歇之和等于2倍基本心动周期者，称为完全性代偿间歇。原因是，此代偿间歇期恰好完全代偿或弥补缩短了的联律间期。大多数室性期前收缩表现为完全性代偿间歇。形成完全性代偿间歇的原因：①基本心律起搏点与室性期前收缩起搏点相距较远，室性期前收缩侵入基本心律起搏点的机会较少。②室性期前收缩激动与基本心律的激动多在房室交界区，少数情况下在心房或窦房交界区发生绝对干扰，室性期前收缩激动无法侵入基本心律起搏点。③室房阻滞。④基本心律起搏点周围出现了传入性阻滞，见于并行心律伴发的室性期前收缩。

（三）不完全性代偿间歇

凡代偿间歇比基本心动周期长，而联律间期与代偿间歇之和又小于两个基本心动周期者，称为不完全性代偿间歇。原因是，代偿间歇没有能够完全代偿已经缩短了的联律间期。不完全性代偿间歇是基本心律在室性期前收缩影响下发生节律顺延的标志，即室性期前收缩激动引起基本心律起搏点重整。见于窦性心律并室性期前收缩、房性心律伴发室性期前收缩、交界性心律伴发室性期前收缩、心室起搏心律伴发室性期前收缩的例子中。室性期前收缩伴不完全性代偿间歇比较少见。原因是室性期前收缩起搏点与基本心律起搏点相距较远，更不易通过室房传导到达基本心律起搏点。室性心律伴发室性期前收缩，两个起搏点相距较远时，也可发生不完全代偿间歇。

（四）类代偿间歇

心房颤动伴发室性期前收缩时，虽然f波下传的心室节律是不规则的，但在期前收缩后仍可见到较长的代偿间歇。由于RR周期本身长短不一，不像窦性心律那样，可以用两个窦性RR周期作为标准来衡量代偿间歇是否完全。因此，称为类代偿间歇。其产生机制是由于室性期前收缩激动隐匿性地逆行传入房室交界区，绝对干扰了若干个f波下传心室。类代偿间歇不明显。

八、插入性室性期前收缩

插入性室性期前收缩，是指室性期前收缩插入于一个基本窦律周期之间，而不取代一次窦性搏动。有时插入性期前收缩也可在房性逸搏心律、交界性逸搏心律中出现，而在室性逸搏心律中少见。

1. 心电图特征　室性期前收缩插入于一个基本心律周期之间，基本心律的两个心搏时距等于一个基本心动周期。因此，插入性室性期前收缩无代偿间歇。有时引起一个基本心搏的干扰性传导延缓出现次等周期代偿。插入性室性期前收缩常在窦性心律减慢时出现（图13-13）。连续出现插入性室性期前收缩，听诊很难与异位心动过速相鉴别。

2. 产生机制　产生插入性室性期前收缩基本条件有以下几点。①基本心律的频率较慢或过缓：有足够长的心动周期供室性期前收缩插入。②室性期前收缩出现适时，舒张中、早期发生的室性期前收缩较易成为插入性。③两个起搏点相距较远：窦性心律伴发室性期前收缩时，室性激动就不易传入窦房结，不会引起窦性节律重整；若两个起搏点相距较近，又缺乏保护机制时，室性期前收缩激动便可传入基本心律起搏点，引起节律顺延。④室房传导障碍：室房传导中断是发生插入性室性期前收缩的重要条件。若室房传导畅通，室性期前收缩激动便可顺利逆行传入心房引起基本心律起搏点的节律重整，发生不完全性代偿间歇，也就不会发生插入性室性期前收缩。

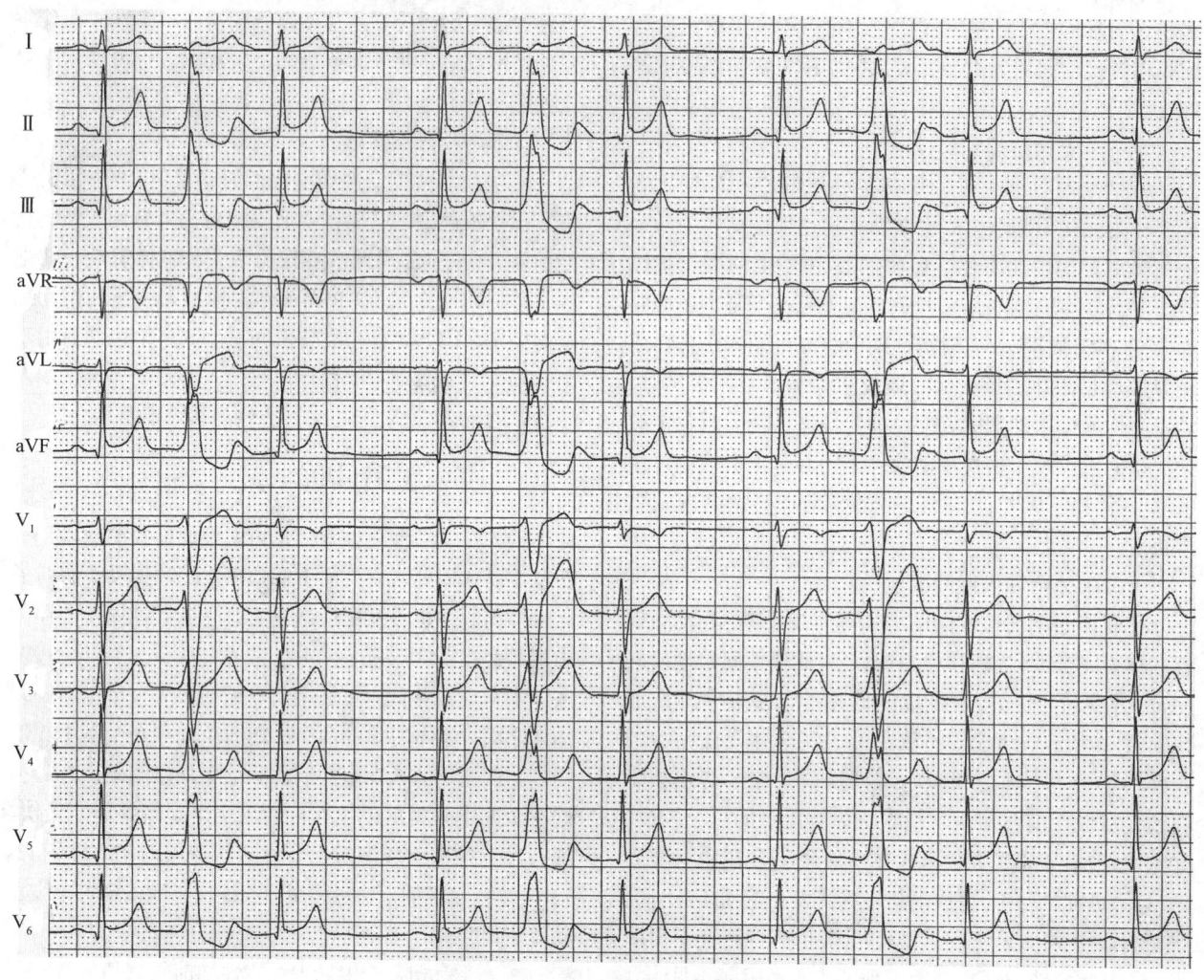

图13-13 插入性室性期前收缩

九、RonT现象室性期前收缩与室性心动过速和心室颤动

（一）RonT现象室性期前收缩

室性期前收缩落在T波顶峰上，这一现象称为RonT现象。可分为以下几种类型：

1. A型RonT现象 基本心律的QT间期不延长，室性期前收缩的联律间期较短形成RonT现象。

2. B型RonT现象 基本心律的Q-TU间期延长，舒张早期或舒张中期的室性期前收缩落在T波顶峰上形成RonT现象。

（二）RonT现象室性期前收缩与室性心动过速和心室颤动

早在1949年，Smirk就指出RonT现象室性期前收缩可以突然发生死亡。Dolana等又发现RonT现象室性期前收缩可以诱发室性心动过速或心室颤动。Lown等将RonT现象的室性期前收缩列为最高级别的室性期前收缩，表示预后不良。

RonT现象室性期前收缩诱发室性心动过速或心室颤动的电生理机制：在心室兴奋性周期的某一短暂的间歇给予电刺激或发生的室性期前收缩有可能诱发室性心动过速或心室颤动。此期称为心室易颤期，它位于心室收缩中期末尾，相当于心电图上T波顶峰前30ms及T波顶峰后40ms内，历时70ms。心室肌处于相对不应期。心室各部分心肌细胞处于不同的复极化阶段，即某部分心肌细胞已复极结束，而另一部分心肌细胞仍在复极过程中，从而有利于激动在心室内发生折返发生室性心动过速或心室颤动。

RonT现象室性期前收缩的发生，标志着心室肌不应期缩短。不应期缩短有利于在折返激动前方形成一个"可激的空隙"，激动便可持续折返。

患者心室颤动阈值降低，也是RonT现象室性期前收缩诱发室性心动过速或心室颤动的主要因素（图13-14）。

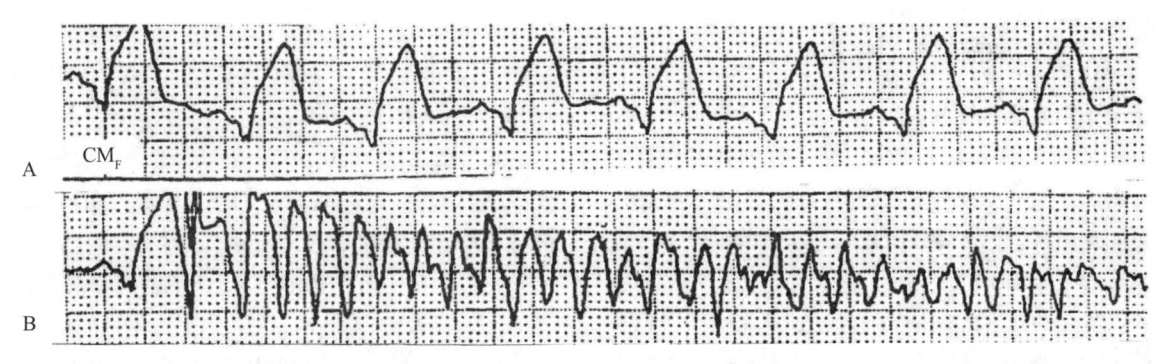

图 13-14　Ron T 现象室性期前收缩诱发心室颤动

患者男性，71 岁。急性下壁心肌梗死。A.CM$_F$ 导联出现 QS 波，B.Ron T 现象室性期前收缩诱发了心室颤动

十、室性期前收缩的鉴别诊断

（一）室性期前收缩与房性期前收缩伴时相性室内差异传导的鉴别诊断

房性期前收缩下传的 QRS 波群伴时相性室内差异传导时，应与室性期前收缩相鉴别（表 13-2）。

（二）室性期前收缩与间歇性预激综合征的鉴别诊断

心房颤动伴间歇性预激综合征时，间歇性出现宽大畸形的预激波形，也容易被误诊为室性期前收缩或室性心动过速。两者的治疗方法不同，因而鉴别诊断显得特别重要。鉴别要点见表 13-3。

表 13-2　室性期前收缩与房性期前收缩伴时相性室内差异传导的鉴别

鉴别项目	室性期前收缩	房性期前收缩伴时相性室内差异传导
1.期前收缩前周期	不一定长	相对较长
2.联律间期	长短不一	较短
3.提早的 P′波	无	有
4.QRS 波形	呈多种类型	①呈右束支传导阻滞图形 ②右束支传导阻滞加左前分支阻滞图形 ③右束支传导阻滞加左后分支阻滞图形 ④左束支传导阻滞图形 ⑤不定型室内传导阻滞图形
5.P′与 QRS 的关系	无关	有关，P′R 间期≥0.12s
6.QRS 时间	多大于 120～140ms	多在 120ms 左右
7.QRS 易变性	小	大
8.成对出现时	都宽大畸形	往往第 1 个 QRS 畸形严重，第 2 个 QRS 变形减轻
9.室性融合波	可有	无
10.希氏束电图	V 前有 H，H-V 缩短，为分支性期前收缩； V 前无 H，肌性室性期前收缩	V 前有 A 和 H，H-V 间期正常或延长
11.代偿间歇	多完全	大多数不完全

表 13-3　心房颤动伴室性期前收缩与心房颤动伴间歇性预激综合征的鉴别

鉴别项目	房性伴室性期前收缩	心房颤动伴预激综合征
1.联律间期	多固定	不固定
2.畸形 QRS 波形	呈多种类型	呈 A、B、C 型等
3.QRS 时间	多≥120ms	可宽达 200ms 以上
4.QRS 易变性	小	较大
5.畸形 QRS 短阵出现时	波形可相同，也可不同，频率多在 150 次/分左右	波形多一致，频率多大于 168 次/分
6.类代偿间歇	有	可无
7.希氏束电图	肌性室性期前收缩：V 前无 H，分支性期前收缩； V 前有 H，H-V 缩短	H-V 缩短，或 H 在 V 之后埋在 R 中
8.恢复窦性心律	可见有室性期前收缩	可有预激综合征图形

十一、室性期前收缩的临床意义

（一）从临床方面判断

室性期前收缩常见于正常人群，也可见于严重的器质性疾病。同一类型的室性期前收缩，可能在较长时间相对固定出现，不需特殊治疗，但也可能是致命性心律失常（心室颤动）的先兆，需紧急处理。如何鉴别室性期前收缩是功能性的还是器质性的，这是临床医师常遇到的实际问题。确定这个问题必须全面综合病史、症状、检查、室性期前收缩的演变规律以及治疗反应等各方面的资料来分析判断。

在下列基础病变情况下发生的室性期前收缩可能为器质性的。

1. 心绞痛发作时的室性期前收缩（图13-15）。
2. 急性心肌梗死发生的室性期前收缩，需高度警惕发生室速或室颤，应及时观察并给予处理。
3. 洋地黄中毒、奎尼丁等药物毒性作用出现的室性期前收缩，应予以立即停药，紧急治疗。
4. 严重电解质紊乱，特别是低钾血症时出现的室性期前收缩，应立即补钾，纠正电解质紊乱。
5. 其他器质性心脏病，如急性心肌炎和心肌病等。

（二）从心电图上判断

1. 室性期前收缩的起源部位：心肌炎虽属弥漫性心肌病变，但一般以左心室受累更甚，故亦常出现左心室性期前收缩搏。左前分支期前收缩多见于急性心肌梗死，起源部位多位于梗死区。左后分支期前收缩为特发性。冠心病左心室受损严重时常并发各型室性期前收缩，包括左心室肌性室性期前收缩和分支性室性期前收缩。

多源性室性期前收缩多见于严重的器质性心脏病患者。

从预后方面来看，室性期前收缩发源于左心室者比发源于右心室者稍差，左心室期前收缩比右心室期前收缩更多诱发室颤。发源于心尖部者比发源于心底部稍差，这可能与前者比后者使心排血量下降更多有关。

2. 功能性室性期前收缩的QRS振幅高大，通常大于2.0mV；器质性室性期前收缩可以表现为低电压小于1.0mV或低于同导联室上性QRS振幅。

3. 功能性室性期前收缩其QRS时限一般在120～140ms；器质性室性期前收缩其QRS时限可达160ms，甚至达180ms以上。

4. 功能性室性期前收缩的QRS波群一般是光滑的，无切迹或顿挫；器质性室性期前收缩可有明显切迹或顿挫，并且QRS波群的升支与降支不规则。

5. 功能性室性期前收缩其ST-T与QRS的主波方向相反（呈继发性改变）；器质性室性期前收缩其ST段可呈水平型下降，T波与QRS主波方向一致（ST-T呈原发性改变）。

6. 功能性室性期前收缩倒置的T波较为圆钝，降支与升支对称；器质性室性期前收缩倒置T波变深变尖锐，降支与升支对称，呈倒置的箭头样。

7. 坏死型室性期前收缩（显示出异常Q波或QS波）。

8. 多形性、多源性室性期前收缩是病理性的，可见于洋地黄中毒、电解质紊乱及严重的心肌缺血等。

9. RonT现象与RonP现象的室性期前收缩，具有一定危险性，多为病理性的。

10. 心电图上有心肌梗死，缺血性ST-T改变、心脏肥大、各种心脏阻滞等，室性期前收缩多为器质性的。

（三）从治疗效果上判断

由于重度心力衰竭、低钾血症、低镁血症、冠状动脉供血不足等因素诱发的室性期前收缩，在这些因素未解除以前，抗心律失常药物的疗效有时欠佳。因此，在室性期前收缩治疗过程中一旦发生有影响疗效的因素，有助于诊断器质性室性期前收缩。

服用洋地黄过程中出现的室性期前收缩二联律，不仅提示洋地黄中毒，而且表示有进行性心肌损害。因为正常服用洋地黄虽达剂量，通常并不发生室性期前收缩。

（四）从预后上判断

室性期前收缩分为良性与恶性。后者多为器质性的，有以下表现的室性期前收缩应列为恶性的。

1. 室性期前收缩的联律间期（RR′）<430ms；动物实验表明这种室性期前收缩，各种药物的疗效欠佳，易于发生室性心动过速与心室颤动。

2. RonT现象的期前收缩诱发室性心动过速发生率高。

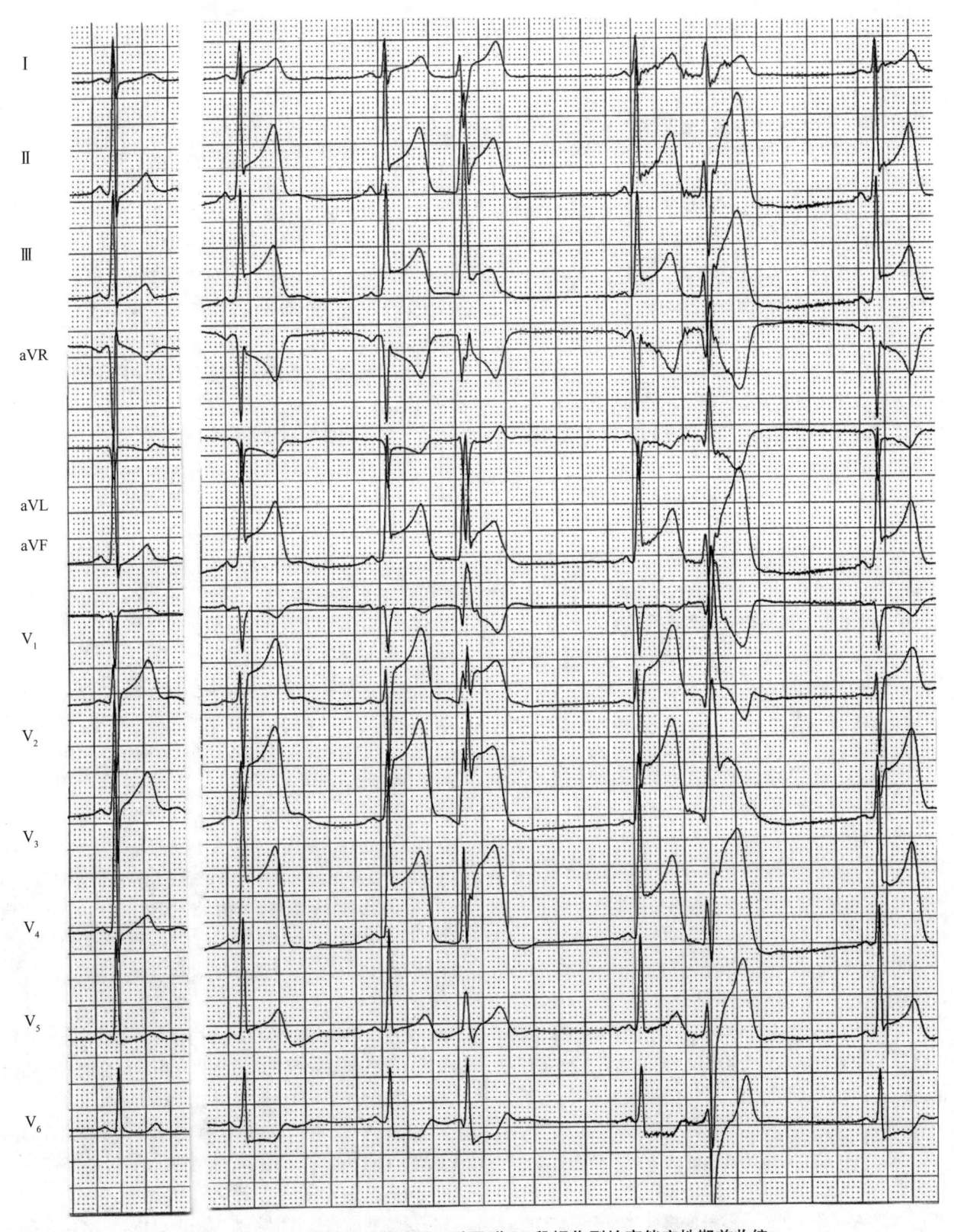

图 13-15 心绞痛发作时前壁及下壁导联 ST 段损伤型抬高伴室性期前收缩

患者男性，56岁。冠心病，心绞痛，窦性心律，心电图正常；心绞痛发作时，窦性心动过缓，急性下壁、前壁ST段损伤型抬高，室性期前收缩

第二节 房性期前收缩

起源于左、右心房、房间隔、腔静脉和冠状静脉窦口附近的过早搏动，称为房性期前收缩（atrial Premature beats，APB）。在各种期前收缩中，以房性期前收缩的发生率最高。Holter监测显示，正常人群中房性期前收缩发生率为75%～90%，冠心病、糖尿病、风心病及心房内传导阻滞的患者，在窦性心律情况下，房性期前收缩发生率高达90%～100%。

一、分类

（一）根据房性期前收缩发生机制不同而分类

①自律性房性期前收缩；②房内折返性期前收缩；③触发活动性期前收缩。

（二）根据房性期前收缩起源部位不同而分类

①右心房性期前收缩；②左心房性期前收缩；③房间隔期前收缩；④肺静脉期前收缩；⑤冠状静脉窦期前收缩。

（三）根据房性期前收缩形态而分类

①单源性房性期前收缩；②多形性房性期前收缩；③多源性房性期前收缩。

二、产生机制

1.房性起搏点自律性增高　心房起搏点自律性突然增高，在窦性激动尚未到达之前，已经提早发放激动控制心房，产生房性期前收缩。

2.心房内折返现象　激动在心房内沿着环路折返，产生房性期前收缩。要产生折返性房性期前收缩，除了具备折返环路以外，还需要折返环路上有单向阻滞、慢传导区及可激性空隙，适时的激动进入空隙区，就可沿着环路折返，产生房性期前收缩。

3.触发活动　早期后除极是引起房性期前收缩又一机制，在心房肌动作电位3相或2相出现震荡性电位变化，激起一次新的动作电位，产生房性期前收缩。

三、心电图表现

（一）基本特征

1.提早的房性P′波　提早的房性P′波形态、方向、振幅和时间与同导联上的窦性P波不同。P′波与T波或U波重叠在一起时，可使其振幅增高、减低、平坦、切迹、双向、倒置增深等变化（图13-16）。

2.P′R间期　房性期前收缩的P′R间期与RP′间期的长短有关，RP′间期愈短，P′R间期愈长；反之，RP′间期愈长，P′R间期愈短，P′R间期≥120ms。合并心室预激波时，P′R间期<120ms。

3.联律间期　比窦性心动周期短。

4.下传QRS波群　房性期前收缩下传QRS波群形态与窦性QRS波群相同，也可伴时相性室内差异传导、束支传导阻滞、预激综合征而宽大畸形（图13-17～图13-19）。

5.代偿间歇　多数房性期前收缩为不完全代偿间歇。

（二）房性期前收缩的房室传导

1.房性期前收缩伴正常房室传导　房性期前收缩出现时，房室传导系统已度过不应期，便以正常速度下传心室，产生正常的P′R间期。

2.房性期前收缩伴房室绝对干扰　房性期前收缩下传时，房室传导系统处于生理性不应期，相当于心电图上ST段和T波顶端以前的一段时间，P′波因干扰未能下传心室（图13-20）。

3.房性期前收缩伴房室相对干扰　房性期前收缩下传时，房室传导系统处于生理性相对不应期，相当于T波顶峰至T波结束或U波完了的一段时间，发生干扰性P′R间期延长。

4.房性期前收缩伴3相房室传导阻滞　发生于U波结束之后的房性期前收缩仍不能下传心室或房性P′R间期延长者，考虑为房性期前收缩伴3相房室传导阻滞。

5.房性期前收缩伴意外传导　发生于ST段内的房性期前收缩按理不能下传心室，但有时可意外地下传心室，称为房性期前收缩伴意外传导，其机制与房室结双径路、空隙现象等有关。

（三）房性期前收缩的室内传导

1.房性期前收缩伴正常室内传导　房性期前收缩的QRS-T波形和时间与窦性QRS-T完全相同。

2.房性期前收缩伴时相性室内差异传导　窦性心律的QRS-T波形正常，发生房性期前收缩时，QRS-T波形宽大畸形，呈一侧束支及其分支阻滞图形。

房性期前收缩伴时相性室内差异传导及3相右束支传导阻滞的特点是：QRS-T波形易变性较大。一般规律是前周期越长，联律间期越短，房性期前收缩差异传导的程度越重；反之，前周期越短，联律间期越长，房性期前收缩伴差异传导的程度越轻（图13-21，图13-22）。

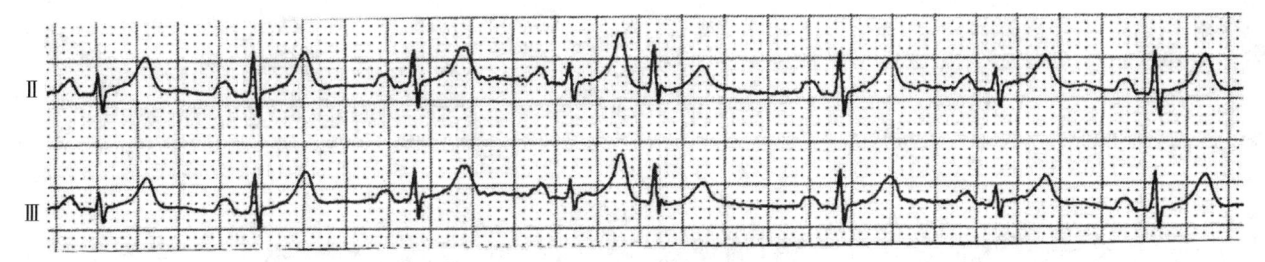

图 13-16　PonT现象房性期前收缩

患者男性，68岁。窦性心律。房性早搏出现于T波顶峰上，而使T波增高变尖，代偿间歇不完全

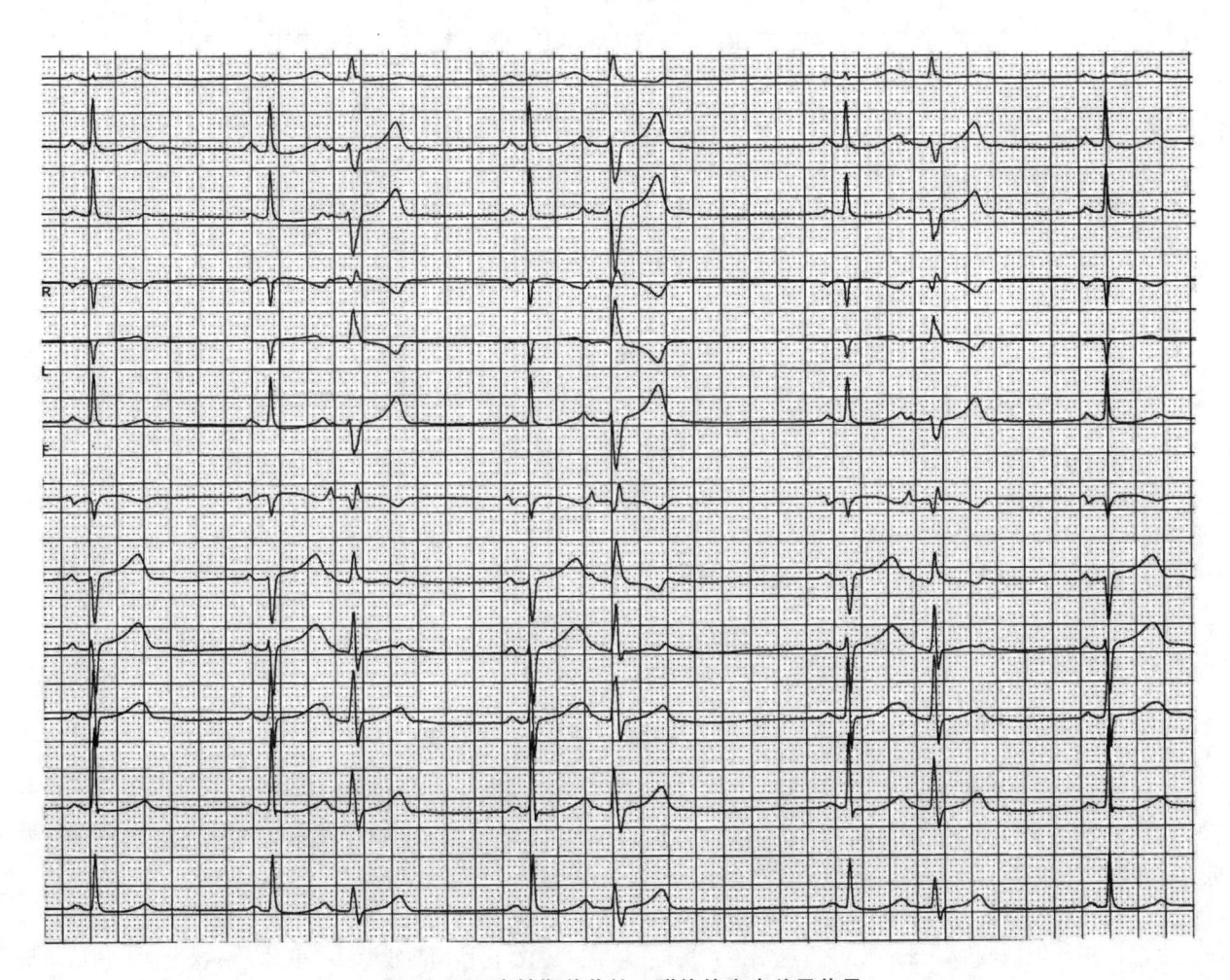

图 13-17　房性期前收缩二联律伴室内差异传导

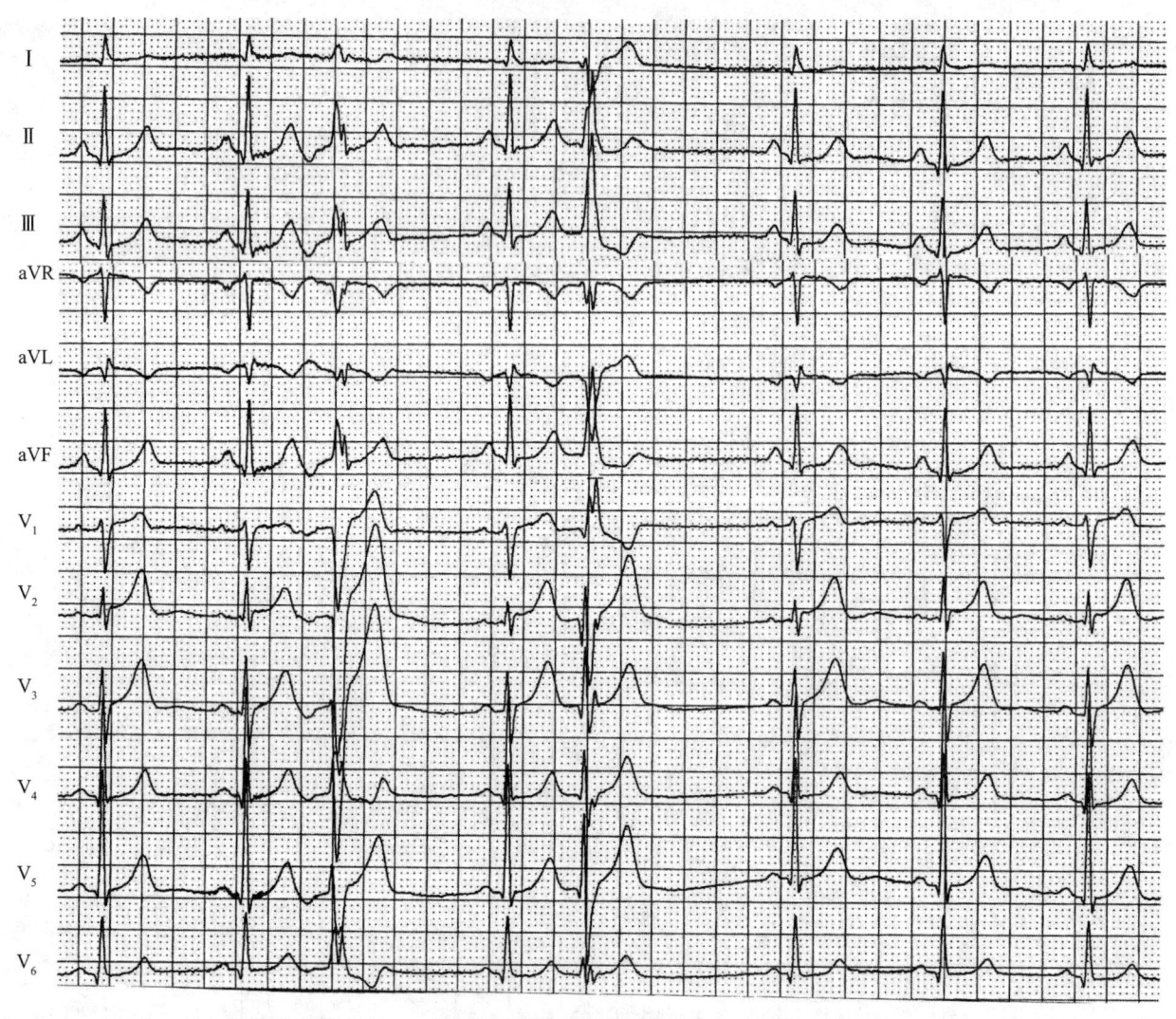

图 13-18 房性期前收缩伴左束支阻滞型心室内差异传导

患者男性，54岁，冠心病。窦性心律，心率68次/分，第1个提前出现的心搏为右心房下部期前收缩，QRS波群呈左束支传导阻滞图形，伴不完全代偿间歇。第2个过早出现的宽大畸形的QRS波群为室性期前收缩，伴完全代偿间歇

（四）多源性房性期前收缩

在同一导联上房性期前收缩形态不同，联律间期也不相等。产生机制有多种解释：①多源性激动形成学说：房性期前收缩起自心房不同部位，产生了波形不同的多源性房性期前收缩。②多发性折返学说：房性期前收缩折返的部位不同，折返周期不等。因此，多源性房性期前收缩形态不同，联律间期差别较为明显（图13-23）。

（五）房性期前收缩联律

1. 房性期前收缩二联律

（1）显性房性期前收缩二联律：房性期前收缩二联律的心搏组合是窦性心搏-房性期前收缩重复出现3次或3次以上。联律间期短，代偿间歇长。房性期前收缩代偿间歇比一个窦性心动周期略长。

（2）隐匿性房性期前收缩二联律：房性期前收缩二联律间歇性传出阻滞时，表现为房性期前收缩之间的窦性心搏数目是奇数（如1、3、5、7、9）。

2. 房性期前收缩三联律

（1）房性期前收缩真三联律：一次窦性心搏后面紧随2个房性期前收缩，重复3次或3次以上，称为房性期前收缩真三联律。

（2）房性期前收缩假三联律

①显性房性期前收缩三联律：每2个窦性心搏后加一个房性期前收缩，重复3次或3次以上，称为房性期前收缩三联律。

②隐匿性房性期前收缩三联律：房性期前收缩三联律间歇性传出阻滞时，表现为两个房性期前收缩之间的窦性心搏数目是（2、5、8……）。

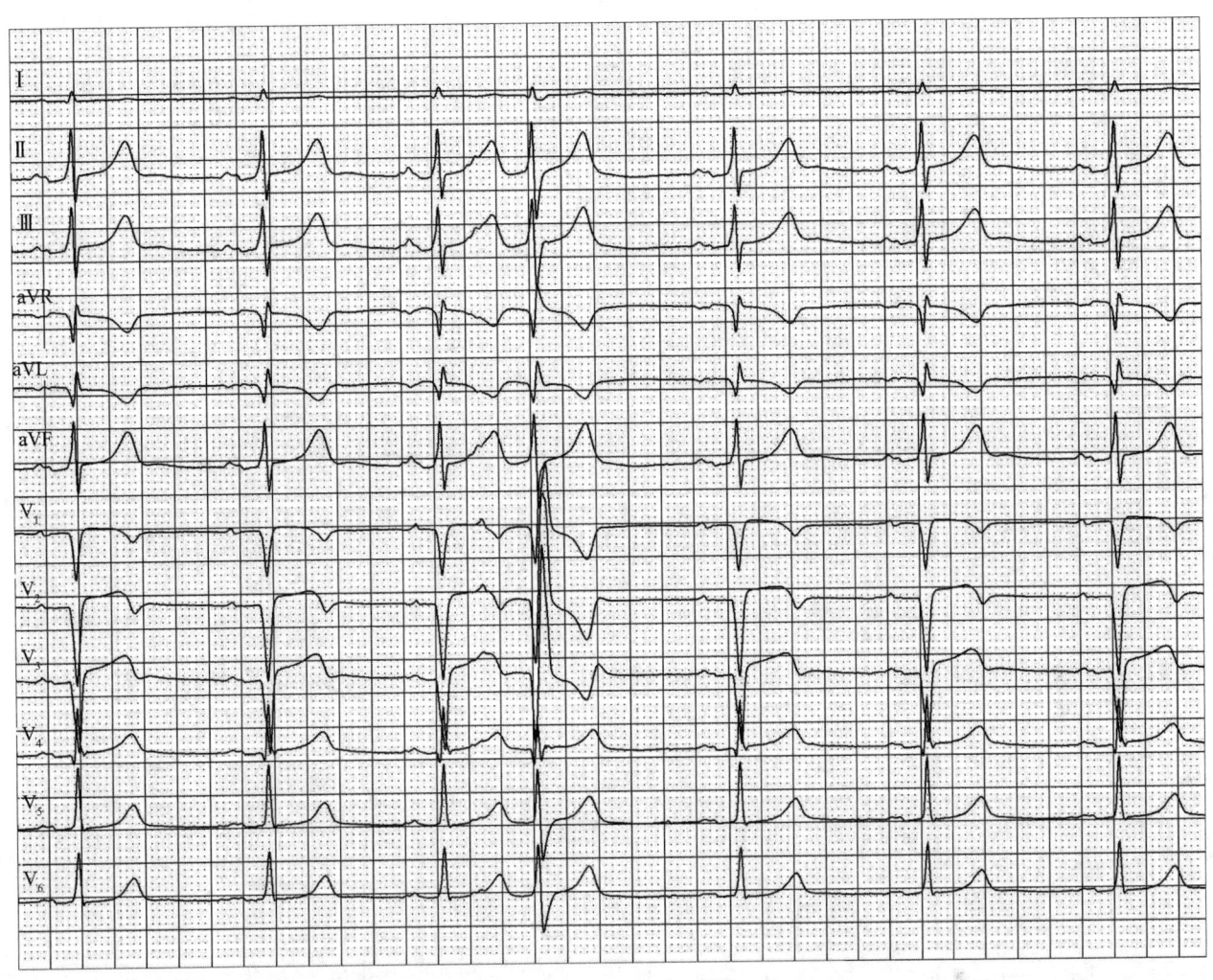

图13-19 窦性心律，陈旧性前壁心肌梗死，房性期前收缩伴心室内差异传导

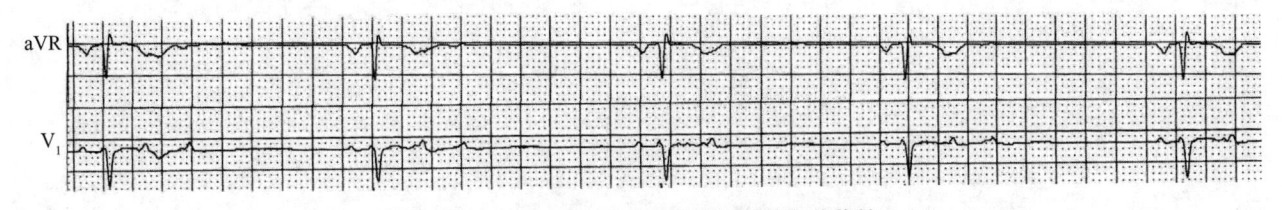

图13-20 单个及成对未下传的房性期前收缩

患者男性，48岁。单个及成对出现的房性期前收缩均因生理性干扰或隐匿传导未下传心室，酷似窦性心动过缓

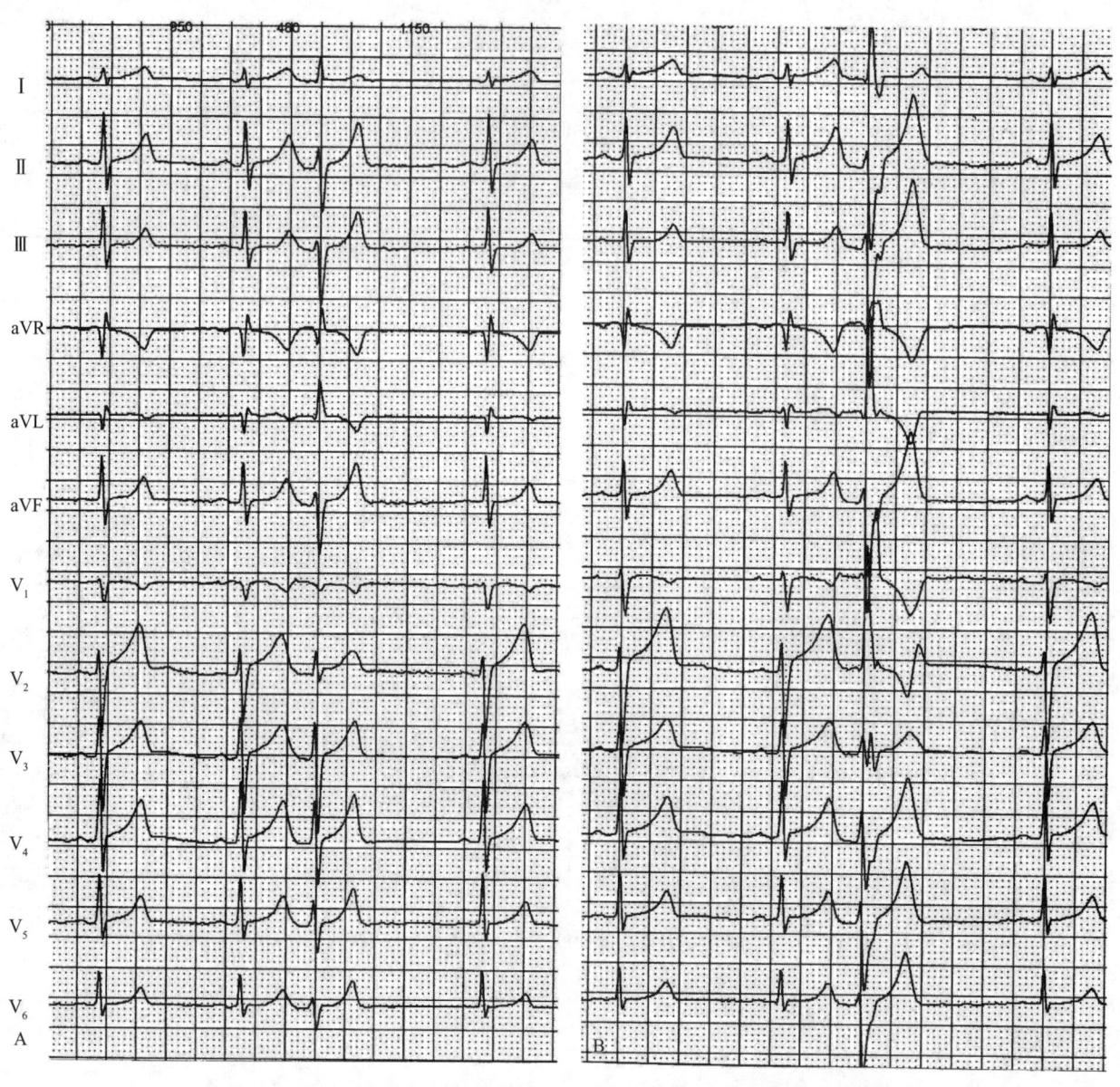

图13-21 房性期前收缩伴左前分支阻滞和右束支传导阻滞加左前分支阻滞

患者男性,17岁。A.房性期前收缩下传QRS时限0.08s,呈左前分支阻滞图形。B.房性期前收缩的QRS时限0.13s,呈右束支传导阻滞加左前分支阻滞图形

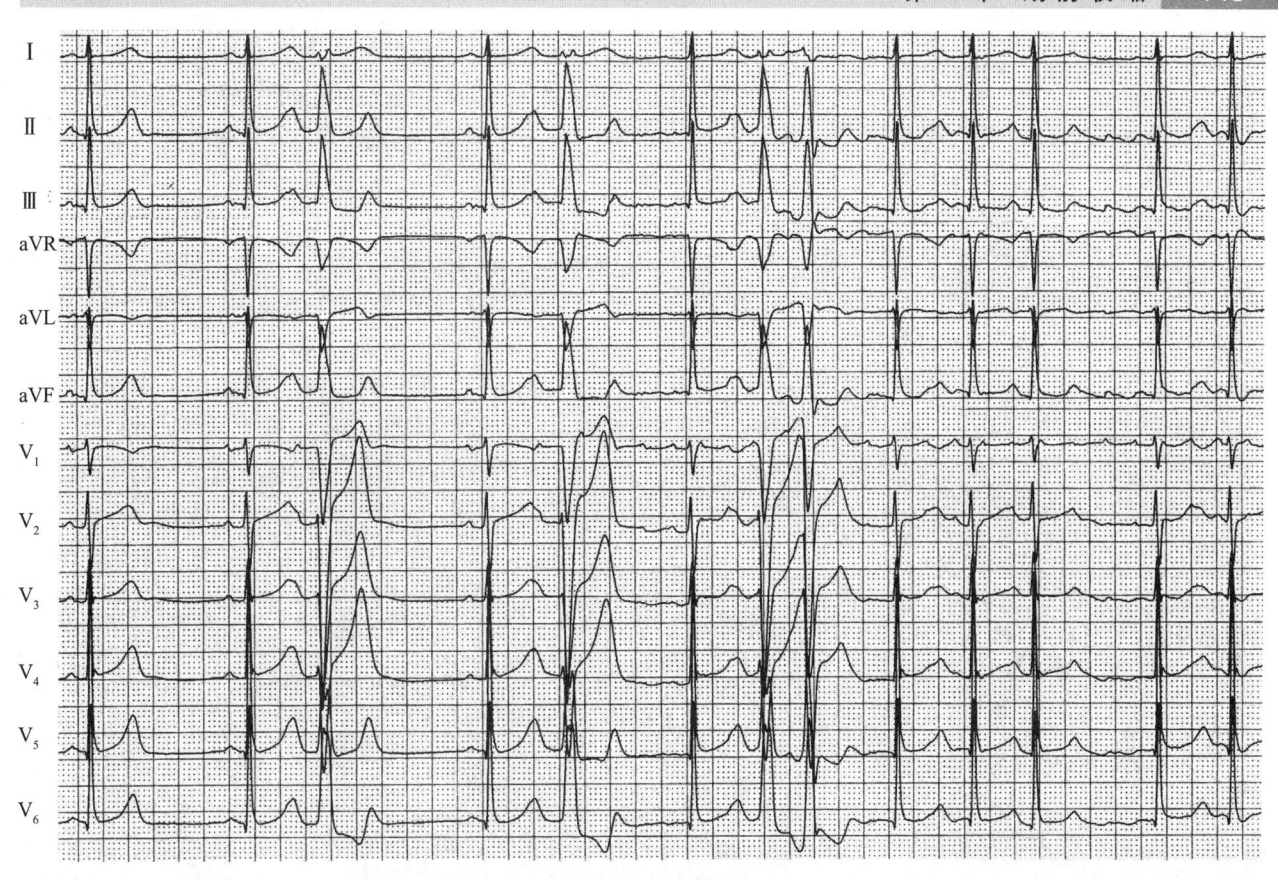

图 13-22 房性期前收缩诱发心房扑动

患者男性，55岁。窦性心动过缓，心率43次/分，第1个与第2个房性期前收缩的QRS时限0.12s，呈左束支传导阻滞图形，第2个房性期前收缩诱发了心房扑动，F波振幅大小不同，F波频率250次/分，心房扑动

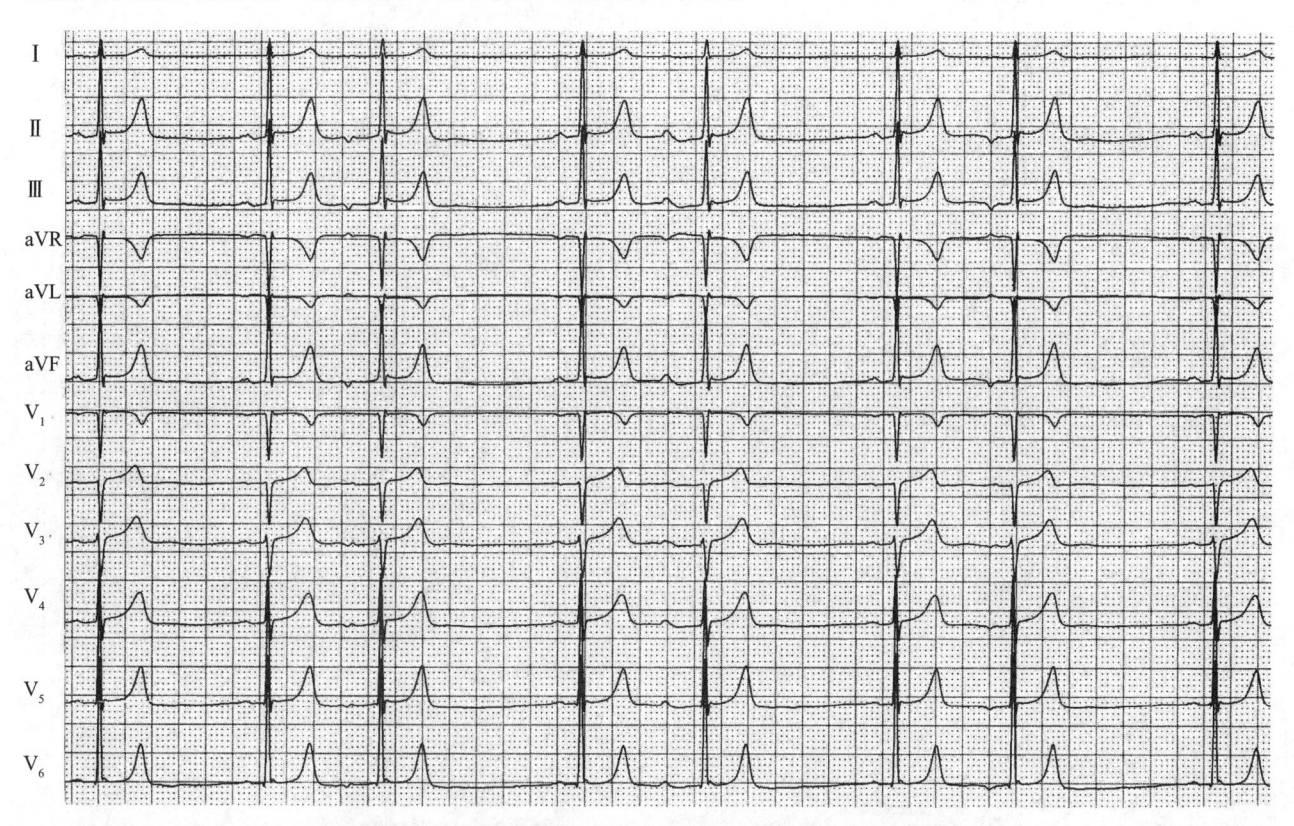

图 13-23 多源房性期前收缩二联律伴3相一度房室传导阻滞

患者男性，75岁。窦性心动过缓，心率42次/分，房性期前收缩二联律P'波形态有2种，多源房性期前收缩。第1与第2个房性期前收缩的P'R间期0.24s及0.28s，为3相一度房室传导阻滞

四、房性期前收缩代偿间歇

（一）房性期前收缩伴不完全性代偿间歇

房性期前收缩引起窦性心动周期重整，表现为不完全性代偿间歇，即房性期前收缩联律间期加代偿间歇之和小于两个基本窦律周期，而代偿间歇又长于一个基本窦律周期。大多数房性期前收缩表现为不完全性代偿间歇。

（二）房性期前收缩伴完全代偿间歇

房性期前收缩与窦性激动在窦房交界区发生绝对干扰时，产生完全代偿间歇。表现为房性期前收缩联律间期加代偿间歇之和等于两个窦律周期。房性期前收缩起搏点距窦房结较近，很容易传至窦房结，重整窦律周期，不重整窦律周期的房性期前收缩是少见的，这就是房性期前收缩伴完全代偿间歇少见的原因。

（三）房性期前收缩伴超代偿间歇

房性期前收缩的联律间期加代偿间歇之和大于两个窦性周期，而代偿间歇又小于两个窦律周期者，称为房性期前收缩伴超代偿间歇。是窦房结受抑制的表现。在窦性心动过速情况下发生的房性期前收缩伴超代偿间歇，是窦房结功能不全的表现。

（四）房性期前收缩伴特超代偿间歇

房性期前收缩代偿间歇大于两个窦性心动周期，称为房性期前收缩伴特超代偿间歇。见于病窦综合征。窦性停搏时间长者可引起晕厥发作（图13-24）。

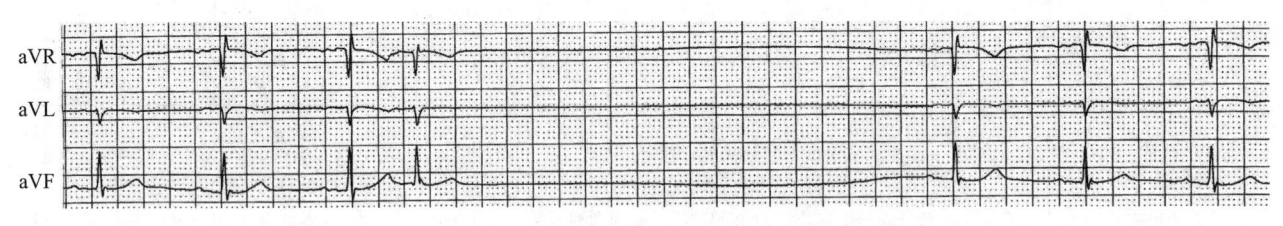

图13-24 房性期前收缩伴特超代偿间歇

患者男性，87岁。窦性心律，心率62次/分，PR间期0.20s，QT间期0.40s。房性期前收缩代偿间歇4.2s，为特超代偿间歇

五、房性期前收缩诱发心律失常

1. 房性期前收缩诱发房性快速心律失常 房性期前收缩落入心房易颤期可诱发心动过速或心房颤动等房性快速心律失常（图13-25）。

2. 房性期前收缩诱发房室结折返性心动过速 房性期前收缩激动受阻于房室结快径路，沿慢径路下传，再循快径路逆传，形成房性反复搏动及慢-快型房室结折返性心动过速。

3. 房性期前收缩诱发房室折返性心动过速 房性激动沿房室结前传，旁路逆传，产生前传型房室折返性心动过速；房性激动沿旁路前传，房室结逆传，产生逆传型房室折返性心动过速。

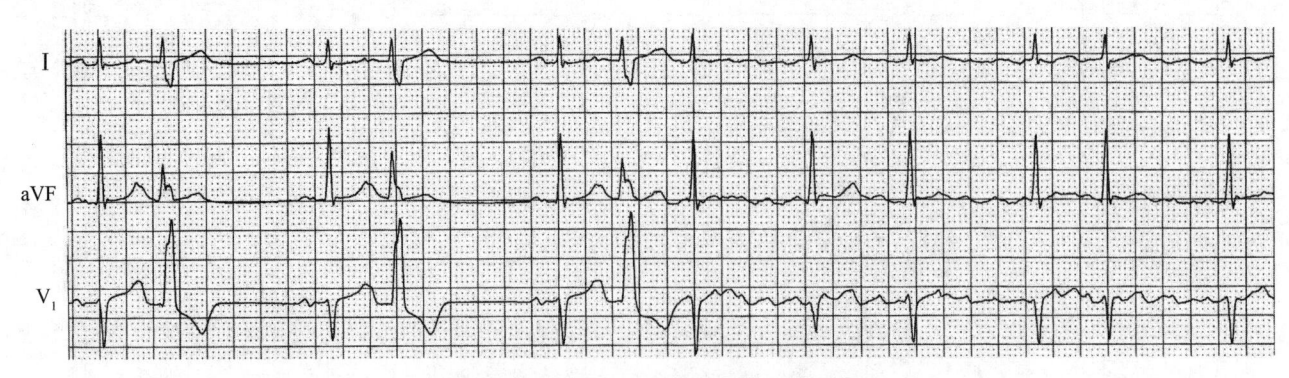

图13-25 PonT房性期前收缩诱发心房颤动

患者男性，56岁。房性期前收缩二联律伴时相性心室内差异传导。第3个PonT现象房性期前收缩诱发了心房颤动

六、心电图诊断

具备第1条即可诊断房性期前收缩。2～4条为房性期前收缩常见的心电图表现。

1. 期前出现的P'波形态与窦性P波不同。
2. P'R间期正常或P'R间期明显延长。
3. 房性期前收缩出现过早可以未下传心室，下传的QRS波群可以正常，也可伴差异传导、3相束支传导阻滞、心室预激波而畸形。
4. 多数伴不完全性代偿间歇。

七、鉴别诊断

1. 未下传的房性期前收缩二联律。房性期前收缩未下传心室，形成二联律时，可酷似窦性心动过缓。仔细观察T波，可以看到有未下传的房性P'波。活动可以使房性期前收缩变得容易下传或房性期前收缩消失。

2. 房性期前收缩、交界性期前收缩伴时相性室内差异传导与室性期前收缩鉴别（表13-4）。

八、临床意义

多数为偶发房性期前收缩见于正常人群。频发多源房性期前收缩见于器质性心脏病，急性心肌梗死伴发房性期前收缩提示心房肌梗死。风心病P波增宽、起源于肺静脉的TonP'现象房性期前收缩诱发心房扑动、心房颤动的发生率高。房性期前收缩伴时相性室内差异传导、束支传导阻滞等宽大畸形，应注意与室性期前收缩相鉴别。

表13-4 房早和交界早伴时相性室内差异传导与室性期前收缩的鉴别诊断

鉴别项目	房早伴时相性室内差异传导	交界早伴时相性室内差异传导	室性期前收缩
期前收缩前周期	较长	较长	不一定长
有关的逆P'	常无	可有	在QRS后
联律时间	短	较短	不一定短
代偿间歇	多数不完全	多数完全	多数完全
前周期-联律间期-代偿间歇关系	长-短	长-短	不一定
V_1的QRS波波形	多呈右束支阻滞图形	可呈右束支阻滞图形	多呈单相或双相的qR或R波波形宽大
QRS时间	≤120～140ms	≤120～140ms	≥120～140ms
QRS波易变性	大	大	小（除外多源）
室性融合波	无	无	可有（多发于舒张晚期室性期前收缩）
希氏束电图	V前有A和H	V前有H，无A	V前无H

第三节 交界性期前收缩

房室交界区过早发放激动产生的搏动，称为房室交界性期前收缩，简称交界性期前收缩（junctional premature beat）。

一、产生机制

房室交界区的房结区、结区、结希区和希氏束自律性突然增高，或激动在房室交界区折返产生期前收缩，发自交界区的激动前传速度快于逆传速度，起搏点又靠下者，交界性R波位于交界性P波之前；反之，交界性激动先传入心房，交界性P'波位于R波之前，PR间期<120ms。交界区的激动同时到达心房与心室，交界性P'位于R之中。交界性期前收缩的激动与下传的窦性激动在房室结区、心房或窦房交界区发生干扰，产生完全性代偿间歇。交界性期前收缩下传心室时，束支及其分支不应期已经过去，室内传导是正常的。交界性期前收缩激动落入束支及其分支有效不应期，可发生时相性室内差异传导。

二、心电图表现

（一）交界性期前收缩的基本特征

1. 过早发生的QRS-T波群呈室上型　交界性期前收缩的QRS-T波形与窦性QRS-T波形相同或基本相同，部分因伴时相性室内差异传导、束支传导阻滞或心室预激波而畸形。

2. P'与QRS的关系　交界性期前收缩的P'与QRS的关系，反映了房室传导的时间差别及其起搏点的位置：①P波位于QRS之前，PR间期<120ms（图13-26）。②P波位于QRS之中。③P波位于QRS之后。④室房传

导中断时，交界性QRS前、中、后无P⁻波。

3.代偿间歇　交界性期前收缩在逆行心房传导过程中，常与窦性激动在窦房交界区、心房内或房室交界区等部位发生绝对干扰，产生完全性代偿间歇。交界性激动侵入窦房结，将产生不完全性代偿间歇（图13-27）。

（二）交界性期前收缩的传导情况

交界性期前收缩具有双向传导的特征。激动一方面前传心室引起室上性QRS波群；另一方面逆传心房，引起P⁻波。在前向传导与逆向传导过程中，可与基本心律的激动在心脏的任何部位发生绝对干扰与相对干扰，或者出现传出阻滞。

交界性期前收缩伴时相性室内差异传导、束支传导阻滞、预激综合征时，QRS-T波群畸形（图13-28、图13-29）。

三、心电图诊断

1.提早出现的P⁻波或R波为交界性。
2.多数伴有完全代偿间歇。

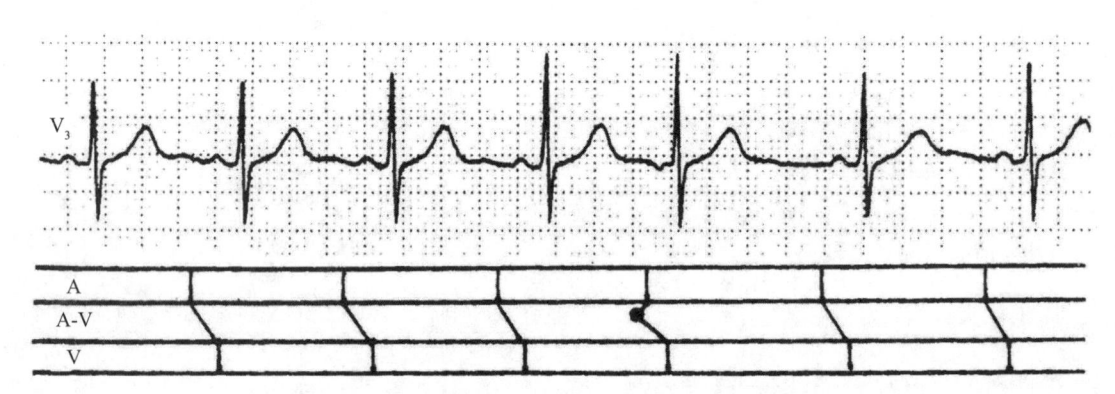

图13-26　交界区上部心搏，P波在V₃导联倒置

患者女性，75岁，冠心病。梯形图示期前收缩起自交界区上部，逆传速度＞前传速度，P波位于QRS之间，PR间期107ms

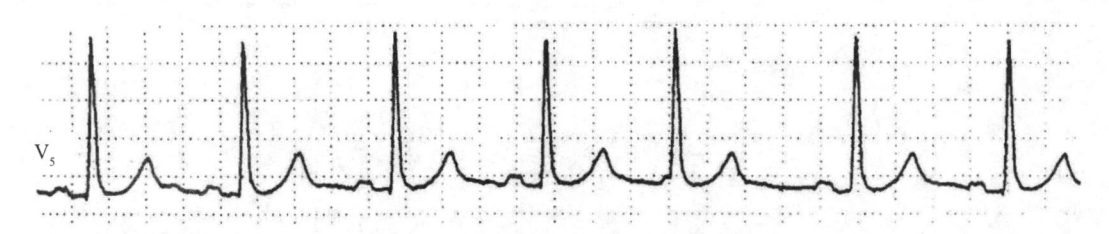

图13-27　Ron P现象交界性期前收缩

患者男性，62岁。冠心病。第5个QRS交界性期前收缩出现于窦性P波顶峰上，形成R-on-P现象

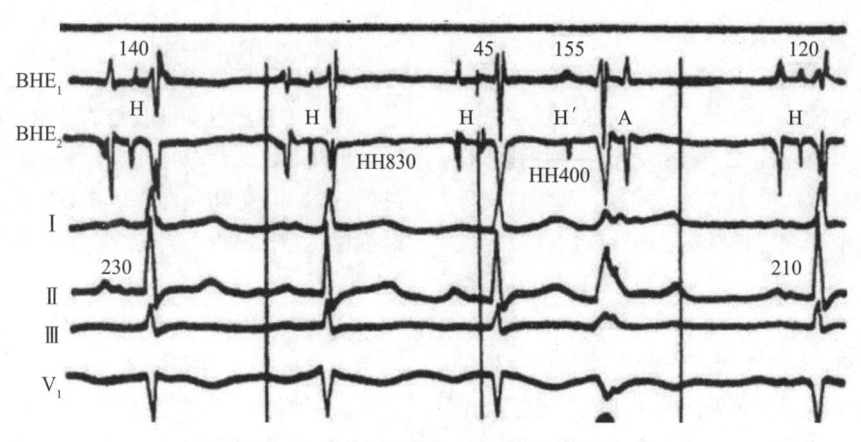

图13-28　希氏束期前收缩伴功能性左束支阻滞

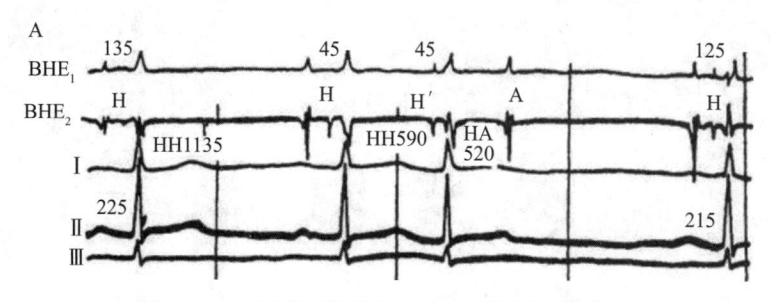

图13-29 交界性期前收缩（H'）发源于希氏束

（卢喜烈）

第 14 章

房室阻滞

一、概述

(一)定义

正常情况下,激动自心房向心室传播过程中,如果P波落在房室传导系统的绝对不应期内,则不能下传,如果P波落在相对不应期内,虽然能下传心室,但传导延缓,这是一种生理现象,也是一种保护机制。

房室阻滞(atrioventricular block,AVB)是指房室传导系统某个部位的传导时间异常延长,激动自心房向心室传布的过程中,传导速度延缓、部分甚至全部激动不能下传的现象,它是最常见的心脏传导阻滞。AVB可发生在由心房至心室的整个传导系统中任一部位,甚至在心室传导系统的末梢。

(二)机制

在房室传导阻滞时,房室传导系统的绝对不应期和(或)相对不应期出现病理性延长,使本应正常下传的P波传导缓慢或不能下传,出现特征性心电图改变(图14-1)。

(三)阻滞程度的判断

心电图判断房室阻滞的程度时,不仅要注意PR间期的长度和房室传导的比例,还应注意能够影响房室传导的其他条件,如心房率和心室率。心房和心室率过快,都可造成房室结干扰,影响心房激动传至心室。例如某患者心房率为75次/分时,心房激动均能传至心室,仅表现为PR间期的延长;但当心房率增至108次/分,多个P波不能下传而表现类似高度房室阻滞图形。经仔细观察发现,传导的心搏RP间期为0.56s左右,PR间期仍为0.24s,RP+PR=0.56s+0.24s=0.80s,相当于心室率75次/分。说明是因心房率过快造成房室结干扰而影响房室传导,而非真正的高度房室阻滞。

心率加速可导致生理性阻滞,反之有时心率减慢可以掩盖部分房室阻滞,出现阻滞伪性改善的假象,这是造成间歇性房室阻滞的原因之一。因此,在判断房室阻滞程度时,必须考虑心房、心室率的因素,不要忽视心

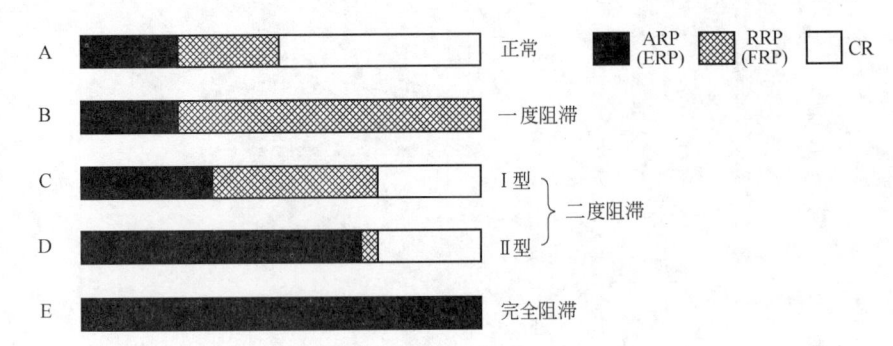

图 14-1 房室传导系统不同程度和类型阻滞

ARP.绝对不应期;ERP.有效不应期;RRP.相对不应期;FRP.功能不应期;CR.完全恢复期
(仿Katz及Pick)

图中的5条横带线表示某一心动周期的传导性

A.正常房室传导

B.一度房室阻滞时,永远不能恢复到正常的应激期,尽管传导是减慢的,但所有的激动都能缓慢地传导到终点

C.二度Ⅰ型阻滞时,应激期的一部分被绝对不应期和功能不应期的延长所侵占

D.二度Ⅱ型阻滞时,递减传导期很短或根本没有,以"全或无"的方式发生反应

E.全条黑色表示完全性房室阻滞,在整个周期内根本不能传导

房率和心室率对房室传导的影响。

在许多情况下，"度"这一概念并不能反映传导障碍的严重性，因其不能反映阻滞的部位，而临床上阻滞的部位常更有重要意义。比如一度房室阻滞如发生在房室结内，则预后一般较好，不需特殊治疗；但如发生在希氏束远端或双侧束支内，提示常存在两个部位的阻滞，肯定有器质性病变且预后较差，甚至引起晕厥、猝死。

（四）阿托品和迷走神经兴奋措施对房室阻滞的诊断意义

迷走神经通常仅影响房室结传导，对希氏束-浦肯野传导系统一般无影响。因此，在房室传导阻滞时，小心地采用兴奋迷走神经的措施，如按压颈动脉窦等，可用于判断阻滞部位。迷走神经兴奋使传导阻滞加重，提示为房室结部位的阻滞；如阻滞程度减轻，则提示为希氏束或双侧束支的阻滞，因此时迷走神经兴奋使进入异常的希氏束-浦肯野传导系统的冲动数减少而改善了房室传导。

阿托品因增加心房频率和改善房室传导而使希氏束-浦肯野系统的传导受到抑制。所以使用阿托品有助于鉴别二度AVB的Ⅰ型和Ⅱ型阻滞。二度Ⅰ型阻滞在活动或使用阿托品时，可增快心房率，使相对不应期缩短或接近正常，阻滞程度可减轻；二度Ⅱ型阻滞时，这些措施仅使心房率增加，异常延长的绝对不应期不变，所以传导阻滞程度不变，甚至加重。压迫颈动脉窦恰恰发生相反的变化，即Ⅰ型阻滞的程度加重，而Ⅱ型阻滞程度不变或减轻。对完全性房室传导阻滞，用阿托品后逸搏心律则仅有轻度增加，且可出现QRS波群增宽（图14-2）。

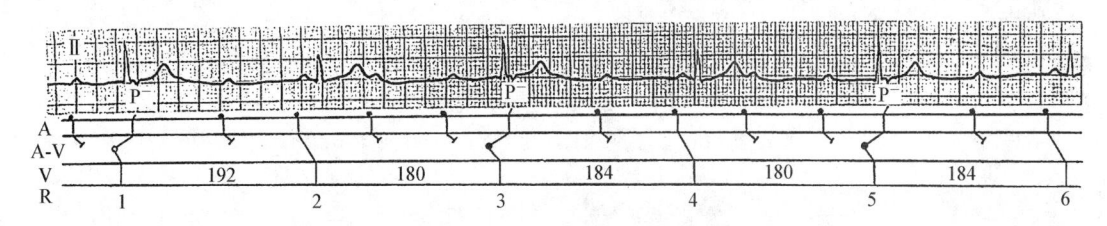

图14-2 完全性房室传导阻滞患者应用阿托品试验

患者男性，23岁，临床诊断急性病毒性心肌炎。本图本是三度房室阻滞，注射阿托品40min后描记。心电图特征窦性心律伴间歇性心室夺获，交接区逸搏伴心房夺获，心室波群呈"心室夺获——交接区逸搏二联律"——不全性双向房室阻滞。心电图诊断窦性心律伴高度房室阻滞；窦性夺获；房室交接区逸搏伴室房传导；心室夺获——交接区逸搏二联律；不完全性双向房室阻滞

二、房室阻滞的常见类型

（一）一度房室阻滞

一度房室传导阻滞是指相对不应期延长，引起房室传导时间延长，心电图表现为PR间期延长或PR间期指数（即PR间期实测值与该年龄PR间期最大预测值之比）延长，但房室传导仍呈1∶1下传（图14-3～图14-7）。

一度房室阻滞可发生在心房、房室结、房室束、左右束支及末梢纤维的传导系统中的任何部位。据统计发生在心房内的约占4%，在束支及末梢纤维部的约6%，而90%发生在房室结部位。因在房室结部的传导纤维呈网状交错，激动在传导中互相干扰，易使传导延迟，而在房室束中，由于传导纤维呈纵行排列，所以传导速度较快，正常不易受到阻滞，但于房室束发生病变时，也可使房室传导时间延迟。

同一病例患者，PR间期延长的程度可发生变化，如心率加快时PR间期可缩短，迷走张力增加时PR可延长。PR间期的自发性变化常见于临床无器质性心脏病证据者，而在器质性心脏病者，PR间期可能较恒定。

偶尔，一度房室阻滞伴有窦性心动过速时，因PR间期显著延长，若延长PR间期＞PP间期，则在QRS波群之前有2个P波，第1个窦性P波在心电图上可跨越后1个P波（Skip-ped p）或称此种现象为跳越传导（skip-conduction）。此外窦性心律较快或PR间期显著延长，P波可与前一心动周期的T波重叠，使P波显示不清，此种情况易被误诊为房室交界性心律；同理，当窦性或房性心动过速时，若PR间期等于PP间期，P波埋在QRS中，心电图上只见连续的无P（或无P′）波的室上性QRS波，从而误认为房室交接性心动过速。此时，压迫颈动脉窦使心率减慢，或用阿托品使心率加快后描记心电图有助于分离出P波。做食管导联心电图往往也可记录到较清晰的P波。

（二）二度Ⅰ型房室阻滞

Ⅰ型与Ⅱ型房室阻滞是根据PR间期变化的心电图特征区分的，与发生阻滞的解剖部位不存在固定关系。

二度Ⅰ型是由于心脏组织的特定部位相对不应期和有效不应期轻中度延长所引起，其中以相对不应期延长为主。相继而来的室上性激动落入延长了的相对不应

图 14-3　一度房室阻滞

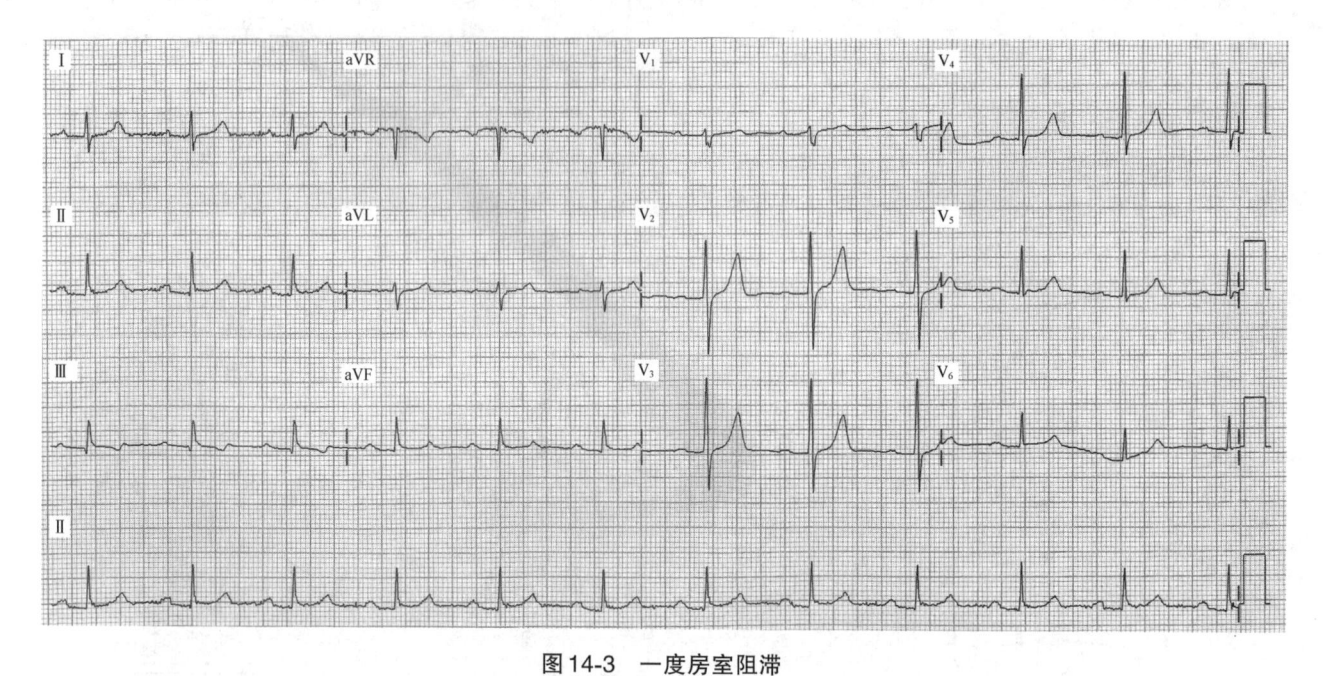

患者男性，48岁，支架术后。心电图特征，心率69次/分，PR间期0.23s；心电图诊断：窦性心律；一度房室阻滞

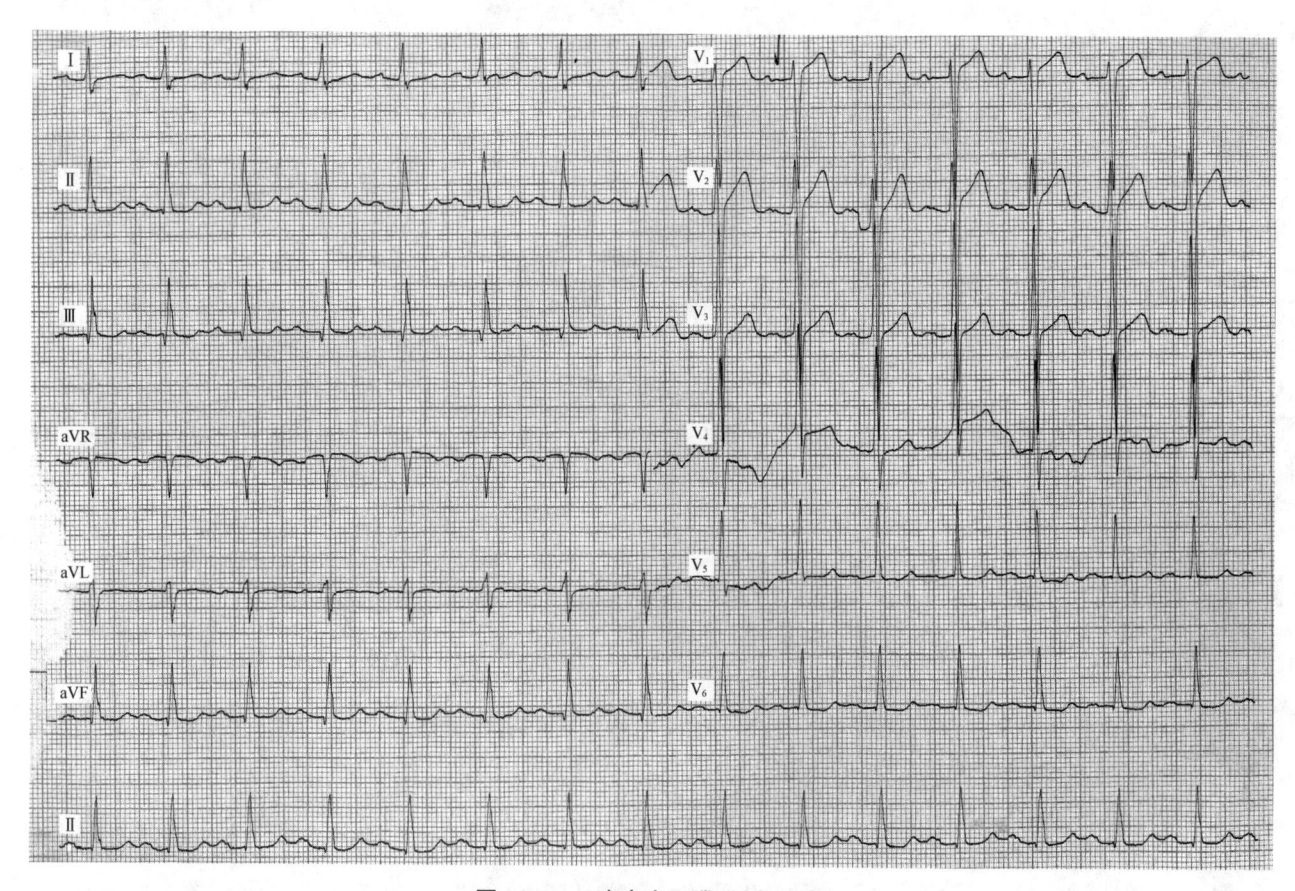

图 14-4　一度房室阻滞 ST 段改变

患者男性，41岁。临床诊断：高血压。心电图特征：心率91次/分，PR间期0.24s；心电图诊断：窦性心律；一度房室阻滞；ST段改变

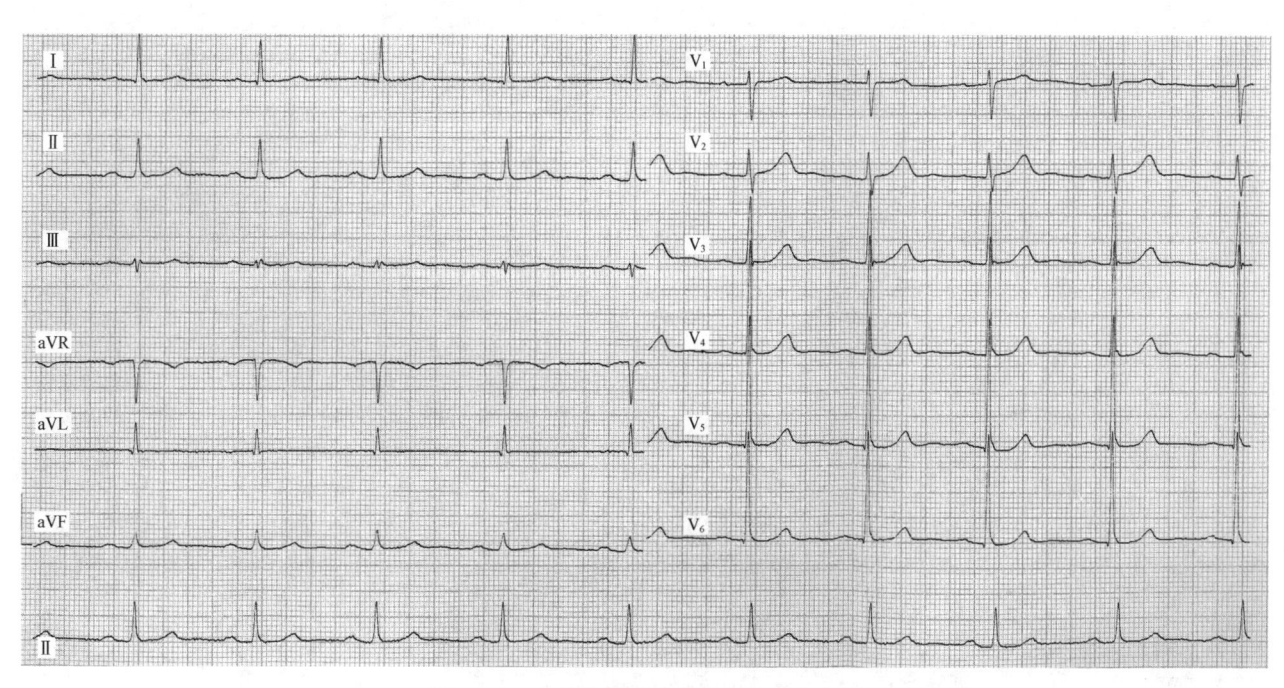

图 14-5　一度房室阻滞合并左心室高电压

患者女性，52岁。临床诊断：冠心病；心电图特征：心率59次/分，PR间期0.22s；心电图诊断：窦性心动过缓；一度房室阻滞；左心室高电压

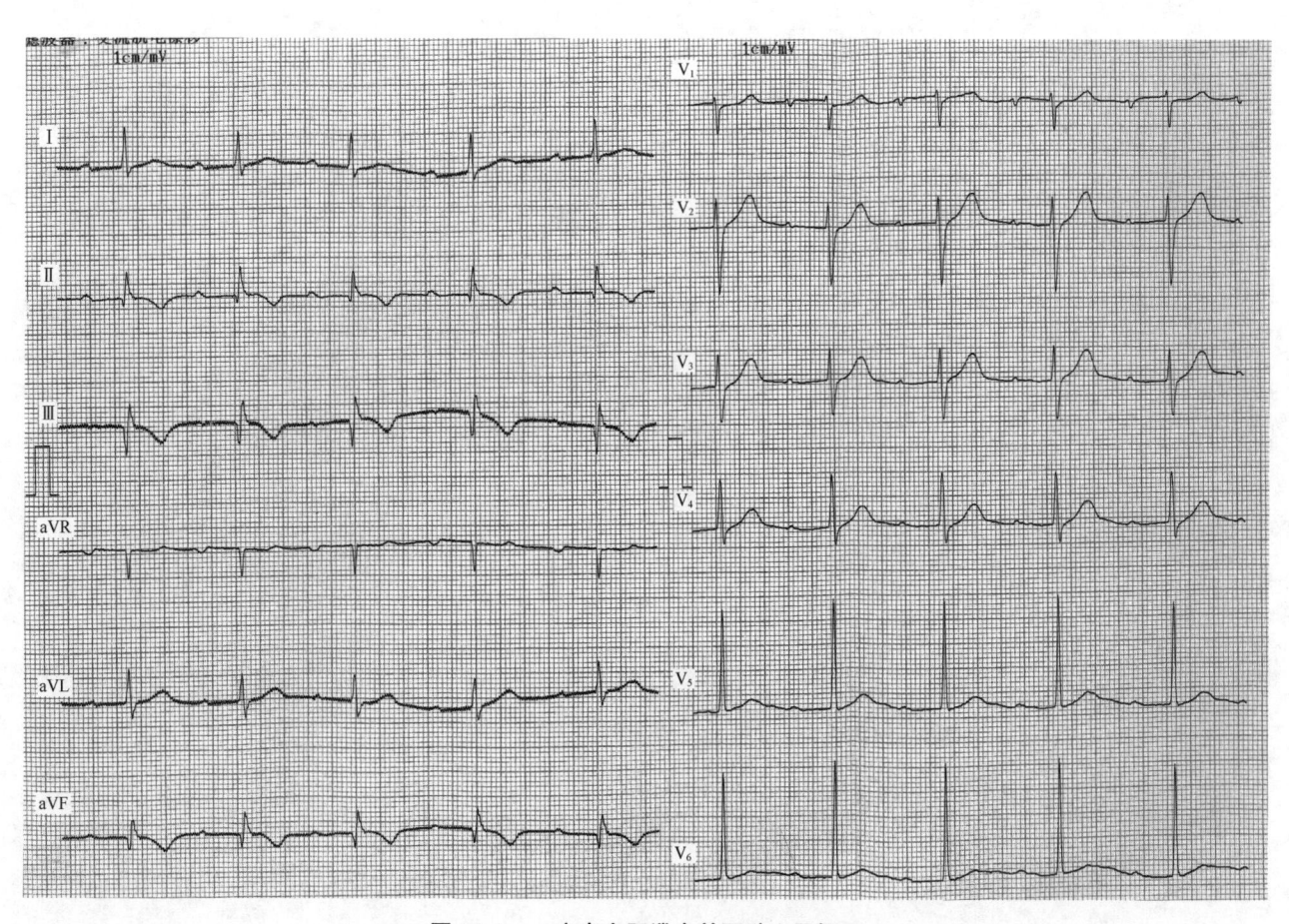

图 14-6　一度房室阻滞合并下壁心肌梗死

患者男性，45岁。心电图特征：心率60次/分，PR间期0.34s；心电图诊断：窦性心律；一度房室阻滞；下壁导联异常Q波；T波改变

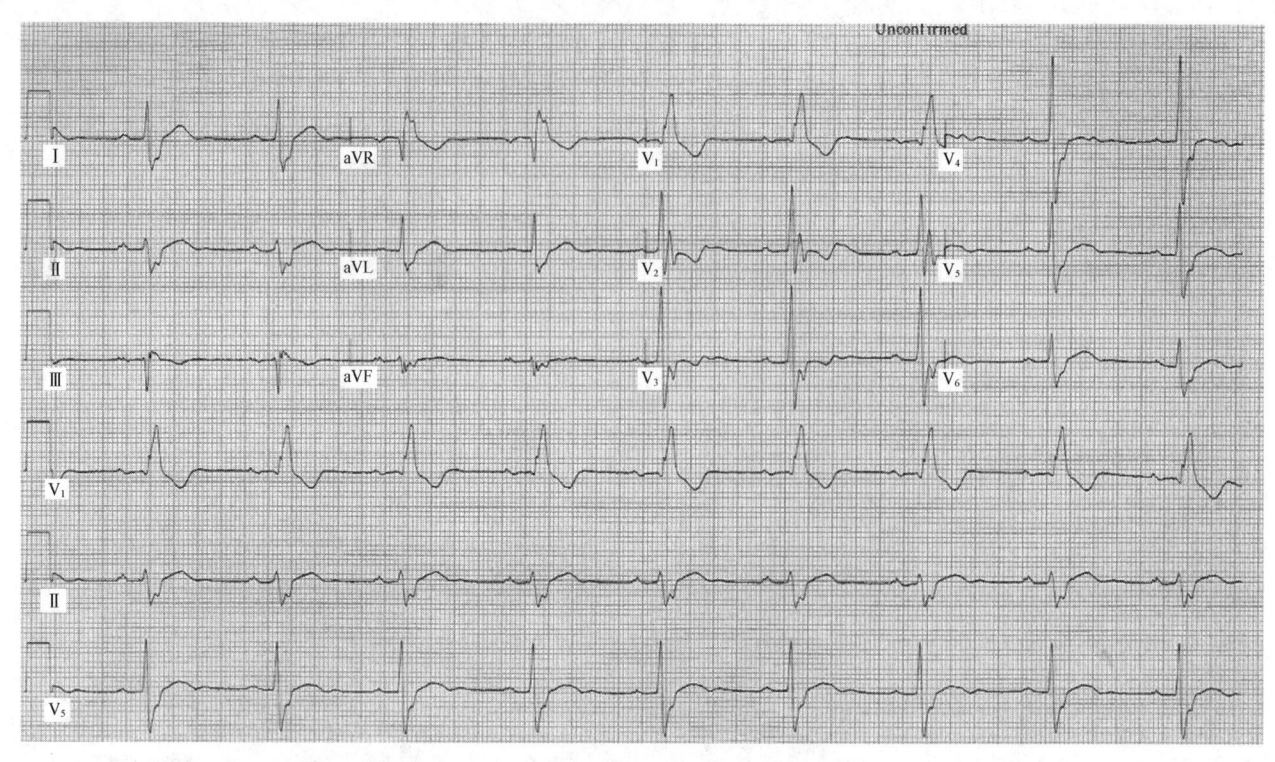

图 14-7　一度房室阻滞合并完全性右束支阻滞

患者女性，35岁。心电图特征：心率55次/分，PR间期0.21s，并呈典型的右束支阻滞图形；心电图诊断：窦性心动过缓；一度房室阻滞；完全性右束支阻滞；电轴左偏位

期，其传导时间延长，从而产生了更长的相对不应期，再次到来的激动逐渐落入相对不应期的更早期，其传导时间进一步延长，直至以后的激动落入有效不应期而发生阻滞（图14-8）。在一次阻滞后，由于相应的心脏组织得到较长时间休息而恢复了应激能力，使传导时间恢复正常。但随后的激动传导时间又重复依次逐渐延长、直至传导中断的现象，周而复始地发生称之房室传导文氏现象。这种典型文氏可因窦性心律不齐、隐匿性传导、超常传导、隐匿性折返、反复搏动等因素使文氏周期的规律变的不典型。

二度Ⅰ型房室阻滞的定义，至今仍沿用1978年WHO/ACC对二度Ⅰ型房室阻滞的定义：在至少有2个P波连续下传的前提下，单个P波下传受阻（如3∶2房室阻滞），阻滞发生前后的PR间期不恒定，阻滞发生后首搏的PR间期常常缩短。窦性心律变化对Ⅰ型阻滞的诊断影响不大。鉴于目前不典型Ⅰ型阻滞更常见，Friedman提出不能把Ⅰ型阻滞等同于经典的文氏现象。与传统文氏现象中PR间期逐渐延长不同，PR间期不恒定对不典型Ⅰ型阻滞的诊断非常重要。但有时P波下传受阻前的几个心搏，PR间期也可无明显变化。1978年WHO定义强调大多数Ⅰ型阻滞具有不典型心电图表现。如果PR间期的延长非常微小，现有检测仪器就无法发现，从这个角度讲，大部分Ⅰ型阻滞都可被视为Ⅱ型阻滞（图14-9～图14-11）。

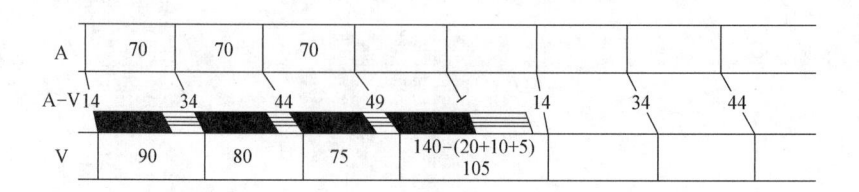

图 14-8　房室交界区文氏现象发生机制

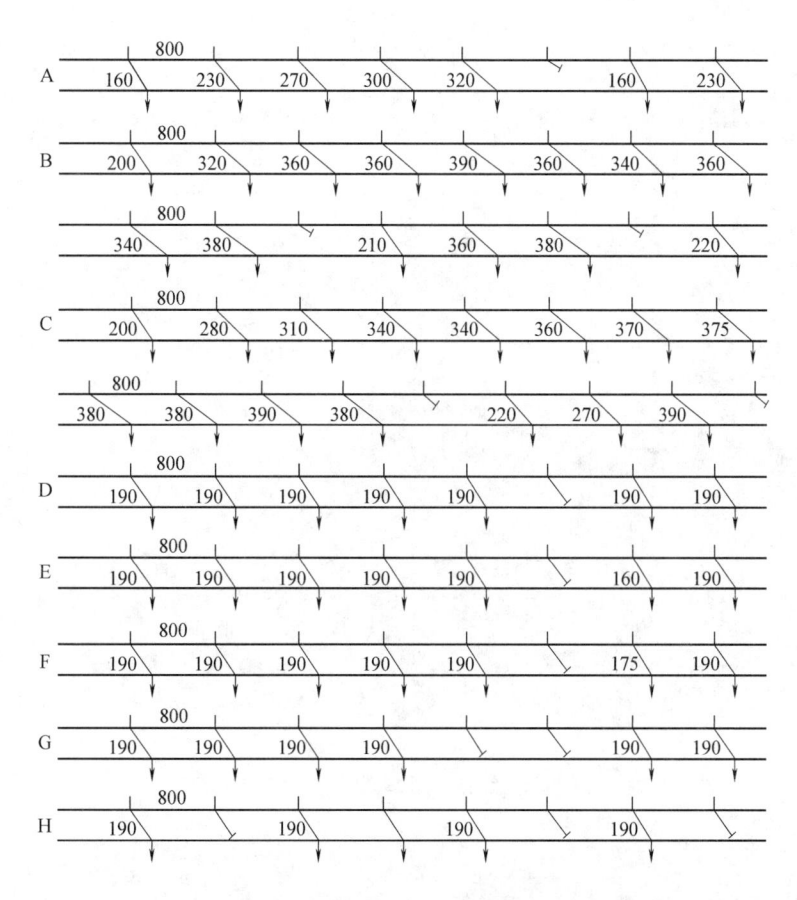

图 14-9 不同类型二度房室阻滞

A.典型二度Ⅰ型房室阻滞。PR间期逐渐延长直至P波下传受阻，然后周而复始。B.不典型二度Ⅰ型房室阻滞P波阻滞前PR间期呈不规则性变化。C.不典型二度Ⅰ型房室阻滞。P波阻滞前4个心搏PR间期固定（380ms）但阻滞后PR间期缩短（分别为220ms和270ms）。易误判为二度Ⅱ型房室阻滞。故诊断时必须测量整个心动周期中所有的PR间期，而不仅仅是测量发生阻滞前的几个心搏的PR间期。D.典型二度Ⅱ型房室阻滞。P波阻滞前后PR间期固定不变（190ms），阻滞前后的PP间期是其他PP间期的2倍。E.不典型二度Ⅰ型房室阻滞。阻滞前PR间期固定，P波阻滞后首个心搏PR间期缩短30ms，可称不典型Ⅰ型房室阻滞，但易误诊为二度Ⅱ型房室阻滞。F.不典型二度Ⅰ型房室阻滞。P波阻滞后首个心搏PR间期（175ms）较其他心搏PR间期（190ms）缩短15ms，根据芝加哥心电学派的定义属于二度Ⅱ型房室阻滞，但按WHO/ACC定义为二度Ⅰ型，只是传导功能改善非常微小。G.高度房室阻滞。连续二个P波下传受阻，阻滞前后心搏PR间期均固定（190ms），按照以前Mobitz定义可称为二度Ⅱ型房室阻滞。H.固定性2∶1下传，不能分类为Ⅰ型和Ⅱ型房室阻滞

（三）二度Ⅱ型房室阻滞

二度Ⅱ型房室阻滞是由于房室传导组织的绝对不应期发生病理性延长所造成。此时绝对不应期显著延长，只有很短的相对不应期，在激动传导过程中以全或无的方式反应，下传的PR间期恒定不变，而突然发生阻滞，出现一次心室漏搏。心电图上含有传导阻滞P波的长PP间期为下传PP或RR间期的二度Ⅱ型的传导阻滞，发生部位在左右束支及其以下传导系统占50%，房室结占38%，房室束占12%。运动和阿托品使窦率加快可导致传导恶化，通过颈动脉窦按摩降低窦率可改善传导功能。

二度Ⅱ型房室阻滞的定义，至今仍沿用1978年WHO/ACC提出的定义：在窦性心律或PP间期固定不变、至少有2个P波连续下传的条件下，单个P波阻滞（如3∶2房室阻滞），而且阻滞发生前后的PR间期恒定。阻滞前后的PP间期必须等于正常PP间期的2倍。窦性心律稳定是诊断的重要前提条件，因为迷走神经兴奋可以同时引起房室阻滞和窦性心律减缓，类似二度Ⅱ型房室阻滞。Ⅱ型阻滞发生时的PR间期可以正常，也可延长，QRS波可窄可宽，由于阻滞部位多在希氏束-浦肯野系统，故典型的心电图表现为PR间期正常、QRS波增宽（图14-12）。

阻滞后第1个PR间期——若阻滞后首个P波缺失或PR间期短于其他所有下传的PR间期，则Ⅱ型阻滞的诊断不能成立。发生阻滞后PR间期缩短可见于Ⅰ型阻滞（传导功能改善）、房室分离伴房室交界性逸搏，或起搏器置入者的心室起搏。因此，阻滞发生后首个下传的PR间期固定不变是诊断Ⅱ型阻滞的必要条件。不管阻滞前有多少个恒定的PR间期，只要单个P波阻滞后PR间期缩短，就不能诊断为Ⅱ型阻滞。这种情况分类不确

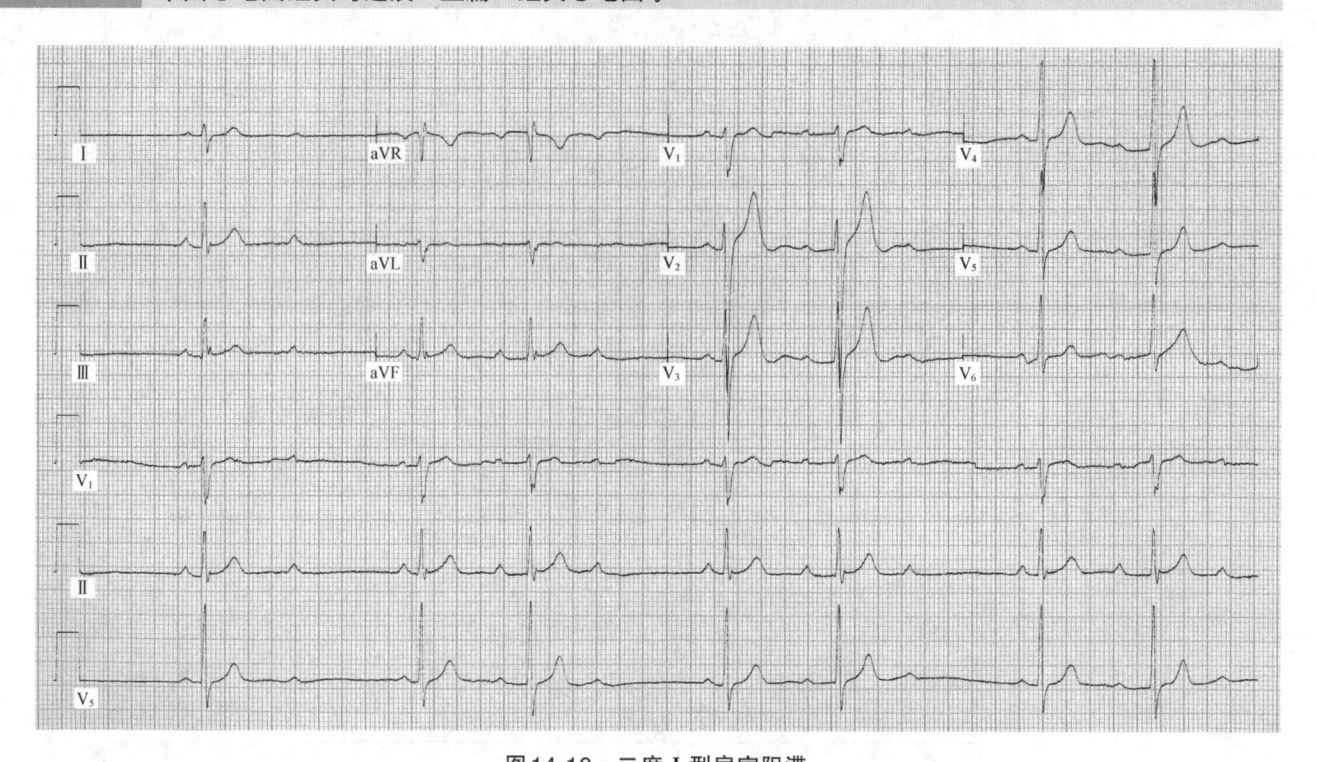

图14-10　二度Ⅰ型房室阻滞

患者男性，34岁。心电图诊断：窦性心律；二度Ⅰ型房室阻滞；电轴右偏

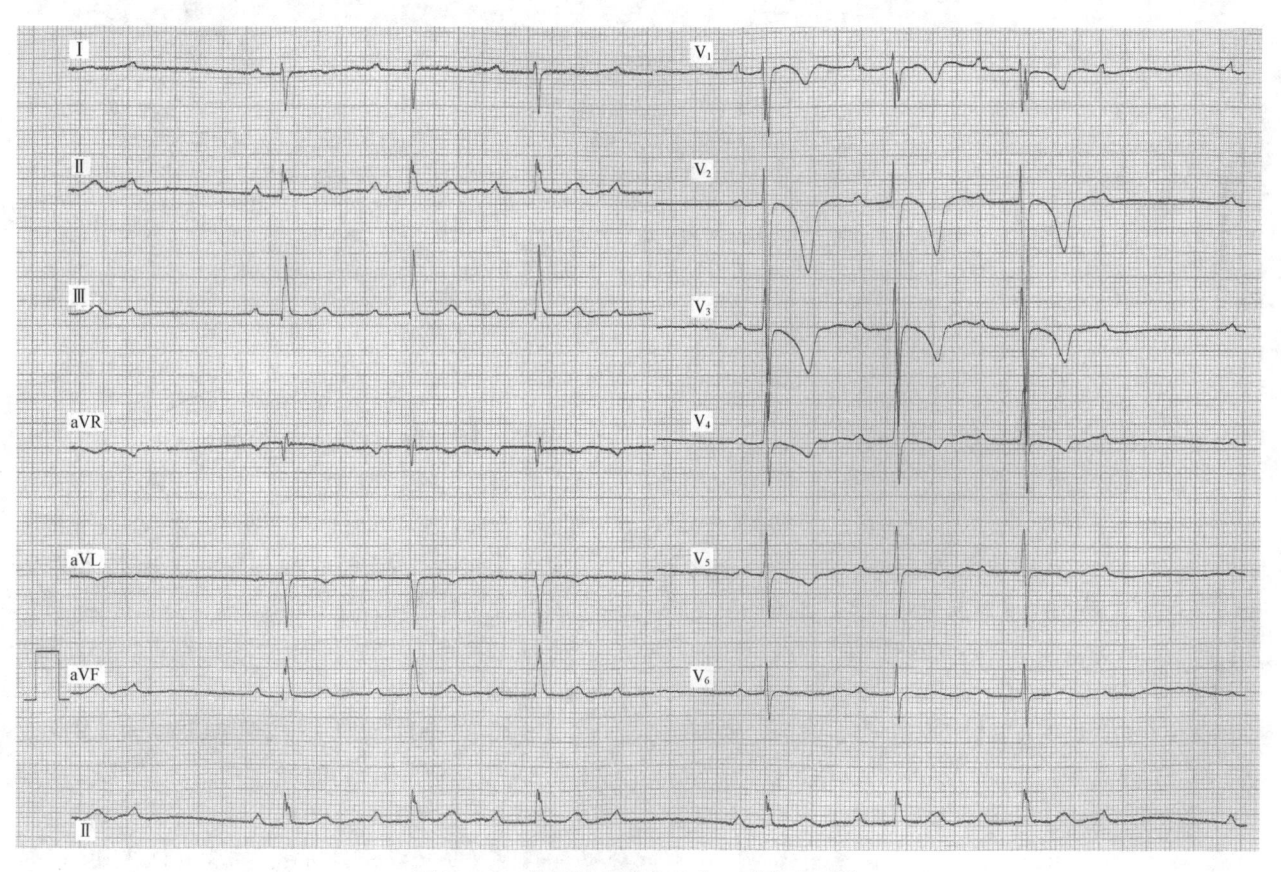

图14-11　先天性心脏病二度Ⅰ型房室阻滞

患者女性，21岁。临床诊断：先天性心脏病；心电图诊断：窦性心动过缓；二度Ⅰ型房室阻滞；符合右心室肥厚图形；T波改变

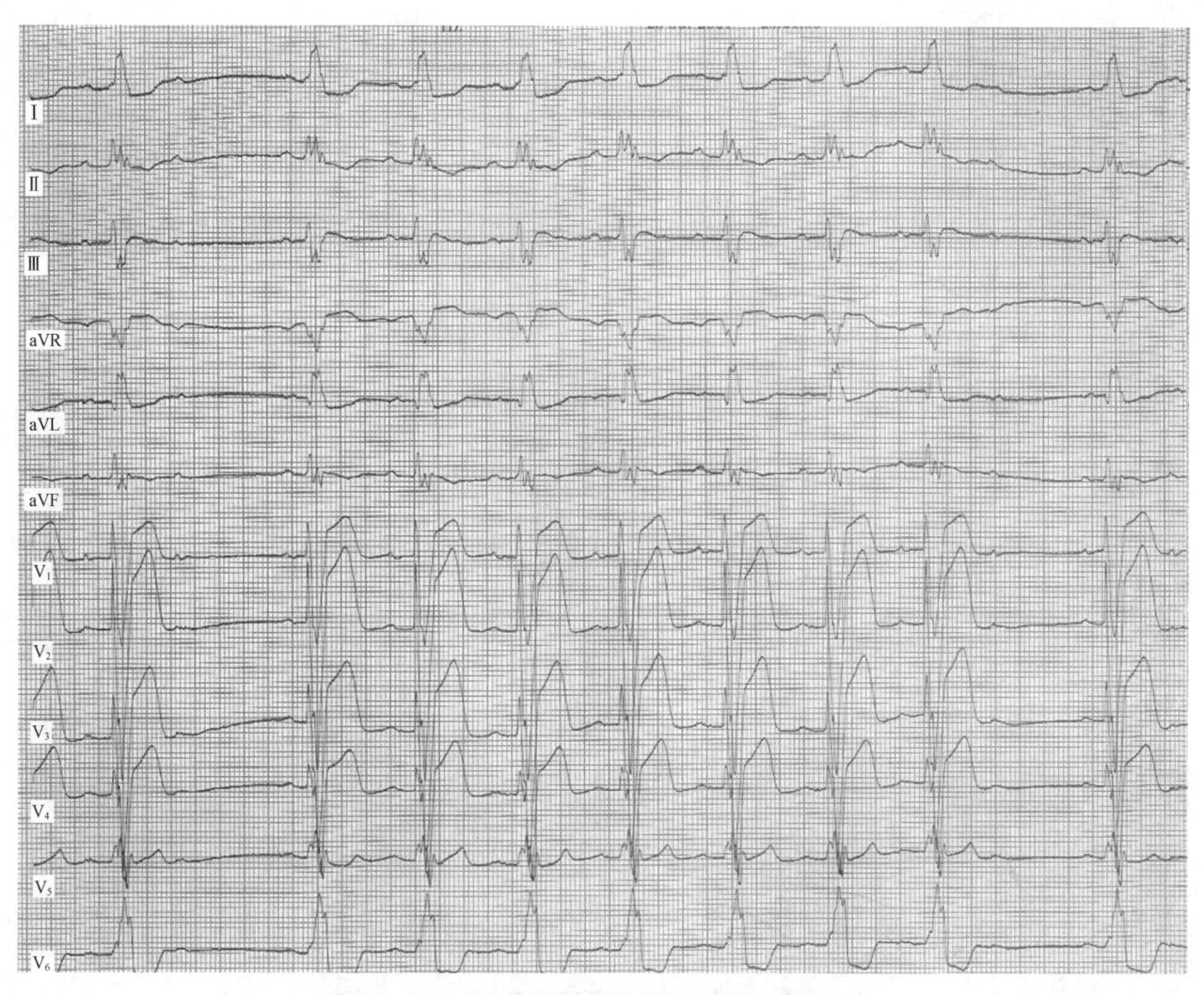

图14-12　二度Ⅱ型房室阻滞合并完全性左束支阻滞

患者男性，45岁。心电图诊断：窦性心律；二度Ⅱ型房室阻滞；完全性左束支阻滞

定，或可归为不典型Ⅰ型阻滞。

连续2个或以上P波阻滞后的PR间期——在稳定的窦性节律下，有2个或更多P波连续发生阻滞，阻滞前后所有PR间期固定不变，根据Mobitz的定义属于Ⅱ型房室阻滞，但根据WHO/ACC的定义，就不是Ⅱ型房室阻滞而是高度房室阻滞。恒定的PR间期强烈提示结后阻滞，往往需要置入起搏器治疗。

（四）高度房室阻滞

房室传导比例在3∶1或更高程度的Ⅱ型房室传导阻滞，为高度房室传导阻滞，它容易发展为完全性房室阻滞。阻滞部位大多数在希氏束内或希氏束远端。QRS波可以正常（发自交界区），可以宽大畸形（冲动发自希氏束以下区域），后者往往是双侧或三支束支传导阻滞的结果（图14-13）。

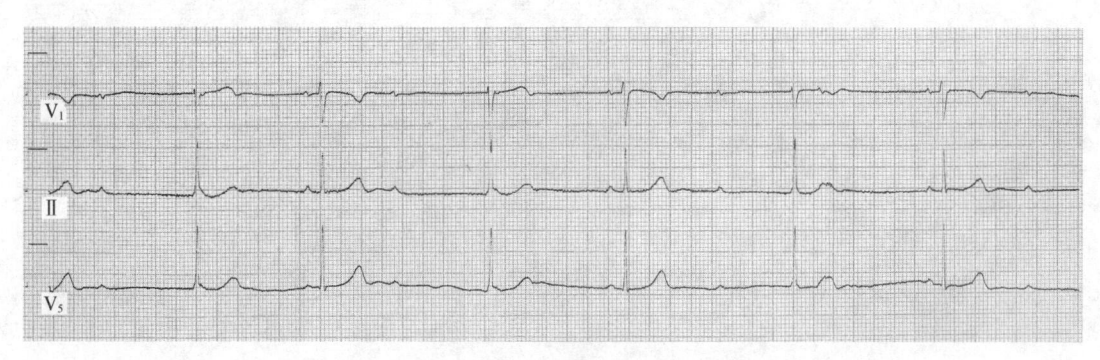

图14-13　高度房室阻滞

患者女性，55岁。心电图诊断：窦性心动过缓伴不齐；高度房室阻滞（3∶1下传）；交界区逸搏

(五)完全性房室阻滞

完全性房室阻滞亦为三度房室阻滞,是由于房室交界区有效不应期异常延长占据了整个心脏激动周期,当P波落在心动周期的各个时相(RP间期的不同时相)内,具有合适的传导条件而不能下传,其心房和心室各自独立活动且不协调,方能肯定为三度房室阻滞,希氏束电图显示,阻滞部位可位于房室结,希氏束内或希氏束远端(图14-14,图14-15)。

晚近Watanebe主张,根据胸前导联QRS波时间宽度将三度房室阻滞分为A型与B型:QRS波群时限≤0.11s,室内传导正常者,表示阻滞的部位和自律起搏点在希氏束分叉以上,为A型;反之QRS波增宽,时限≥0.12s,表示阻滞部位和自律起搏点在希氏束分叉以下为B型(图14-18~图14-20)。这一分类法对判

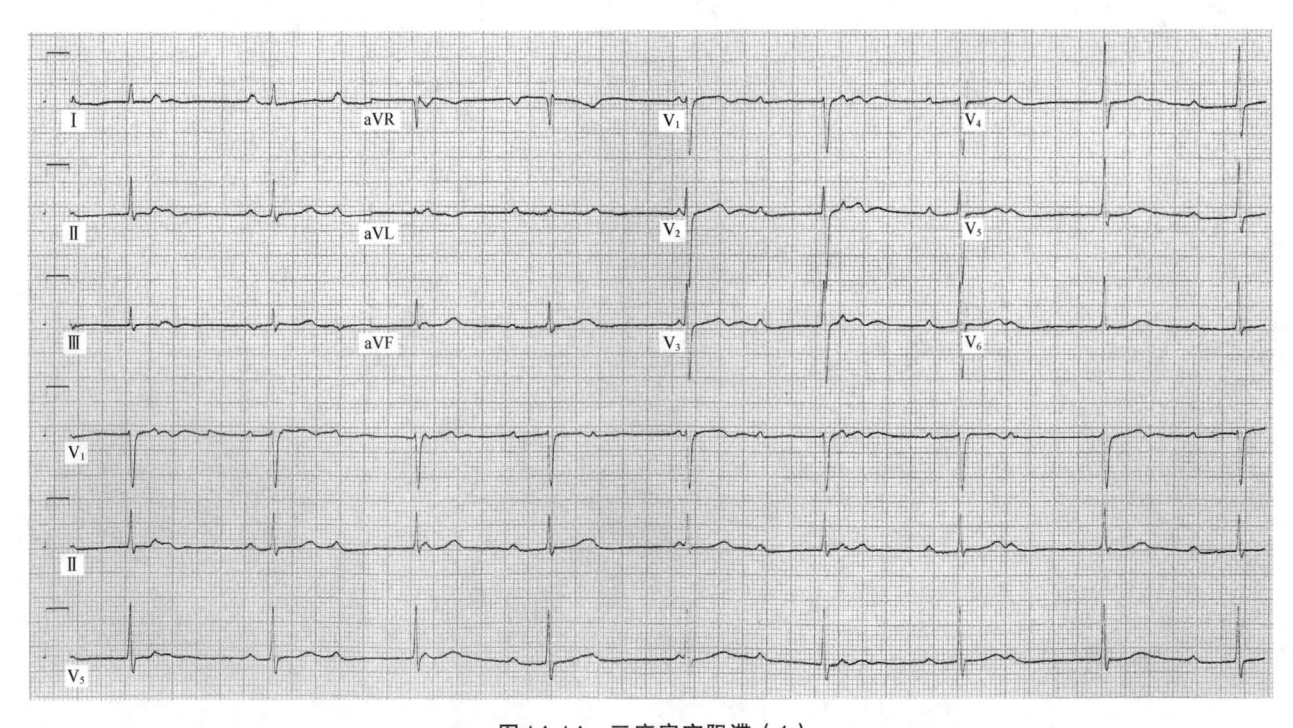

图14-14 三度房室阻滞(1)

患者女性,17岁。心电图诊断:窦性心律;三度房室阻滞;交界区逸搏心律;T波改变

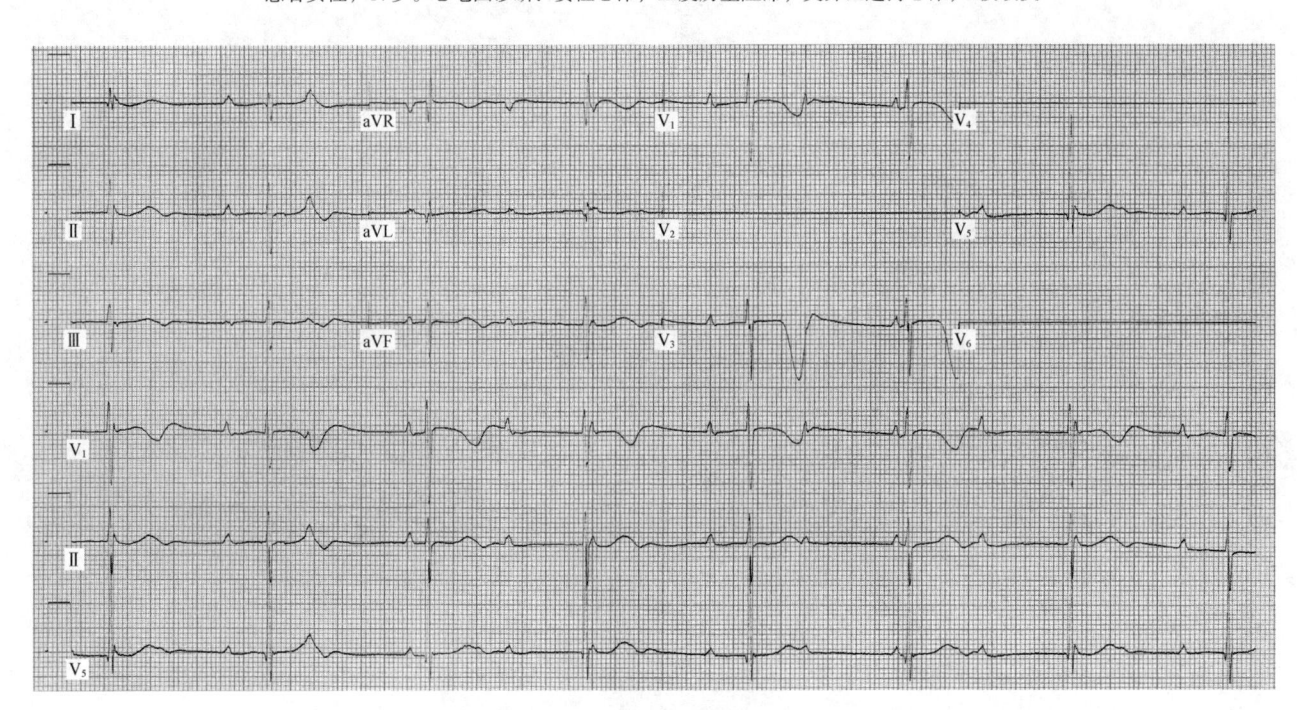

图14-15 三度房室阻滞(2)

患者男性,1岁。心电图诊断:窦性心律不齐;三度房室阻滞;交界区逸搏;P波异常;T波改变

定阻滞部位，确定治疗方案及预后具有实用意义（表14-1）。

诊断完全性房室阻滞，仅凭完全性房室分离不够。必须具备3个条件：①心房率足够慢，一般要求＜135次/分，心房率超过135次/分出现的房室分离，很可能是生理性不应期引起的房室传导功能性障碍所致，一般不能诊断为房室阻滞；②缓慢心室率的RR间期应当等于或大于窦率周期的2倍，当RR间期短于窦率周期2倍时，很可能是2∶1房室阻滞时引起的干扰性房室分离；③心室率足够慢，一般＜45次/分，才能诊断为完全性房室阻滞。

此外，诊断三度房室阻滞尚需除外隐匿性传导、隐匿性折返等因素，如房室结双径路中隐匿性折返可致伪三度房室阻滞（图14-16～图14-20）。

表 14-1 A型、B型房室阻滞的比较

项目	A型	B型
诊断标准	QRS波时限≤0.11s	QRS≥时限0.12s
传导阻滞部位	几乎均为希氏束分叉以上	大多在希氏束分叉以下
病因	多为功能性（迷走神经张力增加、洋地黄中毒、下壁心肌梗死等）	几乎均为器质性（原发性传导系统疾病、广泛前间壁心肌梗死等）
二度阻滞时PR间期的状态	逐渐延长，呈文氏现象（Ⅰ型阻滞）	固定（Ⅱ型阻滞）
从二度阻滞向三度阻滞移行	少见，二度阻滞时传导比率急剧变化也少见	较多见，传导比例急剧变化常有发生
经过	多为一时性，先天性高度房室阻滞可为持久性	多呈慢性，持久性
临床表现及预后	神经系统症状（包括阿-斯综合征）少见，一般不需做永久起搏	神经系统症状多见且严重，往往需安装永久起搏器

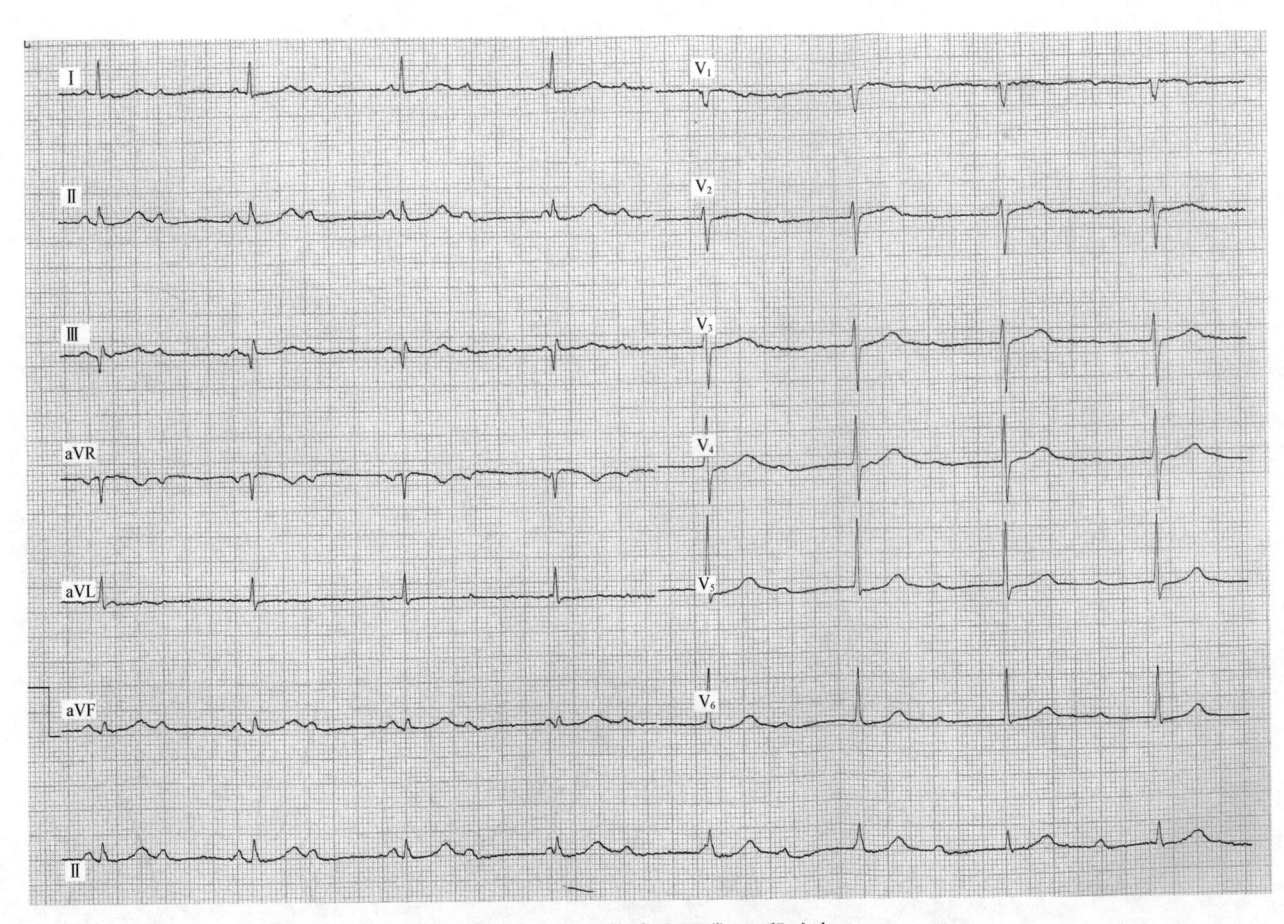

图 14-16 三度房室阻滞ST段改变

患者女性，78岁。心电图诊断：窦性心律；三度房室阻滞；交界区逸搏；ST段改变

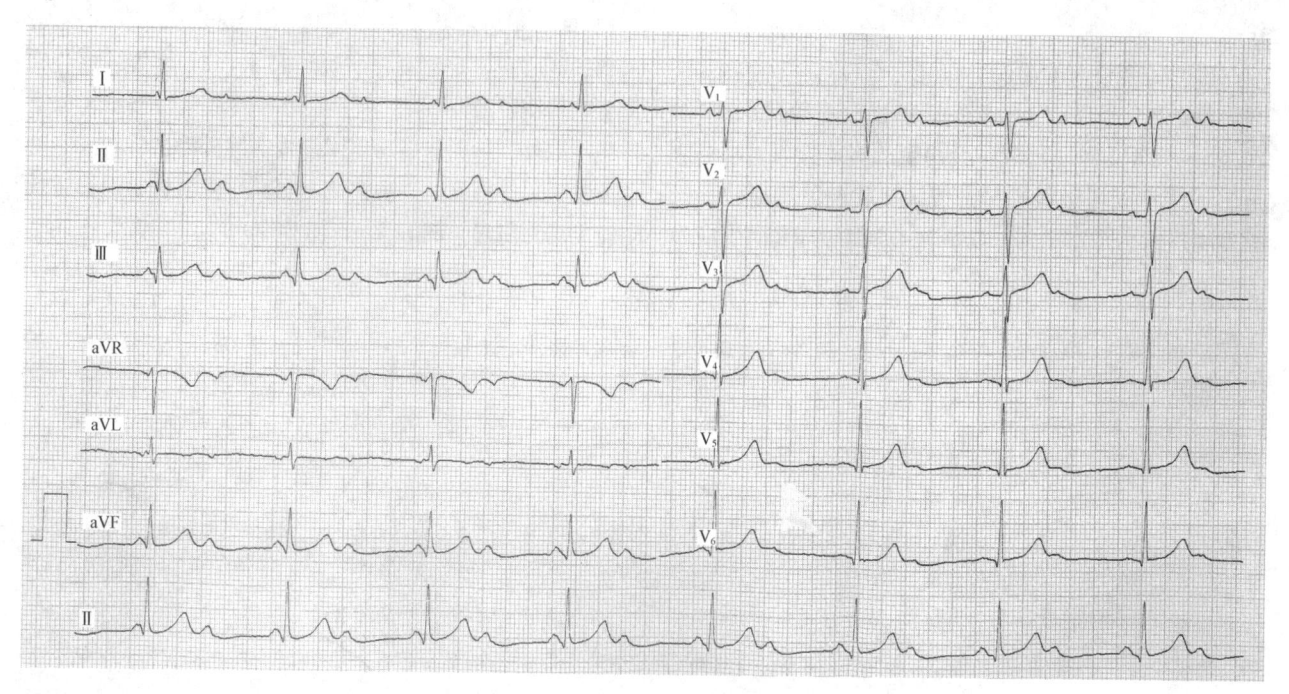

图 14-17 三度房室阻滞交界区逸搏

患者男性,21岁。心电图诊断:窦性心律;三度房室阻滞;交界区逸搏

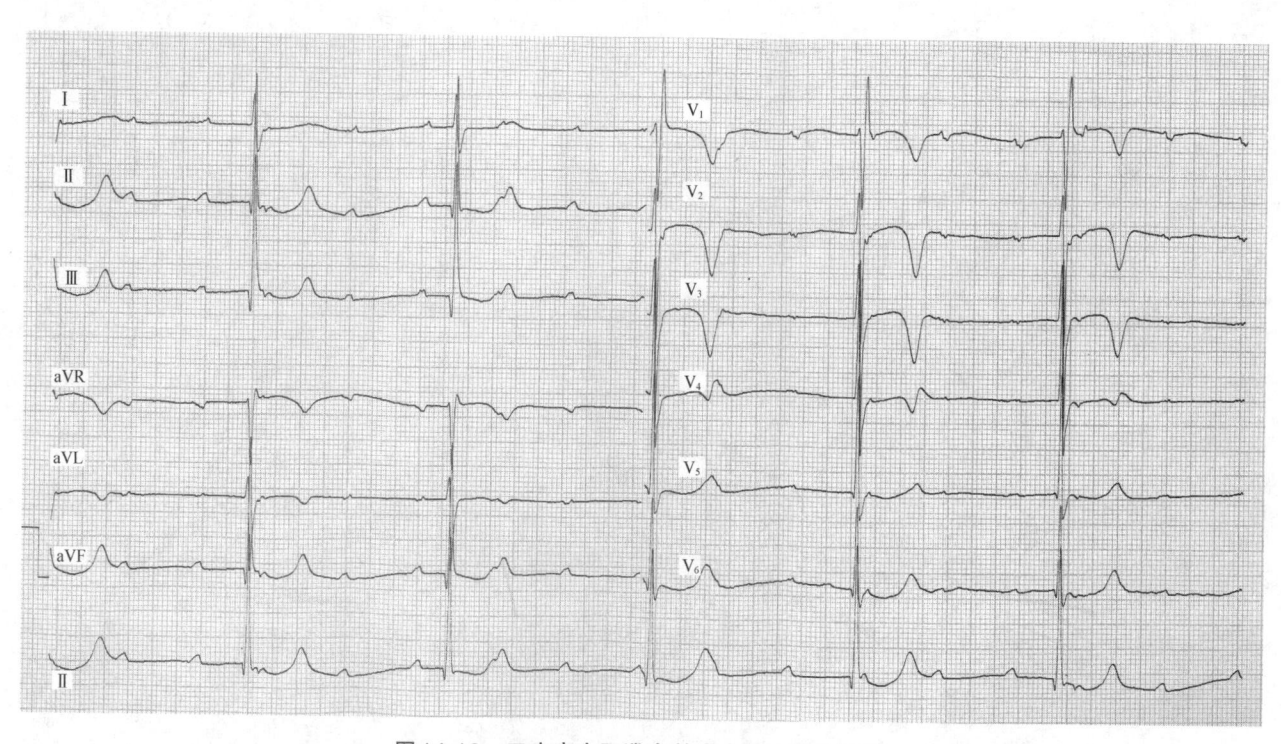

图 14-18 三度房室阻滞合并完全性右束支阻滞

患者男性,51岁。心电图诊断:窦性心律;三度房室阻滞;交界区逸搏;完全性右束支阻滞;左心室高电压;ST-T改变

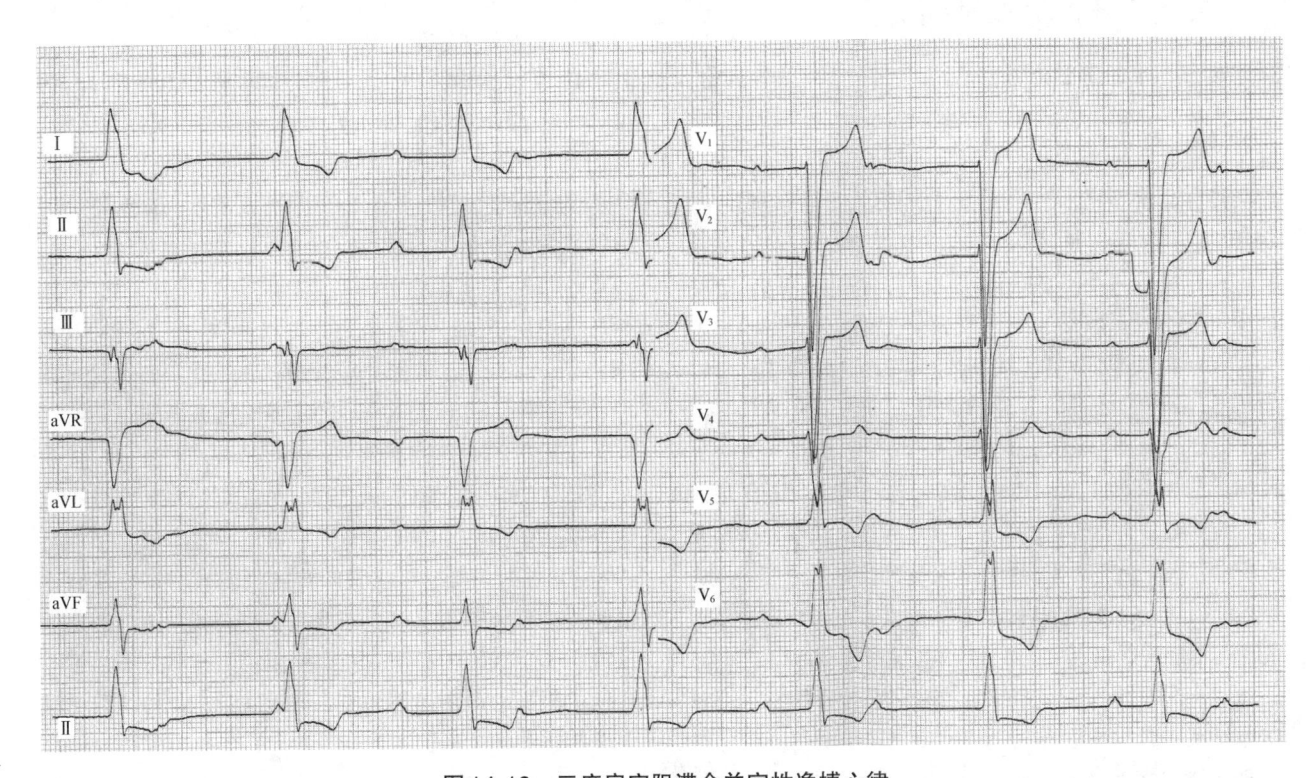

图14-19　三度房室阻滞合并室性逸搏心律

患者女性，32岁。心电图诊断：窦性心律；三度房室阻滞；室性逸搏心律

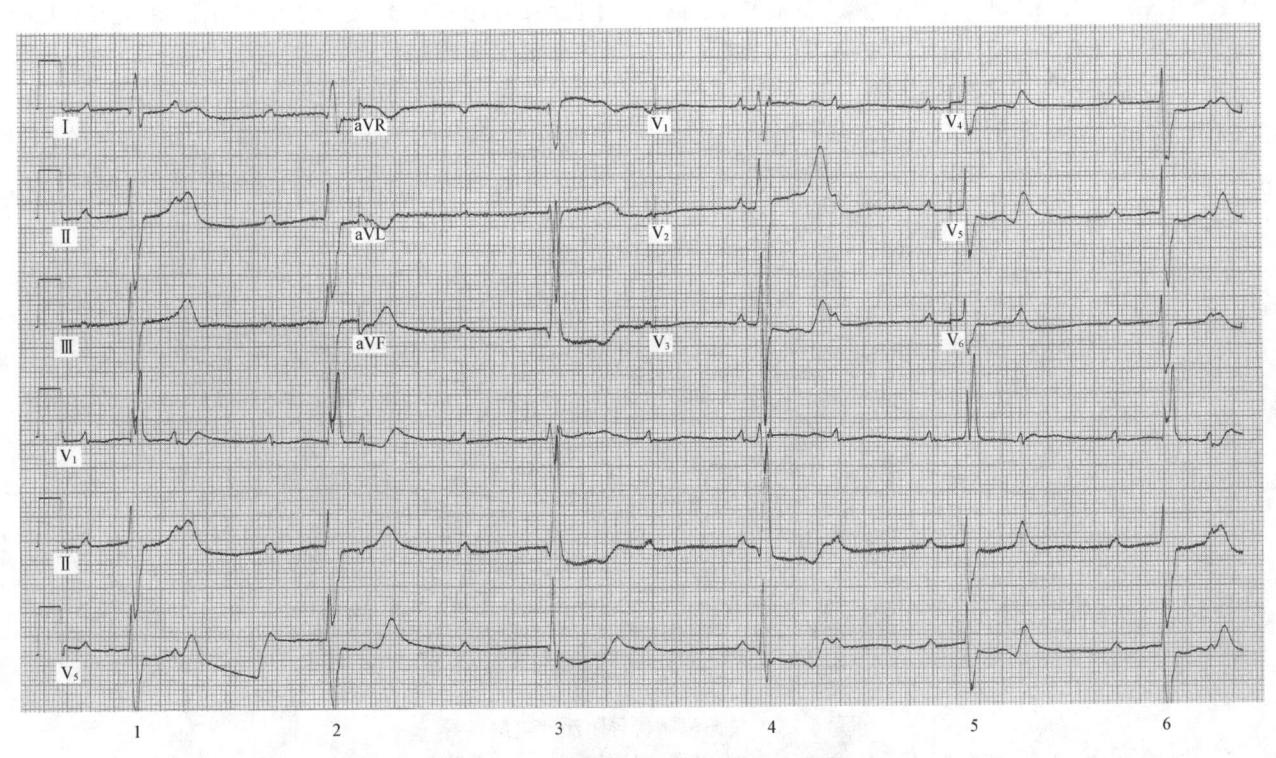

图14-20　三度房室阻滞合并双源性室性逸搏

患者男性，35岁。心电图诊断：窦性心律；三度房室阻滞；双源性室性逸搏；ST-T改变。1，2，5，6是一源室性逸搏；3，4是另一源室性逸搏（理由：①QRS波宽大；②R'R'间期比1，2，5，6间期还长）

三、房室阻滞的特殊类型

（一）单向房室阻滞

人体正常的心肌组织均有双向传导功能，特别是房室结。室上性冲动从心房前向经房室结传至心室，称之前向传导；房室结下冲动可经房室结逆行传回心房，称之逆向传导。但两种传导方式存在差异，不仅传导速度、动作电位大小不尽相同，而且兴奋的方式和传导路径也可能不同。

在病理情况下，某些心肌组织只允许激动从一个方向传导，而相反方向的激动不能通过，即所谓单向传导阻滞（unidiretional conduction block）。在特定条件下，心脏任何部位都可发生单向传导阻滞，尤以房室交界区最多见。一般人房室前传的能力强于室房逆传，而在有旁路或房室结双径路的患者则相反，逆传比前传更好。完全性房室传导阻滞时，心房激动不能传入心室，有时心室激动却能逆传至心房，引起单个或连续逆行P波（图14-21）。

经研究显示，束支系统阻滞时室房传导的发生率较房室结或希氏束内阻滞高，因此，高度房室传导阻滞时出现P⁻波更多考虑束支水平的阻滞，预后较差。

单向传导阻滞常见于器质性心脏病，也可发生在无器质性心脏病患者；可持续存在，也可间歇出现，心电图表现复杂多变。熟悉单向传导阻滞概念，有利于提高心电图分析水平，使一些疑难心律失常得以正确判断。

（二）迷走反射介导的房室阻滞

1978年，Massie等报道迷走神经反射可以引起窦性心动过缓和房室阻滞，与Ⅱ型房室阻滞表现相似，但病变位于房室结，一般是良性进展，必须与真正的Ⅱ型房室阻滞相鉴别。该现象以往被称为显性Ⅱ型阻滞，但称为变异型Ⅰ型阻滞更合适。

迷走反射介导的房室阻滞（vaguely mediated AV block）有以下特征：①常发生在没有心脏疾病的人群，如出现于咳嗽、呃逆、吞咽或排尿等迷走反射增强时；②房室阻滞呈一过性，心电图上伴有窦性心律减慢，可有明显的窦性心律不齐和长PP间期；③多伴窄QRS波，且电生理检查多正常；④房室阻滞发生前并无PR间期延长，发生阻滞后的首个PR间期与迷走效应前的PR间期相等；⑤有别于神经介导性晕厥，后者倾斜试验可诱发心搏骤停，但对迷走介导的房室阻滞无影响。

（三）2:1房室阻滞

持续2:1房室阻滞或连续2个或以上的P波阻滞称为高度房室阻滞。2:1房室阻滞可以发生于房室结或希氏束-浦肯野系统。以往文献曾把病变在房室结或有递减传导证据者称为Ⅰ型2:1房室阻滞。对结下的病变呈全或无传导者称为Ⅱ型2:1房室阻滞。这种分类违背了传统的根据心电图表现而不是以阻滞解剖部位区分Ⅰ型与Ⅱ型阻滞的分类原则。

2:1房室阻滞时，每个P波阻滞后只有一个P波下传，因此，阻滞发生前只有一个PR间期，故难以区分Ⅰ型或Ⅱ型阻滞。1998年ACC/AHA起搏器置入指南中未提及2:1房室阻滞，而高度房室阻滞仅指连续2个或以上P波受阻（图14-22）。

Ⅰ型和Ⅱ型阻滞均可进展为2:1房室阻滞，2:1房室阻滞也可改善为Ⅰ型或Ⅱ型阻滞。因此，2:1房室阻滞病变的重要性由其伴随表现决定。如果房室传导比例转变为，或以往心电图记录到3:2、4:3等阻滞，即至

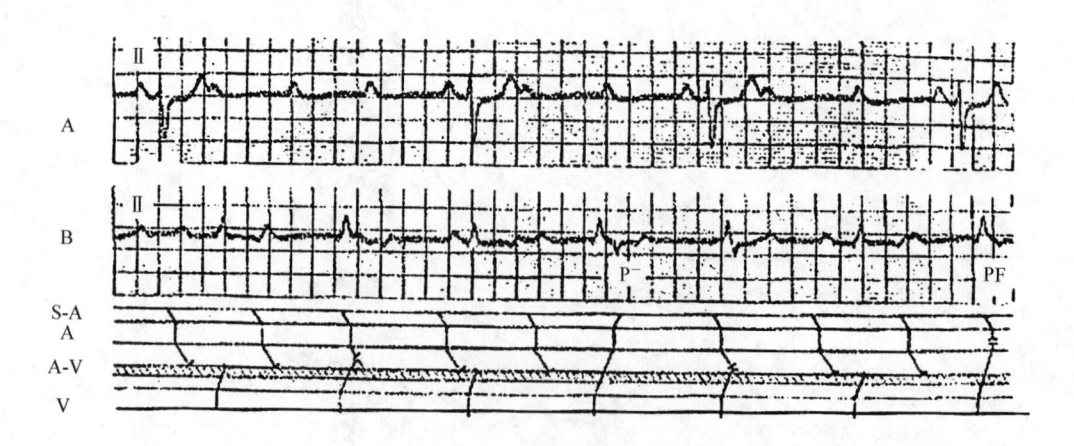

图14-21 单向房室传导阻滞伴室房传导

患者男性，68岁。临床诊断冠心病。心电图特征：心电图A、B两行Ⅱ导联非连续记录。图解中黑点区为房室交接区的单向前向阻滞区，PF代表房性融合波。A行是入院时的记录，示窦性心律、4:1至3:1房室传导阻滞；B行是置入心脏起搏器后的记录（起搏频率55次/分），示窦性心律与心室起搏心律、不完全性房室脱节。心室起搏的逆行激动能否通过单向阻滞区抵达心房，取决于窦性激动传入房室交接区后单向阻滞区传导组织的恢复情况，若心室起搏与窦性P波相距较长时间，则可以完全或部分地夺获心房（如P及PF），呈单向前向性房室阻滞伴室房传导

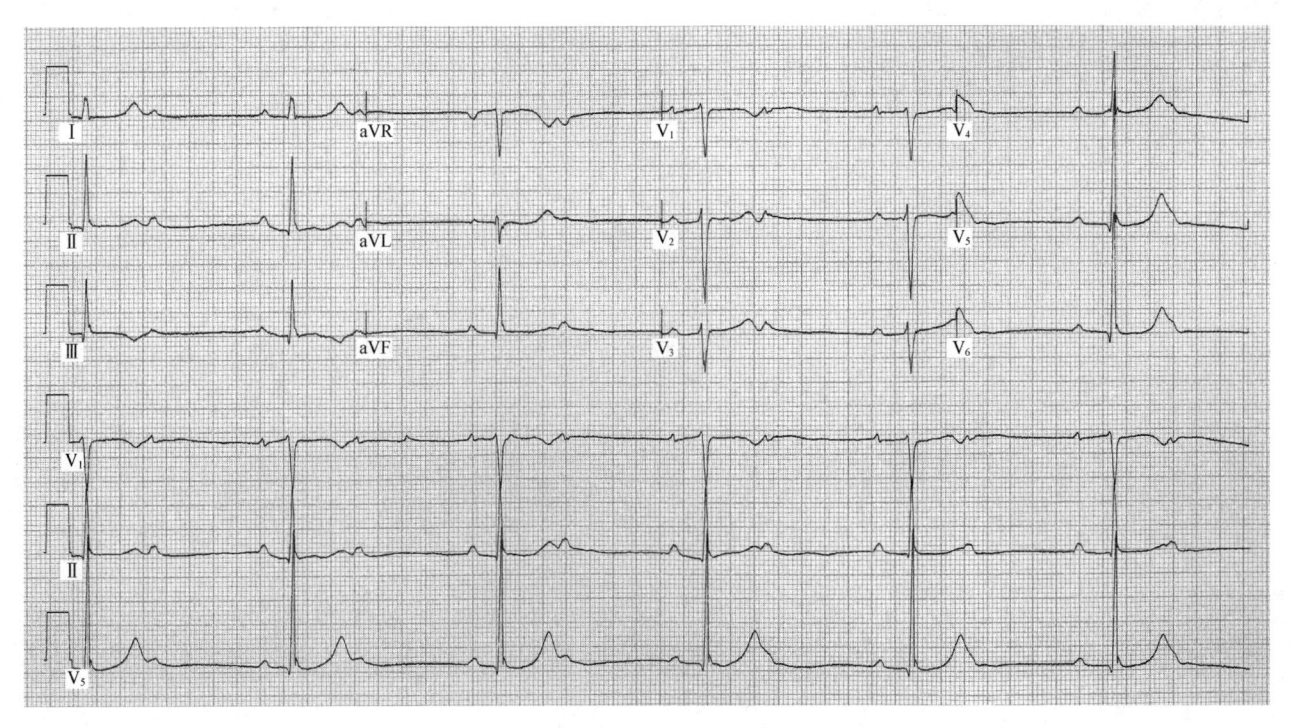

图 14-22　2∶1 房室阻滞

患者女性，21 岁。临床诊断：心肌炎；心电图诊断：窦性心律，2∶1 房室阻滞，左心室高电压

少有两个P波连续下传心室，这种病变就可能转变为Ⅰ型、Ⅱ型或者不定型阻滞。

2∶1房室阻滞既可能是Ⅰ型阻滞，也可是Ⅱ型阻滞，下列情况对鉴别2∶1 AVB属Ⅰ型或Ⅱ型有帮助：①区别Ⅰ型和Ⅱ型阻滞时，应把PR/RP相关性列为最主要依据，Ⅰ型阻滞的特点是RP/PR呈反比关系，短RP间距后有一长的PR间期，而长RP间距后则有短的PR间期，也称"RP间距决定PR间期"，Ⅱ型阻滞，更正确的定义是PR间期和RP间期无关，即RP间期虽可变，而PR间期不变，PR与RP间期无依从关系。②PR间期延长和不伴束支阻滞是典型的Ⅰ型阻滞特点，而PR间期正常和伴束支阻滞则是Ⅱ型阻滞的特征（图14-23）。③在2∶1阻滞时，通过测量有传导关系的PR间期可以推测传导阻滞部位。如果PR间期不＞0.18s，阻滞部位通常在房室结以下。如果PR间期＞0.28s，阻滞部位常在房室结以上。④记录较长时间的心电图，寻找从2∶1向3∶2或4∶3的转变，若脱漏后第二个心搏的PR间期延长的为Ⅰ型，固定的为Ⅱ型。⑤持续的2∶1房室阻滞患者，需要进行希氏束电图记录以明确阻滞部位。

（四）心房颤动合并房室阻滞

心电图能否诊断心房颤动伴二度房室阻滞一直是心电学界一个十分敏感的话题，众说纷纭，意见不一。过去认为心房颤动时RR间期长达1.5s，即使RR不匀齐也应诊断为心房颤动合并不完全性房室阻滞，在长间歇后出现的可能是交界性逸搏或室性逸搏。但是，国内外文献有报道，当心房颤动纠正为窦性心律后，原认为合并房室阻滞者，房室传导功能却正常。因此，不少学者对传统的心房颤动伴二度房室阻滞诊断产生了质疑，甚至有学者提出应摒弃该心电图诊断。我们认为，心房颤动伴二度房室阻滞是客观存在的，只是心电图判断标准问题，如何确定这一标准的严度，既不要过紧，也不能过宽，要恰如其分地做出正确结论，需要众多的临床电生理研究，最后确定一个较为统一的规范标准。如果在清醒或活动状态下，平均心室率缓慢（＜50次/分）；连续出现3次＞1.5s的长RR间期；连续3次以上间期固定伴有非相性差异性传导的交界性逸搏或室性逸搏，并出现室上性冲动下传夺获心室的略短的RR间期，可考虑心房颤动伴二度房室阻滞。上述诊断标准符合条件愈多，诊断的可靠性愈大。

（五）运动员的房室阻滞

运动员中典型的房室阻滞是二度Ⅰ型阻滞，可能与运动训练的迷走神经张力增高有关。这类房室阻滞可伴有窦性心动过缓，同时对运动或阿托品有反应。有研究显示，二度Ⅱ型房室阻滞也可见于年轻运动员中。虽然心电图上Ⅱ型房室阻滞一经确诊往往须置入永久性起搏器，但发生在健康的运动员身上的二度Ⅱ型阻滞的诊断需要心内电生理检查证实。

运动时发生二度房室阻滞虽可是结后性的，由于呈心动过速依赖性，这种类型的房室阻滞可以在电

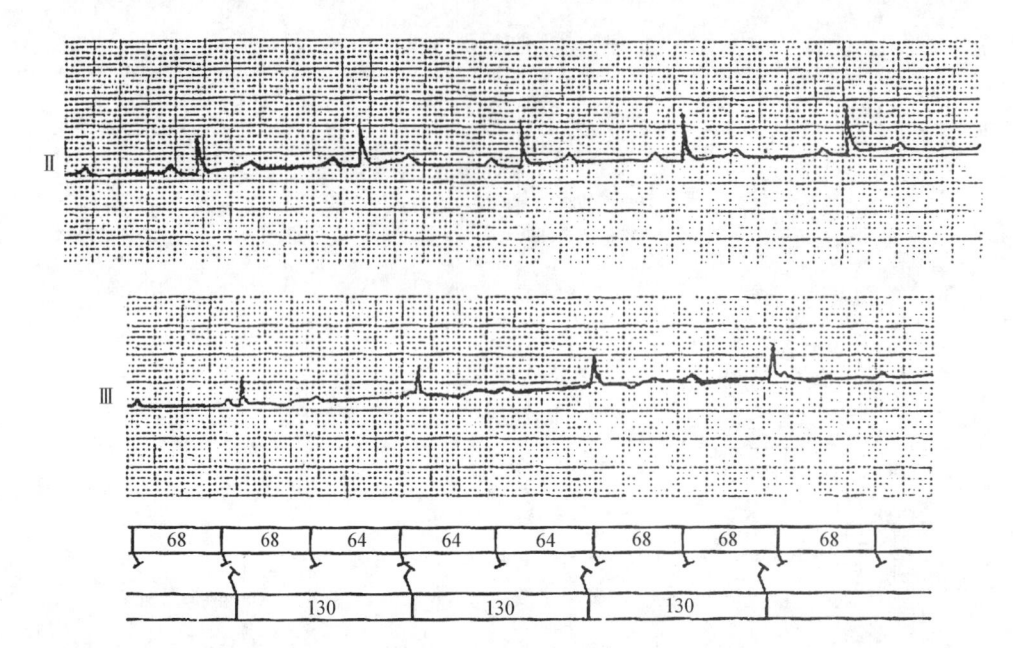

图14-23 2∶1房室传导阻滞，因心房率减慢而呈完全性干扰性房室分离，酷似三度房室传导阻滞

患者女性，26岁。因畏寒发热3d，伴心悸气急胸闷2d而入院。临床诊断为急性病毒性心肌炎。心电图特征：心电图上条可见P波直立，PP间距0.56～0.60s。夹有心室波群的PP间距略短，频率100～104次/分，为窦性心动过速伴室相窦性心律不齐。以2∶1室比例下传，下传的PR间期固定为0.22s。RR间期长1.2s，室率50次/分。心室波群时限0.10s。下条心电图PP间期0.68s，频率90次/分。RR间期相等，为1.30s，心室率46次/分。RR间期短于2倍的窦性周长。P波和QRS波群无关。心室搏动的形态及时限和上条心电图相同。心电图诊断：窦性心动过速伴室相性窦律不齐；2∶1房室传导阻滞；房室交界性逸搏心律伴完全性房室分离

生理检查时通过快速心房起搏诱发。由运动诱发的二度房室阻滞很少由房室结病变或心肌缺血引起，预后良好。

（六）房室结内双径路引起房室阻滞

动态心电图是诊断房室阻滞的可靠手段，但需排除房室结双径路相互干扰所致的假性传导阻滞。房室结内双径路传导受心动周期、自主神经张力改变和药物影响，导致快、慢径路在不应期、传导速度方面存在差异。在同一份心电图上可同时出现：①一度房室阻滞时，PR间期呈不固定性延长；②房室结内双径路发生不典型文氏现象时，可表现为PR间期跳跃式延长，但增量无规律性或成倍增长，可出现意外长RR间歇；③配对间期缩短达到慢径路的有效不应期时，冲动传导在双径路内受阻，酷似二度Ⅱ型房室阻滞。

倘若此时PP间期是固定的，诊断二度房室阻滞就应慎重：①可能由于快、慢路径相互干扰，冲动被抵消，不能传到心室；②或者慢路径二度Ⅰ型阻滞，冲动经快径路抵达心室时恰好遇上心室有效不应期而受阻；③抑或发生快径路隐匿性房室结-窦房结逆传，干扰了窦性搏动的下传，酷似窦性停搏。食管心房调搏术可以区分双径传导与真正的房室阻滞，避免不必要的起搏器治疗。

（七）隐匿性交接处期前收缩引起假性房室阻滞

起源于房室交接处的异位冲动（Junctional ectopic impulse，JEI）具有双向传导功能，既能逆向传导至心房，引起逆行P波，又能前向传导至心室，产生QRS波。然而，有时JEI发出后发生双向性传导阻滞，体表心电图上便无P-QRS-T波群出现，但JEI确已激动了部分房室交界组织，产生了一次新的不应期，可影响随后窦性激动的传导。当随后的窦性搏动传抵该处时遇到相对不应期，便出现PR间期延长，貌似一度房室阻滞；遇到有效不应期时P波下传突然受阻，貌似二度Ⅱ型房室阻滞；如果此两种情况相继发生，则形成貌似文氏型房室阻滞；倘若连续发生隐匿性JEI，则可形成完全性或几乎完全性房室阻滞（图14-24）。

（八）阵发性房室阻滞

某些病例的阻滞与频率相关，有快频率（3相）依赖性和慢频率（4相）依赖性阻滞，且各有一定的临界范围。当窦、房性激动突然加快或减慢至临界速率时，可突然发生单个或连续性的室上性激动（P或P'）不能下传，谓之"阵发性A-VB"。倘若室上激动连续不能下传且不易出现逸搏者，可造成长时间的心室静止，阻滞

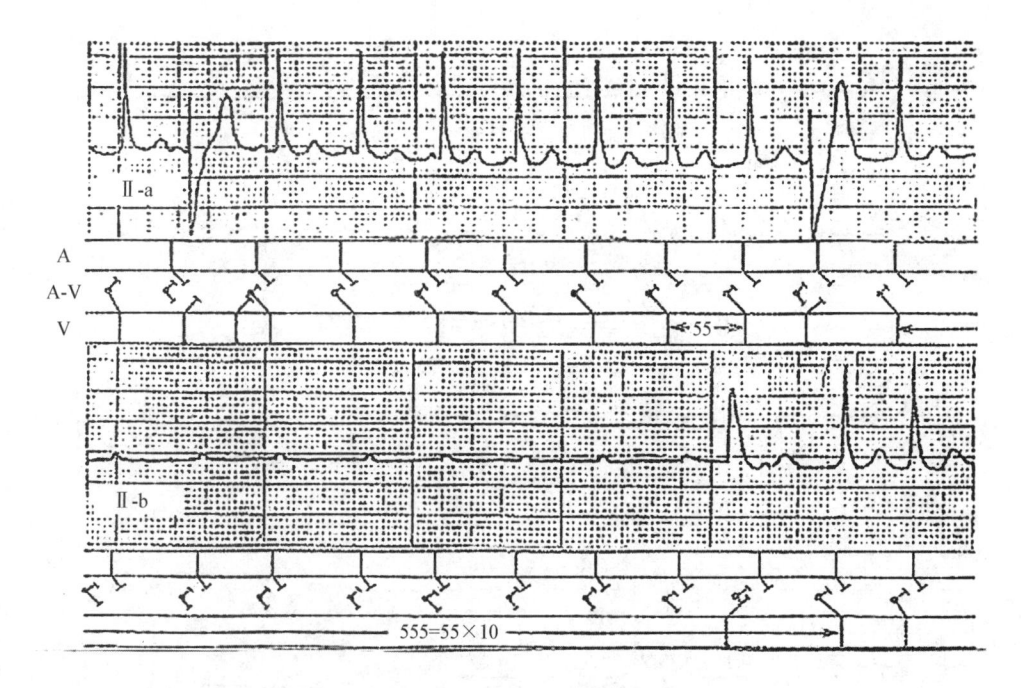

图14-24 隐匿性房室交界性冲动引起假性三度房室阻滞

患者女性，23岁。临床诊断：急性病毒性心肌炎。心电图特征：连续记录Ⅱ导联，示窦性心律，心房率为107～110次/分。QRS波群形态呈室上性，心室率为115次/分，P波与QRS波群无固定关系，诊断为加速性房室交界性心动过速、完全性干扰性房室分离。上行最后一个QRS波群之后，出现1个长达5.55s的长RR间期，在此期间中可见连续8个P波没有下传，貌似三度房室阻滞。但根据上行显示的房室交界性搏动的RR间期（0.55s）来推算，这个长间歇内，房室交界性搏动仍按其原来固有的频率释放冲动，但呈隐匿性冲动，故窦性P波下传时，因遇及隐匿性交界性搏动所产生的生理性不应期而下传受阻，貌似三度房室阻滞。上行第2个和第10个QRS宽大畸形，以室性期前收缩可能性大。下行第1个心搏畸形增宽，之前为长间歇，考虑为室性逸搏，此室性逸搏可能通过韦金斯基作用，促使重新出现房室交界性QRS波群。

心电图诊断：窦性心动过速；显性及隐匿性房室交界性心动过速，伴完全性干扰性房室分离；室性期前收缩；假性三度房室阻滞引起短暂性心室静止；室性逸搏诱发异-肌交接区韦金斯基现象（交界性异位搏点与其周围组织的交界区）

部位在房室结以下，大多数为双侧束支病变所致。业已证明，发生在房室结或希氏束内的隐匿性期前激动，以及房室结内的隐匿性折返，亦能引起阵发性房室阻滞。

1. **心电图特点** PP间期的突然延长伴完全性的房室阻滞是阵发性房室阻滞的心电图特点：①1∶1的房室传导会突然转变为完全性房室阻滞并能反复发作。②房室阻滞的发生与心率有关，特别与慢心率有关。③常合并束支阻滞。④运动或给予阿托品者仍无心室夺获。⑤常为房性期前收缩或伴有逆传的室性期前收缩诱发（图14-25）。

2. **阵发性房室阻滞机制** 常是房室结以下部位的4相阻滞所致。在PP间期突然延长后房室结的远端可能会出现局部4相阻滞，如希氏束或束支4相阻滞。这是因为舒张期延长，激动通过房室结传导至希氏束，而希氏束细胞因为4相除极仍处于不应期，跨膜电位逐渐减小，以致冲动传导中断。4相阻滞并不多见，因为其发生至少还需要下列条件之一：①膜的阈电位向0转变（兴奋性降低）以致影响传导；②膜反应性退化。

阵发性完全性房室阻滞比较独特，因为其发生是间歇性的，具有不可预测性，且在不发生阻滞时其房室传导和QRS波形态均正常。故诊断相对困难。但由于缺少有效逸搏位点，有发生猝死的风险，且4相阻滞常与有器质性心脏病有关，故对阵发性房室阻滞应提高警惕加以识别。

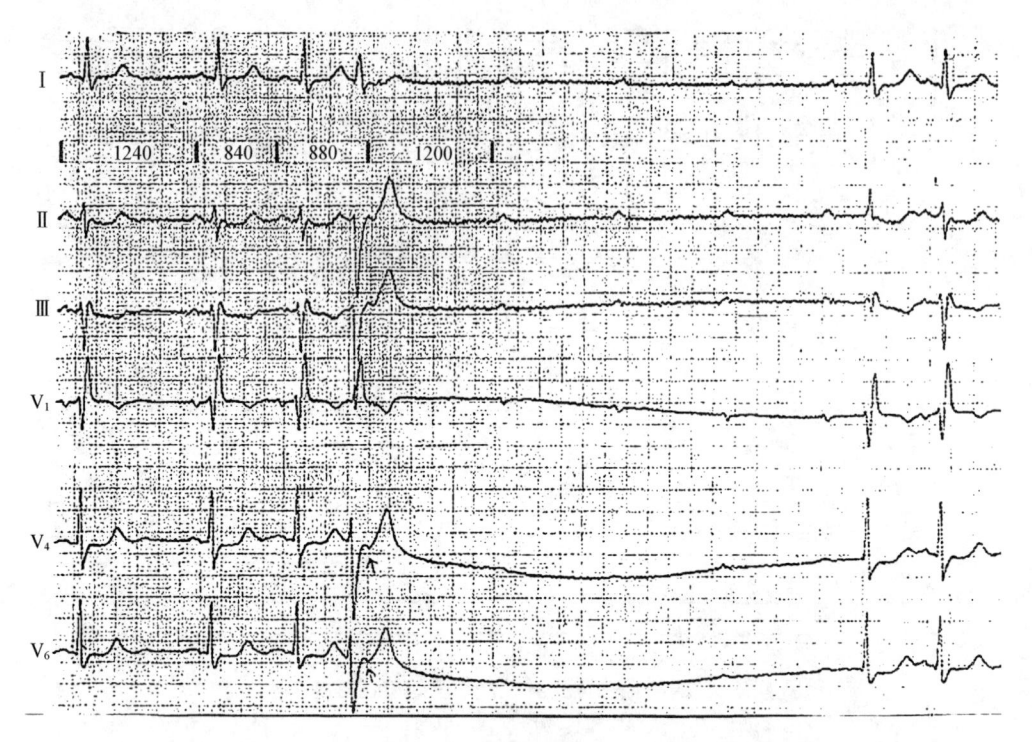

图14-25 室性期前收缩伴室房传导诱发阵发性房室阻滞

患者男性，38岁。临床诊断急性病毒性心肌炎。心电图特点：完全性右束支阻滞和左前分支阻滞的患者仅有左后分支进行传导，在室性期前收缩后发生了完全性房室阻滞。本图最可能的机制是在左后分支内形成了4相阻滞。心电图诊断：窦性心律；室性期前收缩伴室房传导诱发阵发性房室阻滞；原发性ST-T改变。Ⅱ导联上的数字表示PP间期的长度。注意图中可逆行P波紧跟室性期前收缩后面（箭头所示）

四、与房室阻滞相关概念

（一）生理性的传导障碍

房室传导障碍有生理性和病理性两种不同形式。正常情况房室传导的绝对不应期一般处在ST段及T波的上升支的开始部分，在这时期内，心房激动波"P"，不能通过房室传至心室，因此，其P波后面不继之有QRS波。从T波上升支后段到T波终末的一个时间为相对不应期，发生在这时期内的心房激动，或者不能传入心室，或者以较慢的速度传入心室使PR间期延长。此类传导障碍称之生理性传导阻滞。生理性不应期的长短与心动周期RR间距有关，较长的RR周期产生较长的不应期，心动周期较短，心率较快，则其不应期也短。例如房性节律过快，房室结不能一一将冲动传入心室，可引起房室传导障碍。又如，一个房性期前收缩发生得过早，在前一个心动的T波上，房室结还没有脱离正常不应期，心房激动不能传入心室，称为被阻滞的房性期前收缩。又例如，室性期前收缩之后，心室处于不应期，使原有的窦房结的冲动不能下传，这些现象常被命名为"干扰"，也就是说，室性期前收缩不能逆传入心房，窦房结的冲动又因房室结处在不应期而不能下传引起心室激动。因此当心率超过150次/分，由于激动进入房室交界区时，该组织正值前一激动的相对不应期，激动传导被延缓，PR间期延长甚至超过0.20s，此属生理性传导延缓，不能诊断为一度AVB。从心电图记录中，可以粗略地估计绝对不应期长短。即被阻滞的P波，其最长之R-P距离，相当于绝对不应期之时间。在相对不应期内，P波距前面的R（RP）间期愈长，PR间期也愈接近正常，若RP间期愈短，则PR间期愈长。

所以，生理性阻滞或功能阻滞是指心脏激动因遇生理性不应期而引起传导延缓或中断。如某些房性心动过速、心房扑动2∶1传导、房性期前收缩未下传、室内差异性传导、房室结双径路中的蝉联现象等。因此在判断心房激动未下传时，必须首先除外生理性阻滞，只有当P波落在心动周期（RP间期）的各个时相内，具有合适的传导条件而不能下传，才能肯定为房室阻滞。

此外，房室传导功能异常时，常同时伴有各种复杂的电生理现象，如房室超常传导、伪超常传导、分层阻滞、3相及4相阻滞等。这些心电现象的单独或联合出现，可加重阻滞程度或暂时改善房室传导。使心电图表现趋于复杂，使诊断困难和复杂化。应当强调，长程心电图的推理与分析对房室传导复杂的心电图诊断极其重要，有时是唯一的方法。

(二)病理性的传导阻滞

倘若心肌某一部分发生病变,不论是炎性的或者是退行性病变,使这部分心肌的不应期延长,对兴奋的传导就会延迟或中断,称为传导阻滞,最常见于房室交界处传导阻滞。

房室传导阻滞时,常常会同时伴有隐匿性传导、超常期传导。前者现象可以解释意外出现的PR间期延长或P波不能下传入心室。后一现象可以解释在抑制状态下的房室交界处的传导功能意外地改善,即预计不能下传,或预计PR间期延长者反而缩短。

传导阻滞可以发生在心脏的一个部位,也可以同时发生在多个部位。传导阻滞还可以和异位冲动形成同时并存。传导阻滞如再伴有异位节律、干扰、隐匿传导、超常传导等情况,这是造成识别心律失常困难的主要原因。

(三)干扰性房室分离

房室分离亦称房室脱节,是指心房与心室同时分别由两个起搏点控制,即窦房结或房性起搏点控制心房,房室交界区或室性起搏点控制心室,每一起搏点都形成自己的自身心律,两者互不相干,各自独立地进行激动,因而形成双重节律。此时心电图表现为P波、f波或F波与QRS波群无关,出现房性节律和室性节律之间互相分离的状态。房室分离可分为阻滞性房室分离和干扰性房室分离,两者发生的机制不同。

干扰性房室分离属房室生理传导现象,由生理性不应期延长引起,心室率≥心房率为其与阻滞性房室分离的主要鉴别要点。干扰性房室分离诊断要点为:RR间期规则,比PP间期略短,PP间期可轻度不齐,P波多数由窦房结发出,可在QRS波群之前0.12s以内、或重叠、或之后出现。P波与QRS波群无关;窦性P波可以下传引起过早出现的心室夺获的,夺获的PR间期和P波前的RP间期成反比,即RP间期越长,PR间期越短。

夺获出现则为干扰性房室分离佐证,从下列现象中可识别窦性夺获:①其前有一个与之相关的窦性P波,PR间期应>0.20s,这是由于心室夺获的早期性,房室交界区还处于相对不应期状态而发生干扰性PR间期延长;②夺获的QRS波群常伴相性心室内差异性传导,QRS波形态畸形(多呈右束支传导阻滞型),由于提前的心室夺获抵达心室时,恰逢心室肌处于相对不应期而发生心室内相互干扰;③隐匿性房室交界区传导使其房室交界处重组周期,心电图并不出现可见的夺获搏动,而表现为房室交界区性RR间期突然延长。房室分离可由高度或三度房室阻滞引起,则属于传导阻滞的范畴。但通常所说的房室分离是指干扰性房室分离则是房室分离更常见的原因,是生理性不应期引起干扰的生理现象。阻滞性房室分离与干扰性房室分离鉴别,见表14-2。

干扰性房室分离是否出现取决于窦性激动和室性激动出现时之间的关系。假如室性激动比窦性激动早出现,就可能没有机会产生分离,因为室性起搏点将激发所有的心脏组织,因为此时窦性起搏点没有机会激发心脏。同样,若窦性激动比室性激动早期出现也将不会产生分离,因为窦性激动将在室性起搏点激动之前激发整个心脏。只当窦性起搏点和室性起搏点发出的激动,由于时间的关系使它们的激动在心房、交界区或心室内相遇时,才有机会出现分离。如窦性心动过缓,当窦率低于交界区逸搏心率,P波因连续遇逸搏使交界区产生的有效不应期而不能下下传时,就能形成干扰性房室分离。又如加速的交界区或室性逸搏心律或心动过速,同样能产生干扰性房室分离。特别易与加速性室性逸搏心律形成等频干扰性房室分离(图14-26)。

(四)阻滞性房室分离

阻滞性房室分离是由于激动的传导异常所引起,即房室传导系统发生了病理性传导阻滞,此时心房的激动不能下传至心室,心室则在低位起搏点(房室交界区或心室)的控制下,心房和心室活动相互分离。有时房室传导阻滞同时伴有房室分离并具有心室率快于窦性搏动的特点。但也有窦性搏动快于心室率,同时又有房室分离,例如不完全性房室传导阻滞同时发生房室分离,由于窦性激动通过病变的房室结,传入心室的激动过于缓

表14-2 高度几乎完全性AVB与干扰性房室分离的鉴别

鉴别	高度、几乎完全性AVB	干扰性房室分离
病因	急性者多为AMI、心肌炎、洋地黄中毒;慢性者多为心肌病、冠心病、先心病	多为洋地黄中毒、心肌炎、AMI
持续时间	多数为持续性,也可暂时性	多为暂时性
心房率	60~100次/分,房率快于室率	多数慢于或等于室率
心室率	40次/分左右	≥60次/分,多为交界区性
夺获	少	多见
QRS波	多为室性,亦可为室上性	多为室上性
晕厥	常见(先天性AVB少见)	少见

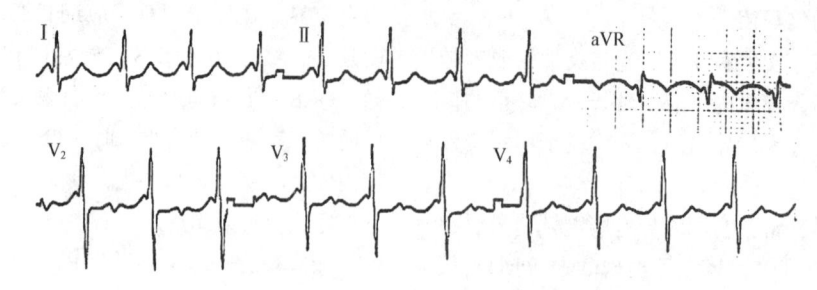

图14-26 单向逆向性传导阻滞伴干扰性房室分离

患者女性，32岁。风湿性心脏病二尖瓣狭窄置换术后。心电图特点：窦性心律，P波Ⅱ导联直立，aVR导联倒置，PP间期0.48～0.50s，QRS波室上型，RR间期0.48～0.51s，P波多位于QRS波群之前，胸前导联ST段下移，T波切迹、双向或轻倒。心电图诊断：窦性心动过速；加速性交接区心动过速；等频性干扰性房室脱节；原发性ST-T改变

慢，房室结可出现一系列的自主节律，与窦房结的搏动相脱节。如在2:1房室传导阻滞时伴有房室分离，由于心室先被房室结所激动，应下传的P波，未能下传，产生类似完全性房室传导阻滞的图形。但真性完全性房室传导阻滞者不会有P波下传，QRS波群往往增宽并有畸形，心室率缓慢，常<40次/分，心房率显著快于心室率。当阻滞与干扰因素同时存在，称为阻滞/干扰性房室分离。

五、临床意义

1. 一度AVB可见于健康或无明显心脏病者，在这些人群中发生率可达0.5%，常无症状而于心电图检查时被发现。少数体位性AVB与迷走神经张力高有关，但多数是器质性心脏病和药物毒性作用或电解质紊乱所致。

2. 二度房室传导阻滞的Ⅰ型和Ⅱ型的临床意义很不相同，Ⅰ型多因急性心肌炎、洋地黄中毒、急性下壁心肌梗死或迷走神经紧张性过高等所引起，传导阻滞部位一般在房室结内，常为一过性，且大多数都可随病情的好转而消失。Ⅱ型多为器质性病变的严重结果，病变部位通常在希氏束以下（包括双侧束支），常为进行性或持久性，易向完全性房室传导阻滞演变，因此在病因对症治疗无效时，应考虑安装人工心脏起搏器。

3. 三度AVB多因传导系统的原发性或继发性损害所致。常见于冠心病、前壁心肌梗死、风湿性心脏病、心肌炎、心肌病、心内膜炎、传导系统退行性变以及肿瘤侵犯心脏，手术及射频损伤等。也可因药物中毒、高血钾、缺氧、酸中毒引起。应结合病因、病史、临床症状综合分析。先天性房室阻滞预后较好，后天性多伴有器质性损害，并视损害程度及持续时间长短而定。逸搏节奏点对指导治疗和预后判定具有意义，凡逸搏频率过缓（交界性<40次/分；室性<25次/分），自律性能较低，胸前导联显示巨大倒置T波及QT间期延长在0.60s以上者，是发生心室颤动或心室停搏的先兆。

4. 房室分离多见于心脏器质性病变，如心肌炎、风湿热、风湿性心肌炎、冠心病、心肌梗死、洋地黄过量、心脏手术及电解质紊乱（如高血钾）、链球菌感染、肺炎等，偶见于心脏无器质性病变者。当原发疾病控制时，干扰性房室分离也随即消失。

决定AVB严重性、治疗和预后的不是心电图类型或程度，而是阻滞发生的部位，同一种类型的AVB发生于不同的部位，预后意义截然不同，而同一部位出现的不同类型阻滞，却有着大致相近的预后意义。通常把房室交界区和房内的传导阻滞称为高位阻滞，希氏束主干和束支系统的阻滞称为低位阻滞。前者病理进展较缓和，预后大都良好，一般无须永久起搏；后者则病变发展快，临床表现凶险，预后恶劣，宜早做永久起搏。故准确定位房室阻滞的部位，也是决定起搏指征的主要依据。

（吴　祥　陈　涵）

第15章

室内阻滞

一、概述

(一) 概念

室内阻滞是指室上性激动在心室内（希氏束分叉以下）的传导过程中发生异常，从而导致QRS波群形态和（或）时限发生改变。这种心室内传导异常可以长期恒定不变、可以为暂时性、亦可呈频率依赖性（仅在快频率或慢频率情况下发生）。

(二) 病因

各种原因引起的心肌坏死、纤维化、钙化、浸润性病变或冠状动脉供血障碍等都可使希氏束-浦肯野系统或心室肌发生器质性损害并导致室内传导阻滞。室内阻滞亦可为功能性，通常是室上性的激动来得较早，落在束支的相对不应期而产生的阻滞，这种功能性阻滞称之为室内差异性传导。

近年，Lenegre病和Lev病再度引起关注。两者均属于原发性束支纤维化类型。Lenegre病的发病年龄较轻（多数<40岁），有明显的遗传倾向。心电图表现为束支阻滞呈进行性加重，早期为单束支阻滞（右束支阻滞），随后发展为双束支阻滞（右束支阻滞加左前分支阻滞），最后发展为高度或三度房室传导阻滞。而Lev病的发病年龄较高，绝大多数发生在中老年患者，属于一种老年退行性病变。Lev病累及传导系统的范围相对局限，主要累及左束支，心电图上表现为左束支阻滞。由于发病年龄偏高，常被误诊为冠心病。

(三) 分类

室内阻滞按发生的部位分为束支阻滞（左、右束支）、分支阻滞（左前、左后分支）、浦肯野纤维或心室肌内阻滞（非特异性室内阻滞）。根据QRS波群的时限分为完全性的束支阻滞（≥120ms）和不完全性的束支阻滞（<120ms）。束支阻滞亦可分为一度（传导延缓）、二度（部分激动传导发生中断）和三度（传导完全中断）。左、右束支及左束支分支同时发生传导障碍时，还可分别构成不同组合的双支阻滞和三支阻滞。

(四) 电生理机制

希氏束穿膜进入心室后，在室间隔上方分为右束支和左束支并分别支配右心室和左心室。左束支又分为左前分支和左后分支。它们可以分别发生不同程度的传导障碍。一侧束支阻滞时，激动从健侧心室跨越室间隔后再缓慢地激动阻滞一侧的心室，在时间上可延长40～60ms或以上。所谓完全性束支阻滞并不意味着该侧束支绝对不能传导，只要两侧束支的传导时间相差≥40ms，延迟传导一侧的心室就会被对侧传导过来的激动所激动，从而表现出完全性束支阻滞的图形改变。如果两侧束支的传导时间相差在25～40ms，则表现为不完全性的束支阻滞图形。

二、右束支阻滞

(一) 右束支阻滞的心室除极顺序

右束支细长，主要由左前降支供血，其不应期一般比左束支长，发生阻滞较多见。右束支阻滞时，心室除极仍始于室间隔中部，自左向右方向除极，接着通过浦肯野纤维正常快速激动左心室，最后通过缓慢的心室肌内传导激动右心室。因此QRS波群前半部接近正常，主要表现在后半部QRS时间延迟、形态发生改变。

(二) 完全性右束支阻滞的心电图表现

完全性右束支阻滞的心电图表现为：①QRS波群时间≥120ms；②V_1或V_2导联QRS呈rsR′型或M形；I、V_5、V_6导联S波增宽而有切迹，其时限≥40ms；③V_1、V_2导联ST段轻度压低，T波倒置；I、V_5、V_6导联T波方向一般直立；④V_1导联R峰时间>50ms（图15-1）。

如QRS波群时限<120ms，称之为不完全性右束支阻滞（图15-2）。右束支阻滞时，在不合并左前分支阻滞或左后分支阻滞的情况下，额面QRS心电轴一般仍在正常范围。

2009年美国心脏病协会（AHA）、美国心脏病学会基金会（ACCF）和美国心律学会（HRS）心电图指南

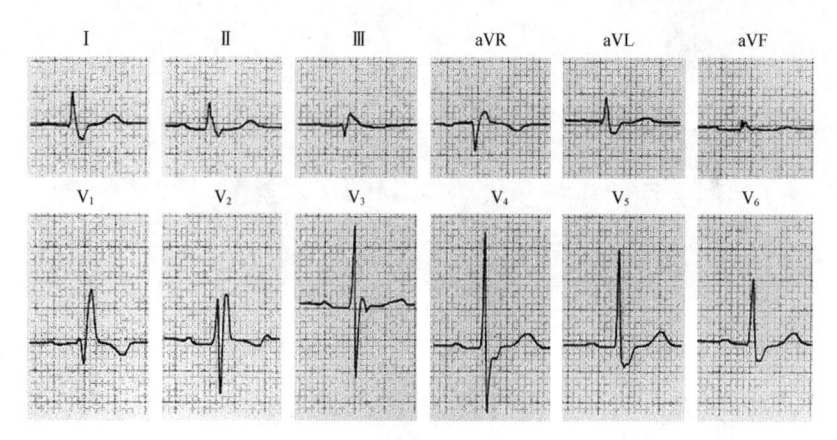

图 15-1 完全性右束支阻滞

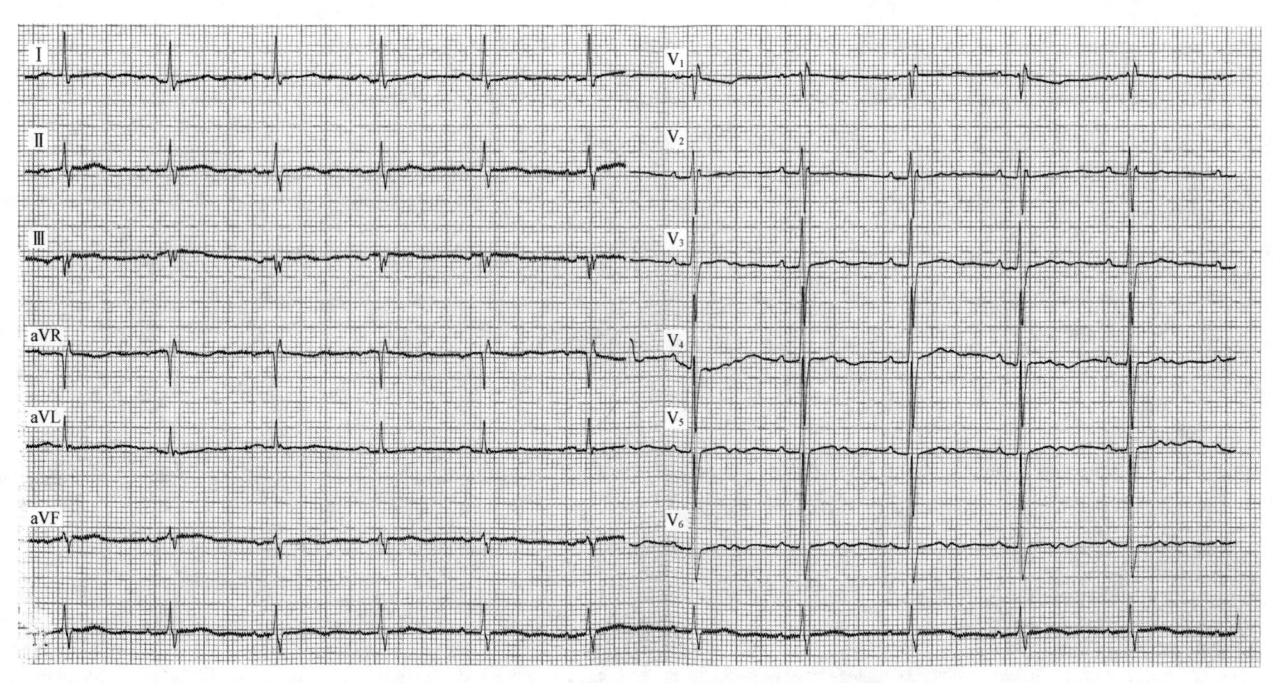

图 15-2 不完全性右束支阻滞

患者女性，76岁。心电图诊断：窦性心律，不完全性右束支阻滞，T波改变

推荐的完全性右束支阻滞的诊断标准如下：

（1）成人QRS波群时限≥120ms，4～16岁儿童＞100ms，4岁以下儿童＞90ms。

（2）V₁或V₂导联QRS波群呈rsr′，rsR′或rSR′型，R′或r′波通常比初始R波宽。少数情况下，V₁和（或）V₂导联仅表现为单纯的R波增宽有切迹的图形。

（3）成人 I、V₆导联S波时限＞R波时限，或S波时限＞40ms。

（4）V₅和V₆导联R峰时间正常，但V₁导联R峰时间＞50ms。

同时满足前3项标准可做出诊断。当V₁导联上仅表现为单纯的R波（伴或不伴切迹）时，应满足第4项标准（图 15-3～图 15-6）。

（三）右束支阻滞合并心室肥大

1. **右束支阻滞合并左心室肥大**　右束支阻滞合并左心室肥大时，一般兼有二者的心电图特点。需要注意的是，右束支阻滞可降低右胸导联S波的幅度，往往使左心室肥大诊断标准的敏感性降低，特异性增加。在存在右束支阻滞的情况下，如出现左心房异常的心电图改变是提示合并左心室肥大的一个很好的指标。2009年AHA、ACCF和HRS心电图指南推荐的标准为：在存在右束支阻滞的情况下，若V₁导联的S波＞0.2mV；V₅、V₆导联的R波＞1.5mV；QRS心电轴左偏到-30°，伴Ⅲ导联的S波＋胸导联最大R/S波之和＞3.0mV，均可提示合并左心室肥大。这些标准的诊断敏感度为46%～68%，特异度为57%～71%。

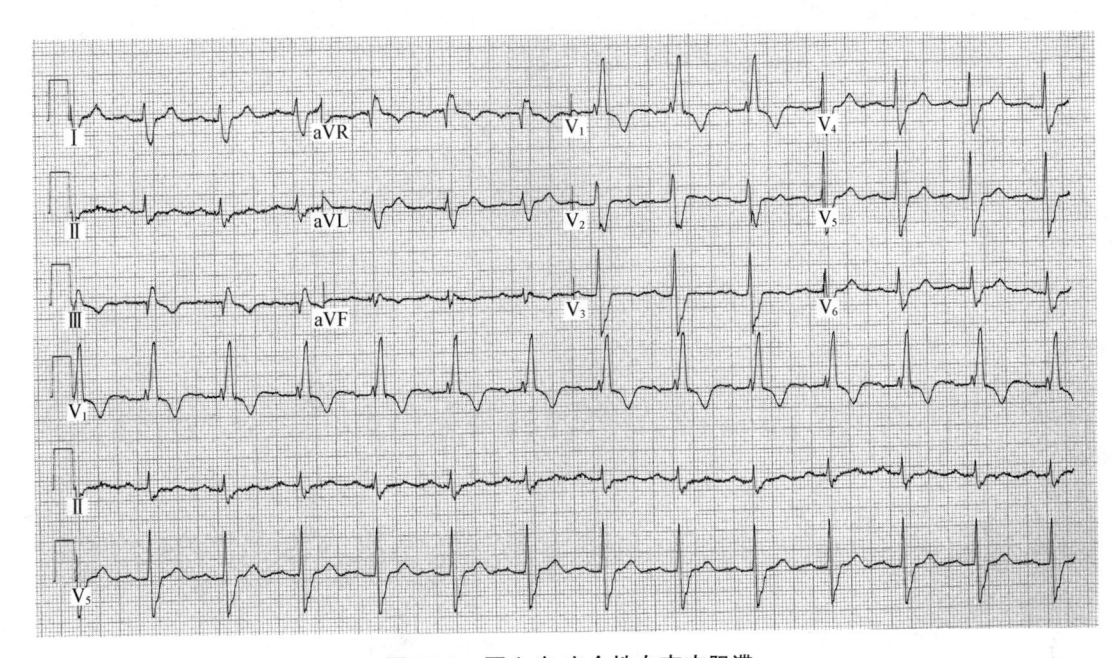

图15-3 冠心病 完全性右束支阻滞

患者男性，78岁。临床诊断：冠心病；心电图诊断：窦性心律，完全性右束支阻滞

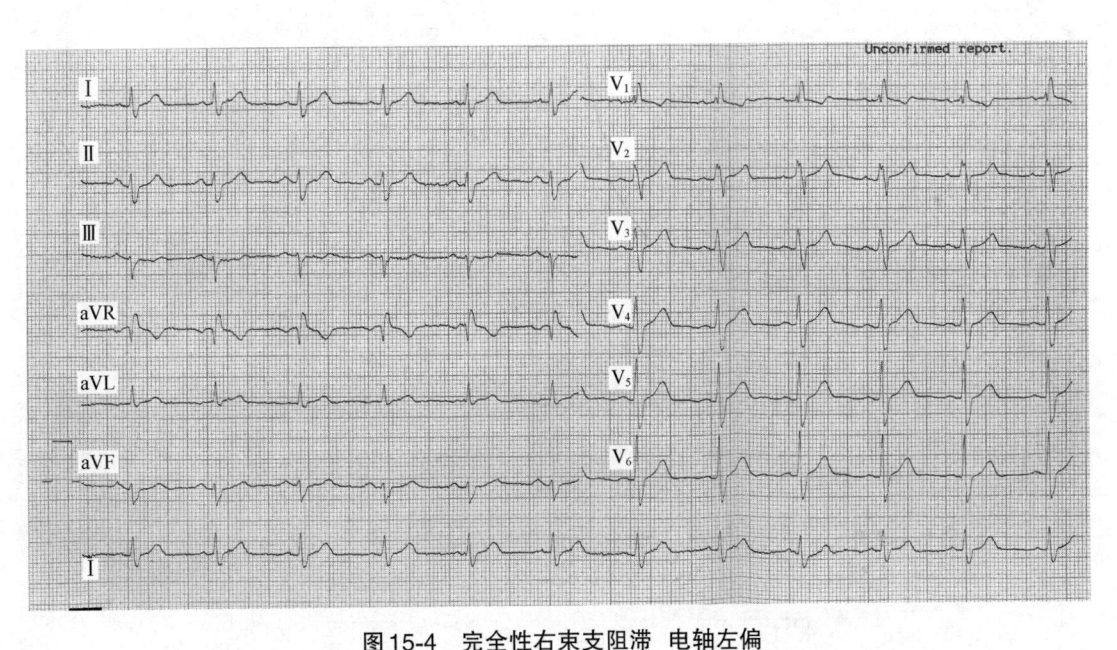

图15-4 完全性右束支阻滞 电轴左偏

患者男性，59岁。心电图诊断：窦性心律，完全性右束支阻滞，电轴左偏

2.右束支阻滞合并右心室肥大　在有右束支阻滞的情况下，诊断右心室肥大至今仍缺乏可靠的标准。心电图出现心电轴明显右偏（＞+110°）；V_1导联R'波振幅明显增高（＞1.5mV）；V_5、V_6导联的S波明显加深（＞0.5mV），可提示合并右心室肥大（图15-7）。

（四）右束支阻滞合并心肌梗死

右束支阻滞合并心肌梗死时，梗死的特征性改变出现在40ms之前，而右束支阻滞的特征性改变出现在60ms之后，一般不影响二者的诊断（图15-8，图15-9）。需要注意的是，右束支阻滞的继发性ST-T改变可影响急性心肌梗死早期原发性ST-T改变的程度（例如，可掩盖或减弱急性前间壁心肌梗死ST段抬高的幅度）。

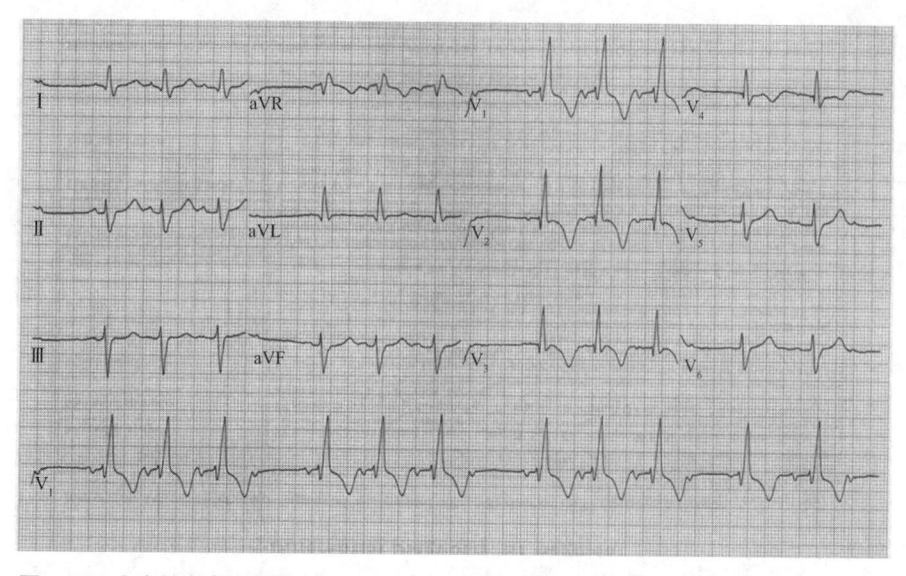

图15-5 完全性右束支阻滞合并左前分支阻滞 二度Ⅰ型房室阻滞（4∶3～3∶2传导）

患者男性，37岁。临床诊断：心律失常；心电图诊断：窦性心律，完全性右束支阻滞，左前分支阻滞，二度Ⅰ型房室阻滞

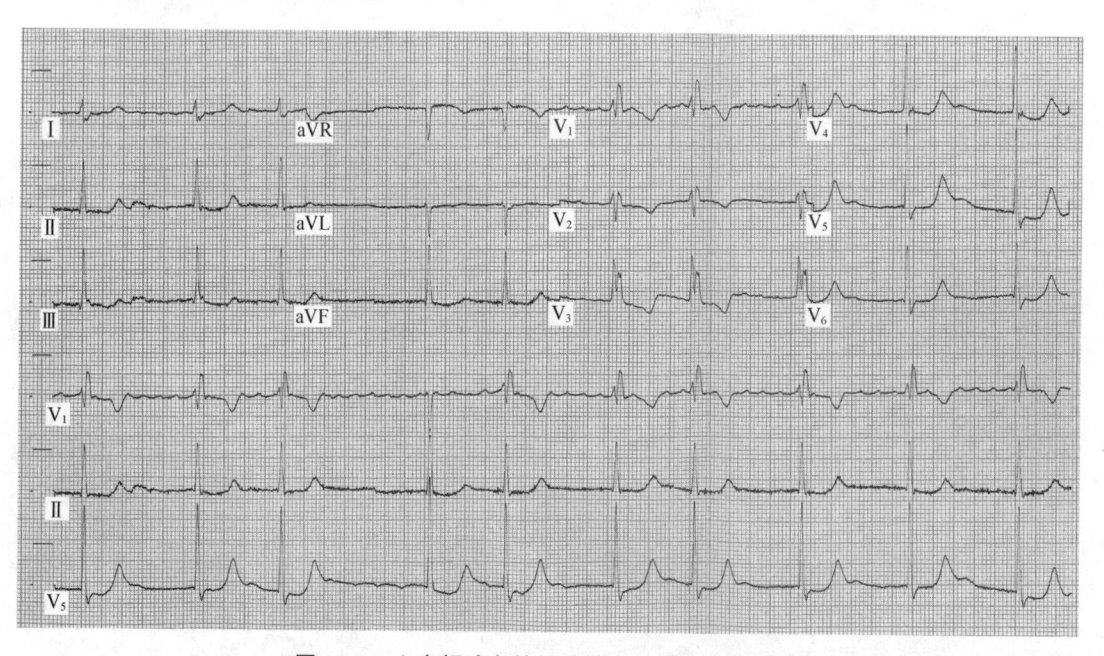

图15-6 心房颤动合并间歇性完全性右束支阻滞

患者女性，56岁。临床诊断：心房颤动；心电图诊断：心房颤动，间歇性完全性右束支阻滞

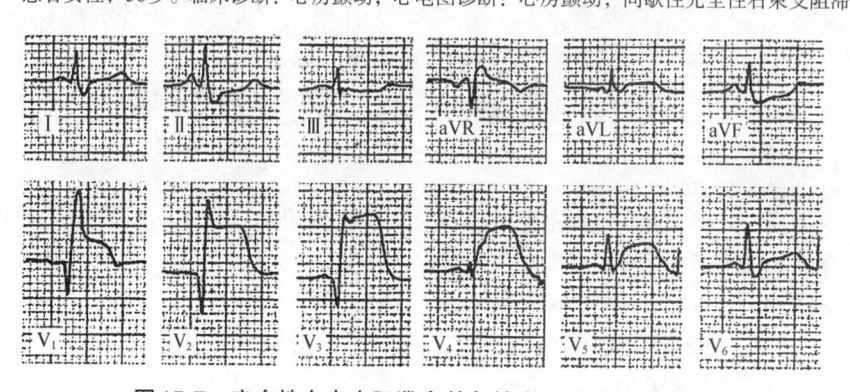

图15-7 完全性右束支阻滞合并急性广泛前壁心肌梗死

患者女性，24岁。临床诊断：先天性心脏病；心电图诊断：窦性心律，完全性右束支阻滞，符合右心室肥厚图形，异常Q波，ST-T改变

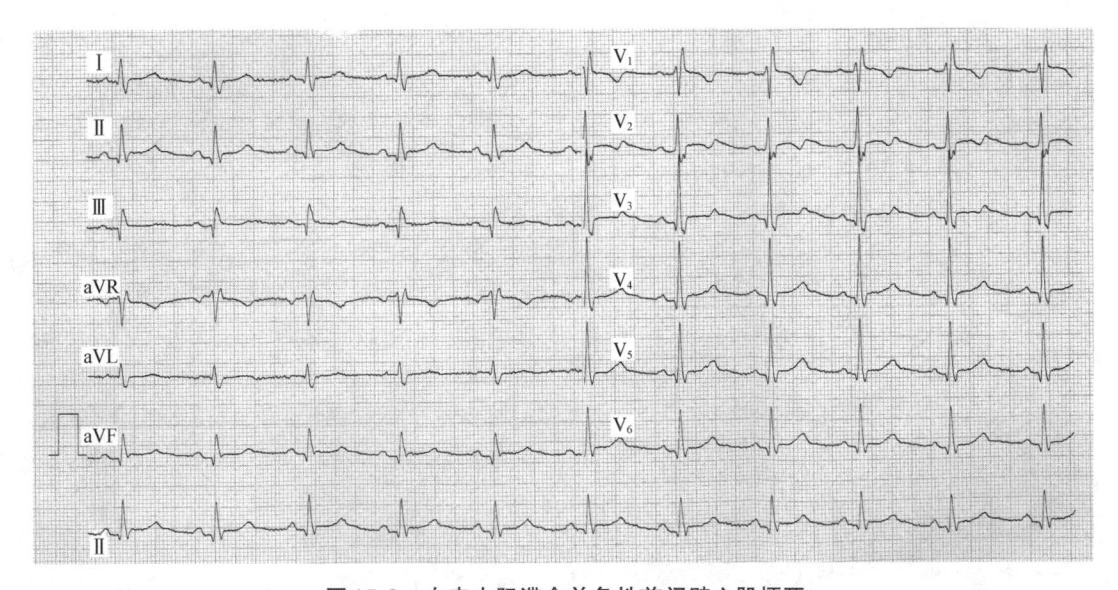

图15-8 右束支阻滞合并急性前间壁心肌梗死

心电图诊断：窦性心律，完全性右束支阻滞，V_1-V_2导联可见ST段弓背抬高

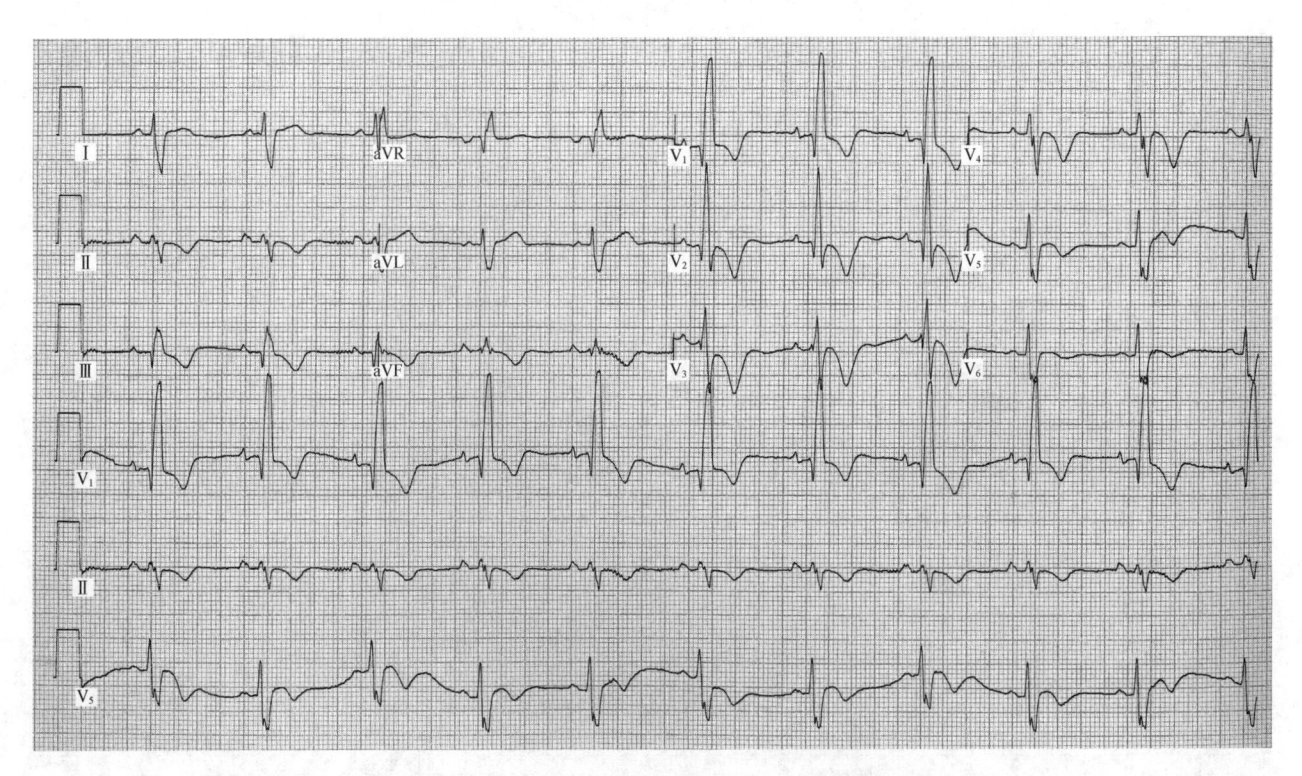

图15-9 完全性右束支阻滞合并前壁+下壁心肌梗死

患者女性，66岁。临床诊断：室上性心动过速射频消融术后；心电图诊断：窦性心律，完全性右束支阻滞，异常Q波，ST改变

三、左束支阻滞

（一）左束支阻滞的心室除极顺序

左束支阻滞粗而短，由双侧冠状动脉分支供血，不易发生传导阻滞。如有发生，大多为器质性病变所致。左束支阻滞时，激动沿右束支下传至右心室前乳头肌根部才开始向不同方向扩布，引起心室除极顺序从开始就发生一系列改变。由于初始室间隔除极变为右向左方向除极，导致Ⅰ、V_5、V_6导联正常室间隔除极波（q波）消失；左心室的除极不是通过浦肯野纤维激动，而是通过心室肌内缓慢传导激动，故使心室除极的时间明显延长；心室除极向量主要指向左后，其QRS向量中部和终末部除极过程缓慢，使QRS主波（R或S波）增宽、粗钝或有切迹。

（二）完全性左束支阻滞的心电图表现

完全性左束支阻滞的心电图表现为：①QRS波群

时间≥120ms；②V₁、V₂导联呈rS波（其r波极小，S波明显加深增宽）或呈宽而深的QS波；Ⅰ、aVL、V₅、V₆导联R波增宽、顶峰粗钝或有切迹；③Ⅰ、V₅、V₆导联q波消失；④V₅、V₆导联R峰时间＞60ms；⑤ST-T方向通常与QRS主波方向相反（图15-10）。

如QRS波群时间＜120ms，称之为不完全性左束支阻滞（图15-11），其图形与左心室肥大的心电图表现十分相似，二者鉴别有时比较困难。左束支阻滞时，额面QRS心电轴可以无变化，或向左上偏移，也可出现电轴右偏。

除了上述典型的心电图表现外，临床上有时可见到不典型的左束支阻滞的心电图表现（图15-12～图15-14）：一种常见的不典型图形是V₅、V₆导联QRS波呈RS型。不过，在Ⅰ、aVL导联常呈典型的R波。此时加做V₇、V₈导联常可记录到典型的R波图形。另一种不典型的表现为在无心肌梗死时，在aVL导联（有时也在Ⅰ导联）可出现q波。

2009年AHA、ACCF和HRS心电图指南对完全性左束支阻滞的心电图表现和诊断标准表述如下：

（1）成人QRS波群时限≥120ms，4～16岁儿童＞100ms，4岁以下儿童＞90ms。

（2）Ⅰ、aVL、V₅和V₆导联出现增宽切迹或粗钝的R波。

（3）Ⅰ、V₅和V₆导联无q波。

（4）V₅和V₆导联R峰时间＞60ms，但V₁、V₂、V₃导联R峰时间正常。

（5）ST-T波的方向通常与QRS波群主波方向相反。

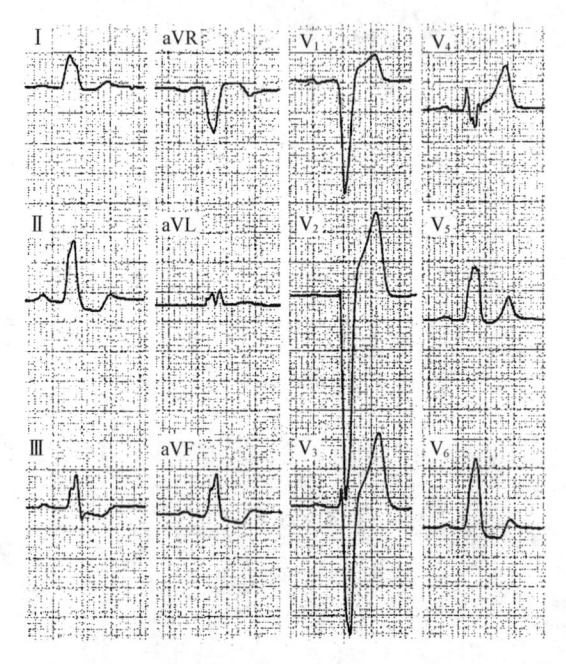

图15-10　完全性左束支阻滞

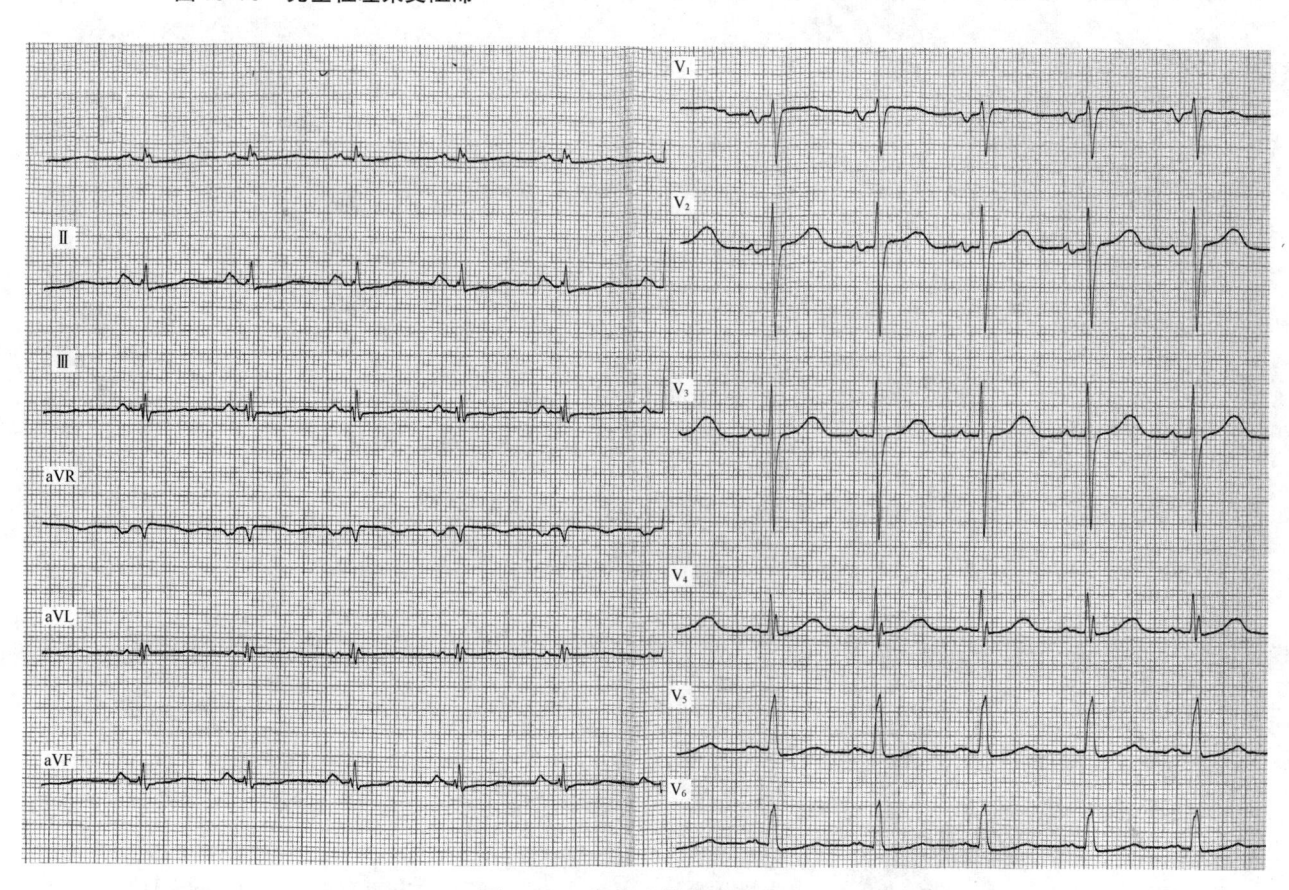

图15-11　不完全性左束支阻滞

患者男性，64岁。心电图诊断：窦性心律，不完全性左束支阻滞

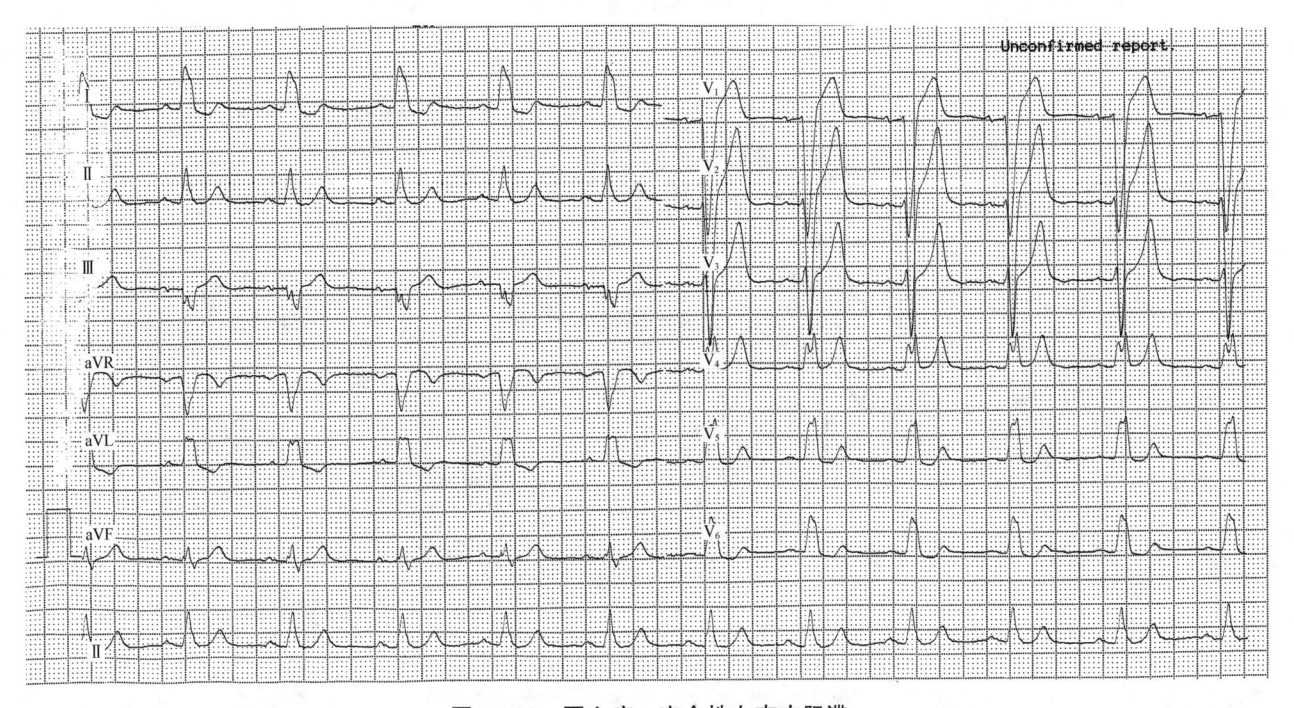

图15-12 冠心病，完全性左束支阻滞

患者男性，63岁。临床诊断：冠心病；心电图诊断：窦性心律，完全性左束支阻滞

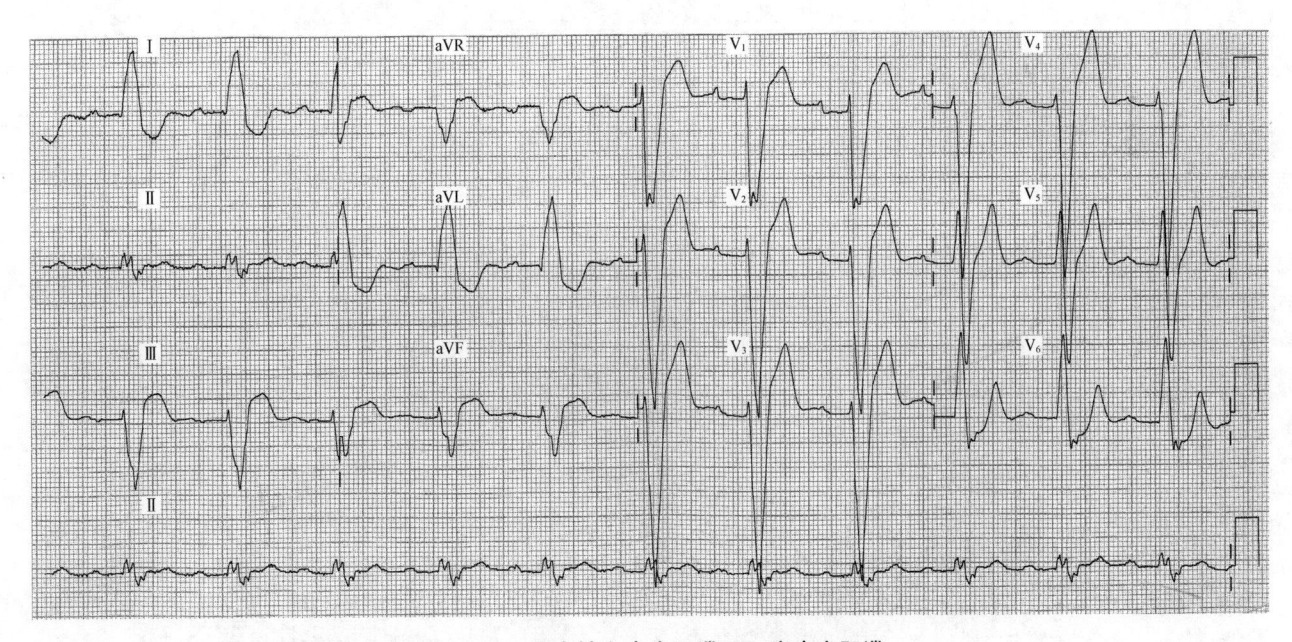

图15-13 完全性左束支阻滞，一度房室阻滞

患者女性，53岁。心电图诊断：窦性心律，一度房室阻滞，完全性左束支阻滞

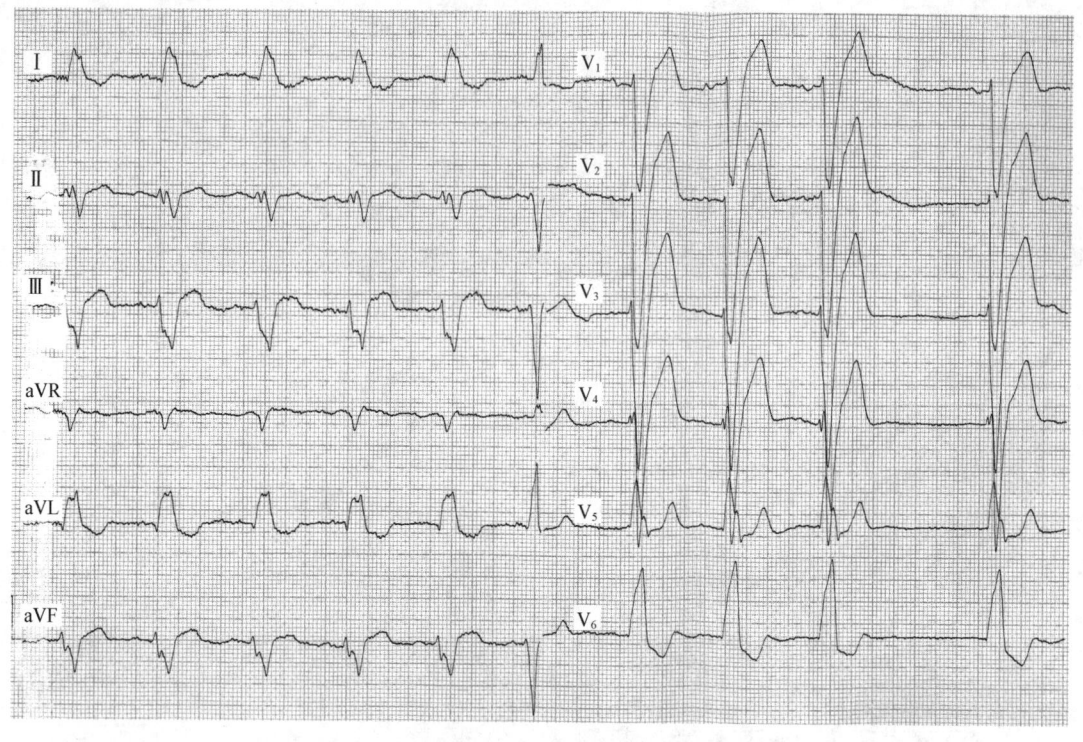

图 15-14　完全性左束支阻滞，室性期前收缩

患者男性，64岁。临床诊断：心肌病；心电图诊断：窦性心律，间歇性完全性左束支阻滞伴室性期前收缩，房性期前收缩未下传

（6）在QRS波群为直立的导联上出现直立T波（正向同向性）可为正常。

（7）在QRS波群为负向的导联上出现ST段压低和（或）T波倒置（负向同向性）应视为异常。

（8）左束支阻滞时，可使额面QRS心电轴向右、向左（或向上）偏移。

（三）左束支阻滞合并心肌梗死

左束支阻滞影响QRS波初始向量，常掩盖心肌梗死的图形特征。因此，在存在左束支阻滞的情况下，准确而可靠地识别出心肌梗死较为困难。

在急性心肌梗死的早期，通过识别ST段的异常偏移和动态演变，有助于判断是否合并急性心肌缺血和（或）心肌梗死（图15-15）。

目前，诊断左束支阻滞合并急性心肌梗死的心电图标准大多采用Sgarbossa标准：①任何导联出现与QRS波主波方向一致的ST段抬高≥0.1mV（5分）；②V$_1$～V$_3$导联中任一导联ST段压低≥0.1mV（3分）；③与QRS波主波方向相反的导联ST段抬高≥0.5mV（2分）。前两项（总分≥3分）诊断左束支阻滞合并急性心肌梗死的特异度可高达90%，阳性预测值达88%。争

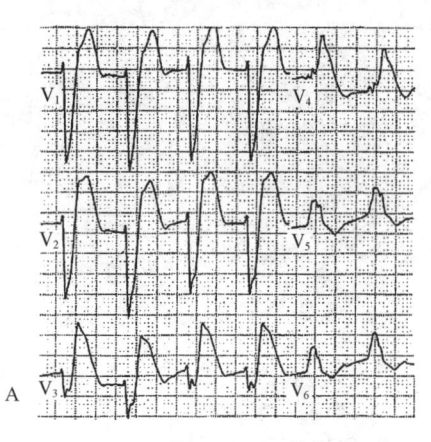

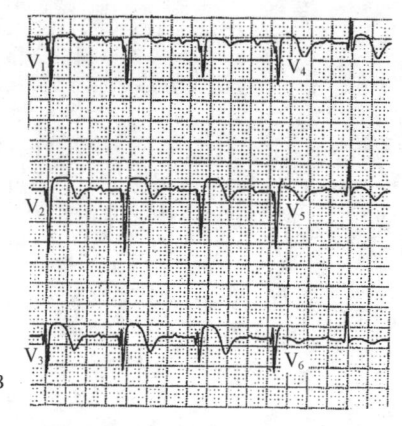

图 15-15　完全性左束支阻滞合并急性前壁心肌梗死

议最多的是第3项标准。临床研究发现，Sgarbossa标准对于最多见的急性前壁、前间壁心肌梗死的诊断敏感性很低。为此，Smith等基于血管造影的研究资料，对第3项Sgarbossa标准提进行了改良，建议左束支阻滞合并前降支闭塞的诊断标准修正为：$V_1 \sim V_4$导联中任一导联ST段抬高幅度与S波振幅的比值≥0.25，应用这一改良标准诊断左束支阻滞合并急性心肌梗死的特异度为97%，敏感度为92%，使左束支阻滞合并前壁、前间壁心肌梗死有了较好的心电图诊断标准。嗣后，Smith等又对Sgarbossa标准进行了进一步修正，提出了ST段抬高的振幅与S波的振幅比值≥0.25，以及ST段压低的振幅与R波的振幅比值≥0.30的改良的Sgarbossa标准，并强调心电图动态演变在急性心肌梗死诊断中的重要性（图15-16A、B）。

下列心电图特征提示左束支阻滞可能合并心肌梗死：

（1）Ⅰ、aVL、V_5、V_6导联出现Q波。

（2）$V_3 \sim V_5$导联S波有宽而深的切迹（≥40ms），又称Cabrera征。

（3）Ⅰ、aVL、V_5、V_6导联R波有宽而深的切迹（≥40ms），又称Chapman征。

（4）Ⅲ和aVF导联出现Q波。

（5）aVF导联Q波时限>50ms。

（四）左束支阻滞合并心室肥大

1. 左束支阻滞合并左心室肥大　在有左束支阻滞的情况下，准确地诊断出左心室肥大较为困难。关于左束支阻滞时是否有必要做出左心室肥大的诊断仍有争议。众多研究发现，大多数左束支阻滞患者都有解剖学上的左心室肥大。目前，尚无一致可接受的左束支阻滞伴有左心室肥大的诊断标准。有学者发现，V_2导联的S波振幅与V_6导联的R波振幅之和>4.5mV，其诊断左心室肥大的敏感度为86%，特异度为100%。另外，左心房异常的P波改变、QRS波群时限>155ms也支持合并有左心室肥大的诊断。

2. 左束支阻滞合并右心室肥大　左束支阻滞常掩盖右心室肥大，使诊断右心室肥大变得十分困难。当某些患者出现QRS心电轴明显右偏而怀疑合并右心室肥大时，心电向量图可提供帮助。

四、非特异性室内阻滞

WHO/ISFC工作组建议：QRS波群时限超过110ms，但心电图图形既不符合左束支阻滞的标准又不符合右束支阻滞的标准，称为非特异性室内阻滞。

2009年AHA、ACCF和HRS心电图指南关于非特异性室内阻滞的定义如下：

（1）成人QRS波群时限>110ms，8～16岁儿童>90ms，8岁以下儿童>80ms，且图形不符合右束支阻滞或左束支阻滞的诊断标准（图15-17）。

（2）若胸导联图形符合右束支阻滞标准，而肢体导联图形符合左束支阻滞标准，或者反之，也定义为非特异性室内阻滞。

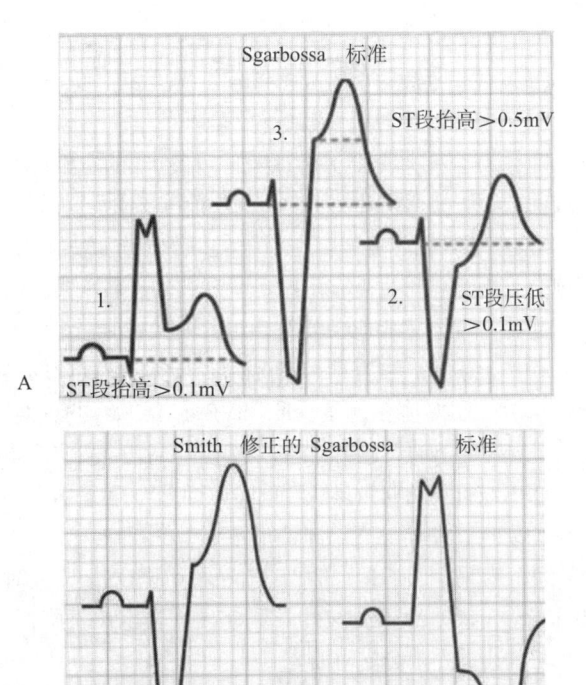

图15-16　左束支阻滞合并急性心肌梗死的心电图标准
A. Sgarbossa标准；B. 改良的Sgarbossa标准

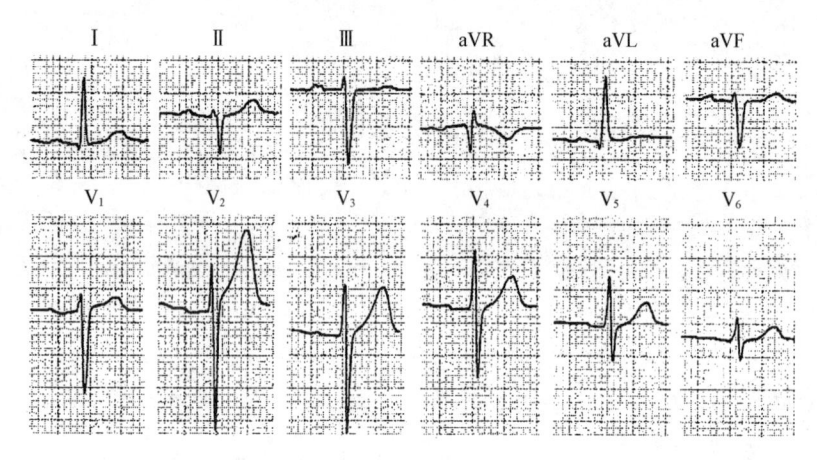

图15-17 非特异性室内阻滞

患者男性，30岁。临床诊断：扩张型心肌病。观察V₁导联QRS波群图形似乎为完全性右束支阻滞，但观察其他导联发现QRS波群增宽的部分并非后半部分，而是全部增宽，因此不能用右束支阻滞解释，该图更不符合左束支阻滞图形，因此应诊断为非特异性室内阻滞

五、分支传导阻滞

正常情况下，心脏激动通过左束支的两个分支同时传导并激动左心室。若其中一个分支发生传导延缓或阻滞可导致左心室激动的不同步，并出现分支阻滞的图形。

（一）左前分支阻滞

左前分支细长，主要由左前降支供血，易发生传导阻滞。左前分支阻滞时，心脏激动沿左后分支下传，首先使左心室后下壁除极，QRS波群初始20ms向量朝向右下方，然后激动通过与前后两分支相吻合的浦肯野纤维传导，使左心室前上壁除极。左前分支阻滞时，QRS波群主向量位于左上方。由于激动仍然通过传导系统扩布，因此QRS波群时限仅轻度延长。

1. 左前分支阻滞的心电图表现 ①额面QRS心电轴在-30°～-90°，以超过-45°有较肯定的诊断价值；②Ⅱ、Ⅲ、aVF导联QRS波群呈rS型，Ⅲ导联S波大于Ⅱ导联S波；Ⅰ、aVL导联呈qR型，aVL导联的R波大于Ⅰ导联的R波；③QRS波群时限轻度延长，但<120ms（图15-18～图15-20）。

需要注意的是，左前分支阻滞可引起胸导联R波递增不良，表现为：V₅、V₆导联S波加深（受QRS终末向上向量的影响），易误认为合并有右心室肥大；偶尔V₁、V₂导联呈QS型（受QRS初始向下向量的影响），易误认为合并有前间壁心肌梗死。

2009年AHA、ACCF和HRS心电图指南推荐的左前分支阻滞的诊断标准如下：

（1）额面QRS心电轴在-45°～-90°。
（2）aVL导联呈qR型。
（3）aVL导联R峰时间≥45ms。
（4）QRS波群时限<120ms。

2. 左前分支阻滞合并心肌梗死 约4%的急性前间壁或前壁心肌梗死患者发生单纯的左前分支阻滞。另外，约5%的心肌梗死患者发生左前分支阻滞伴右束支阻滞。左前分支阻滞也可发生在下壁心肌梗死的患者。当左前分支阻滞合并下壁心肌梗死时，两者可互相掩盖，使诊断变得十分困难，可有两种情况：①下壁心肌梗死图形被左前分支阻滞掩盖，Ⅱ、Ⅲ、aVF导联初始均有r波，Ⅰ导联初始有q波，此时如Ⅲ、aVF、Ⅱ导联r波依次减低（QRS波群初始向量呈顺时针方向运行），提示可能合并下壁梗死；②左前分支阻滞图形被下壁梗死掩盖（多为大面积下壁梗死），Ⅱ、Ⅲ、aVF导联均呈QS波，此时如Ⅱ导联无终末R波，肢体导联QRS波群电压不降低，提示可能合并左前分支阻滞。

（二）左后分支阻滞

左后分支较粗，向下向后散开分布于左心室的隔面，具有双重血液供应，故左后分支阻滞比较少见。左后分支阻滞时，心脏激动沿左前分支下传，首先使左心室前上壁除极，QRS波群初始20ms向量朝向上方，然后激动通过与前后两分支相吻合的浦肯野纤维传导，使左心室后下壁除极。左后分支阻滞时，QRS波群主向量位于右下方。由于激动仍然通过传导系统扩布，因此QRS波群时限仅轻度延长。

左后分支阻滞的心电图表现为：①额面QRS心电轴在+90°～+180°，以超过+120°有较肯定的诊断价值；②Ⅰ、aVL导联QRS波群呈rS型，Ⅲ、aVF导联呈qR型，且q波时限<25ms；Ⅲ导联R波大于Ⅱ导联

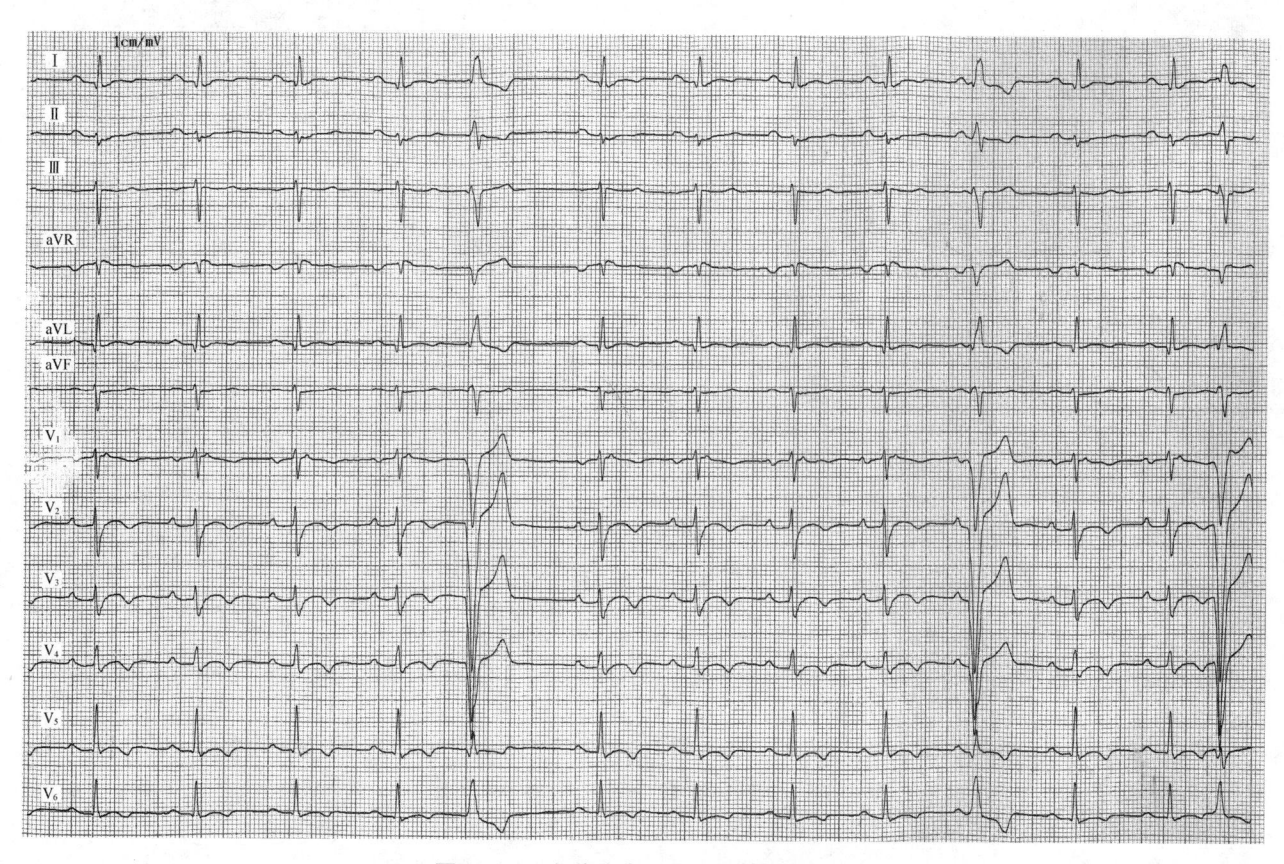

图 15-18 左前分支阻滞，室性期前收缩

心电图诊断：窦性心律，左前分支阻滞，室性期前收缩，胸前导联ST-T改变

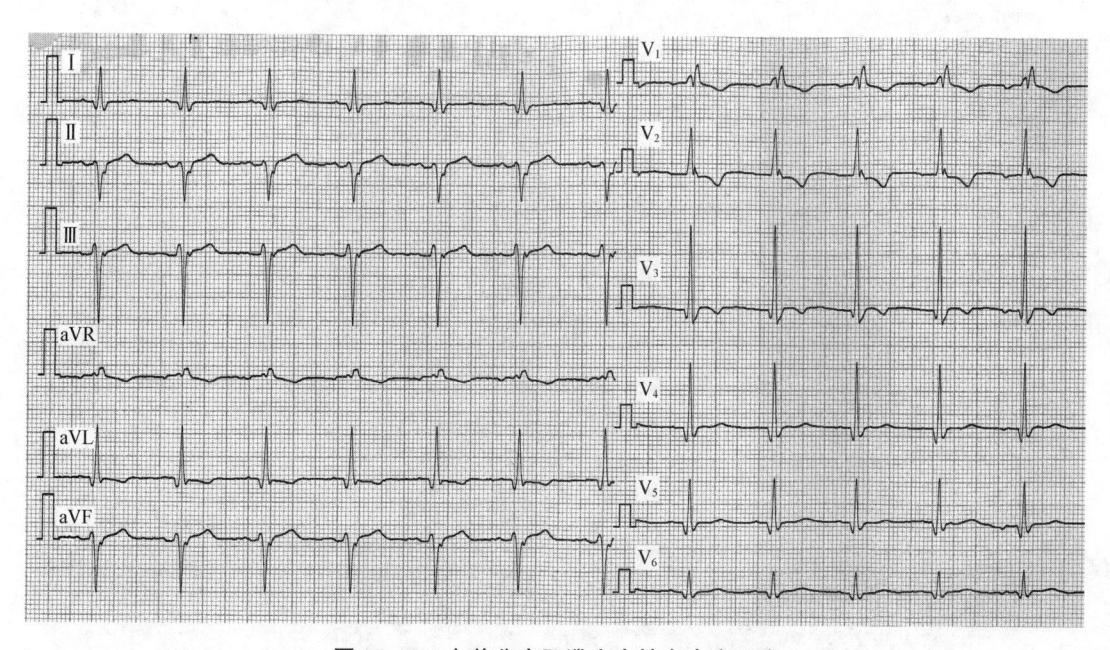

图 15-19 左前分支阻滞完全性右束支阻滞

患者男性，34岁。心电图诊断：窦性心律，左前分支阻滞，完全性右束支阻滞

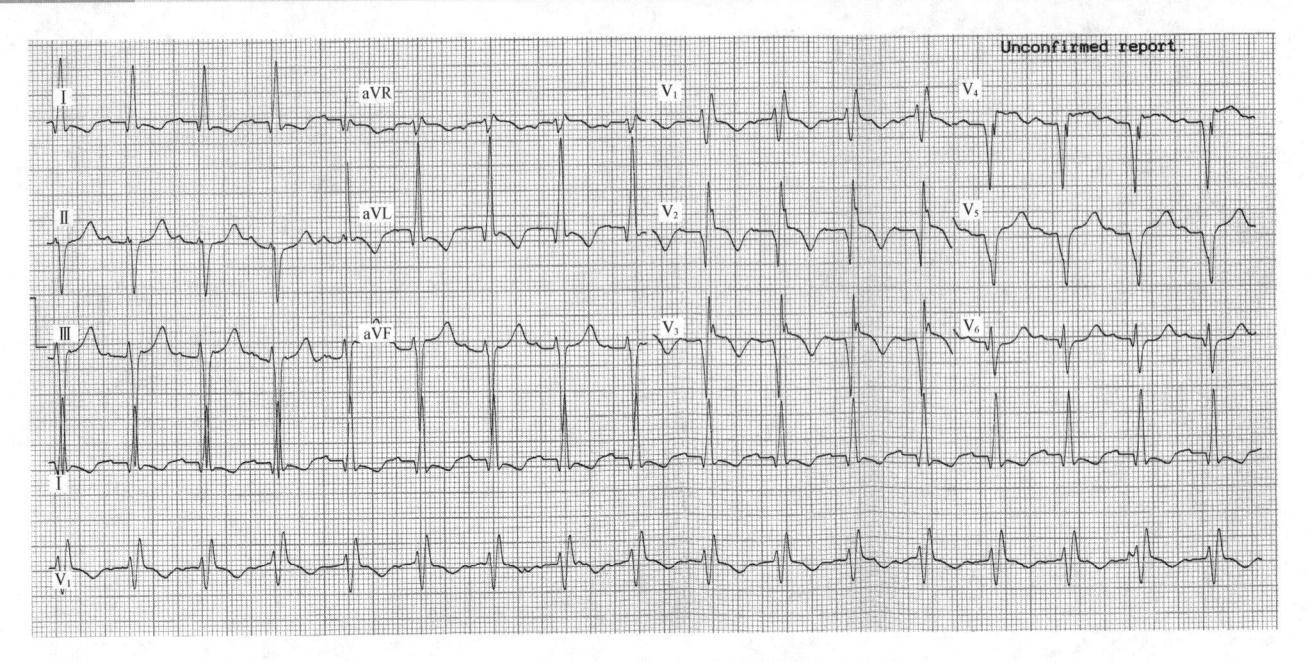

图 15-20 左前分支阻滞合并完全性右束支阻滞

患者男性，80岁。临床诊断：冠脉旁路移植术后；心电图诊断：窦性心律，左前分支阻滞，完全性右束支阻滞，异常Q波，ST-T改变

R波；③QRS时间＜120ms（图15-21）。临床上诊断左后分支阻滞时应首先排除引起心电轴右偏的其他原因。

2009年AHA、ACCF和HRS心电图指南推荐的左后分支阻滞的诊断标准如下：

（1）成人额面QRS心电轴在＋90°～＋180°。
（2）aVL导联呈rS型。
（3）Ⅲ和aVF导联呈qR型。
（4）QRS波群时限＜120ms。

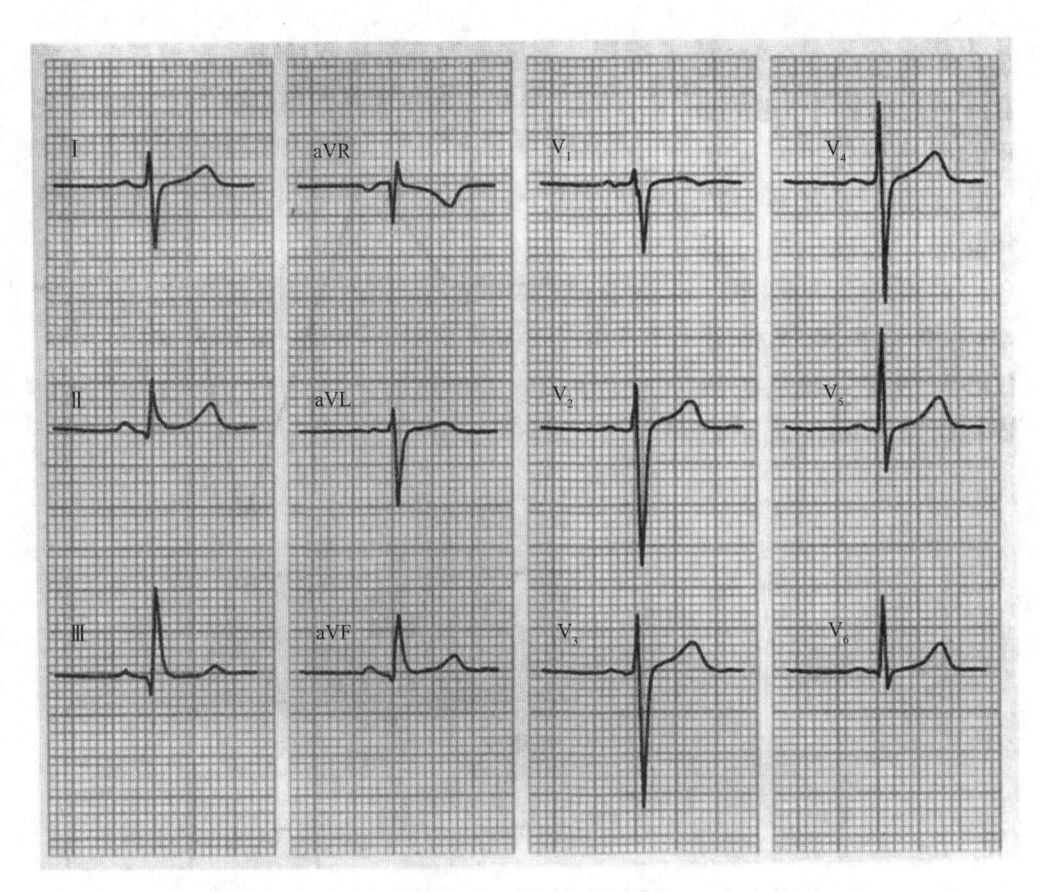

图 15-21 左后分支阻滞

（吴 杰）

参 考 文 献

[1] 方丕华，张澍.中国心电图经典与进展.北京：人民军医出版社，2010.

[2] Willems JL, Robles de Medina EO, Bernard R, et al.Criteria for intraventricular conduction disturbances and pre-excitation: World Health Organization/International Society and Federation for Cardiology Task Force Ad Hoc.J Am Coll Cardiol, 1985, 5: 1261-1275.

[3] Surawicz B, Childers R, Deal BJ, et al.Recommendations for the standization and interpretation of the electrocardiogram, part Ⅲ: Intraventricular Conduction Disturbances: a scientific statement from the American Heart Association Electrocardiography and Arrhythmias Committee, Council on Clinical Cardiology; the American College of Cardiology Foundation; and the Heart Rhythm Society.J Am Coll Cardiol, 2009, 53: 976-981.

[4] Hancock EW, Deal BJ, Mirvis DM, et al.Recommendations for the standization and interpretation of the electrocardiogram, part Ⅴ: Electrocardiogram changes associated with cardiac chamber hypertrophy: a scientific statement from the American Heart Association Electrocardiography and Arrhythmias Committee, Council on Clinical Cardiology; the American College of Cardiology Foundation; and the Heart Rhythm Society.J Am Coll Cardiol, 2009, 53: 992-1002.

[5] Wagner GS, Macfarlane P, Wellens H, et al.Recommendations for the standization and interpretation of the electrocardiogram, part Ⅵ: Acute ischemia/infarction: a scientific statement from the American Heart Association Electrocardiography and Arrhythmias Committee, Council on Clinical Cardiology; the American College of Cardiology Foundation; and the Heart Rhythm Society.J Am Coll Cardiol, 2009, 53: 1003-1011.

[6] Surawicz B, Knilans TK. Chou's Electrocardiography in Clinical Practice.5th ed, Philadelphia: W.B.Saunders Company, 2001.

[7] Kligfield P, Gettes LS, Bailey JJ, et al.Recommendations for the standization and interpretation of the electrocardiogram, part Ⅰ: the electrocardiogram and its technology: a scientific statement from the American Heart Association Electrocardiography and Arrhythmias Committee, Council on Clinical Cardiology; the American College of Cardiology Foundation; and the Heart Rhythm Society.J Am Coll Cardiol, 2007, 49: 1109-1127.

[8] Mason JW, Hancock EW, Gettes L, et al.Recommendations for the standization and interpretation of the electrocardiogram, part Ⅱ: electrocardiography diagnostic statement list: a scientific statement from the American Heart Association Electrocardiography and Arrhythmias Committee, Council on Clinical Cardiology; the American College of Cardiology Foundation; and the Heart Rhythm Society.J Am Coll Cardiol, 2007, 49: 1128-1135.

第16章

逸搏心律和加速的自律性节律

一、逸搏和逸搏心律

当窦房结受到抑制不能产生激动或激动频率减低，或窦房传导阻滞、房室传导阻滞等造成基本心搏延迟发生时，其他自律性较低的潜在的低位起搏点便发出激动，形成心搏或心律，仅发生1～2次心搏者称为逸搏，如发生3次或3次以上则称为逸搏心律。

逸搏与逸搏心律系被动性异位心律，具有生理性保护作用，可防止由于停搏造成严重的血流动力学障碍，可为一过性或持久性。随着人工心脏起搏器的广泛应用，逸搏心律明显减少。

根据心脏起搏点的自律性强度，将逸搏和逸搏心律分为4级。

自律性强度1级：过缓的逸搏及过缓的逸搏心律。

自律性强度2级：逸搏及逸搏心律。

自律性强度3级：加速的逸搏及加速的逸搏心律（加速的自主性节律）。

自律性强度4级：期前收缩及阵发性心动过速。

根据起搏点部位不同，分为窦性、房性、房室交界性、室性逸搏或逸搏心律4种，以交界性逸搏或逸搏心律多见，其临床意义取决于原发疾病的性质。

（一）窦性逸搏和窦性逸搏心律

有学者主张，在一份心电图上只要看到窦性P波，不论其数目多少，也不管它是否伴有传出阻滞等，都应诊断为窦性心律。我们认为，心电图上偶尔出现1个或连续出现2个窦性P波，频率在60～100次/分，应称为窦性逸搏。窦性逸搏连续出现3次或3次以上，才称为窦性逸搏性心律，即正常窦性心律。

1.产生机制　基本心律为房性、交界性，若异位心律的频率大于100次/分，窦房结将被抑制而不出现窦性心律。当异位心律突然终止以后或伴有房-窦传入阻滞的情况下，窦房结才摆脱异位心律的抑制，暂时发放1次或连续2次窦性激动，形成窦性逸搏。每间隔1～2次窦性心搏之后，再次发作为异位心动过速。

2.心电图特征　在异位心律或异位心动过速中夹有1个或连发的2个窦性心搏，其频率在60～100次/分。异位心动过速消失以后，窦房结又按自身节律发放激动，恢复窦性心律（图16-1）。

3.心电图诊断　过去将1份心电图上偶尔见到的1次或2次的窦性P波，称为窦性心律，实际上并没有形成窦性心律。只要单个或成对出现的窦性P波不是由窦房阻滞引起者，逸搏周期在0.60～10s，即可诊断窦性逸搏。

4.临床意义　窦性逸搏的存在，标志着窦房结有正常的起搏功能，造成窦性逸搏的原因是原发性心律失常所致。当原发性心律失常得到控制以后，正常窦性心律自然恢复。

（二）窦房交界性逸搏和窦房交界性逸搏心律

起源于窦房交界区的逸搏，称为窦房交界性逸搏。连续发生3次或3次以上窦房交界性逸搏，称为窦房交界性逸搏心律（图16-2）。

1.产生机制　正常情况下，窦房交界区起搏点的激动在尚未形成之前，已被窦性心律所抑制。当窦房结发放激动的频率过慢时，窦房交界区起搏点以其自身所固有的频率和速率发放激动，形成窦房交界性逸搏。

2.心电图特征　当窦性心律的频率减慢，或在窦性心律不齐的慢相及窦性心动过缓时，出现1个或连续出现与窦性P波相同或略有不同的P′波，联律间期在600～1000ms。

窦房交界性逸搏是心脏的一种保护机制，在窦房结不能发放激动的情况下，窦房交界区起搏点取而代之，避免了心脏出现短暂的停搏。

（三）房性逸搏与房性逸搏心律

房性起搏点被动性地发放1次或连续2次激动，其逸搏周期在50～60次/分者，称为房性逸搏。房性逸搏连续出现3次或3次以上，称为房性逸搏心律。

1.产生机制　当窦性发放激动的频率过缓、停搏及窦房传导阻滞时，为避免心脏停搏，心房内起搏点被动

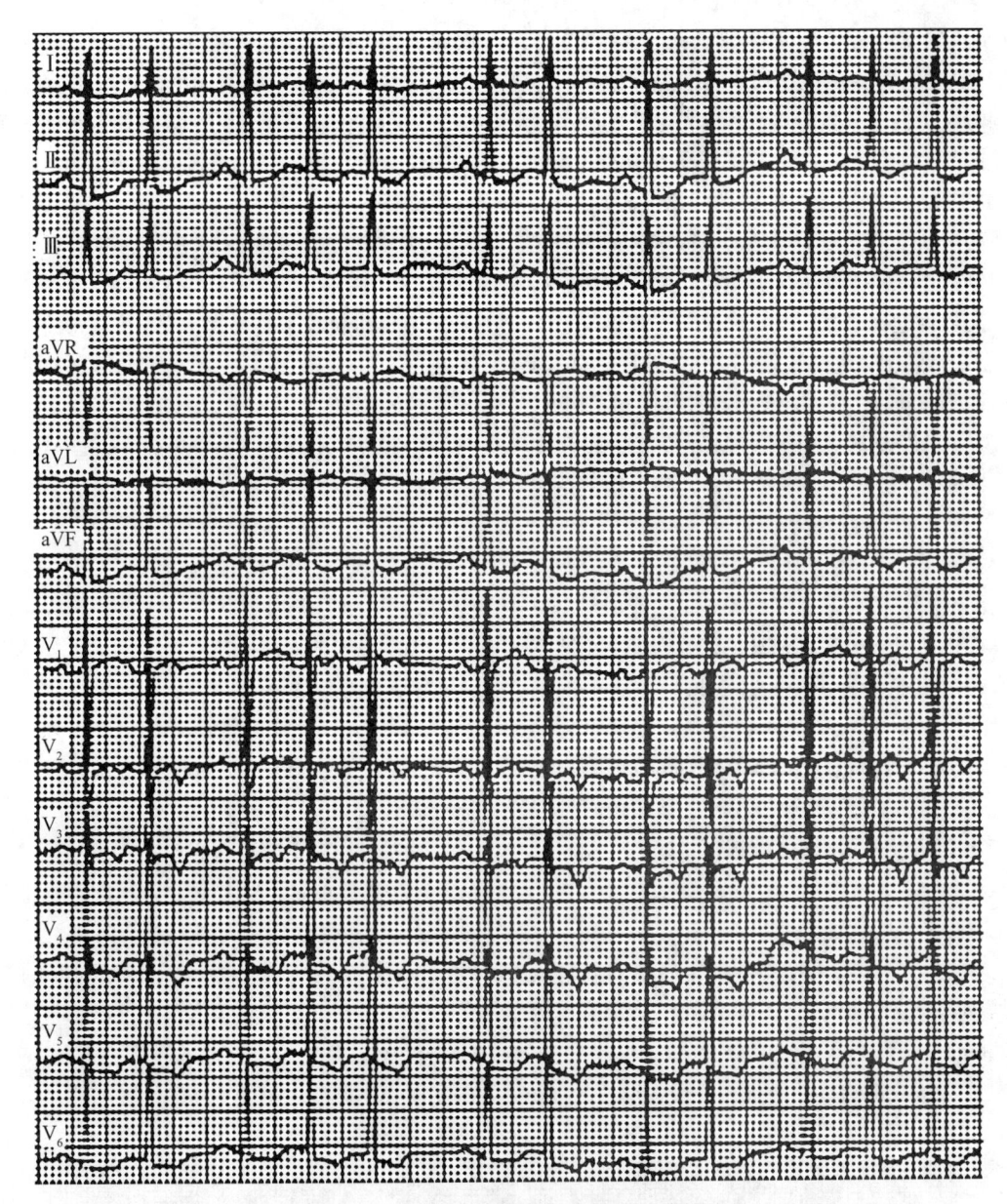

图16-1 窦性逸搏伴频发房性期前收缩

患者男性，67岁，冠心病、三支病变。高大P波，考虑起源于窦房结。未见连续出现的窦性P波，无法确定真实的窦性频率。有频发房性期前收缩，连续出现3个P'波，形成短阵房性心动过速，第3个P'波未下传心室。Ⅰ、Ⅱ、aVF、V₃～V₆导联ST段呈下斜形下降0.10～0.125mV，伴T波低平或倒置

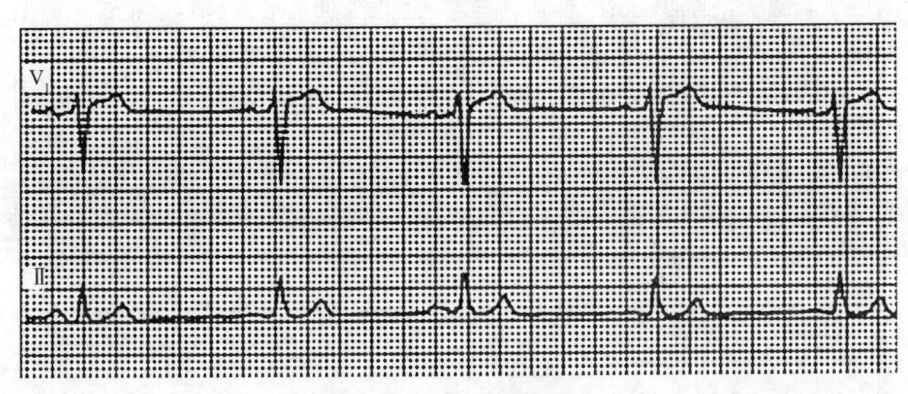

图16-2 窦房交界性逸搏

第3个心搏的P'波与众不同，为窦房交界性逸搏。逸搏周期1130ms。基本心律为窦性心动过缓

地发放1次或连续2次激动，形成房性逸搏。连续3次或3次以上房性逸搏，称为房性逸搏心律。房性逸搏心律起搏点周围无保护性传入阻滞机制，窦性心律的频率或交界性心律的频率加快后，房性起搏便受到抑制。各种逆行窦房结的期前收缩所产生的代偿间歇、心动过速、心房扑动或心房颤动终止以后所致的长间歇，都为房性逸搏的形成创造了条件。在临床心电图诊断工作中，房性逸搏不像交界性逸搏多见，其原因是：①不少学者将心房下部逸搏、左心房逸搏统统归入交界性逸搏的范围。②窦房结受抑制时，心房起搏点也往往受到了抑制。③将房性逸搏判为非时相性房内差异传导。我们在Holter监测中发现，房性逸搏并非罕见，甚至比室性逸搏还常见，只是不如室性逸搏容易诊断。

2. 心电图特征　房性逸搏常出现两阵窦性或两阵异位心律之间。其特征为：延迟出现的单次或成对、或一系列的P-QRS-T波群为房性P′波的形态与窦性P波不同，P′波形态可以呈多种类型，视起搏点在心房内的不同部位而定。P′R间期>120ms，合并一度房室传导阻滞时，P′R间期>210ms。有时在房性逸搏刚刚出现时，又发生了交界性或室性逸搏。P′波形态在两种以上者，为多源性房性逸搏。逸搏周期在1000～1200ms（图16-3）。

3. 心电图诊断及鉴别诊断

（1）房性逸搏的诊断条件：①延缓出现的单次或成对房性搏动，P′波形态与窦性P波不同。②逸搏周期1000～1200ms，频率50～60次/分。

（2）房性逸搏心律的诊断条件：①房性逸搏连续3次或3次以上。②心房率50～60次/分。只要房性P′波连续出现3次或3次以上，不论P′波是否因干扰未下传心室，还是由阻滞引起的，只要具备上述两条，即可诊断房性逸搏心律。③心房内标测激动起源于心房，即可肯定诊断。

（3）定位：房性逸搏心律的P′波形态与窦性P波不同。

①激动起源于右心房上部：P′波形态与窦性P波大同小异。Ⅰ、Ⅱ、aVF、V₃～V₆导联P′波直立，aVR导联P′波倒置。

②右心房下部逸搏心律：Ⅰ、aVL、V₄～V₆导联P′波直立，Ⅱ、Ⅲ、aVF导联P′波倒置，aVR导联P′波可直立、低平、双向或倒置。

③左心房前上部逸搏心律：Ⅰ、V₁～V₆导联P′波倒置，Ⅱ、Ⅲ、aVF导联P′波直立。

④左心房前下部逸搏心律：Ⅰ、V₁～V₆、Ⅱ、Ⅲ、aVF导联P′波倒置。

⑤左心房后上部逸搏心律：Ⅰ、V₄～V₆导联P′波倒置，Ⅱ、Ⅲ、aVF导联P′波直立，V₁导联P′波呈圆顶标枪形。

⑥左心房后下部逸搏心律：Ⅰ、V₄～V₆、Ⅱ、Ⅲ、aVF导联P′波倒置，V₁导联P′波呈圆顶标枪形。

不论激动起源于心房的任何部位，P′R间期均≥120ms。合并预激综合征者，P′R间期<120ms。

（4）与窦性心律竞争者：窦性心律与房性逸搏心律相互转换，房性逸搏心律的频率在50～60次/分。多在窦性心律缓慢，低于60次/分时出现，又于窦性心律

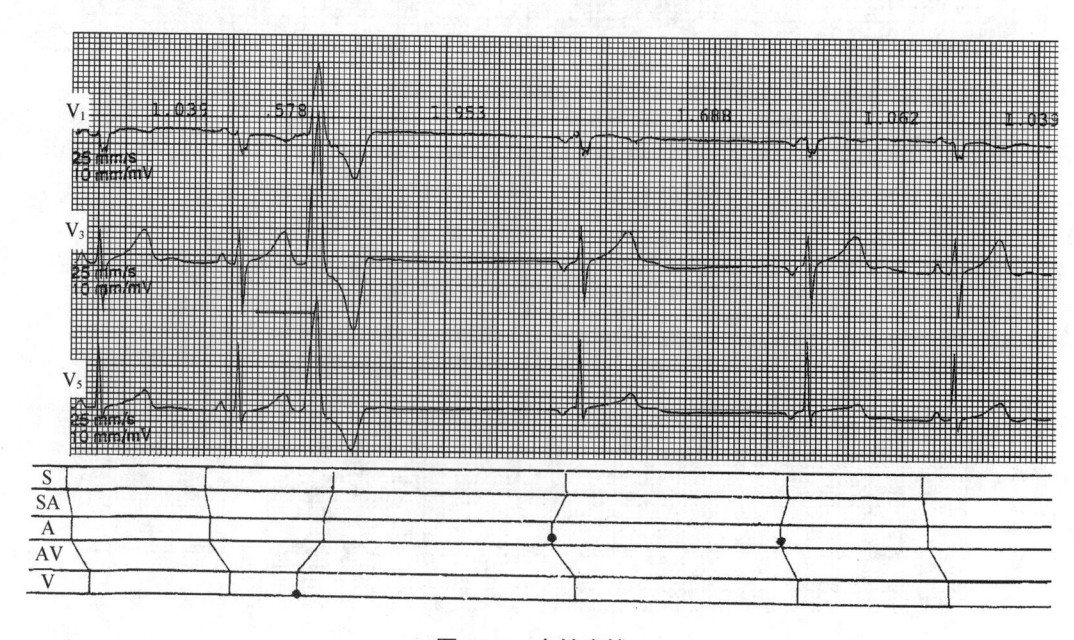

图16-3　房性逸搏

室性期前收缩后长代偿间歇后发生连续2个房性逸搏

高于60次/分时消失。部分患者立位或活动后立即记录心电图显示窦性心律，卧位时又转为房性逸搏心律。两种节律的频率近乎相等或完全相同时，可形成房性融合波或干扰性心房内脱节。

（5）不伴有窦性竞争者：房性心律的频率在50～60次/分，不见窦性P波。

如站立等变换体位或运动也不能诱发出窦性心律，多次复查心电图以及Holter监测始终显示单一的房性逸搏心律。在不同时间记录到的心房率可有变化，或由房性逸搏心律转为加速性逸搏心律（图16-4，图16-5）。

房性心律的P'R间期在120～200ms，合并预激综合征者，P'R间期＜120ms。

房性逸搏心律伴一度房室传导阻滞者P'R间期延长＞210ms。合并二度Ⅲ型房室传导阻滞时，表现为P'R间期固定加心室漏搏。合并高度房室传导阻滞时，50%以上P'波未能下传心室。合并几乎完全性房室传导阻滞时，偶有P'波夺获心室。合并完全性房室传导阻滞者，P'与QRS波群无关系。此时的心脏由两个起搏点所控制。房性逸搏控制心房，交界性或室性激动控制心室。

多数房性逸搏心律的QRS-T正常。部分患者可有束支阻滞、预激综合征等。

（6）鉴别诊断：房性逸搏与窦性逸搏的不同点是，前者P'波形态与窦性P波不同，后者P波来自窦房结，具有窦性P波的特征。

4.临床意义 房性逸搏的出现，表明心脏有潜在的逸搏起搏能力。它本身并无重要临床意义，主要取决于原发性心律失常。

（四）交界性逸搏与交界性逸搏心律

延缓出现的单个或成对的交界性搏动，其频率在40～60次/分者，称为交界性逸搏。交界性逸搏连续出现3次或3次以上，称为交界性逸搏心律。在各种类型的逸搏心律中，以交界性逸搏心律最为常见。

1.产生机制 交界性逸搏常见于窦性停搏、窦性心动过缓、窦性心律不齐的慢相、窦房传导阻滞、二度房室传导阻滞、期前收缩、心动过速、心房扑动或心房颤动所致的心室长间歇后发生。当房室交界区起搏点摆脱频率抑制的情况下，它便于舒张4时相产生自动除极化，形成交界性逸搏。窦性心律的速率加快以后，交界区起搏点受到抑制，交界性逸搏消失。窦房传导阻滞、窦性停搏、房室传导阻滞时，为交界性逸搏的形成创造了条件。与房室传导阻滞并存时，将出现完全性或不完全性阻滞性房室脱节。室上性激动夺获心室时，可引起交界性逸搏心律的节律重整。交界性逸搏心律也可伴传出阻滞，发生交界性QRS波群，伴有逆向阻滞时出现心房漏搏。在Holter监测中观察到交界性逸搏周期在不同时间内可不相等，变动在1000～1500ms。

逸搏起搏点位于房结区、结-希区或希氏束内，起搏点具有自动除极化的性能，舒张4时相到达阈电位后，即可产生动作电位，形成并发放1次交界性激动，一系列交界性激动传向心房或心室，产生交界性逸搏心律。

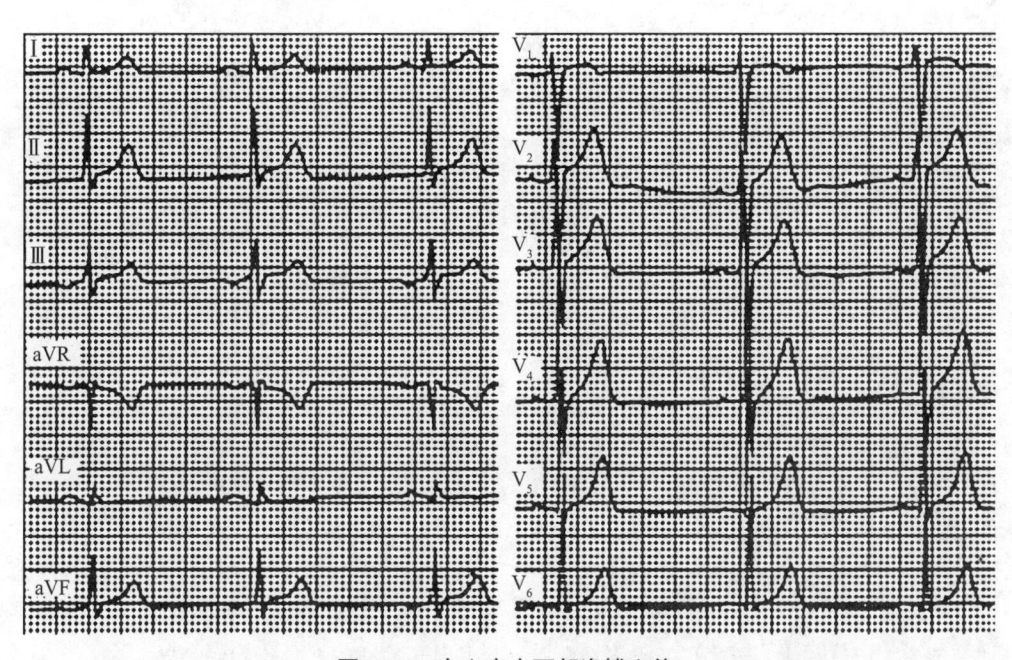

图16-4 右心房中下部逸搏心律

Ⅰ、aVL、V₃～V₆导联P'波直立，Ⅱ导联P'波平坦，Ⅲ、aVR、aVF、V₁导联P'波倒置，P'R间期140ms，心率58次/分，为右心房中部逸搏心律

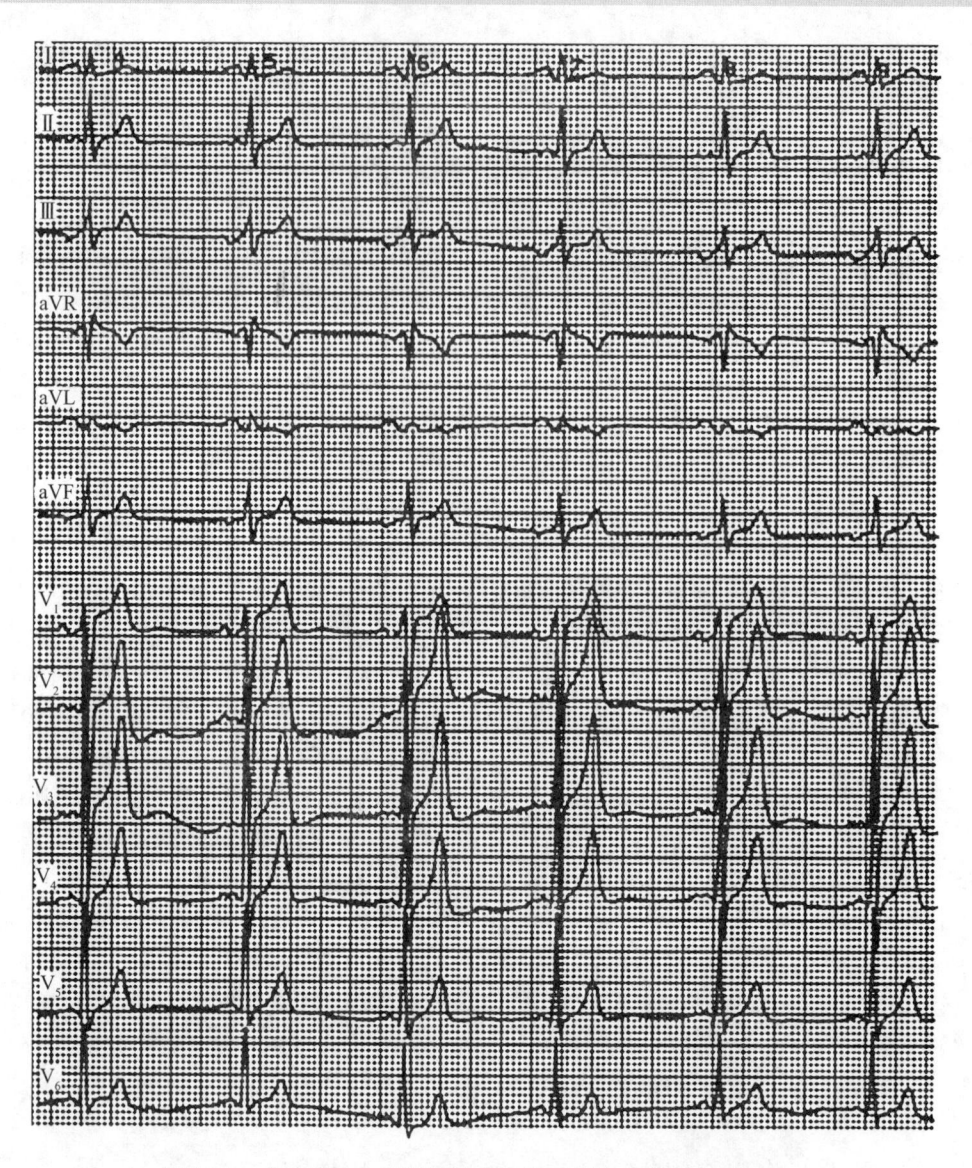

图16-5 右心房中、下部逸搏心律伴不全性心房内传导阻滞

Ⅰ、aVL、V₁~V₆导联P'波直立，时间120ms，为不全性心房内传导阻滞；Ⅲ、aVF导联P'波倒置，P'R间期160ms，提示右心房下部逸搏心律

发自交界区的激动，具有双向传导的特征：向上逆行传导至心房，乃至窦房结，并引起窦房结起搏点节律重整；向下传导至心室，引起心室激动。

逆行P'波可位于QRS波群前、中、后。PR间期与RP间期的时间关系，取决于激动逆传或前传的速度及起搏点的位置。如起搏点位于交界区上部，逆向传导激动心房的时间早于心室，P'波位于QRS波群之前。如起搏点位于交界区下部，心室先激动，P'波位于QRS波群之后。不论起搏点位于何处，只要逆传速度快于前传速度，P'波就位于QRS波群之前；反之，前传速度快于逆传速度时，P'波则出现于QRS波群之后。

交界性逸搏的激动逆传阻滞，引起P'波脱落，交界性QRS波群前、中、后无P'波，也可发生前向阻滞引起QRS波群漏搏，仅出现交界性逆行P'波。

2.心电图特征

（1）交界性P'与QRS波群表现以下几种：①交界P'位于交界性QRS波群之前，PR间期<120ms。②交界性P'位于交界性QRS波群之中，可使QRS波群形、时间发生改变。③交界性P'位于交界QRS波群之后。④无逆行P'波，提示室房传导阻滞。⑤有交界性P'波，无交界性QRS波群，说明有房室传导阻滞。⑥交界性逸搏与窦性或房性激动形成房性融合波。⑦交界性QRS波群之前有被干扰的窦性P波。⑧交界性QRS波群：起搏点位于房室交界区的中心、下传的QRS-T波群与窦性QRS-T完全相同；交界性逸搏的QRS-T波群形态伴非时相性室内差异传导而畸形。

（2）逸搏周期：交界性逸搏周期在1000~1500ms，其频率40~60次/分（图16-6~图16-10）。

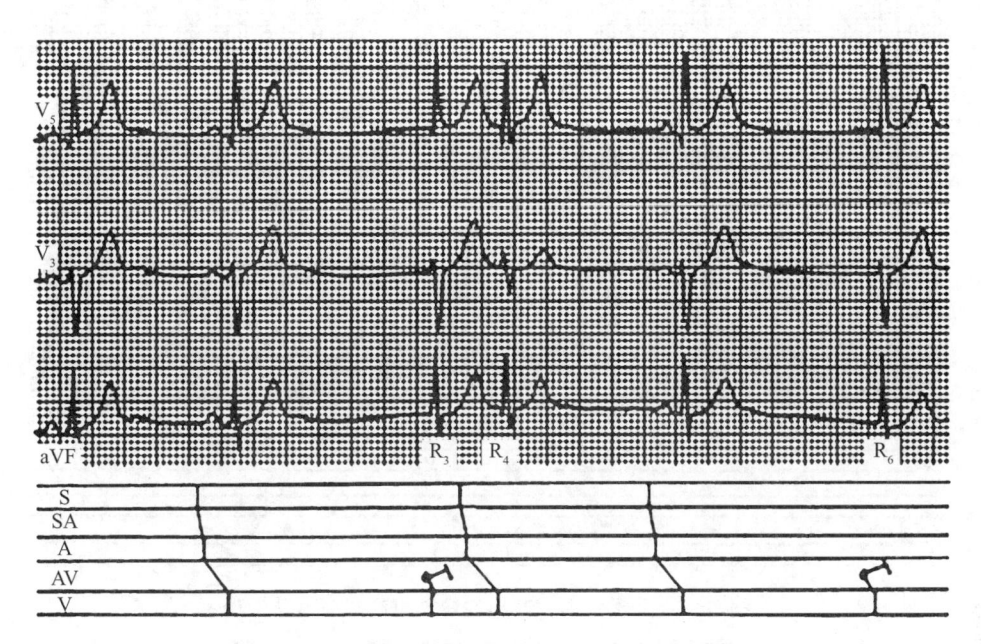

图16-6　交界性逸搏出现于窦性心律不齐的慢相

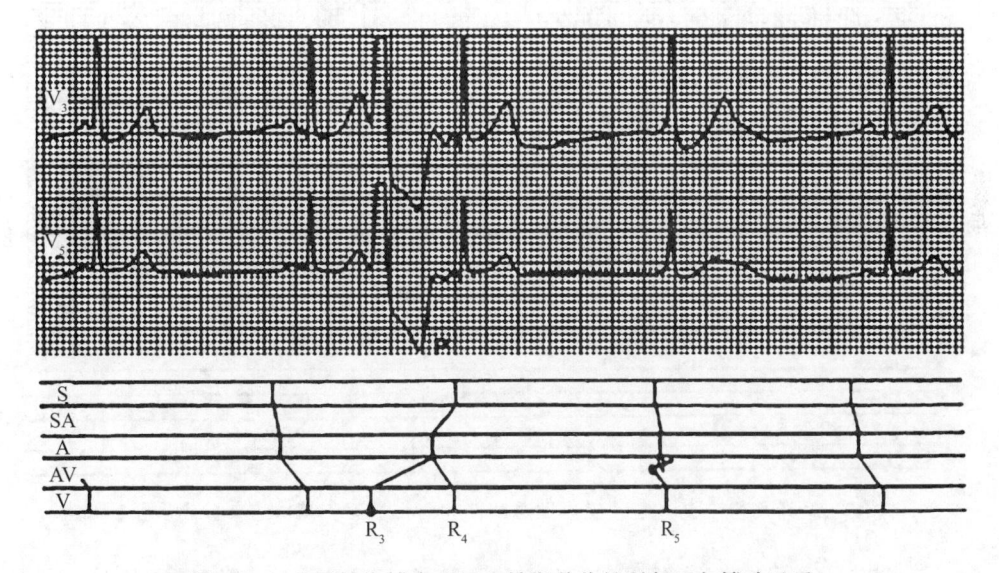

图16-7　交界性逸搏出现于室性期前收缩引起反复搏动以后

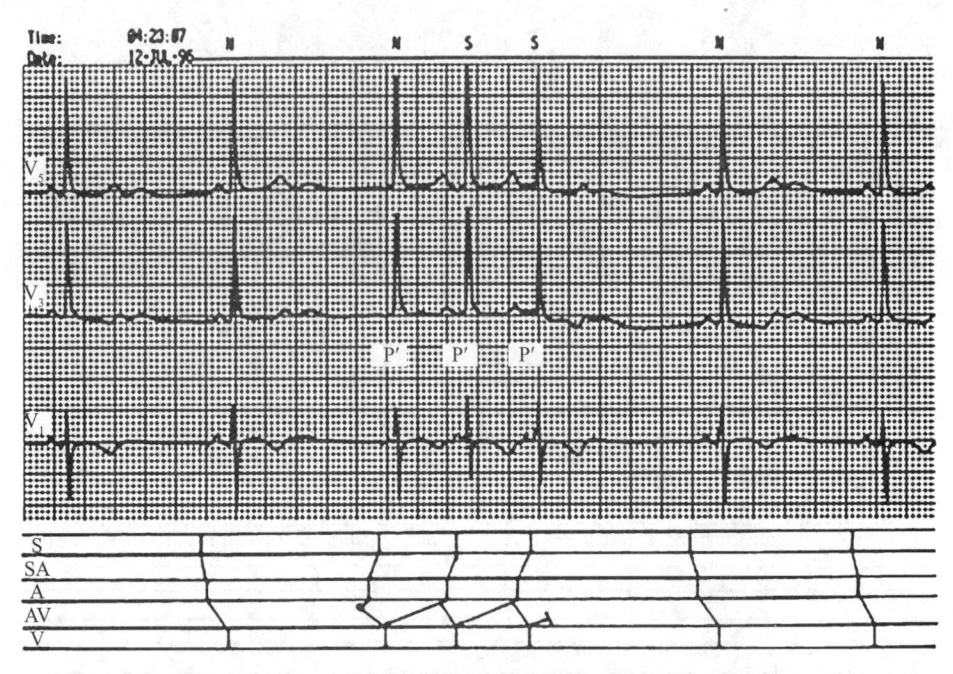

图16-8 窦性停搏、交界性逸搏引起成对反复搏动

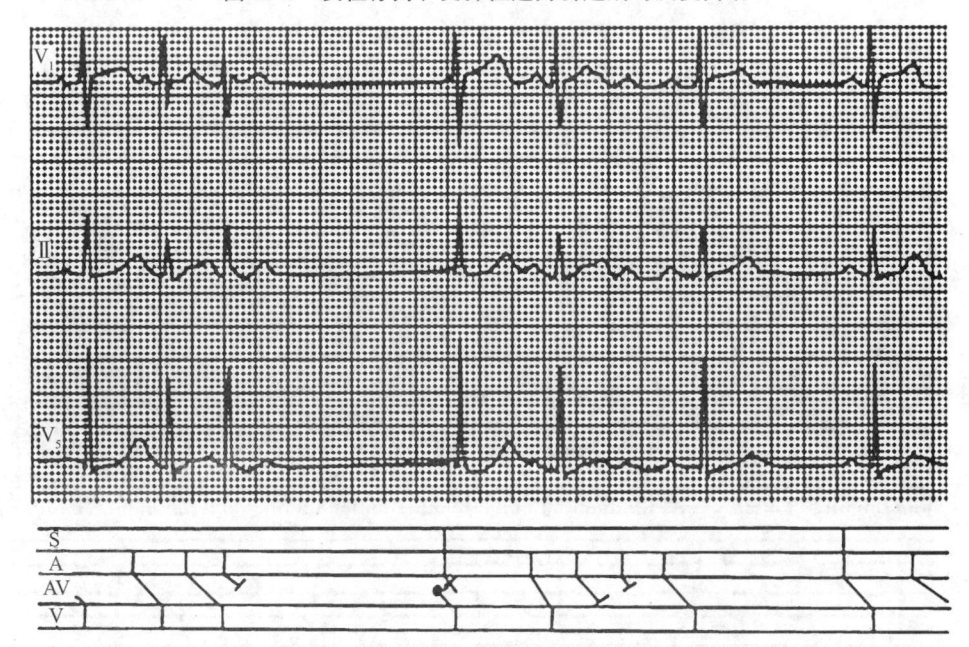

图16-9 短阵房性心动过速、交界性逸搏伴非时相性室内差异传导，出现于P波上

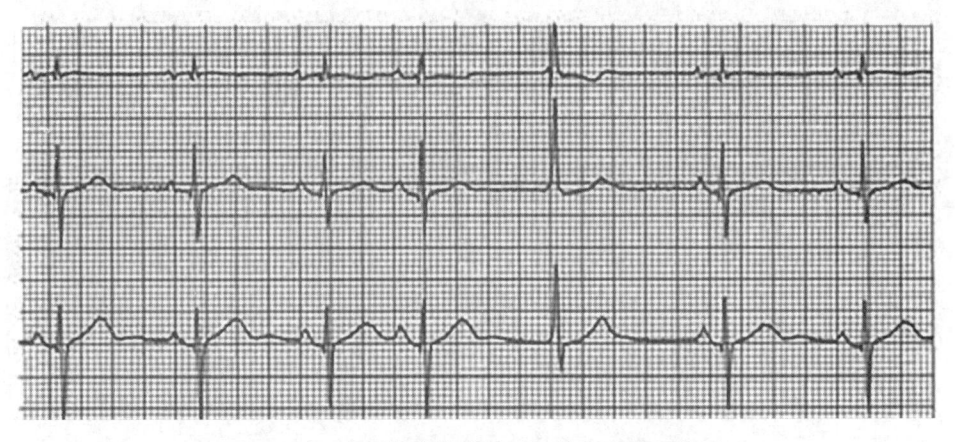

图16-10 交界性逸搏伴非时相性室内差异传导

（3）与窦性心律竞争者：①窦性心律与交界性逸搏心律竞争，两种心律呈阵发性出现。窦性心律出现时，交界性逸搏心律消失，或交界性逸搏心律出现时，窦性心律消失。交界性逸搏心律出现于窦性心律不齐的慢相，两种心律并存时，如果频率近乎相等或完全相等，可形成干扰性房室脱节或干扰性心房内脱节。窦性心动过速与交界性逸搏心律并存，则形成阻滞性房室脱节。②交界性心率40～60次/分。③P′与QRS波群的关系。逆行P′波位于交界性QRS波群之前，P′R间期<120ms，逆行P′波位于交界性QRS之中。逆行P′波位于交界性QRS之后。伴有室房阻滞或干扰者，无逆行P′波。④交界性QRS波群。与窦性QRS波群相同；伴时相性室内差异传导而变形。⑤节律。多数情况下交界性逸搏心律的节律是匀齐的。少数情况下也可出现交界性逸搏心律伴不齐（图16-11～图16-13）。

（4）与房性快速心律失常并存：房性心动过速、心房扑动、心房颤动合并高度、几乎完全性及完全性房室传导阻滞者，控制心室的节律，大多是交界性逸搏心律。其特征是：①有房性快速心律失常。②RR周期匀齐，心室率40～60次/分。③QRS波群为交界性，QRS时间60～100ms，合并束支传导阻滞者则宽大畸形，呈束支传导阻滞及其分支阻滞图形。④房波与室波无关系。

（5）双重交界性逸搏心律：房室交界区上部下部同时存在两个起搏点，各自以自身节律和速率发放一系列激动，分别控制心房或心室的活动，形成双重交界性逸搏心律。交界性P′波的频率与交界性QRS波群的频率均在40～60次/分。P′与交界性QRS波群无关系。

（6）不伴有窦性心律竞争者：心电图上为单一的交界性逸搏心律。

3.心电图诊断及鉴别诊断

（1）交界性逸搏的诊断要点：①延迟出现的P′与QRS波群为交界性。②逸搏周期在1000～1500ms。③心房扑动、心房颤动情况下诊断交界性逸搏有一定难度，在同一份心电图上有3个以上相等的长RR周期在1000～1500ms者，FR（fR）间期不固定，提示交界性逸搏。

（2）鉴别诊断

①房性逸搏心律：交界性逸搏心律应与房性逸搏心律相鉴别。起源于心房下部的逸搏心律，因Ⅱ、Ⅲ、aVF导联P′波是倒置的，又酷似交界性逸搏心律。两者的不同点是：a.交界性逸搏心律PR间期<120ms；而房性逸搏心律的P′R间期≥120ms。b.交界性逸搏心律的频率40～60次/分；而房性逸搏心律的频率50～60次/分。

②加速的交界性逸搏心律：加速的交界性逸搏心律的频率60～100次/分，而交界性逸搏心律的频率40～60次/分。

③交界性逸搏伴非时相性室内差异传导与室性逸搏的鉴别：交界性逸搏伴时相性室内差异传导的QRS时间在80～110ms，QRS波群起始向量与窦性不同，QRS波群振幅较窦性QRS波群振幅大。室性逸搏的QRS时间≥120ms，逸搏周期在1500～3000ms。

4.临床意义　交界性逸搏心律是一种生理性的保护机制，大量的房室传导阻滞患者，靠交界性逸搏心律维持着日常生活和工作。多数交界性逸搏心律见于器质性心脏病，如冠心病、心肌梗死、病态窦房结综合征、洋地黄中毒、心脏术后等。少数一过性交界性逸搏心律患

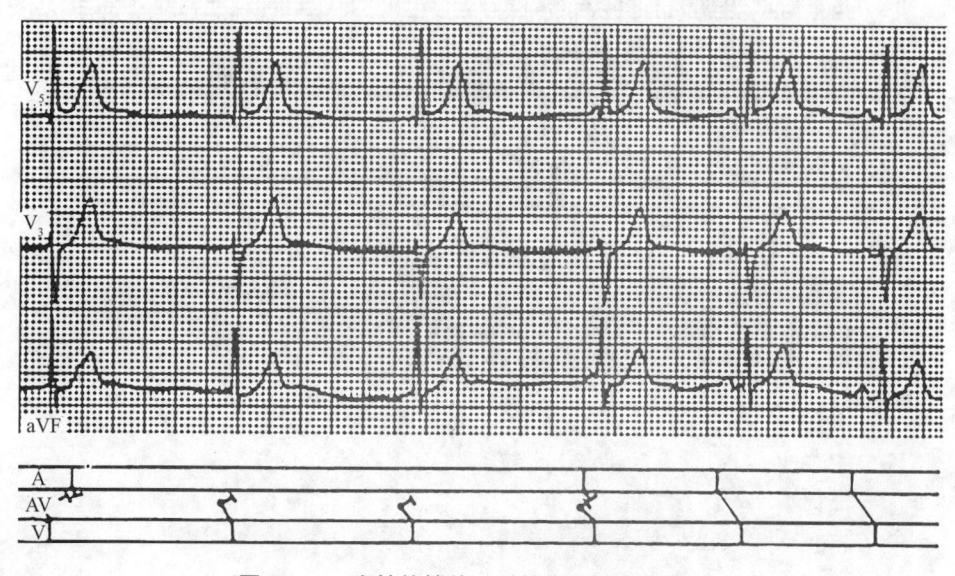

图16-11　窦性停搏伴一过性交界性逸搏心律

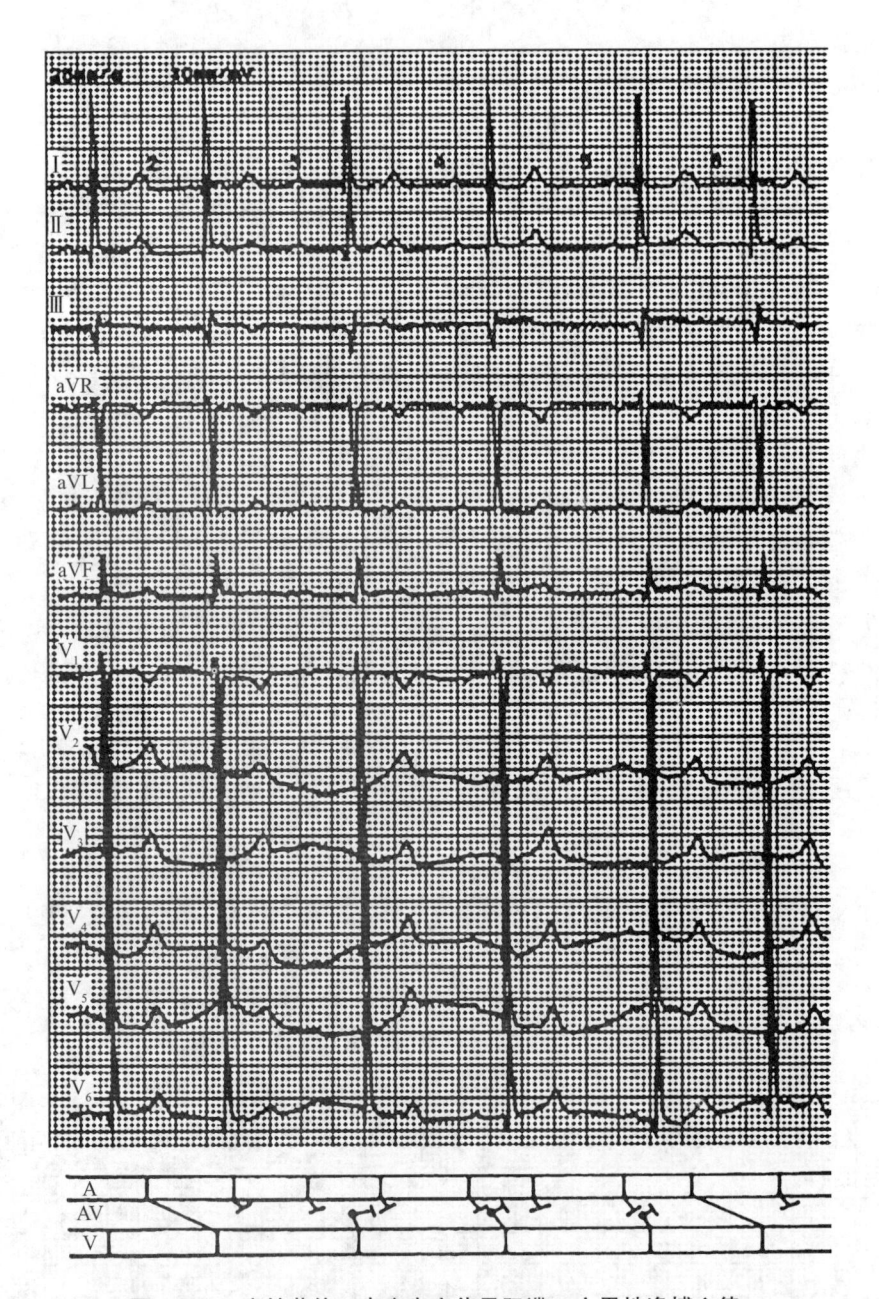

图 16-12　窦性节律、高度房室传导阻滞、交界性逸搏心律

患者男性，38岁，感染性心内膜炎。窦性心动过速，心率109次/分。第2个QRS波群及最后1个QRS波群畸形为提早出现，为窦性夺获心搏。其余QRS波群起源于交界区。为频率60次/分的交界性逸搏心律

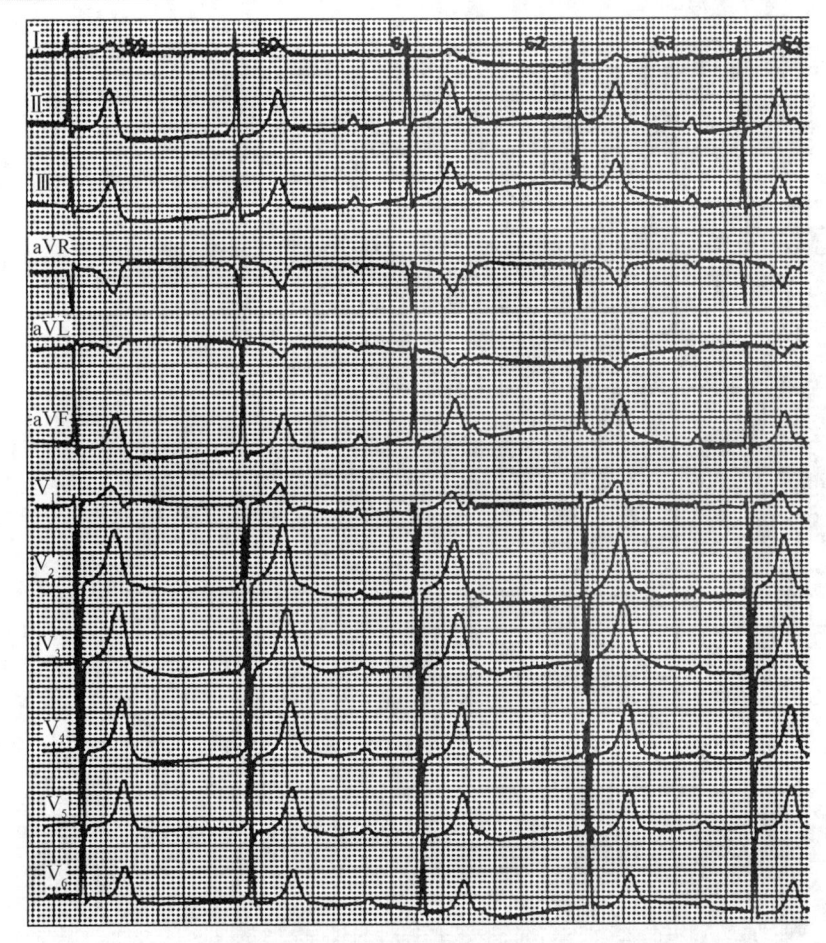

图16-13 窦性心律、三度房室传导阻滞、交界性逸搏心律

者,可无明显的器质性心脏损害。

与窦性心律比较,交界性逸搏心律具有相对的稳定性、可靠性、有效性。有时交界性逸搏心律可变得不稳定,出现交界性停搏而导致晕厥发作。此类患者应安装心脏起搏器,以防猝死。

(五)室性逸搏与室性逸搏心律

延缓出现的室性搏动,逸搏周期在1500～3000ms,为室性逸搏,室性逸搏连续出现3次或3次以上者,称为室性逸搏心律。

1. 产生机制 窦房结、心房、交界区起搏点自律性降低或丧失起搏功能时,室内异位起搏点,以自身的节律发放激动,形成室性逸搏,室性逸搏连续出现3次或3次以上者,则形成室性逸搏心律。在传出阻滞、房室传导阻滞、双束支传导阻滞、三支阻滞及四分支阻滞时,也可出现室性逸搏心律。室性逸搏的发生,说明心房内起搏点及交界区起搏点均受抑制,或自律性强度降低。

2. 心电图特征

(1)室性QRS-T波群:延迟出现的QRS波群宽大畸形,除室间隔逸搏心律的QRS时间<120ms以外,其他部位的室性QRS时间均≥120ms。通常T与QRS主波方向相反。室性逸搏的QRS波群之前无相关的心房波。室性QRS波群之后可有或无逆行P'波。根据QRS波群的形态与时间,可大致推测出起搏点所在的部位(图16-14～图16-16)。

(2)逸搏周期:室性逸搏周期变化较大,在1500～3000ms。表明室性起搏点自律性强度不稳定。

(3)心室节律明显不齐,平均心室率在20～40次/分。

(4)室性融合波与室内脱节:窦性、房性交界性节律与室性逸搏心律并存者,可形成室性融合波或心室内脱节(图16-17)。

(5)基本心律:基本心律是窦性停搏、窦房阻滞、窦性心动过缓、房性心动过速、心房扑动、心房颤动合并二度以上房室传导阻滞等。室性逸搏还可出现于期前收缩、心动过速终止以后的代偿间歇内、室性QRS群之后可有或无逆行P'波。有时室性逸搏本身是一个室上性激动或另一个室性激动形成的室性融合波。

3. 心电图诊断

(1)延迟出现的QRS波群宽大畸形,其前无相关的P波。出现1～2次为室性逸搏群,连续出现3次或3次以上为室性逸搏心律(图16-18)。

(2)心室率20～40次/分。

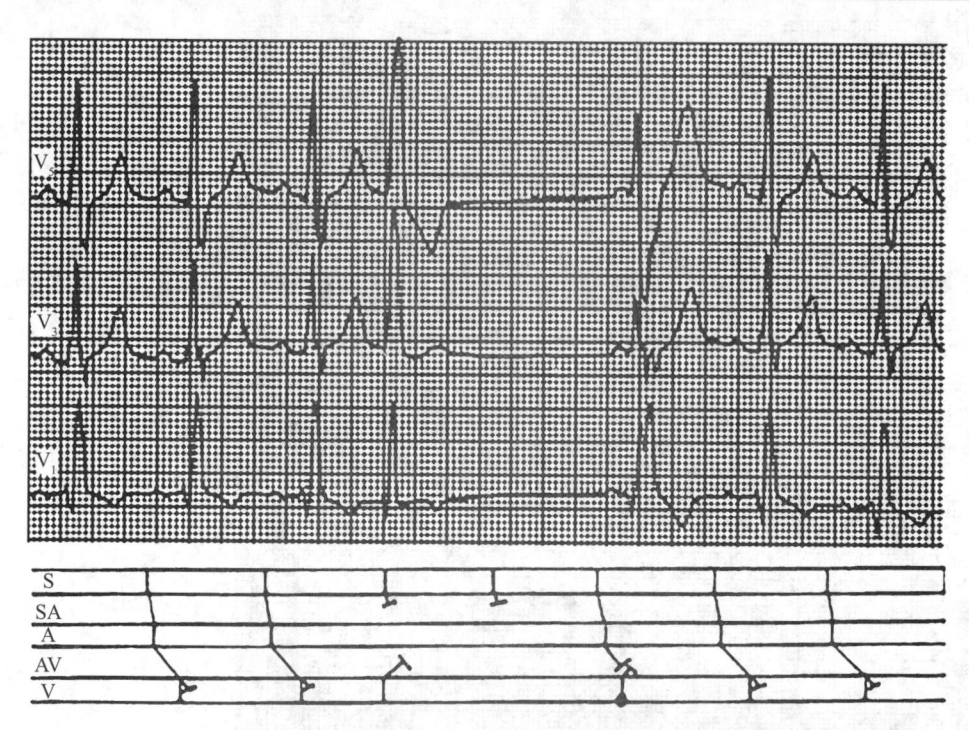

图 16-14 窦房传导阻滞伴发室性逸搏、完全性右束支传导阻滞

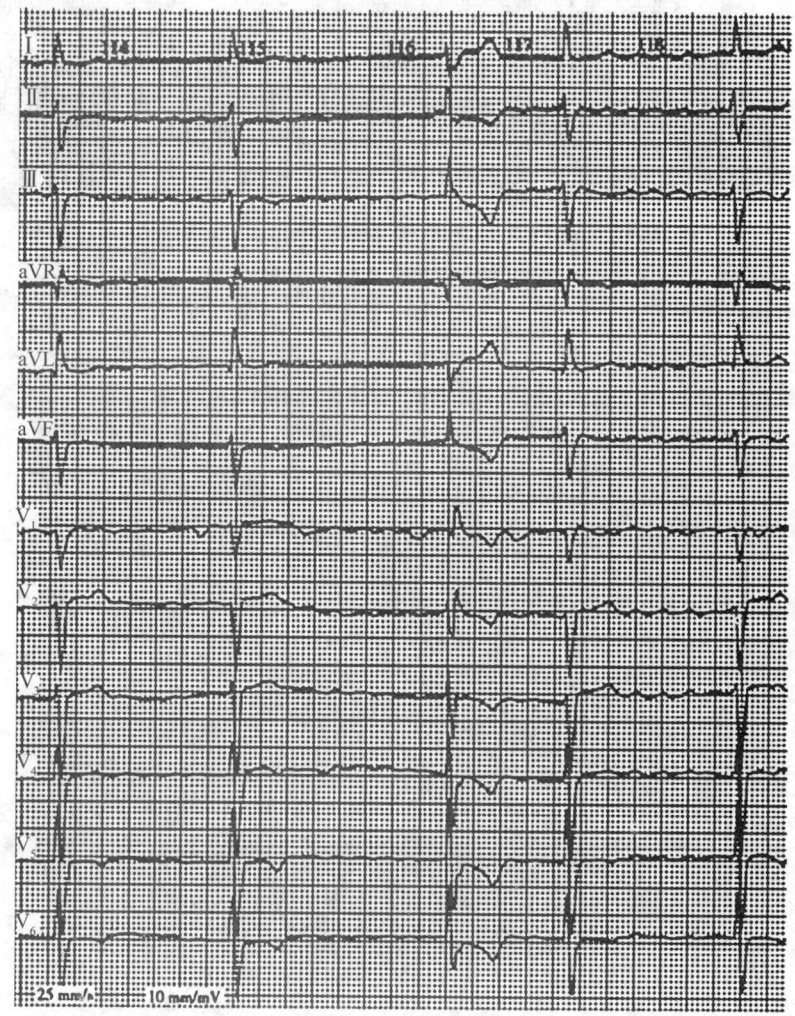

图 16-15 心房颤动合并二度房室传导阻滞伴左束支逸搏

患者男性，74岁，冠心病、心房颤动。1年前发生急性前间壁心肌梗死，现坏死波形已经消失。有左前分支阻滞、冠状动脉供血不足。第3个QRS波群延迟出现，呈右束支传导阻滞图形，为起自左束支的逸搏，提示二度房室传导阻滞

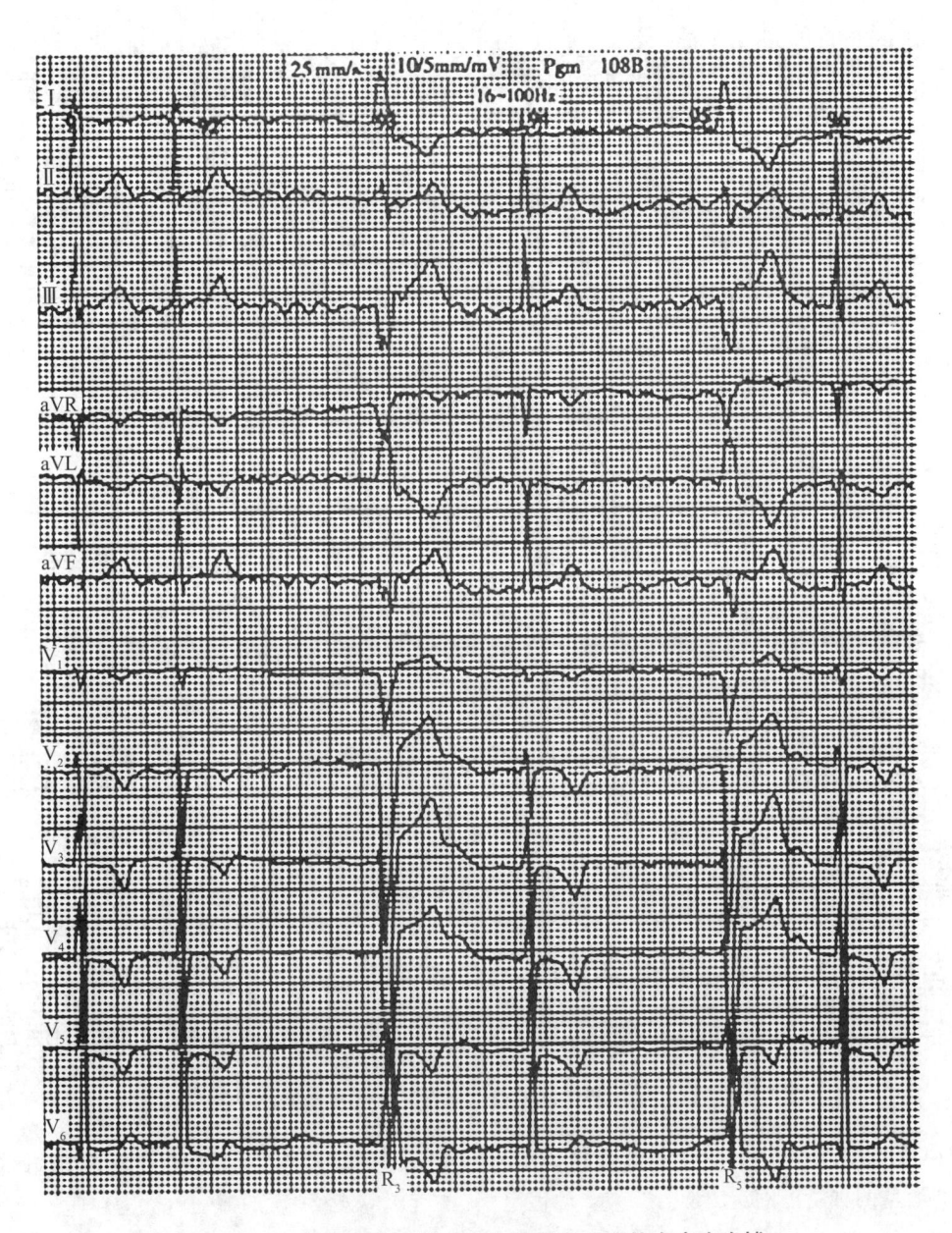

图 16-16 心房颤动合并二度房室传导阻滞伴右束支逸搏

患者女性,风心病、联合瓣膜病、全心扩大。心电图显示心房颤动,左心室扩大,二度房室传导阻滞。R_3 与 R_5 导联呈完全束传导阻滞图形。考虑为起自右束支的逸搏

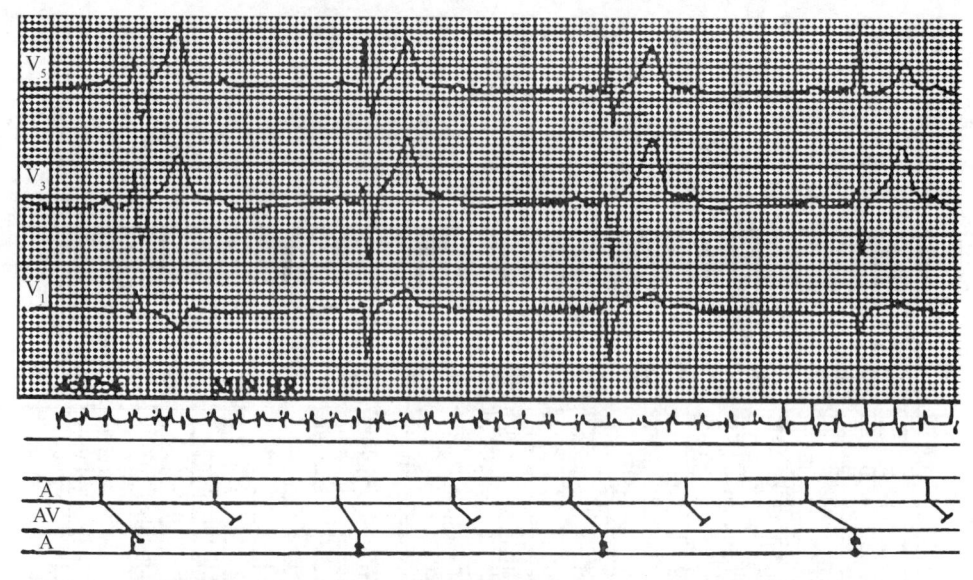

图16-17 窦性心律、二度房室传导阻滞、室性逸搏心律，形成不完全性干扰室内脱节

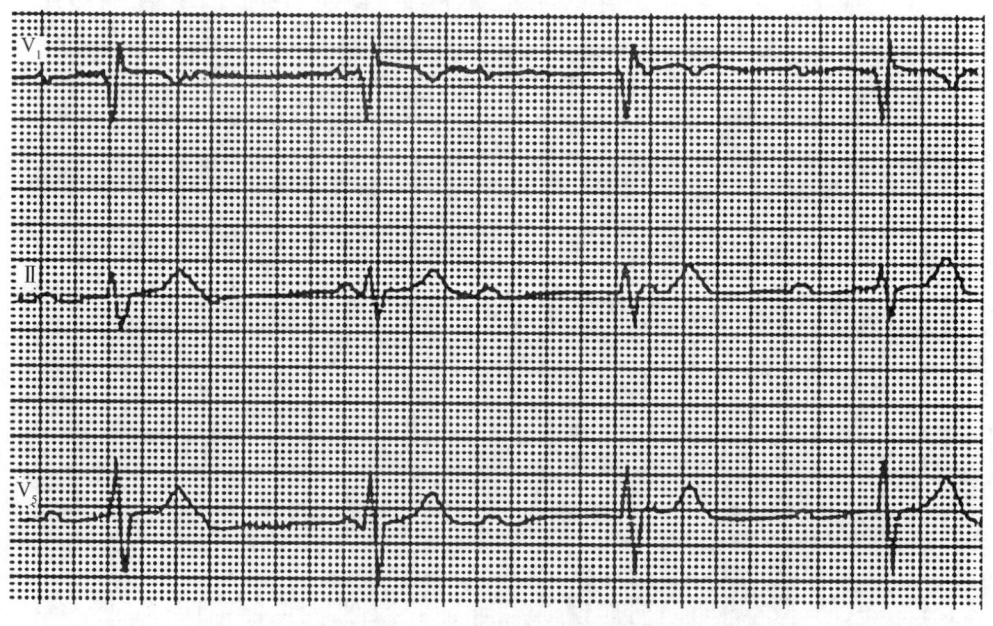

图16-18 窦性心律、三度房室传导阻滞、室性逸搏心律

（3）室性QRS波群相同者，为单源性逸搏心律；室性QRS波群形呈两种以上固定图形者，为多源性室性逸搏心律。

4.临床意义　室性逸搏心律见于器质性心脏病患者。室性逸搏心律与交界性逸搏心律比较，其自律性极不稳定，易发生停搏，应及时安装心室起搏器。

二、加速的逸搏与加速的自律性节律

异位起搏点的自律性受某些因素的影响而增高达到3级，当其频率超过窦性心律的频率时，即出现加速的逸搏心律，又称加速的自律性节律、异位自律性心动过速、非阵发性心动过速。此种心律失常往往与窦性心律交替出现，以房室交界性自律性心动过速及室性自律性心动过速较多见，而房性自律性心动过速较少见。引起的1次或连续2次的搏动，称为加速的逸搏。发生连续3次或3次以上的搏动，称为加速的逸搏心律，即加速的自律性节律。是介于逸搏与期前收缩之间的一种主动性心律失常。我们利用Holter监测观察到加速的逸搏比期前收缩少见，但比逸搏常见。它通常于心率减慢时出现，夜间多于白天，又于基本心率加快以后消失。加速的自律性节律的特点如下：

1.频率　通常为60～100次/分，常与窦性心律常发生竞争，时而由窦房结控制心脏，时而由异位起搏点控制心脏，可形成完全性及不完全性房室脱节、房性或室性融合波。当窦性心律与异位的加速性自律性节律的频率相等时，心房可由窦房结控制，心室则由异位起搏点控制，而产生同步现象。当心房和心室的激动频率几乎相等时，可产生同期性房室分离，在心电图上P波逐渐靠近它后面的QRS波群，随后P波隐没于QRS波群之中，持续数秒至十几分钟。

2. 发作及终止形式　多数逐渐发生，缓慢停止，这是因为异位频率接近窦性心律的频率，特别是在两种心律的转换过程中，给人以"非阵发"的感觉。即使是加速的自律性异位心律以阵发形式出现，但是由于这种心律接近或略快于窦性心律的频率，在后一种情况下，加速的异位心律的PR或RR间期略短于窦性心律的PP间期，因此发作多开始于舒张期终末部分，配对时间很长，终止时也无特别长的代偿间歇。

3. 配对时间　加速的异位自律心律与窦性搏动之间，没有固定的配对时间，故产生的机制与折返无关。

4. 频率恒定及规则程度　自律性室上性心动过速的频率在迷走张力增加及解除时，倾向于波动，当迷走张力增加时，自律性室上性心动过速可逐渐减慢，停止刺激迷走神经后又可逐渐恢复至原有心率。

5. 过早搏动　加速的自律性节律在发作间期无过早搏动，而阵发性心动过速在发作间期常有过早搏动。

6. 保护性传入传导阻滞　加速的异位自律心律，其异位起搏点周围不存在保护性传入传导阻滞，一旦窦性心律的频率超过异位起搏点的频率时，心脏即由窦性心律所控制。

7. 症状　加速的异位自律心律发生于舒张中期或晚期，对心搏量的影响较小，频率也不太快，故患者的自觉症状较少，是一种良性心律失常。

根据起源部位不同，加速的逸搏与加速的自律性节律可分为窦房交界性、房性、交界性及室性4种类型。

（一）加速的窦房交界性逸搏与加速的窦房交界性自律性节律

窦房交界区起搏点自律性强度三级，频率在50～60次/分，出现1次或连续2次搏动，称为加速的窦房交界性逸搏，连续出现3次或3次以上为加速的窦房交界性自律性节律。

1. 产生机制　窦房交界区起搏细胞自律性轻度增高，发放1次或连续发放激动，并下传心房，形成加速的窦房交界生逸搏或加速的窦房交界性自律性节律。

2. 心电图特征

（1）略有提早的P'波：与基本性节律比较，P'波略为提早出现，P波形态与基本节律的窦性P波相同，激动的出口与窦性相同。窦房交界性激动的进入心房的出口与窦性激动不同者，P'波形态可与窦性P波不同（图16-19）。

（2）联律间期：联律间期指窦房交界性P'波起点至前一个窦性P波起点的一段时间，应在600～1000ms。

（3）P'R间期：无房室传导障碍存在者，P'R间期正常。合并3"时"相房室传导阻滞者，P'R间期延长＞210ms。伴发预激综合征者P'R间期＜120ms。

（4）QRS波群：①QRS-T波群与窦性相同。②合并3"时"相束支传导阻滞或分支阻滞。③伴预激综合征。④代偿间歇略比1个基本窦性心动周期长。

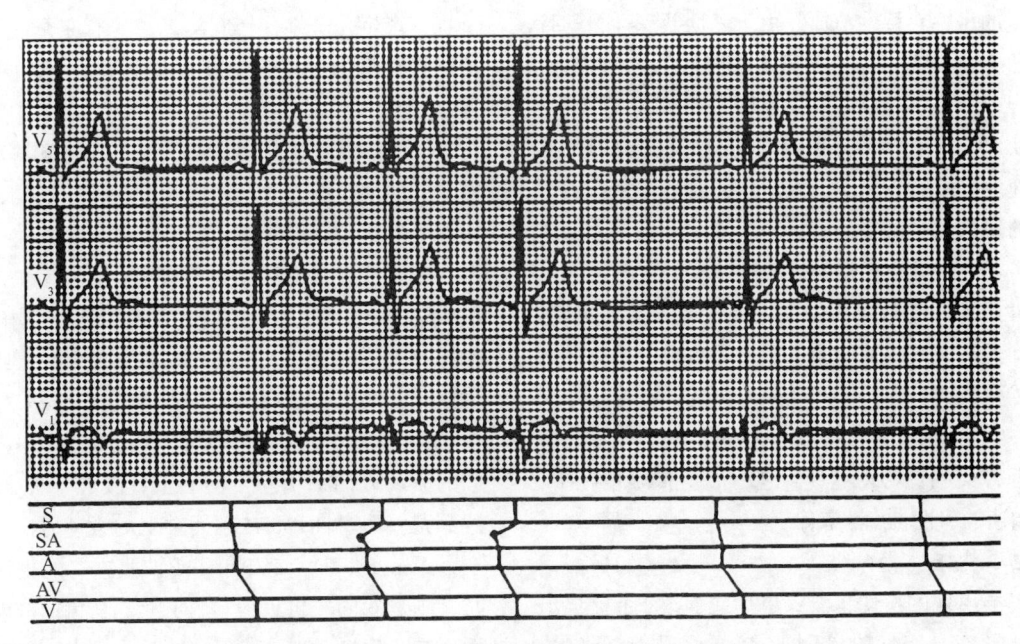

图16-19　成对出现加速的窦房交界性逸搏

基本心律为显著的窦性心动过缓，心率38次/分。第3、4个心搏略为提早出现，频率62次/分，为加速的窦房交界性逸搏

3.心电图诊断与鉴别诊断

（1）诊断要点：①提早出现的P'波联律间期在600～1000ms；②因出现于舒张中、晚期，很少伴时相性室内差异；③代偿间歇长于1个基本窦性心律周期。基本窦性节律多为窦性心动过缓。

（2）鉴别诊断：①窦性期前收缩。窦性期前收缩的特点是P波提早的程度较为明显，波形与基本窦性心律的P波相同，代偿间歇等于一个基本窦性心律周期。而加速的窦房交界性逸搏提早的程度较轻，P'波形态与窦性P波相同，也可略有不同，代偿间歇略长于一个窦性周期。②窦房交界性期前收缩。窦房交界期前收缩的发生机制可以是自律性强度中度增高或者折返，联律间期＜600ms。而加速的窦房交界性逸搏的发生机制是自律性强度轻度增高，联律间期＞600ms。③右心房上部期前收缩。期前收缩起自右心房上部，提早的程度较为明显，联律间期＜600ms，P'波形态与窦性P波略有不同，代偿间歇明显长于一个窦性心律周期。加速的窦房交界性逸搏的联律间期＞600ms，其代偿间歇比房性期前收缩短一些。房性期前收缩多见，加速的窦房交界性逸搏罕见。

4.临床意义　加速的窦房交界性逸搏常在窦性心动过缓或窦性心律减缓以后出现，可误判为窦性心律不齐或房性期前收缩。因属少见的心律失常，文献报道较少，临床意义有待于进一步观察与研究。

（二）加速的房性逸搏与加速的房性自律性节律

心房内异位起搏点自律性强度轻度增高，为三级，出现1个房性心搏为加速的房性逸搏，出现一系列房性心搏为加速的房性自律性节律。由于窦性及房性自律性的不稳定性，可产生窦-房之间此起彼伏的竞争现象。在交替过程中，可引起对方节律重整。

1.产生机制　心房传导系统内的起搏细胞4时相除极化上升速度轻度加快，到达阈电位的时间缩短，即可产生加速的房性逸搏。在某些病理生理情况下，心房肌也可出现自律性，其自律性强度轻度增高时，即可产生加速的房性逸搏。起搏点周围无保护性传入阻滞机制，它往往受到窦性激动的抑制而不能显现出来。只有在窦性心律突然减慢或长的代偿间歇期内出现，窦性心律加快以后消失。在频率100次/分以上的窦性心动过速、房心动过速，交界性心动过速伴逆行心房传导情况下，不会发生加速的房性自律性节律。

2.心电图特征

（1）提早出现的房性P'波：单个或连续2个提早出现的P'波，形态与窦性P波不同。P'波出现于舒张中、晚期，清晰可辨。可根据P'波方向、形态做出定位诊断：①起源于右心房上部，Ⅰ、Ⅱ、aVF、V₃～V₆导联P'波直立，aVR导联P'波倒置。形态与窦性P波略有不同。②起源于右心房下部，Ⅰ、aVL、V₁～V₆导联P'波倒置，Ⅱ、Ⅲ、aVF导联P'波直立。③起源于房前上部，Ⅰ、V₁～V₆导联P'波倒置，Ⅱ、Ⅲ、aVF导联P'波直立。④起源于左心房前下部，Ⅰ、Ⅱ、Ⅲ、aVF、V₁～V₆导联P'波倒置。⑤起源于左心房后上部，Ⅰ、V₄～V₆导联P'波倒置，Ⅱ、Ⅲ、aVF导联P'波直立，V₁呈圆顶标枪形。⑥起源于左心房后下部，Ⅰ、Ⅱ、Ⅲ、aVF、V₄～V₆导联P'波倒置，V₁导联P'波呈圆顶标枪形。

（2）联律间期：联律间期在600～1000ms。联律间期的长短代表异位起搏点自律性强度的高低。测量方法是自房性P'波起点至前1窦性P波起点的时间。联律间期短于600ms者，为房性期前收缩；大于1000ms者，为房性逸搏。因此，联律间期在600～1000ms的房性搏动，才称为加速的房性逸搏。加速的房性自律性节律为连续3次或3次以上的P'波，频率70～140次/分，多在100次/分左右，节律规则。

（3）P'R间期：无房室传导障碍者，P'R间期正常。合并P'R间期延长者，提示3"时"相一度房室传导阻滞，说明房室传导系统相对不应期已有轻度病理延长或动作电位3时相复极不全所致。

（4）QRS波群：QRS-T波形，时间与窦性QRS-T相同。合并3"时"相束支传导阻滞及其分支阻滞者QRS波群增宽畸形。

（5）代偿间歇：因房性激动多出现于舒张中、晚期，逆行上传时往往与窦性激动在窦房交界区发生绝对干扰，产生完全性代偿间歇。故伴有完全性代偿间歇的加速性房性逸搏比房性期前收缩更多见（图16-20，图16-21）。

（6）伴有窦房竞争者较少见。房性起搏点与窦性起搏点的频率接近，且两者的自律性均不稳定，可产生窦房竞争现象，有以下表现：

①窦性心律与房性心律接近，后者多快于前者，常形成房性融合波，多在两种心律交替过程中出现，形态各异，外形介于窦性P波与房性P波之间，组成房性自律性心动过速，QRS波群形态一致，不形成室性融合波。若房性异位起搏点在左心房下部，在额面电轴上房性P波的激动方向系由左下向右上，故Ⅱ、Ⅲ、aVF导联P波倒置。而窦性P波在额面轴上的激动方向是从右上至左下，故Ⅱ、Ⅲ、aVF导联P波直立。发生房性融合波时，则呈双向。可近似窦性P波，其负向波较小；亦可近似左心房性P波，其正向波较少；或正、负向波大致相等，兼有窦性P波与房性P波的特点。

②当窦性频率超过房性频率时，只形成单一的窦性

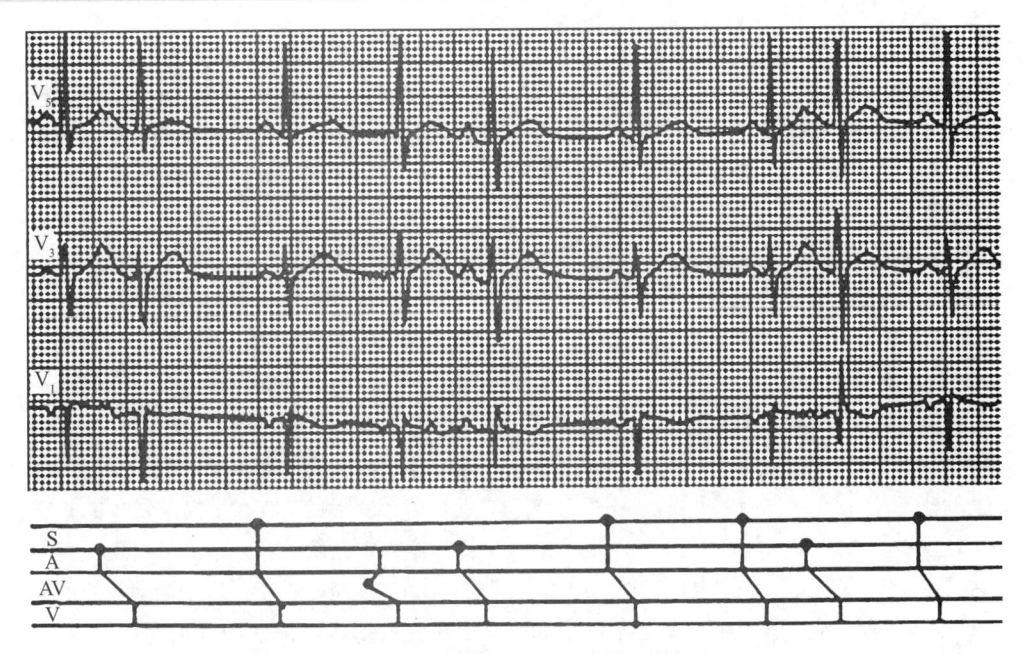

图16-20 先后出现加速的交界性逸搏、房性期前收缩

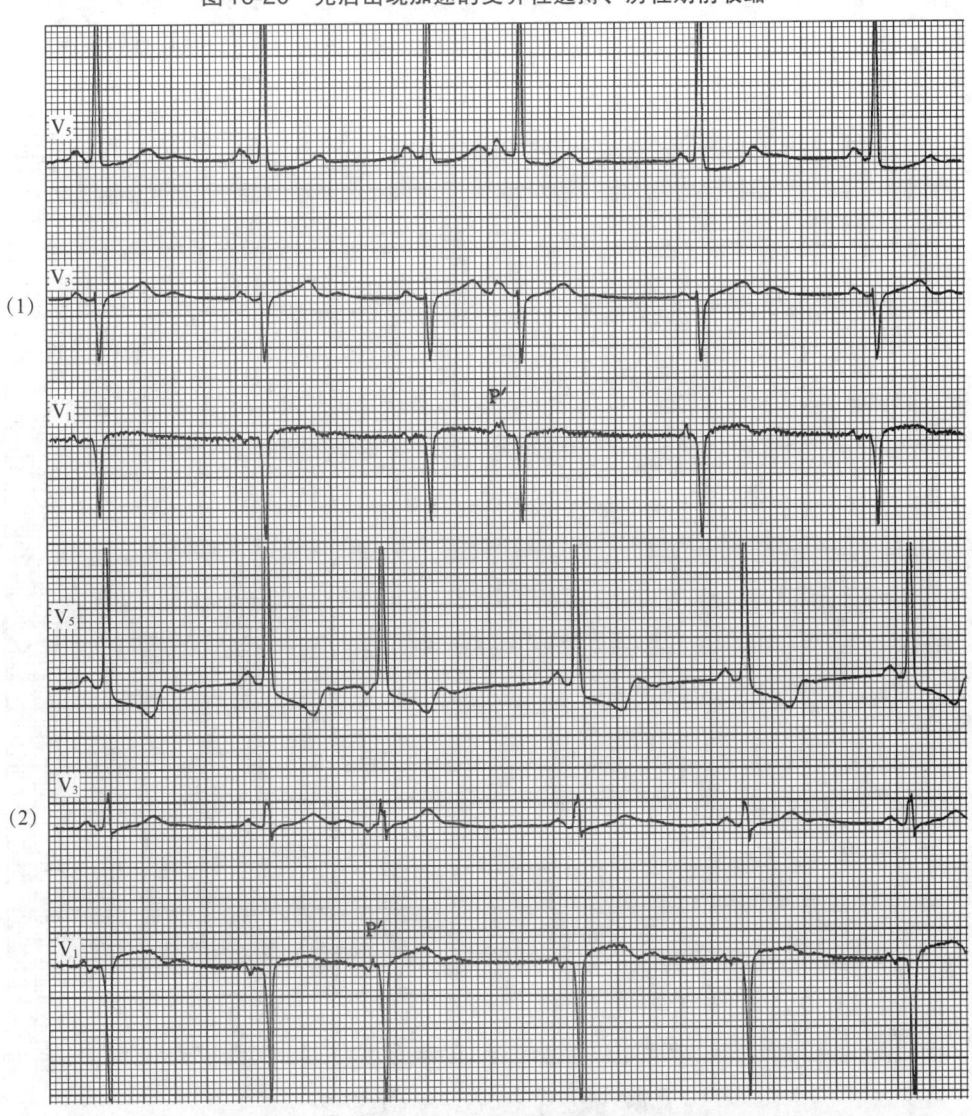

图16-21 先后出现加速的房性逸搏及房性期前收缩

第4个心搏提早出现，联律间期700ms，为加速的房性逸搏。宽大畸形的QRS波群呈右束支传导阻滞图形，其前有P'波，PR=200ms，为房性期前收缩伴时相性室内差异传导

心律；反之只形成单一的房性心律。此两种心律互相竞争，在交替过程中可引起对方节律重整。当心房起搏点的频率高于窦房结时，心房冲动提前侵入周围无保护机制的窦房结，引起窦性节律重整，使窦房结暂时形成无效起搏点，出现房性自律性心动过速；当窦性频率高于房性时，则窦性冲动提前侵入无保护机制的房性异位起搏点，引起房性节律重整，使房性起搏点暂时成为无效起搏点，出现窦性心律。

3.诊断与鉴别诊断

（1）加速的房性逸搏的诊断要点是：①提早的P'波为房性。②联律间期在600～1000ms。

（2）加速的房性逸搏心律的诊断要点是：①连续3次或3次以上的P'波，频率70～140次/分，多在100次/分左右，节律规则。②P'R间期＞0.12s。③房性P波，P'波与以前心电图上的窦性P波不同，如发生于心房下部。P'波可呈逆行性。④QRS波群呈室上性（图16-22～图16-25）。

（3）鉴别诊断

①房性并行心律：房性并行心律起搏点周围存在着保护性传入阻滞，它以固有的节律发放激动，产生并行心律。其联律间期长短差别非常显著，可以房生期前收缩、加速的房性逸搏或房性逸搏的形式出现。房性搏动之间的时距相等，或有一定的倍数关系。而加速的房性逸搏只出现于心动周期的舒张中期或晚期。该起搏点周围无保护性传入阻滞机制，基本心律的心房率加快以后消失，其联律间期固定在600～1000ms。

②非时相性心房内差异传导：房性期前收缩引起的非时相性心房内差异传导又很像加速的房性逸搏。不同点是前者变形的P波不是提早发生的，它出现于窦性心律的序列中；而后者则略提早出现。

③房性期前收缩：房生期前收缩的发生是折返或者由房性起搏点自律性中度增高（自律性强度属于3级）引起的。因此它的联律间期短于600ms。加速的房性逸搏的发生是房性起搏点自律性轻度增高（自律性强度属

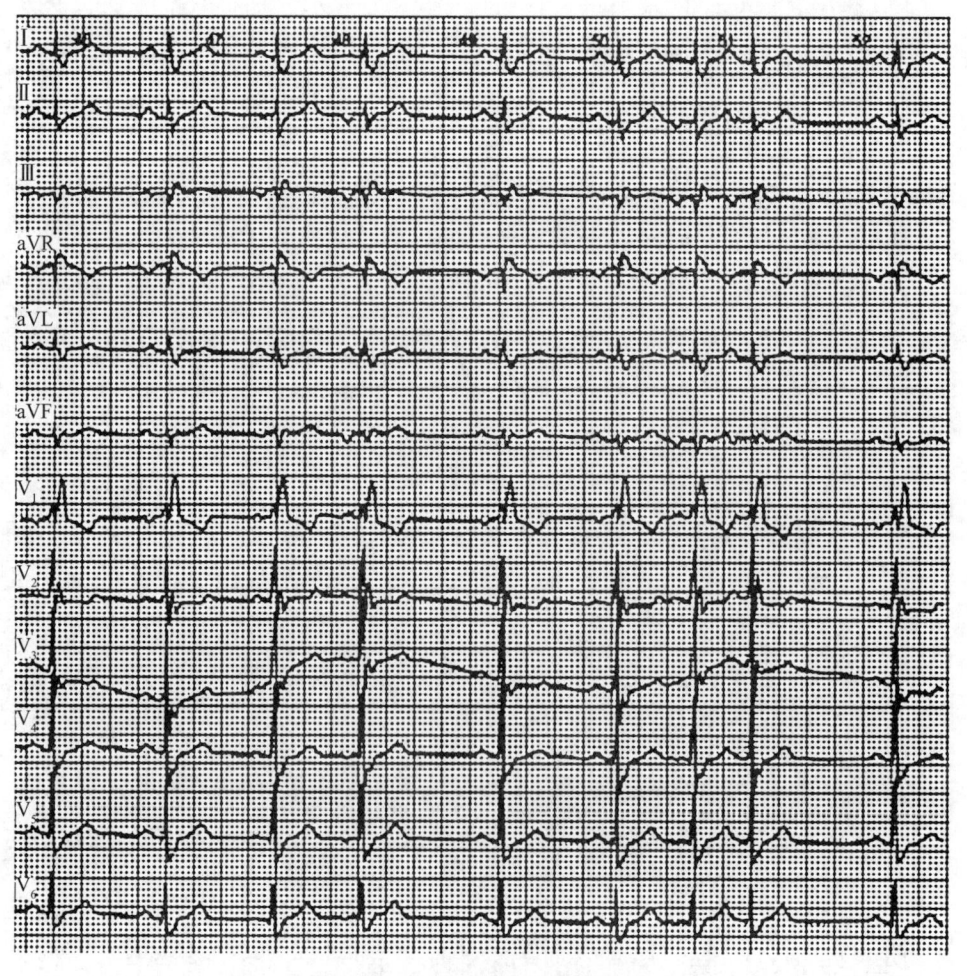

图16-22　房性自律性心动过速

患者男性，69岁，冠心病。心电图示有三种P波：①窦性P波：PP间期840ms，心率71次/分，P波时间120ms，为不完全房内传导阻滞；②逆行P波：P'波在Ⅱ、Ⅲ、aVF、V₄～V₆导联倒置，P'R间期160ms，为起至左心房前下部的期前收缩；③房性融合波：形态介于窦性P波与房性P波之间

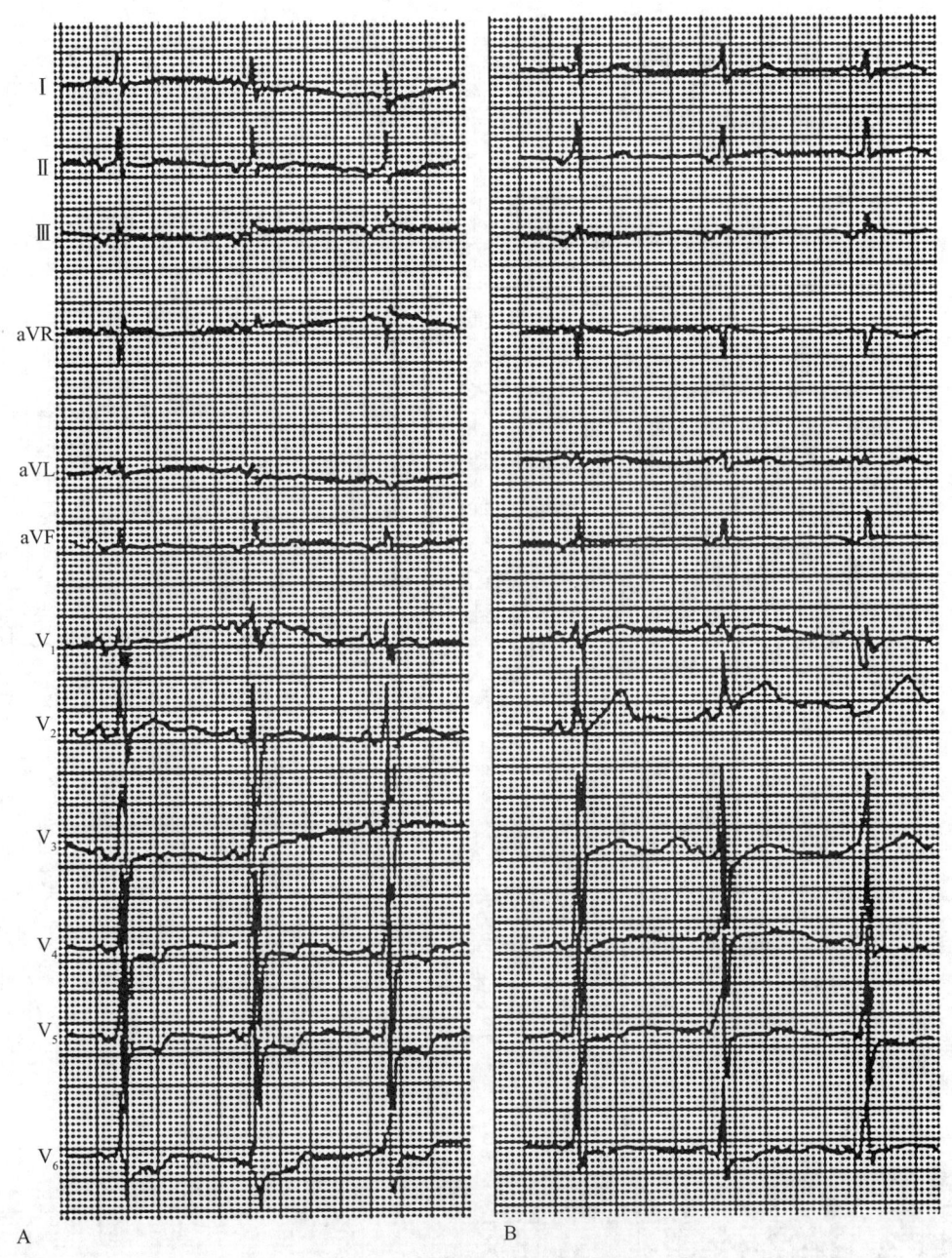

图16-23 房性自律性心动过速
起搏点位于右心房前下部，A.记录于心绞痛发作时；B.记录于心绞痛缓解后

于2级）引起的，联律间期较长在600ms以上，但不超过1000ms。

4.临床意义 在各类加速的逸搏中，以加速的房性逸搏最多见。多为偶发，少数为频发。见于迷走神经张力增高，窦性心动过缓、高血压病等。在正常人群中也不少见。

（三）加速的交界逸搏与加速的交界逸搏心律

1957年Pick及Dominguez首先描述房室交界性自律性心动过速，系房室交界区的自律性增强而引起的心动过速，又称非阵发性房室交界性心动过速、逸搏性交界性心动过速，是最常见的自律性心动过速。房室交界区起搏点自律性强度为三级。当出现1个或连续发生2次交界性搏动，称为加速的交界性逸搏。

1.产生机制

（1）窦房结功能障碍：交界区起搏点自律性的强度比较稳定。在病态窦房结综合征时，存在窦房传导阻滞或窦性停搏，它可被动地发放激动，形成交界性逸搏或交界性逸搏心律。有时交界区起搏点自律性强度可突然轻度增高，形成加速的交界性逸搏或加速的交界性逸搏心律。加速的交界性逸搏起搏点无保护机制，于基本心律的频率加快后消失。

（2）自律神经张力不稳定性：窦房结比房室交界区富含迷走神经，故所受的影响比交界区大。当迷走张力增强时，窦性心律显著减慢，即产生干扰性房室脱节，

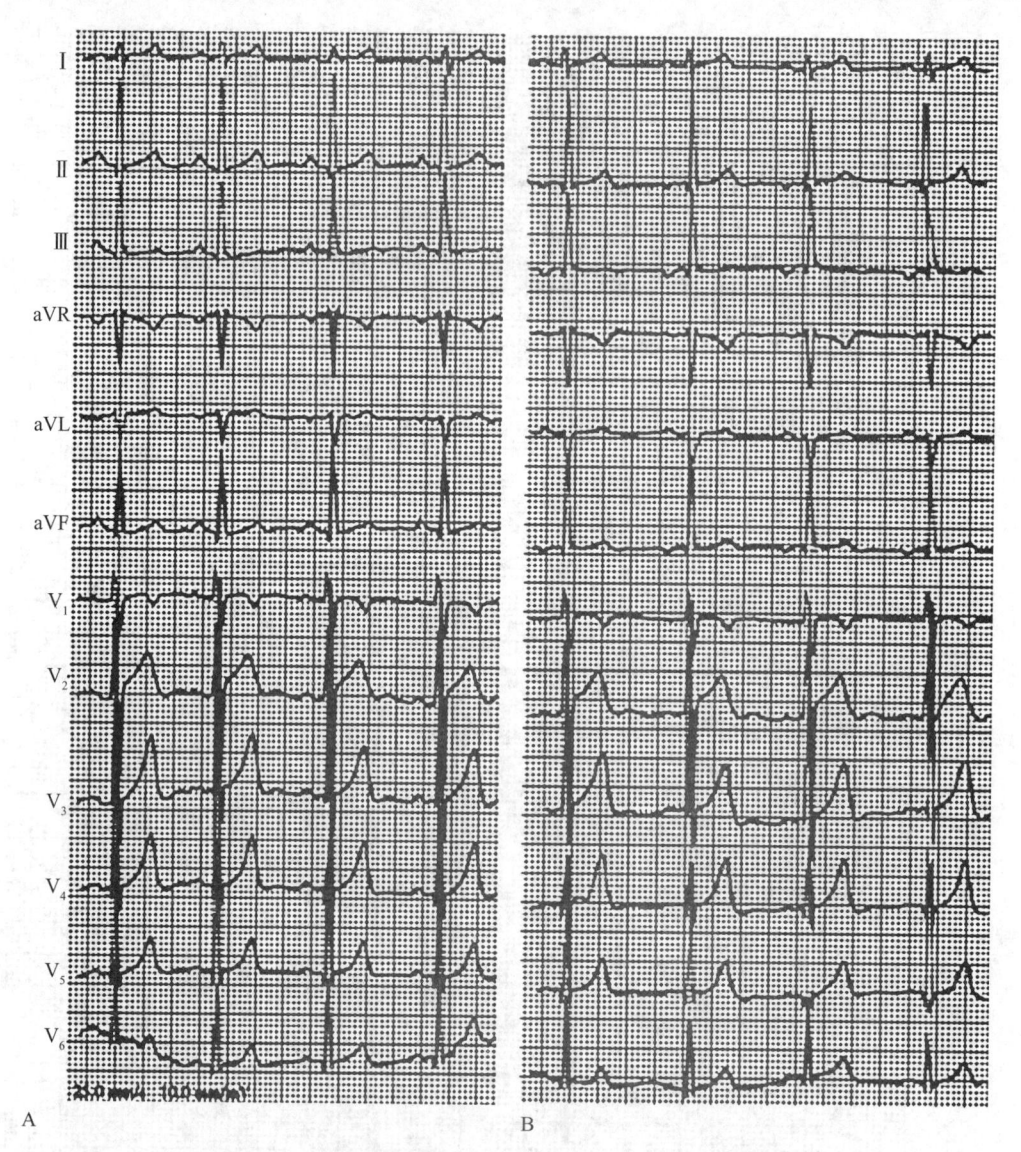

图 16-24 房性自律性心动过速，起搏点位于右心房下部

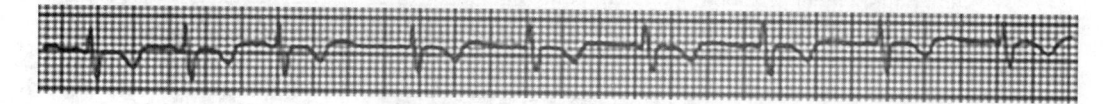

图 16-25 房性自律性心动过速（V₁导联），起搏点位于右心房中部

这是因为交界区存在单向传导阻滞，加速的交界区自律性冲动不能逆传至心房而引起窦性节律重整，故窦性节律得以控制心房；当窦性心律由于迷走神经张力减弱而增快时，可从交界区下传夺获心室，甚至可以恢复窦性心律，房室脱节转为不完全性甚至消失。

（3）交界区起搏点自律性增高：一般仅稍高于窦性心律，不是很快，故心动周期较长，为交界区及心室肌提供了较长的非不应期，加上交界区单向传导阻滞的因素，使窦性冲动有较多机会下传，产生心室夺获，成为干扰性房室脱节转为不完全性的因素。

（4）过早搏动诱发：当正常的窦性心律，其频率仅稍快于交界性自律性心律时，在发生室性过早搏动之后，室性异位冲动可逆行传入交界区内，不仅使交界区提前激动，还可使交界区的自律性暂时性提高，使之稍高于窦性心律，而形成交界性自律性心律。同理，交界区过早搏动亦可诱发。

2. 心电图特征

（1）提早出现的P-QRS-T波群为交界性，P′波呈逆行性，在Ⅱ、Ⅲ、aVF导联倒置，P′波电轴在-80°～-100°，在V₁导联是直立的。P波可位于QRS波群前、中、后。也可有P波或QRS波群。无P波者，说明有逆向阻滞；无QRS波群者，为前向阻滞。QRS波群多正常，伴时相性室内差异传导者少见。可与基本心律一样合并有束支传导阻滞，预激综合征等（图16-26）。

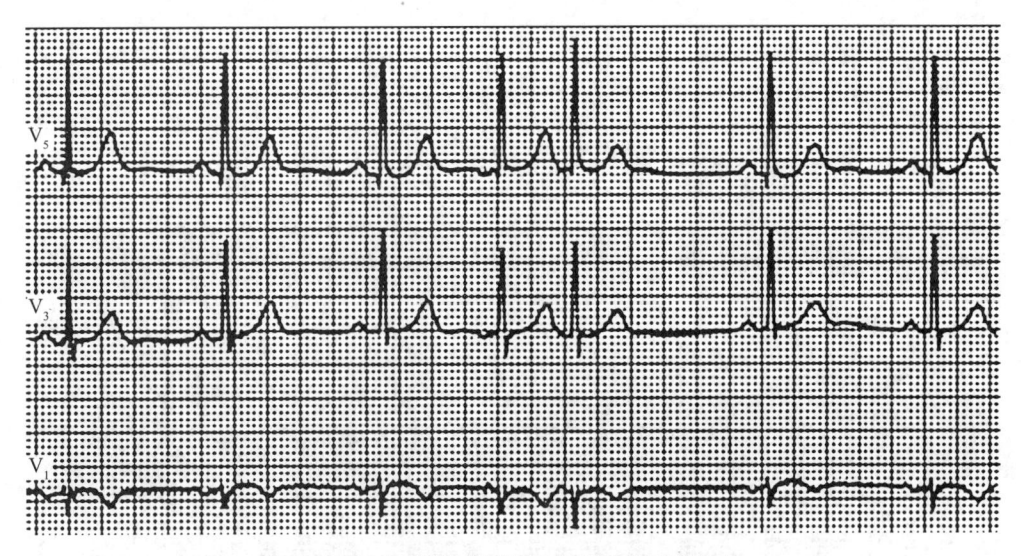

图16-26 加速的交界性逸搏及房性期前收缩

患者男性，68岁，冠心病、窦性心动过缓。①记录于无症状心肌缺血发作时，V_5导联ST段在原有基础上又下降0.125mV，达0.225mV，伴T波倒置。第4个P′-QRS波群为加速的交界区逸搏；②第5个提早的P′波联律间期650mV，为房性期前收缩

(2) 心室率为70～130次/分，大多在70～100次/分。一般来说心律是整齐的，但并不是固定不变。有时交界区的激动发出后，可出现外出性传导阻滞，心律可变为不规则，窦性激动可以下传夺获心室，这种情况称为窦性逸搏（图16-27，图16-28）。

(3) 联律间期：交界性搏动的联律间期在600～1000ms。

(4) 代偿间歇：多数情况下，代偿间歇是完全的。若基本心律是交界性或心室起搏心律，则代偿间歇是不完全的。

(5) 房室脱节：交界区激动虽可向前传到心室，但因有逆向性传导阻滞而不能上传心房，这时心房由窦房结控制，形成房室脱节，两种激动相遇于房室交界区，这是常见的心律；少数情况两个激动可相遇于心房。

(6) 窦性心律夺获心室：在自律性交界性心动过速时很常见。因为在这种心律时，心率不很快，舒张期长，窦性激动有机会通过脱离不应期的房室交界区而传到心室。

3.临床分类 本症的临床类型可归纳为以下几种。

(1) 自律性交界性心动过速与窦性心律呈竞争状态而交替出现：这种类型不少见，交界区频率只有增快到超过窦性心律时，才出现交界性心动过速。所以，凡是窦性心动过缓，当其频率低于交界区频率，或发生窦房传导阻滞，以及房室传导阻滞伴有交界区自律性增强时，便可出现自律性交界性心动过速。一旦窦性心律变快，这种异位心律便消失。

(2) 交界区激动同时控制心房及心室的收缩：心电图上有逆向P′波及正常QRS波群。如有交界区激动外出性传导阻滞，则可出现窦性P波夺获心室，即窦性逸搏。

(3) 交界区激动有前向传导阻滞：心房由窦房结控制，心室由交界区控制，形成房室脱节。这种脱节可以是完全的，也可以是不完全的。

(4) 心房扑动或心房颤动时并发交界区自律性心动过速：由于交界区有完全性传入性传导阻滞，所以心室完全由交界区激动控制，这个激动有逆向传导阻滞。心电图表现为P′波消失，代之以f或F波，但QRS波群规律出现。有时交界区的激动发生前向性传导阻滞，于是发生2:1或3:2传导阻滞，甚至伴文氏现象，这时心律可变为不规则。

4.心电图诊断与鉴别诊断

(1) 加速的交界性自律性节律的心电图诊断要点：①提早的P′QRS波群为交界性。②联律间期在600～1000ms。③多数伴有完全性代偿间歇。④心室率为70～130次/分，大多在70～100次/分（图16-28，图16-29）。

(2) 鉴别诊断

①交界性并行心律：交界性并行心律在舒张中期或晚期出现时，可酷似加速的交界性逸搏。鉴别要点是前者的联律间期明显不等，彼此之间的时距相等或有一定的倍数关系；而后者的联律间期是固定的基本心律伴不齐时，彼此之间的时距不等，也不会出现倍数关系。

②交界性期前收缩：交界性期前收缩为提早发生的QRS波群，联律间期＜600ms。加速的交界性逸搏略为

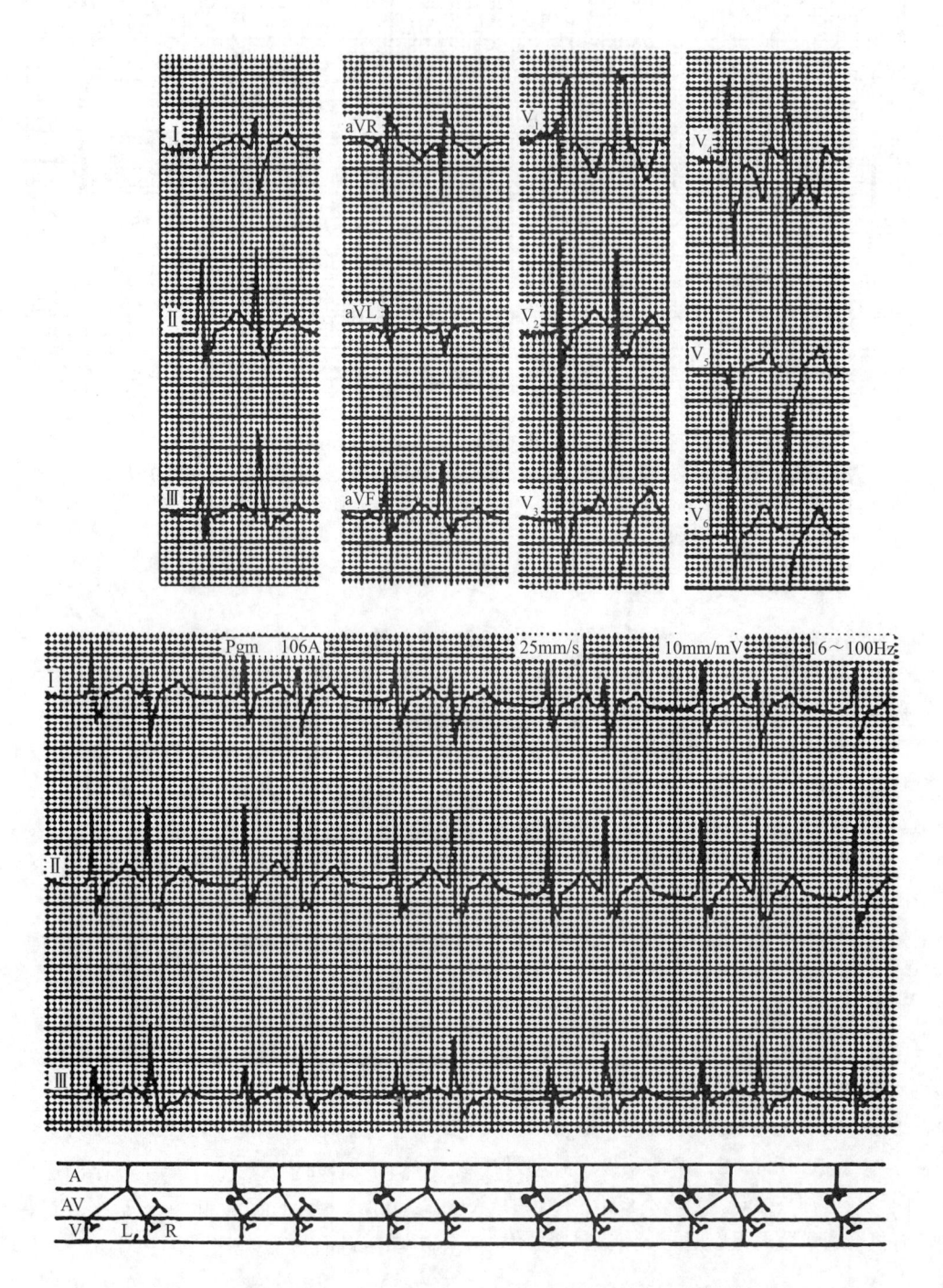

图 16-27 加速的交界性逸搏形成反复搏动二联律

患者男性,14岁,先心病。室间隔缺损修补术后,出现一过性加速的交界性逸搏,形成反复搏动二联律。右束支传导阻滞,基本心房节律为窦性。下条心电图逸搏起自P波升支

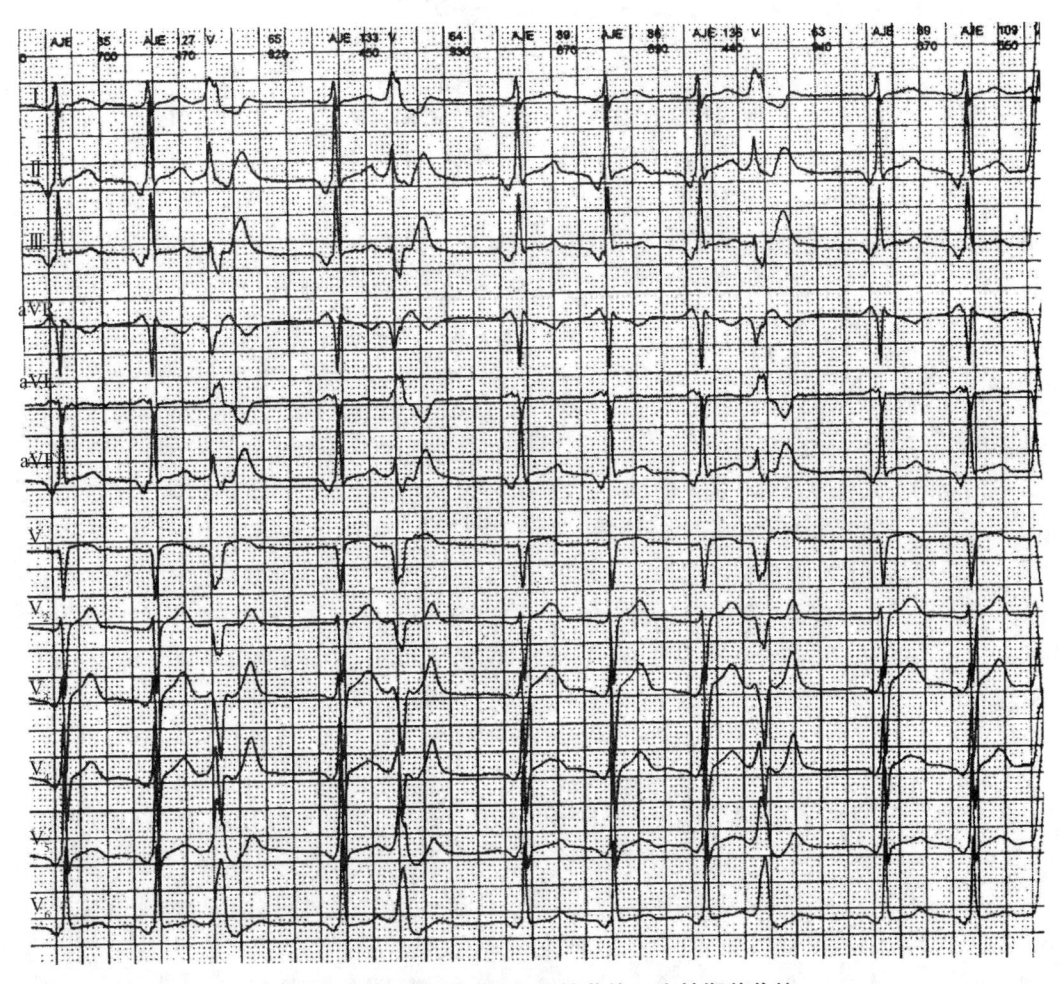

图16-28 加速的交界性自律性节律，室性期前收缩

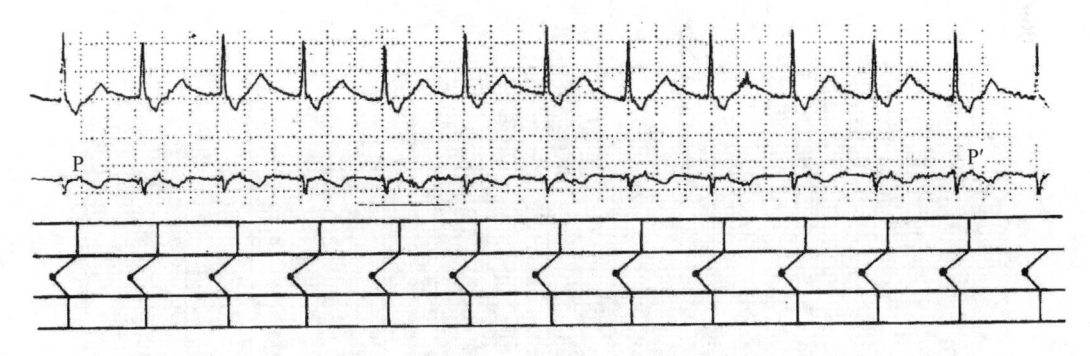

图16-29 加速的交界性自律性心动过速

提早出现；联律间期＞600ms，但又＜1000ms。

5.临床意义 加速的交界性逸搏见于心脏手术，心导管检查、病态窦房结综合征等。也可见于非器质性心脏病者。

（四）加速的室性逸搏与加速的室性自律性节律

当窦房结及交界区起搏点高度受抑制，心室内异位起搏点自律性强度轻度增高（自律性强度3级），所引起的1个或连续2个室性搏动，称为加速的室性逸搏。连续出现3个或3个以上一系列室性搏动，称为加速的室性自律性节律，亦称室性自律性心动过速、非阵发性室性心动过速、逸搏性室性心动过速、加速的室性逸搏性心律及缓慢型室性心动过速。病因有窦性停搏，窦房传导阻滞，窦性心动过缓或房室传导阻滞。近年来，由于心电监测的开展，在急性心肌梗死患者中，8%～36%可出现这种心律。

1.产生机制

（1）窦房结及交界区功能障碍：窦性冲动不能下传心室时，心室异位起搏点被动的兴奋性增加，频率较快时即发生室性自律性心动过速。

（2）心室潜在起搏点兴奋性增高：当心室潜在起搏点由于病理原因而兴奋起来，频率达到60次/分以上时，这就成为室性自律性心动过速。引起心室起搏点异常兴奋的机制有三：①心室起搏点即房室束支或浦肯野纤维的动作电位"4"时相舒张期除极曲线坡度变大、变陡时，这是最主要的机制；②起搏点纤维除极阈值降低；③静止期电位负值变少，更接近阈值时。这三种机制之一、之二，或者三种机制综合时，心室起搏点的除极频率增快，可出现室性自律性心动过速。

2.心电图特征

（1）提早出现的室性QRS波群：提早的QRS-T波群为室性，其前无提早的相关的心房波。根据QRS波群形与时间，可推测出室性QRS波群的起源部位。加速的室间隔逸搏，QRS波群时间在90～120ms，波形与窦性QRS-T大同小异；加速的心室肌性逸搏，QRS时间＞120ms，多在140ms左右，波形宽大畸形。起自右心室的类似左束支传导阻滞图形；起自左心室的类似右束支传导阻滞图形；加速的束支性逸搏，呈对侧束支传导阻滞图形；加速的分支性逸搏，呈右束支传导阻滞加对侧分支阻滞图形。

（2）联律间期：室性QRS波群的联律指前一基本心律的QRS波群起点至室性QRS波群起点的一段时间，在600～1500ms。出现多个加速的室性逸搏时，它们的联律间期可有明显的差别，反映了室性起搏点自律性强度的不稳定性。

（3）室性融合波：窦性心律的频率在40～75次/分或在心房颤动情况下出现的加速的室性逸搏，可经常出现房室干扰及室性融合波（图16-30，图16-31）。

（4）不伴有窦室竞争现象的室性自律性心动过速：由于窦性停搏，故不见窦性P波，或者是室性激动通过房室交界区而控制心房，引起逆行性P波，逆行P波常埋于QRS波群中而不能见到，仅少数情况下QRS波群后面见到逆行P波。逆行性心室冲动引起窦性节律重整，使之成为无效起搏点。心电图上出现3次或3次以上的室性QRS波群，频率60～100次/分，多在70～80次/分，规则，QRS波群宽大，时间≥0.12s，ST段及T波与QRS波群方向相反（图16-32～图16-34）。

（5）伴窦室竞争现象的加速的室性自律性心动过速：是指窦性心律与室性自律性心动过速并存的现象，多数成为不完全性干扰性房室脱节，少数成为竞争性干扰性房室脱节，但长时间记录时多表现为不完全性干扰性房室脱节。窦室竞争有以下表现。

①窦性心律与加速的室性自律性心动过速频率近似，通常后者超过前者，往往相差每分钟仅几次，可有等频现象。常出现等律性室性节律，即是指规则的异位性室性节律，通常短程间歇性及暂时性控制心脏，其频率很接近窦性节律。房室脱节、逆行性心房激动、融合搏动，在等律性室性节律时很常见，房室脱节常呈周期性，在出现逆行性P波时，窦性节律即消失。

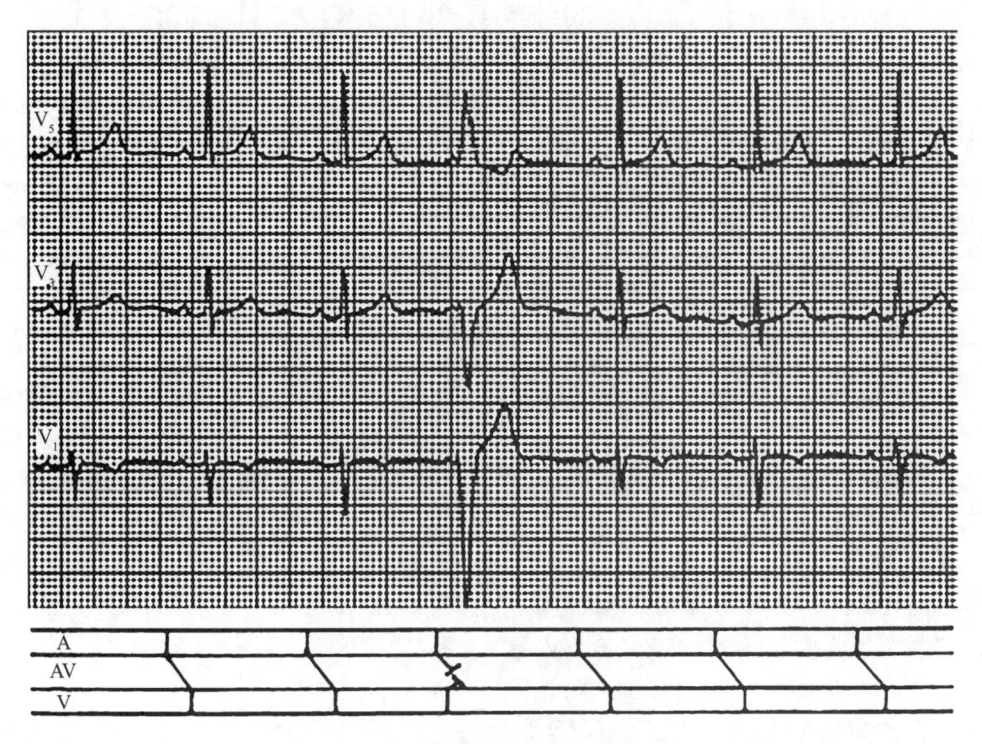

图16-30　舒张晚期加速的室性逸搏

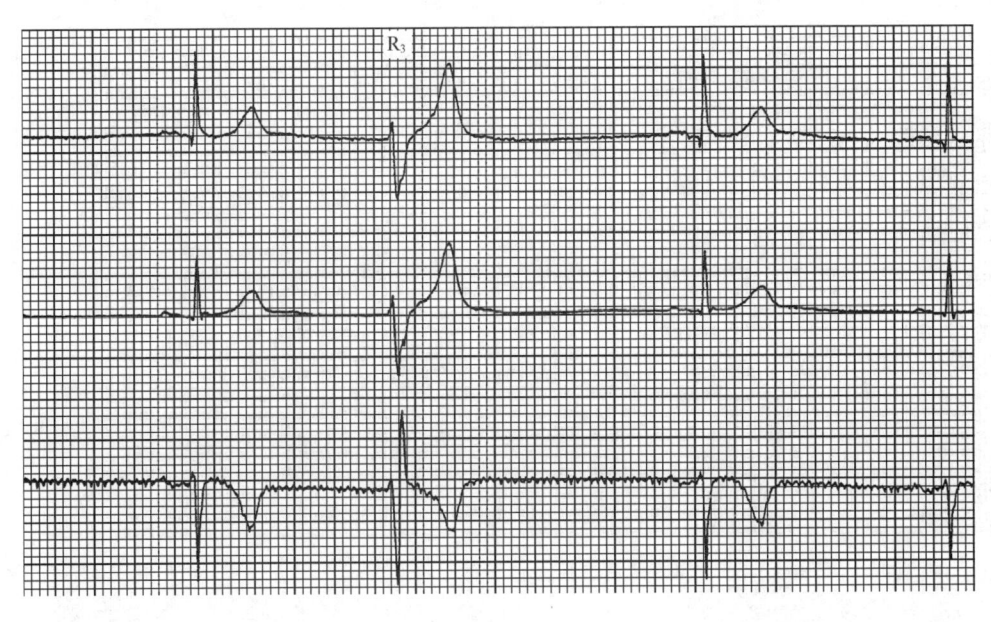

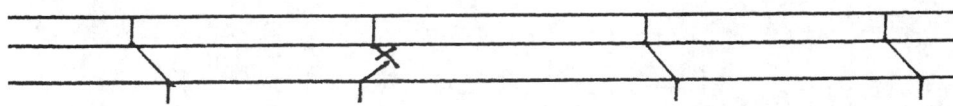

第16章 逸搏心律和加速的自律性节律 203

图16-31 显著的窦性心动过缓、加速的室性逸搏频率约53次/分

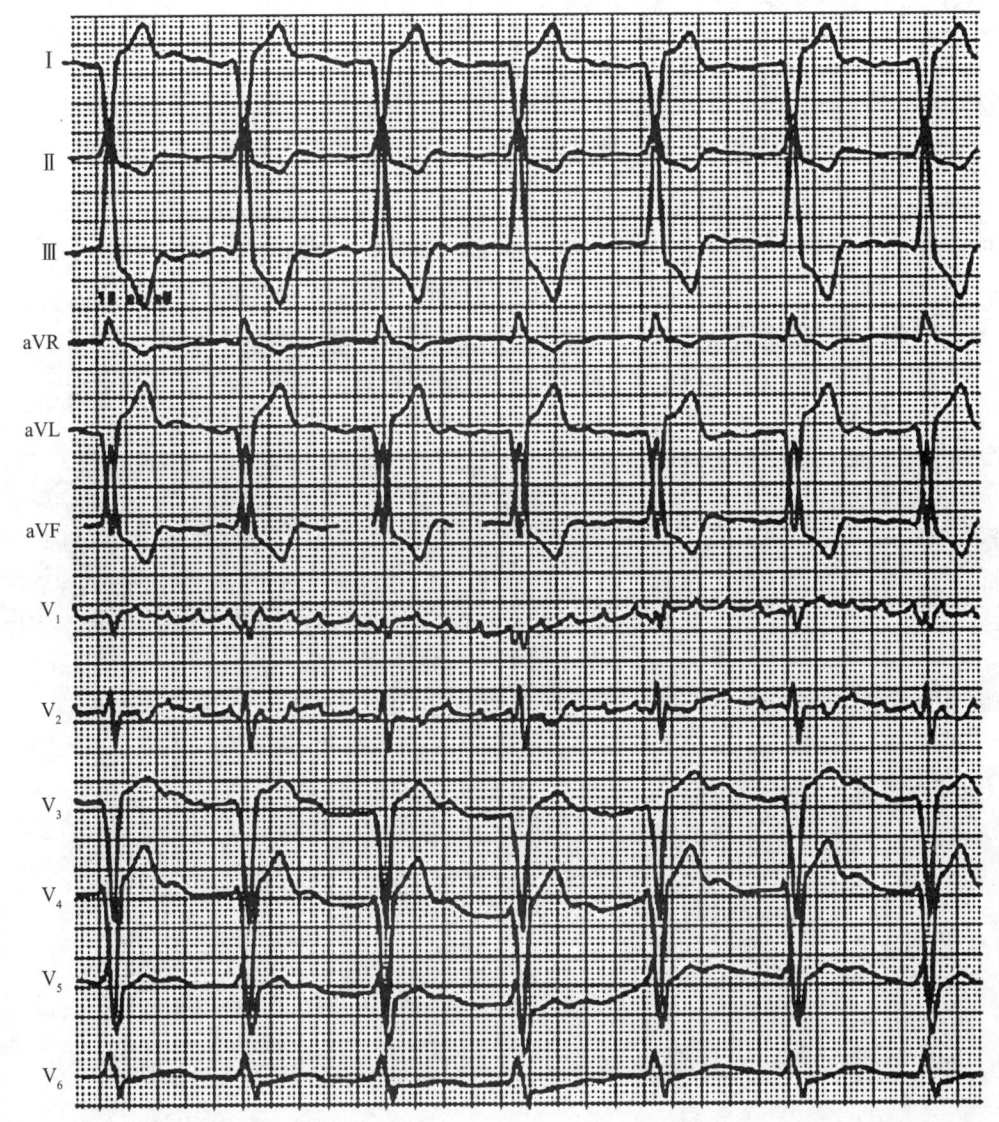

图16-32 加速的室性自律性节律

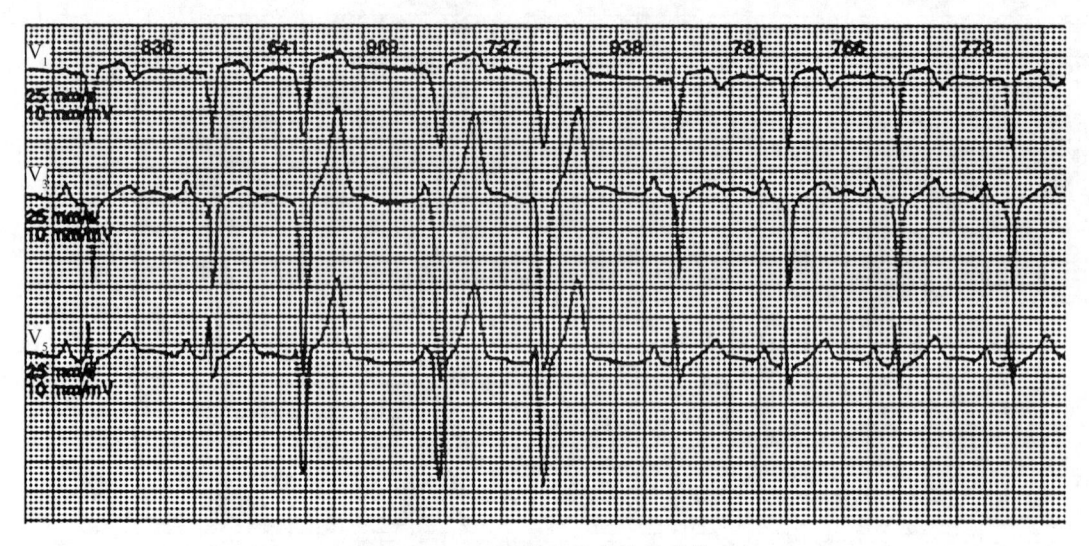

图16-33　加速的室性自律性节律

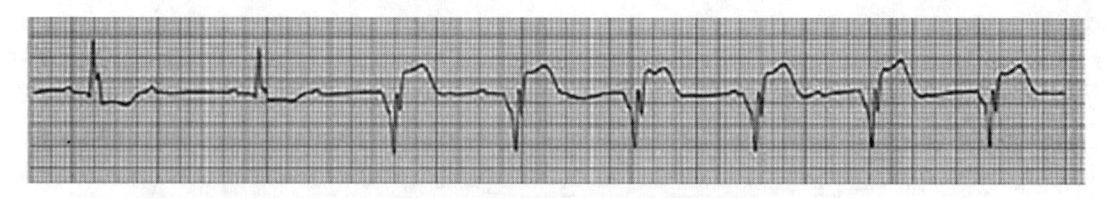

图16-34　一过性加速的室性自律性节律
患者男性，69岁，陈旧性下壁心肌梗死，二度Ⅱ型房室传导阻滞，一过性加速的室性逸搏性心律

②窦性心律与加速的室性自律性心律交替出现，此长彼消，当窦性激动夺获心室时，室性异位激动便受到破坏，这是室性自律性心动过速的特点。

③窦室夺获常见，可为完全性，所夺获的QRS波群为窦性搏动；亦可为不一性，所夺获的QRS波群呈室性融合波。窦性夺获可使室性节律发生顺延。很多人认为，只靠畸形的QRS波群诊断室性心律是不可靠的，如发现室性融合波则可证实为室性心律。

（6）心动过速持续时间不长，常少于30个心动，发作起止均缓慢，呈非阵发性特点，常合异窦性心律不齐，RR间期相差在0.12s以上。

3.诊断与鉴别诊断

（1）根据室性心搏联律间期在600～1500ms的特征，即可做出加速室性逸搏的诊断。

（2）鉴别诊断

①室性并行心律的特征是联律间期不等，彼此之间的时距相等；而加速的室性逸搏之间的时距明显不等，也不呈简单的倍数关系。

②舒张中、晚期室性期前收缩：当窦性心律在75次/分以上时，出现的舒张晚期的室性期前收缩可以晚到窦性P波已出现，甚至与窦性激动形成室性融合波。不论它出现的时间多晚，其联律间期均＜600ms。

4.临床意义　加速的室性逸搏多见于器质性心脏病，如风心病、心肌病、冠心病等。基础心律多为窦性心动过缓或心房颤动等。有时也见于正常人。

（陈清启　范靓靓　葛晓冬）

第 17 章

房性心动过速

一、概述

（一）定义

房性心动过速（房速）是指起源并局限于心房的异位快速性心律失常，心房率 160～250 次/分，QRS 波群前有可辨认的和（或）较一致的、规律的 P'波。形态与基本窦性心律的 P 波不同。这一定义排除了心房颤动（房颤）、心房扑动。多见于器质性心脏病患者，包括冠心病、瓣膜病、先心病、肺心病等。尽管房速是一种室上性心动过速（室上速），但其起源于心房并在心房内维持，而不需要房室结和旁路的参与。房速的发生机制多样，但有一定的共同特点：较一致的心电图特征；起源于心房并在心房内维持；射频消融治疗有效。

（二）历史回顾

过去认为房速是室上速的最常见类型。但是电生理研究表明，许多过去称为阵发性房速的病例实际上是房室结折返性心动过速（AVNRT）或房室折返性心动过速（AVRT）。症状性房速仅占室上速的 10%～15%。

人们很早就对房速的发生机制做出种种猜测，但其证实还是在心内电生理技术广泛开展之后。早在 20 世纪初有学者提出房内折返机制，但直到 1970 年才有学者详细地阐述了房内折返性心动过速。在 20 世纪 60 年代末和 70 年代初，美国一批年轻的心脏病医师进行临床电生理研究证实了自律性增高也是房速发生和维持的机制。1973 年，Goldreyer、Gallagher 和 Damato 首次报道了 3 个病例，详细地描述了自律性房速的特点。20 世纪 60 年代前就有多位学者描述了多源性房速的心电图特点，但是直到 1968 年才明确提出"多源性房速"这一概念。随着心内电生理检查技术和标测手段的不断发展，对房速的发生机制理解愈发深刻，体表心电图特征的认识更为准确。导管消融技术成为根治房速的有效方法。

二、机制

房速的发生机制复杂，有多种机制参与其中。有的房速可能为一种机制，而有的房速可能几种机制共同参与并维持。总体来说，房速的发生机制分为：自律、折返和触发。

（一）自律机制

窦房结、房室结、心房和心室均存在舒张期自动除极的起搏细胞。正常情况下只有自律性最高，即频率最快的窦房结发放冲动控制心脏的节律，其他潜在的起搏细胞的冲动被窦房结冲动所抑制。在某些非生理情况下和病理情况下，当心房内某一个或几个点的自律性增高便可以引起房速，可能与体内的儿茶酚胺水平增加相关。多数学者认为由于局部心房组织与周围心肌发生中度或严重的失偶联，从而形成一个受保护的区域，在这一区域内心房肌细胞舒张期自动除极加快，自律性增高。当其舒张期自动除极速度比正常窦房结快时，便形成异常自律性兴奋灶，驱动心房肌产生自律性房速。这些心房肌细胞可以是被正常心肌所包绕的异常心房肌细胞，也可以是在某些特殊部位的正常心房肌细胞，如界嵴、肺静脉口、左右心耳等部位。

（二）折返机制

折返参与的心动过速必须满足折返发生的条件：闭合的折返环路、一条径路单向阻滞、另一条径路缓慢传导。而心房内特殊的解剖结构和某些心脏结构性疾病构成了折返发生的基础。心房肌的纤维化是产生心房内折返的病理生理基础，而心房内传导组织不应期的不一致性和不均匀性传导，是形成心房内折返性心动过速的电生理基础。心房的折返环可以是围绕瘢痕或解剖障碍区的解剖性折返环，也可以是由于心房肌各向异性传导构成的功能性折返环。心脏手术插管造成的瘢痕、闭合缺损使用的补片、大静脉开口及房室瓣环，这些传导障碍区可以保护激动的缓慢传导，维持折返稳定，形成折返性房速。另外，当心房肌缺血、损伤、变性、纤维化或电解质分布不均匀时可使心房肌除极速度不一致，心房不应期在不同部位出现明显差异，可形成折返。心房内可由房间束纵向分离或各结间束相连接吻合构成折返环路。1977年，Ogawa动物实验证明心房内的Bachmann束可以发生纵向分离，构成折返环，进而形成折返性房速。折返性房速中这些折返环路可以固定，也可以不固定。

（三）触发机制

触发活动在房速的发生机制中具有一定的意义，但临床上少见。触发活动引起的房速，利用单相动作电位（MAP）在起源部位可以记录到早期后除极或延迟后除极的震荡电位，静脉注射维拉帕米和普萘洛尔后不再出现。触发活动和折返性房速之间的电生理检查结果常有明显的重叠，目前尚无严格的判断触发活动的标准。如果诱发心动过速的起搏周长或房性期前收缩的偶联间期与最后一个起搏激动至心动过速的第一个激动的间期直接相关，则提示触发活动。

三、分类

（一）根据房速发生和维持的机制分类

1. 自律性房速　由于心房内的异位起搏点自律性增高引起的心动过速，可以表现为短阵、反复、持续或无休止性心动过速。根据其发作特点又可以分为阵发性、持续性和无休止性。

2. 折返性房速　在心房内存在着传导速度和不应期长短均不相同的两条径路，这两条径路构成心房内闭合折返环路。临床上多表现为阵发性、突发突止的特点。

3. 触发活动所致房速　触发活动引起的房速较少，但在部分房速的发生中有一定意义，一般认为洋地黄中毒患者发生的房速是触发活动引起，而且多伴有房室传导阻滞。

（二）根据发作时间分类

1. 短暂性房速　以前认为房速持续时间几秒、几分钟，但无确切时间定义。目前，普遍认为发作时间<30s者为短暂性房速。

2. 持续性房速　是指心动过速持续时间超过30s；无休止性房速是指心电图或动态心电图完全是或基本上是异位的房速，所占时间50%以上，甚至达到90%，仅偶尔有窦性心律出现。无休止性房速的确切机制尚不明确，可静脉滴注异丙肾上腺素诱发，发生和终止时常常有"温醒"现象，这些特点都提示自律性异常。心内电生理检查证实自律性特征：心房起搏或程序刺激不能诱发或终止心动过速，心房期前刺激能重整心动过速。偶尔无休止性房速也可由窦房折返和心房内折返引起。

（三）根据房速起源点数目分类

1. 单源性房速　房性冲动由单一异位起搏点发放，P′波之间可见等电位线，形态一致。

2. 多源性房速　多源性房速又称为紊乱性房速，多见于慢性重症肺病，是由于心房内存在多个异位起搏点所致。可能是自律性房速的一种特殊类型，因为这种房速常由多源性房性期前收缩发展而来。也可能是因为房内传导系统病变，心房不应期长短不一，兴奋传导不同，激动在房内折返并互相干扰、融合而形成房速。但是心内程序刺激不能终止或诱发这种心动过速，提示折返机制的可能性不大。另有研究表明触发活动参与多源性房速的发生。临床上用钙通道阻滞药（维拉帕米）对部分多源性房速治疗有效，并且多源性房速患者常伴有细胞内钙超载，而细胞内钙超载与后除极和触发活动密切相关。

四、重要概念

（一）自律

由自律性异常引起的心动过速可以被心脏刺激重整，重整的周期短于自发心动过速的周期，即其补偿间期是不完全的；在发作初始阶段，有一段频率逐渐加快的"温醒"过程。

（二）折返

折返机制引起的心动过速可以被程序刺激诱发或终止，突然发生或突然停止，没有逐渐加快的过程；期前收缩刺激的联律间期和心动过速的第一个周期在时间长短上呈反比关系。

五、心电图表现及诊断要点

房速时的心房率一般为160～220次/分，房室可呈1∶1传导或文氏传导。一般来说，速率越快发作时间越长；年龄越小频率越快；折返性房速的频率一般较自律性房速快。可出现继发性的ST段下移和T波倒置，并可在心动过速终止后仍持续存在数小时，甚至数天。

房速虽然都是起源于心房，但是具体起源部位不同，发生机制多样，心电图既有共同特点也存在一定的差别。临床常见4种类型房速，分别是自律性房速、折返性房速、多源性房速和无休止性房速。

（一）自律性房速

1. 连续3个或3个以上的与窦性P波不同的异常P′波，形态不变，频率在100～180次/分，持续性自律性房速心房率的变换范围较大，P′P′间期常不规则。

2. 心动过速的发生初始几个P′P′间期有逐渐缩短现象，即"温醒"现象（图17-1），之后逐渐趋于稳定，固定不变，一般P′-P′间期相差不超过20ms。自律性房速缺乏保护性传入阻滞，频率可与窦律时相似，房性心律与窦性心律可发生竞争，间歇性交替出现，并存在不同程度的房性融合波。

3. 自律性房速的房室传导可正常，也可伴有P′R间期延长。房室传导为1∶1时，心房率等于心室率。但更多伴有不同程度的房室阻滞，最常见2∶1传导和文氏传导，此时心室率不超过120次/分（图17-2）。房室阻滞和室内传导障碍不影响自律性房速的发生。迷走神经兴奋不能终止心动过速，但可产生或加重房室传导阻滞。

4. 自律性房速不能被房性期前刺激所诱发和终止，反而可能使频率加快重整心动过速，其发作和终止不依赖于房内传导或房室结传导的延缓。

5. 通常（但不总是）被超速起搏所抑制，但超速起搏可重整心动过速。

6. 大多数自律性房速患者QRS波群形态正常，也有部分出现频率相关性右束支阻滞。心动过速的频率越快越易于出现QRS波群的电交替（图17-3）。

7. 对于心房内局灶起源的自律性房速，心电图上P′波形态可以定位心动过速的起源部位。但是，P′波形态上有一定的重叠，并且左右心房间电学连接多变，左房结构多变复杂，均影响定位的准确性。而在房速发作时，也可因房速伴1∶1房室传导或P′波被T波和QRS波群掩盖，难以准确判断P′波，此时可采用压迫颈动脉窦、静脉注射三磷腺苷或维拉帕米等方法引起房室阻

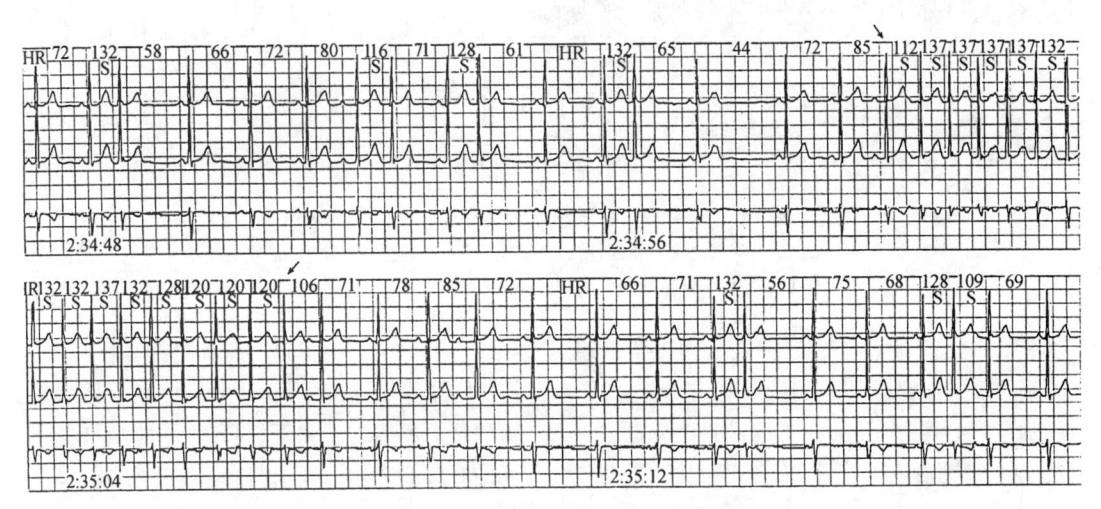

图17-1 自律性房速的"温醒"现象

患者女性，38岁，上图为连续记录的动态心电图。图中第一个箭头所指处可见心动过速开始时心房率逐渐加快至稳定，由85次/分增加至137次/分；第二个箭头所指处可见心动过速终止时速率逐渐降低至终止，即"温醒"现象。此患者频发期前收缩，短阵房速，且期前收缩的联律间期不恒定，提示为自律性房速

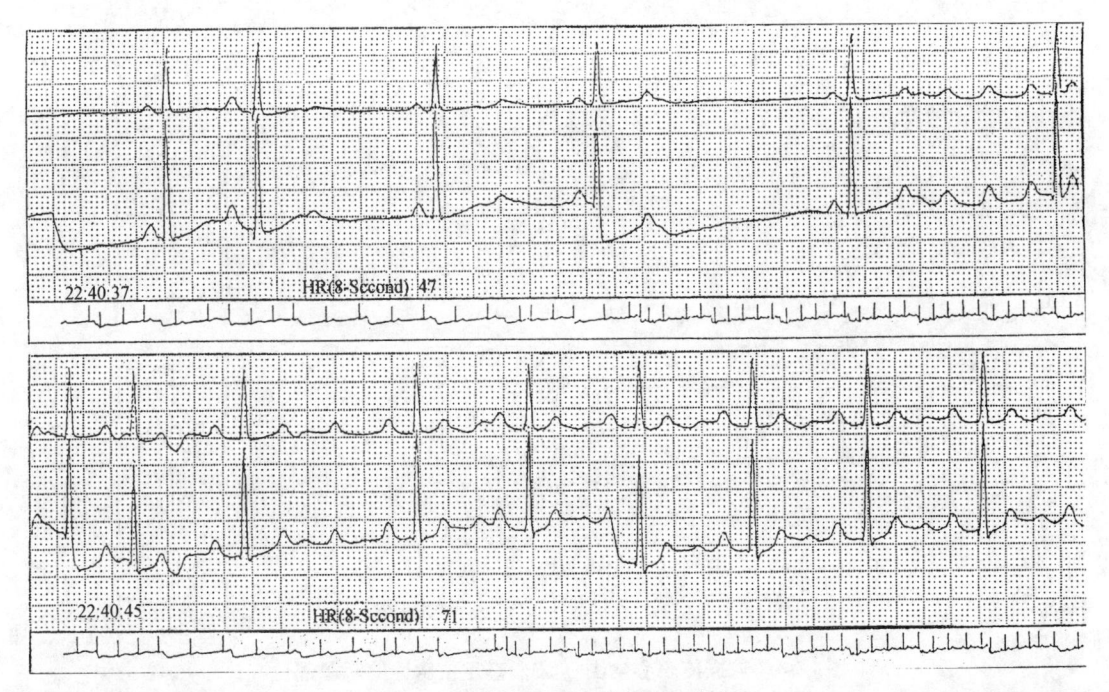

图17-2 房速时不同比例房室传导

图中可见房性期前收缩诱发房性心动过速，P′R间期延长，并可见2∶1、3∶1、4∶1房室传导。房性P′波形态未发生改变，但P′P′间期略有不齐

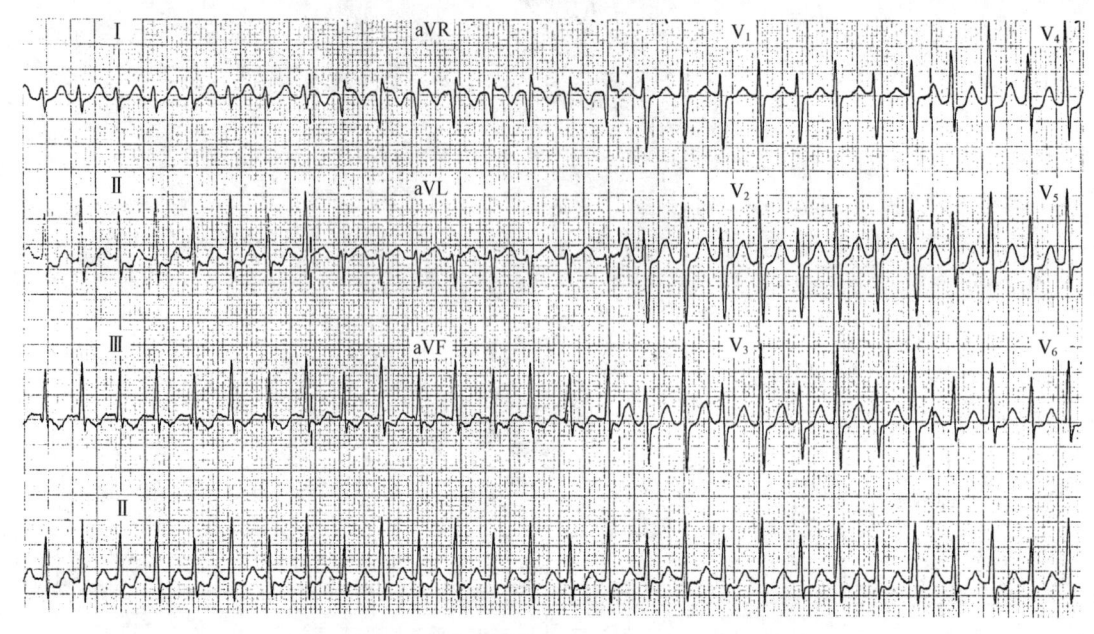

图17-3 房性心动过速时QRS波群电交替现象

患者女性，18岁，阵发性室上性心动过速，用药后出现房室阻滞，而心房率不变，证实为房速。患者心动过速发作时，心率较快210次/分，在下壁导联及胸前导联可见到明显的QRS波电交替现象

滞，使部分P'波脱离T波或QRS波群。依据P'波形态定位房速的起源部位可根据以下原则。

（1）区别左右心房：V₁和aVL导联的P'波形态最有助于区分左心房房速和右心房房速。研究证实V₁导联的正向P'波预测左心房房速的特异度和敏感度均较高，aVL导联的负向P'波预测左心房房速的特异度高但敏感度低，aVL导联的正向或双向P'波预测右心房房速的特异度和敏感度均较高（图17-4）。另外，Ⅰ导联负向P'波预测左心房房速的特异度高，但极不敏感。

（2）区别心房的上下部：根据下壁导联P'波形态可以区分心房上部和下部起源的房速。Ⅱ、Ⅲ和aVF导联的P'波为正向，提示房速起源于心房的上部，如右心耳、右心房高侧壁、上腔静脉、左心房的上肺静脉或左心耳；反之，如果下壁导联P'波为负向，则提示房速起源于心房的下部，如冠状窦口、右心房后间隔或左心房下侧壁（图17-4）。

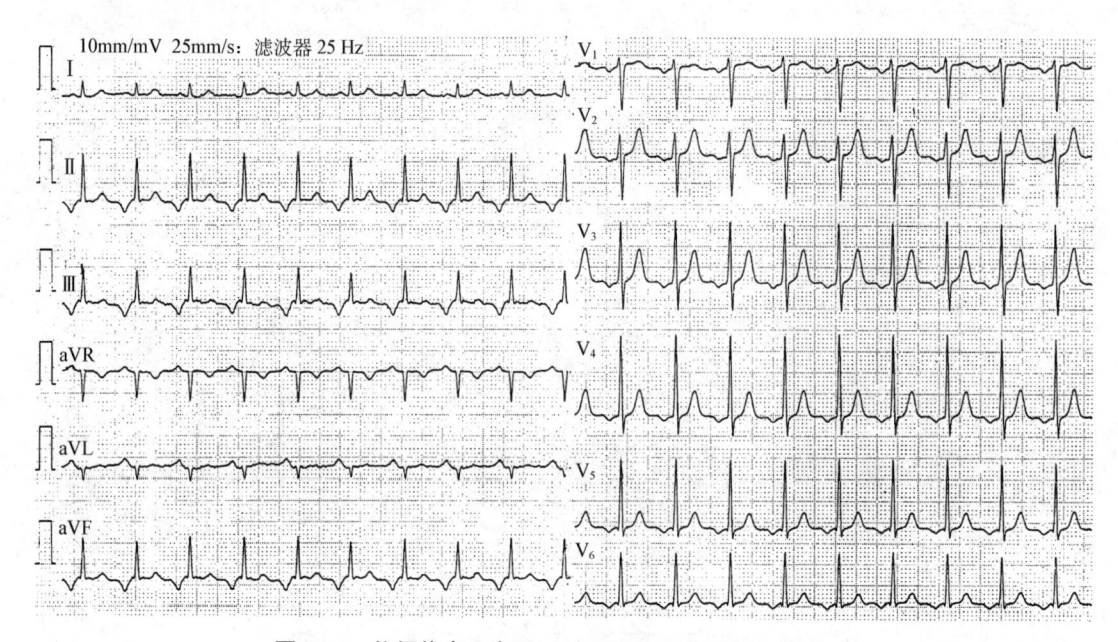

图17-4 依据体表心电图P'波形态定位房速的起源部位

阵发性室上速患者，心动过速时应用普罗帕酮（心律平）过程中出现二度Ⅱ型房室传导阻滞，但心房节律不变，证实为房速。P'波在V₁导联的负向，aVL导联正向提示起源于右心房；下壁导联P'波负向，提示起源于心房下部。后经心内电生理检查和射频消融术证实为右心房下壁起源房速

（二）折返性房速（图17-5）

1. 多见于有先心病病史和心外科手术患者，而术前无类似的心动过速病史。

2. P'波形态与窦性P波不同，但房内折返环固定，房速过程中P'波形态一致。若传出部位发生改变，心房激动顺序变化，P'波形态也可有所不同。

3. 心房率取决于心房折返环的周长和心房肌的不应期，主要取决于后者。通常在160～220次/分，也可达220次/分以上，频率快而整齐，P'P'间期一致。心动过速反复发作，多次发作的频率可有变化。

4. 心动过速呈突发突止，无"温醒"现象，心动过速初始即达到最大心率。

5. 心房程序刺激可诱发或终止心动过速，可以拖带心动过速。迷走神经兴奋可能终止心动过速，或产生房室结传导阻滞。

6. 房速时窦房结也同时被除极，其起搏功能受到抑制，故心动过速终止后常常会出现长间歇（图17-6），直至窦房结的起搏功能重新恢复（超速抑制时间）。

7. 房速时的房室传导可以正常也可以延迟，取决于心房率、房室结不应期及是否存在旁路。房速时由于心房率过快，多见一度房室传导阻滞，表现为P'R间期延长。如果房速时的P'P'间期大于房室结的不应期，则表现为1:1房室传导；当P'P'间期小于房室结不应期时，可以出现2:1传导、3:1传导或文氏传导（图17-2）。

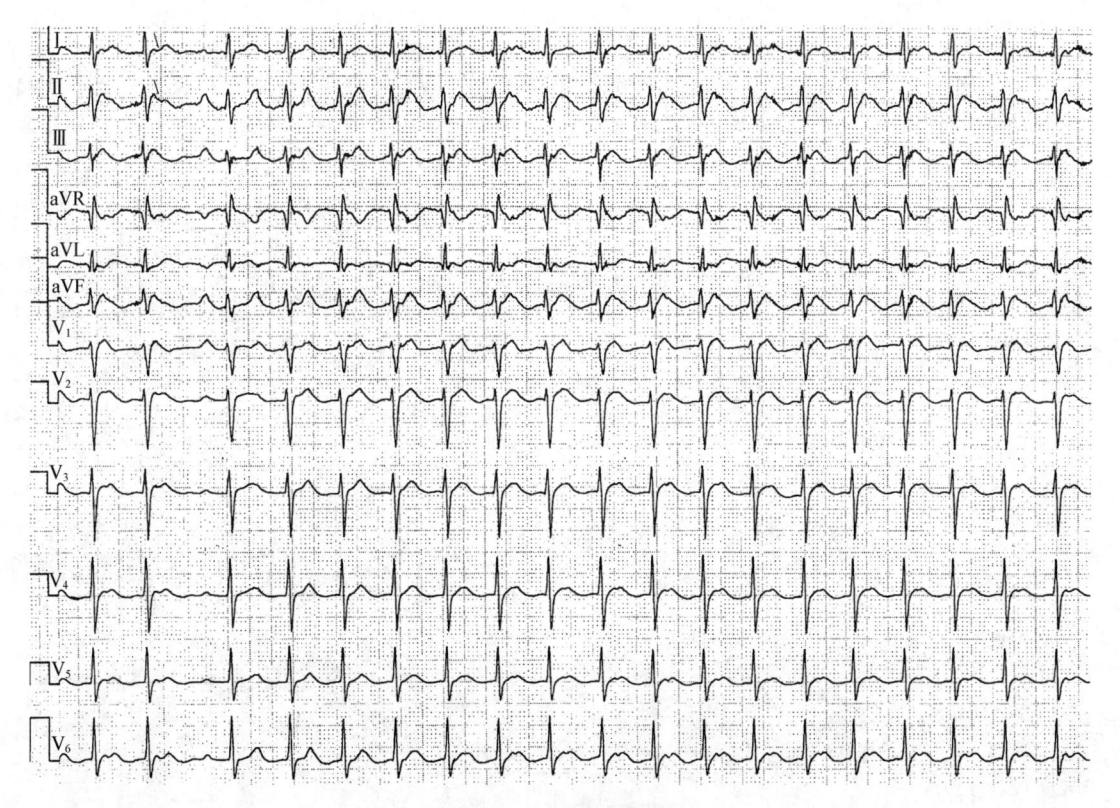

图17-5 折返性房速

患者男性，45岁，阵发性心悸病史3年，心动过速呈突发突止。心电图为窄QRS波心动过速，QRS波形态一致，节律匀齐。图记录到的第3个心房波未能下传，但患者的心房律未受影响，考虑阵发性房速。心内电生理检查时证实为房速，并且程序刺激可以诱发和终止心动过速，确诊为折返性房速

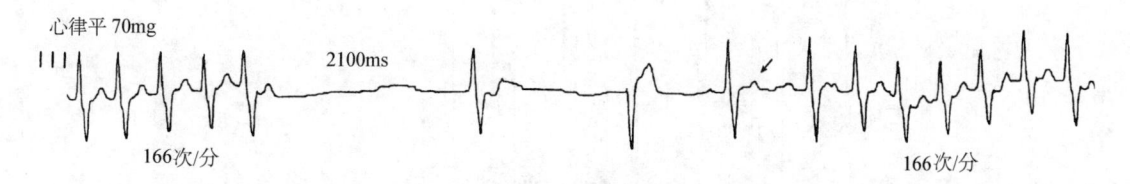

图17-6 房速终止后窦房结功能抑制

患者男性，82岁，阵发性心动过速，心率166次/分。给予普罗帕酮（心律平）70mg静脉推注后出现长达2100ms的长间歇，之后出现交界区逸搏，提示窦房结功能受到抑制或窦房结功能不良。注意图中用药后第一个窦性搏动后的房性期前收缩（箭头所指）诱发心动过速。第一个房性期前收缩未下传，其后房室1:1下传，P-QRS波群与用药前相同，证实为房性心动过速

8.房速时的QRS波形态与窦性心律相似。频率过快时可以出现电交替。一定情况下可以出现室内差异性传导。心动过速时，如果连续两个P'波下传至双束支的间期小于两束支的传导恢复时间，则第二个P'波下传至束支时将发生阻滞。类似上述房室传导。由于右束支的不应期较长，多发生右束支阻滞，少数情况下左束支不应期大于右束支不应期，可产生功能性左束支阻滞图形（图17-7）。

（三）多源性房速

1.P'波形态与窦性P波迥异，同一导联可出现多种形态（3种以上的形态）的P'波。P'波可直立、倒置、双向、高尖或双峰，可能是多个不同部位起源，也可能为单个起源点经多条径路传出或心房内传导紊乱所致（图17-8）。

2.心房率通常为100～130次/分，但有时可高达250次/分。

3.P'P'间期、P'R间期和RR间期多变，易与心房颤动或心房扑动混淆。但是P'P'间期存在等电位线，P'波多可明确辨认，有别于房颤动和心房扑动。

4.P'R间期不固定，可长可短或正常。常出现一度房室传导阻滞或二度房室传导阻滞，部分P'波可未下传心室，心室率常为100～150次/分。

5.由于下传不规则可出现室内差异性传导，类似室性心动过速。

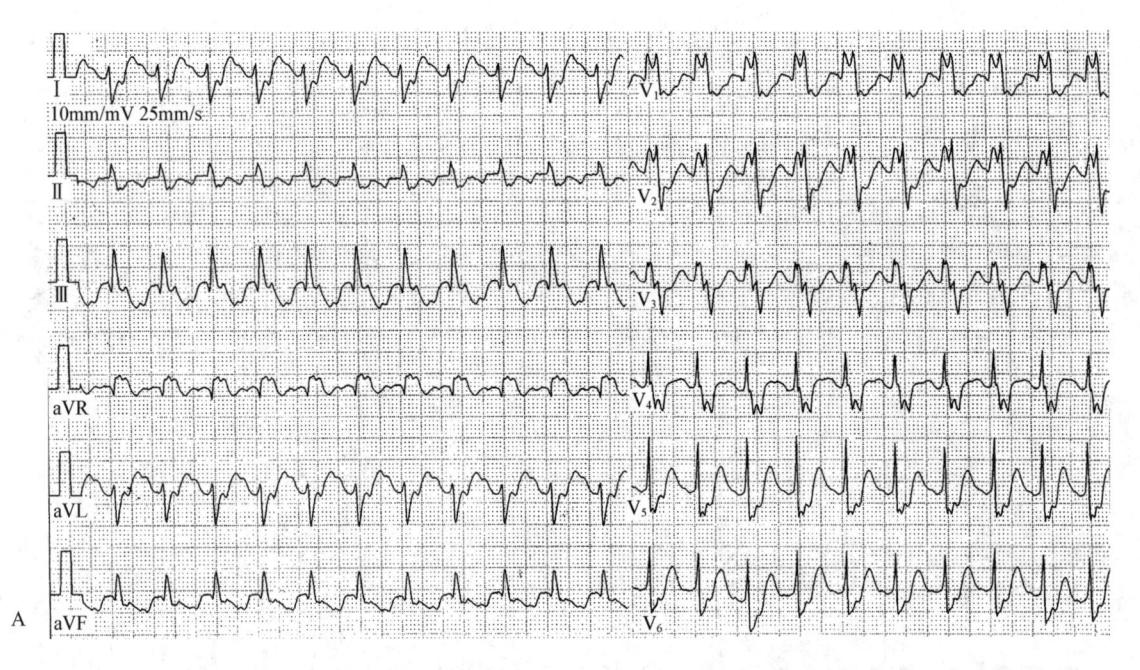

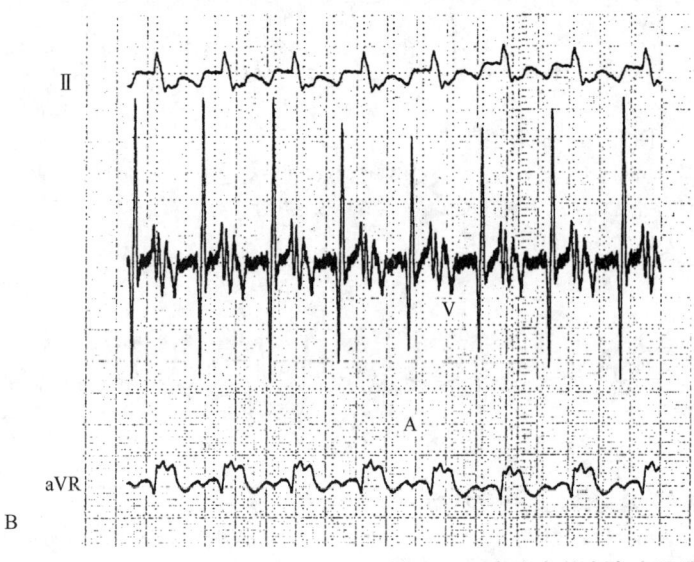

图17-7 房速合并右束支阻滞

A.体表心电图为宽QRS波心动过速，呈右束支阻滞图形；B.为食管心电图显示房室激动顺序，P'R间期150ms，证实为房速伴右束支阻滞（A.心房波；V.心室波）

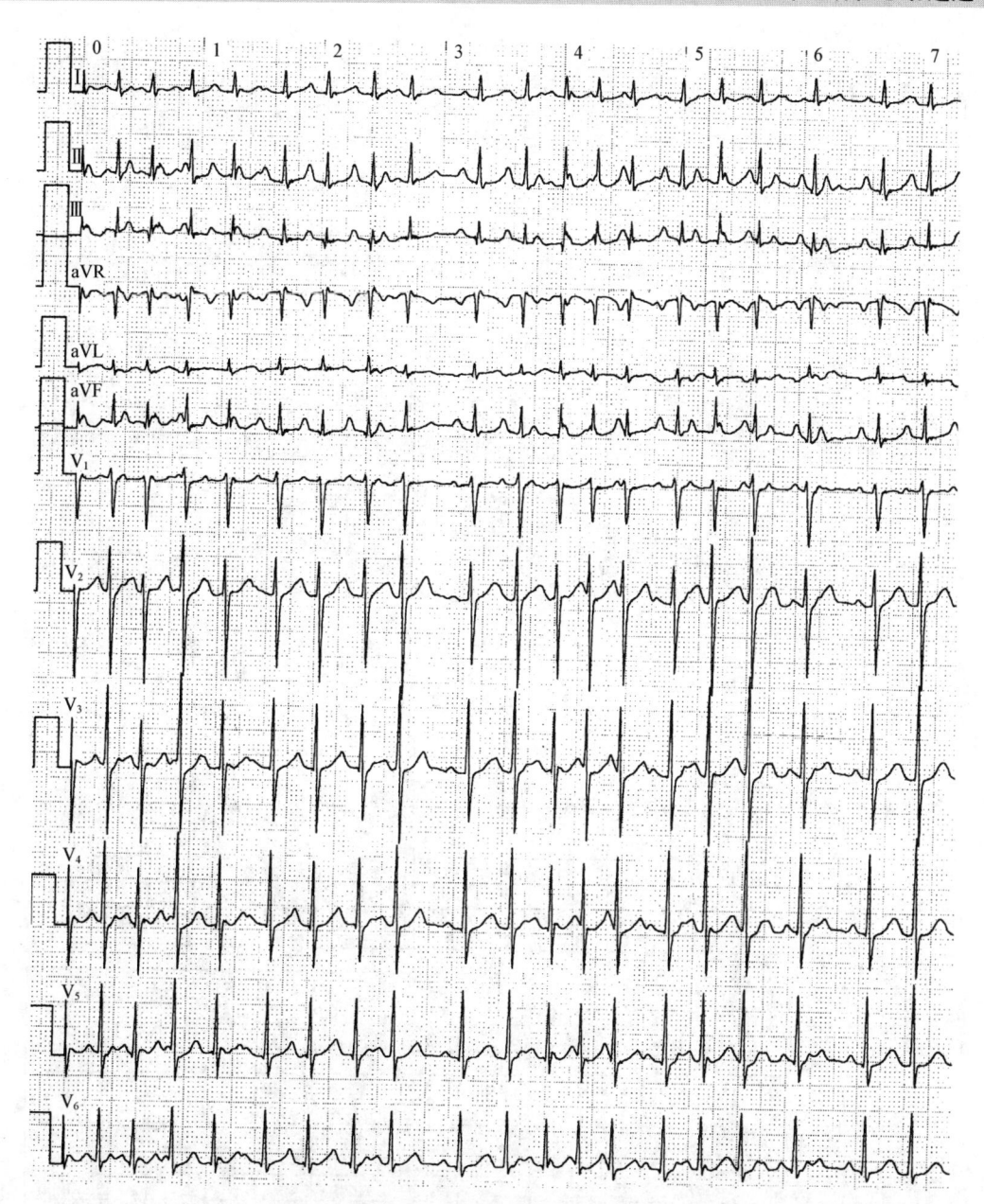

图17-8 多源性房性心动过速

患者女性，65岁，阵发性心悸2年。心电图提示多源性房性心动过速。体表12导联心电图显示多种形态的P'波，节律不齐，部分P'波未下传，因而心室律也不规则。临床上易误认为心房颤动，但P'波及等电位线清晰可见

（四）无休止性房速

无休止性房速表现为长程的心电图记录显示昼夜均以房速为主，所占时间50%以上，甚至达到90%，仅偶有窦性心律。1次或几次窦性搏动后又出现房速，房速呈不间断、无休止状态（图17-9）。2/3起源于右心房，多在右心耳附近，1/3起源于左心房，多在肺静脉附近。偶尔无休止性房速也可由窦房折返或心房内折返引起。无休止性房速的心电图表现可因起源部位的不同存在较大的差异。这类房速的频率变化较迅速，常自发性的在几分钟内发生改变，昼夜心率也有很大的变化。P'波的电轴有助于判断心动过速的起源部位。P'R间期可正常也可轻度延长，但短于R P'间期。

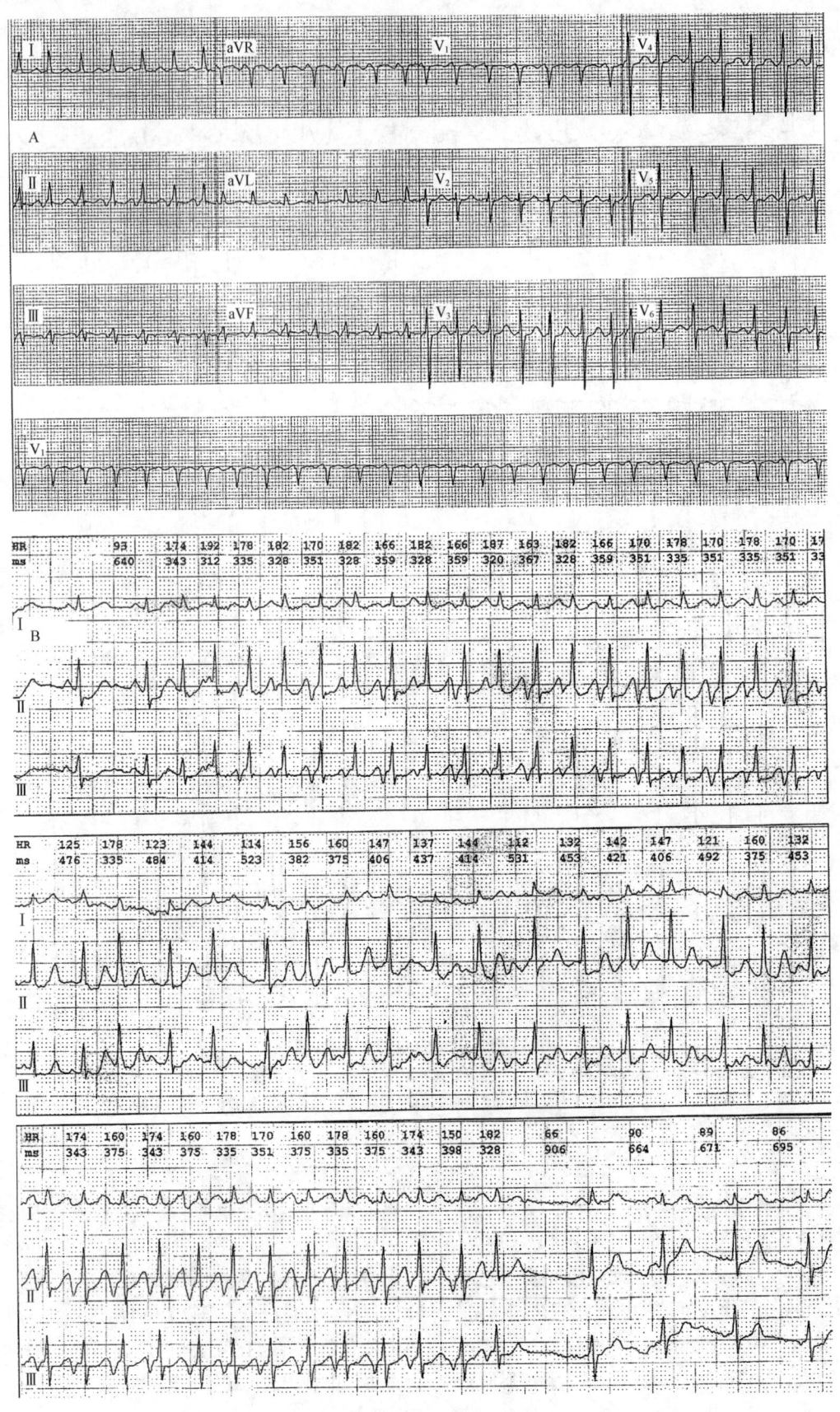

图17-9 无休止性房速

患者男性，63岁，反复心悸6年，近年来呈现昼夜不间断发作，伴心慌、气短、胸闷。A.12导联体表心电图提示窄QRS波心动过速，P'波在Ⅱ、Ⅲ和aVF导联负向，aVR导联、aVL导联正向，V₅、V₆导联正向。B.动态心电图显示心动过速呈无休止状态，全天心动过速占80%以上。心内电生理检查标测到冠状窦口起源的房速，射频消融成功

六、鉴别诊断及临床意义

（一）鉴别诊断

房速很容易被误诊为窦性心动过速。因为在这两种情况下，P波均位于QRS波前，形态有时仅有轻度差异，起源于高位右心房的自律性房速的P′波电轴也与窦性相似。折返性房速需要与AVNRT和AVRT相鉴别，伴有束支阻滞时还要与室速相鉴别。多源性房速是心室律不规则的室上性心动过速，需要与心房颤动、心房扑动等心律失常相鉴别。

1.不适当窦性心动过速 又称为特发性窦性心动过速，临床上少见，多为女性患者。其发作与窦房结的自律性增强有关。容易被误诊为无休止性房速。因为激动起源于窦房结，P波形态与窦律时一致。特点是：

（1）休息时心率超过100次/分，平均心率明显增高，白天明显，卧位心率60～135次/分，直立时90～160次/分，短时（5min）运动心率可达140次/分。

（2）心动过速表现为阵发性、持续性和无休止性。

（3）心率变异性降低，SDNN多<50ms。

自律性房速与不适当窦性心动过速的主要区别在于：自律性房速的频率相对稳定，不随体位变化，交感神经和迷走神经张力的变化对心动过速频率的改变不明显，心率的增快一般在3～5个心动周期达到稳定；不适当窦性心动过速的心率受体位和自主神经张力的影响明显，心率的加快和减慢需要1～3min才能达到稳定。

2.非阵发性交界性心动过速 同自律性房速一样，这类心动过速多见于儿童。但它同时也是儿童非阵发性室上速中最少见的一种类型。这类患者大多患有先天性心脏病。最常见的病因为洋地黄中毒。心动过速发作和终止时心率逐渐变化，心率可达70～150次/分或更快，心律通常规则。心电图特征为房室分离，心房常由窦房结控制，心室由交界区异位起搏点控制，QRS波群正常。逆传心房夺获少见。

3.房室折返性心动过速（AVRT）及房室结折返性心动过速（AVNRT） 房速AVRT和AVNRT均是阵发性室上速，当不存在束支阻滞和室内差异性传导时，均表现为窄QRS波心动过速。心电图有助于鉴别，但多是基于概率进行的，明确鉴别需要心内电生理检查。

（1）如果静息时心电图为预激综合征，则提示旁路参与的房室折返性心动过速的可能性大。

（2）心动过速的频率对鉴别诊断有一定价值。房速的频率为130～220次/分。AVNRT的频率一般较慢，多在150～170次/分，个别出现快频率，可达250次/分。而AVRT的频率较快，多在150～250次/分，甚至可达280次/分。

（3）观察心动过速时P′R和RP′间期有助于鉴别诊断。折返性房速的P′波尽管形态与窦性者不同，但多明显可见，P′R间期可正常或轻度延长，P′R<RP′。而常见的AVNRT和顺向性AVRT的P′R间期多显著延长，即P′R>RP′。但是持续性交界区折返性心动过速和不典型AVNRT也表现为P′R<RP′，只是少见。

（4）窄QRS波心动过速，并且频率规整，看不到明显的逆行P波，则AVNRT的可能性最大。如果在V$_1$导联出现假r波（伪不完全右束支阻滞图形）或者下壁导联出现s波，基本可以肯定AVNRT。研究证实，V$_1$导联出现r波对AVNRT诊断的敏感度为58%，特异度为91%，阳性预测值为82%。下壁导联出现假s波对诊断AVNRT的敏感度较低（14%），但是特异度和阳性预测值均为100%。对假r波和假s波的判定要参考窦律时心电图，以免把原已存在的不完全右束支传导阻滞图形或下壁导联的s波误认为假r波和假s波。

（5）刺激迷走神经，如Valsalva动作、咽部刺激、颈动脉窦按摩等，或注射腺苷可以造成房室阻滞，有助于鉴别。房室阻滞后AVNRT和AVRT可以终止，但不会影响房速，仅降低房速的心室率。

（6）束支阻滞可使QRS波增宽，但不影响房速的频率或VA间期；而AVRT时，若发生旁路同侧的束支阻滞时，则VA间期增大，心动过速的频率也相应减慢。

（7）明确的鉴别诊断需要心内电生理检查，观察心动过速的激动顺序，应用希氏束旁起搏技术等，在此不一一赘述。

4.心房颤动 多源性房速与心房颤动的心室节律相似，RR间期不规则，临床容易误诊，此时应仔细观察心房激动的形态变化。前者P′波清晰可辨，存在等电位线；后者为连续不规则的颤动波，等电位线消失。当心率很快，P′波辨认不清时，可应用小剂量β受体阻滞药或钙离子拮抗药降低心率，以显露心房激动波进行鉴别。

5.心房扑动 心房扑动时，心房波变为锯齿状扑动波，频率为250～400次/分，且规则，快于房速时的心房率。一般为2∶1房室传导，心室率为150次/分左右。发生房室传导比例变化时，心室率可变得不规则。

（二）临床意义

临床上，自律性房速在成年人多见于洋地黄中毒、低血钾，也可见于慢性肺部疾病及其他器质性心脏病。儿童中见于正常心脏，但持续时间长的发作可引起心动过速性心肌病。自律性房速常以持续性或无休止性为特征，很少呈阵发性。折返性房速可见于任何年龄段，多见于器质性心脏病，外科心脏修补术后。多为阵发性心动过速。多源性房速常发生于60～70岁或以上的老年人群，男女发病率无差异。60%的多源性房速患者有严重的肺病，如慢性阻塞性肺病、肺炎及肺动脉栓塞等。

房速发作引起的临床症状与房速的频率、持续时间及患者的基础心脏病状态相关。一般自律性房速的频率与窦率接近，临床上常无明显症状。活动时可有气短、乏力等表现，儿童不活泼是其常见症状。持续性心动过速可发展为心动过速型心肌病，患者可出现先兆晕厥、晕厥等表现。折返性房速为阵发性，突发突止，心动过速可持续几秒、数分钟或数十分钟。患者心率突然加快，不适症状明显，可表现为心悸、头晕、乏力、气短及运动耐量下降。频率过快或患者心功能较差时，可以出现先兆晕厥，偶有晕厥、心绞痛发作。多源性房速患者的主要症状与原发病有关，如慢性阻塞性肺病或充血性心力衰竭等。可以出现心悸、乏力、头晕、胸痛及晕厥等症状。可以持续数分钟、数小时、数日或数月，但通常在2周内终止，或转复窦律，或演变成心房扑动、心房颤动。无休止性房速常见于婴幼儿，也可见于正常青年人。发作时心率快，活动时心率可进一步增快，睡眠时可减慢，持续时间长，可自发终止。2/3以上患者表现为持续性，可长期存在，并可出现心功能不全，形成心动过速性心肌病。心悸常为患者主要临床症状。抗心律失常药物对这类房速疗效不佳。心房起搏或电复律可能转复窦律，但很难维持。

由于房速的发生机制复杂，抗心律失常药物治疗效果不理想。近年来，随着导管消融技术的不断发展，可以消除心房内自律性兴奋灶及折返环，创伤小，效果肯定，成功率可达90%以上。

七、进展与展望

房速的传统定义仍然依据心率<240次/分，P波之间存在等电位线的心电图标准。然而，心率及是否存在等电位线对房速机制的判定缺乏特异性。并且依据心电图标准区别"规则"的心房颤动和房速，常常遇到困难，其实这种困难主要是由于我们对这类房性心律失常的命名方法造成的。

欧洲心脏病学会和北美起搏与电生理学会定义为：房性心动过速是指起源于心房并有规律心房律的心动过速。并根据发生机制和解剖定位进行分类，分为局灶性房速和大折返性房速（图17-10）。局灶性房速起源于心房的某个区域，激动由单一兴奋灶呈放射状、圆形或向心性向两个心房扩布，不存在电活动跨越折返环的情况，对房速起源的局部进行导管消融可以成功根治心动过速，其可能机制包括自律性异常、触发活动和微折返机制。大折返性房速是由围绕固定的和功能性解剖屏障发生的一个或多个折返环形成折返激动，对折返环路的关键性峡部等区域进行线性消融可以治愈这种心动过速。其临床特点是心房激动的折返环路覆盖了这个心动过速的周长，并可以被心房起搏拖带。

按照这种分类方法可能存在一定的局限性，如一部分心动过速（不适当窦速和窦房折返性心动过速）不易进行分类，并且实际临床工作中不使用发生机制分类。但是，用局灶性和大折返性分类是很有用的，因为二者机制不同，导管消融的治疗方法不同，局灶性房速以最早激动点消融为主，而大折返性房速需要线性消融，并需要拖带标测和标测瘢痕区折返环的技术。所以这种分类方法对于指导消融术有着重要意义。

随着心房颤动射频消融的不断发展，消融相关房速越来越多，是心房颤动导管消融不可回避的一个问题，

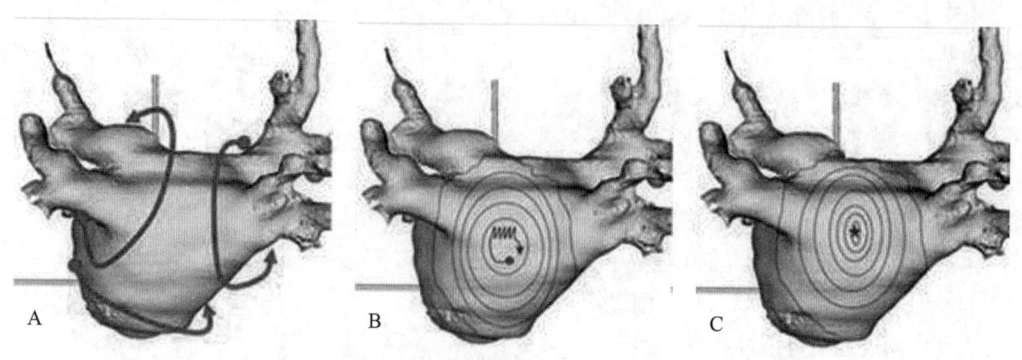

图17-10 大折返性房速和局灶性房速左心房

A.为大折返性房速的左心房模式图，激动可以环绕二尖瓣环和左心房的顶部（左肺静脉侧或右肺静脉侧）折返，形成大折返性房速。B、C.为局灶性房速的左心房模式图，图B显示局灶性折返（局部微折返）局部激动后以向心性方式向心房扩布，图C显示局灶性起源（自律性增高或触发活动）后激动以向心性方式向心房扩布

是心房颤动消融后转变为稳定窦律的最后一个"堡垒"。针对这种"医源性"心动过速，为了便于电生理标测和消融，将其分为3种类型：局灶性起源房速、局灶性折返房速和大折返性房速。这种"医源性"房速体表心电图表现多样，可以短阵发作也可以持续发作（图17-11），对临床医师构成挑战。

随着标测技术和导管消融技术的前进，电生理医师对"未知世界"的深入探索，将会促进了我们对房速机制的进一步了解，对体表心电图的诊断将会更加精确，并会提高导管消融的成功率。

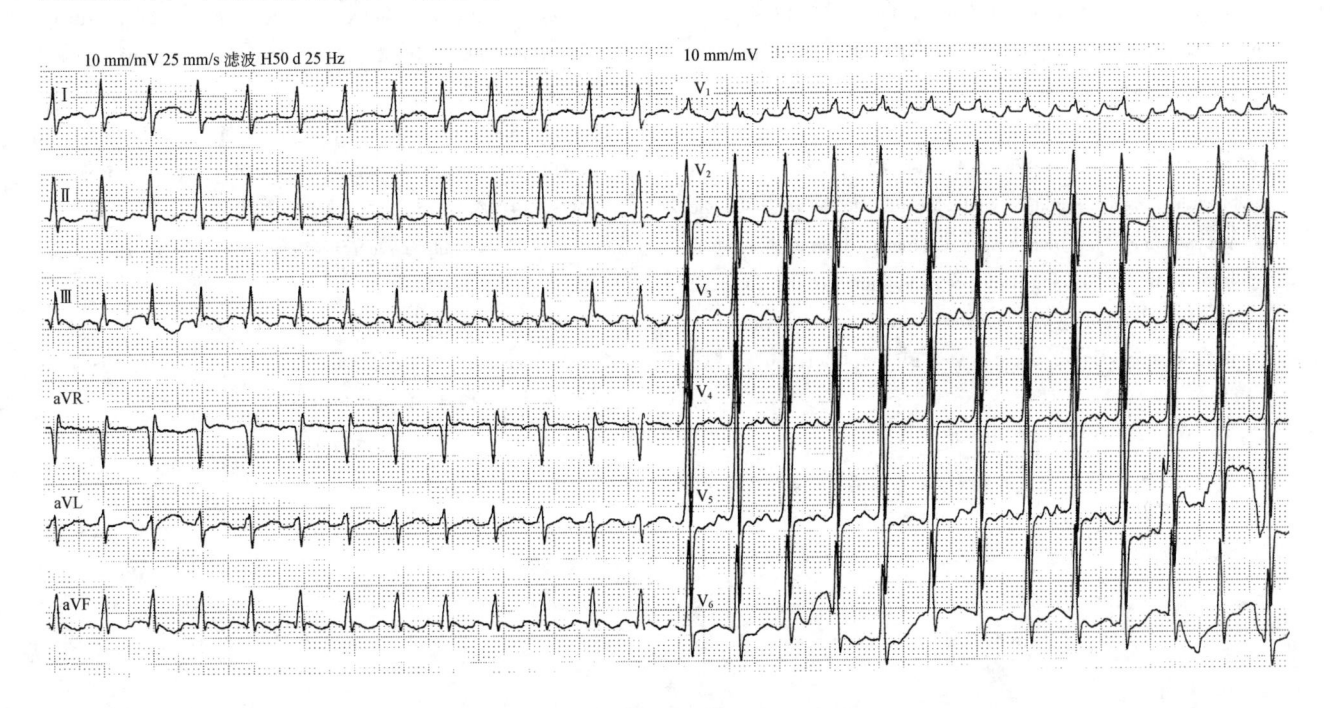

图 17-11　心房颤动导管消融术后房速

患者男性，63岁，心房颤动持续多年，因心慌、胸闷，活动时明显而接受射频消融治疗。术后心房颤动消失，仍有心悸发作，心电图提示房速。P′-R间期160ms，P′-R＜R-P′，P′波频率154次/分。胸前导联可见正向异位P′波，V$_1$、V$_2$导联明显，表明房速起源于左心房

（林治湖　郑志涛）

参 考 文 献

[1] Schamroth L.Idioatrial tachyoardia.J Electrocardiol, 1971, 4: 227-230.

[2] Goldreyer BN, Gallagher JJ, Damato AN.The electrophysiologic demonstration of atrial ectopic tachycardia in man.Am Heart J, 1973, 85: 205-215.

[3] Flammang D, Coumel P.Supraventricular tachycardia with reentry in the sinus node or atria.In: Kastor JA ed. Arrhymias.Philadelphia: WB Saudersco, 1994: 297-309.

[4] Kastor JA.Automatk atrial tachycardia.In: Kastor JA ed. Arrhymias.Philadelphia: WB Saudersco, 1994: 116-132.

[5] Josephson ME.Clinical Cardiac Electrophysiology: Techniques and Interpretations.Philadelphia: Lea&Febiger, 1993: 256-274.

[6] Shine KI, Kastor JA, Yurchak PM.Multifocal atrial tachycardia: clinical and eletrocardiographic feature in 32 patients.N Ehgl J Med, 1968, 279: 344-349.

[7] Ko JK, Deal BJ, Strasburger JF, et al.Supraventricular tachycardia.Mechanisms and their age distribution in pediatric patients.Am J Cardiol, 1992, 69: 1028-1032.

[8] Von Bernuth G, Engelhardt W, Kramer HH, et al.Atrial automatic tachycardia in infancy and childhood.Eur Heart J, 1992, 13: 1410-1415.

[9] Tang CW, Scheinman MM, Vail Hare GF, et al.Use of P wave configuration during atrial tachycardia to predict site of origin.J Am Coll Cardial, 1995, 26: 1315-1324.

[10] Chen SA, Tai CT, Chiang CE, et al.Focal atrial tachycardia: reanalysis of the clinical and electrophysiologic characteristics and prediction of successful radiofrequency ablation.J Cardiovase Electrophsiol, 1998, 9: 355-365.

[11] Kistler PM, Roberts-Thomson KC, Haqqani HM, et al.P wave morphology in focal atrial tachycardia.J Am Coll Cardiol, 2006, 48: 1010-1017.

[12] Tada H, Nogami A, Naito S, et al.Simple electrocardiographic criteria for identifying the site of origin of focal right atrial tachycardia.Pacing Clin Electrophysiol, 1998, 21: 2431-2439.

[13] Morady F, DiCarlo LA Jr, Baemlan JM, et al.Deteminants of QRS altenans during narrow QRS tachycardia.J Am Coil Cardiol,

1987，9：489-499.

[14] Kalbfleisch SJ, el-Atassi R, Calkins H, et al.Differentiation of paroxysmal narrow QRS complex tachycardias using the 12-Lead electmoardiogram.J Am Coil Cardiol，1993，2：85-89.

[15] Poty H，Saoudi N，Haissaguerre M，et al.Radiofrequency catheter ablation of atrila tachycardia.Am Heart J，1996，131：481-489.

[16] Morillo CA，Klein GJ，Thakur RK，et al.Mechanism of "inappropriate" sinus tachycardia：role of sympathovagal balance.CircuLation，1994，90：873-877.

[17] Saoudi N，Cosio F，Waldo A，et al.Classification of atrial fiutter and regular atrial tachycardia according to electrophysiologic mechanism and anatomic bases：A statement from a joint expert group from the Working Group of Arrthythmias of the European Society of Cardiology and the North American Society of Pacing and Electrophysiology.J Cardiovase Electrophsiol，2001，12：852-866.

[18] 郭继鸿.心电图学.北京：人民卫生出版社，2002：487-508.

[19] 黄宛.临床心电图学.北京：人民卫生出版社，1998：327-348.

[20] 方丕华，杨跃进.阜外心电图谱.北京：人民卫生出版社，2008：465-476.

[21] Jais P，Matsuo S，Knecht S，et al.A deductive m，apping strategy for atrial tachycardia following atrial fibrillation ablation：Importance of localized reentry.J Cardiovasc Electrophysiol，2009，20：480-491.

[22] Klersy C，Chimienti M，Marangoni E，et al.Factors that predict spontaneous of ectopic atrial tachycardia.Eur Heart J，1993，14：1654-1656.

[23] C.Wren.Incessant tachyeardias.European Heart J，1998，19：32-36.

[24] Heusch A，Kramer HH，Krogmann ON，et al.Clinical experience with propafenone for cardiac arrhythmias in the young.Eur Heart J，1994，15：1050-1056.

第18章

心房扑动与心房颤动

心房扑动（atrial flutter，AFL）简称房扑，心房颤动（atrial fibrillation，AF）简称房颤，是两种常见的快速房性心律失常，尤其心房颤动是仅次于期前收缩的心律失常。心房扑动和心房颤动是一类与左、右心房的功能和解剖结构密切相关的疾病，彼此之间既相互独立又能彼此诱发或相互转化。

一、心房扑动

（一）历史与定义

1887年，苏格兰著名生理学家Mac William JA在动物模型发现：电刺激心房后，心房壁呈现一种快速规律的收缩活动，当时称为"心房扑动"。1911年，爱丁堡医生Jolly和Ritchie首次描述了心房扑动的心电图表现。1912年，著名电生理学家Tomas Lewis描述了16例心房扑动的心电图特点，认为心房扑动是一种奇怪的并不少见的心律失常。

心房扑动是一种心房肌连续不断快速除极和复极的快速规律的房性心律失常。未经治疗时，心房率范围240～340次/分，心房扑动通常表现为2:1房室传导，导致心室率为120～160次/分（大多为150次/分）。常为阵发性，少数病例可持续数年，甚至引起心律失常性心肌病，导致心脏扩大，心力衰竭。患者的症状及其严重程度不仅取决于心室率的快慢，也取决于心脏本身的病变程度。

（二）流行病学与病因

有关心房扑动的流行病学研究发现，约60%的心房扑动患者第一次发作都有某种特定的诱发因素，如外科手术、肺炎或急性心肌梗死等。其余患者心房扑动的发生与慢性疾病有关，如心力衰竭、高血压病和慢性肺部疾病，只有1.7%的患者没有器质性心脏病或诱发因素。MESA（Marshfield Epidemiologic Study Area）研究显示，心房扑动的总发病率是0.088%，其中58%的患者也伴有心房颤动。心房扑动的发病率随年龄增长而明显增高，从50岁的5/100 000增加到80岁的587/100 000。心房扑动患者男性是女性的2.5倍。

心房扑动多见于有器质性心脏病的患者，最常伴发的疾病是冠状动脉硬化性心脏病、风湿性心脏病、心肌病、高血压病等，心房扑动还见于心力衰竭、慢性肺病、脑卒中、心包疾病、先天性心脏病、心房颤动转复过程中（服用钠通道阻滞剂）、预激综合征、开胸心脏手术（瘢痕性心房扑动）等。心房扑动也与某些中毒或代谢异常有关，如酒精中毒和甲状腺功能亢进症也可出现短暂性心房扑动。目前的研究显示心房颤动可能也存在遗传基因因素，但不像肥厚型心肌病等表现得那么明显。

（三）电生理机制与解剖基础

心房扑动自1911年首次被Jolly WA等发现以来，关于它的电生理机制便受到电生理学家的广泛关注。随后的50年里，通过动物模型和临床研究，学者们认为心房扑动可能的机制有折返激动和局灶性自律性增高。目前更多的实验与临床证据表明房内折返是心房扑动发生的主要机制。自20世纪60年代后，随着心内电生理研究的发展，特别是通过心房激动标测、起搏拖带技术及局部心房电位的分析，对心房扑动的发生机制的认识取得了重大突破。1966年Rytand DA用食管电极和右心房内电极对心房扑动患者进行标测，并结合心电图分析，提出了心房折返激动的运行方向，在左心房为尾头方向，在右心房为头尾方向；1970年，Puech P等通过导管标测研究提出了扑动的整个周期只在右心房内进行，为右房内折返所致。1977年，Waldo AL等发现用心房快速调搏可终止扑动，并首次观察到暂时拖带现象（transient entrainment）。随着心内标测和导管消融技术的发展，目前已明确，心房扑动的电生理机制是心房内的大折返，折返环位于右房或左房，围绕解剖或功能性的传导障碍区而形成。

1. 折返激动　折返激动是快速心律失常的主要机制。折返激动有两个类型，大折返和微折返。大折返又称为解剖折返。它的特点是：①激动环绕着心脏结构上某一解剖障碍进行，如大血管开口或房室瓣环等，因此折返途径固定；②传导途径中有一单向阻滞区（缓慢传导区）。心内电图发现，程序调搏诱发出心动过速后，期前收缩的联律间期与心动过速的第一个周期成反比，即联律间期越短，第一个周期也就越长，说明激动形成折返需要在部分组织中有传导延迟或单向阻滞，使期前收缩激动传导缓慢，有足够时间等待其他部分不应期恢复，使激动得以折返传导；③折返环的头端与尾端间存在可应激间隙；④由于存在可应激间隙，期前收缩刺激可能通过间隙进入折返环径，改变组织电生理性能，拖带至终止激动折返。微折返是功能折返，它的特点是：①折返环的部位和大小都不固定，时刻变化，环径的长度决定于环组织的电生理性质；②组织不应期决定折返激动波长，不应期愈短，波长愈小，折返就愈快；③环的首尾之间没有可应激间隙，因此期前收缩刺激难于侵入折返环径，也就不能终止折返。现认为常见的典型心房扑动机制是心房内大折返和微折返综合的结果。

2.解剖基础　右心房和左心房存在许多生理性解剖障碍，如二、三尖瓣环，冠状静脉窦口，肺静脉和上下腔静脉入口，以及其他部位，如界嵴和欧氏嵴等，心脏手术后的切口瘢痕形成的病理性解剖障碍，以及心房肌纤维的退行性改变等都可作为折返形成的解剖基础，这种折返环一般较大，有相对恒定的折返路径，心动过速的频率取决于折返环的长短及冲动的传导速度。如果该组织不应期比冲动的循环运动的周期短，在折返环路上存在可激动间隙，程序刺激可进入此间隙干扰折返运动的进行而使心房扑动终止。

通过起搏拖带、标测等电生理技术的应用，认识比较清楚的心房扑动是右心房内围绕三尖瓣环逆时针或顺时针方向的大折返。引发折返的关键基质为缓慢传导区域，一般位于右心房的下腔静脉口-三尖瓣环之间的峡部（cavo-tricuspid isthmus CTI），故越来越普遍地被称为峡部依赖性心房扑动或典型心房扑动。峡部依赖性心房扑动也可出现双环或低环折返。双环折返型心房扑动是指两种心房扑动同时共用典型心房扑动的折返路径的一部分。低环折返是指折返环通过界嵴绕下腔静脉折返。但这种心房扑动仍然依赖于CTI的传导，因此消融峡部有效。Waldo认为，稳定的心房扑动必须有一定长度的传导阻滞线，阻滞线通常位于界嵴处，平均长度（24±4）mm。三尖瓣环是心房激动向前传导的阻滞线（即折返环的前缘），终末嵴和欧氏嵴是心房激动向后的阻滞线（即折返环的后缘）。

而其他折返环不经过"峡部"的心房扑动，统称为"非峡部依赖性心房扑动"。折返环可围绕右心房内的瘢痕组织、房间隔膜部、手术切口或位于左心房，体表心电图绝大多数为非典型心房扑动的特点。另外，还有折返环在低位右心房、高位右心房、右心房游离壁以及与二尖瓣环、肺静脉、冠状静脉窦有关的心房扑动，少部分心房扑动在右心房内存在两个折返环，或在右心房与左心房同时存在独立的折返环。

不仅是具体的解剖结构可以形成激动传导障碍，而心房肌的病变、肌束的厚薄不一等都是造成激动传导缓慢或不均匀的条件。心房扑动的形成并非必须有异常的解剖折返环，围绕功能性传导障碍区也能够形成的折返，称为主导环机制。其折返路径往往不固定，其心动周期取决于组织不应期。此种折返环内无可激动间隙，程序刺激不能干扰折返形成，这种机制的心房扑动属于不典型心房扑动。

（四）分型

不同的研究者在不同的时期提出了各种不同的心房扑动分型方法。1979年，Wells提出将心房扑动分为Ⅰ型和Ⅱ型，Ⅰ型心房扑动的特征是扑动波的频率为240～340次/分，可被快速心房起搏终止，包括典型心房扑动和心脏手术后的瘢痕性心房扑动；Ⅱ型心房扑动的扑动波频率为340～430次/分，快速心房起搏不能终止。1997年，Olgin将心房扑动分为典型心房扑动（typical AFL，图18-1，图18-2）、非典型心房扑动（atypical AFL）和手术切口型心房扑动（图18-3）。2001年，Scheinman在22届NASPE会议上提出根据心房扑动的发生机制和部位可以将心房扑动分为峡部依赖性心房扑动、非峡部依赖性心房扑动和左心房心房扑动。峡部依赖性心房扑动又可分为双环心房扑动、低环心房扑动（图18-4），因为这类心房扑动的折返径路都要经过三尖瓣环和下腔静脉之间的峡部（CTI），所以这类心房扑动称为峡部依赖型心房扑动，行常规峡部的线性射频消融可治愈此类心房扑动。非峡部依赖性心房扑动又可分为上环（upper loop）、瘢痕性和界嵴性心房扑动；左心房心房扑动又可分为瘢痕性、肺静脉、二尖瓣环和卵圆窝心房扑动等。

临床上常采用典型和非典型心房扑动的分类方法。根据折返环方向不同可将典型心房扑动分为"逆时针向折返型心房扑动"和"顺时针向折返型心房扑动"（图18-1，图18-2），心房激动标测显示这两种心房扑动是按同一解剖环路发生折返，但激动方向相反，其中逆时针向折返型心房扑动最常见，称为常见型心房扑动（common AFL），顺时针向折返型心房扑动较少见，故又称为少见型心房扑动（uncommon AFL）。典型心房扑动的折返环的前缘为三尖瓣环，后缘为终末嵴、下腔静脉、欧氏嵴、冠状窦和卵圆窝。逆时针向折返的心房激动顺序为：沿三尖瓣环的间隔部向上至终末嵴→沿右心房前侧壁呈头-脚方向至瓣环侧壁→最后通过由下腔静脉和三尖瓣环之间的峡部。而顺时针向折返型心房扑动的心房激动顺序与逆时针向型的折返方向相反：即从峡部

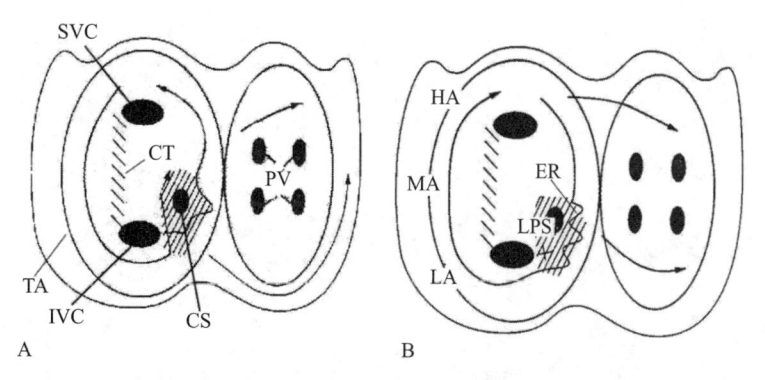

图 18-1 逆时针向和顺时针向折返性心房扑动

A.心房扑动时心房激动环绕三尖瓣环呈逆时针向折返运动，折返径路的前缘是三尖瓣环（TA），后缘是界嵴（CT）和欧式嵴（ER），左心房是被动的被激动，并不参与折返环。B.与A图相似，只是心房扑动时心房激动呈顺时针向折返运动。SVC.上腔静脉；IVC.下腔静脉；CS.冠状静脉窦；CT.界嵴；PV.肺静脉；HA.高位右心房；MA.中位右心房；LA.低位右心房；LPS.低位后间隔；斜线区为慢传导区

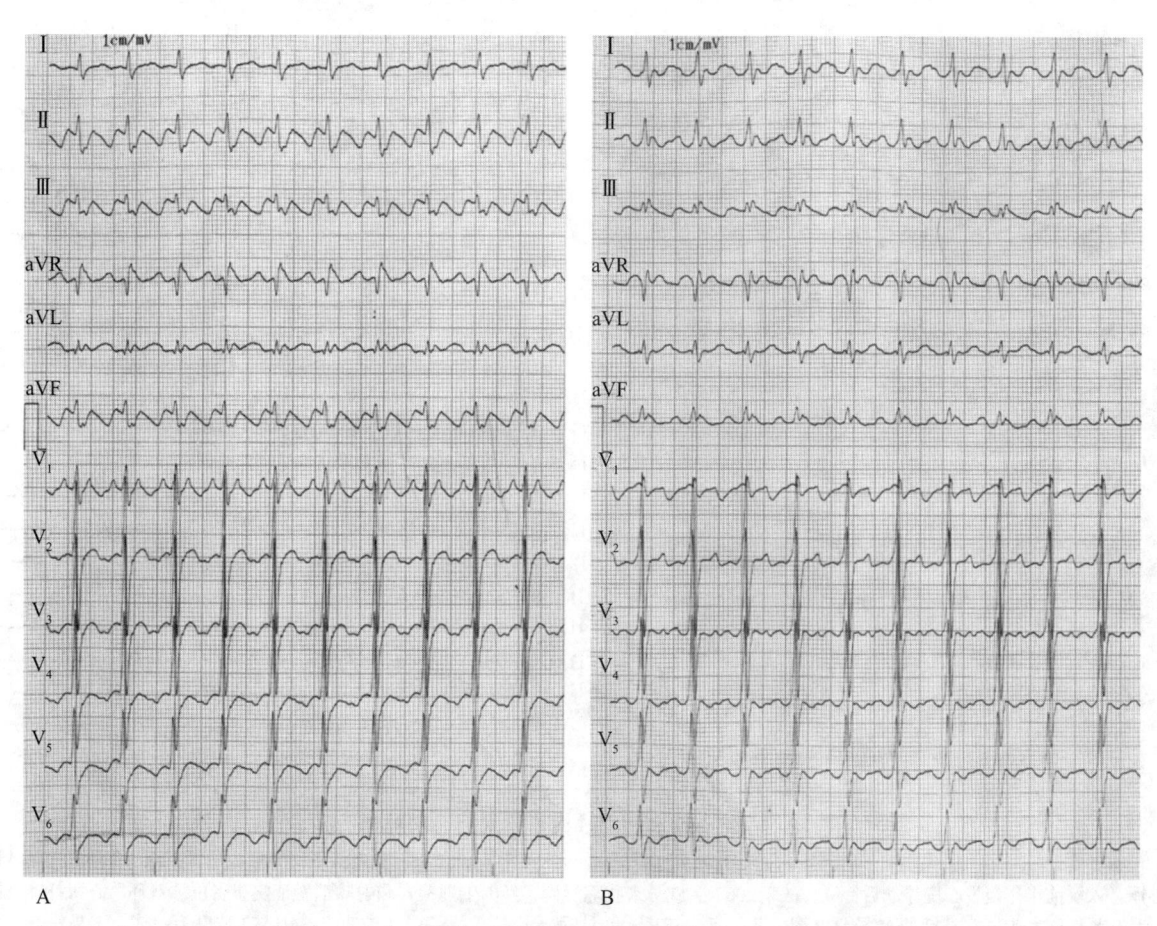

图 18-2 典型心房扑动 1 例

患者女性，52岁，因阵发性心悸4年，加重3周于2005年2月2日入院。UCG检查发现有先天性心脏病，室间隔缺损（嵴内型5mm），入院后行电生理检查，诊为峡部依赖性心房扑动，行射频消融成功。A.为入院后于2月6日发作时心电图，为典型的逆时针向心房扑动，Ⅱ、Ⅲ、aVF导联上F波倒置，呈锯齿状，F波之间无等电位线。F波的频率为284次/分，2∶1房室传导，心室率142次/分。V_1导联上P波直立，F波之间有等电位线。B.是同一患者，2月8日发作时心电图。图中可见F波的形态与图A完全不同，Ⅱ、Ⅲ、aVF导联F波直立，F波的上升支平缓，下降支陡直，V_1导联上F波倒置，提示为顺时针向折返型心房扑动，F波的频率为260次/分，仍为2∶1房室传导，心室率130次/分，与图A中逆时针向折返型心房扑动相似

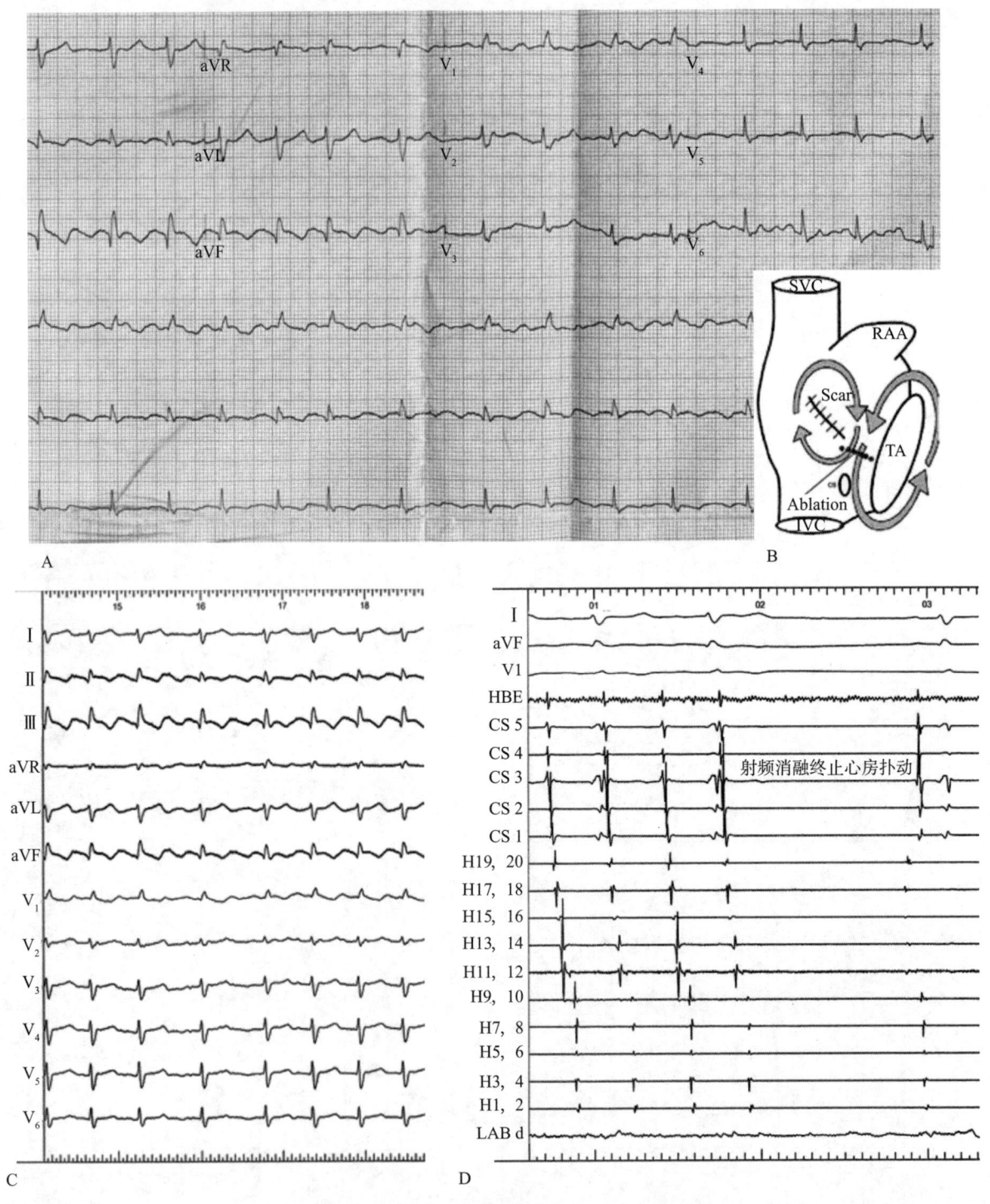

图 18-3 先心病房间隔缺损修补术后心房扑动 1 例

患者女性，45 岁，因先心病、房间隔缺损于 1977 年 11 月行外科修补术，2002 年行三尖瓣下移畸形成形术，术后 1 年出现间歇性心悸，入院前半年复发心房扑动后持续，故于 2007 年 11 月来我院复诊，经电生理检查和射频消融证实患者位"双环"心房扑动，图 A 为患者临床发生心房扑动的 12 导心电图，Ⅱ、Ⅲ、aVF 导联上 F 波倒置，V$_1$ 导联上 F 波直立，因与 T 波融为一体，不易辨认。插图 B 为图 A 心房扑动的机制示意图，心房扑动时心房激动一方面环绕三尖瓣环呈逆时针向折返，另一方面又环绕右心房外侧壁上的手术切口的瘢痕呈顺时针向折返，形成一个"8"字形的"双环"折返性心房扑动。C、D 图与图 18-2A、B 为同一患者，患者入院后行电生理检查，经常规电生理标测和 CARTO 三维标测证实，患者的心房扑动时环绕三尖瓣环和心房外侧壁上手术瘢痕的双环折返性心房扑动。图 C 是心房扑动时的体表心电图，F 波形态与临床上记录的心电图相同，D 图是心房扑动时的心内电图，激动顺序复合经三尖瓣环逆时针向折返性心房扑动，同时经 CARTO 三维标测证实，心房扑动同时环绕右心房外侧壁手术瘢痕折返，在手术瘢痕和三尖瓣环之间行线性消融终止心房扑动。SVC. 上腔静脉；IVC. 下腔静脉；Scar. 手术切口瘢痕；RAA. 右心耳；TA. 三尖瓣环；Ablation 代表射频消融线

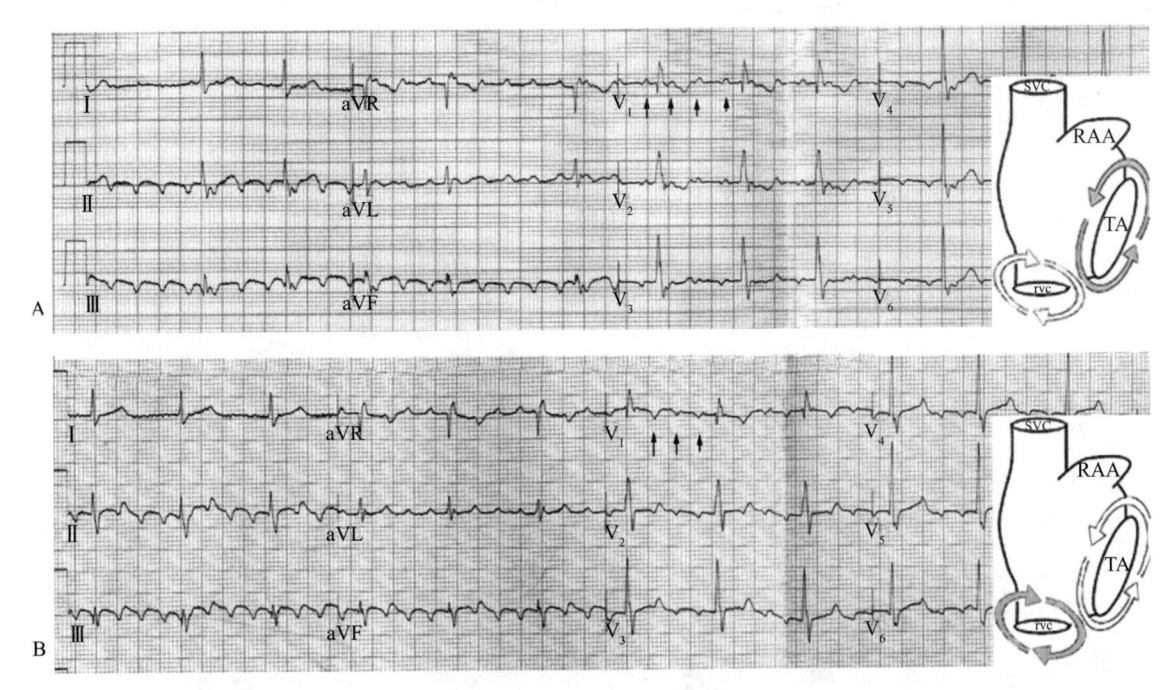

图 18-4 低环心房扑动 1 例

患者女性，57岁。因反复心悸，胸闷1年，加重1d入院。入院后查胸片、超声心动图正常。心电图特征：A.P波消失，代以规则的F波。Ⅱ、Ⅲ、aVF导联上F波向下，F波之间无等电位线。V₁导联上F向上，可见等电位线，F波频率206次/分。呈3:1或5:1房室传导。B.同一患者在另一天发生的心悸时描记的心电图。Ⅱ、Ⅲ、aVF导联上F波的形态与图A相似，频率相同，但V₁导联上F波负向。图A的F波形态符合呈逆时针向绕三尖瓣环折返的典型心房扑动。图B呈Ⅱ、Ⅲ、aVF导联的F波形态亦符合典型心房扑动，但V₁导联呈负向，说明是不同于图A的非典型心房扑动。经心内电生理检查和射频消融证实，患者是一个双环折返的心房扑动。一个折返环绕三尖瓣环呈逆时针向折返。另一个折返环是绕下腔静脉呈顺时针向折返（从心脏底部看），F波的形态变化取决于这2个折返环折返的各自速度。如以第一种折返环为主则表现为典型心房扑动；如以第二种折返为主，则表现为不典型心房扑动

开始沿右心房前侧壁呈脚-头方向传导→终末嵴→间隔部→峡部。由于折返环都经过由下腔静脉和三尖瓣环之间的峡部，因此典型心房扑动又称"峡部依赖性心房扑动"。而其他折返环不经过峡部的心房扑动，统称为"非峡部依赖性心房扑动"。

不典型心房扑动包括非峡部依赖性心房扑动、与右心房手术瘢痕相关的心房扑动、环绕肺静脉折返或消融后出现的心房扑动、环绕修补术后补片的房间隔折返的心房扑动（间隔性心房扑动）等。

由于不典型心房扑动的折返环位置不固定，各导联F波的方向和形态一般无规律可循，但间隔部心房扑动的心电图有其特殊性。间隔部心房扑动的折返环围绕间隔部的卵圆窝，由于心房除极方向与额面电轴垂直，体表心电图上的肢体导联均没有明显的扑动波，几乎成为等电位线，而胸导特别是V₁导联可见振幅较小的扑动波，存在等电位线，类似P′波（图18-5）。

另外还有一种不典型心房扑动，F波的形态不完全一致，频率不完全规则，常超过350次/分，但心电图表现仍以扑动为主，部分时间表现为心房颤动，习惯上称为不纯性心房扑动（图18-6）。

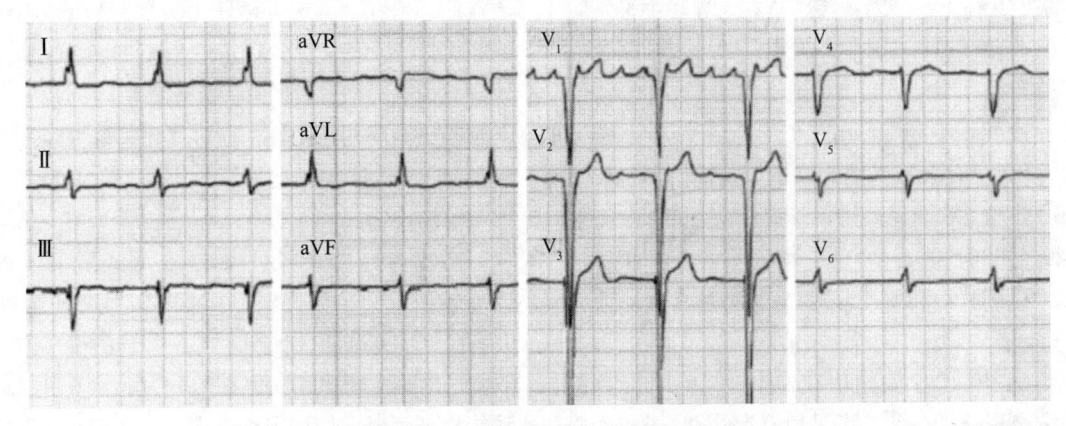

图 18-5 左侧房间隔心房扑动 1 例

Ⅱ、Ⅲ、aVF导联上F波均不很清楚，V₁、V₂胸导联上F波正向，F波之间有等电位线，经电生理证实为左心房间隔部的心房扑动，在右下肺静脉和二尖瓣环之间行线性消融，终止心房扑动

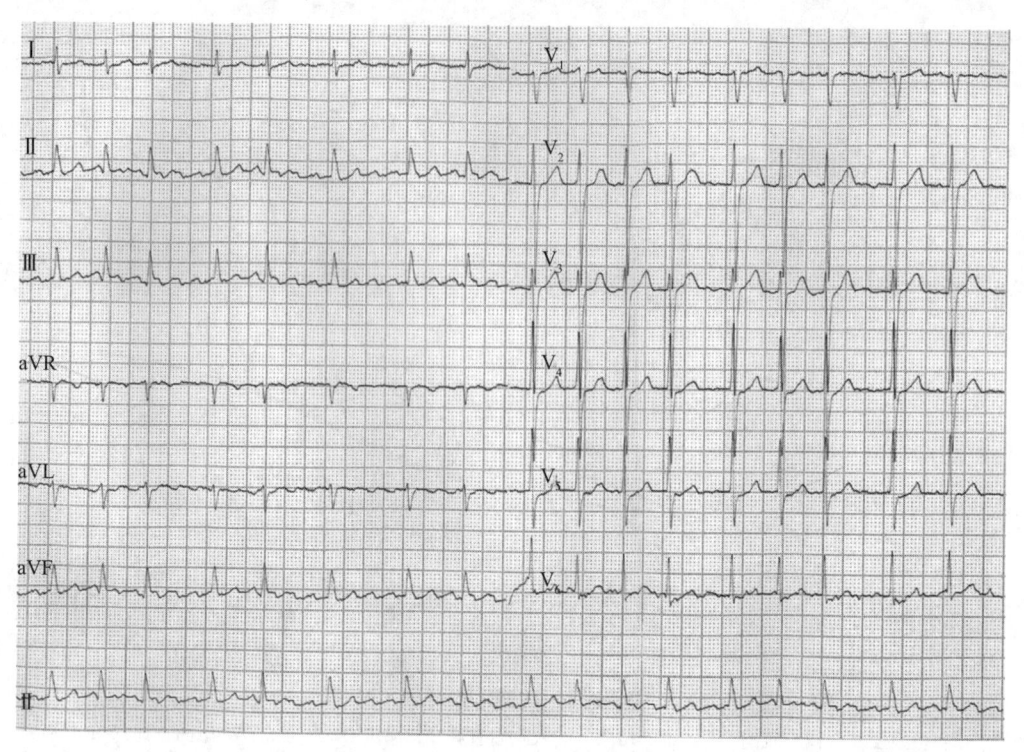

图18-6　不纯性心房扑动1例

患者男45岁，因发作性心悸2年入院，经检查诊断为风湿性心脏病，二尖瓣狭窄并关闭不全，心房扑动。心电图上可见Ⅱ、Ⅲ、aVL和aVF导联上F波形态不十分规则，但又不像心房颤动那样完全不规则，频率为330次/分左右，心室率不规整

（五）心电图特征

心房扑动时心房搏动规则，在心电图上没有典型的P波，而代之以心房扑动波（F）。F波是一种形态、方向及大小完全相同，连续形成一种近似锯齿样的扑动波（图18-2），波与波之间的间隔极为匀齐，相差不超过0.02s（往往不超过10ms）。这几项是区别心房扑动与心房颤动的重要特点。典型的F波形态在Ⅱ、Ⅲ、aVF导联上呈负向波，下降支平缓，上升支陡直，在F波之间无等电位线，在V_1导联上F波直立，可见等电位线。F波多在Ⅱ、Ⅲ、aVF导联（下壁导联）中清晰可见，而在其他导联中往往不甚清晰，特别是在Ⅰ导联中最不明显，有时根本看不到F波的存在，若只做单个导联的记录常易于被忽视。因此当阅读心电图时，F波如不清楚时必须记录12导联心电图。凡在Ⅱ、Ⅲ、aVF导联中有这种典型的F波，即使在其他导联中难以辨认，也应判断其为心房扑动。在未经药物治疗的心房扑动，F波的频率在240～430次/分。心房扑动波不清，可通过延缓房室传导以除去QSR波群的干扰而明确心房扑动的诊断。

典型心房扑动的F波频率在240～340次/分。包括"常见型心房扑动"和"少见型心房扑动"。前者特点是：①心房激动呈锯齿样扑动波；②下壁导联基线消失且扑动波呈负相，即锐角尖端向下；③扑动波在V_1导联呈正相，V_6导联呈负相（图18-2A）。后者的特点是：①下壁导联为正相带切迹的扑动波，较圆钝或呈波浪样，凸面向上；②在V_1导联呈负相，V_6导联呈正相（图18-2B）。

体表心电图对于心房扑动的诊断很有价值，目前仍是诊断心房扑动的主要手段，但也有局限性。其敏感度和特异度较食管心电图低。

（六）房室传导比例

未经药物治疗的心房扑动患者，其F波向心室的传导比例很少变动，因而其心率往往十分规律。多数未经治疗的心房扑动，房室传导比例多为2：1，心室率约等于150次/分。因而当窄QRS波群的快速心律，心室率规则达150次/分，即使不能查见明确的F波，也应该考虑心房扑动的可能性。通过增强迷走神经张力（按压颈动脉窦），降低房室传导的比例，若能暴露F波就有助于鉴别诊断。

房室传导比例多呈双数（2：1或4：1）（图18-7），也有较简单的单数比例（3：1），其他更不规则的比例（5：3，8：3等）并不常见。心房扑动的房室传导比例呈双数的原理，可以用房室结内分为上、下两层水平不一致传导来解释。如房室结上层为2：1传导，下层为3：2文氏传导，结果房室传导为6：2，在心电图上表现为有规律的不等比例的下传。

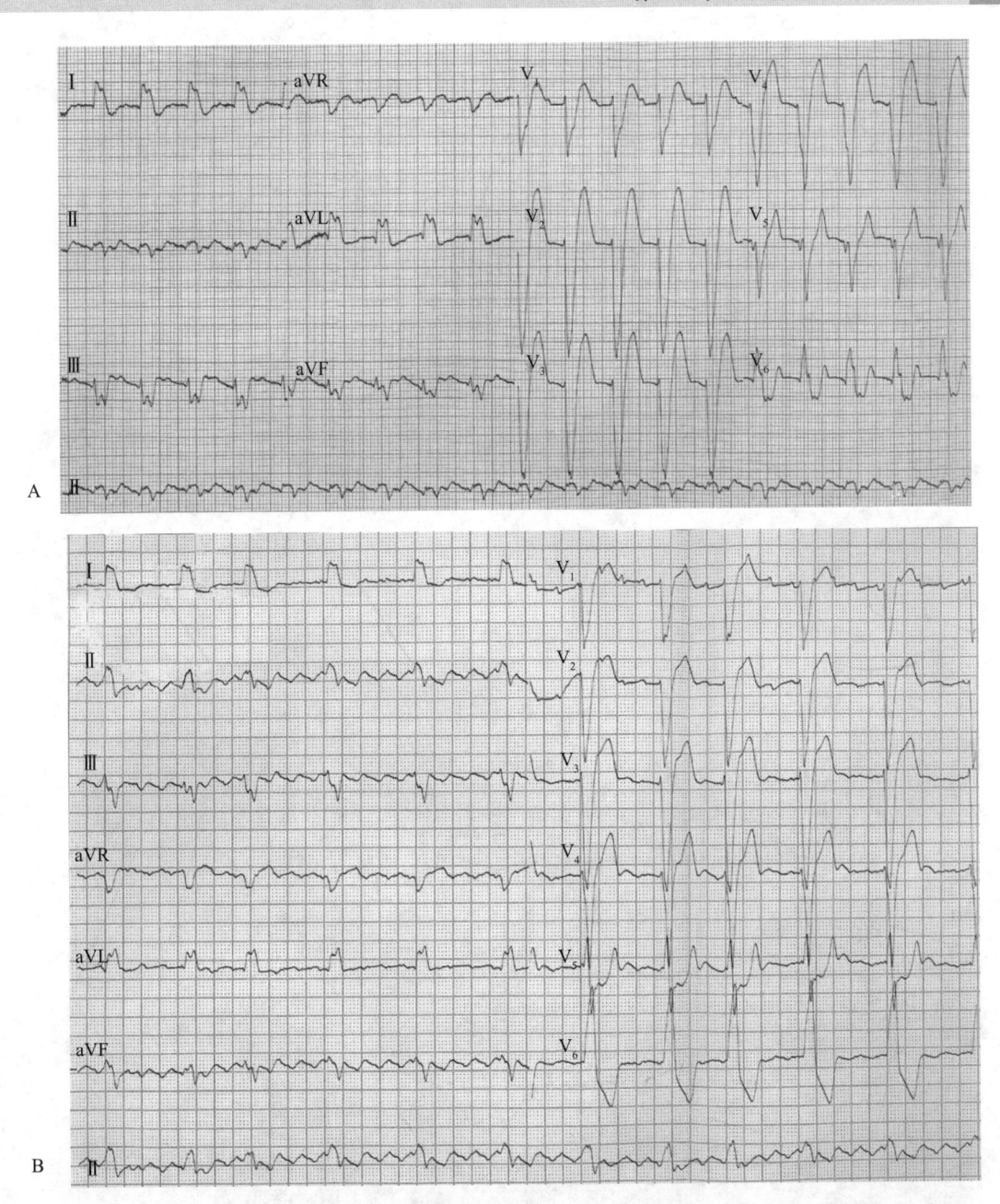

图18-7 典型心房扑动2:1，4:1传导

患者男性，53岁，因发作性心悸、气短16年加重1月余入院，经检查诊断为瓣膜性心脏病、二尖瓣脱垂、心脏扩大、阵发性心房扑动、完全性左束支阻滞。A.心电图上Ⅱ、Ⅲ、aVF导联上F波呈负向，V₁导联上呈正向，房室传导2:1，QRS间期0.16s，呈完全性左束支阻滞。B.与图A为同一患者，F波形态相同，但房室传导比例由原来的2:1变为了多数是4:1，个别是3:1

成人中很少见到1:1房室下传的心房扑动。在预激综合征合并心房扑动时，心房激动可以从旁路1:1下传到心室，形成极为快速、宽大的QRS波群的心律，与室性心动过速或心室扑动鉴别困难（图18-8），但是临床上很少见，心房扑动常转变为快速房颤合并预激。这种情况需要按急症处理，用药物或直流电终止发作，以免因心室率过快而出现不稳定的血流动力学。若F波心率低于200次/分，且兼有1:1传导，便不容易与阵发性室上性心动过速相鉴别。

房室传导比例若低至5:1，6:1或更低，而又能排除药物（如洋地黄制剂，β受体阻滞药）的影响，便应考虑是否存在房室传导阻滞，而不属于生理现象。抗心律失常药物常使规则的房室传导比例发生改变，如服用奎尼丁转复心律的过程中，F波频率可能降低，假设F波由250次/分下降至220次/分。由于F波频率降低，原来的3:1可能转为2:1下传，心室率便会加快，心室率可由原来的83次/分提高到110次/分。这种情况可能使心功能处于衰竭边缘的患者陷入急性心力衰竭。若事

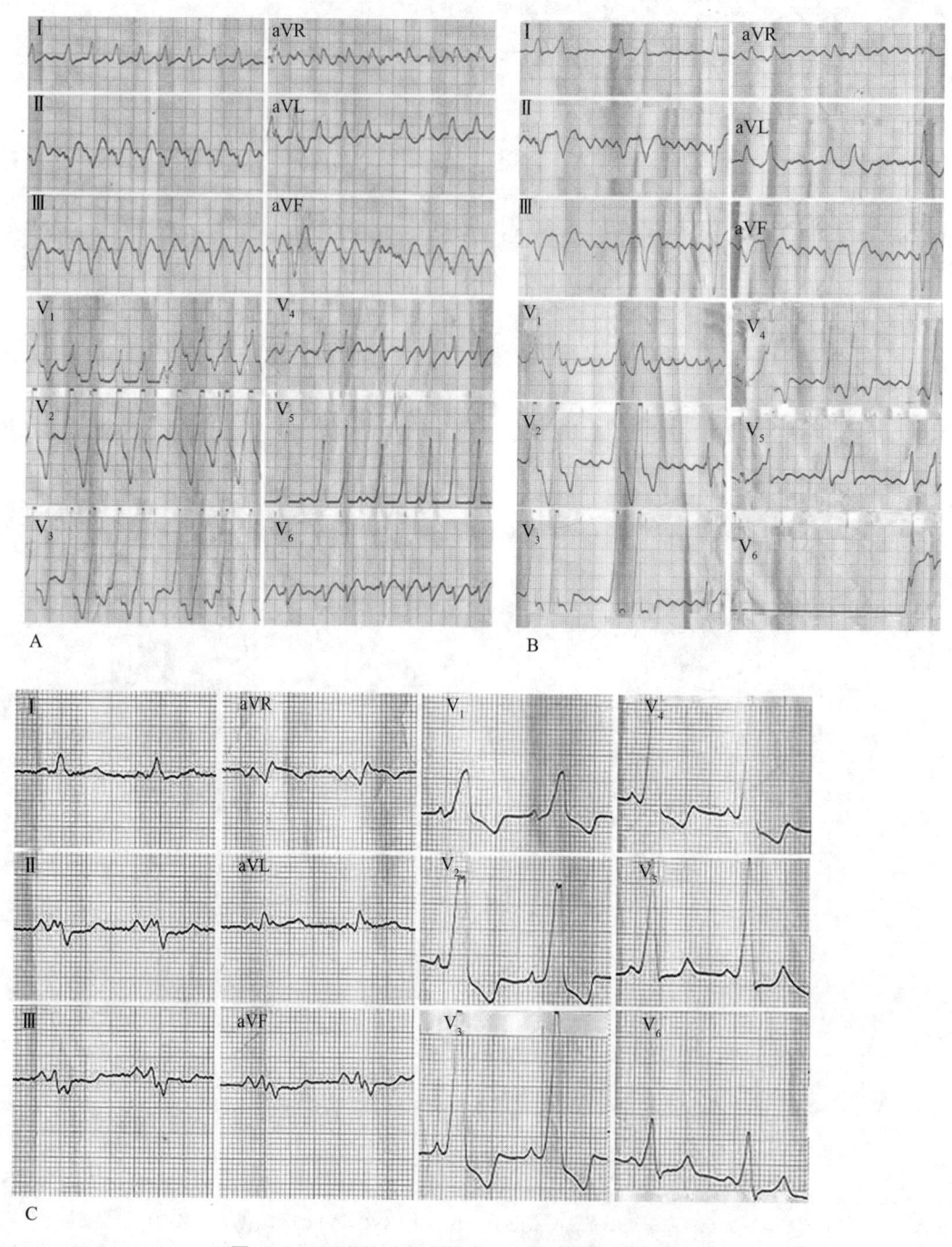

图18-8　心房扑动经旁路传导形成宽QRS心动过速

患者男性，因阵发性心悸40年，加重50d于2002年4月18日入院。A.呈右束支阻滞型宽QRS心动过速，心率162次/分，V_3、V_5导联上可见预激波。B.与图A来自同一患者，入院后给予心律平静脉注射治疗，静注心律平后出现旁路被间歇性阻断，因而显示出患者入院时的宽QRS心动过速是心房扑动伴2∶1房室传导所致。心电图示Ⅱ、Ⅲ、aVF导联F波倒置，V_1导联F波直立，有等电位线。F波频率300次/分，房室传导比例2∶1至6∶1交替，2∶1传导时预激波更明显。C.心房扑动终止后可见明显的A型预激图形，PR间期为0.11～0.12s，预激波明显

先用适量的洋地黄制剂或β受体阻滞药，便可能使房室传导比例降低而不至于加快心室率。有的患者应用抗心律失常药物，特别是应用洋地黄制剂后，其房室传导比例便不是固定的，心室率也呈现一定程度的不匀齐。因此，在描述心房扑动的心电图时，应测出最小及最大的房室传导比例，如最小的是每2个F波中有一个QRS波群，最大的比例是每7个F波中有一个QRS波群，则应诊断为"心房扑动，房室传导比例2∶1至7∶1"。

（七）鉴别诊断

1.房性心动过速　心房扑动与房性心动过速有以下

不同。

（1）心房率：房速的频率范围在160～220次/分，心房扑动的频率范围在240～340次/分，然而二者的心房率范围有部分重叠，前者可高达250次/分，后者也可低于220次/分，因此依据心房率鉴别应慎重（图18-9）。

（2）心室率：虽然心房扑动的心房率常快于房速，但是心房扑动大多数为2:1传导，心室率较慢。而房速常为1:1传导，因此，房速的心室率可大于心房扑动的心室率。

（3）心房波：心房扑动的心房波（F波）常宽大异常，而房速的心房波（P'波）相对较小，但并不绝对。F波在某些导联如（Ⅰ和V_1）相对较小，而房速伴有房内阻滞或心房肥大时P'波也可宽大。心室率过快时心房波的形态不易辨认，如心房扑动2:1房室传导，F波在QRS前清晰可见，另一个F波可隐匿在QRS波群或ST-T段上，颇似房速或其他类型的室上性心动过速。对此可借助刺激迷走神经的方法，如果为心房扑动，心室率可减慢，呈3:1、4:1甚至更高的房室传导比例，而不影响F波频率，同时心房扑动波也可以清晰地显露出来。

（4）等电位线：有无等电位线是鉴别心房扑动和房速的重要指标之一。心房扑动时多数导联等电位线消失，但有的导联上心房扑动波宽度较小或者频率比较慢时，两F波间便可有间歇，呈现等电位线。而房速可见等电位线，而且在任何可辨认P波的导联上都应有等电位线。

2. 室性期前收缩和室性心动过速　心房扑动时发生连续性室内差异性传导或在心房扑动前即已存在室内阻

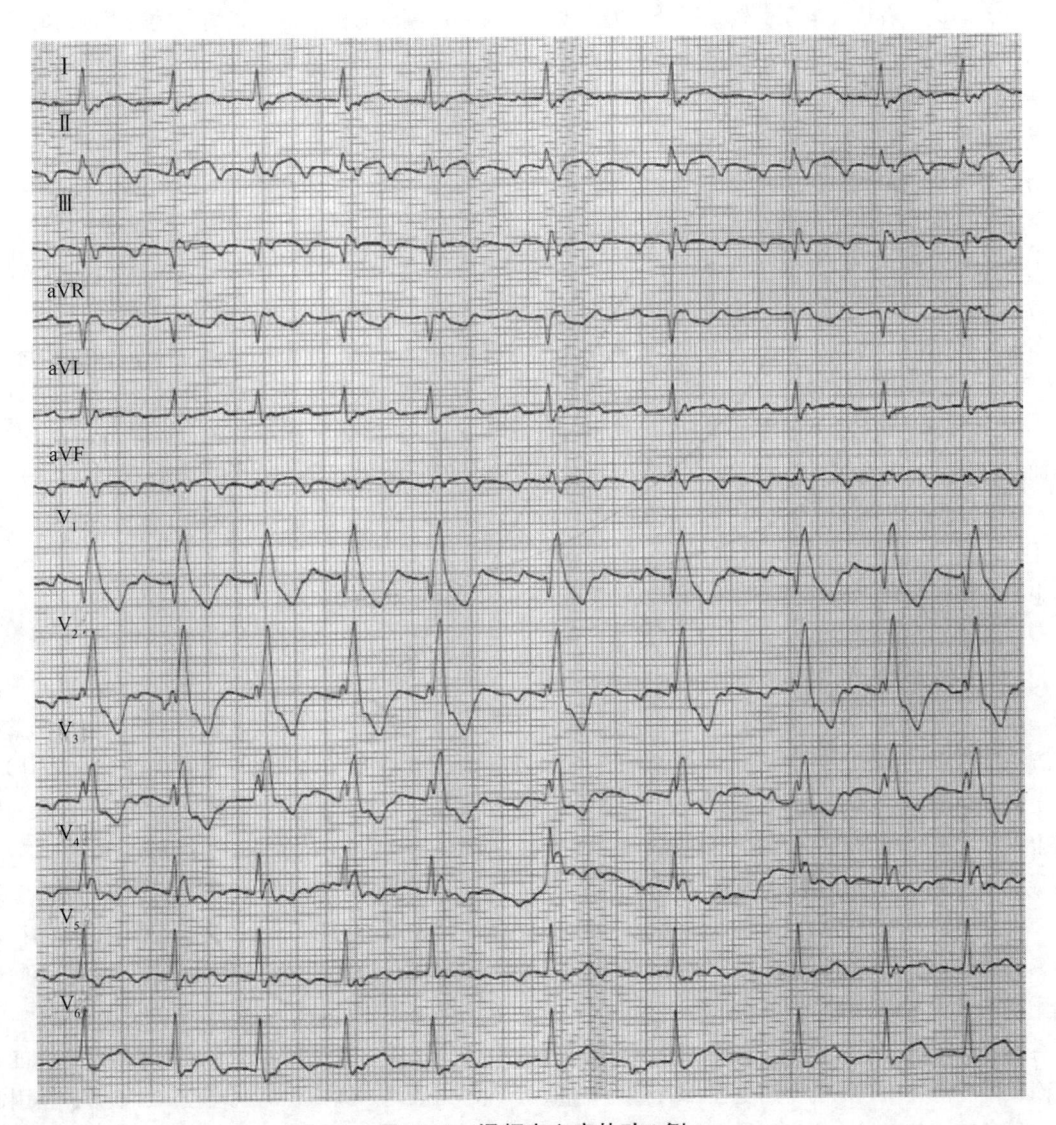

图18-9　慢频率心房扑动1例

患者男性，47岁，因法洛四联症矫治术后31年、阵发性心悸8年入院。临床诊断：法洛四联症矫治术后，阵发性心房扑动，完全性右束支阻滞。心电图示Ⅱ、Ⅲ、aVF导联上F波负向，V_1导联正向，F波频率为214次/分，低于一般的心房扑动频率，与房速的频率相同，但可见Ⅱ、Ⅲ、aVF导联上的F波之间无明显的等电位线，频率慢与药物治疗有关

滞时，QRS波群宽大畸形，需要与室性心动过速相鉴别。当心房扑动的2∶1和4∶1房室传导交替出现时，容易发生室内差异性传导，形成二联律，酷似室性期前收缩二联律，长的间歇类似期前收缩后的代偿间歇。心房扑动与二者的鉴别要点如下。

（1）QRS波群形态：室性期前收缩或室性心动过速的QRS波群起始向量与室上性不同，V₁导联QRS波群多为单相或双相（qR、QR、RS形），而室内差异性传导的QRS波群起始向量与室上性相同，而且比较锐利，右束支阻滞常见，V₁导联QRS波群多呈3相波（rSR形）。

（2）应用食管导联心电图显示房波后较容易鉴别。

3.心房扑动伴高度房室阻滞与房室结隐匿性传导

心房扑动伴高度房室阻滞与房室结隐匿性传导的心室率均较慢，房室传导比例常为5∶1、6∶1或更高，QRS波群多为室上性，因此二者从心电图上较难区分，但二者的发生机制迥异。房室传导阻滞是由于房室结病变而导致其房室结不应期病理性延长，因而出现室上性激动不能下传心室；而房室结隐匿性传导时，房室结本身无病变，房室结的不应期正常，但在快速的室上性激动情况下，每一个室上性激动无论是否下传到心室都会在房室结产生一个不应期，当下一个室上性激动刚好落在上一个激动在房室结产生的不应期时，则传导被阻断。如果连续数个室上性激动因上述原因不能下传心室，则出现较长的RR间期，形似"房室传导阻滞"。由于室上性激动未下传心室，在心电图上看不到室上性激动下传到房室结，因而这种传导是"隐匿性"的。只能靠分析才能够推断有无室上性激动传导到房室结。

临床上有些根据心电图诊断为心房扑动伴高度房室阻滞的患者，恢复窦性心律后显示房室传导功能为正常，因此，诊断心房扑动伴高度房室阻滞应该慎重。但心电图上与F波无固定关系的QRS波群越多越支持高度房室阻滞，同时高度房室阻滞可出现室性逸搏心律，而房室结隐匿性传导不会。

（八）药物影响

在一个世纪之前，人们就认识到奎尼丁具有延长左右心房传导和不应期的作用，能减慢心房扑动的频率。Ⅰ类抗心律失常药物可阻断心房肌细胞的钠通道，而钠通道主要参与动作电位的0相快速除极，因此抑制钠通道可抑制细胞的传导速度。Ⅰc类药物（氟卡胺和普罗帕酮）具有更强的钠通道阻滞作用，对心房的不应期影响较小，而减慢心房扑动频率的作用更强。钠通道阻滞剂减慢心房扑动频率的同时由于延缓房内传导，因此多伴有心房扑动波的增宽。应用这些药物的一个危险是由于药物具有抗胆碱能作用，能够提高房室结的传导功能，可能造成1∶1的房室传导，导致心室率加速，引起血流动力学障碍，因此使用中需要给予房室结阻滞剂，如β受体阻滞药或钙离子拮抗剂。

（九）治疗

心房扑动的治疗常包括直流电复律、抗心律失常药物、抗凝和导管消融。是否需要急诊处理取决于其临床表现。如心房扑动患者有严重的血流动力学障碍，应立即施行直流电复律。体外直流电复律的成功率为95%～100%。静脉注射依布利特、索他洛尔或Ic类药物可以进行急诊药物复律。2003年，ACC/AHA/ESC发布的室上速治疗指南中指出同心房颤动患者抗凝治疗一样，心房扑动的抗凝治疗也很重要。新近研究显示，未经充分抗凝的心房扑动患者直流电复律后血栓栓塞的发生率达2.2%。因此，对心房扑动持续时间超过48h的患者，在采用任何方式的复律前均主张给予抗凝治疗。有关心房颤动的抗凝治疗指南也适用于预防心房扑动的血栓栓塞并发症。由20世纪90年代早期开始，导管射频消融技术已用于阻断折返环并预防心房扑动的再发。研究表明，射频消融能够永久性根治心房扑动，最常见的有效放电部位是下腔静脉-三尖瓣环之间的峡部。有效的射频消融需证实峡部传导已被双向阻滞。峡部双向阻滞的成功率为95%，且能避免长期使用抗心律失常药物带来的毒副作用，目前已经成为峡部依赖性心房扑动的首选治疗方法。而非峡部依赖性心房扑动的导管消融难度远远大于峡部依赖性心房扑动，常规消融方法难获成功，需采用三维标测系统确定折返的关键径路，然后进行线性消融方可成功阻断折返环。

二、心房颤动

（一）定义

心房颤动是一种以心房不协调活动而导致心房机械功能恶化为特征的快速心律失常。心房颤动常发生于有器质性心脏病的患者，也见于其他疾病及未发现有心脏病变的正常人（如孤立性或特发性心房颤动）。心房颤动可以孤立发生，或合并其他心律失常，最常见合并的心律失常为心房扑动或房性心动过速。

心房颤动对患者可造成以下危害：①无论是持续性或是阵发性心房颤动，由于心室搏动极不匀齐，都给患者带来极大的不适，表现为心慌、乏力，不同程度影响患者的生活质量。②心房颤动时心房丧失泵血作用，降低心排血量，可使器质性心脏病患者的心功能恶化而出现心力衰竭。③潜在的血栓栓塞，血栓脱落引起的并发症比无心房颤动者高5～15倍，可引起全身各器官的栓塞，而体循环的栓塞以脑栓塞为主，造成较高的致残率。在缺血性脑卒中的病例中，心房颤动是最常见的病因之一。④心室反应快速的心房颤动，长时间会导致心动过速性心肌病，偶尔蜕变为心室颤动。

（二）流行病学与病因

心房颤动（以下简称房颤）是临床上最常见的心律失常，约占因心律失常住院患者的1/3。多数有关房颤的流行病学、预后及生活质量的资料都是在北美和西欧获得的。据统计，有220万美国人和450万欧盟人患有阵发性或持续性房颤。过去的20年中，由于综合因素（包括人口老龄化、慢性心脏疾病发病率增加和应用动态监测设备后房颤的诊断率增加）的影响，因房颤而住院的患者增加了66%。

1.流行病学 据2006年美国心脏病学会（ACC）和美国心脏协会（AHA）发表的《心房颤动治疗指南》上资料显示，房颤发生率占总体人群的0.4%～1%，并且随着年龄增长而增加。交叉分层研究发现，>60岁的人群房颤发生率<1%，>80岁发生率>6%。年龄校正后发现男性发生率较高，从20世纪70年代至90年代，男性房颤发生率增加了1倍，而女性没有变化。房颤患者的平均年龄约为75岁，约70%的患者年龄为65～85岁。男性和女性房颤患者的人数基本相当，但是>76岁的患者中，60%是女性。人群研究显示，无心肺疾病史的房颤（孤立性房颤）的发生率占所有房颤的不到12%。但是在有些人群中，发生率却>30%，这种差异可能是由于在临床治疗中和在人群研究中入选病例不同所致。Euro Heart Survey on AF研究显示特发性房颤发生率为10%，其中阵发性房颤发生率最高，达15%；而14%的初发性房颤中，阵发性房颤为10%，持续性房颤仅4%。

国内在13个省，14个自然人群，29 079人中进行的规模流行病学研究显示，中国房颤患病率为0.77%，男性（0.9%）高于女性（0.7%）。患病率有随年龄增长显著增加的趋势，80岁以上人群房颤患病率达7.5%

2.病因

（1）急性病因：房颤可能与急性、一过性病因有关。包括饮酒（假日心脏综合征）、外科手术、电击、心肌梗死、心包炎、心肌炎、肺栓塞或其他肺部疾病和甲状腺功能亢进或其他代谢紊乱。房颤还可以与心房扑动、WPW综合征、房室或房室结折返性心动过速有关。

（2）心血管疾病：与房颤发生有关的特殊心血管疾病包括心瓣膜病（主要是二尖瓣疾病）、心力衰竭（充血性）、冠状动脉疾病和高血压，特别是左心室肥大时。另外，房颤可以与肥厚型心肌病、扩张型心肌病、先天性心脏病特别是成人房间隔缺损有关。病因还包括限制型心肌病（例如淀粉样变、血色素沉着症和心内膜心肌纤维化等）、心脏肿瘤、缩窄性心包炎和老年性心房纤维化等。其他心脏疾病，如二尖瓣脱垂、二尖瓣瓣环钙化、肺源性心脏病和右心房特发性扩张等也与房颤的高发有关。房颤还常发生于睡眠呼吸暂停综合征的患者。

（3）其他病因：肥胖是发生房颤的一个重要危险因素。房颤的病因还包括自主神经功能紊乱（交感或副交感神经功能亢进）、内分泌失调（嗜铬细胞瘤）、药物、酒精或咖啡因或化学制剂中毒、手术（心脏、肺或食管术后）和遗传因素（家族性房颤）。房颤的发生率随年龄增长而增加，不仅是由于疾病，还可能随着年龄增长，心脏发生老年性改变，窦房结细胞和结间心肌代以纤维和脂肪组织，心室顺应性降低导致心房不同程度的扩大，这些都是产生房颤的诱因。

（三）电生理与解剖基础

关于房颤的机制研究始于1914年，但至今也没有完全阐明。除了其机制固有的复杂性之外，还有以下影响因素：第一，缺乏理想的动物模型。文献报道的房颤动物模型有多种，包括乙酰胆碱房颤模型、无菌性心包炎房颤模型、持续快速心房/心室起搏模型等。但是，这些模型的制作手段均与临床上房颤的形成过程有一定程度的差异，难以充分全面反映临床房颤的病理生理过程。而且，迄今绝大多数模型均难以保证在停止干预手段后房颤会自发出现并维持，而多是需要进行心房的程序期前刺激或短阵猝发刺激方能出现房颤。第二，缺乏理想的标测手段。由于心房具有复杂的解剖结构，因而不论是心外膜标测还是心内膜标测，迄今尚没有一种能够对全心房及其重要毗邻结构（肺静脉、上腔经脉及冠状静脉窦等）进行同步密集标测与分析的理想手段和分析软件，而仅仅通过对某一部位的心房组织进行密集标测或对左右心房进行粗略标测难以反映房颤时心房电传导的规律性。第三，缺乏一种理想的房颤干预手段。自快速心律失常经导管射频消融治疗问世以来，不仅使这类心律失常的治疗发生了巨大的变化，与此同时也阐明了一部分快速心律失常的机制，特别是在阵发性房颤的机制方面，通过射频消融进行干预取得了很大进展。但在持续性和永久性房颤研究领域，仍缺少理想的干预手段来验证房颤的维持机制。

快速心律失常的发生与维持，需要诱发因素和解剖基础。对于房颤而言，其发生与维持基质通常更为复杂，2006年美国ACC和AHA发表的《心房颤动治疗指南》上认为现有资料支持房颤是局灶自律性增高和多子波折返机制。

1.自律性局灶机制 1947年，scherf应用乌头碱和起搏在兔心房诱发房颤，提出完整的房颤"局灶机制"的假说，即起源于心房的局灶发放高频电激动即可导致房颤。近10年来，随着更为精细的标测和导管消融技术的进步，当在人类心脏发现局灶起源点并且消融该点房颤会得到根治后该理论才引起重视。尽管肺静脉是快速心律失常最常见的局灶起源点，但局灶起源点也可以位于上腔静脉、界嵴、Marshall韧带、左心房左后游离壁和冠状静脉窦等。

Jais和Haissaguerre等报道肺静脉内快速触发灶能够持续地诱发阵发性房颤、射频消融去除这些触发灶能够消除大多数房颤。此后，人们开始认识到主要来自肺静脉局部触发灶在房颤发生中的作用。肺静脉作为触发房颤的起源点，促使人们对肺静脉的解剖和电生理特点进行了大量的研究。组织学研究显示，具有电生理特性的心房肌可以延伸到肺静脉，即心肌袖细胞。与对照组患者或心房其他部位相比，房颤患者的肺静脉心肌组织（心肌袖细胞）的不应期较短，且肺静脉远端心肌组织的不应期较肺静脉-左心房连接部更短。与对照组比较，房颤患者肺静脉的递减性传导更常见，并且起搏肺静脉较起搏左心房更易诱发房颤。肺静脉与心房的交界部位（肺静脉前庭）的心肌纤维排列具有高度的非均一性，是心房各向异性传导最为显著的部位，而各向异性传导有利于形成折返，为持续性房颤的发作提供了基础。心房局灶起源点的自律性增高，可能与肺静脉电活动有关，而且肺静脉内存在形成折返的解剖基质。

无论房颤的发生机制为局灶机制还是微折返机制，左心房局部快速的激动并不能通过固定路径传导到右心房。Langendoff灌注乙酰胆碱诱发的房颤山羊模型证实，激动由左心房向右心房传导的过程中，房颤的频率会逐渐降低，这种现象同样存在于人类阵发性房颤中。这种频率的变化导致不规则的心房激动频率，可以解释心电图表现为紊乱的心房节律。房颤的局灶触发机制并不是对心房基质调节作用的否定。在某些持续性房颤患者，隔离肺静脉和左心房之间的肌连接可以终止发作。另外一些房颤患者隔离局灶起源点房颤仍然持续，但是复律后房颤不再复发。因此，在一些存在异位起源点的房颤患者，持续性房颤的维持有赖于适当的解剖基质。

2.多子波假说　1959年，Moe等根据对犬迷走神经介导的房颤模型研究的结果，首先提出"多子波假说"作为折返性房颤的机制，认为前向波通过心房时形成自身延长的子波，房颤的维持有赖于心房内一定数量（3～5个）的折返子波同时存在。这些折返子波在空间上随机运行和分布，其折返环路并不是由心房解剖结构所决定，而是由心房局部的有效不应期和可兴奋性决定。正是由于这个缘故，这些折返子波之间可以发生碰撞、湮灭、分裂、融合等多种作用方式，从而导致折返子波的数量、折返环的大小、速度等随时发生改变。该模型显示，任何时间波群的数量依赖于心房不同部位的不应期、体积及传导速度。心房体积大而不应期短和延迟传导可以增加波群数目，导致持续性房颤。多导电极同步记录支持人类房颤的多子波假说。

多年来，多子波假说是阐述房颤机制的主要理论。但是局灶机制的提出以及实验和临床标测研究均对该假说提出了挑战。即使如此，大量的研究支持心房基质异常在维持房颤中的重要作用。经过长时间的研究，人类电生理检查显示心房易感性在房颤发生中起着作用；房颤患者心房内传导时间延长，折返激动波长缩短，这些导致心房内子波密度增加，促进了房颤的发生和维持。研究发现，在接受复律治疗后恢复窦性心律的持续性房颤患者，心房内传导显著延长，特别是复律后房颤复发的患者延长更明显。有阵发性房颤病史的患者，其心房内不同部位不应期离散度较大，且房内传导缓慢，传导时间明显延长，心电图表现为P波增宽，PV_1终末负向电势增加。心房不应期会随年龄增长而增加，年龄相关的心肌纤维化加重心房内阻滞。心房不应期和传导时间的不均一变化，有利于房颤的维持，但是，何种程度的心房结构变化能够触发和维持房颤目前尚不清楚。

3.心房电重构　如果房颤持续时间<24h，药物治疗或电转复具有较高的成功率，房颤持续时间越长，转复并维持窦律的可能性越小。这些观察产生了"房颤导致房颤"的说法。在山羊模型实验中，通过电刺激诱发房颤时发现：开始，电刺激引发的房颤可自动终止，但是重复诱发时，房颤发作时间进行性延长，直到维持在更高心房率水平上。房颤逐渐增加的倾向与发作持续时间延长后心房肌的有效不应期进行性缩短有关，这种现象称为"电生理重构"。心脏转复后，房颤患者的单相动作电位缩短，有效不应期缩短。快速心房率（包括房室折返性心动过速、房室结折返性心动过速、房性心动过速、心房扑动）持续一段时间后，电重构使细胞内钙超载，导致钙离子流失活。而钙离子流降低可以缩短动作电位的时程和心房不应期，有利于诱发持续性房颤。因此，心房电重构在房颤的维持机制中起着重要作用。研究发现持续性快速心房起搏也可以导致肺静脉心肌细胞发生电重构，导致动作电位时间缩短和早期或延迟后去极化。胺碘酮可以逆转心房电重构，甚至在房颤发作时也有逆转作用，这可以解释胺碘酮为何能把持续性房颤转复为窦性心律。

4.其他　其他涉及房颤诱发与维持的因素包括炎症、自主神经系统活动、心房缺血、心房过度牵张、各向异性传导和老化的心房结构改变。据推测炎症可能与房颤的发生有关，研究显示，房性心律失常患者的血清C反应蛋白水平高于无心律失常患者，且持续性房颤患者的水平高于阵发性房颤患者。

（四）分类

2006年美国ACC和AHA发表的《心房颤动治疗指

南》提出的分类中，为了临床实用性和能显示出不同类型房颤的不同治疗特点，将房颤分为阵发性房颤、持续性房颤和永久性房颤。

首次发作的房颤为初发性房颤，持续时间不定；患者发作≥2次即为复发性房颤。如果房颤能自行终止，复发性房颤则定义为阵发性房颤（paroxysmal AF），房颤通常≤7d，大多数<24h。如果连续发作>7d，则定义为持续性房颤（persisitent AF）。持续性房颤可用药物或电复律方法使其恢复并保持窦性心律，如不能恢复或不能维持窦性心律则称之为永久性房颤（permanent AF）。初发性房颤或持续性房颤均可首次出现，持续性房颤也包括时间较长而未被转复的房颤（如>1年），通常会成为永久性房颤。根据临床特征，房颤还可分为孤立性房颤、家族性房颤和非瓣膜病性房颤等。

孤立性房颤一般指除单纯的房颤外，无其他心肺疾病的患者（年龄<60岁）。就血栓栓塞和死亡率而言，这些患者预后较好。

家族性房颤是指家族中发生的孤立性心房颤动。父母患房颤的患者发生房颤的可能性较大，说明房颤的家族易感性，但是是否存在遗传性分子缺陷，目前尚不清楚。国内多个有关家族性房颤的研究显示，多个基因突变即可以导致心房不应期缩短。

非瓣膜病性房颤指那些无风湿性二尖瓣疾病或瓣膜置换术史患者发生的房颤。

（五）临床表现及心电图特征

房颤临床表现有多种形式，大多数患者主诉心悸、胸闷、呼吸困难、疲劳、头晕或晕厥。房颤临床症状的轻重，取决于心律不规整的程度和心室率快慢、基础心功能状态、房颤的持续时间和患者自身因素。某些患者仅在阵发性房颤发作或在持续性房颤出现长间歇时有症状。永久性房颤患者常会感觉心悸症状越来越弱直至最后无临床症状，这种情况在老年患者尤为多见。

房颤在心电图上最显著的特征是：①P波消失；②心室搏动（QRS波）频率完全不规则；③在各导联中基线为不规则低振幅的快速摆动和颤动波，系大小不同、形态各异，间隔不均匀的f波，其频率为350~600次/分；f波形态在V_1或Ⅱ导联（右侧导联）中较容易辨识。按f波形态和大小，有时临床上将房颤波分为"粗颤"（图18-10）和"细颤"（图18-11）。

一般说来，f波愈粗大者频率愈低；愈纤细者频率愈高，也愈不容易用药物或直流电转复为窦性心律。有时由于f波过于纤细或基线不稳定难以辨认，因此房颤的心电图特征以前两点更为重要，其中以找不到P波为房颤的显著特征。个别情况下，有些粗f波及显著的U波若不加以仔细观察也可误认为P波，因此心室搏动间隔不匀齐是最重要的诊断依据。但应注意，在房颤兼有完全性房室传导阻滞时（图18-12）其心室频率是完全匀齐的。此外，当房颤的心室率极快时（图18-13），大致看上去也似乎很齐，但是用分规测量便很容易辨识出RR间期实际上是参差不齐的。

（六）房室传导

没有旁路或希-浦传导纤维功能障碍时，房室结有

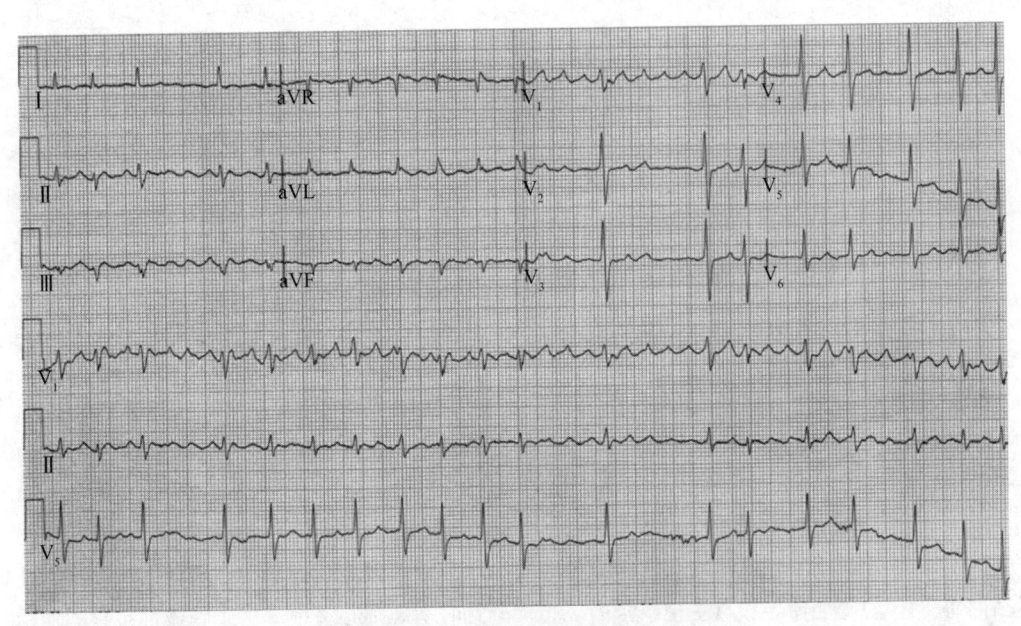

图18-10 心房颤动"粗颤"1例

患者女性，48岁。因发作性心悸、胸闷3年，加重1周入院，诊断为阵发性心房颤动，心电图上示各导联P波消失，代之以频率不一，振幅不一，形态各异的房颤波（f波），各导联上f波较粗大，临床上称之为"粗颤"

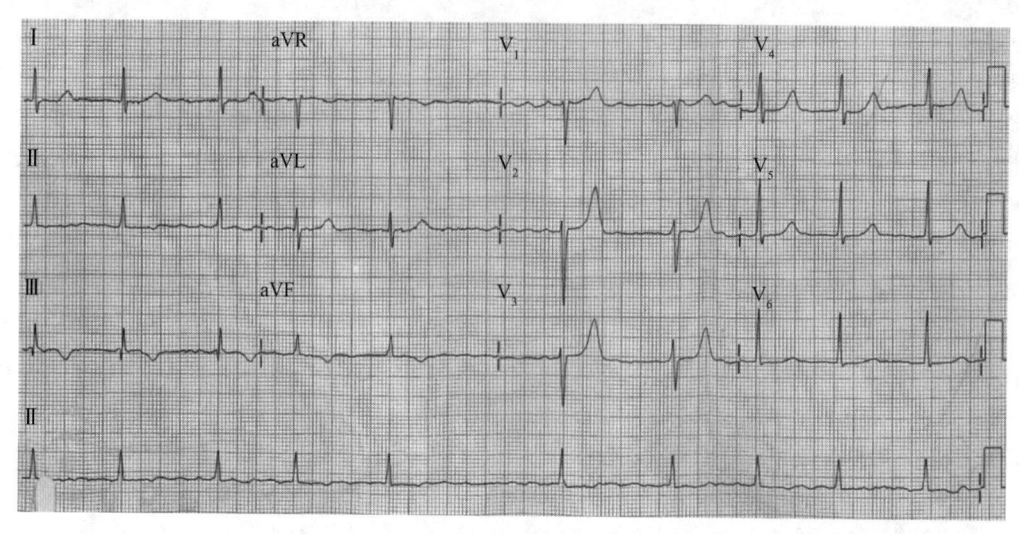

图 18-11　心房颤动，"细颤" 1例

患者女性，50岁，因反复胸闷、心悸、头晕12年，加重5d入院。诊断为病窦综合征，心房颤动。心电图示各导联P波消失，仅在Ⅱ、Ⅲ、aVF和V₁导联可见极小的颤动波，心室率极不规律，心率平均约60次/分，其他导联上几乎呈等电位线，未见明显房颤波，临床上一般称此种房颤为"细颤"

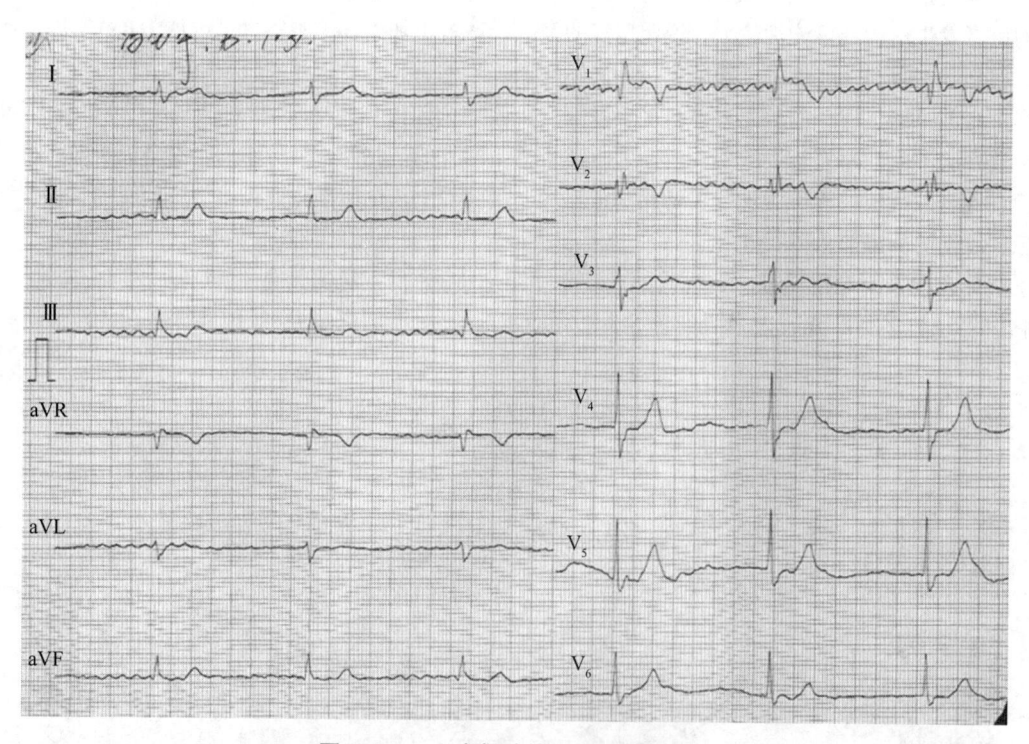

图 18-12　心房颤动伴三度房室阻滞

患者男性，55岁，因间歇性心悸、胸闷11年，加重1个月入院。临床诊断为扩张型心肌病，心房颤动伴三度房室阻滞。心电图示各导联上P波消失，代之以细小的颤动波，但QRS波规整，呈右束支阻滞图形，QRS间期0.11 s，频率为40次/分，为心房颤动伴三度房室阻滞，交界性逸搏心律伴右束支阻滞

限制房颤波向心室传导的作用。其他影响房室传导的因素包括房室结不应期、隐匿性传导和自主神经张力。心房传入的激动部分通过房室结，但未传入心室时就意味着发生了隐匿性传导，隐匿性传导在决定房颤时心室的反应中起重要作用。这些传入激动可改变房室结不应期，减慢或阻断随后的心房传入激动，因此可以解释房颤时不规则心室率。由于隐匿性传导的作用，房颤的心房率较慢时，心室率则趋于加快；相反，心房率加快则导致心室率减慢。

自主神经张力的变化可以导致房颤患者的不同心室

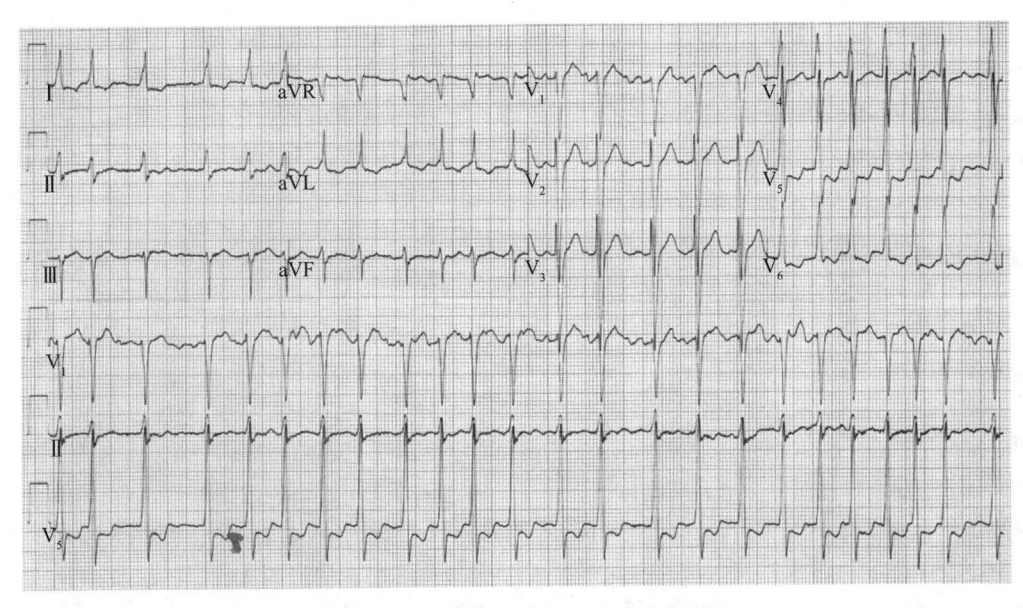

图18-13 心房颤动伴快速心室反应1例

患者女性，84岁。因发作性心悸1年，晕厥3周入院，临床诊断为心律失常，阵发性心房颤动伴长RR间歇，高血压病，类风湿关节炎。心电图示各导联上P波消失，Ⅱ、Ⅲ、aVF及V₁导联上可见不规则的f波，QRS波呈室上性，频率快，平均140次/分，QRS波的间期不规整，提示心房颤动伴快速心室反应

反应。增加副交感神经张力和降低交感神经张力，对房室结传导产生负性效应。相反降低副交感神经张力和增加交感神经张力则产生相反效果。迷走神经张力可以增加房室结隐匿性传导，使房室传导减弱。患者可以表现为睡眠时心室率较慢，而运动时心室率加快。洋地黄通过增加迷走张力而减慢心室率，静息时可以很好控制心室率，运动时则效果较差。

房颤时的QRS波群一般较窄，除非有固定或频率依赖性束支传导阻滞或旁路存在。差异性传导常见，并且心室反应的不规则性促使其发生。长RR间歇后出现相对短的"配对间期"时，使"短配对间期"结束的QRS波群通常呈差异性传导（图18-14）。

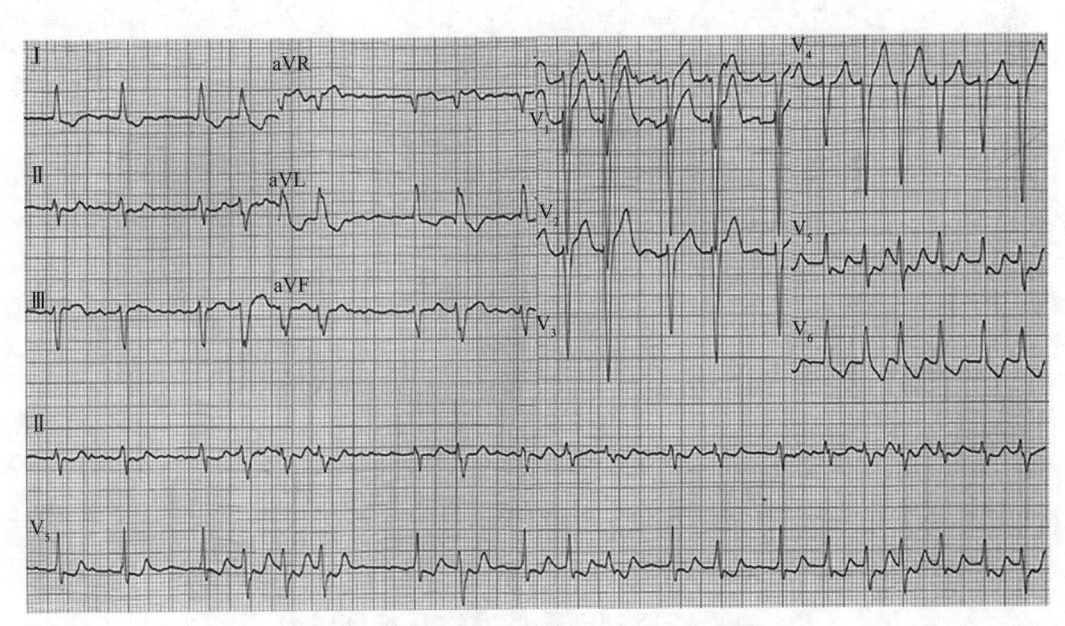

图18-14 心房颤动伴心室差异性传导1例

患者女性，48岁，因活动后胸闷气短5年余，再发并加重半年入院，临床诊断为风湿性心脏病二尖瓣狭窄，主动脉瓣狭窄，三尖瓣狭窄并关闭不全，肺动脉高压心功能Ⅱ级。心电图示Ⅱ，V₅导联上第4、5、6、8、10、11、13、15、16、17、18、19、20个心搏的QRS波比其前的QRS的宽大畸形，而且第4、8、10、13和第15个心搏前的RR间期较长，符合房颤伴差异性传导多发生在"长间歇，短配对"的规律。而且第4和第15个心搏之后因蝉联现象出现连续的差异性传导

房颤时经旁路传导，可以造成致命性的快心室率。提高交感神经张力，可以增加预激的心室率，但是改变迷走神经张力，似乎对旁路传导无效。WPW综合征患者中，房室折返引发的房颤可以产生较快的心室率，并且容易恶化为心室颤动，导致心源性猝死（图18-15）。房颤时静脉应用洋地黄、维拉帕米或地尔硫䓬可以减慢房室传导，但是并不能阻断经旁路传导，甚至加快传导，因此预激综合征合并房颤时禁忌用上述药物，而β受体阻滞药应慎用。

（七）心室反应

房颤的心室反应依赖于房室结的电生理特性、迷走和交感神经的张力、是否存在房室旁道和药物作用。存在房室传导阻滞伴室性或交界区心动过速时，心动周期（RR间期）可以非常规整。

房颤的心室率极为不匀齐的机制是房室交界区的隐匿性传导。快速而不匀齐的f波，其中有若干仅激动了心房，根本未达到房室结；达到房室结的激动又有很多在房室结内受到干扰，不能通过或只能部分通过下传至心室，因此心室率呈现高度不匀齐。同时由于房波不同程度的通过房室结，f波与R波间的时距也非常不规则。

房颤时出现快速不规则持续的宽QRS型心动过速，强烈提示房颤通过旁路传导或合并束支差异性传导。过快的心室率（>200次/分），提示有旁路存在或室性心动过速。房颤时宽QRS波群出现时需要鉴别是室性期前收缩或是室内差异性传导（图18-14，图18-16）。如出现较多的室性期前收缩，特别是服用洋地黄的患者出现室性期前收缩二联律及洋地黄型ST-T改变时，应注意是否由于洋地黄过量，必要时停用洋地黄药物，以免引起更为严重的室性心律失常。但是，如果洋地黄用量不足，由于心室率过快，传导系统尚未脱离相对不应期，激动已经来到，因此房颤时往往伴有室内差异性传导。这时还可能需要增加洋地黄用量以减缓心室率。因此在慢性房颤中确定宽QRS波群的性质有重要的临床意义。鉴别要点如下：由于室内差异性传导与传导系统的相对不应期有关，QRS波群多为典型的束支传导阻滞型。房颤的RR间期长短很不规则，传导系统的相对不应期随之变化。较长的RR间期后，相对不应期略有延长，若是接踵而来的RR间期较短，则QRS波群便会落在相对不应期，极易发生室内差异性传导。因此，长间期后较早出现的QRS波考虑是室内差异性传导所致的宽QRS波群，QRS前半部分的形态与室上性搏动的QRS波群相同。室性期前收缩前没有上述RR间期"长-短"的规律，形状与室上性搏动的QRS波群形状也完全不同。

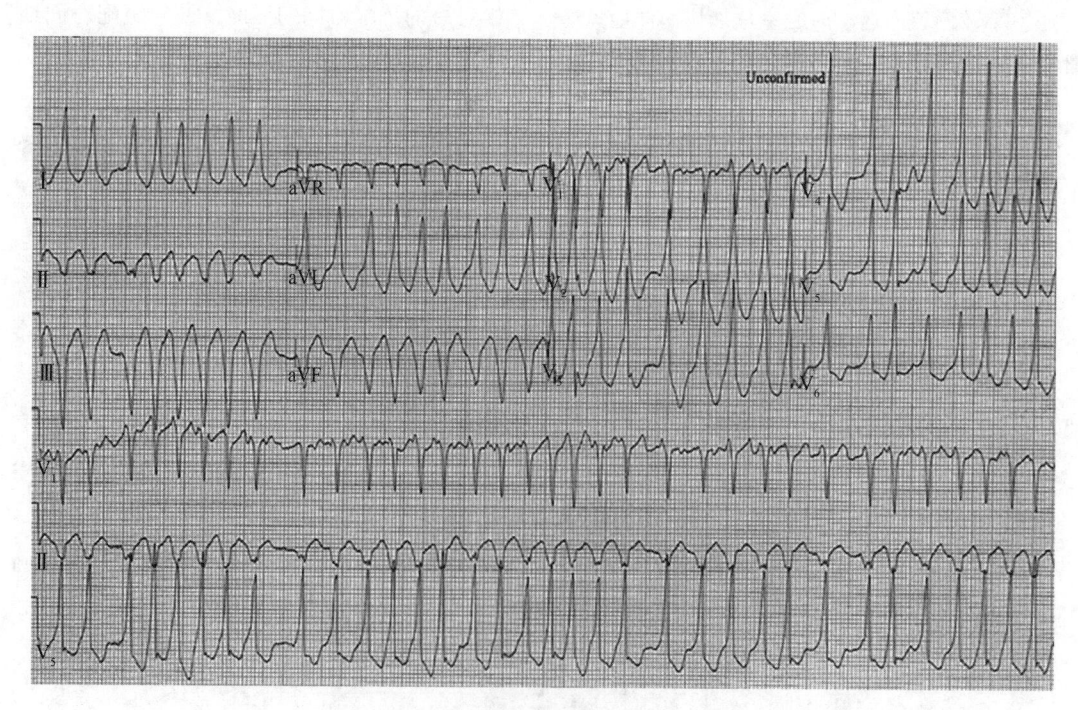

图18-15　心房颤动伴预激综合征1例

患者男性，30岁。因阵发性心悸10余年，加重1d入院，入院诊断为心房颤动，心室预激。心电图示V₁导联上可见较明显的f波，QRS波间隔不规整，频率平均约220次/分，QRS宽窄不等，Ⅰ、aVL和V₂～V₆导联上可见明显的预激波，V₁导联QRS呈RS，而V₂导联呈R波型，且Ⅰ、aVF导联呈R波型，预激波正向，提示左后间隔旁路。房颤时经旁路前传时的最短RR间期为200ms，提示这样的患者有引发室颤、猝死的危险

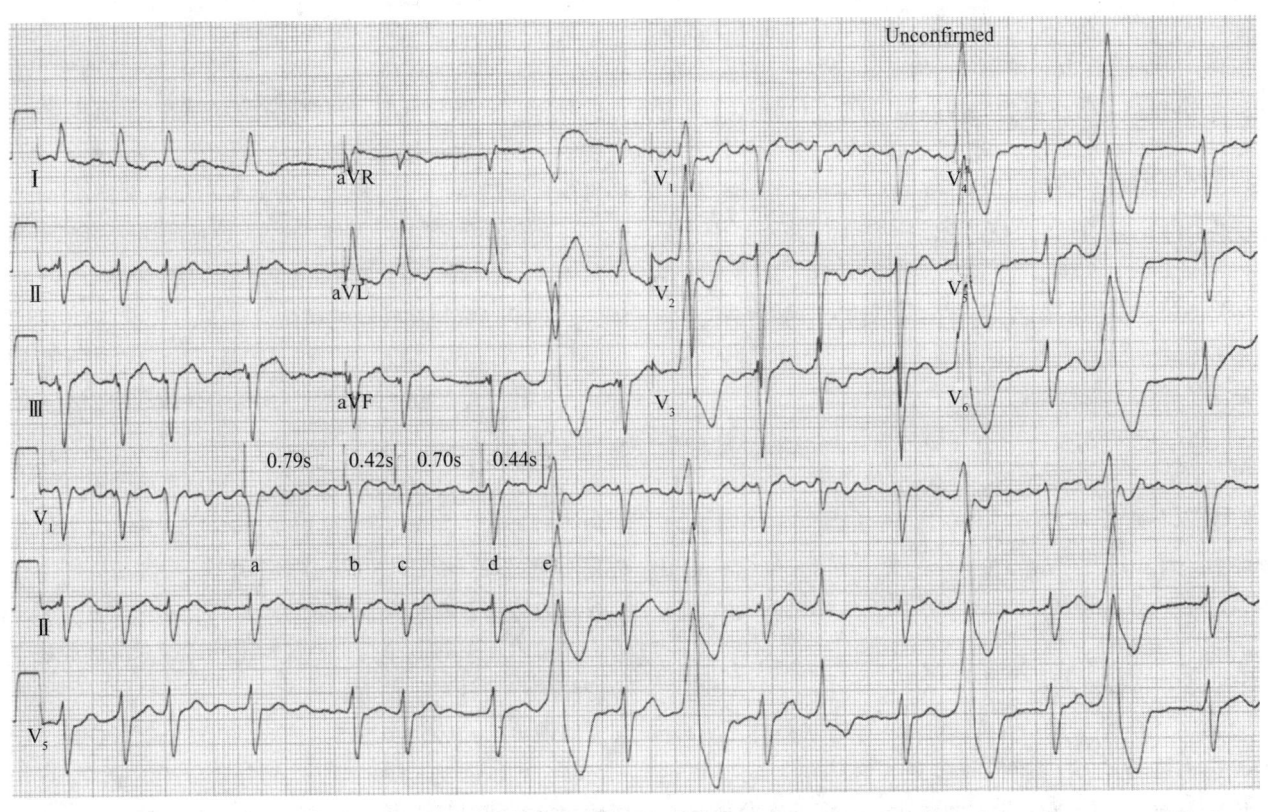

图 18-16　心房颤动伴室性期前收缩 1 例

图中 ab 间期＞cd 间期，bc 间期＜de 间期，从房颤发生室内差异性传导的规律来看，心搏 c 理应比心搏 d 更容易发生室内差异性传导

（八）治疗

房颤的治疗主要有三个目标：①心率控制；②预防血栓栓塞；③纠正心律失常。开始的治疗策略包括心率控制和节律控制。心率控制策略是指控制心室率，而心律并未转复和维持窦性心律。节律控制策略指试图转复并维持窦性心律。理论上，节律控制应当优于心率控制，但是 AFFIRM 研究显示，两种治疗策略在死亡率和卒中发生率方面、对患者生活质量的影响，以及对于心力衰竭的发生和恶化方面并无显著性差异。RACE 试验发现，心率控制组在预防死亡和降低发病率方面的疗效并不逊于节律控制组。对于症状较轻的老年房颤患者，心率控制治疗是合理的治疗手段。但无论哪一种策略都需要抗凝治疗，预防血栓栓塞并发症。

房颤的直接血流动力学危害是房颤时失去了心房的"泵血"作用，使心排血量降低 10% 以上。除此之外，过快和不规则的心室率进一步加重血流动力学损害，长期过快的心室率及心室激动的极不规则会损害心室功能和结构。快而不规则的心室率形成血栓的可能性较缓慢而均匀的心室率明显增大。

1. 药物治疗

（1）控制心率：房颤时，药物控制心室率的有效率为 80%。持续性或永久性房颤患者常口服 β 受体阻滞药或钙通道阻滞剂（维拉帕米、地尔硫䓬）将心室率控制在生理范围；在需要快速控制心室率或不适合口服药物时，可以静脉应用药物，如果伴低血压或合并心力衰竭时要小心应用，因为此时钙通道阻滞剂可以导致血流动力学进一步恶化。心力衰竭患者应静脉给予洋地黄或胺碘酮。有房室旁路的患者，如果血流动力学状态稳定，可以静脉应用普鲁卡因胺和伊布利特。胺碘酮同时具有抗交感神和钙通道的拮抗活性，抑制房室传导，可以有效控制房颤时心室率。在其他药物无效或禁忌使用时，静脉注射胺碘酮有助于控制房颤的心室率。

（2）复律治疗：对于可转复为窦性心律的持续性房颤的患者，若房颤是造成急性心力衰竭、低血压或冠状动脉疾病患者心绞痛恶化的主要原因，则需要立即复律。实现复律一般靠药物或直流电复律的方法。

①药物复律：房颤发生 7d 内应用药物复律的效果最好。指南推荐的复律药物包括氟卡胺、多非特利、普罗帕酮、伊布利特和胺碘酮。药物复律的主要危险是抗心律失常药物的毒性，如胺碘酮的不良反应包括心动过缓、低血压、视力障碍、甲状腺功能异常、恶心、便秘、静脉炎等，而奎尼丁由于疗效欠佳而副作用发生率较高，已不作为一线推荐药物。

②直流电复律：房颤伴心肌缺血、症状性低血压、心绞痛、心力衰竭、预激综合征，快速心室率药物治疗无效时，或患者血流动力学状态不稳定，或症状难以耐

受时应施行电复律。心房扑动直流电复律起始功率可以较低，但是房颤复律则需要高能量。一般≥200J。为避免损伤心肌，两次电击时间间隔不应<1min。直流电复律的主要危险是栓塞和各种心律失常。

药物复律在直流电成为一种常规方法之前就已经广泛应用了。随着新药的不断出现，增加了药物复律的人群数量，但是药物引起的尖端扭转型室性心动过速或其他严重心律失常等副作用仍存在。此外，药物复律比采用双相电击后直流电复律的效果差。直流电复律的缺点是需在镇静或麻醉状态下施行。

（3）抗凝治疗：所有房颤患者，除有禁忌证的患者，均应进行抗凝治疗，预防血栓栓塞。INR的目标值国际上通常为2.0～3.0，国人一般维持在1.8～2.5即可。开始治疗时应当至少每周监测1次，待结果稳定后，至少每月检测1次。对于不同方法复律的患者抗凝治疗是一样的。

2.非药物治疗

（1）导管消融：早期射频导管消融技术仿效外科迷宫术在心房内膜造成多条线性瘢痕，成功率达40%～50%，但是并发症很高。随后的研究发现起源于肺静脉或其开口附近的电位常诱发房颤，并且证明去除这些病灶可以终止房颤，由此导管消融治疗房颤广泛开展起来。随着房颤导管消融技术的日趋成熟，以及标测手段（电解剖标测系统和非接触标测系统）与消融器械的不断完善，目前该项治疗的成功率已经获得很大提高，目前对无器质性心脏病的阵发性房颤消融的成功率在80%～90%，并发症发生率明显下降（<2%），因此导管消融为大多数药物治疗失败或电转复窦性心律困难的患者提供了一种较好的治疗方法。

（2）外科治疗：对一些顽固性房颤，还可采用外科迷宫术治疗。1989年，Cox报道了心房迷宫手术，对房颤达到了较理想的效果，即达到消除房颤，保留室同步激动，保留心房的传输功能。至1996年，Cox报道了178例房颤和心房扑动患者的迷宫手术，围术期死亡率2.2%，随访3个月以上，治愈率达93%，复发率7%，术后2例需置入永久起搏器，左心房存在收缩功能者占86%，右心房存在收缩功能者占98%。对经药物治疗无效的房颤同时合并其他心脏病需手术矫治者，外科迷宫手术不失为一种有效的治疗方法。但近年来开展的微创经胸外科射频消融手术为房颤的治疗开辟了另一新途径。

三、心房扑动与房颤的关系

心房扑动与房颤在临床表现及发病机制中都有着密切联系，两者既可相互转换，亦可并存。

临床上常见自然发作时两者互相转换，或在用药物转复过程中互相转换。随着射频消融用于治疗心房扑动与房颤，发现针对心房扑动或房颤的治疗可影响另一方的发作。有研究报道，当房颤和典型心房扑动并存时，房颤消融成功可以使心房扑动发作减少或治愈（但是房颤消融后可能出现新的不典型左心房心房扑动），心房扑动的峡部消融可以使50%～75%的患者房颤发作减少。

对于二者相互转换的机制，Waldo认为，稳定的心房扑动必须有一定长度的传导阻滞线，通常位于界嵴处，平均长度（24±4）mm。房颤时快速变化的电激动可促使右心房内形成一定长度的传导阻滞线，从而形成心房扑动。如果该阻滞线未形成，则房颤继续维持或转为窦性心律。若阻滞线缩短至（16±3）mm以下或位置不固定（一般在右心房游离壁迁移），则心电图上仍表现为房颤。因此只有形成一定长度、固定位置（多位于界嵴附近）的阻滞线，经过特定的过程才能形成稳定持续的心房扑动，此为房颤可转化为心房扑动的机制。而周期短的心房扑动使得其余心房组织不能产生1:1的夺获，可以诱发房颤，即快心房扑动会产生房颤；或慢性心房扑动引起心房电重构提供了房颤形成的基质，期前收缩作为触发因素诱发房颤。

四、心电图诊断要点

（一）心房扑动诊断要点

1. P波消失，代以F波。

2. F波频率在240～340次/分，波形、方向相同，间隔极为匀齐，特别在Ⅱ、Ⅲ、aVF导联（下壁导联易于辨认）。

3. 典型心房扑动根据心电图表现可分两个类型。

（1）常见型的特点为：①心房激动呈锯齿样扑动波；②下壁导联基线消失且扑动波呈负相，即锐角尖端向下；③扑动波在V_1导联呈正相，V_6导联呈负相。

（2）少见型的特点为：①下壁导联为正相带切迹的扑动波，较圆钝或呈波浪样，凸面向上；②在V_1导联呈负相，V_6导联呈正相。

4. 心房扑动的心室率决定于房室传导比例。

（1）房室传导呈2:1或1:1传导时，则心室率快速，若传导比例增高（4:1，5:1）则心室率缓慢。传导比例固定则心室率匀齐，比例不固定则不匀齐。

（2）心电图诊断应注明房室传导比，如2:1，3:1或7:1等。

（3）若心室率匀齐而十分缓慢，若能排除药物影响，则考虑有房室传导阻滞。

（二）心房颤动诊断要点

1. 基本要点

（1）P波消失，代以f波。

（2）f波频率在350～600次/分，间隔、大小、形状均不同。

（3）心室搏动间隔绝对不匀齐。

2.在下述情况下，上述条件可能不显著。

（1）粗大的f波或u波，可能形似P波或F波。

（2）f波极为纤细，在一般导联中不易查明。

（3）如兼有完全性束支传导阻滞，则心室率可能完全匀齐。

3.当QRS波群顿挫、增宽，时间超过0.12s，须与室内差异性传导鉴别，并除外室性异位搏动。

（方丕华　李晓枫）

参考文献

[1] MacWilliam JA.Fibrillar contraction of the heart.Journal of Physiology, 1887, 8: 296-310.

[2] Jolly WA, Rilchie WJ.Auricular flutter and fibrillation.Heart, 1911, 2: 177-221.

[3] Lewis T. Electro-cardiography and its importance in the clinical examination of the heart affections: Ⅲ.The analysis of cardiac irregularities, BMJ 2 (1912), p.65.

[4] Granada J, Uribe W, Chyou PH, et al.Incidence and predictors of atrial flutter in the general population.J Am Coll Cardiol, 2000, 36: 2242-2246.

[5] Puech P, Latour H, Grolleau R.Le flutter et ses limites.Arch Mal Coeur, 1970, 63: 116-144.

[6] Waldo AL, MacLean WAH, Karp RB, et al.Entrainment and interruption of atrial flutter with atrial pacing.Circulation, 1977, 71: 580-589.

[7] Wells JIJr, Maclean WAH, James TN, et al.Characterization of atrial flutter.Studies in man after open heart surgery using fixed atrial electrodes.Circulation, 1979 Sep, 60 (3): 665-673.No abstract available.

[8] Kalman JM, Olgin JE, Saxon LA, et al.Electrocardiographic and electrophysiologic characterization of atypical atrial flutter in man: use of activation and entrainment mapping and implications for catheter ablation.J Cardiovasc Electrophysiol, 1997 Feb, 8(2): 121-144.

[9] Feinberg WM, Cornell ES, Nightingale SD, et al.Relationship between prothrombin activation fragment F1.2 and international normalized ratio in patients with atrial fibrillation.Stroke Prevention in Atrial Fibrillation Investigators.Stroke, 1997, 28: 1101-1106.

[10] Go AS, Hylek EM, Phillips KA, et al.Prevalence of diagnosed atrial fibrillation in adults: national implications for rhythm management and stroke prevention: the AnTicoagulation and Risk Factors in Atrial Fibrillation (ATRIA) Study.JAMA, 2001, 285: 2370-2375.

[11] Feinberg WM, Blackshear JL, Laupacis A, et al.Prevalence, age distribution, and gender of patients with atrial fibrillation. Analysis andimplications.Arch Intern Med, 1995, 155: 469-473.

[12] Flegel KM, Shipley MJ, Rose G, et al.Risk of stroke in non-rheumatic atrial fibrillation [published erratum appears in Lancet 1987; 1: 878].Lancet, 1987, 1: 526-529.

[13] Wolf PA, Abbott RD, Kannel WB, et al.Atrial fibrillation as an independent risk factor for stroke: the Framingham Study. Stroke, 1991, 22: 983-988.

[14] Furberg CD, Psaty BM, Manolio TA, et al.Prevalence of atrial fibrillation in elderly subjects (the Cardiovascular Health Study).Am J Cardiol, 1994, 74: 236-241.

[15] Kannel WB, Abbott RD, Savage DD, et al.Coronary heart disease and atrial fibrillation: the Framingham Study.Am Heart J, 1983, 106: 389-396.

[16] Friberg J, Scharling H, Gadsboll N, et al.Sex-specific increase in the prevalence of atrial fibrillation (The Copenhagen City Heart Study).Am J Cardiol, 2003, 92: 1419-1423.

[17] Kopecky SL, Gersh BJ, McGoon MD, et al.The natural history of lone atrial fibrillation.A population-based study over three decades.N Engl J Med, 1987, 317: 669-674.

[18] Evans W, Swann P.Lone auricular fibrillation.Br Heart J, 1954, 16: 194.

[19] Brand FN, Abbott RD, Kannel WB, et al.Characteristics and prognosis of lone atrial fibrillation.30-year follow-up in the Framingham Study.JAMA, 1985, 254: 3449-3453.

[20] Levy S, Maarek M, Coumel P, et al.Characterization of different subsets of atrial fibrillation in general practice in France: the ALFA study.The College of French Cardiologists.Circulation, 1999, 99: 3028-3035.

[21] Murgatroyd FD, Gibson SM, Baiyan X, et al.Double-blind placebocontrolled trial of digoxin in symptomatic paroxysmal atrial fibrillation.Circulation, 1999, 99: 2765-2770.

[22] Nieuwlaat R, Capucci A, Camm AJ, et al.Atrial fibrillation management: a prospective survey in ESC member countries: the Euro Heart Survey on Atrial Fibrillation.Eur Heart J, 2005, 26: 2422-2434.

[23] 周自强，胡大一，陈捷，等.中国心房颤动现状的流行病学研究.中华内科杂志，2004, 43: 491-494.

[24] Scherf.Studies on auricular tachycardia caused by aconitine administration.Proc Soc Exp Bio Med, 1947, 64: 233.

[25] Jais P, Haissaguerre M, Shah DC, et al.A focal source of atrial fibrillation treated by discrete radiofrequency ablation.Circulation, 1997, 95: 572.

[26] Haissaguerre M, Jais P, Shah DC, et al. Spontaneous initiation

of atrial fibrillation by ectopic beats originating in the pulmonary veins.N Engl J Med, 1998, 339: 659.

[27] Lazar S, Dixit S, Marchlinski FE, et al.Presence of left-to-right atrial frequency gradient in paroxysmal but not persistent atrial fibrillation in humans.Circulation, 2004, 110: 3181-3186.

[28] Moe GK, Abildskov JA.Atrial fibrillation as a self sustaining arrhythmia independent of focal discharge.Am Heart J, 1959, 58: 59-70.

[29] Wijffels MC, Kirchhof CJ, Dorland R, et al.Atrial fibrillation begets atrial fibrillation.A study in awake chronically instrumented goats.Circulation, 1995, 92: 1954-1968.

[30] Hart RG, Halperin JL.Atrial fibrillation and thromboembolism: a decade of progress in stroke prevention.Ann Intern Med, 1999, 131: 688-695.

[31] Feinberg WM, Seeger JF, Carmody RF, et al.Epidemiologic features of asymptomatic cerebral infarction in patients with nonvalvular atrial fibrillation.Arch Intern Med, 1990, 150: 2340-2344.

[32] Kempster PA, Gerraty RP, Gates PC, et al.Asymptomatic cerebral infarction in patients with chronic atrial fibrillation. Stroke, 1988, 19: 955-957.

[33] Prystowsky EN, Katz AM.Atrial fibrillation.In: Textbook of Cardiovascular Medicine.Philadelphia: Lippincott-Raven, 1998: 1661.

[34] Chung MK, Martin DO, Sprecher D, et al.C-reactive protein elevation in patients with atrial arrhythmias: inflammatory mechanisms w persistence of atrial fibrillation.Circulation, 2001, 104: 2886-2891.

[35] 任振芳,方丕华,马坚,等.永久性心房颤动合并长RR间期的临床意义.中国医刊,2007,42(5):27-28.

[36] van Gelder IC, Hagens VE, Bosker HA, et al.A comparison of rate control and rhythm control in patients with recurrent persistent atrial fibrillation.N Engl J Med, 2002, 347: 1834-1840.

[37] Wyse DG, Waldo AL, DiMarco JP, et al.A comparison of rate control and rhythm control in patients with atrial fibrillation.N Engl J Med, 2002, 347: 1825-1833.

[38] Hagens VE, Ranchor AV, Van SE, et al.Effect of rate or rhythm control on quality of life in persistent atrial fibrillation. Results from the Rate Control Versus Electrical Cardioversion (RACE) Study.J Am Coll Cardiol, 2004, 43: 241-247.

[39] Cox JL, Schuessler RB, Cain ME, et al.Surgery for atrial fibrillation.Semin Thorac Cardiovasc Surg, 1989 Jul, 1(1): 67-73.

[40] Cox JL, Schuessler RB, Lappas DG, et al.An 8 1/2-year clinical experience with surgery for atrial fibrillation.Ann Surg, 1996 Sep, 224(3): 267-273; discussion 273-275.

第 19 章

预激综合征

一、概述

1913年Cohe和Fraser记录和发表了第一份预激综合征心电图（当时是未能明确心电图改变与心动过速的关系）。1930年Wolff、Parkinson、White把心电图表现与临床上心动过速高发生率联系在一起，作为完整的综合征报道（PR间期短、功能性束支传导阻滞、多数伴有阵发性心动过速史），故一直被称为WPW综合征（Wolff-Parkinson-White Syndrome，WPW综合征）见图19-1。1932年Scherf和Holzman认为这种QRS改变，并非束支传导阻滞，可能是冲动从房室结以外的旁路下传心室（或由于心房收缩引起室内-异常兴奋灶激动）。1943年Wood和Wolferth在WPW综合征中找到"旁路"的组织学证据。1944年Ohnell将这类心电图现象称之"预激综合征"。1967年Durrer和Roos从WPW综合征伴阵发性心动过速患者心外膜标测中记录到心室最早激动点，指出该点是旁路心室连接点，并阐述了心动过速的大折返环路径（即房室折返性心动过速，AVRT）。1968年Cobb对1例WPW综合征伴难治性心动过速用心外膜标测确定旁路位置，手术切断旁路，心电图预激波消失，心动过速得到根治。WPW综合征的解剖基础得到进一步证实。预激综合征解剖基础的确立不仅有助心电图改变的解释，同时也为导管射频消融术根治预激综合征伴阵发性心动过速奠定了基础。

随着解剖学、组织胚胎学、心脏电生理学和外科手术学的进展，特别是射频消融在治疗中的应用，已确认预激综合征的解剖基础是房室间除有正常房室结通路（正路）外，还存有附加旁路，其机制是激动经旁路预先激动心室。目前认为，对这组临床心电图综合征合理的命名应为"预激综合征"（Preexcitation Syndrome）。Ohnell（1944年）命名预激综合征时，将其定义为"起源于心房的激动比经正路（房室结）提早激动心室的一部分或全部"。随着隐匿型预激综合征的发现，Gallagher又进一步将其定义修改为"激动从起源点比经正路提前激动远方区域（心室或心房）均为预激综合征"。

1978年Gallagher将预激综合征分为：经典的预激综合征（即WPW综合征），短PR间期综合征（即LGL综合征）和变异型预激综合征。本章节将重点讨论经典预激综合征即WPW综合征，对短PR间期综合征和变异型预激综合征做以简要介绍。

二、WPW综合征（经典预激综合征）

WPW综合征是预激综合征中最常见类型，发病率0.1%～0.3%。自1930年Wolff、Parkinson、White报道用于临床以来，由于患者阵发性心动过速反复发作，加上心电图极易误认和掩盖束支传导阻滞（BBB）、心肌梗死、心室肥大和心肌缺血等病理改变，在临床心电图中一直是倍受关注的课题。

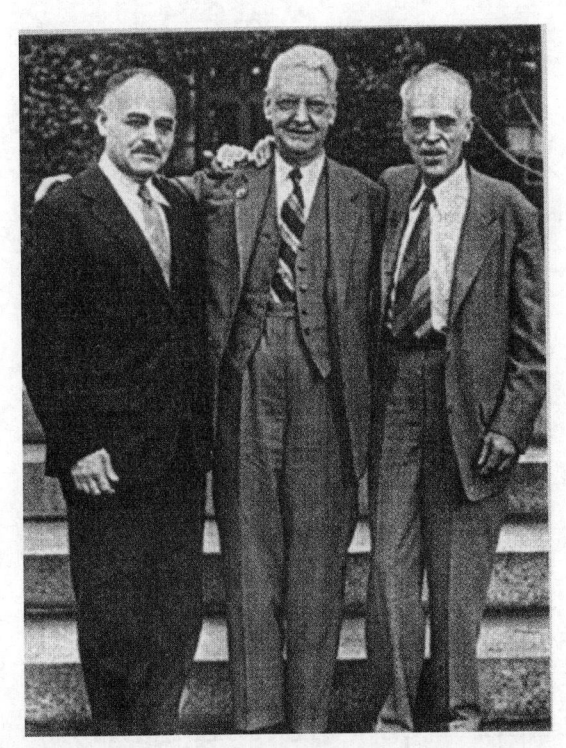

图19-1　Wolff（左）、Parkinson（中）、White（右）三作者合影

（一）WPW综合征心电图表现

1.心电图特征

（1）P-R间期＜0.12s。

（2）QRS时间＞0.10s，初始有粗钝的预激波（δ波），PJ间期正常（＜0.27s）。

（3）可有继发的ST-T改变（图19-2，图19-3）。

临床患者常有阵发性心动过速反复发作。

WPW综合征是一临床综合表现，诊断应包括上述心电图特征和临床阵发性心动过速的病史。如只有心室预激的心电图表现，没有阵发性室上性心动过速病史，应称"心室预激心电图现象"。

2.分型 WPW综合征常依心电图和旁路前传功能分为显性、间歇性、不完全潜在性、潜在性和隐匿性5型。

（1）显性WPW综合征：旁路下传心室快于正路，心电图有典型心室预激表现。按胸前导联QRS波特点可进一步分为：A型，$V_{1\sim 6}$导联QRS波主波方向向上（图19-2）；B型，V_1、V_2导联QRS波主波方向基本向下，$V_{4\sim 6}$导联QRS波基本向上（图19-3）；C型，V_5、V_6导联QRS波基本向下。

（2）间歇性WPW综合征：心室预激心电图间歇性出现。易被漏诊，但间歇出现亦有助揭示被预激掩盖和合并的异常心电图。

（3）不完全潜在性：旁路下传心室时间接近或略慢于正路时，但仍能下传心室形成心室融合波。此时PR间期正常，无δ波，但有终末向量和波形改变（与心

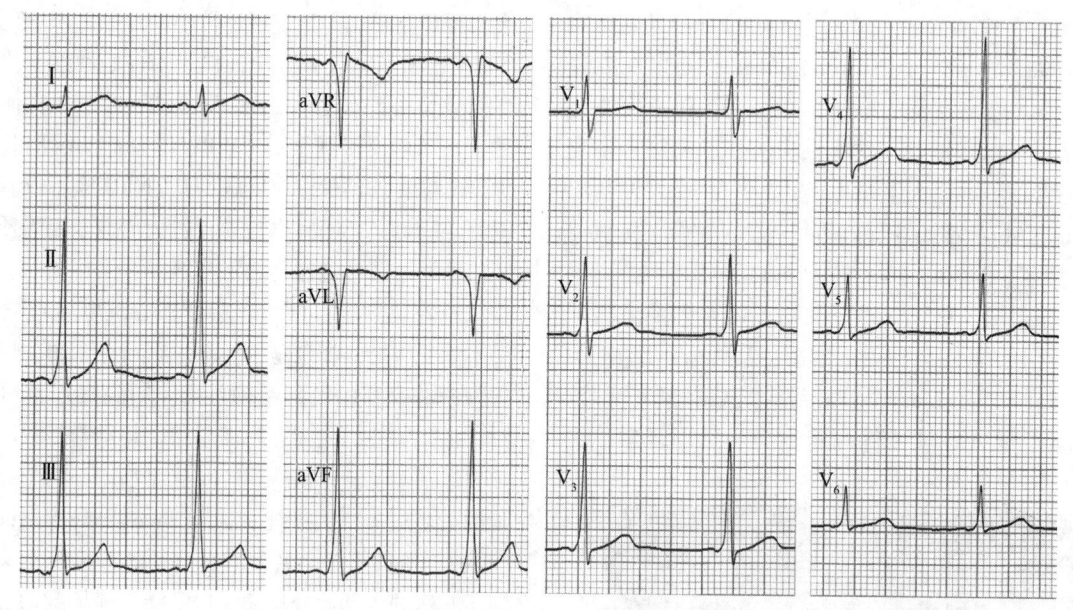

图19-2 典型WPW综合征心电图（A型）

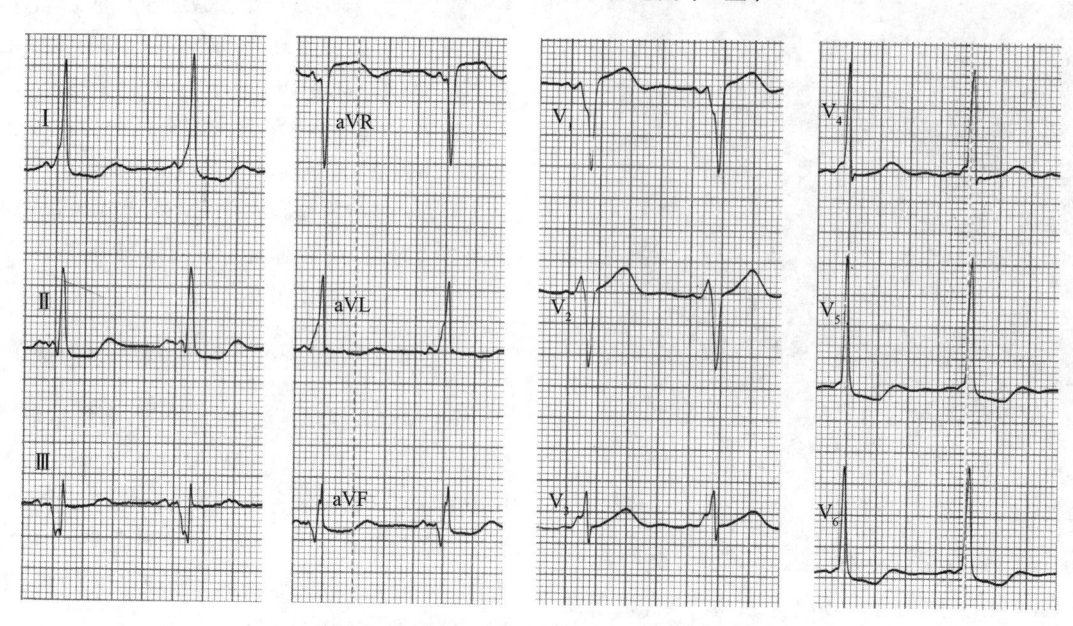

图19-3 典型WPW综合征心电图（B型）

动过速对照）。

（4）潜在性（或隐性）WPW综合征：旁路下传心室明显慢于正路，心电图无心室预激表现。但旁路有前传功能（经心房调搏可诱现），当伴心房颤动时，亦有发生快速心室反应的潜在危险。

（5）隐匿性WPW综合征：旁路无前传功能，只能逆传，心电图无心室预激表现。临床常因心动过速反复发作来就诊。

（二）WPW综合征的解剖电生理基础

1.解剖基础 对WPW综合征的解剖学基础已有共识，即房室间存有正常的房室结径路（正路）外，同时存有"异常附加旁路"（accessory pathway，AP）。旁路下传心室快于正路提前预激心室是显性WPW综合征心电图改变的机制；同时旁路也是构成房室折返性心动过速（折返环路）的解剖学基础。房室间的异常附加旁路首先由Kent（1893年）所描述，传统心电图中一直称为"Kent束"。1975年Anderson等对旁路的命名提议用"旁路"在功能上的起止点为之命名，并为各国多数学者接受，传统的Kent束现称房室旁路。对"旁路"的形成，现认为是先天性，即心脏发育过程中遗留的。在胚胎早期，房、室心肌是相联的。发育过程中，心内膜垫和房室沟组织形成中央纤维体和房室环，替代了房室间心肌相联（房室结-希浦系是发育的房-室相连正路）。WPW综合征患者在房室环形成过程中，房室间遗留有相联的肌束，即为房室旁路。即使于罹患后天性心脏病才出现的WPW综合征，其旁路也是原来就存在的，只是由于旁路和正路电生理特性的相互关系，没有在心电图上显现的条件，随着年龄增长或患某种心脏病后，两者电生理特性的相互关系变化使心室预激得以显现。并早在1944年Ohnell就发现WPW综合征有家族聚集性。家族性占WPW综合征的3.4%～7.6%。目前认为WPW综合征是一种常染色体显性遗传性疾病，已知的相关基因位于7q3。

2.房室旁路的电生理特征 房室旁路是由普通工作心肌细胞组成，电生理上属快反应细胞（与房室结具有不同的电生理特征）。①具有"全或无"的传导特性（房室结呈递减传导）。②传导速度多比正路快，能双向传导。③有效不应期：在常规心率下多较正路长，但旁路有效不应期随心率加快而缩短，在房颤时明显短于正路。前者是顺向型房室折返性心动过速的原因，后者是伴心房颤动时引起极快速心室反应的机制。④无自律性。但并非所有房室旁路均具有典型表现。

房室旁路的非典型电生理表现：①"慢反应旁路"：少数旁路有类似房室结的细胞组成，或在某些病理情况下旁路细胞变为慢反应细胞，呈慢反应旁路，表现为：a.传导速度慢（可慢于正路）；b.递减传导，可出现文氏现象；c.可被腺苷等药物阻断（如慢房室旁路、房束旁路、隐匿性慢房室旁路）。②单向阻滞：Hammill报道房室旁路有5%逆向阻滞，只能顺传（心电图有预激表现，但少引起心动过速）；17%有顺向阻滞（只能逆传，心电图无预激表现，易发生房室折返性心动过速，即隐匿型预激综合征）。③3相、4相阻滞：在心率快时δ波消失示旁路3相阻滞；反之在窦缓、期前收缩后长间歇时，δ波消失示4相阻滞（是部分预激潜在或间歇出现的原因之一）。

（三）WPW综合征的诊断与进展

1.显性WPW诊断中应注意的问题

（1）诊断：心电图有心室预激表现，临床有室上性心动过速病史，方能诊断WPW综合征（预激综合征）；如无心动过速史，则应称为"心室预激心电图现象"。

（2）PR间期：WPW综合征房室间除室正路还有房室旁路，PR间期是代表快的一条径路下心室的时间。①PR间期缩短，示旁路下传心室快于正路，此时正路如有房室传导阻滞将被掩盖（不能依PR间期和P与QRS的关系做出诊断，图19-4）。②当旁路距起搏点较近时（如右侧旁路或靠近旁路的异位激动），房内传导时间明显缩短可使δ波重叠在P波上，使PR间期缩短至难以测量，此时极易漏掉P波或误认为P与QRS无传导关系（图19-5）。③PR间期不缩短不能排除WPW综合征，如隐匿性、潜在性、不完全潜在性和少数显性（旁路下传心室时间>0.12s，但仍然快于正路）。

（3）δ波：是激动通过旁路较正路预先传入心室，引起部分心室肌提早缓慢除极（心室肌传导速度400mm/s）的表现，一旦激动经正路传入心室，心室立即开始快速除极（浦肯野纤维传导速度4000mm/s），δ波结束（旁路继续缓慢除极被掩盖）。δ波的大小取决于旁路与正路下传心室的时差。差值大，δ波大，较大的负向δ波易误认为心肌梗死（MI），正向δ波可掩盖MI；差值小，δ波不明显，此时为明确诊断及旁路定位可选用抑制正路传导（加大两者时差）的方法增大δ波；反之当旁路下传不快于正路时无δ波，无δ波并不代表旁路无前传功能（如潜在型和不完全潜在型WPW综合征）。

（4）QRS终末向量和波形：典型WPW综合征的QRS波群为一经正、旁两路下传心室形成的心室融合波。从理论上讲只要形成心室融合波就会影响终末向量和波形，但在目前的诊断中只强调δ波（初始向量改变），而忽视终末向量和波形改变。直至近年对终末向量的影响才引起临床关注（图19-6），2004年我们对

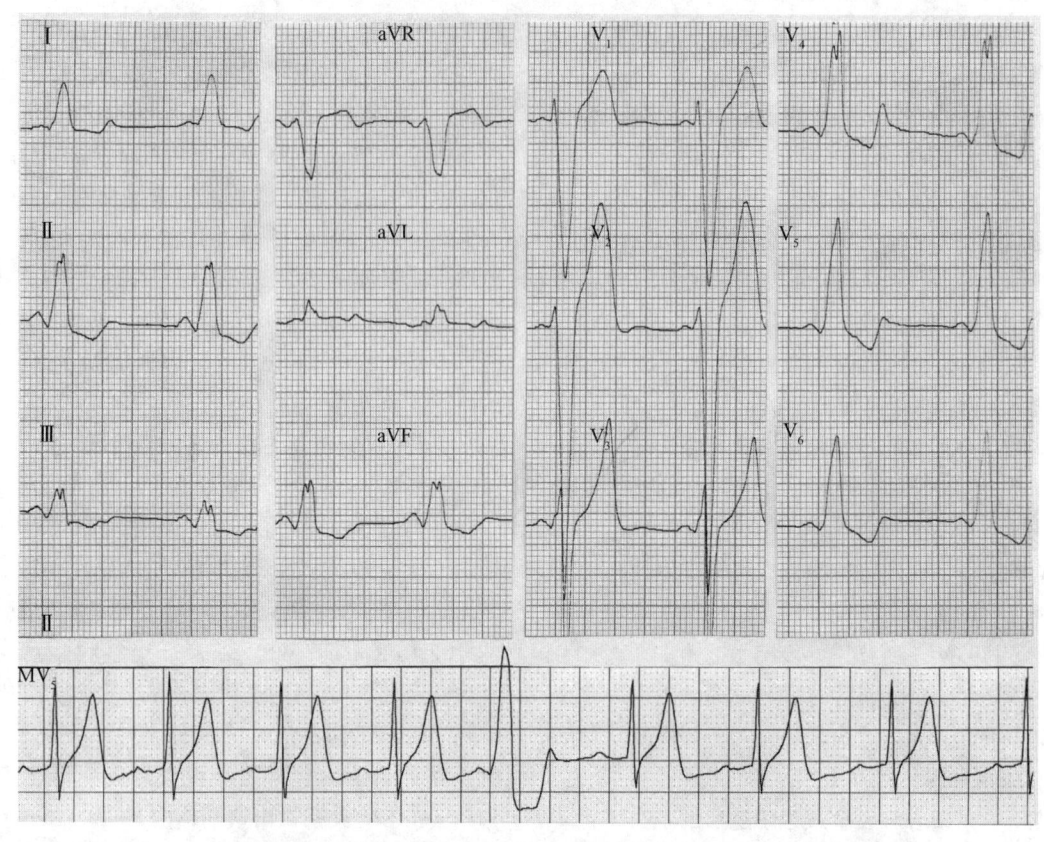

图19-4 预激综合征掩盖一度房室阻滞（下行预激间歇时揭示一度房室阻滞）

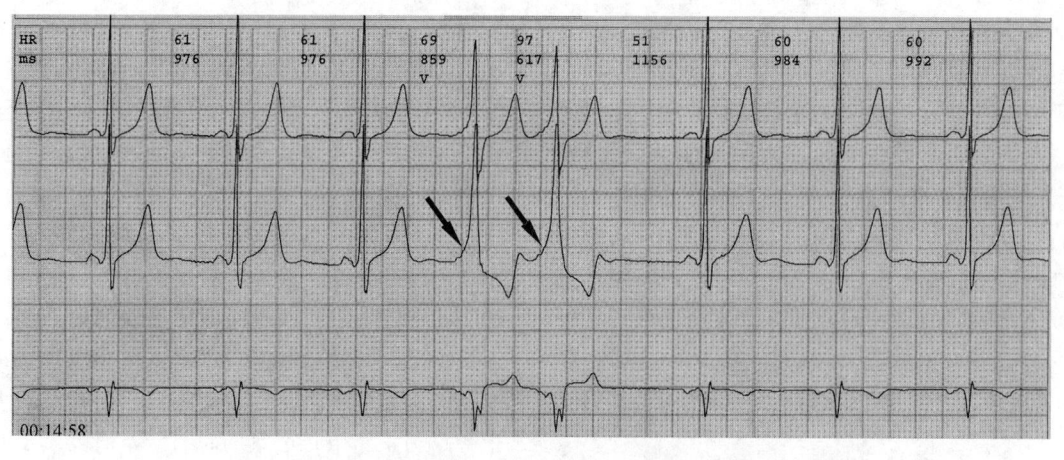

图19-5 房性期前收缩δ波重在P波上使PR间期无法测量

照分析129例显性预激综合征消融旁路术前、后心电图，观察到129例均有终末向量或波形改变，且终末向量改变与预激向量和旁路位置有关。初始向量改变（δ波）是旁路下传心室快于正路的表现；δ波的结束是正路下传心室快速除极的开始（并不代表旁路除极心室的结束）。此时，旁路仍在继续缓慢除极心室直至与正路除极的波阵面相会或心室除极结束，所以旁路前传不仅影响初始向量，同时影响QRS波形和终末向量（图19-7）。在旁路下传明显快于正路（δ波明显）时，终末向量改变可以忽略；但在旁路下传接近正路或略慢于正路仍能下传心室（形成心室融合波）时，即不完全潜在性WPW综合征（PR间期正常，无δ波），终末向量和波形改变确成为旁路预激心室的主要表现和诊断依据（图19-8，图19-9）。QRS终末向量改变是旁路前传心室的标志，δ波是旁路下传心室快于正路的表现。

（5）PJ间期：因旁路传导只能较正路提早除极心室（引起QRS增宽），而不能延迟心室除极结束时间，所以虽QRS时间延长，但不延长PJ间期。近年来研究表明当旁路使正常形成QRS终末向量的大量心室肌提

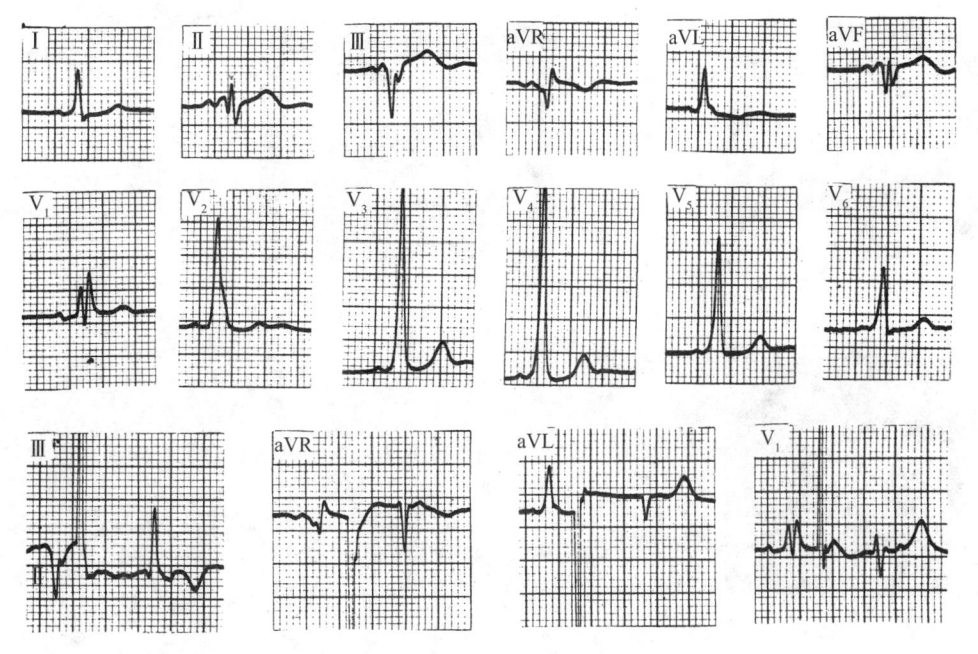

图 19-6　预激综合征引起 QRS 波群终末粗钝（食管心房调搏消除 δ 波后终末粗钝消失）

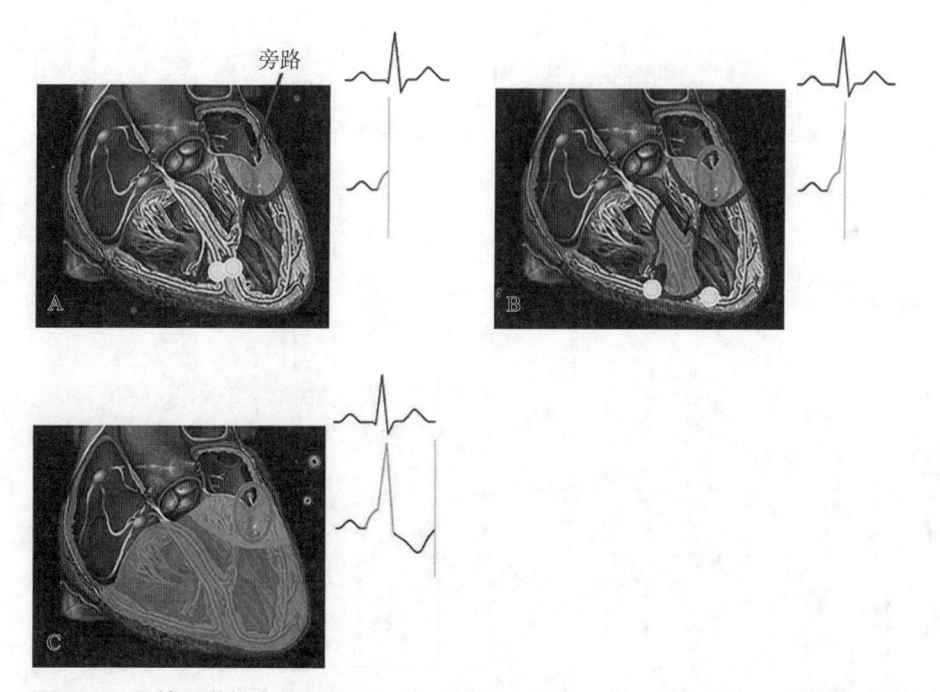

图 19-7　显性预激综合征影响 QRS 初始向量（形成 δ 波）同时影响终末向量和波形机制图

A. 旁路前传快于正路，下传心室产生 δ 波；B. 当正路传入心室 δ 波结束，旁路和正路同时除极心室；C. 至共同除极心室结束，影响 QRS 波形和终末向量

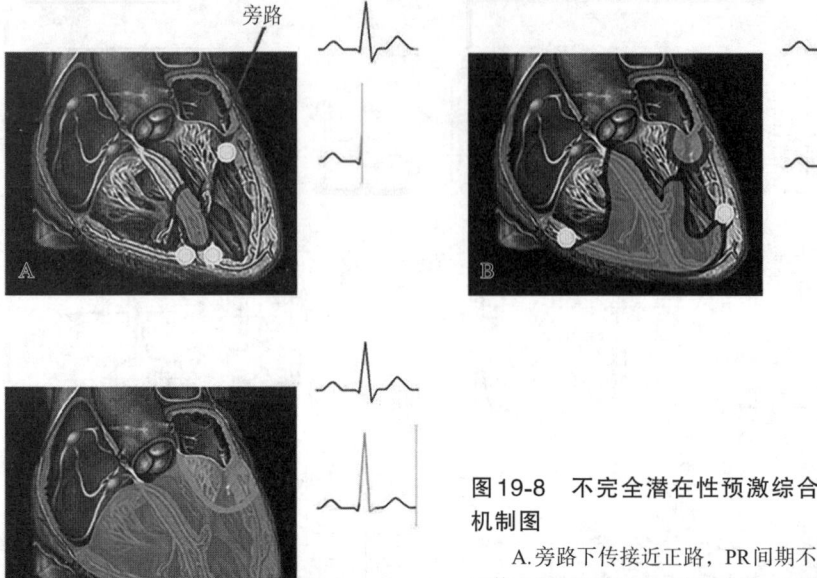

图19-8 不完全潜在性预激综合征影响终末向量和波形机制图

A.旁路下传接近正路，PR间期不短，无δ波；B.但旁路仍能下传心室和正路形成心室融合波；C.至共同除极心室结束，引起波形和终末向量改变

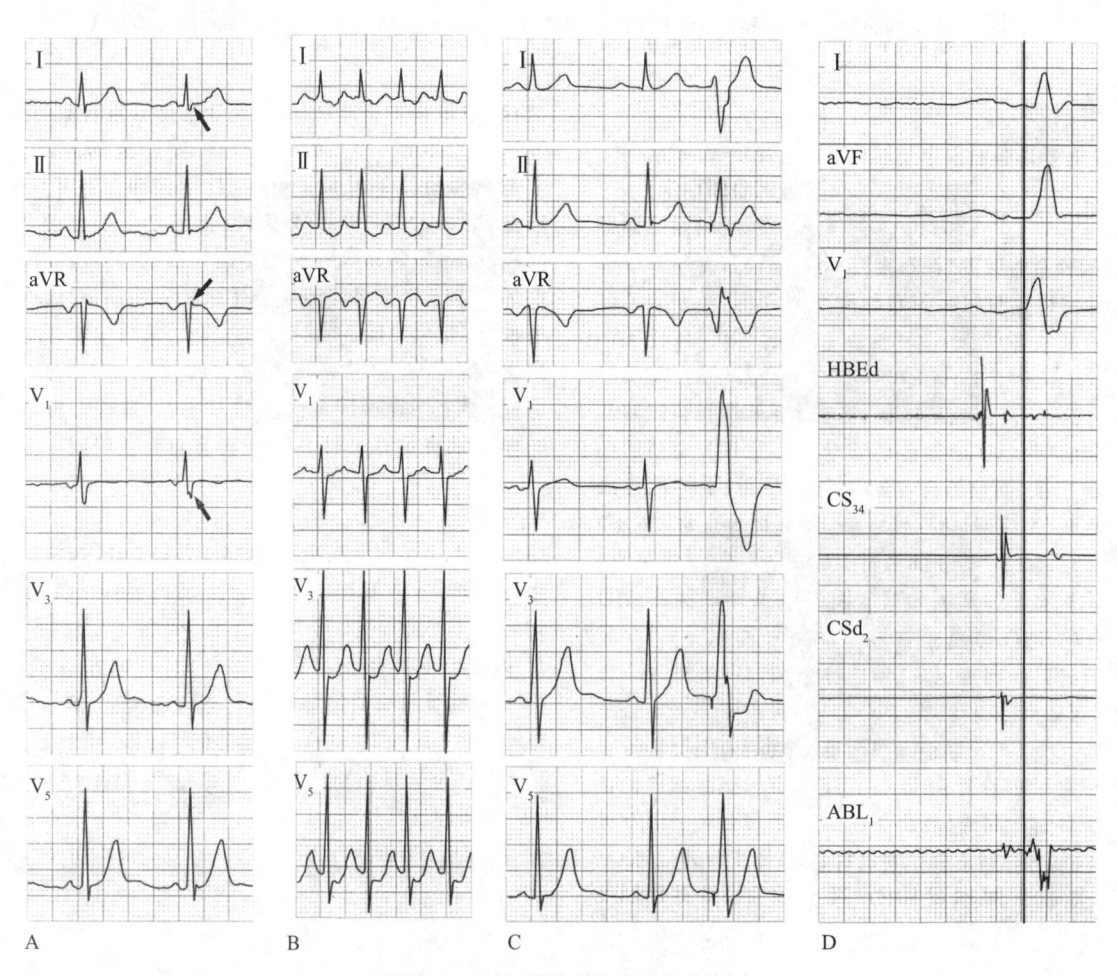

图19-9 不完全潜在性预激综合征

A.示窦性心律心电图（无预激表现）；B.为心动过速心电图，与之对照可见A图，QRS终末向量发生改变（↑所示）；C.消融后心电图（QRS与B图相同），第三组心搏为消融靶点起搏图，示A图终末向量改变与旁路下传有关；D.消融前窦性心律靶点图，靶点V波早于希氏束，几乎与体表最早QRS波群起点同时出现，提示旁路几乎与房室结同时将激动传入心室

前除极时，可能缩短PJ间期（图19-10）；在并束支阻滞时甚可掩盖束支阻滞引起的PJ间期延长（图19-11）；如伴有PJ间期延长（＞0.27s）提示伴有正路（房室或束支）传导阻滞。

PR=100ms
QRS=120ms(δ波=50ms)
PJ=220ms

PR=150ms
QRS=100ms
PJ=250ms

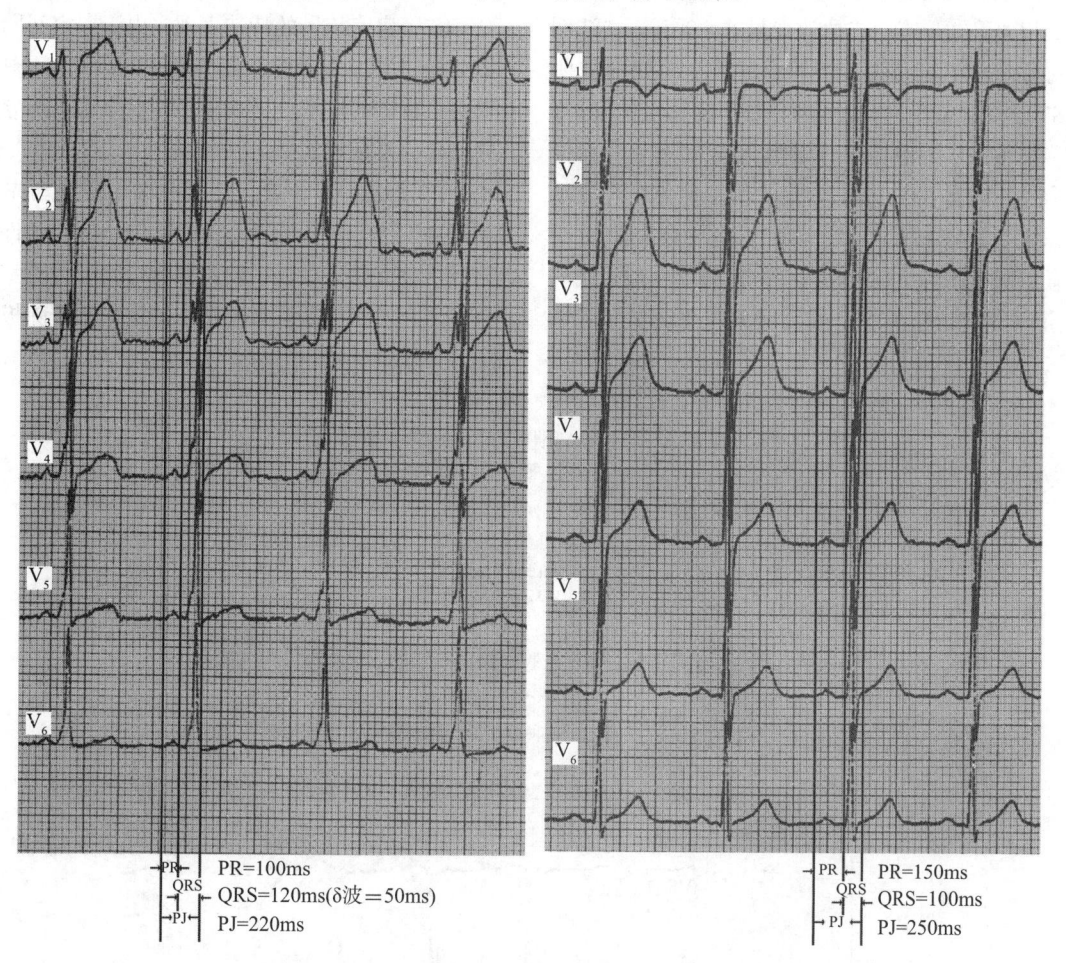

图19-10 旁路前传缩短PJ间期实例图（右后壁显性旁路）

左图.RFCA前心电图示PR间期100ms、QRS120ms、PJ间期220ms；右图.RFCA后心电图示PR间期150ms、QRS100ms、PJ间期250ms

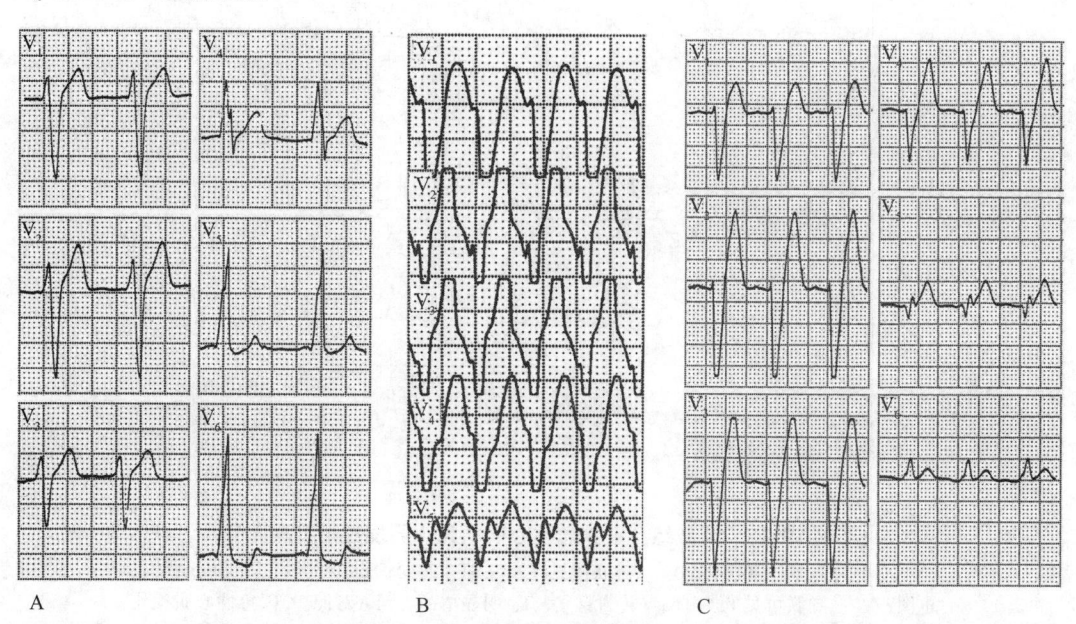

图19-11 B型预激综合征掩盖左束支阻滞

A.示B型预激综合征（PJ间期0.25s）；B.发生房室折返性心动过速时示左束支阻滞；C.为消融旁路后心电图证实左束支阻滞（与心动过速波形相同）

（6）ST-T改变：WPW综合征引起的继发性ST-T改变的特点：①方向与δ向量相反；②改变程度与δ波大小呈正相关；③形态：ST段改变呈非水平型，T波倒置呈非对称形。当ST-T改变不符上述特点，如δ波明显却无ST改变；或呈同向改变；或ST段呈水平型，T波呈对称样改变；特别是在δ波无明显动态变化而伴随临床症状出现的ST-T动态变化或伪正常化，均提示合并有原发性ST-T改变（图19-12）。另外在ST-T分析中应注意识别电张调整性T波改变，在间歇性预激或消融旁路室内传导正常后可一过性出现T波倒置。其特点：倒置T波出现在预激时以负向波为主的导联（图19-13），且仅一过性出现在传导恢复正常后。

（7）房室传导的特殊表现：由于房室间同时存在房室结径路和房室旁路，在典型WPW综合征中有时可出现一些特殊的房室传导现象，如1:2房室传导及隐匿传导引起的复杂现象。

1）1:2房室传导　是指一次心房激动先后经旁路和正路下传，两次激动心室的现象。产生条件是：①正路下传心室明显减慢，使正路与旁路下传心室的时差＞心室的有效不应期；②正路未被逆向隐匿除极（如逆向

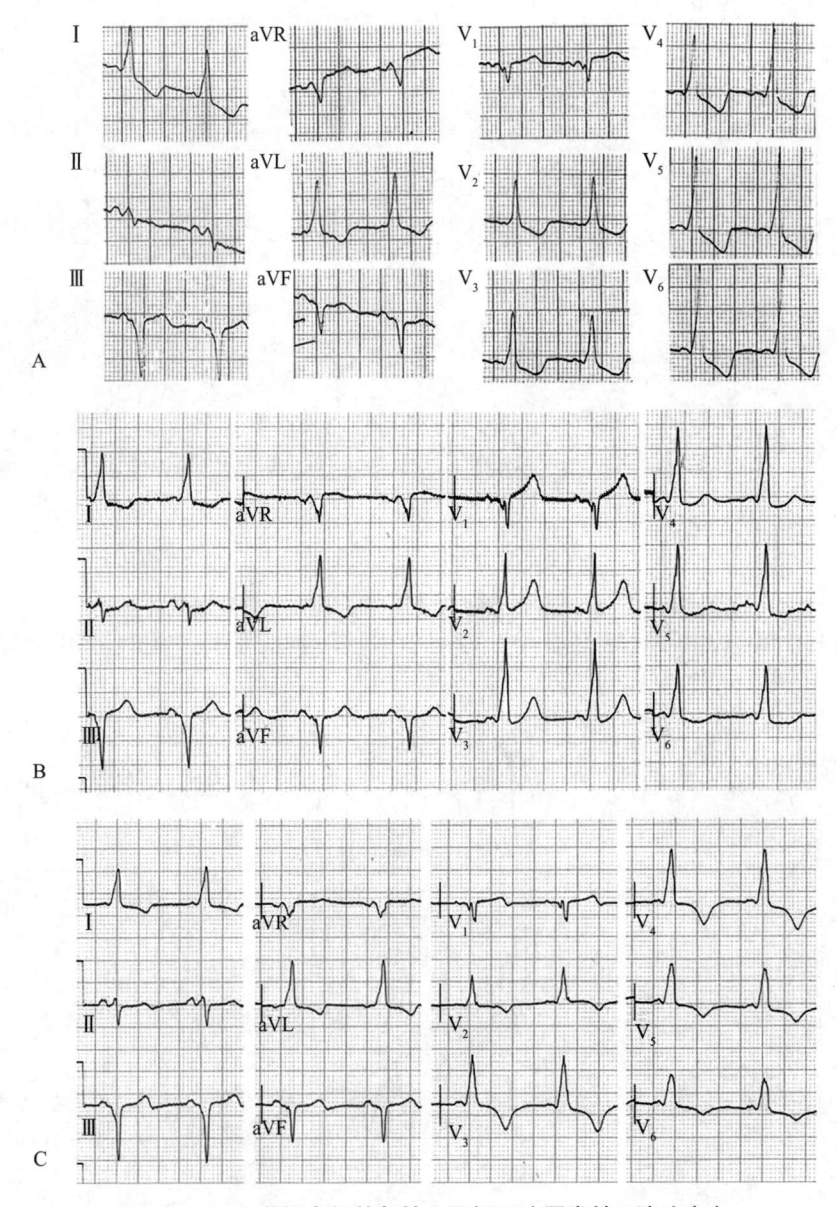

图19-12　预激综合征并急性心肌梗死（原发性T波改变）

A.平时窦性心律心电图$V_{1\sim6}$导联可见继发性ST-T改变；B.患者胸痛持续30min时心电图，$V_{2\sim6}$导联可见T波由倒置转为直立，T_{V_1}明显增高（与A对照）；C.急性心肌梗死第2天，$V_{2\sim6}$导联可见T波双肢对称倒置，为原发性T波改变

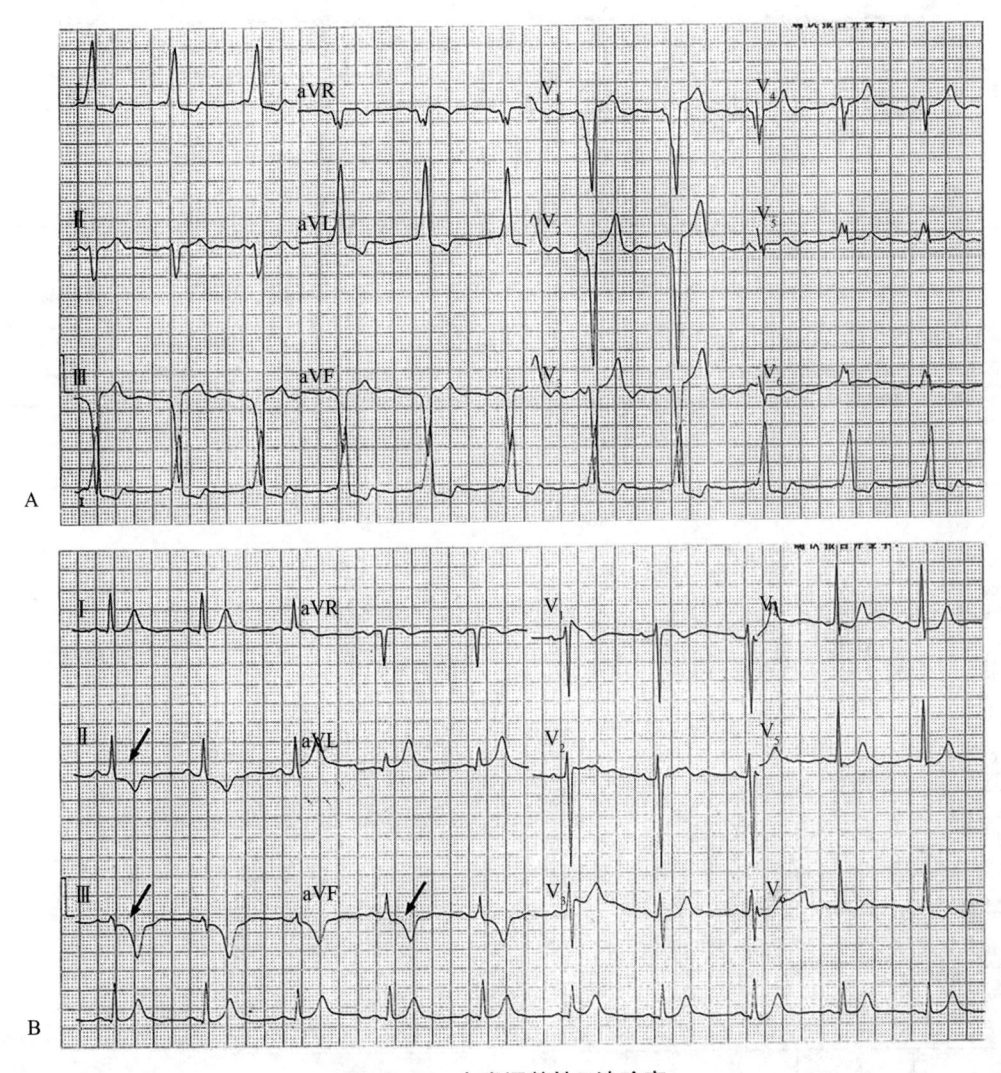

图 19-13 电张调整性 T 波改变

A.射频消融术前窦性心律心电图，QRS$_{II、III、aVF}$ 以负向波为主；B.消融术旁路后 T$_{II、III、aVF}$ 可见对称倒置，亦电张调整性 T 波

阻滞）。这样就可使一次心房激动（如在正路相对不应期早期的房早）可先经旁路下传心室产生第 1 个 QRS 波群，然后再通过正路下传心室产生第 2 个 QRS 波群。心电图表现为 1 个 P 波后跟随两个 QRS 波群，第 1 个为完全预激波的宽大畸形的 QRS 波；第 2 个 QRS 波可正常，亦可伴室内差异传导（图 19-14）。

2）隐匿传导的影响 如期前收缩在旁路和正路中发生不同程度的隐匿传导可使典型 WPW 综合征产生复杂多样变化，如变完全心室预激、预激波完全消失、P-R 间期延长、P 波不能下传心室等（图 19-15）。

2. 无 δ 波的 WPW 综合征的诊断 心电图无典型预激表现（P-R 间期正常，无 δ 波），示旁路下传心室不快于正路，或无前传功能，但由于旁路的逆传仍可形成房室折返性心动过速的反复发作。依旁路的前传功能及心电图表现可分为不完全潜在性、潜在性和隐匿性 3 种类型。

（1）不完全潜在性房室旁路：当旁路下传心室与正路相近，或略慢于正路时，虽 PR 间期正常，无 δ 波，但由于旁路仍可能下传心室，形成心室融合波，将会引起 QRS 终末向量改变（如接近同时下传心室，甚可在某些导联影响 QRS 的主波方向）。这种以终末向量和波形改变为主要心电图表现的 WPW 综合征作者暂称之为不完全潜在性 WPW 综合征。

心电图诊断主要依据：窦性心律 P-R 间期不短、无 δ 波，但 QRS 终末向量与 AVRT 发作时不同，且能排除室内差异传导和重叠 P 的影响。为进一步明确诊断可快速静脉推注 ATP 抑制正路传导或做食管心房调搏诱现 δ 波。对行射频消融者，术前与术后对照更有助证实诊断（图 19-9）。

（2）潜在性房室旁路：旁路有前传功能，但常规心电图无预激表现，且 QRS 波形与 AVRT 发作无室内差

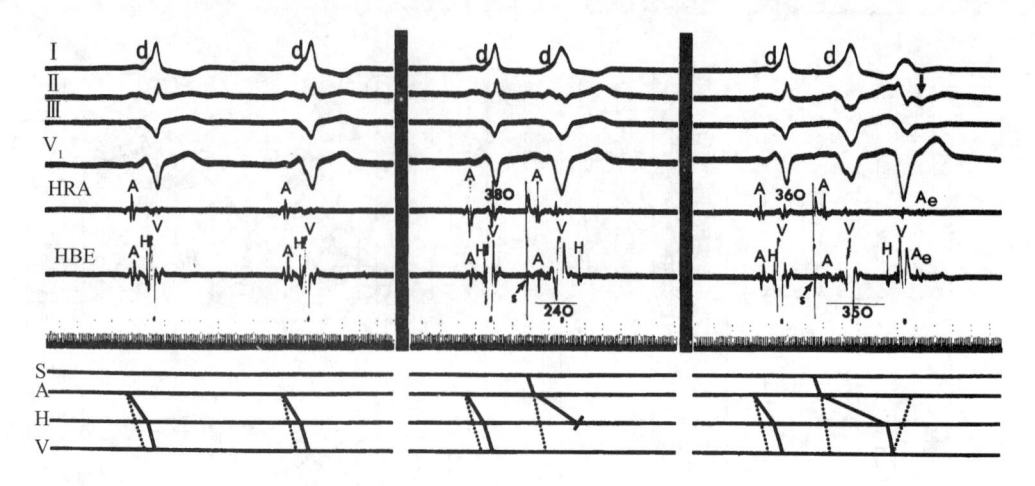

图19-14 预激综合征1:2房室传导
右图示房性期前收缩分别经正路和旁路下传心室引起1:2房室传导

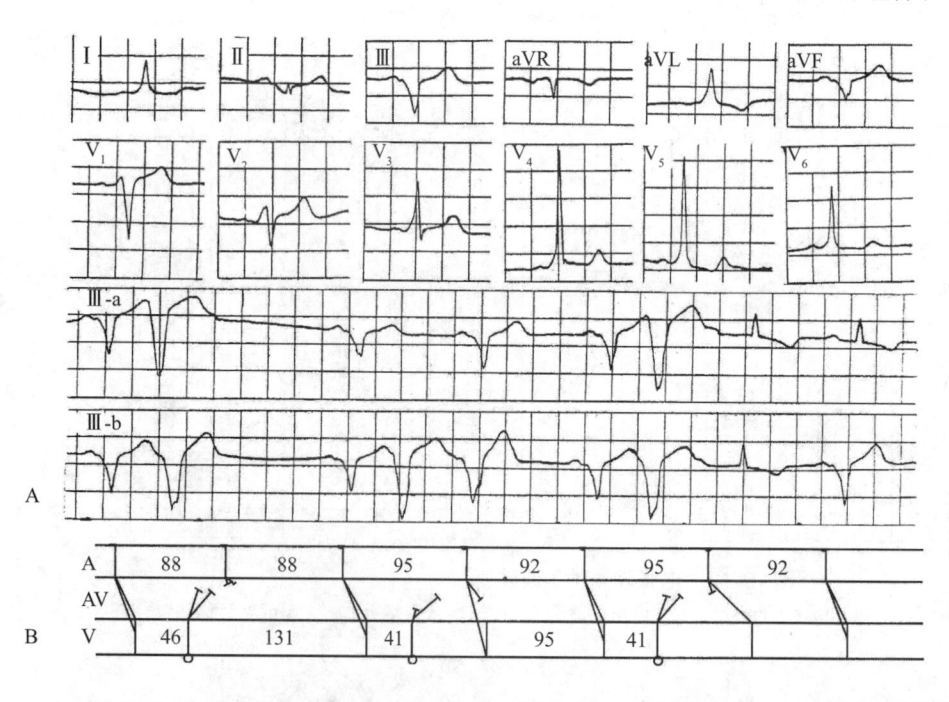

图19-15 预激综合征中室性期前收缩对其后房室传导和QRS波群的影响

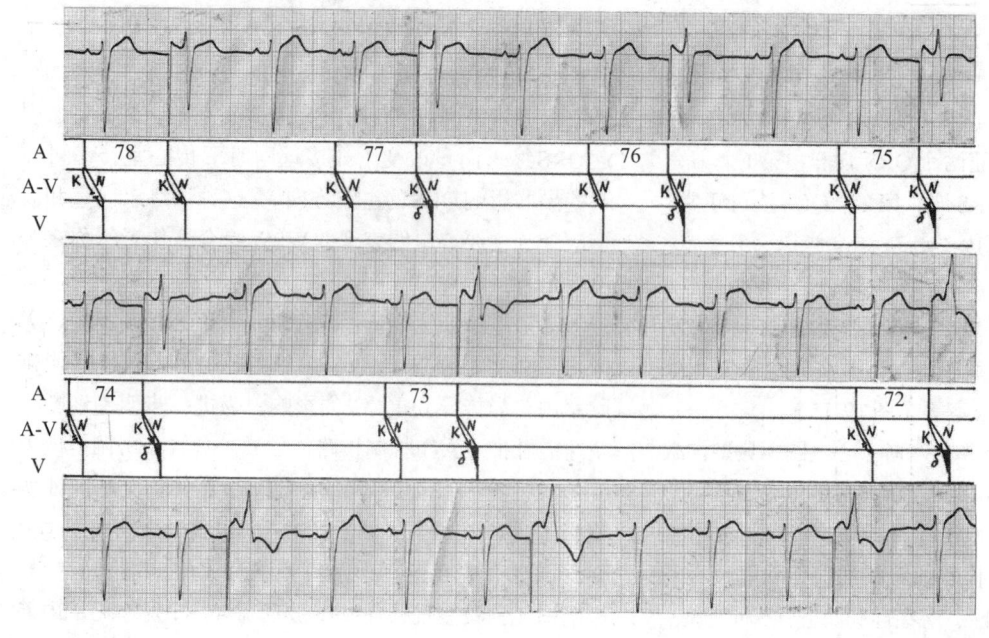

图19-16 潜在预激综合征——食管心房调搏诱现预激波

异传导时相同。仅就心电图难与隐匿性旁路相鉴别，但发生房颤时同样有引起快速心室反应的潜在危险。无创诊断可用食管心房调搏诱现δ波，揭示旁路"全或无"的传导特征（图19-16）。旁路潜在原因和调搏诱现的机制详见表19-1。

（3）隐匿性房室旁路：旁路无前传功能，只能逆传，心电图表现同潜在性房室旁路。确诊依食管心房调搏或心内电生理检查：①食管心房调搏不能诱现心室预激波和旁路传导特征，能诱发AVRT（RP＜PR，且RP＞70ms；RP$_{V1}$峰与RP$_E$峰差值≥30ms，或出现功能性束支传导阻滞时RR间期延长≥35ms，有助旁路左、右定位，图19-17）。②或心室起搏中VA间期恒定，或心房逆行除极呈偏心扩布。

上述各型房室旁路的前传功能、心电图表现和诊断方法归纳于表19-2。

表19-1 潜在性房室旁路潜在的原因和调搏诱现的机制

旁路潜在的原因	心房调搏诱现的机制
旁路远离窦房结（房内传导时间长）	心房起搏点靠近旁路（左侧旁路——左心房起搏）
旁路传导慢于正路（速度慢或过长）	使正路进入相对不应期，传导减慢
旁路中存有失平衡阻力	起搏刺激强，有助克服失平衡阻力
旁路有4位相（或3位相）阻滞	调搏可改变心房周期有助显现

表19-2 各型房室旁路前传功能、心电图表现和诊断

旁路类型	前传功能	心电图表现	诊断依据
显性	前传心室快于正路	有δ波，有AVRT	心电图
不完全潜在性	前传接近于正路	无δ波，终末与AVRT不同	心电图（心房调搏）
潜在性	前传明显迟于正路	无δ波，终末与AVRT相同	心房调搏
隐匿性	无前传功能只能逆传	无δ波，终末与AVRT相同	心房调搏或心室起搏

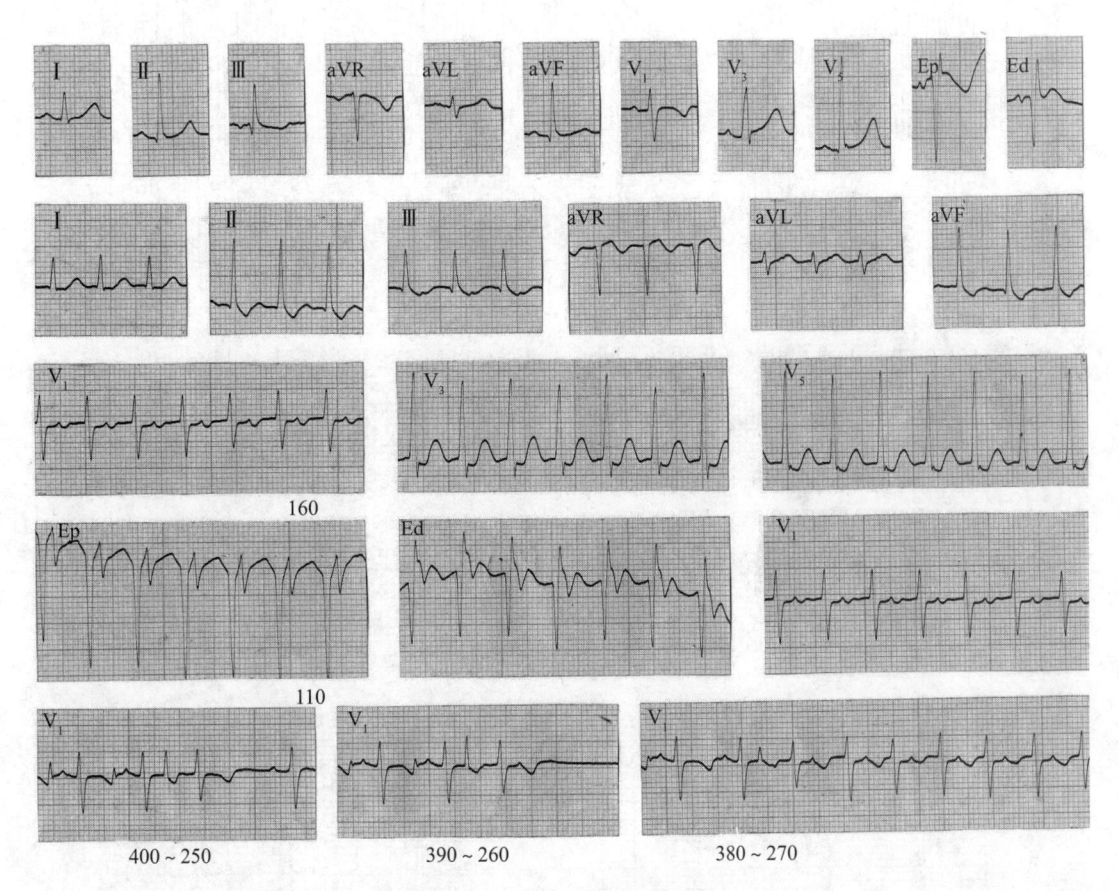

图19-17 隐匿性预激综合征

第1行为窦性心律心电图，PR间期正常，无心室预激表现；第2、3、4行为诱发SVT心电图，P$^-$位QRS波群后，RP间期＞80ms，RP$_{V1}$峰（160ms）＞RP$_E$峰（110ms），示右侧旁路参与的AVRT；第5行为心房调搏诱发SVT过程，示房室结递减传导特征，未诱现δ波（排除潜在性旁路）；诱发前S$_2$R无跳跃延长示隐匿性旁路

3.WPW综合征并其他异常心电图的诊断

（1）合并房室传导阻滞：旁路前传可掩盖正路房室传导阻滞，心电图出现下列表现提示并房室传导阻滞。①并一度房室传导阻滞：QRS呈完全心室预激波，PJ间期＞0.27s，AVRT时QRS正常（频率常较慢，图19-18）。②并二度房室传导阻滞：预激程度呈周期性变化，如2:1房室传导阻滞时呈完全性与不完全性心室预激波交替出现（图19-19）。③并三度房室传导阻滞：a.窦性心律呈完全心室预激波，PJ间期常＞0.27s；b.并快速心律失常多为心房颤动、心房扑动，且QRS均为完全心室预激波；c.从无AVRT，心房、心室调搏亦不能诱发AVRT（图19-20）。对预行射频消融者术前明确正路的传导功能状态尤为重要，如并三度房室传导阻滞，术前必须做好安置心脏起搏器的准备。④并完全性房室传导阻滞同时伴旁路传导阻滞：a.旁路一度传导阻滞：心电图表现为伴PR间期长的完全心室预激图形；b.旁路发生二度I型传导阻滞时，则表现为PR间期逐渐延长，至P后QRS脱漏，下传的QRS呈完全心室预激波。c.旁路发生二度Ⅱ型传导阻滞，间歇出现P后QRS脱漏，能下传的PR间期固定，QRS呈完全心室预激图形。d.旁路发生三度阻滞，则表现同无心室预激的完全性房室阻滞。

（2）合并束支传导阻滞：①当预激属完全性或与束支传导阻滞发生在同侧时，束支传导阻滞常被掩盖，此时如PJ间期＞0.27s，或AVRT时呈典型束支传导阻滞型，应警惕并束支传导阻滞；②当预激属不完全性，且旁路与束支传导阻滞位于异侧（图19-21）或远离部位时（图19-22），此时QRS初始示δ波，而中或末部再次出现粗钝示束支传导阻滞特征；结合PJ间期延长或AVRT呈典型束支传导阻滞型有助并束支传导阻滞的诊断。WPW综合征并房室和束支传导阻滞均可引起PJ间期延长，鉴别诊断详见表19-3。

（3）合并心肌梗死：负向δ波可酷似MI，正向δ波可掩盖MI。WPW综合征并MI的诊断：①伴随临床

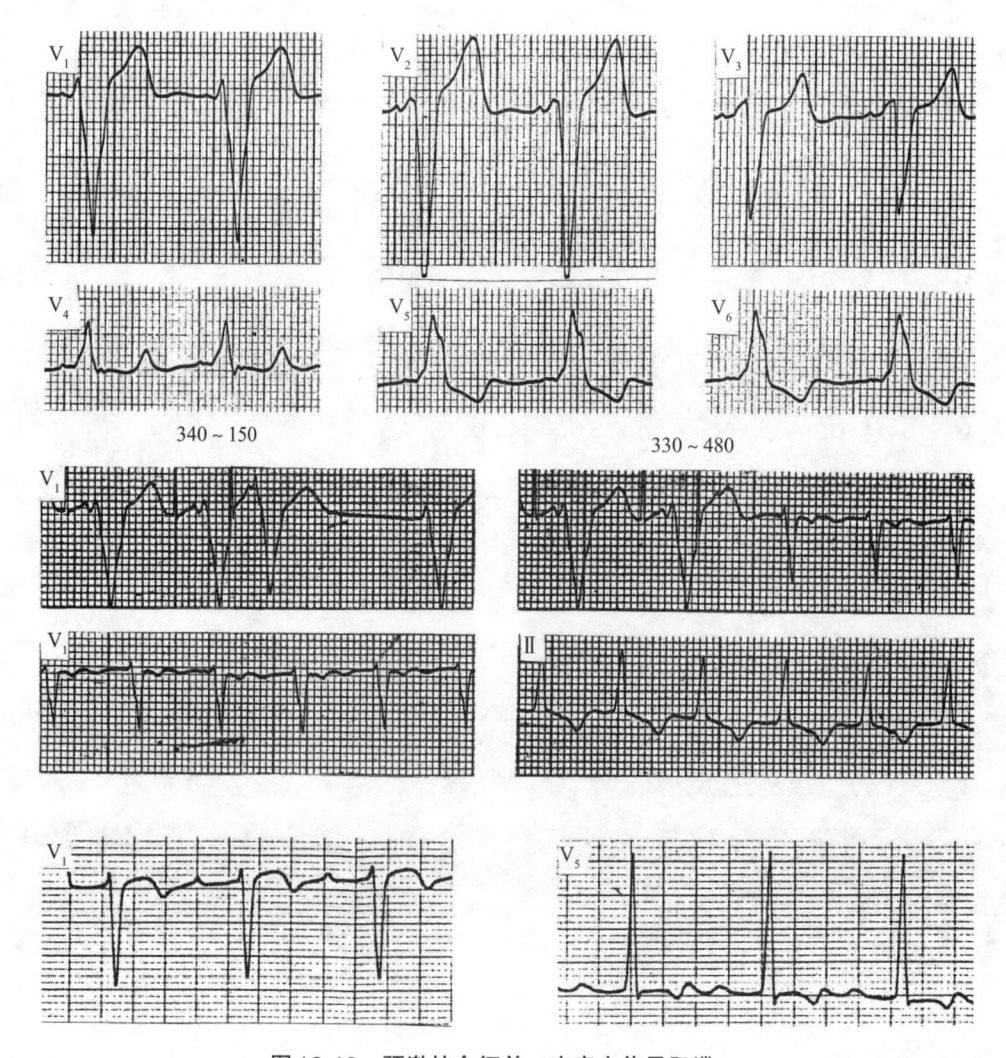

图19-18　预激综合征并一度房室传导阻滞

上两行为消融前ECG示B型预激综合征，PJ间期0.30s；中间两行为诱发AVRT，QRS波群正常（排除右束支传导阻滞）；下行为消融旁道后示一度房室传导阻滞

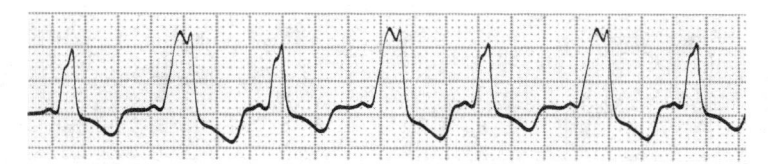

图19-19 预激综合征并正路2:1房室传导阻滞：不完全性心室预激与完全性心室预激交替出现

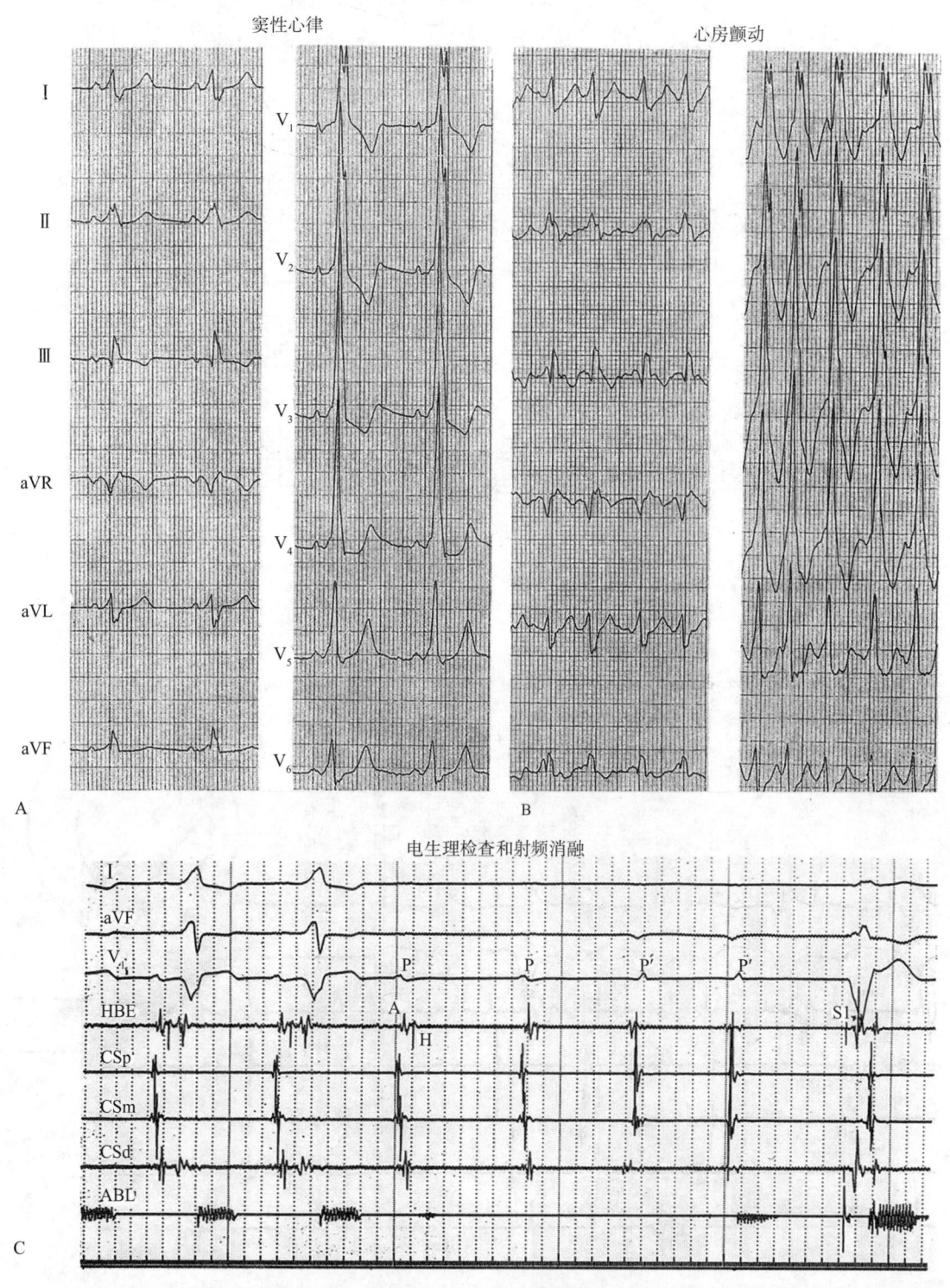

图19-20 预激综合征并三度房室传导阻滞

A.为窦性心律示预激综合征QRS时间0.19s，PJ间期0.32s；B.为心悸发作时心电图示心房颤动，QRS宽大，同窦性基本一致；C.电生理检查不能诱发AVRT，消融旁路后示三度房室传导阻滞。（引自：中华心律失常学杂志）

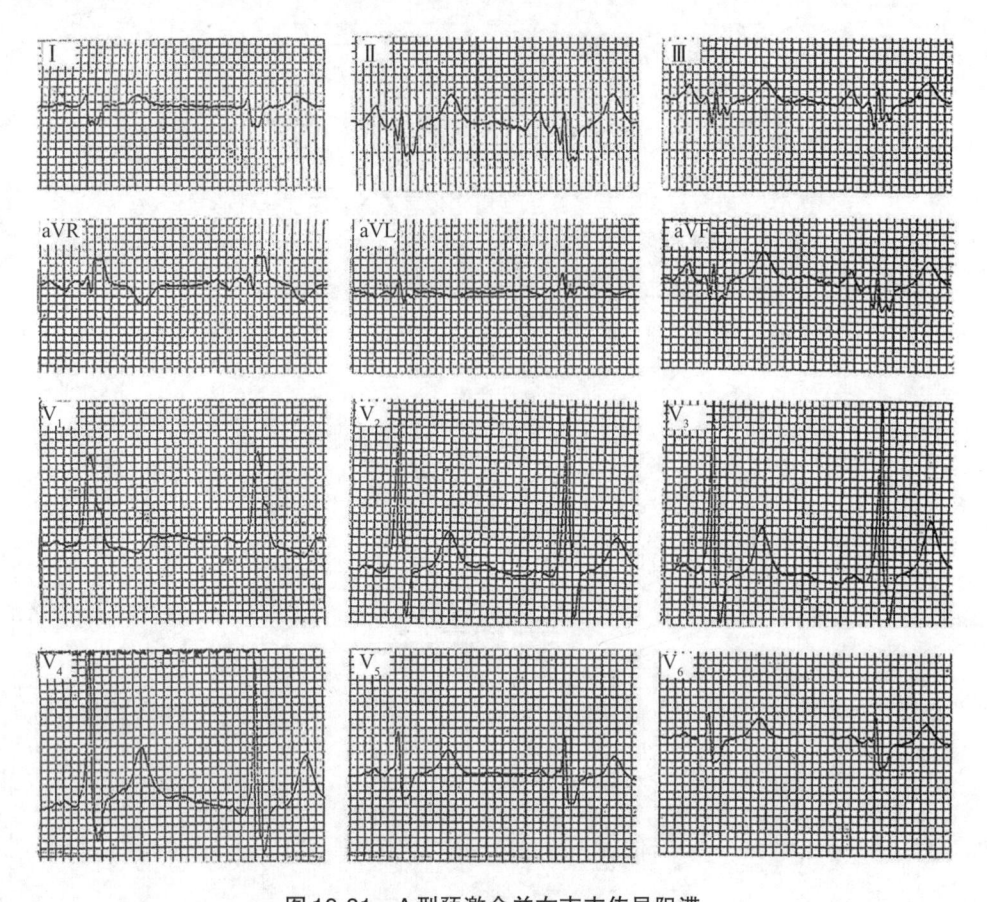

图 19-21　A 型预激合并右束支传导阻滞

A 型预激综合征 PJ 间期 0.28s，QRS$_{V5、V6}$ 终末粗钝示并右束支传导阻滞

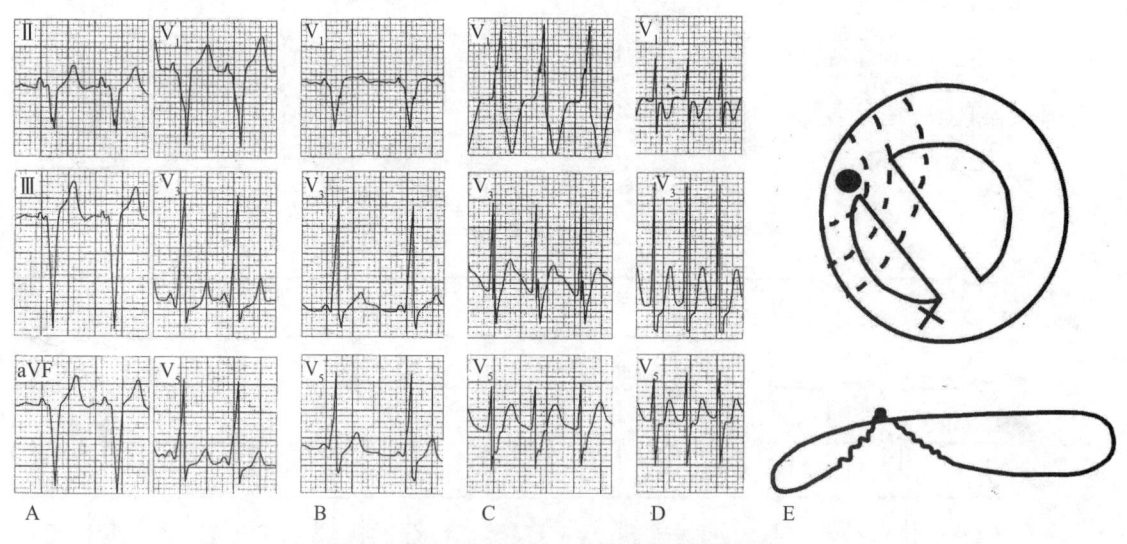

图 19-22　消融术中一过性右束支传导阻滞

A.窦性心律示右后间隔旁路；B.终止导管操作中诱发的右束支传导阻滞型心动过速，终止心动过速后，心电图示 QRS 增宽，V$_{5、6}$ 终末 S 波变钝，提示右束支传导阻滞；C.导管操作中诱发的右束支传导阻滞型室折返性心动过速；D.观察 2min 后，再次诱发顺向型房室折返性心动过速，虽 RR 间期缩短但右束支传导阻滞消失。E.右后间隔旁路并右束支传导阻滞时心室激动示意图（●示旁路位于右心室后壁，×示束支引起心室最早激动部位），下为横面向量图

表19-3 预激综合征PJ间期延长的鉴别诊断

鉴别	窦性心律	房室折返性心动过速	消除δ波（间歇或消融后）
合并一度房室传导阻滞	完全心室预激，PJ延长	能诱发，发作时QRS正常	PR延长，QRS正常
合并三度房室传导阻滞	完全心室预激，PJ延长	不能诱发（从无AVRT）	房室分离（需安起搏器）
合并束支传导阻滞	可呈完全预激，PJ延长	能诱发，呈束支阻滞型	PR正常，呈束支阻滞型

症状出现急性损伤、缺血样ST-T改变，或原有ST-T改变突然消失（见前文），结合临床和血清酶学改变有助急性MI的诊断。②消除δ波或诱发AVRT是鉴别是否并有陈旧性MI的可靠方法（图19-23）。

（4）消除δ波方法：WPW综合征并MI、束支传导阻滞的诊断与鉴别的最可靠依据是设法消除δ波。①消融旁路是根治WPW综合征消除δ波的有效方法，成功率达95%以上，但目前尚仅限于较大医院。②最简单的方法是用物理或药物加速正路传导（运动、阿托品、亚硝酸异戊酯等）或抑制旁路传导（如心律平）使正路下传快于旁路，可使部分患者δ波消除。③食管心房调搏消除δ波成功率可达80%。对右侧旁路食管心房调搏延长了起搏点到旁路的房内传导时间，可使部分患者在S_1S_1起搏时即消除δ波（图19-24）；大部分患者可用程控期前收缩反扫，在S_2进入旁路有效不应期时消除δ波（因在常规心率下，旁路有效不应期多长于正路，图19-25）；必要时可静脉注射阿托品（缩短正路有效不应期），有助提高成功率。

（四）WPW综合征伴快速心律失常

WPW综合征患者绝大多数是因快速心律失常来院就诊，如不伴有快速心律失常多无须治疗。其中以阵发性室上性心动过速（SVT）最为常见，其次为心房颤动（Af），严重者可因心室颤动（Vf）或快慢综合征引起猝死，近年又有学者提出预激性心动过速新概念。

1. 伴阵发性室上性心动过速　WPW综合征由于房室旁路的存在为房室折返构成了解剖的环路，所以80%患者伴有AVRT。WPW综合征亦可与房室结双径路并存，此时虽多为AVRT，但少数情况下旁路也可以旁观者存在，实为房室结折返性心动过速（AVNRT），明确两者在射频消融治疗中尤为重要。

（1）房室折返性心动过速：AVRT按前传心室的径路分为顺向型房室折返性心动过速（O-AVRT）和逆向型房室折返性心动过速（A-AVRT）。其中O-AVRT占95%（因在常规心率下旁路有效不应期多长于正路），A-AVRT仅占5%。

①顺向型房室折返性心动过速：是经正路前传心室，旁路逆传心房，组成心房—正路—心室—心房

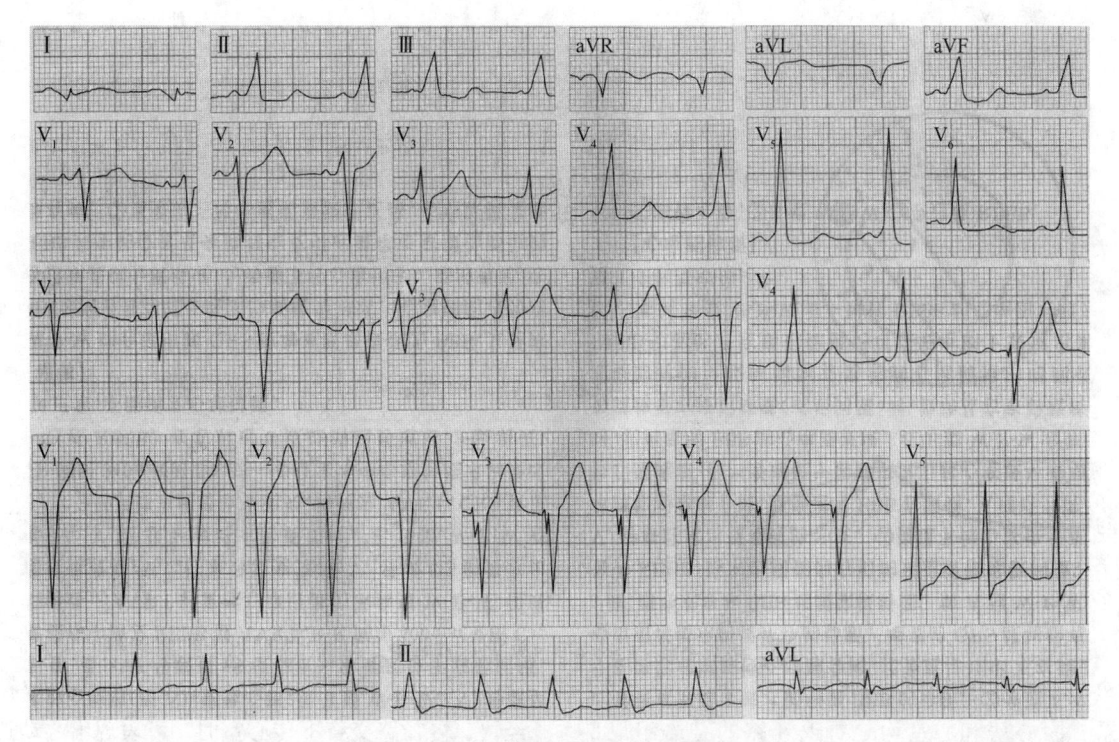

图19-23　预激综合征掩盖心肌梗死

下两行为顺向型房室折返性心动过速，证实被δ波掩盖的前壁心肌梗死（酷似高侧壁心肌梗死）

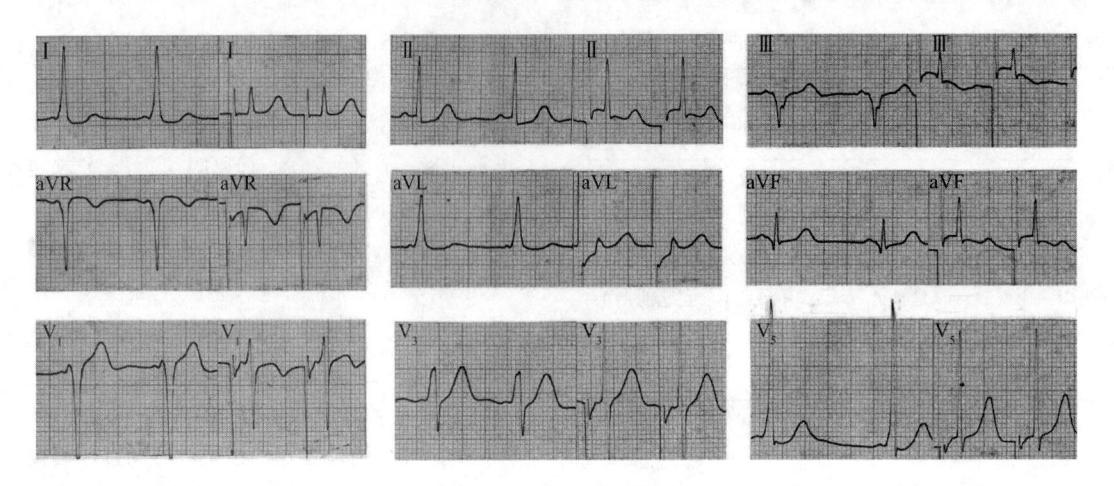

图19-24　右侧房室旁路在S₁S₁起搏时消除δ波

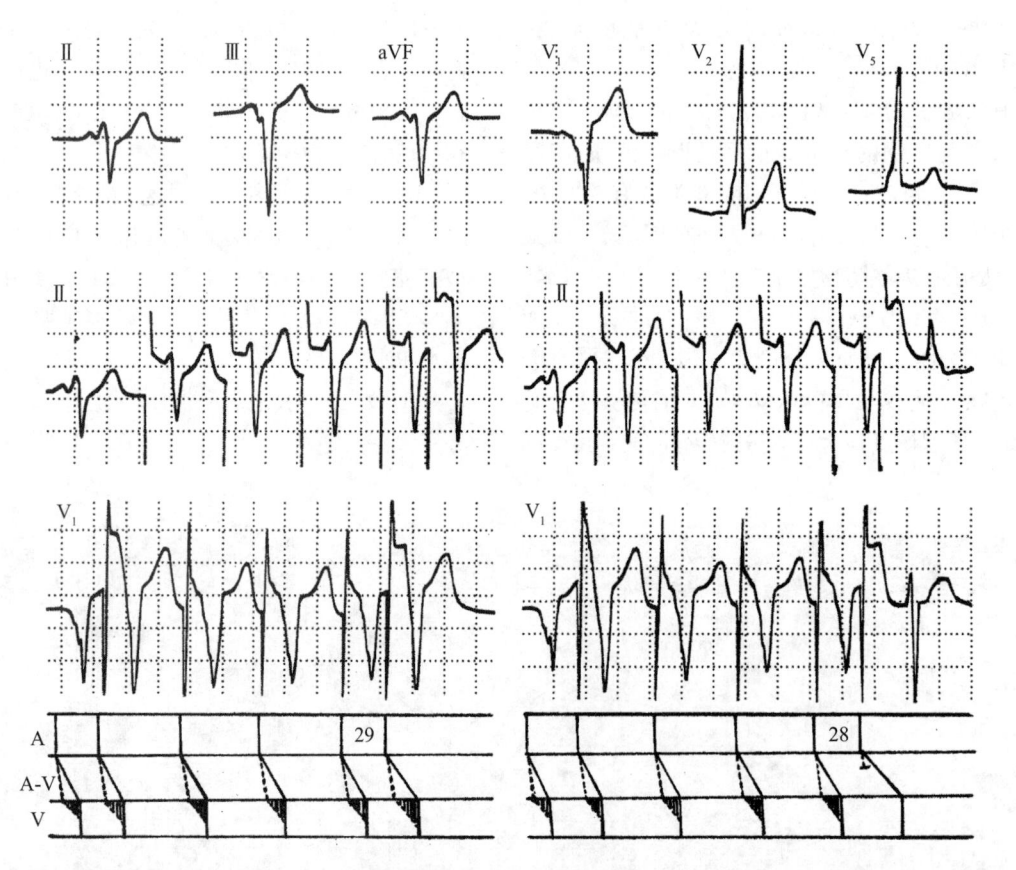

图19-25　用食管心房调搏S₁S₂刺激消除预激波（排除预激综合征并左前分支传导阻滞和前间壁心肌梗死）

顺序的折返环路。典型心电图表现（图19-26）：a.节律匀齐的窄QRS心动过速；b.可辨认逆行P波，RP<PR且RP>70ms；c.如出现功能性束支传导阻滞时RR间期延长≥35ms，是束支传导阻滞侧旁路参与折返的O-AVRT的有力证据；d.P与QRS必须是1∶1传导关系。因心房和心室均是折返环路的必需组成部分，如有房室传导阻滞或房室分离是排除AVRT的有力证据。

但少数O-AVRT心电图可表现不典型 a.当旁路为隐匿性慢旁路时，可表现为长RP心动过速（RP>PR），即持续性反复性交界性心动过速（PJRT见相应章节），此时仅就心电图难以与起源于心房下部的房性心动过速及快-慢型AVNRT相鉴别。b.当伴有房室结双径路时，经快、慢径路交替下传心室时，可表现出心动过速RR间期长短交替现象。

②逆向型房室折返性心动过速：心电图示宽QRS心

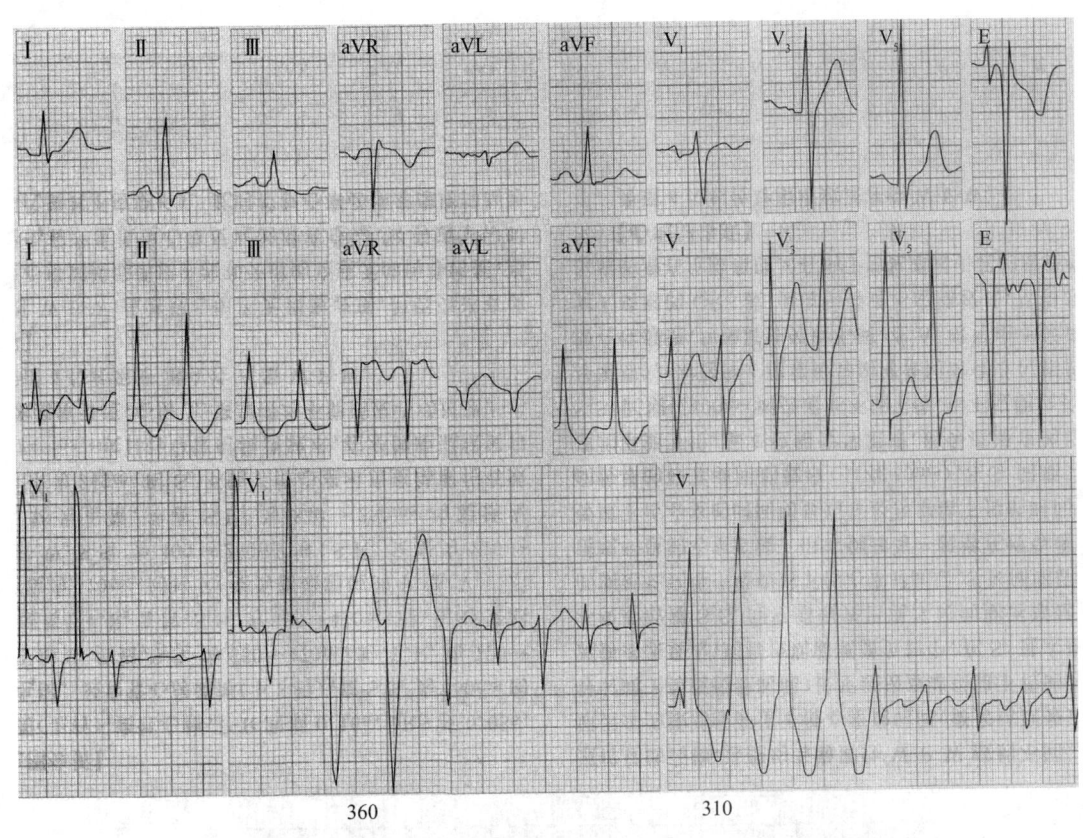

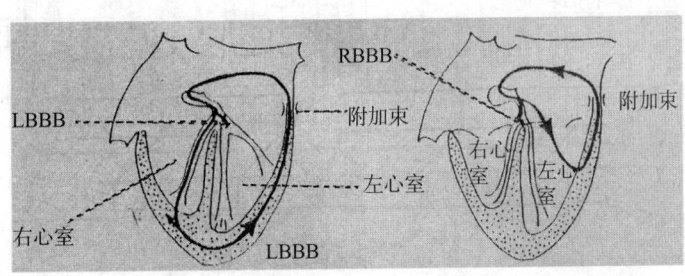

图19-26 顺向型房室折返性心动过速

上行为窦性心律心电图（无预激表现）；中行为AVRT心电图；下行为诱发心动过速，呈LBBB时RR间期360ms，呈RBBB和正常时RR间期310ms，示左侧旁路参与房室折返性心动过速

动过速，其特点（图19-27）：a.宽QRS为完全心室预激波，初始向量与δ波方向相同（此型仅见于显性或间歇性WPW综合征）；b.P不易辨认，如能辨认逆行P波，则RP＞PR，P与QRS保持1∶1传导关系。其折返环路为：心房-旁路-心室-正路-心房；多旁路者可经一条旁路前传心室，经另一条旁路逆传心房，组成心房-旁路①-心室-旁路②-心房的折返环路（图19-28C）。

（2）房室结折返性心动过速（旁路以旁观者出现）：WPW综合征与房室结双径路并存临床并非罕见，此时SVT多为AVRT，但少数情况下旁路可以旁观者存在，实为AVNRT。下列几点有助AVNRT诊断：①P波重在QRS中不易辨认，或引起QRS终末部变形（如V₁终末出现假r'或Ⅱ、Ⅲ、aVF出现假S）；②如能明确P，RP≤70ms；③心房、心室不是折返环路的必需组成部分，有时可出现房室或室房传导阻滞。

偶见WPW综合征伴AVNRT有前向传导阻滞，逆传心房激动可经旁路前传心室（见无辜旁路），酷似A-AVRT（图19-28D），此时仅凭常规心电图难以识别。

2.伴心房颤动 WPW综合征伴Af达11%～39%（明显高于普通人群0.5%～2%）。显性多于隐匿性；多旁路多于单旁路；且观察到旁路成功消融后，Af发生率可下降91%，说明WPW综合征Af高发生率与旁路存在有关。

（1）临床心电图特点（图19-29）：①Af多呈阵发性，反复发作。因WPW多无器质性心脏病，没有心房增大的病理基础。②心室率多呈极快速型，因旁路能较正路更快速的将激动下传心室（旁路无递减传导，且有效不应期随心率加快而缩短）。③QRS波群宽大畸形，具有多变性，其初始向量与δ向量方向相同。WPW综合征伴Af时激动经旁路下传心室所以QRS增宽，由于旁路下传与正路下传形成不同程度的心室融合波，致

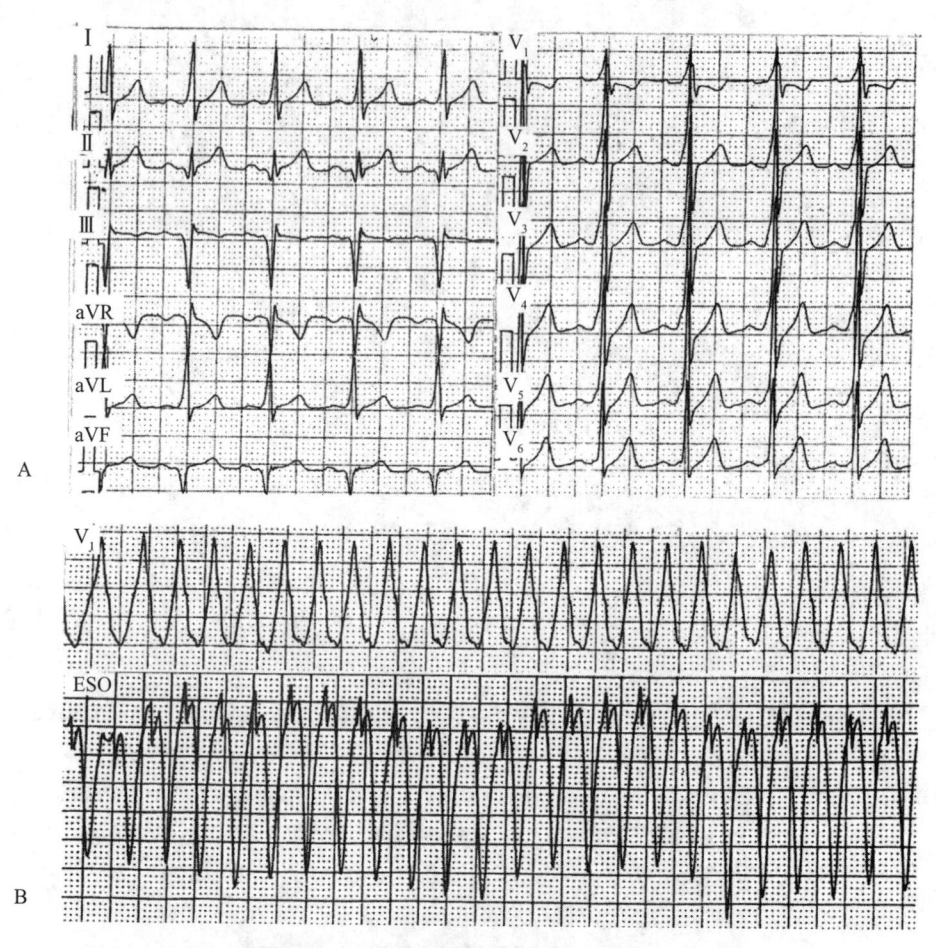

图 19-27 逆向型房室折返性心动过速

A.窦性心律示A型预激综合征；B.心动过速发作时心电图，宽大畸形的QRS波群初始向量同A图，示逆向型房室折返性心动过速

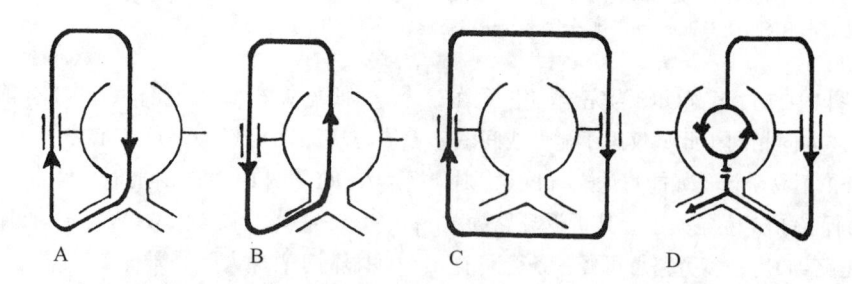

图 19-28 旁路参与折返或前传的SVT不同机制折返环路

A.示顺向型AVRT；B.示单旁路逆向型AVRT；C.示多旁路（一条前传另一条逆传）逆向型AVRT；D.AVNRT伴前向传导阻滞，逆传心房经旁路下传心室（酷似逆向型AVRT）

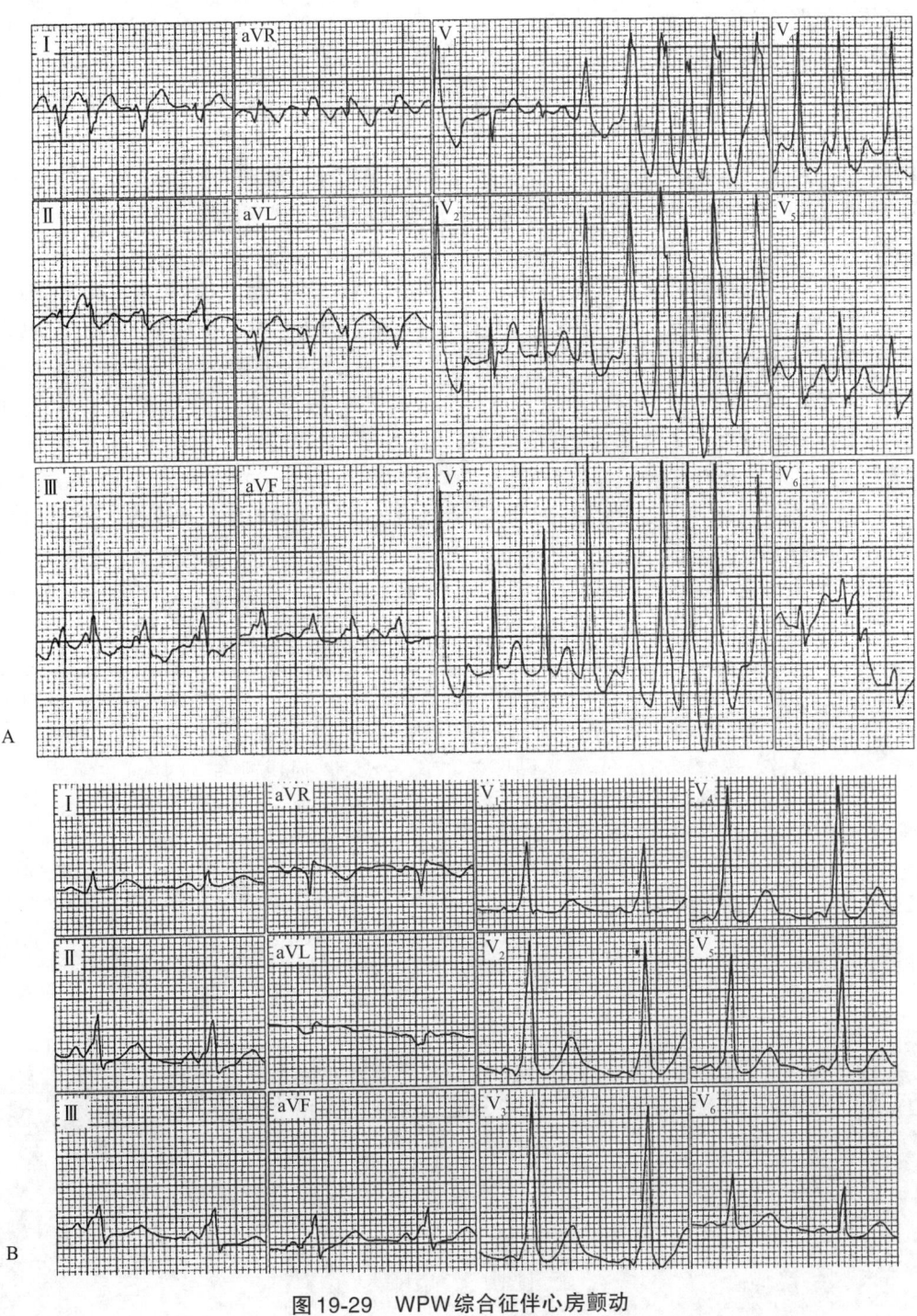

图 19-29　WPW综合征伴心房颤动

A.患者入院时心电图；B.转复窦性心律心电图

QRS增宽的程度具有多变性,但初始向量与δ向量相同。心室率越快,旁路下传比重越大,QRS增宽越明显。④发作前、后窦性心律有典型预激表现。⑤药物作用:控制心室率应选用抑制旁路传导药物,如乙胺碘呋酮、普鲁卡因酰胺等。禁用洋地黄、维拉帕米等可能促进旁路传导的药物。

（2）鉴别诊断:WPW综合征伴心房颤动QRS宽大畸形,应注意与心房颤动伴室内差异传导和心房颤动伴室性心动过速鉴别。前者呈典型束支传导阻滞和分支传导阻滞型,只要注意波型特征和发生规律鉴别多无困难;与后者鉴别见表19-4。

3.伴心室颤动和快慢综合征

（1）伴心室颤动:WPW综合征引起猝死较为少见（发生率为0.15%/年）,主要为Vf。WPW综合征发生Vf者81%有Af史,当发生心房颤动（或心房扑动）及快速（>200次/分）SVT时,快速的心房激动可通过不应期短的旁路迅速下传心室,引起极快的心室率,甚至恶化为Vf发生猝死。发生Vf的主要危险因素与旁路有效不应期过短有关。旁路有效不应期<300ms为短不应期,易引起极快速心室率;旁路有效不应期<250ms或Af中最短RR间期<250ms应视为Vf和猝死的高危患者。亦有学者认为多旁路、Af与AVRT同时发生及伴有明显器质性心脏病者均应列入危险因素（图19-30）。

（2）伴快慢综合征:郭继鸿等观察部分WPW综合征伴AVRT终止时,出现极缓慢心律失常,是其发生晕厥、甚至猝死的另一个原因,并称之为快慢综合征。

①临床心电图特点:a.AVRT或Af反复发作,发作时心率>200次/分,伴有明显的ST-T改变。b.晕厥反复发作,且与心动过速终止同时发生,心电图示严重的窦性心动过缓、窦性停搏或窦房传导阻滞而呈现长RR间期,产生不同程度的急性脑缺血的临床表现,甚至猝死（图19-31）。c.平素心率和窦房结功能正常,且多见

表19-4 WPW综合征伴AF与AF伴室性心动过速的鉴别要点

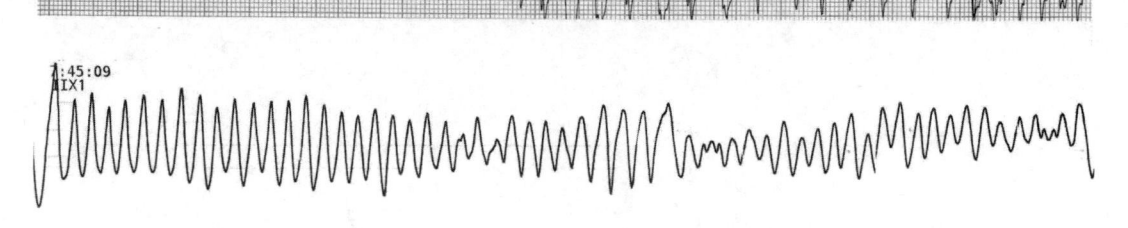

鉴别	WPW综合征伴AF	AF伴室性心动过速
RR间期差	≥130ms	<130ms
宽QRS波形	具有易变性（预激程度不同）初始向量与δ向量相同,常可见粗钝	同源波形相同（偶见心室融合波）
窄QRS波规律	延迟出现（正路下传比重增加）	提早出现（心室夺获）
临床情况	有SVT反复发作史,发作前后有WPW综合征心电图表现	常有器质性心脏病,多在心房颤动心力衰竭加重、心肌缺血、电解质紊乱、药物影响等

图19-30 综合征并心房颤动诱发心室扑动、心室颤动

于20～40岁无器质性心脏病的WPW综合征患者。

②鉴别诊断：快慢综合征与病态窦房结综合征中的慢快综合征两者均有快速和缓慢性心律失常交替，临床都可有晕厥反复发作，易被混淆，两者鉴别要点详见表19-5。

〔附〕预激性心动过速和有关新概念

旁路是预激综合征引起特殊心电图改变和房室折返性心动过速的解剖基础，而预激综合征伴室上性心动过速时的特殊临床意义在于是否有旁路前传心室。有旁路前传心室QRS宽大畸形（需与室速相鉴别），易引起极快心室率（引起室颤），药物治疗必须选用抑制旁路传导的药物（不宜用可能促进旁路传导药物）。近年来提出预激性心动过速（preexcited tachycardia）和无辜性旁路（innocent bystander tracts）等新概念。

1. 预激性心动过速　预激性心动过速不是预激伴发心动过速的总称，是特指预激综合征伴经旁路前传心室的心动过速。包括经旁路（含房束和束室旁路）下传心室的各种室上性心动过速，如窦性、房性、房室折返、房室结折返性心动过速，心房颤动、心房扑动等。

按心室节律是否规整可分为两类：①室律不规整的预激性心动过速，主要见于预激伴心房颤动，也可见于伴心房扑动（传导比例不固定）房速（伴房室阻滞）等。②室律规整的预激性心动过速，主要见于预激伴心房扑动（固定2:1或1:1下传心室），逆向型房室折返和多旁路折返性心动过速（图19-32），房室结折返性心动过速伴旁路前传心室等。

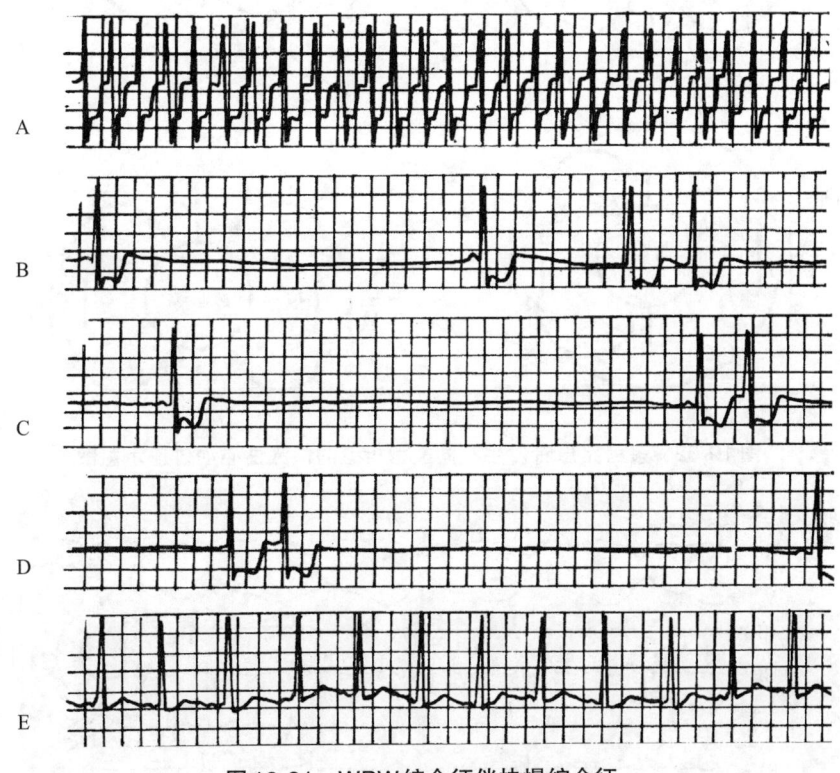

图19-31　WPW综合征伴快慢综合征
A.心动过速发作时心电图；B～D.心动过速终止，可见窦性心动过缓、窦性停搏窦房阻滞、最长RR间期5.7s；E.窦性心律，显性预激综合征

表19-5　快慢综合征与慢快综合征鉴别要点

鉴别	快慢综合征	慢快综合征
基础心律失常	WPW综合征伴AVRT或Ff	病态窦房结综合征伴有缓慢及快速心律失常
平时心率和窦房结功能	正常	心率缓慢，窦房结功能异常
基础心脏病	多无	常伴有
晕厥诱发	多为AVRT终止后诱发	常为心房扑动、心房颤动终止后诱发
晕厥机制	急性（一过性）窦房结功能不全（可能与快速AVRT引起急性冠状动脉供血不足及过快心率对窦房结自律性的抑制有关）	慢性窦房结功能不全（慢是起因）
治疗和预后	射频消融可根治	难以治愈，严重者需置入起搏器

2.无辜性旁路 无辜性旁路是近年提出的新概念，按旁路在心动过速中的作用可将其分为以下3种。①折返旁路：旁路是心动过速折返环路的组成部分—房室折返性心动过速，其中顺向型占95%，逆向型5%，后者属预激性心动过速。②旁观旁路：旁路即不是折返环路的组成部分，亦不参与房室传导，纯属袖手旁观。可见于WPW综合征与房室结双径路并存时，此时SVT虽多为AVRT，但少数情况下可为AVNRT，旁路即不是折返环的组成部分，也不参加传导。③无辜性旁路：旁路不是心动过速时折返环路的组成部分（有别于折返旁路），但却为心动过速下传心室的通路（不同于旁观旁路），使心动过速具有旁路前传的特征和影响。如房室结折返性心动过速伴旁路前传（图19-33），房性心动过速、心房颤动、心房扑动等伴旁路前传的多种预激性心动过速。

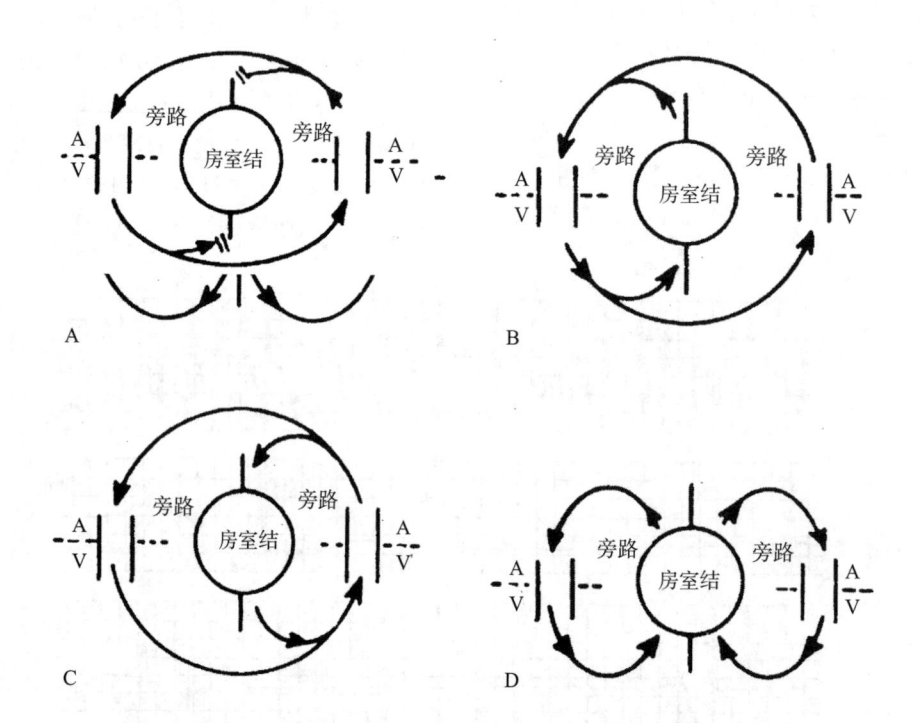

图19-32 多旁路患者发生不同类型折返的预激性心动过速示意图

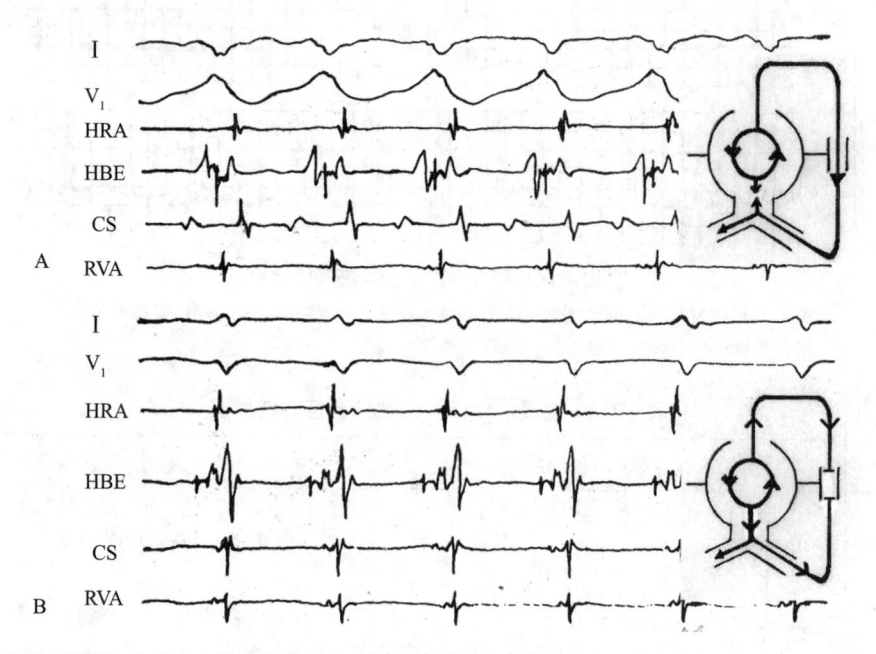

图19-33 房室结折返性心动过速从旁道下传心室，形成预激性心动过速（引自：临床心电生理学和心脏起搏）

A.体表心电图为预激性QRS波心动过速；心内电图：心室最早激动在冠状窦记录的V波，说明是从左心旁道下传的；心房激动为希氏束电极A波领先，而且A波前还有H波，说明心房激动是房室结逆传的；HA的关系同B图（右图示折返机制示意图）。B.用药物阻断旁道下传后，心电图变为典型的慢-快型房室结折返性心动过速（右图示折返机制示意图）

3.无辜旁路与预激性心动过速的关系 无辜旁路的心动过速均为预激性心动过速，其临床意义同预激性心动过速；但在预激性心动过速中旁路的作用除无辜旁路外，还包括旁路参加折返的逆向型和多旁路的房室折返性心动过速。

（五）旁路的心电图定位分析

随着导管射频消融的临床应用，旁路的心电图初步定位已成为术前心电图分析的常规内容。但目前旁路位置分区尚未规范，下面仅结合文献简介旁路的位置分区和心电图定位。

1.旁路的位置分区 胡大一等依心脏左前斜观X线影像，将房室环分为左、右游离壁和左、右间隔部（图19-34）。①右游离壁分为：右侧前壁（RAL，三尖瓣环9.30～12.30），右侧壁（RL，三尖瓣环8.30～9.30），右后侧壁（RPL，三尖瓣环6.00～8.30）。②右间隔部分为：右前间隔即希氏束旁（RAS，靶点图有可分辨的希氏束电位），右中间隔（RMS，冠状窦口上缘至右希氏束旁以下），右后间隔（RPS，三尖瓣环6点-冠状窦口上缘以下）。③左间隔部分为：左前间隔，即左希氏束旁（LAS，靶点图有可分辨的希氏束电位），左中间隔（LMS，冠状窦口上缘至左希氏束旁以下），左后间隔（LPS，左侧距冠状窦口1.5cm内，向上不超过冠状窦上缘）。④左游离壁分为：左前壁（LA，二尖瓣环正上方），左前侧壁（LAL，二尖瓣环的正前与正侧之间），左侧壁（LL，二尖瓣环正侧壁），左后侧壁（LPL，左间隔与左侧壁之间）。

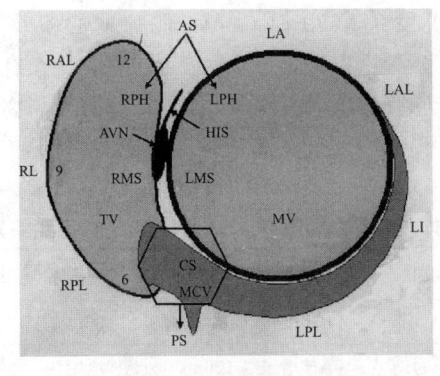

图19-34 旁路位置

心脏左前斜观，将房室环分为间隔部、右侧游离壁、左侧游离壁。间隔部分为前间隔、中间隔、后间隔，前间隔分为右侧希氏束旁（RPH）和左侧希氏束旁（LPH），中间隔分为右中间隔（RMS）和左中间隔（LMS），后间隔（PS）分为右后间隔（RPS）、左后间隔（LPS）和心中静脉（MCV），右侧游离壁自上至下依次分为右侧前壁（RAL）、正侧壁（RL）、右侧后壁（RPL），左侧游离壁自前至后依次分为正前壁（LA）、左前侧壁（LAL）、正左侧壁（LL）、左后侧壁（LPL）（MV.二尖瓣环；TV.三尖瓣环；HIS.希氏束；AVN.房室结）

2.简易定位分析方法 ①依据：40ms的δ波方向（"+"示位基线上，"-"示位基线下，"±"示双相、位基线或轻微偏离）和QRS主波方向。②导联：V₁分左右（结合aVL）aVF定前后，右侧结合Ⅱ和移行区，左侧结合aVL和Ⅰ导联。

（1）看V₁导联QRS主波方向和δ波（结合Ⅰ、aVL）可粗定左、右和间隔

V₁主波↑	δ+（Ⅰ、aVL±/－）	左游离壁
V₁主波↓ rS（r窄），δ 小→Ⅰ、aVL±/－		左游离壁
	δ±→Ⅰ、aVL+	左侧间隔
V₁主波↓	rS（r宽），δ+（Ⅰ、aVL+）	右游离壁
V₁主波↓ QS,	δ－（Ⅰ、aVL+）	右侧间隔

（2）右游离壁：aVF δ波→Ⅱ δ波，结合移行区
①右前侧： +，   +，   V₄、V₃
②右侧：   ±/－， +，   V₃
③右后侧： －，   ±/－， V₂

（3）右间隔：aVF δ波→Ⅱ δ波，结合移行区
①右前： +， +， V₄、V₃，或aVL呈QS（但Ⅰ呈R）
②右中： ±/－，+， V₃
③右后： －， －， V₂

（4）左间隔：aVF δ波→Ⅱ δ波
①左前： +，   +
②左中： ±，   +
③左后： ±/－，－

（5）左游离壁：aVF δ→aVL δ、波形，Ⅰ δ、波形
①左前： +   －   QS,   ±   窄rs
②左前侧：+/±   QS,   －   qs
③左侧： ±/－ －   QS,   －/±   qrs/qRs
④左后侧：±/－   ±   ±

（后→前：aVL和Ⅰ QRS倒置深度渐增；aVF δ 逐渐增高。）

在预激向量较小，或有矛盾时，结合QRS波形和终末向量改变可有助诊断和定位。

（六）WPW综合征的治疗

WPW综合征的治疗主要是对伴发的快速心律失常，如无心动过速则不需治疗。WPW综合征90%以上的病例是因快速心律失常来诊，Berkman等观察WPW综合征患者5～28年，所有病例均死于心律失常。治疗主要包括两方面：①终止心动过速。可依情况选用刺激迷走神经、药物治疗、食管心房调搏，必要时可直流电复律。对频频发作、又不接受根治者，终止发作后可用药物预防复发。②阻断旁路根治预激综合征。包括外科手术和导管射频消融等方法。

1.终止发作和预防复发 应视对血流动力学的影响，心律失常的类型及发生的频度选择治疗方法。①对

血流动力学不稳定者：应立即直流电复律（50～100J）。②对血流动力学稳定者：可试用刺激迷走神经方法（心房颤动、心房扑动例外）；无效应用药物终止；药物不能终止可选用食管心房调搏（心房颤动例外）或直流电复律。③对频繁发作者终止后应用药物预防复发。

终止药物选择：应注意旁路传导对心室率的影响。①凡是有旁路为前传心室的心动过速（包括心房颤动、心房扑动、逆向型房室折返性心动过速等）应选用抑制旁路传导药物：普罗帕酮、胺碘酮、普鲁卡因胺等，不宜用仅抑制正路、甚可能加快旁路传导的药物（如洋地黄、维拉帕米、腺苷等）。②对旁路不参与前传心室的心动过速（如顺向型房室折返性心动过速，旁路以旁观者出现的房室结折返性心动过速），可选用抑制正路传导药物或对正、旁路均有抑制的药物。常首选三磷酸腺苷、维拉帕米。

2.根治心动过速　旁路是预激综合征并发心动过速的解剖基础，阻断旁路使其得到根治已成为现实。①导管射频消融术（RFCA）：创伤小、成功率高（达95%～98%），已逐渐取代外科手术治疗。临床适用于心动过速频繁发作，药物治疗无效（或不愿长期服药物）；并心房颤动、心房扑动室率极快，引起血流动力学不稳定有猝死危险者。②外科手术仅在下列情况下方考虑：合并器质性心脏病，需手术并可耐受同期手术者；或RFCA失败及难以或不适合射频消融者（如婴幼儿等）。

三、LGL综合征和变异型预激综合征

（一）LGL综合征（短PR间期综合征）

1.心电图表现

（1）窦性心律，PR间期＜0.12s。

（2）QRS时间正常（初始无预激波）。

临床常有阵发性心动过速反复发作。这样的心电图虽早有报道，但直到1952年Lown、Ganong、Levine才把它作为综合征描述，故称LGL综合征，因其以PR间期短为特征，又称"短PR间期综合征"（图19-35）。

2.解剖基础和电生理特性

（1）解剖基础：目前尚有不同认识：①认为PR间期短是有房室结旁路（已提出3种）：a.房室结内旁路，即结内特殊的加速传导纤维。b.心房-希氏束旁路，Brechenmaker（1975年）在687例心脏病理检查中发现2例这样的旁路，可能是部分PR间期短的解剖基础。c.James纤维，James（1931年）提出后结间束绕过房室结，终止在房室结下部，虽然可以解释PR间期短，但对其是否存在及其电生理意义尚有争议。②房室结解剖结构短小。③交感神经张力高，但经用自主神经阻滞剂观察，这类患者虽有交感神经张力增高，但并不是本综合征的主要机制。

（2）电生理学特征：是加速的房室传导现象（enhanced AV conduction，EAVC），表现为：①AH间期＜60ms；②心房频率≥200次/分，仍能1：1房室传导；③心房频率增快时，AH增加幅度＜100ms［心房-希氏束旁路恒定，房室结双径路（DAVNP）AH延长幅度可＞100ms］。

LGL综合征的加速房室传导现象，大部分"加速"的部位发生在房室结（房室结内加速传导纤维、James束、交感神经兴奋性过高、房室结过小等），称为加速房室结传导（enhanced A-V nodal conduction；EAVNC），电生理检查中AH＜60ms，HV正常，同时还具有一定AVN传导特征。仅少数加速房室传导系心房-希氏束旁路所致（起自心房，绕过房室结，止于希氏束远端）。此时不仅AH＜60ms，同时HV缩短，显示旁路传导特征，两者鉴别见表19-6。

3.伴快速心律失常　LGL综合征，可伴房室折返性心动过速（AVRT）、房室结折返性心动过速（AVNRT）、心房颤动（Af）和心房扑动（AF）。

（1）在伴AVRT中，EAVNC为前传支，此时AVRT周长要比PR正常者短。当AVRT周长≤250ms应想到EAVNC的可能。治疗可射频消融房室旁路。

（2）在伴AVNRT中，EAVNC为快径路（快径路的极端），此时AVNRT周长主要决定于慢径路前传速度，对心动过速周长无明显影响。EAVNC的快径路具有房室结的传导特征。可有β受体阻滞药、钙拮抗剂、I类抗心律失常药终止心动过速，根治可用射频消融改良房室结。

（3）发生Af/AF时，EAVC能加速心室反应，尤其是心房-希氏束旁路，心室率会更快，甚至有恶化为心室颤动的危险。此时可用I类抗心律失常药物或胺碘酮。药物治疗无效，不得已时消融阻断房室结传导，安

表19-6　加速房室结传导与心房-希氏束旁路鉴别要点

鉴别	加速房室结传导	心房-希氏束旁路
AH和AV间期	＜60mV，HV正常	＜60ms，HV缩短
递增心房起搏	AH增量＜100ms（DAVNP可＞100ms）	AH恒定
快速心室反应	房率＞200次/分，1：1下传	更快下传，甚有恶化为心室颤动报告
地高辛、钙拮抗剂、β受体阻滞药、腺苷	抑制房室传导	无作用
IA、IC、胺碘酮	可缓慢变化	PR、AH、HV骤然恢复正常

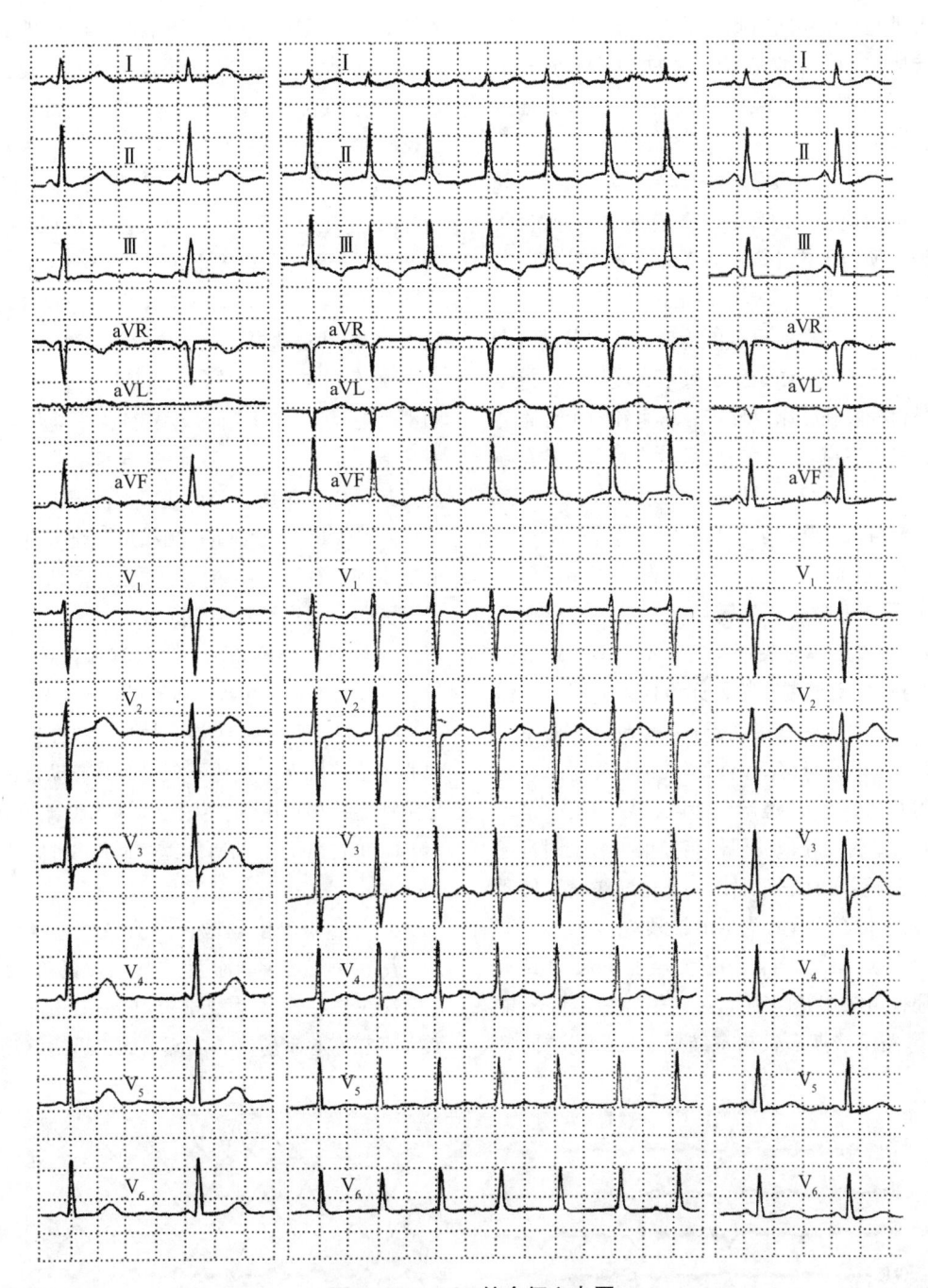

图19-35 LGL综合征心电图

左图为窦性心律心电图；中图为房室结折返性心动过速发作时心电图；右图为成功消融慢径路后心电图

装起搏器支持心室率。

心房-希氏束旁路尚无参与折返性心动过速的报道。

（二）变异型预激综合征（Mahaim 纤维）

1. 心电图表现

（1）PR间期正常（甚可延长）。

（2）QRS时间延长，起始部有δ波。

（3）可伴ST-T改变。

临床常伴左束支传导阻滞型心动过速。其解剖生理基础为Mahaim纤维。

2. 解剖基础和电生理特性

（1）Mahaim纤维的认识：1937年和1941年Mahaim报道了结室旁路（nodo-ventricular bypass tract，房室结-心室肌的旁路纤维）和束室旁路（fasciculo-ventricular bypass tract，房室束-心室肌的旁路纤维）两者即为传统的Mahaim纤维，满意的解释了PR间期正常，QRS初始有δ波的变异型预激综合征。Anderson进一步将Mahaim纤维分为结束、结室和束室旁路。近年来随着电生理的深入研究和成功的射频消融进一步认识到，引起左束支传导阻滞型室上性心动过速的传统Mahaim纤维实际上绝大部分是起源于右心房，止于右束支远端（或附近心肌）的慢传导房束旁路；也有部分是起源于右心房，止于右心室的慢传导房室旁路。两者虽然不起源于房室结，但前向传导时间长，具有递减传导特征，没有逆传功能，所以能产生与传统Mahaim纤维相同的心电图和临床表现。目前仍沿用Mahaim纤维一词，意指能产生这类心电图表现的只有前传功能的"慢反应旁路"的总称，包括：结束、结室、束室、慢传导房束和慢传导房室旁路等。在临床以慢传导房束和结束旁路为常见（结室和慢房室道较少见，束室旁路尚未见其在心律失常中的作用），下面对常见两者加以讨论。

（2）慢传导房束旁路的解剖和电生理特点

①解剖学特点：a.部位。均位于右侧，近端起于右心房游离壁的下部（穿过三尖瓣环沿右心室游离壁下行），远端多止于右心室心尖部（右心室游离壁近心尖部1/3处，多与右束支远端连接，亦可插入心肌）与慢房室旁路不同，后者远端直接连于三尖瓣环下右心室心肌。b.组织学。近端有与房室结相似的细胞（包括移行细胞、结细胞和P细胞），是产生递减传导的组织学基础；远端为与房室旁路相似的肌性传导束（激动时可记录到旁路电位），不同的是其细长，外包绝缘鞘，使激动经房-束旁路下传右心室心尖部最早激动。

②电生理特点：a.前向传导慢（>150ms），具有递减传导特征，可被腺苷阻断（主要发生在Mahaim电位之前）。b.旁路不应期多较房室结短（易形成逆向型AVRT）。c.无逆传功能（不能形成顺向型AVRT）。

（3）结束旁路与慢传导房束旁路比较

①相同点：a.窦性心律PR间期正常、AH间期正常、HV间期缩短，心室有预激波。b.心房快速调搏或程控期前收缩刺激时AH延长，预激波增大（束室旁路δ波不变，有助鉴别）。至最大预激后保持恒定的长AH和短HV，此时右束支电位领先于希氏束电位。c.希氏束起搏HV正常，δ波消失（束室旁路HV缩短，有δ波）。d.心动过速呈左束支传导阻滞型。

②不同点：a.慢传导房-束旁路参与的左束支传导阻滞型心动过速为逆向型AVRT，不能伴房室分离或房室传导阻滞；而结-束旁路参与的左束支传导阻滞型心动过速可以发生房室分离或房室传导阻滞不影响心动过速的持续。b.Josephson指出结束旁路多有房室结双径路的电生理特征，且结束旁路发自房室结慢径路。慢传导房束旁路与房室结双径路无关。

3.诊断　心电图和食管心房调搏可提示Mahaim纤维的诊断，心内电生理检查有助进步明确诊断。

（1）心电图：①窦性心律PR>0.12s，有δ波或伴快心率依赖性左束支传导阻滞。②心动过速呈左束支传导阻滞型，多伴电轴左偏，V_1呈rS型（图19-36）。

（2）食管心房调搏：程控期前收缩反扫δ波加大，QRS呈上述左束支传导阻滞型。

（3）心内电生理检查：①心房递增起搏。δ波增大，呈左束支传导阻滞型；AH、AV延长，HV缩短（或H出现在V后），右束支电位早于His束电位；心室最早激动点在右心室前壁心尖部（如靠近房室沟示慢房室旁

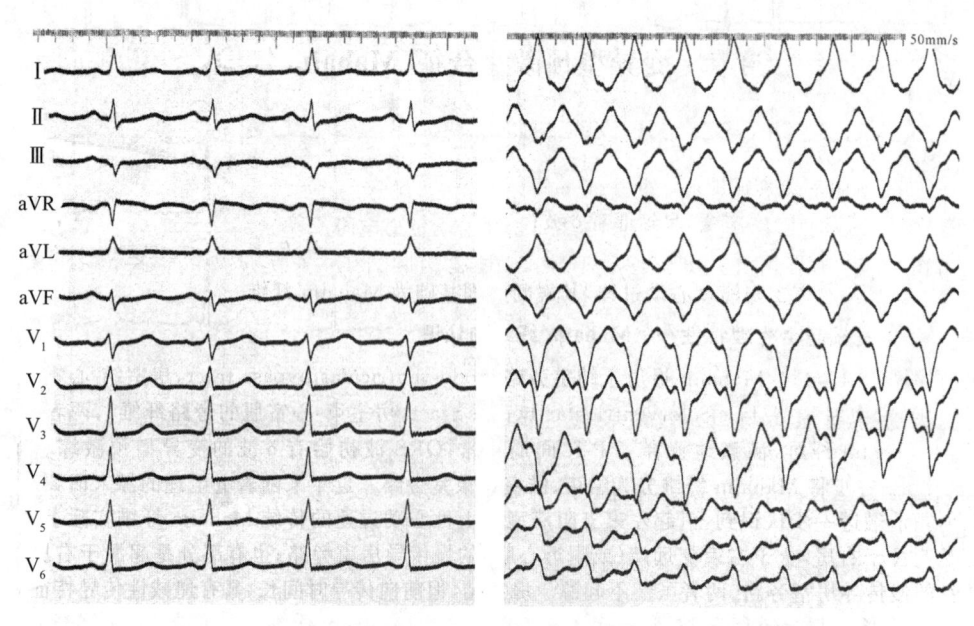

图19-36　慢传导特性的房束旁路所参与的折返性心动过速

这是1例经电生理检查及射频消融成功的房束旁路参与的折返性心动过速。左图为窦性心律，显示仅有轻度预激波群。右图为心动过速，显示QRS波群宽大，呈LBBB型，$V_{1\sim5}$都是主波向下

路）；在右心房前侧壁与心室最早激动点间记录到旁路电位是慢传导房束旁路的表现。②心室起搏或（心动过速）最早心房激动点靠近房室结（旁路无逆传功能）。③诱发心动过速呈左束支传导阻滞型，AV＞VA，具有与心房递增起搏相同的电生理表现。心动过速时，在房室交界区心房除极之际（房室结不应期）起搏右心房游离壁，如能重整心动过速周期有助慢传导房束旁路诊断。

在明确Mahaim纤维诊断中应注意区别旁路类型（起、止点），并应注意与右侧房室旁路，右心室特发室速等相鉴别。

4. Mahaim纤维与心动过速　在各型Mahaim纤维中除束室旁路尚未发现形成折返性心动过速外，慢传导房束、结束、慢传导房室、结室旁路都可引起折返性心动过速。由于Mahaim纤维没有逆传功能，只能做前传支，表现为左束支传导阻滞型的特点。Mahaim纤维可以与房室旁路、房室结双径路并存，使心动过速更为复杂，分析中应注意识别。

Mahaim纤维参与的折返性心动过速易被心房或心室期前刺激终止，对钙拮抗剂和β受体阻滞药的反应也较好，射频消融是根治的有效方法。

（刘仁光　徐兆龙）

参 考 文 献

[1] Keating L, Morris FP, Brady WJ.Electrocardiographic features of Wolff-Parkinson-White syndrome.Emerg Med J, 2003, 20（5）: 491-493.

[2] Liu W, Liu G, Hu D, et al.Familial Wolff-Parkinson-White syndrome is linked to the loci on chromosome 7q3.Chin Med J（Engl）, 2002, 115（11）: 1733-1735.

[3] Gollob MH, Green MS, Tang AS, et al.Identification of a gene responsible for familial Wolff-Parkinson-White syndrome.N Engl J Med, 2001, 344（24）: 1823-1831.

[4] Medeiros A, Iturralde P, Guevara M, et al.Sudden death in intermittent Wolff-Parkinson –White syndrome.Arch Cardiol Mex, 2001, 71（1）: 59-65.

[5] Fitzsimmons PJ, Mcwhirter PD, Peterson DW et al.The natural history of Wolff-Parkinson-White syndrome in 338 military aviators: a long-term follow-up of 33 Years.Am Heart J, 2001, 142（3）: 530-536.

[6] Khan IA, Shaw IS.Pseudo myocardial infarction and pseudo ventricular hypertrophy ECG patterns in Wolff-Parkinson-White syndrome.Am J Emerg Med, 2000, 18: 802-806.

[7] Lan EW, Ng GA, Griffith MJ.A new ECG sign of an accessory pathway in sinus rhythm: pseudo partial right bundle branch block.AM Heart, 1999, 82（2）: 244-245.

[8] Kinoshita S, Katoh T.Apparent bradycardia-dependent block in the accessory pathway in intermittent Wolff-Parkinson-White Syndrome.J Electrocardiol, 1998, 31（2）151-153.

[9] Zipes DP, Dimarco JP, Gillette PC, et al.Guidelines for Clinical Intracardiac Electrophysiological and Catheter Ablation Procedures: A Report of the American College of Cardiology/American Heart Assosiation Task Force on Practice Guidelines（Committen on Clinical Intracadiaac Electrophysiologic and Catherter Ablation Procedures）Developed in collaboration with the North American Society of Pacing and Electrophysiology. J AM Coll Cardiol, 1995, 26（2）: 555-573.

[10] Liu Renguang Liu Aichun Li Li, et al.Elimination of δ wave in WPW syndrome by esophageal pacing.CMJ, 1989, 102（6）: 431-433.

[11] Liu R, Chang Q.The diagnosis of myocardial infarction in the Wolff-Parkinson-White syndrome.Int J Cardiol.2013, 167（3）: 1083-1084.

[12] Chang Q, Liu R.Preexcitation syndrome with myocardial infarction complicated by atrioventricular block in both normal and accessory pathways? Am J Emerg Med, 2013, 31（11）: 1621.e5-7.

[13] Liu R, Chen J.Pre-excitation syndrome with a change in terminal QRS vector.Acta Cardiol, 2013, 68（2）: 219-221.

[14] Chang Q, Liu R.Wolff–Parkinson–White syndrome influenced by myocardial infarction? Int J Cardiol, 2014, 176（3）: e104-e106.

[15] Liu R, Chang Q.Wolff-Parkinson-White syndrome "cured" by myocardial infarction? CMAJ, 2014, 186（8）: e297.

[16] Chen Y, Liu R, Xu Z.Wolff-Parkinson-White syndrome: could a normal PJ interval exclude bundle branch block? Rev Esp Cardiol, 2014, 67（2）: 153-155.

[17] Zhang Y, Liu R, Chen Y.Association of WPW syndrome and first-degree atrioventricular block: electrocardiographic diagnosis.Herz, 2014, 39（7）: 834-836.

[18] Wang G, Liu R, Chang Q.Wolff-Parkinson-White syndrome with bundle branch and fascicularblock: The diagnostic clue of electrocardiogram.Int J Cardiol, 2015, 181: 117-119.

[19] Wang Q, Chen Y, Liu R, Chang Q.Effects of Preexcitation Syndrome on Terminal QRS Vector Observed in Spatial Vector. Ann Noninvasive Electrocardiol, 2016, 21（6）: 541-547.

[20] Liu R, Chen QI, Chen Y, Zhang Y, Xu Z, Wang G.Effects of Antegrade Accessory Pathway Conduction on QRS Terminal Vector in Patients with Preexcitation Syndrome.Pacing Clin Electrophysiol, 2017, 40（3）: 264-270.

[21] 刘仁光，张英杰，陶贵周，等.以终末向量和波形改变为主要表现的预激综合征.中国心血管病研究杂志, 2004, 2.

[22] 刘仁光.预激综合征临床心电图诊断有关问题.临床心电学杂志, 2003, 12（1）: 43-48.

[23] 刘仁光,闫涛,周红丽.预激综合征并一度房室阻滞的心电图表现和诊断.中华现代医学杂志,2002,2(1):90-91.

[24] 马坚,王方正,陈新,等.预激综合征合并完全性房室阻滞的诊断及治疗.中华心律失常学杂志,1998,2(1):33-36.

[25] 刘仁光,徐兆龙.WPW综合征电生理基础与临床诊断.国际心血管病杂志,2001,3(2):175-176.

[26] 刘仁光,张英杰.B型预激综合征并右束支阻滞.临床心血管病杂志,2001,17(增):104.

[27] 刘仁光,王晓丽.变异型预激综合征.心电学杂志,2000,19(4):244-247.

[28] 刘仁光,徐兆龙.预激综合征引起QRS波群终末粗钝一例.中国心脏起搏与心电生理杂志,2000,14(1):72.

[29] 刘仁光,刘爱纯.Mahaim纤维的现代观点.心血管病学进展,1998,19(2):111-113.

[30] 刘仁光,刘爱纯,李丽.心率对Kent束不应期的影响.中华心血管病杂志,1988,16(6):336.

[31] 严衍玲,刘仁光.预激综合征对QRS波群终末向量的影响.中国心脏起搏与心电生理杂志,2004,18(6).

[32] 孙凯,刘仁光.预激综合征旁路传导对PJ间期的影响.中华心血管病杂志,2006,34(4).

[33] 孙凯,刘仁光。预激综合征合并心房颤动的发生机制。国际心血管病杂志,2006,33(1).

[34] 张树龙,林治湖,杨延宗.预激综合征对QRS终末向量的影响.中华心律失常学杂志,1998,2(2):108-110.

[35] 任在镐,王建安.预激综合征能改变心室除极全过程.临床心电学杂志,1998,7(1):8-12.

[36] 胡大一,马长生.心律失常射频消融图谱.第2版.北京:人民卫生出版社,2002:3.

[37] 郭继鸿.新概念心电图.2版.北京:北京医科大学出版社,2002:305-308.

[38] 陈新,孙瑞龙,王方正.临床心电生理学与心脏起搏.北京:人民卫生出版社,1997:395-476.

[39] 刘仁光,徐兆龙,张英杰,等.预激综合征旁路前传可能缩短PJ间期.中华医学杂志2008,88(22):1547-1549.

[40] 刘仁光.预激综合征心电图再认识.见胡大一,郭继鸿主编.中国心律学2008.北京:人民卫生出版社2008:122-137.

第20章

阵发性室上性心动过速

广义的室上性心动过速的包括起源于或者折返环包括了室上组织的所有心动过速，通常所指的阵发性室上性心动过速（paroxysmal supraventricular tachycardia，PSVT）指具有突发突止特点的快速整齐的心动过速，绝大多数显示窄QRS波群。折返激动是PSVT的主要发生机制。常见的PSVT主要包括两种类型：①房室结折返性心动过速（atrioventricular nodal reentrant tachycardia，AVNRT），约占2/3；②房室折返性心动过速（atrioventricular reentrant tachycardia，AVRT），约占1/3。

一、房室结折返性心动过速

（一）历史溯源

1867年，英国医学杂志首次报道了1例无基础心脏疾病的阵发性心动过速，当时并不知道具体机制。1906年，Alfred G.Mayer首次报道了记录到的心动过速。1913年，James MacKenzie报道了数例阵发性室上性心动过速。1916年，George Ralph Mines首次提出室上性心动过速的病因是在心房和心室间发生了折返，首次提出房室结折返性心动过速的概念。Moe在1956年、Menedez在1966年采用微电极方法在鼠和兔证实房室结存在双径路，他们给予一个适当时机的房性期前收缩，证实房性期前收缩被阻断在快径或称为经β径路，但可通过慢径或称为α径路下传。慢径传导后可通过快径逆传并产生心房回波。20世纪70年代，心内电生理开始应用于人体。1973年，Ken Rosen在人体通过适当时机给予的房性期前收缩观察到房室结传导时间的突然延长。至70年代末，人体房室结双径路的概念得以正式确立。

1981年，Sung首次证实，慢径路逆传的位置在冠状静脉窦口附近，而快径路逆传的位置在前间隔希氏束附近，这个重要发现是房室结折返性心动过速导管消融的解剖学基础。既往认为房室结双径路是房室结内的功能性纵向分离，后来更倾向于认为koch三角和冠状窦附近的心房肌参与了快慢径的形成，且解剖证实致密房室结区体积很小并且纤维走向不规则，因此房室结内的纵向分离不太可能存在。现代观点认为房室结双径路是心房-房室结间存在不同连接而不是房室结内存在纵向分离。

1985年，Ross首次报道外科手术方法成功治疗AVNRT。1992年，Jackman首次报道慢径消融成功治疗AVNRT。此后，随着消融技术的成熟，在有经验的中心，AVNRT的手术成功率可高达99%，复发率约为1.3%，另有0.4%可能因为房室传导阻滞置入永久起搏器。

（二）发生机制

AVNRT的机制是折返。典型的AVNRT通常由一次适当时机的房性期前收缩诱发，该期前收缩发生的时机在房室结快径的不应期，因此，传导将受阻于快径路（特点为传导快、不应期长），因此沿慢径路（特点为传导慢、不应期短）前向传导，激动传导下去后一方面激动心室，另一方面此时快径路不应期已经结束，因此又可以经快径路逆向传导，逆向传导的激动一方面激动心房，另一方面又可以经慢径传导，从而形成折返。

形成折返的机制是房室结双径现象。Josephson认为以下情况都代表房室结双径路的存在：第一，最常见的是心房程序刺激时，在期前收缩联律间期递降程度较小时（10ms），AH跳跃式增加至少大于50ms。第二，窦性心律或者相同起搏频率时出现不同PR或AH间期。第三，心房分级刺激时AH跳跃大于50ms也可作为双房室径路的一个表现。第四，比较少见的双径表现为一个心房期前刺激的双心室反应。第五，很少见的情况是在窦性心律情况下出现1：2传导发生心动过速，即房室结非折返性心动过速。第六，心房起搏时PR间期大于起搏周长（RR间期）。

（三）分型和心电图表现

AVNRT经典的分类可为三大类型即慢-快型（慢径路前传，快径路逆传，约占90%）、快-慢型（快径路前传，慢径路逆传，约占5%）和慢-慢型（房室结内多径路传导，激动前传或逆传均经慢径路，约占5%）（图20-1）。

关于这三种分型的区别有不同的观点，第一种观点认为慢-快型和慢-慢型房室结折返性心动过速时AH间期大于180ms，而快慢型小于180ms。慢-快型最早激动位点位于心动过速时最早的逆传心房激动位于Todaro腱后方，希氏束的左后方，靠近Koch三角的顶点，而慢-慢型和快-慢型最早的逆传心房激动位于冠状窦口附近。另一观点认为AH间期可能受到较多因素影响，认为慢-快型和慢-慢型房室结折返性心动过速时AH/HA＞1即可，快-慢型则＜1，另外HIS电极上记录到VA间期小于60ms认为是慢-快型而慢-慢和快-慢型则大于60ms。Katritsis在2010年对经典分型进行了修正，其理由是快-慢型AVNRT经快径的前传速度远不如慢-快型AVNRT经快径逆传"快"，可以说是快-慢型AVNRT的"快径不快"。这证实它们可能利用的不是同一条快径路。因此认为原来的分型是欠准确的，而将分型修正为除了典型快慢型，其他均为不典型类型。

心电图表现通常为节律规整的、QRS波形与窦性相同的、窄QRS心动过速（如合并差传、束支传导阻滞时可为节律规整的宽QRS心动过速）。对于典型AVNRT，表现为短RP心动过速，且RP短于70ms，逆传p波可在QRS波的起始、中间或终末，如在终末，通常在下壁导联出现窦性心律时没有的s波，在V$_1$导联出现窦性心律时所没有的r'波（其原理是心房是逆向激动，因此与窦性P波的方向相反）。不典型AVNRT则通常表现为长RP心动过速，逆传的p波方向也与窦性P波方向相反（图20-2）。

二、房室折返性心动过速

（一）历史溯源

对于房室的旁路的认识最初来自于预激综合征的经验。1913年，Cohn和Fraser报道了2例室上性心动过速，其中1例在窦性心律心电图表现为明显的PR间期缩短和QRS波上升支的顿挫。1930年，Wolff，Parkinson和White报道了11例窦性心律时QRS波增宽的阵发性心动过速。20世纪70年代，当心内电生理和标测技术发展起来后，隐匿性房室旁路的存在才被认识。这些旁路在窦性节律时呈功能性静息状态而不被临床发现。20世纪80年代，隐匿性房室旁路根据传导的特点分为两种：一种是快旁路，类似显性旁路的传导；另一种是慢旁路，具有类房室结的递减传导特性。前一种旁路形成短RP间期心动过速，后一种形成长RP间期心动过速。

（二）发生机制

AVRT的解剖基础是在正常房室传导系统以外存在先天性房室旁路。典型房室旁路的电生理特点为传导速度快，且呈全或无传导。其表现形式有两种，即房室旁路存在前传的功能和仅具有逆传的功能（隐匿性旁路）。房室旁路之所以非常重要，因为它参与了AVRT的形成，而且，与AVNRT不同，一些不应期非常短的显性房室旁路在合并快速房性心律失常时可诱发心室颤动而发生心源性猝死。房室旁路参与的AVRT的发生同其他折返性心律失常一样，必须具备折返三要素：心脏两个或多个部位（径路）传导性和不应期各不相同，相互连接形成闭合环路；其中一条径路存在单向传导阻滞，另一条径路存在传导缓慢，使原先发生传导阻滞的径路有足够时间恢复兴奋性。室性期前收缩或房性期前收缩作为诱发的AVRT的条件（图20-3）。

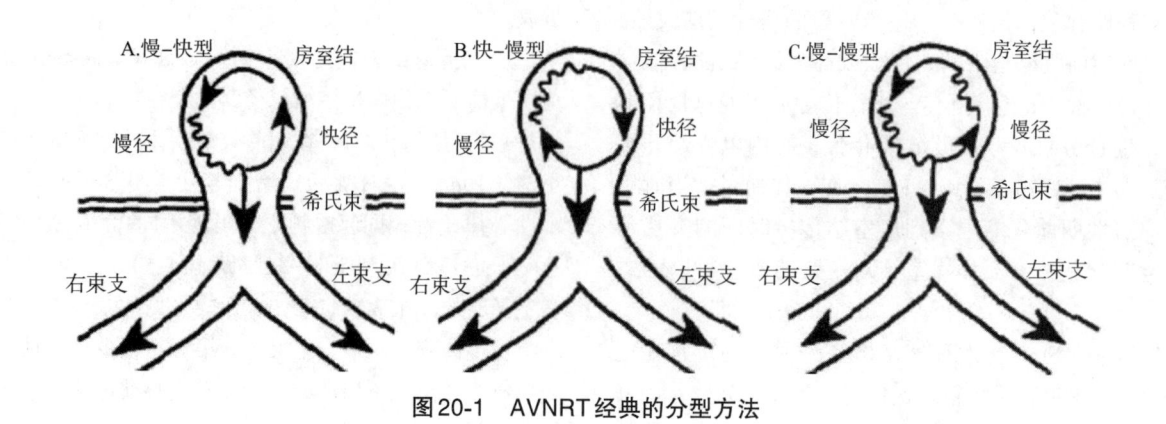

图20-1　AVNRT经典的分型方法

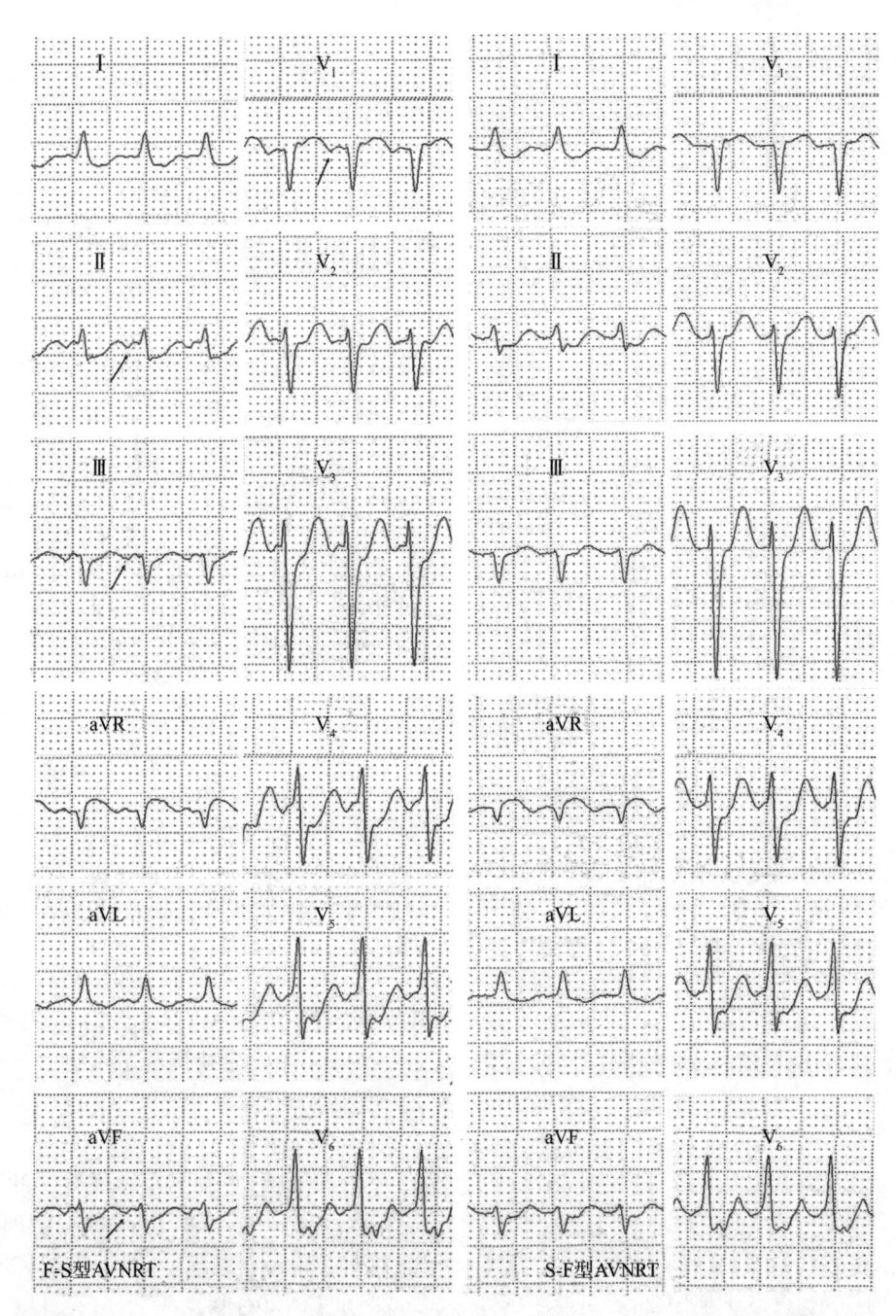

图20-2 左图为不典型的快-慢型AVNRT，在Ⅱ、Ⅲ、aVF、V₁导联上可见逆传P′波，RP′＞P′R，右图为典型的慢-快型AVNRT，在Ⅱ、Ⅲ、aVF、V₁导联上可见逆传P′波，RP′＜PR′

（三）旁路的主要包括以下几类

1. **房室旁路（Kent束）** 多位于左、右两侧房室沟或间隔旁，连接心房肌和心室肌，为经典预激综合征。PR间期＜0.12s，多数为0.10s；QRS波＞0.10s，QRS波起始部粗钝（δ波）；继发性ST-T改变与QRS波主波方向相反。依心前区导联QRS波形态分为A、B两型：A型δ波和QRS波群主波于V₁导联向上，旁路多发生于左心室或右室后间隔，B型QRS波群主波于V₁导联向下，V₅、V₆导联向上，房室旁路多发生在右心室。

2. **房结旁路（James通路）** 为心房与房室结下部或房室束的通道，可能为后间隔束部分纤维所形成，又称LGL综合征（即短PR综合征）。PR间期＜0.12s，多数在0.10s；无束支传导阻滞或室内差异传导时QRS波群时限正常；QRS波群起始部无δ波。

3. **非典型旁路** 连接心房（房束纤维）、房室结（结束纤维）、希氏束（束室纤维）至远端浦肯野纤维或心室肌，统称为Mahaim纤维，电生理特点为只具有前传功能的、缓慢、递减传。房束纤维/结束纤维：在

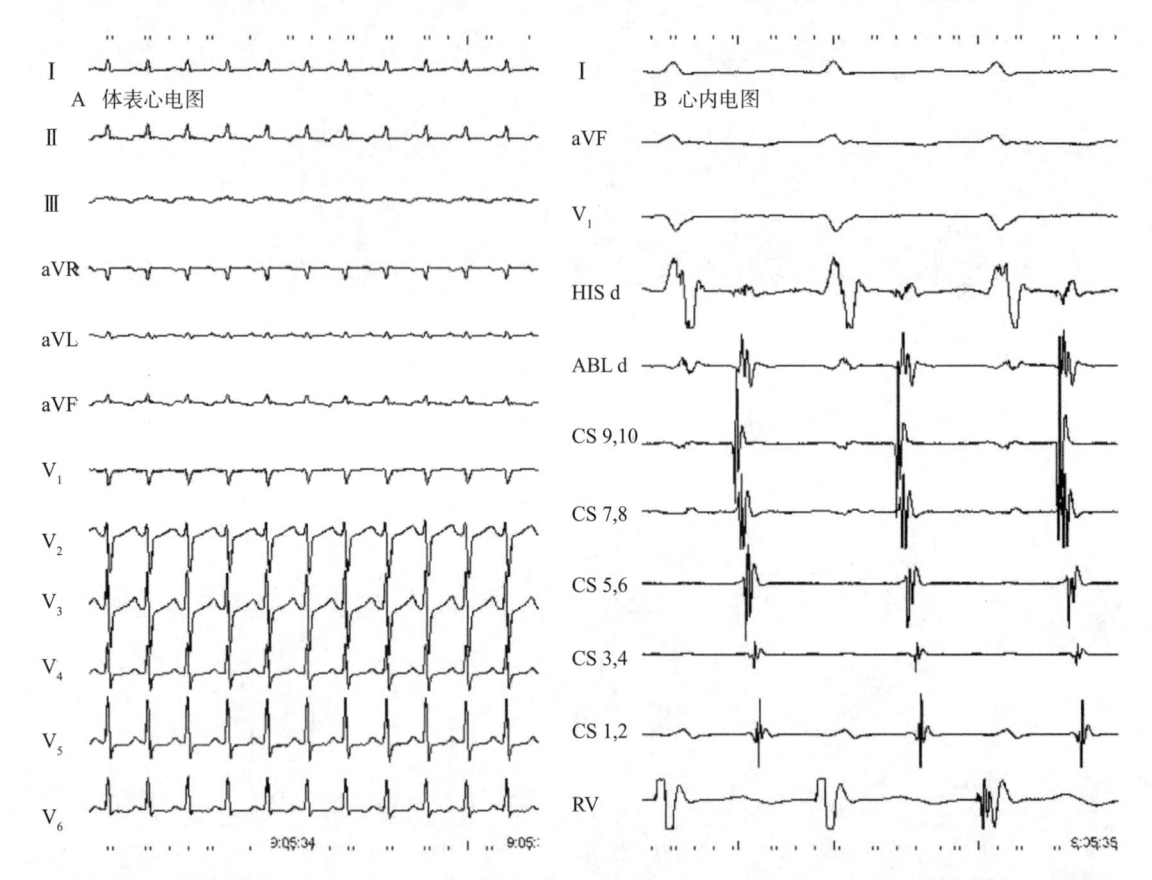

图20-3　图A示慢-慢型AVNRT的体表心电图，可见P'波位于T波起始处，不易辨认，但电生理检查时证实为慢-慢型AVNRT。图B示慢-慢型AVNRT的心内电图，前传经慢径，故AH较长，逆传A波在CS9～10，提示逆传经过另一条慢径，形成慢-慢型AVNRT

心房程序刺激时随着S2联律间期的缩短而出现PR间期和AH间期的延长而HV间期缩短，并且，HV间期一般还是在正常范围内。可以通过该旁路前传，房室结逆传介导心动过速。束室纤维：是引起预激图形的一种少见旁路。它起源于希氏束或者左右束支，心室插入点一般位于间隔部。诊断依据包括，HV间期短于35ms，所有心房起搏周长起搏预激程度固定，希氏束起搏仍存在预激具有确定诊断的意义。束室纤维不能介导折返性心动过速。

（四）分型和心电图表现

1. 通常按传导顺序分型　顺向型AVRT：激动沿正常传导系统下传心室，再由心室经旁路逆传到心房；逆向型AVRT：心动过速折返方向为心房→房室旁路→心室→房室结→心房。

2. 心电图表现

（1）顺向型AVRT：节律规整，QRS波形态正常；常有逆行P'波，可于QRS波之后，RP'间期＜P'R间期；RP'间期＞70ms；可被房性期前收缩或室性期前收缩诱发或终止（图20-4）。

（2）逆向型AVRT：节律规整，QRS波宽大畸形；P'波于Ⅱ、Ⅲ、aVF导联倒置，RP'间期＞P'R间期；可被房性期前收缩或室性期前收缩诱发（图20-5）。

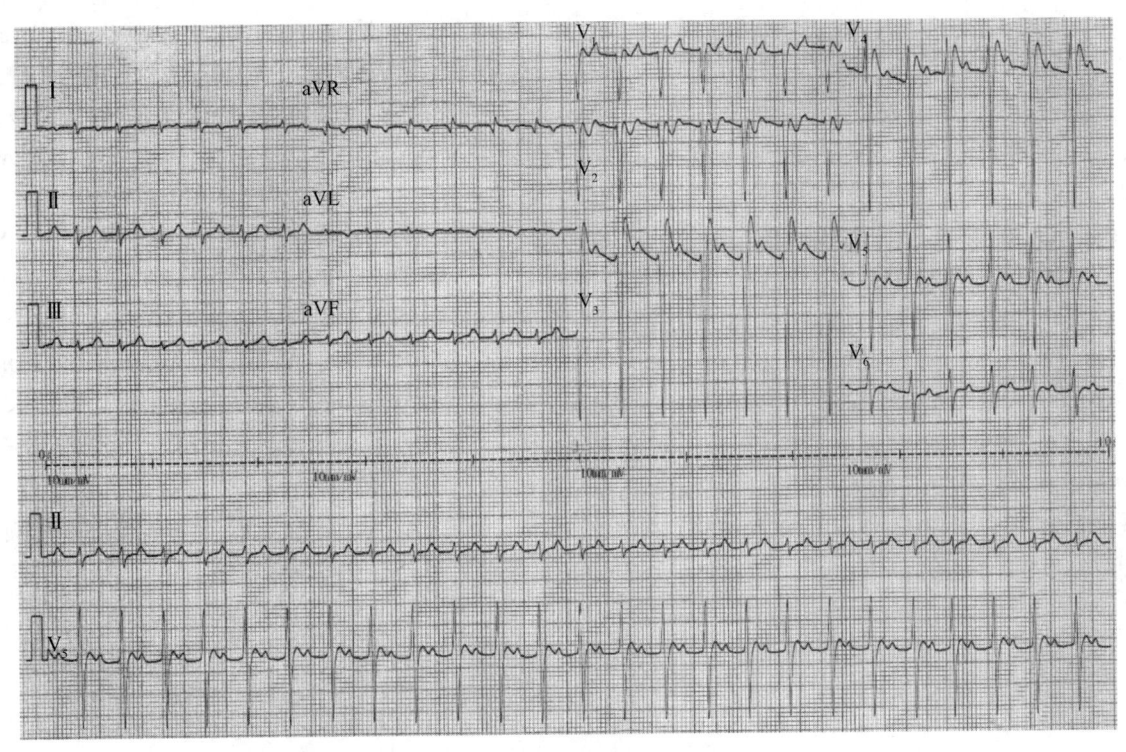

图20-4 顺向型AVRT 窄QRS波心动过速，频率150次/分。RP′<P′R，RP′>70ms

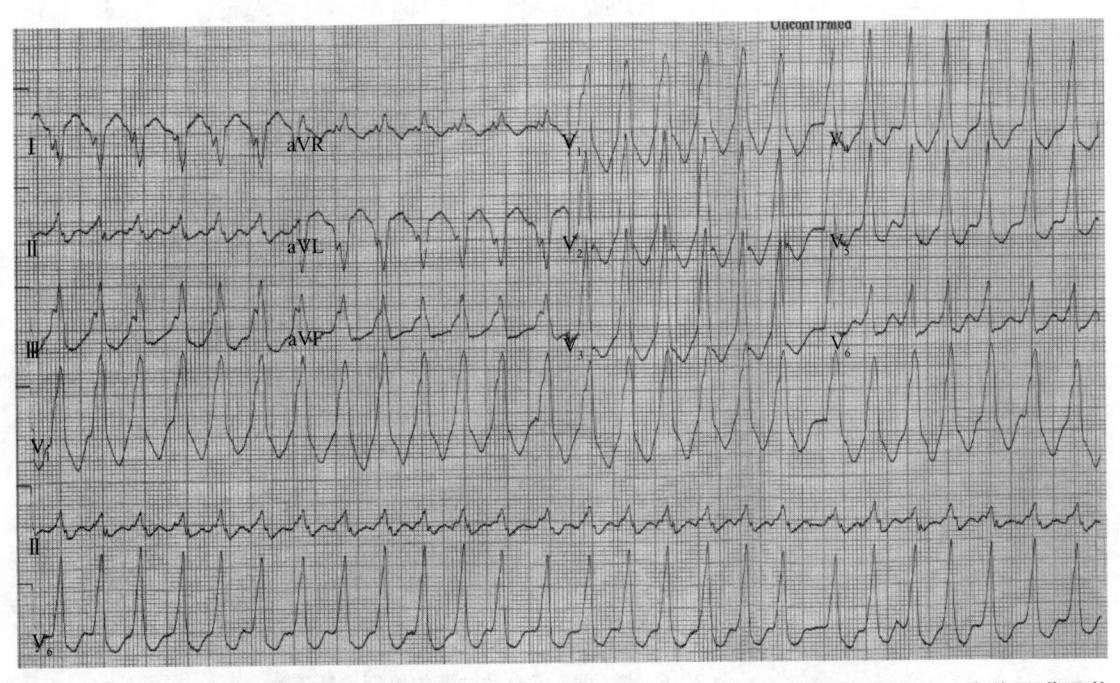

图20-5 逆向型AVRT 宽QRS波心动过速，频率150次/分。QRS波群起始可见预激波，胸前导联预激波方向向上，下壁导联预激波方向也向上

三、阵发性室上性心动过速的诊断和鉴别诊断

阵发性室上性心动过速绝大多数为窄QRS波心动过速，以下主要介绍窄QRS波心动过速的鉴别诊断。其鉴别诊断流程见图20-6。

进行窄QRS波心动过速的鉴别诊断，首先应明确房室关系，A/V比例为1:1包括有AVNRT、AVRT和AT。A/V比例大于1提示存在房室传导阻滞，表明心室不是心动过速折返环的必需，因此可排除AVRT，提示可能为AT/AFL（最常见）或者AVNRT（少见）。另外非常重要的一点是明确P与QRS波群的关系。可分为短RP间期心动过速和长RP间期心动过速。短RP间期心动过速的P波位于ST-T段内，RP间期小于RR间期的一半，或者说P波位于RR间期的前1/2。这类心动过速包括典型AVNRT（最常见），顺向型AVRT，伴房室传导延迟的AT和慢慢型AVNRT。长RP间期心动过速的P波通常位于ST-T段之后，RP间期大于RR间期的一半，或者说P波位于RR间期的后1/2。主要包括AT，快-慢型AVNRT以及采用慢房室旁路逆传的AVRT（如PJRT）。

对于AVNRT和AVRT，应该主要从以下方面进行鉴别。AVRT的发生和维持需要心房、心室、房室结的共同参与，共同构成大的折返环，而AVNRT的发生和维持不需要心房和心室的参与；AVRT在体表心电图通常可见到逆行的P波，在心室波之后，>70ms出现，而典型的AVNRT在体表心电图可以不出现逆向的P波，如可见，通常RP'<70ms；另外，也可表现为特征性的、窦性心律下没有但心动过速下出现的下壁导联的假s波和V_1导联的假r'波。

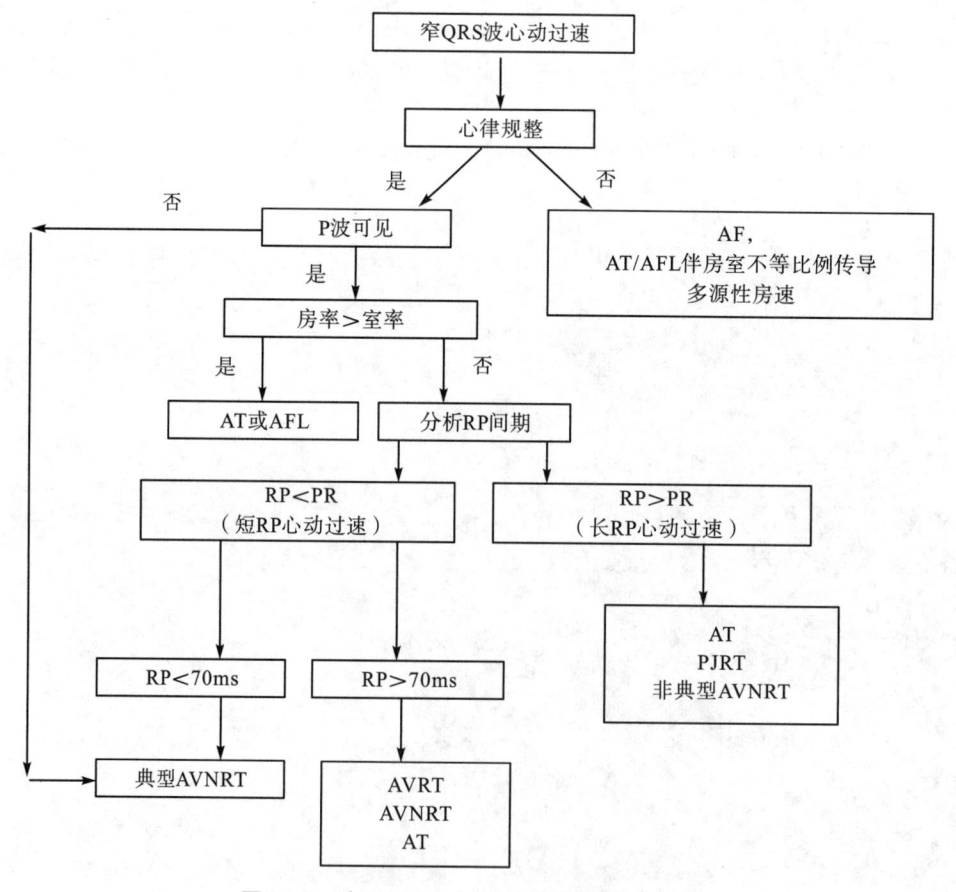

图20-6 窄QRS波心动过速的鉴别诊断流程

（方丕华 贺 嘉）

参考文献

[1] McGuire MA.Paroxysmal supraventricular tachycardia: a century of progress.Heart Lung Circ 2007; 16（3）: 222-228.

[2] Scheinman MM, Yang Y.The history of AV nodal reentry.Pacing Clin Electrophysiol 2005; 28（11）: 1232-1237.

[3] Ziad F.Issa M, Zipes.Clinical Arrhythmology and Electrophysiology.

[4] Josephson ME.Clinical Cardiac Electrophysiology: Techniques and Interpretations 3rd edition.

第 21 章

器质性心脏病与室性心动过速

室性心动过速（ventricular tachycardia，VT）简称室速，是指起源于希氏束以下水平左、右心室或心脏特殊传导系统的快速性心律失常。至少连续3个或3个以上室性异位搏动或心脏电生理检查中程序刺激诱发的持续6个或6个以上的连续的室性异位搏动，频率在100～250次/分。病理性室速见于器质性心脏病患者，为恶性或潜在恶性室速，常常伴有血流动力学异常，并可能蜕变为心室扑动或心室颤动引起猝死，是临床常见的恶性快速性心律失常。

室速作为一种严重的快速性心律失常，一直是心电医生们研究的重点。1909年，Thomas Lewis发表了第一份室速的心电图，这份心电图仅记录了连续11个室性异位搏动的非持续性室速。1912年，Hart通过心电图记录到了持续3 min以上的持续性室速。此后若干年，西方的学者先后发表了多篇关于室速的详细报道。早期的报道强调了洋地黄中毒和急性心肌缺血在室速发生中的作用，提出了室速心电图的诊断标准，并且认为器质性心脏病所致的病理性室速预后不佳。20世纪60年代后，国内外学者们致力于宽QRS波心动过速的鉴别诊断。随着成功记录到希氏束电图和心内电生理检查技术的应用，对宽QRS波心动过速的鉴别成为可能。20世纪70～80年代，Wellens和Kindwal分别提出右束支传导阻滞图形诊断为室速和左束支传导阻滞图形诊断为室速的心电图标准。1991年，Brugada基于室速心电图特点和概率学提出鉴别室速的四步法和三步法流程图，得到临床上广泛应用。2007年，Vereckei提出了鉴别宽QRS波心动过速的新四步法流程图。在2007年诊断流程的基础上，2008年Vereckei进一步大胆创新，提出了aVR单导联鉴别宽QRS波心动过速的新流程。众多的流程，均存在一些问题，如特异性、敏感性及准确性偏低，未能覆盖特殊人群等。2015年Jastrzebski等学者提出了新的"宽QRS波心动过速的鉴别诊断流程：室速积分法"。表21-1列举了各种鉴别诊断标准与流程，包括影响较大的Brugada流程，平均诊断准确性均较低（69%～78%）（表21-2）。学者们对于室速心电图形态的探寻持续了半个多世纪，目前仍然受到广泛关注。

在室速治疗方面，1921年，Scott报道了奎尼丁可以预防和终止室速，随后利多卡因在室速的治疗中广泛应用。随着研究的增多，药物的应用更加细致、规

表 21-1　QRS 波心动过速的鉴别诊断标准和流程的提出

作者	发表的期刊与时间	入选例数	涉及的标准
Sandler & Marriott	Circulation 1965	$n=200$	V_1导联类右束支传导阻滞时的几个新标准
Swanick & Marriott	Am J Cardiol 1972	$n=184$	V_1导联类左束支传导阻滞的1个新标准
Wellens	Am J Med. 1978	$n=140$	提出3个新标准
Kindwall	Am J Cardiol 1988	$n=118$	V_1导联类左束支传导阻滞时的2个新标准
Brugada	Circulation 1991	$n=544$	4个流程含15个标准（2个新标准）
	Lancet 1994	$n=102$	2个流程含5个标准
Lau（Bayesian）	PACE 2000	$n=244$	含21个标准
Vereckei（aVR$_1$）	Eur Heart Jour 2007	$n=453$	4步流程含10个标准（2个新标准）
Vereckei（aVR$_2$）	Heart Rhythm 2008	$n=483$	4步流程含4个新标准
Pava（lead II RWPT）	Heart Rhythm 2010	$n=163$	提出1个新标准
Jastrzebski室速积分法	Europace 2015	$n=786$	共7个标准

表 21-2　各种鉴别诊断流程的准确率、特异度、敏感度

鉴别	Brugada	Griffith	Bayesian	Lead aVR	Lead II RWPT	P
准确率（%）	77.5	73.1	74.7	71.9	68.8	0.04
	(71.8～82.5)	(67.2～78.5)	(68.9～79.9)	(66.0～77.4)	(62.7～7.44)	
特异度（%）	59.2	39.8	52.0	48.0	82.7	<0.001
	(48.8～69.0)	(30.0～50.2)	(41.7～62.2)	(37.8～58.3)	(73.7～89.6)	
敏感度（%）	89.0	94.2	89.0	87.1	0.60	<0.001
	(83.0～93.5)	(89.3～97.3)	(83.0～93.5)	(80.8～91.9)	(0.52～0.68)	
似然比（+）	2.18	1.56	1.86	1.67	3.46	
	(1.71～2.78)	(1.33～1.85)	(1.50～2.30)	(1.37～2.04)	(2.20～5.43)	
似然比（-）	0.18	0.15	0.21	0.27	0.48	
	(0.11～0.30)	(0.07～0.29)	(0.13～0.34)	(0.17～0.42)	(0.39～0.60)	

范，同时也更加注意药物的致心律失常作用。对血流动力学稳定的单形性室速，胺碘酮、普鲁卡因胺、索他洛尔都比利多卡因有效。对血流动力学稳定的多形性室速（尖端扭转型除外），用胺碘酮治疗可能有效。而对于QT间期延长的尖端扭转型室速，静脉镁制剂能有效终止室速发作。异丙肾上腺素和心室起搏能有效地终止伴有心动过缓或药物诱发的QT间期延长的尖端扭转型室速。对于室速风暴，常选用β受体阻滞剂或再加胺碘酮。胺碘酮和索他洛尔可用于伴有器质性心脏病的复杂室性心律失常，胺碘酮可降低总病死率，特别适于有心功能不全者。胺碘酮与β受体阻滞剂合用对于降低室性心律失常的死亡率可能有协同作用；而钙通道阻滞剂主要用于部分特发性室速的治疗。

1959年，Cough采用室壁瘤切除术治疗室速，效果较满意。20世纪80年代后，随着心内电生理检查技术和导管消融技术的快速发展，室速消融治疗呈现在人们面前，取得了可喜的成绩，为室速的根治提供了新的方法。特发性室速消融的成功率在95%以上，为首选治疗方法。病理性室速消融治疗也接近50%的成功率，并且置入埋藏式心脏除颤器（ICD）后进行导管消融治疗，可以减少室速发作，减少放电次数。近40年来，ICD迅猛发展，不断升级，尽管不能根治快速性室性心律失常，但几乎100%可以终止室速，挽救了许多患者的生命。但是经静脉置入ICD同样面临着和起搏装置一样的问题，如：经静脉穿刺出现穿刺、静脉路径并发症等。另外如果静脉路径发生明显的狭窄或畸形、路径缺如、特殊人群如儿童，ICD的置入就会受到制约。为了避免经静脉导线置入或拔除的相关并发症，2008年皮下ICD应运而生。为年轻、不需要起搏以及高感染风险的患者，如早先发生过装置感染的患者、终末期肾脏疾病患者、糖尿病患者，或者长期处于免疫抑制状态的患者提供了新的治疗选择。

一、病因与机制

（一）病因

室速作为快速性室性心律失常多见于各种类型的器质性心脏病患者，也可见于心室结构正常的人群，但较少见。本章主要讨论病理性室速，这一类型的室速均发生于器质性心脏病患者。冠心病是发达国家室性心律失常最常见的病因，近年来随着我国生活水平的提高，膳食结构及生活方式的改变，冠心病的发病率逐年增长，已成为病理性室速的主要病因。急性心肌缺血可诱发多形性室速，心肌梗死后心室肌瘢痕形成，容易发生持续性单形性室速。其他病因包括扩张型心肌病、肥厚型心肌病、致心律失常性右室心肌病（ARVC）、高血压心脏病、心脏瓣膜病、先天性心脏病术后、代谢性心肌病、限制型心肌病、心肌炎及Chagas病等。当存在电解质和酸碱平衡紊乱、药物中毒（洋地黄过量）等因素时，可以促进室速的发生。

（二）机制

了解室速的发生机制是制定预防和治疗室速临床策略的关键步骤。关于室速发生的机制早在20世纪就做了大量的研究，然而具体机制目前尚不完全清楚。器质性心脏病患者心室内的病变或瘢痕组织，以及心室肌重构后的心肌肥大和纤维化等，构成了室速发生的解剖基质；心室不同部位的兴奋性、传导性和不应期的异常，各向异性、自律性的增加以及存在不可兴奋组织等，构成了室速发生的电生理基质。总体来说，室速的发生机制包括局灶性放电机制和折返激动机制。

1. 局灶性放电　快速的局灶性放电是室速发生机制之一，其可能由正常或异常自律性增高、早期后除极、延迟后除极引起。在交感神经兴奋、儿茶酚胺分泌增加、低钾血症、缺氧、缺血、酸中毒等情况下，心室肌细胞能在较早激动后通过动作电位的4相自动除极，产生异常自律性，可以引起室性期前收缩。当频率超过窦房结

下传的心室激动频率时，便成为心室激动的主导起源点，导致室速。早期后除极和延迟后除极均属于触发活动，是指由前一个动作电位触发的膜电位震荡，如振幅达到阈电位水平则引起后除极激动。早期后除极发生在动作电位的2相或3相早期，可能与LQTs相关的尖端扭转型室速的发生相关；延迟后除极发生在动作电位的3相结束时，可能是儿茶酚胺敏感性室速、洋地黄中毒引起的室速的发生机制。

急性心肌缺血时，缺血细胞和正常心肌细胞之间可产生损伤电流，引起缺血心肌附近正常组织的兴奋性增加，导致浦肯野纤维的自发除极并触发室速。此外，在心肌缺血再灌注早期，组织兴奋性和各向异性的快速改善也可产生局灶激动，进而引起室速。自律性机制的室速在器质性心脏病患者中较少见。

2. 折返激动　正常情况下，相邻部位心室肌的兴奋性和传导性接近，但是当某一部位发生缺血、炎症等病变时，出现了结构上或功能上不应期相差较大的两条或多条传导径路。前传的冲动在一条径路发生单向传导阻滞，而从另外一条径路缓慢前传，当折返环周长长于折返环路心肌组织的不应期时，激动就可以经单向阻滞径路逆向传导，构成折返激动。如果折返激动得以维持并替代正常窦性心律，就可形成折返性心动过速。折返激动最简单形式是折返波沿着周长稳定的折返环路进行反复运动，产生单形性室速。根据折返径路的大小可以分为束支折返和围绕心肌瘢痕的大折返，也可以是局限于小块心肌、瘢痕内部或浦肯野纤维的微折返。冠心病心肌梗死后可以形成非常复杂的心肌瘢痕，围绕这些瘢痕组织可以形成8字折返，是指在两个几乎对称的折返环里激动向相反的方向传导，而在瘢痕组织的中心存在共同通道，这两个折返环存在共同的出口和入口，这些瘢痕的内部还可能存在旁观传导区（图21-1）。8字折返时，传出的激动离开出口后传入心室的其他部位，导致这些部位去极，产生QRS波群，继之折返激动可通过外环或内环回到缓慢传导区。激动在外环去极可在体表心电图上表现出来，而内环的激动不能使远处的心肌去极，内环也不能产生被体表心电图检测到的电活动。

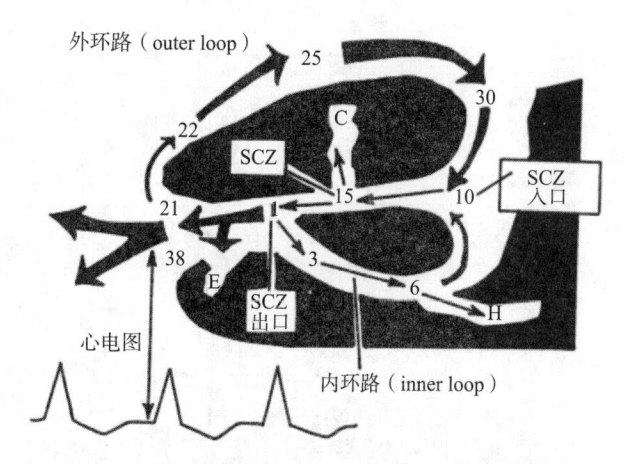

图21-1　心肌梗死后瘢痕组织内的8字折返环路

图中黑色区域代表瘢痕组织，激动传导用黑色箭头表示，数字表示环路中的不同部位。折返环路由慢传导区（SCZ）、外环路（outer loop）和内环路（inner loop）组成。缓慢传导区有入口（部位10）和出口（部位1）。通过缓慢传导区的激动经内环路或外环路传导到缓慢传导区入口，图中还显示了旁观者部位（C、E、H）

二、分类

室性心动过速（以下简称室速）的分类方法多样，各种分类方法均有优缺点，国内外尚未统一。

（一）根据室速的发生机制分类

1. 自律性室性心动过速　如加速性室性自主心律。
2. 折返性室性心动过速　这是室速最常见的机制。
3. 触发活动性室性心动过速　主要见于LQTs相关的尖端扭转型室性心动过速，洋地黄中毒引起的室性心动过速。

（二）根据QRS波群特征分类

1. 单形性室性心动过速发作时　QRS波群形态一致，或几乎一致，但在反复性单形性室速时QRS波群可有轻微变化（图21-2）。
2. 多形性室性心动过速发作时　QRS波群形态多样。
3. 双向性室性心动过速时　QRS波群形态和方向呈两种形态交替出现，肢体导联QRS波群主波方向正负交替变化，或胸前导联呈左、右束支传导阻滞图形交替变化，或电压交替变化（图21-3）。

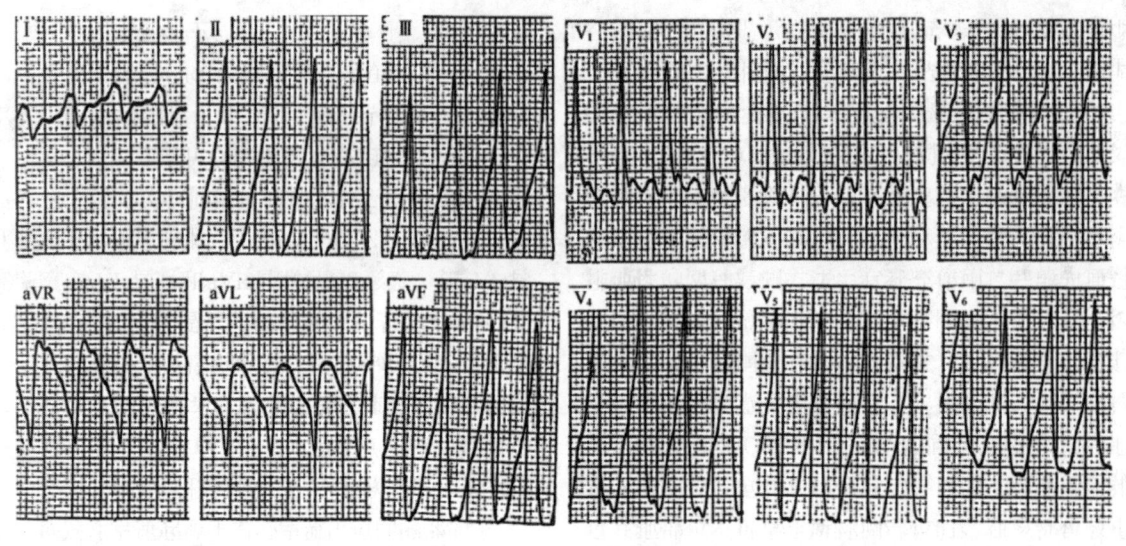

图 21-2 单形性室速

患者男性，13岁，先天性心脏病（法洛四联症），2年前行法洛四联症矫正手术，术后出现持续性单形性室速，呈右束支传导阻滞图形，胸前导联 QRS 波同向性

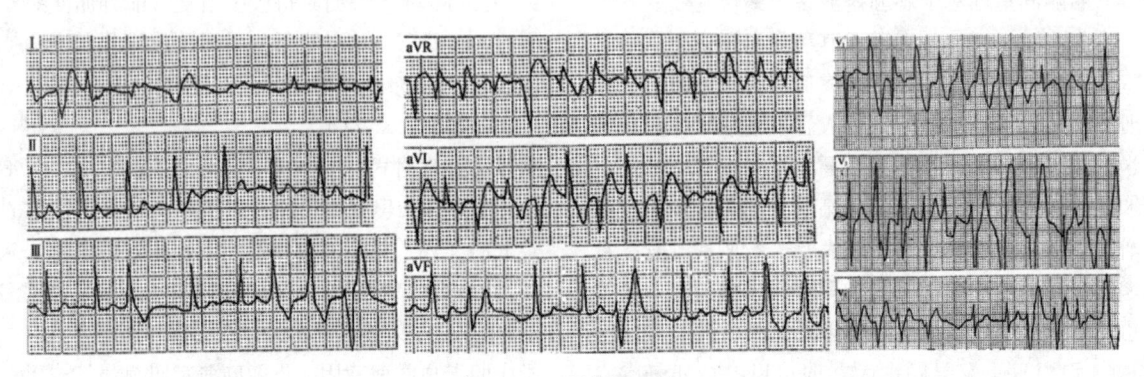

图 21-3 双向性室速

心电图显示多源性室性期前收缩，主要是右束支传导阻滞图形，aVL 导联出现一段双向性室速

（三）根据室速发作持续时间和血流动力学变化分类

1. 非持续性室速每次发作持续时间<30s。
2. 持续性室速每次发作持续时间30s以上；或未达到30s，但出现明显的血流动力学障碍，需要立即复律者。

（四）根据室速患者有无器质性心脏病分类

1. 病理性室速由器质性心脏病引起的室速，本章内容主要讨论这类室速。
2. 特发性室速指发生于心脏结构正常患者的室速，如右室流出道室速、左心室间隔部室速。

根据器质性心脏病不同分类，临床常见的病理性室速包括以下几种。

（1）冠心病室速：冠心病心肌梗死后广泛瘢痕形成容易发生持续性单形性室速（图21-4）。心肌梗死的范围、室间隔受累的程度以及左心室功能障碍的程度是心肌梗死后是否发生室性心律失常的决定性因素。窦律时，在室速部位可记录到低振幅、传导延缓的碎裂电位。室速的电生理基质在心肌梗死后最初2周逐渐形成，一旦形成，仍然有可变性。心肌梗死后持续性室速的发生机制主要是折返，心室程序刺激可反复诱发和终止室速。心动过速的诱发和维持有赖于缓慢传导延缓的程度。

（2）扩张型心肌病室速：扩张型心肌病室速患者室性心律失常的发生并不是单一机制，多个因素在室速的发生中起着作用。扩张型心肌病室速患者存在广泛的瘢痕化和纤维化，这些区域可能成为折返点，冠状动脉缺血和电解质紊乱可促发心律失常。室壁强度的变化和心室肌延长导致心室有效不应期缩短、自律性异常和触发活动增加，心室机械学和几何形态的改变使折返性心律失常更容易维持。

（3）肥厚型心肌病室速：肥厚型心肌病室速发生的机制可能主要是因为左心室心肌结构紊乱所造成的电不稳定和形成异常电传导基质，小灶性心肌缺血反复发作可引起心肌坏死和坏死后纤维替代修复。流出道梗阻突然加重或剧烈体力活动均可促发室速。

（4）致心律失常型右室心肌病室速：病变通常累

及右室游离壁，表现为心肌萎缩、丧失，大片的心肌组织被脂肪和（或）纤维脂肪浸润和分割，形式恶性室性心律失常的结构基础。患者可以表现为短阵室速、持续性室速、心室扑动、心室颤动和猝死（图21-5）。

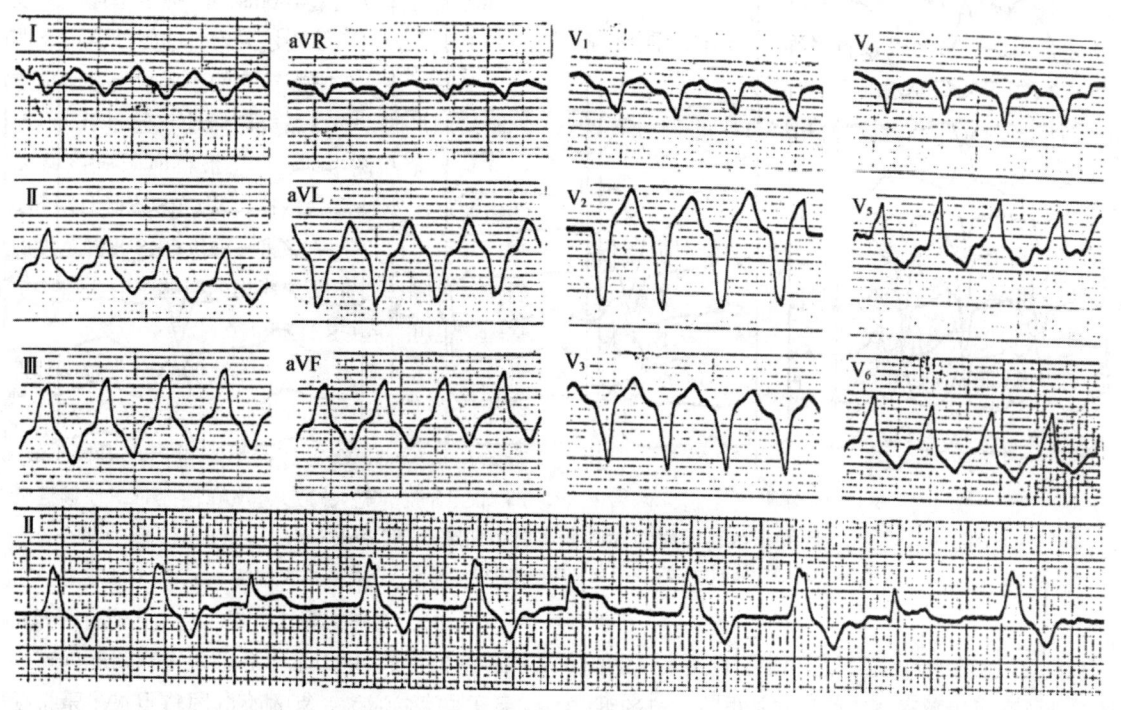

图21-4 冠心病心肌梗死后室速

患者男性，65岁，急性心肌梗死后室速。QRS波宽大畸形，电轴右偏，RR间期0.32s，QRS波频率187次/分，V₄导联可见直立P波，P-P间期0.56s，P波频率107次/分，房率＜室率，房室分离。长Ⅱ导联心电图可见室速频率减慢，第3、6、9、12跳为心室夺获

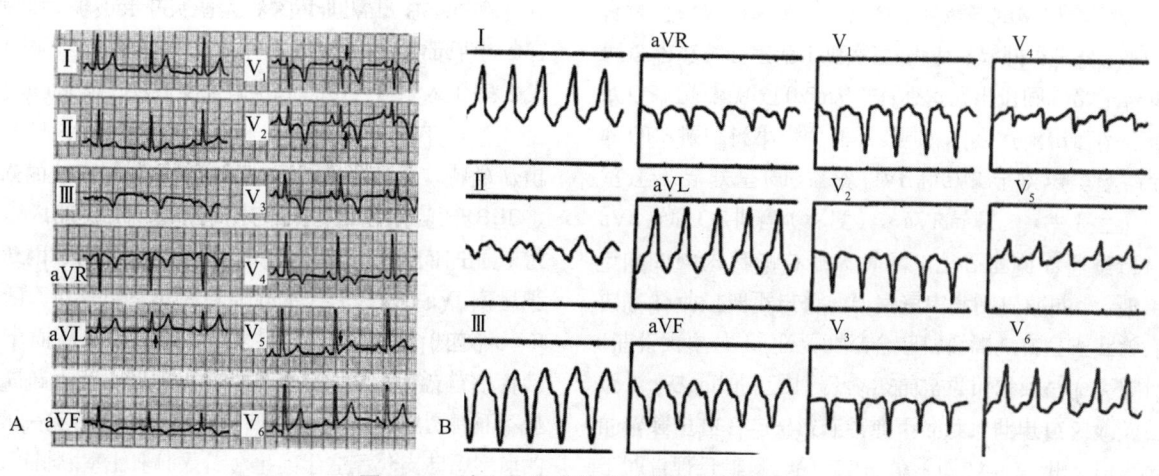

图21-5 致心律失常性右心室心肌病室速

患者男性，36岁，有阵发性心悸病史．图A为窦律时心电图，QRS波时限120ms，右胸导联T波倒置，aVL、V₁、V₂和V₅导联箭头所指处可见Epsilon波．图B为心悸发作时记录心电图，提示室速，电轴左偏，QRS波在Ⅰ、aVL导联直立，Ⅱ、Ⅲ、aVF导联主波向下或呈QS形态，V₁导联呈QS形态，V₅、V₆导联直立，提示室速起源于右心室流入道

三、重要概念

（一）单向阻滞

正常的心肌细胞可以双向传导，而在病理情况下，由于心肌组织的病变程度不同，致使该部位组织只能允许一个方向的激动通过，而相反方向的激动不能通过。

（二）折返

指心脏内存在两条或两条以上的传导径路构成折返环路，可以是解剖上的也可以是功能上的，当激动在一条径路前传遇到单向阻滞后，从另一条径路缓慢下传，然后再经单向阻滞区逆传回原处，再次引起该部位心肌激动。

（三）房室分离

心房和心室分别由2个不同的节律点控制，两者互不相关。一般窦房结或心房异位起搏点控制心房，室性异位起搏点控制心室。

四、心电图表现及诊断标准

器质性心脏病患者当出现宽QRS波心动过速时，要高度怀疑病理性室速的可能，体表心电图是室速诊断的主要依据，其特征可表现如下。

（一）频率

3个或3个以上的室性期前收缩连续出现，或心内电生理检查程序刺激诱发的连续6个或6个以上的室性期前收缩。室速频率在100～250次/分。持续性室速的频率多在180次/分左右。无休止性室速的频率可能较快，在190次/分左右。小儿室速频率较成人快，在150～279次/分（平均210次/分）。

（二）节律

持续性室速的节律规则或略有不规则，RR间期之差一般<20ms；但是，持续性多形性室速的RR间期可能相差较大。

（三）QRS波群时限和形态

1.QRS波群时限　QRS波群的宽度是诊断室速的重要心电图指标。目前认为室速时QRS波群宽大畸形，时限超过120ms，50%以上的病例超过140ms。既往研究认为QRS波群宽度超过140ms高度提示室速。病理性室速患者由于心脏存在结构性异常，QRS波群增宽明显。这些室壁厚度改变，室腔扩大的患者，当室速呈左束支传导阻滞图形时，QRS波群时限应该超过160ms，而呈右束支传导阻滞图形时，QRS波群时限应该超过140ms。QRS波群越宽越提示室速，当QRS波群时限超过200ms时，几乎可以肯定是室速。评价QRS波群宽度时要结合病史，排除抗心律失常药物的影响，因为一些抗心律失常药物也可引起QRS波群增宽。

2.QRS波群形态　QRS波群的形态对病理性室速的诊断有重要价值。病理性室速患者由于心室扩张和（或）室壁运动障碍，QRS波群形态可出现丑征（ugly sign），即当QRS波群宽大畸形、顶峰顿挫时，在顿挫的QRS波群的最低点划一水平线，在QRS波群的两个挫折波峰划两条垂直线，当两条垂直线与水平线的交点之间的间期>40ms时，丑征为阳性，提示心室内存在严重的传导障碍（图21-6A）。

（1）左心室室速的心电图特点：V₁导联QRS波群的主波向上，类似右束支传导阻滞图形。当V₁导联主波为向上单相波（R）或双相波（qR、RS或QR）时高度提示室速。当V₁导联QRS波成RsR′时，即出现兔耳征，若前兔耳振幅大于后兔耳时（R>R′）高度提示室速（图21-6B）。V₆导联S波振幅大于R波振幅，或R/S<1时提示室速。

（2）右心室室速的心电图特点：V₁导联QRS波群的主波向下时，提示室速起源于右心室。V₁导联QRS波群的特点是，R波增宽时限超过30ms，S波的前支有顿挫，RS间期延迟，RS间期是指QRS波起始到S波最深处的时间，当此间期超过60ms时，说明室内传导延迟（图21-6C）。

（四）额面电轴

当额面电轴位于-90°～±180°时，很难确定其电轴是极度左偏还是极度右偏，因而被称作"无人区"电

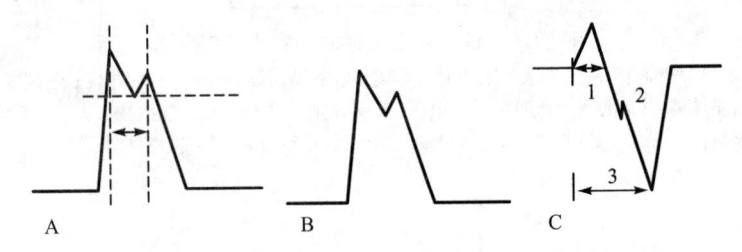

图21-6　QRS波群形态

A.示QRS波丑征，两条垂直线间期>40ms时，丑征为阳性，提示心室扩张、传导障碍或室壁运动不良；B.示室速时V₁导联呈M形，类似兔子的耳朵，称为兔耳征，前兔耳大于后兔耳时，高度提示室速；C.示右室室速时V₁导联特征，1为R波时限>30ms，2为S波顿挫，3为RS间期>60ms

轴，又称为西北电轴。这种情况只能出现在室速时，不可能出现在其他宽QRS波心动过速。所以，临床上可以据此一条快速诊断室速。

（五）胸前导联QRS波群同向性

胸前导联QRS波群同向性，即胸前导联QRS波群主波均为正向或负向。宽QRS波心动过速时，胸前导联QRS波群同向性诊断室速的特异性高（90%），敏感性较低。

（六）室房分离

室房分离是指心动过速时心室、心房自成节律，两者无关。室速时70%的患者无1∶1房逆传，表现为室房分离，因此室房分离诊断室速的特异性极高（100%）（图21-7）。心电图上表现为P波和QRS波无关，QRS波的频率一般快于P波的频率，除非同时存在房性快速性心律失常，房率可快于室率。心动过速时P波可能以T波融合而不易识别，当心室率快于180次/分时，心电图上很难看到分离的P波。所以，为了观察分离P波，心电图应该记录较多的心动周期。由于下壁导联P波振幅较高而QRS波振幅较低，所以分离P波更容易在下壁导联观察到。

（七）心室夺获和室性融合波

室速时可有部分的窦性或房性激动下传心室，出现正常的QRS波群，称为心室夺获（图21-7）。心室夺获只是我们的习惯叫法，其实称为室上性夺获更合适。当室上性激动部分夺获心室与自身心室波融合，可出现室性融合波（图21-7）。虽然并不常见（5%的患者出现），但是对诊断室速极有价值。室性夺获后室速还能维持的原因是心动过速发生了节律重整，而室性融合波后室速也可维持但并未发生心动过速的节律重整。

五、主要鉴别诊断

宽QRS波心动过速可见于室速、室上性心动过速伴束支传导阻滞、室上性心动过速伴室内差异性传导、旁路前传的房室折返性心动过速、室上性心动过速伴旁路前传（如预激伴心房颤动）、室上性心动过速伴心室肌内传导异常、起搏器介导的心动过速、频率适应性心室起搏。80%的宽QRS波心动过速为室速。室速多见于器质性心脏病患者，而室上速患者多无器质性心脏病。结合患者的临床情况、有无器质性心脏病病史、心动过速时血流动力学改变程度、窦律时心电图及心动过速发作时的心电图做出正确的诊断并不困难。

鉴别要点可以简写成"ABCDEF"法则：A为房室分离（atrioventricular dissociation）；B指QRS波群宽度（broad）；C指胸前导联同向性（concordance）；D为电轴矛盾或无人区电轴（deviation of axis）；E指迷走神经刺激手法的效果（effect of maneuvers）；F指符合室速特征的QRS波形态（features of the QRS complex）。

Brugada四步法和三步法、Vereckei四步法、aVR单导联诊断流程（图21-8）是基于心电图的宽QRS波心动过速鉴别诊断流程图。这些流程图可以帮助医师快速判断心动过速的类型，但是这些结果均是概率学统计所得，存在偏差，所以应用流程图时不可"形而上学"。相较既往的诊断流程，Jastrzebski等学者提出的"宽QRS波心动过速的鉴别诊断流程：室速积分法"（表21-3），有以下几个优点：①室速积分法标准易记易用：室速积分法的7个标准都是众所周知的7个室速鉴别诊断标准，因而容易记忆容易应用。②确定室速的准确诊断率高：本室速积分法诊断确定室速时，其诊断室速的准

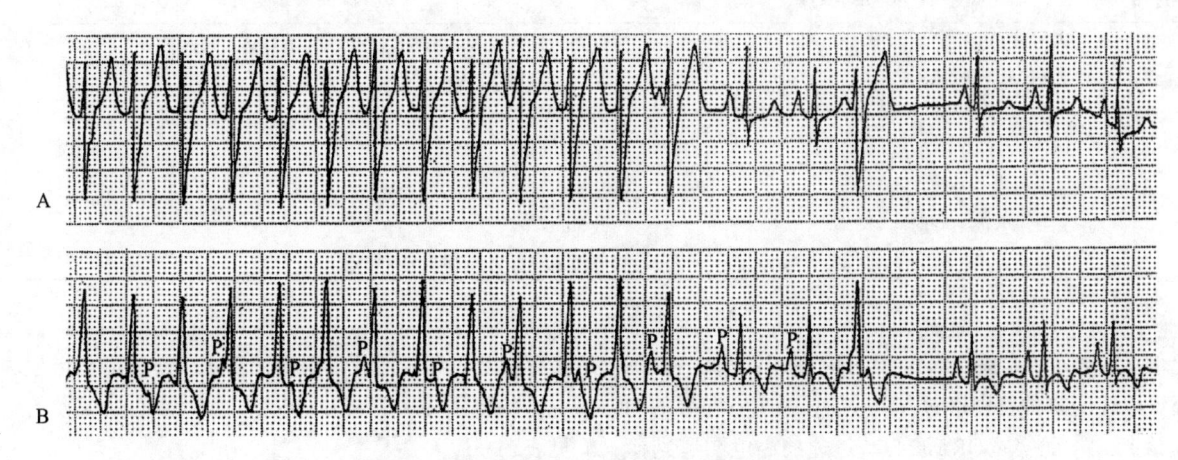

图21-7 室房分离、室性融合波及心室夺获

图A室速发作时，P波不明显；图B室速发作时室房分离，P波清晰可见，第13个QRS波为室性融合波，第14、15个为心室夺获

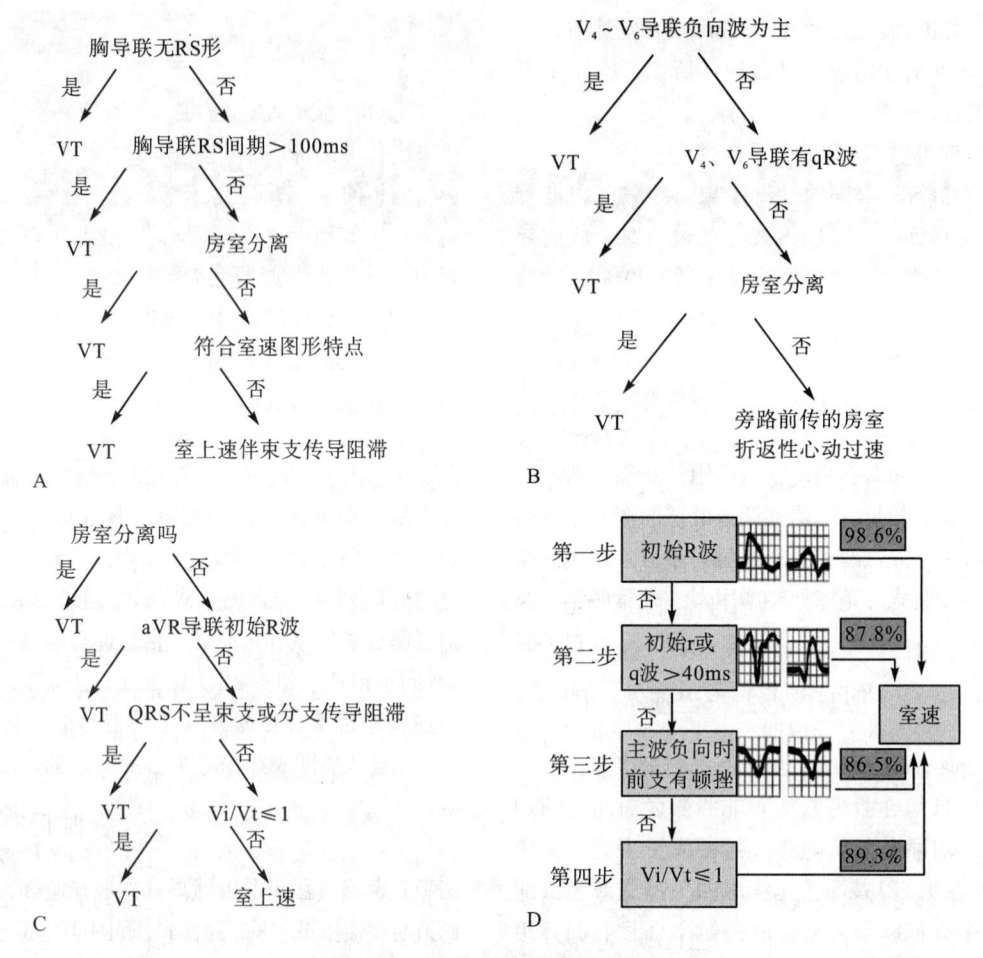

图 21-8 室速心电图诊断流程

图 A 为 Brugada 四步法，鉴别室速和室上速伴束支传导阻滞；图 B 为 Brugada 三步法，鉴别室速和旁路前传的房室折返性心动过速；图 C 为 Vereckei 四步法，鉴别室速和室上速；图 D 为 aVR 单导联诊断流程

表 21-3 宽 QRS 波心动过速鉴别诊断的室速积分法标准

序号	导联与项目	阳性积分标准
1	V_1 导联 QRS 波	起始为 R 波或 R＞S 的 RS 波或 Rsr 波
2	V_1 或 V_2 导联 QRS 波	起始 r 波时限＞40ms
3	V_1 导联 QRS 波	S 波有切迹
4	V_1～V_6 导联 QRS 波	无 RS 图形
5	aVR 导联 QRS 波	初始为 R 波
6	Ⅱ 导联 R 波达峰时间	≥50ms
7	房室分离	包括室性融合波和室上性夺获

确比例在积 3 分时为 99.2%，＞3 分时高达 99.7%，其明显高于以往的各种鉴别诊断方法。③可做出不同级别的室速诊断。④证实宽 QRS 波心动过速的心电图鉴别诊断存在灰色区，遇此情况时还需进一步做心内电生理等方法的鉴别（表 21-4）。室速与预激伴心房颤动的鉴别见表 21-5。

表21-4 786例宽QRS波心动过速的积分结果

鉴别	积分结果					
	0	1	2	3	4	≥5
室上速（274例次）	174	70	29	1	0	0
室速（512例次）	32	84	102	127	97	70
不同积分时室速的百分比（%）	15.5	54.5	77.9	99.2	100	100
	室上速诊断区（0分）	室速诊断灰色区（1分）	室速区（2分）	确定室速区（≥3分）		

表21-5 室速与预激伴心房颤动的鉴别

鉴别	室速	预激伴心房颤动
病史	有器质性心脏病史	有心动过速病史
心率	一般<200次/分	常>200次/分
窦性P波	有时可见，与QRS波群无固定关系	无
F波	无	有
预激波	无	有
QRS波群形态	一致或略有变化	多变
QRS波群节律	规整，RR间期变化≤30ms	不规整，RR间期变化>100ms
房室分离	有	无
发作前后心电图	可见与室速形态相同或接近的室性期前收缩	可见预测波

六、进展与展望

病理性室速可能蜕变为心室扑动或心室颤动导致猝死，故引起人们的广泛关注。众多学者为了深入了解室速发生的病理学基质和电学基质，探索更好的治疗方法在不断地努力。如果能够明确室速发生的电学和物理学基质，那么预防室速的发生可能成为现实。

病理性室速患者一般存在严重的器质性心脏病，为心源性猝死的高危人群，应用心电图等无创性方法进行危险分层，并给予行之有效的干预，最终可以改善存活率。既往《无创技术对心脏性猝死进行危险分层的专家共识》讨论了缺血性、扩张型和肥厚型心肌病的室速人群。基于心电图的预测指标包括：QRS波宽度、QT间期及QT离散度、心室晚电位（信号平均心电图）。QRS波宽度>120ms是高危患者的筛选指标。QT间期延长、QT离散度增大与自发室速、心室颤动及心源性猝死的风险增加有关。心室晚电位是指心肌梗死后，心肌梗死或瘢痕区心室肌激动传导延迟，使QRS波后持续存在低幅碎裂电活动，可成为室速折返的基质。晚电位可识别心肌梗死后心源性猝死的高危患者。这些心电图评价指标在临床工作中易于操作使用，避免了有创性心内电生理检查。随着研究的不停深入，室速的具体发生机制将会更加明确，心电图诊断将会更加准确。

（张树龙　王泽峰）

第 22 章

特发性室性心动过速

室性心动过速（室速）是一种常见的宽QRS波群心动过速，具有重要的临床意义。室速是指起源于希氏束分叉以下、左心室或右心室，并由至少连续3个或以上室性期前收缩形成的频率在100～250次/分的心动过速。室速可见于器质性心脏病，如冠心病心肌梗死或心肌病患者，药物中毒等；也可见于正常人，如特发性室速。室速的发生机制包括：心室内冲动折返、心室异位灶的自律性增高及触发活动等。

一、分类

（一）根据室速发作的持续时间和血流动力学特点分类

1.非持续性室速　每次发作在30s之内自行终止者。

2.持续性室速　每次发作持续30s以上；或虽未达到30s，但伴有明显的血流动力学障碍，需立即电复律者。

3.无休止性室速　室速不间断反复发作，其间可有窦性心律，但大部分时间为室速。

（二）根据QRS波群形态分类

1.单形性室速　心动过速时QRS波群形态一致，但在反复性单形性室速时QRS波群可有些变化。

2.多形性室速　心动过速时QRS波群呈多种不同形态。

3.双向性室速　表现为QRS波群形和方向呈两种形态交替出现。

（三）根据室速起源部位分类

1.右心室室速。

2.左心室室速。

（四）根据室速发生机制分类

1.折返性室速。

2.异常自律性室速。

3.触发性室速。

4.并行性室速。

5.尖端扭转性室速（TdP）。

（五）根据病因分类

1.特发性室速（IVT）　指发生于没有器质性心脏病（"结构正常"的心脏）患者的室速。

2.病理性室速　由器质性心脏病（如冠心病、心肌梗死、心肌病等）导致的室速。

二、特发性室速

特发性室速是指发生于正常结构心脏的室速。这里所谓的正常心脏是指经过临床查体、平时心电图、运动心电图、动态心电图、超声、X线，甚至心血管造影、核医学等手段均未发现心脏结构异常的证据，并排除代谢因素、离子紊乱和离子通道病等，而只表现为室速。特发性室速一般为单形性室速，多起源于右心室流出道和左心室间隔部；具有独特的心电图特征，易与其他宽QRS心动过速鉴别；并且多呈阵发性发作，发作时大多血流动力学稳定；预后一般良好，但少数有晕厥和猝死的危险。特发性室速可经导管消融治疗根治，成功率很高，达95%以上。根据起源部位的不同，可将特发性室速分为右心室特发性室速及左心室特发性室速。

（一）右心室特发性室速

右心室特发性室速为持续性或反复非持续性单形性室速，多于青壮年起病，症状轻微或无症状，体力活动或情绪应激可诱发。普罗帕酮（心律平）可有效防治室速的发作，兴奋迷走神经、按摩颈动脉窦、ATP、维拉帕米（异搏定）和β受体阻滞药对部分患者有治疗作用。心电图表现为持续或反复短阵性非持续性室速，或与室速同形的室性期前收缩。室速频率130～210次/分。右心室特发性室速主要起源于右心室流出道部位，其他还可见于右心室流入道。

1.右心室流出道室速（right outflow tract VT）　右心室流出道室速在女性多见，发作时症状多轻微，平时多表现为频发室性期前收缩和短阵室速，又称为重复性单形性室速（MRVT）。12导联心电图的主要特点为左束支传导阻滞图形伴有下垂型电轴（图22-1）。动态心电图可记录到短阵发作性室速和症状发作时的持续性室速（图22-2）。

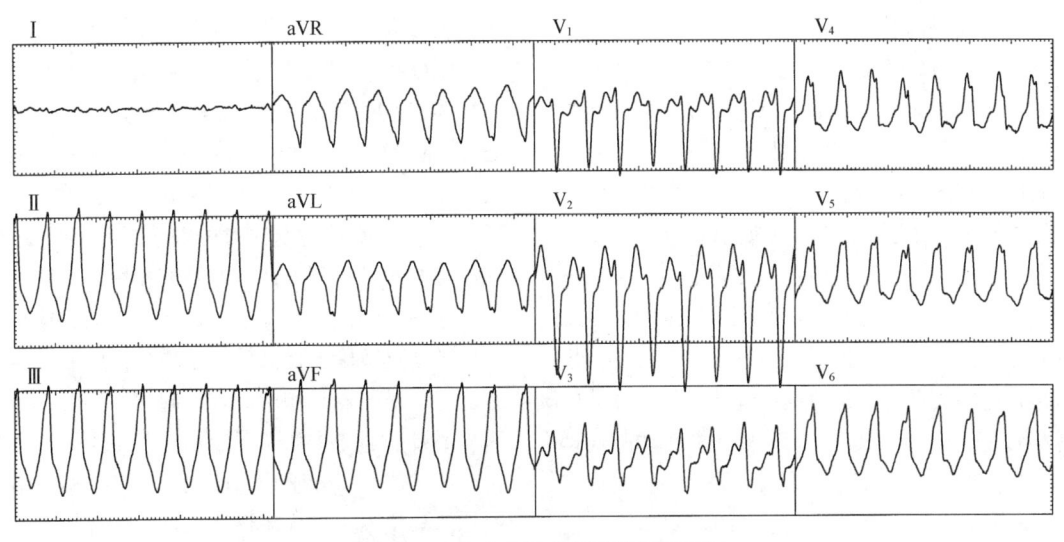

图 22-1　右心室流出道间隔部室速

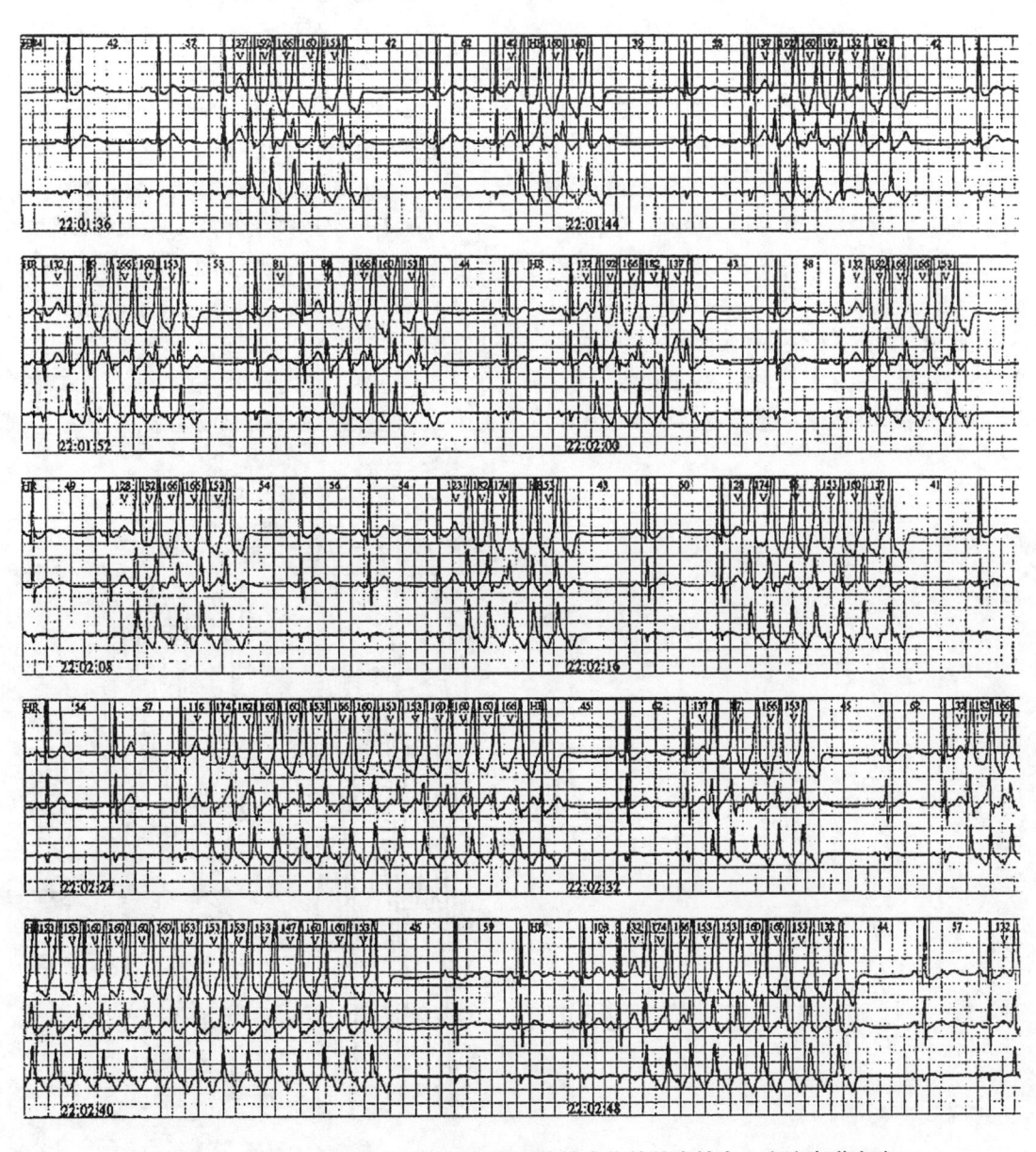

图 22-2　动态心电图记录到的呈反复短阵性发作的特发性右心室流出道室速

具体心电图表现如下：

心动过速发作时QRS波群较宽，多在0.14～0.16s，呈左束支传导阻滞图形；Ⅱ、Ⅲ、aVF导联呈正向高幅R波（下垂电轴）。Ⅰ导联QRS波群形态与室速在右心室流出道内的位置有关，低幅负向提示右心室流出道间隔部室速；呈R形态（振幅≥0.5mV）提示右心室流出道游离壁室速。aVL导联和aVR导联呈QS形态，若aVL导联QS振幅≥aVR导联提示间隔部起源；若aVL导联QS振幅＜aVR导联提示游离壁起源。胸前导联QRS移行规律与室速起源点的关系为：起源点接近肺动脉瓣和偏向游离壁时移行快，V_3导联R＞S；起源点离肺动脉瓣远和在间隔部时，胸导联移行慢，在V_3导联之后。绝大多数右心室特发性室速起源于右心室流出道间隔部。

2.右心室流入道室速（right inflow tract VT） 右心室流入道室速多起源于右心室流出道下壁，平时可伴有同形室性期前收缩，发作多为持续性；12导联心电图表现为左束支传导阻滞图形伴电轴左偏，Ⅱ、Ⅲ、aVF导联QRS波群负向（QS型），Ⅰ和aVL导联QRS波群正向（图22-3）。

3.心内标测与导管消融 右心室特发性室速不易被心室性期前收缩搏刺激诱发，而易被心房或心室S_1S_1刺激诱发，用异丙肾上腺素激发后更易诱发，故又称儿茶酚胺敏感性室速。室速时先记录12导联体表心电图，并比较右心室流出道、右心室心尖部和希氏束的双极电图，以V波领先者最靠近室速起源点。因室速的血流动力学常较稳定，故可选激动标测；一般以起搏标测为基础，在体表心电图提示的室速起源区，寻找与室速至少有11个导联QRS波相同的起搏点。结合激动标测，以局部V波较体表QRS波提前＞20ms的最早心室激动点为理想靶点（图22-4）。也可按与室速同型的室性期前收缩进行激动标测。大多数右心室室速起源于肺动脉瓣下右心室漏斗部侧后壁或间隔侧。起搏标测与激动顺序标测不是排他性的两种标测方法，有补充作用，一般先通过激动顺序标测找到最早激动点，亦多顺利消融成功。因有时最早激动点范围大，试放电不成功，则需再通过起搏标测确定消融靶点。相对而言，起搏标测时，如起搏心电图与心动过速QRS形态完全相同，则较为明确地提示在起搏部位放电几乎均会成功，而激动标测则需排除附近其他部位不再早于所标测部位时，在该部位放电有效的可能才较大。

（二）左心室特发性室速

左心室特发性室速多起源于左心室间隔部，少数起源于左心室流出道等其他部位。

1.左心室间隔部室速（left septal VT） 左心室间隔部室速多发生于年轻人（15～40岁多见），男女比例约为3∶1。运动和异丙肾上腺素易诱发，对维拉帕米（异搏定）敏感（部分对腺苷敏感），故又称为维拉帕米敏感性室速。室速多表现为持续性、单形性，有时发作可达数日，维拉帕米或普罗帕酮（心律平）静脉注射多可终止室速。复律后可见下壁或侧壁导联T波倒置，也就是在室速时QRS以负向波为主的导联，复律后T波倒置。此为一过性改变，多在数日或10余日内恢复。

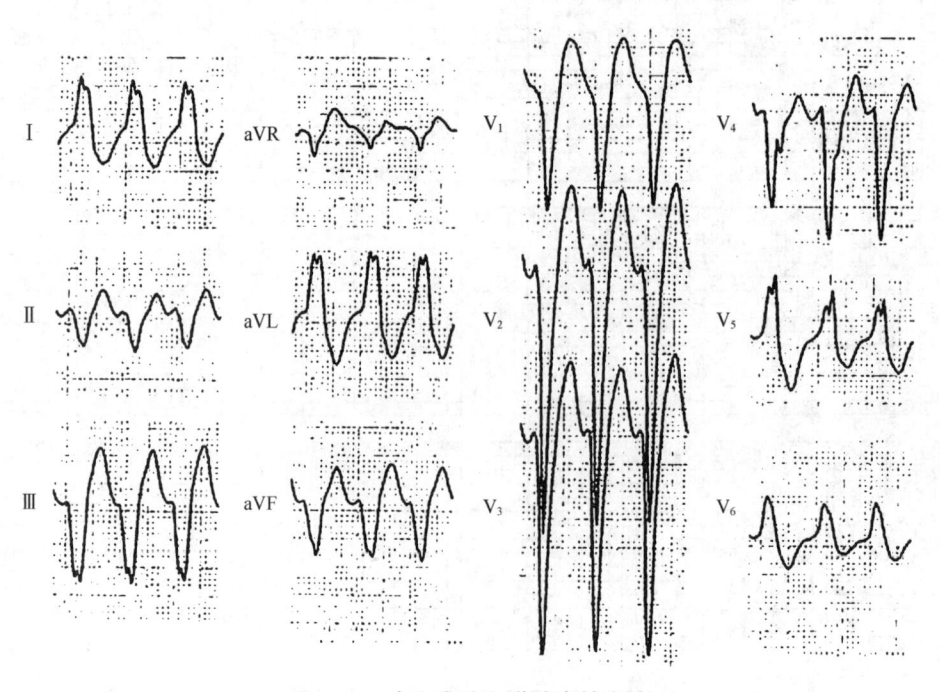

图22-3 右心室流入道特发性室速

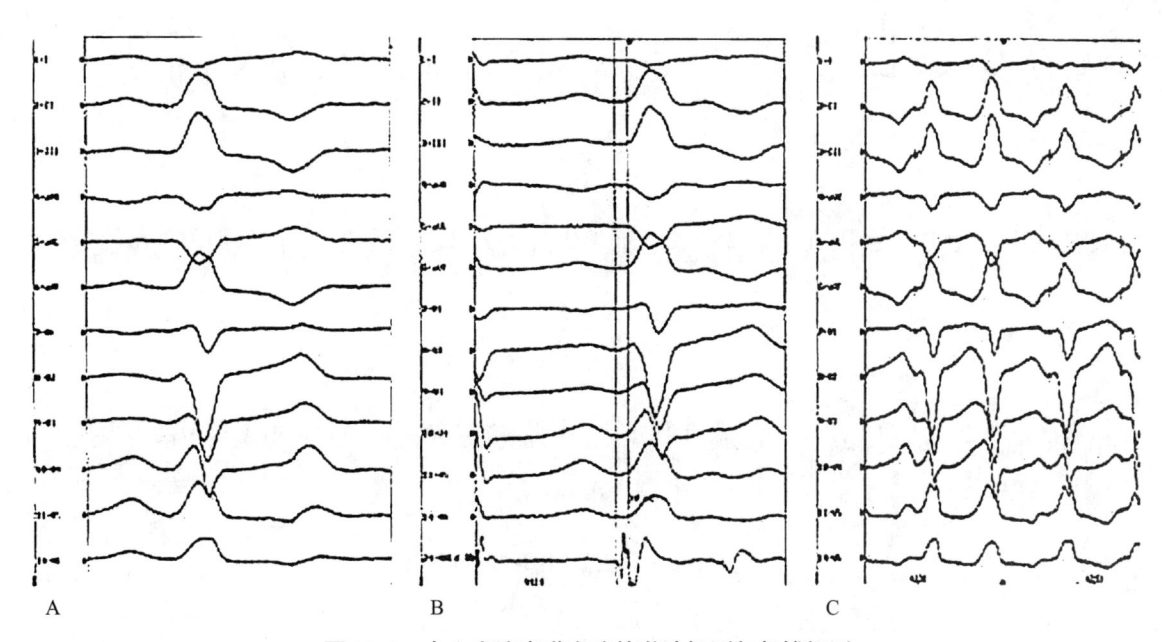

图22-4　右心室流出道室速的激动标测与起搏标测
A.自身室性期前收缩；B.激动标测V波提前；C.起搏标测形态一致

左心室间隔部室速可起源于希氏束-浦肯野系统的任何部位，最多见于左后分支区域，又称分支型室速。具体部位可在左后分支区域远端（近心尖部），也可在左后分支近段（近基底部），两者之间最多见，即后间隔中1/3部。左前分支区域起源少见。室速的QRS呈右束支传导阻滞图形伴电轴左偏者，起源于左后分支浦肯野纤维网，多位于左心室心尖部下间隔区，也可在左心室中间隔区。室速的QRS呈右束支传导阻滞伴电轴右偏者，起源于左前分支浦肯野纤维网，位于左心室心尖部前上游离壁。

左后分支区域起源的左心室间隔部室速12导联心电图表现为V_1导联QRS呈右束支传导阻滞形态（RBBB），QRS波相对较窄，宽度多在0.11～0.14s，电轴左偏或极度右偏，可有房室分离或非固定1∶1关系，aVL多呈特征性窄而高的QRS波，aVR导联QRS波的q波较大、R波振幅偏小者，起源点邻近基底部；但是q波较小者起源点不一定偏离基底部（图22-5）。这种心电图特征不是100%可排除室上速伴差传，事实上左后分支起源室速的QRS形态和"RBBB+左前分支阻滞"的形态类似，只是室上速合并这种特殊差传的机会较少。

2. 左心室流出道室速（left outflow tract VT）　左心室流出道室速是指起源于主动脉瓣上或瓣下的左心室流出道部位心肌的室速。可表现为两种发作形式：阵发性持续性单形性室速或非持续性重复性单形性室速。其心电图特征为Ⅱ、Ⅲ、aVF导联呈高幅R形态，仅此1项特点可确诊流出道室速。胸导联QRS形态多变，但是均与右心室流出道室速不同，对诊断左心室流出道室速准确性高。在确定流出道室速诊断的基础上，若符合以下4项之一，则可独立诊断左心室流出道室速：①V_1导联呈右束支传导阻滞形态；②V_1导联主波向上或R波振幅较大（右心室流出道室速V_1导联的r波极小）；③V_1导联呈RS形态，但是V_1导联R波振幅>V_2导联；④V_1导联虽然呈左束支传导阻滞形态，但是V_5、V_6导联QRS终末部有s波（图22-6）。此外，Ⅰ导联QRS可呈多种形态，但是均与右心室流出道室速不同，Ⅰ导联可呈rs、rS、RS或QS，振幅超过0.5mV（右心室流出道间隔部室速Ⅰ导联QRS振幅极小，而且不规则；右心室流出道游离壁部室速Ⅰ导联呈R形态）。aVL和aVR导联均呈QS形态，aVL导联QS振幅（深度）>aVR导联。

3. 心内标测与导管消融　左心室间隔部室速标测要在心动过速下进行，即室速中标测提前的最早P电位（浦肯野电位），必要时结合起搏标测。在室速起源点附近2～3cm^{2}的范围，于V波前常可记录到一个高频低幅的碎裂电位，与V波连续或不连续，此电位被认为起源于浦肯野纤维网，故名P电位（图22-7）。几乎所有分支性室速都以心动过速时的最早P电位记录点为消融靶点。若P电位起点较体表QRS波起点提前≥20ms，则为理想靶点。P电位标测的有效靶点只有一个。在记录到P电位后，还应结合最早心室激动点共同确定消融靶点。左心室间隔面室速起源部位P电位最早。P电位与局部V波之间可有等电位线，也可和局部V波接近融合。确定最早P电位的方法：在记录到较早的P电位后，应向周围微移动电极，以寻找更早的P电位。在起源于左后分支希氏束-浦肯野系统的左心室间隔部室速，当起源点偏

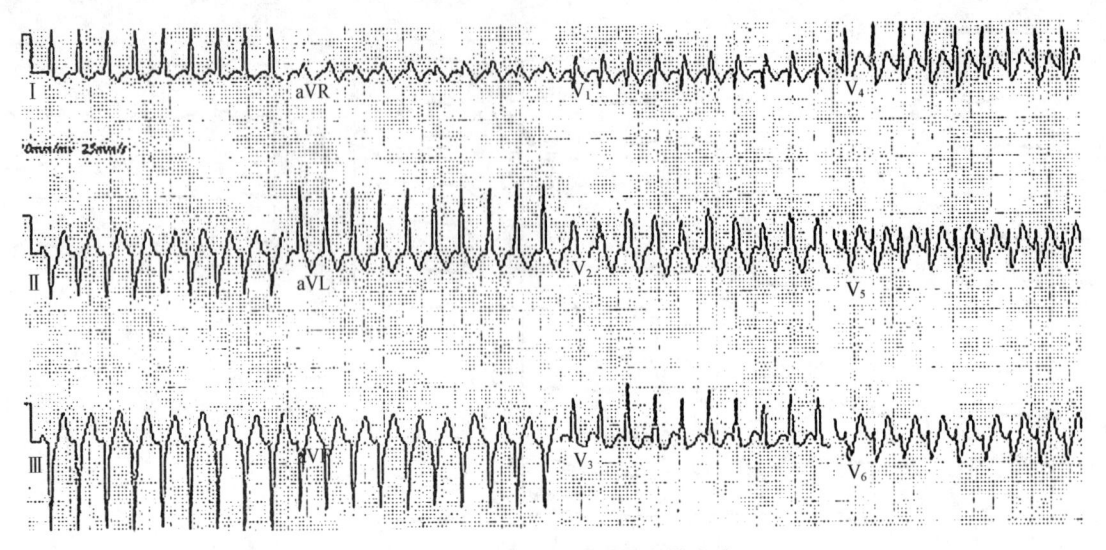

图22-5 左心室间隔部特发性室速

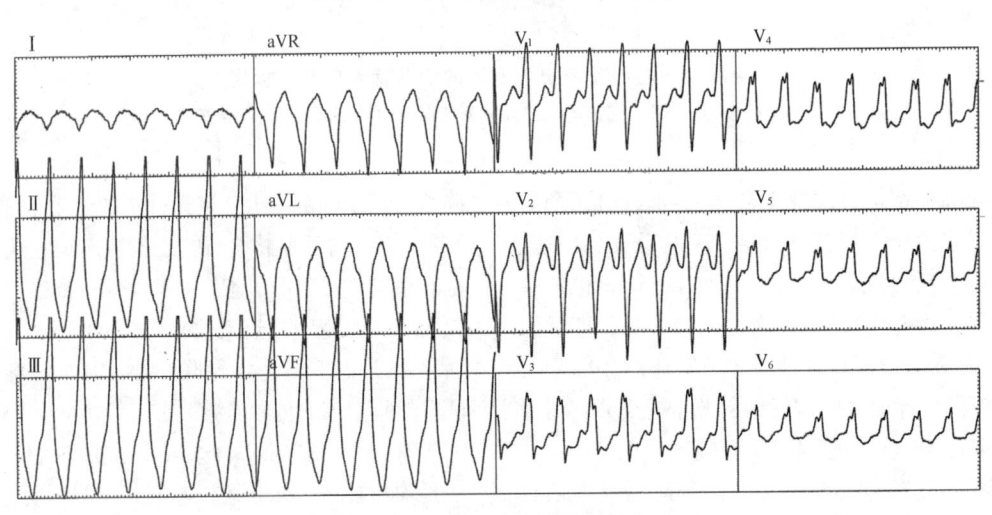

图22-6 左心室流出道特发性室速

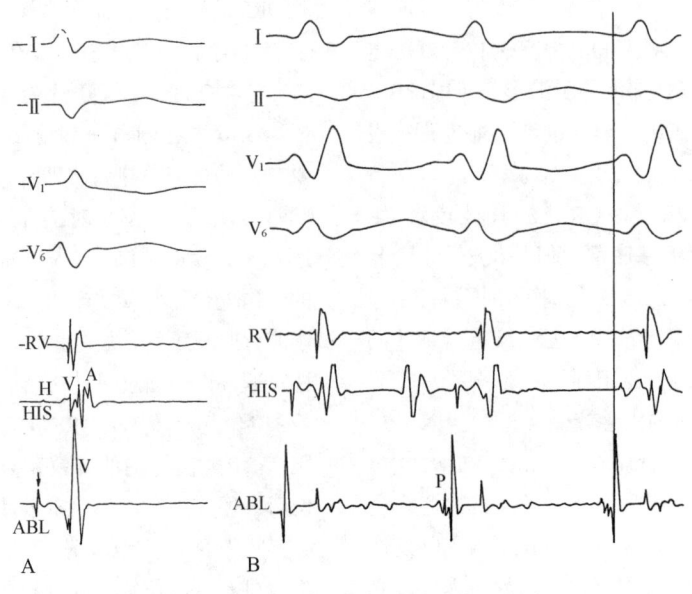

图22-7 左心室间隔特发性室速消融靶点图

图A、B为不同左心室间隔室速记录。A.靶点图P电位和局部V波之间有明确的等电位线，P-QRS间期＝35ms，PH间期＝20ms；B.靶点图P电位和局部V波融合，P-QRS间期＝25ms，PH间期＝30ms

心尖时，窦性心律靶点图的P电位与局部V波的间期短，表现为P电位在V波起始部与之融合；当起源点偏基底部时，窦性心律靶点图P电位与局部V波之间的间期长，表现为V波之前独立提前的P电位，但是左心室间隔室速也有少数例外。

左心室流出道室速常采用激动标测，即以心动过速时心室最早激动点为消融靶点，一般应较体表心电图QRS波起点提前20ms以上。也可应用起搏标测，强调起搏频率与室速频率相近，至少11个导联的QRS波形态和振幅完全相同，包括QRS振幅、形态（切迹）及ST段和T波。标测不到完全相同点时，也可以最接近部位为靶点。左心室流出道室速放电之前要排除消融电极在冠状动脉内或冠状动脉开口的可能性，因此需要同时进行冠状动脉造影，并留置冠状动脉造影管于待消融靶点侧冠状动脉口处，进一步调整靶点，尽量偏离冠状动脉开口。

（杨延宗　焦　峰）

第23章

窄QRS心动过速的心电图鉴别

窄QRS波心动过速是心室率＞100次/分，QRS波时限≤0.12s的心动过速。根据心动过速激动起源或折返路径的不同可分为窦性心动过速、房性心动过速、房室结参与的心动过速、非阵发性房室交界性心动过速、以及高位心室起源心动过速。除高位心室起源心动过速QRS波时限及形态与窦性心律QRS波形态有所不同外，多数窄QRS波心动过速由于其激动沿房室结和希浦系传至心室，QRS波与窦性心律QRS波无明显差异。

一、发病机制

窄QRS波心动过速发病机制包括折返、自动节律性增强和触发活动，其中折返机制最常见。折返需要存在两条或以上的激动径路，且相互连接形成环路，激动在环路中循环往返，从而产生持续的折返性心动过速，如房室结折返性心动过速（atrioventricular nodal reentrant tachycardia, AVNRT）或房室折返性心动过速（atrioventricular reentrant tachycardia, AVRT）。自律性增强包括正常自律性增强（如窦性心动过速）及异常自律性（异位房性或交界性心动过速）。触发活动可以由早后除极和延迟后除极触发，分别由于动作电位3期和4期异常除极导致。触发活动可见于某些药物中毒、急性缺血或梗死等。

二、症状

根据心室率的快慢程度、各器官组织灌注情况、基础疾病以及个体差异，窄QRS波心动过速患者可出现多种症状，主要包括心悸、胸闷、头晕、晕厥前兆或晕厥、胸痛等。心悸是窄QRS波心动过速的最常见症状。突发突止为其特征。少数患者可以有晕厥，通常由于快的心室率（如＞200次/分）导致心排血量降低引起。当合并冠状动脉性心脏病、心肌病、瓣膜性心脏病、心力衰竭时，可有胸痛或胸闷症状。

三、窦性心动过速

窦性心动过速（sinus tachycardia）的特点是P波及QRS波形态及时限与正常窦性心律时相同。其发作特点是心率逐渐加速和逐渐减慢。常见的原因为交感神经兴奋性增强或迷走神经兴奋性减低造成，可出现于剧烈运动、精神紧张、饮用咖啡或浓茶、发热、甲状腺功能亢进等情况。

四、不适当窦性心动过速

不适当窦性心动过速（inappropriate sinus tachycardia, IST），也称为慢性非阵发性窦性心动过速，临床相对少见。发生于无明显心脏病及其他病因（如甲状腺功能亢进或发热）的患者。大多数IST患者为年轻女性。患者的静息心率增快和（或）运动时心率增加程度与机体的生理需求不相称。IST患者往往有症状，静息心率＞100次/分，24h动态心电图显示平均心率＞90次/分，且无明显生理、病理或药物性诱因。IST的病理生理机制不详，可能由于窦房结本身异常或自主神经功能异常。

五、窦房折返性心动过速

窦房折返性心动过速（sinoatrial nodal reentrant tachycardia, SANRT）：其机制是折返发生于窦房结及结周组织，或完全发生于窦房结内。临床特点为突发突止，P波形态与窦性P波无法区分，频率为100～150次/分，可被房性期前收缩、心房起搏诱发和终止。

六、房性心动过速

是起源于心房组织的快速性心律失常，频率在100次/分以上，简称房速（atrial tachycardia）。其机制包括折返（直径＜2cm的折返环）、自律性增高及触发活动。房速的起源多发生于某些特殊解剖学部位，以右心房为多。主要包括三尖瓣环、界嵴、冠状窦口、结周组织及右心耳。左心房房性心动过速主要起源于肺静脉区域、二尖瓣环、冠状窦、左侧房间隔和左心耳，而房间隔旁的无冠状动脉瓣起源相对罕见。根据房速起源点的多少，房性心动过速可分为局灶性房速和多灶性房速。

局灶性房速的心房率一般为130～250次/分。P波形态取决于房速的起源部位（图23-1～图23-3）：起源点距离窦房结较近如界嵴上部时P波形态与窦性P波形态相似。起源靠近冠状窦时P波在Ⅱ、Ⅲ、aVF导联常常倒置。起源于左心房的房速P波在V_1导联为正向。

折返机制引起的房速一般突发突止。而自律增高性房速发作起始的心搏频率常常逐渐加快（温醒现象），而发作终止前最后几次心搏频率常逐渐减慢。刺激迷走神经不能使心动过速终止，但可改变心室率。房室传导的比例通常为1:1，可能出现莫氏Ⅰ型和Ⅱ型传导。PR间期多在正常范围内。大多数QRS波群的形态与窦性心律时相同，出现室内差异性传导时则可出现QRS波形态改变。

多灶性房速心电图特点为房性P波至少存在3种不同形态，P波间存在等电位线，PP间期、PR间期和RR间期不一。患者常有心房扩张和心房内压增高。

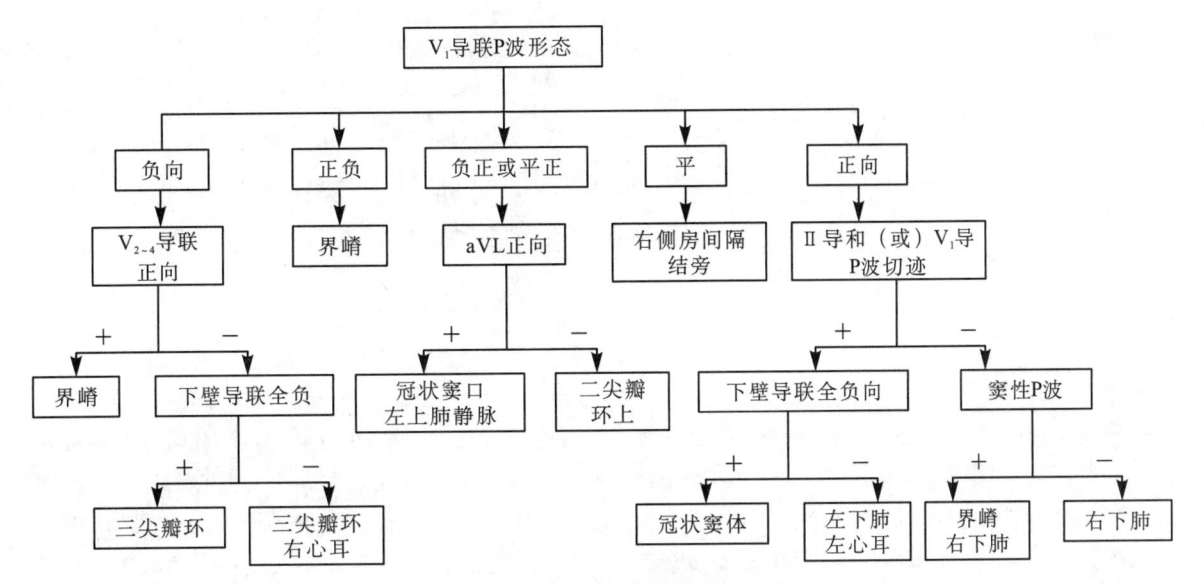

图23-1 房性期前收缩起源点诊断流程

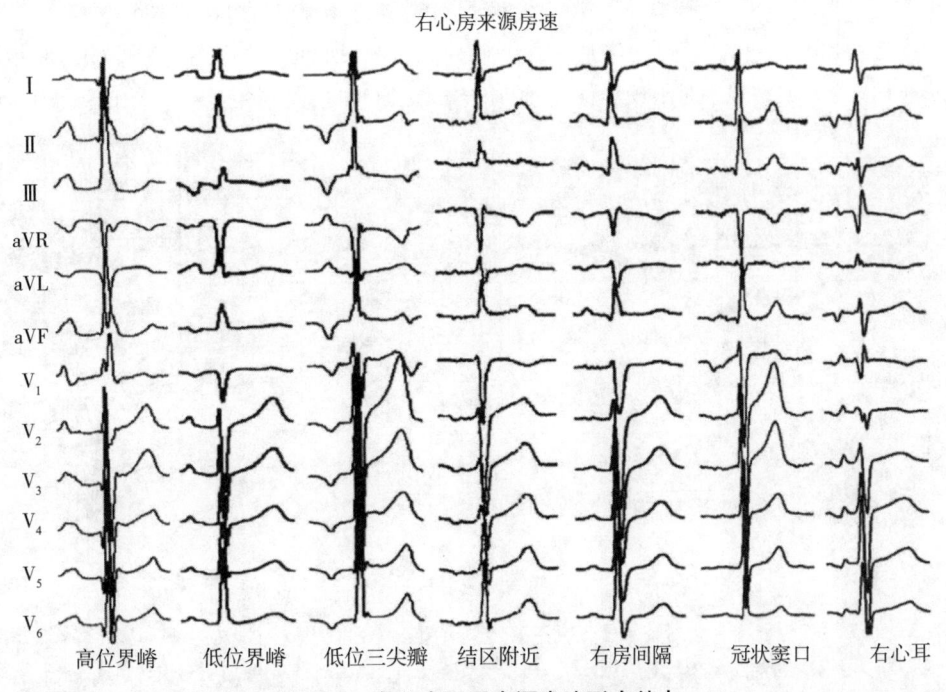

图23-2 右心房不同来源房速形态特点

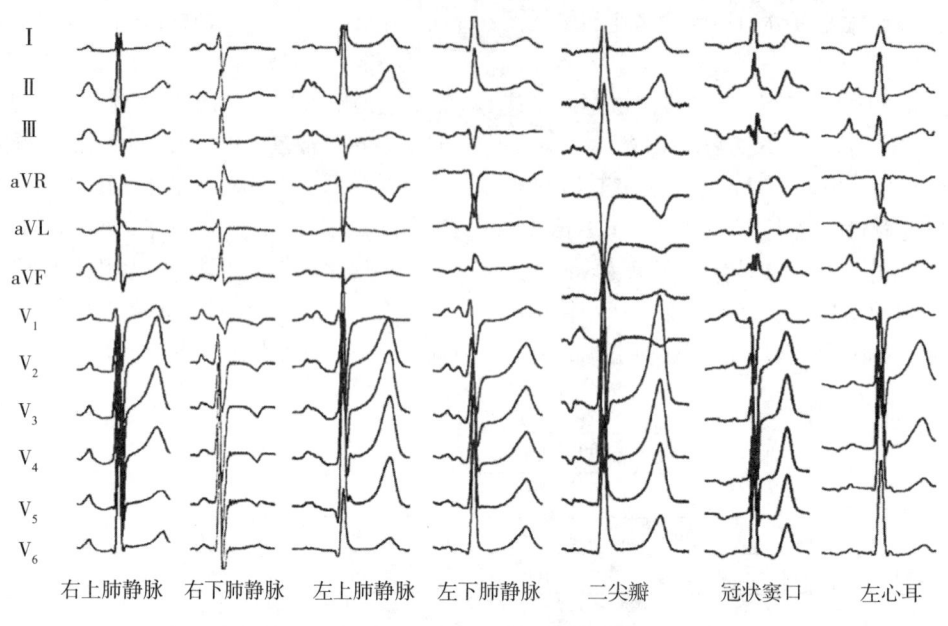

图23-3 左心房不同来源房速形态特点

(从左至右：右上肺静脉、右下肺静脉、左上肺静脉、左下肺静脉、二尖瓣、冠状窦口、左心耳)

七、心房扑动

简称房扑（atrial flutter）机制为心房内大折返（直径＞2cm折返环），根据折返环的位置可分为典型房扑和非典型房扑。典型房扑的折返环跨过下腔静脉及三尖瓣环的峡部，又称峡部依赖型房扑。折返环通常围绕三尖瓣旋转，在下壁导联（Ⅱ、Ⅲ及aVF）上显示为典型的锯齿状波形。非典型房扑的折返环路与各种原因导致的心房瘢痕组织形成有关。

房扑时心房率多在240～340次/分。P波消失，代之于锯齿状波形（F波）。F波波幅、时限较规整，等电位线消失（图23-4）。多以2:1的比例由心房传导至心室，也可3:1或4:1传导。在2:1房室结传导时，F波可能被QRS波或ST-T波段掩盖。此时可能将房扑误诊为窦性心动过速或阵发性室上性心动过速。鉴别要点有：①F波与之前窦性P波不同；②ST段和T波上有房扑波引起的隆起或形态不规则；③刺激迷走神经，如Valsalva动作、颈动脉窦按摩，或应用药物如腺苷、维拉帕米或艾司洛尔，可以减慢心室率，使F波显现；④心动过速频率与房扑频率吻合。

房扑时QRS波形态与窦性QRS波相同。传导比例固定时RR间期恒定，当传导比例改变时可出现RR间

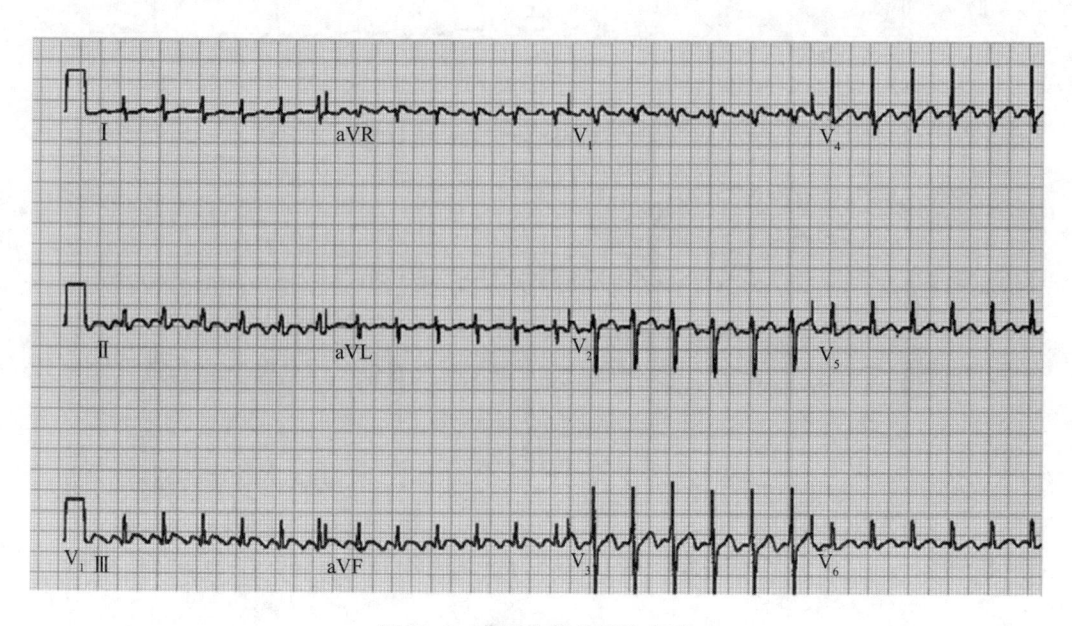

图23-4 典型心房扑动心电图

期呈比例不等。

八、心房纤颤

简称房颤（atrial fibrillation），是一种常见的心律失常类型，心房激动频率多在350～600次/分，根据其发作时间长短可分为阵发性房颤、持续性房颤、长期持续性房颤及永久性房颤。心电图特点为P波消失，被快速不规则的房颤波（f波）取代，等电位线消失。常由于RR间期非常不规则，心电图鉴别一般不会困难。

九、房室结折返性心动过速（AVNRT）

其机制是房室结存在双径路，激动在环路中循环反复。典型的房室结折返性心动过速为慢径下传，快径回传（慢-快型）。少数为快径下传慢径回传（快-慢型），或两条折返路径均为慢径（慢-慢型）。心动过速多由房性期前收缩诱发。房性期前收缩被不应期较长的快径阻断而转向慢径路下传心室，当激动到达心室侧时不应期较长的快径路已经脱离不应期，激动逆传心房，循环往复形成心动过速。特点是突发突止，心律绝对规整，持续时间不一，心室率通常介于150～250次/分，可通过迷走神经刺激终止发作。

由于心房被逆向激动，心电图上P'波在Ⅱ、Ⅲ和aVF导联倒置。通常房室比例为1∶1。慢-快型AVNRT时，引起心动过速的房性期前收缩可有P'R延长，随后逆向的心房激动和前向的心室激动几乎同时发生，因此，P'波可与QRS波融合，P波无法识别。或在QRS波之后不久，V₁导联可看到假R'波，在下壁导联Ⅱ、Ⅲ和aVF上形成假性S波。通常RP'＜70ms，且RP'间期＜P'R间期。快-慢型AVNRT时，房性期前收缩诱发P'R间期不延长，室性期前收缩诱发时，RP'间期明显延长。可在QRS波之前看到P波成分，P'R间期＜RP'间期。慢-慢型AVNRT时，P'波在在QRS波之后，RP'间期＜P'R间期，但RP'＞70ms（图23-6）。

十、房室折返性心动过速（AVRT）

AVRT的患者同时存在正常的房室传导系统和房室旁路，两者通过心房组织和心室组织形成环路。顺向型AVRT的激动通过房室结及希普系统下传心室，再通过房室旁路逆传至心房，形成窄QRS波心动过速。而逆向型房室折返性心动过速激动通过旁路将下传，再经希普系统及房室结逆传回心房，形成宽QRS波心动过速。

顺向型AVRT可由房性期前收缩或室性期前收缩诱发。房性期前收缩诱发心动过速发生时，P'R间期无明显延长，随后在QRS波之后出现逆行P'波。室性期前收缩诱发AVRT时，室性期前收缩QRS波之后出现逆行P'波。RP'＜P'R，RP'＜1/2RR，RP'＞70ms。QRS波形态多呈室上性。迷走神经刺激可能终止发作。

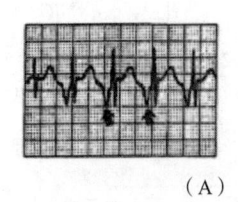

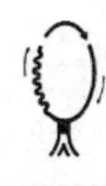

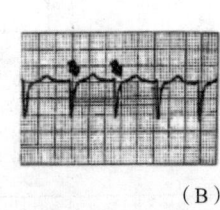

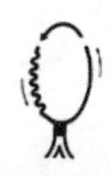

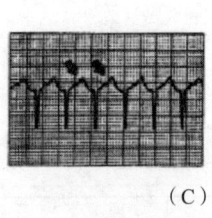

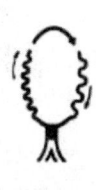

图23-5 AVNRT心电图表现（A）快-慢型（B）慢-快型（C）慢-慢型

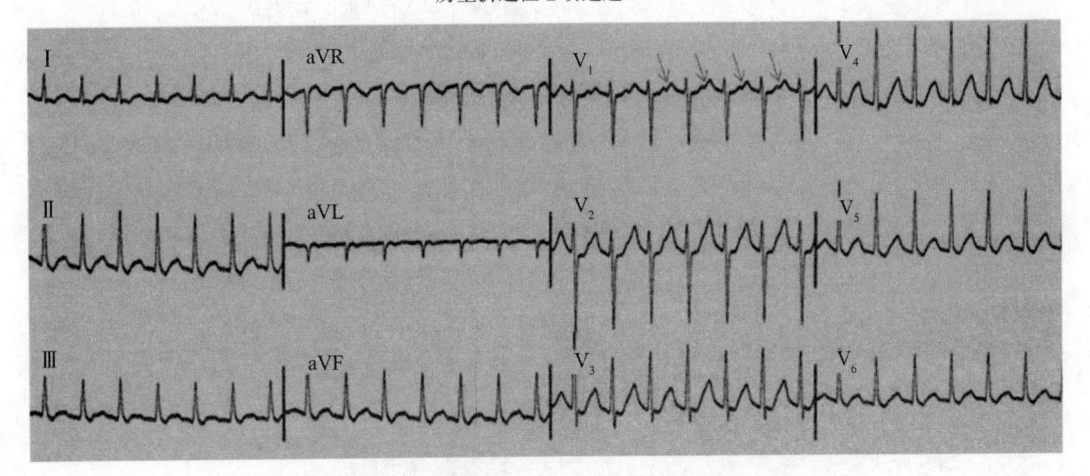

图23-6 AVRT心电图（V₁导联可见逆行P'波）

临床上一种少见的反复发作室上性心动过速，即永久性房室交界性折返性心动过速（PJRT），窦性频率变化即可诱发心动过速。其发作是顺行性AVRT的一种，通过房室结前传，房室旁路逆传。该旁路特点为传导缓慢且呈递减性。心电图上与典型顺行性AVRT的主要差别是RP间期更长，通常超过心动过速半个RR间期。

十一、非阵发性房室交界性心动过速

多由于交界区自律性增加或触发活动引起，常见于洋地黄中毒、心肌梗死、心肌炎等。心电图特点为QRS波频率在70～130次/分，发作时心率逐渐加快，终止时心率逐渐减慢。节律相对规则。心电图上逆行的P'波可出现在QRS波之前、与QRS波重叠或QRS波之后。当窦性与交界区心率相近时，交界区心律只控制心室，窦性激动控制心房，则形成房室分离。

十二、高位起源室性心动过速

高位起源的室性心动过速由于激动起源靠近正常传导系统，QRS波可＜120ms，如左心室特发性室速。仔细识别可能发现P波与QRS波分离，可表现为室性融合波或心室夺获波。虽然QRS时限可＜120ms，但QRS波形态与窦性QRS波形态不同。通常有ST段和T波异常改变。

十三、窄QRS心动过速鉴别流程

窄QRS心动过速的鉴别流程包括：①心室率是否规整；若心室率不规整可能是房颤、心房扑动不等比下传、多灶性房速。②P波形态及与QRS波关系：若可见P波则需要分析P波形态频率及P波与QRS波之间的关系。③迷走神经刺激方法可有助于鉴别（图23-7）。

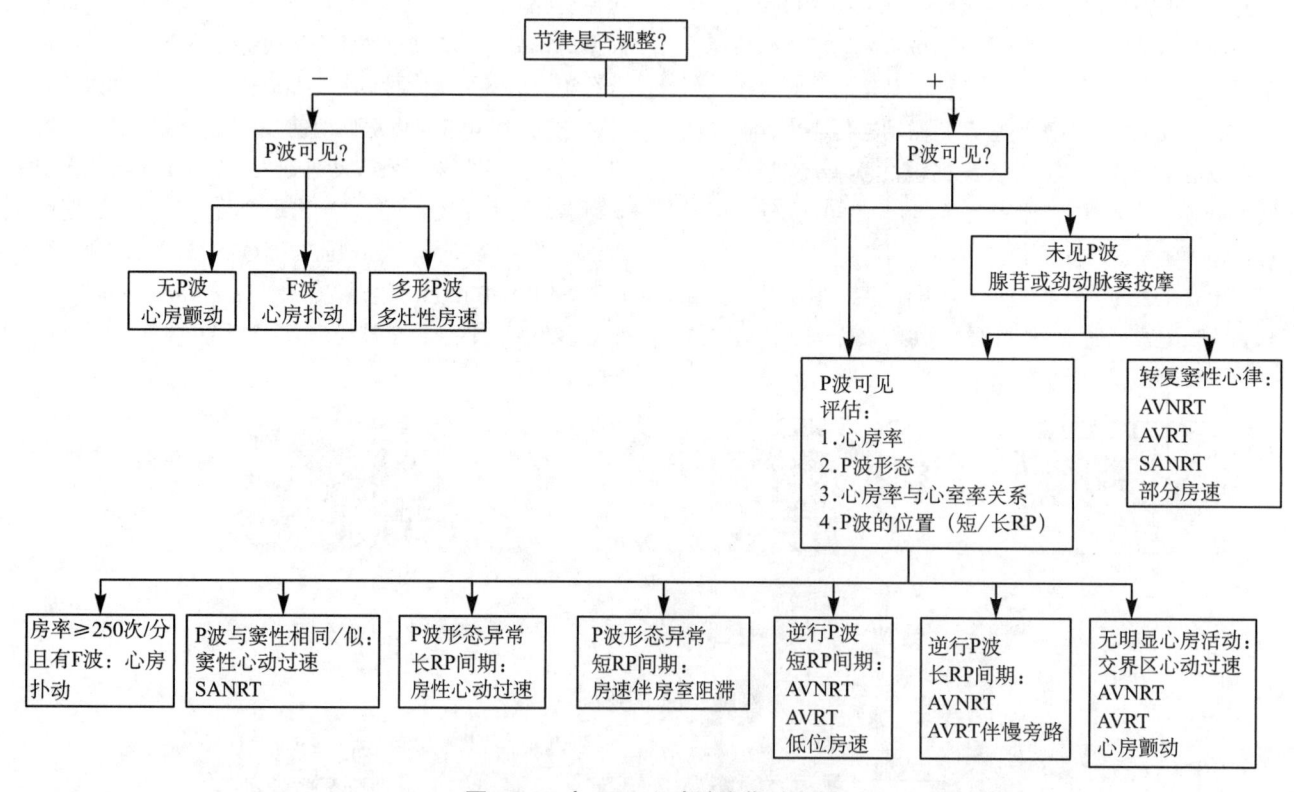

图23-7 窄QRS心动过速鉴别流程

（方　全　王　震）

第24章

宽QRS波群心动过速鉴别诊断

宽QRS波群心动过速（wide QRS complex tachycardia），是指QRS时间≥0.12s，频率＞100次/分的心动过速。其中室性心动过速约占80%；室上性心动过速约占20%。室性心动过速是指起源于希氏束水平以下的心动过速。室上性心动过速是指参与心动过速的结构包括希氏束水平或以上部位的心动过速。

室性心动过速常见于器质性心脏病，如心肌梗死后室上性心动过速。心肌炎、心肌病、风湿性心脏病、先天性心脏病、肺心病等也常可出现室上性心动过速。特发性室性心功过速指未见器质性心脏病的室性心动过速，常见者包括右心室流出道室性心动过速及左心室特发性室性心动过速。室上性心动过速表现为宽QRS心动过速常因以下原因所致：①差异性传导；②束支（或室内）传导阻滞；③旁路前传。

另外，使用抗心律失常药物、高钾血症可使QRS波增宽；急性冠状动脉综合征时ST抬高有时与QRS融合，可能误诊为"室性心动过速"（图24-1）。起搏器介导心动过速也是宽QRS心动过速。偶尔干扰会导致心电图酷似室性心动过速甚至室颤。

一、宽QRS心动过速常见机制

正常窦律时，窦房结发出的激动经心房传导至房室结，进一步经希氏束，下传左、右束支，激动经右束支及经左束支分出的左前分支及左后分支，最后激动浦肯野纤维网，进而几乎同时激动左、右心室。由于电激动经正常传导系统（希氏束-浦肯野）下传，传导速度快；并且左右心室几乎同时激动，所以心室激动产生的QRS波较窄，一般在0.12s以内。而室性心律失常时

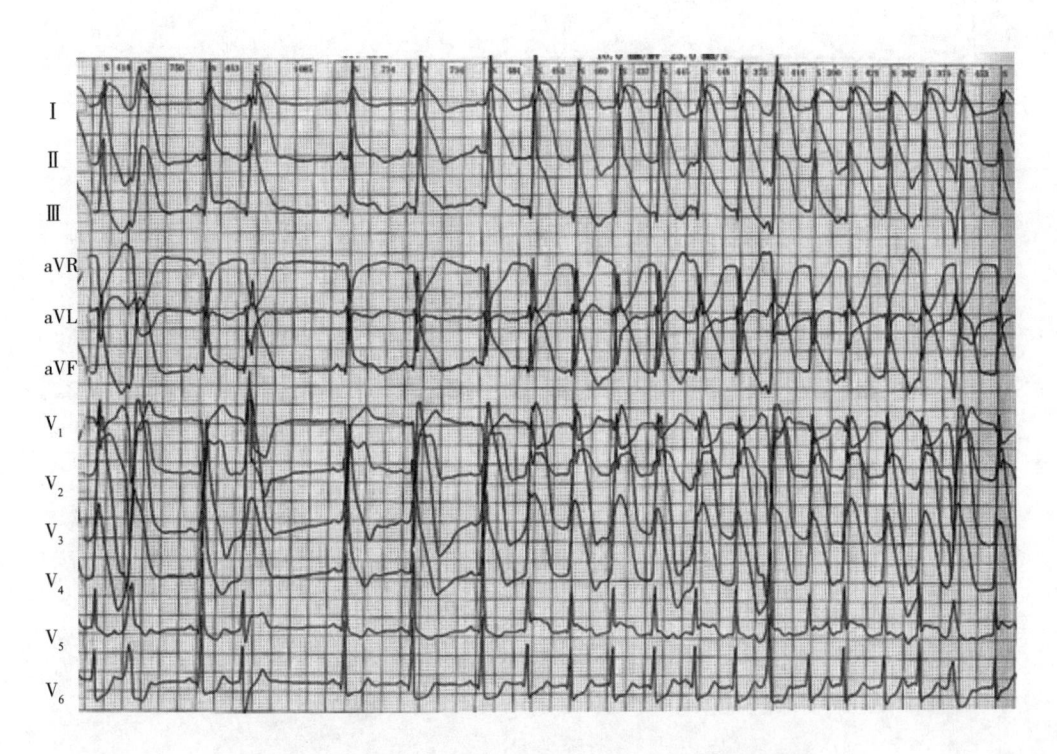

图24-1 ST段抬高合并室上速呈"宽"QRS心动过速
该患者冠脉痉挛ST段抬高后面部分合并房颤呈宽QRS心动过速

（室性期前收缩或室性心动过速），异位激动点（异常兴奋起搏位点或折返环出口）产生的激动顺序与正常传导顺序不同，且常常是经心室肌传导，传导速度慢；并且左右心室常非同时激动（除间隔起源外，左心室起源室上性心动过速则右心室激动延迟，表现为类似右束支传导阻滞图形宽QRS心动过速；反之亦然），因而QRS波增宽（＞0.12s）。室上性心动过速时常由下述原因导致QRS波增宽。

1.室上速伴差异性传导　正常情况下，左右束支不应期常存在差异，右束支不应期常大于左束支。室上速时，由于频率较快，激动从希氏束下传至束支时，可能遭遇其中一侧束支不应期，如遇到右束支不应期，从而只能从左束支传导，导致功能性右束支传导阻滞，QRS波增宽。这种情况在窦律时无QRS波增宽。如图24-2。

2.室上速伴束支（或室内）传导阻滞　正常情况下即存在束支（或室内）传导阻滞，故心动过速时也存在传导阻滞，QRS波增宽。这种情况窦律时存在相同或相似的QRS波形态。如图24-3。

3.室上速时旁路前传　存在前传旁路时，由于绝大部分旁路传导速度快，故经旁路下传的激动较经正常传导系统下传的激动更早预先激动一部分心室肌，产生较宽的预激形态QRS波。室上速旁路前传时，旁路所在位置不同产生宽QRS过速形态则不同，可表现为各种不同形态的束支传导阻滞图形。如旁路位于右侧三尖瓣环，由于右侧心室先激动，形态类似于左束支传导阻滞图形；旁路位于左侧二尖瓣环，形态类似于右束支传导阻滞图形。这类患者大部分窦律时预激波即明显，但偶尔预激不充分或预激成分较少时（如为传导速度偏慢的慢旁道或前传递减传导的旁道），QRS增宽不明显；但心动过速时，预激可变得更加充分从而QRS波增宽，其波形与窦律时则有差异。这类患者又可分为两种情况：一种是旁观者旁道，它不参与室上速的机制，如房性心动过速时经旁道下传激动心室；另一种情况是旁路参与室上速的形成，如逆向型房室折返性心动过速（图24-4），激动经旁道前传后经正常传导系统或另一个旁道逆传，形成折返环。

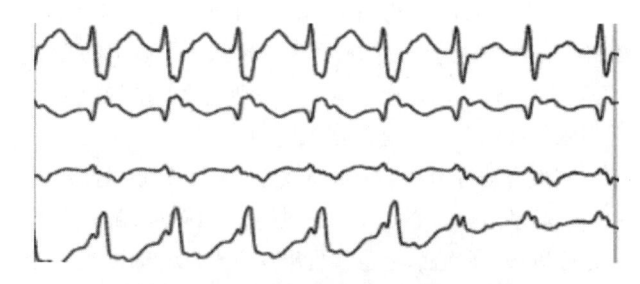

图24-2　室上速发作中出现差异性传导

前段为宽QRS心动过速，后段变窄QRS心动过速，前段为发生差异性传导。注意发生差异性传导后频率可能稍有变化。如右侧旁道参与的房室折返性心动过速伴右束支传导阻滞时频率可能变慢

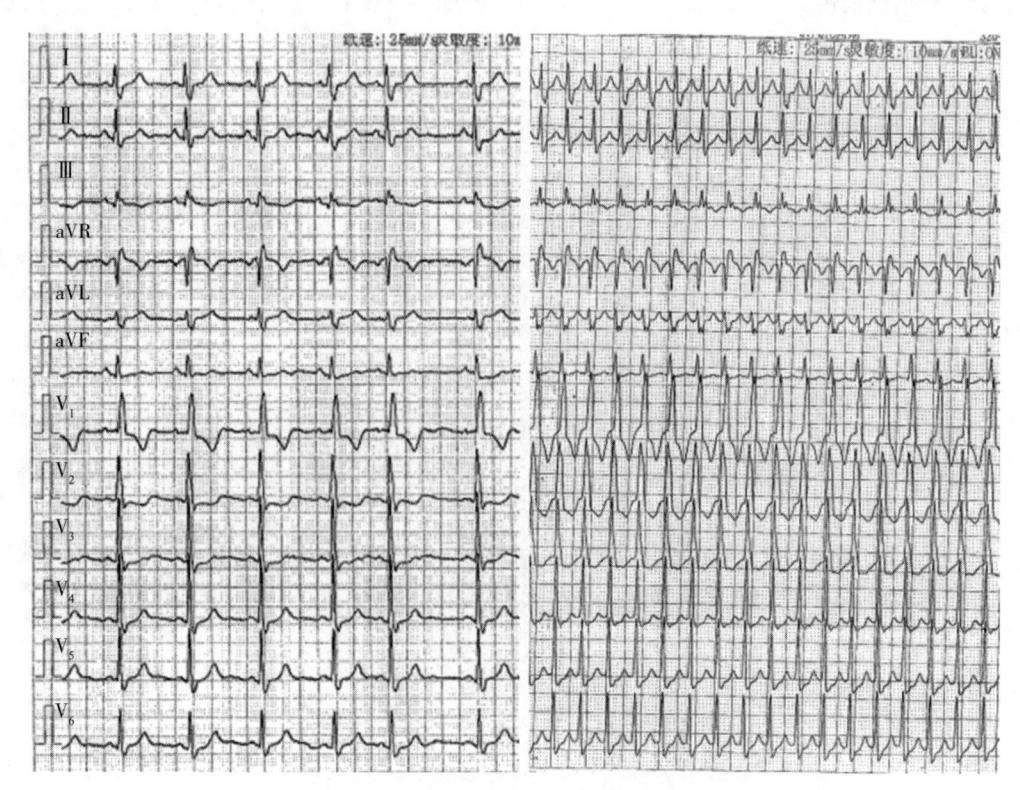

图24-3　室上速伴右束支传导阻滞

该患者窦律时有右束支传导阻滞（左图），发作室上性心动过速时为宽QRS心动过速（右图）

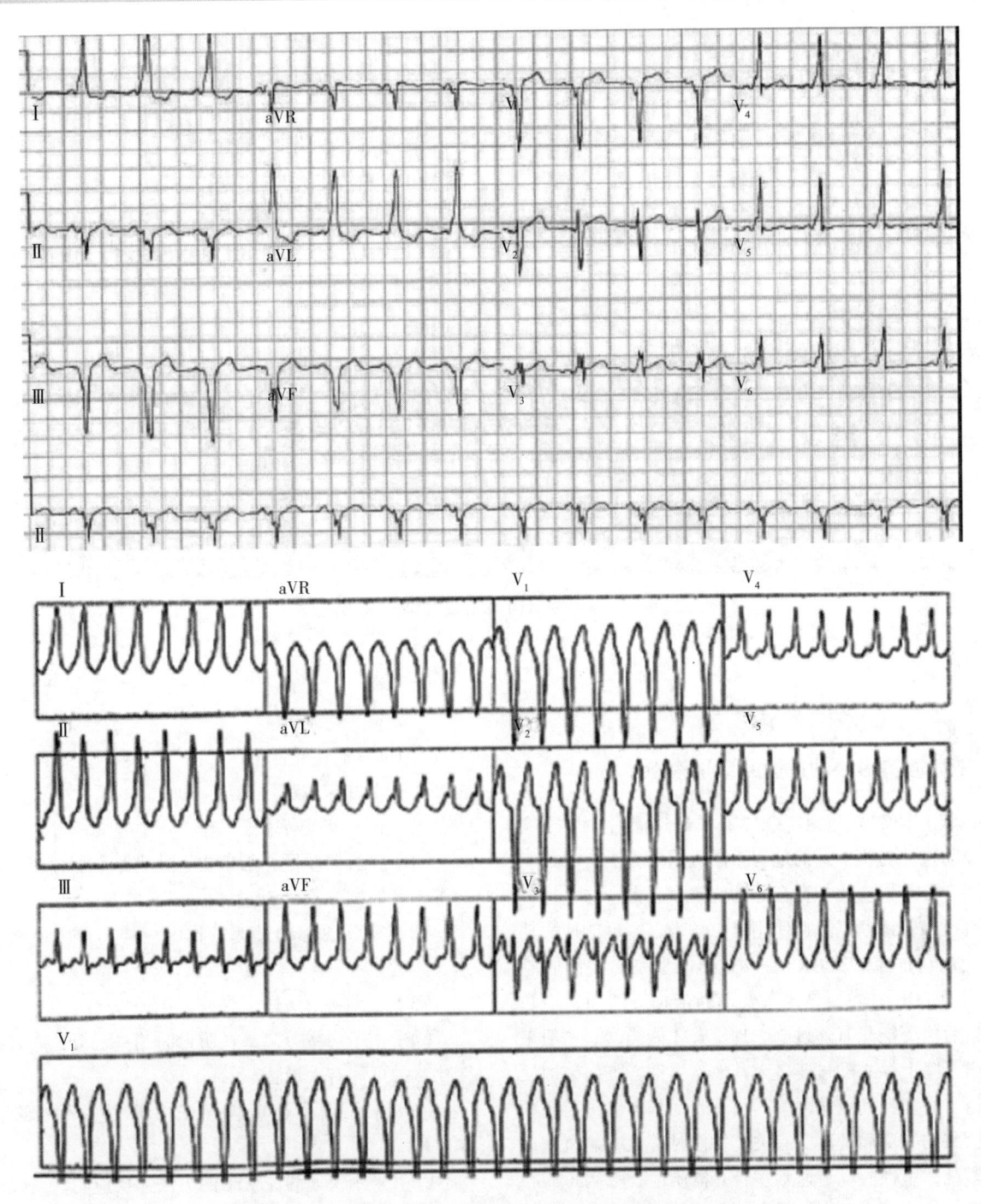

图24-4　预激综合征患者出现逆向型房室折返性心动过速

上图为窦律时，可见预激波；下图为逆向型房室折返性心动过速发作

上述室上速可以是狭义的室上速即房室结折返性心动过速和房室折返性心动过速，也可以是广义的室上速，后者除了房室结折返性心动过速和房室折返性心动过速外，还包括房性心动过速，心房扑动或房颤。房颤伴旁道下传时，RR间期绝对不规则（图24-5），有助于与室上性心动过速区别，但房颤心室率较快时，RR间期也可相对变得规则，另外室上性心动过速有时RR间期也可有变异。

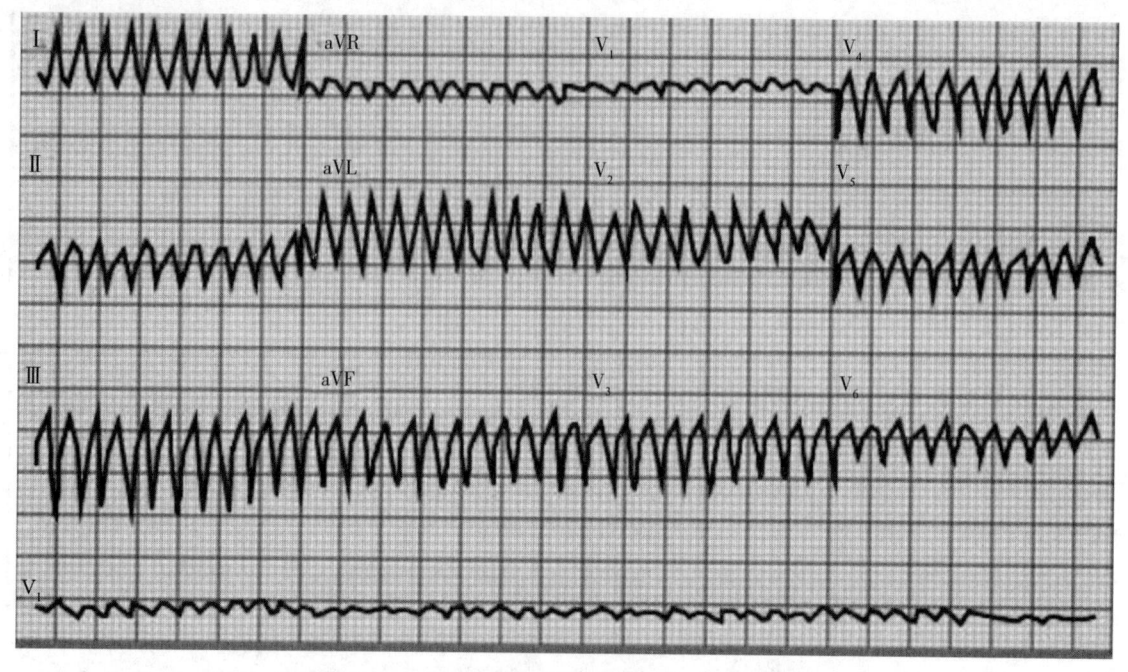

图 24-5 房颤伴前向预激致宽 QRS 心动过速

可见节律完全不规则，房颤伴预激若旁道不应期短心室率可如该图异常快速，可能导致严重血流动力学障碍甚至恶化成室颤

二、宽QRS心动过速的鉴别诊断

临床上经常会遇到宽QRS心动过速患者，由于室上性心动过速与室上速的危害不同且治疗方法有异，对其鉴别十分重要。比如存在心功能不全患者合并室上性心动过速，若诊断室上速使用维拉帕米，则可能使心功能恶化病情加重。宽QRS心动过速的鉴别需要结合临床资料及心电图特征寻找重要诊断依据。然而，少数患者最后仍可能只有通过电生理检查才能确诊。一般来说，由于室上性心动过速多无其他器质性心脏病，即便是房速、心房扑动或房颤，其病理改变基本也多与各种原因所致的心房病理改变有关，发作时常无明显血流动力学紊乱；室性心动过速则多合并器质性心脏病（如心肌梗死、心肌病），发作时血流动力学可不稳定，出现血压下降、心力衰竭甚至晕厥猝死。

由于室上速和室性心动过速产生的机制和部位不同，心电图有不同特征。首先室性心动过速起源于心室，其产生的心电激动向量与室上速有所不同，但需注意由于旁道插入点直接在心室，故这种情况下心室激动顺序常与该部位起源的室上性心动过速基本相同，则心电向量非常相似；另外，室上速时房室传导应为1:1或房率大于室率；室性心动过速时室房传导则可能是分离的，但需注意房室结逆传功能好的情况下，偏慢频率的室性心动过速可能出现室房1:1传导。下面简述两者在临床资料和心电图特征方面的差异。需注意这些依据都不具有100%的特异性。

（一）临床资料

1. 支持室性心动过速

（1）多有器质性心脏病史，特别是心肌梗死、心肌病等患者的宽QRS心动过速。

（2）宽QRS心动过速发作时可伴有严重血流动力学障碍者。

（3）室率相对缓慢，多<200次/分者。

（4）由于房室分离，在听诊时第一、第二心音强度变化，并可伴有大炮音。

（5）采用增强迷走神经张力的方法不能终止发作者。

（6）采用快速静注ATP的方法无反应者。

需注意，特发性室性心动过速无器质性心脏病及部分频率较慢的器质性室性心动过速患者，发作时也不一定存在严重血流动力学障碍者。

2. 支持室上速

（1）既往常无心脏病史的反复发作的宽QRS心动过速者，特别是年轻人。

（2）临床表现良好、血流动力学影响小者。

（3）室率多偏快>200次/分。

（4）听诊心音常是恒定的。

（5）采用增强迷走神经张力的方法可减慢心室率或终止发作。

（6）采用快速静脉注射ATP（或腺苷）可减慢心室

率或终止发作。

需注意，部分器质性心脏病患者也出现房颤等室上速，偶尔疾病较重时可出现血流动力学障碍。

(二) 心电图特征

1. 支持室性心动过速

(1) 房室分离：为室性心动过速诊断特异性指标，室速出现房室分离仅出现在非常少见情况下（如房室结折返性心动过速时出现心房传导阻滞或结室结束等旁道参与的室上速）。室性心动过速发作时，室上性激动与室性激动在房室交界区发生干扰，形成房室分离，室率＞房率，P波与QRS波无关，该指标特异性强而敏感性差，文献报道约50%的室上性心动过速存在房室分离现象，而体表ECG可识别者仅是其中的一半。部分室性心动过速患者，其室房呈文氏传导，P波周长呈周期性变化，QRS波频率固定不变，室率＞房率，也是诊断室性心动过速特异性指标。需注意，偶尔室性心动过速合并心房扑动房颤时，室房分离情况下，房率可能大于室率。该方法识别P波非常重要，一般常在V_1导联或Ⅱ导联P波较为清楚，因其特异性高，依据成立后基本可确定诊断，故不确定情况下不能草率确定P波，有时改变记录导联位置，如将标准胸导向上或下一肋间移位，可能发现确定P波。另外，除了心电图，食管心电图、心内电图，以及超声检查也可用于确定有无房室分离。如图24-6。

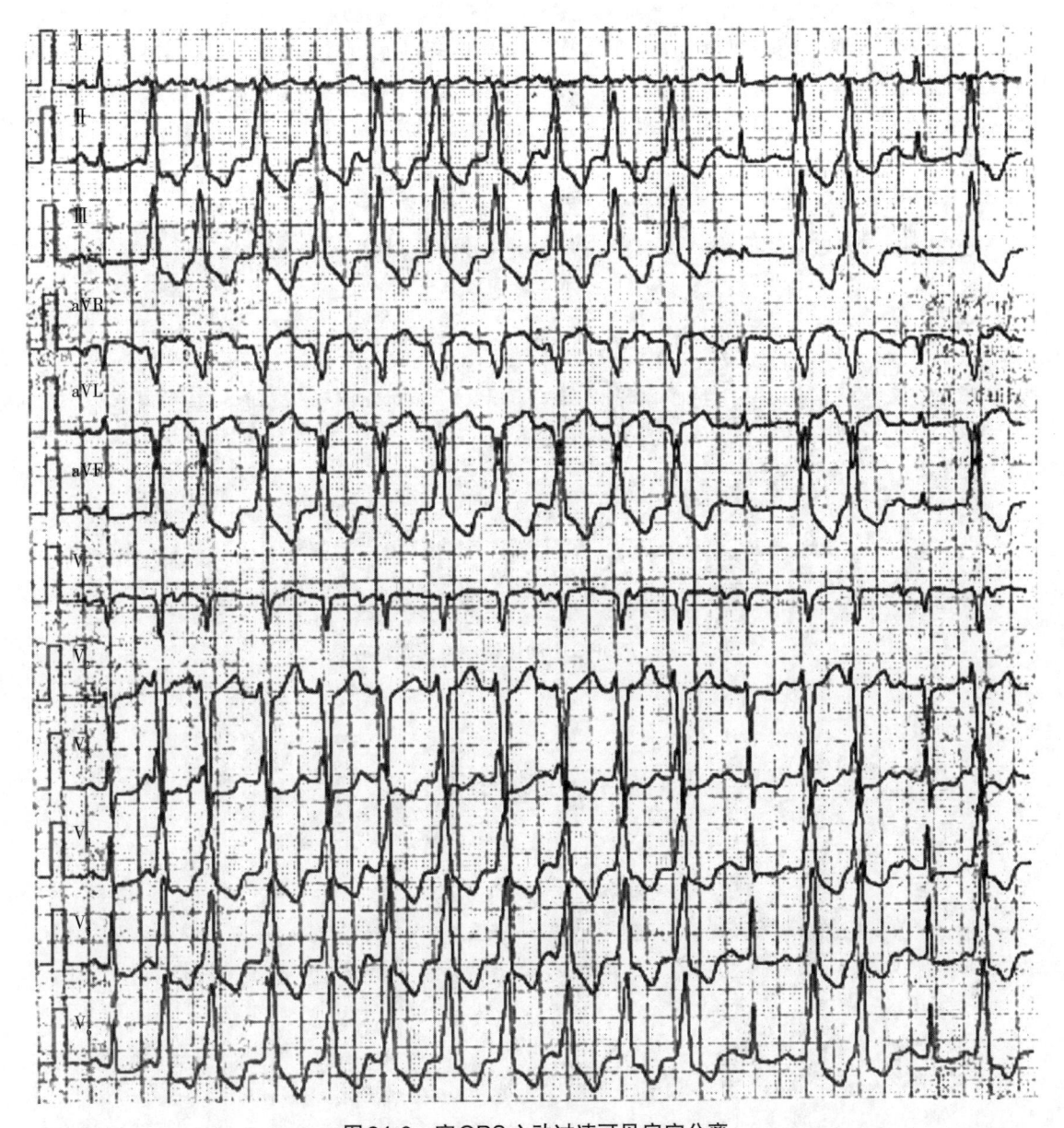

图24-6 宽QRS心动过速可见房室分离

上图：V_1导联可见P波与QRS波分离。另外室性期前收缩时图形与宽QRS心动过速图一致。该患者为右心室流出道室上性心动过速，于右心室流出道消融室上性心动过速消失

（2）心室夺获：室性心动过速发作时，室上性激动仍可下传到心室，使心室除极产生一个室上性QRS波，其前有相关P波，且PR间期＞0.12s，如图24-7。注意宽QRS心动过速中出现一个窄QRS并不一定是室性心动过速。如室上速伴一侧束支传导阻滞时，该侧心室出现期前收缩使得该心室提前激动，使两侧心室激动趋于同时，可使得QRS波变窄。

（3）室性融合波：室性心动过速发作时，室上性激动下传到达心室时，室性异位激动已发生，两者在心室内发生干扰形成融合波群，其形态介于室上性与室性之间，融合波的PR间期正常或略短，其出现率仅5%左右，如图24-8。同样，宽QRS心动过速时，出现介于窦律QRS与宽QRS心动过速QRS形态之间的心室激动，并不一定能确定室性心动过速，如室上速伴束支传导阻滞时，出现一次室性期前收缩，与室上性激动碰撞导致干扰，出现融合波。

（4）QRS波形态

①无人区电轴（QRS电轴位于$-90° \sim -180°$）见图24-9：正常心室激动时，额面上平均激动方向从右上向左下，心电轴多在60°左右。出现左前分支阻滞时，电轴左偏至$-30° \sim -90°$；左后分支阻滞时，电轴右偏至$+110° \sim +150°$。但无论何种束支阻滞或再伴有分支阻滞，电轴也不可能达到$-90° \sim -180°$。只有如室上性心动过速起源于左心室心尖部或游离壁靠下时，激动顺序可能从左下向右上。有研究表明QRS电轴较窦律偏移大于40°，考虑室性心动过速可能性大。

②胸导联QRS波群同向性（$V_1 \sim V_6$都出现正向或负向QRS波）。一般情况下，室上性激动无论先后，总需要从间隔向前激动右心室，向后激动左心室，$V_1 \sim V_6$ QRS波主波一般不应该均只在一个方向上，否则考虑室性心动过速，如图24-10。但如前述，当旁路插入点在左后侧时，激动类似左后侧心室起源的室上性心动过速，激动均向右前激动，$V_1 \sim V_6$均正向，此时室上速伴旁道前传时，胸导联均为正向波。需注意侧壁

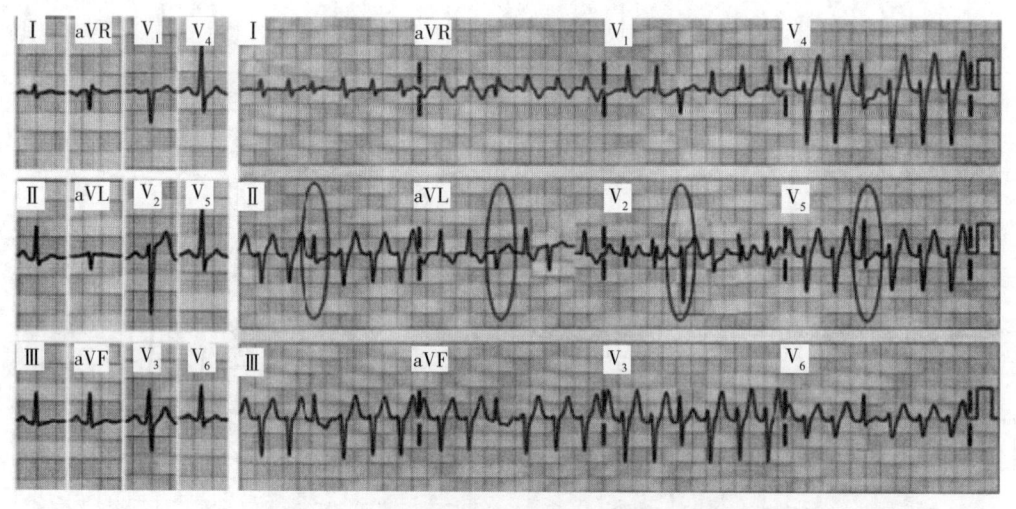

图24-7　宽QRS心动过速中可见窦性夺获

左图为窦律图；右图为宽QRS心动过速图，内有窄QRS波形（圈标记处）与窦律同，为窦性夺获

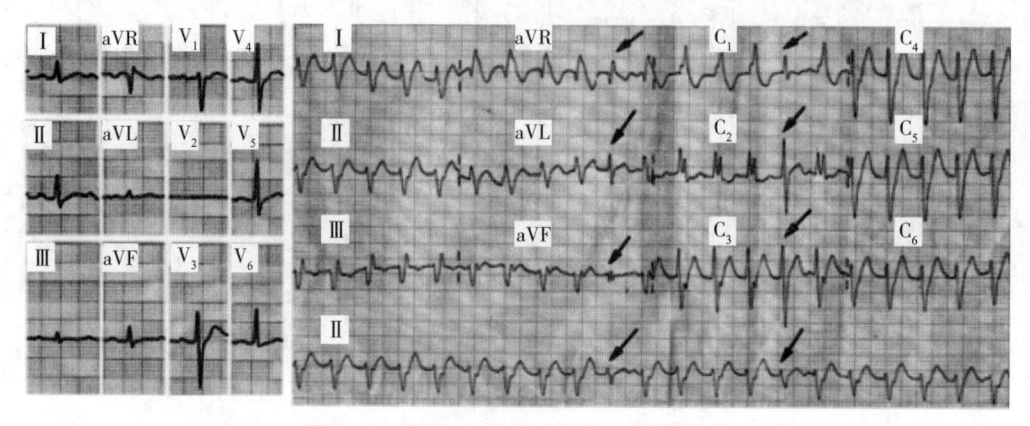

图24-8　宽QRS心动过速中可见融合波

左图为窦律图；右图为宽QRS心动过速图，内有较窄QRS波形介于窦律与宽QRS心动过速之间，为窦律与室上性心动过速融合波

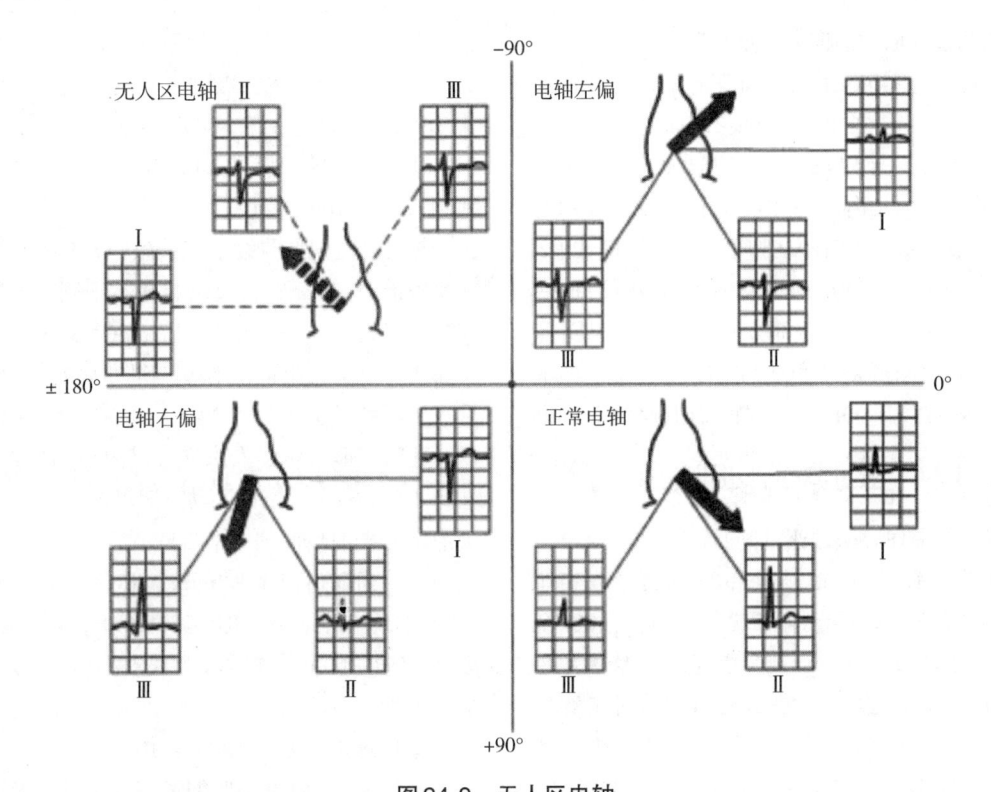

图24-9 无人区电轴

无人区电轴于-90～-180°。（引自：郭继鸿.临床心电学杂志2003，5：111）

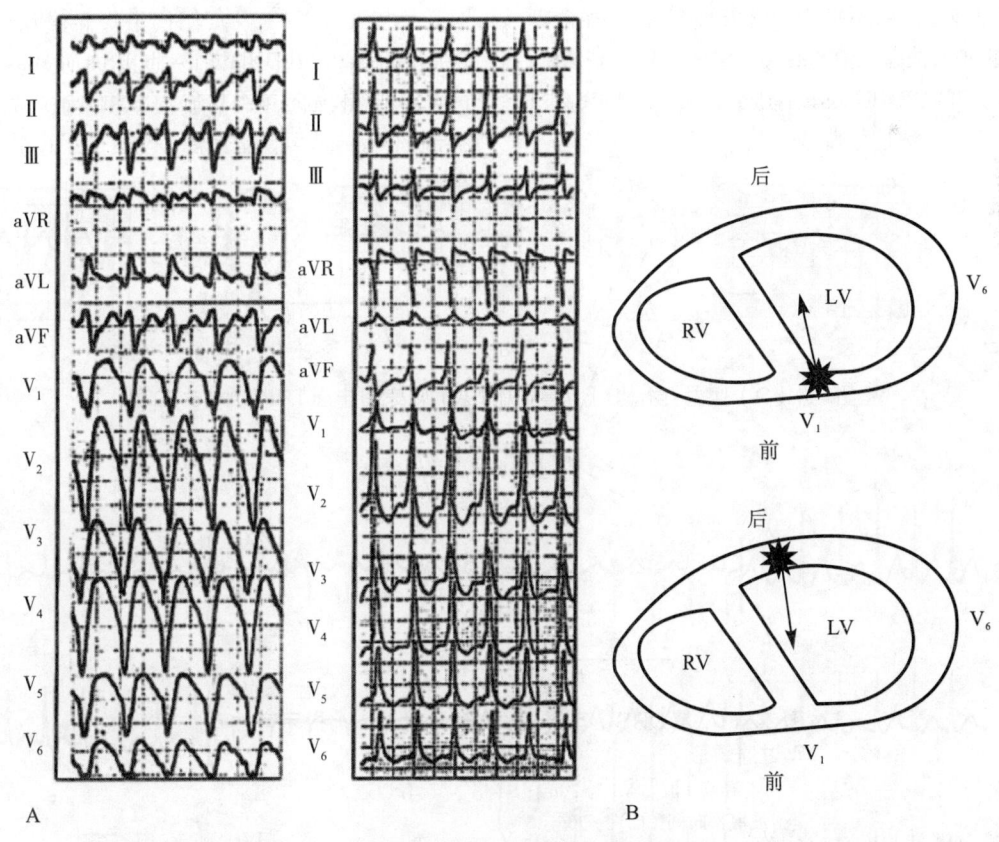

图24-10 宽QRS心动过速时胸前导联同向性

A.为起源于心室前壁室性心动过速，胸前导联QRS波负向；B.为起源于心室后壁室性心动过速，胸腔导联QRS波正向

心肌梗死时，侧壁导联激动向量缺如，$V_{4,5,6}$可能为负向，此时室上速合并左束支传导阻滞时，$V_{1,2,3}$可能也为负向。

③RBBB图形伴以下之一：a.QRS波宽＞0.14s；b.V_1导联呈单向或双峰波，伴R＞R′或电轴左偏及V6R/S＜1。这是因为右心室激动时间在整个心动周期中较短，因而右束支传导阻滞时，QRS间期一般＜0.14s。右束支传导阻滞时，因初始激动为部分间隔（质量较轻），最晚激动为右心室（质量较重），故右胸导联（V_1导联）QRS波应成rsR′，即QRS终末的R波振幅大于初始R波，左胸导联（V_6）上s波应延缓迟钝，R/S应＞1，另外电轴多为右偏，如不符合上述典型右束支传导阻滞图形，则支持是室上性心动过速。

④LBBB图形伴以下之一：a.QRS波宽＞0.16s；b.V_1导联R波＞30ms；c.V_6导联出现任何Q波；d.QRS波起点至S波低部＞60ms；e.V_1或V_2导联S波下降支出现切迹；f.电轴右偏。这是因为左心室激动时间在整个心动周期中较长，故QRS波时限较RBBB时宽些，但一般＜0.16s。LBBB时，靠左靠后的左心室激动延迟，心电向量由右心室指向左心室，故QRS波后部有较大的向左后的向量，故间隔激动的小r波后，V_1呈深大S波而V_6成宽大R波；V_1不应有高R波而V_6不应有大Q波。有文献报道R波起点至S波底部时间主要反映右心室激动时间，故LBBB时RS时间应＜70ms；LBBB时，V_1或V_2导联上的S波的下降支不应有切迹，但室性心动过速时，因激动不经传导系统而直接从右心室经室间隔向左心室传导，故S波的下降支可能出现切迹；同样LBBB时电轴多应左偏。如心动过速时QRS波形态不符合典型左束支传导阻滞图形，则支持是室性心动过速。图24-11为举例示意图。

⑤与室性期前收缩形态一致：QRS波形态与窦律时室性期前收缩一致，RR间期基本规则，差异＜0.04s。另外，若无器质性心脏病患者宽QRS心动过速图形符合常见右心室流出道图形（V_1呈左束支传导阻滞图形，下壁导联均为R型，图24-6）及左心室特发性室上性心动过速图形（V_1呈右束支传导阻滞图形伴电轴左偏，图24-12），需考虑室性心动过速可能。

2.支持室上速

（1）宽QRS波前后有相关P波：宽QRS波前有相关P波或其后有P波，RP＜110ms，RR间期绝对规则，差异＜0.01s。预激并发房颤时RR间期绝对不规则，差异＞0.04s。

（2）室上性期前收缩伴差传、束支传导阻滞或预激原已确诊的室上性期前收缩伴差传、束支传导阻滞或预激，其QRS波形与心动过速发作时QRS波一致。

（3）伴随束支传导阻滞图形：①RBBB图形伴以下表现：a.V_1呈rsR′型；b.起始向量与窦律时一致；c.QRS波宽≤0.12s；②LBBB图形伴QRS≤0.14s。

（4）刺激迷走神经。颈动脉窦按摩、Valsalva动作、诱导恶心等方法可使室上性心动过速终止或减慢。

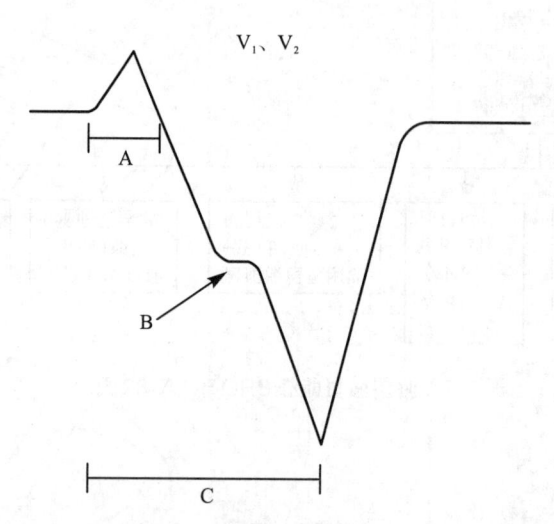

图24-11 宽QRS心动过速呈LBBB时，$V_{1,2}$提示室性心动过速图形

V_1导联R波（A）＞30ms；S波下降支有切迹（B）；R波起点至S波底部时间（C）＞70ms

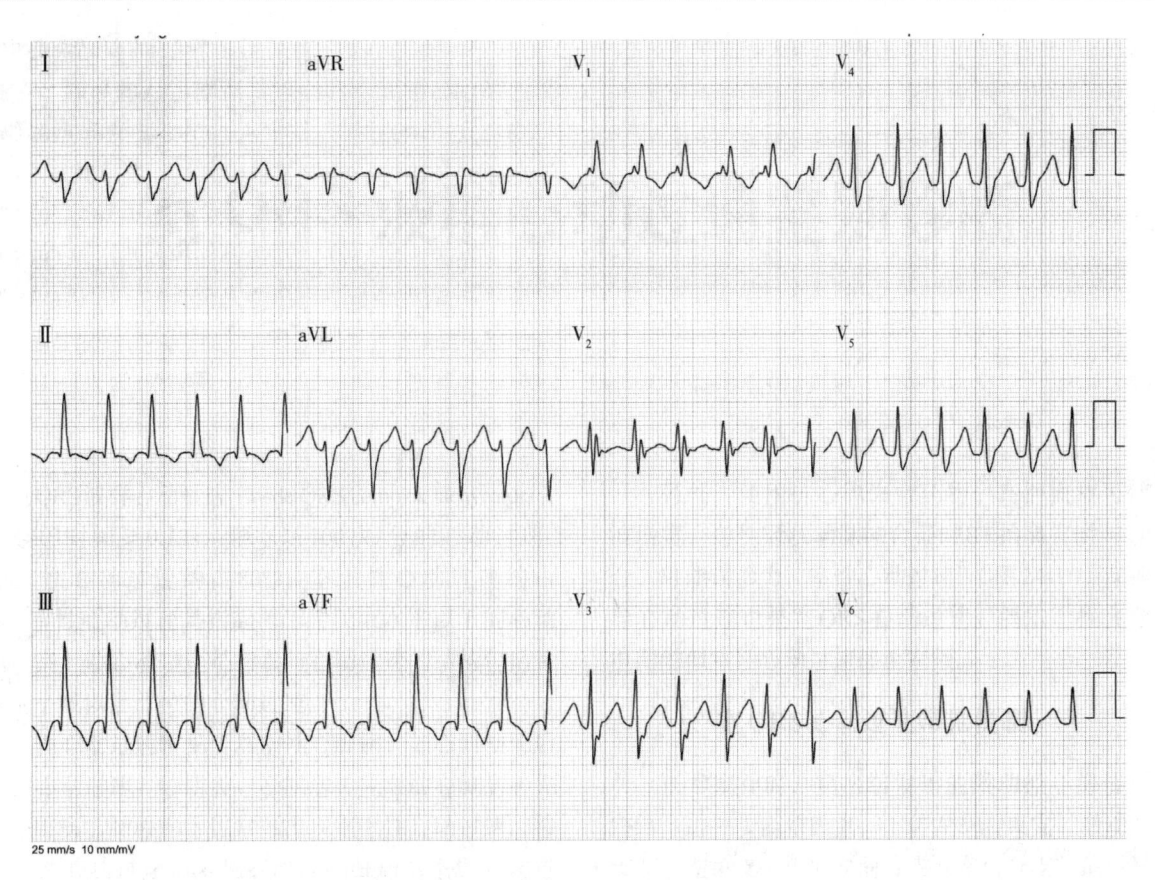

图 24-12 左心室特发性室上性心动过速

图示宽QRS心动过速，V₁呈右束支传导阻滞图形伴电轴左偏。该患者于左后间隔区域消融室上性心动过速终止，为左心室特发性室上性心动过速

三、宽QRS心动过速鉴别诊断方法的相关研究

多年来人们一直在探索简便、可靠的宽QRS心动过速鉴别诊断方法。这些研究取得了一定成效，但仍未尽善尽美。

1.Wenllens法 1978年Wenllens等对62例室上性心动过速和60例室性心动过速，进行回顾性分析，经希氏束心电图证实，提出右束支传导阻滞型心动过速的心电图鉴别诊断标准，该研究报道此方法正确率达90%。

室上性心动过速特征：①QRS时间>0.14s；②电轴左偏超过-30°；③房室分离与室性夺获；④V₁呈RS或RSr'，V₆呈qR或QS型，R/S<1。

室速伴室内差异性传导特征：①QRS时间<0.14s；②V₁呈rSR'。

2.Kindwall法 1988年由Kindwall提出左束支传导阻滞图形宽QRS心动过速鉴别方法。符合室性心动过速的条件包括：①V₁或V₂导联R波≥30ms；②V₆导联出现Q波；③V₁或V₂导联RS间期（QRS起点到S波的波谷）≥70ms；④V₁或V₂导联S波的下降支上有切迹。

3.1991年Griffith等分析了宽QRS心动过速患者呈束支传导阻滞图形，是室上速的心电图特点。推荐标准为：

①室上速呈左束支传导阻滞型：V₁和V₂呈rS或QS型，QRS波群起点至S波最低点间期<70ms，V₆呈R型，无Q波。②室上速呈右束支传导阻滞型：V₁呈rSR'，R'>r，V₆呈RS型（包括Q波40ms和0.2mV），R>S。如果心动过速时ECG图形符合上述定义的束支传导阻滞图形即诊断为室上速，反之诊断为室性心动过速。并特别指出，不能肯定是室上速的诊断，将室性心动过速作为"默认"诊断。

4.Brugada四步法 Brugada于1991年在用以往传统方法回顾性分析了236例宽QRS波群心动过速的基础上，提出新的鉴别宽QRS波心动过速四步法，如图24-13，并前瞻性分析554例经电生理检查确诊的宽QRS波群心动过速患者（室性心动过速384例，室上速伴心室内差异性传导170例），证实其敏感度和特异度分别达98.7%和96.5%（后期Vereckei等提出诊断方法时，对比Brugada法，后者预测精确性为65.2%）。

Brugada标准主要适用于室性心动过速与室上速伴差传或束支传导阻滞患者的鉴别。不适用于室性心动过速与预激性宽QRS波群心动过速的鉴别诊断。这是因为预激的心室激动顺序和产生的心电向量可能与起源于相应部位的室上性心动过速相同或相似，但毕

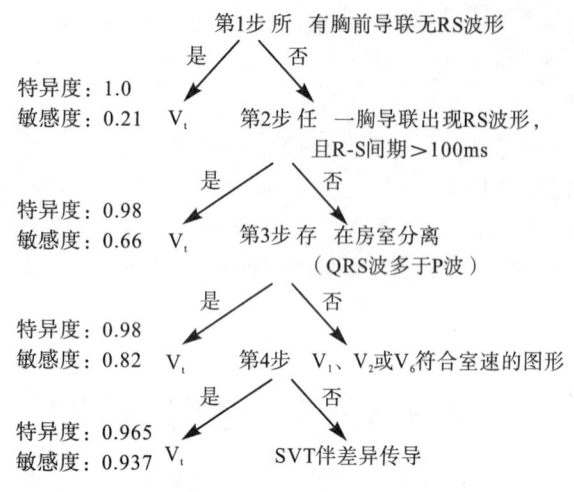

```
                    第1步 所有胸前导联无RS波形
                    ↙是        ↘否
特异度：1.0      V_t    第2步 任一胸导联出现RS波形，
敏感度：0.21                   且R-S间期>100ms
                         ↙是        ↘否
特异度：0.98            V_t    第3步 存在房室分离
敏感度：0.66                   （QRS波多于P波）
                         ↙是        ↘否
特异度：0.98            V_t    第4步 V_1、V_2或V_6符合室速的图形
敏感度：0.82                   ↙是        ↘否
特异度：0.965           V_t            SVT伴差异传导
敏感度：0.937
```

图24-13　Brugada四步法

竟起源于瓣环的室性心动过速仅占少数，而预激旁路必然是围绕着瓣环，因而这就有可能从心电图特征上将两者区别开来。以下标准有助于除外预激性宽QRS波心动过速（支持室上性心动过速）：①$V_4 \sim V_6$导联QRS波群以负向波为主；这是因为无论A型预激或B型预激，$V_4 \sim V_6$ Δ波均为正向，主波应向上；②无器质性心脏病患者，心动过速时$V_2 \sim V_6$导联有QRS波群呈QR形态；③房室分离；④额面电轴极度右偏（$-90° \sim \pm 180°$）；⑤窦性心律时无预激波。

5.Vereckei分步诊断法　2007年，Vereckei等提出一种新的分步诊断法，其流程图下：第1步先看有无房室分离，如有则诊断室性心动过速；如无则看第二步，aVR导联上有无初始R波，如有则诊断室性心动过速；否则进入第三步，看心动过速时QRS波形态是否呈束支或分支阻滞图形，如果不呈束支或分支阻滞图形，则诊断室性心动过速；如果心动过速时QRS波形态呈束支或分支阻滞图形，测量Vi/Vt的比值。如果Vi/Vt≤1，则诊断室性心动过速。Vereckei报道该方法准确率达83.5%。具体见图24-14。

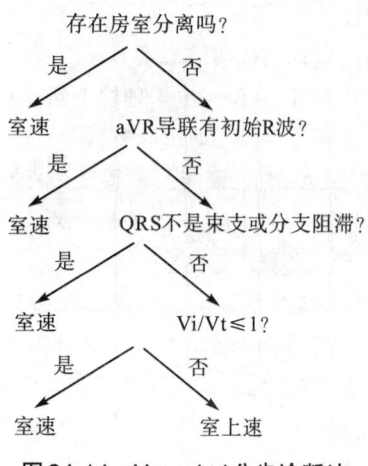

```
                存在房室分离吗？
                ↙是      ↘否
              室速    aVR导联有初始R波？
                      ↙是      ↘否
                    室速    QRS不是束支或分支阻滞？
                            ↙是      ↘否
                          室速      Vi/Vt≤1？
                                  ↙是    ↘否
                                室速    室上速
```

图24-14　Vereckei分步诊断法

Vi/Vt测量方法：①采用多导联同步记录心电图。②选择QRS波起点和终点都清晰可认的导联，在起点和终点划垂直线确定多导联上QRS波的起点和终点。③选择的QRS波呈双相或多相波的导联，其R波要高、S波要深，以选择胸导联为主，多选V_3导联，次选V_5导联，再次选V_2导联。④选择好导联后，从QRS波起点后移40ms处测量其电压绝对值为Vi。⑤从QRS波终点前移40ms处测量其电压绝对值为Vt。⑥计算Vi/Vt。这里需要注意的是，报道中计算Vi/Vt为上述4步中的一步，一般不单独应用。

该方法的机制为室上速伴束支传导阻滞时，其心室初始激动是通过希浦系统进行的，除极速度较快，故Vi值大，束支传导阻滞主要在心室中段与终末除极速度较慢，故Vt较小，因此Vi/Vt>1常提示为室上速。相反，起源于心室的激动其初始除极是通过传导速度较慢的心室肌传导，故Vi值小，而当心室除极到达希浦系统，其激动传导加快，故Vt值较大，因此Vi/Vt≤1常提示室性心动过速。图24-15，图24-16为该测量法举例。

该方法的局限性在于：①宽QRS心动过速的心室率快，有时QRS波群的起点与终点不易确定，任意武断确定会发生判断失误；②该方法不适用于束支折返性心动过速、分支型室上性心动过速及房束旁路引发的心动过速等；③侵害心肌的某些疾病（如心肌梗死等）可能会改变Vi或Vt值，从而影响正确诊断。

2008年，Vereckei又提出aVR导联法诊断室上性心动过速，具体步骤为：第一步判断aVR导联初始是否R波，则为室速；否则进入下一步：初始r波或q波是否>40ms，是则诊断室性心动过速；否则进入下一步：初始负向且主波向下的QRS波降支是否顿挫，则为室性心动过速；否则进入下一步：Vi/Vt是否≤1，是则是室性心动过速，否则为室上速。举例见图24-17。

需要注意的是，对于既往史存在心肌梗死的患者，上述方法可能出现误判。比如，下壁心肌梗死合并左后分支传导阻滞患者aVR导联可以初始R波。对于心肌梗死患者，其他一些标准也十分有用：既往下壁心肌梗死患者，V_1或V_2导联R波>30ms宽QRS心动过速常为室性心动过速；对于有前壁心肌梗死患者V_6导联Q波以及V_1或V_2导联S波下降支的切迹的宽QRS心动过速常为室性心动过速。

6.室性心动过速评分　2017年，Jastrzbski M等在结合前人研究基础上，对宽QRS心动过速鉴别诊断提出了新思路，他们应用"室上性心动过速积分"来确定宽QRS心动过速的诊断。其积分标准有：V_1 R波优势为主，1分（指单向R波，或R波为主的RS，RSr形，需排除a.rSR型；b.R波上升支有切迹且切迹最低点在R波

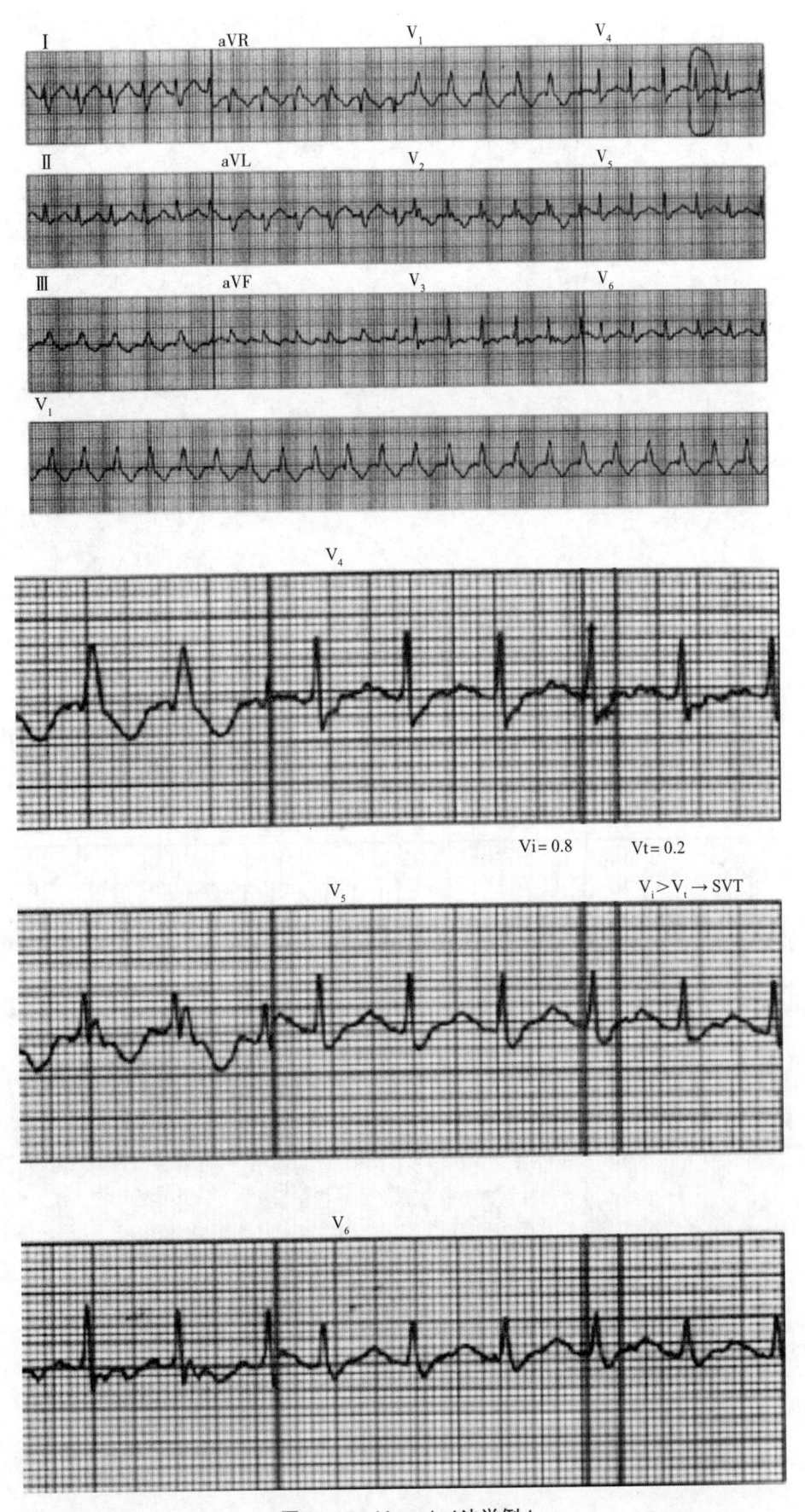

图 24-15　Vereckei法举例1

上图为宽QRS心动过速，根据Vereckei法，选择V₄测量Vi/Vt。下图示具体测量Vi=0.8，Vt=0.2，Vi＞Vt，故为室上速

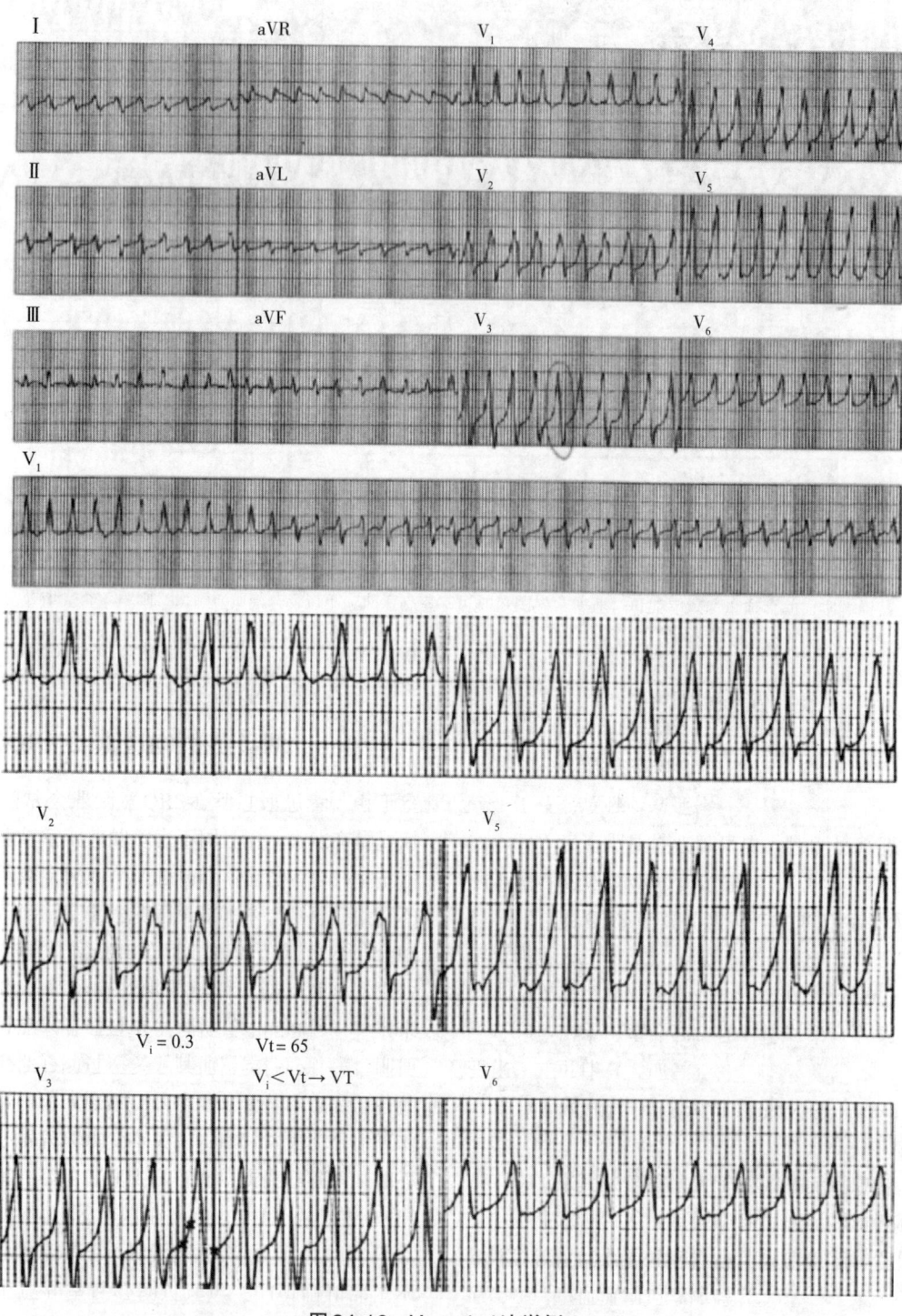

图24-16 Vereckei法举例2

上图为宽QRS心动过速，根据Vereckei法，选择V₃测量Vi/Vt。下图示具体测量Vi=0.3，Vt=0.65，Vi＜Vt，故为室性心动过速

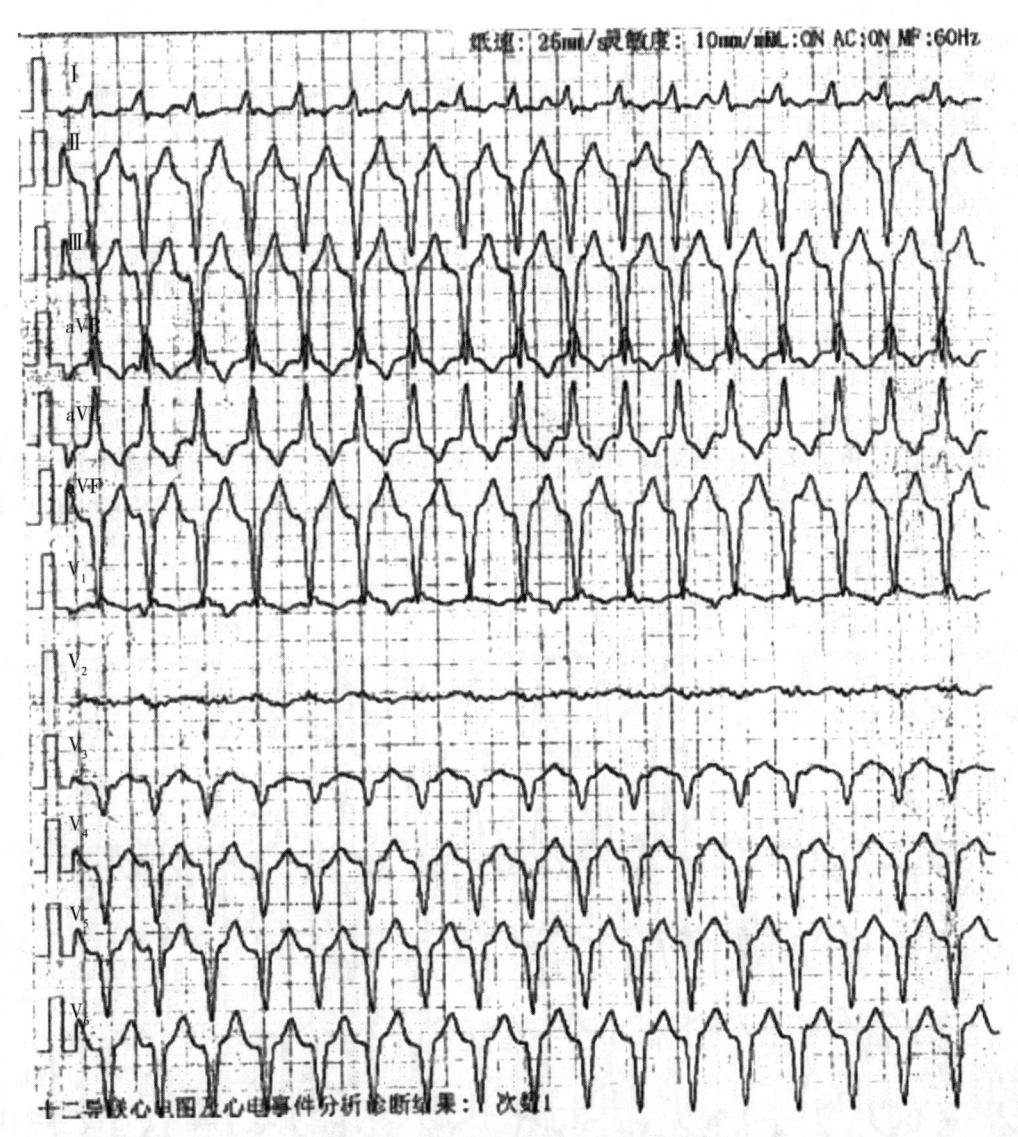

图 24-17　宽QRS心动过速aVR导联直立

aVR导联向上，提示室性心动过速；该患者为ARVC持续性室性心动过速患者，经心外膜穿刺消融后室性心动过速消失

下部分；c.qR型，排除形态见图24-18。)；V_1或V_2初始r＞40ms，1分（当V_1V_2为负向波为主时）；V_1的S波有切迹，1分；AVR导联初始R波，1分；Ⅱ导联R波峰值时间≥50ms，1分（Ⅱ导起始至R波峰值时间）；V_1～V_6均无RS波，2分（相当于胸导联同向性）；房室分离，2分；总积分≥3分可确定VT；2分则考虑VT可能性非常大；若为0分则考虑SVT。室上性心动过速形态举例如图24-19。他们将该积分标准用于587例患者的786阵已确诊的宽QRS心动过速的鉴别诊断，该方法在评分大于1分时，室上性心动过速诊断准确性达83%，高于Vereckei报道的宽QRS诊断方法（72%）及Brugada法（81%），若使用该方法评分≥3分，则其室上性心动过速诊断特异性达99.6%，当评分≥4分，特异性达100%。

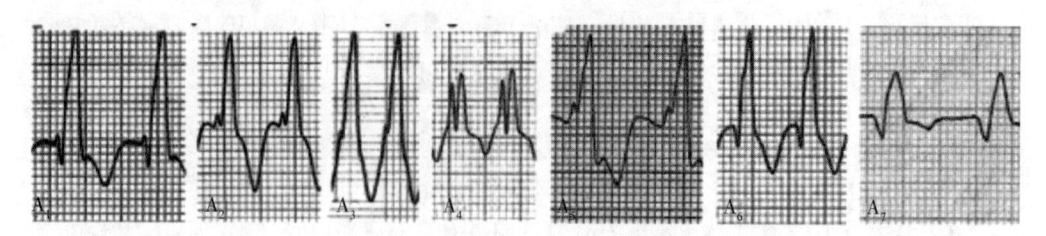

图 24-18　室性心动过速 V₁ 形态

A1 为 rSR 型；A₂₋₅ 为 R 波上升支有切迹且切迹最低点在 R 波下部分；A₆₋₇ 为 qR 形态。均提示为室速形态

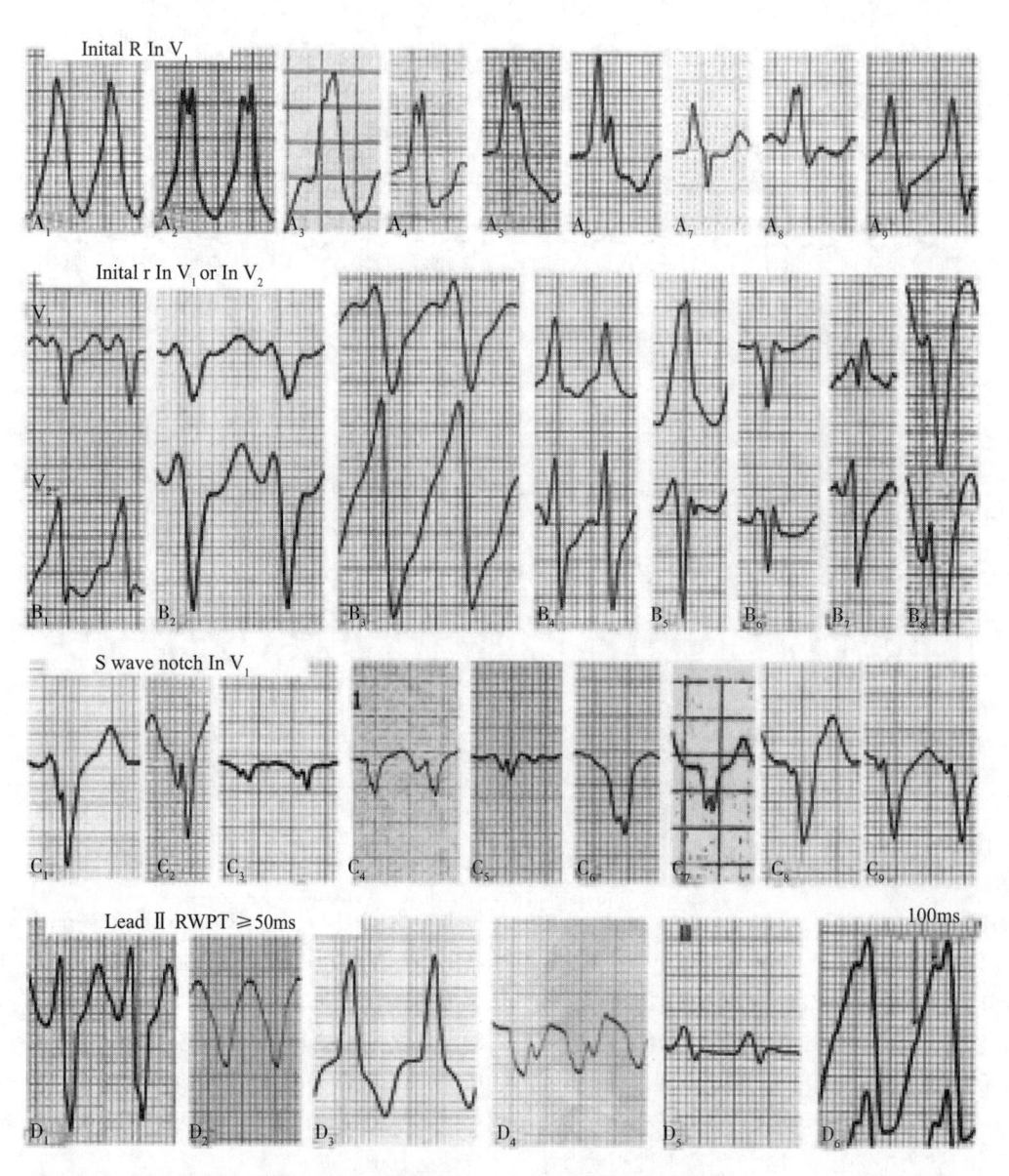

Inital R In V₁

Inital r In V₁ or In V₂

S wave notch In V₁

Lead Ⅱ RWPT ≥50ms

图 24-19　评分室性心动过速形态心电图举例

A₁₋₉ 为 R 波优势型；B₁₋₈ 为 V₁ 或 V₂ r 波 >40ms；C₁₋₉ 为 V1 S 波下降支切迹；D₁₋₉ 为 Ⅱ 导联起始至 R 波 ≥50ms。均为室性心动过速加分图形

四、电生理特征

部分宽QRS心动过速患者仅通过体表心电图很难确定诊断,特别若要考虑射频消融时,就需行心内电生理检查。其特点为可以清楚显示心房激动波及His束激动,并可人为设计电生理刺激方案进行鉴别。

(一)室性心动过速电生理特征

1. 宽QRS波群心动过速时房室分离或室房逆传阻滞,见图24-20。
2. 宽QRS波群心动过速时无房室分离,但以快于心动过速的频率起搏心房时,出现房室分离或室房逆传阻滞。
3. 宽QRS波群心动过速时,以快于心动过速的频率起搏心房时,QRS波群形态变窄。
4. 宽QRS波群心动过速时心房期前收缩刺激有心室夺获或室性融合波。

(二)室上速电生理特征

1. 心房率大于心室率 心房心室率1:1时,若His束激动在心室激动(QRS波)前,为室上速,见图24-21。但需排除束支折返性室上性心动过速。
2. 宽QRS波群 心动过速时心房快速起搏,心室率与起搏频率相同,但QRS波群形态不变。
3. 心房期前收缩 刺激未激动心室,但能终止心动过速。

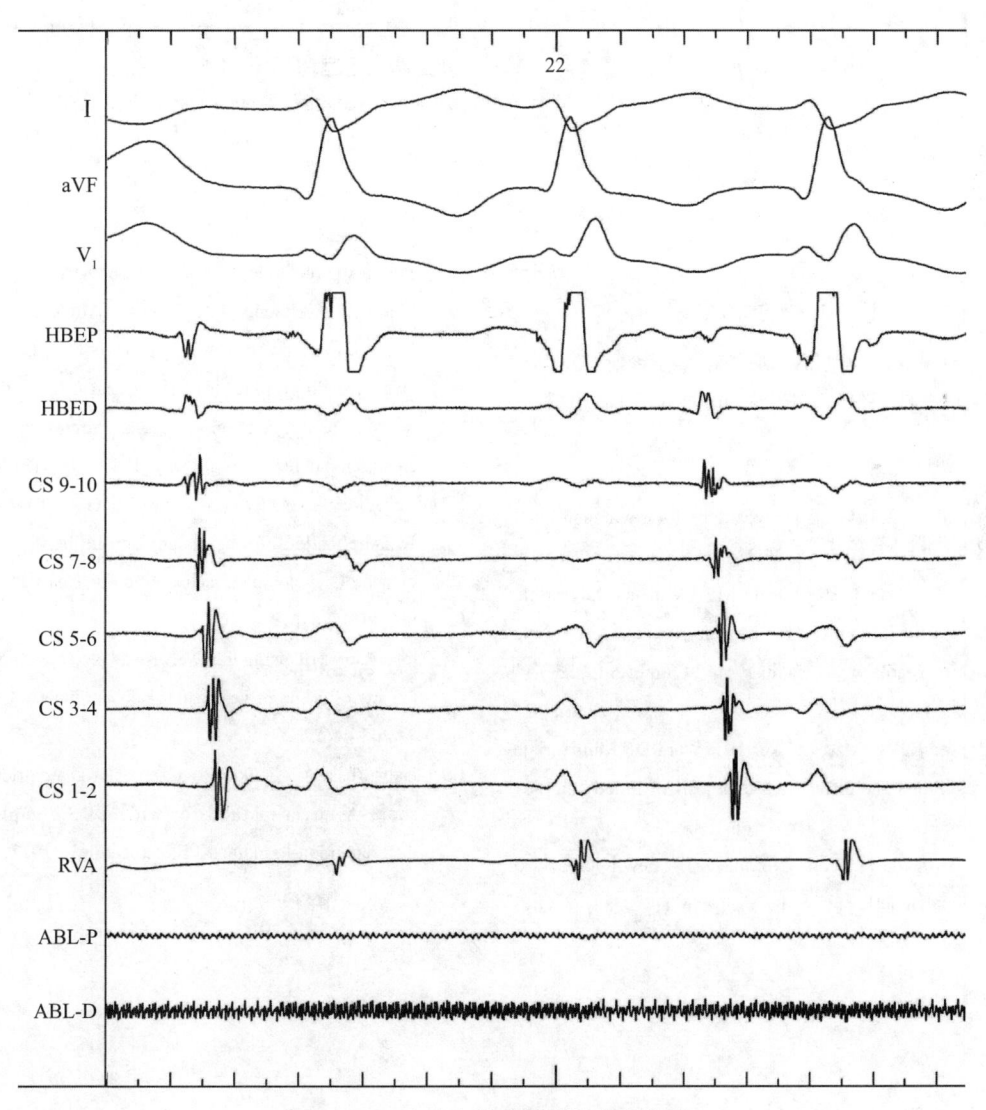

图24-20 心内电激动图提示室房分离

该患者与图24-11为同一患者;心内电激动图提示室房分离,考虑室性心动过速

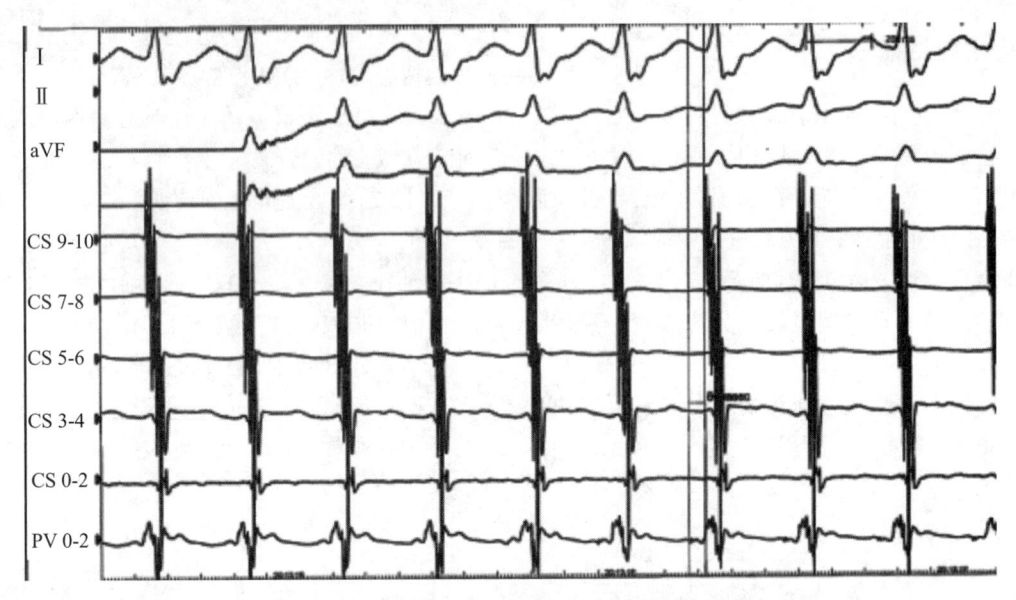

图24-21　心房心室率1∶1时，若His束激动在心室激动（QRS波）前

该图与图24-2患者是同一患者。心内电激动标测可见His束电位在QRS波前60ms（测量处），为房室结折返性心动过速伴右束支传导阻滞

（方丕华　雷　森　张　浩　夏　雨）

参 考 文 献

[1] 方丕华，李晓枫.宽QRS波群心动过速的鉴别诊断//方丕华，张澍 主编.中国心电图经典与进展.北京：人民军医出版社，2010.

[2] Wellens HJ, Bar FW.The value of the electrocardiogram in the differential diagnosis of a tachycardia with a widened QRS complex.Am J Med, 1978, 64: 27-33.

[3] Kindwall KE, Brown J, Josephson ME.Electrocardiographic criteria for ventricular tachycardia in wide complex left bundle branch block morphology tachycardias.Am J Cardiol, 1988, 61: 1279-1283.

[4] Griffith MJ, de Belder MA, Linker NJ, Ward DE.Multivariate analysis to simplify the differential diagnosis of broad complex tachycardia.Br Heart J, 1991, 66: 166-174.

[5] Brugada P, Brugada J, Mont L, Smeets J.A new approach to the differential diagnosis of a regular tachycardia with a wide QRS complex.Circulation, 1991, 83: 1649-1659.

[6] Alberca T, Almendral J, Sanz P, Almazan A, Cantalapiedra JL.Evaluation of the specificity of morphological electrocardiographic criteria for the differential diagnosis of wide QRS complex tachycardia in patients with intraventricular conduction defects.Circulation, 1997, 96: 3527-3533.

[7] Vereckei A, Duray G, Szénási G, Altmose GT, Miller JM.Application of a new algorithm in the differential diagnosis of wide QRS complex tachycardia.Eur Heart J, 2007, 28: 589-600.

[8] Josephson ME.Using the twelve-lead electrocardiogram to localize the site of origin of ventricular tachycardia.Heart Rhythm, 2005, 2: 443-446.

[9] Jastrzębski M, Kukla P, Czarnecka D.Ventricular tachycardia score-A novel method for wide QRS complex tachycardia differentiation-Explained.J Electrocardiol, 2017, 50: 704-709.

第25章

起搏心电图的阅读与分析

置入人工心脏起搏器患者的心电图由患者的自主心律与起搏心律两部分组成，称为起搏心电图。

当自主心率高于基础起搏频率时，心电图上可能仅表现为自主节律而无起搏心律出现。反之，心电图上可能仅有起搏心律而无患者的自主心律。

起搏心律的标志是起搏脉冲的钉样信号，是一个直上直下的电位偏转。脉冲幅度与起搏器电极导管正负两极间的距离相关，双极起搏时正负两极的间距短，起搏脉冲信号的幅度较低，甚至在某些导联看不到。单极起搏时，起搏的正负两极的间距长，起搏脉冲信号的幅度也较高，有时还呈双相（图25-1）。

一、起搏器的基本功能及起搏心电图间期

（一）起搏器基本功能

1. 起搏功能 起搏功能是起搏器按一定的周期、电压、脉宽发放起搏脉冲并引起心房或心室除极。起搏功能正常时，起搏脉冲的钉样信号后有相应的心房除极的P波或心室除极的QRS波群。起搏功能障碍时起搏脉冲后无相应的心房或心室除极波跟随。

2. 感知功能 感知功能是起搏器内设的感知器能随时检测到患者一定幅度的自主心电活动，感知后则抑制起搏器发放1次起搏脉冲。有感知功能的起搏器称为按需型起搏器，目前临床应用的起搏器都是按需型起搏器，因各种原因引起起搏器感知功能不良时，才会变成"无感知"功能的"固率型"起搏器。

3. 传导功能 除感知与起搏功能外，双腔起搏器（或三腔起搏器）尚有房室之间的传导功能，即自主或起搏的心房波可以沿着起搏器下传并起搏心室。因此，置入体内的双腔起搏器可看成是人工房室结。

双腔起搏器房室之间的传导时间又称起搏器的AV间期，代表起搏器下传时房室之间的间期，相当于患者自主房室结下传时的PR间期，可以根据临床不同的需要和患者的具体情况而确定并程控该值。

（二）单腔起搏心电图的基本间期

为了便于学习、理解和掌握起搏心电图，我们将单腔VVI（AAI）起搏器心电图分成4个基本间期：即SS间期、RR间期、RS间期及SR间期（图25-2）。

1. SS间期 SS间期是2个相邻起搏脉冲信号之间的间期（相当于基础起搏间期），通过SS间期可计算出基础起搏频率。VVI工作模式时，SS间期相当于连续2个心室起搏脉冲之间的时限。AAI起搏模式时，SS间期相当于连续2个心房起搏脉冲之间的间期。

2. RR间期 RR间期即自主节律间期，是相邻的2个自主QRS波群之间的距离。当感知功能正常时，RR间期一定＜SS间期。说明此时自主心率高于起搏频率。

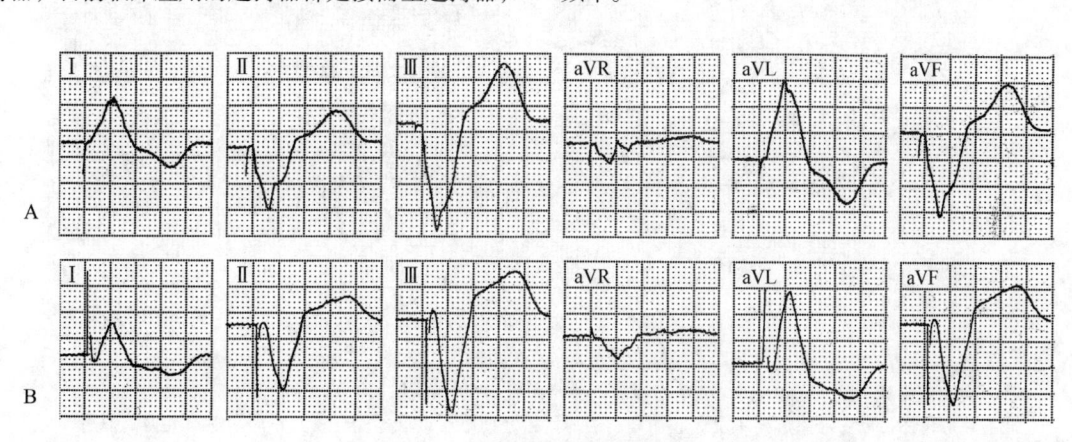

图25-1　单极与双极起搏信号

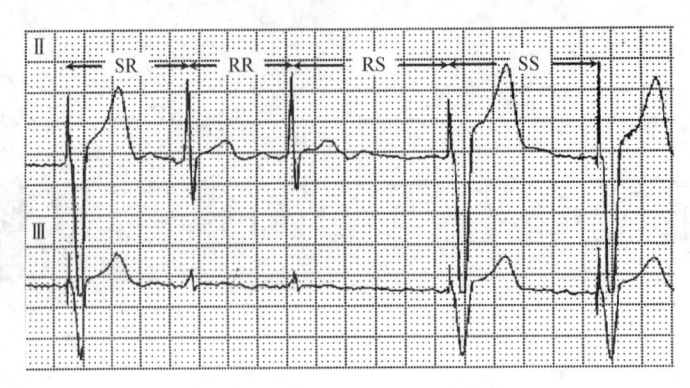

图25-2　VVI起搏心电图间期

3. SR间期　SR间期是起搏脉冲信号到紧跟其后第1个自主QRS波群之间的间期。该间期是自主心率加快超过起搏频率时，自身心房或心室的除极波被感知器感知后抑制起搏器发放起搏脉冲而形成，因此，正常时SR间期＜SS间期。

4. RS间期　RS间期即起搏节律的重整间期，又称逸搏间期，是自主的QRS波群到下一个起搏脉冲之间的间期。正常时该间期应当等于SS间期（即RS间期=SS间期）。

二、起搏心电图的阅读与分析

（一）单腔起搏心电图分析方法

首先应了解起搏器基本功能，之后根据心电图变化判断起搏器的起搏和感知功能。

1. 起搏功能障碍　是指因各种原因导致起搏脉冲不能有效夺获引起心肌除极，导致的临床及心电图异常改变。

心电图分析要点：①脉冲信号后是否有跟随起搏的P波（AAI起搏模式）或QRS波群（VVI起搏模式），如果有，提示起搏功能良好。如果没有，提示起搏不良，但此时尚不能确诊起搏不良，需进行下一步的判定。②测量RS间期（逸搏间期）时限，当RS间期时限等于SS间期时限时，可以做出起搏不良的诊断（图25-3）。如果RS间期时限＜SS间期时，该"起搏不良"则可因感知功能障碍所致，这种"起搏不良"称为假性起搏不良。

2. 感知功能障碍　是指因各种原因导致起搏器感知器不能1∶1感知心电与起搏脉冲信号，进而引起快速或缓慢心律失常，并引起相应的临床及心电图改变。

心电图快速分析感知功能的步骤：①目测心电图各周期；②找出基本起搏间期；③判断各周期时限是否符合如下基本规律：RS间期=SS间期、SR间期＜SS间期、RR间期＜SS间期。如果符合上述基本规律，提示感知功能正常；如不符合上述基本规律，提示感知功能障碍。感知功能障碍包括感知不良和感知过度（图25-4，图25-5）。

3. 起搏器感知正常而RS间期延长的特殊情况系频率滞后功能　频率滞后功能是为了保护和鼓励自主心律所设置的起搏器特殊功能。单腔起搏器滞后功能打开后，感知器感知到自主除极波后延迟发放1次起搏脉冲，此

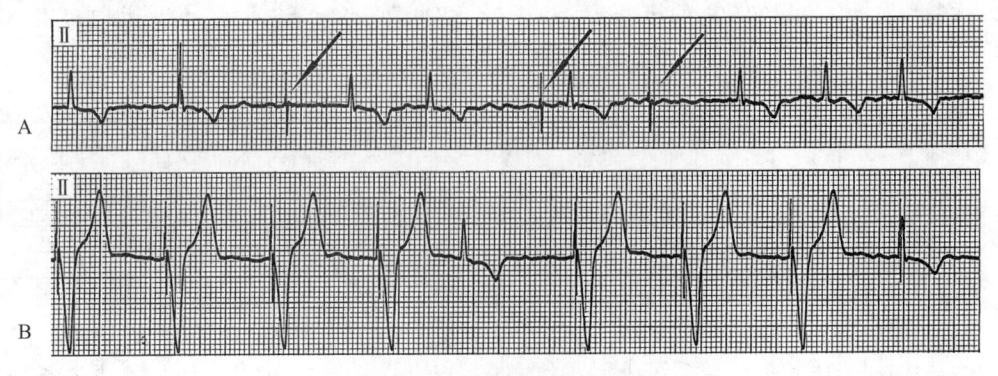

图25-3　起搏不良心电图

患者男性，72岁，因反复头晕、晕厥1年置入VVI起搏器。起搏器置入前心电图示房颤伴长RR间期，近日再次出现头晕，记录心电图（A）示房颤，箭头指示处可见起搏脉冲信号，脉冲信号后未跟随相应的QRS波群，心电图诊断：心室起搏不良。起搏不良的原因：起搏电压过低不能夺获心室肌。测试起搏阈值后，将起搏电压提高到阈值的3倍后，该现象消失（B）

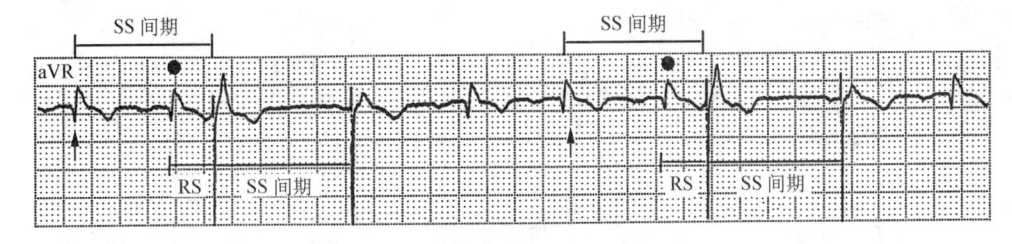

图25-4 感知不良心电图

患者男性，76岁，因病窦综合征置入VVI起搏器4年，近因心悸随访，记录心电图发现2次RS间期＜SS间期。按照基础起搏间期（SS间期）从该起搏脉冲向后测量发现，从箭头指示的自主QRS波群至夺获心室的起搏脉冲之间的时段恰好等于SS间期，而圆点指示的自主QRS波群未被起搏器感知。该心电图诊断：窦性心律、起搏节律、心室起搏功能正常、心室感知不良

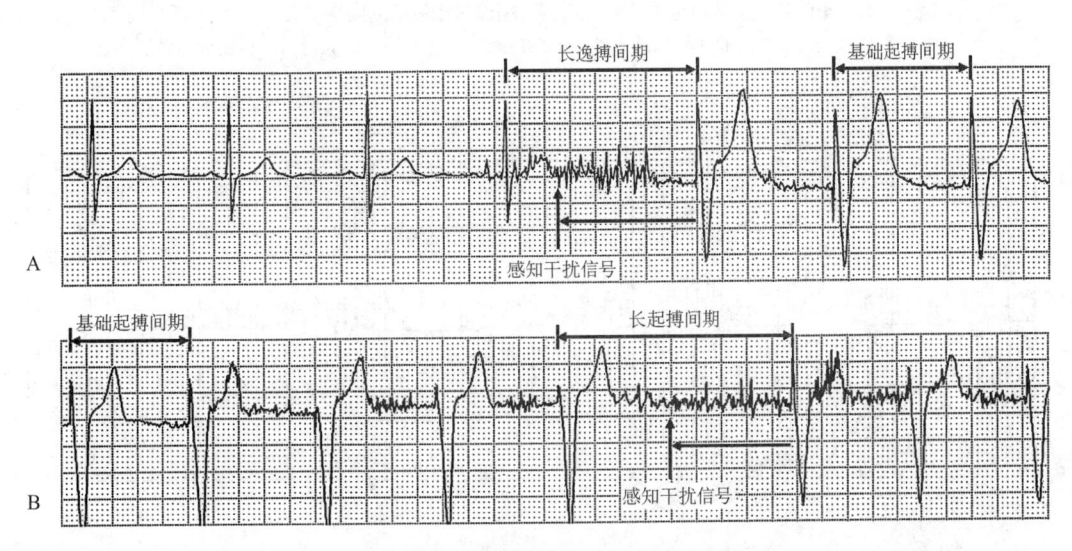

图25-5 VVI起搏器感知过度心电图

患者女性，68岁，因病窦综合征置入VVI起搏器。A.基础起搏间期1100ms（55次/分），未打开滞后功能，逸搏间期长达1500ms，用基础起搏间期值向后测量，可见干扰信号（竖箭头指示），提示感知器感知到干扰信号后抑制心室脉冲发放，导致起搏节律重整引起长逸搏间期；B.基础起搏间期1000ms（60次/分），图中出现1760ms的长起搏间期，用基础起搏间期值向后测量，可见干扰信号（竖箭头指示），提示感知器感知到干扰信号后抑制心室脉冲发放，导致起搏节律重整引起长起搏间期。心电图诊断：窦性心律、起搏节律、心室起搏功能正常、心室感知过度

时RS间期延长大于SS间期（延长时限可设置），之后起搏器频率恢复到基础起搏频率（图25-6，图25-7）。

（1）心电图表现：①仅出现在自主P波（AAI起搏器）或QRS波群（VVI起搏器）之后；②延长的PS/RS间期（逸搏或滞后间期）时限均相等；③滞后间期内出现的自主P波或QRS波群被相应感知器所感知后，可引起滞后间期重整，表现为自主心率慢于基础起搏频率，最后1个逸搏间期时限与设置的滞后间期时限相等。

（2）心电图分析方法与诊断要点：①确定长间期是否为逸搏间期，长间期为逸搏间期时，进行下一步分析；②确定基础起搏间期值；③测量多个逸搏间期值是否相等，如果多个逸搏间期值相等，则可确定该长间期为滞后功能所致；④出现自主心率慢于基础起搏频率时，寻找其后的滞后间期，如果该间期长于基础起搏间期和自主心率，则可确定慢于基础起搏频率的自主心率为连续滞后功能重整。

（二）双腔起搏心电图分析方法

分析步骤

（1）分别判断心房、心室的起搏功能：首先观察心房起搏脉冲信号后是否有跟随的P波？心室起搏脉冲信号后是否有跟随的QRS波群？如果2个脉冲后都有相应跟随的P波及QRS波群，心电图呈DDD起搏模式，提示起搏功能良好。如果心房为自主节律，心室为起搏节律，且脉冲后有起搏的QRS波群，心电图呈VAT起搏模式，此时仅提示心室起搏功能良好。如果心房为起搏节律，脉冲后有起搏的P波，心室经房室结下传，心电图呈AAI起搏模式，此时仅提示心房起搏功能良好。如心房、心室之中任何一个起搏脉冲之后未跟随相应的除极波则提示其存在起搏不良，应进一步查找原因（图25-8）。

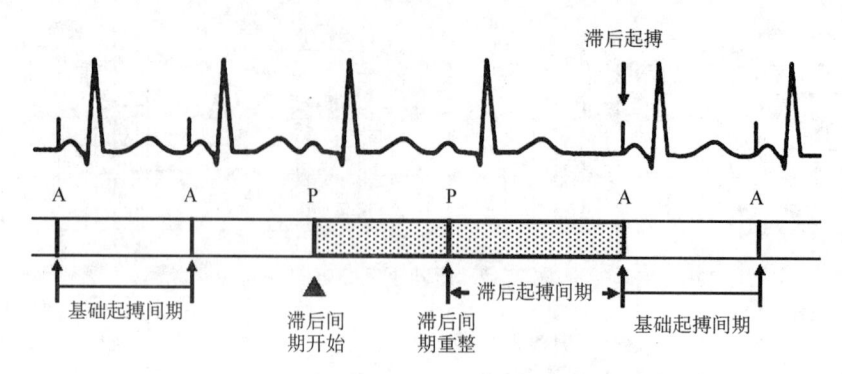

图25-6 固定频率滞后功能引起的长间期

本图为AAI起搏模式，图中▲指示因感知自主心率（P）触发滞后间期，其与随后的P波构成的PP间期长于基础起搏间期，提示第1个P波引发滞后间期，第2个P波在滞后间期尚未结束时出现，引起滞后间期重整；该逸搏间期延长的原因是起搏器滞后功能所致

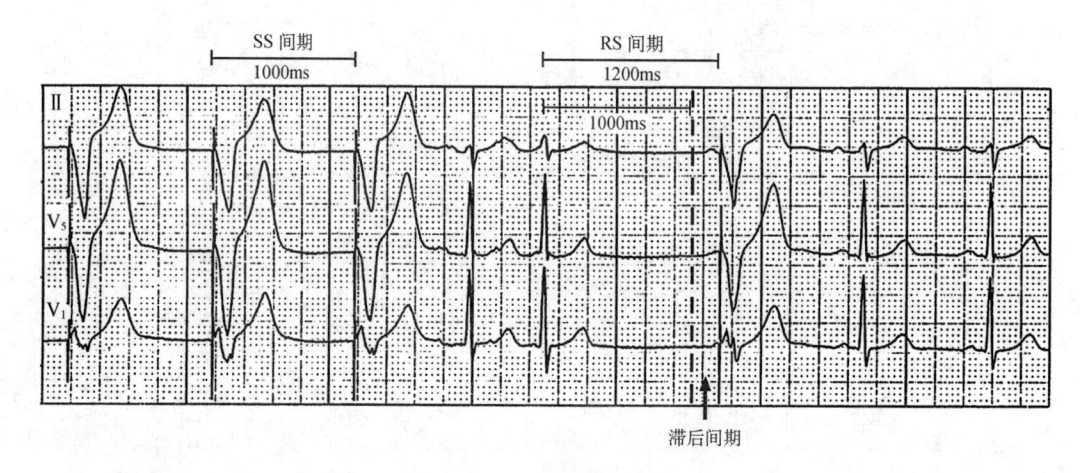

图25-7 频率滞后心电图

患者女性，62岁，因病窦综合征置入VVI（R）起搏器2年频率滞后功能打开，本图为动态心电图记录。图中基础起搏间期（SS间期）1000ms（起搏频率60次/分），第2个自主QRS波群后RS间期（逸搏间期）＞SS间期，该延长的时间（200ms）称为滞后间期，属于VVI（R）起搏器（又称频率适应性起搏器）的特殊功能。该心电图诊断：窦性心律、起搏节律、心室起搏与感知功能正常

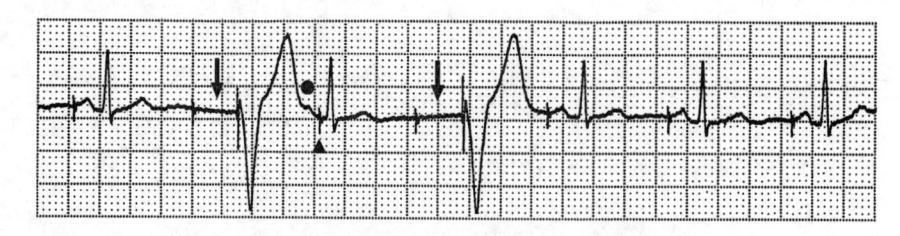

图25-8 双腔起搏器心房起搏、感知不良心电图

患者男性，60岁，因病窦综合征置入DDD起搏器1年，心电图中心房均为起搏节律，偶见心室起搏，2次心室起搏前的心房起搏脉冲后（箭头指示）均无跟随的P波，提示心房起搏不良，第1个心室起搏的QRS波群后可见自主P波（●指示），该P波后起搏器再次发放心房起搏脉冲（▲指示），但因其落入自主P波引起的心房有效不应期内而未夺获，自主P波经房室结下传心室。心电图诊断：心房起搏、感知功能不良，心室起搏，感知功能良好

（2）分别判断心房、心室的感知功能：①VAT起搏模式时，观察自主P波后是否发放起搏脉冲？如果没有发放起搏脉冲提示心房感知功能良好，否则存在心房感知不良。②AAI起搏模式时，观察自主QRS波群后是否发放起搏脉冲？如果没有发放起搏脉冲提示心室感知功能良好，否则存在心室感知不良（图25-8）。

（3）判断起搏器的传导功能：双腔起搏器既然是一个人工房室结，与自主房室结一样，其可存在多种不同的传导状态，包括1∶1传导，二度、三度房室传导阻滞等，目的是避免过快的心房激动下传心室，引

起心室率过快。绝大多数时，起搏器传导功能表现为心房冲动能1:1起搏心室，因此，判断起搏器的传导功能时需要观察其能否按照设置的AV间期1:1起搏心室（DDD或VAT起搏模式），如果能够按照设置的AV间期1:1起搏心室时，提示起搏器传导功能正常；否则应寻找起搏器不能1:1起搏心室的原因：①心房率超过上限频率？②心房感知不良？③心室起搏不良？

当置入双腔起搏器患者的心房频率超过起搏器设定的1:1跟随的频率时，起搏器下传功能将出现递减传导及二度房室传导阻滞。①文氏型房室传导：当心房频率高于最高房室1:1下传的频率时，起搏器将出现文氏型房室传导，起搏心电图将出现AV间期逐渐延长直到1次心室起搏的QRS波发生脱落（图25-9）；②2:1房室传导：当心房频率进一步增快时，其经起搏器下传将出现2:1房室传导阻滞，即心电图的2次P波中，只有1次下传并引起心室的起搏和除极，这使更多的心房波不能下传心室（图25-10）。

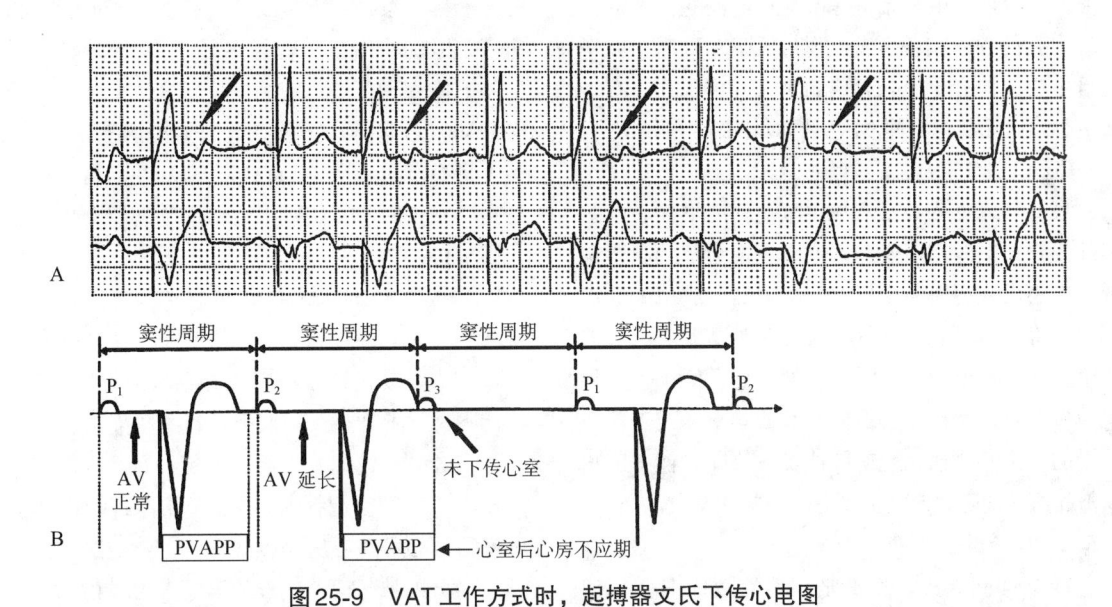

图25-9　VAT工作方式时，起搏器文氏下传心电图

A.为起搏器文氏下传心电图，箭头指示处是脱落的窦性P波；B.为起搏器文氏下传示意图。图中可见PP间期短于上限频率间期，限制了心室起搏频率，引起第2个AV间期被迫延长，第3个P波落入前一个心室后心房不应期（PVARP）未被心房感知，造成一次心室起搏的脱落，心电图表现为起搏器文氏传导

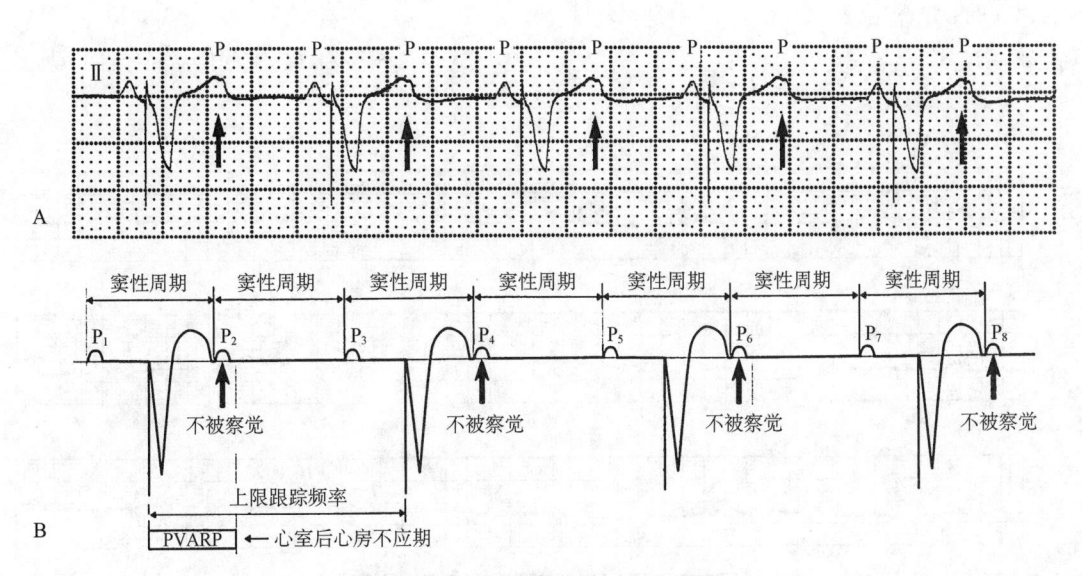

图25-10　起搏器2:1下传心电图

患者男性，54岁，因三度房室传导阻滞置入DDD起搏器，剧烈活动后自觉心率突然减慢，心电图（A）示窦性心率155次/分，心室起搏频率77次/分，调出起搏参数提示起搏器上限频率125次/分（2:1阻滞频率150次/分），该心电图提示由于患者窦率增快超过2:1阻滞频率范围，导致P波（箭头指示）间断落入起搏器心室后心房不应期内而不被感知。心电图诊断：窦性心律，VAT起搏模式，心室2:1起搏，心房感知功能正常，心室起搏功能正常

三、常见的起搏器功能障碍心电图分析

（一）起搏器电池耗竭心电图

起搏器电池耗竭是指电池电压下降导致起搏器电压输出不稳定，从而影响起搏功能。

电池耗竭时，首先出现起搏器的磁铁频率降低，以后出现基础起搏频率降低、起搏脉宽增加、感知及起搏功能障碍，直至起搏器功能完全丧失。

1. 单腔起搏器（VVI/AAI）电池耗竭的心电图表现　电池耗竭早期心电图无特殊改变；电池耗竭晚期心电图表现为起搏频率减慢，或表现为低于基础起搏频率缓慢的自主心律伴有更慢的起搏频率，或表现为仅有缓慢的自主心律而无起搏脉冲发放，同时伴有感知和（或）起搏功能障碍（图25-11）。

2. 双腔起搏器电池耗竭表现　电池耗竭早期心电图可无特殊改变；电池耗竭晚期心电图表现为基础起搏频率降低，进而出现起搏模式从双腔起搏器变成单腔心室起搏（VVI），若起搏器电池耗竭进一步加重，心电图则出现与单腔起搏器电池耗竭时类似的改变，低于基础起搏频率缓慢的自主心律伴有更慢的起搏频率，或表现为仅有缓慢的自主心律而无起搏脉冲发放，同时伴有感知和（或）起搏功能障碍或完全没有起搏脉冲发放。

3. 心电图诊断要点

（1）详细询问病史，特别是起搏器置入时间，如果置入时间超过担保年限（一般为7年左右），并出现上述心电图改变时，应该注意有否起搏器电池耗竭的可能。

（2）与以往的心电图比较，观察起搏频率是否较设置的频率下降。

（3）最直接的方法是记录磁频心电图，即将磁铁放置于起搏脉冲发生器上，同时记录心电图，当起搏器电池接近耗竭时，磁铁频率将下降。随着起搏器电池耗竭程度加重，磁铁频率下降也越来越明显。一般磁铁频率下降10%是更换起搏器的指征。常见的磁铁频率100次/分，也有少数起搏器磁铁频率与基础起搏频率相同。

（二）起搏器介导性心动过速心电图

双腔起搏器置入后，患者房室之间将有两条传导径路，即自主房室结和"人工房室结"，自主或起搏的心房波沿哪一条径路下传到心室，取决于两者的相对传导速度，激动将沿优势传导路径下传，即沿传导的"快"径路下传。当自主房室结发生一度以上传导阻滞时，心房冲动将沿起搏器下传，此时如果房室结有逆传功能，即可将心室激动逆传到心房，心房冲动再次沿起搏器下传到心室，周而复始则形成双腔起搏器介导的心动过速（图25-12）。

1. 起搏器介导性心动过速特点

（1）该心动过速患者出现突发突止的阵发性心悸。

（2）心动过速常因房性期前收缩、室性期前收缩、起搏不良、感知过度或起搏器自身故障等诱发。

（3）心动过速发生后，前传经脉冲发生器→心室电极→心肌（心室起搏），逆传经浦肯野纤维→房室束→房室结→心房→心房电极。

（4）可被起搏器内设的程序自动终止。

2. 心电图特点（图25-13）

（1）起搏的QRS后有逆传P′波。

（2）心动过速频率等于起搏器最大跟踪频率。

（3）均为心室起搏，且RR间期匀齐。

3. 心电图鉴别诊断　起搏器介导性心动过速心电图

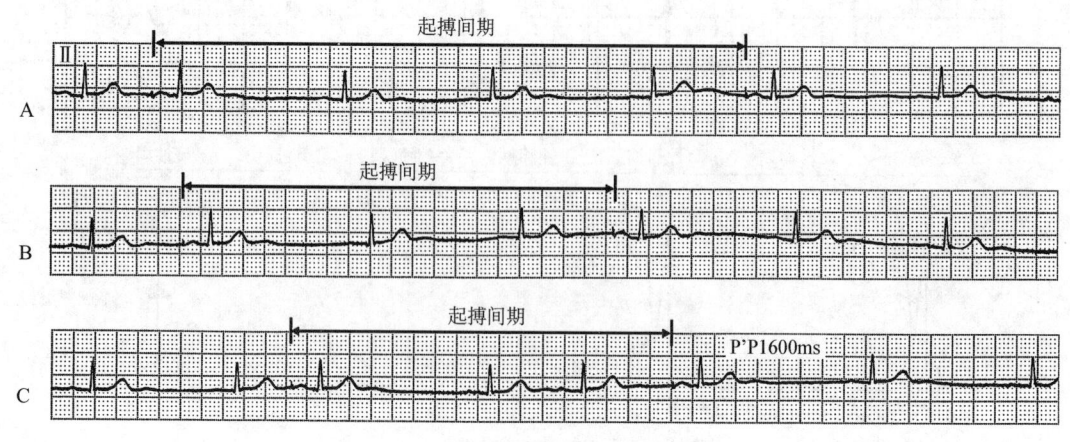

图25-11　AAI起搏器电池耗竭心电图

患者女性，72岁，因病窦综合征置入AAI起搏器8年，置入后从未进行随访，心电图发现起搏间期极度延长且时限长短不一，每个起搏脉冲前的P波到起搏脉冲之间的时限不等，最长P′P间期1600ms。调出原始参数：基础起搏频率60次/分。提示出现长间期的原因是起搏器电池耗竭，同时伴有感知不良。心电图诊断：心房起搏、感知功能不良

诊断比较容易，只要掌握其心电图特点一般不容易误诊，但应该注意与双腔起搏器心房感知过度引起快速心室起搏心电图鉴别，鉴别要点：①起搏器介导性心动过速时心室起搏频率匀齐，而心房感知过度引起快速心室起搏时往往心室率不匀齐；②起搏器介导性心动过速发生前肯定有上述诱发因素，而心房感知过度引起快速心室起搏时多为起搏器置入一侧上肢活动时发生。

为了更好地理解起搏心电图的临床意义，需要了解患者的心律及存在的心律失常，还必须了解起搏器的一般功能和特殊功能，以及两者之间的互动关系，掌握分析起搏心电图的思路与方法。因此对医生及技术人员提出了较高水平的要求，需要循序渐进的学习。

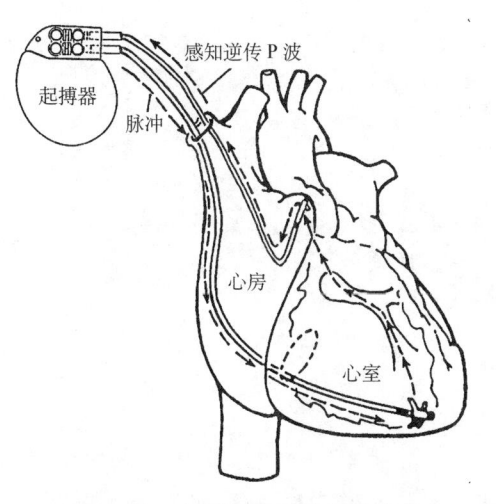

图25-12 起搏器介导性心动过速

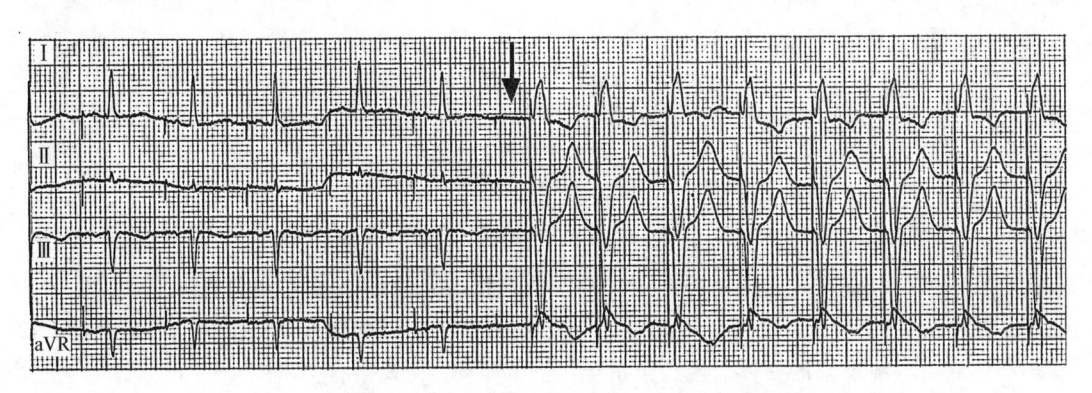

图25-13 起搏器介导性心动过速心电图

患者女性，71岁。9年前因头晕就诊，动态心电图记录二度房室传导阻滞置入双腔起搏器，近日因电池耗竭更换起搏器入院。本图为测定心房阈值同步记录的心电图，当心房起搏阈值降至0.5V时，心房失夺获（箭头指示），AV间期到达设置值时，心室起搏并逆传至心房，诱发起搏器介导性心动过速

（许 原）

第26章

三腔起搏器心电图的识别和在临床随访中的应用

心脏再同步治疗（cardiac resynchronization therapy，CRT），又称三腔起搏器，是慢性心力衰竭器械治疗里程碑式的突破。CRT需要通过静脉系统置入右心房、右心室（右室）和左心室电极导线，按照一定的房室间期和室间间期顺序发放刺激，实现正常的心房、心室电激动传导，以改善心脏不协调运动，恢复房室、左右室间和左心室室内运动的同步性，进而改善心功能。学习和掌握如何在临床上识别各种类型的CRT心电图，不但能够快速了解CRT的工作状态，还是评价CRT疗效的最常用、最简便的方法。

众所周知，体表心电图反映的是体表两位点的电激动差。激动方向与体表导联方向一致则呈现为正向除极波，方向相反则呈现为负向波，如图26-1所示。多数情况下，Ⅰ导联和Ⅲ导联心电图对于评价CRT心电图来说就足够了。更精细的评价，则需要其他导联甚至12导联心电图的系统分析。临床上快速识别和分析CRT心电图的要点是：熟知传统左、右心室起搏心电图的标志性特征，其次是掌握一些特殊类型的CRT心电图特点和临床随访处理要点。

一、传统CRT起搏心电图

（一）单右心室起搏

右心室电极传统置入部位为右心室心尖部，因此，电激动方向是由右向左，由下向上。其起搏心电图图形的快速识别方法为：①反映右心室电活动的Ⅰ导联呈正向波；②Ⅲ导联呈负向波，S波较深。如图26-2。

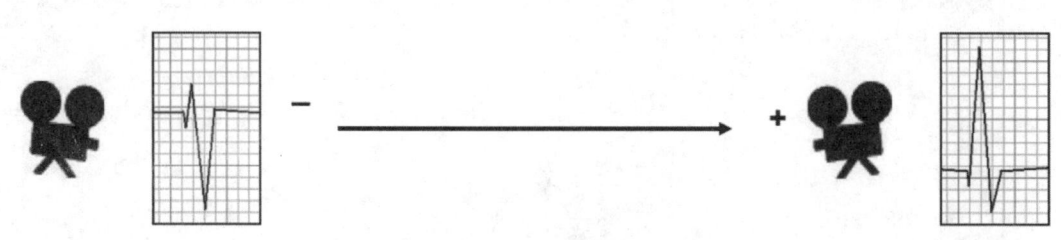

图26-1 心电图波形原理

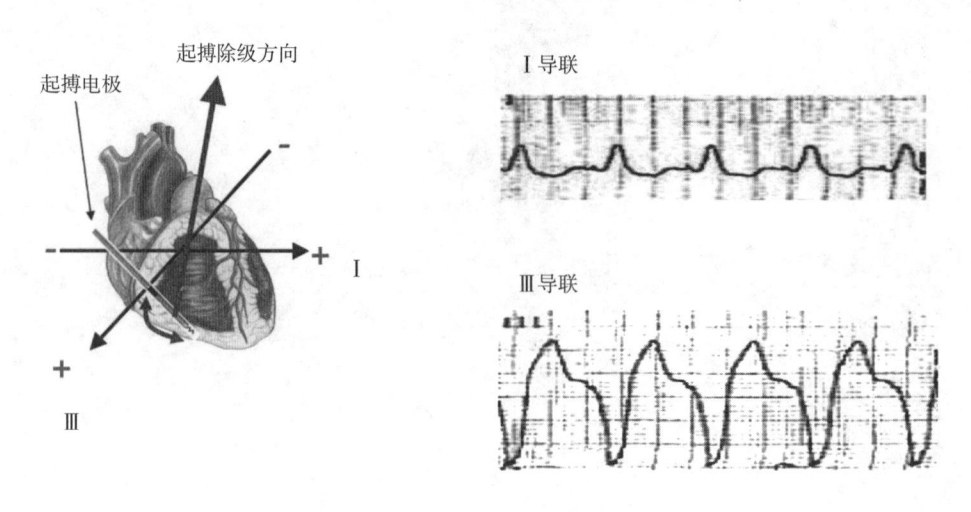

图26-2 单右心室心尖部起搏的心电图特点

另外一种常见的右心室电极置入部位为右心室间隔部位，其位置相对心尖起搏位置偏高，因此，其起搏的心电图识别要点为：下壁导联（Ⅱ、Ⅲ、aVF）呈正向波（图26-3）。

（二）单左心室起搏

左心室电极通常是通过冠状静脉窦置入到冠状静脉分支，因此，电激动方向将由左向右。原则上，左心室电极优化起搏位置应该在左心室基底部，而非心尖，因此，电激动方向应由上向下。其起搏心电图图形的快速识别方法为：①Ⅰ导联呈负向S波；②Ⅲ导联呈正向波。如图26-4。

（三）双心室起搏

双心室起搏心电图是右心室和左心室起搏时各自除极向量的总和，属于心室融合波的一种。其起搏心电图图形的快速识别方法为：①Ⅰ导联呈负向波；②Ⅲ导联呈负向波，如图26-5。应注意，这两个导联偏折波的负向程度取决于电极导线在心脏中的具体位置。

剖析双心室起搏心电图的特点，可以从以下几个方面阐释：①起搏QRS波时限：理论上说，源自左、右心室两个不同方向的同步除极所需时间应短于单侧心室起源的心室除极时间，因此多数CRT起搏QRS波时限较短。如果双室起搏的QRS波时限明显宽于单侧心室起搏的QRS波时限，常提示患者存在弥漫性室内传导阻滞，CRT术后反应性通常不佳；②起搏QRS波振幅：心室除极时间缩短时，心室除极波的振幅将增高，但也会存在振幅偏低的情况，这与双室起

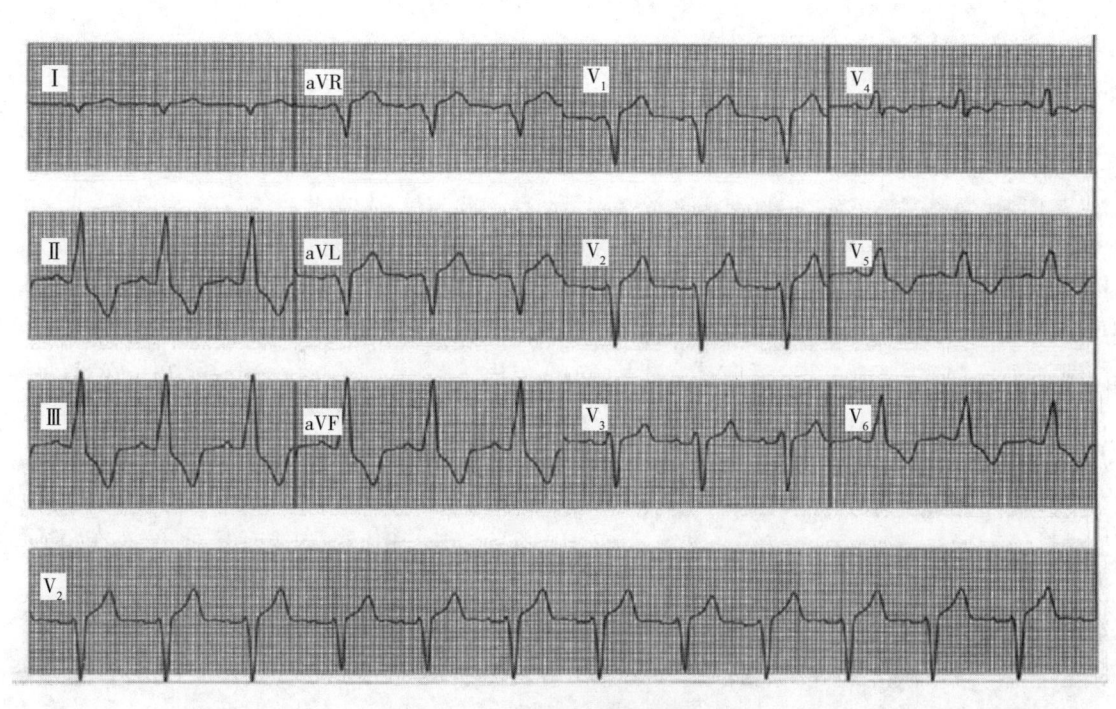

图26-3　右心室间隔部起搏心电图

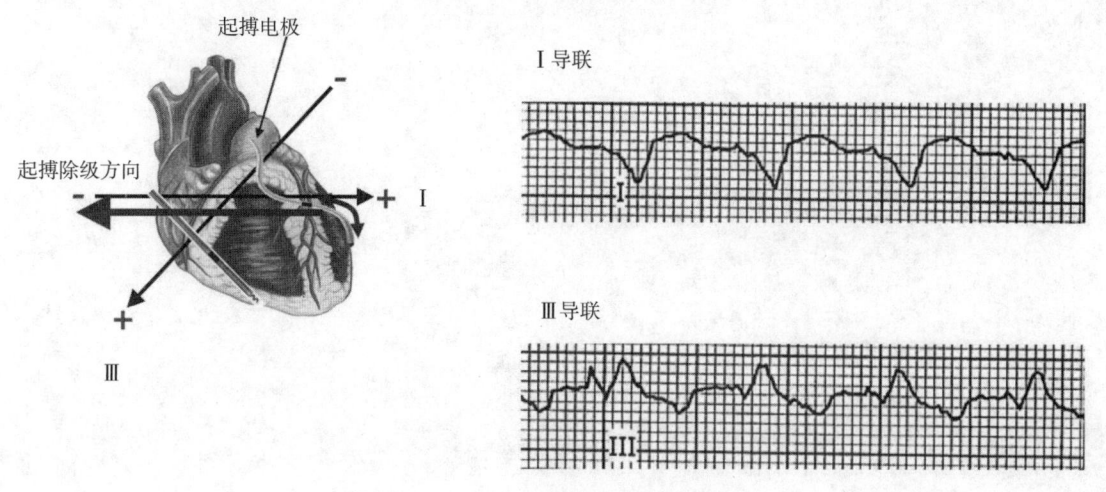

图26-4　单左心室起搏的心电图特点

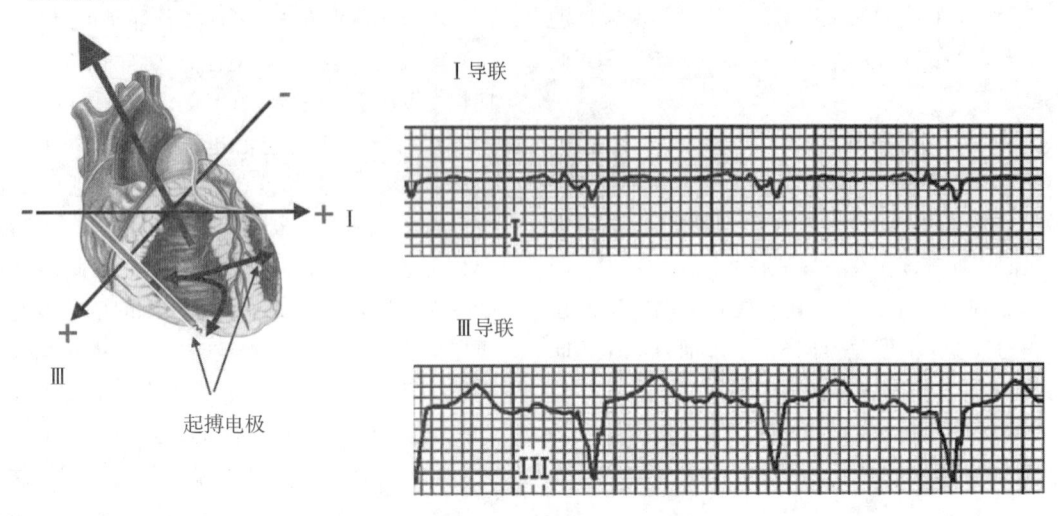

图 26-5 双心室起搏的心电图特点

搏电极的相对位置有关。例如，右心室心尖部与左心室正后壁处于相对应的部位，两者起搏的心室除极向量的相互抵消可使QRS波振幅变低。③起搏QRS波形态：双室起搏心电图是右心室与左心室同步除极形成的室性融合波，右心室心尖部与左心室某部位同步起搏时，起搏心电图（图26-6）通常表现为：①可见右心室心尖部起搏的特征：下壁导联的QRS波呈负向波；②可见左心室起搏的特征：Ⅰ导和aVL导联呈负向波，胸前导联呈类右束支传导阻滞图形；③Ⅰ导联呈双向波时，也提示为双室起搏。注意，当右心室起搏部位不在心尖部时，双室起搏心电图表现会有很多变化。

（四）临床应用

CRT治疗前后及每次随访时都应记录12导联心电图。首先行一般评估，了解心律状态，分析是否为窦性心律，有无期前收缩等情况。然后仔细分析心电图波形，主要包括以下内容：起搏器时间间期是否恰当；QRS波群形态是否为起搏图形，QRS时限较术前有无缩短，缩短程度如何；通过起搏图形协助判断起搏器的电极导线，尤其是左心室电极导线能否有效起搏、感知心腔；判断电极导线有无移位，包括脱位和微脱位等。

1.判断电极导线位置　电极导线与心电图图形密切相关，但由于心电图是心脏除极向量的综合反应，因此变化巨大，个体差异大。总体而言，如左心室起搏位点

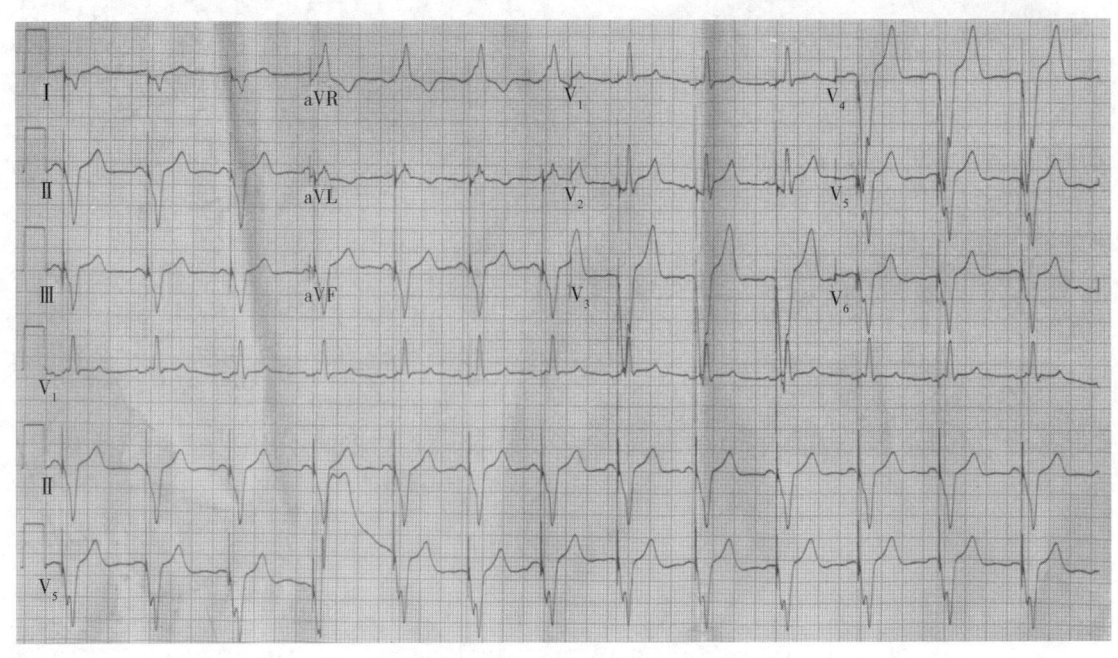

图 26-6 双心室起搏的心电图1例

位于侧静脉或侧后静脉，则心脏除极向量由左向右、由后向前。心电图表现为Ⅰ、aVL导联S波为主，V₁导联呈现右束支传导阻滞图形。若位于心大静脉的前室间沟支，除极向量由前侧壁朝向后壁。若偏基底部，则向量偏下，若走行至心尖部，则向量向上。一般情况下，由于静脉直径、走行角度和置入技术的限制，在保障不脱位的情况下，左心室电极导线相对偏基底部。因此，心电图表现为：Ⅱ、Ⅲ、aVF导联R波为主，V₁导联呈现右束支传导阻滞图形。若左心室电极导线位于心中静脉，因心中静脉走形于后室间沟，伴行于冠状动脉后降支，此分支位于左、右心室的后壁。因此起搏心电图表现为：Ⅱ、Ⅲ、aVF导联S波为主，V₁导联呈现右束支传导阻滞图形。

临床上常选择的分支为侧后静脉和前侧静脉支，其次为心中静脉支。显然，不同冠状静脉分支的左心室起搏心电图特征也明显不同。其中，置入位点最理想的侧后静脉支起搏的心电图（图26-7）特点如下：①前壁V₁导联为正向波，呈类右束支传导阻滞图形；②下壁导联（Ⅱ、Ⅲ、aVF）呈负向S波；③侧壁Ⅰ、aVL导联呈负向S波。但左心室侧壁起搏时，因Ⅲ导联反映的是左心室电活动，因此Ⅲ导联可呈正向波。

2.判断起搏器工作情况　如明确目前的起搏状态大致如何，是单左心室起搏还是双室起搏。如果看到仅为单右心室起搏，要注意可能存在左心室电极脱位、阈值升高，或者是本身设置为单右心室起搏。对于随访时怀疑左心室失起搏的CRT患者，心电图V₁-Ⅰ导联快速诊断流程是临床上准确判断CRT左心室起搏是否正常的一

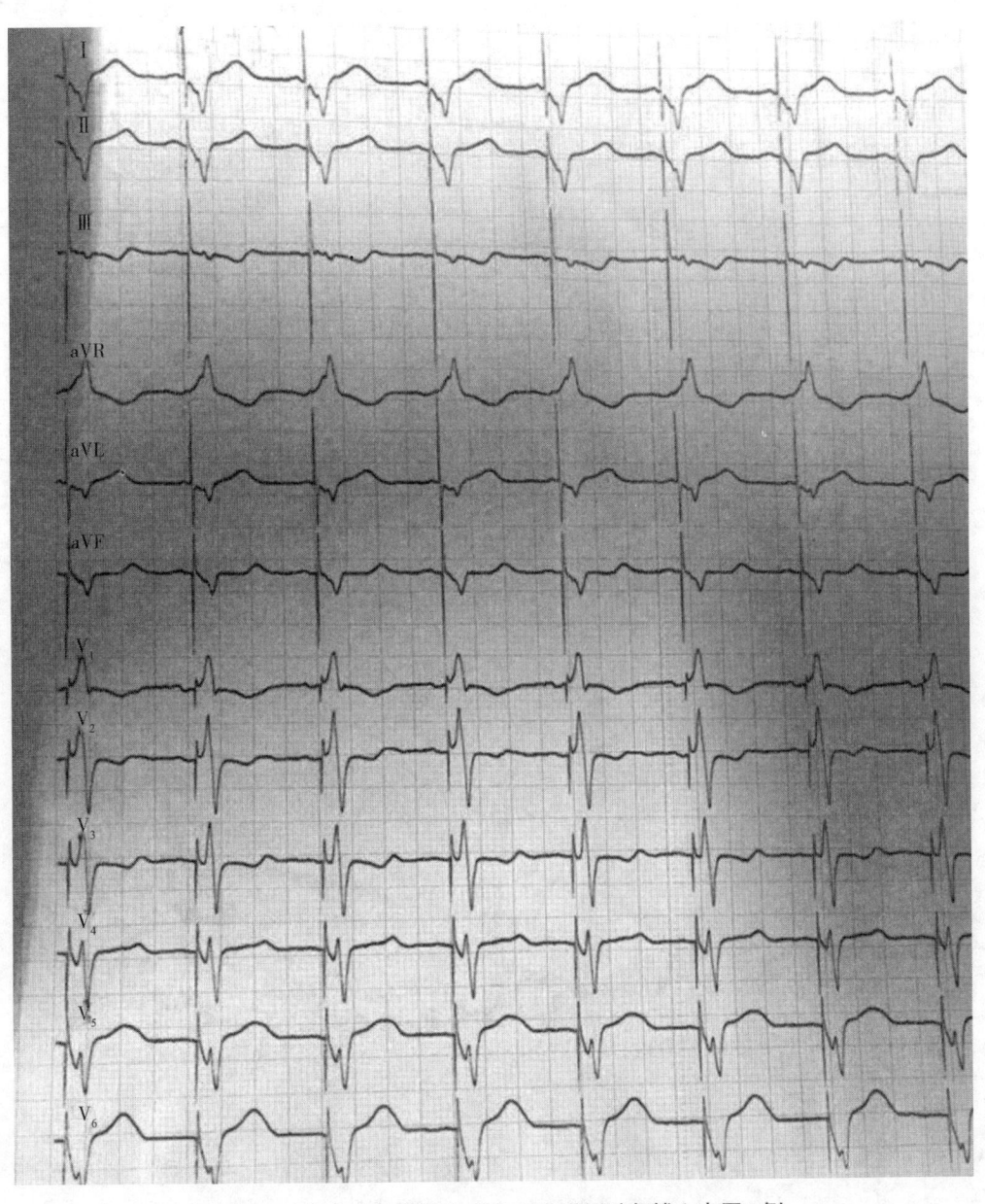

图26-7　右心室自身融合单左心室后侧壁起搏心电图1例

种方法。V_1-Ⅰ导联快速诊断流程主要观察V_1和Ⅰ导联R波与S波的比值，具体流程见图26-8。

该诊断流程的依据是左心室起搏时心室主导除极向量面对V_1导联，尽管双室起搏时V_1导联的QRS波很少见到典型的右束支传导阻滞图形，但QRS波存在R/S≥1时，提示左心室起搏正常。而当V_1导联QRS波以负向波为主时，需进一步分析额面Ⅰ导联的QRS波，因左心室起搏成分存在时，其心室除极方向将背离Ⅰ导联，故Ⅰ导联的QRS波存在R/S≤1。

临床上另外一种判断左右心室失夺获的简单方法为：判断左心室是否失夺获看Ⅰ导联QRS波形态的改变，而判断右心室是否失夺获看Ⅲ导联。如前所述，在额面电轴上，当双室起搏时，起搏除极方向由心尖部指向心底部（右上方向）。若左心室失夺获，起搏除极方向由右上方转为左上方，此时Ⅰ导联QRS波形态由负向可转为正向。反之，若右心室失夺获，起搏除极方向由右上方转为右手方向，那么Ⅲ导联QRS波形态同样由负向转为正向。需注意的是，临床上部分患者心电图因为置入左右心室电极位置的不同而双室起搏电轴并不完全指向右上方，如左心室电极置入基底部，Ⅰ导联可为正向。此时判断的简单方法是：若左心室失夺获，Ⅰ导联正向增高；若右心室失夺获，Ⅲ导联正向增高（如图26-9）。

特别提醒，如今右心室电极的置入部位不再局限于心尖部，部分术者开始转向右心室间隔部和希蒲氏系统区域。希氏束起搏通常不能完全纠正左束支传导阻滞，临床上对于CRT患者较少将右心室电极置入该部位。然而，新兴的左束支区域起搏已有研究显示能够纠正完全性左束支传导阻滞。目前，国内有少数术者将右心室电极置入该起搏区域。如果左束支起搏能够纠正完全性左束支传导阻滞，部分术者习惯改为"单右心室左束支起搏＋左心室电极备用"模式。目前对于左束支起搏成功的心电图特点尚未统一概念，目前公认的标准之一为V_1导联起搏图形呈右束支传导阻滞样的rSR形态（图26-10）。

临床上如果发现心电图为术前完全性左束支传导阻滞图形，需注意是否为房室（AV）间期设置错误（图26-11），或双室电极起搏故障等。考虑到生理性起搏的需要，对于置入普通起搏器的患者，要尽可能减少心室起搏比例。而CRT患者正好相反，需要尽可能保

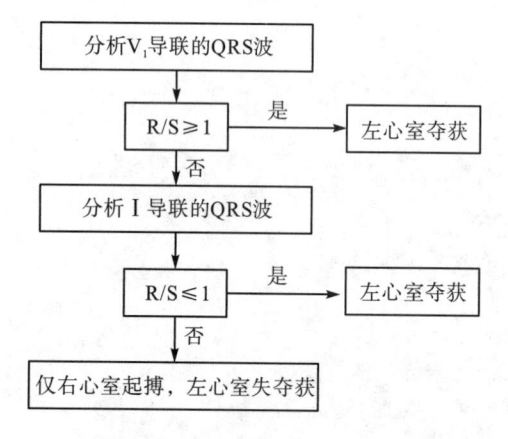

图26-8 V_1-Ⅰ导快速诊断流程

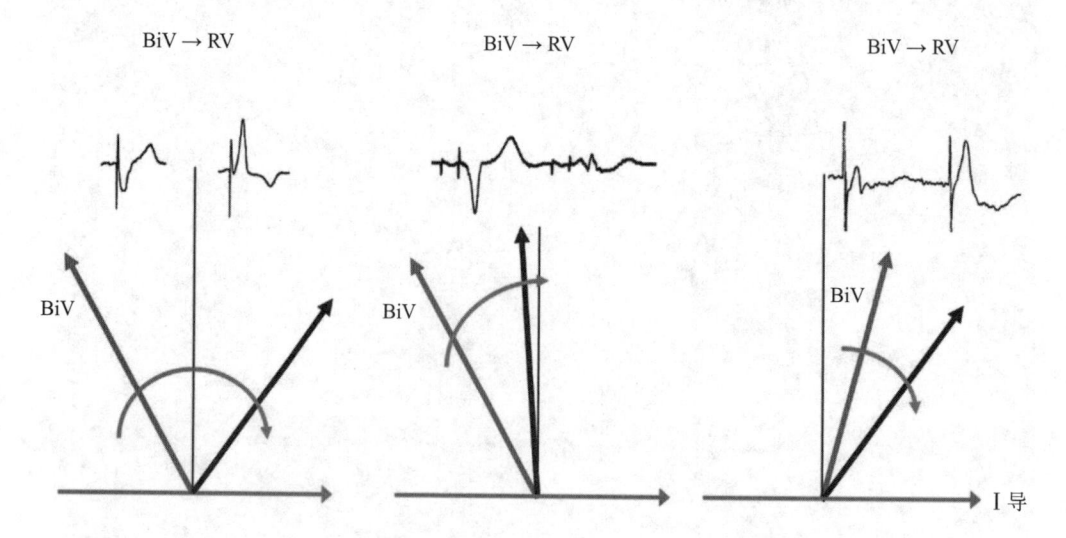

图26-9 左心室失夺获，Ⅰ导联心电图QRS波形态改变（BiV.双室起搏；RV.右心室起搏）

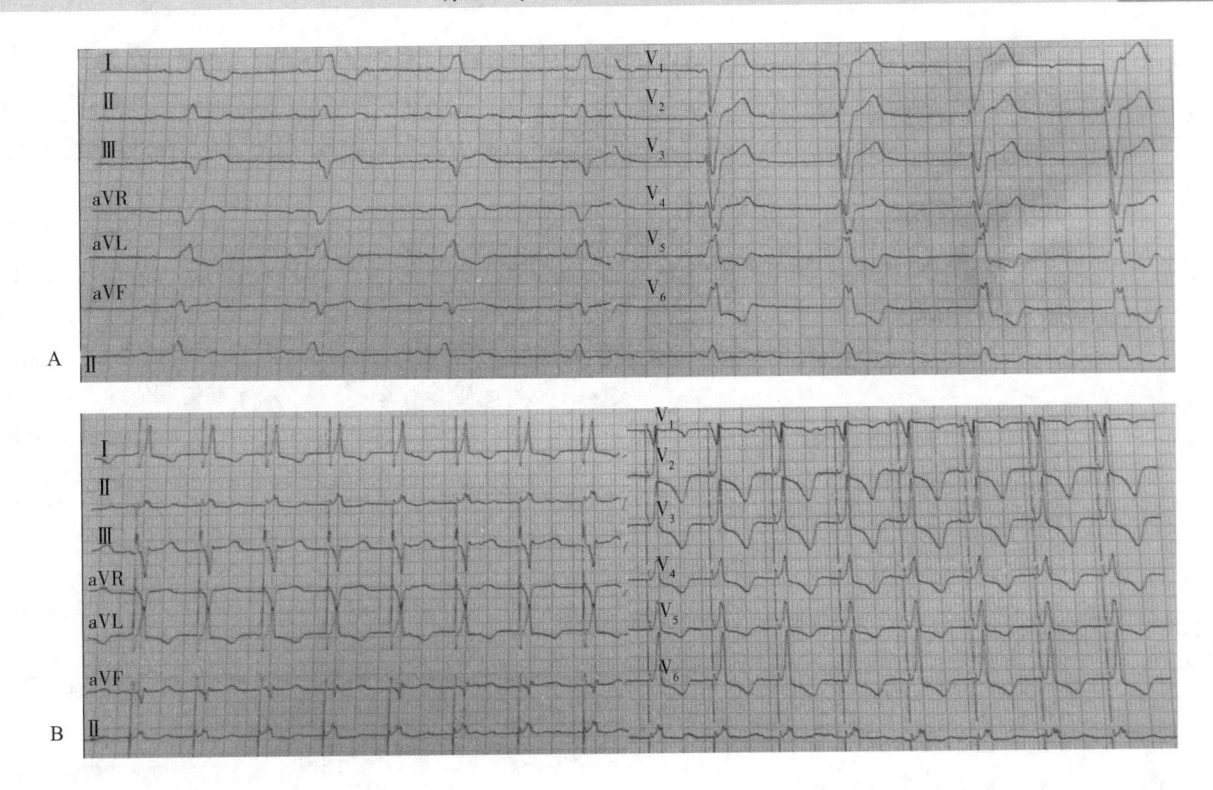

图26-10 左束支区域起搏纠正完全性左束支传导阻滞1例（A.术前心电图，提示完全性左束支起搏；B.术后单右心室起搏心电图）

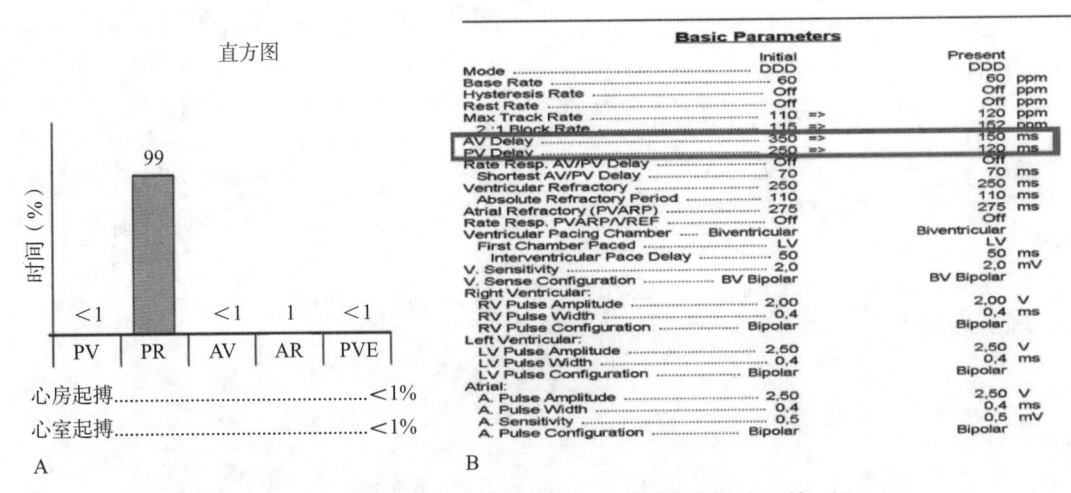

图26-11 临床随访CRT误延长AV间期致双室失起搏1例
A.随访发现双室心室起搏比例＜1%；B.将AV间期程控缩短以保证心室100%起搏

证100%双心室起搏比例。然而，负责程控的厂家或非起搏相关的临床医师容易将CRT起搏和双腔起搏混淆，需警惕AV间期的错误设置。

二、特殊CRT起搏心电图

（一）双心室室性融合波

同一般起搏心电图一样，三腔起搏器也存在双心室起搏融合波，即双室起搏的QRS波与自身QRS波发生融合所产生的波形（如图26-12）。临床上年轻医师易误判断为起搏失夺获。临床心电图判断是否为融合波的要点为：①QRS波前有起搏钉；②起搏QRS波振幅大小介于双室起搏和单左右室起搏之间，或小于双室起搏；③程控检查加快起搏频率该融合波消失。

双心室起搏融合波的发生机制同一般起搏融合波一致，即当起搏频率与自身心率相近，或起搏器设置的起搏AV间期与自身PR间期相近时，起搏的QRS波与自身下传激动的QRS波发生融合所产生。与一般室性融合波不同，单纯右心室或左心室起搏的QRS波时限

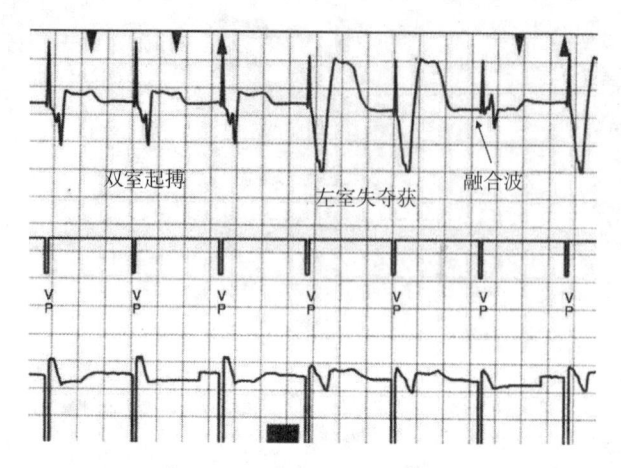

图26-12 临床程控心电图显示融合波1例

常比双室起搏形成的融合波时限宽且振幅低。因此，临床上对于遇到双心室室性融合波的情况，为确保双室起搏给患者带来的长期获益，处理方式为尽可能缩短起搏AV间期，以保证真双室起搏比例。

（二）三腔起搏器阳极夺获心电图

起搏器的正常工作离不开电流的正常工作回路。目前临床上所使用的起搏电极多为双极。双极起搏时的头端电极称为阴性或tip端；而环状电极为回路电极，又称之为阳极或ring端。正常起搏时均为阴极夺获，即阴极发放的起搏脉冲能使周围心肌发生除极。当起搏脉冲的电压过高时，阴极除极周围的心肌能被夺获外，流经阳极的脉冲电流因强度过高也能使周围的心肌除极，称之为"阳极夺获"。CRT起搏时，阳极夺获与单纯阴极起搏时的心电图在临床上极易混淆，有经验的心律失常科大夫都很难识别该阳极夺获的心电图表现。所庆幸的是，阳极夺获的临床表现十分典型，当应用起搏器脉冲发生器的金属外壳充当双极起搏的阳极时，一旦发生阳极夺获，患者埋入脉冲发生器的胸大肌部位将会引起跳动。因此，当患者主诉脉冲发生器埋藏部位持续或间断跳动不适时，要格外注意是否存在阳极夺获。

心脏再同步治疗除颤器系统中，起搏器的金属壳已经设置为除颤器放电的阳极，因而不能再充当左心室双极起搏的阳极，此时要想组成复合性左心室双极起搏，只能利用右心室起搏导线的环状电极（阳极）充当左心室双极起搏的阳极。一旦左心室起搏阈值增高时，容易形成阳极夺获。如图26-13可见，发生阳极夺获其实就是另一种类型的双室起搏，起搏心电图与双室起搏相似，由于除极方向发生了改变，额面电轴心电图变化明显（图26-14）。

临床随访中，CRT左心室起搏伴阳极夺获的发生率其实并不低，患者常因胸大肌跳动误认为脉冲发生器"漏电"而焦虑。因此，处理建议是：关闭左心室阈值自动管理功能，将左心室输出固定为合适的参数（保证起搏夺获基础上最小的输出电压）。如经上述处理仍有阳极夺获，可优化左心室起搏位点，尝试其他起搏位点起搏，选取起搏QRS波最窄又避免胸大肌跳动的起搏位点。目前临床上左心室四极导线的应用日益广泛，可程控起搏向量多达10余种，故而可避免阳性夺获的情况。

总之，规律的随访及程控是CRT治疗环节中重要的、不可缺少的程序之一。其中，心电图以其廉价、简单易行、几乎无副作用等优点成为最常用的随访手段。了解和掌握CRT心电图的基本知识，能够做到在临床随访中快速识别CRT的工作情况、评估起搏器的治疗效果、发现可能存在的问题，使CRT安全、有效、最大程度的发挥再同步化疗效。

A.左心室起搏　　　　　　　　　　　B.左心室起搏时阳极夺获

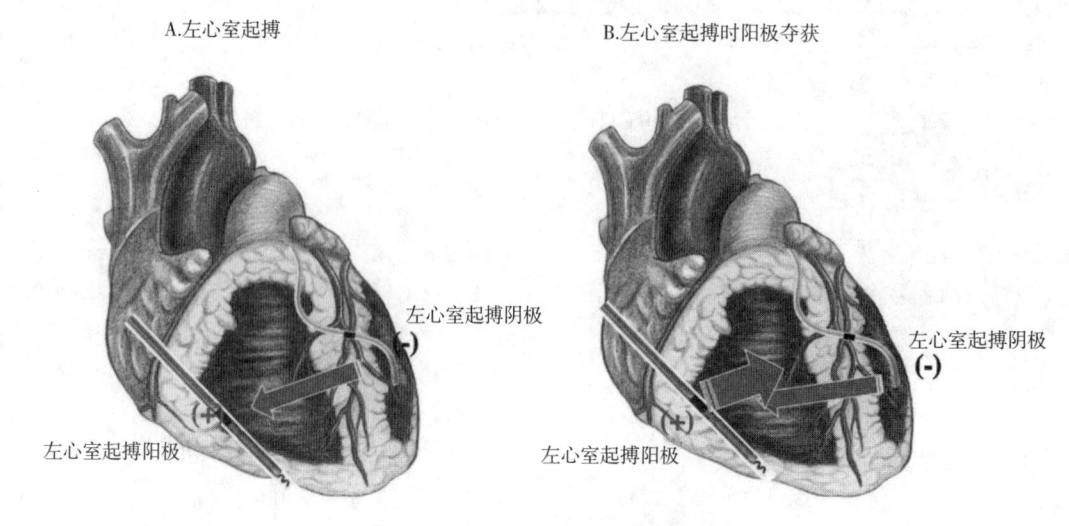

图26-13　左心室起搏和阳极夺获

第26章 三腔起搏器心电图的识别和在临床随访中的应用

左心室起搏心电图　　　　　　　阳极夺获起搏心电图

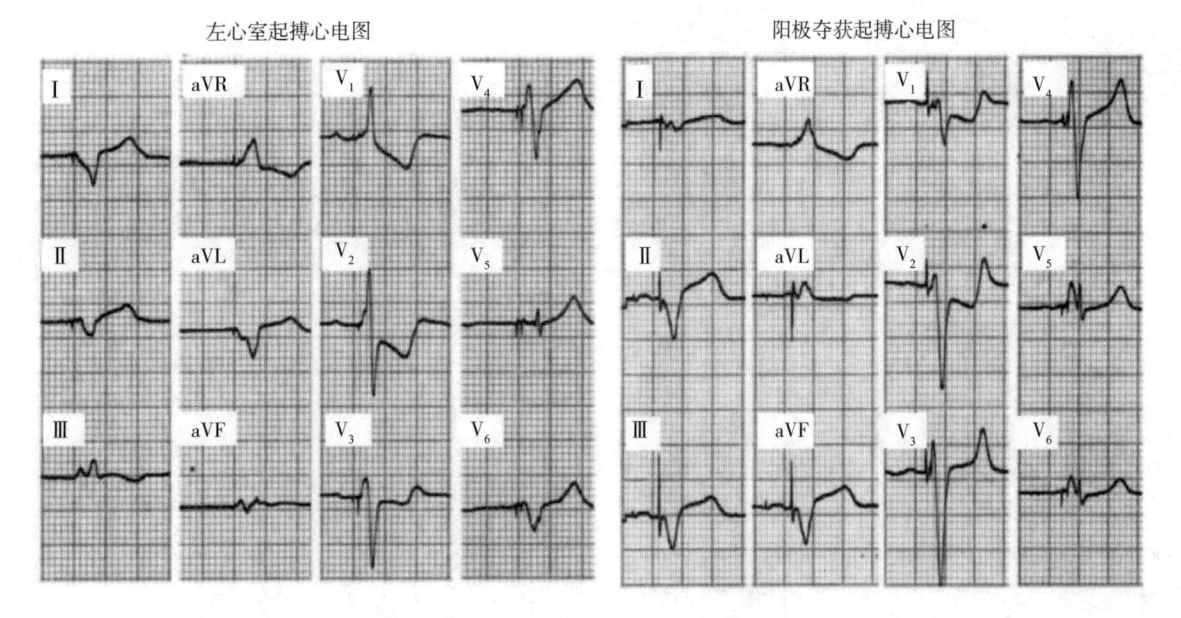

图26-14　左心室起搏和阳极夺获心电图1例

（牛红霞　胡奕然　华　伟）

第27章

梯形图在心律失常诊断中的应用

一、概述

梯形图是以其类似阶梯状图形而命名，用于解读心电图、特别是复杂心电图。梯形图的发明和使用可以追溯到1934年，当年心电图大师Lewis发现用这种简单的线条可以解读和表达复杂的心电现象，梯形图由此诞生，因此，构成梯形图的横线也称Lewis线。利用梯形图解读心电图是表达心脏电活动的兴奋点位置、时间关系、传导途径的简单而又准确的方法。随着大家对心电学的深入研究，利用梯形图分析、表达复杂心律失常已成为一种必要手段。目前国内外对梯形图的内容和标记符号尚无统一规定，本章仅对常用梯形图解法做一介绍。

二、常用梯形图符号与常用缩写字符

（一）常用梯形图符号

常用梯形图符号见图27-1，亦可根据特殊情况和需要加画特殊图形符号，如起搏心电图、束支传导阻滞等。

（二）常用缩写字符

S-窦房结（或起搏脉冲），SA-窦房传导，A-心房，AV-房室传导，V-心室，BB-束支，RBB-右束支，LBB-左束支，LAF-左前分支，LPF-左后分支，AF-心房颤动，AFL-心房扑动，PVC-室性期前收缩，PAC-房性期前收缩，AFB-房性融合波，VFB-室性融合波，A′-房性异位搏动，R′-室性异位搏动。

三、梯形图的代表意义与绘制方法

（一）代表意义

梯形图是由横线、竖线和斜线组成的阶梯形示意图，长轴代表时间、纵轴代表心电图各波段之间的（时间）关系，在梯形图中，各波段之间的时间用数字标明。梯形图与心电图的关系相当于汉语拼音与汉字的关系。准确绘制梯形图的前提是正确理解心电图。

在一个6线5区的梯形图里，第一条线代表（估计）窦房结激动的起点，第一区代表窦房结区及结内传导，第二条线代表（估计）窦房结激动的终点，第二区代表（估计）窦房传导时间，第三条线代表心房激动起点，第三区代表心房区及房内传导，第四条线代表心房激动终点，第四区代表代表房室传导时间，第五条线代表心室激动起点，第五区代表心室区及室内（束支）传导，

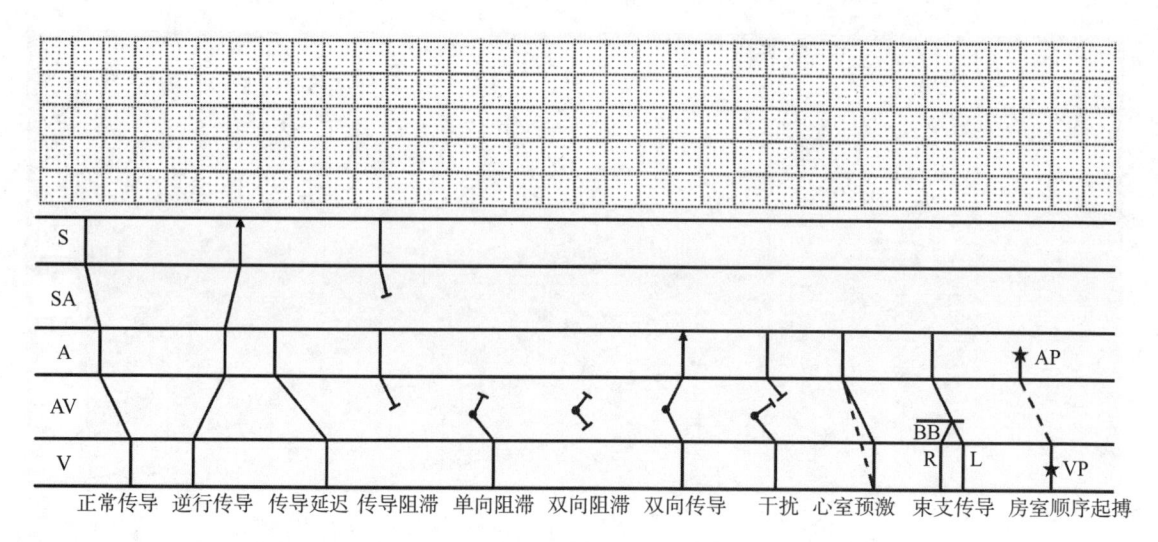

图27-1　常用梯形图符号

第六条线代表心室激动终点（图27-2），如不需表述窦房传导，则可采用4线3区梯形图。

（二）绘制方法

根据表述心电图的需要，选择绘制6线5区梯形图或4线3区梯形图。

以描述房室传导的梯形图为例，选择4线3区梯形图，先按比例画好4条横线，第一线和第二线之间的距离与第三线和第四线之间的距离应当相等，第二线和第三线之间的距离略长10%左右，在梯形图的左端3个区内自上而下分别标明A、AV、V。将心电图置于梯形图上缘，在梯形图里用竖线和斜线准确标注心房、心室的位置和房室之间的时间关系。若需解读窦性激动和（或）窦房传导问题，可另再加2条横线构成6线5区梯形图，除了A、AV和V区外，S表示窦房结激动，SA表示窦房结与心房之间的传导（图27-2）。

1.**窦性激动梯形图绘制法** 窦性激动本身在常规心电图上未能直接显示，需借助P波间接图解、判断。其梯形图的画法是先找准P波起始部，再向前推100ms左右（无窦房阻滞的估计窦房传导时间）在S区画一垂直线，代表窦房结激动的起点，S区内两条垂直线之间的间距代表SS间期，借此计算窦性激动频率，连接S与P波起始部位的斜线即为SA间期，代表窦房传导时间。假设的窦房传导时间常以100ms表示之（图27-3）。

2.**P波梯形图绘制法** 首先，在心电图上识别P波，如果心房除极顺序正常（Ⅱ导联P波直立），从P波开始至P波终止在梯形图A区内的相应部位自上而下画一条斜线，如果是逆行P′波，则从P波开始至P波终止画一条自下而上的斜线，这条斜线的水平间距即是P波时间，但如果P波时间正常，多数情况下只在P波的开始处画竖直线，逆行P′波画向上箭头线，P波之间的间距即PP间期（图27-4A）。

3.**QRS波梯形图绘制法** 同样，如果心室除极程序正常，自QRS波开始至QRS波终止在梯形图V区内的相应部位画一条自上而下直线（或斜线）；如果是异位心室激动，则在V区先画一个圆点，再画一条自圆点向上的直线，圆点在V区的位置可根据QRS波的宽度中部、上部或下部。QRS波之间的间距即是RR间期（图27-4B）。

4.**房室间期（AV）梯形图绘制法** 画好心房除极线和心室除极线后，将P波线和QRS波线连接成斜线即为AV斜线，此斜线的起始间距即是PR间期，表示房室传导时间，此斜线与横轴的角度表示传导速度，角度愈大传导速度愈快。这一步骤较复杂，也是最重要的部分，它包括房室交界区的传导速度、传导时间、传导方向、干扰现象及有无阻滞和阻滞程度等（图27-4C、图27-1）。

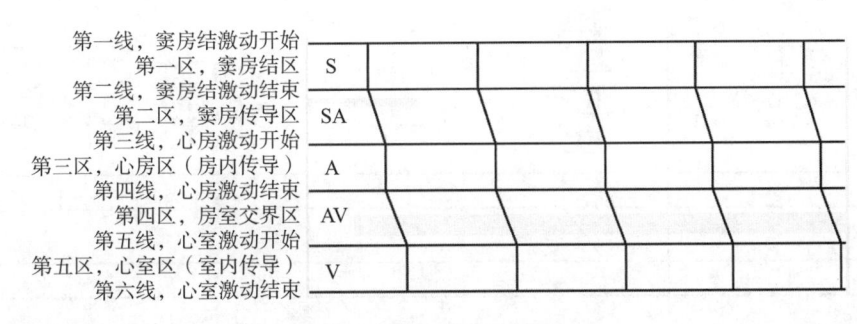

图27-2 梯形图的代表意义

窦性激动梯形图

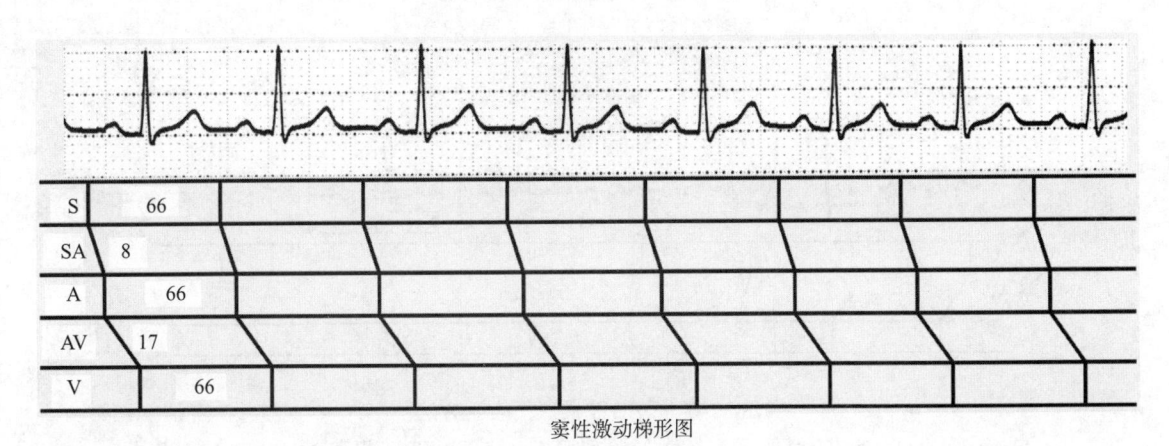

图27-3 窦性激动梯形图绘制

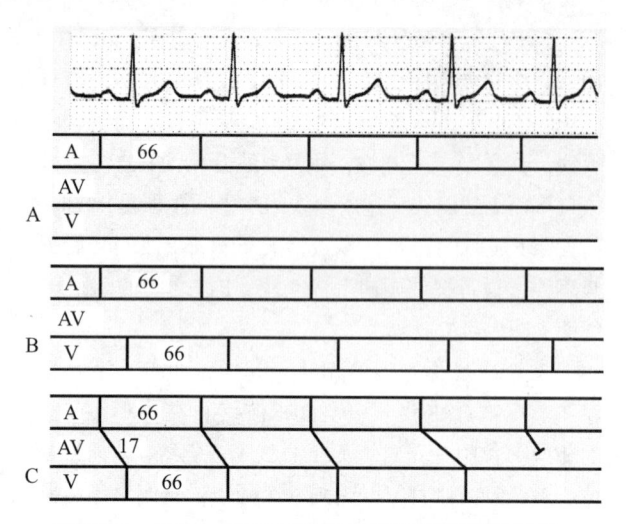

图27-4 P波、QRS波及房室间期梯形图的绘制
A.绘制心房激动；B.绘制心室激动；C.绘制房室间期

四、梯形图的表示方法

（一）P波

P波（心房除极波）在梯形图里的表示方法是，在A区准确对准P波起点画一竖线，如果是窦性P波就是单一竖线，如果是异位P′波就在A区中央对准P′波先画一个稍大的圆点，再从圆点开始向下画竖线，如果是逆行性P′波就在A区对准P′波画一箭头向上的竖线，也可不带箭头。图27-5为P波表示方法。

（二）QRS波

QRS波（心室除极波）在梯形图里的表示方法是，在V区对准QRS波起点画一竖线，如果是沿正常传导路径下传就画单一竖线，如果是异位QRS波（室性期前收缩）就在V区中央对准QRS波起点先画一个稍大的圆点，再从圆点穿过画一竖线。如果是室上性激动伴差传，就将V区的竖线改画成曲线。如果有束支传导阻滞，可以在AV区的下端或V区的上端加画一横线并标明束支（BB），图27-6为QRS波表示方法。

（三）AV区的激动与传导

AV（房室交界）区是表述房室传导的区域以及交界性异位激动，如果是正常的房室传导则在AV区用斜线将P波与QRS波相连，如果是室房逆传也用斜线将QRS波与P⁻波逆行相连，同时标注传导时间。如果是交界性异位激动，则在QRS前约0.1s处，先在AV区画一个稍大的圆点，再从圆点用斜线与QRS波相连，如果有逆传再从圆点用斜线与P⁻波相连。图27-7为AV区激动、传导的梯形图表示方法，心电图均为Ⅱ导联，小黑点表示激动起源部位。

（四）束支传导阻滞

表示束支传导阻滞时，可在V区上端（或AV区下端）加画1条横线，将原来的V区分为BB区与V区，BB代表束支激动和传导情况，R表示右束支，L表示左

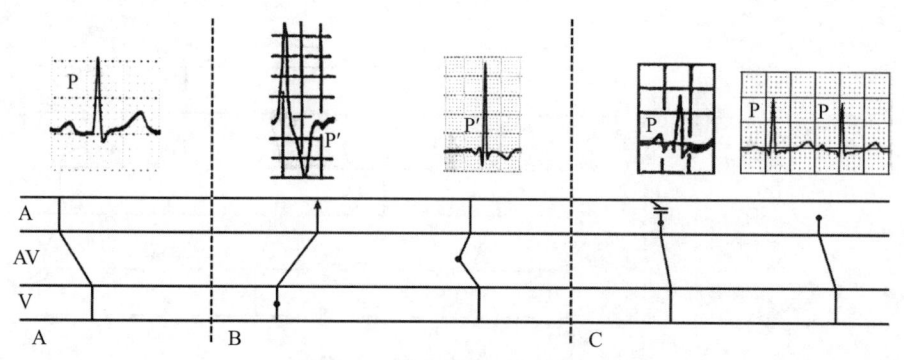

图27-5 P波梯形图表示方法
A.窦性P波；B.逆行P波；C.异位P波

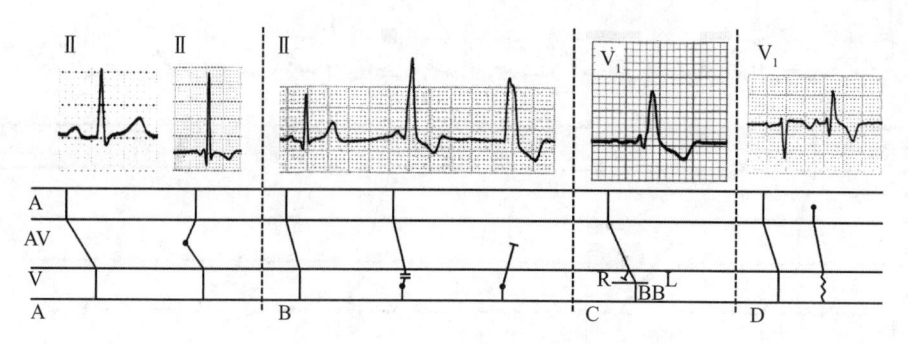

图27-6 QRS波梯形图表示方法
A.窄QRS波；B.宽QRS波-室性早搏及室性融合波；C.宽QRS波-右束支传导阻滞；D.宽QRS波-室内差传

束支，LA代表左前分支，LP代表左后分支。图27-8为束支传导阻滞的梯形图表示方法。

（五）希氏束电图的梯形图

希氏束电图（HBE）是通过双极（或多极）心内电极导管记录希氏束电位和心脏其他组织电激动信号，是研究心律失常和传导功能的专门技术。

希氏束电图主要由A、H、V 3个波和PA、AH、HV 3个间期组成。P.体表心电图心房激动波；A.心内心房激动波；H.希氏束电位；V.心室激动波；PA.从体表心电图的P波起始至心内电图A波之间的间距，代表激动在心房内传导时间，正常值为25～45ms；AH.从A波的第1个快速成分至H波开始的间距，代表激动在房室结内的传导时间，正常值为50～120ms；HV.从H波开始至V波开始的间距，代表希-浦系统传导时间，正常值为35～55ms。

有关希氏束电位的梯形图解文献报道很少，实例图解分析也不多，且无成熟的图解分析方法，在此简介如下（图27-9）。

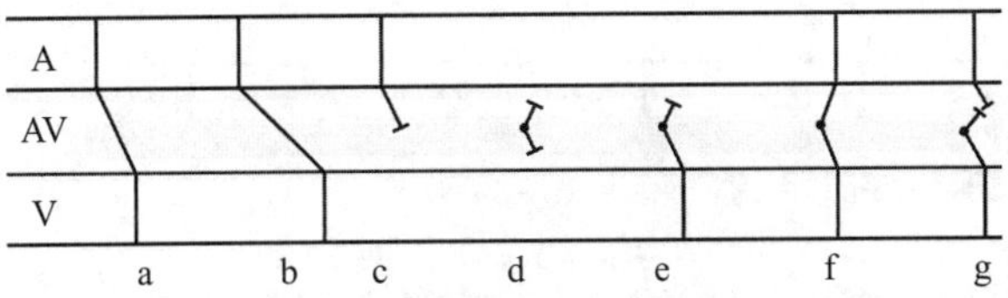

五、实例梯形图图解

（一）窦性心律及窦房传导梯形图

正常窦性心律心电图，先在A区对准P波起点画一条竖线，表示心房激动开始，测量并标记PP间期，以计算心房率，然后在V区对准QRS波起点画一条斜线，测量并标记RR间期，以计算心室率。最后在P波与QRS波之间画斜线连接A区与V区，表示房室之间的激动和传导关系（图27-10，图27-3）。表示窦房结、房室交界区激动的形成和传导情况时，绘制梯形图可以只选用S、SA和A 3个区域，多数仍需绘制S、SA、A、AV和V 6线5区梯形图，以同步表示心室激动（图27-11～图27-13）。

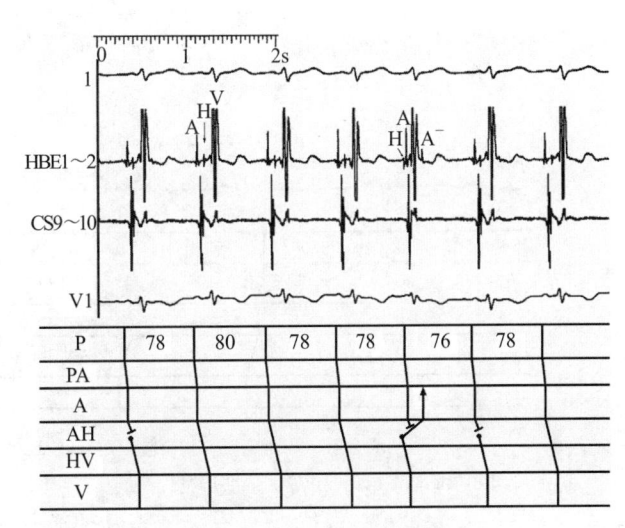

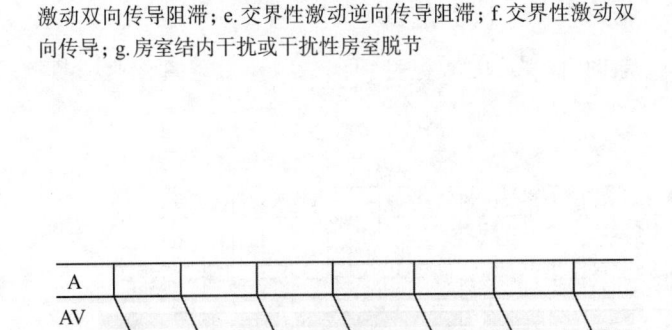

图27-7 AV区梯形图表示方法

a.正常房室传导；b.房室传导延迟；c.房室传导阻滞；d.交界性激动双向传导阻滞；e.交界性激动逆向传导阻滞；f.交界性激动双向传导；g.房室结内干扰或干扰性房室脱节

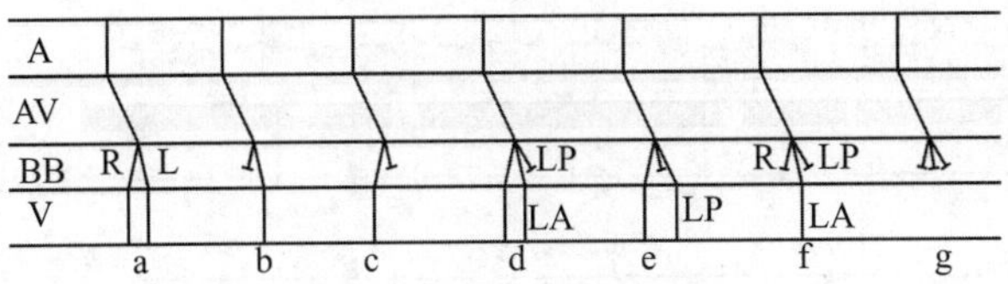

图27-9 希氏束梯形图表示方法

Ⅰ、V₁导联与心内导联HBE、CS同步记录的多导心电图。HBE：希氏束电位、CS：冠状窦电位，在HBE导联记录到的第1个波为右房电位（A），第2个波为希氏束电位（H），第3个波为心室电位（V）。希氏束电位图证实图中第1、5、6个QRS波均为交界性期前收缩（希氏束水平），因为体表心电图QRS波形态正常，HV间期无变化，但AH间期变短（QRS$_{1,6}$），第五个心搏的H波出现在窦性P波之前

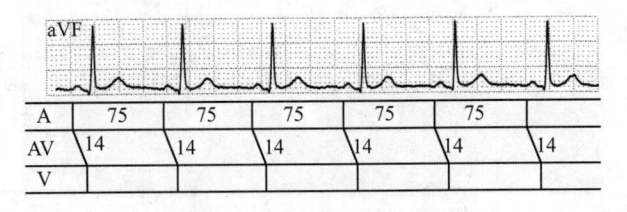

图27-8 束支传导阻滞梯形图表示方法

a.双束支正常传导；b.右束支传导阻滞；c.左束支传导阻滞；d.左后分支传导阻滞；e.左前分支传导阻滞；f.右束支与左后分支双支传导阻滞；g.三支传导阻滞

图27-10 窦性心律梯形图

表示正常窦性心律可以只用4线3区的梯形图

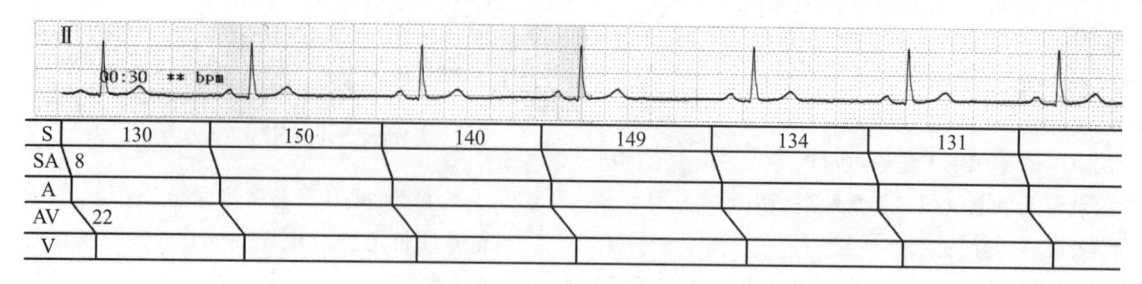

图27-11　窦性心律梯形图

窦性心动过缓、窦性心律不齐梯形图，标明窦性周期，提示心律失常

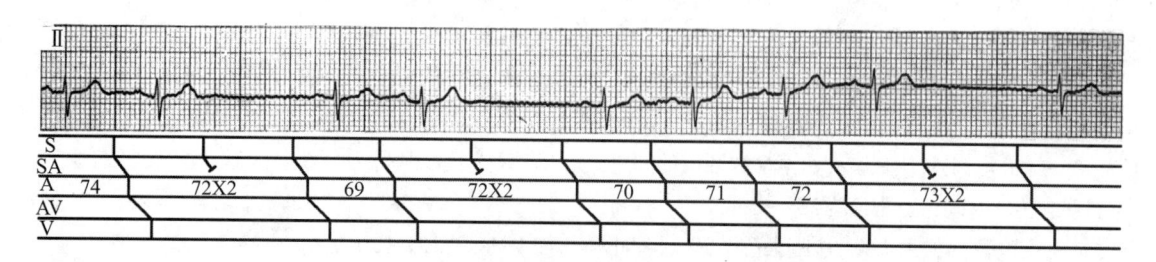

图27-12　二度Ⅱ型窦房传导阻滞

PP间期长短不一，但比较规则，长PP间期几乎是短PP间期的2倍，PR间期稳定、正常，表明系二度Ⅱ型窦房传导阻滞。窦房传导阻滞的梯形图要用6线5区梯形图，表示方法是在长PP间期中间加画一个窦性激动，即在S区画一窦性激动，在SA区画传导阻滞符号

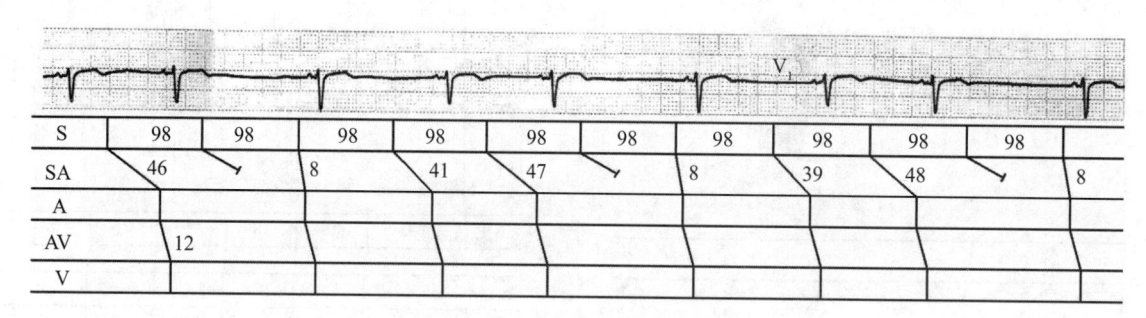

图27-13　二度Ⅰ型窦房传导阻滞

PR间期基本稳定、正常，表明房室传导正常。PP间期长短不一，但是规则有序，自第二个窦性周期开始，PP间期逐渐缩短，2~3个心动周期后重复这种规律性变化，符合文氏现象规则，即：估计心动周期=文氏周期总时间/文氏周期内总心搏+1，考虑系二度Ⅰ型窦房传导阻滞。根据上述公式，推算出窦性心律周期0.98s，在SA区用递减传导的斜线标明文氏传导，在最长的PP间期中间出现一次窦房传导中断，梯形图用传导阻滞符号标明

（二）心房异位激动梯形图

心房异位激动在梯形图里要在A区中间对准异位激动用较大的黑点标明（图27-14），其他图形画法相同（图27-15~图27-18）。

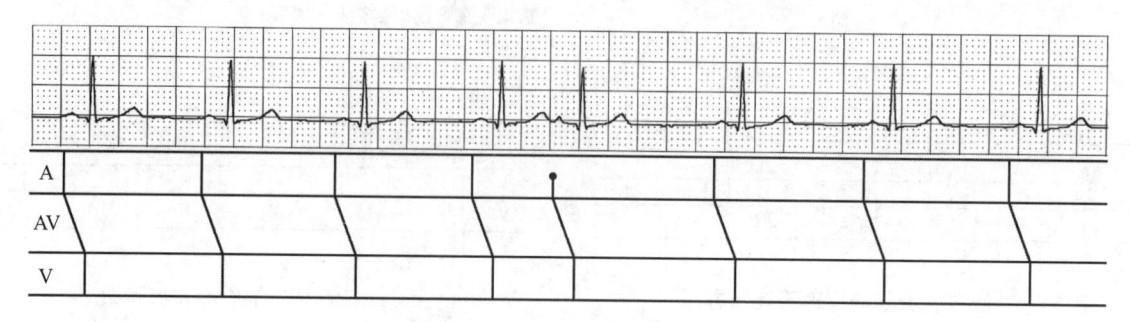

图27-14　房性期前收缩梯形图

图中第5个心搏的P′波提前出现，系房性期前收缩，PR间期正常。梯形图在A区对准异位P′波画一个稍大的圆点，标明房性期前收缩，其他图形画法不变

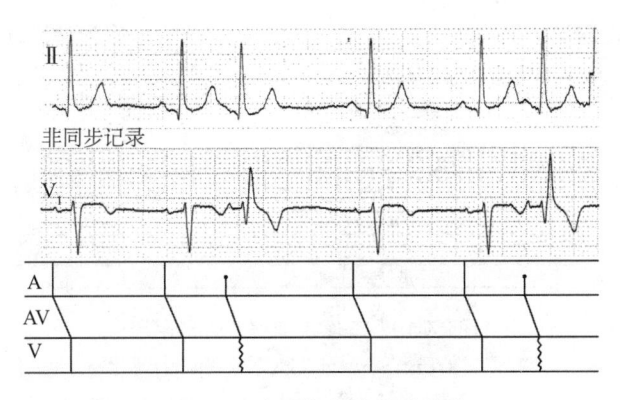

第 27 章 梯形图在心律失常诊断中的应用

图 27-15 房性期前收缩伴差传

图中第3和第6个心搏提前出现，P'波形态不同于窦性P波，系房性期前收缩，PR间期0.14s，与窦性PR间期接近，但QRS形态宽大、异常（右束支传导阻滞形），属于心室内差异性传导。梯形图表示方法同上，由于存在心室内差异性传导，故要在V区用曲线表示

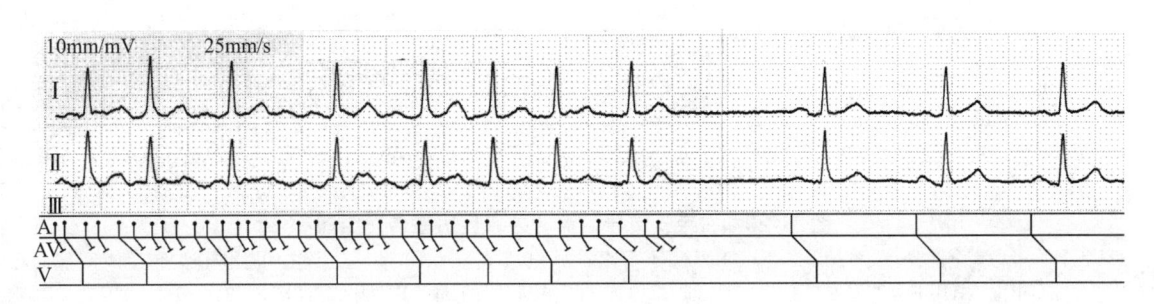

图 27-16 阵发心房颤动

本图前半部RR间期极不规则，未见P波，可见频率快而不规则的F波，属于心房颤动，但在一个稍长的心室间期后出现了窦性心律（后3个心动周期），PR间期正常，心电图诊断：阵发心房颤动。在梯形图A区标明心房颤动波（前半部分），由于F波大小不一，所以F波标记不一定十分准确，房室传导的标记也是估计的（大于0.12s）

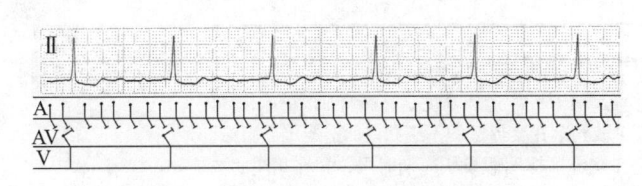

图 27-17 心房颤动伴三度房室传导阻滞

本图心室率缓慢、比较整齐，平均心室率47次/分，没有P波，心房波（F波）小而不齐。心房颤动伴三度房室阻滞的梯形图表示方法是在V区标明心室激动，根据QRS波的形态标注异位起搏点的位置，该图QRS时限0.08s，逸搏点应来自交界区，在QRS波前的AV区画一个稍大的圆点，再用斜线将圆点与QRS波相连。在A区根据F波的形态在适当位置画圆点，并在AV区画出传导阻滞符号

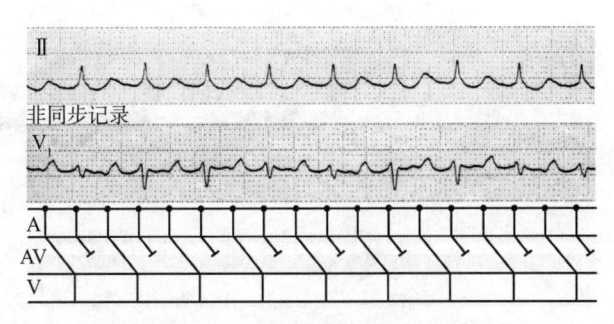

图 27-18 心房扑动2∶1房室传导

心房扑动梯形图的画法与付出基本相同，该图的不同之处在于QRS波之前（Ⅱ导联）似乎没有心房波，而且心室率较快，但仔细观察QRS存在微小差异，根据Bix法则推测，在两个QRS之间存在一个心房波，根据心房波形态和频率符合心房扑动

（三）房室传导及交界性激动梯形图

见图27-19～图27-26。

（四）心室异位激动梯形图

见图27-27～图27-29。

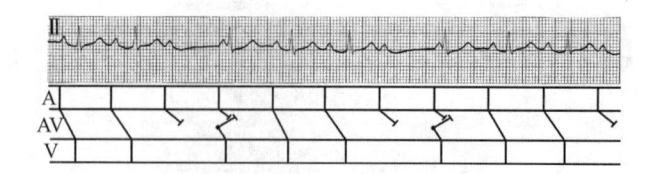

图27-19 二度Ⅰ型房室传导阻滞

窦性心律，心房率88次/分，PR间期逐渐延长，第3个P波传导中断，第4、8个P被交界性逸搏干扰

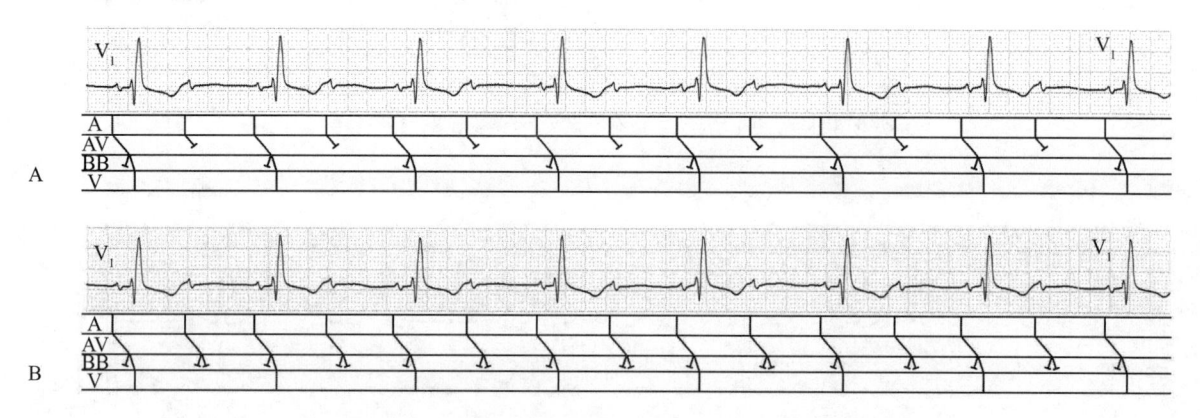

图27-20 右束支传导阻滞合并二度房室传导阻滞

本图首先考虑完全性右束支传导阻滞合并二度房室传导阻滞2∶1房室传导（A）。但是，该图的心电图诊断有两个可能，第二个是完全性右束支传导阻滞合并二度左束支传导阻滞（2∶1），即双束支传导阻滞，而且第二个可能性更大（B）。束支传导阻滞的梯形图画法如上所述，在AV与V区之间加画一条线，标出束支区（BB），再标注束支传导

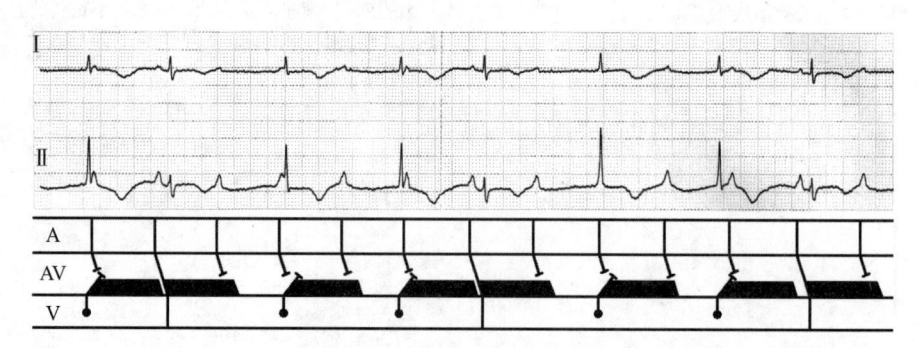

图27-21 高度房室传导阻滞

本图多数P波不下传，下传的PR间期正常、稳定（0.16s）。造成高度房室传导阻滞的原因可能是交界区不应期过度延长，第3、5、8、10、13个P波均落在交界区的不应期内而造成传导阻滞，第1、4、6、9、11个P波为干扰，梯形图的画法是在交界区标明假设不应期时限，并在相应的位置画上阻滞符号

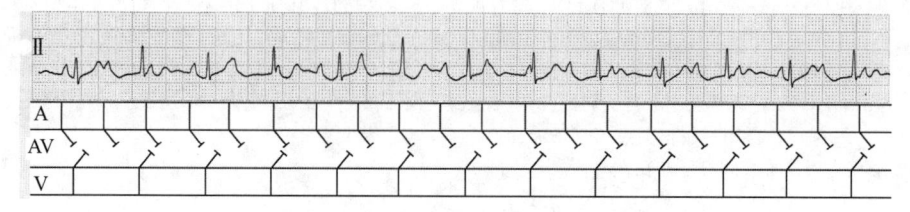

图27-22 三度房室传导阻滞

患者男性，54岁，自述先天性传导阻滞。图为Ⅱ导联记录，PP间期规则稳定，频率117次/分，PR间期无规律，RR间期规律、匀齐，频率76次/分，符合三度房室传导阻滞心电图诊断。在梯形图的A区和V区分别标明心房、心室的位置，在交界区各自画上相应的阻滞符号

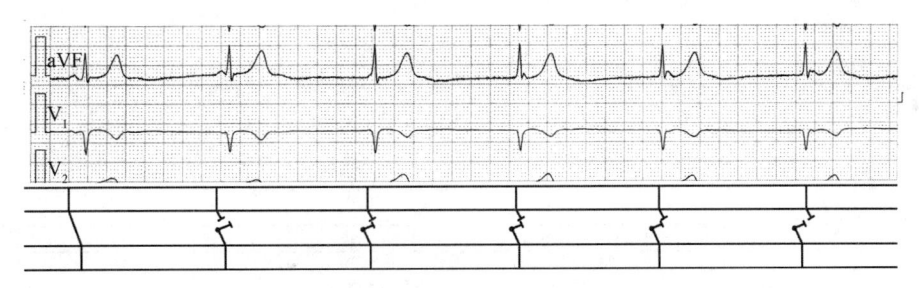

图27-23 干扰性房室脱节

aVF、V₁导联同步记录心电图，图示窦性心动过缓，PP间期1.55s，但RR间期1.5s，心室率略快于心房率，显示房室分离，PR间期<0.12s且不稳定，系由于交界性逸搏快于心房激动，故部分P波逐渐落在QRS波后面，形成干扰性房室脱节

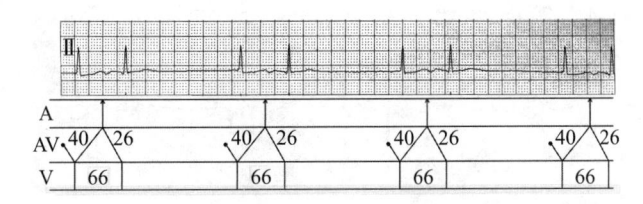

图27-24 反复搏动

由于心动过缓出现交界性逸搏，同时逸搏逆传心房形成逆行P′波，由于逆传时间较长（0.4s）使得心房被除极后激动通过交界区再次下传激动心室，形成反复搏动，连续出现称为反复心律

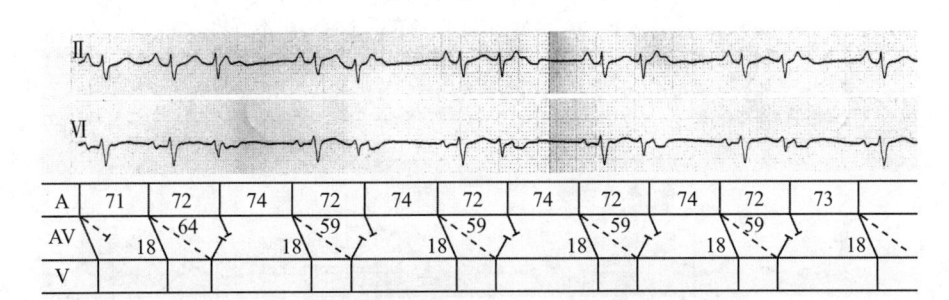

图27-25 房室结双径路1∶2房室传导

该图考虑是房室结双径路、双重心室反应。由于存在慢径路，1次心房激动分别通过快、慢径路2次激动心室。在梯形图里通过慢径路下传心室斜线用虚线表示

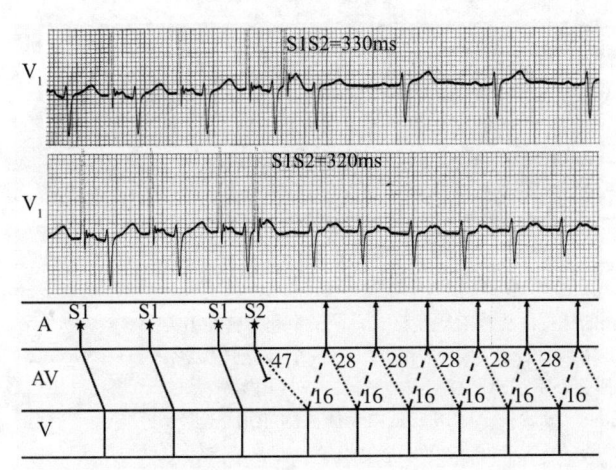

图27-26 房室结双径路

食管电生理检查发现可能同时存在隐匿性旁道。S1S2程序扫查至320ms时出现房室传导的跳跃现象，S2R2（P′R）间期从260ms跳跃延长至470ms，并且诱发房室结折返性心动过速，心动过速时P′R间期稳定在280ms，但是室房逆传不是通过快径路，因为RP′间期160ms，考虑是通过旁道逆传心房。梯形图中将旁道和慢径路分别用不同密度的虚线表示，并标明时间

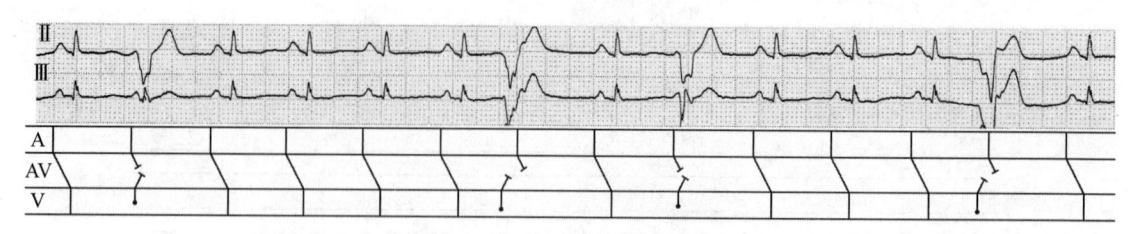

图 27-27　多源室性期前收缩

图中第2、7、9、13个心搏提前出现，QRS波形态畸形，系室性期前收缩，但是配对间期不等、形态不一，心电图诊断：多源室性期前收缩。该梯形图的画法是在V区室性期前收缩的位置先画一个稍大的圆点，代表室性异位搏动，由于是多源室性期前收缩，故将圆点的位置做轻微的垂直调节以示期前收缩位置不同

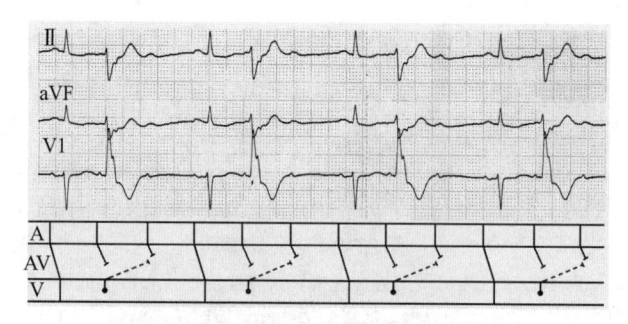

图 27-28　室性期前收缩伴隐匿传导

Ⅰ、aVF、V$_1$三导联同步记录心电图，第1、3、5、7个心搏系窦性心搏，P波和QRS波形态正常，PQ间期0.16s，第2、4、6、8个心搏为舒张晚期的室性期前收缩，前面的P波与其无关，但其后面的P波（第3、6、9、12个P波）已经在舒张期却仍不下传，说明与之前的室性期前收缩有关，系室性期前收缩的逆行隐匿性传导所致，梯形图中除标明室性期前收缩外，还要在AV区用虚线标注逆传位置

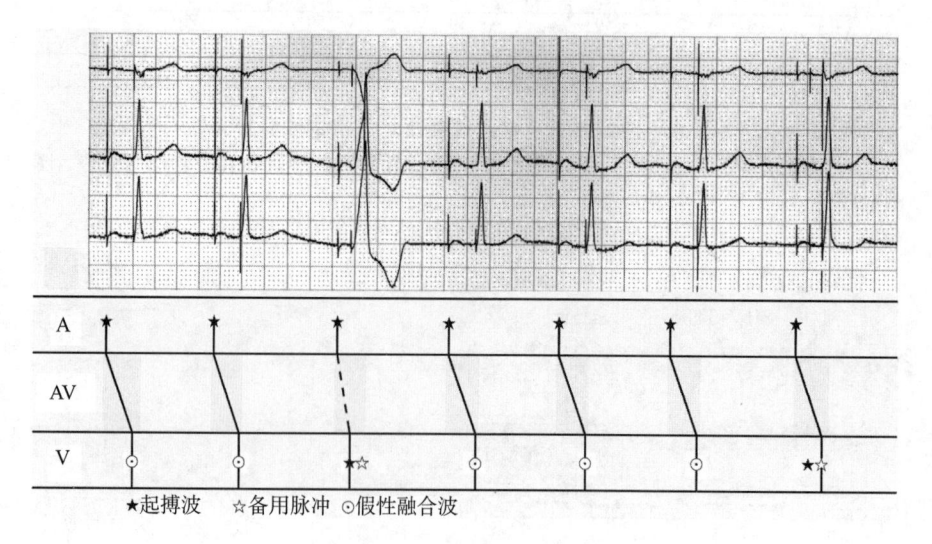

★起搏波　☆备用脉冲　⊙假性融合波

图 27-29　心脏起搏梯形图

心室自动测阈起搏心电图。心脏起搏心电图的梯形图更没有规定格式。该图中起搏脉冲用实星号表示，备用脉冲用空星号表示，假性融合波用圆圈表示。自动测阈时（第三个心搏）为房室顺序起搏，AV区用虚线标注，其他均为心房起搏、心室感知、心室假性融合，AV区用实线标注，心室波由于是脉冲与自搏的融合，所以特殊标注，最后一个QRS波是由于测阈脉冲到达阈下，备用脉冲与同时下传的QRS波形成真性融合波，故AV区用实线、V区用空星号

六、小结

1.梯形图是用简单的阶梯形曲线表述复杂、疑难心电图，如同汉字的拼音。

2.必须熟练掌握分析心律失常的基本方法，准确理解心电图后方能绘制梯形图。同时，在绘制梯形图的过程中又能启发和加深对心律失常的理解。

3.梯形图中所用符号与缩写字母力求简单、统一，避免烦琐，便于推广应用。

4.绘制梯形图时，通常不必画出全部传导系统各层次梯形图，只需标出与本图心律失常有关的层面即可。如表述房室传导情况，则不需标出S及SA，只用4线3区梯形图即可（A、AV及V）。

5.梯形图中多数情况下要标明时间，为节省空间，建议用百倍秒表示，如0.08s即用8表示，0.80s即用80表示。

6.某些特殊心律失常的梯形图绘制可能需要自行设计。

（王志毅）

第 28 章

简明临床心向量图学及其进展

一、概述

心向量图（vectorcardiography，VCG）是一种无创的、国内外普遍采用的一种检查心血管疾病的辅助方法，对心脏激动的电位变化可计量和测量空间方位，其平面投影图就是心电图（electrocardiogram，ECG），它能立体反映心电活动，因而比 ECG 更准确地反映心脏除极和复极的情况。VCG 也是解释 ECG 图形的理论基础。但 VCG 难以连续记录，对仪器质量要求高，操作方法亦略较复杂。VCG 现公认在下列诸方面比 ECG 优越和敏感：①心肌梗死（MI）伴或不伴心室内传导阻滞的诊断；②心室内传导阻滞的诊断；③预激综合征的诊断；④心房和心室肥大的诊断；⑤T 环改变的诊断。ECG 与 VCG 结合应用，无疑可提高诊断的水平。

1.原理　心脏除极和复极所形成的动作电位，具有方向和量的改变，这称为心向量，可记录由 XYZ 三个轴组成的三个面：额面（frontal，F）、横面（horizontal，H）、侧面（sagital，S）右侧面（RS）或左侧面（LS）的平面投影图，从而构成一个空间的、立体的，能准确测量出心脏激动某一瞬间电位的量、运转速度和方位。

2.方法　应用 VCG 记录仪，采用某种导联体系的连接方法（最常用的是 Frank 导联方法），组成 X、Y、Z 3 个轴，形成三个面的空间立体关系。习惯上多用右侧面（简称 RS），但美国心脏病学会（AHA）建议用左侧面。现在先进的仪器可自动记录、分析和储存，能准确切割任一瞬间的心向量，记录方法和自动计算，因其操作简便，现有的医院已作为常规检查。

X、Y、Z 3 个轴相交点称为 E 点，此点的电位为零，为心房激动的起始点。心房激动形成 P 向量，称 P 环；心室激动形成 QRS 向量，称 QRS 环。QRS 环起于心房激动的终了，此点称为 O 点，QRS 环的终点称为 J 点。心房复极所形成的向量称 Tp 向量，但因电压很低，常位于等电位线上，所以一般不易看出。心室复极向量称 T 环，起于 J 点，终于 E 点（QRS 环的终点），O-J 方向和量即为 ST 向量，若 ST 向量无偏移，则 O-J 融为一点，表现为 T 环和 QRS 环是闭合的。

心向量图除测量各个面上向量的量和方位外，计算空间向量的公式是：

$$S\hat{E} = \sqrt{E_X^2 + E_Y^2 + E_Z^2}$$

$S\hat{E}$ 为向量在 X、Y、Z 3 个轴上投影的空间量。测定空间向量的方位和量，比一个面的方位和量更有意义和更真实。

半面积向量是指从 O 点开始，QRS 环面积的一半部位的向量，若 QRS 环的离心支与向心支的转折点是明确的，并且图形规整，则其半面积向量、0.04s 向量、最大向量是一致的，用最大向量即可代表，不必再计算其他向量。

由于测定平均 QRS 向量和平均 T 向量方位关系较为困难，两者间的关系就常用 QRS-T 夹角来代表，代表除极向量与复极向量的偏离情况。

分析 VCG，要测量各项项目，重要的是各向量的方位、量、图形、运转方向和速度。VCG 角度的标志方法，习用的为 0°～360°，美国心脏病学会建议用 0°～±180° 法，后者行统计学处理优于前者。VCG 的时限，一般用每点等于 2.5ms 计，每点一端呈圆形，一端呈尖尾形，称为泪点，运转速度快时泪点大和互相分开，容易辨认。运转速度慢，则泪点小而密集，不易分辨。

二、正常心向量图

1.P 环　心房除极向量称为 P 环，起于 E 点，终于 O 点，由于有心房复极向量（Tp 环），其方向与心房除极向量相反，所以 P 环总是开放的，O 点通常位于 E 点的右后上。

H 面的 P 环通常是呈逆钟向运转的（CCW），起始向前，终末向后，有的呈 8 字形，最大 P 向量不超过 0.1mV，向前向量成人不超过 0.06mV，儿童不超过

0.08mV。向后最大向量成人与儿童均应≤0.04mV。最大向左向量成人≤0.09mV，儿童≤0.13mV。

LS面P环呈CCW，起始向前，终末向后，环体几乎均指向下。

F面P环呈CCW，向左下，最大向量≤0.2mV。

2.QRS环　环的起始部代表室间隔由左向右的激动，正常总应向前，通常向左向上。环体部代表心室除极，向左向下及向后。环的终末部代表左心室后基底部的激动及室中隔后基底部的激动，向后，略偏左或偏右，向上或向下。QRS环的起始部和终末部的运转速度较慢，正常起始部缓慢向量不超过20ms，终末部传导延缓不超过30ms。

（1）横面：通常QRS环呈卵圆形，正常总是呈CCW，起始向量正常泪点较密集向前，通常同时向右，起始20ms向量总应向前，而环体位于后，平均最大QRS位于327°（H°＋33），其幅度通常＜2.2mV。终末向量向后，但位于右后方位的向量应小于总环面积的20%。

（2）左侧面：通常QRS环亦呈卵圆形，正常总应呈CCW，起始向量向前及通常向上，但有时亦向下。25ms向量及环体应向下，最大QRS向量位于48°（S°＋48）左右。

（3）额面：通常环呈窄长形，65%呈CW，25%环呈8字形，10%环呈CCW，按一般的规律，横面环呈CCW者，额面应呈CW垂悬向下者是罕见的，而环呈CW横置是可以的。起始向量向右上，平均最大QRS向量位于41°（F°＋41），幅度正常小于2.0mV，而终末向量的方位变化很大。

3.ST向量　正常的ST段无偏移，所以ST向量也很小，不超过0.1mV，向前向左。

4.T环　通常呈椭圆形，向左向前和向下，离心支的转速比向心支的慢。通常横面和左侧面呈CCW，额面呈CW或CCW均可。T环的转向，通常是和QRS环的转向是一致的，若横面T环呈CW，则通常表示有心脏病变。

5.QRS-T夹角　根据Benchimol的研究，正常人最大的QRS和最大T环向量的夹角，任何面均不应超过75°，但据我们和多数学者的研究，侧面的夹角可很大，正常人也可能超过90°，而额面最小，横面居中。

三、非正常图形

1.心房肥大　P环是由两侧心房激动所形成的，起始部主要由右心房形成，中部由两侧心房形成，终末部由左心房形成，右心房的向量向前，左心房的向左向后，平均P向量向左向下，同时稍向前或向后。

（1）右心房肥大：VCG在三个面的P环均呈CCW，横面绝大部分向前，向前向量超过正常上限：成人≥0.07mV，15岁以下≥0.09mV，最大P向量＞0.10mV。侧面P环绝大部分向前向下，最大P向量可＞0.18mV。额面P环比一般更垂悬，最大P向量可＞0.2mV。

（2）左心房肥大：VCG诊断标准是P环时限增大，其特征主要在H面，P环绝大部分向左向后，环呈CCW或呈8字形（起始CCW，终末CW），最大向后量通常＞0.05mV，最大向左向量成人≥0.10mV，15岁以下≥0.14mV，S面与F面特征较少，F面P环起始部分方位正常，而终末部更向左位于＋30°或更偏左，这可使Ⅲ及aVF联P波的终末部呈负向。

（3）双侧心房肥大：P环向前（右心房向量）和向后（左心房向量）的电压均增大超过正常时限，其特征在H面和S面最清楚，P环呈宽的三角形。

（4）心房肥大VCG诊断的临床意义：一般认为心房肥大的诊断，VCG比ECG敏感，但影响两者诊断的敏感性和特异性的因素均较多。心房内传导阻滞与心房肥大可同时存在，鉴别诊断是困难的。形态改变，心超声图虽更准确，但不能反映电生理的改变。几种无创伤检查方法互相结合，可提高诊断的准确性。

2.心室肥大

（1）左心室肥大（LVH）：LVH的早期，可能仅有QRS向量的电压增高，图形和方位尚正常，ST-T向量可无变化。肥大加重，除QRS向量电压增高外，图形也发生变化和出现ST-T向量的异常，因而VCG诊断LVH，可反映其肥大的程度。VCG的诊断标准，较广泛采用的是Varrial等提出的，将H面QRS环分为三型：

①Ⅰ型：最常见，环呈CCW、卵圆形或长形，0.02s量向前，向右前者称ⅠA型，但更多见的是向前，称ⅠB型。QRS电压增高。

②Ⅱ型：较Ⅰ型少见，环呈8字形，近端呈CCW，而远端呈CW，0.02s向量向左前。

③Ⅲ型：更少见，环呈CW向左后，0.02s向量向右前。

三种类型的QRS环，其0.03s和0.04s向量均比正常更向后。Ⅰ型肥大轻，Ⅱ型增重，Ⅲ型最重。最大QRS向量向左向后。

侧面：QRS环的钟向不定，最常见的是CCW，电压增高，向后。

额面：转向不变，但常见的是CCW，电压增高，向左，在＋60°～－20°。

ST向量：通常移向右、上及前。

T向量：T环通常向右、上及前。

QRS-T夹角：常增大超过或达到180°。

此标准具体诊断条件是：①H面最大QRS≥2.0mV

（40岁以上＞1.9mV即可）；②额面最大QRS≥2.0mV；③LS面最大QRS≥1.6mV；④H面最大QRS移向＋330°（H°＋30）或更后；⑤左侧面最大QRS移向上，在＋330°（S°＋30）或更后。达上述四条者为肯定LVH，三条为可疑LVH，两条为可能LVH。

（2）右心室肥大（RVH）：正常人的ECG和VCG，因为左心室占绝对优势，实际上是为左心室图，在有右心室肥大时难以表现出来，而仍保持正常的图形并不少见，在婴儿和儿童，则右心室占优势，出现RVH的图形，其诊断和鉴别诊断亦常有困难。

RVH的VCG特征主要在横面，QRS环的转向由正常的CCW变为CW，且往前移。但有的病例，其QRS环虽向前移但转向为CW。

根据周德全（Te-Chen Chou）等将RVH的QRS环改变亦分为三型：

Ⅰ型：H面QRS环移向前和移向右，使QRS的绝大部分位于右前。QRS环的转向，特征性的是呈CW，但也可以呈8字形或起始部呈CCW而远端呈CW。其0.03s和0.04s向量比正常向右向前，终末向量向右前。ST向量一般是小的，T环通常向后向左和呈CW。此型常见于先天性心脏病，风湿性心脏病二尖瓣狭窄和肺气肿引起的肺源性心脏病所致的RVH。

Ⅱ型：H向QRS环向前移，环的一半或更多位于前，通常环大而宽，呈CCW。0.03s和0.04s向量比正常向右向前。LS面QRS环呈CCW，F面呈CW。ST-T向量变化不大。此型通常见于轻度到中度的RVH。

Ⅲ型：H面QRS环可以是宽的，也可以是窄的，环向后向右移，位于右后的QRS环面积达20%或更多，环的转向通常仍保持CCW，但有时也可以呈8字形。LS面的改变则不固定，F面QRS环通常呈CW。ST-T向量通常改变不大，此型常见于肺气肿引起的肺源性心脏病，风湿性心脏病二尖瓣狭窄，偶也见于房间隔原发孔缺损者。

上述3种图形并非说明RVH的轻重，只是说明这3种图形改变。

（3）双侧心室肥大（BVH）：BVH的ECG和VCG诊断均较困难，尤其是成年人，可仅出现一侧心室肥大，或双室电势平衡而图形"正常"。据周氏等认为下列改变有助于诊断：①出现大的向前的QRS环，伴有向前最大电压＞0.6mV，而QRS环又是典型的LVH者；②右后方位电势增大，超过QRS环的面积20%，而VCG呈典型LVH者；③H面QRS环呈CW或CCW而提示有RVH者，但F面QRS环呈CCW。

Benchimol提出的诊断BVH的VCG标准是：①H面及侧面向后的向量增大，最大QRS＞2.2mV，而QRS环在F面呈CW；②F面最大QRS向量在＋70°～＋140°，环呈CW；而H面QRS环明显向后，最大QRS＞2.2mV；③H面QRS环向前向量＞0.8mV，伴最大向后向量＞2.2mV。

（4）心室肥大VCG诊断的临床意义和评价：心室肥大的诊断，目前看来，在无创伤性的检查方法中，以心超声图最敏感和最准确，但心超声图不能反映心室内传导情况和心室激动的电生理变化；例如心室肥大伴束支传导阻滞，伴心肌梗死的诊断和鉴别诊断，心电学方法就更明确，VCG对鉴别束支传导阻滞、心肌梗死要比ECG明确；例如V_1呈rSR'、RSR'、rsR'、RSr'和rsr'，可为正常变异。RVH，也可呈RBBB，而VCG可明确区别；又如V_1R波增高、RVH与左心室后壁心肌梗死等情况的鉴别，VCG也较ECG明确。LVH伴或不伴心室内传导阻滞及反映心室大的程度和合并情况，VCG亦更明确。

3.心室内传导阻滞　心室内传导阻滞：右束支、左束支、左前分支、及左后分支传导阻滞等，以及其他束支和各分支的合并阻滞，共有10余种类型。VCG诊断心室内传导阻滞比ECG更明确。

（1）右束支传导阻滞（RBBB）：完全性RBBB，时限≥0.12s，但其幅度是正常的，其特征改变在H面，QRS环由两部分组成，一是环体部，一是终末附加环。起始向量正常，而向心支移向前，终末传导延缓指向右前，形成附加环。终末传导延缓持续的时限平均为60ms（30～80ms），终末传导延缓至少有两个面能看清楚。H面QRS环的离心支呈CCW，但很快转变方向形成向心支。向心支和终末附加环的转向可呈CCW、8字形或CW。LS面和F面QRS环的转向并不固定。ST向量与T向量的方向和QRS环长轴相反，即指向左后。

不完全RBBB的心VCG与完全性阻滞相同，但QRS时限≤0.11s。

（2）RBBB合并心室肥大：现尚无一个完全满意的ECG诊断标准，RBBB伴RVH时，H面QRS环呈CW且向右前的向量增大及F面显示QRS电轴右偏。RBBB伴LVH，QRS环的中部向量向左后移，而其终末部仍有向右前的附加环。

（3）左束支传导阻滞（LBBB）：LBBB时，心室激动的顺序发生变化，激动由室中隔右侧开始，所以其起始0.04s向量移向左和移向后，或多或少的与QRS主体方向一致。完全性LBBB，QRS时限≥0.12s，阻滞的特征改变主要在H面，呈椭圆形，长而窄，起始向量向左前，QRS环主体向前向左呈CW，环的中部和终末部传导延缓，故多呈8字形。ST向量和T环向右向前和QRS环的长轴相反。

（4）LBBB伴心室肥厚：绝大多LBBB伴有LVH，若QRS时限≥0.14s并有电压增高，则高度提示有此情况。完全性LBBB而$Sv_2+Rv_5≥4.5mV$，可诊断LVH。不完全LBBB伴LVH可用一般习用的诊断标准。完全性LBBB若电轴右偏，且终末向量向右，Ⅰ联有S波，则可诊断伴RVH，但要除外伴左心室前壁MI和除外LBBB伴左后分支传导阻滞（即完全性左后分支传导阻滞伴不完全性左前分支传导阻滞）。

（5）左前分支传导阻滞（left anterior facicular block，LAFB）：起始0.02s的QRS向量向下向右，其特征改变在F面，环呈CCW向上展开，平均QRS向量向左向上≤-45°。QRS时限通常并不延长，H面向前的QRS向量减少，但起始0.02s向量仍应向前。ST-T向量无特殊改变。

（6）LAFB合并RBBB：两者并存并不少见，其特征在F面和H面，QRS环有三个主要成分，起始0.02s向量向下向右，环呈CCW，0.04～0.06s向量向左向上，额面位于≤-45°，这两个成分均由LAFB形成。终末0.04～0.06s向量则由RBBB所形成，向右向前，在H面形成附加环，在F面终末向量指向180°的方位。ST向量向左后，反映RBBB。两者并存有互相抵消的作用，较重的阻滞，表现出的反而较轻或被掩盖。

（7）左后分支传导阻滞（left posterior facicular block，LPFB）：其VCG特征主要在F面和侧面。QRS时限一般不超过0.10s，与原来相比，延长不超过0.02s，终末向量稍有传导延缓，QRS环的幅度在正常范围，起始0.02s向量向左向上，QRS环CW向下向右终末向量向右下，并有传导延缓。诊断LPFB时应结合临床，应除外垂悬位心、RVH、肺气肿及侧壁MI引起的电轴右偏。

（8）LPFB伴RBBB：这两种传导阻滞经常同时存在，起始0.02s向量仍向左向上，此后的0.04～0.06s向量向下向右，终末向量则因RBBB而更向右，位于额面+150°～180°，并有明显的传导延缓，在H面形成向右前的终末附加环。T环向左后，两者并存也有互相抵消的作用。

（9）LAFB伴心室肥大：LAFB伴LVH的诊断可用一般习用的诊断LVH的标准。伴RVH较为少见，RVH的图形可被LAFB所掩盖，或在右胸联ECG上反映出或表现出向右的终末向量增大。若RVH很重，而LAFB程度不重，前者可将后者掩盖。

（10）中隔支传导阻滞和心室前向传导阻滞：一般专著中未见有此情况的诊断，因而本人提出五项诊断标准：①向右前的起始向量小或向左前；②H面最大QRS向量位于前，在12°～60°；③向前QRS面积占总面积的1/2以上、向左前向量＞向后向量；④有向右后传导延缓且＜1mV的终末向量；⑤F面最大QRS向量方位正常或偏左。起始向量向左前，符合中隔支传导阻滞。

心室内传导阻滞合并MI的诊断和鉴别诊断在MI栏中叙述。

（11）心室内传导阻滞VCG诊断的临床意义：心室内传导阻滞的诊断，VCG最敏感和最可靠，例如电轴左偏性质的确定，VCG显然优于ECG，其他常用的无创伤性的检查方法均不能用于心室内传导阻滞的诊断。心室内传导阻滞合并MI等情况的诊断，VCG同样具有独特的价值。

4.预激综合征（pre-excitation syndrome） 预激综合征根据附加传导纤维的解剖部位，可分为Kent束型、James束和Mahaim束型。预激综合征根据预激方向，主要分为两大类型：①A型：预激向量向前，最大QRS向左偏前或偏后，因而整个胸联均呈Rs或R型；②B型：预激向量向下向左，最大QRS向量向左向后，因而V_1呈rS、QS或qrS形，而左胸联呈R型；除这两型外还有少数属难分型，预激向量向右，这使V_5和V_6的delta向量向下，形成Q波，或呈等位线形，而V_1到V_4是向上的，这又称作C型，有少数则完全难以分型。

A型预激的部位是在左心室的后基底部，B型预激的部位是在右心室的后基底部。预激部位心肌的激动方向从心外壁向心内膜。难以分型者预激的部位则变异很大。不少学者主张放弃这种分型方法，因为根据心内ECG、心外壁标测及VCG研究，发现ECG图形与附加通路之间并无密切的关系。

预激综合征的VCG诊断，主要根据预激向量，即delta向量，此向量位于QRS的起始部位，传导缓慢，持续0.02～0.08s，通常A型的delta向量比B型的时间长。

A型预激横面的delta向量向前，向左或略偏右，整个QRS移向前，环呈CCW也可呈8字形。额面的delta向量则方向不定，通常向左偏上或偏下，环呈CW、CCW或8字形，均为束支阻滞所致；$Rv_5+Sv_1≥4.0mV$；T向量的改变往往比单纯预激明显。

伴RBBB：①只有A型预激综合征才能诊断，因为B型是右心室预激而将RBBB掩盖；②在delta向量之后，QRS传导速度正常，而终末向量向前向右并有传导延缓，形成附加环；③ECG亦显示有RBBB。

伴RVH：①仅A型预激可诊断伴RVH，因为B型可掩盖RVH；②A型预激在右胸联可有高大的R波，但因最大QRS向量向左前，故在左胸联无深的S波，若有则提示伴RVH；③若伴RBBB，则H面QRS环呈CW向右前，且位于右侧的QRS向量面积＞70%。

预激综合征VCG诊断的临床意义：VCG对有delta向量的预激综合征的诊断很有价值。VCG可测定delta向量的量和方位，对预激伴随其他情况的诊断也比ECG明确。Delta向量表现为传导缓慢和突然转变方向和突然变快，其表现比ECG明确，但VCG不能反映出PR间期，所以诊断时两者结合，会提高诊断的准确性。

5.心肌梗死（MI）的VCG诊断 MI使起始0.04s之内的向量发生改变，其激动背离梗死区，因而在梗死区的ECG出现Q波，若梗死范围大且为透壁性，则可呈QS型。ST-T向量亦发生相应的变化。

（1）前间壁MI：①H面起始0.02s向量向右向左、呈CW；②QRS向量其余部分，H面仍呈CCW；③LS面起始0.02s向量向后，通常向下，QRS环通常呈CCW，若是CW，则提示伴下壁梗死；④F面QRS环正常。

（2）局限前壁MI：①H面0.01s向量是正常的，向右向前，而0.02s向量移向后移向左；②左侧面0.01s向前向上，但0.02s向后向下，QRS环的主体通常呈CCW；③F面QRS正常。

（3）前侧壁或侧壁MI：①H面0.01s的方位和转向通常保持正常，但0.02s向量移向右和后且环呈CW；②LS面QRS环呈CCW或CW均可，若呈CW者，则提示伴下壁梗死；③F面QRS环总是呈CCW，其0.02s之后的向量比正常更向右。

（4）左心室上壁或侧壁MI：①H面0.01s向量向右向前，传导速度加快；QRS环的其余部分呈CCW者多，少数呈CW，但均可呈8字形；②F面0.01s和0.02s向量向右移通常环呈CCW。

（5）广泛前壁MI：其VCG表现为前间壁梗死加前侧壁梗死的图形，无向前的起始向量，横面环呈CW向后。

（6）下壁或称膈面MI：①环的特征在F面，环呈CW，起始向量向上（向上、左上或正上），若向下向右，则不应超过0.01s；②F面同时具有下列一项或更多项：a.在X轴之上的向量应≥0.025s及0.3mV；b.最大QRS向量应＜15°；c.最大向上和向下向量之比例至少应达1:5；③LS面0.025s向量移向上，QRS环的转向可呈CW或CCW，呈CW者通常伴有前壁梗死或LVH；④若不伴后壁梗死，H面环变化不大，若向前增大≥0.5mV且＞向后向量，或向前向量≥45ms，则提示伴后壁梗死；⑤不典型的，可能仅在F面QRS环的中部或后部出现大的蚀缺（bite）或明显的异常，这要结合其他条件才能诊断。

（7）正后壁或后基部MI：①H面QRS环向前，至少1/3～1/2的QRS向量位于前。②起始向量变化不大，但0.04s及其之后的向量比正常向前。③H面QRS环的转向通常呈CCW，较少见的呈8字形或CW。④Hoffman等提出的诊断标准是后基部底部梗死在H面是：a.最大向前向量≥0.5mV；b.半面积向量在0°～180°轴之前，即≥0°；c.向前向量最前点的时限≥30ms；d.向前向量的总时限≥42ms。⑤F面向量无特殊变化，但有助于协助后壁梗死和RVH的鉴别；前者电轴偏左，向右向量不超过正常范围；后者电轴偏右，向右向量超过正常范围。

（8）下侧壁MI：梗死的特征既见于H面又见于额面。①H面起始向右前的向量＞22ms且电压＞0.16mV，而QRS环的转向仍保持CCW；②F面起始向右上的向量＞25ms，通常QRS呈CW；③LS面向量向上，且时限和电压均增大，符合下壁梗死。

（9）MI有伴随情况的诊断

①伴LAFB：这对前壁和下壁梗死的诊断常无影响，虽然后者可因起始向量向右下或左下而将$Q_{II III}aV_F$掩盖，但VCG仍常有特征表现，起始向量向右下，呈CCW转向上，也可CW向上或呈8字形。其他部位梗死，LAFB对诊断影响亦不大。

②伴LPFB：在下壁梗死时，F面起始向量反映梗死，而QRS环的回心支更向右移，环呈CW指向右下，反映左后阻滞。其他部位的梗死，LPFB对诊断影响不大。

③伴LBBB：此时因起始向量变为由右向左，这可掩盖左心室MI的图形，ECG的诊断就甚困难，VCG有一些改变可供参考：a.前间壁梗死：起始及整个QRS完全无向前的向量，环均向左后；b.左心室壁梗死：QRS环的向心支向右移、环仍呈CCW、或环的某部出现大的蚀缺；c.下壁梗死：额面QRS环均移向上和环呈不规则。

④伴中隔支传导阻滞和右心室前壁前向传导阻滞：我们曾观察到这可掩盖前壁梗死，只有在间歇性阻滞时才能诊断，若前壁向量增大而有大的蚀缺可提示伴前壁梗死。

（10）MI与某些疾病的VCG鉴别

①前间MI与LVH的鉴别：两者向右起始向量均减少，其区别：a.LVH时，H面起始0.02s向量仍应向前，而前间壁梗死者则向后；b.若起始0.02s向量由于梗死而向后者，在伴有LVH时，则0.03s和最大QRS环向量更向后，且电压增高。

②正后壁MI与RVH的鉴别：两者向前向量均增大，其区别：a.H面环呈CCW向左前，则梗死可能性大；环呈CW向右向量增多，则RVH可能性大。b.后壁

梗死T环向前、RVH者向左后。c.RVH向右的终末向量>1.0mV，后壁梗死则无此表现。d.右心室大F面电轴偏右，合并梗死则偏左。

（11）非透壁性MI和不典型MI的VCG诊断：非透壁性MI可能仅有ST-T向量的改变。MI若未影响起始向量，则不出现Q向量，可能仅在QRS环的某部出现异常蚀缺。

（12）MI的VCG诊断的临床意义和评价：VCG对MI的诊断，敏感性和定位的准确性比ECG高和更明显，但特异性并不高。有伴随情况的诊断和鉴别诊断，VCG亦比ECG明确。但VCG的诊断经验不如ECG丰富，两者结合可提高诊断的准确性。

附：临床应用的价值及现状

虽然早在1920年就认识心电向量图（VCG），但其临床应用应以1956年Frank导联体系提出之后，此后在全球曾有一度辉煌阶段，因为在此阶段无创检查尚不发达。此阶段美国出版多本VCG专著，日本和欧美均生产甚佳的记录仪。在我国20世纪70年代之后，VCG临床应用也可说遍地开花，有我国自己生产的仪器和专著。

世界上最权威的VCG专家，美国Cincinnati大学的Te-Chuan Chou教授，在1986年专文论述："什么情况下VCG比ECG优越"，他总结世界上VCG应用30年的经验，认为：VCG在诊断心房增大、右心室肥厚要比ECG可靠；诊断心肌梗死（MI），尤其是下壁MI，或在伴有LBBB或左前分支传导阻滞时，VCG无疑优于ECG。在心室预激的诊断和旁路的定位，VCG也有帮助。在心室复极的某些情况下VCG可更明确。但在心腔增大、心肌缺血，现有其他的无创检查可提供更多的信息和由于经济效益的问题，在某些医院不将VCG列为常规检查，只在特殊情况下应用。还因为心律失常的诊断，目前VCG还比不上ECG，又由于近年来心血管影像学和超声学的进展，VCG逐渐被淡化了。现在，再回首又认识到没有VCG的知识，要提高ECG的水平几乎是不可能的。而且，近年来VCG的记录仪也有长足进步，记录十分方便，且有ECG无法比拟的心室激动顺序彩色图，对研究心室激动程序甚有帮助，对电生理的研究和对射频消融的定位的研究都甚有意义。

VCG是矢量的，能记录心脏激动瞬间电流的方向、大小和传导速度，能反映立体改变。ECG只能记录VCG投影的平面向量。近年最权威的ECG著作介绍VCG在某些方面优于ECG：诊断下壁、前间壁和后壁MI及MI合并束支与分支传导阻滞、心房肥大、右心室肥厚等均有优势。ECG观察PR间期和ST段更明确，而VCG观察T环更精确。

1992年笔者曾经全面复习VCG临床应用的情况，现予以重申和适当补充。VCG和ECG，均为记录心脏电激动的方法，原理是相同的，但记录方法有所不同。VCG一般只能记录1个心动周期的电激动，ECG则可记录一系列的电激动。两种方法是相辅相成的，VCG是解释EGG图形的理论基础，两者结合，可以提高认识和诊断水平。VCG作为ECG诊断中的一种提高与补充，这在国内外是公认的。1988年版的《西氏内科学》客观地认为：VCG主要用于对ECG的教学、对MI、心室内传导阻滞和心室肥厚的诊断优于ECG。美国权威的新版《心脏病学》专章详细描述ECG和VCG的诊断标准和价值，认为两者结合可提高诊断水平。现就有关VCG临床应用的价值和现状做一简要的评述。

四、心房异常

现知有不少心房异常，例如：肥大、扩大、退行性变、传导阻滞等，有心房颤动发作，而P波可能无特殊改变，而VCG的P环有一定改变。ECG诊断左心房或右心房肥大的可靠性是很成问题的。左心房位于心脏后部，ECG往往难以反映其改变，而VCG能较准确地反映。例如Benchimol等报道（1976），连续观察21例二尖瓣病者，并经心血管造影证实有左心房增大，左心房肥大的诊断率，ECG为43%，而VCG为86%。右心房肥大的诊断，有研究（Chou TC, Helm RA, 1965）显示，20例ECG为肺型P波，而其中10例VCG的P环反映左心房肥大，这10例的临床情况确仅为左心房病变。在100例连续的有肺型P波者中，临床有右心房肥大疾病者仅49例。因为ECG诊断心房肥大，仅根据P波的电压、图形和额面电轴，这是很不敏感的。用P波的宽度来诊断左心房肥大，既不敏感也难以与心房内传导阻滞区别。仅用P波宽度来诊断心房内传导阻滞，同样也很不敏感，3条心房内传导径路，其中1条或2条有阻滞，P波宽度仍可能正常。VCG则能较准确地反映这些情况。

五、心室肥大

众所周知，ECG诊断左心室肥大（LVH），主要依靠QRS的电压，而这受许多因素的影响，所以缺乏一个理想的诊断标准，尤其在无P波和ST-T改变时，诊断的可靠性就更低。VCG的诊断，若仅有QRS环的电压改变，其可靠性也不大，但VCG能准确反映最大QRS向量的方位和QRS环的图形。结合继发性ST-T改变，不仅诊断更为明确，而且具有判断肥厚程度的作用。VCG对反映室中隔肥大和左心室后基底部肥大也比ECG佳。

右心室肥大（RVH）：成人的右心室电势被左心室掩盖，因而现行的诊断RVH的ECG标准对后天获得性心脏病变的诊断很不敏感，且有较高的假阳性，有报道显示可达60%（Roman GT Jr等，1961）。VCG对RVH的诊断不仅比ECG敏感，而且可根据横面QRS环的转向诊断肥厚的程度与类型。例如有研究97例房间隔缺损、二尖瓣狭窄和肺心病有肺动脉高压者，VCG诊断RVH达83%，而ECG仅为66%（Chou TC等，1973）。慢性阻塞性肺气肿所致的肺源性心脏病有RVH，ECG不敏感，VCG可反映向右后和右下的向量增大。二尖瓣狭窄者的RVH，其ECG诊断的敏感性仅27%，VCG为60%，特异性两者是相似的，分别为96%和98%。但VCG的B型RVH（QRS向前向量增大，仍保持逆钟向旋转）有较高的假阳性，正后壁MI和前向传导延缓（anterior conduction defect）等情况也可呈此图形。

新超声诊断心室肥大与心电学诊断的意义并不相同，前者主要是形态，后者还具有电生理的意义，两者并不完全一致，例如，心肌病往往先有心电学改变，而心超声可无改变；冠心病有心肌缺血，心电学已有明显异常，心超声可能尚无改变。

六、心肌梗死

ECG诊断MI，如果没有异常Q波，是困难的，尤其是在ECG电极难以反映出的部位，例如正后壁和高侧壁。VCG诊断MI，并不仅仅依靠起始向量的改变，在QRS环的中部与后部也可有特征性改变，例如出现蚀缺和突然改变转向。所以，MI的诊断，VCG优于ECG。根据尸检研究，生前无心室内传导阻滞者，ECG诊断MI的敏感性仅为55%～61%（Gunnar RM等，1967；Horan LG等，1971）。急性MI的ECG正确诊断率可达75%～94%（Levine HI，Philips E，1951；Paton BC，1957；Woods TD等，1963）。但陈旧性MI，ECG可高达80%无特异表现（Levine HD，Philips E，1951）。ECG诊断MI，前壁比其他部位敏感，而内膜下MI、多部位MI和伴有LVH者，ECG的诊断就十分困难，可不出现异常Q波。反之，有异常Q波并不一定是MI，所谓"假性MI（pseudoinfarction）"的图形，可占异常Q波的11%～31%（Grunnar RM等，1967；Horan LG等，1971）。ECG诊断MI假阳性的情况是：异常Q波仅位于V_1～V_4或仅见于下壁导联，可达46%但若仅位于V_5和V_6，或前壁与下壁导联均有，则假阳性仅有4%（Horan LG等，1971）。

有研究比较ECG与VCG诊断MI的情况，在尸检证实的98例MI，ECG仅能诊断48例，VCG为63例（Wolff L等，1961）。有不少类似的研究，结果均相似。根据VCG的各种诊断标准，诊断MI的敏感性为77%～94%，而ECG则为66%～70%；但VCG诊断MI，也有3%～31%的假阳性（Gunnar RM等，1970；Hugenholtz PG等，1961；Start JW等，1974，1976；Young E等，1970，1968）。

下壁MI的诊断VCG无疑优于ECG，若起始向量开始不向上，在下壁导联就不出现Q波，ECG难以诊断，而VCG可以诊断（Young E等，1970）。Hurd等通过冠状动脉造影证实的下壁MI 146例：VCG能正确诊断的达90%，而ECG仅62%。

七、心室内传导阻滞

左束支传导阻滞（LBBB）伴有LVH，ECG是很难诊断的。而VCG可明确表现出传导阻滞的图形，但QRS电压比单纯阻滞和肥厚更高。右束支传导阻滞（RBBB）伴RVH，ECG诊断RVH是很困难的，甚至是不可能的。RBBB时伴有RVH是很常见的，尤其是慢性肺心病者。这两种情况并存时，VCG诊断的敏感性和特异性均优于ECG（Brohet CR等，1978），能反映出两种情况的图形。LBBB时伴有RVH，ECG几乎是不可能诊断的，因为RVH的图形全由LBBB所掩盖。VCG则不仅能表现出LBBB，且可显示QRS环向右移。

MI常有心室内传导阻滞，伴RBBB时，若为前壁MI、下壁或侧壁MI，其MI图形仍可显示出。因为在RBBB时，QRS的起始向量无变化，仍可表现MI。但在有的右心室内传导阻滞时可能出现起始向量的变化，表现有异常Q波，而误诊为MI；也可引起QRS的中部和终末向量向前移，而误诊为正后壁MI，这在VCG上，两者的鉴别要比ECG明确。MI者向前的起始向量往往传导加快和T环对向正前。

LBBB时由于起始向量的改变，VCG与ECG诊断MI均有困难。据Scott报道（1966），85例LBBB尸检证实有MI者，其ECG表现，以1、V_5及V_6有≥0.04s的Q波为最可靠的表现；而VCG则表现在横面上起始向量对向右及环呈顺钟向旋转，这为最可靠的MI征（Neuman，1965），另外还有向心支向右移，VCG的表现往往比ECG明确。根据尸检研究，在有LBBB时，对MI的诊断，多数均认为VCG优于ECG（Neuman，1965），但此时VCG对MI的定位同样有困难。

左前分支传导阻滞伴下壁MI，两者对起始向量的影响互相对抗，前者向下，后者向上，因而可将MI的图形掩盖。若ECG上无相应的Q波，诊断MI就有困难。VCG可不仅根据起始向量来诊断，起始向量向下，QRS环的离心支呈顺钟向旋转或有明显的凹面，这也可诊断。

八、预激综合征

不典型的预激综合征，例如Mahaim型者，P-R间期不缩短，但有δ波，可表现为QRS增宽，难以与束支传导阻滞区别。在VCG上可表现出传导延缓的部分是在起始部，而束支传导阻滞是在终末部。有认为VCG对δ向量的方位的定位比ECG明确，可协助对旁道的定位。若为单支旁道，其10ms向量向上，高度提示Kent束位于中隔，向下则高度提示位于游离壁。

九、复极改变

判断ST段偏移的程度和图形.无疑ECG优于VCG。但反映T向量的变化，VCG则优于ECG，也比ECG敏感。VCG可表现出T环的方位、转向、转速和图形，ECG只能反映方位和电压。例如，横面T环由正常的逆钟向旋转变为顺钟向，这可能有心室肥厚、束支传导阻滞、或心肌缺血；若T向量的方位未发生变化，ECG就难以表现出。T环的离心支和回心支的转速变为一致，长宽比例发生变化，均可能为心肌缺血的表现，这在ECG上就没有那么明确。还有报道，T环的图形和转向与心室功能的关系比与肥厚的关系更佳。

十、其他

VCG运动试验，有一些研究，认为无传导阻滞者，运动表现空间最大R向量的幅度下降与冠心病之间有良好的相关关系。在伴有LBBB的冠心病者，运动也显示空间最大R向量减低或无变化，并证实比核素心室显影运动试验诊断冠心病的价值大，因为这有很高的假阳性率。VCG运动试验表现空间最大R向量减低或无变化具有诊断意义，而这与ECG运动试验出现R波增高或无变化，所谓Brody效应具有诊断意义刚好相反，这提示值得进一步研究。

国内外近年来有的单位仍坚持应用VCG，与ECG结合作出许多成绩，提高了临床和科研的水平。例如有应用VCG来衡量肺动脉高压，显然优于ECG。应用动态VCG监测颈动脉内膜剥离时心脏的改变。还有时间向量图诊断心律失常，也有很好的前途等。VCG是一门成熟的学科，有学者认为临床ECG目前的应用，进展是十分困难的，若结合VCG就可有新的认识。随着记录仪器的改进与提高，VCG一定会再度焕发青春，为临床和科研做出重要的贡献。

（何秉贤）

参 考 文 献

[1] 何秉贤.临床心电向量图学.乌鲁木齐：新疆人民出版社，1976.

[2] Antoni Bayes De Luna: Clinical Electrocardiogrphy, A TextbooK, 4th Ed.Wiley-Blackwell, 0xford, UK.

[3] Friedman HH.Diagnostic Electrocardiography and Vectorcardiography .3rd Ed.Hill, USA, 1985.

[4] Chung EK.Vectorcardiography, self assessment.Harper & Row, Publishers, New YorK.1974.

[5] Chou's Electrocardiography in Clinical Practice.6th Ed.Saunders Elsevier, USA, 2008.

[6] Chou TC.When is the vectorcardiogram superior to the scalar electrocardiogram？ J Am Coll Cardiol, 1986, 8：791-799.

[7] Surawicz B, Keilans TK.Chou's Electrocardiography in Clinical Practice, 6th ed.Saunders Elsevier, Philadelphia, 2008, 6.

[8] Antoni Bayes de Luna.Clinical Elestrocardiography, A textbook, WILEY-BLACKWELL, USA & UK, 2012.

[9] 何秉贤.心向量图临床应用的价值及现状.心电学杂志, 1992（11）3：195-197.

[10] Cecil Textbook of Medicine, 18th ed.W.B.Saunders Co, 1988, 201.

[11] Brandenburg RO, et al.Cardiology, Fundmentals and Practice. Chicago.London, Year Book Medical Pub, 1987: 268- 309.

[12] Flowers NC. Horan LG. Hypertrophy and infarction, Subtle signs of ventricular enlargement and their relative importance.In: Schlant RC, Hurst JW, eds.Advances in Electrocardiography.New York, Grune & Stratton, 1972: 297-308.

[13] 何秉贤，等.左前分支传导阻滞掩盖心肌梗塞的临床观察.中华内科杂志, 1976（1）: 224-226.

[14] Hurd HP, et al. Comparative accuracy of electrocardiographic and vectorcardiographic criteria for inferior myocardial infarction. Circulation, 1981, 63: 1025-1030.

[15] Chou TC, Helm RA.The diagnosis of right ventricular hypertrophy in the presence of left bundle branch block.In: Hoffman I, et al（eds）.Vectorcardiography 2.Amsterdam, 1971: 289-296.

[16] 何秉贤，等.左前分支传导阻滞伴前间壁心肌梗塞的诊断问题.中华内科杂志, 1978, 17: 447-449.

[17] Tonkin AM, et al.Initial forces of ventricular depolarization in the Wolff-Parkinson-White syndrome.Circulation, 1975, 52: 1030-1035.

[18] Chi JC, et al.Significance of T wave abnormally in hypertension studied by spatial velocity electrocardiogram and vectorcardiogram.Tokushima J Exp Med, 1990, 37: 23-27.

[19] Talwa KK, et al.Evaluation of spatial_ R maximum cardiac vector changes in exercise testing, Pre-exercise versus post-

exercise measurements.Int J Cardial, 1989, 24: 293-297.

[20] Talwar KK, et al.Value of exercise radionuclide ventriculography in identification of coronary arterial disease in patients with left bundle branch block.Int J Cardiol, 1991, 32: 323-328.

[21] Henkens IR, Mouchaers KTV, Vliegen HW, et al.Early changes in rat hearts with developing pulmonary arterial hypertension can be detected with three-dimensional electrocardiography.Am J Physiol Heart Circ Physiol, 2007, 293（2）: H1300-H1313.

[22] Kawahito S, Kitahata H, Tanaka K, et al.Dynamic QRS-complex and ST-segment monitoring by continuo vectorcardiography during carotid endarterectomy Br.J.Anaesth, 2003, 90（2）: 142-147.

第29章

食管调搏在心动过速诊断与鉴别诊断中的应用

食管调搏是一种安全无创的心脏电生理检查手段。它利用纵隔中食管前壁紧贴左心房后壁的解剖学特点。放置于食管左心房靠近后壁的电极可清晰地记录左心房的电活动,并发放电脉冲刺激心房或心室。通过分析心脏对各种刺激的反应及观察心律失常时心房心室激动顺序,可以揭示心律失常的发生机制。由于食管调搏技术对设备要求简单、操作安全、因此广泛应用于心律失常的诊断和治疗中。

对于缓慢性心律失常,食管调搏技术可用于评价窦房结的功能、房室结传导功能;揭示某些特殊的生理现象,如隐匿性传导、超常传导、裂隙现象等;也可作为临时起搏器用于心搏骤停患者的抢救。对于快速性心律失常,由于食管导联心电图能够清晰地显示P波,帮助识别心房与心室的激动,所以食管调搏技术对心动过速的诊断和鉴别诊断有其独到的优势。

临床实践中,首先根据体表心电图的特点可以判断心动过速属于窄QRS波心动过速还是宽QRS波心动过速。在此基础上,食管调搏技术可进一步判断心动过速的发生机制。其方法简单、直观可靠。

食管调搏检查中常用的诱发和终止心动过速发作的刺激方法包括程序刺激、递增刺激(图29-1)。程序刺激是在自身或起搏心率的基础上发放一个或多个期前收缩刺激,进行程序扫描。在起搏基础上发放的刺激称S_1S_2刺激。通常S_1S_1的周长选择600ms、500ms、400ms,S_2递减的步长选择5~10ms。在自身心率的基础上发放的期前收缩刺激称PS_2或RS_2刺激。PS_2(RS_2)递减的步长为5~10ms。递增刺激从高于自身心率的频率开始,逐渐递增起搏频率。如果上述方法不能诱发出心动过速,可静脉应用阿托品或异丙肾后再重复上述刺激方案。

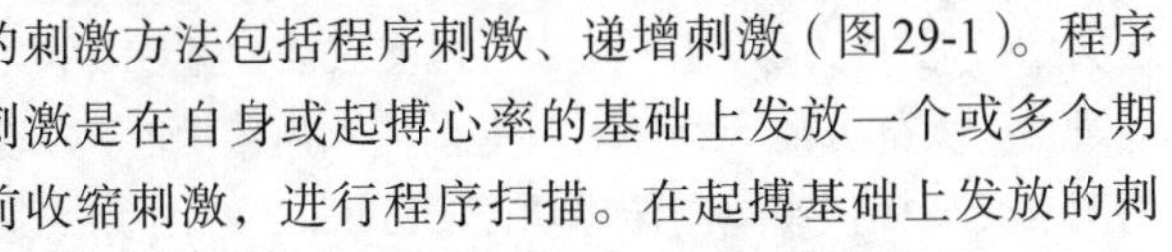

一、窄QRS波心动过速的鉴别诊断

窄QRS波心动过速主要包括房性心动过速、房室结折返性心动过速和正路前传的房室折返性心动过速。体表和食管导联心电图可显示心动过速发作时RP与PR的关系。如RP<PR,需考虑房室结折返性心动过速或房室折返性心动过速。如RP>PR,需考虑房性心动过速、快慢型房室结折返性心动过速、慢传导旁路参与的房室折返性心动过速。

1.房性心动过速　房性心动过速分为自律性房性心动过速和折返性房性心动过速。折返性房性心动过速可通过心房递增或程序刺激诱发和终止。

(1)刺激方法:心房程序刺激和递增刺激。当S_1S_1频率接近心动过速的发作频率形成心房内的文氏传导、或S_2刺激在心房内传导足够缓慢时则诱发出心动过速。心房递增刺激或程序刺激也可终止心动过速的发作。

(2)电生理特点:折返性房性心动过速发作无温醒现象;食管调搏电刺激可诱发和终止心动过速发作;在进行S_1S_2扫描时可见孤立的房内折返;心动过速发作时P波与正常窦性心律下的P波形态不同;心动过速发作时的第一个PR间期无延长;PR>120ms,PR间期<RP间期;心房率一般在200~300次/分,心房率较快时可伴二度房室传导阻滞,如图29-2所示。当房室结发生传导阻滞时心动过速仍然可持续,频率不变。心动过速发作时快速起搏心房可呈显性或隐匿性拖带。

比较食管导联和V_1导联心房激动顺序的先后大体可判断房性心律失常来源于左心房还是右心房。如果V_1导联心房激动早于食管导联则房性心律失常来源于右心房。根据心房波在Ⅱ、Ⅲ、aVF导联的形态可粗略判断房性心律失常起源的高低。如P波在Ⅱ、Ⅲ、aVF导联直立,则房性心律失常起源于高位心房。

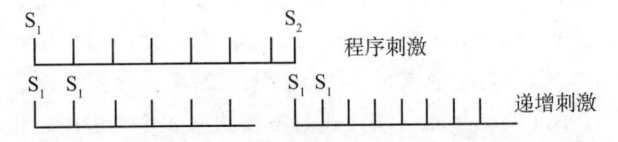

图29-1　应用食管调搏诱发终止心动过速的常用的刺激方式:程序刺激和递增刺激(说明见正文)

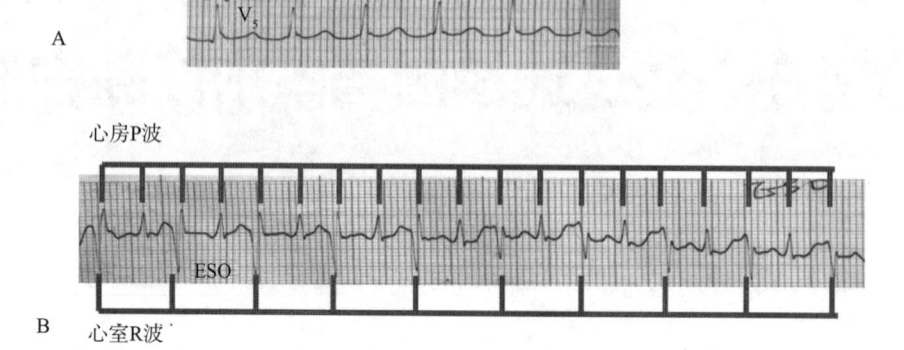

图29-2 70岁老年男性,因心悸急诊就诊

既往高血压冠心病史。图A.心动过速发作时体表心电图V₅导联,P波与QRS波关系显示不清,心室率为125次/分。B.食管导联心电图,记录到高大正负双向的心房波,频率为250次/分,诊断为房性心动过速2:1下传心室,经心内电生理证实

房性心动过速需要与快慢型房室结双径路和慢传导的房室旁路相鉴别。不支持房性心动过速的特征有P波与QRS重叠、R波之后有逆行P'波。

2.房室结折返性心动过速 房室结折返性心动过速中房室交界区存在解剖或功能上至少两条或以上不同传导速度和不应期传导通路。一条传导速度快、不应期长,另一条传导速度慢、不应期短。当适当的心房激动落入一条通路的不应期,沿另外一条通路缓慢传导,再逆传激动第一条通路就构成了房室结折返性心动过速。

（1）房室结折返性心动过速可分为3种类型:慢快型:通过慢径前传、快径逆传,形成经典房室结折返性心动过速。心动过速发作的心电图上RP＜PR间期;快慢型:快径前传、慢径逆传。心动过速发作的心电图上RP＞PR间期;慢慢型:一条慢径前传,另一条慢径逆传。食管调搏检查可显示房室结多径路的电生理特性,心动过速时心房心室的激动顺序。

（2）刺激方法:心房程序刺激S_1S_1周长常采用500ms、400ms、600ms,S_1S_2缩短步长为－10ms。心房递增刺激的频率可达出现房室前传的2:1文氏点。

（3）电生理特点:体表心电图可见PR间期的改变;S_1S_2心房程序刺激时,当S_1S_2刺激缩短10ms,S_2R_2跳跃式延长60ms以上,出现房室传导曲线中断则判定存在房室结双径路。此时达到房室结快径前传的不应期,前向传导跳跃到慢径(图29-3)。在经典的慢快型房室结折返性心动过速心房激动经房室结、慢径前传快径逆传再通过慢径前传形成折返性心动过速。由于心动过速发作时房室前传从快径跳跃到慢径,体表心电图心动过速发作时第一个PR间期较窦性心律时PR间期延长。心动过速发作时激动由快径逆传激动心房的同时沿希氏束下传激动心室,P波可落在QRS波之前、隐匿于QRS波之中或落在QRS波群稍后。体表心电图上比较窦性心律下V₁导联与心动过速发作时的V₁导联的形态,心动过速发作时V₁导联终末可见r'波,实为心房的逆传波。食管导联心电图可清晰显示逆传的P波(图29-4),RP间期通常＜70ms。

3.房室折返性心动过速 房室折返性心动过速的原因是由于心房心室之间存在独立于正常房室传导纤维之外的附加传导纤维(旁路)。当激动在正常与附加的传导纤维之间折返时,构成了房室折返性心动过速。通常附加传导纤维的传导速度较正常传导纤维快,不应期长,没有递减传导特性。如心动过速发作时经正常传导通路下传,自旁路逆传,构成正路前传的顺向型折返性心动过速,体表心电图表现为窄QRS波心动过速。如心动过速经旁路前传,正常房室纤维逆传,则构成旁路前传的逆向型折返性心动过速。体表心电图表现为宽QRS波心动过速。大部分的旁路同时具有前传和逆传功能,少数的附加传导束仅有单向传导功能(Mahaim纤维),或仅有逆向传导功能(隐匿性旁路)。食管调搏可显示旁路的电生理特性、部位;心动过速诱发和终止,诱发窗口的大小;心动过速发作时心房心室的关系。

（1）刺激方法:心房递增刺激和程序刺激。

（2）电生理特性:心房递增刺激可增加心室的预激成分,显示旁路的存在,诱发房室折返性心动过速;心房程序刺激时,随着S_1S_2的缩短,旁路无递减传导特性,表现为"全或无"的特性(图29-5)。测定旁路前传不应期能预测心动过速的发作频率和快速房性心律失常时心室率。通常如果旁路的不应期＞300ms,发生室上性心动过速时频率多不超过200次/分;如不应期

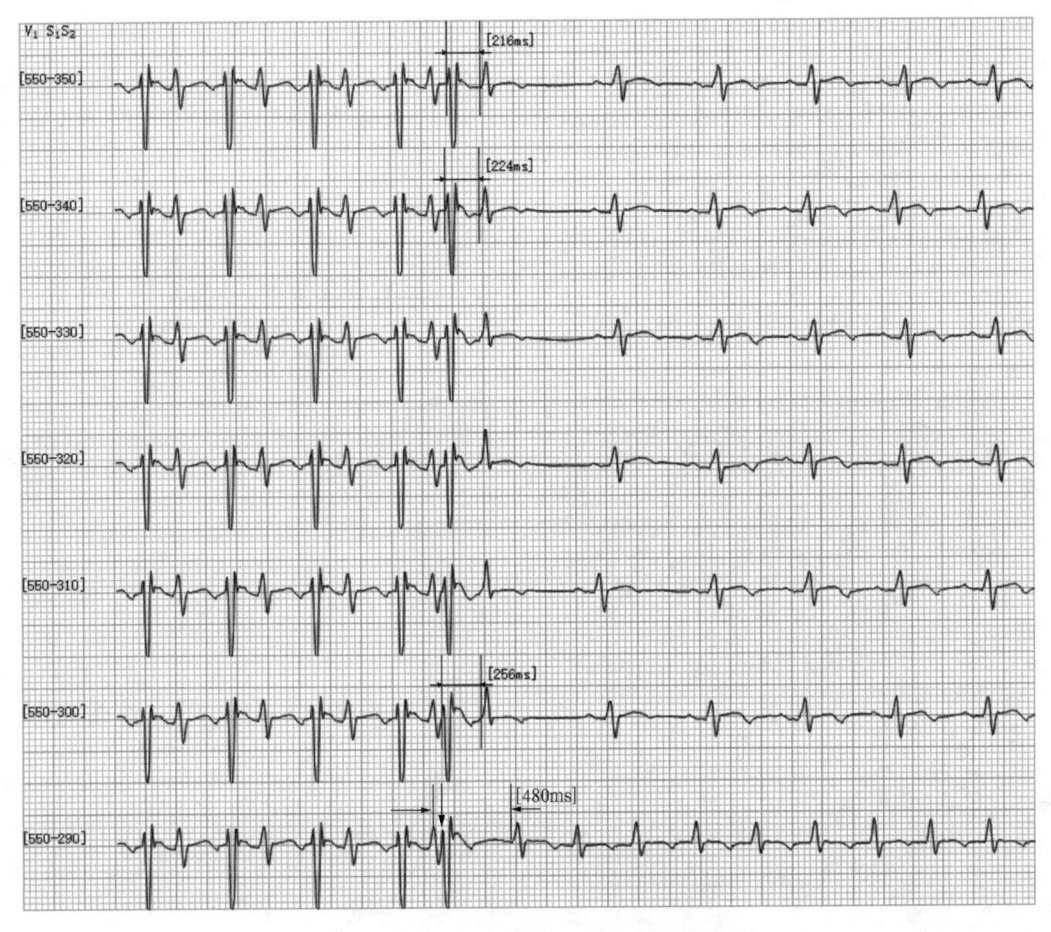

图 29-3　程序刺激显示房室结双径路

心房 S_1S_2 为 550/300ms 时，S_2R_2 为 256ms。S_2 刺激仍沿房室结快径下传心室。当 S_1S_2 缩短至 290ms 时，S_2R_2 延长至 480ms，提示到达房室结快径的不应期，S_2 刺激沿房室结慢径下传心室。在 S_1S_2 递减 10ms，房室传导跳跃达 184ms（>60ms）显示出房室结双径路的特点，并诱发出慢快型房室结折返性心动过速。290ms 为房室结快径的不应期（图像来源于许原教授等主编《无创电生理诊疗技术》北京大学医学出版社，经许原教授授权）

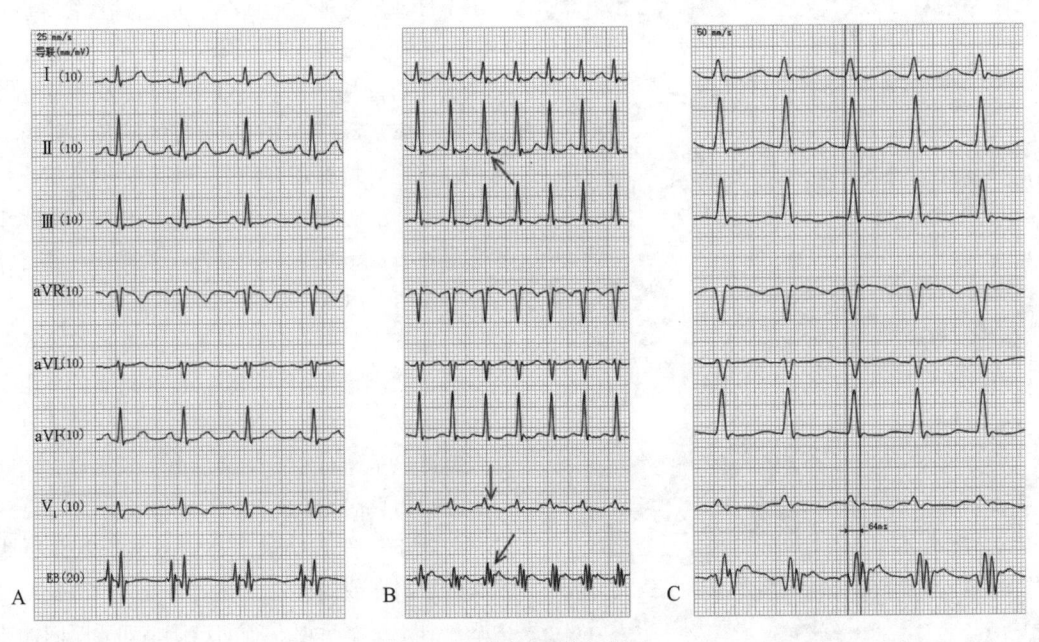

图 29-4　食管导联心电图

A.窦性心律下的12导联心电图，V_1 导联终末无 r' 波。B.房室结折返性心动过速，以 25mm/s 记录：V_1 导联终末可见 r' 波，与 A 图比较更为清楚为逆传P波。从 EB（双极食管导联）可记录到心室激动后双向的 p 波。C.房室结折返性心动过速，以 50mm/s 记录食管导联 RP 间期 64ms（图像来源于许原教授等主编《无创电生理诊疗技术》北京大学医学出版社，经许原教授授权）

<250～270ms，发生室上性心动过速时频率多超过200次/分，心房颤动出现过快的心室反应导致心室颤动的危险性增加。心动过速发作时RP<PR间期。与房室结折返性心动过速相比，房室折返性心动过速RP间期通常>100ms。通过比较V_1导联和食管导联逆传P波的激动先后顺序可大体上区分旁路的部位（图29-6）。如食管导联逆传P波较V_1导联的逆传P波提前激动，则旁路位于左侧房室瓣环。反之如V_1导联逆传P波较食道导联的逆传P波提前激动，则旁路位于右侧房室瓣环。心动过速伴同侧功能性束支传导阻滞时心动过速的频率降低。

由于心动过速发作时都呈现RP<PR间期，房室折返性心动过速需与慢快型房室结折返性心动过速相鉴别，特点如表29-1。

表29-1 食管调搏中房室旁路与房室结双径路电生理特性的比较

特性	房室旁路	房室结双径路
心房刺激预激成分增加	＋	－
房室传导曲线跳跃	－	＋
心动过速发作时RP'	>100ms	<70ms
束支传导阻滞影响心动过速频率	是	否
心率（次/分）	>200	<200

二、宽QRS波心动过速的鉴别诊断

当宽QRS波心动过速发作时，体表心电图P波往往被QRS波所掩盖，有时很难判断宽QRS波心动过速的性质。临床上需要鉴别室性心动过速、室上性心动过速伴差异传导或束支传导阻滞、旁路前传的室上性心动过速、起搏介导的心动过速。食管导联心电图由于可清晰地显示P波，在宽QRS心动过速的鉴别诊断中可发挥独到的作用。

1.室性心动过速 当出现宽QRS心动过速不能明确室上性或室性心动过速时，可通过食管导联清晰的P波判断心动过速发作时室房传导关系、或观察心动过速对快速心房起搏的反应。QRS波与P波激动无关，也就是房室分离是室性心动过速最好的证据（图29-7）。但室性心动过速时特别是较慢的心室频率时室房也可呈文氏传导或1:1室房传导。如果室房的传导比例为1:1，可快速起搏心房，观察心动过速是否终止，如心动过速不能终止往往提示室性心动过速的存在。

2.室上性心动过速伴差异传导或束支传导阻滞 室上性心动过速发作时如原已存在束支传导阻滞或心动过速中出现差异性传导则表现为宽QRS波心动过速。食管调搏可显示原有心律失常的电生理特性，同时清楚地显示心房和心室的关系。

对于房性心动过速和房室结折返性心动过速，束支传导阻滞或差异性传导的出现并不改变心动过速的频率。对于房室折返性心动过速，如旁路同侧的束支发生传导阻滞，则心动过速的频率降低（Coumel定律），如图29-8所示。

3.旁路前传的室上性心动过速 预激综合征如经旁

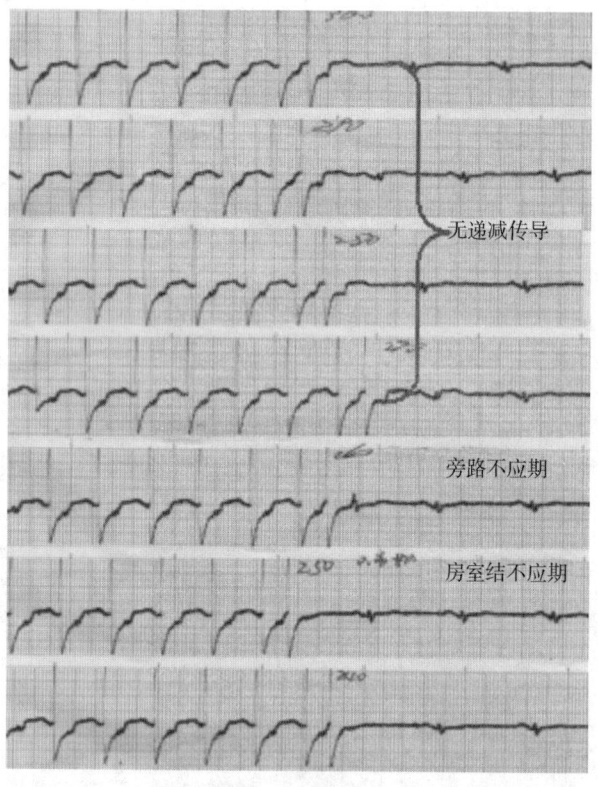

图29-5 心房递增刺激显示旁路传导的"全或无"的特性

以500/350ms，-10ms行心房程序刺激。随着S_1S_2的缩短，RS_2并不增加。500/260ms到达旁路不应期，心房激动经房室结前传。500/250ms到达房室结不应期

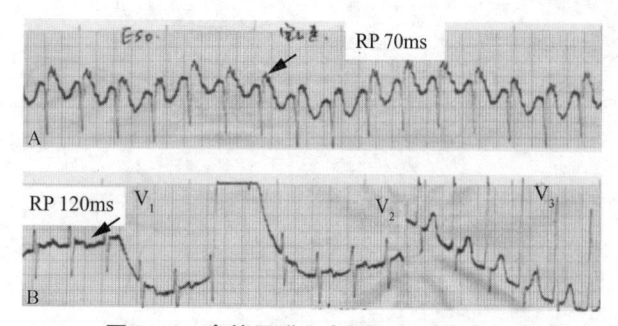

图29-6 食管导联心电图用于旁路定位

患者男性，20岁，反复发作心悸。心动过速时记录食管和体表心电图。A.食管导联心电图，记录p波代表左心房的激动。心动过速发作时RP间期70ms。B.体表心电图，V_1导联代表右心房激动，RP间期为120ms。由于左心房激动较右心房提前，诊断左侧旁路参与的房室折返性心动过速

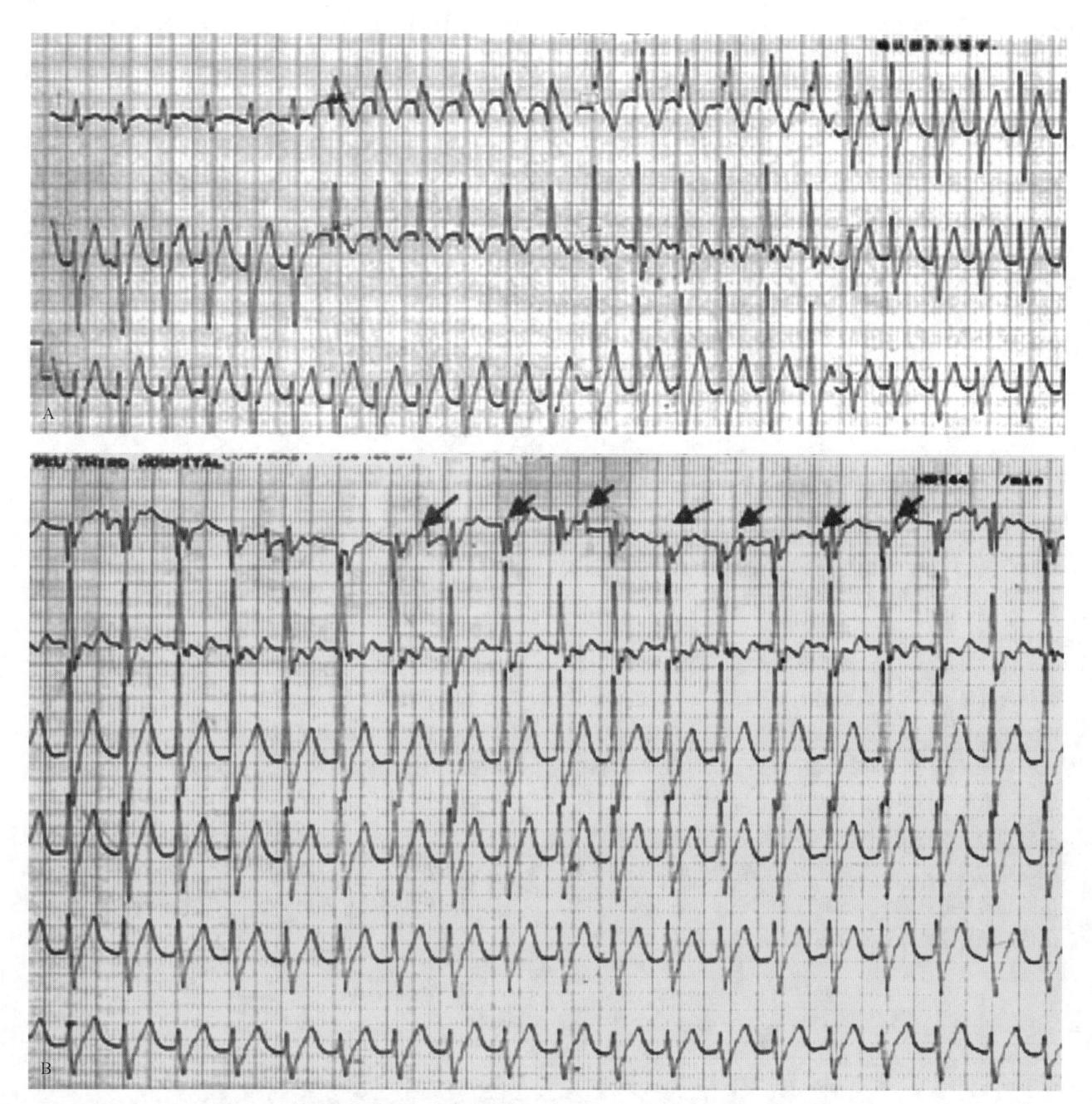

图29-7 16岁青年男性,反复发作的心悸入院,此次再发心悸持续1天来诊。

12导联心电图(A)为宽QRS心动过速,P波显示不清。食管导联心电图(B)清晰显示P波,呈现房室分离。心动过速诊断为室性心动过速

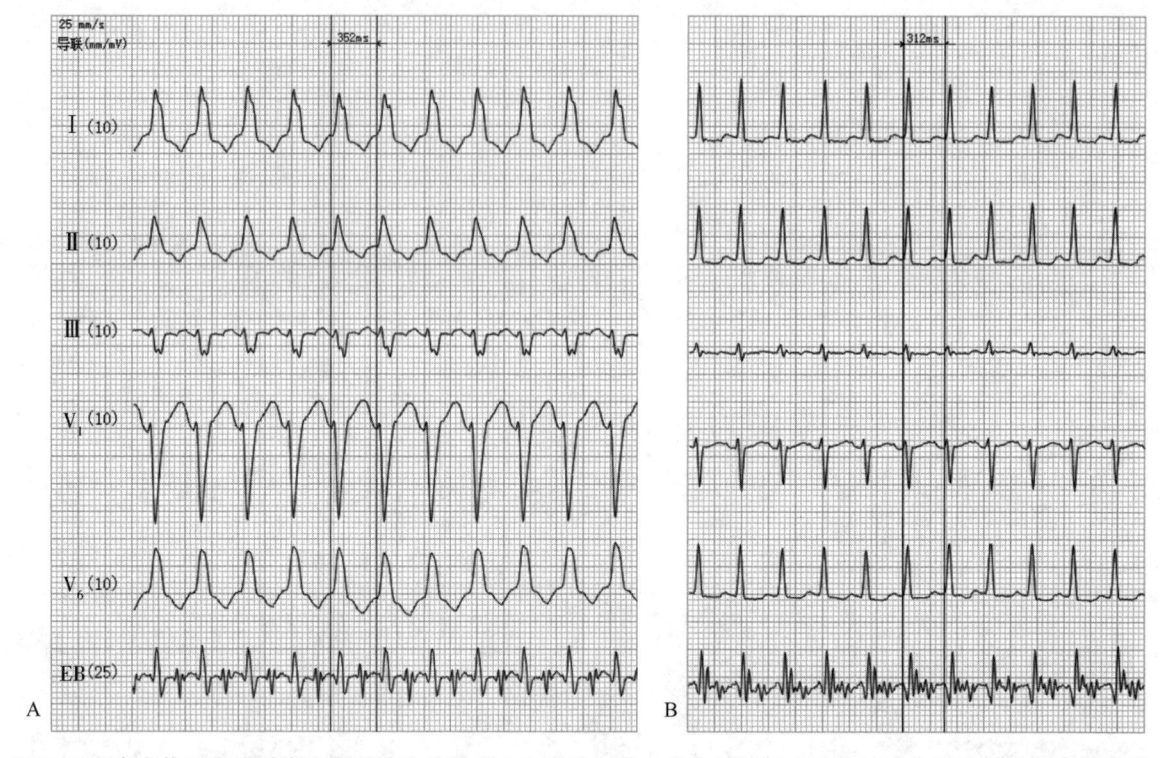

图29-8 束支传导阻滞对房室折返性心动过速心室率的影响。房室折返性心动过速同步记录体表和食管导联心电图

A.心动过速发作合并左束支传导阻滞，RR间期为352ms，食管导联测量RP间期为180ms左右。B.无束支传导阻滞，RR间期为312ms，食管导联测量RP间期为130ms左右。左束之传导阻滞时RP间期延长了50 ms，根据Coumel定律，判定旁路位于左侧（图像来源于许原教授等主编《无创电生理诊疗技术》北京大学医学出版社，经许原教授授权）

路前传，房室结逆传，则表现为宽QRS波心动过速。食管调搏可显示房室旁路的电生理特征。心动过速发作时PR＜RP间期。食管导联心电图清楚地显示P波。

4.起搏介导的心动过速　对于安装双心腔起搏的患者，当起搏器感知异位快速的心房节律感知干扰信号或感知心室逆传的P波时，都可能引起起搏器介导的宽QRS心动过速。当发生快速房性心律失常时，心房率未达到起搏器的高限频率，则快速的心房率通过起搏器全部传递到心室，导致宽QRS心动过速。另外，心房感知心室逆传的P波，引起折返性心动过速。此时心动过速的频率等于起搏器的高限频率。应用食管导联心电图能识别心房P波，判断房室的关系。通过更改起搏模式、开启模式转换功能或调节模式转换的上限频率可立即终止心动过速的发作。

总之，由于安全、简单、易行、特别是在急诊能够迅速诊断心律失常并立即实施治疗，食管调搏用于心动过速的诊断和鉴别诊断仍受到广大医师的重视。

（张　媛）

第30章

心电散点图的临床应用

按照一定的数字规则（如相邻的RR间期迭代作图）将心电图中的RR间期表述为二维坐标系中的"点"，所有"散点"的集合就会构成一定的图形，这样的图形即为心电散点图。通过观察心电散点图的图形，便可了解心脏的正常或异常节律运行的规律。"点"在数学几何上的含义接近于零，但又不是"零"，所占的时空最小，故能用点表示大数据或海量数据。长程心电图中每一R（QRS）波代表心脏一次电活动，根据电-收缩耦联，即R波代表一次心脏跳动，24 h心跳10多万次（按每75次/分计算，24 h心跳10.8万次），这样，10万多次心搏就可在一个二维坐标系中以点构成图形的形式呈现出来，通过对图形的整体观察分析即能达到分析心脏节律及诊断心电的目的。其首先站在整体的角度上看待心脏节律，故称之为心脏节律的整体观。由于计算机软件技术的研发，以及国内心电专家近10年的研究与应用，心电散点图已形成一门学问，其标志为3部关于心电散点图专著的出版。

一、心电散点图的类型及意义

目前，长程动态心电图分析软件对海量大数据R波处理成"散点"，按3种方式进行处理或描述，因而形成3种类型的散点图，即时间RR间期（t-RR）散点图；Lorenz-RR间期散点图；RR间期差值散点图（又称修正散点图，目前临床应用较少）。

t-RR散点图是以心脏节律发生的时间为横坐标（单位：h），以相应的RR间期为纵坐标（单位：ms），即所有点 (t_{n+1}, R_nR_{n+1}) $(n \geqslant 1)$ 构成的点集，计算机能将长时间24 h或多小时或1 h长度的时间压缩在一个可视的二维坐标系中，这样横轴较长，纵轴较短，形成的长条状二维坐标系，因此其散点大多数呈条幅状分布，反映的是心脏节律随时间变化的规律。点体现的是"1点2搏1周期"，所有的点是不会重叠的。

Lorenz-RR散点图是以两相邻RR间期分别为横、纵坐标（单位：ms）迭代作图，即点 $(R_nR_{n+1}, R_{n+1}R_{n+2})$ $(n \geqslant 1)$ 构成的点集，计算机能将所有的点汇聚在一个可视的二维坐标系中，其横、纵坐标的比例与单位相同，故二维坐标系为一个正方形体系，反映的是一个（或种）节律对另一个（或种）的关联或影响。点体现的是"1点3搏2周期"。所有的点是可以重叠的。

RR间期差值散点图是以两相邻的RR间期变化值分别为横、纵坐标（单位：ms）迭代作图，即所有点 $[(R_{n+1}R_{n+2} - R_nR_{n+1}), (R_{n+2}R_{n+3} - R_{n+1}R_{n+2})]$ $(n \geqslant 1)$ 构成的点集，计算机能将所有的点汇聚在一个可视的二维坐标系中，其横、纵坐标的比例与单位相同，故二维坐标系亦为一个正方形体系，反映的是节律变化之间的规律或关联。点体现的是"1点4搏3周期"，所有的点会发生重叠。

二、窦性心律的变时性和变时不良

正常情况下，窦性心律在活动或白天时心率较快，而在安静或睡眠时心率较慢，在心率由快至慢或由慢至快时，心率会呈现平滑的过渡状态，不会突然变快或变慢，这种窦性心率的平滑过渡状态，称之为窦房结或窦性心律的变时功能正常。即使人体在比较平稳的状态下，窦性心律也不是"死水一潭"，而是有"潮涨潮落"即"涨落现象"，也就是在一定小幅范围内波动，t-RR散点图用毫秒级单位度量窦性心律的涨落现象，使得条带状的t-RR散点图图形能直接地体现窦性心律的毫秒级变化。因此，t-RR散点图能揭示窦性心律的变时性变化。向晋涛通过对窦性心律的t-RR散点图和相应的Lorenz-RR散点图的对比观察，并用散点图逆向技术逆向出相应的片段心电图，发现了一些窦房结（窦性心率）的变时性和变时不良现象。正常情况下，窦性心律的t-RR散点图呈现一定宽度（粗度）的条索状图形，表现为活动或白天幅度（在坐标系中的位置）较低，而休息和睡眠时幅度较高；而Lorenz-RR散点图则呈现棒球拍形，沿45°线分布，头小尾大（接近坐标系原点图形小，远端图形膨大），这符合正常生理状态下神经和

347

呼吸对心率的调节作用。在异常情况下，窦房结功能可以出现横向和纵向分离。纵向分离在t-RR散点图上常表现为条幅或索的断裂，而且振幅会发生上下变化，即互相错位现象，是窦性心律谱的连续性中断，如一段时间内窦性心律谱为50～60次/分（1200～1000 ms），而另一时段则为80～100次/分（750～600 ms），61～79次/分频率段则缺如；此现象在Lorenz-RR散点图上则表现为沿45°线分布的2个棒球拍图形。横向分离在t-RR散点图则表现为条索变成条带，即散点图变宽，是瞬时心率变化较大的缘故，实质上也是心率的连续中断，是两个不同节律点（频谱不一致）相互竞争节律的结果；此现象在Lorenz-RR散点图上则表现为散点图图形的横轴（垂直于45°线）变长。此外，向晋涛还观察到了窦性心律的跳跃式减速现象，以及窦性逸搏和窦性期前收缩现象。杨亚莉等亦通过散点图观察，报道了窦房结功能不良及窦性二联律现象各1例。向晋涛等根据这些现象，提出了窦性心率加速或减速的工作原理示意图（图30-1），利用该示意图能很好地解释窦房结的变时性及变时功能不良现象。

三、房性和室性期前收缩性质的判定

心律失常发生的性质有二：起源异常和传导异常。快速心律失常如室性早搏（简称室早）和房性早搏（简称房早）则具体表现为自律性增高和折返或两者兼有。折返机制在心电图上的表现为每一个早搏与之前正常心搏之间的联律间期一致或相等；而自律性增高则表现为每一个早搏与之前正常心搏之间的联律间期不一致或不相等，但是连续两个早搏之间的间期一致（实际上这种早搏就是我们常说的并行心律）。折返和自律性增高性早搏的心电图规律显示了早搏与主导节律（通常为窦性心律），早搏之间有特定的数字特征，因此在二维坐标系中通过RR间期规则描绘的散点集构成的图形会占据一定的位置或区域，这一点，景永明等用几何画板构建早搏的模型，模拟早搏的散点图形成规律，从理论上证实了散点图能判定早搏的性质，且临床实践观察到的与之相符。

折返性早搏在t-RR散点图上出现明晰的分层现象，从下至上，第一层为一条平直的线条，线条的粗细反映了早搏的联律间期（NV间期）的变化程度，第二、三

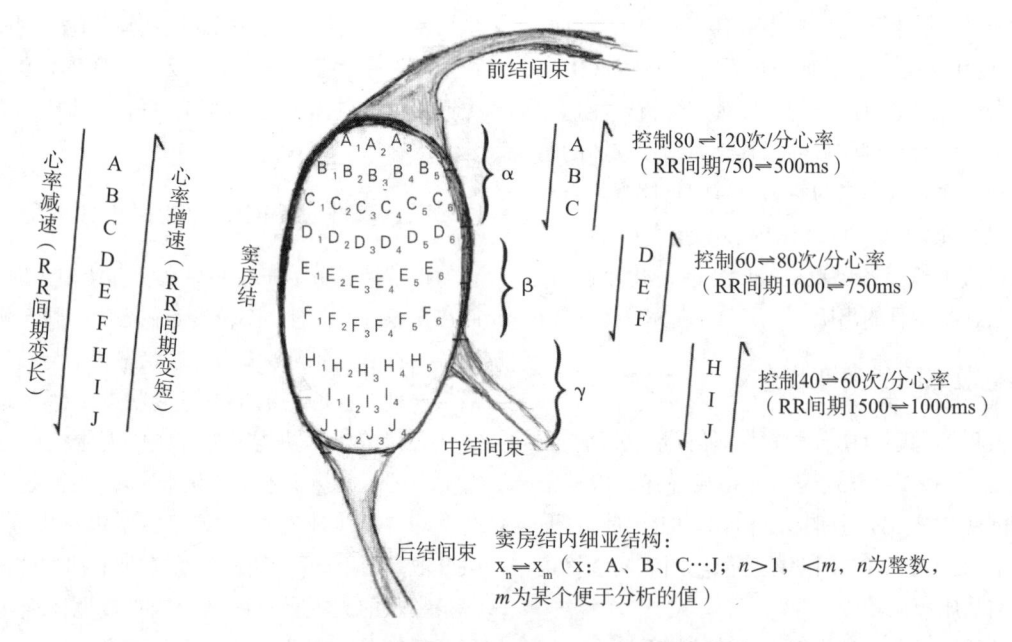

图30-1 窦房结心率加速或减速工作原理

窦房结结构分为α、β、γ三部分，3部分中分别再分为A、B、C；D、E、F和H、I、J 3个亚层，亚层再分为若干再细的亚层，每一部分由上至下，心率由快至慢；而由下至上，则心率由慢至快的有顺序发生，保证心率以毫秒级水平减或增速，设心率的范围在120～40次/分（500～1 500 ms），则3部分的控制心率的范围分别为500～750 ms，750～1 000 ms，1 000～1 500 ms。当α区控制一段时间的心率后（500～750 ms），直接过渡（跳跃）至γ区控制一段时间的心率（1 000～1 500 ms），则会出现窦房结功能的纵向分离；当不同位置的起搏点（频率不连续的起搏点），如A、C亚层位置起搏点交替控制心率时，则表现心率变异性大，出现窦房结功能的横向分离；当$A_1A_2A_3$中出现B_3节律时，即$A_1A_2B_3A_3$（A_1、A_2、A_3属于同一细亚层，心率在三者之间变化是一连续谱），则B_3的节律为窦性逸搏；而当$B_1B_2B_3$中出现A_1的节律时，即$B_1B_2A_1B_3$，则出现窦性早搏A_1。当心率从B区跳至E区时，其RR间期会突然延长超过300 ms以上，则表现为RR间期的跳跃式延长，会引起肉眼观察上的心电散点图形的明显变化，使心率的减速性质发生改变

层分别为窦性心律间期（NN间期）和代偿间期（VN间期）形成的曲线，两曲线互相平行波动，如系室早则中间层距第一、三层线条的距离相等（代偿间期完全），如系房早则中间层距第一层的距离大于距第二层的距离（代偿间期不完全）。室早Lorenz-RR散点图表现为室早点集（NV，VN）构成的散点图的长轴平行于Y轴，而室早后点集散点图长轴的斜率为1/2。房早的Lorenz-RR散点图则表现为房早点集（NS，SN）构成的散点图长轴与Y轴有一定的角度，房早后点集（SN，NN）构成的图形偏向于45°线或与窦性心律的散点图形重叠（房早后等周期代偿）。

自律性增高性早搏（并行心律）在t-RR散点图上表现为宽幅条带状，但散点图的密度分布不均，有或没有模糊的分层现象。如有分层，则底层较宽，底层有清晰的下界。室早的t-RR散点图如能看出分层，则中间层距上层和底层的边界相等，而房早则不相等（中层距上层边界的距离短于距底层的距离）。房早的Lorenz-RR的散点图则表现为三轮风车形或锐角三角形；而室早的Lorenz-RR散点图则表现为倒Y字形或者直角或钝角三角形。

折返性早搏与自律性增高性早搏的鉴别使用常规心电图或片段心电图识别，极不易诊断，因为早搏数太少，不能体现出早搏与主导节律或早搏与早搏之间的数字关系。心电散点图是关于所有心脏节律的数字关系在二维坐标系中的表现，是对所用节律的归类或总结。因此，心电散点图能轻易诊断和鉴别诊断折返性和自律性增高性早搏。但关于折返和自律性增高性早搏兼有的心电散点图特征还有待进一步观察与研究。

四、快速识别心房扑动-心房颤动

心房扑动（简称房扑）和心房颤动（简称房颤）是一连续的心律失常谱，谱的两端分别是房扑与房颤，谱中间存在房扑向房颤或房颤向房扑的转化。在诊断房扑时，我们更依赖于房波的大小和形态；而诊断房颤时，则更依赖于心室率是否规整。然而，当房波不太清楚或不易辨认而心室率处于变化状态时，会造成房扑还是房颤的诊断困难。房扑和房颤时，由于心房频率的快慢不同，规整程度不同，故房波对房室结造成的隐匿性传导不同，而使房室结传导的不应期也发生变化，造成的传导规律不一样，产生的心室率规整程度不一，当房率快的时候，心室率反而下降。因此，房扑时心室率相对规则，房颤时心室率不规则；房扑和房颤同时发生时，则心室率时而规整，时而不规整。当房扑发生时，在t-RR散点图上则表现为清晰的分层现象，即散点清晰地分布在几条互相平行的"直线"上；Lorenz-RR散点图则表现为网格状点的分布，分布区域呈现为扇形。当房颤发生时，t-RR散点图则表现为条带状，其下缘边界整齐，上缘呈毛刺状；Lorenz-RR散点图则表现为扇形，其扇缘呈散发状，扇边边界整齐。当房扑和房颤同时发生时，t-RR散点图表现为既有房扑散点图特征，又有房颤的散点图特征，即条带状散点图中，可见明显的互相平行的密度较大呈直线分布的散点；Lorenz-RR散点图也表现为既有扇形的散点分布，又有密度较稠网格状点的散点图形分布，也就是我们常说的混沌中有序，有序中有混沌。因此，不管是房扑还是房颤，或者两者兼有，只要通过动态心电图散点图分析界面呈现的散点图特征，一眼就能辨识。

五、房颤启动的初始节律观察

动态心电图的心电散点图分析技术提供的散点图形为快速识别房扑和房颤提供了直观化的图像"语言"。在t-RR散点图中，横坐标为时间，时间之"箭"有序发生，不回头；纵坐标为RR间期，因此t-RR散点图中的散点随时间有序发生，永不重叠。采用t-RR散点图逆向技术，只要移动计算机鼠标，就能快速找到房颤发生的启始散点图处，相应地显示出房颤发生的初始节律的心电图，通过其房颤始发前的心电图分析其启动节律特征。研究发现，有3种类型的房早可诱发其房颤的发生，其机制各不相同。第一，折返性房早，在房颤发生之前，可见房早引起的房性心动过速，再在房性心动过速的基础上，转化为房颤，但此种房早、房性心动过速引发的房颤不常见，更常见的是房早引发的房性心动过速。第二，P on T房早，房早位于前一窦性心律的QRS波群的T波升支之上，即房早的P波提前程度早，其前面常有长PP间期现象，或者房早二联律现象，类似于发生在心房肌中的"R on T"现象（将P类比为R），R on T常发生尖端扭转型室性心动过速。因此，P on T常发生短阵快速房颤，可能系发生在心房内的二相折返引起的房颤。第三，自律性增高性房早（并行心律性房早），此种房早诱发的房颤之前，如有大量房早，此房早具有并行心律性房早的散点图特征（三轮风车形、锐角三角形、倒Y字形），其诱发房颤之前的节律特征为P→P'→P→AF（P为窦P，P'为房早，AF为房颤），可能是功能性折返引起的房颤。

同样是房颤，其房早诱发的节律机制不同，针对不同上游节律的治疗，可能预防房颤的发生，散点图逆向技术能帮助医师快速准确寻找到房颤发生之前的片段心电图，分析启动的节律方式。

六、心电现象的观察

（一）散点图的边界

观察发现各种心脏节律发生时，其计算机描绘的散点图图形都有一定的分布范围，即散点图有明确的边界，有的边界是由心脏的电生理机制决定的，例如房颤扇形的扇边整齐，这是由房室结的功能不应期决定的，这一特性有助于对房颤时发生的宽QRS波进行鉴别，扇形边界以内的点由房室结下传的R波形成，或者有由室性的QRS波形成，而边界以外的点只能是来自室性的宽QRS波（R波）形成。同理，房性并行心律形成的锐角三角形的靠近Y轴边的边界亦反映了在当时窦性心律状态下的房室结功能有效不应期界线，这亦是因为与窦性P波竞争的房性P波只有落在房室结脱离了不应期的时间点，才能经房室结下传心室。室性并行心律形成的直角或钝角三角形靠近Y轴边的边界（整齐）反映了在当时窦性状态下心室肌的不应期，这也是因为与窦性下传引起的心室激动竞争的心室异位兴奋，只有当心室肌从上一次不应期中恢复过来之后，该异位兴奋才能激动心室。

（二）散点图图形的分离

正常情况下，窦性心律平滑加速或减速，以RR间期为基础做图形成的散点图，其散点图是紧密的一维分布（常称1分布），当窦性心律合并异位节律时则产生图形的分离，如房早、室早，Lorenz-RR散点图中分离的图形中包含着窦性的节律，因此Lorenz-RR散点图反映了两个（种）节律的互相作用。同一节律由于频谱的中断，亦会产生分离，如窦房结功能的纵、横向分离。

当出现房室结传导阻滞时，由于P波的不下传，造成长RR间期，常使原图形分裂为多分布图形，这一点大家都知道。但当插入性室早隐性向房室结逆传时，造成室早后的下一个窦性RR变短（系室早后PR延长所致），则使原有的窦性心律的散点图分离或分岔，使插入性室早的特征散点图多出一个分布。

（三）室早后点的翘尾征与钩拢现象

绝大多数的室早在房室结逆传方向上发生隐匿性传导，使随后的窦性P波下传到房室结时发生传导阻滞，结果引起完全性代偿间期。但少部分室早对其后的窦性P波产生正性变时作用，使其稍提前出现，而发生钩拢现象。发生钩拢现象时，由于PP间期变短，而其后的PP间期基本不变，故室早后的代偿间期变短，形成类似于不完全性的代偿间期，这种表现发生在心率比较慢时明显，故室早的Lorenz-RR散点图早搏后点集的图形会形成翘尾征。

（四）室早后点的翘尾征与室房传导

随着对翘尾征的观察与研究，杨亚莉等发现了另一类机制引起的室早后点集的翘尾征，这类翘尾征也发生在基础窦性心律较慢时，室早引起的激动从心室逆向传导心房，形成体表心电图上的逆性P⁻波，P⁻波位于室早的T波上，P⁻为心房提前的搏动，使得PP⁻间期＜PP间期（窦性PP间期），而P⁻P间期＞PP间期，但PP⁻+P⁻P＜2PP，形成所谓的不完全代偿间期，即形成翘尾征。这种翘尾征是室房传导的逆向P⁻波，抑制了窦房结一次冲动引发的心房激动，使其后的窦性P波重整，提前发放冲动所致。这种翘尾征与钩拢现象引起的翘尾征的区别可通过室早T波上P波的形态或与其前后PP间期长短的测量值予以鉴别。

（五）魏登斯基现象的散点图特征

研究表明，当患者发生高度房室传导时，由于魏登斯基易化作用，使得在交界性自主心律之后（370～700 ms）处发生窦性或房性搏动下传心室，片段心电图易诊断为房早。向晋涛通过对魏登斯基现象发生时的散点图观察，发现两个特征：第一，魏登斯基易化作用发生时，1 h t-RR散点图呈明显的3层水平的散点分布（不是由易化作用引起的窦性夺获或早搏只有2层分布），且上、中层距离很近，中层与下层距离较远；发生魏登斯基效应时，表现为4层水平的散点分布；1 h Lorenz-RR散点主导的交界性自主心律在45°线上的分布发生向左上方的偏离或分离形成另一分布的散点图团块。第二，魏登斯基易化时，诊断心电图上表现为下传窦性P波之后的RR间期稍短于逸搏或自主交界性心搏的RR间期，此可能为易化传导后，使紧随的交界性逸搏稍加速之故。此两种特征有利于识别是魏登斯基现象，而不是"早搏"或不是由易化作用引起的窦性下传夺获心室。

七、结语

心电散点图的临床应用主要是从整体和联系的节律观考察心脏节律的发生和变化，其从另一个视野看待同一领域的各个方面，站的维度要高。因此，有所应用，有所发现，希望引起同道关注与应用。

（向晋涛）

参 考 文 献

[1] 向晋涛，李方洁，郭成军，等.心律的整体观：认识和解读RR间期散点图.中国心脏起搏与心电生理杂志，2011，25（1）：12-16.

[2] 李方洁，向晋涛.心电散点图.北京：人民卫生出版社，2014：1-244.

[3] 景永明，李世锋.心电散点图原理及应用.天津：天津科学出版社，2016：1-225.

[4] 向晋涛，景永明.临床心电散点图学.武汉：湖北科学技术出版社，2016：1-222.

[5] 向晋涛.窦性心律及窦性心律失常.心电与循环，2014，33（02）：

111-114.

[6] 向晋涛,李晓清,陈元秀.心散点图揭示的窦房结功能的分离现象.中国心脏起搏与心电生理杂志,2013,27(2):101-106.

[7] 向晋涛,李晓清,刘鸣,等.心电散点图揭示的窦性心率跳跃式减速现象及散点图特征.中国心脏起搏与心电生理杂志,2015,29(1):3-10.

[8] 向晋涛,李晓清,陈元秀.利用时间RR间期散点图及逆向技术诊断窦性心律合并窦性逸搏和窦性早搏一例.中国心脏起搏与心电生理杂志,2013,27(5):457-459.

[9] 杨亚莉,武娟,向晋涛.心电散点图揭示窦房结变时功能不良一例.中国心脏起搏与心电生理杂志,2016,30(6):553-555.

[10] 杨亚莉,武娟,向晋涛.利用时间RR间期散点图诊断窦性二联律一例.中国心脏起搏与心电生理杂志,2017,31(5):489-490.

[11] 林茂欢,谢双伦,向晋涛译.早搏//Wangner GS(谢双伦,王景峰主译).Marriott实用心电图学.北京:科学出版社,2010:195-213.

[12] 景永明.Lorenz-RR间期散点图制作及数学模型//向晋涛,景永明.临床心电散点图学.武汉:湖北科学技术出版社,2016:35-58.

[13] 向晋涛,景永明,李方洁.室性并行心律的数学特性与散点图形态特征.中国心脏起搏与心电生理杂志,2012,26(4):292-294.

[14] 向晋涛,吴肇贵,景永明,等.大数据室性并行心律的Lorenz-RR散点图特征及电生理意义.中国心脏起搏与心电生理杂志,2016,30(1):5-10.

[15] 向晋涛.大数据房性并行心律Lorenz-RR散点图特征及电生理意义//向晋涛,景永明.临床心电散点图学.武汉:湖北科学技术出版社,2016:143-148.

[16] 吴肇贵,向晋涛.联律间期恒定的室性早搏的Lorenz-RR散点图早搏后点集的长轴斜率为1/2.中国心脏起搏与心电生理杂志,2015,29(4):370.

[17] 向晋涛.时间RR间期散点图及其逆向技术//向晋涛,景永明.临床心电散点图学.武汉:湖北科学技术出版社,2016:23-35.

[18] 向晋涛.利用时间RR间期散点图及逆向技术分析和诊断房性并行心律//向晋涛,景永明.临床心电散点图学.武汉:湖北科学技术出版社,2016:143-148.

[19] 林茂欢,谢双伦,向晋涛译.折返性房性快速性心律失常——心房扑动/心房颤动//Wangner GS(谢双伦,王景峰主译).Marriott实用心电图学.北京:科学出版社,2010:226-243.

[20] 向晋涛,陈元秀.心房扑动-颤动谱的RR间期散点图的形态特征及其意义.中国心脏起搏与心电生理杂志,2013,27(4):288-293.

[21] 向晋涛.利用时间RR间期散点图逆向技术揭示心房颤动启始节律特征//向晋涛,景永明.临床心电散点图学.武汉:湖北科学技术出版社,2016:190-197.

[22] 丁世芳,向晋涛.长QT综合征尖端扭转型室性心动过速发作的初始节律特征及其临床意义.中国心脏起搏与心电生理杂志,2010,24(2):99-102.

[23] 李方洁,向晋涛.心电散点图呈现的房室结功能不应期及对宽QRS波的鉴别.中国心脏起搏与心电生理杂志,2011,25(1):16-19.

[24] 向晋涛.插入性室性早搏引起的窦性心律散点图的分岔或分离//向晋涛,景永明.临床心电散点图学.武汉:湖北科学技术出版社,2016:218-220.

[25] 向晋涛.室性早搏Lorenz-RR散点图早搏后点集翘尾征与钩拢现象//向晋涛,景永明.临床心电散点图学.武汉:湖北科学技术出版社,2016:210-213.

[26] 杨亚莉,李艳红,向晋涛.折返性室性早搏T波上P波:从散点到波形的性质及特性分析.中国心脏起搏与心电生理杂志,2019,33(3):80-83

[27] 向晋涛.魏登斯基现象的散点图特征//向晋涛,景永明.临床心电散点图学.武汉:湖北科学技术出版社,2016:213-218.

[28] 郭继鸿.魏登斯基现象//新概念心电图.第4版.北京:北京大学医学出版社,2014:203-213.

第31章

心电图少见波形

心电图是由成千上万个心肌细胞激动产生的动作电位汇集而成，由P波、QRS波和T波构成，包括心脏除极和复极的两大过程。而心电图少见波形就是在正常的心脏除极和复极过程中，不应出现或很少出现的波形，可能是单纯的异常电传导所致，也可能是心脏器质性病变导致的电激动或传导异常，根据心脏电活动的激动顺序，心电图少见波形可分为两大类：少见的除极波和少见的复极波，下面将就此分别简述。

一、心房少见的除极波

影响心房除极，使P波形态、振幅、时限异常的因素很多，包括生理性和病理性因素（交感兴奋、心肌缺血、心肌病等），下面将阐述两种少见的心房除极异常波形。

（一）交感肺性P波

1.定义 一般情况下，当Ⅱ、Ⅲ、aVF导联的P波高尖，振幅＞2.5mV，称为"肺性P波"。在交感神经兴奋性增加时，P波也会出现一过性振幅增高，形态高尖而达到"肺型P波"的诊断标准，这种P波称为交感肺性P波。

2.发生机制 P波是由左右心房顺序除极的综合心电向量产生的。正常情况下，P波的前1/3为右心房除极，后1/3为左心房除极，中1/3是左右心房同时除极。

当交感神经兴奋时，房间传导加快，使左心房除极提前，甚至形成两房除极同步化，结果左右心房同时除极两者叠加后使指向左下方的矢量增加，故投影在Ⅱ、Ⅲ及aVF导联的P波振幅增高，时限缩短，形态酷似"肺型P波"（图31-1）。

3.心电图特征

（1）P波形态：Ⅱ、Ⅲ、aVF导联的P波高尖，时限变窄。

（2）P波振幅：＞2.5mV。

4.临床意义 交感肺性P波代表的是交感神经兴奋时房间传导速度加快，其本质尚属一种生理状态下的表现，不具有病理意义。交感肺性P波仅在运动等交感激活状态下出现，而静息状态下消失。

而临床上一般意义的肺性P波是由于各种原因导致的肺动脉高压，右心房负荷增重所致，其在静息状态和交感激活时均持续性存在。

（二）喜马拉雅P波

1966年Raul Gamboa等描述，又称Gamboa P波，多见于三尖瓣闭锁和肺动脉瓣闭锁。2003年，Subash C. Reddy等又将其称为喜马拉雅P波（Himalayan P-Waves）。

1.定义 在器质性心脏病时，尤其是先天性心脏病右心房压力负荷过重状态下，起右心房扩张时，在12导联心电图中某些导联可出现巨大、高尖型P波，称为巨大P波或喜马拉雅P波。

2.机制 在严重先天性心脏病（三尖瓣闭锁和肺动脉瓣闭锁），右心房极度扩张，负荷增重，右心房除极向量增大，房内传导时间延迟，使右心房除极的后部分与

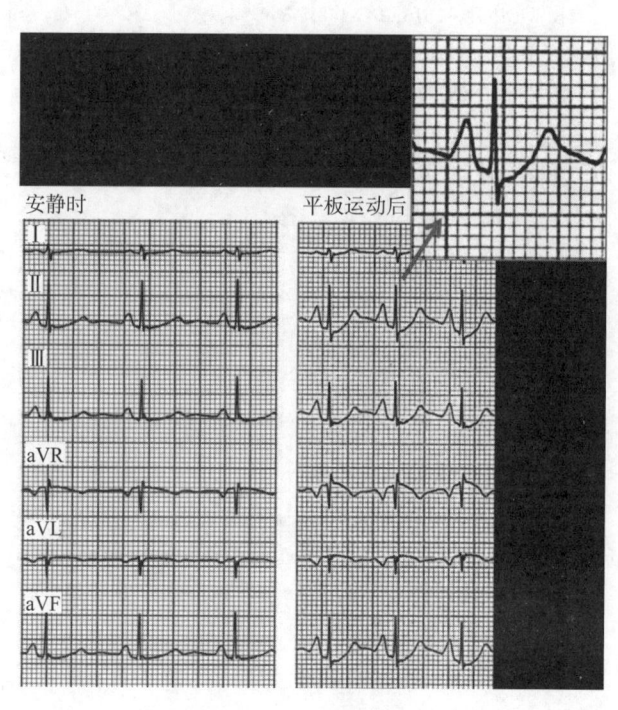

图31-1 交感肺性P波

左心房除极重叠，导致心房向左下的除极向量增大，形成巨大、高尖P波。

3.心电图特征

（1）P波形态：Ⅱ、Ⅲ、aVF导联或$V_1\sim V_6$导联可见巨大、高尖P波。

（2）P波振幅：>5mm，在某些情况下可能会出现P波高于QRS波现象（图31-2）。

4.临床意义　见于先天性心脏病右心房压力负荷过重引起右心房的极度扩大而形成，结合临床提示先天性发绀型心脏病的诊断，如三尖瓣闭锁、肺动脉瓣闭锁、Ebstein畸形等，临床上与交感性P波不同，鉴别要点见表31-1。

表31-1　交感性肺型P波与喜马拉雅P波鉴别

鉴别	交感肺性P波	喜马拉雅P
发生背景	运动、激动等	持续存在
特征		
导联	Ⅱ、Ⅲ、aVF	Ⅱ、Ⅲ、aVF或$V_1\sim V_6$
振幅	>2.5mm	>5mm
形态	圆润	尖峰、顿挫
机制	右心房→左心房传导快	右心房负荷重、扩大
病因	交感兴奋	先天性心脏病

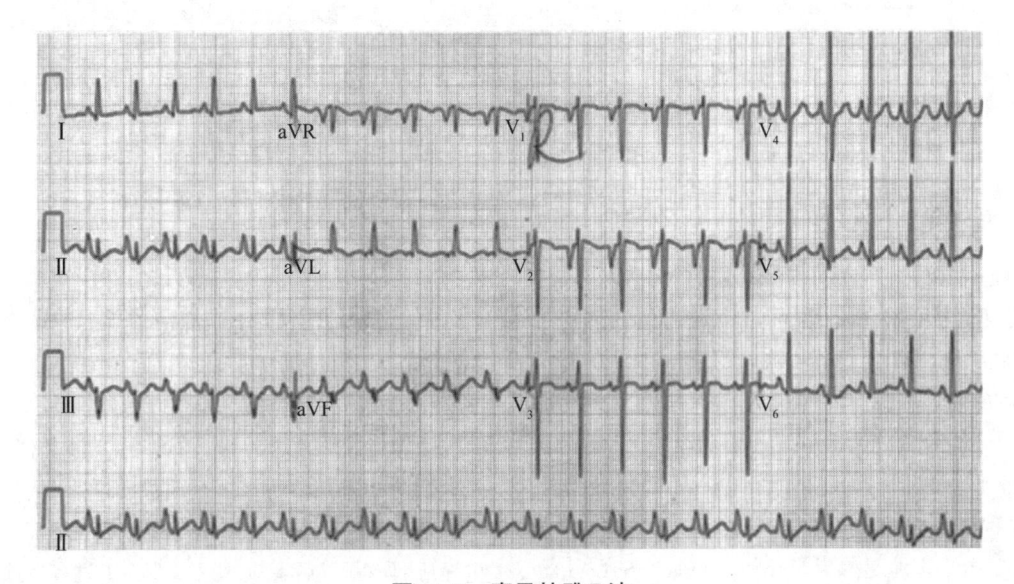

图31-2　喜马拉雅P波

二、心房少见的复极波——Ta波

1.定义　Ta波又称Tp波，是心房复极波。正常情况下，由于Ta波重叠在QRS波内，心电图记录中不易见到（图31-3）。

2.心电图特征

（1）P波之后，两者之间似乎有平段，与PR段、QRS波、ST段初始部分重叠。

（2）持续时限为0.22～0.26s，电压为0.05～0.10mV，极向与P波相反。

（3）P-Ta间期：P波起始至Ta波终末的时限为0.30～0.45s。

3.临床意义　大部分被QRS波和T波掩盖，不易辨认。在以下几种情况下Ta波容易显现：

（1）在长一度AVB、二度AVB中见到Ta波。

（2）交感神经兴奋、心率增快、低氧、心房负荷增大时，P波幅度增高，Ta波幅度也相应增高。Ta波明显时，可将PR段的后半部分压低，在下壁及左胸导联更著。

（3）室上性心动过速发作时，Ta波出现在ST段中，伪似ST段压低（图31-4）。

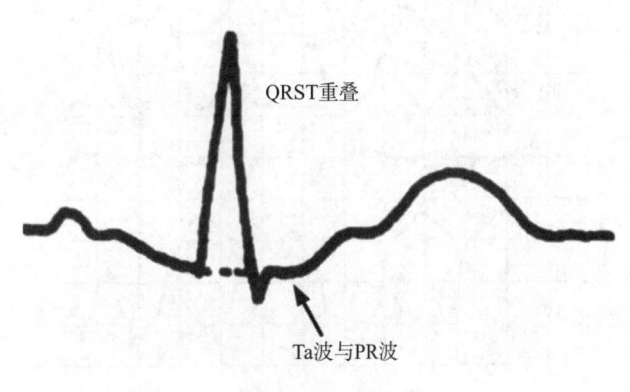

图31-3　Ta波

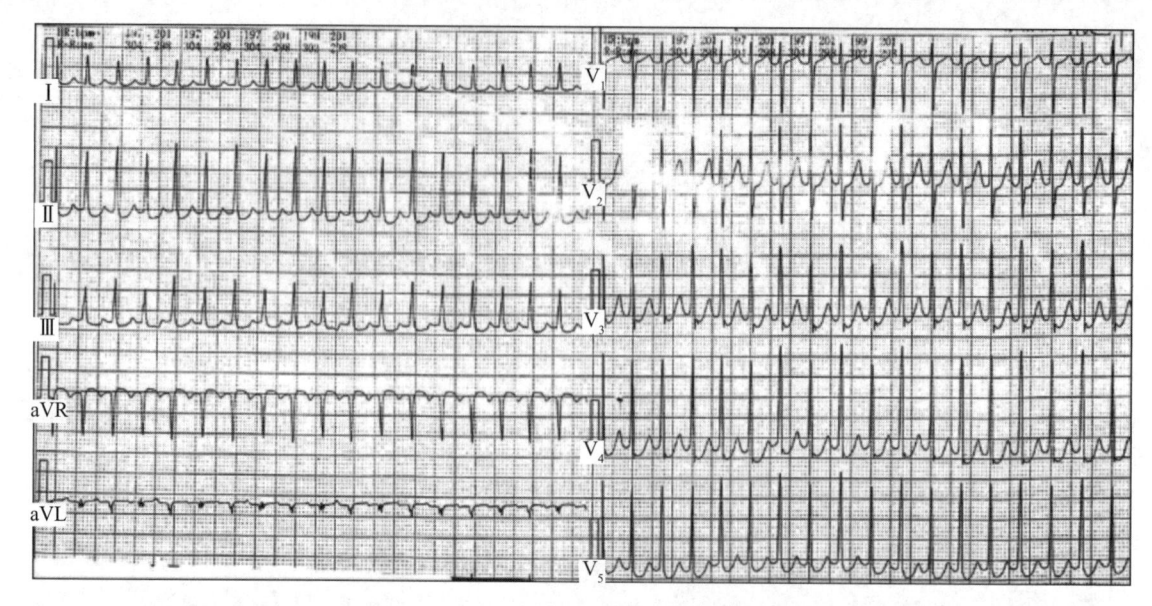

图31-4　患者男性，20岁，阵发性心悸4年，心动过速时，Ta波相对后移到ST段而使ST段下移，常误为心动过速引起的心肌缺血性ST段下移

三、心室少见的除极波

典型的心室除极波是QRS波，心室少见除极波很多，本文仅就几种波形介绍，如发生在除极初始的Wolff波、高而窄的QRS波和碎裂QRS波。

（一）Wolff波

1. 定义　当室速的心室起源点位于左心房室沟靠侧壁部位的心外膜下心肌时，QRS波群的起始部分形态类似δ波，这种初始除极被称为Wolff波（图31-5）。

2. 机制　由于室速起源于心外膜下心肌（左心房室沟靠侧壁），从外膜向内膜的除极不经过特殊传导系统，除极速度缓慢，使QRS波群的起始部分上升或下降速度变慢，甚至顿挫，形态类似δ波。

3. 心电图特征
（1）室性心动过速。
（2）QRS波群起始上升或下降缓慢有顿挫，类似δ波。

4. 临床意义　Wolff波最主要的临床意义是代表心室的初始除极起源于心外膜。但其与δ波类似，需要与预激综合征的逆向性房室折返性心动过速鉴别。前者可以通过室速的一些其他特征，如室房分离、心房起搏不终止等帮助诊断，后者应注意窦性心律时有无预激波。

（二）碎裂QRS波

1. 定义　碎裂QRS波（fragmented QRS complex）是指QRS波存在多相、低振幅波形，并排除了完全性或不完全性束支传导阻滞（图31-6）。

2. 心电图特征

（1）QRS波呈三相波或多相波：典型者呈RSR'型，但也有多种变异。多相波常由R波或S波的多个顿挫或切迹形成，S波的切迹多数发生在S波的底部。

（2）Q波：存在单个或多个切迹或顿挫，可形成QR或Qr型QRS波。

（3）除外完全性或不完全性束支传导阻滞及室内阻滞。

（4）三相或多相碎裂QRS波常出现在冠状动脉供血区域对应的2个或2个以上的导联。

3. 机制　碎裂QRS波最容易发生在冠心病患者中，特别是有陈旧性心肌梗死的患者，一些严重心肌病的患者也可见。其基本的机制是由于上述疾病导致心肌传导不连续、延迟。因而，其发生机制可能有如下几点：

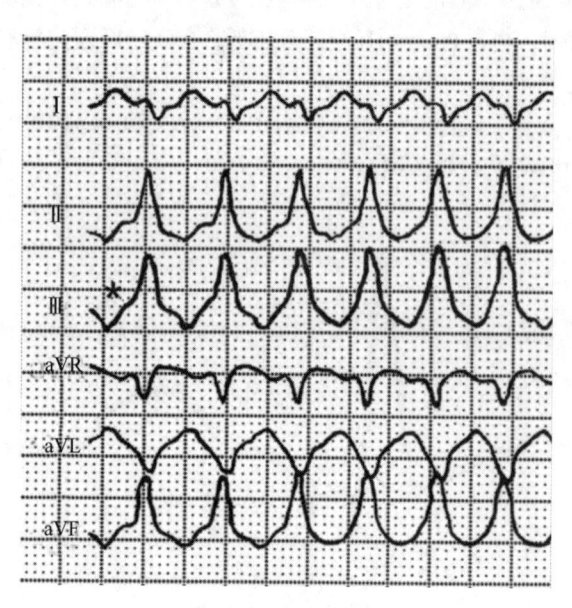

图31-5　Wolff波

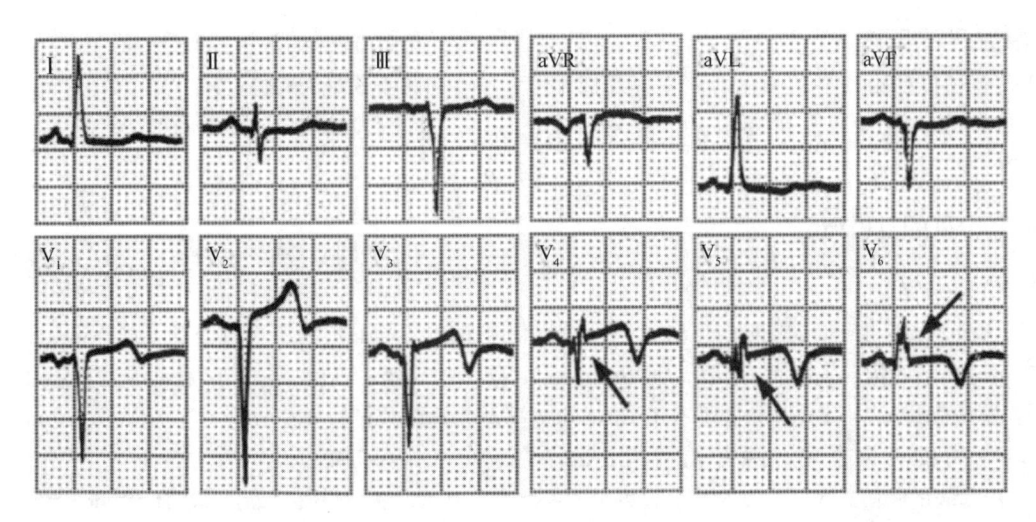

图31-6 碎裂QRS波

①梗死区内阻滞。②梗死区周围阻滞。③多灶性梗死。
④局部心肌瘢痕。

4.临床意义

（1）传统的病理性Q波对陈旧性心肌梗死诊断的敏感性低（36%），而碎裂QRS波的敏感性高（84.6%），而诊断的特异性两者相反，分别为99.2%和89.0%。

（2）碎裂QRS波是高危心肌梗死患者预警的新指标。

（三）窄而高的QRS波

1.定义 成年人时限明显缩短（<100ms），振幅显著的QRS波称为窄而高的QRS波。近来，有文献报道QRS波窄（室间、室内传导加速）而高的人群易发生恶性室性心律失常、甚至猝死，进而提出是否存在窄高QRS波综合征（图31-7）。

2.心电图特征

（1）QRS波时限窄：55～94ms。

（2）QRS波振幅高，上升支陡峭。

（3）常伴有J点抬高。

（4）运动中ST段由抬高变为压低，运动后T波恢复负向或双向。

3.机制 确切的机制不明确，可能与下列因素有关。

（1）左心室肥厚早期的亚临床表现。

（2）早复极：部分ERS病例存在窄高QRS波。

（3）Na$^+$通道功能增强。

（4）浦肯野纤维网异常：数量增加，传导功能增加，使激动跨室壁传导时缩短，QRS波变窄。

（5）高交感状态：交感神经兴奋是心室肌不应期缩

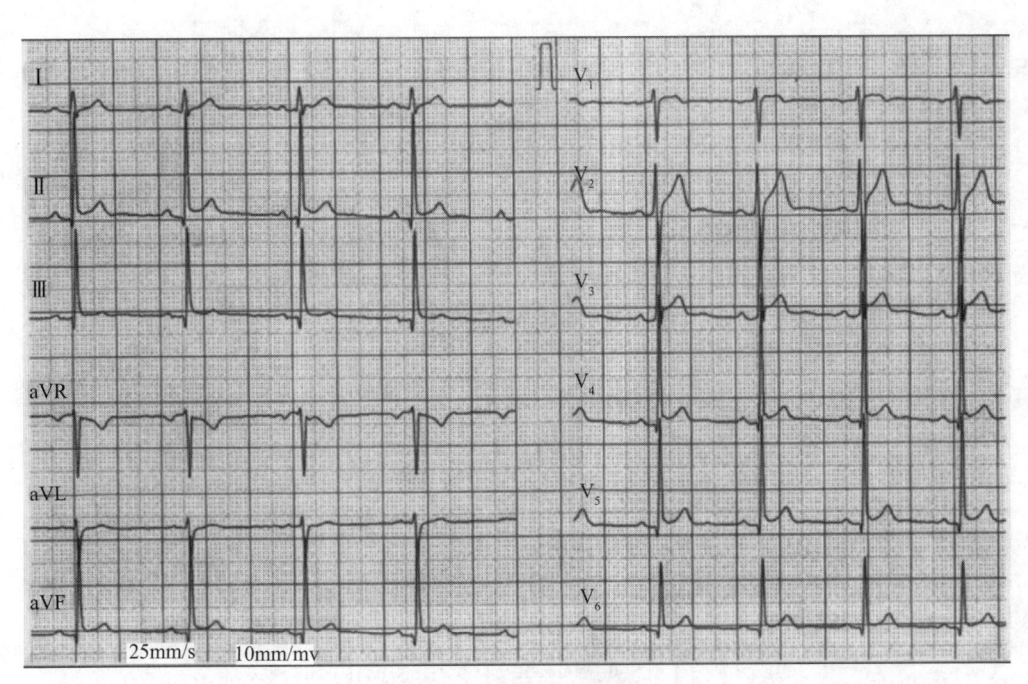

图31-7 窄而高的QRS波

短，传导速度加快。

4.临床意义 目前小样本的临床研究提示高而窄QRS波可能是早复极综合征猝死高危倾向预测因素，有待于进一步的探讨。

四、心室少见的复极波

（一）Brugada波

1991年，Brugada J和Brugada P在NASPE会议首次报告。Brugada综合征人群发病率为5/万，而Brugada波的检出率为70/万，这也提示并非所有有Brugada波的患者均为Brugada综合征，两者比例为1∶14。Brugada综合征起病的年龄在30～40岁，少数可早发，甚至新生儿时期发病的恶性类型也有报道。

1.定义 典型的Brugada波由3部分组成（图31-8）：①J波；②ST段下斜型抬高；③T波倒置。

2.Brugada波分型 新近研究提出Brugada波分为两型，见图31-8。Ⅰ型Brugada波的J波振幅≥2mm，ST段呈穹窿样抬高，伴有T波倒置，具有临床诊断意义。Ⅱ型Brugada波J点抬高，ST段呈马鞍样抬高，没有特殊诊断意义，因而患者心电图表现为后Ⅱ型时，需要通过胸前导联（V$_{1~3}$）电极位置的移动或药物进行Ⅰ型Brugada波诱发。

3.Brugada波具有多变性、间歇性和隐匿性 Brugada综合征患者中仅60%有典型的Brugada波，而40%的患者Brugada波不典型或隐匿。

4.Ⅰ型Brugada波的诱发

（1）对象：临床及心电图可疑，但Ⅰ型心电图不典型者。

（2）方法：①将胸前V$_1$～V$_3$导联的记录电极向上移1～2个肋间后再记录心电图。②给予钠通道阻滞剂，常用阿义马林、氟卡胺、普罗帕酮和普鲁卡因酰胺等药物诱发。③其他情况也可诱发Ⅰ型Brugada波，如电转复后、发热（热水浴后）、运动、葡萄糖胰岛素合剂、高钾血症或低钾血症、饮酒等。

5.临床意义

（1）Ⅰ型Brugada波具有诊断价值，而Ⅱ型Brugada波无特异性诊断价值。

（2）自发性Ⅰ型Brugada波患者发生致命性心律失常的概率较无自发性Ⅰ型Brugada波患者高7.7倍，可作为Brugada综合征危险分层的重要指标。

（二）Niagara样T波

尼加拉T波是一种特殊的巨大倒置的T波，因其酷似尼加拉瀑布的外形，2001年由美国哈佛医学院著名的Hurst JW教授为之命名。

1.定义 脑血管意外患者的心电图可出现形态特殊的巨大倒置T波，其前肢与ST段融合，后肢与U波融合，伴QTc明显延长等。这种形态特殊的巨大T波倒置称为尼加拉瀑布样T波（Niagara falls T wave）（图31-9）。

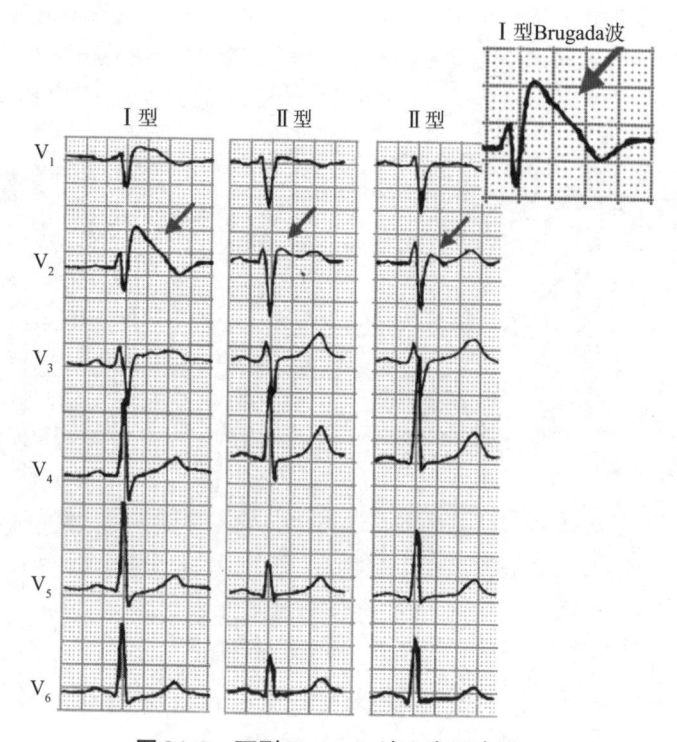

图31-8 两型Brugada波心电图表现
本图分别为Ⅰ型和Ⅱ型Brugada波心电图；图中右上角为典型Ⅰ型Brugada波，其由三部分组成：J波，ST段下斜型抬高（穹窿型）及T波倒置

2. 心电图特征

①巨大倒置T波：振幅＞1.0mV，部分可达2.0mV以上。常出现在胸前导联，也可出现在肢体导联，而在aVR、V_1、Ⅲ等导联可能存在宽而直立的T波。

②T波宽大畸形：异常宽大T波的前肢和ST段融合，后肢和倒置的U波融合。T波的开口及顶部都增宽，最低点常呈钝圆形。

③T波的演变：演变迅速，持续数日后，自行消失。

④不伴有ST段的偏移及病理性Q波。

⑤QTc间期常延长20%或更多，最长可达0.7～0.95s。

⑥U波幅度常＞0.15mV。

⑦常伴有快速性室性心律失常。

3. 机制　尚不十分明确，但有人认为可能与过度的交感神经系统激活有关，特别是颅脑外伤后，由于影响或刺激了位于下丘脑延髓处的交感中枢，导致交感中枢过度兴奋，而经交感神经节下传时，存在对心肌支配的不均一性，导致跨室壁复极的明显异常，形成巨大倒置T波。动物实验曾证实刺激左右颈交感神经节后可产生Niagara样T波。

4. 临床意义　Niagara样T波常见于严重颅脑外伤、严重心肌缺血、心肌病等状态时，常伴发恶性室性心律失常，因而Niagara样T波可做为严重心脑血管病变患者发生恶性室性心律失常的危险因素，因引起临床医师的高度重视。

综上所述，本文所介绍的心电图少见波形均是对诊断和治疗有指导价值的波形，充分的认识和掌握这些波形的特点和临床意义，对于正确诊断疾病、积极防治和预警预报猝死高危人群都十分重要。

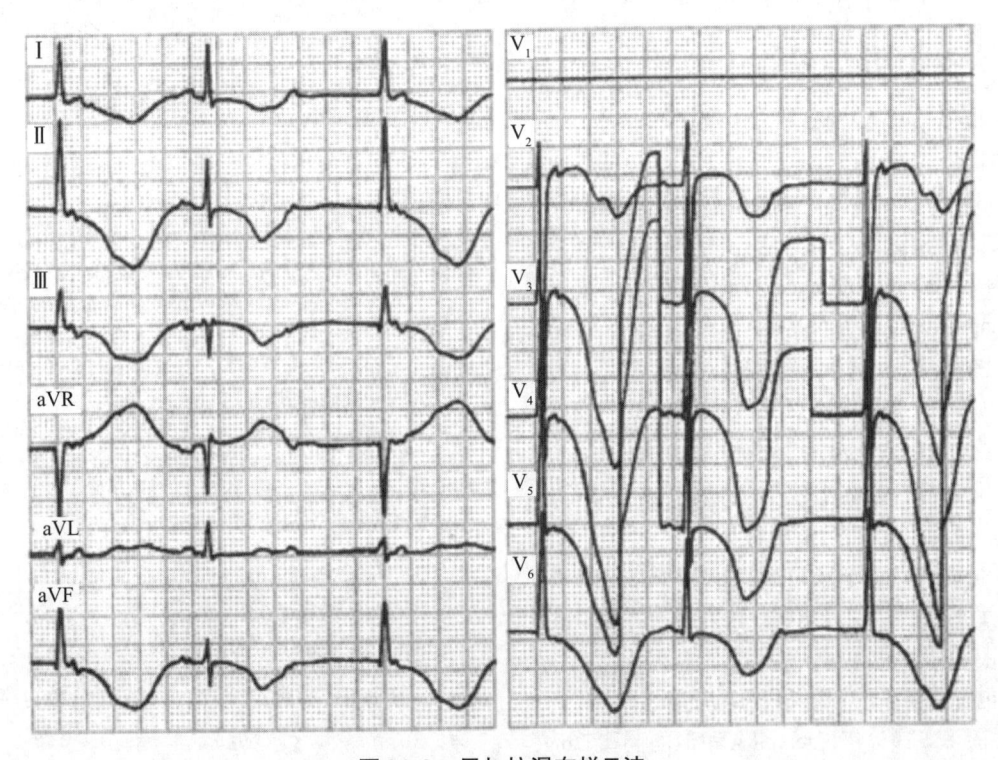

图31-9　尼加拉瀑布样T波

（张　萍　郭继鸿）

参 考 文 献

[1] 2017 ESC guideline: the management in ventricular arrhythmia and cardiac sudden death.Europace, 2015, 17（11）: 1601-1687.

[2] Wolpert C, Veltmann C, Schimpf R, et al.Is a narrow and tall QRS complex an ECG marker for sudden death?Heart Rhythm, 2008, 5（8）: 1339-1345.

[3] Das M K, Khan MB, Jacob S, et al. Significance of a Fragmented QRS Complex Versus a Q Wave in Patients With Coronary Artery Disease. Circulation, 2006, 113: 2495-2501

[4] 刘元生.Wolff征.临床心电学杂志, 2007, 16（6）: 476.

[5] Wilde AM, Antzelevitch C, Borggrefe M et al. Proposed Diagnostic Criteria for the Brugada Syndrome. Circulation, 2002, 106: 2514-2519.

[6] 郭继鸿.Niagara样T波.临床心电学杂志, 2001, 10（4）: 233-239.

第32章

遗传性心律失常

一、长QT综合征

（一）概述及历史溯源

1. 概述　长QT综合征（long QT syndrome，LQTS）指具有心电图上QT间期延长，T波异常，易产生室性心律失常，尤其是尖端扭转性室速（TdP）、晕厥和猝死的一组综合征（图32-1）。是第一个被发现的离子通道病。按病因可分为遗传性长QT综合征（CLQTS）和获得性长QT综合征（ALQTS）两种类型。遗传性或先天性LQTS，也称狭义的LQTS，是一种遗传性疾病，按照是否伴有耳聋又分为Romano-Ward（RWS）综合征和Jervell-Lange-Nielsen（JLN）综合征。Romano-Ward（RWS）综合征最常见，多数呈常染色体显性遗传，后代患病的概率为50%。RWS综合征患者只有ECG上QT间期延长。临床表现还包括晕厥、猝死等表现，偶尔还发生非心脏性异常。JLN综合征相对少见，为常染色体隐性遗传，其临床表现除了与RWS综合征患者一样的症状外，还有神经性耳聋。JLN综合征患者QT间期比RWS综合征患者要长，发生晕厥、心律失常和心脏性猝死等恶性事件的概率也高。ALQTS通常与心肌局部缺血、慢性心力衰竭、心动过缓、电解质异常和应用某些药物有关。

2. 历史溯源　1957年，Jervell A和他的同事Lange-Nielsen F首次报道了一种以QT间期明显延长、先天性耳聋、儿童期高发心脏性猝死为表现特征的家族性疾病，日后被人们称为Jervell-Lange-Nielsen（JLN）综合征，呈常染色体隐性遗传特点。

1963～1964年，Romano和Ward等又分别报道了一种几乎相同的家族性疾病，所不同之处在于后者听力正常，后人称之为Romano-Ward综合征，为常染色体显性遗传。

到目前为止，已发现的LQTS致病基因已有12个基因，突变点700多个，突变的种类包括错义突变、移码突变、无义突变、插入或缺失突变、剪切点突变等。我国的研究起步较晚，除发现一些国外已报道的突变位点外，也发现了中国人特有的4个基因上的19个新突变位点。

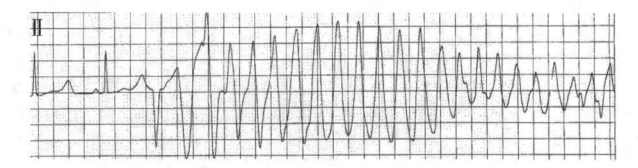

图32-1　患者男性，25岁。因"反复发作性晕厥15年"入院

患者10岁时受惊吓后出现晕厥，伴抽搐及大小便失禁，曾住院治疗。近5年来症状反复发作入院。无心脏病家族史，但家族成员中曾有心电图"不正常"。入院后查超声心动图正常，心电图示QTc间期500ms，动态心电图记录到如上片段：基础心律为窦性，可见QT间期明显延长，达560ms，第3个QRS波提前出现，宽大畸形，其前无相关P波，系室性期前收缩，随后诱发了宽QRS波群心动过速，该心动过速QRS波主波方向绕着基线扭转。心电图诊断：窦性心律；QT间期延长；尖端扭转型室性心动过速。鉴别诊断：需与多形性室性心动过速相鉴别，鉴别要点为前者需伴QT间期延长，而后者无QT间期延长

（二）临床表现

长QT间期综合征的临床表现主要为尖端扭转型室速引起的反复晕厥和猝死，大多数患者的症状发生在运动、情绪紧张或激动时，晕厥一般持续1～2min，一部分患者猝死发生在睡眠时。发病年龄多在（21±15）岁，女性多见。

1. 凡出现发作性晕厥和猝死者均应怀疑为长QT综合征，尤其是由运动，情绪激动诱发的晕厥更提示可能存在长QT综合征，病史中询问发病年龄，发病前的诱因，对有否运动、情绪激动，抑或使用奎尼丁、丙吡胺等抗心律失常药物，或房室传导阻滞等心脏病史等方面应详细了解。

2. 心电图主要的诊断依据：男性QTc≥0.47s，女性QTc≥0.48s可做出独立的诊断，若QTc介于0.41～0.46s，应进一步结合病史及其他诊断指标。

3. 对于特发性长QT综合征，1985年Schwartz提出

的诊断标准是具有较大的临床意义的。特发性长QT综合征的诊断标准：凡具有2项主要标准或1项主要标准+2项次要标准者即可诊断为特发性长QT综合征。

（三）临床诊断标准

诊断依据可包括家族史，不明原因的晕厥和ECG上QTc延长，以及近年来建立起来的基因筛查。1993年，国际LQTS协作组颁发了修改的积分式临床诊断标准（表32-1）。关于LQTS诊断，更重要的是ECG特点和家系调查。对于QTc处于临界值的患者（0.44s＜QTc＜0.47s），需进一步做运动试验及Holter检查以及基因筛查以掌握尽可能多的患者信息。2015年ESC提出了更为详尽、包括基因指标在内的诊断标准（表32-2）。

（四）诊断及鉴别诊断

除QTc外，如果患者是婴幼儿，要格外注意有无静息心率减慢。LQTS患者的T波时程和形态常呈多变特点，显著U波或T波结束点不清晰的T-U融合波也常见。T波的其他异常还包括波形宽大、切迹顿挫、双相或倒置。T波振幅和极性交替变化的T波电交替常常是恶性心律失常的先兆。由于LQTS患者的T波常常是异常的，机器测量的QTc的错误率较高，故应人工测量QTc并人工分析T波形态。由于QT间期的多变性，如果一个患者评分为2～3分，建议做一系列ECG跟踪。QT间期随年龄和性别有所不同，男性QTc小于女性。但婴幼儿和儿童的QTc值稳定，无性别差异。QTc值在受累者和正常人之间有交叉，部分患者的QTc在正常范围。

如果怀疑LQTS但ECG又无法确诊，也可采用Valsalva试验，可能会引起ECG上的异常，如QT间期延长、显著U波、T波电交替或室性心律失常。Holter记录可能捕捉到静息时不明显的QT间期延长。运动试验可能记录到静息时心动过缓、运动时心率又无法加速或QT间期无法相应缩短导致的QTc增加。遗传学检测目前还只用作研究，由于技术的原因或可能存在其他致病基因，即使在最先进的研究室目前也只有50%～60%的阳性检出率，但遗传学检测手段最终将应用于临床并成为诊断的金标准。

（五）遗传性长QT综合征心电图特征

1. QT间期延长：QTc（女）＞480ms，QTc（男）＞470ms。

2. T波形态改变、动态改变。

3. T波交替：振幅、形态或极性随心率改变。常出现在TdP之前，是心电不稳的主要标志。

4. TdP。

5. 窦缓和窦性停搏。

6. LQT_1：T波平滑、基底部较宽；LQT_2：T波低振幅有切迹；LQT_3：T波高尖且延迟出现。

二、短QT综合征

（一）概述及历史溯源

1. **概述** 短QT综合征（short QT syndrome，SQTS）是一种新发现的、具有遗传特性，以短QT间期、阵发性心室颤动（NF）和（或）VT及心源性猝死（SCD）为特征而心脏结构正常的心电紊乱综合征。

2. **历史溯源** 追溯SQTS研究历史，早在20世纪90年代，Algra等通过对6693例患者QT间期随访分析发现，QT＜400ms的患者发现心源性猝死的危险性增加。Josep Brugada 1999年在一次国际心血管病会议上报道了一位突发死亡幼儿患者，其QT间期＜266ms。2000年，Gussak等提出短QT为一种新的临床综合征，相隔4年后的2003年，Gaita等将其正式命名为SQTS。

（二）临床表现

以短QT、恶性室性心律失常（VF或VT）或合并心房颤动及心源性猝死而心脏结构正常为特征。在不同的家系或相同的家系不同的成员具有多样性和多变性的

表32-1　遗传性LQTS的诊断标准

诊断依据	记分
ECG表现	
QTc＞480ms	3
460～470ms	2
＞450ms（男）	1
TdP	2
T波交替	1
T波切迹（3导联以上）	1
静息心率低于正常2个百分位数	0.5
临床表现	
晕厥：紧张引起	2
非紧张引起	1
先天性耳聋	0.5
家族史	
家庭成员中有肯定的LQTS	1
直系家属中有＜30岁的心脏性猝死	0.5

注：得分＞3.5分为肯定的LQTS，2～3分为可能的LQTS

表32-2　2015ESC指南推荐诊断标准

标准	推荐级别
LQTc≥480ms（多次12 ECG）	Ic
LQTS诊断积分＞3	Ic
LQTS致病突变基因（无论QT间期）	Ic
LQTc≥460ms＋不明原因晕厥	Ⅱa

特征。SQTS患者主要危险是高发心源性猝死，可出现在各个年龄段，也是临床婴儿猝死综合征的原因之一。促发因素：运动、静息状态等。除心源性猝死外，心悸约占31%，晕厥约占24%。约38%的患者无症状，有些患者动态心电图或运动平板心电图示偶发或频发室性期前收缩。约24%的患者有心房颤动，或许为第一症状，尤其是年轻的孤立性心房颤动患者，应高度警惕。

（三）临床诊断标准

1.QTc＜330 ms，则诊断SQTS。

2.QTc＜360 ms，且有下述之一或多个情况，可诊断SQTS：带有致病突变、SQTS家族史、年龄≤40发生猝死的家族史，无器质性心脏病发生过VT/VF的幸存者。

3.用Bazett公式计算QTc是非线性的，心率过快或过慢时可高估或低估QTc值，因此，应避免在心动过速或过缓的情况下计算QTc值。

三、Brugada综合征

（一）概述及历史溯源

1.概述　是以心电图右胸导联ST段抬高，常伴有不同程度右束支传导阻滞，具有潜在恶性心律失常危险和SCD家族史为特征的遗传性疾病。男性发病率是女性的8～10倍。常染色体显性遗传，已发现12个致病基因；Brugada波与短QT可以并存，与SCN5A突变相关；Brugada综合征临床表型可能与2种机制有关：内向钠离子流或钙离子流减少，或者外向钾离子流增加。

2.历史溯源　1992年西班牙著名学者Brugada兄弟首次报道了8位均有室颤史且心电图表现为右束支传导阻滞和右胸导联（$V_1 \sim V_3$）ST段抬高的患者，并将这些病症统称为一种综合征，这种综合征与急性心肌缺血、电解质紊乱和其他器质性心脏病无关。1996年此病症病命名为Brugada综合征。

（二）临床表现

出现特征性Brugada波，即右胸前$V_1 \sim V_3$导联ST段穹窿型抬高为特征，伴恶心室性心律失常或心源性猝死或家族史，并具有遗传性的心脏电紊乱疾病。晕厥或猝死多为首发症状。患者平素无心绞痛、胸闷、呼吸困难等症状，常无发作先兆，多在夜间睡眠或静息状态时猝死。因Brugada波呈动态变化且常为隐匿性，因此，人群的实际发病率难以统计。

（三）心电图特征及分型

$V_{1\sim3}$导联ST段呈下斜型或马鞍型抬高、T波倒置；伴或不伴RBBB；特征性心电图改变可一过性正常，呈异常-正常-再异常的变化过程；Ⅰ类抗心律失常药可诱发典型心电图改变。Brugada波具有多样性、多变性、隐匿性（能被某些药物揭示）、第2肋间更敏感、影响因素多等特征。

Brugada波分为3型，见表32-3：

表32-3　Brugada波心电图分型

分项	1型	2型	3型
J波振幅	≥2mm	≥2mm	≥2mm
T波	倒置	直立或双向	直立
ST段形状	穹窿型	马鞍型	马鞍型/马鞍型
ST段终末部分	逐渐下降	抬高≥1mm	抬高＜1mm

（四）临床诊断标准

1.室颤或多形性室速。

2.45岁以下猝死的家族史。

3.家族成员出现穹窿型上抬型心电图改变。

4.程序刺激诱发室速。

5.有晕厥或夜间濒死样呼吸。

四、早期复极综合征

（一）概述及历史溯源

1.概述　早期复极综合征心电图特征为2个或更多相邻导联J点和ST段抬高。早期复极心电图改变多见于热爱运动的年轻人、运动员和非裔美国人；此外，还与高迷走神经张力、低温、高钙血症、心动过缓、QRS时限延长、短QT间期和左心室肥大等有关。胸前导联早期复极改变被认为是一种良性改变，但是近期的病例对照研究发现，部分下壁和（或）侧壁的早期复极心电图改变与特发性VF相关。Brugada综合征和早期复极综合征的心电图表现可有重叠，SQTS患者中早期复极现象也很常见。鉴于早期复极在一般人群中发生率高，推测其也是一种多基因遗传病，且受非遗传因素影响。

2.历史溯源　早期复极变异的概念最早由Littman于1946年提出。其曾有多种命名，如早期复极，早期室性复极，良性J波等，为了避免概念模糊，专家建议使用早期复极综合征这个学术名词。半个世纪前提出的早期复极综合征这个概念，一直认为是良性的，直到2000年，对早期复极变异良恶性开始有分歧的意见，近来报道早期复极变异与SCD有关。

（二）临床表现

多数患者无任何症状，少数有自主神经功能紊乱，迷走神经占优势的患者常感头晕、心悸、易疲劳、心前区不适，刺痛或挤压痛有时可放射至左肩、臂。心前区痛与体力应激无关，服硝酸甘油类不能缓解。少数患者可表现为晕厥，甚至发生猝死。患者X线胸片、冠状动脉造影及超声心动图和各种实验室检查均未发现明显异常。部分患者动态心电图夜间心率慢至40次/分时可见J波明显增大，ST段抬高较白天略高，这种改变与夜间迷走神经张力有关。

（三）临床诊断标准

1. 不明原因的VF/多形性VT复苏后患者，标准12导联心电图上连续2个或2个以上的下壁和（或）侧壁导联上出现J点抬高≥1mm。

2. 尸检无阳性发现的SCD患者，生前标准12导联心电图上连续2个或2个以上的下壁和（或）侧壁导联出现J点抬高≥1mm。

3. 标准12导联心电图上连续2个或2个以上的下壁和（或）侧壁导联上出现J点抬高≥2mm。

五、致儿茶酚胺敏感性多形性室速

（一）概述及历史溯源

1. **概述** 致儿茶酚胺敏感性多形性室速（CPVT）是一种少见却严重的遗传性心律失常，临床表现为无器质性的个体在运动或激动时发生双向性、多形性室性心动过速导致发作性晕厥；心律失常自动终止时，可自行恢复；也有一些情况，室性心动过速转为心室颤动，此时若不及时心肺复苏可导致死亡。CPVT首次发病年龄大多为7～9岁，致死率很高，未经治疗的患者80%在40岁前会发生晕厥、室速、心室颤动。CPVT经运动平板试验可重复诱发室性心律失常，心电图表现为双向性、多形性室性心动过速（图32-2）。

2. **历史溯源** 1975年，Reid等描述了此病的临床现象，1978年由Coumel等报道了这类疾病不仅表现为室速、晕厥和猝死，还发现部分患者有家族聚集现象，但也有散发的病例。他们把具有这种临床特征的疾病称为儿茶酚胺敏感性多形性室速。Coumel总结的CPVT具有3个典型特征：①心律失常的发生与肾上腺素分泌增多（运动或情绪激动）有关；②心律失常发生时表现为典型的双向性室速，而在休息时心电图无明显异常；③心脏结构正常。

（二）遗传学特征

目前的研究证明CPVT具有家族聚集现象，属于遗传性疾病，其遗传模式有2种：常染色体显性遗传和常染色体隐性遗传。

（三）临床表现

由运动或情绪激动诱发的晕厥通常是CPVT患者的首发表现，但在一些原先无症状的患者中，心源性猝死也可为首发表现。家系调查发现，约30%的患者家系中一个或多个成员有早期猝死史，猝死多数发生在儿童期，但也可见较晚期的猝死。在没有心脏结构异常的患者发生猝死，尸检后往往诊断为特发性心室颤动。

多数情况下，即使患者直到成年期才发病，但实际上症状在儿童早期就已存在。

（四）心电图表现

1. **静息心电图** CPVT患者静息时心电图无明显异常，部分患者表现为轻度窦性心动过缓，但也有少部分患者出现严重的窦性心动过缓、窦性停搏或房室传导阻滞。

2. **运动心电图** ①在运动负荷试验时心律失常的发生是高度可重复的，心律失常的心率阈值一般在120～130次/分；②随着运动负荷的增加，室性心律失常也变得越来越复杂，从单个室性期前收缩到室性期前收缩二联律，然后发展为非持续性室速。如果患者继续运动，室速持续时间也将增加，最终变成持续性的室速，如果运动不停止最终会演变为心室颤动。其室速常表现为多形性或双向性，双向性室速是CPVT相关性心律失常的典型特征。当发生双向性室速时应该与洋地黄中毒状态相鉴别。双向性室速的特征：①同一导联出两种形态的宽QRS波群（时限≥0.12s），其额面电轴呈左偏、右偏交替出现；②V_1导联常呈右束支阻滞图形。而部分CPVT患者发生双向性室速时的QRS波群交替仅在部分导联表现显著，应结合多个导联分析。

3. 在运动试验中常常频发快速房性心律失常，如心房扑动、心房颤动，并且多发生在室速、心室颤动出现之前与长QT综合征和Brugada综合征不同，CPVT患者由运动诱发的非持续性室上性心动过速比较常见。有

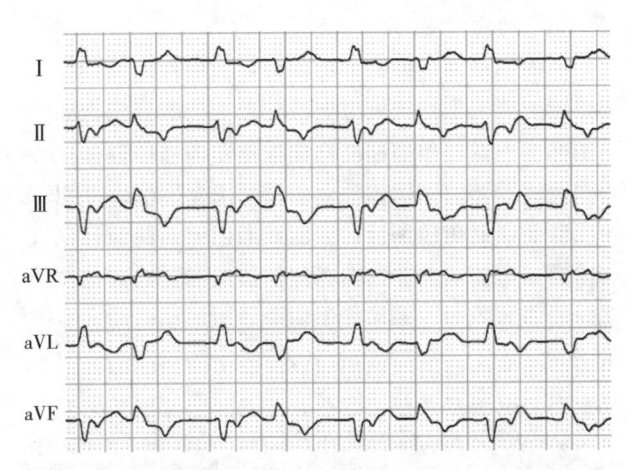

图32-2 患者男性，15岁，长跑运动员，因"突发心悸1个月伴头晕3次"就诊

既往体健，无吸烟和酗酒史。查体：BP120/65mmHg，双肺呼吸音清，未闻及干湿啰音，心浊音界不大，HR75次/分，律齐。超声心动图显示心脏结构正常。患者行平板运动试验中上述症状再次发作，当时记录到的心电图如上图：宽QRS波群心动过速，其额面电轴呈左偏、右偏交替出现，RR间期短长交替，QRS波后均可见逆行P波。心电图诊断：双向性室性心动过速伴1:1室房逆传。鉴别诊断：需与心房颤动相鉴别，因可见逆行P波，故可排除心房颤动

些资料显示CPVT患者运动时，血清中的儿茶酚胺浓度尚无明显增加时，即可出现房性或室性心律失常，说明CPVT患者心房和心室对生理性交感神经的激动敏感性增加。

六、致心律失常性右心室心肌病

（一）概述及历史溯源

1.概述　致心律失常性右心室心肌病（ARVC）又称致心律失常性右心室发育不良（ARVD）。致心律失常性心肌病为运动猝死中常见的病因。该病为常染色体显性遗传，外显率不一。大多数病例死亡年龄小于40岁。ARVC的病理特征为右心室内的心肌萎缩和纤维脂肪组织替代。ARVC具有多种临床表现型，由遗传决定的心肌疾病。ARVC的主要表现为室性心律失常和心脏性猝死（SCD）。

2.历史溯源　Marcus、Fontaine等在1982年首次详细报道了24例ARVC的病例，指出ARVC以右心室异常为特征，表现为室上性或室性心动过速、右心室衰竭，室性心律失常多表现为左束支传导阻滞型室性心动过速。12例经手术证实，1例尸检证实。患者右心室腔扩张、心肌纤维丧失、脂肪浸润及纤维素替代，好发于肺动脉漏斗部、右心室心尖和下壁，称为"右心室发育不良三角"。之后陆续有类似病例报道。起初认为ARVC是一种右心室发育不良的疾病，因此称为发育不良。随着对疾病认识及研究的不断深入，现已明确ARVC是一种遗传性、细胞连接蛋白性疾病。

（二）发病机制

ARVC纤维组织替代心肌组织呈进行性，始于心外膜下或中层心肌后进展为全层心肌，从而出现右心室壁变薄和室壁瘤。典型部位为右心室发育不良三角。纤维组织替代干扰了心电信号，是形成Epsilon波、右束支传导阻滞、晚电位和折返性心动过速的病理基础。左心室受累一般在后侧壁的心外膜下心肌。组织学检查显示除了脂肪浸润外，必须有纤维替代和细胞坏死才可以明确诊断。

（三）临床表现

ARVC患者临床表现包括心悸、晕厥甚至猝死，大多在运动或精神紧张时出现。好发于青少年或年轻成人，是运动性猝死常见的原因之一（图32-3）。大多ARVC的自然史分为4个不同的阶段：

1.早期隐匿期　此期可导致轻微的室性心律失常。无症状，但有SCD危险，特别在剧烈运动期间。

2.显性电紊乱期　可发生症状性室性心律失常，右心室形态和功能明显异常。室性心律失常起源于右心室，呈左束支传导阻滞图形，可为单发的室性期前收缩、非持续性或持续性室性心动过速。

3.右心室衰竭期　此时左心室功能相对正常。

4.双室衰竭期　疾病晚期阶段，显著累及左心室，发生双心室衰竭。

（四）心电图表现

1.室性心动过速未发作时心电图特点

（1）QRS波时限延长：局限性右胸导联QRS波的时限延长（>110ms）是ARVC相对敏感和特异的指标。

（2）右胸导联S波升支≥55ms。

（3）室壁阻滞V_1~V_3导联平均QRS波时限与V_6导联QRS波时限之差>25ms，即为室壁阻滞。

（4）Epsilon波：12导联心电图标准电压或增高电压，在QRS波终末记录到低振幅单向或双向波，持续几十毫秒，在V_1、V_2导联最为明显。

（5）ST段抬高：$V_{1~3}$导联ST段自发性抬高，为指南的次要诊断指标。

（6）T波倒置：右胸$V_{1~3}$导联的T波倒置，在不存在右束支传导阻滞时是诊断ARVC的一项次要指标。

（7）右束支传导阻滞：ARVC患者中有14%~18%合并右束支传导阻滞。

（8）可出现P波高尖，QRS波低电压。

（9）约25%可出现室上性心律失常。

2.室性心动过速未发作时心电图特点

（1）绝大多数室性心动过速呈左束支传导阻滞型。QRS波形常有变化，为折返径路改变所致。

（2）室性心动过速时QRS波时限平均为（147±28）ms。

（3）室性心动过速可表现为持续性、非持续性，偶见多形性室性心动过速。

（4）50%以上的患者在运动中发生室性心动过速。室性心动过速可进展为心室颤动。

（5）动态心电图记录到自发室性心动过速，在其发生前多有窦性心率加速。并可记录到左束支传导阻滞型室性期前收缩，>500个/24小时即有诊断价值。

（6）ARVC的室性心律失常也常起源于心外膜。

（五）鉴别诊断

对于那些出现阵发晕厥、频发室性期前收缩或者室性心动过速却无明确心脏疾病的患者均应考虑ARVC诊断。但需要与以下疾病相鉴别：

1.特发性右心室流出道的室速（ROVT）　ROVT是一种无结构性心脏病的良性疾病。早期的ARVC是因为缺乏结构改变，很难与ROVT相鉴别。评分系统有助于鉴别两者。ROVT的鉴别点是：非家族性的、无ARVC特征性心电图改变（如V_1~V_3导联倒置T波，Epsilon波，

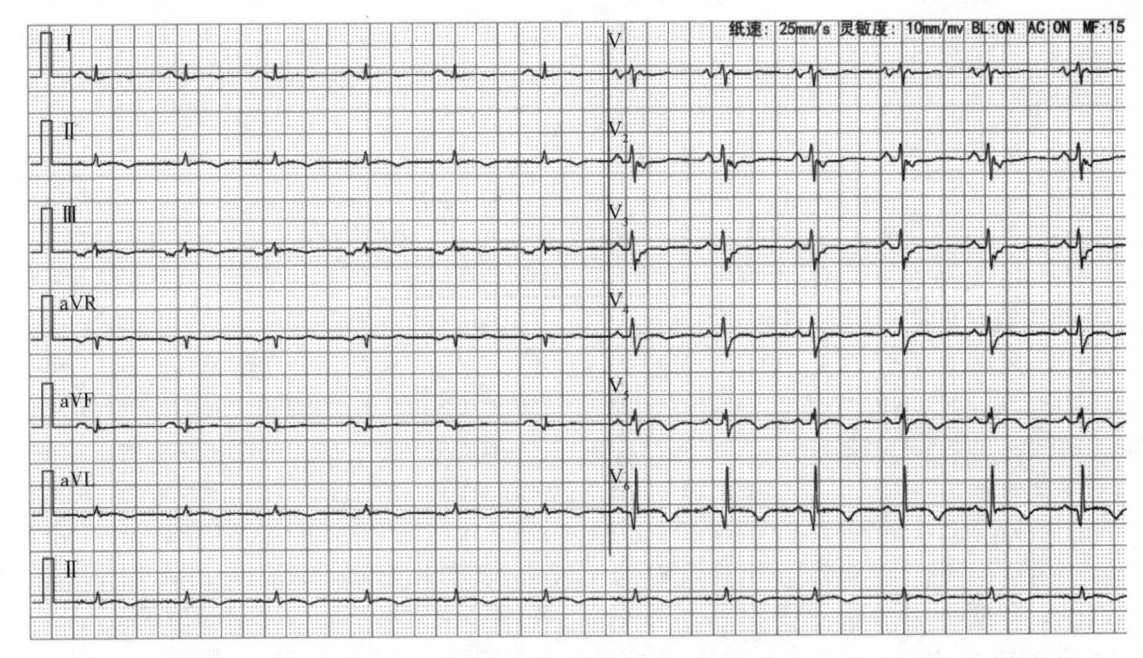

图32-3 患者男性，59岁，因"反复晕厥1年"就诊。有"猝死"家族史

12导联心电图示：下壁导联QRS群低电压，左侧壁导联（V_6）异常Q波，左侧壁及下壁T波倒置，右胸导联QRS波终末可见低振幅单向波（V_2导联明显）。心电图诊断：窦性心律；下壁导联QRS波群低电压；异常Q波（V_6导联）；Epsilon波；T波改变。鉴别诊断：需与非特异性室内传导阻滞相鉴别，除了右胸导联，其余导联未见QRS波群增宽，可以排除非特异性室内传导阻滞

右胸导联QRS时限＞110ms），心脏磁共振和系统性随访有助于鉴别右心室异常。

2.心肌炎 心肌炎可类似于ARVC，尤其是右心室受累时。心肌炎可导致结构异常，包括微小室壁瘤和类似于ARVC的心律失常表现。此外类似于ARVC的病理学表现，心肌炎时会出现炎性浸润，心肌坏死，纤维或者纤维脂肪组织代替。新的工具如三维电解剖标测配合标准心内膜活检可改进临床诊断的精准性。

3.扩张型心肌病 扩张型心肌病可能很难与ARVC相鉴别，尤其是在晚期ARVC双心室受累时。在没有典型ARVC特征（右心室室壁瘤，球形扩张）出现时，这两者很难或几乎不可能区分。

4.Brugada综合征 类似于ARVC，Brugada综合征也是一种遗传性心律失常，常是常染色体遗传，可因恶性心律失常致SCD。其典型的心电图特征为右胸导联复极改变、影像学检查无右心室形态异常可与ARVC相鉴别。

5.结节病 结节病心脏受累是可类似于ARVC，使得准确鉴别很困难。心脏结节病应在以下情况下考虑：伴随相应的纵隔淋巴结病，心外结节病，高度房室传导阻滞和影像学提示的室间隔瘢痕。因为肉芽肿浸润的斑片状进展，全右室的运动减弱或局部室壁运动异常都会出现。心脏磁共振排除心肌脂肪浸润这一ARVC特征可有助于怀疑结节病，但诊断准确性与疾病不同病程的心脏磁共振资料有关。心内膜活检也适用于某些疑难病例。

6.其他疾病 ①冠心病和心肌梗死可累及双心室和模仿ARVC的某些方面；②肺动脉高压（导致右心室压力超负荷改变），显著的三尖瓣反流（右室容量超负荷改变）均可导致右心室扩张和功能障碍；③先天性心脏病，如修复的法洛四联症；④心内左向右分流（房间隔缺损和异常的肺静脉分流）会导致右心室容量超负荷。这些诊断有可能被心脏彩超忽略，但经食管超声和心脏磁共振可提高诊断准确性。

七、J波综合征

（一）概述及历史溯源

1.概述 体表心电图上QRS波结束和ST短起始的结合点称为J点。J点标志着整体心室肌除极结束和复极开始。J点抬高≥0.1mV，时程≥20ms，向上圆顶样或驼峰样的波称为J波。J波与R波主波方向同向。J波也称为Osborn波。以J波为特征的合并致命性室性心律失常的临床症候群称为J波综合征。

2.历史溯源 2004年，严干新等在医学上首次提出"J波综合征"概念，J波综合征是J波有关的多种临床综合征的总称。J波主要受I_{to}的影响，在温度降低时和频率减慢时显著。此外，严干新等提出2相折返的概念，即：心室外膜表面发生非均一性复极，一部分细胞的动作电位穹顶会导致另一部分已经失去穹顶的心外膜细胞

产生一个新的动作电位。因发生在动作电位的2相，故称之为2相折返，其在心电图上表现为R-on-T的室性期前收缩诱发心室颤动。10余年来，J波综合征的定义几经修改和完善。2015年4月在上海市，美国心脏节律协会（HRS）、欧洲心脏节律协会（EHRA）和亚洲太平洋心脏节律协会（APHRS）从事临床和机制研究的国内外主要专家组成工作组，讨论评估了有关J波综合征各方面的新概念和新证据，以诊断方法、风险分层、治疗措施、致病机制、风险-获益比作为重点内容，制订了一份J波综合征国际专家上海共识。该共识中的J波综合征包括Brugada综合征和早期复极综合征。

（二）临床表现

J波综合征患者可以没有任何症状，或仅有一过性心悸、头晕或晕厥等病史；室性心律失常可以是室性期前收缩、室性心动过速和心室颤动。以青少年男性为多。患者恶性心律失常的诱因很多，如：感冒、感染、劳累、药物、心动过缓等。J波具有心动过缓依赖性，夜间心动过缓J波增大，容易诱发室性心动过速或心室颤动。

（三）早期复极综合征

早期复极综合征心电图诊断标准为：①QRS终末的切迹（J波）或主波R波下降支的顿挫，伴或不伴ST段抬高；②除V_1～V_3导联改变之外，12导联心电图上≥2个相邻导联出现QRS终末切迹或J波的顶点振幅≥0.1mV；③QRS时限（在没有切迹或顿挫的导联进行测量）＜120ms。

长期以来，早期复极综合征被认为是特发性或良性的心室复极异常。但近来研究发现早期复极综合征的心脏疾病导致的死亡的危险性增高，其中下壁导联J点抬高超过0.2mV的人群危险性高。低振幅J波，尤其是J波之后ST段呈快速上升型则风险较低。

（四）Brugada综合征

Brugada综合征心电图诊断标准为：自发性1型ST段抬高（穹窿样）可确定诊断，即位于第2、3或4肋间的右胸导联V_1～V_3中，有≥1个导联的1型ST段抬高；钠通道阻滞药激发出的1型改变的患者，需同时具备以下至少一项表现，才可诊断Brugada综合征：有心室颤动或多形性室速的证据、晕厥很可能由心律失常引起、家族中＜45岁发生SCD且尸检阴性、家族成员表现为穹窿型ECG改变，或夜间濒死呼吸。在这些患者，如果电生理检查中给予1～2个期前收缩可诱发出VT/VF，就更支持Brugada综合征的诊断。对2型（马鞍型）或3型ST段抬高，在发热或钠通道阻滞药激发后转变为1型改变者可认为是1型改变。2型改变的特征为：ST段在≥1个右胸导联（V_1～V_3）呈马鞍型抬高≥0.5mm（V_2导联通常抬高≥2mm），V_2导联T波直立、V1导联T波可多变；3型ST段呈马鞍型或穹窿型，抬高幅度＜1mm。将标准12导联静息或动态心电图中右胸导联（V_1和V_2）的位置上移到第2或第3肋间，可提高发现1型ECG改变的概率，而不降低对VT/VF的预测价值。V_3导联的心电图改变不能作为诊断依据。

Brugada综合征被认为是心脏性猝死的主要原因之一，占到了所有猝死的4%～12%和无器质性心脏病猝死患者的20%。

（郑良荣　郑新权）

第33章

导联误接与心电图伪差

一、概述

心电图检查早已成为常规临床检查之一，特别是临床心血管专业更是必须检查的重要项目。向临床递交一份满意、合格的心电图说起来比较容易，但实际工作中做起来并不简单，百分之百合格的心电图在临床并不多见，心电学工作者应当予以重视。一份合格的心电图应当具备以下几个基本要素。

1. 导联放置要规范、标准、完整。
2. 记录的心电图要基线稳定、波形真实。
3. 心电图机阻尼、滤波使用得当。
4. 及时、正确使用心电图附加导联。
5. 不能出现导联误接和伪差。
6. 准确捕捉心电图的阳性所见，特别是一过性异常心电现象。

二、心电图导联的正确连接

2009年出版的、由中华医学会组织编著、国内众多专家参与编写的《临床技术操作规范——心电生理和起搏分册》对心血管专业的各项临床检查做了详细的技术规定，其中包括心电图检查、诊断的各项要求，广大心电学工作者应当认真阅读、遵照执行。另外，中华心律失常学杂志于1998年第2期也颁布了中国心电标准化文件。这些仍是目前心电学届在参照执行的文件。

标准12导联系统包括肢体6个导联（Ⅰ、Ⅱ、Ⅲ、aVR、aVL、aVF）和心前6个导联（$V_1 \sim V_6$），图33-1是肢体导联六轴系统示意图。根据正常心电向量在该导联系统的投影，Ⅰ、Ⅱ、aVF导联的P波、QRS主波和T波均应直立向上，aVR导联的P波、QRS主波和T波均呈负向，Ⅲ和aVL导联也多以正向波为主。在Ⅱ和aVF导联R波振幅相对最高。常规6个心前导联（$V_1 \sim V_6$）最主要特点就是，正常情况下从右向左R波振幅逐渐增高、R/S比例逐渐加大，后者尤为重要。

心电图导联电极的正确放置是大家熟知的，不在此赘述（图33-2），操作标准一定要严格执行，特别是心前导联的位置一定要准确，以获得合格的标准12导联心电图，记录格式最好选用12导联同步心电图，如果

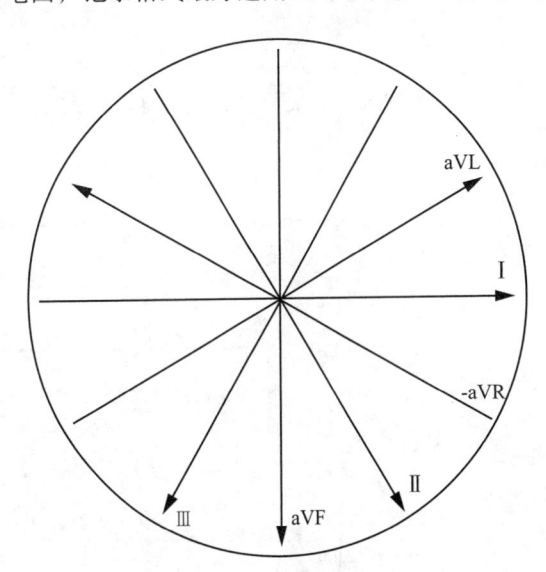

图33-1 肢体导联六轴系统

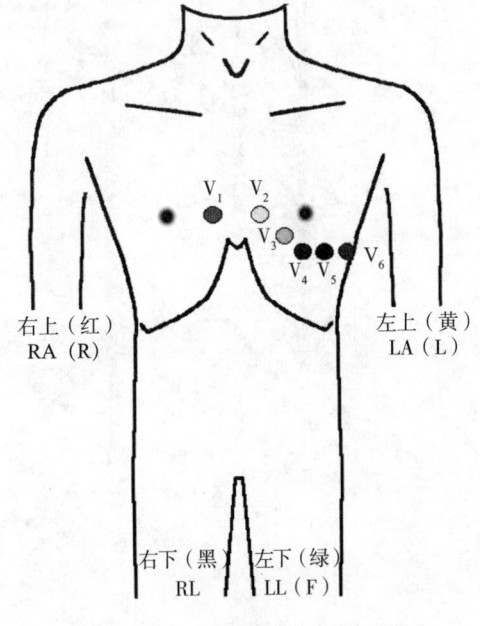

图33-2 心电图导联的放置位置图

波形振幅过高、重叠也可选用2×6导联同步（图33-3、图33-4），对于急性冠状动脉综合征（包括可疑患者）均应做18导联同步心电图（或3×6导联同步）。需要强调的还有两点：

1. V_1、V_2导联分别是在胸骨右缘和左缘，而不是胸骨右侧和左侧。

2. 对于乳房较大的女性，V_4、V_5导联一定要将电极放在乳房下缘，而不是乳房上面。

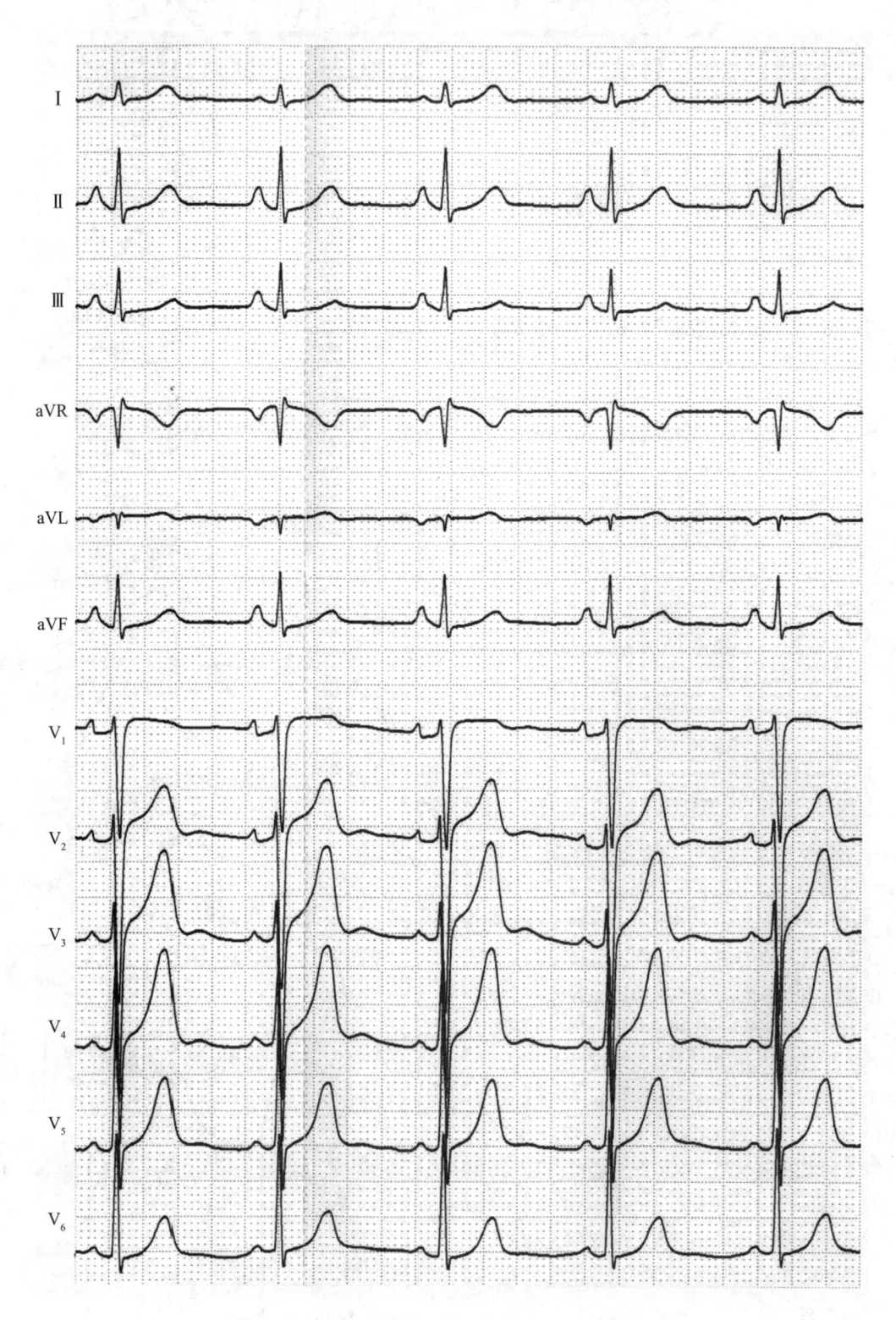

图33-3　标准12导联正常心电图（12导联同步）

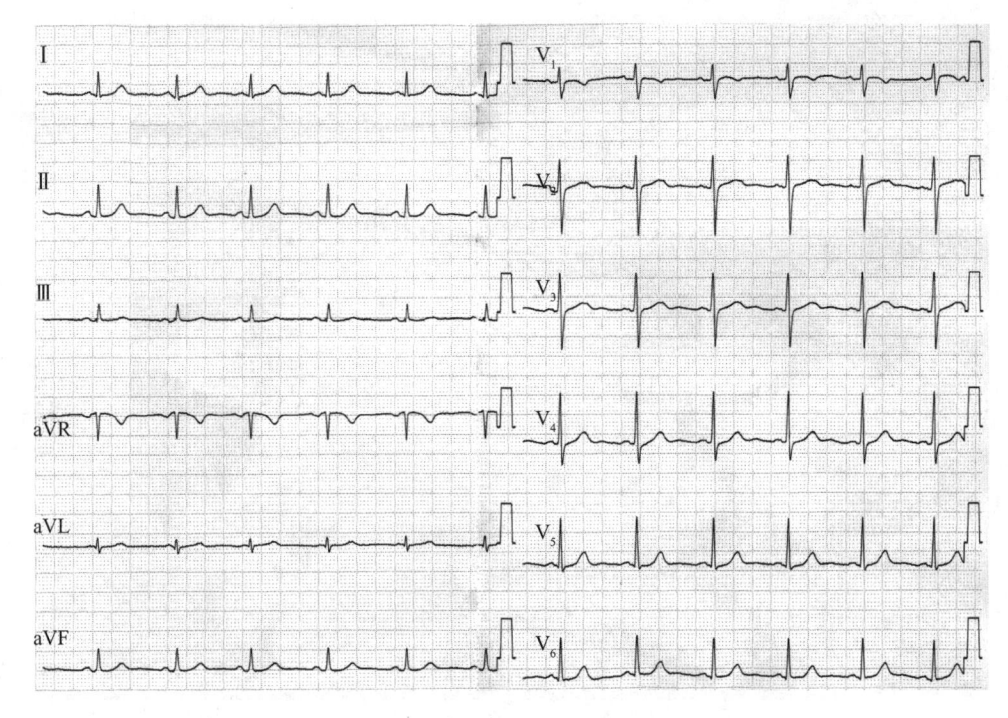

图33-4 标准12导联正常心电图（6导联同步）

三、导联误接与导联反接

绝大多数情况下，常规体表心电图在Ⅰ、Ⅱ、aVF、V_4～V_6导联的P波、QRS波及T波均应是正向波，如果出现反常规现象，如Ⅰ导联所有波形向下或Ⅱ、Ⅲ、aVF、V_5～V_6导联QRS波主波向下就应引起注意，警惕导联误接。

（一）心电图形态异常与导联误接

心电图形态显著异常，通常有两个可能，一是确属异常心电图，例如右心室肥大、左后分支阻滞、右位心等，二是导联连接错误。心电图导联误接常发生在初学者，误接的导联常常在双上肢，心前导联接错的可能也存在，但是认真观察很容易被发现、纠正。

1.上肢导联误接 上肢导联代表Ⅰ导联，左侧为正、右侧为负，因为心脏除极的额面最大向量指向左下，所以正常情况下在Ⅰ导联记录的均是正向波形。Ⅰ导联误接后，在该导联除所有波形倒置外，aVR导联记录到的波形是aVL导联（aVR与aVL导联互换），Ⅱ导联记录到的波形是Ⅲ导联（Ⅱ与Ⅲ导联互换），aVF导联波形没有变化，心前导联的波形是正常的（图33-5）。

2.左侧肢体导联误接 这种导联误接发生概率较低，如果发现Ⅰ导联的R波明显高于Ⅱ导联，同时伴有Ⅲ导联的所有波形倒置，则应考虑是左侧肢体导联接错。因为，此时Ⅰ导联记录的是Ⅱ导联的波形，而Ⅲ导联是其镜像图形，aVF导联记录到的波形是aVL导联（aVF与aVL导联互换），aVR导联形态没有变化，同样，心前导联的波形是正常的（图33-6）。

3.心前导联误接 这也是比较容易出现的问题之一，检查中一旦发现心前导联R波振幅不是逐渐递增，首先要注意的是导联放置是否正确，发现问题及时纠正，如果确认导联连接无误则提示可能存在前壁心肌梗死、左束支传导阻滞等异常心电问题（图33-7A、B）。

4.电轴右偏或左后分支传导阻滞 发生左后分支传导阻滞或电轴右偏时，Ⅰ导联的QRS波主波向下、T波可以倒置，但是P波通常是直立的。同时，必须满足形态学和额面平均心电轴异常两个条件，还要参考年龄（图33-8）。

5.右心室肥厚 特别是重度右心室肥厚的心电图，在Ⅰ导联R波振幅降低、S波加深（电轴右偏）、T波倒置，但是P波方向不会改变，V_1、V_2导联R波增高、R/S＞1、V_5、V_6导联S波加深，V_1～V_6导联很少出现R波振幅逐渐降低（图33-9）。

（二）导联反接

导联反接与导联误接是两个不同的问题。导联反接是人为改变导联的连接位置（特别是肢体导联），制造常规视觉效果，主要用以观察右位心（特别是镜像右位心）的心电图表现。在镜像右位心，心电综合向量指向右下，所以，正常连接导联记录到的心电图类似我们导联误接的结果，即Ⅰ导联所有波形均向下，心前导联的心电图形态也是反向，即从V_1～V_6导联R波逐渐降低而且R_{V_1}＞R_{V_5}。这类病例通常要将两个上肢导联反接后再描记心电图，此时在肢体导联可记录到一个接近正

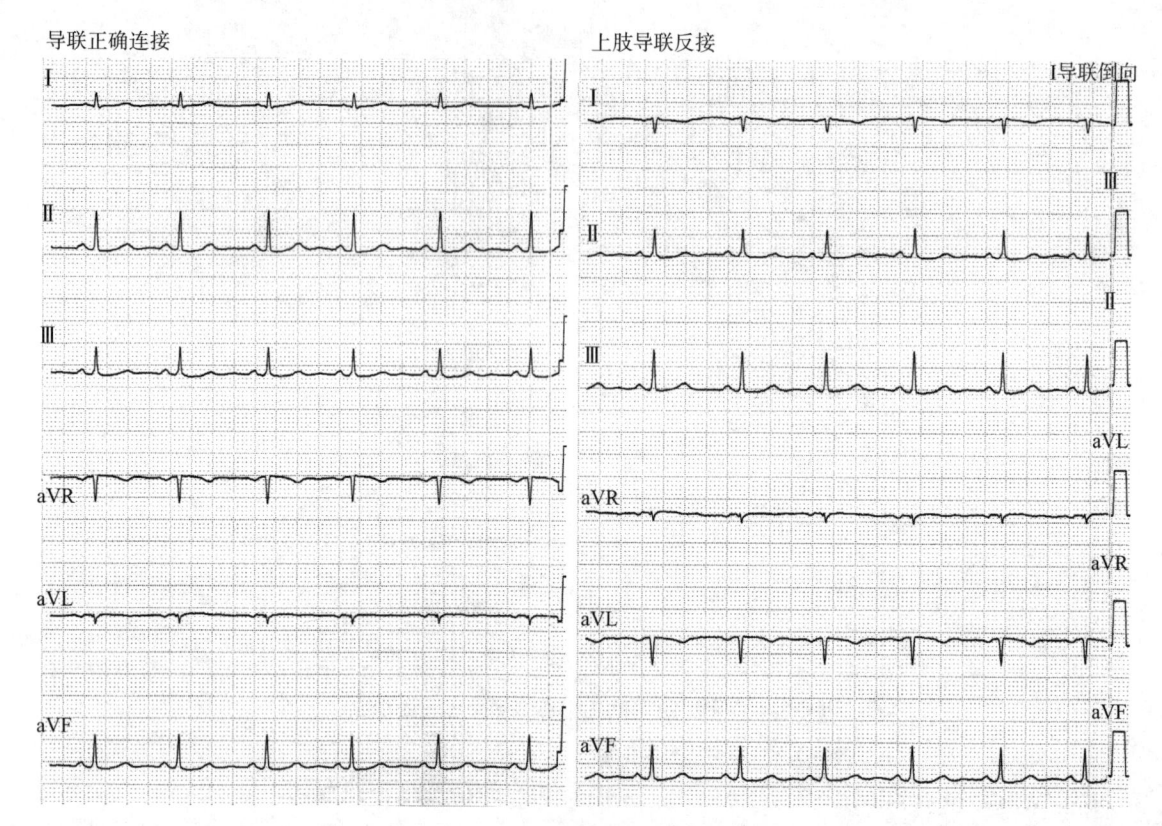

图 33-5　人为制造上肢肢体导联误接

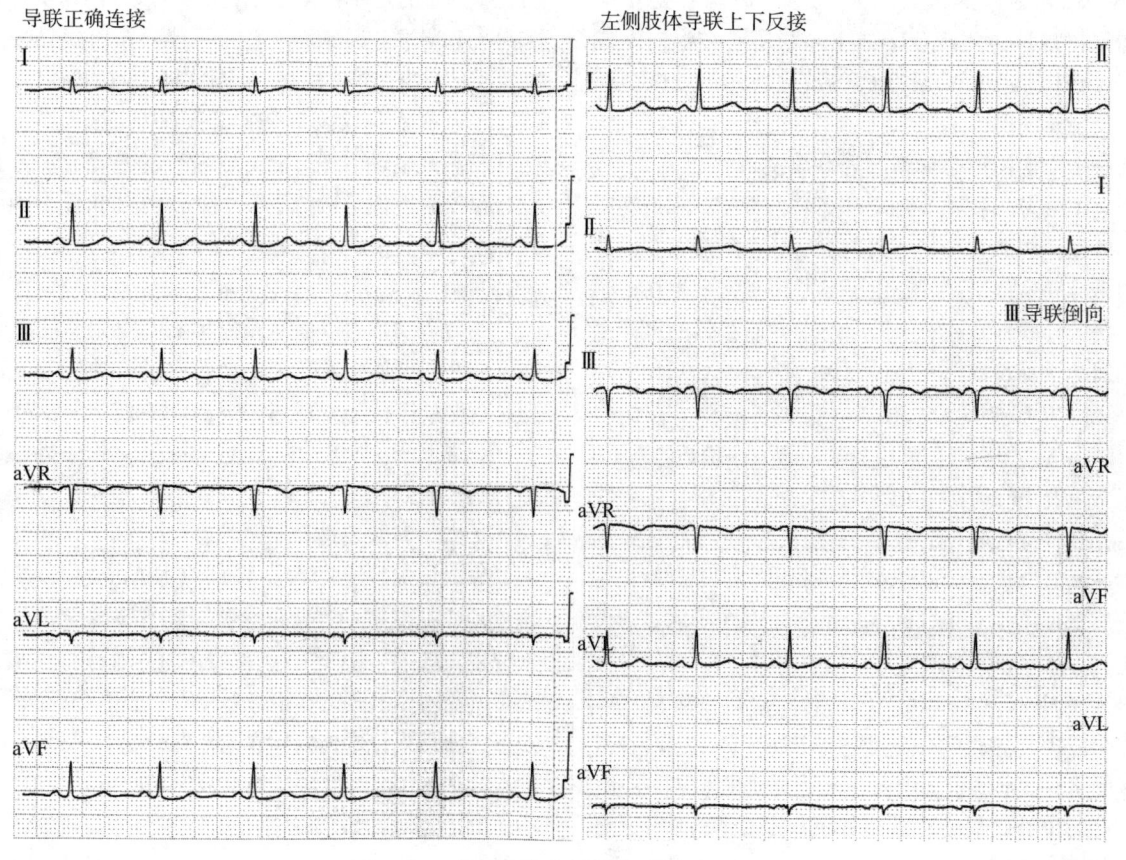

图 33-6　人为制造左侧肢体导联上下误接

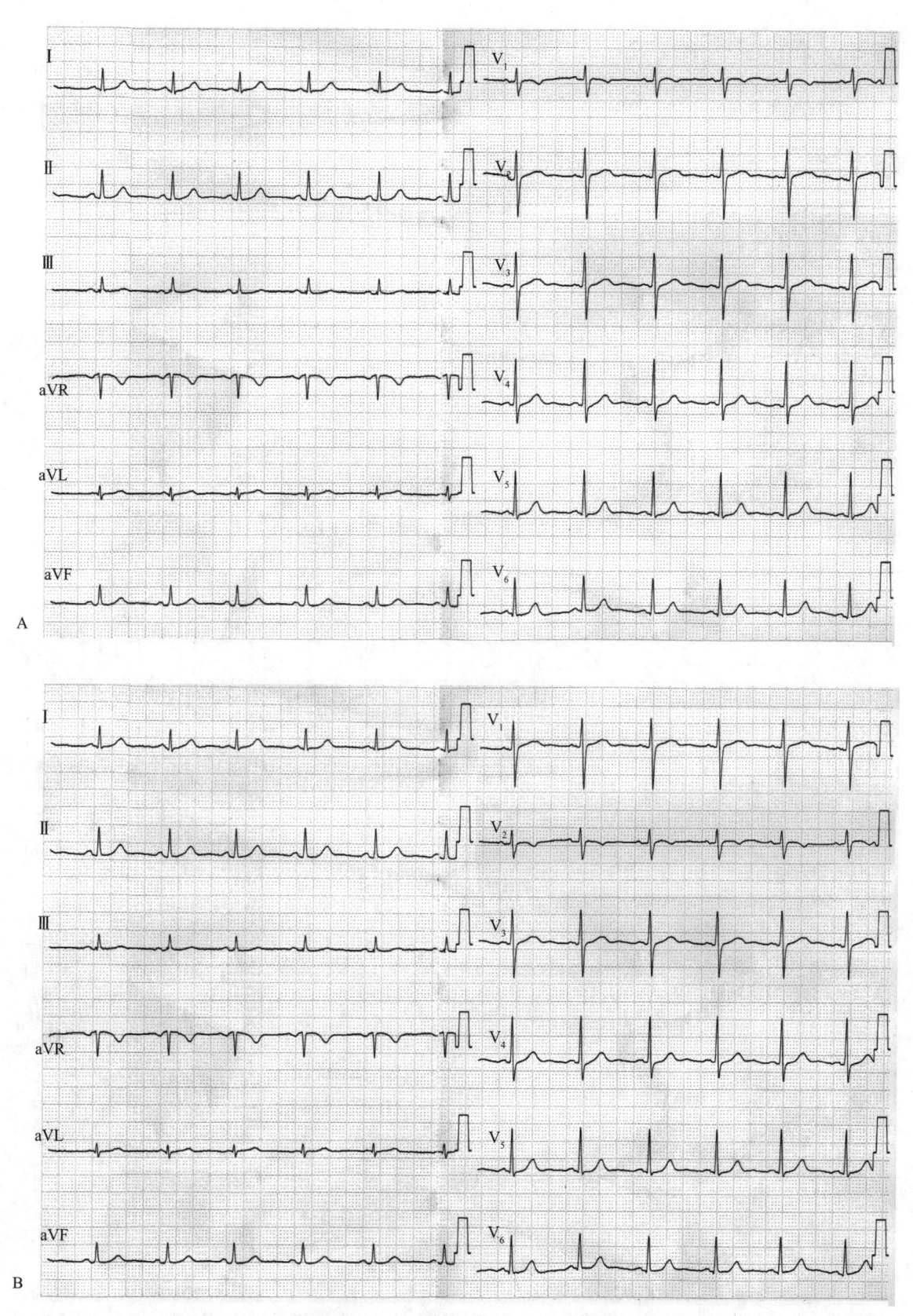

图33-7 A．人为制造心前导联误接（对照）B．V₁～V₂导联误接

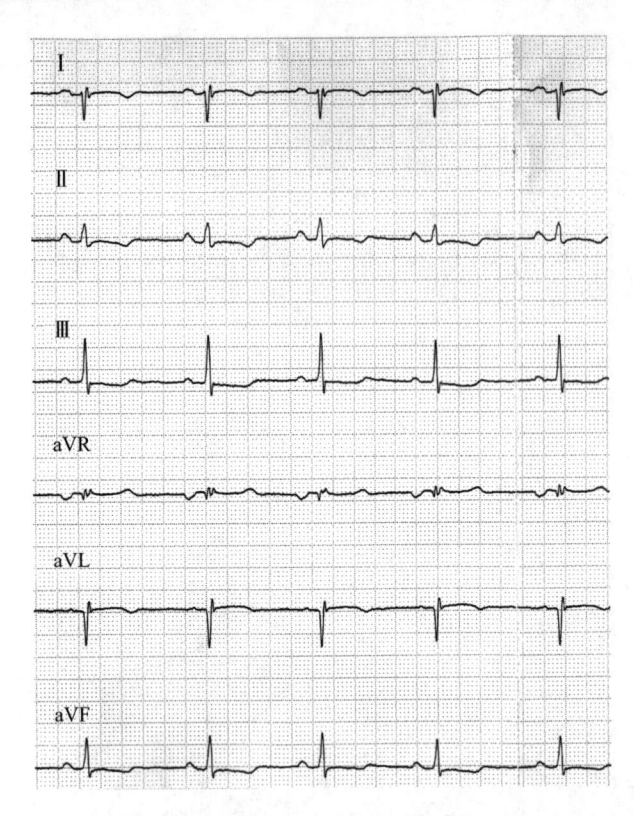

图33-8 电轴右偏

额面电轴＋125°伴ST-T异常，心前导联P波及QRS波无明显异常（忽略）。Ⅰ导联QRS波主波向下，T波倒置，但P波直立。其他导联P波形态、方向均正常，导联连接正确

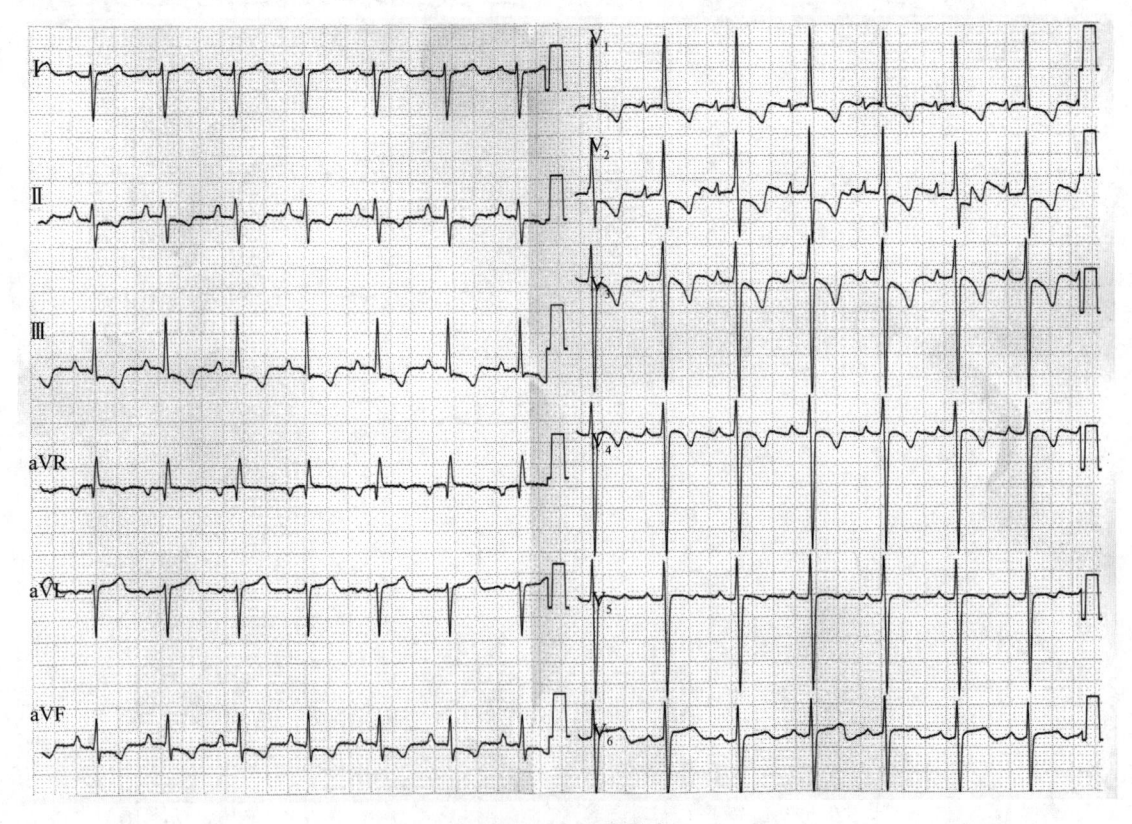

图33-9 右心室肥大

男性患者，16岁，临床诊断：先天性心脏病、室间隔缺损。心电图：P₁直立、P_{Ⅱ、Ⅲ、aVF}高尖、直立，QRS波在Ⅰ、aVL导联呈rS形，电轴右偏（＋130°），V₁导联呈qR形，R波振幅1.7mV，V₅、V₆呈RS形，R/S＜1，所有以R波为主的导联T波倒置，符合右心室肥大心电图表现

常的心电图（没有其他异常情况下），同时还要描记右侧心前导联心电图，以全面了解整体心电图情况，如果没有其他异常，应当从左向右R波振幅逐渐增高、R/S比例逐渐加大（图33-10A、B）。

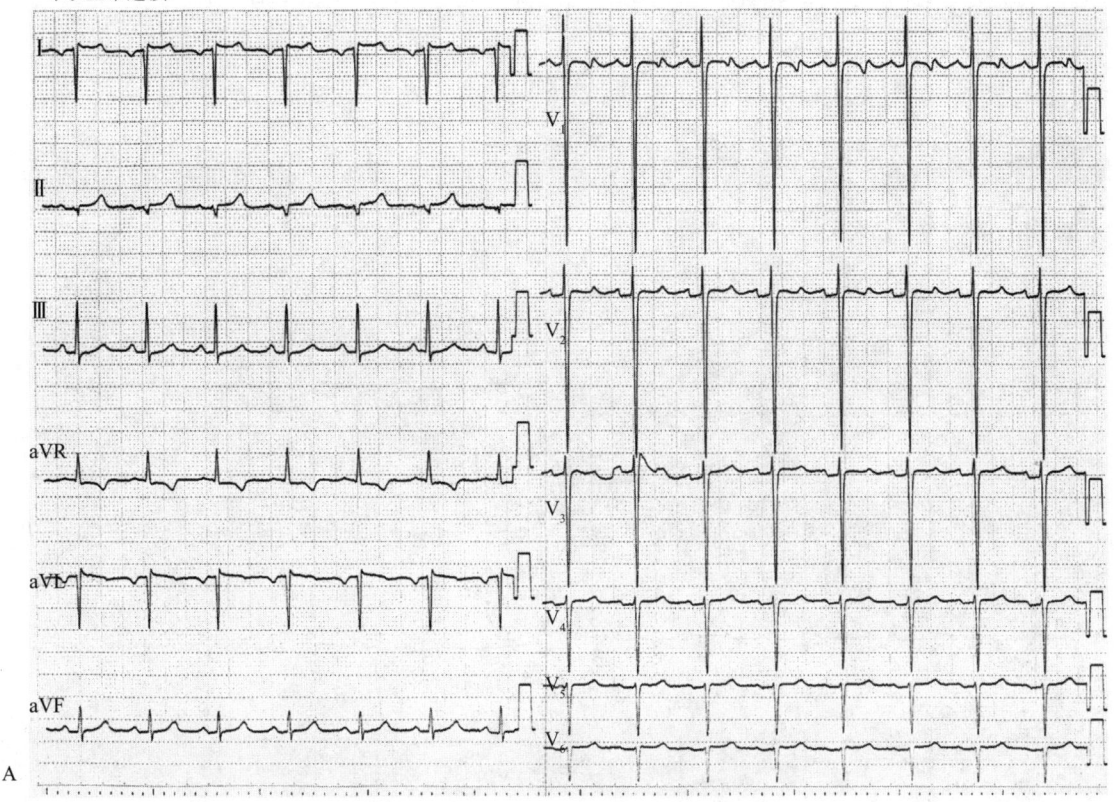

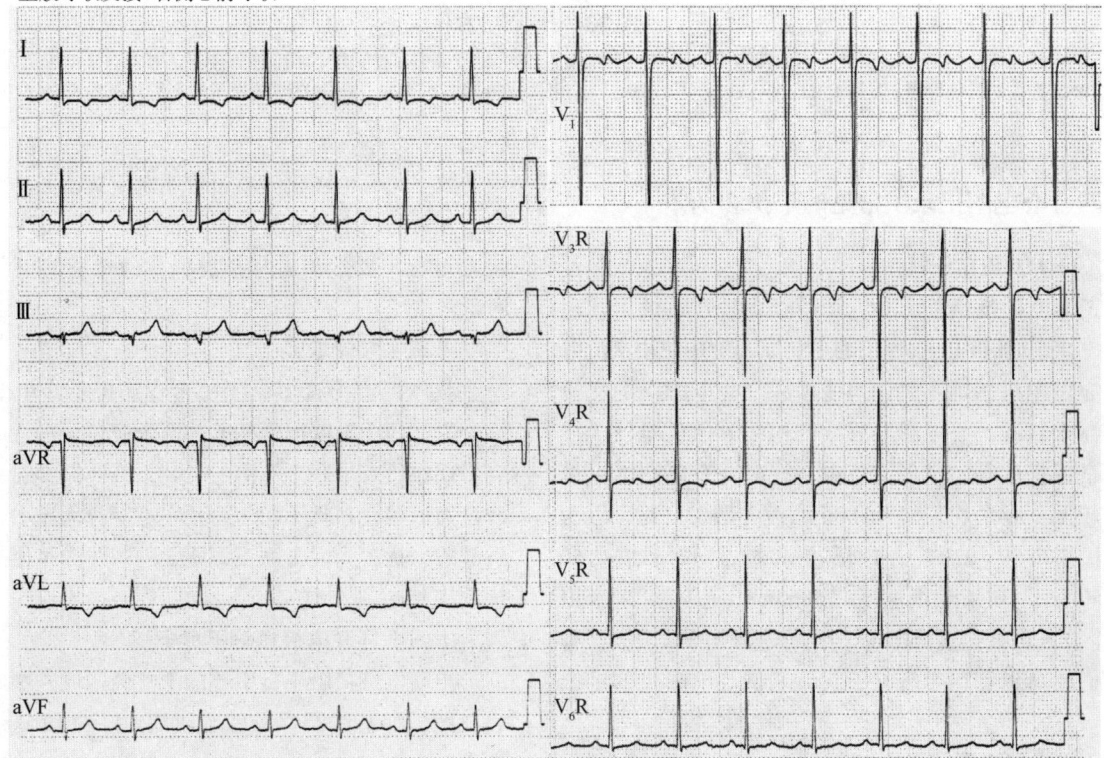

图 33-10　A. 镜像右位心；B. 镜像右位心-导联反接

先天性内脏转位、镜像右位心。肢体导联酷似导联误接，Ⅰ、aVL导联P波和QRS波主波均呈负向波，QRS波在Ⅱ导联呈rs形，Ⅲ导联呈Rs形，心前导联R波振幅均较低、且从右至左逐渐递减，导联位置放置无误，结合病史符合右位心心电图表现，将上肢肢体导联反接，并加做右侧心前导联心电图后，符合正常位置心电图

心脏右移与右位心是截然不同的两种情况，心脏右移的心电图没有特定的规律，心电图形态取决于心脏在胸腔的位置及其解剖关系，遇到这类心电图应当加以注意。图33-11是1例先天性心脏右移的心电图。

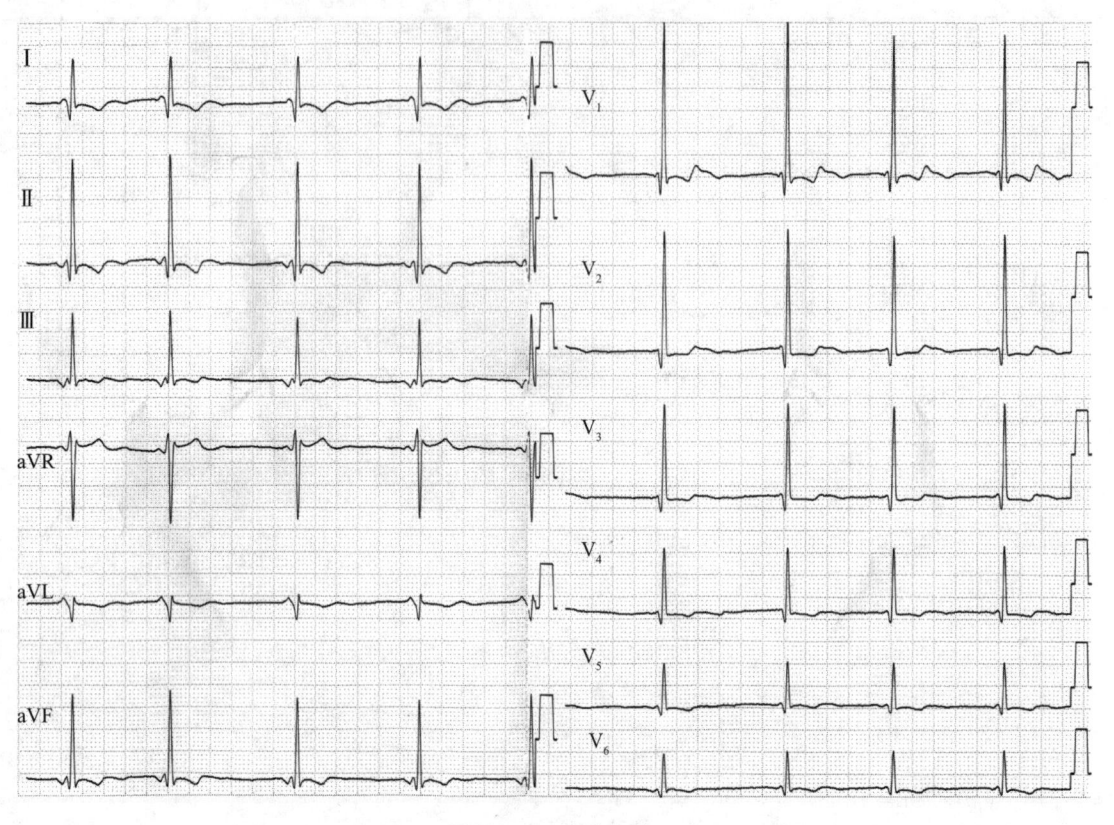

图33-11　心脏右移

患者女性，22岁，主诉"先天性心脏病史"。心电图：右侧心前导联和Ⅱ、aVF导联R波振幅显著增高伴T波倒置，以R波为主的其他导联P波和T波均倒置，PR间期0.09s，心电图支持双心室肥厚。超声心动图显示除心脏位置右移外，未见其他异常

四、心电图记录中常见的干扰和伪差

（一）交流电干扰

交流电干扰是临床心电图检查中较常见的干扰现象之一，造成这种干扰现象的主要原因是在使用交流电源时心电图机接地不良、地线松脱、心电图机的交流滤波器未打开、心电图导联线的地线（黑色电极）接触不良或松脱等。出现交流电干扰时，心电图上可见振幅较低、频率均匀的50Hz正弦波（图33-12）。因为我国民用市电（220V）的频率是50周，即每秒震动50次（50Hz），如果走纸速度是50mm/s，应当每毫米出现1个波，走纸速度25mm/s，则每毫米出现2个波。有时我们还可以利用交流电干扰波测试心电图机的走纸速度。

（二）肌电干扰

肌电干扰也是临床心电图检查中较常见的干扰现象之一，是由患者肌紧张造成，如检查时卧位姿态不正确、身体或肢体没有放松等，肌电干扰的波形多为频率较快且不等、振幅参差不齐的小锯齿波（图33-13），目前的数字化心电图机多具备抗肌电干扰滤波功能，但是对于较大的肌电干扰波仍然无能为力。因此，在心电图检查过程中要让患者尽量放松，检查室的室温也不宜过低。

（三）肢体振颤干扰

肢体振颤干扰多见于帕金森病患者，单个肢体振颤会引起两个导联出现伪差，两个肢体振颤者其干扰波会出现在所有导联上（图33-14），肢体振颤引起的干扰波多为振幅较高且不均匀、频率不等且无序。肢体振颤引起的干扰多为混合型，即明显的基线漂移伴有肌电干扰波。

（四）导联电极接触不良干扰

导联电极接触不良引起的干扰会造成一些酷似病理心电图，如基线漂移酷似心肌缺血（ST段偏移）波形失真等（图33-16）。

（五）常见动态心电图干扰

动态心电图检查过程中出现干扰现象比较普遍，常见的干扰现象多与常规心电图类似（图33-17），但也有其特殊性，造成动态心电图出现干扰原因主要有：

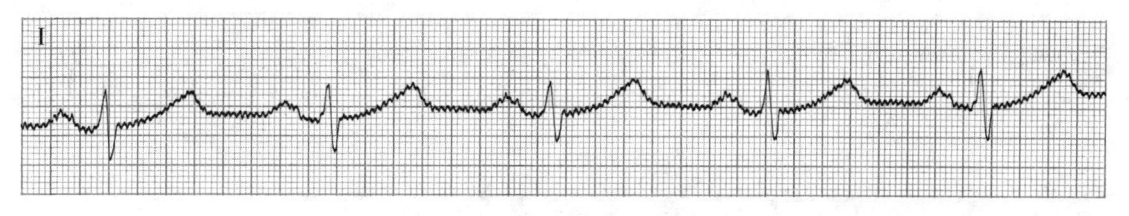

第33章　导联误接与心电图伪差　373

图33-12　交流电干扰
心电图中掺入频率规则、振幅一致的50Hz正弦波，在走纸速度50mm/s时，每毫米一个波

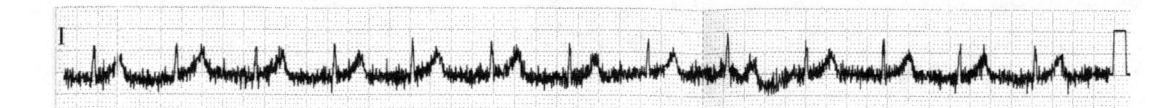

图33-13　肌电干扰
记录心电图过程中由于身体没有放松，心电图中出现频率、振幅不等的肌电干扰波

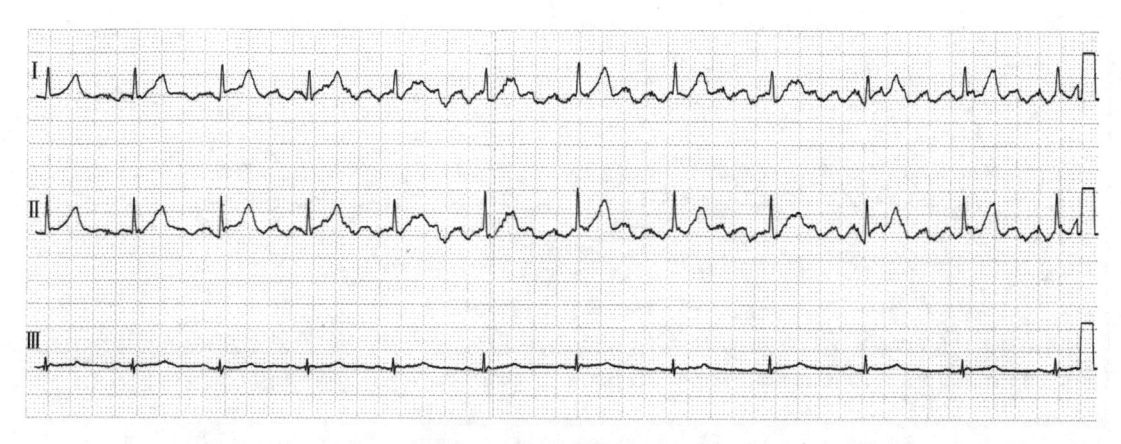

图33-14　肢体震颤干扰（1）
男性帕金森患者，右侧上肢抖动造成Ⅰ、Ⅱ导联出现频率较低的类似正弦波干扰，Ⅲ导联与右上肢无关，所以图形正常

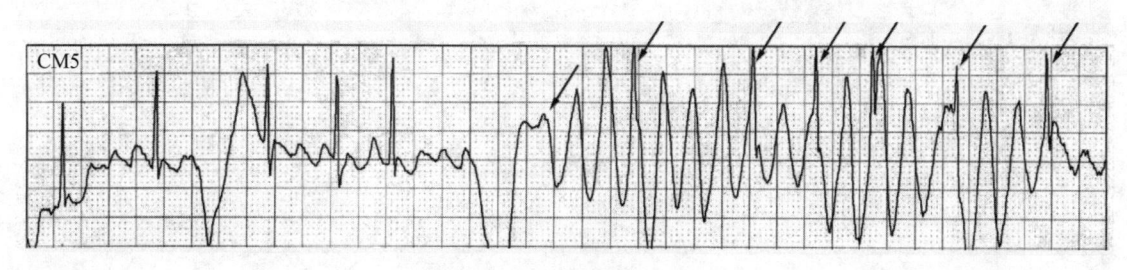

图33-15　肢体震颤干扰（2）
患者男性，56岁，冠心病、持续心房颤动患者，动态心电图记录过程中由于肢体过度活动而产生酷似心室扑动的正弦波（本图后半部分），仔细观察心电图可以发现QRS波（箭头所示）

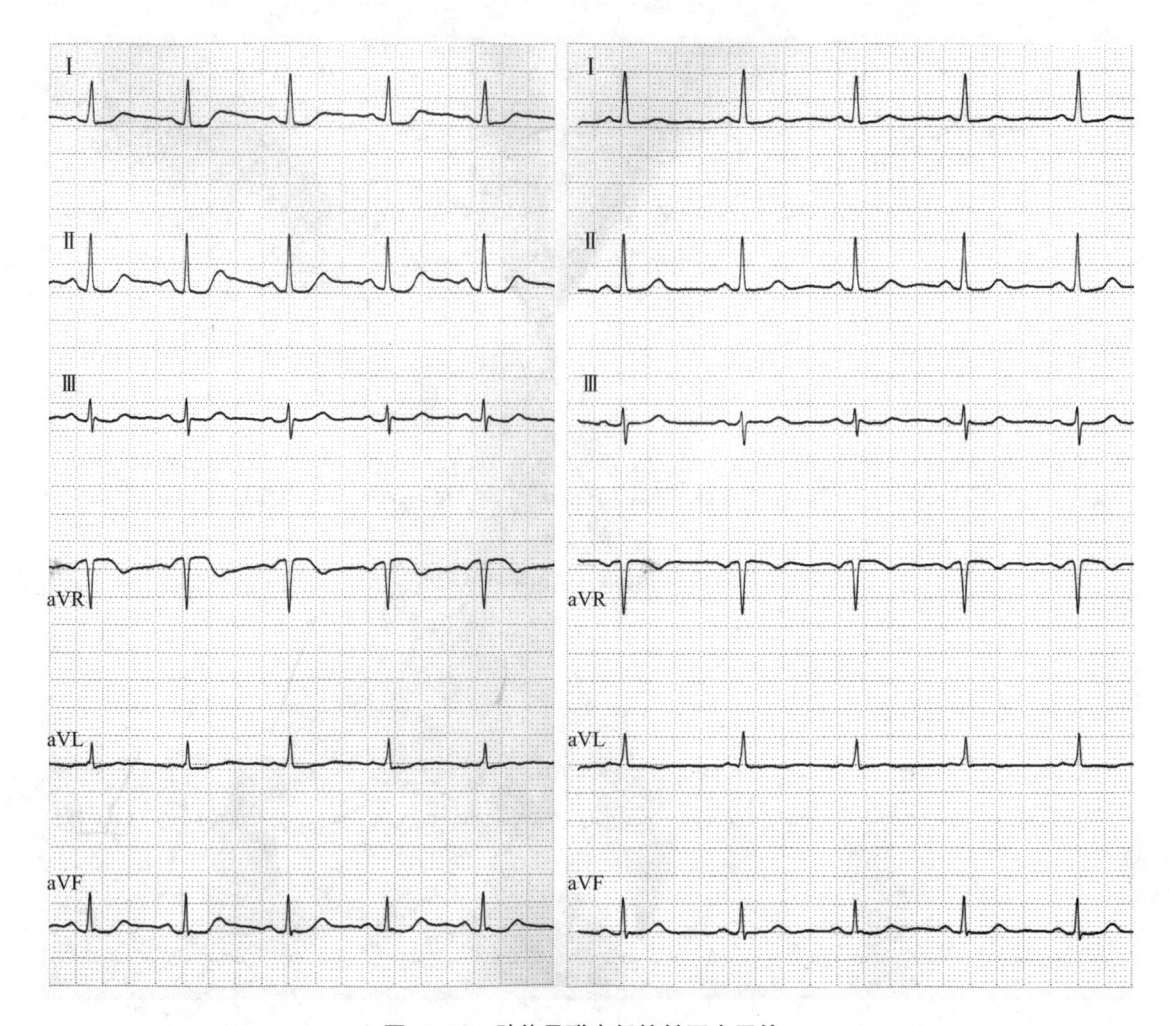

图 33-16　肢体导联电极接触不良干扰

描记心电图时由于皮肤处理不好，使导联电极接触不良，肢体导联出现"ST-T异常改变"（左图），但是这种心电图异常形态特殊、没有定位意义，考虑系肢体导联电极接触不良所致，调整导联后心电图正常（右图）

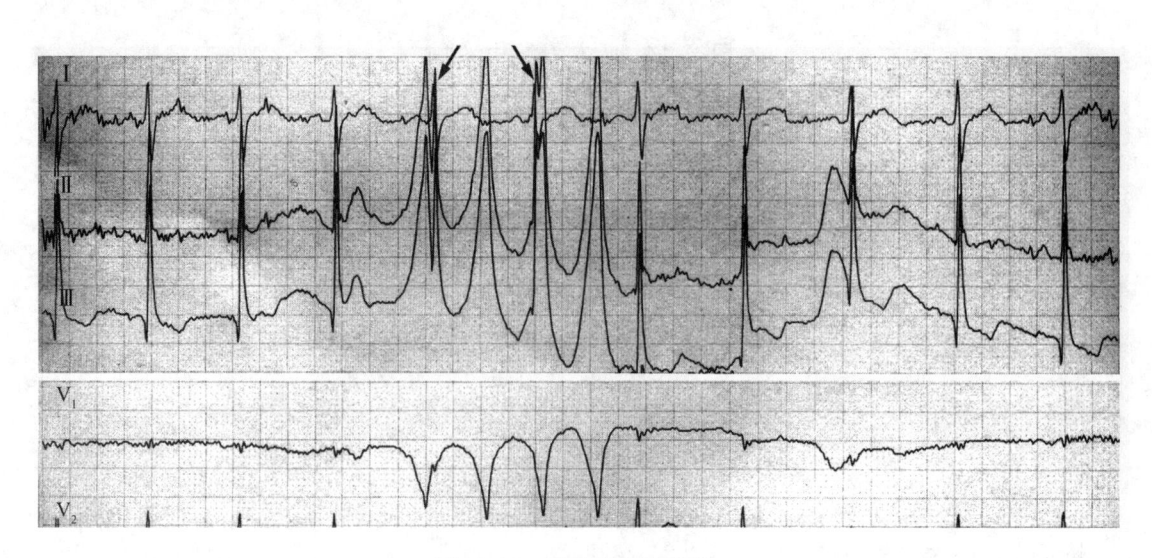

图 33-17　动态心电图干扰

患者女性，33岁，抓碰粘贴电极部位，造成心电图失真、酷似室速（V_1），观察其他导联可见隐藏在干扰波中的QRS波（箭头示处RR间期相等）

1. 因为胸部放置电极时间长造成局部瘙痒，抓碰粘贴电极部位。

2. 由于出汗或运动造成电极松脱。

3. 身体运动幅度、特别是上肢活动幅度过大。

4. 一次性电极质量不佳。

五、消除伪差的方法和临床意义

记录一份没有干扰和伪差的合格心电图，其真正意义是可以如实反映患者的心脏电活动情况，为临床诊断、治疗提供真实的客观依据，因为有些微小的异常变化可能就隐藏在伪差之中，有些心电图的形态学变化虽然不大，但对临床鉴别诊断确意义非凡，为临床提供合格、准确的心电图也是我们心电学工作者的基本责任。

虽然造成伪差的原因很多，但由于事出有因，所以一般情况下都可预防和消除，无论是常规心电图还是动态心电图，在做检查时应当注意以下几点。

1. 心电图室的位置应当远离磁场，远离大型电器设备、高频设备，检查床尽量避免与交流电线近距离平行放置。

2. 使用交流电源时，一定要接好地线，最好使用专用地线。

3. 检查时受检者仰卧，令其全身放松，平静呼吸，室温不宜过低。

4. 规范的皮肤处理，是应当先去除表皮油脂，再在放置电极处涂抹导电霜或生理盐水。

5. 导联电极连接要牢固，肢体电极与电极板的接触、电极板与皮肤的接触均要可靠、无误，心前导联电极吸球吸附力要适当，吸力不宜过大。

6. 记录心电图时要认真观察心电图机显示屏幕（或描笔的动作），及时、准确发现和捕捉异常心电现象。

（王志毅）

第34章

心电图运动负荷试验

一、检测技术概述

心电图运动负荷试验（常用活动平板运动试验、踏车运动试验）是指通过运动增加心脏负荷，使心肌耗氧量增加，用于冠心病及其他疾病的诊断、鉴别诊断及预后评价的一种检查方法。

二、检测技术的定义

心电图运动负荷试验（ECG exercise test）是指通过运动增加心脏负荷，使心肌耗氧量增加，用于冠心病及其他疾病的诊断、鉴别诊断及预后评价的一种检查方法。

三、心电图运动负荷试验的种类

1. 活动平板运动试验 活动平板运动试验是目前的器械运动中引起心肌氧耗量最高方式，并能人为的控制进程与运动耐量。
2. 踏车运动试验 踏车运动试验达到的心肌氧耗能力比活动平板运动要小，而无充分的"温醒"过程，其优点是占地面积小，运动过程中记录的心电图伪差相对较少。

四、检测技术的适应证和禁忌证

1. 适应证
（1）诊断冠心病。
（2）已确诊冠心病患者的危险性及预后评价。
（3）预测心血管事件和心源性猝死。
（4）评定运动能力和耐量。
（5）评定运动相关的症状。
（6）评定心率变异功能、心律失常、置入器械治疗的反应。
（7）医学对介入治疗的反应。

2. 禁忌证
（1）绝对禁忌证：①急性心肌梗死（MI），2d之内；②持续不稳定型心绞痛；③不受控制的心律失常伴血流动力学改变；④活动性心内膜炎；⑤有症状的重度主动脉瓣狭窄；⑥失代偿性心脏衰竭；⑦急性肺栓塞，肺梗死，或深静脉血栓形成；⑧急性心肌炎或心包炎；⑨急性主动脉夹层；⑩身体残疾不能承受该检测者（症状限制）。

（2）相对禁忌证：①左冠状动脉主干狭窄；②中度至重度主动脉瓣狭窄伴有相关症状；③快速性心律失常伴有不受控制的心室率；④完全性心脏传导阻滞；⑤肥厚型梗阻性心肌病；⑥最近卒中或短暂性脑缺血发作；⑦合作能力有限的心理障碍；⑧严重高血压收缩压或舒张压＞200/110mmHg；⑨未控制/检验结果异常，例如显著贫血，重要的电解质紊乱和甲状腺功能亢进症。

五、检测技术的基本设备的技术参数标准

（一）检测技术的基本设备
1. 活动平板运动试验检查仪。
2. 踏车运动试验检查仪。

（二）心肺复苏设备
除颤器、氧气、输液器、抢救车（内置心肺复苏必备药物）、断电电源保护器、血压表、听诊器。

（三）运动负荷量的确定
运动负荷量分为极量、亚极量和症状限制性运动试验。极量是指心率达到自己的生理极限的负荷量。这种极量运动量一般多采用统计所得的各年龄组的预计最大心率为指标。最大心率粗略计算法为：220－年龄数；亚极量是指心率达到85%～90%最大心率的负荷量，在临床上大多采用亚极量运动试验。例如55岁的受检者最大心率为220－55＝165次/分，亚极量运动试验要求其心率应为165×85%＝140次/分。症状限制性运动是以患者出现严重症状或体征作为中止运动指标。

（四）运动试验方法
1. 踏车运动试验（bicycle ergometer test） 让患者在

装有功率计的踏车上做踏车运动，以速度和阻力调节负荷大小，负荷量分级依次递增。负荷量以kg·m/min计算，每级运动3min。男性由300kg·m/min开始，每级递增300kg·m/min；女性由200kg·m/min开始，每级递增200kg·m/min。直至心率达到受检者的预期心率。运动前、运动中及运动后多次进行心电图记录，逐次分析做出判断（表34-1）。

2.平板运动试验（treadmill test） 这是目前应用最广泛的运动负荷试验方法。让受检者在活动的平板上走动，根据所选择的运动方案，仪器自动分级依次递增平板速度及坡度以调节负荷量，直到心率达到受检者的预期心率，分析运动前、中、后的心电图变化及运动量，临床表现，血流动力学改变四个方面判断结果。目前最常用的运动方案是Bruce方案（表34-2）。对于年龄大有心脏病患者宜采用修订的Bruce方案（表34-3）。

表34-1 踏车运动方案

级别	男性 kg/(m·min)	运动时间（min）	女性 kg/(m·min)	运动时间（min）
1	300	3	200	3
2	600	3	400	3
3	900	3	600	3
4	1200	3	800	3
5	1500	3	1000	3

表34-2 Bruce方案分级标准

级别	时间（min）	速度（km/h）	坡度（°）
1	3	2.7	10
2	3	4.0	12
3	3	5.4	14
4	3	6.7	16
5	3	8.0	18
6	3	8.8	20
7	3	9.6	22

表34-3 Bruce修订方案分级标准

级别	时间（min）	速度（km/h）	坡度（°）
1	3	2.7	0
2	3	2.7	5
3	3	2.7	10
4	3	4.0	12
5	3	5.4	14
6	3	6.7	16
7	3	8.0	18

六、检测技术的基本操作流程和要求

（一）运动试验前

1.复核检查适应证及禁忌证，简单询问病史，必要时体格检查，阅读12导联常规心电图和各种临床检查资料。评估运动平板负荷试验风险度。

2.检查前一天禁酒，检查当日吃早餐，餐后至少1h进行，检查前不得喝浓茶、咖啡、吸烟及饮酒，不能剧烈运动。

3.向患者介绍此项检查的检查目的、步骤、意义及有可能发生的危险性，以取得患者配合。并让患者阅读知情同意书，同意后本人或其代理人签字。

4.准备好心肺复苏设备及急救药品，防止检查过程中意外情况发生。定期检查药品有效期。

5.检查时应温度适中18～26℃，患者充分暴露前胸，电极放置位置如附图所示，即将肢体导联的电极移到躯干部，上臂电极置于锁骨下窝的最外侧，下肢电极置于髂前上棘上方季肋部下方。另亦可将下肢电极放置在左右锁骨中线与肋弓交界处。胸前导联位置不变。在电极安放部位，胸毛多者，剃除，用电极片携带的小砂片打磨患者局部皮肤，再用乙醇棉球擦拭脱脂。待乙醇挥发皮肤干燥后，再粘贴电极片。

将电极片贴在相应位置。患者穿好鞋套站立在运动平板上。将电极导联线连接在相应导联电极片上。复核导联位置。将血压感应电极置于肱动脉搏动最强处，绑好袖带，用以运动过程中测量血压。

6.告知患者运动过程中若有不适，如胸痛、头晕等及时告知医师，指导患者学会运动方法。

7.由一位受过良好训练的心内科医师参加（至少一名心电诊断医师，一名心内科医师参与检查）。运动检查室的房间位置，尽可能设置在心血管内科最近的位置。

8.运动前应描记受检者卧位、立位心电图并测量血压。

9.确定运动试验的方案。目前最常用的运动方案是Bruce方案。对于年龄大有心脏病患者宜采用修订的Bruce方案。

（二）运动中

1.连续监测心电图，每级记录一次心电图，如需要可多次记录。

2.血压监测，每级测量一次，如发现异常，应每分钟测量一次。

3.受检者的临床监护，运动中注意观察患者的一般情况，如呼吸、意识、神态、面色、步态等。告之患者如有胸痛、严重的疲乏、头晕、下肢关节疼痛等情况要及时告诉医师。如出现运动试验的终止指征，要立即终止运动，防止发生意外。

（三）运动后

1. 连续监测心电图　每2分钟记录一次心电图，至少观察6～10min，如需要可多次记录。如果6 min后ST段改变仍未恢复到运动前图形，应继续观察至恢复运动前图形。

2. 血压监测　每2分钟测量一次，至少观察6～10min，如发现异常，应每分钟测量一次。如果6min后血压仍异常波动，应每分钟测量一次，直至恢复运动前血压。

3. 检查完毕　进行结果分析应包括运动量、临床表现、血流动力学及心电图反应4个方面。书写诊断报告。

4. 诊断报告内容

（1）试验名称，如Bruce或其他。

（2）试验持续时间。

（3）试验最大运动当量（METs）。

（4）运动中最高心率是否达到靶心率及达到靶心率的百分比或未达到靶心率的原因。

（5）运动过程的最高血压，最低血压，运动前血压。对有价值的血压变化应详细描述。

（6）运动中有无不适症状，对不适症状的变化过程应详细描述。

（7）描述ST段运动前、中、后改变，描述ST段形态改变，持续时间，描述ST段改变与症状的相互关系。

（四）终止运动试验指征

1. 绝对指征

（1）试验中运动负荷增加，但收缩压较基础血压水平下降超过10mmHg，并伴随其他心肌缺血的征象。

（2）中、重度心绞痛。

（3）增多的神经系统症状（如共济失调、眩晕、近似晕厥状态）。

（4）低灌注表现（发绀或苍白）。

（5）由于技术上的困难无法监测心电图或收缩压。

（6）受试者要求终止。

（7）持续性室性心动过速。

（8）在无诊断意义Q波的导联上出现ST段抬高（≥1.0mm）（非V_1或aVR）。

2. 相对指征

（1）试验中运动负荷增加，收缩压比原基础血压下降≥10mmHg，不伴有其他心肌缺血的征象。

（2）ST段或QRS波改变，例如ST段过度压低（水平型或下垂型ST段压低＞2mm）或显著的电轴偏移。

（3）除持续性室性心动过速之外的心律失常，包括多源性室性期前收缩，室性期前收缩三联律，室上性心

动过速，心脏阻滞或心动过缓。

（4）劳累、气促、哮喘、下肢痉挛、跛行。

（5）束支传导阻滞或心室内传导阻滞与室速无法鉴别（aVR鉴别）。

（6）胸痛增加。

（7）高血压反应。

（8）缺少明确的依据，委员会建议SBP＞250mmHg和（或）DBP＞115mmHg。

七、检测技术的结果的判断标准

结果分析应包括心电图反应、临床表现、血流动力学及最大METs。

（一）运动试验阳性标准

1. 运动中出现典型的心绞痛。

2. 运动中心电图出现ST段下斜型或水平型下移≥0.1mV，持续时间大于1min。

3. 如运动前心电图已有ST段下移，则运动后ST段在原水平上再下移≥0.1mV。

4. 运动中或运动后在R波占优势的导联上ST段缺血性弓背向上型上移≥0.1mV。

（二）可疑阳性标准

1. 在运动中或运动后以R波占优势的导联上J点后80ms处出现ST段水平型或下斜型下移≥0.05mV而＜0.1mV。

2. ST段上斜型下移，J点后60ms处下移≥0.15mV或ST段斜率＜1mV/s（25mm/s走纸速度），持续至少1min。

3. U波倒置。

4. 出现严重的心律失常，如多源性期前收缩、室性心动过速、房室传导阻滞、窦房传导阻滞、心房颤动、心房扑动。

5. 异常心率恢复。指从运动峰值心率到2min后心率的变化少于或等于12次/分。

6. 运动后延迟的收缩压反应。指恢复期第3分钟的收缩压与第1分钟的收缩压比值大于1。

7. 运动中收缩压较安静时或前一级运动时下降≥10mmHg。

八、检测技术的结果的临床意义

（一）ST段的改变

1. ST段下移　运动时发生ST段下移改变是心肌缺血最可靠的指标，准确测量ST段很重要，通常选择QRS波群起点为等电位线。

（1）以运动诱发的ST段压低2mm或恢复期下斜形ST段压低大于或等于1mm作为诊断终点，是诊断任何

冠脉疾病都非常有用的标志。

（2）心电图运动试验的阳性标准为ST段水平形或下斜形下移或上抬≥1mm至少持续至QRS波终点以后60～80ms。

2.ST段上移　运动时诱发ST段上移往往发生在Q波心肌梗死的患者，常提示室壁运动异常或有室壁瘤，无Q波导联运动时ST段上抬则是提示局部心肌有严重的透壁性缺血或心外膜缺血，缺血区域相对应的冠状动脉有高度的狭窄。也可以是运动诱发左主干痉挛所致变异型心绞痛。

（二）T波改变

运动后单纯的T波改变对诊断一般无意义。T波假性正常化需结合临床并做进一步检查，如核素心肌显像证实有无心肌缺血。

（三）U波倒置

运动试验时出现U波倒置较少见，但具有较高的特异性，高度提示心肌缺血，是左前降支冠状动脉严重狭窄的标志。

（四）QRS波群改变

运动引起QRS波群的幅度改变是多种多样的，目前认为运动引起QRS波振幅的改变对心肌缺血的诊断和预测无价值。运动可引起左、右束支传导阻滞，但对诊断及预后无判断价值。对已知的冠心病患者运动引起QRS间期延长是心肌缺血的一种征象，运动引起一过性、非频率依赖性左前分支传导阻滞，常提示左前降支近端病变或三支血管病变。

（五）心律失常

运动时由于儿茶酚胺的分泌增加，心肌的兴奋性增加、传导加速、不应期缩短，因此往往在运动时诱发心律失常。运动试验诱发的心律失常最常见的是室性心律失常，主要是室性期前收缩。在健康人和患者中运动引起的室性期前收缩发生率相近，均为50%左右。室性期前收缩本身不能作为心肌缺血的诊断指标，但在已知冠心病患者及其他心脏病患者中，运动诱发的室性期前收缩时间越早，Lown分级级别越高，提示预后越差或病情越重。运动试验时引起的室性心动过速同样不单独是冠心病的诊断标准，因为除冠心病外，还可发生在有各种器质性心脏病的患者及健康人中。

（六）其他

1.P波异常　在患者胸痛心肌灌注显像，运动相关的P波持续时间和P波振幅异常，这一发现这可能是由于缺血时心房压力超负荷。

2.U波改变　运动诱发的U波倒置且心肌缺血的标志物升高1/4的患者提示单支左前降的疾病。

3.QRS波得分　基于在Q、R和S波的振幅运动性变化的指标被引入作为QRS波得分，并已涉及CAD的程度和心肌缺血的解剖范围。

QRS波得分已被单独列出，以补充ST段压低标准的CAD的检测。

4.二度房室传导阻滞　文氏型（莫氏I型），罕见，因为迷走神经张力在运动时减少，而交感神经张力增加。

运动诱发的莫氏II型房室传导阻滞的临床意义通常是与CAD或主动脉瓣狭窄并可能预示着永久的病变，在二度房室传导阻滞运动的发展过程中，试验应中止（静息心电图）。

九、运动试验危险度

1.早期阳性运动试验结果　Bruce方案1级2级出现ST段压低大于或等于1mm提示高危险度。可以进入第四阶段的患者，无论ST段反应如何，危险度均较低。

2.运动诱发的ST段压低≥0.1mV不能完成Bruce方案的第一阶段　属高危险度人群。这些患者平均年死亡率为59%。

那些至少可以运动至Bruce方案第三阶段，而无ST段改变的患者构成了低危险度患者（评估的年死亡率＜1%）。

3.变时功能不全　定义为达不到年龄预期的最大运动心率的80%～85%，或低变时性指数（以代谢当量水平校正心率）。结果显示，在2年的随访期内，低变时性指数与增加了84%的全因死亡率相关。

4.异常心率恢复　定义为从运动峰值心率到2min后心率的变化少于或等于12次/分。

结果显示，异常心率恢复患者6年内全因死亡率升高。

5.运动后延迟的收缩压反应　定义是恢复期第3分钟的收缩压与第1分钟的收缩压比值大于1。

结果显示，延迟的收缩压反应被认为有预测严重冠心病的存在的意义，对预测预后有意义。

十、其他注意事项

签署知情同意书：保护医疗安全，体现患者知晓权，减少医疗纠纷。

（李春雨）

第35章

动态心电图

动态心电图（AECG）通常也称为 HOLTER，是以研发者美国的物理学家 Norman.J.Holter 的名字所命名。于1933～1939年的研究成果是生物磁学的发现，证实了生物的脉冲信号可以产生磁场，并可以发送和接收；1947～1954年的研究成果是无线电心电图，开创了生物学遥测学理论；1961年动态心电图研究完成并投入临床。此项技术具有"长程"及"动态"两大特点，成为心电学技术发展史上的第二个里程碑。

动态心电图是将患者昼夜日常活动状态下的心脏电活动，用三通道或多导联记录器连续24h、有的可48h或更长记录，在专业技术人员干预下经计算机分析处理，并打印出图文分析报告和各类明细数据。常规心电图检查，因为受检时须在静息状态，姿势平卧，采集时间短暂，信息量小，尤其对于间歇性、阵发性、一过性的信息不易捕捉；而动态心电图则可将日常活动中心脏增加负荷时心肌供血状况、心肌细胞缺氧后的状况，以及夜间深睡时自主神经调节失平衡状态的心律状况进行检测，它不仅是心律失常、无症状心肌缺血首选的无创性检查方法，对药物疗效的评估和起搏器功能的评定也是重要的检测方法。尤其是捕捉复杂疑难心电图是临床心血管疾病诊断无可替代的重要手段。

一、临床应用范围

1. 对间歇性或阵发性的症状进行检测，并可评定患者有症状时相关的心律失常的诊断以及对运动时胸痛患者的评估。

2. 对不明原因的晕厥、头晕、黑矇现象及各类发作性心律失常的患者进行定性和定量分析，并对心律失常患者给予危险分层风险评估。

3. 对急性冠状动脉综合征尤其是无症状性心肌缺血的及时发现（远程心电实时监护对危急值可实施及时的电话预警）。

4. 对心肌梗死或其他心脏病患者的评估及生活能力的评定。

5. 评定窦房结功能，并可对心脏的变时性功能做初步评估。

6. 评定抗心律失常和抗心肌缺血药物的疗效。

7. 对植入起搏器的患者可捕捉有症状（如：心悸、黑矇、晕厥）时，ICD、CRT各类起搏器的工作状况，尤其对除外感知肌电，抑制起搏脉冲所致的长间歇和起搏器诱导的心动过速（PMT）可作出明确评估。

8. 对原发性心电活动异常的患者，常合并有遗传性离子通道异常（基因突变）（LQT、J波综合征、Brugada综合征等），以及各类心肌病等患者出现的恶性心律失常进行监测。

9. 可进行心率变异性、心室晚电位、Tp-Te间期、T波电交替、窦性心率、DC（心率减速力）、DR及睡眠呼吸暂停综合征等检测分析，并可根据这些无创的高危预测指标为患者进行危险分层风险评估，以便给予有效的干预性治疗。

10. 在心血管病康复中的应用：可定时、定量、智能的监测术后或康复患者在日常生活中的生理反应和生理节奏的健康状况和病情变化（根据个性化需求进行监测）；实时同步监测/分析心电数据和运动信号，分析运动类型和强度。

使医师能根据评估结果，为患者定制康复方案；根据方案，提醒患者康复锻炼的时间和强度。确定靶心率，分析其康复效果，参考HRV指数，对康复状况做初步评估，调整运动处方和修改康复指导意见。

11. 远程心电实时监测与远程动态心电图在临床的应用：可进行远程会诊/分级诊疗，医联体协同医疗服务，院前应用于急救车转运患者路途中危急值预警；应用于院中住院患者，尤其是应用于ICU、CCU及重症患者进行实时监护危急值电话预警；还可应用于院后随访管理（术后患者）。

以下是远程心电实时监护电话危急值预警的案例（图35-1）：

上午9：38分戴机

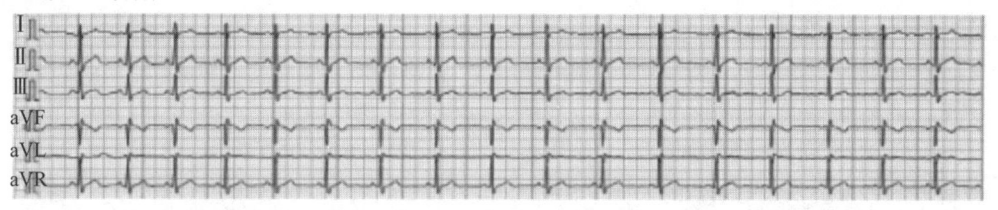

凌晨4：11Am² 电话预警！

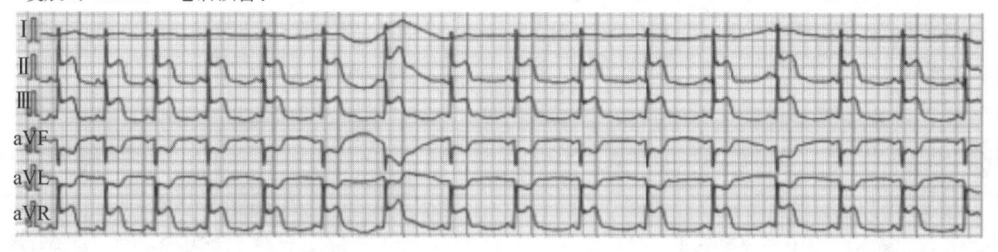

凌晨4：21Am² 经医师干预后ST段逐渐回等电位线

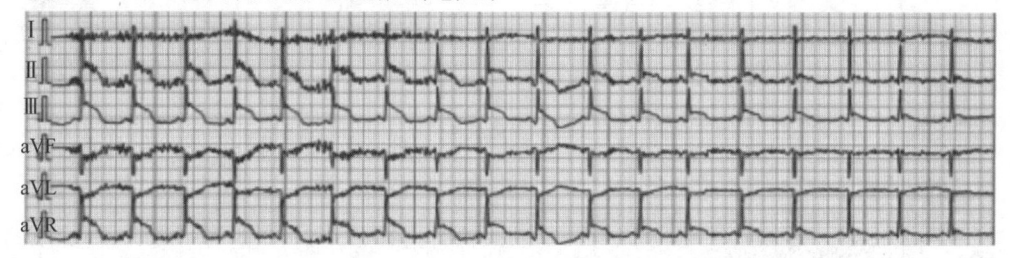

图35-1 远程实时监护应用于急性冠状动脉综合征的危急值电话预警

二、导联系统与基本技术指标

（一）动态心电图的导联系统

动态心电图的导联从2通道、3通道已发展到12导联（18导联系统）。这些年的临床实践证明，12导联可有助于确定室性期前收缩、室速和旁路的定位，以及明确评估心肌缺血的部位和"罪犯血管"。在心律失常方面，动态心电图的12导联系统并未取代3通道的动态心电图系统（尤其在国外），只是两种记录方式和系统根据病情进行各有侧重的选择，在临床应用上可互补。目前动态心电图记录器采用的导联系统最常用的有以下几类：

1.三通道双极导联 是目前临床最常用的7条电极导线构成的MX导联（胸骨柄垂直导联），其选择的三个导联是CM5（V_5）导联（QRS波群振幅最高，对ST段抬高及压低最敏感）；CM1（V_1）导联（能较清楚的显示P波）；CMavf导联（能显示右冠或左回旋支血管病变引起的ST段抬高、压低），因此，左心室面＋右心室面＋下壁模拟导联已成为目前动态心电图最常用三通道双极导联的最佳组合。

2.二通道双极导联＋起搏通道 在三通道双极导联基础上，将其中一个通道用于起搏脉冲专用通道。

3.动态心电图12导联系统（胸前模拟导联） 动态心电图应用的12导联系统与平板运动试验是相同的，对室性期前收缩、室速和旁路的定位，以及明确评估心肌缺血的部位和"罪犯血管"的应用是优于目前的三通道、还有6导联或8导联，动态心电图12导联系统可以近似于但不完全等同于标准常规12导联心电图。

胸前模拟12导联和常规12导联心电图的比较：

（1）QRS波电轴右偏（Ⅰ导联R/S≤1）。

（2）Ⅱ、Ⅲ、aVF导联中R波振幅增加。

（3）Ⅰ、aVL 导联R波振幅降低。

（4）同时可有ST段和T波的改变。

运用数学推导方法，还可以从12导联记录的心电数据形成衍生出18导联心电图（可针对心脏后壁和右心室心肌缺血或梗死患者）。

（二）与心电图波形质量相关的基本技术指标

动态心电图系统是由记录系统、回放分析系统和打印机三部分组成。专业人员应该对记录器影响心电图波形质量的关键指标大概了解，即：频率响应、采样率和模数精度。

1.频率响应 是电子学领域中用来衡量线形电子学系统性能的主要指标。目前多数记录器的频响范围是0.5～60Hz，低频下限频率过高时，可使动态心电图波形的ST段产生失真，如高频的上限不够高时，动态心电图的影响表现为Q波、R波和S波的波幅变低，形状变得圆滑，R波的切迹和δ波可能消失。

2.采样频率 是指记录器每秒钟采集心电信号电压的点数。采样率越高心电图波形的失真就越小,所采集的数据就会更加精确的表示连续的心电图波形;当采样率过低时,Q波、R波、S波的波幅都会减小,波形呈阶梯状,心电图上将会丢失部分有意义的信息,应用适当的采样率是必要的。目前多数记录器的采样率为128Hz、256Hz、512Hz,但对于频响上限达100Hz的系统来说,合适的采样频率应达到,对于有起搏信号通道的记录器其采样频率要求会高。

3.模数精度 是指运算采样数据并进行模-数转换采集信号的能力,用数码的二进制位数表示,最小为8bit,目前临床使用较广泛的多为12bit至24bit,模数精度可决定QRS复合波振幅测量的准确性。

记录器的频率响应、采样率和模数精度应该是一个和谐的统一,如果采用较低的模数精度,则会使QRS复合波振幅精确性减低;如果过高追求太高的采样率,会使记录的数据成倍的增加,为数据的下载和存储带来较大的负担,并影响分析效率。另外,采样率还与打印机的高清精度也有相关性。

三、动态心电图检测的操作流程

(一)动态心电图佩戴操作流程

1.佩戴前的准备工作 专业技术人员根据临床医师的申请单内容将患者的病案号、姓名、性别、年龄、临床诊断等相关资料填写在HOLTER资料袋封面上,再根据病情需要或临床要求选用三通道、12导联或起搏记录器,并准确写明记录器或闪存卡的编号,以便次日拆除记录器时进行核对(用资料袋的目的是使患者的资料不易相互混淆)。

2.物品准备 记录器、患者导线、闪存卡(或固态的记录盒)、电池、优质的电极片、胶布、绷带、95%乙醇纱条、专用砂纸、患者监测日记。

3.皮肤处理 用乙醇纱布擦拭需贴电极片的部位,再用专用砂纸轻擦,砂纸在皮肤表面的角化层刻划出多条致密小槽,使导电液能更快更好地渗入角化层,阻抗能很快下降,使偏移电压趋向稳定(偏移电压的起伏与心电信号叠加可导致基线漂移和伪差)。

4.动态心电图电极片贴放位置

三通道 MX 导联即:胸骨柄垂直导联粘贴位置(图35-2)。

第一通道CM_5(相当于V_5导联):红色"+"位于左腋前线第5肋,白色"-"位于胸骨柄侧。

第二通道CMavF(相当于avF导联):棕色"+"位于左锁骨中线第7肋,黑色"-"位于胸骨柄处白色和蓝色中间(有的厂家是黑色"+",棕色"-",可根据图形而定)。

第三通道CM_1(相当于V_1导联):橙色"+"位于胸骨右缘第4肋,蓝色"-"位于胸骨柄右侧。

地线:绿色位于右锁骨中线第6肋。

12导联动态心电图电极片粘贴位置(图35-3)。

RA:位于右锁骨中线第2肋。
LA:位于左锁骨中线第2肋。
LL:位于左锁骨中线第7肋缘。
RL:位于右锁骨中线第7肋缘。
CM_1:位于胸骨右缘第4肋。
CM_2:位于胸骨左缘第4肋。
CM_3:位于CM_2和CM_4连线的中点。
CM_4:位于左锁骨中线第5肋。
CM_5:位于左腋前线第5肋(与CM_4呈水平线)。
CM_6:位于左腋中线第5肋(与CM_5呈水平线)。

5.电极片的粘贴和固定 将电极导线按规定颜色扣牢在电极片上,胶布固定后再用绷带将胸前导线捋顺系牢,以减少或避免发生伪差。最后把绷带顺腰围固定好。

6.安装电池 将测量好的电池放入记录器,观察确保记录器的运行正常后,向患者嘱咐注意事项及填写检测日记的要求和拆机时间,最后将记录器装入盒套,斜肩佩戴即可。

(二)动态心电图造成干扰伪差的因素

1.仪器设备抗干扰的指标是否达标。
2.电极片质量是否达标。

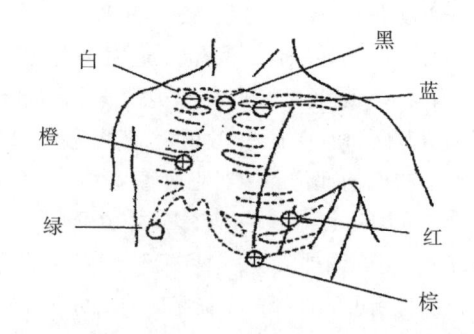

图35-2 三通道双极导联电极的贴放位置

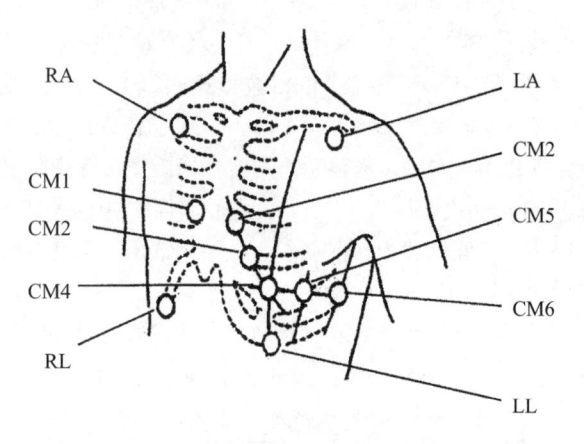

图35-3 12导联动态心电图电极片粘贴位置

3.电极导线（老化/部分断裂）。
4.皮肤处理。
5.电极片粘贴位置选择（选择突出或平坦的位置）。
6.导线固定。
7.防止静电并远离磁场（穿着静电小的内衣）。

总之，动态心电图记录仪在患者佩戴一昼夜中避免不了日常活动、体位变动、过度换气等因素的影响，只有重视并防止各种造成干扰伪差的环节，才能给临床提供出一份高质量的动态心电图诊断报告。

四、动态心电图回放分析与报告书写

（一）回放分析中编辑技术的应用

1.散点图：是通过海量数据反映瞬间的心动周期变化方面有着特有的功能，把复杂的心律失常用简单、直观的图形分布表达出来。从宏观上提示一个评估意向，尤其是有些不同的诊断在心电图上的图形表现得很近似，但是在散点图的布局上却泾渭分明，因此可以借助散点图进行有效的鉴别。

2.栅状图：以栅栏状的形式表示每一个心动周期所产生RR周长动态瞬间的变化，通过栅栏状的RR间期细微改变提示心电活动的改变。

3.趋势图：指软件对24h数据分析后的各类指标进行统计总结，可显示各项指标的变化轨迹的图形，常用的趋势图分类有心率、RR间期、ST段、室上性与室性事件。

4.心搏的模板确认、Demix波形叠加等。

5.直方图：软件对24h数据分析后以直方图的表现形式显示各项心律失常事件的统计结果，对各类心电活动的质和量以及在特定时间段的分布状态。

6.数据分析与参数调整：数据自动分析处理时，心电图的部分异常表现未能识别，阳性出现遗漏，可针对心电图的具体问题对各类参数的默认值进行调整：

（1）模板的相似度（灵敏度/模板量的限制）：通过对模板确认核实，检出识别不正确的模板进行处理更正（模板功能模块中无P波模板，室上性期前收缩伴宽QRS波群的形态，与室性识别准确性较差）。

（2）期前收缩的提前度（由于不在提前度范围会影响期前收缩不能有效识别时需调整）。

（3）长R-R间期（通常默认值是2s，根据具体需要可进行调整）。

（4）ST段的偏移测量以J点为准（X点是依据心率的快慢定为40ms、60ms、80ms）。

（5）不应期（对高大T波、尤其起搏器脉冲钉样标记或畸形图形被误识别为心搏时可应用调整）。

（二）动态心电图的报告书写

根据编辑后打印的"报告摘要"和"小时列表"所提供的每小时数据，给临床提供一份完整的动态心电图报告。报告的书写分为三部分：

第一部分：概括监测中的各类数据。

此部分表现在系统产生的报告首页中，其内容概括了监测全程的总时间和一昼夜的总心跳数、最快、最慢心率和平均心率，以及发生的具体时间，还包括监测中检出的各类心律失常的数据及发生时间。

第二部分：动态心电图诊断及评估结果。

此部分须使用心电图诊断名词术语，简明扼要，并按以下顺序进行规范书写：

1.基本心律类别：如窦性心律或异位心律、起搏心律或自身心律等。

2.与窦房结和房室相关的阻滞及各类停搏：如窦房阻滞、房室传导阻滞、窦性停搏。

3.早搏类：从心脏高位往下排列，如房性期前收缩、交界性期前收缩、室性期前收缩。

4.逸搏类：同期前收缩，由高位向下排列。

5.其他：如心室预激、束支传导阻滞、室内传导阻滞。

6.ST-T改变。

第三部分：报告的补充说明。

报告的补充说明是动态心电图报告书写的重要组成部分，凡不属于心电图诊断名词术语而又需要对临床重点提示及详细说明的内容均可在补充说明中书写。尤其是下诊断较纠结的情况可在此描述，通常需要补充的具体内容如下：

1.患者有症状时的心电图表现需要详细描述。

2.监测中的最快心率低于90次/分，最慢低于35次/分，总平均心率低于55次/分或快于90次/分（有基础心脏病时为80~85次/分），24h总心搏小于8万或快于14万，均应向临床重点提示。

3.ST段压低、抬高的形态描述，以及与心率增快和症状有无相关性。尤其是一过性的ST-T改变需详细描述形态、程度和持续时间。

4.报告摘要中"Pauses"的性质类别和最长RR间期以及发生的具体时间，例如"Pauses"指大于1.8s的长RR间期，最长2.8s，发生在 2：26Am^2，系阵发心房扑动终止时的窦房结恢复时间。

5.报告摘要中"心动过缓"（有别于最慢心率）的性质和最缓心率及发生的具体时间，例如：心动过缓系二度房室传导阻滞心室脱漏呈2：1下传所致，最缓心室率35次/分，发生在次日凌晨3：23Am^2。

6.起搏器心电图报告在补充说明中可写明起搏器的工作方式、自身心律与起搏心律、心房及心室起搏所占的百分比等内容。

7.尤其是有些图形诊断不宜定夺，又不能忽视时，可在补充说明中将图形现象给予描述。

另外，在报告书写的诊断名词和补充说明中，动态心电图检测比常规心电图容易捕捉到心律失常的演变过程，而且在一昼夜中常会出现多类心律失常，所以在结论评定时的一些诊断名词和补充说明的用语需加以规范化。

1.逸搏心律（指异位自主心律）：可根据其自主心律的特征、频率范围写出交界性（或室性）逸搏心律；如超出各自逸搏心律的频率范围，可写为"加速性交界性心律或加速性室性心律"。

2.期前收缩性的心动过速，以持续30s为界，可分为"短阵"与"阵发性"，如是阵发性的，在报告结论的补充说明中需将最长一阵的起始与终止时间及持续时间进行描述。

3.与频率无相关性的诊断，如传导阻滞和心室预激等不是持续性的，而是不规律的出现，可写为间歇性。如间歇性束支传导阻滞、间歇性心室预激、间歇性一度房室传导阻滞、心房感知不良等。

五、动态心电图的诊断与评估

动态心电图检测分析及诊断基本上是参照和依据常规心电图的诊断评估标准进行的，但又有其自身特点，由于动态心电图受检者的年龄、性别、职业，还有体位、活动状况、睡眠、饮食、情绪等，均可能对心脏的电活动产生影响，但随着生物电节奏与生理状态的变化又会有一定的规律，关于国人动态心电图正常范围和心律失常的标准，以及ST-T改变诊断评定标准的重要参考依据，还有待于大样本的深入研究方能完善和确立。

1.关于窦缓与窦速　在常规心电图中，窦性频率小于60次/分是窦缓的定义，但在动态心电图并不适宜，正常成年人在夜间睡眠中或凌晨4～6时的窦性频率常见于40～60次/分，甚至小于40次/分；而窦速在常规心电图中的定义是100次/分，可是在Holter监测中，随着情绪的激动和体能活动量，正常成年人窦性心率常可达110～150次/分，所以在Holter检测时，在评定结论中一般不诊断窦缓和窦速。但是，如果最快心率小于80次/分，总平均心率小于50～55次/分，诊断窦缓不会有大争议；也有学者提出24h总心搏大于14万方可诊断窦速。另外有一种情况，当患者在静息状态或轻微活动时，窦率则大于100次/分，活动时可显著加快，同时，心率变异性也减低，临床用药后效果不佳，在排除右心房房速和窦房折返性心动过速的情况下，方可诊断不适当窦速。

2.关于游走心律　游走心律多在Holter检测中较易检出，但Holter监测中又常易受体位和呼吸的影响，致使P波和QRS波群图形产生不同程度的变化，所以，当P波的形态或振幅出现无规律的改变时，不要轻易诊断游走心律，变化无常的P波形态往往是过度换气造成的。另外，窦律过缓不齐伴有房性或交界性逸搏心律时要与游走心律注意鉴别，窦缓不齐出现逸搏时，房、室会出现心律竞争的现象；而游走心律时起源点始终只有一个（图35-4，图35-5）。

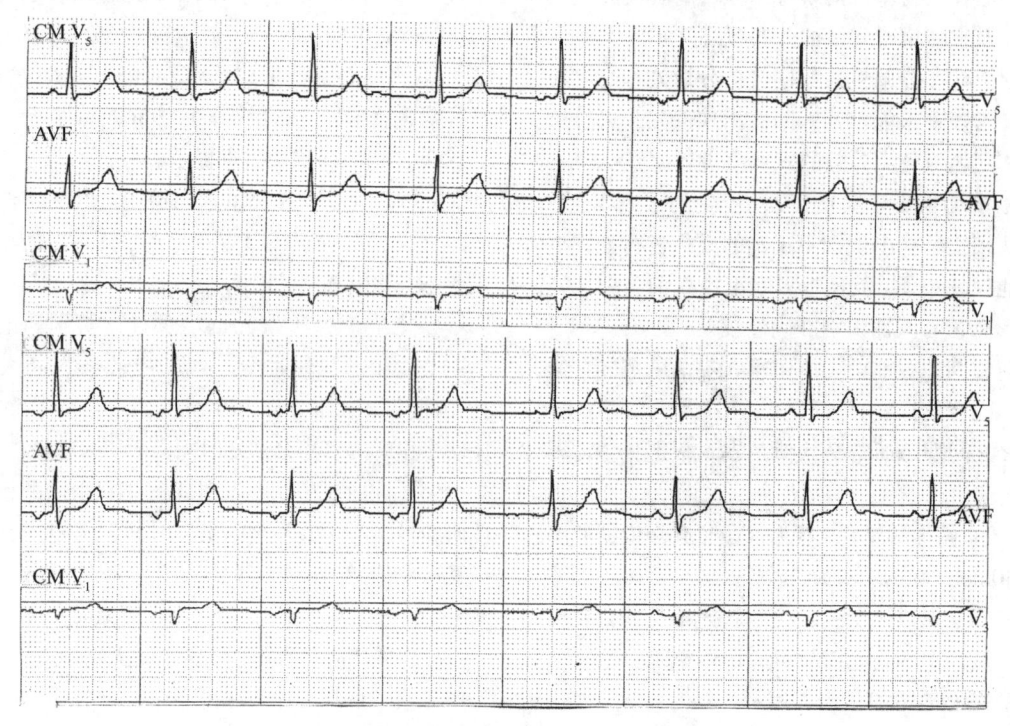

图35-4　窦房结至心房游走心律

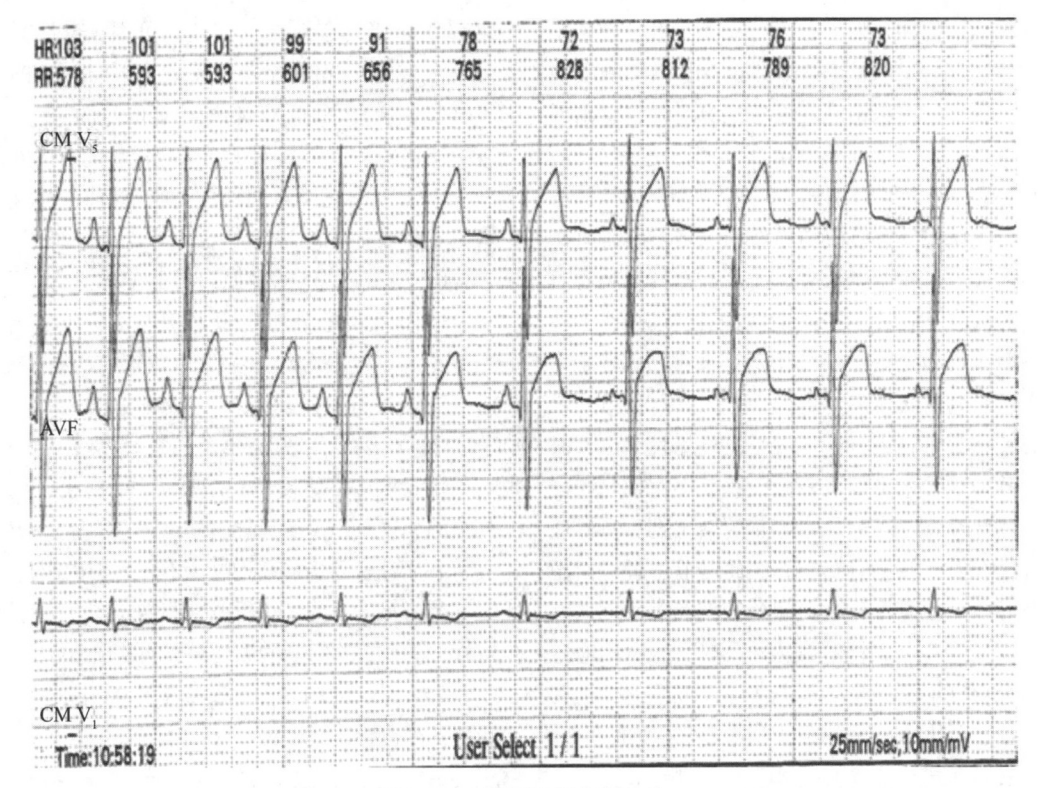

图 35-5　窦房结内游走心律

3.关于期前收缩性的心律失常　在动态心电图中期前收缩（以下简称早搏）是常见的心律失常，最常见的是房性与室性早搏，交界性少见。按24h发生的早搏数量，可将≥30次/小时的早搏称为频发；房性早搏、室性早搏在人群中发生率高，可见于器质性心脏病患者，也可见于健康人群。孤立的无症状的早搏多见于健康人，但早搏数量在24h中通常少于100次，其发生率可随着年龄增长而增加。因室性早搏可诱发室速、心室颤动等致死性心律失常，故对室性早搏更加重视。室性早搏其危险性不单纯的取决于数量，更重要的是取决于发生的病因，取决于基础心脏病的严重程度，心功能状况，对血流动力学的影响；室性心律失常对血流动力学的影响又取决于频率、期前度和室早发生的部位，尤其是具有猝死的高危因素和心电图标志，数量不多也要予以重视。

室性心律失常药物疗效的评价

可采用ESVEN标准，即：患者治疗前后自身对照，达到以下标准才能判定治疗有效：

（1）室性早搏减少≥70%。

（2）成对室性早搏减少≥80%。

（3）短阵室速消失≥90%，15次以上的室速及运动时≥5次的室速完全消失。

抗心律失常药物治疗，经动态心电图复查，若室性早搏增加数倍以上或出现新的快速心律失常或非持续性室速转为持续性室速，并出现明显的房室传导阻滞及QT间期延长等，均应注意药物的致心律失常作用。

4.病态窦房结综合征的诊断标准　动态心电图是评价窦房结功能较可靠的检查方法，它能证实窦缓、窦房传导阻滞、窦性停搏以及快速心律失常（慢-快综合征）的存在，并能证实心律失常与症状之间的相关性，其参考指标如下：

（1）持续缓慢的窦性心律，24h总心搏数小于8万次，24h平均心率小于55次/分，最快心率小于90次/分，最慢心率小于35次/分。

（2）窦性停搏甚至短暂的全心停搏。

（3）二度Ⅱ型窦房传导阻滞伴交界性或室性逸搏及逸搏心律。

（4）常伴有过缓的交界性逸搏心律或室性逸搏心律（提示双结病变）。

5.关于心肌缺血的评价标准　动态心电图能连续监测24～48h，有学者报道，对心肌缺血的敏感性和特异性已超过70%，对已确诊的不稳定型心绞痛、变异性心绞痛、心肌梗死后的心肌缺血都有助于明确诊断，尤其是无痛性心绞痛。评价标准通常选用美国国立心肺血液研究院提出"三个一"标准，即：ST段呈水平型或下斜型压低≥1mm，持续≥1.0min、两次间隔≥1.0min。

1999年ACC/AHA在动态心电图应用工作指南中建议，将"三个一"标准中间隔时间改≥5.0min。

心肌缺血评估时要密切结合临床资料和患者的自觉

症状，注意鉴别体位和呼吸、心动过速以及干扰和伪差所致的ST段发生的假阳性改变。动态心电图检测中的ST段和T波的改变，可以出现在冠心病患者，也可出现在没有冠心病的健康人，因为体位的改变、过度换气、屏气、排便、心率变化均可引起ST-T的改变；另外，低血钾、二尖瓣脱垂患者、以及药物作用等诸多因素也会引起ST-T的改变，因此对其改变的解释和对其反映心肌缺血一定要密切结合临床，慎重和客观的给予评价。

关于急性冠状动脉综合征（ACS），通过心脏标志物的动态改变、心电图的动态演变、病理学、影像学诊断、超声和左心室造影等检查方法，对心肌梗死有了更深的认识，其中的检测技术可以鉴别微面积、小面积和大面积心肌细胞的坏死。尽管标志物检测的敏感度、特异度高，但其升高存在一定的时间窗，在此之前患者可出现胸痛症状及心电图改变，对AMI超急性期和急性期的诊断有时心电图比生化标志物更敏感和及时，心电图对急性冠状动脉综合征的诊断是其他方法不能取代的，远程实时监测对急性冠状动脉综合征的预警具有重要的意义。

6.评估ICD和起搏器功能

（1）动态心电图是评估ICD放电治疗是否恰当的有效辅助检测手段，并能评估药物辅助治疗的效果；通过评价有症状时（如：心悸、黑朦、晕厥）的ICD及起搏器的工作状况，以除外肌电抑制和起搏器诱导的心动过速（PMT）。

（2）动态心电图对植入CRT起搏器的患者，可观察双室起搏的有效性，尤其是可根据V_1和Ⅰ导联快速判断左室是否起搏失夺获，以达到纠正心脏的机械收缩失同步，恢复心脏协调收缩功能的目的。

（3）检测起搏器的感知、起搏功能有无间歇性异常。

（4）观察起搏器的参数设定及特殊功能运行对其患者是否适宜。

（5）对无症状的疑似起搏电极异常给予提示。

（6）可定量分析自身心律与起搏心律、心房及心室起搏所占的百分比，并可对置入起搏器（尤其是无症状）患者进行定期随访。

7.动态心电图监测中长间歇的诊断 在长程的动态心电图检测中，缓慢性心律失常中有多可以出现长RR间期，如：窦停、窦房传导阻滞、房室传导阻滞、隐匿性传导等，而且显著窦性心动过缓不齐的长RR间期也可达2s，下面将常见的长间歇进行鉴别归纳，在分析时要根据基本心律的PP或RR间期的周长对长间歇做出诊断评估。

（1）当长PP间期小于基本PP间期的2倍时可参考以下3种诊断：

1）二度Ⅰ型窦房传导阻滞（图35-6）：PP间期呈反文氏缩短又继以延长。

2）房早未下传（图35-7）：长PP间期中可见期前的房性P'波，有时可于见于T波内。

3）如排除以上2种诊断，方可诊断为窦性心动过缓不齐（图35-8）。

（2）当长PP间期与基本窦性PP间期呈整倍数，基

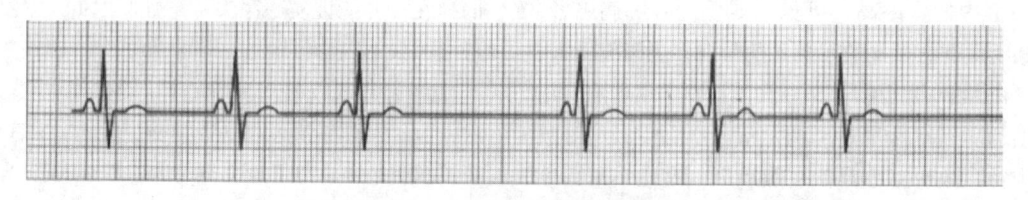

图35-6 二度Ⅰ型窦房传导阻滞

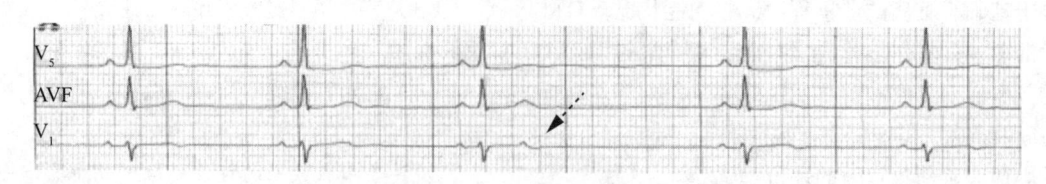

图35-7 房早未下传

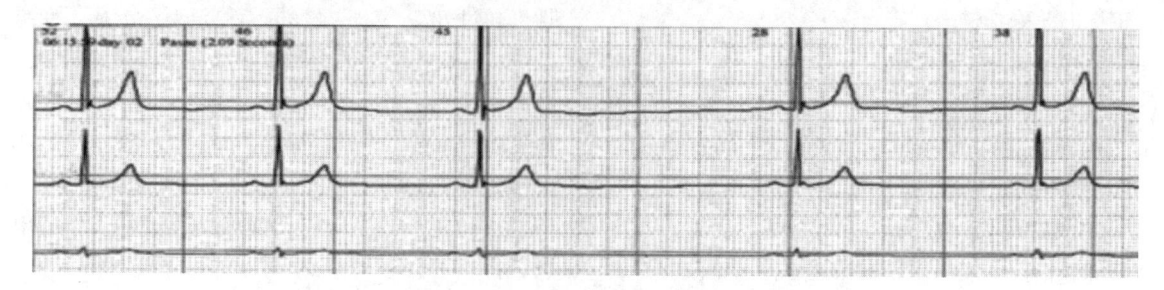

图35-8 窦性心动过缓不齐

本上可以是一种诊断，即：二度Ⅱ型窦房传导阻滞。（图35-9）。

（3）当长PP间期大于基本PP间期2倍以上，而不成整倍数，基本上也就是一种诊断，即窦性停搏（图35-10）。

当长PP间期远大于3s以上，可诊断为短暂的全心停搏（图35-11）：理论上室性逸搏心律系四类起搏点中最低频率为20～40次/分，心率为20次/分时长PP间期为3s，当长PP间期显著大于3s时，可以说心脏的四类起搏点的自律性均已丧失。

（4）房室传导阻滞时，如心室脱漏的长RR间期远大于3秒以上，其间可见规律的P波后无继以QRS波群，可诊断为房室传导阻滞伴短暂的心室停搏（图35-12）。

（5）发生在动态心电图监测中的室上性心动过速、心房扑动、心房颤动终止时出现的长间歇，应描述为阵发房颤终止后的窦房结恢复时间，机制上是因为超速抑制所致。如要诊断为窦性停搏，从机制上应为继发性窦性停搏（图35-13）。

（6）心房颤动患者的心电图中出现长RR间期通常存在两种情况，通常是由于隐匿性传导所致（图35-14），也可见于房室传导阻滞，两者仅从心电图是不易鉴别的，但是心房颤动伴三度或高度房室传导阻滞时的诊断是客观的。

（7）起搏器心电图中出现长RR间期，并且等电位线上肌波明显，此时不要诊断窦性停搏，这种现象是起搏器过度感知时，感知肌电后起搏脉冲被抑制所致的长RR间期（图35-15）。

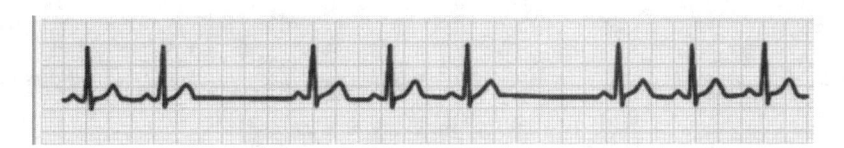

图35-9 二度Ⅱ型窦房传导阻滞

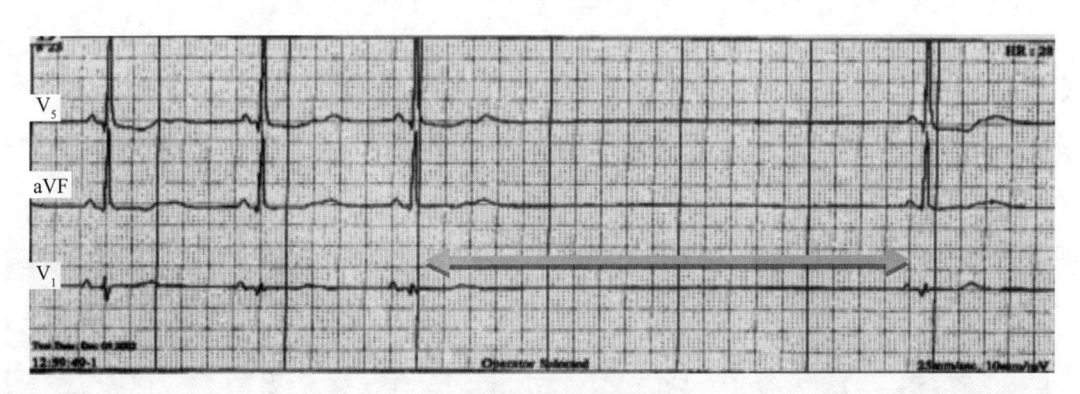

图35-10 窦性停搏

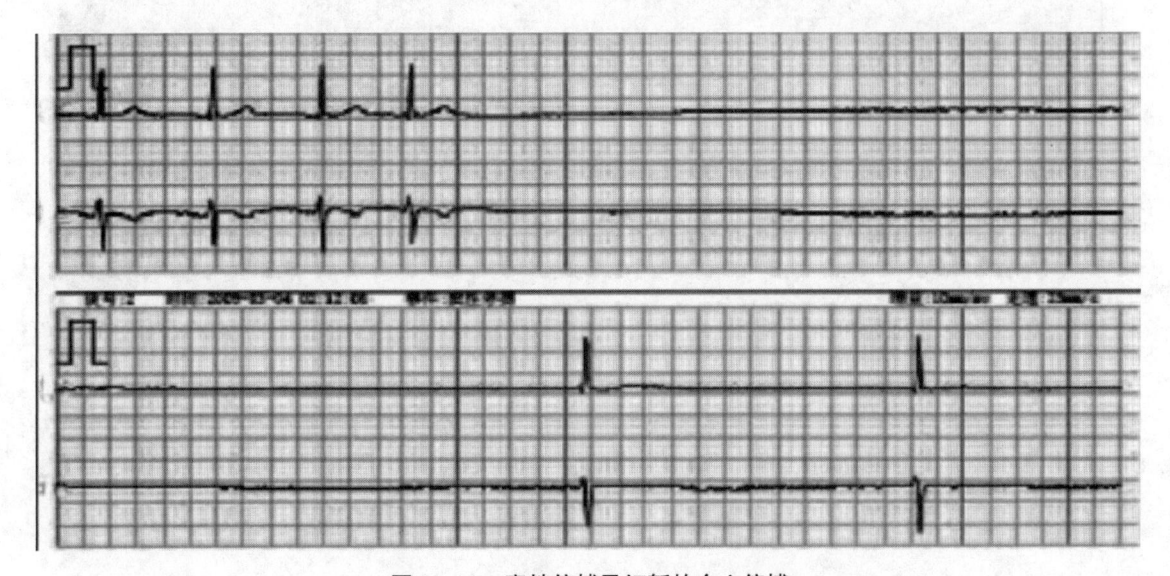

图35-11 窦性停搏及短暂的全心停搏

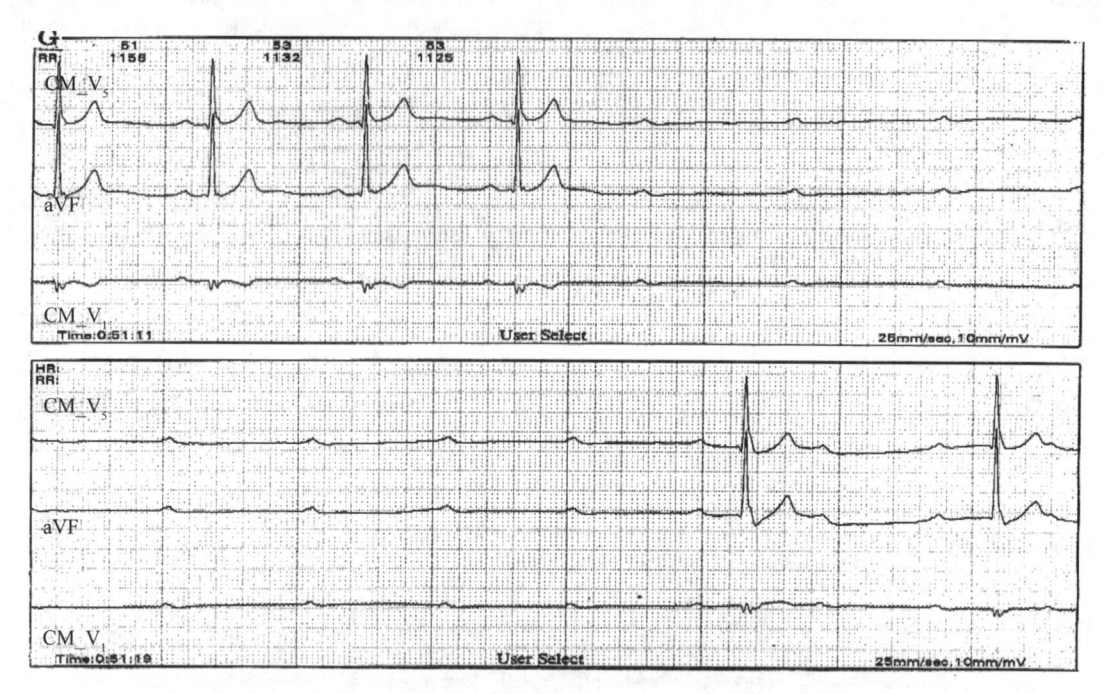

图35-12　房室传导阻滞伴短暂的心室停搏

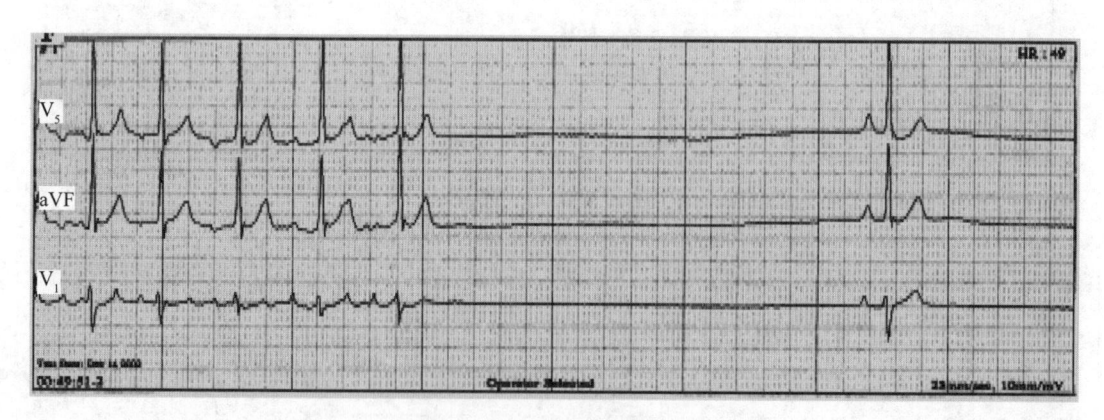

图35-13　阵发房颤终止后的窦房结恢复时间

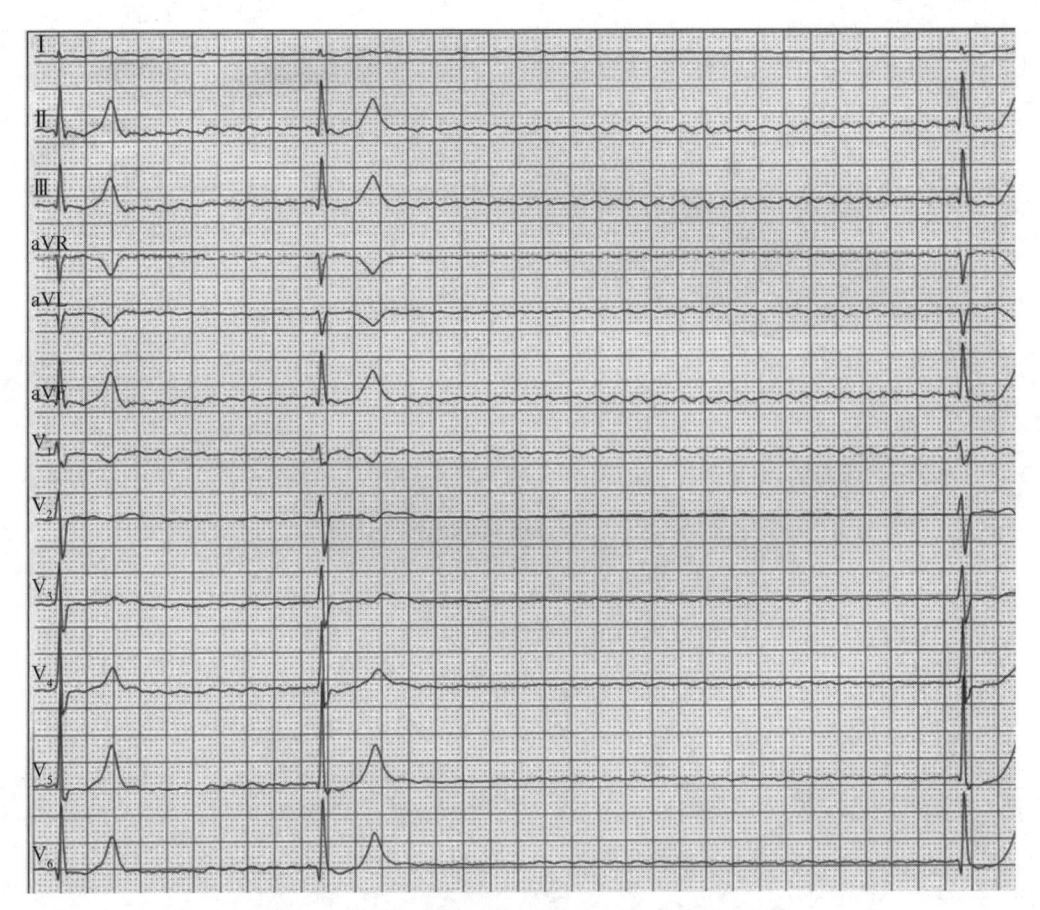

图35-14　心房颤动患者的心电图中出现长RR间期

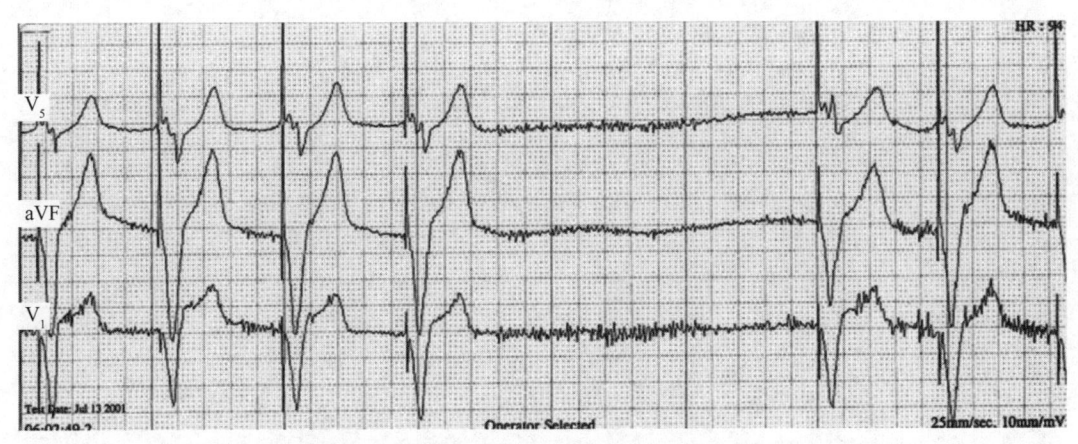

图35-15　起搏器过度感知所致的长RR间期

动态心电图的临床价值和应用范围不断扩大。不但在诊断各类心律失常是一把利器，并且已扩展成为急性心肌梗死和心脏猝死的危险分层的评估手段，尤其是网络心电云系统使远程心电实时监测的危急值预警与远程动态心电图检测不断的广泛推广，非常有必要把这项检测技术规范化、标准化的进行应用，对心血管病患者更好的给予早预防、早发现、早干预治疗，造福于百姓。

（尹彦琳）

参 考 文 献

［1］方丕华.阜外心电图图谱.北京：人民卫生出版社，2008.

［2］方丕华.中国心电图经典与进展.北京：人民军医出版社，2010.

［3］陈新，孙瑞龙，王方正.临床心电生理学与心脏起搏.北京：人民卫生出版社，1997：395-476

［4］郭继鸿.动态心电图学.北京：人民卫生出版社，711705413版.

第36章

药物对心电图的影响

临床应用的某些药物可以影响心肌的除极和复极过程，因而引起心电图的改变。一般来说，药物通过5种途径影响心电图波形：①通过细胞膜离子通透性的改变直接作用于心房或心室肌细胞的动作电位，因而改变P波或QRS波的形态；②作用于心脏传导组织细胞的动作电位，从而影响心率、心律及心脏激动的传导；③影响血流动力学及心肌代谢过程，间接地使心电图发生改变；④药物引起了心肌器质性改变；⑤以上4种影响的不同组合。前3种影响往往随着药物代谢或排泄而消失，但第4种影响而不同，即使药物已经清除，它在心肌中所引起的器质性改变仍难消失，心电图变化仍将继续存在。至于心电图恢复的时间取决于药物影响的性质、程度、范围及恢复过程的快慢。

一、洋地黄类制剂

洋地黄类制剂仍是重要的强心药物，也用于控制某些室上性异位心律。洋地黄的应用会引起心电图波形的改变，而洋地黄中毒引起的各种心律失常尤为常见。治疗剂量的洋地黄制剂，通过迷走神经的作用，释放出较多的乙酰胆碱，因此减慢窦性心律。在心力衰竭时，洋地黄制剂通过加强心肌收缩力，提高心排血量，从而反射性的使心率减慢。此外，它使房室结传导速度减慢，因而起着"减慢快速心室率"的作用。

通过了解洋地黄对心室肌复极的影响过程，对理解洋地黄的影响的ST-T改变甚为重要，洋地黄直接作用于心室肌，改变动作电位曲线的形态，它使心室肌动作电位的2相缩短以致消失。减小3相坡度，因而动作电位时限缩短，形成具有特征性的洋地黄影响的ST-T形态，QT间期缩短，ST段呈倾斜性下降，然后突然上升，到达或略超过基线。当然达到这种改变有一个动态过程，首先是T波振幅减低及QT间期缩短，继之出现ST段下降，T波倒置、降低、双向，最终ST-T之间已无明确的分界了。这一过程，实际是心室肌除极后，立即快速复极而致水平位置的ST段消失，出现一个与QRS波相反的ST-T波，说明近内膜部分心肌复极完成先于近外膜部分心肌。20世纪90年代Antzelevitch等发现的心室肌三层细胞复极速度的不均一性，提示洋地黄可改变心室肌三层细胞的复极速度的差异，而且作用的程度是不同的。洋地黄作用后，这种具有特征性的ST-T改变，在一些以R波为主的导联表现最为明显，如该导联以S波为主，则其ST-T形态与上述变化相反（图36-1，图36-2）。

应该指出的是上述ST-T改变，只要应用一定剂量的洋地黄制剂即可出现，洋地黄效应不能视为洋地黄中毒反应，其出现时间、持续时间与制剂品种、应用方法及心肌本身状态有关。快作用制剂如毒花毛苷及毒毛花子苷K，ST-T改变可在静注后10～15min出现，2h内即可消失。但慢作用的洋地黄及洋地黄苷引发的ST-T改变可能持续2～3周，甚至6周之久。ST-T改变程度与洋地黄剂量并无一定联系，而与个体差异、原有的基础心电图变化、心率、心律有关。个别患者甚至出现了恶心、呕吐及心律失常等中毒表现，心电图却不出现上述"洋地黄影响"的ST-T改变。值得注意的是，心室肥厚、缺血，其他药物及电解质影响等都会引起心肌复极改变，有时与洋地黄影响难以区别。因此在临床心电图诊断工作中，要求临床医师申请做心电图检查时，注明是否有近期使用洋地黄的病史，由于洋地黄会使运动负荷试验出现假阳性反应，故使用洋地黄的患者不宜做此检查。

洋地黄的毒性作用最常见的是各种心律失常及传导阻滞，洋地黄有抑制心肌细胞膜"钠-钾泵酶系统"（Na^+-K^+ ATPase pump system）的作用，因而在细胞内有较多的钠离子，而钾离子却相对较少。结合一些其他机制，可出现下列一些电生理变化：①对起搏传导系统各部位作用不同，抑制窦房结4相除极，而使窦房结频率减慢，同时也有迷走神经影响在内，但对具有起搏性能的快纤维如心房肌、交界区及心室浦肯野纤维膜电位减少，更接近阈值，4相除极速度增加，因此易于出

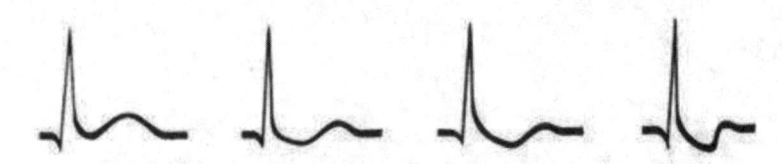

图36-1　洋地黄型ST-T改变形成过程示意图

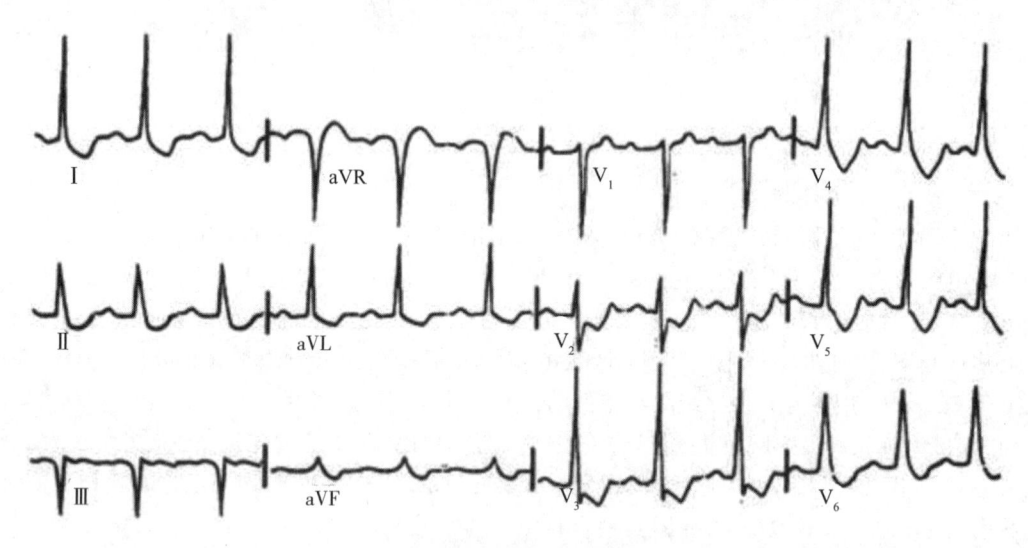

图36-2　洋地黄效应心电图
Ⅰ、Ⅱ、aVL、V₂～V₆ ST段呈下斜型压低，与其后倒置T波形成鱼钩样改变

现心房以及交界区的心动过速（快纤维电位"负值"减少与细胞内钠离子较多或有关系）。②抑制房室结0相除极，使动作电位振幅减少，促进递减性传导，延长其有效不应期，可引起一、二、三度传导阻滞。使心室内浦肯野纤维膜电位减低，膜反应及传导速度也受到抑制，局部纤维的传导障碍或各部位传导速度的差异是形成折返性心律失常的重要机制，如室性二联心律、室性心动过速。③根据Rosen等（1975）报道，洋地黄过量时，浦肯野纤维正常的4相除极机制及快钠内流通道失活，可出现震荡电位（oscillation）或称延迟后除极电位（delayed after depolarization），当这种震荡电位达到阈电位时可触发一系列快速激动，这可能是某些洋地黄中毒时室性快速心律的电生理基础。

洋地黄中毒的心电图特点是心肌自律性的增强合并伴发的传导阻滞，尽管没有哪种心律失常一定会出现，但频发室性期前收缩、缓慢心律失常、阵发性房性心动过速伴阻滞、交界性心律失常以及双向性室性心动过速比较常见。图36-3是房性心动过速合并房室传导阻滞。图36-4为洋地黄中毒后Ⅱ、Ⅲ、aVF、V₄～V₆ ST段下斜型压低与其后倒置T波形成鱼钩样改变，伴频发多源

性室性期前收缩和短阵性室性心动过速。图36-5为地高辛中毒所致的双向性室性心动过速。

临床情况下确定哪些改变属于"疗效"作用，哪些改变属于"毒性"作用，应根据具体情况而定，例如风湿性心脏病二尖瓣病变心房颤动合并心力衰竭的患者，洋地黄治疗目的除增强心室肌收缩力外，主要是利用洋地黄对房室结的抑制产生有治疗作用的房室传导阻滞。洋地黄毒性作用常明显受其他情况影响，如患者年龄、心肌基础情况、感染、电解质酸碱平衡等。在应用洋地黄治疗过程中，一定要根据不同的病情予给药方式、频率、剂量、追随检查等"个别化"对待。观察中充分利用心电图的变化，方能发挥最大"疗效"作用，而不致出现"毒性"作用。同样剂量的洋地黄，对于一些患者为治疗剂量，而对于另一些患者特别是心肌损害较重者，则可出现中毒反应。对合并使用利尿药、低钾血症的患者，在使用洋地黄制剂时，尤应随时保持警惕，及时的心电图追随检查是及时发现洋地黄中毒的重要方法。此外同时应用的某些抗心律失常药物，如胺碘酮等，也可提高洋地黄的血药浓度，引起毒性反应。

第36章 药物对心电图的影响

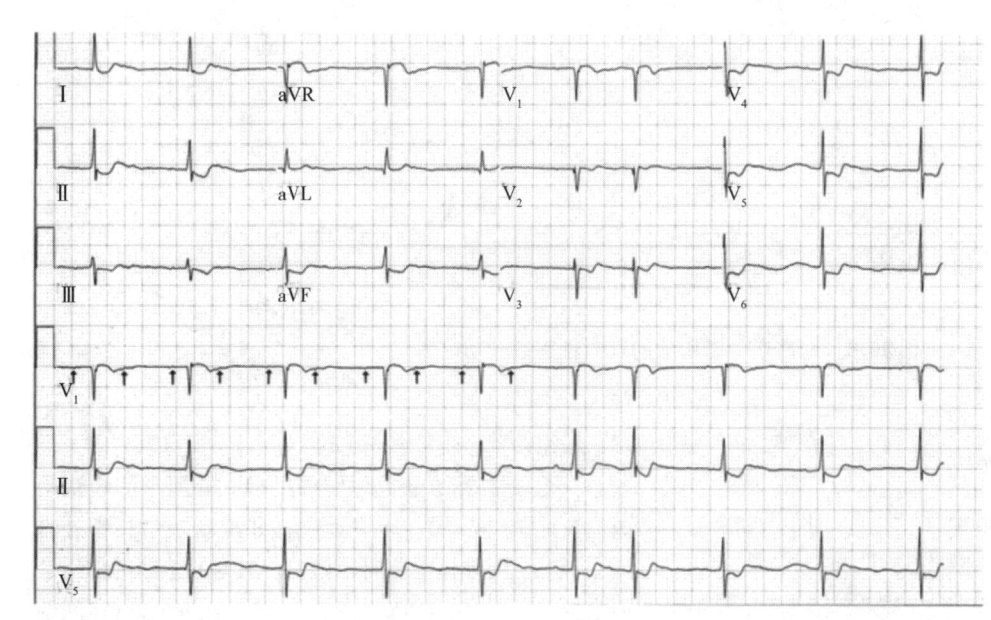

图36-3 房性心动过速

箭头所指小p波频率114次/分，大部分呈2∶1房室传导，同时能看到典型的ST压低的洋地黄效应

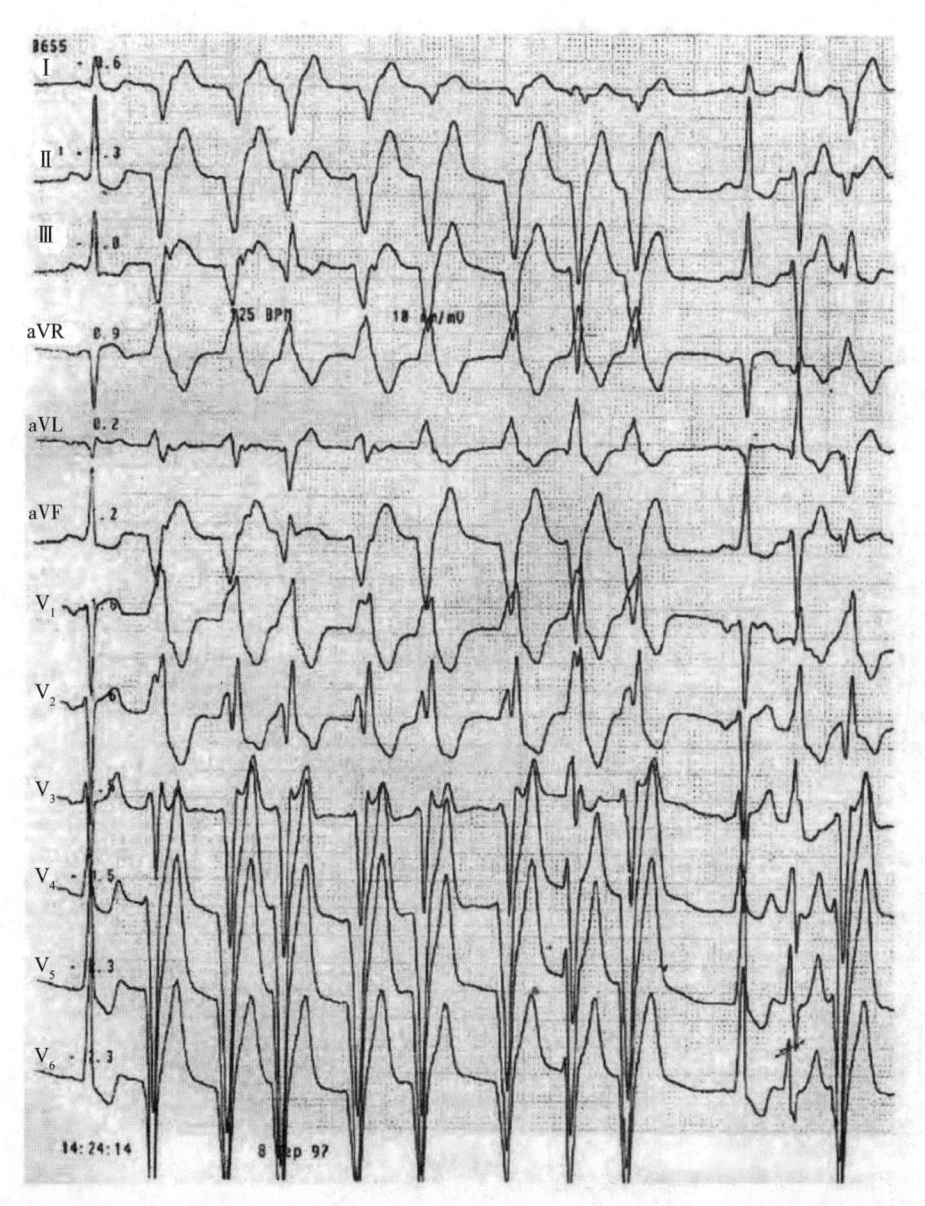

图36-4 洋地黄中毒心电图

ST Ⅱ、Ⅲ、aVF、$V_4 \sim V_6$下斜型压低与其后倒置T波形成鱼钩样改变，伴频发多源性室性期前收缩和短阵性室性心动过速

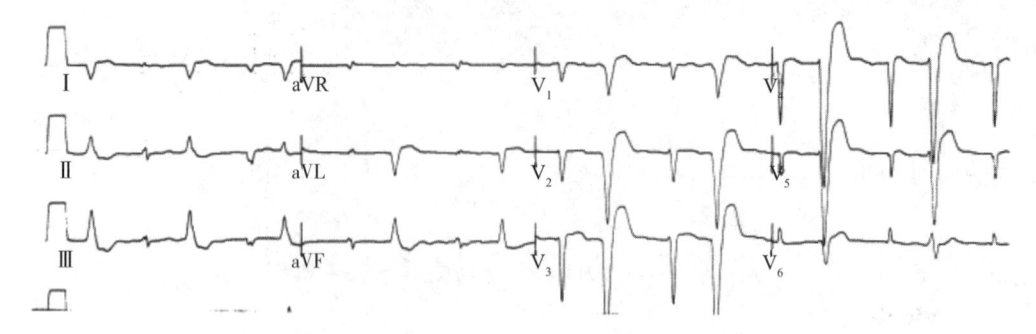

图36-5 地高辛中毒所致的双向性室性心动过速

二、抗心律失常药物

根据对心肌细胞主要电生理作用的不同，常用的抗心律失常药物可分为Ⅰ、Ⅱ、Ⅲ、Ⅳ共4类。上述药物中仅Ⅰa类奎尼丁及Ⅲ类药物胺碘酮及索他洛尔易引起心电图改变，Ⅰb及Ⅰc类药物虽在药理作用上各有特性，但对心电图影响较小。Ⅱ类药物总的来说大多数对心率有减慢作用，其毒副作用在心电图上无其他特殊表现。

有重要电生理作用而引起心电图或心律、心率变化的主要为Ⅰa类的奎尼丁及Ⅲ类的胺碘酮。以下只介绍具有代表性的奎尼丁和胺碘酮。

（一）奎尼丁

奎尼丁曾是常用的抗心律失常药物，在20世纪70年代Ⅲ类药物胺碘酮广泛应用以前，奎尼丁是主要用于转复心房颤动的药物，其电生理作用机制及临床毒副作用，积累的资料也较多。

奎尼丁主要的电生理作用是抑制心肌细胞膜快钠内流（I_{Na}），减缓0相上升速度，并抑制2、3相钾外流（I_{Kr}、I_{Ka}），使动作电位时限延长。其对心电图的作用是使室内传导变缓（QRS波延长），不应期延长（QT间期延长）。

奎尼丁可以产生两种毒性反应，一种与剂量大小有关，当每日口服3g以上奎尼丁时，往往产生QRS增宽，有时达50%以上。房室传导滞及明显的窦性心动过缓是停药的指征。另一种毒性反应却与剂量大小无关，例如每日服用0.2～2.0g奎尼丁时，在2%～4%的患者中，发生室性期前收缩、尖端扭转性室性心动过速（图36-6），甚至心室颤动、死亡。目前认为系由于奎尼丁延长了心室肌的复极时间（常有QT间期明显延长），增加了心肌各部分复极离散度（dispersion），同时由于早期后除极（EAD）具有触发作用。

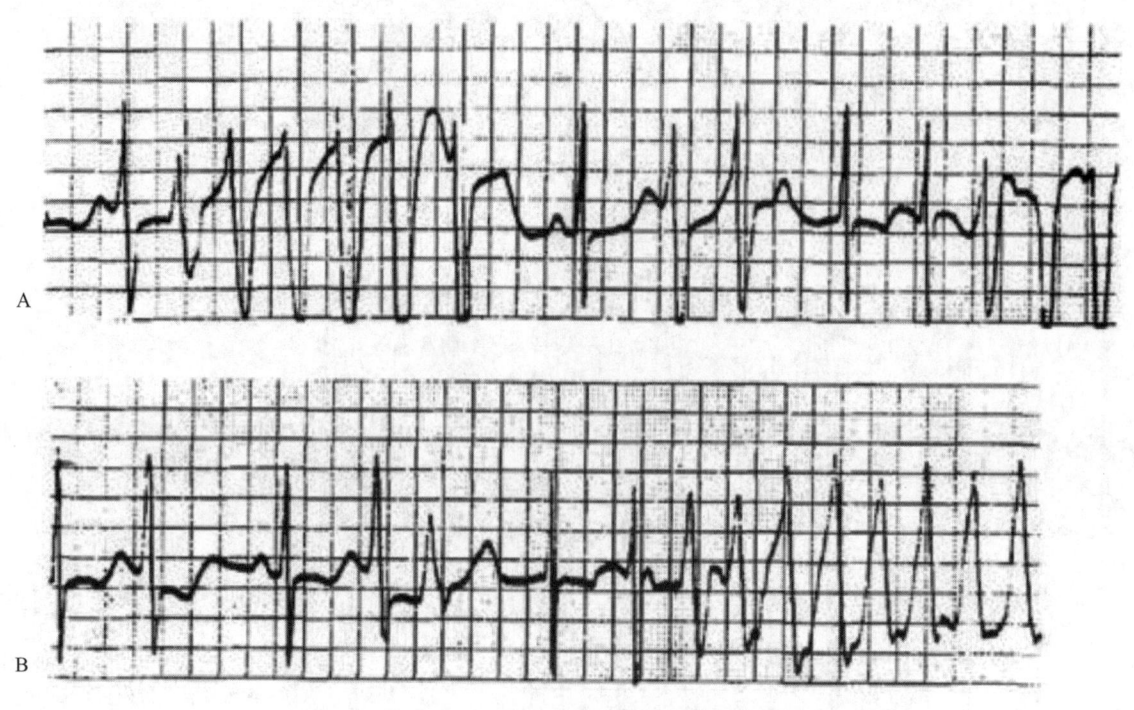

图36-6 奎尼丁中毒导致的尖端扭转型室性心动过速

（二）胺碘酮

Ⅲ类药物中胺碘酮最重要的电生理作用是阻滞2、3相钾离子外流（I_{Kr}、I_{Ka}）而致动作电位时限延长，还具有减慢0相上升速度，非竞争性抑制α及β受体，阻滞慢反应细胞钙内流（I_{Ca-T}）的作用，所以胺碘酮是以Ⅲ类药物作用为主，而兼具Ⅰ、Ⅱ、Ⅳ类药物作用的广谱抗心律失常药，目前已广泛应用于转复心房颤动，防止反复发作，以及终止室性心动过速。服药期间QT间期均有不同程度的延长，且可出现T波切迹、振幅下降（图36-7和图36-8）。胺碘酮引起的QT间期延长是药物与组织结合的表现，不属药物不良反应，单纯由胺碘酮引发尖端扭转型室速不常见。如有扭转型室速发生，多有诱因，如低血钾、心动过缓或与其他可延长QT的药物合用等，因此必须注意消除诱因。心动过缓是药物作用，对老年人或窦房结功能低下者，胺碘酮进一步抑制窦房结，窦性心率＜50次/分者，宜减量或暂停用药。

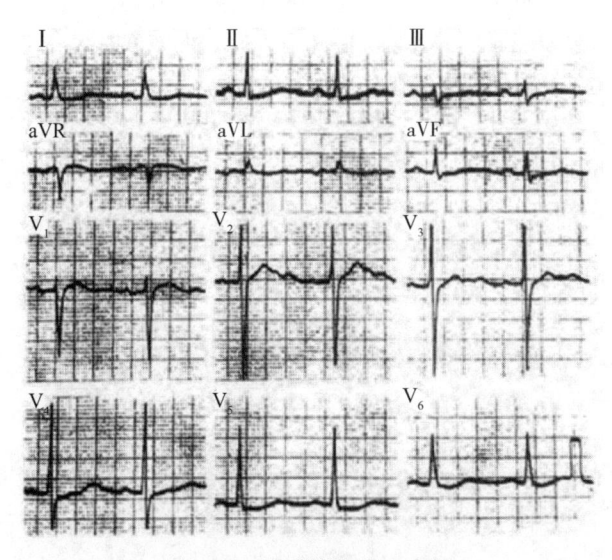

图36-7 胺碘酮作用心电图

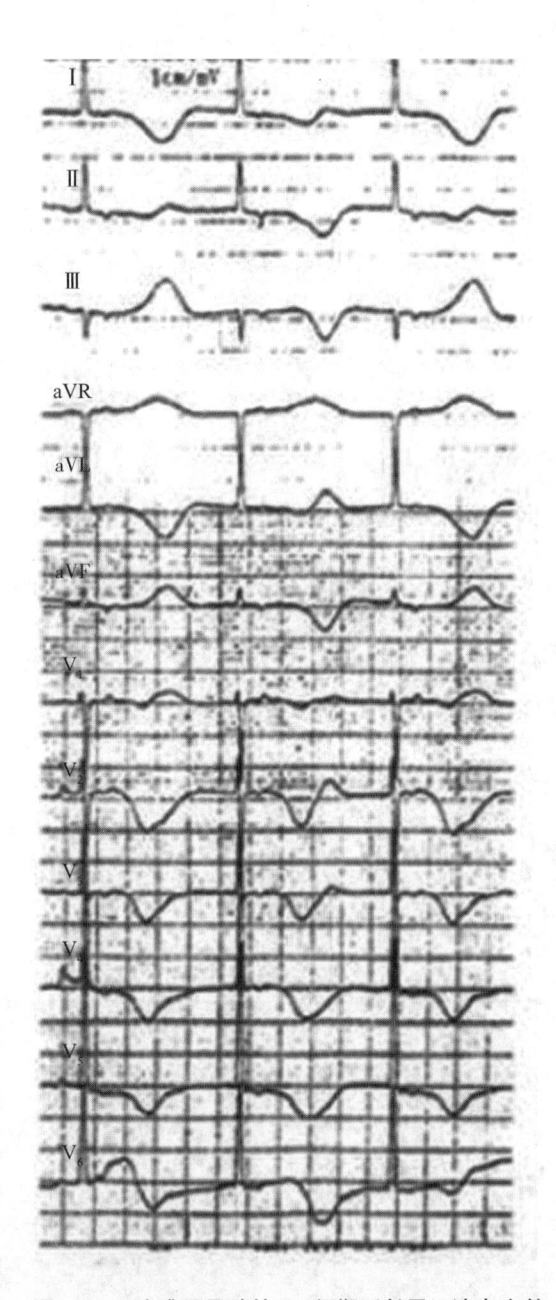

图36-8 胺碘酮导致的QT间期延长及T波电交替

三、精神类药物

诸多精神类药物也会对心电图产生一些影响，其中以三环类抗抑郁药对QT间期（图36-9）的影响最为明显，其电生理机制与奎尼丁相似，主要通过阻断Na^+通道，延长心室除极时间，心电图上表现为QRS波群增宽。此外，三环类抗抑郁药也具有2相末和3相阻断K^+离子外流的作用，从而增加复极时间，延长QT间期。QTc延长在某些情况下可诱发尖端扭转室速（TdP）（图36-10）。考虑到此类药物潜在的心血管不良事件风险，三环类抗抑郁药一般禁用于有心血管合并症的患者。

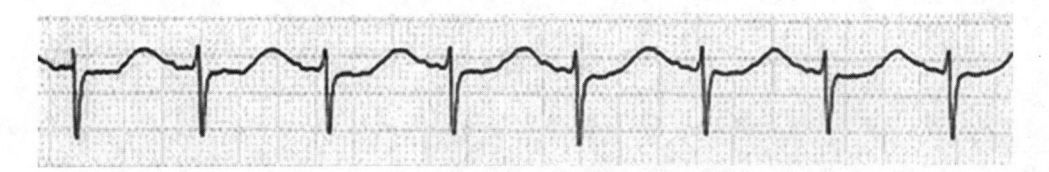

图36-9 精神类药物导致的QTc明显延长（582 ms）

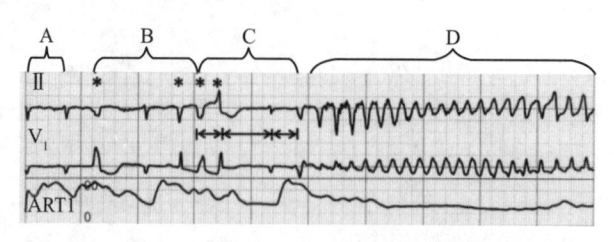

图36-10 心电遥测记录的典型的TdP发作

基线时可见获得性或先天性QT间期延长（A），导致触发电活动（早后除极）和室性期前收缩（B，星号）。这些室性期前收缩导致RR间期典型的"短-长-短"变化（C，箭头），进一步延长复极（长RR间期之后）并导致TdP（D）

四、其他药物对心电图的影响

Ⅱ类抗心律失常药可降低动作电位0相上升速度而减慢房室结传导；Ⅳ类抗心律失常药可以减低房室结自律性，减慢房室结细胞的传导速度，延长房室结细胞钙通道失活后的恢复时间而延长其有效不应期；洋地黄类药物可增强迷走神经活性，促进K^+外流，减少房室结Ca^{2+}内流而减慢房室传导。这些药物均可能延长心电图的PR间期。

另外一些药物可能会产生治疗性心电图改变，譬如有研究显示奎尼丁和异丙肾上腺素能降低早期复极综合征和Brugada综合征心电图的J点（图36-11，图36-12）。基础研究表明早期复极综合征和Brugada综合征在QRS终末的变异可能有着相同的离子基础，即与心外膜的Ito（瞬时外向钾电流）有关。Ito1是动作电位早期复极化的主要电流，对动作电位的形态和时程有很大的影响，同时，Ito1也是导致跨心室壁复极不均性的主要电流。奎尼丁是目前唯一能显著抑制Ito的药物，可使ST段恢复正常、并预防2相折返和多形性VT的发生。其他的还有异丙肾上腺素等。

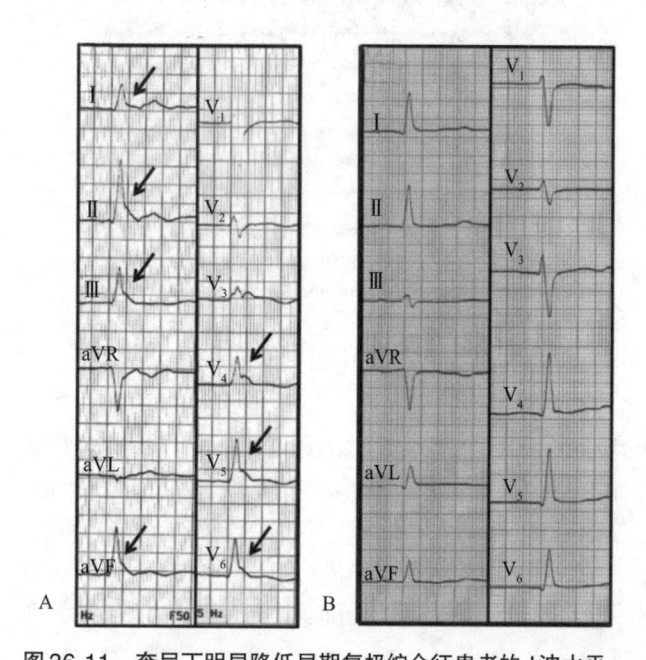

图36-11 奎尼丁明显降低早期复极综合征患者的J波水平

A.治疗起始，奎尼丁血药浓度1.1μg/ml，仍可见J波明显抬高。B.奎尼丁血药浓度达到4.3μg/ml后，J波水平明显降低

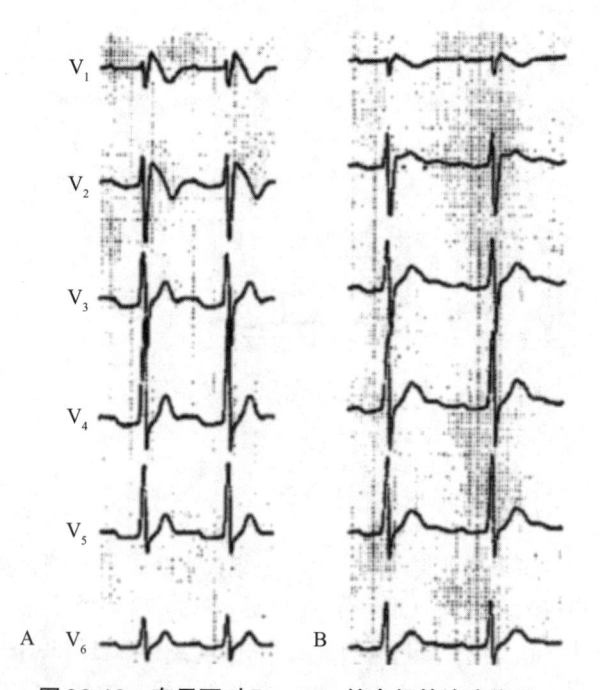

图36-12 奎尼丁对Brugada综合征的治疗作用

A.治疗前胸导联心电图；B.奎尼丁治疗后血药浓度为3.8mg/L时心电图

（刘兴鹏）

参 考 文 献

[1] 王思让.药物及电解质紊乱对心电图的影响.见：黄宛临床心电图学.6版.北京：人民卫生出版社，2009.

[2] Ma Gene, Brady William J, Pollack Marc, et al. Electrocardiographic manifestations: digitalis toxicity.J Emerg Med, 2001, 20（2）: 145-152.

[3] Beach SR et al.QTc prolongation, torsades de pointes, and psychotropic medications, Psychosomatics, 2013, 54（1）: 1-13.

[4] Letsas K et al.QT interval prolongation associated with venlafaxine administration.Int J Cardiol, 2006, 109（1）: 116-117.

[5] Sacher F et al.J wave elevation to monitor quinidine efficacy in early repolarization syndrome.J Electrocardiol, 2014, 47（2）: 223-225.

[6] Alings M et al.Quinidine induced electrocardiographic normalization in two patients with Brugada syndrome.Pacing Clin Electrophysiol, 2001, 24（9 Pt 1）: 1420-1422.

第37章

心脏移植心电图

心脏移植（heart transplantation）是指把患者衰竭的心脏切除，在相应切口处移植供体心脏，或者保留患者自身的心脏，并列连接供体心脏的一种外科手术方式。心脏移植所描记的心电图不同于常人的心电图，它是供体心脏或供体心脏和受体心脏心电活动的集合反映，具有独特的心律失常发生基质及心电图表现，产生某些新的心电现象，极易与传统概念混淆。

一、机制

1.心电图P波、QRS波群的特殊表现　心脏移植心电图乍看常较为复杂，不同的术式有不同的表现。这是由于不同术式过程中保留心肌部位不同，有时会呈现双心脏（双窦房结和双心室，即双P波和双QRS波群）节律，它们在心电图上各自按自身节律出现，产生貌似复杂心律失常图形，但实质上是两个心脏的电活动共同反映在一份心电图上的结果。

2.心电图常会出现各种心律失常　由于①外科因素：原位心脏移植术主要分为标准心房吻合术和双腔静脉移植术两种。两者相比，标准心房吻合术更易发生心律失常，而双腔静脉移植术由于较好地保护了供体右心房的结构和功能，有利于减轻窦房结的损伤，因此减少了移植术后前6个月心动过速或心动过缓的发生。②自主神经变化：移植心脏的去神经化使心脏受自主神经调节的电生理特性不复存在。心动过缓，特别是窦性心动过缓术后早期常见，随着时间推移常能自动消失。心动过缓的发生率在不同的病例组中报道不一，最高可达50%以上。窦房结功能不全的病因包括：手术方式、窦房结动脉异常、供体心脏缺血时间过长和排异反应。约有50%的患者有持续的窦性心动过速，但是安静时心率＞130/次/分的患者并未见有不良预后。③排异反应：心脏移植术后第1年内有50%受体存在排异反应，术后早期排异反应更为频繁和严重，发生排异反应时常会伴有各种心律失常，考虑与累及心脏传导系统、影响心肌电生理特性及心腔扩大、心功能受损有关。④移植心脏冠状动脉病变：是心脏移植术1年后的首要死亡原因，也是移植术6个月后心律失常的主要原因。除了动脉硬化斑块，远端弥漫的冠状动脉病变在移植患者中普遍存在。其机制可能是细胞、体液免疫反应与动脉硬化及共同作用的结果。

二、心脏移植术的分类

1.原位心脏移植术　是指将受体衰竭的心脏切除。在原位移植同种异体者的心脏，它的术式有多种，常用的有：①标准心房吻合术（图37-1）；②双腔静脉原位心脏移植术（图37-2）。

2.异位心脏移植术　是指不切除受体自身的心脏，而将供体心脏与受体心脏并列缝合，移植后，患者体内存在两个心脏，按各自的节律，不同步地收缩射血。根据不同的治疗目的，可分为：①起左心辅助作用的异位心脏移植（图37-3）；②起全心功能作用的异位心脏移植（图37-4）。

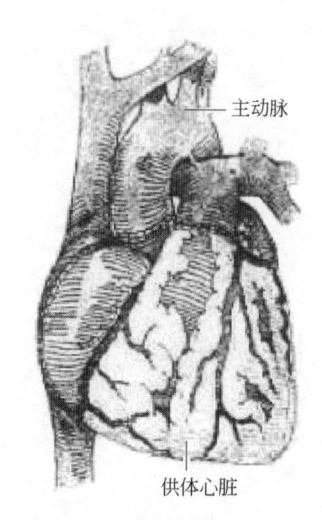

图37-1　标准心房吻合术
保留受心的右心房和左心房后壁，横断受心升主动脉、肺动脉，与供体相应的切口部位吻合

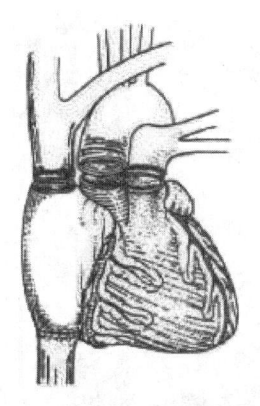

图37-2 双腔静脉原位心脏移植术

保留受心肺静脉周边的少部分左心房，横断受心上、下腔静脉、升主动脉和肺动脉，与供体相应的切口部位吻合，供体心脏心房保持较完整的结构

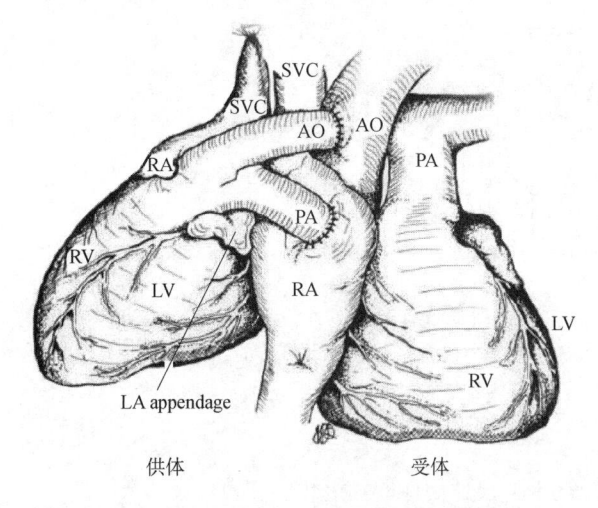

图37-3 起左心辅助作用的异位心脏移植术

供体心脏（DONOR）缝闭上腔静脉，下腔静脉，右上肺静脉，右下肺静脉；左肺静脉与受体心脏（RECIPIENT）在左心房连续缝合吻合；肺动脉与受体心脏右心耳吻合；供体主动脉端侧吻合于受体主动脉

SVC.上腔静脉，RA.右心房，AO.主动脉，PA.肺动脉，RV.右心室，LV.左心室

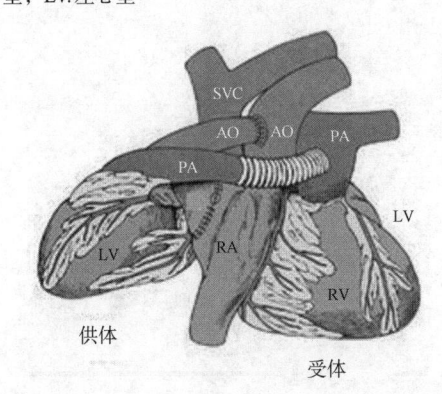

图37-4 起全心功能作用的异位心脏移植术

供体心脏缝闭下腔静脉，右上肺静脉，右下肺静脉；左肺静脉与受体心脏在左心房连续缝合吻合；上腔静脉与受体心脏的上腔静脉端侧或侧-侧吻合；肺动脉通过一段人工血管与受体心脏肺动脉相连；升主动脉与受体心脏主动脉端-侧吻合

SVC.上腔静，RA.右心房，AO.主动脉，PA.肺动脉，RV.右心室，LV.左心室

三、重要概念

1. **双窦房结节律**　原位心脏移植标准心房吻合术中，受体心脏靠近上腔静脉的窦房结被保留，供体心脏的窦房结必然被保护，结果，移植术后的心脏有两个窦房结，有各自独立的电活动，都能激动一部分心房而形成各自相互无关的P波，有些文献称其为双窦房结心律，也有称之为移植术后心房脱节（图37-1）。

2. **双心脏节律**　异位心脏移植术中，供心与受心并列缝合于移植患者体内，即同一个躯体内存在2个心脏，它们有各自完整的房室传导系统，分别按窦房结发放冲动的频率，激动心房、心室，使2个心脏不同步地收缩射血。心电图上表现为2种窦性P波、2种QRS波群形态，它们之间呈现完全阻滞状态，有时造成图形的重叠。此类心电图文献中少有报道，经过讨论，我院意见称其为双心脏节律（图37-3）。

3. **心脏的去神经状态**　即心脏各种生理功能的调节不再受心交感神经及心迷走神经的影响。而表现为窦性心律的固有心率。去神经状态的心脏窦性心律有以下几个特点：①正常人体窦房结受迷走与交感神经双向调节。但两者的双向调节并非均衡。其中迷走神经的负性频率作用强。去神经状态时，供体心脏去除了迷走神经过强的抑制作用，因而，窦性心律静息时增快，故而在异位心脏移植术中较快心率的电活动往往来自于供心。②供体心脏的窦率与供心者的年龄呈反向变化。③窦性心律对儿茶酚胺呈"高敏"状态。④部分抗心律药物的作用与常人不同。

四、心电图表现和诊断要点

1. **不同的术式有不同表现**　双窦性节律（双P波），见于标准心房吻合术（图37-5）；双心脏的并行心律（双P波及双QRS波），见于异位心脏移植术（图37-6）。

2. **供心心率较快**　通常在80次/分以上，少数超过100次/分。

3. **ST-T改变**

4. **心律失常**　见图37-7。

（1）束支传导阻滞：高达2/3的患者移植术后存在完全性或不完全性右束支传导阻滞，右束支传导阻滞的发生与置入心脏位置的旋转和右心功能不全有关。进展性的传导阻滞与死亡率相关。

（2）房室传导阻滞：一项对1047例患者常规临床随访的结果显示，一度房室传导阻滞占87例（8.3%），莫氏Ⅰ型传导阻滞占6例（6%），莫氏Ⅱ型传导阻滞占1例（0.6%），三度房室传导阻滞占19例（1.8%）。三度房室传导阻滞与移植物排异反应、心内膜活检及冠状

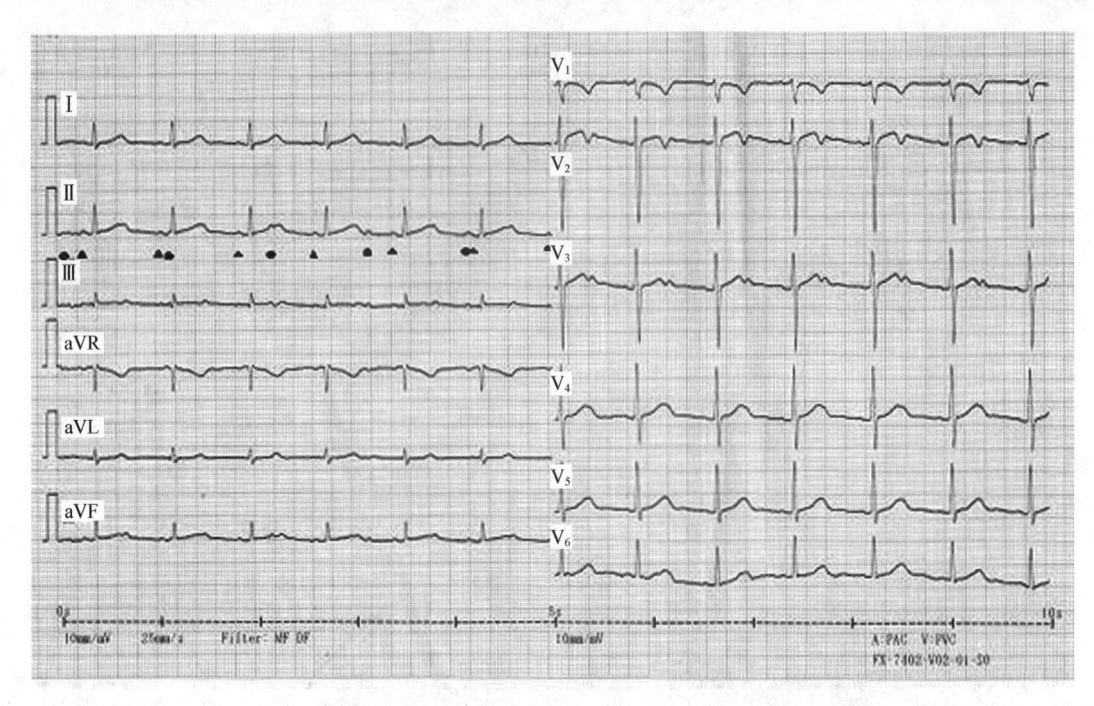

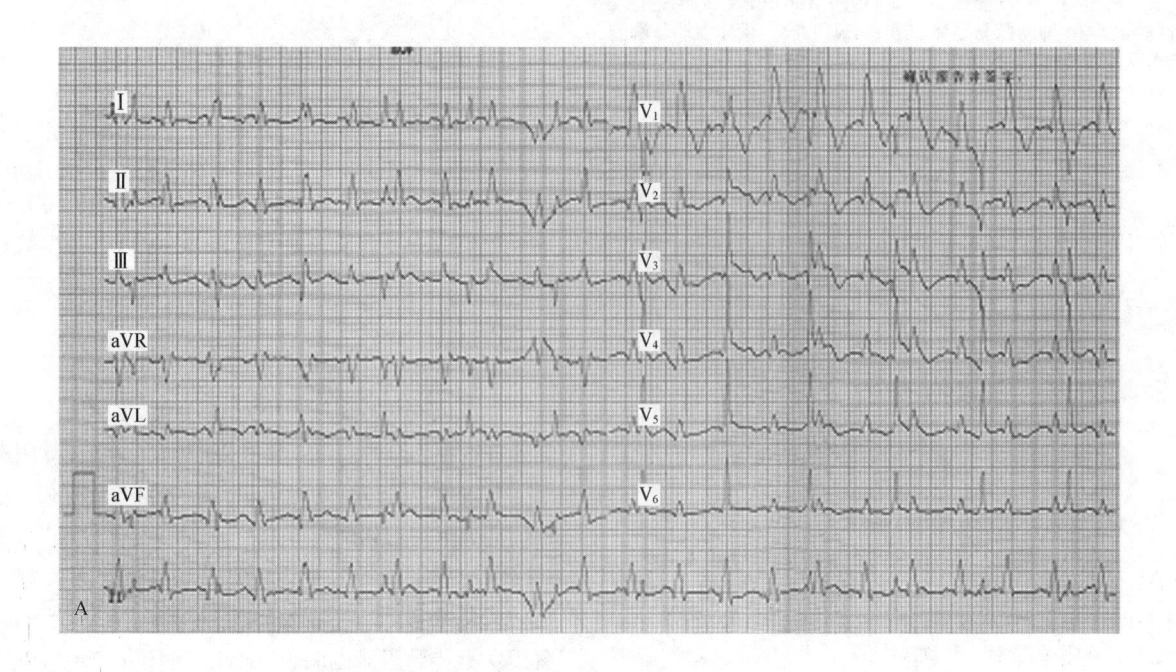

图 37-5　原位心脏移植术图例（▲表示供心 P 波，●表示受心 P 波）

患者男性，52岁，主因"反复心前区痛9年，胸闷、气短3个月"入院。临床诊断：冠状动脉粥样硬化性心脏病，缺血性心肌病，高血压病，心功能Ⅳ级。择期手术，于2004年4月在全身麻醉下行原位心脏移植术

心电图特征：可见有两种形态的P波，各自按其固有节律出现，▲标识的P频率为75次/分，其后有固定下传的QRS波，PR间期0.14s，QT间期0.41s，QRS波群时限0.06s，形态正常，Ⅰ导联呈RS型，Ⅲ导联呈qR型，V₁导联呈rS型，V₅导联呈Rs型，电轴正常，ST-T无明显异常。●标识的P频率为60次/分，其后无下传的QRS波群，节律规整不被干扰。此心电图形似心房分离心电图，两者区别在于病史和机制不同。

心电图诊断：双窦房结心律。供心心电图示：窦性心律，大致正常心电图

鉴别诊断：①心房分离；②心房并行心律；③心房融合波

讨论：诊断时应密切结合临床资料，最好能找到供心的原始心电图及相关资料，便于比较分析

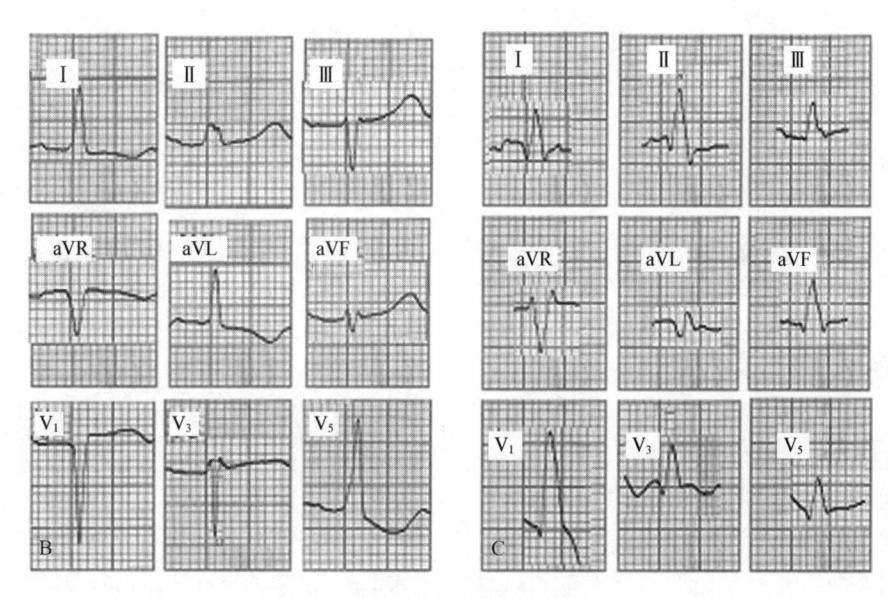

图37-6 异位心脏移植术图例

图A为心脏移植术后心电图；图B为图A中受体心脏在各导联QRS波形示意图；图C为图A中供体心脏在各导联QRS波形示意图

临床资料：患者男性，53岁，主因"反复心前区痛12年，夜间不能平卧10个月"入院。临床诊断：冠状动脉粥样硬化性心脏病，陈旧性心肌梗死，左心室室壁瘤，高血压病，2型糖尿病，心功能Ⅳ级。择期手术，于2006年5月在全身麻醉下行CABG＋室壁瘤折叠缝合＋异体异位心脏移植术

心电图特征：可见有两种形态的P、QRS、T波群，各自按其固有节律出现，并不时发生相互重叠。其中供体心脏示（图37-6A、C），由于供体心脏位于胸腔右侧，心尖朝右下，故心电图导联正常连接时，呈右位心图形，窦性心律，频率130次/分，$P_{Ⅰ、aVL}$倒置，aVR正负双向，P-R间期0.14s，QT间期0.36s，QRS波群较为宽大，时限0.12s，Ⅰ、Ⅱ导联呈qRs型，aVR导联呈rSr'型，$V_1 \sim V_6$导联呈qR型，R波振幅自右胸向左胸导联逐渐减低，电轴右偏＋125°。受体心脏（图37-6A、B）窦性心律，频率为71次/分，较供体慢，P波隐藏在图形中，不易识别，QT间期0.39s，QRS波群时限0.08s，Ⅰ、Ⅱ、aVL导联呈R型，Ⅲ、aVF导联呈rSr'型，V_1V_2导联呈QS型，V_3呈QR型，V_4呈qR型，V_5V_6呈R型，其$R_{V_4-V_6}$振幅较供体心脏R波振幅明显增高，两者QRS波群在此显露无遗，电轴正常，T波改变

心电图诊断：双心脏并行心律。受体心电图示：窦性心律，异常Q波，ST-T改变。供体心电图示：右位心，窦性心动过速，电轴右偏，室内传导阻滞 ST-T改变

鉴别诊断：①室性并行心律；②心室分离；③心室融合波

讨论：此图乍一看扑朔迷离，结合术式分析，仍难以诊断，不符合心室并行心律的心电图表现，与心室分离心电图表现虽近似，但也不符合其概念（发生机制不同），经讨论，暂拟如上诊断，是否恰当，有待广大同仁们的指教

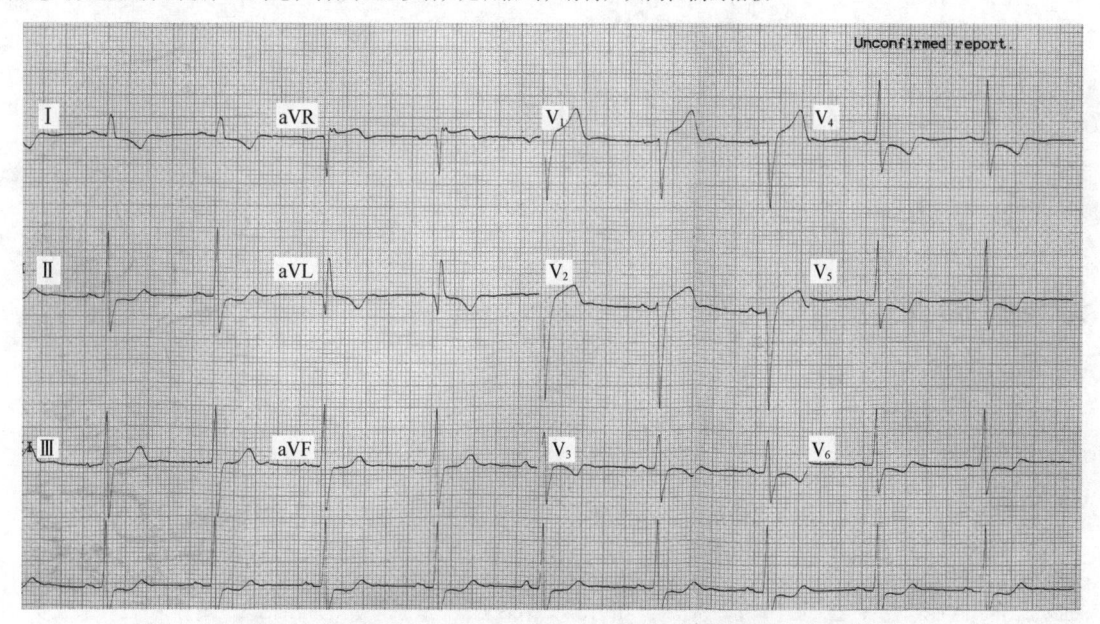

图37-7 原位心脏移植术双腔静脉法术后出现窦性心动过缓

心电图示：窦性心律，频率55次/分，P-R间期0.15s，QT间期0.43s，QRS波群时限0.11s，Ⅰ导联呈R型，Ⅱ、Ⅲ、aVF导联呈RS型，V_1、V_2导联呈rS型，V_3呈RS型，V_4、V_5、V_6呈Rs型，电轴正常，ST-T改变。心电图诊断：窦性心动过缓，ST-T改变

动脉造影等心脏操作损伤有关。三度房室传导阻滞，特别是伴随房性心动过速被认为与排异反应有关。

（3）房性期前收缩：50%以上心脏移植患者出现房性期前收缩，一项对50例患者的研究表明移植术后6周内频繁的房性期前收缩与移植心脏的排异相关。

（4）室性期前收缩：移植术后早期几乎所有患者均出现室性期前收缩，自从环孢素应用以来，它与排异和移植心脏血管病变没有相关性。

（5）心房颤动和心房扑动：心脏移植术后发生心房颤动（房颤），成人占5%～24%，儿童占3%。其中50%～75%发生在移植术后2周内。除了常见的心脏手术因素外，与心脏移植有关的可能病因包括对儿茶酚胺高敏，局灶性排异导致微折返，心脏移植术后心房解剖结构异常，机械因素（活检、导管检查）和移植术后冠状动脉病变。一些临床观察表明反复发作的中、重度排异反应与房颤的发生有关，房颤是降低心脏移植长期存活的指标。几个观察性研究显示，心房扑动（房扑）发生率在成人心脏移植占12%～30%，儿童心脏移植后占6%。5例心脏移植后有典型房扑患者的电生理研究显示，每个患者三尖瓣环周围都有逆时针的折返。一项50例的队列研究显示，房扑患者发生急性排异的相对危险性是无房扑患者的8倍（图37-8）。但是最近一项平均随访5年的研究结果显示与房扑相比较，房颤与排异反应的相关性更强。

（6）室上性心动过速：心脏移植术后室上性心动过速成人占12%～17%，儿童占2.3%。文献报道的这些心律失常难以分类。其中一些是明确的阵发性的房室结内折返性心动过速或房室间旁路折返性心动过速。虽然我们常常不清楚供体既往的病史和心电图，这些折返的节律和机制被假设为移植前就存在了。自律性增高和房性折返性心动过速可能与阵发性室上性心动过速在心电图上难以区别。但是房性心动过速比阵发性室上性心动过速发作可能性更大，这是因为排异反应和缺血导致的心房受损更容易引发房性心动过速。

（7）非持续性室速：非持续性室速常见，意义尚不清楚。在一项对25例患者的队列研究中非持续性室速（大于4个连续的室性期前收缩持续＜30s）与早期排异（平均移植后7d）的发作次数相关。

（8）持续性室性心动过速和心室颤动：环孢素作为免疫抑制药上市以来，原位心脏移植持续性室性心动过速和心室颤动（室颤）的发生率少于2%。由于该类心律失常具有快速致命性的特征，持续性室性心动过速和室颤的实际发生率很可能高于统计的数字。虽然文献报道不多，但是至少有10%的心脏移植患者的死亡是猝死和不明原因的。室速应该是其中最主要的原因，其次的原因可能是心动过缓性心律失常（图37-9）。

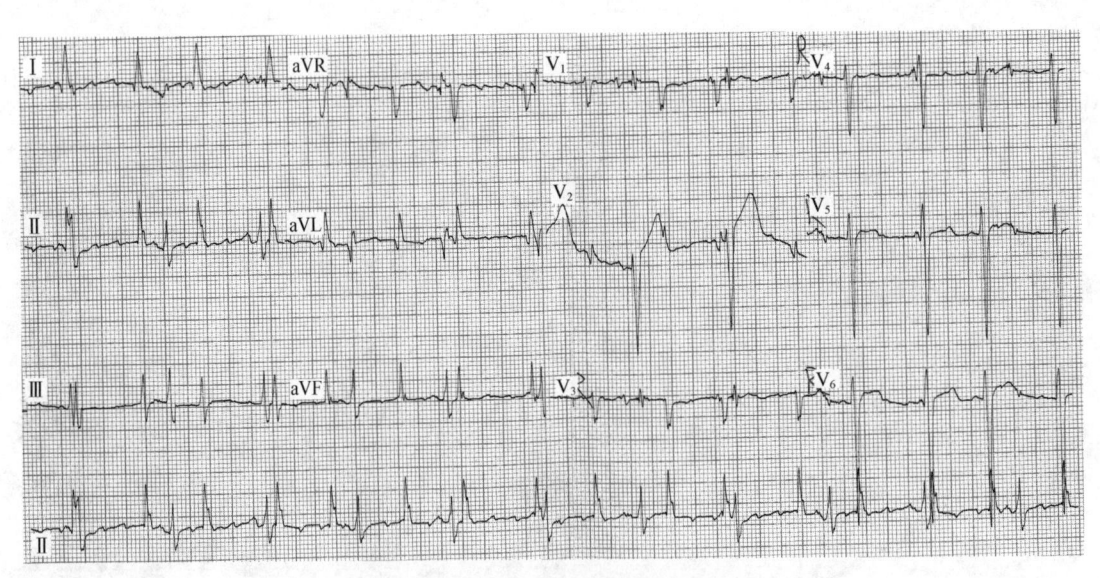

图37-8 异位心脏移植术后出现心房扑动

心电图示：左右手反连，由于供体心脏位于胸腔右侧，心尖朝右下，故导联反连后，受体心脏呈右位心图形。图中可见有两种形态的QRS波群，彼此发生重叠。其中供体心脏示：异位心律，P波消失，代之以形态相同、间隔匀齐的锯齿样F波，频率300次/分，不同比例下传，心室率不规则，QT间期0.36s，QRS波群时限0.10s，Ⅰ、aVL导联呈qR型，Ⅱ、aVF导联呈R型，Ⅲ导联呈RS型，V₁、V₂、V₃呈QS型，V₄、V₅、V₆导联呈rS型，电轴正常，T波改变。受体心脏示：窦性心律，频率为64次/分，P波隐藏在图形中，不易识别，QT间期0.39s，QRS波群时限0.08s，Ⅰ导联呈qr型，aVL导联呈Qr型，Ⅱ、Ⅲ、aVF导联呈RS型，V₁、V₂导联呈rS型，V₃～V₆呈rS型，R波振幅自右胸向左胸导联逐渐减低，电轴正常。心电图诊断：双心脏并行心律。受体心电图示：右位心图形，窦性心律。供体心电图示：心房扑动，异常Q波，T波改变。

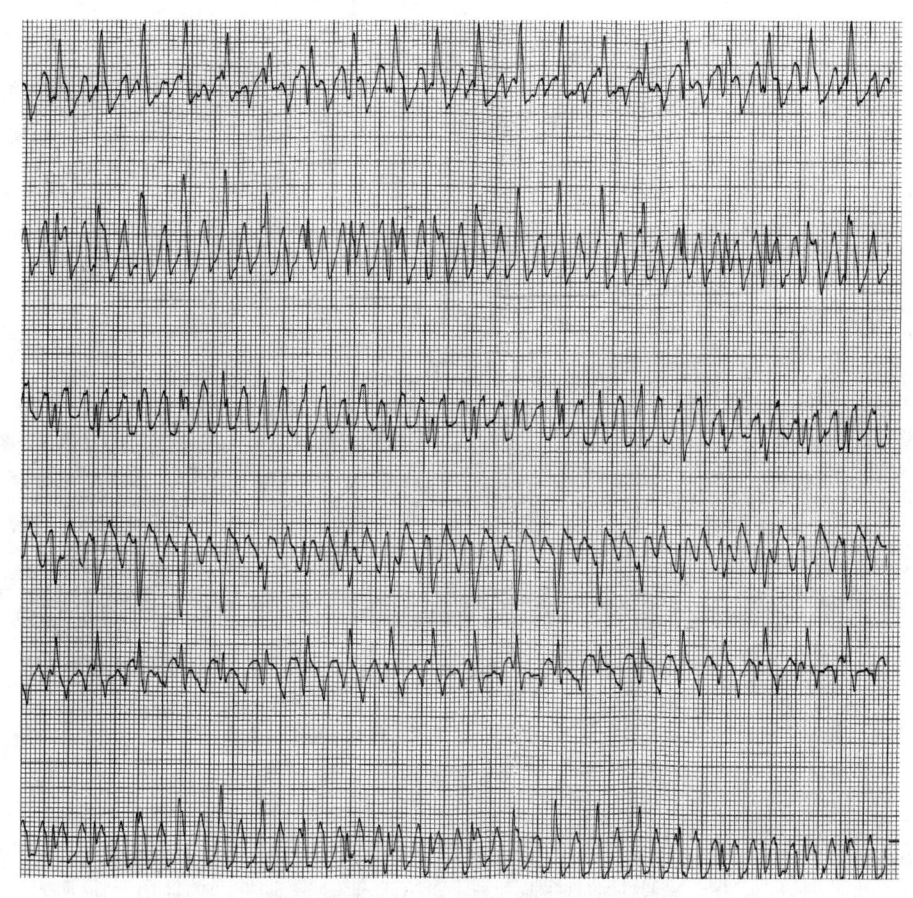

图37-9 异位心脏移植术后出现心室扑动

心电图示：图中可见有两种形态的QRS波群，彼此发生重叠。单凭心电图不易确定哪个心脏发生心律失常，结合病史可知，供体心脏出现规则的连续的大幅度的"正弦曲线样"大扑动波，频率300次/分，基线消失，QRS-T互相融合无法区分。受体心脏QRS波群振幅较小，重叠于供心QRS波群中，不易识别，频率158次/分，节律齐。心电图诊断：双心脏并行心律。受体心电图示：窦性心律。供体心电图示：心室扑动

五、主要鉴别诊断

1. **心房分离** 又称"心房脱节""完全性心房内传导阻滞"。两者（与原位心脏移植心电图比较）在心电图上的表现大致相同，不同之处在于机制不同，心房分离是由于多种病理情况下（心肌梗死、洋地黄中毒等）使心房异位起搏点自律性增高，且在周围存在传入及传出阻滞（图37-10）。移植心电图是由于存在两个窦房结，且它们之间存在"电绝缘"状态，故而产生类似心房分离现象。诊断时应明确有无心脏移植术病史。

2. **房性并行心律** 两者（与原位心脏移植心电图比较）表现有相似之处，都会出现双P波，且P-P间期较恒定，但房性并行心律常会出现心房夺获、融合，因为心房异位起搏点周围只有传入阻滞而无传出阻滞（图37-11），而移植心电图则不会出现心房夺获、融合等现象。

3. **融合波** 心脏移植心电图可发生"心房重叠波"或"心室重叠波"，而非融合波，因为并存的双节律（双窦房结节律或双心脏节律）发放的冲动并非激动同一心房或心室，不能产生激动的融合波形。诊断时应密切结合临床资料（图37-12）。

4. **室性并行心律** 两者（与异位心脏移植心电图比较）表现有相似之处，都会出现双QRS波群，且R-R间隔较恒定，区别在于室性并行心律常会出现心室夺获、融合（图37-13），而移植心电图可能会有心室重叠波却无心室融合波和心室夺获，此外，移植心电图两组QRS波群之前均应有相关的P波（有时P波会不易呈现），而室性并行心律却无。

5. **心室分离** 两者（与异位心脏移植心电图比较）在心电图上的表现大致相同，不同之处在于机制不同，心室分离见于器质性心脏病的临终期，此期易产生心电离散，出现异搏点及传入、传出阻滞。而移植心电图由于存在两个心脏，各自激动自己的心室，从而产生两组QRS波群。诊断时应明确有无心脏移植术病史。

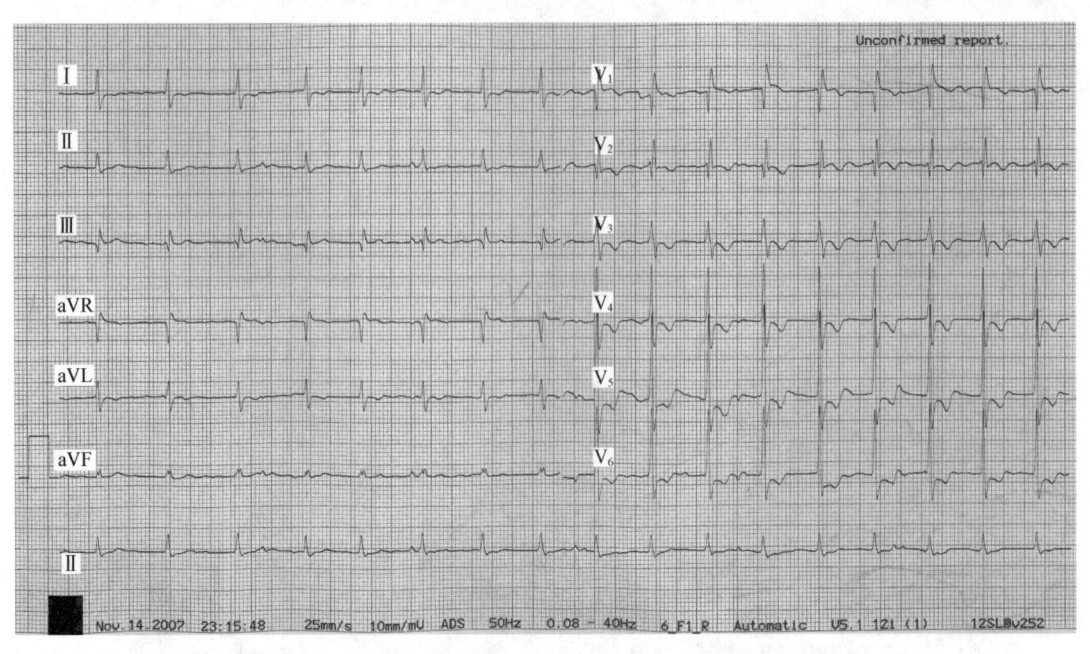

图 37-10　心房分离，心房颤动与房性异位心律并存 ST-T 改变

心电图表现为除心房颤动 f 波外，可见另一组房性 P′ 波，与图中 R 波无固定关系，P′-P′ 间隔相等，时距 1.6s，未下传心室，考虑其机制为心房内有一个异位起搏点，其周围存在一圈传入与传出阻滞区，可以激动心房的某一局限区域，因传出阻滞不能下传心室，同时具有传入阻滞，故保持节律规整

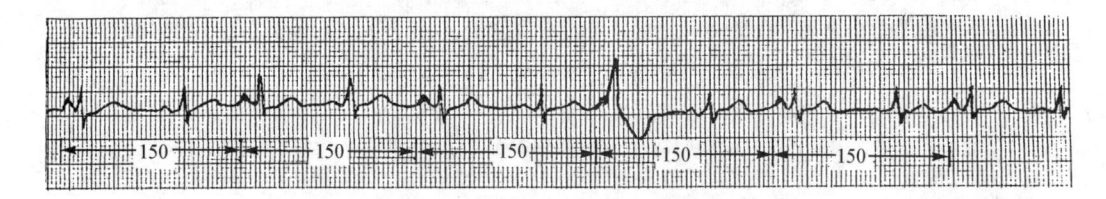

图 37-11　窦性心律，房性并行心律，室性期前收缩

心电图中可见与窦性 P 波截然不同的房性 P′ 波，配对间期不等，但 P′-P′ 间隔恒定，说明心房内除窦房结外还存在一个独立的异位节律点，由于存在保护性"传入阻滞"，故不被窦性心律打乱，其后有下传的 QRS 波群，与窦性节律竞争激动心室

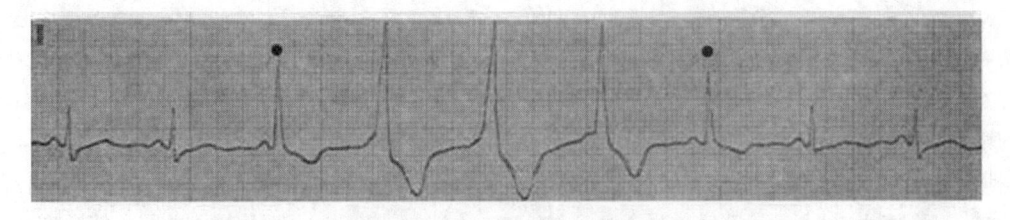

图 37-12　窦性心律，加速性室性自主心律，室性融合波

心电图中心室激动来源于两个途径，窦性正常传导及心室的异位激动，产生多种 QRS 波群形态，有室上性的正常形态 QRS 波群和宽大畸形的室性 QRS 波群，以及介于两者之间形态的 QRS 波群（图中以 ● 标记），该形态 QRS 波群前有窦性 P 波，PR 间期较正常的短，说明在此时刻心室同时被两个起搏点激动

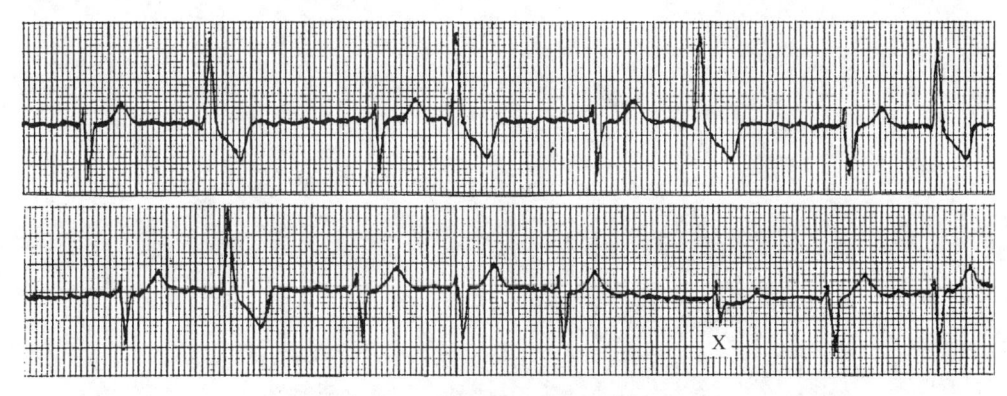

图37-13 心房颤动，室性并行心律

心电图中可见大小、形态不均一的f波，室上性QRS波群间隔绝对不等，为心房颤动，宽大畸形的QRS波群，来源于心室，多次出现且间隔相等，时距1.7s，配对间期不尽相同，图中标有"X"的QRS波群，形态介于前两种之间，与前一个室性QRS波群相距3.4s，与室性R′-R′成倍数关系，可见除心房异位节律外，还存在一个独立的心室异位节律，由于存在保护性"传入阻滞"，故能保持自身的节律，规则地激动心室

六、展望

总之，随着医学的发展，能接受心脏移植的患者将逐渐增多，心脏移植完全能同肾移植一样，成为常规治疗终末期心脏病的手段。心脏移植术后，心电检查是必不可少的诊疗手段，对监测疾病的预后起到关键作用，心电图呈现独特的表现，常较为复杂，出现许多新的问题，通过不断地积累，以及广大同仁的讨论，对心脏移植心电图的认识将不断地深入与完善。

（曹东芳　黄　洁）

下篇 心电图学进展

第38章

2017 心房颤动治疗新进展

心房颤动（房颤）的治疗仍然是心血管领域的热点之一。房颤治疗的两个方面：转复并维持窦律（主要是导管消融）和抗栓治疗，都取得了较多的进展，尤其是后者，新型口服抗栓药物（new oral anticoagulants，NOAC）快速推广和左心耳封堵的应用，成为2017年房颤治疗的亮点。

（一）房颤的抗栓治疗

1. 口服抗凝药物的抗栓治疗 房颤导致脑卒中风险增加，是脑卒中的独立危险因子，对房颤患者进行正确的抗栓治疗是必需的。通过近10年来不懈的努力，这个观点已经被绝大多数医师所接受。房颤患者抗栓治疗的比例，无论在欧美还是亚洲，都在逐年增加。那么，目前的情况如何？是否已经达到了我们期望的目的—CHA2DS2-VASc评分2分以上的患者均接受抗栓治疗？2017年ESC年会上公布的GLORIA-AF和GARFIELD-AF研究对此进行了回答。GLORIA-AF是一项全球多中心的登记注册研究。其抗栓治疗的二期结果分析表明，全球大部分地区有越来越多的患者开始选用NOAC来进行抗凝治疗，然而亚洲患者整体抗栓治疗的现状并不理想，同时，选用NOAC的比例在全球范围内也是最低的。GARFIELD-AF注册研究是一项正在进行的全球性观察研究，观察对象为17 162例新发非瓣膜性房颤患者，平均年龄为69.8岁，女性占43.8%，CHA2DS2-VASc平均评分为3.3，60.8%接受抗凝或抗凝＋抗血小板治疗，27.4%单独抗血小板治疗，11.8%未接受任何抗凝治疗。随访2年，每人年全因死亡率为3.83%（95%CI 3.62～4.05），心力衰竭发病率为2.41%（95% CI 2.24～2.59），脑卒中/系统栓塞发病率为1.25%（95%CI 1.13～1.38）。对于不同房颤类型的患者在主要终点事件上的差异也进行了分析，发现脑卒中/系统栓塞和大出血风险无显著差异。从上述结果看，房颤抗栓治疗仍然任重道远，尤其是亚洲。我国的情况也不如乐观，根据GARFIELD-AF研究2013年的数据，中国房颤患者CHADS2评分≥2分者，仅33.1%接受华法林或NOACs治疗；15.7%未接受抗栓或抗凝治疗；51.2%接受抗血小板治疗，其中除合并冠心病患者外，大部分仅口服阿司匹林。近期的数据应该较2013年有所改善，但是存在的问题仍值得警惕：①抗栓治疗仍然不足；②使用抗血小板治疗替代抗栓治疗，尤其是使用阿司匹林替代华法林仍然广泛存在；③使用华法林时，INR达标率不高。我国房颤患者的抗栓治疗仍然有很艰巨的任务需要完成。

2017年ESC还公布了不同类型人群房颤抗栓治疗的研究进展。老年人：来自欧洲心房颤动登记研究PREFER-AF，比较不同年龄组有或口服抗凝治疗的净临床获益。共对6412例房颤患者进行分析，其中505例为年龄≥85岁的老年患者。临床净获益通过口服抗凝治疗患者粗发病率的加权和减去未进行抗凝治疗患者的事件总数（建立模型和计算公式）来计算。对于净临床获益主要计算下列事件：缺血性脑卒中；全身栓塞；心肌梗死；出血性脑卒中；大出血（不包括出血性卒中）。结果表明脑卒中风险随年龄增长的增加要大于出血风险随年龄增长的增加，同时高龄老年患者使用OAC的绝对获益超过了出血风险，因此这类患者的净临床获益是最大的。高血压患者：对于高血压和脑卒中/系统性栓塞及大出血的相关性，GARFIELD-AF登记注册研究进行了相应的观察。该研究在35个国家中纳入了39 898例患者。76.7%患者有高血压史，28.8%的患者SBP＞140 mmHg，15.4%的患者 SBP＞150 mmHg和7.3%的患者SBP＞160 mmHg。接受抗高血压治疗的患者比例是28.2%～30.6%。未经校正的风险比（HRs）表明有既往高血压史的患者比没有这样病史的患者有更高的脑卒中/系统性栓塞（SE）风险。脑卒中/全身性栓塞和大出血的发生率随着未控制的高血压的严重程度的增加而增高。在GARFIELD-AF研究中，大部分新诊断的房颤患者都有高血压史。所观察到的结果是有高血压史的患者相比于无高血压史的患者有更高的脑卒中/全身性栓塞的风险。尽管阈值不尽相同，但是未控制的收缩压相比于高血压史是一项对出血和死亡的更强预测因素，而且也与脑卒中/系统性栓塞有更显著的相关性。

结合既往的研究，对于不同类型房颤患者如何选择合适的OAC，综合现有文献，推荐见表38-1。

2.左心耳封堵（left atrium appendage occlusion，LAAO） 左心耳封堵作为预防非瓣膜性房颤患者血栓栓塞的一种方法，存在一定的争议，争议的焦点主要集中在其安全性和有效性。部分学者担忧置入封堵器械会导致过多并发症，另外有学者则质疑其预防血栓栓塞的效果。2017年公布的一系列临床试验已经很好地回答了这些问题。首先，PREVAIL和PROTECT-AF研究公布了5年的长期随访结果。经皮LAAO与华法林治疗预防房颤患者卒中试验（PROTECT-AF）与房颤患者左心耳封堵术前瞻性随机临床评价（PREVAIL）研究是2项随机对照试验，比较Watchman左心耳封堵技术与华法林用于非瓣膜性房颤患者治疗的结局。平均随访3.8年时，PROTECT-AF研究曾证明LAAO在降低卒中发生率方面与华法林疗效相当。PREVAIL研究的第一个主要疗效终点是随访患者18个月，比较LAAO组与药物治疗组卒中、全身性栓塞以及心血管/不明原因死亡发生率；第二个主要疗效终点是采用单侧检验，比较置入左心耳封堵器后缺血性卒中或全身性栓塞1周以上事件的发生率是否达到非劣效标准（95% CI 分别＜2.0 和＜0.0275），非劣效后验概率≥97.5%。所有分析均按照临床试验中的意向性分析（ITT）原则。在PROTECT-AF和PREVAIL事件发生率比较中，PROTECT-AF结果显示，Watchman左心耳封堵技术在出血性脑卒中、心血管死亡方面显示更优结局；PREVAIL研究将患者按2:1随机分成LAAO（269例）组和长期华法林口服治疗组（138例），结果显示法华林治疗组在降低缺血性脑卒中发生率方面疗效显著（Rate = 0.7%）。患者水平的荟萃分析结果显示，Watchman左心耳封堵技术在降低缺血性脑卒中发生率方面与华法林疗效相当；Watchman左心耳封堵技术在降低出血性脑卒中、心血管死亡、全因死亡及术后出血发生率方面显示出更优的结局。此外，Watchman左心耳封堵技术能显著降低致残性脑卒中发生率。总之，随访5年的2项随机对照试验结果表明，置入Watchman装置的LAAO能有效预防非瓣膜性房颤患者卒中事件，该疗效与口服抗凝药物基本一致。与华法林相比，LAAO能最大限度降低主要出血事件，尤其是出血型脑卒中，从而降低病死率。对于不能长期耐受口服抗凝药的患者，LAAO是预防卒中的有效干预手段。国内关于左心耳封堵的临床研究也取得了较大进展，黄鹤等完成关于国产封堵器Lambre的第一个临床试验，该研究也是国内第一个关于左心耳封堵的多中心临床研究，共入选了CHADS2评分1分以上的房颤患者152例，置入的是国产Lambre封堵器，随访12个月。研究发现，置入国产Lambre封堵器的安全性是好的。在随访中，主要并发症的发生率仅为3.3%；轻微并发症的发生率仅2.6%；没有封堵器脱落，没有须开胸的严重并发症发生。该研究随访时间较长，在随访期间，仅有2例患者出现缺血性脑卒中，而入选的患者CHADS2评分平均2.6分，血栓栓塞风险为6.4%/年，预估降低血栓栓塞发生率为88%，效果显著。Reddy等分析了左心耳封堵在美国获FDA批准前后并发症的发生情况，发现在获批后，随着置入量的增加，手术医师熟练程度提高，左心耳封堵器置入成功率大幅上升，而手术并发症发生率快速下降。在6720例患者中，置入成功率达到94.9%；心脏压塞发生率仅为1.24%；手术相关的脑卒中仅为0.18%；封堵器相关的血栓栓塞仅为0.25%；手术相关的死亡仅006%。这大大低于PROTECT-AF和PREVAIL研究中的发生率。上述研究均证明：左心耳封堵安全性好，对于非瓣膜性房颤患者的血栓栓塞有较好的预防作用，不劣于华法林。2017年，中国左心耳封堵专家共识提出其适应证为：CHA2DS2-VASC评分≥2房颤患者，具有下列情况之一：①不适合长期口服抗凝者；②服用华法林，INR达标的基础上仍发生卒中或栓塞事件者；③HAS-BLED≥3者。

表38-1 不同类型房颤用药推荐

类型	选用药物
·在TTR（TTR＞70%）控制良好的情况下，脑卒中、系统性栓塞或TIA复发	·达比加群150mg 每日2次
·中重度的肾功能损伤（CrCl 15～49ml/min）	·阿派沙班5mg，每日2次，利伐沙班15mg，每日1次，达比加群110mg，每日2次（CrCl 30～49ml/min），或依度沙班30mg，每日1次
·高胃肠道出血风险	·阿派沙班5mg，每日2次或达比加群110mg，每日2次
·高出血风险（HAS-BLED≥3）	·达比加群110mg，每日2次，阿派沙班5mg，每日2次，或依度沙班60mg，每日1次
·一次一天的剂量或有意向少服药	·华法林，利伐沙班20mg或依度沙班60mg，每日1次
·亚组患者（亚洲亚组中，考虑到降低颅内出血和大出血）	·阿派沙班5mg，每日2次，达比加群或依度沙班60mg每日1次
·华法林很有可能TTR控制不佳（SAMe-TT$_2$R$_2$＞2）	·VKA加强患教或保证有规律的随访，达比加群，利伐沙班20mg，每日1次，阿派沙班5mg，每日2次，或依度沙班60mg，每日1次

（二）导管消融治疗房颤

1.美国发布新的导管消融和外科消融专家共识 导管消融已经是比较成熟的技术，全球接受导管消融的病例数逐年快速增长。2017年，美国心律学会联合多个学会发布了新的导管消融和外科消融专家共识《2017 HRS/EHRA/ECAS/ APHRS/SOLAECE房颤导管和外科消融专家共识》，对房颤消融的理论基础、适应证、技术应用、并发症、围术期管理、相关疾病的治疗、预后进行了重新评估。主要涉及：房颤消融的定义、机制和理论，可干预的房颤危险因素及其对消融的影响，适应证，治疗策略、技术和治疗终点，技术和器械，在消融技术层面最大限度地提高安全性和抗凝，随访问题，预后和疗效，并发症，培训要求，手术和杂交房颤消融，临床试验设计。共识要点包括：①房颤导管和外科消融已经很成熟，对于选择节律控制策略的房颤患者来说是一种重要的治疗方案。对于药物治疗无效的阵发性房颤，优先推荐导管消融（ⅠA）；对于持续性房颤，采用导管消融是合理的（Ⅱa，B）；对于长程持续性房颤，可以考虑导管消融（Ⅱb，C）。对于阵发性房颤，导管消融一线治疗的推荐级别为Ⅱa，C；对于持续性房颤，导管消融一线治疗的推荐级别由2012年的Ⅱb，C提高到Ⅱa，C。②应在仔细考虑消融的疗效、风险和替代方案后进行房颤导管或外科消融决策。患者偏好和价值观是重要的考虑因素。共识提出了导管和外科消融的适应证。③房颤消融的主要适应证是存在房颤相关的症状。通常，在试用过至少1种抗心律失常药物且被证明是无效或耐受性差后，可考虑房颤消融。④希望停用抗凝药物不是恰当的房颤消融适应证。对于大多数卒中高危的房颤患者，在消融术后需要继续进行抗凝治疗。导管消融的并发症包括卒中和TIA。在消融术前、术中和术后应该注意抗凝，将这种风险降至最小。共识推荐，消融术前应用华法林或新型口服抗凝药的患者，消融术前可以采用不间断抗凝的围术期抗凝策略（达比加群ⅠA类推荐，利伐沙班ⅠB类推荐）；消融术后至少抗凝2个月以上（Ⅰ，A），之后是否继续抗凝需根据患者的卒中危险因素而非手术是否成功来决定。⑤多种工具和策略可用于房颤导管和外科消融的实施。共识对此进行了详细介绍，并提出了建议。⑥共识对可改善房颤预后的其他策略进行了推荐：体重控制对于改善预后是有益的，可作为房颤综合管理的措施之一（Ⅱa，B）；筛查并治疗呼吸睡眠障碍患者以改善预后和预防复发（Ⅱa，B）。共识还提出房颤消融目前尚不明确或尚待解决的问题：①导管消融是否能降低卒中风险？导管消融成功后能否停止抗栓治疗？②肺静脉隔离之外的基质改良如何进行，是否有效？③自主神经对房颤有何影响？如何干预？④控制、根除危险因素，如高血压、睡眠呼吸暂停综合征、糖尿病对导管消融的结果有何影响？⑤高风险的房颤人群是否能从消融中更加获益？⑥外科消融与导管消融和杂交消融比较，三者效果接近，有无更适合杂交消融的患者？⑦如何确认最适合消融的患者？其特征是什么？⑧新的技术包括新的能量（激光、低强度超声波等）、网篮标测技术、体外放射消融、MRI-引导的消融等，这些设备都十分昂贵，需要细致评估其有效性和费效比。⑨消融效果的评价标准：复发心律失常持续30s，这个时间设定的意义何在？怎样界定房颤负荷？这些与生活质量和卒中有何关系？⑩外科消融有何优势？LAAO能否降低卒中发生？⑪房颤消融团队的组建是否能提高成功率？⑫必须增加导管消融的安全性；⑬导管消融怎样影响死亡率、卒中和住院率？⑭首次导管消融失败的患者如何管理？笔者认为，该专家共识细致的总结了近期房颤消融的进展，在导管消融新器械和新技术的应用（如冷冻球囊消融、压力感受导管等）、房颤围术期的处理（尤其是抗栓治疗）、房颤危险因素的控制等方面，有了新的内容。尤其是提出了目前需要解决的问题，为将来房颤消融的临床研究提出了明确的方向。

2."一站式"治疗 房颤"一站式治疗"是指对某些特殊类型的房颤患者，一次完成导管消融和左心耳封堵手术，以期达到恢复窦律、预防血栓栓塞发生的效果。房颤的治疗中，维持窦律和抗栓是两个重要的方面。如上文所述，目前房颤消融治疗的问题主要有两个：①远期疗效的，尤其是持续性房颤的远期疗效不尽人意，长程持续房颤导管消融治疗后5年以上的窦律维持率＜50%；②导管消融可以恢复一部分患者的窦律，尚未证实导管消融可以降低患者（包括恢复窦律者）的卒中发生率。所有非瓣膜性房颤患者的卒中风险都需要基于CHA2DS2-VASc评分预估，对于卒中风险较高（CHA2DS2-VASc≥2）的患者，即使消融治疗转为窦性心律之后，指南推荐也应长期服用抗凝药物。而左心耳封堵初步证实可以有效预防非瓣膜性房颤患者卒中发生，但是对转复窦律几乎没有作用，患者仍然可能有心悸、头晕等症状，有进展到慢性心力衰竭的风险。"一站式"治疗可以在尽量维持窦律的前提下，有效预防血栓栓塞发生。起到单个术式不能达到的双重效果。有学者报道了一项同时进行WATCHMAN左心耳封堵器置入和房颤导管消融治疗的临床研究，共入选98例患者，手术总时间2（13±40）min，封堵完即刻WATCHMAN边缘漏28例，6个月后随访18例残余漏消失，另12例1年随访漏＜1～2 mm。随访结果：患者CHA2DS2-VASc评分2.6分，总体卒中率0.5%，与Leipzig心脏中心注册实验中患者房颤消融后合并抗凝治疗年卒中率0.72%相当

（CHA2DS2-VASc评分2.1分±1.4分），明显优于同类患者中未接受心耳封堵者（CHA2DS2-VASc评分大于2分，仅行房颤消融手术的患者，年卒中率为5.1%）。Colleran等也报道了一组房颤消融同时置入Amplazter封堵器的病例。研究纳入了21例患者（20例患者左心耳封堵器置入成功）。12例患者为男性，平均年龄63.7岁。10例患者为阵发性房颤，无手术并发症发生。1例患者在术后5 h服用抗凝药物后出现心脏压塞。1例患者在术后6周因心包炎出现心脏压塞。随访结果，食管超声心动图显示所有患者左心耳封堵器位置正常，表面无血栓形成。随访至第9个月，无1例栓塞事件发生，共有14例患者维持窦性心律（阵发性房颤70%，非阵发性房颤50%）。该研究初步证实了进行房颤消融联合ACP左心耳封堵同样安全可靠。"一站式"治疗同样存在许多争议，主要是对手术安全性存在质疑、费用过于昂贵、是否存在过度医疗等。国内已有十几家中心报道开展了此项手术，目前的报道来看，其安全性较好，对于熟练的术者，导管消融和左心耳封堵的并发症发生率都是很低的，实施"一站式"治疗没有增加患者并发症的发生。至于其远期效果，有待临床研究进一步观察。

（黄从新 吴 钢 黄 鹤）

参 考 文 献

[1] Huisman MV, Rothman KJ, Paquette M, et al.Two-year follow-up of patients treated with dabigatran for stroke prevention in atrial fibrillation: Global Registry on Long-Term Antithrombotic Treatment in Patients with Atrial Fibrillation（GLORIA-AF）registry.Am Heart J, 2018, 198: 55-63.

[2] Mazurek M, Huisman MV, Rothman KJ, et al.Regional Differences in Antithrombotic Treatment for Atrial Fibrillation: Insights from the GLORIA-AF Phase Ⅱ Registry.Thromb Haemost.2017, 117（12）: 2376-2388.

[3] Huisman MV, Rothman KJ, Paquette M, et al.The Changing Landscape for Stroke Prevention in AF: Findings From the GLORIA-AF Registry Phase 2.J Am Coll Cardiol, 2017, 69（7）: 777-785.

[4] Steinberg BA, Gao H, Shrader P, et al.International trends in clinical characteristics and oral anticoagulation treatment for patients with atrial fibrillation: Results from the GARFIELD-AF, ORBIT-AF I, and ORBIT-AF Ⅱ registries.Am Heart J, 2017, 194: 132-140.

[5] Camm AJ, Accetta G, Ambrosio G, et al.Evolving antithrombotic treatment patterns for patients with newly diagnosed atrial fibrillation.Heart, 2017, 103（4）: 307-314.

[6] Verheugt FWA, Gao H, Al Mahmeed W, et al.Characteristics of patients with atrial fibrillation prescribed antiplatelet monotherapy compared with those on anticoagulants: insights from the GARFIELD-AF registry.Eur Heart J, 2018, 39（6）: 464-473.

[7] Kim JB, Joung HJ, Lee JM, et al.Evaluation of the vascular protective effects of new oral anticoagulants in high-risk patients with atrial fibrillation（PREFER-AF）: study protocol for a randomized controlled trial.Trials, 2016, 17（1）: 422.

[8] Apenteng PN, Gao H, Hobbs FR, et al.Temporal trends in antithrombotic treatment of real-world UK patients with newly diagnosed atrial fibrillation: findings from the GARFIELD-AF registry.BMJ Open, 2018, 8（1）: e018905.

[9] Senoo K, Lip GY.Switching from a vitamin K antagonist to a NOAC.Lancet Haematol, 2015, 2（4）: e132-133.

[10] Bouillon K, Bertrand M, Maura G, et al.Risk of bleeding and arterial thromboembolism in patients with non-valvular atrial fibrillation either maintained on a vitamin K antagonist or switched to a non-vitamin K-antagonist oral anticoagulant: a retrospective, matched-cohort study.Lancet Haematol, 2015, 2（4）: e150-159.

[11] Patel MR, Washam JB.Edoxaban and the need for outcomes-based NOAC dosing.Lancet, 2015, 385（9984）: 2232-2233.

[12] Reddy VY, Doshi SK, Kar S, et al.5-Year Outcomes After Left Atrial Appendage Closure: From the PREVAIL and PROTECT AFTrials.J Am Coll Cardiol, 2017, 70（24）: 2964-2975.

[13] Main ML, Fan D, Reddy VY, et al.Assessment of Device-Related Thrombus and Associated Clinical Outcomes With the WATCHMAN Left Atrial Appendage Closure Device for Embolic Protection in Patients With Atrial Fibrillation（from the PROTECT-AF Trial）.Am J Cardiol, 2016, 117（7）: 1127-1134.

[14] Alli O, Doshi S, Kar S, et al.Quality of life assessment in the randomized PROTECT AF（Percutaneous Closure of the Left Atrial Appendage Versus Warfarin Therapy for Prevention of Stroke in Patients With Atrial Fibrillation）trial of patients at risk for stroke with nonvalvular atrial fibrillation.J Am Coll Cardiol, 2013, 61（17）: 1790-1798.

[15] Reddy VY, Doshi SK, Sievert H, et al.Percutaneous left atrial appendage closure for stroke prophylaxis in patients with atrial fibrillation: 2.3-Year Follow-up of the PROTECT AF（Watchman Left Atrial Appendage System for Embolic Protection in Patients with Atrial Fibrillation）Trial.Circulation, 2013, 127（6）: 720-729.

[16] Huang H, Liu Y, Xu Y, et al.Percutaneous Left Atrial Appendage Closure With the LAmbre Device for Stroke Prevention in Atrial Fibrillation: A Prospective, Multicenter Clinical Study.JACC Cardiovasc Interv, 2017, 10（21）: 2188-2194.

[17] Reddy VY, Gibson DN, Kar S, et al.Post-Approval U. S.Experience With Left Atrial Appendage Closure for Stroke Prevention in Atrial Fibrillation.J Am Coll Cardiol,2017,69（3）: 253-261.

[18] Calkins H, Hindricks G, Cappato R, et al.2017 HRS/EHRA/ECAS/ APHRS/SOLAECE expert consensus statement on catheter and surgical ablation of atrial fibrillation.Heart Rhythm, 2017, 14（10）: e275-e444.

[19] Ullah W, et al.Randomized trial comparing pulmonary vein isolation using the SmartTouch catheter with or without real-time contact force data.Heart Rhythm 2016, 13（9）: 1761-1767.

[20] Kasper L, et al.Hemoptysis and lung disease as a manifestation of pulmonary vein stenosis after cryoballoon catheter ablation for atrial fibrillation.Pol Arch Med Wewn, 2016, 126（1-2）: 94-96.

[21] Hakalahti A, et al.Radiofrequency ablation vs antiarrhythmic drug therapy as first line treatment of symptomatic atrial fibrillation: systematic review and meta-analysis.Europace, 2015, 17（3）: 370-378.

[22] Dukkipati SR, et al.Pulmonary vein isolation using a visually guided laser balloon catheter: the first 200-patient multicenter clinical experience.Circ Ar- rhythm Electrophysiol,2013,6（3）: 467-472.

[23] Stockigt F, et al.Atrioesophageal fistula after cryoballoon pulmonary vein isolation.J Cardiovasc Electrophysiol, 2012, 23（11）: 1254-1257.

[24] Linz D, et al.Effect of renal denervation on neurohumoral activation triggering atrial fibrillation in obstructive sleep apnea. Hypertension, 2013, 62（4）: 767-774.

[25] Weber H, Sagerer-Gerhardt M, Heinze A, et al.Laser catheter ablation of long- lasting persistent atrial fibrillation: Longterm results.J Atr Fibrillation, 2017, 10（2）: 1588.

[26] Arbelo E, Brugada J, Hindricks G, et al.The atrial fibrillation ablation pilot study: a European Survey on Methodology and results of catheter ablation for atrial fibrillation conducted by the European Heart Rhythm Association.Eur Heart J, 2014, 35（22）: 1466-1478.

[27] Phillips KP, Pokushalov E, Romanov A, et al.Combining Watchman left atrial appendage closure and catheter ablation for atrial fibrillation: multicentre registry results of feasibility and safety during implant and 30 days follow-up.Europace, 2017 Jul 3.doi: 10.1093/europace/eux183.［Epub ahead of print］.

[28] Santucci A, Byrne RA, Baumbach A, et al.Appraising the safety and efficacy profile of left atrial appendage closure in 2016 and the future clinical perspectives.Results of the EAPCI LAAC survey.EuroIntervention, 2016, 12（1）: 112-118.

第39章

心律失常领域十大研究回顾

岁序更迭,在过去的一年里,全球心律失常领域新的研究成果、新的技术突破如雨后春笋般不断涌现,不仅为临床实践提供了更多的循证医学依据,也更新了心律失常的治疗理念,展示了新的诊疗技术,甚至引发了改编指南的热烈探讨。中华心律失常学杂志会同国内相关学会的专家审慎盘点了2018年心律失常领域10项最受关注的研究。击鼓催征,愿这些新成果能够推动国内同仁积极开展心律失常的基础与临床研究、加快心律失常诊疗观念的更新,最终促进我国心律失常事业的发展。

一、心房颤动导管消融和药物治疗,孰优孰劣?

心房颤动(以下简称房颤)是临床上最为常见的心律失常类型,而导管消融治疗在改善房颤患者预后方面是否优于药物治疗目前尚无定论。2018年心律失常领域发布了多项对此的重要研究。其中,最令人瞩目的是2018年5月在美国心律学会科学年会上报告的CABANA研究。CABANA研究是迄今为止规模最大的比较房颤导管消融和药物治疗的随机对照研究。自2009年起在全球140家中心开展,共纳入2204例阵发性房颤或持续性房颤患者,1∶1随机分组为接受导管消融或室率/节律控制的药物治疗组。研究平均随访48个月,主要终点为全因死亡、致残性卒中、严重出血或心搏骤停的复合终点。研究初步结果显示,根据意向性分析原则,两组患者主要终点无统计学意义(消融组对药物组,8.0% vs 9.2%, $P=0.3$)。次要终点方面,导管消融组的全因死亡率或心血管住院率复合终点明显低于药物组(51.7% vs 58.1%, $P=0.001$),房颤复发率也显著降低(HR = 0.53, $P<0.0001$)。在CABANA研究中,受两组高交叉率(导管消融组的患者中有9.2%未接受消融治疗,而药物治疗组的患者中有27.5%最终接受消融治疗)和低事件率的影响,导管消融对于主要复合终点的改善较药物治疗组无统计学意义。但导管消融可显著减少患者的死亡或心血管住院复合终点和47%的房颤复发。提示导管消融在改善房颤预后方面的可能优势。CABANA研究将在解答积极导管消融治疗能否改善房颤患者预后,以及恢复窦性心律是否有利于提高房颤患者的生存率等问题方面发挥重要作用,其正式发表结果让我们拭目以待。另一项是2018年2月发表在N Engl J Med 的CASTLE-AF研究,旨在比较导管消融与传统药物在心力衰竭合并房颤患者中的治疗效果[N Engl J Med, 2018, 378(5): 417-427]。研究共入选了363例心力衰竭合并房颤的患者,随机分为导管消融组($n=179$)和药物治疗组($n=184$)。在平均37.8个月的随访期间,导管消融组的主要复合终点事件(全因死亡或心力衰竭恶化住院)的发生率显著低于药物治疗组(28.5% vs 44.6%, HR = 0.62, $P=0.007$)。与传统药物治疗相比,导管消融可显著降低患者的全因死亡率(13.4% vs 25.0%, HR = 0.53, $P=0.01$)、因心力衰竭恶化住院率(20.7% vs 35.9%, HR = 0.56, $P=0.004$)及心血管死亡发生率(11.2% vs 22.3%, HR = 0.49, $P=0.009$)。CASTLE-AF研究结果表明,与传统药物治疗相比,对心力衰竭合并房颤的患者行导管消融治疗可显著改善其预后。

二、亚临床心房颤动进展增加患者因心力衰竭住院的风险——ASSERT研究亚组分析

房颤和心力衰竭互相影响、互相促进、互为因果。然而,因检测手段的局限性,既往的循证医学证据多围绕症状性房颤,无症状的亚临床房颤(SCAF)与心力衰竭之间的关系尚未明确。2018年6月 J Am Coll Cardiol 杂志发表了一项针对SCAF进展与心力衰竭患者预后关系的临床研究。该研究共纳入415例已置入双腔起搏器或ICD,且在入组ASSERT研究1年内出现发作持续时间6min至24h的SCAF患者。SCAF进展的定义为随访期间至少出现一次发作持续24h以上的无症状性房颤或出现房颤相关症状。在平均2年的随访期间,SCAF进展的

发生率为15.7%，年发生率为8.8%。Cox分析结果显示，年龄、体质指数和SCAF持续时间均是SCAF进展的独立预测因子。SCAF进展患者的因心力衰竭住院率显著高于不存在SCAF进展的患者（8.9%/年 vs 2.5%/年），且校正后的多因素分析结果显示，SCAF进展与因心力衰竭住院风险显著相关（$HR=4.58$；95%CI：$1.64 \sim 12.80$；$P=0.004$）。该研究提示在临床实践中，应重视起搏器或ICD所检测的SCAF，并密切关注其进展，尤其是合并心力衰竭的患者。[J Am Coll Cardiol，2018，71：2603-2611]

三、非侵入性心脏放射消融治疗难治性室性心律失常——ENCORE-VT研究

尽管导管消融治疗室性心动过速（VT）的有效性有所改善，但常规消融可能并未有针对性地改善室性心律失常的发生基质。2017年N Engl J Med发表了一项通过立体定位放射消融（SBR）治疗难治性VT的研究，其初步结果及短期安全状况令人鼓舞。同一研究团队近期于Circulation杂志发表ENCORE-VT试验研究结果，旨在进一步探索通过非侵入性心脏放射消融治疗难治性VT或室早性心肌病的安全性及有效性。该研究为前瞻性单中心Ⅰ/Ⅱ期试验，主要安全性终点为90d内发生治疗相关的严重不良反应，主要有效性终点为治疗6个月后室速事件减少（经ICD监测）或室性期前收缩负荷减低（经24h Holter监测）。研究纳入19例患者（17例难治性VT患者，2例室性期前收缩性心肌病患者），中位消融时间15.3min。治疗后90d内，2例（10.5%）患者发生治疗相关的严重不良反应（心力衰竭恶化及心包炎）。治疗后6个月，在所评估的18例患者中，17例患者的VT事件或室性期前收缩负荷显著减少（治疗有效率94%），难治性VT患者的VT事件显著减少（中位VT事件从治疗前的119次减少至3次，$P<0.001$），室性期前收缩负荷显著降低（两例患者的室性期前收缩负荷分别由术前的24%降至2%，26%降至9%）。该研究显示，非侵入性心脏放射消融治疗可显著减轻室性心律失常负荷，且安全性较好。该治疗策略为VT高风险患者或心肌基质难以触及的患者开辟了新纪元。但是，其安全性和有效性仍有待于在更大的样本量中进一步评估。[Circulation.2019 Jan 15；139（3）：313-321]

四、围术期递增抗菌治疗策略不能降低心脏置入装置的感染风险—PADIT研究

置入性医疗器械感染后果严重。对于心脏置入装置，术前常规预防性给予诸如头孢唑林等抗生素，但其并不能预防器械感染的常见病原体（耐甲氧西林革兰阳性菌）。因此探讨优化抗置入性医疗器械感染的抗生素是有必要的。2018年12月J Am Coll Cardiol刊发一项关于增加围术期抗生素能否减少置入性器械感染的整群随机分组交叉试验。该研究中传统的治疗方案是术前注射头孢唑林，递增治疗方案为术前使用头孢唑林加万古霉素、术中利用杆菌肽冲洗囊袋且术后2d口服头孢氨苄。该研究纳入来自28个中心的19 603例患者，包括12 842例有感染高风险的患者，随访1年。结果显示，接受传统治疗方案的患者中有99例发生感染，接受递增治疗方案的患者中有78例发生感染（1.03% vs 0.78%；$OR=0.77$；95%CI $0.56 \sim 1.05$；$P=0.10$）。而在感染高风险患者中，接受传统治疗方案的患者中有77例发生感染而导致住院，接受递增治疗方案的患者中有66例发生感染（1.23% vs 1.01%，$OR=0.82$；95%CI$0.59 \sim 1.15$；$P=0.26$）。以上结果提示采用常规治疗方案和递增治疗方案后器械感染发生率均很低，递增抗菌治疗方案目前并未见显著优势。[J Am Coll Cardiol，2018，72（24）：3098-3109]

五、左束支区域起搏优于传统右心室起搏

希氏束起搏可迅速夺获希浦系统，是理想的生理性起搏方式。目前已有多项研究证实希氏束起搏优于传统右心室起搏，但希氏束起搏仍存在感知不良、远期阈值升高等风险。左束支区域起搏有望避免希氏束起搏的上述缺点，既往关于左束支区域起搏仅有个案报道。2018年11月阜外医院陈柯萍教授团队于Europace杂志在线发表了一项关于左束支起搏的研究，旨在探讨与常规右心室起搏（RVP）相比，左束支区域起搏（LBBP）的可行性和起搏心电图特征。研究纳入40例具有起搏器或CRT置入适应证的患者，其中20例患者行左束支起搏，20例患者行RVP（10例为右心室心尖部起搏，10例为右心室间隔部起搏）。术中记录12导联心电图和腔内图及起搏电学参数，术后于出院前及3个月进行随访。结果显示，LBBP组患者的起搏QRS波时限（111.85ms±10.77 ms）较RVP组（160.15ms±15.04 ms）明显缩短（$P<0.001$）。两组术中起搏阈值无显著差异（LBBP vs RVP，0.73V±0.20 V vs 0.61V±0.23V），且在随访中保持稳定，术后无并发症发生。本研究证实了LBBP在临床上是安全、可行的，在起搏阈值不高于传统RVP的前提下可获得更窄的起搏QRS波时限，在需要心室起搏的患者中有望成为一种新的起搏治疗策略。[Europace，2018年11月20日在线发表]

六、永久希氏束起搏治疗伴有左束支传导阻滞心力衰竭患者的远期预后

永久希氏束起搏（pHBP）因其贴近生理性起搏及

可有效纠正左束支传导阻滞（LBBB）而备受关注。近年发表的一些小规模临床研究结果显示，对于符合CRT适应证的患者，希氏束起搏不劣于双心室起搏。2019年1月Heart杂志在线发表了我国温州医科大学附属第一医院黄伟剑教授团队通过pHBP治疗心力衰竭伴有LBBB的一项观察性研究。该研究纳入74例心力衰竭伴有LBBB，符合CRT Ⅰ类适应证并行希氏束起搏治疗的患者。LBBB得以纠正，且起搏阈值＜3.5V/0.5 ms 或＜3.0 V/1.0 ms 称为永久希氏束起搏。研究结果显示共有72例（97.3%）患者实现了LBBB的纠正，56例（75.7%）患者达到了pHBP，18例患者因起搏阈值高（$n=10$）、LBBB未纠正（$n=2$）或固定失败（$n=6$）而未达到pHBP。在30例完成了3年随访的pHBP患者中，左心室射血分数（LVEF）由32.4%±8.9%升至55.9%±10.7%（$P<0.001$），左心室收缩末期容积（LVESV）由137.9ml±64.1ml降至52.4ml±32.6ml，纽约心功能分级（NYHA）由2.73级±0.58级降至1.03级±0.18级（$P<0.001$）。该研究证实了pHBP可有效改善心衰合并LBBB患者的心功能水平。[Heart，2019，105（2）：137-143]

七、内置加速度传感器可实现Micra无导线起搏器的房室同步性——MARVEL研究

Micra无导线起搏器微创美观、无囊袋及导线并发症，已经欧盟和美国批准，并在全球广泛应用。目前的Micra为VVIR型无导线起搏器，2018年9月发表于Heart Rhythm上的MARVEL研究证实了通过内置的三轴加速度传感器（ACC），Micra可实现房室同步性，提供类似VDD的起搏支持。MARVEL研究是一项前瞻性、非随机、多中心研究，纳入了来自9个国家、12个中心的64例患者，其中33例患者为永久房室传导阻滞（AVB）患者，31例患者存在房室传导。对于已经置入Micra无导线起搏器的患者，通过程控仪升级MARVEL软件成为新的Micra AV起搏器。研究的主要终点为通过MARVEL算法升级后，30 min的测试期内Micra能提供的房室同步比例。研究结果显示，MARVEL算法下所有患者的平均房室同步比例为87.0%（95%CI：81.8%～90.9%），永久AVB患者的平均房室同步比例为80.0%，有自身房室传导患者的平均房室同步比例为94.4%。在高度AVB患者中，MARVEL算法起搏时房室同步比例明显高于VVI起搏（$P<0.001$），而在存在自身传导的患者中，房室同步比例则维持不变。该研究表明，Micra无导线起搏器基于加速度传感器的心房感知是可行的，可显著改善房室传导阻滞患者的房室同步性。[Heart Rhythm，2018，15（9）：1363-1371]

八、心肌收缩力调节器可使窄QRS波心力衰竭患者获益

既往研究已经证实心肌收缩力调节器（CCM）可有效增强窄QRS波心力衰竭患者的心肌收缩力。FIX-HF-5研究提示，对于LVEF在25%～45%的轻到中度心力衰竭患者，CCM的效果更为显著。2018年10月，JACC Heart Failure 刊登了FIX-HF-5研究的进一步分析结果。该研究纳入了欧美28个中心的160例LVEF在25%～45%，且QRS波时限＜130 ms的心力衰竭患者，并将其随机分为CCM置入组（$n=74$）和药物治疗对照组（$n=86$）。分别于入组时、入组后12周、24周测定患者的峰值摄氧量（主要终点）、明尼苏达生活质量评分、6min步行距离和NHYA分级，并利用贝叶斯线性模型评估终点事件。研究结果显示，入组24周后，CCM组患者峰值摄氧量（贝叶斯模型估计值）显著高于对照组[15.04 ml O$_2$/（kg·min）vs 14.20 ml O$_2$/（kg·min），贝叶斯置信区间0.12～1.55 ml O$_2$/（kg·min）]。此外，与对照组相比，CCM置入组患者的明尼苏达生活质量评分、NYHA分级和6min步行距离均有显著改善。CCM组仅出现7例术后并发症（1.3%），包括5例电极脱位、1例深静脉血栓形成和1例脉冲发生器腐蚀，该结果达到所设定的安全性标准。生存分析结果显示，与对照组相比，置入CCM可显著降低患者的心血管事件和因心力衰竭住院的发生风险（10.8% vs 2.9%，$P=0.048$）。该研究进一步证实对特定心力衰竭患者行CCM置入术是安全的，且CCM可有效提高患者的运动耐量及生活质量，并降低因心力衰竭住院的发生率。

九、抗心律失常药物新分类

在20世纪60年代末，牛津大学学者Miles Vaughan Williams提出了抗心律失常药物分类法，该分类法一直是心律失常临床用药的基本依据。然而，经过近半个世纪的发展，很多抗心律失常药物已经不能按照经典分类法进行归类。近日，牛津大学华人学者雷鸣在Circulation杂志上发表文章，在原分类框架的基础上，提出了一个更加详细、准确、系统的抗心律失常药物分类，包括8大类32种药物。研究者保留了最初的Vaughan Williams分类中的Ⅰ～Ⅳ类，但在此基础上进行了次分类。此外，研究者还添加了新的分类，包括涉及心脏自律性通道、机械敏感性离子通道、缝隙连接蛋白及影响心脏结构重构的长期信号传导分子。新的药物分类系统汇总了心脏心律失常离子通道机制和抗心律失常药物的作用机制，既保持了原有架构简便

易行的特征，又充实并扩展了抗心律失常药物的范围。[Circulation, 2018, 138 (17): 1879-1896]

十、心搏骤停基因组学研究有助于筛查高危患者

心搏骤停（SCA）是心源性死亡的主要原因，其最常见的电生理机制为心室颤动，最常见的病理基质为冠心病。在一般人群中，SCA家族史是SCA的强危险因子，提示基因突变可能与SCA的发生相关。2018年11月Eur Heart J发表了一项旨在识别与SCA相关的潜在基因位点，并确定与SCA相关的危险因素的荟萃分析研究。研究共入选3939例SCA患者和25 989例未发生SCA的对照者，通过全基因组学研究分析全基因组和候选心律失常基因中的常见变异，并利用孟德尔随机化（MR）方法，使用跨性状多变量遗传风险评分（GRSA）来评估18个危险因素与SCA的因果关系。结果显示，在全基因组水平和候选心律失常基因中，均未发现与SCA相关的基因突变。研究者利用交叉性状GRSA，建立了SCA与冠状动脉疾病（CAD）和传统CAD危险因素（血压、血脂和糖尿病）、身高和BMI、电不稳定特征（QT和房颤）之间的遗传相关性，提示这些特征在SCA中可能的致病作用。该研究对评估有SCA家族史患者的遗传结构，以及指导高危人群和一般人群中SCA的预防具有重要意义。[*Eur Heart J*, 2018, 39 (44): 3961-3969]

（张　澍）

第 40 章

2018 心电学研究新进展

为配合中国医疗保健国际交流促进会心律与心电分会每年6月上旬在北京召开的一年一度的学术年会，学会组织相关的专家和在校博士生系统搜索全球顶尖的心律失常和心电学相关的杂志，筛选10项与心电学最密切的研究进展介绍给全国的同仁，以期对促进心电学的普及、发展和提高有所裨益。

一、宽QRS鉴别诊断新方法：室性心动过速评分

Jastrz bski等在结合前人研究基础上，提出"室性心动过速（简称室速）积分"方法来确定宽QRS波心动过速的诊断。其积分标准有：①V_1R波优势为主（1分）；②V_1或V_2初始r＞40ms（1分）；③V_1的S波有切迹（1分）；④aVR导联初始R波（1分）；⑤Ⅱ导联R波峰值时间≥50ms（1分）；⑥$V_{1～6}$均无RS波（2分）；⑦房室分离（2分）；总积分≥3分可确定室速；2分则考虑室速可能性非常大；若为0分则考虑室上性心动过速。他们将该积分标准用于587例患者的786阵已确诊的宽QRS心动过速的鉴别诊断，该方法在评分＞1分时，室速诊断准确性达83%，高于Vereckei报道的宽QRS诊断方法（72%）及Brugada法（81%），若使用该方法评分≥3分，则其室速诊断特异度达99.6%，当评分≥4分，特异度达100%。

二、钠通道阻滞剂试验在Brugada综合征患者中的预后意义

Ueoka等近期研究表明，钠通道阻滞剂试验在Brugada综合征患者中除了有诊断作用外，还具有判断预后意义。对245名Brugada综合征患者（181名自发性Ⅰ型心电图患者，64名非Ⅰ型心电图患者）静脉注射匹西卡尼胺，评估试验前后的心电图参数和药物诱导室性快速心律失常（VTA）的发生。随访表明31例患者发生致命性心律失常事件。多因素分析显示，有症状的患者、试验后ST段抬高（V_1）≥0.3mV和钠通道阻滞剂诱导的VTA是发生致命性心律失常事件的独立预测因子。该研究认为在钠通道阻滞剂激发试验后诱发的VTA和ST段抬高的增加与Brugada综合征患者发生室速/心室颤动（简称室颤）事件的风险增加相关，尤其是自发性1型心电图的患者。

三、心外膜基质消融治疗Brugada综合征

Hassaguerre等首次报道了通过导管消融治疗反复发作室速/室颤的Brugada综合征患者。Nademanee等对Brugada患者行射频消融，在右心室流出道外膜前壁记录到碎裂心室晚电位，消融后绝大部分患者停用抗心律失常药物后室速/室颤不再复发，且大部分患者的Brugada波消失。Brugada综合征基质消融常需穿刺心包建立心外膜标测途径，对右心室心内膜，心外膜，及左心室心外膜进行标测，寻找异常局部电位，并进行消融。研究发现，消融过程中，应用钠通道阻滞剂（如阿义马林、普鲁卡因酰胺）后，有异常的基质区域较之前可能会扩大，则消融范围扩大。Nademanee等报道28例症状性Brugada综合征患者，使用钠通道阻滞剂揭示心律失常基质，基质消融后，23例患者Brugada波消失，5例残存Brugada波，绝大部分消融后无室速/室颤发生。

四、心电学危险积分预测猝死风险

目前常常通过患者EF值预测猝死风险，Aro等基于俄勒冈州猝死研究及动脉粥样硬化风险社区研究通过心电学危险积分来预测猝死风险。积分指标包括：静息心率＞75次/分；心电图诊断左心室肥厚（基于Sokolow-Lyon或Cornell标准）；QRS移行延迟（移行＞V_4）；QRS-T角度＞90°；QTc延长（男性QTc＞450ms；女性＞460ms）；Tp-e延长＞89ms；QRS宽度＞110ms；研究发现，以上标准中，出现4个以上心电图异常时，患者可能具有较高猝死风险，心脏猝死OR值为21.2[95%可信区间（CI）9.4～47.7；$P＜0.001$]，即存在4个以上指标时，猝死风险较无指标者增加9.4～47.7倍。

五、心搏骤停一级预防中置入除颤器患者的下壁和前壁导联碎裂QRS具有不同的预后价值

碎裂QRS（fQRS）波已被认为是缺血性和非缺血性心肌病患者心源性猝死（SCD）和全因死亡率的预测指标。近期，Vandenberk等对置入ICD进行SCD一级预防的患者进行研究表明：QRS波存在和不存在切迹者在适当电击方面无差异，亚组分析发现下壁导联是否存在fQRS波在适当电击方面无差异，但是在前壁导联存在fQRS波者中适当电击率高；另外，QRS存在切迹者死亡率高，亚组分析提示前壁导联存在fQRS波死亡率高，而下壁导联是否存在fQRS波在死亡率方面无差异。该研究认为在特定冠状动脉区域出现的fQRS波有希望成为一个区分心律失常和总死亡率风险的工具。下壁导联fQRS波可能是心律失常的早期预测因子，而前壁导联fQRS波与死亡率相关。

六、新的判断左心室肥厚的心电图标准

诊断左心室肥厚的传统心电图标准，Sokolow-Lyon标准为V_1导联S波加上V_5或V_6导联R波电压$\geq 3.5mV$；Cornell标准为aVL导联R波加上V_3导联S波或QS波电压，男性$>2.8mV$，女性$>2.0mV$则认为左心室肥厚。上述标准特异度高，而敏感度较低。而最近，Peguero等则提出了诊断左心室肥厚的ECG新标准。所有心电图胸导联中最低的S波的电压加上V_4导联S波电压$S_d+S_{V_4}$在女性$\geq 2.3mV$，男性$\geq 2.8mV$则可考虑左心室肥厚。该方法较传统方法更加有效评估左心室肥厚，其敏感度增加（62% vs 35%，$P<0.05$）而特异度仍高达90%以上。

七、运动员心电图解读

2017年，JACC杂志发表了针对运动员心电图的解读建议，对于左、右心室肥大的QRS波电压增加认为对运动员来说是正常表现。其他正常指标还包括：不完全右束支传导阻滞，黑种人运动员$V_1\sim V_4$导联ST段抬高伴T波倒置，小于16岁时$T_{V_1\sim v_3}$波倒置，窦性心动过缓或心律失常，房性或交界区期前收缩，一度房室传导阻滞，二度I型房室传导阻滞。对于无症状且无家族猝死运动员出现上述指标时，无须进一步评估。而若出现以下心电图表现，则被认为异常，需进一步评估是否存在心脏疾病或猝死高风险：如T波倒置（两个或更多相关导联$\geq 1mm$的T波沿置）；ST段压低（两个或更多相关导联$\geq 0.5mV$的压低）；病理性Q波；完全右束支传导阻滞；QRS波时限$>140ms$，epsilon波，1型Brugada样改变，显著窦性心动过缓（<30次/分），PR间期$\geq 400ms$，莫氏Ⅱ型房室阻滞，三度房室传导阻滞，≥ 2个室性期前收缩（简称室早），房性心律失常，室性心律失常。另外对于临界心电图改变，出现1个无须进一步评估，但若出现以下2个或以上异常，需进一步处理：电轴左偏，左心房增大，电轴右偏，右心房增大，完全右束支传导阻滞。

八、运动员室早的管理策略

竞技运动员的室早常在心电图筛查中偶然发现，其临床意义仍然存在争议。Singh等从三方面阐述了运动员室早的管理：①首先通过危险分层，提示可能导致心脏猝死风险增加的潜在的结构性和心脏电学异常；②基于指南，提出了相关的症状控制和长期管理策略；③对于具有室早的竞技运动员，使用共享决策模型来管理和指导运动。

九、癌症治疗引起的QT延长的发生率、诊断和处理

Porta-Sánchez等回顾了1189篇文献，最终纳入173篇文献进行分析。根据其系统回顾，列出各种癌症药物和QTc延长的发生率分类。根据笔者的系统回顾和临床经验，对于计划启动潜在引起QT延长癌症治疗的患者或癌症治疗期间患有QT延长的患者的建议进行风险评估，以防止、识别和管理QT延长。并总结了减少癌症治疗相关的QTc延长和尖端扭转性室速风险的策略。

十、动态心电图和体外心脏监测/远程监测专家共识声明

2017年5月，国际动态心电图与无创心电学会（ISHNE）联合心律协会（HRS）共同发布了动态心电图和体外心脏监测/远程监测专家共识声明，旨在帮助临床医师了解动态心电图和体外心脏监测/远程监测（AECG）的最新技术及其临床解释。该声明对各种体外心电记录系统可达到的诊断结果进行了总结。并对各种记录仪的优缺点及适用建议进行总结。

这些设备中，事件记录仪记录时间常<60s，可诊断出50%～60%的心悸症状，而对晕厥或隐源性卒中[或无症状心房颤动（简称房颤）]则目前无明确数据。标准Holter记录时间24～48h，10%～15%的心悸症状和1%～5%的晕厥或隐源性卒中（或无症状房颤）能够被诊断出来。贴片或背心腰带式移动心脏遥测仪及体外循环记录仪可连续记录3～7d，能将50%～70%的心悸症状及5%～10%的晕厥或隐源性卒中（或无症状房颤）症状诊断出。ILR记录时间则最长可达1年，80%～90%的心悸症状可以被确定，30%～50%

的晕厥得以诊断,隐源性卒中(或无症状房颤)则有15%～20%被诊断。

对各种心电监测仪器的建议为:当症状事件频繁出现时,建议进行24～48h动态心电图监测。当症状事件较少或不确定时,建议延长AECG监测(如15～30d);当需行QRS形态定性分析,ST段(Brugada综合征,缺血)和Q-T间期分析时,应采用12导联动态心电图监测。连续监测(1～14d)有助于量化心律失常的负荷和模式,并显示其趋势。对于不明原因晕厥,如果怀疑心动过速或心动过缓病因,或需要排除,建议采用AECG监测。对于不明原因心悸,采用AECG监测。对于预激综合征与房颤患者,评估其旁路传导特性,建议采用AECG监测。AECG监测有助于检测并量化房颤及相关心室率,触发心律失常及其终止后的窦性停搏。对于隐匿性卒中患者应延长AECG监测以检测未确诊的房颤并制订进一步策略。对于新诊断的非缺血性心肌病,如果怀疑心律失常引起的心室功能障碍,建议采用AECG监测。

(方丕华 雷 森 贺 嘉 张 浩 夏 雨
陈尔佳 刘 俊 李晓枫 向晋涛)

参考文献

[1] Jastrz bski M, Kukla P, Czarnecka D.Ventricular tachycardia score——A novel method for wide QRS complex tachycardia differentiation-Explained.J Electrocardiol,2017,50(5):704.

[2] Ueoka A, Moritahmorita H, Watanabe A, et al.Prognostic significance of the sodium channel blocker test in patients with Brugada syndrome.J Am Heart Assoc,2018,7(10):e008617.

[3] 蒋志新,戈甜甜,单其俊.Brugada综合征的心外膜基质消融:从基础到临床.中国心脏起搏与心电生理杂志,2018,32(5):417.

[4] Hassaguerre M, Extramiana F, Hocini M, et al.Mapping and ablation of ventricular fibrillation associated with long-QT and Brugada syndromes.Circulation,2003,108:925.

[5] Nademanee K, Hocini M, Hassaguerre M.Epicardial substrate ablation for Brugada syndrome.Heart Rhythm,2017,14(3):457.

[6] Nademanee K, Veerakul G, Chandanamattha P, et al.prevention of ventricular fibrillation episodes in brugada syndrome by catheter ablation over the anterior right ventricular outflow tract epicardium.Circulation,2011,123:1 270.

[7] Chugh SS, Reinier K, Teodorescu C, et al.Epidemiology of sudden cardiac death:clinical and research implications.Prog Cardiovasc Dis,2008,51:213.

[8] Aro AL, Reinier K, Rusinaru C, et al.Electrical risk score beyond the left ventricular ejection fraction:prediction of sudden cardiac death in the Oregon Sudden Unexpected Death Study and the Atherosclerosis Risk in Communities Study.Eur Heart J,2017,38(40):3017.

[9] Chua KC, Teodorescu C, Reinier K, et al.Wide QRS-T angle on the 12-lead ECG as a predictor of sudden death beyond the LV ejection fraction.J Cardiovasc Electrophysiol,2016,27(7):833.

[10] Vandenberk B, Robyns T, Goovaerts G, et al.Inferior and anterior QRS fragmentation have different prognostic value in patients who received an implantable defibrillator in primary prevention of sudden cardiac death.Int J Cardiol,2017,243:223.

[11] Peguero JG, Presti SL, Perez J, et al.electrocardiographic criteria for the diagnosis of left ventricular hypertrophy.JACC,2017,69(13):1694.

[12] Sharma S, Drezner JA, Baggish A, et al.International recommendations for electrocardiographic interpretation in athletes.Eur Heart J,2018,39(16):1466.

[13] Singh TK, Baggish AL.Premature ventricular beats in the athlete:management considerations.Expert Rev Cardiovasc Ther,2018,16(4):277.

[14] Porta-Sánchez A, Gilbert C, Spears D, et al.Incidence, iagnosis, and management of QT prolongation induced by cancer therapies:a systematic review.J Am Heart Assoc,2017,6(12):.

[15] Steinberg JS, Varma N, Cygankiewicz I, et al.2017ISHNEHRS expert consensus statement on ambulatory ECG and external cardiac monitoring/telemetry.Heart Rhythm,2017,14(7):e55.

第41章

非瓣膜性心房颤动的外科治疗进展

心房颤动（简称房颤）是常见的快速性室上性心律失常，表现为心房不同步激动，无效的心房收缩。流行病学结果显示我国房颤患病率为0.65%，60岁以上老人患病率明显升高，达到5.3%。非瓣膜性房颤指无风湿性二尖瓣狭窄、机械或生物瓣或二尖瓣修复下出现的房颤。目前我国房颤患者绝大多数为非瓣膜性房颤。60岁以上老人房颤患者中非瓣膜性房颤占91.4%，一般人群非瓣膜性房颤占80.95%。房颤使脑卒中的风险增加5倍，心力衰竭风险增加3倍，死亡风险增加2倍。

房颤的现代治疗开始于迷宫手术，经过30年的发展，房颤的外科治疗发生了日新月异的变化，涌现出右侧小切口迷宫术，胸腔镜辅助下心外膜消融术和心外膜心内膜联合消融术。本文将介绍非瓣膜性房颤的外科治疗发展。

一、经典迷宫手术

房颤治疗最终目的是消除房颤心律，恢复窦性心律，恢复心房收缩功能。20世纪80年代，John Boineau和Richard Schuessler研究房颤的电生理机制，发现房颤心房内出现不断移动的大折返波，左房折返环直径5～6cm，右心房折返环直径更大，而这些折返的维持需要一定大小的心房组织块。Cox基于这个发现，发明了迷宫手术，即将心房组织进行分割化，没有足够大小的心房组织块维持不断移动的折返环，同时使窦房结发放的电冲动只能通过唯一路径下传至房室结。经过不断的改进，迷宫Ⅲ手术被公认为是一种可以治愈房颤的方法。Cox报道112例非瓣膜性房颤患者远期随访95.9%免除房颤，99.2%免除脑卒中。迷宫Ⅲ型手术需要正中开胸建立体外循环，并在心房进行多次切缝，手术操作复杂，出血风险较大。随着能量消融用于治疗房颤，Damiano等将射频和冷冻能量消融应用于迷宫手术，替代传统的切缝技术，并对线路进行了简化和改良，即迷宫Ⅳ手术。该术式获得了迷宫Ⅲ手术相同的疗效，且手术操作更简单，但因为需要正常开胸，建立体外循环，对于非瓣膜性房颤患者，其接受程度低。Badhwar等报道2011～2014年，在美国，迷宫手术作为一种心脏手术的合并手术呈上升趋势，但作为单独手术却呈稳态趋势，且年手术量仅约500例。总体而言，对于非瓣膜性房颤，传统正中开胸迷宫手术因创伤大等原因，其应用受到一定的限制。

二、胸腔镜下心外膜能量消融

1.Wolf mini-maze 在介入导管消融隔离肺静脉治疗阵发性房颤的背景下，2005年Wolf首先报道了胸腔镜辅助下双侧小切口双极射频消融钳隔离肺静脉，神经节消融和左心耳切除治疗非瓣膜性房颤，并取得了较好的治疗效果。该术式被部分报道命名为Wolf mini-maze。由于不用建立体外循环，该方法随后得到了更广泛的开展。2014年，Wolf报道超过12 000例Wolf mini-maze在美国、南美、欧洲和亚洲开展，同时报道157例患者中，阵发性房颤、持续性房颤、长程持续性房颤的治愈率分别为92%、85%和72%。对于阵发性房颤，其他研究报道了相同的疗效，但对于持续性房颤，疗效报道不一，1年窦性心律维持率为52%～79%，长程持续性房颤1年窦性心律维持率为21%～68%。因为阵发性房颤的主要机制为肺静脉起源的局灶驱动，而双极射频消融钳隔离肺静脉时，通过钳夹肺静脉消除了血液循环对射频能量产热的影响，同时线性的消融线保证了消融连续性，电生理标测和组织学证据都证明隔离肺静脉的有效性和持久性，故Wolf mini-maze治疗阵发性房颤可取得良好的疗效。因持续性房颤的机制更加复杂，Wolf mini-maze并未取得阵发性房颤相同的结果，但该术式开启了房颤微创外科治疗的大门，丰富了非瓣膜性房颤患者的治疗选择。

2.心房线性消融：为了进一步提高胸腔镜下射频消融治疗持续性房颤的疗效，不同中心开始在Wolf mini-maze的基础上，应用双极射频能量进行心房线性消融。常见的消融策略为"Box"消融和"Dallas"消融，前者即双侧肺静脉隔离合并左心房后壁隔离；后者称为心外膜的左心房迷宫线路，因房室沟的存在，心外膜途径无法真正的消融到二尖瓣后瓣环，该术式摒弃了传统迷宫手术二尖瓣峡部线，增加了左心房前壁线，即左心房顶部线至二尖瓣前瓣环的连线。

文献报道"Box"消融治疗阵发性房颤1年窦性心律维持率81%～86%，持续性房颤1年窦性心律维持率67%和75%，长程持续性房颤患者，1年窦性心律维持率为50%～76%。阜外医院"Box"消融治疗阵发性房颤，平均随访28个月±18个月，窦性心律维持率为73.9%，其中左心房正常大小且无导管消融史的患者窦性心律维持率为88.9%。Dallas消融治疗阵发性房颤1年窦性心律维持率83%～92%，持续性或长程持续房颤1年窦性心律维持率60%～88%。有研究报道了胸腔镜下双房迷宫手术的治疗结果。Janusauskas等报道胸腔镜下心外膜双房消融治疗持续性房颤，5年窦性心律维持率38%。阜外医院应用改良双房迷宫消融策略治疗长程持续性房颤，早期结果显示窦性心律维持率70%。从迷宫Ⅲ手术发展到Wolf mini-maze，再到胸腔镜下双房消融，非瓣膜性房颤的外科治疗实现了从传统迷宫手术向微创迷宫手术的转变。遗憾的是，在创伤减少的同时，其疗效也呈下降的趋势。

三、右侧小切口迷宫手术

多个研究报道了心外膜射频和微波能量消融存在不同程度的传导缝隙或传导再恢复。动物实验研究结果显示心外膜能量消融受血液循环和心房组织厚度的影响。心肌细胞在温度达到50～60℃时会出现凝固性坏死，丧失电传导特性。射频和微波能量在心外膜消融时首先受到心外膜脂肪的影响，同时会受到心内血液循环对热量的稀释作用，影响消融的透壁性。当心房组织较厚的情况下，这种效应更明显。基于这些原因，部分学者主张在心脏停跳下完成消融，从而达到良好的消融透壁性。右侧小切口迷宫手术是经右侧肋间入路，通过股动脉插管和心房静脉插管建立体外循环，完成迷宫Ⅳ手术。Moten等报道应用冷冻能量通过右侧小切口迷宫手术治疗非瓣膜性房颤1年窦性心律维持率达87%。Ad等报道同样的方法治疗非阵发性房颤患者1年窦性心律维持率达87%，5年窦性心律维持率达73%。Schill等报道应用射频和冷冻能量通过右侧小切口迷宫手术治疗非瓣膜性房颤，5年窦性心律维持率达71%，与正常开胸迷宫手术远期结果无差别。这种手术方法因为在心脏停搏下完成，消除了血液循环对能量消融的影响，可获得良好的组织损伤透壁性。该方法仅通过肋间小切口（约5cm）完成传统迷宫手术，即保护了胸骨的完整性，又

可获得良好的手术疗效，在体外循环技术非常成熟的今天，是一种可选择的治疗方法。

四、胸腔镜外科和介入复合消融技术

Krul等2011年首次报道了在胸腔镜辅助下房颤射频消融术中使用电生理方法对消融线路的阻滞性进行判断，并根据判断的结果指导消融，随访1年转复成功率86%。随后，Mahapatra等报道了一组导管消融后复发的长程持续性房颤患者在接受胸腔镜辅助下房颤射频消融术后平均4d行心内膜标测和消融，转复成功率为86.7%，明显高于再次单纯介入导管消融（53.3%），从而拉开了内外科复合消融治疗房颤的序幕。对于左心房明显增大的持续性房颤患者，其发病机制复杂。理论上，获得良好的疗效，应如迷宫Ⅲ手术消除心房可能存在的所有大折返。如上所述，单纯的腔镜下外科消融存在一些局限性。复合消融技术充分应用了胸腔镜下心外膜消融的解剖清晰、双极钳消融效果好和介入消融的电生理标测检验的优势。

目前有两种不同的复合消融治疗模式。一种是"一站式"复合消融，即在同一天完成胸腔镜外科心外膜消融后立即行介入导管心内膜消融，该方法需要特殊的"一站式"杂交手术室；另一种是分期复合消融，即先行胸腔镜下心外膜消融，3个月内再行介入导管心内膜消融，该方法不需要特殊的"一站式"杂交手术室。不同研究报道了两种模式的疗效。Pison等应用"一站式"复合消融治疗持续性房颤，1年窦性心律维持率分别90%。阜外医院"一站式"复合消融治疗房颤持续发作时间小于5年的长程持续性房颤患者，平均随访16个月±11个月，窦性心律维持率94.7%，免除抗心律失常药物和再次导管消融窦性心律维持率84.2%。此外，Bulava和Kurfirst等分别报道外科和介入分期复合消融治疗持续性房颤，1年窦性心律维持率分别为84%和90%。Gehi和Gersak等分别报道在心包腔内镜辅助下应用心外膜单极消融联合导管消融治疗持续性房颤，1年窦性心律维持率均为73%。

Richardson等报道了52例"一站式"复合消融与31例分期复合消融治疗持续性房颤的疗效，发现两者间无差别，窦性心律维持率71%。研究进一步发现相比"一站式"复合消融，分期复合消融更多的发现了肺静脉隔离不完全，尽管如此，并不改善疗效，仅长程持续性房颤是房颤复发的预测因子。复合消融治疗房颤疗效是否优于单纯胸腔镜外科？La Meir等报道35例杂交手术患者和25例单纯胸腔镜外科治疗患者，1年窦性心律维持率分别为91.4%和82.1%，无统计学差异，但对于长程持续性房颤患者，窦性心律维持率分别为81.8%和

44.4%，有明显统计学差异。对于"一站式"和分期复合消融孰优孰劣，复合消融是否优于单纯胸腔镜辅助下消融，需要前瞻性随机对照研究进一步明确。

五、总结

回顾过去的30年房颤外科治疗历史，其实是螺旋上升的发展过程。从最初的经典迷宫手术到今天的微创迷宫手术或外科介入复合消融技术，手术创伤明显减小，更人性化，可获得类似的疗效，治疗的核心理念没有发生改变，仍是最初的经典迷宫手术原理，消除心房内的大折返。虽然电生理标测技术得到长足的发展，遗憾的是，目前仍无法标测持续性房颤的电活动，导致房颤的治疗无法进行个体化的精准治疗。现阶段而言，阵发性房颤和部分持续性房颤患者可通过单纯的胸腔镜心外膜消融取得良好的疗效，对于左房明显增大的持续性房颤患者，右侧小切口迷宫手术和胸腔镜外科和介入复合消融技术可作为一种理想的治疗方法。

（郑 哲）

参 考 文 献

[1] 周自强，胡大一，陈捷."中国心房颤动流行病学研究"结果解读.中华内科杂志，2010，49（3）：198-199.

[2] 黄熙淮.上海市陆家嘴社区老年居民心房颤动流行病学调查.中国当代医药，2011，18（14）：9-11.

[3] 别立展，赵丹丹，黄春恺，等.心房颤动的流行病学研究现状及进展.现代生物医学进展，2015，15（13）：2562-2568.

[4] Cox JL.The first Maze procedure.J Thorac Cardiovasc Surg，2011，141（5）：1093-1097.

[5] Prasad SM, Maniar HS, Camillo CJ, et al.The Cox maze Ⅲ procedure for atrial fibrillation: long-term efficacy in patients undergoing lone versus concomitant procedures.J Thorac Cardiovasc Surg，2003，126（6）：1822-1828.

[6] Gaynor SL, Diodato MD, Prasad SM, et al.A prospective, single-center clinical trial of a modified Cox maze procedure with bipolar radiofrequency ablation.J Thorac Cardiovasc Surg，2004，128（4）：535-542.

[7] Weimar T, Schena S, Bailey MS, et al.The cox-maze procedure for lone atrial fibrillation: a single-center experience over 2 decades.Circ Arrhythm Electrophysiol，2012，5（1）：8-14.

[8] Badhwar V, Rankin JS, Ad N, et al.Surgical Ablation of Atrial Fibrillation in the United States: Trends and Propensity Matched Outcomes.Ann Thorac Surg，2017，104（2）：493-500.

[9] Wolf RK, Schneeberger EW, Osterday R, et al.Video-assisted bilateral pulmonary vein isolation and left atrial appendage exclusion for atrial fibrillation.J Thorac Cardiovasc Surg，2005，130（3）：797-802.

[10] 11.Wolf RK, Burgess S.Minimally invasive surgery for atrial fibrillation-Wolf Mini Maze procedure.Ann Cardiothorac Surg，2014，3（1）：122-123.

[11] 12.van Laar C, Kelder J, van Putte BP.The totally thoracoscopic maze procedure for the treatment of atrial fibrillation.Interact Cardiovasc Thorac Surg，2017，24（1）：102-111.

[12] Wudel JH, Chaudhuri P, Hiller JJ.Video-assisted epicardial ablation and left atrial appendage exclusion for atrial fibrillation: extended follow-up.Ann Thorac Surg，2008，85（1）：34-38.

[13] Edgerton JR, Edgerton ZJ, Weaver T, et al.Minimally invasive pulmonary vein isolation and partial autonomic denervation for surgical treatment of atrial fibrillation.Ann Thorac Surg，200，86（1）：35-38; discussion 39.

[14] Krul SP, Driessen AH, Zwinderman AH, et al.Navigating the mini-maze: systematic review of the first results and progress of minimally-invasive surgery in the treatment of atrial fibrillation.Int J Cardiol，2013，166（1）：132-140.

[15] Haissaguerre M, Jais P, Shah DC, et al.Spontaneous initiation of atrial fibrillation by ectopic beats originating in the pulmonary veins.N Engl J Med，1998，339（10）：659-666.

[16] Bulava A, Mokracek A, Hanis J, Kurfirst V, Eisenberger M, Pesl L.Sequential hybrid procedure for persistent atrial fibrillation.J Am Heart Assoc，2015，4（3）：e001754.

[17] Ventosa-Fernandez G, Sandoval E, Ninot S, Ribalta T, Castella M.Histologic Evidence of Transmurality Four Years After Bipolar Radiofrequency Cox-Maze IV.Ann Thorac Surg，2015，100（1）：328.

[18] 19.Edgerton JR, Jackman WM, Mack MJ.A new epicardial lesion set for minimal access left atrial maze: the Dallas lesion set.Ann Thorac Surg，2009，88（5）：1655-1657.

[19] Pojar M, Vojacek J, Haman L, et al.Thoracoscopic radiofrequency ablation for lone atrial fibrillation: box-lesion technique.J Card Surg，2014，29（5）：757-762.

[20] Pokushalov E, Romanov A, Elesin D, et al.Catheter versus surgical ablation of atrial fibrillation after a failed initial pulmonary vein isolation procedure: a randomized controlled trial.J Cardiovasc Electrophysiol，2013，24（12）：1338-1343.

[21] Kasirajan V, Spradlin EA, Mormando TE, et al.Minimally invasive surgery using bipolar radiofrequency energy is effective treatment for refractory atrial fibrillation.Ann Thorac Surg，2012，93（5）：1456-1461.

[22] Compier MG, Braun J, Tjon A, et al.Outcome of stand-alone thoracoscopic epicardial left atrial posterior box isolation with bipolar radiofrequency energy for longstanding persistent atrial fibrillation.Neth Heart J，2016，24（2）：143-151.

[23] Weimar T, Vosseler M, Czesla M, Boscheinen M, Hemmer WB, Doll KN.Approaching a paradigm shift: endoscopic ablation of lone atrial fibrillation on the beating heart.Ann Thorac

Surg, 2012, 94 (6): 1886-1892.

[24] Geuzebroek GS, Bentala M, Molhoek SG, Kelder JC, Schaap J, Van Putte BP.Totally thoracoscopic left atrial Maze: standardized, effective and safe.Interact Cardiovasc Thorac Surg, 2016, 22 (3): 259-264.

[25] Edgerton JR, Jackman WM, Mahoney C, Mack MJ.Totally thorascopic surgical ablation of persistent AF and long-standing persistent atrial fibrillation using the "Dallas" lesion set.Heart Rhythm, 2009, 6 (12 Suppl): S64-70.

[26] Probst J, Jideus L, Blomstrom P, et al.Thoracoscopic epicardial left atrial ablation in symptomatic patients with atrial fibrillation.Europace, 2016, 18 (10): 1538-1544.

[27] Janusauskas V, Puodziukaite L, Maneikiene VV, et al.Long-term results of minimally invasive stand-alone bi-atrial surgical ablation with a bipolar ablation device for persistent and longstanding persistent AF: a single-center case series of 91 patients.J Cardiothorac Surg, 2016, 11: 23.

[28] On YK, Park KM, Jeong DS, et al.Electrophysiologic Results After Thoracoscopic Ablation for Chronic Atrial Fibrillation.Ann Thorac Surg, 2015, 100 (5): 1595-1602; discussion 1593-1602.

[29] Osmancik P, Budera P, Zdarska J, Herman D, Petr R, Straka Z.Electrophysiological findings after surgical thoracoscopic atrial fibrillation ablation.Heart Rhythm, 2016, 13 (6): 1246-1252.

[30] Accord RE, van Suylen RJ, van Brakel TJ, Maessen JG.Post-mortem histologic evaluation of microwave lesions after epicardial pulmonary vein isolation for atrial fibrillation.Ann Thorac Surg, 2005, 80 (3): 881-887.

[31] Melby SJ, Zierer A, Kaiser SP, Schuessler RB, Damiano RJ, Jr.Epicardial microwave ablation on the beating heart for atrial fibrillation: the dependency of lesion depth on cardiac output.J Thorac Cardiovasc Surg, 2006, 132 (2): 355-360.

[32] Watanabe Y, Schill MR, Kazui T, Melby SJ, Schuessler RB, Damiano RJ, Jr.Strategies to Improve the Efficacy of Epicardial Linear Ablation on the Beating Heart.Innovations (Phila), 2016, 11 (6): 414-419.

[33] Lancaster TS, Melby SJ, Damiano RJ, Jr.Minimally invasive surgery for atrial fibrillation.Trends Cardiovasc Med, 2016, 26 (3): 268-277.

[34] Moten SC, Rodriguez E, Cook RC, Nifong LW, Chitwood WR, Jr.New ablation techniques for atrial fibrillation and the minimally invasive cryo-maze procedure in patients with lone atrial fibrillation.Heart Lung Circ, 2007, 16 Suppl 3: S88-93.

[35] Ad N, Henry L, Friehling T, Wish M, Holmes SD.Minimally invasive stand-alone Cox-maze procedure for patients with nonparoxysmal atrial fibrillation.Ann Thorac Surg, 2013, 96 (3): 792-798; discussion 798-799.

[36] Ad N, Holmes SD, Friehling T.Minimally Invasive Stand-Alone Cox Maze Procedure for Persistent and Long-Standing Persistent Atrial Fibrillation: Perioperative Safety and 5-Year Outcomes.Circ Arrhythm Electrophysiol, 2017, 10 (11).

[37] Schill MR, Sinn LA, Greenberg JW, et al.A Minimally Invasive Stand-alone Cox-Maze Procedure Is as Effective as Median Sternotomy Approach.Innovations (Phila), 2017, 12 (3): 186-191.

[38] Pak HN, Hwang C, Lim HE, Kim JS, Kim YH.Hybrid epicardial and endocardial ablation of persistent or permanent atrial fibrillation: a new approach for difficult cases.J Cardiovasc Electrophysiol, 2007, 18 (9): 917-923.

[39] Mahapatra S, LaPar DJ, Kamath S, et al.Initial experience of sequential surgical epicardial-catheter endocardial ablation for persistent and long-standing persistent atrial fibrillation with long-term follow-up.Ann Thorac Surg, 2011, 91 (6): 1890-1898.

[40] Pison L, La Meir M, van Opstal J, Blaauw Y, Maessen J, Crijns HJ.Hybrid thoracoscopic surgical and transvenous catheter ablation of atrial fibrillation.J Am Coll Cardiol, 2012, 60 (1): 54-61.

[41] Kurfirst V, Mokracek A, Bulava A, Canadyova J, Hanis J, Pesl L.Two-staged hybrid treatment of persistent atrial fibrillation: short-term single-centre results.Interact Cardiovasc Thorac Surg, 2014, 18 (4): 451-456.

[42] Gehi AK, Mounsey JP, Pursell I, et al.Hybrid epicardial-endocardial ablation using a pericardioscopic technique for the treatment of atrial fibrillation.Heart Rhythm, 2013, 10 (1): 22-28.

[43] Gersak B, Zembala MO, Muller D, et al.European experience of the convergent atrial fibrillation procedure: multicenter outcomes in consecutive patients.J Thorac Cardiovasc Surg, 2014, 147 (4): 1411-1416.

[44] Richardson TD, Shoemaker MB, Whalen SP, Hoff SJ, Ellis CR.Staged versus Simultaneous Thoracoscopic Hybrid Ablation for Persistent Atrial Fibrillation Does Not Affect Time to Recurrence of Atrial Arrhythmia.J Cardiovasc Electrophysiol, 2016, 27 (4): 428-434.

[45] La Meir M, Gelsomino S, Luca F, et al.Minimally invasive surgical treatment of lone atrial fibrillation: early results of hybrid versus standard minimally invasive approach employing radiofrequency sources.Int J Cardiol, 2013, 167 (4): 1469-1475.

第 42 章

2017 年 HRS 心房颤动导管消融和外科消融专家共识解读

一、前言

心房颤动（以下简称房颤）已成为心脏电生理领域日益高发的疾病，也是临床上最常见的心律失常之一。研究表明全球房颤总人数已达到3300万以上。巨大的医疗费用给患者和社会造成了严重的负担。目前，房颤导管消融和外科消融技术是房颤的有效治疗手段，并在全球范围内广泛实施。为了规范房颤导管消融及外科消融技术方案，2017年5月12日，在第38届美国心律学会科学年会（HRS 2017）上，美、欧、亚多个学会联合制定《2017 HRS/EHRA/ECAS/APHRS/ SOLAECE房颤导管和外科消融专家共识》（以下简称HRS 2017房颤消融共识）发布。该共识同期发表于Heart Rhythm杂志。2017版共识是对2007版及2012版共识的最新修订，来自国际组织的60名专家组成的撰写组对房颤导管和外科消融的适应证、技术和预后进行了重新评估。本文就2017新版共识中的重点更新内容进行解读。

二、共识中证据水平及推荐等级

关于《HRS 2017房颤消融共识》中提到的证据水平及推荐等级是依据欧洲心血管病学会提出的证据和推荐建议进行分级。推荐等级分为Ⅰ、Ⅱa、Ⅱb、Ⅲ级，证据水平分为A、B、C，见表42-1。

三、房颤新增分类：新增早发持续性房颤概念

《HRS 2017房颤消融共识》将房颤分为：初发房颤、阵发性房颤、持续性房颤、长程持续性房颤和永久性房颤。分类方法基于2014年美国心脏协会（AHA）/美国心脏病学会（ACC）/（HRS）房颤管理指南推荐的方法。并在此基础上特别提出了早发持续性房颤的概念，即房颤持续时间为7天至3个月。早发持续性房颤患者经导管消融及外科消融的疗效可能优于持续时间大于3个月的长程持续性房颤患者。

四、房颤导管消融：新增无症状性房颤导管消融适应证

1. 药物治疗无效或不能耐受 《HRS 2017房颤消融共识》推荐对于药物治疗无效或不能耐受的阵发性房颤患者，优先推荐导管消融［A/Ⅰ］；对于持续性房颤，建议采用导管消融［B/Ⅱa］；对于长程持续性房颤，可以考虑导管消融［C/Ⅱb］（表42-2）。

2. 导管消融作为一线治疗策略 对于症状性房颤且尚未使用Ⅰ/Ⅲ抗心律失常药物控制的患者，共识认为：导管消融可作为阵发性房颤的一线治疗手段［B/Ⅱa］。此外，与2012年共识相比，对持续性房颤导管消融一线治疗的推荐由Ⅱb级推荐提升到Ⅱa级。对于长程持续性

表 42-1 证据水平及推荐等级

证据水平/推荐等级	证据来源及状况
A	证据来源于多个临床随机对照研究或荟萃分析
B	证据来源于单个临床随机对照研究或大样本非随机临床研究
C	证据来源于专家共识和（或）小样本、回顾性研究及注册登记资料
Ⅰ级	证据和（或）共识对于诊断程序/治疗有确定疗效的、可实施的及安全
Ⅱa级	对治疗的有效性具有分歧，但主要是有效的证据
Ⅱb级	对治疗的有效性具有分歧，但主要是疗效欠佳的证据
Ⅲ级	对治疗是无效的甚至是有害的证据

房颤，导管消融仍为可以考虑的一线治疗方式 [C/Ⅱb]（表42-2）。

3.无症状性房颤 共识首次明确提出无症状性房颤导管消融的适应证选择问题。共识指出，无症状性阵发性及持续性房颤患者可考虑接受导管消融 [C/Ⅱb]，对于无症状性长程持续性房颤患者，指南尚未优选射频消融治疗（表42-2）。共识中新增无症状性房颤导管消融适应证，是因为无症状性房颤同样面临着卒中及心力衰竭等风险。但是无症状性房颤患者在接受导管消融时仍有手术失败及并发症的风险，且术后面临着复发症状性心律失常的可能。因此，在选择时需要充分考虑手术风险获益及替代方案。

4.特殊房颤患者 对于合并心力衰竭、肥厚型心肌病及高龄和青年房颤患者，指南认为采用导管消融是合理的 [B/Ⅱa]；对于快-慢综合征患者，导管消融是起搏器置入的替代治疗方式 [B/Ⅱa]；对于运动员房颤患者，导管消融可作为首选治疗方式 [C/Ⅱa]（表42-2）。

五、肺静脉隔离消融

1.消融策略及疗效判定 目前房颤消融策略众多，《HRS 2017房颤消融共识》仍然肯定肺静脉隔离是房颤导管消融的基石 [A/Ⅰ]。为了实现肺静脉的确切和永久隔离，共识建议肺静脉隔离消融后观察20min [B/Ⅱa]，进行腺苷诱发试验 [B/Ⅱb]，观察消融线上起搏失夺获 [B/Ⅱb]，检验肺静脉传出阻滞 [B/Ⅱb]（表42-3）。

2.风险防范 为了规避肺静脉隔离消融的风险，共识特别提出了以下建议：①房颤消融前仔细进行肺静脉前庭定位，避免在肺静脉内消融 [B/Ⅰ]；②适当降低左心房后壁的消融能量 [C/Ⅰ]；③术前插入食管温度计，辅助指导射频能量的释放 [C/Ⅱa]。

六、房颤外科消融

与以往房颤管理指南不同的是，《HRS 2017房颤消融共识》对房颤外科消融的适应证进行了系统的论述。共识推荐合并症状性房颤的患者在行二尖瓣修补及冠状动脉旁路移植术的同时实行房颤外科消融 [B/Ⅰ]。为了恢复窦性心律，对Ⅰ/Ⅲ类抗心律失常药物、导管消融治疗失败的持续及长程持续症状性房颤患者可单独行外科消融 [B/Ⅱa]，而对于阵发性房颤患者而言，则

表42-2 《HRS 2017房颤消融共识》建议的房颤导管消融策略

房颤的类型	证据水平	推荐等级
症状性房颤且Ⅰ/Ⅲ类抗心律失常药物无效或不能耐受者		
阵发性房颤	A	Ⅰ级
持续性房颤	B	Ⅱa级
长程持续性房颤	C	Ⅱb级
症状性房颤且尚未使用Ⅰ/Ⅲ类抗心律失常药物控制者		
阵发性房颤	B	Ⅱa级
持续性房颤	C	Ⅱa级
长程持续性房颤	C	Ⅱb级
无症状房颤		
阵发性房颤	C	Ⅱb级
持续性房颤	C	Ⅱb级
特殊房颤		
心力衰竭、肥厚型心肌病及高龄和青年房颤患者	B	Ⅱa级
快-慢综合征患者	B	Ⅱa级
运动员患者	C	Ⅱa级

表42-3 《HRS 2017房颤消融共识》建议的肺静脉隔离消融策略和疗效判定及风险防范

消融策略、疗效判定及风险防范	证据水平	推荐等级
所有类型的房颤均推荐进行彻底的肺静脉隔离	A	Ⅰ级
推荐术中行传入阻滞验证来证实肺静脉隔离	B	Ⅰ级
术后推荐观察20min	B	Ⅱa级
肺静脉电位如恢复→再消融至隔离→观察20min，使用腺苷来检验肺静脉休眠传导	B	Ⅱb级
消融线上起搏，观察夺获情况来判定隔离效果	B	Ⅱb级
传出阻滞验证来证实肺静脉隔离	B	Ⅱb级
消融前仔细进行肺静脉前庭定位以避免肺静脉内消融	B	Ⅰ级
适当降低左心房后壁的消融能量	C	Ⅰ级
术前插入食管温度计以辅助指导射频能量的释放	C	Ⅱa级

推荐级别为［B/Ⅱb］。

七、房颤围术期抗凝

1. 术前及术中抗凝策略　房颤患者围术期的抗凝治疗是手术安全的有力保证，为此《HRS 2017房颤消融共识》也对此做出了较为详细的更新推荐。推荐术前服用华法林和达比加群的患者采用围术期不间断抗凝策略［A/Ⅰ］；也推荐服用利伐沙班［B/Ⅰ］及其他新型口服抗凝药［B/Ⅱa］。术前所有患者均应行食管心超［C/Ⅱa］或行心腔内超声［C/Ⅱb］排除心房血栓。使用肝素期间应至少保持ACT值在300s以上［B/Ⅰ］，并可考虑使用鱼精蛋白逆转全身肝素化［B/Ⅱa］（表42-4）。

2. 术后抗凝策略　若患者术前停用1～2次新型抗凝药，应在术后3～5h重启抗凝治疗［C/Ⅱa］。术后抗凝治疗应至少维持8周以上，8周后是否继续抗凝需根据患者的卒中风险高低决定，与手术是否成功无关［C/Ⅰ］（表42-4）。

八、房颤危险因素的管理

房颤的治疗中，非消融策略尤其是危险因素的管理也非常重要。除控制高血压和糖尿病外，房颤患者也应积极控制体重、改善生活方式、限制酒精摄入，并适当进行体育锻炼，筛查并治疗呼吸睡眠暂停综合征。共识明确指出，接受导管消融的患者，应同期进行体重控制及睡眠呼吸暂停综合征的筛查与诊治［B/Ⅱa］。

九、结语

导管消融与外科消融主导的房颤节律控制，是目前缓解房颤症状、提高预后的重要手段。导管消融与外科消融过程中的诸多技术细节影响着患者的预后，临床医师们需步步谨慎。《HRS 2017房颤消融共识》汇总了近年来的重要循证医学依据，就房颤导管及外科消融的适应证、消融策略、危险因素防范及围术期管理等方面进行了全面而深入的阐述。《HRS 2017房颤消融共识》对我国房颤的临床实践规范化具有一定的指导和借鉴作用，但是需要结合中国国情，在临床实践中应用提高并不断的修订。

（刘启明　杨宇帆）

表42-4　《HRS 2017房颤消融共识》建议的房颤围术期抗凝策略

抗凝策略	证据水平	推荐等级
·围术期不中断使用华法林及达比加群	A	Ⅰ级
·围术期不中断使用利伐沙班	B	Ⅰ级
·围术期不中断使用除达比加群和利伐沙班以外的新型口服抗凝药	B	Ⅱa级
·术前所有患者均应行食管心超排除心房血栓	C	Ⅱa级
·术前行心腔内超声排除心房血栓	C	Ⅱb级
·行房间隔穿刺前肝素抗凝，手术全程保持ACT≥300s	B	Ⅰ级
·术后可使用鱼精蛋白逆转全身肝素化	B	Ⅱa级
·若术前停用1～2次新型抗凝药，应在术后3～5h重启抗凝	C	Ⅰ级
·所有患者均建议术后预防性抗凝8周	C	Ⅰ级
·术后8周是否继续抗凝取决于卒中风险的高低	C	Ⅰ级
·术后8周如果停止抗凝治疗，应密切随访	C	Ⅱb级

第43章

2017ACC/AHA/HRS 晕厥诊断与处理指南解读

2017年3月ACC/AHA/HRS联合颁布了首个美国晕厥诊断与处理指南。指南编写委员会复习了MEDLINE、EMBASE和Cochrane的大量相关循证医学证据，回顾以前被ACC/AHA和其他组织机构发表的和晕厥相关的文章，在此基础上编写了该指南。编写委员会由晕厥相关的临床专家组成，包括心脏病专家、电生理专家、神经科专家、急诊专家和儿科专家。ACC/AHA/HRS指南的目的是为可疑晕厥的成人和儿童患者的治疗提供现代、易行、简洁的指南，为心脏病、心律失常、神经科、急诊科、普通内科、老年科、运动医学医师和其他涉及疾病的保健人员提供切实可行的指导建议。由于晕厥是一个症状，编委会尽可能的考虑大量能引起晕厥的情况。因为在某些人群，晕厥和心源性猝死（SCD）相关，指南强调危险分层并在合适的时机预防SCD。指南强调对晕厥患者应集中管理，例如晕厥管理单元。编委会采纳了与晕厥相关的ACC/AHA其他指南的建议，并避免在新的指南中出现与现有指南建议的重复。并通过回顾相关证据来印证相关指南建议的可靠性，确认了相关指南在晕厥的推荐上有效及与时俱进。

相对2009年ESC指南该指南详细阐述了遗传性心律失常和先心病晕厥的处理建议，增加了运动员晕厥患者的评估内容，某些疾病的建议更具有可操作性。

一、晕厥和晕厥相关概念

与ESC指南相同将晕厥定义为一种症状，表现为突发、短暂、完全性意识丧失，导致不能维持姿势性张力，并且能迅速自行恢复，其机制可能是大脑低灌注。不包括其他非晕厥引起意识丧失的临床特征，如：癫痫、头部外伤或貌似意识丧失（如假性晕厥）。虽然没有像ESC指南那样明确排除脑源性短暂意识丧失，不过，在后面的叙述中也强调了晕厥为短暂全脑灌注降低，而不是局部降低。指南不仅明确了晕厥的定义，还明确了与晕厥相关的一些概念，如意识丧失、短暂意识丧失、先兆晕厥、不明原因的晕厥、直立位心动过速、直立位低血压、心源性（心血管性）晕厥、非心源性晕厥、反射性（神经介导性）晕厥、血管迷走性晕厥（VVS）、颈动脉窦综合征、情景性晕厥、直立性心动过速综合征（POTS）和心理性假性晕厥。

二、初始评估

指南强调对晕厥患者进行详细的病史询问及体格检查，体格检查应包括卧位和坐位，站立位，直立3min后血压和心率的变化。应特别注意心率和节律，以及杂音、奔马律、摩擦音等提示结构性心脏病的体征，还应进行基本的神经系统检查，寻找局灶性缺损或其他需要进一步神经系统评估或参考的异常体征。初始评估流程见图43-1。

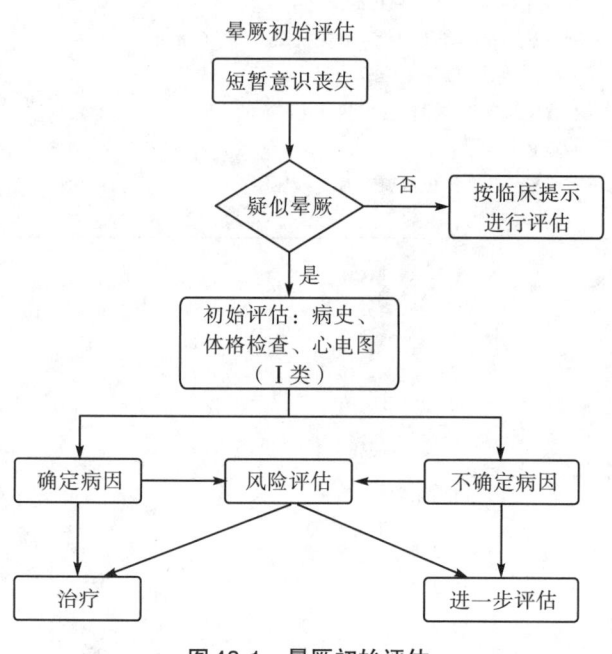

图43-1 晕厥初始评估

初始评估中将提示心源性和非心源性晕厥的临床特征列表43-1。与急诊科晕厥危险分层和临床处理国际专家共识危险分层基本相同，但增加了年龄和性别因素，并指出心源性晕厥发作次数少，一般1~2次，这意味着发生猝死的概率很高，晕厥1~2次后接下来可能就是猝死。静息12导联心电图（ECG）对晕厥患者的初始评估非常有用。

表43-1　提示心源性和非心源性晕厥的相关病史特征

心源性晕厥相关的临床表现
- 老年（＞60岁）
- 男性
- 存在已知的缺血性心脏病、结构性心脏病，既往有心律失常或心室功能下降
- 短暂的前驱症状（如心悸），或无前驱症状突发意识丧失
- 运动中发生晕厥
- 仰卧位发生晕厥
- 晕厥发作次数少（1次或2次）
- 心脏检查结果异常
- 有遗传性疾病或早发（＜50岁）心源性猝死家族史
- 存在已知先天性心脏病

非心源性晕厥的相关临床表现
- 年轻
- 无心脏疾病病史
- 晕厥仅发生在站立位
- 从卧位或坐位到站立位的体位改变时发生
- 存在前驱症状：恶心、呕吐、发热感
- 存在特定诱因：脱水，疼痛，痛苦刺激，医疗操作
- 情境因素：咳嗽、大笑、排尿、排便、吞咽
- 频繁发作，有长期晕厥发作的病史且临床特征相似

三、危险评估

晕厥是多种原因引起的一种症状，引起晕厥的原因既可能是良性的，也可能是威胁生命的。初始评估时对晕厥进行危险分层对指导治疗和减少长期患病率和死亡率都非常重要。晕厥患者的短期预后主要与造成晕厥的原因和基础疾病急性期可逆性有关；而长期预后则与治疗的有效性和基础疾病的严重和进展程度有关，尤其是心源性和终末期疾病。

指南建议把危险分为短期危险（关系到急诊及晕厥发生后30d内的预后）和长期危险（随访到12个月）。表43-2列出了危险因素。与以往的晕厥指南与共识不同将男性、年龄、肿瘤、脑血管疾病、糖尿病、CHADS-2评分高和肾功能纳入危险分层。

表43-2　短期和长期危险因素

短期危险因素（≤30d）	长期危险因素（＞30d）
病史：门诊患者诊所或急诊室评估	
·男性	·男性
·年龄增大（＞60岁）	·年龄增大
·没有先兆症状	·晕厥前无恶心、呕吐
·意识丧失前有心悸	·室性心律失常
·劳累性晕厥	·肿瘤
·结构性心脏病	·结构性心脏病
·心力衰竭	·心力衰竭
·脑血管疾病	·脑血管疾病
·心源性猝死家族史	·糖尿病
·外伤	·CHADS-2评分高
体格检查和实验室检查	
·出血迹象	·异常心电图
·持续的生命体征异常	·肾小球滤过率降低
·异常心电图	
·肌钙蛋白阳性	

四、初始评估后的处理

评估者必须决定患者是继续门诊随访还是需要住院评估。住院评估的目的是对已发现的严重疾病进行治疗或原因尚无明确晕厥患者需继续诊断性评估，并将需要进一步住院评估和治疗的严重疾病列表43-3。指南认为在晕厥单元内评估可减少公共医疗费用，提高诊断率。目前我国医院中缺少专门诊断与治疗晕厥的科室，个别医院建立了晕厥门诊。晕厥患者初始评估后的处理见图43-2。

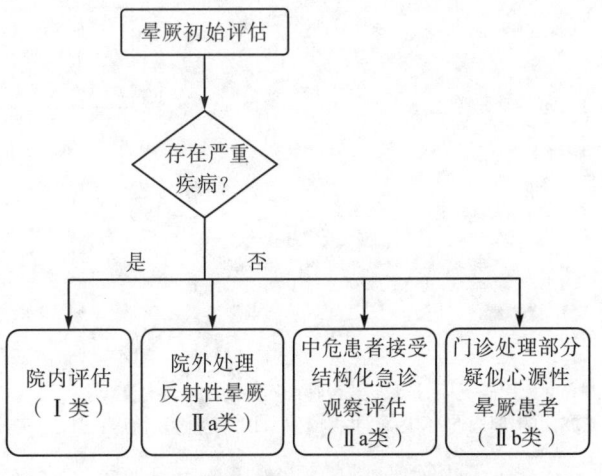

图43-2　晕厥患者初始评估后的处理

表 43-3　需要进一步住院评估和治疗的严重疾病举例

心律失常	心源性或血管性非心律失常	非心源性情况
·持续或症状性室性心动过速	·心肌缺血	·严重贫血/胃肠道出血
·症状性传导系统疾病或莫氏二度或三度传导阻滞	·严重的主动脉狭窄	·晕厥导致的重大外伤
·症状性心动过缓或窦性停搏而非神经介导的晕厥	·心脏压塞	·持续的生命体征异常
·症状性室上性心动过速	·肥厚型心肌病	
·起搏器/埋藏式复律除颤器故障	·严重的人工瓣膜功能障碍	
·遗传性心血管疾病诱发的心律失常	·肺栓塞	
	·主动脉夹层	
	·急性心力衰竭	
	·中到重度左心室功能障碍	

五、进一步评估和诊断

在初始评估后，根据患者的临床表现和危险分层，根据需要和相关检查的功能选择相应的检查方法。大撒网式地进行进一步检查既浪费且效果不佳。指南为晕厥进一步检查给出了恰当的建议。晕厥的进一步评估和诊断流程见图43-3。

晕厥的心血管病因很常见。存在显著的心血管疾病晕厥常与心血管病因相关，预后不良。因此，这部分晕厥患者的评估和处理中，心血管检查是一个至关重要的部分。另一方面，心血管检查中异常发现可能与晕厥本身无因果关系，这一点很重要。确定这些异常的意义，与晕厥的因果关系，以及是否值得治疗，这些都需要临床判断和选择恰当的心血管检查。

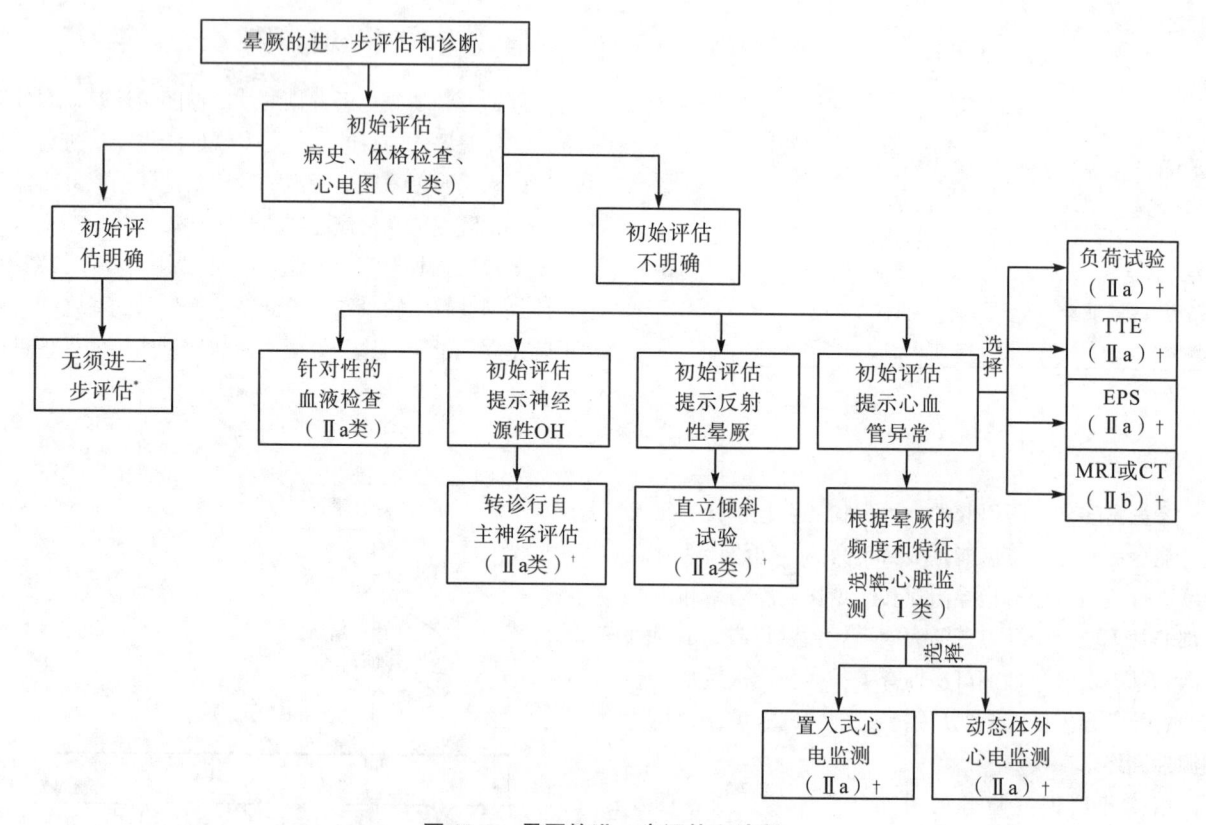

图43-3　晕厥的进一步评估和诊断

*适用于无明显受伤或心血管疾病的初始评估正常患者；必要时患者由社区医师随访。†在所选择的患者中。CT.计算机断层扫描；EPS.电生理检查；MRI.磁共振成像；OH.直立性低血压；TTE.经胸超声心动图

1.影像学检查　如果怀疑结构性心脏病，经胸超声心动图在选择性晕厥患者中可能有助于诊断。计算机断层（CT）和磁共振成像（MRI）在选择性患者中可能有用。常规的心脏影像学检查无助于晕厥患者的评估，除非在病史、体检或心电图等初始评估的基础上怀疑为心脏疾病引起。

2.运动试验　对于劳力性晕厥或先兆晕厥，指南首次对运动试验的价值做了较全面的描述，认为运动负荷试验在选择性患者中有助于明确晕厥的病因。多种疾病可导致劳力性晕厥，包括结构性病变，如肥厚型梗阻性心肌病和主动脉瓣狭窄；冠状动脉异常和肺动脉高压；离子通道病如LQTS（1型）和儿茶酚胺敏感性多形性室性心动过速（CPVT）。为了复制症状或评价劳力时血流动力学反应（如低血压）进行平板运动试验必须非常小心并在有高级生命支持的条件下进行。

3.心电监测　常用于评估心悸或间歇性心律失常，监测系统的选择和监测时间应该考虑到事件被监测到的可能性，以及患者有可能失去能力而不能主动触发记录系统的可能性。应根据晕厥事件的发生频率和特征选择特定的心脏监测设备。对于怀疑心律失常性晕厥的患者，可选择Holter、电话传送监测仪、体外循环记录器、胸贴记录仪、院外移动远程监测设备、置入式心电监测仪（ICM）等。指南对各种设备的特点和适应人群均做了详细描述。指出对怀疑心源性晕厥的住院患者，持续心电监测有助于诊断。

4.心脏电生理检查　对于怀疑心律失常性晕厥的患者行心脏电生理检查指南做了Ⅱa级推荐；对于心电图正常、心脏结构和功能正常的晕厥患者，不推荐应用心脏电生理检查来评估晕厥，除非考虑晕厥为心律失常所致。

在过去的20年间，对晕厥患者行心脏电生理检查，其评估室性心律失常的价值逐渐减小。这最主要是对于缺血性或非缺血性心肌病，以及明显左心室功能障碍（射血分数≤35%）的患者来说，置入式心脏除颤器是Ⅰ类适应证。在评估ICD治疗时，对晕厥患者不再需要行心脏电生理检查。然而，虽然置入式心脏除颤器可能减少死亡风险，但并不能预防晕厥。对怀疑因室性心律失常以及获得性非缺血性心脏病的患者来说，心脏电生理检查的作用未知。

5.直立倾斜试验（HUT）　HUT是诊断VVS和延迟型OH的辅助检查，指南不仅给出了建议而且对HUT价值做了充分评价（表43-4）。用直立倾斜试验评估晕厥患者已有将近30年。由卧位转为直立位时，这项试验通过直立位刺激试验评估迷走反射的敏感性。倾斜试验的阳性反应指可诱发的先兆晕厥或晕厥，与低血压相关，伴或不伴缓慢心率（较少停搏）。对倾斜试验的血流动力学反应决定了有无心脏抑制、血管减压或混合反应。一致认为倾斜70°，30～40min效果最佳。可以应用小剂量注射异丙肾上腺素或舌下含服硝酸盐类作为辅助用药，可能提高敏感度，但特异度降低。

6.自主神经功能评估　神经性直立性低血压常见中枢或外周自主神经系统损伤或功能障碍的患者。应该寻找病因，这样才能高效、精确、有效的治疗。神经性直立性晕厥的一些症状可能与因脱水、药物及心源性或反射性晕厥不同；神经性直立性晕厥的症状表现为持续性、经常发生的进行性全身乏力、疲劳、视物模糊、认知速度减慢、腿屈曲以及"衣架"头痛（因斜方肌缺血致颈基底部三角形区域头痛），用力、长期站立、进食或环境温度增加时可诱发或加重上述症状。为了确认特异性神经性直立性低血压是否为晕厥的原因需进一步完善自主神经评估。自主神经功能评估可以①确定神经性直立性低血压的原因；②提供预后信息；③具有治疗意义。

神经性直立性低血压所致晕厥的原因为中枢或周围自主神经系统损害和功能障碍。中枢性自主神经功能退行性变疾病包括多系统萎缩、帕金森病及路易体痴呆。周围性自主神经功能障碍可能是由于部分周围自主神经退行性变，如单纯性自主神经衰竭；或伴随其他疾病，如糖尿病、神经淀粉样变、免疫介导性神经病变、遗传性感觉神经病变及自主神经病变，以及炎症性神经病变。其他少见神经性直立性低血压的原因包括：维生素B_{12}缺乏所致的周围性神经病变、神经毒暴露，HIV及其他感染和卟啉症。

7.神经诊断学　证据表明，在晕厥评估和处理方面，常规神经学检查的价值非常有限；诊断的成本很高，但诊断率低。建议仅适用于评估晕厥患者，而不是广泛的一过性意识丧失的患者（表43-5）。

表43-4　直立倾斜试验建议

推荐级别	证据等级	建议
Ⅱa	B-R	如果初始评估后诊断尚不明确，对疑似血管迷走性晕厥的患者行直立倾斜试验有助于诊断
Ⅱa	B-NR	当初始评估未明确诊断时，直立倾斜试验可能对诊断晕厥及延迟性直立性低血压有帮助
Ⅱa	B-R	直立倾斜试验在特殊患者中能够鉴别惊厥性晕厥和癫痫
Ⅱa	B-NR	直立倾斜试验有助于假性晕厥的诊断
Ⅲ：无益	B-R	不推荐应用直立倾斜试验预测VVS对药物治疗的反应

表43-5　神经诊断学建议

推荐级别	证据等级	建议
Ⅱa	C-LD	在行倾斜试验期间同时连续监测脑电图和血流动力学参数有助于鉴别晕厥、假性晕厥和癫痫
Ⅲ：无益	B-NR	没有局灶性神经系统发现或头部损伤、需要进一步评价时，不推荐晕厥患者常规行头部MRI和CT检查
Ⅲ：无益	B-NR	若没有局灶性神经系统发现提示需进一步评估时，不推荐晕厥患者常规行颈动脉成像检查
Ⅲ：无益	B-NR	若晕厥患者没有特异神经系统特征提示癫痫发作，评估中不推荐常规记录EEG

六、心源性晕厥的处理

对心血管疾病相关的晕厥患者与其他原因的晕厥一样应系统评估。所有晕厥患者都推荐进行详尽的病史和体格检查及常规心电图检查，这些有助于评估晕厥的发生是否与心血管疾病相关。对于晕厥合并有心血管相关疾病的患者管理，既包括了治疗导致晕厥的直接原因，也包括与预后相关的长期治疗策略。

1. 心律失常　心律失常是引起晕厥的常见原因，因此快速准确地识别心律失常的类别和原因，对于诊断和评估预后具有深远意义。当晕厥患者出现心律失常（快速和缓慢的心律失常），而现有的基础检查尚未能准确地阐明某些心律失常（如年轻晕厥患者中的缓慢型心律失常）的发生根源。正确地判断患者晕厥与心律失常的因果关系往往是亟须解决的难题。此外，潜在阵发性快速房性心律失常和室性心动过速的监测同样十分困难，需要进一步评估。缓慢心律失常、室上性心动过速、室性心律失常的处理均推荐按照目前现有相关指南处理。

心房颤动（AF）也与晕厥相关。不存在预激综合征情况下，快室率AF引起的快速心室反应导致晕厥并不常见。慢性AF患者应接受优化治疗来控制心室率，或通过恰当治疗维持窦性心律。阵发性AF患者的晕厥与窦性心律和AF交替中异常的神经反射——血管迷走性反应有关。对于窦房结功能障碍的患者，晕厥通常发生于心房颤动终止后的长间歇中。

不论持续性还是非持续性的室性心律失常（单形性或多形性）的患者，均可出现晕厥。室性心律失常引起晕厥的机制是多因素的，包括：快室率、室率的快速变化、房室传导失协调、心室非同步、自律性的变化及室性心律失常发生时的体位。室性心律失常的患者，晕厥复发的危险性和长期预后取决于基础心脏病的严重程度。对于晕厥且怀疑室性心律失常的患者，ICD置入的适应证是基于记录到的致命性室性心律失常或发展为致命性心律失常危险的大小。

2. 结构性心脏病　晕厥在有心脏病患者中并不少见。这些疾病的诊断与处理推荐按照相关综合性指南执行。为了拟订合理的晕厥指南，编委会首先严格地评估了与晕厥相关的疾病的ACC/AHA指南，并系统性地回顾了与晕厥相关的心血管疾病指南之后所有已发表的文献，以确保先前相关指南在晕厥处理方面符合目前观点。

对于缺血性心肌病或非缺血性心肌病而引起的晕厥的评估包含诊断和预后两方面。对于晕厥的治疗，主要是对特定的病因治疗，基础心肌病的治疗可以影响远期预后。目前已有关于心肌病晕厥患者的管理指南。晕厥患者在行心脏电生理检查过程中，出现起源不明、但有临床意义的室性心律失常时，推荐置入ICD。对于非缺血性扩张性心肌病合并有显左心室功能障碍的晕厥患者，推荐置入ICD。

主动脉瓣狭窄的患者，在劳力时可能出现晕厥。主动脉瓣狭窄引起晕厥的机制通常和血流动力学改变有关，与心律失常不同，主动脉瓣狭窄引起晕厥是由于瓣膜不能完全开放从而使心脏不能维持有效的心排血量。近期发表的瓣膜源性晕厥患者的管理指南指出，对于已排除其他原因，确定为主动脉瓣狭窄引起晕厥的患者，推荐行主动脉瓣置换术。

编委会检索并回顾了自2011年HCM相关晕厥指南以来MEDLINE上发表的所有关于晕厥和HCM的文献。由于目前没有新的证据更新2011年的HCM相关晕厥指南，因此，编委会依然支持现有的关于HCM相关晕厥管理的指南。尽管缺乏相关的随机试验证实，但注册研究数据一致表明，不明原因的晕厥，是心源性猝死和ICD治疗性放电的独立预测因子。对于HCM患者，只要出现了1次与心律失常相关的晕厥，推荐置入ICD。

指南对ARVC（表43-6）、结节性心肌病（表43-7）做了较详细的推荐。以往的晕厥指南和共识均无如此详细的推荐意见，对临床更有指导意义。

3. 成人先天性心脏病（ACHD）　ACHD患者有晕厥的风险，不仅是基础结构性心脏疾病的结果，而且也是先前姑息或矫正手术的结果。这些患者可能出现心动过缓或心动过速造成血流动力学异常而导致晕厥。指南要求由具有CHD处理经验的医师进行治疗。在CHD的成人中可以看到整个心律失常谱，包括继发于窦房结或房室结疾病的缓慢心律失常，房性心律失常和室性心律失常。到50岁，约38%的ACHD患者会出现为房性心律失常，65岁时，>50%的重度CHD患者将会出现房性心律失常。法洛四联症修复后VT的发生率为3%～14%。ACHD的建议见表43-8。

4.遗传性心律失常　指南对遗传性心律失常也做了较详细的推荐。但由于遗传性心律失常的发生率很低，一些检查异常的临床意义存在争议。大部分遗传性心律失常的临床研究是开放性的或非随机对照的，且往往缺乏对照组。尽管如此，大部分发表的文章均提示可疑心律失常导致的晕厥与心脏猝死、心搏骤停或整个体心脏性死亡风险呈正相关。虽然ICD可以有效终止心搏骤停，据推测可以减少遗传性心律失常患者的死亡风险，但对晕厥复发的影响仍不清楚。

（1）Brugada综合征：Brugada综合征的诊断近2年有了很大变化，强调I型心电图改变，而没有强调临床。指南同样也提及的是心电图改变（表43-9）。

（2）短QT综合征：指南推荐有短QT心电图改变，晕厥的原因可疑为心律失常的患者，可以考虑置入ICD。指南将短QT综合征得界值定为QTc≤340ms，不同于HRS/EHRA/APHRS遗传性原发性心律失常诊断与治疗专家共识中的QTc≥330ms。

（3）长QT综合征：在国际LQTS注册研究中，有过≥1次晕厥发作的患者，其随后发生致死性和几乎致死性事件的风险增加6～12倍，这些风险水平的增高独立于QTc的长短。β受体阻滞剂可以显著降低晕厥再发风险，以及致死性事件/几乎致死性事件的风险。对β受体阻滞药的反应性取决于患者的基因型，不同β受体阻滞药疗效也不一。LQTS1患者的反应似乎好于LQTS2及LQTS3。LQTS合并晕厥患者必须遵照既往指南改变生活习惯，比如LQTS1患者应避免剧烈运动，而所有LQTS患者均应避免会延长QT间期的药物。指南指出在儿科长QT综合征患者可能存在VVS和心律失常性晕厥的显著重叠。关注晕厥前是否有诱因或心悸发作对明确心律失常是否为病因很有重要（表43-10）。

表43-6　致心律失常性右室心肌病（ARVC）建议

推荐级别	证据等级	建议
I	B-NR	ARVC患者，已记录到持续性室性心律失常的晕厥患者，推荐置入ICD
Ⅱa	B-NR	ARVC患者，若出现了可疑的心律扮演源性晕厥，也可以置入ICD

表43-7　结节性心肌病建议

推荐级别	证据等级	建议
I	B-NR	结节性心肌病患者，若出现晕厥或自发性持续性室性心律失常，推荐置入ICD
I	C-EO	结节性心肌病合并传导异常和晕厥患者，根据相关指南推荐进行管理和治疗
Ⅱa	B-NR	结节性心肌病患者，尤其是左心室功能下降或具有起搏器置入指征的患者，若出现可疑的心律失常源性晕厥，推荐置入ICD
Ⅱa	B-NR	结节性心肌病患者，若出现了可疑的心律失常源性晕厥，应进行心脏电生理检查

表43-8　成人先天性心脏病（ACHD）建议

推荐级别	证据等级	建议
Ⅱa	C-EO	为评估ACHD伴有晕厥的患者，应转诊给具有ACHD专业的专科医师
Ⅱa	B-NR	中度或重度ACHD伴有不明原因性晕厥患者，应进行EPS

表43-9　Brugada波心电图改变和晕厥的建议

推荐级别	证据等级	建议
Ⅱa	B-NR	心电图有Brugada波，晕厥的原因可疑为心律失常的患者，应置入ICD
Ⅱa	B-NR	Brugada波心电图改变，晕厥的原因可疑为心律失常的患者，可以考虑有创性EPS
Ⅲ：无益	B-NR	Brugada波心电图改变，晕厥为迷走反射机制所介导，无其他危险因素的患者不推荐置入ICD

表43-10　LQTS建议

推荐级别	证据等级	建议
I	B-NR	如无禁忌证，β受体阻滞药治疗是LQTS伴有可疑心律失常性晕厥患者的一线治疗
Ⅱa	B-NR	LQTS伴有可疑心律失常性晕厥患者，在β受体阻滞药治疗的基础上或不耐受β受体阻滞药的情况下，可以考虑置入ICD
Ⅱa	C-LD	LQTS且反复发生可疑心律失常性晕厥患者，在不耐受β受体阻滞药或β受体阻滞药治疗失败的情况下，可以考虑左心交感神经祛除术（LCSD）

（4）儿茶酚胺敏感性多形性室速：指南首次推荐对于β受体阻滞药治疗后仍然发生晕厥或室性心律失常的患者，可考虑使用维拉帕米，同时合并或不合并使用β受体阻滞药（表43-11）。

（5）早期复极：指南采用了早期复极的概念而未提及早复极综合征的概念，指出在晕厥的患者中，早期复极的临床意义不明确（表43-12）。

七、反射性晕厥

1. 迷走反射性晕厥（VVS） VVS是晕厥的最常见原因，也是ED就诊的常见原因。VVS是良性的，并且通常自行缓解，一般不需要药物治疗，除非保守措施效果不好。某些患者需要得到有效治疗，因为晕厥事件可能导致受伤和生活质量下降。尽管研究者努力寻找，但有证据的有效治疗方式少之又少。一些初步的数据提示神经节丛消融对治疗VVS患者的效果令人鼓舞，但仍然缺乏证据，因此指南未做推荐。VVS患者起搏器治疗指南作为Ⅱb类推荐，双腔起搏适用于40岁以上反复发作的VVS并且有长时间的心脏停搏的患者（表43-13，图43-4）。

表43-11　CPVT建议

推荐级别	证据等级	建议
Ⅰ	C-LD	可疑心律失常性晕厥的CPVT患者，应限制运动
Ⅰ	C-LD	CPVT发生负荷诱发晕厥的患者，推荐使用无内在交感活性的β受体阻滞药
Ⅱa	C-LD	CPVT且反复发生可疑心律失常性晕厥患者，在β受体阻滞药治疗基础上，可考虑氟卡胺治疗
Ⅱa	B-NR	尽管已经优化药物治疗或LCSD，仍有负荷诱发晕厥的CPVT患者，可以置入ICD
Ⅱb	C-LD	仍然发生晕厥或室性心律失常的CPVT患者，可考虑使用维拉帕米，同时合并或不合并使用β受体阻滞药
Ⅱb	C-LD	尽管已经优化药物治疗，仍有晕厥或症状性室性心律失常的CPVT患者，可以考虑LCSD

表43-12　早期复极建议

推荐级别	证据等级	建议
Ⅱb	C-EO	早期复极伴有可疑心律失常晕厥，且有早期复极伴心脏骤停家族史的患者，可考虑置入ICD
Ⅲ：有害	B-NR	早期复极伴有晕厥，但无其他适应证的情况下，不应行EPS

表43-13　反射性晕厥建议

推荐级别	证据等级	建议
Ⅰ	C-EO	对所有确诊为迷走反射性晕厥的患者行相关教育
Ⅱa	B-R	肢体用力动作对有足够晕厥前兆时间的VVS患者有帮助
Ⅱa	B-R	盐酸米多君在既往没有高血压、心力衰竭或尿潴留的反复发作VVS患者中可以使用
Ⅱb	B-R	立位训练的有效性在频繁发生VVS患者中不确定
Ⅱb	B-R	如果没有禁忌，反复发作的晕厥、对盐及液体摄入治疗效果不佳的患者，可以考虑应用氟氢可的松
Ⅱb	B-NR	β受体阻滞药对年龄大于42岁的患者可能有效
Ⅱb	C-LD	如无禁忌，可以鼓励VVS患者适当增加水和盐的摄入
Ⅱb	C-LD	在VVS患者中，可考虑减少引起低血压的药物
Ⅱb	C-LD	对反复发作晕厥的患者，可考虑选择性5-羟色胺再摄取抑制剂

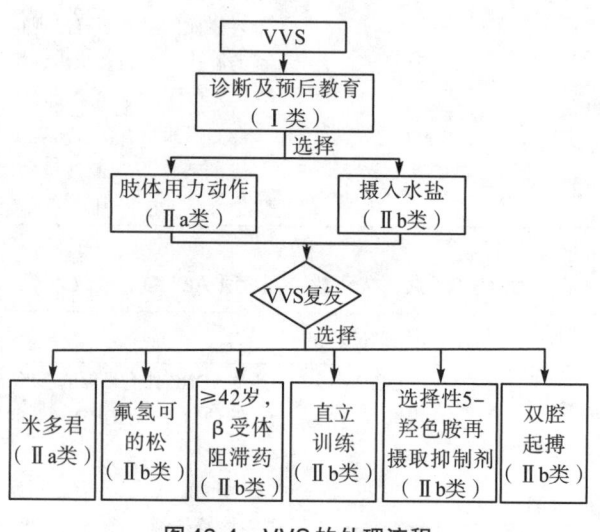

图43-4　VVS的处理流程

2.颈动脉窦综合征 颈动脉窦综合征与颈动脉窦的机械压迫有关，无论是自发的还是颈动脉窦按摩试验。它的诊断标准是在颈动脉窦按摩过程中出现临床晕厥，同时伴有心脏停搏＞3s或有房室传导阻滞，或明显的血压下降≥50mm，或同时有血压和心脏抑制的反应。通常发生在40岁以上的男性，这可能由于压力感受器的异常反射或延髓功能障碍。颈动脉窦按摩应该在仰卧和直立位置时依次对右侧和左侧颈动脉窦进行长达为5s的按摩，连续进行心跳的监测和血压的测量。进行颈动脉窦按摩的禁忌证包括颈动脉杂音和3个月内的短暂脑缺血发作、卒中或心肌梗死，检查前应颈动脉多普勒除外显著颈动脉狭窄。在心脏抑制型或混合型的颈动脉窦综合征患者中推荐安装永久性双腔心脏起搏器。

3.直立性低血压（OH） 指南将直立性低血压分为神经性直立性低血压和脱水及药物性低血压（表43-14）。直立性低血压患者往往内脏和下肢循环血容量过多。站立时，静脉回心血量下降，导致心排血量减少。正常情况下，自主神经系统具有血管张力、心率和心脏收缩力的代偿性改变。一些人中这种反应可能有缺陷或不足。在神经性直立性低血压的患者，神经功能血管发育异常可能是由于神经退行性疾病（如多系统萎缩，自主神经异常、帕金森病、周围神经病变）和自主神经病变（如因糖尿病和其他系统性疾病）导致的。神经性直立性低血压在临床上可表现为典型的或迟发的直立性低血压。通常最常见的是，直立低血压是由于药物介导的，如利尿药和血管扩张药。图43-5为神经性直立性低血压的治疗推荐。

4.直立不耐受综合征 指南首次详细描述了直立不耐受综合征，指因直立而引起一系列反复发作或者持续存在的临床症状，通常在体位由坐位或卧位转为直立位时发生，而坐下或平卧后自行缓解。临床上常常表现为头晕、心悸、发抖、全身乏力、视物模糊、不能耐受运动以及疲乏等，甚至可伴有血流动力学紊乱，出现直立性低血压表现如血压下降、心率增

表43-14 神经性直立性低血压的建议

推荐级别	证据等级	建议
Ⅰ	B-R	对于神经性体位性低血压的患者推荐急性补水作为临时急救
Ⅱa	C-LD	肢体用力动作对神经性OH晕厥患者有益
Ⅱa	C-LD	紧身衣服对晕厥和OH患者有益
Ⅱa	C-LD	盐酸米多君对神经源性OH晕厥患者有益
Ⅱa	B-R	屈昔多巴对神经源性OH患者有益
Ⅱa	C-LD	氟氢可的松对神经性晕厥患者有益
Ⅱb	C-LD	在其他药物无效时，增加水盐摄入对神经源性OH晕厥患者可能有益
Ⅱb	C-LD	奥曲肽对晕厥和顽固的反复餐后或神经源OH患者可能有益
Ⅱb	C-LD	盐和液体摄入对特定的神经源性OH患者可能获益

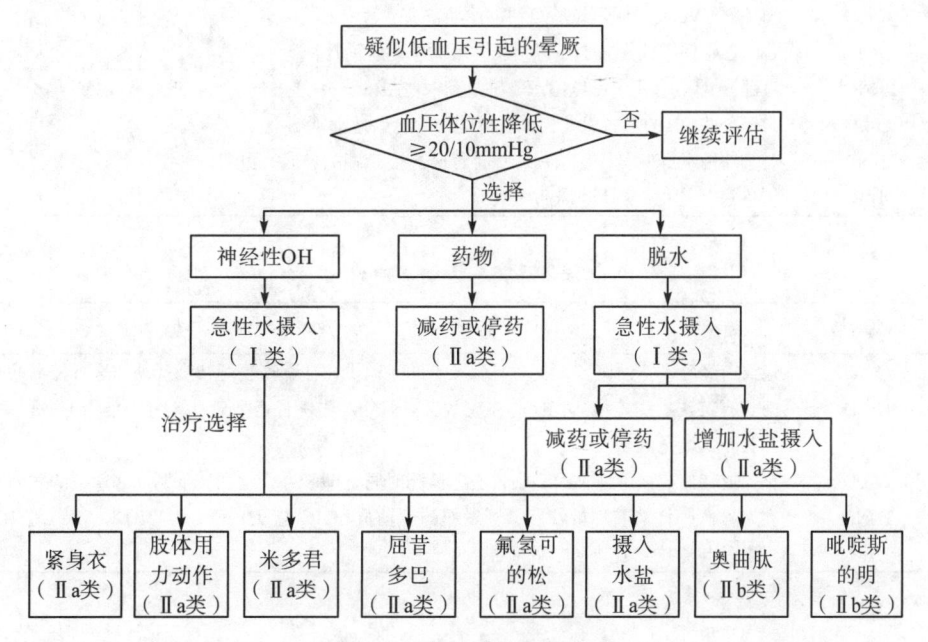

图43-5 直立性低血压治疗

快。直立不耐受综合征的病理机制十分复杂。值得一提的是体位性心动过速综合征（POTS），主要表现为站立时出现明显不恰当心动过速，心率通常达120次/分以上。

5.假性晕厥　对于心理性假性晕厥，指南推荐与患者坦诚交流，可以进行认知行为治疗。

6.与晕厥相关的少见疾病　指南将引起晕厥的少见疾病列表，包括心脏压塞、缩窄性心包炎、左心室心肌致密化不全、Taskotsubo心肌病、肺栓塞、肺动脉高压、Fabry's病、淀粉样变性等。认为由于晕厥病因复杂且难以明确，没有必要对所有晕厥相关疾病进行全面评估。这些疾病一般情况下很少导致晕厥。当晕厥病因不明时，可基于一些临床表现和（或）病史特征，将这些疾病纳入鉴别诊断。

八、年龄和生活方式与晕厥

1.儿童晕厥　见表43-15。

2.老年患者建议　指南将老年晕厥年龄定为＞75岁。老年人中晕厥的处理特别具有挑战性：发病率高、鉴别诊断内容广泛、由于遗忘导致诊断不确切、跌倒、缺乏证人和多用药；并且由于合并症，外伤和体弱导致继发性疾病发生率高。由于年龄相关的心血管和自主神经功能的变化、液体储存的减少和多种疾病并存（以及与其相关的药理治疗）导致内环境稳定失衡，导致老年人容易发生晕厥。多种情况下，老年人晕厥是多因素的，同时存在许多诱发因素。

老年患者出现晕厥往往预后不良，包括致命和非致死性。虽然一些风险在这指南中是针对晕厥方面的，但在老年人中，通常多种疾病和虚弱，加上与年龄相关的晕厥易感性，以及跌倒引起的身体伤害，碰撞或创伤，老年期的晕厥更常见。此外，经常晕厥导致入住疗养院和独立性彻底丧失。鉴于多因素病因和与晕厥相关的高风险，经常需要全面的、多学科策略评估多种疾病、虚弱程度、创伤和其他方面的健康状况（包括认知和药物），促进诊断和治疗。完整的病史和体格检查，包括直立位生命体征，对老年患者特别重要。

3.驾驶与晕厥建议　该指南对各种晕厥患者的驾驶进行了规定，放宽了室性心动过速导致的晕厥，ICD或药物治疗后驾驶的规定，建议3个月后可以驾驶。

4.运动员建议　运动员发生的晕厥主要与迷走神经激活有关，但基础心脏疾病可使运动员发生不良事件风险增加（表43-16）。

九、新技术、存在的问题和今后的研究方向

指南还就危险分层和临床预后、评估和诊断等方面提出了问题和今后研究方向。

表43-15　儿童晕厥建议

推荐级别	证据等级	建议
I	C-LD	推荐对所有晕厥儿童进行VVS评估，包括详细采集病史及家族史，并进行全面体格检查
I	C-LD	对疑似先天性心脏病，心肌病或原发性心律失常的晕厥患儿，应行无创性检查帮助诊断
I	C-EO	对VVS患儿进行健康教育，使他们了解前驱症状，消除疑虑
IIa	C-LD	当怀疑VVS时，倾斜试验可帮助诊断
IIa	B-R	若改善生活方式无效，可以给患儿服用米多君治疗
IIb	B-R	对部分VVS患儿，可以考虑鼓励盐和液体摄入
IIb	C-LD	对于合并OH的晕厥患儿，氟氢可的松的有效性尚不明确
IIb	B-NR	对于苍白型屏气发作后出现严重神经介导性晕厥的患儿，可考虑心脏起搏治疗
III	B-R	VVS患儿使用β受体阻滞药无效

表43-16　运动员建议

推荐级别	证据等级	建议
I	C-EO	建议由经验丰富的医务人员对有晕厥史的运动员，在其恢复竞技类运动前进行仔细的心血管评估
IIa	C-LD	由具有特殊疾病（指遗传性心律失常、心肌病和先天性心血管病）专业能力的专科医师评估晕厥运动员及其高危因素
IIa	C-LD	在完成初始心血管评估后，延长心电监测时间有助于寻找运动员不明原因晕厥的病因
III：有害	B-NR	在专科医师评估前不推荐有晕厥发作的运动员和HCM、CPVT、LQTS1和ARVC临床表型阳性的运动员参与竞技类运动

（刘文玲）

第44章

2017 运动员心电图解读专家共识

美国运动医学会（AMSSM）于2017年发布了关于运动员心电图（ECG）解析专家共识。共识依据最新的研究和临床数据更新了对运动员ECG改变的评估，旨在发现与运动员心源性猝死（SCD）相关的ECG异常。

心源性猝死（SCD）是致运动员猝死的首位原因。多数情况下，遗传性心肌病、离子通道病及心电活动异常均可使年轻运动员发生SCD的风险增加。其中大部分异常通过12导联心电图即可诊断或推测。运动员心电图的诊断需要结合运动员的运动职业史、家族史等，仔细区分生理性和病理性改变。

共识再次强调了准确放置心电导联位置的重要性。错误放置肢体导联位置会造成电轴测量错误和伪Q波。胸前导联放置过低会造成伪Q波及无法评估ST段压低程度，放置过高则会形成伪ST段抬高，易误认为心肌梗死、心包炎或Brugada 2型。左右肢体导联放反可通过I和aVL导联出现负向P波、负向QRS波和T波倒置而识别。然而，精确放置胸前导联有一定难度。V_1、V_2、V_4导联有明显体表标志，这三者的正确放置也是 V_3、V_5和V_6位置正确的参照。

这个专家共识用于诊断12～35岁的心电图异常但无症状的运动员。

一、运动员心电图的生理性改变

一些心电图变化在运动员中可被视为心脏对长期规律运动（至少4小时/周）的适应性变化。这些变化多反映心腔增大、迷走节律增强，可认为是正常的生理适应性变化，亦无须进一步的检测（图44-1，表44-1）。

（一）运动适应性室性心肌肥厚相关心电图变化

1. **左心室肥大（LVH）** 见于64%运动员，提示运动性心脏重构使心肌含量增加。心电图仅有QRS波幅改变而无其他异常，且符合Sokolow-Lyon标准（表44-1），多无影像学标准的左室壁增厚，则可诊断为生理性LVH，无须进一步评估。当存在其他ECG变化，如下壁和侧壁导联T波倒置、ST段压低及病理性Q波，需进一步检查，以鉴别肥厚性心肌病（HCM）。

2. **右心室肥大（RVH）** 见于13%运动员。心电图仅

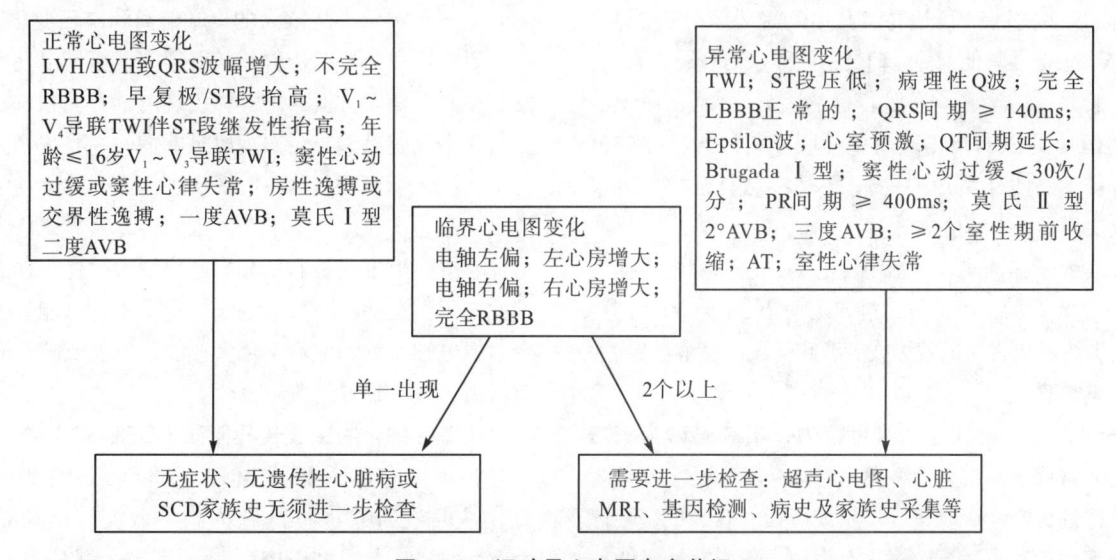

图44-1 运动员心电图专家共识

AVB.房室阻滞；LBBB.左束支传导阻滞；LVH.左心室肥厚；RBBB.右束支传导阻滞；RVH.右心室肥厚；SCD.心源性猝死；TWI.T波倒置

表 44-1 运动员正常心电图变化

ECG 表现	定义
QRS 波幅增高	单一表现为由左心室肥厚（$S_{V1}+R_{V5}/R_{V6}>3.5$ mV）或右心室肥厚（$R_{V1}+S_{V5}/S_{V6}>1.1$ mV）
不完全右束支传导阻滞	V_1 为 rSR' 型，V_6 为 qRS 型且 QRS 间期＜120ms
早复极	J点抬高，ST段抬高，下壁或侧壁导联J波或QRS终末下凹
青少年T波型	年龄＜16岁运动员的 $V_1\sim V_3$ 导联出现T波倒置
窦性心动过缓	≥30次/分
窦性心律失常	心律随呼吸变化：吸气时心率增加，呼气时心率减慢
房性逸搏	P波形态与窦性P波不同，如下壁导联负向P波（心房下部节律）
交界区逸搏	QRS节率比P波节率快，或心率＜100次/分时呈窄QRS波
一度房室传导阻滞 1	PR间期200～400ms
莫氏Ⅰ型二度房室传导阻滞	PR间期逐渐延长直至P波后出现QRS脱漏，随后的PR间期较最近的可下传PR间期短

有QRS波幅改变而无其他异常，且符合Sokolow-Lyon标准（表44-1），超声心动图多无右心室壁增厚，则可诊断为生理性RVH，无须进一步评估。但伴随其他ECG变化，需与致心律失常右心室心肌病（ARVC）及肺动脉高压相鉴别。

3.不完全右束支传导阻滞（表44-1） 提示规律运动致右心室继发性增大而出现右心室传导延迟，为生理性改变。

（二）迷走神经张力增高相关心电图变化

1.早复极 见于2%～44%健康人群，运动员、年轻人及男性中比例更高。有学者认为，J波后ST段抬高的形态不同，意义不同，水平型或下斜型ST段抬高可能提示有心律失常风险，快速上斜型ST段抬高则为良性变化。目前认为，若运动员仅有ECG早复极变化，而无其他临床病理指标，可认为是适应性变化。

由于早复极的影响因素较多，其中人种不同，ECG表现不同。2/3的黑色人种运动员ECG可出现前壁导联J点抬高伴继发性ST段抬高，其中25%又存在T波倒置（$V_1\sim V_4$）。但在其他人种运动员中这种ECG变化不常见。

年龄是另一个影响心脏复极的因素。12～16岁的青少年运动员ECG可出现前壁导联（$V_1\sim V_3$）T波倒置，称作"青少年型ECG"，无不适症状且排除心脏疾病家族史后可认为是正常改变。

2.窦性节律改变 包括窦性心动过缓和窦性心律失常。前者见于80%运动员，静息心率在30～60次/分，高强度训练者更常见。若无疲劳、眩晕或晕厥症状发生，认为是正常改变。

窦性心律失常在运动时可消失，不应误诊为窦房结功能异常或病窦综合征。鉴别特征包括：心率变化无明显节律性；心率突发持续增快或减慢；较长的窦性停搏；心率对运动不适当应答（心率增长慢或突然降低）；出现临床症状（不耐受运动、晕厥前兆或晕厥）等都提示心律失常。

3.逸搏心律 包括交界性逸搏和房性逸搏，可见于8%的运动员。交界性逸搏指运动员在休息状态下出现交界区起搏点发放冲动，使QRS波节律快于P波节律，且QRS波群节律规整。房性逸搏指出现形态不同于窦性P波的P波，在下壁导联（Ⅱ、Ⅲ、aVF）呈负向。两种不同形态的P波通常可同时存在，称作"心房起搏点游走"。逸搏心律是由于静息状态下运动员迷走神经张力增高所致，运动开始后应恢复窦律。

4.房室传导阻滞 一度房室传导阻滞见于约7.5%的运动员，由于迷走张力增高或房室结内在改变所致，运动开始后可消失。莫氏Ⅰ型二度房室传导阻滞则提示房室结被迷走神经节干扰程度更大，通常见于训练有素的运动员且无不适症状，运动开始后则恢复1:1传导。

二、运动员心电图临界改变

（一）提示心房增大的电轴偏离和电压变化

研究证实，运动员群体较普通人群更易出现电轴左偏和左心房增大，但两个群体出现电轴右偏和右心房改变的比率无明显差异。出现电轴左偏和左心房增大的运动员，相较于出现其他心电图生理性改变的运动员，更易出现左心房和左心室扩张。因此，专家共识认为，运动员心电图出现电轴右偏和右心房增大改变，伴或不伴其他提示"运动员心脏"的电生理标志，可能为正常改变。但电轴左偏和左心房增大改变，可能反映左心室相对增大，视为临界性改变。

（二）完全右束支传导阻滞（CRBBB）

2010年ESC专家共识建议将CRBBB归为异常变化，但最新共识将其归为临界改变。运动员中有0.5%～2.5%出现CRBBB，提示右心室扩大和右心室射血分数稍降低，但无证据表明该变化提示存在严重右心室结构病理性改变。

总之，专家共识认为，运动员仅出现表44-2中的5种心电图改变的一种，且无不适症状及心脏病家族史，可认为是临界改变。但若出现两种及以上改变，则需进一步检查（图44-1）。

表44-2 运动员临界心电图变化

ECG表现	定义
电轴左偏	$-90°\sim -30°$
左心房增大	Ⅰ、Ⅱ导联P波>120ms，且V_1导联P波负向部分深≥1mm，宽≥40ms
电轴右偏	>120°
右心房增大	Ⅱ、Ⅲ或aVF导联P波≥2.5mm
完全右束支传导阻滞	V_1导联为rSR'型，且V_6导联S波宽度>R波宽度，QRS≥120ms

三、运动员心电图异常改变

心电图可发现许多与SCD有关的心脏异常。该部分所提及的心电图变化均提示运动导致心脏出现了病理性改变，需详细采集运动员病史及家族史，并行全面临床评估，排除心肌病变。

（一）异常T波倒置（T Wave Inversion，TWI）

1. 临床意义 正常情况下，T波在多数导联上与QRS主波方向相同（呈正向）。黑种人运动员$V_1\sim V_4$导联和年龄<16岁运动员$V_1\sim V_3$导联出现TWI可视为生理性改变。在前壁、侧壁、下侧壁或下壁区出现2个及以上导联（除aVR、Ⅲ和V_1）T波倒置深度≥1mm（表44-3），为异常改变，应进一步排除结构性心脏病。包括HCM、ARVC、扩张性心肌病（DCM），左心室肌致密化不全（LVNC）及心肌炎。目前无证据揭示T波低平或双向的临床意义，但若双向T波的负向部分在2个及以上导联深度≥1mm则需引起重视。

2. 不同导联出现TWI的评估

（1）侧壁或下侧壁TWI：大量研究证实运动员出现侧壁或下侧壁TWI提示心肌病变：HCM、DCM、LVNC、ARVC（累及左心室）或心肌炎。应行全面心脏检查，包括超声心动图、心脏MRI、运动平板测试、24h以上ECG监测。心脏MRI应作为常规检查，其更易发现心尖部HCM（尤其是TWI深度>0.2mV伴ST压低）、左心室游离壁肥厚、主要累及左心室的ARVC和心肌炎。超声心动图可能无法全面评估心室长轴和间隔下部。运动平板测试和Holter监测是否有室性心动过速，有助于诊断"灰带"心肌肥厚（左室壁厚度在13~16mm）及风险评估（表44-3，图44-2）。检测结果正常的运动员应在职业生涯中每年随访。

（2）前壁TWI：非黑种人且年龄≥16岁的运动员

表44-3 运动员异常心电图变化

ECG表现	定义
T波倒置（TWI）	除aVR、Ⅲ及V_1导联以外的其他导联，出现2个及以上连续TWI深度≥1mm
前壁	$V_2\sim V_4$导联（除外年龄<16岁运动员$V_1\sim V_3$导联TWI、仅V_3导联T波双向）
侧壁	Ⅰ、aVL、V_5和（或）V_6导联
下侧壁	Ⅱ和aVF、$V_5\sim V_6$导联，Ⅰ和aVL
下壁	Ⅱ和aVF
ST段压低	2个及以上相邻导联ST段压低≥0.5mm
病理性Q波	Q/R比值≥0.25，或2个及以上导联（除Ⅲ及aVR）Q波宽度≥40ms，深度>0.3mV
完全性左束支传导阻滞	QRS≥120ms，V_1导联QRS主波呈负向（QS或rS），Ⅰ和V_6导联直立R波顿挫
非特异性室内传导延迟	任何导联出现QRS间期≥140ms
Epsilon波	$V_1\sim V_3$导联上QRS波末和T波起始部出现独特的低振幅波（棘波或振荡波）
心室预激	PR间期<120ms伴δ波（QRS波前上行顿挫）和宽QRS（≥120ms）
QT间期延长	男性≥470ms，女性≥480ms，≥500ms为QT间期显著延长
Brugada 1型	穹窿型：$V_1\sim V_3$导联出现ST段下斜型抬高≥2mm伴对称倒置T波
显著窦性心动过缓	<30次/分或窦性停搏≥3s
显著一度房室传导阻滞	PR间期≥400ms
莫氏Ⅱ型二度房室传导阻滞	间歇出现P波未下传，PR间期恒定
三度房室传导阻滞	P波与QRS波无相关性
房性心动过速	室上性心动过速、心房颤动、心房扑动
室性期前收缩	10s内监测到≥2个室性期前收缩
室性心律失常	成对、三联非持续性室性心动过速

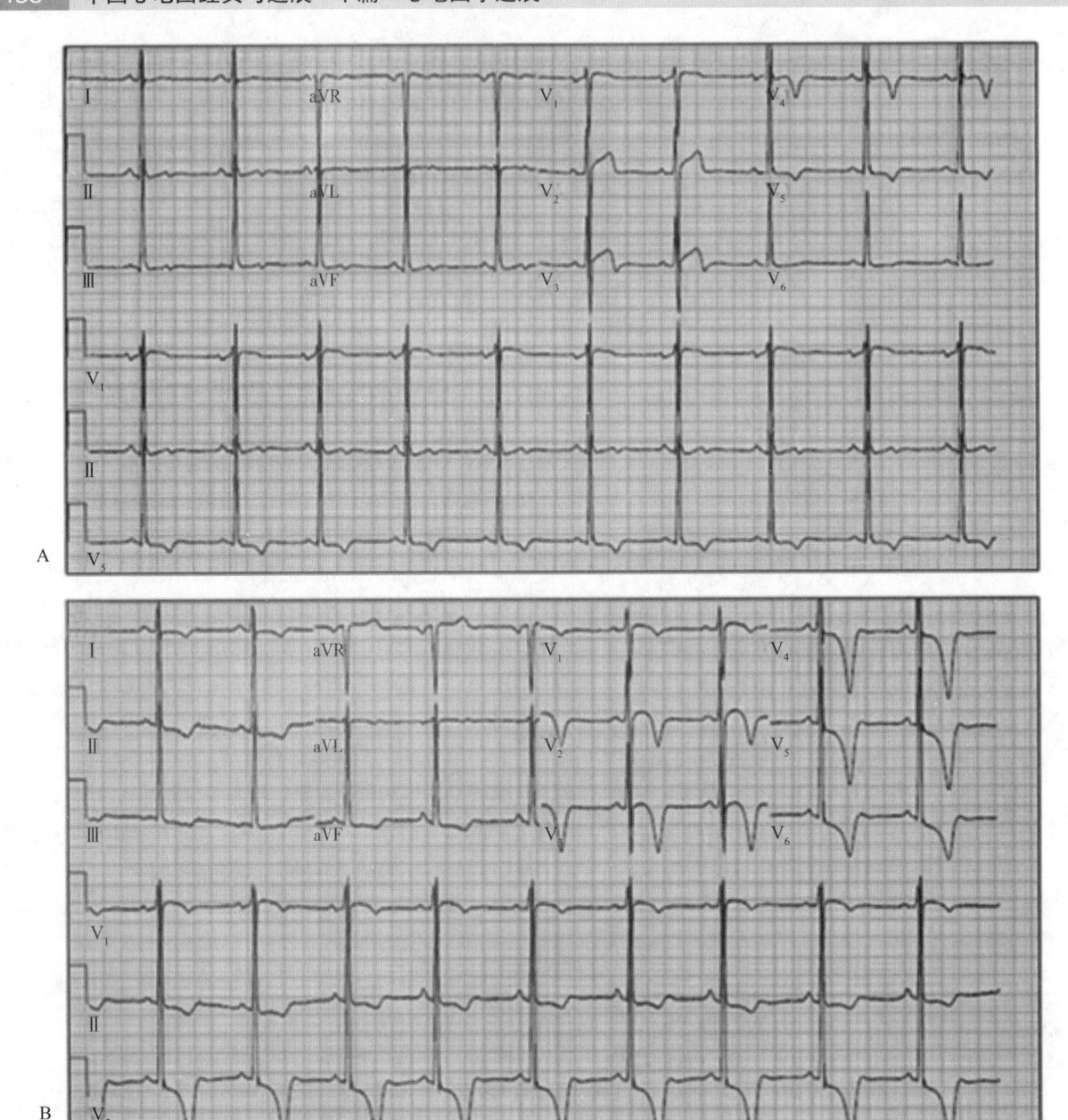

图44-2 下侧壁TWI

A.1例黑种人篮球运动员在18岁时心电图V₅导联TWI，未明确诊断。B.该运动员在20岁时出现下侧壁TWI较前加深及ST段压低。心脏MRI证实为心尖部HCM，左心室壁最厚达21mm

V₂以外的前壁导联出现TWI，可提示ARVC或DCM。依据ECG结果决定是否行进一步检查：若同时存在J点抬高≥1mm、ST段穹行抬高或T波双向，多提示生理适应性改变；若无J点抬高或抬高＜1mm及ST段压低、肢导低电压、S波尾上抬、室性逸搏伴LBBB及Epsilon波，则考虑ARVC（表44-3，图44-3）。

（3）下壁TWI：仅下壁出现TWI对心肌病变的提示意义尚不明确，但至少应行超声心动图，并在此基础上判断是否需进一步检查。

（二）病理性Q波

1%～2%运动员出现病理性Q波，男性及黑种人运动员更多见。通常HCM、DCM、LVNC、心肌炎和既往心肌梗死可在心电图上表现为宽且深的Q波，异常旁道预先激动心室可在非典型导联出现宽且形状异常Q波。病理性Q波是HCM最常出现的异常ECG改变，见于32%～42%患者（表44-3，图44-4）。

然而，单凭Q波改变判断病理改变并不可靠。运动导致心肌含量增加和心脏电轴偏移，如生理性LVH，可使Q波深度增加及位置改变。体型较瘦的运动员，Q波在胸导、侧壁或下壁导联深度较深。"窄且深"的Q波也不能提示病理性LVH。因此，可用标准：在2个及以上导联（除Ⅲ和aVR）Q/R比值≥0.25或间期≥40ms

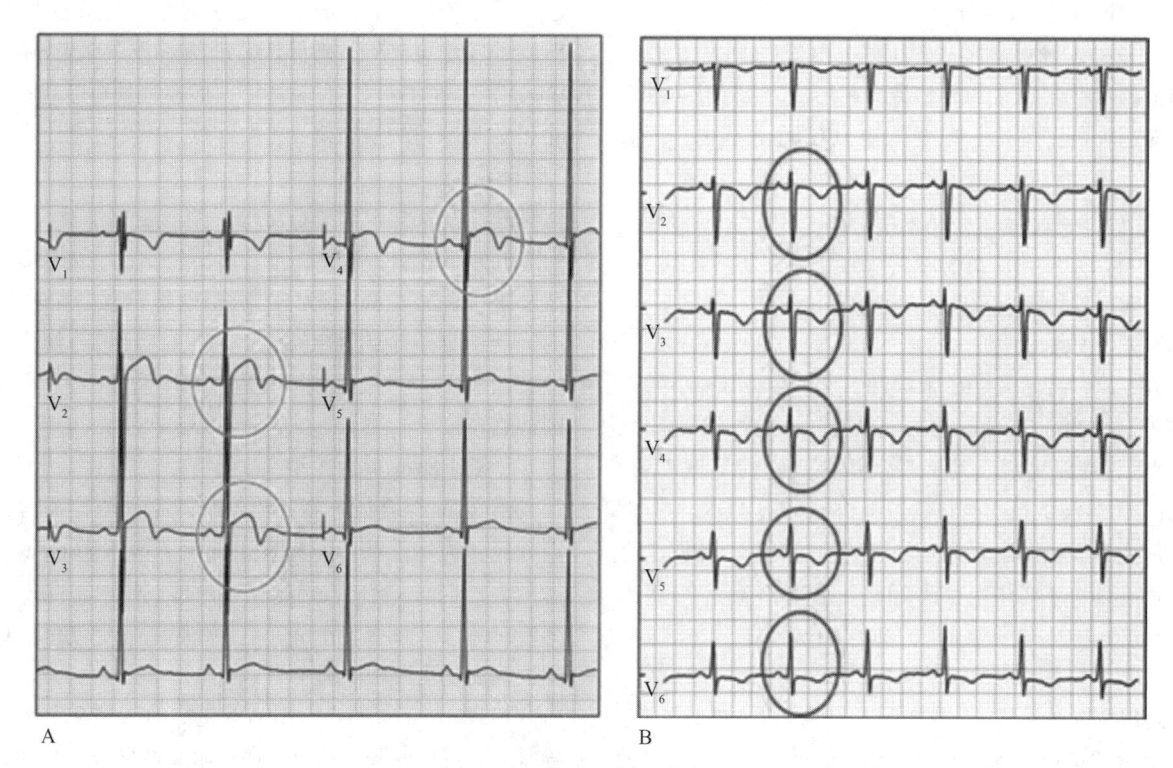

第44章 2017运动员心电图解读专家共识

图 44-3 前壁 TWI

A.$V_1 \sim V_4$ 导联 TWI 伴 J 点抬高和 ST 段穹形抬高，为生理性改变。B.$V_1 \sim V_6$ 导联 TWI 导致，且无 J 点抬高，同时 ST 段压低，为病理性改变

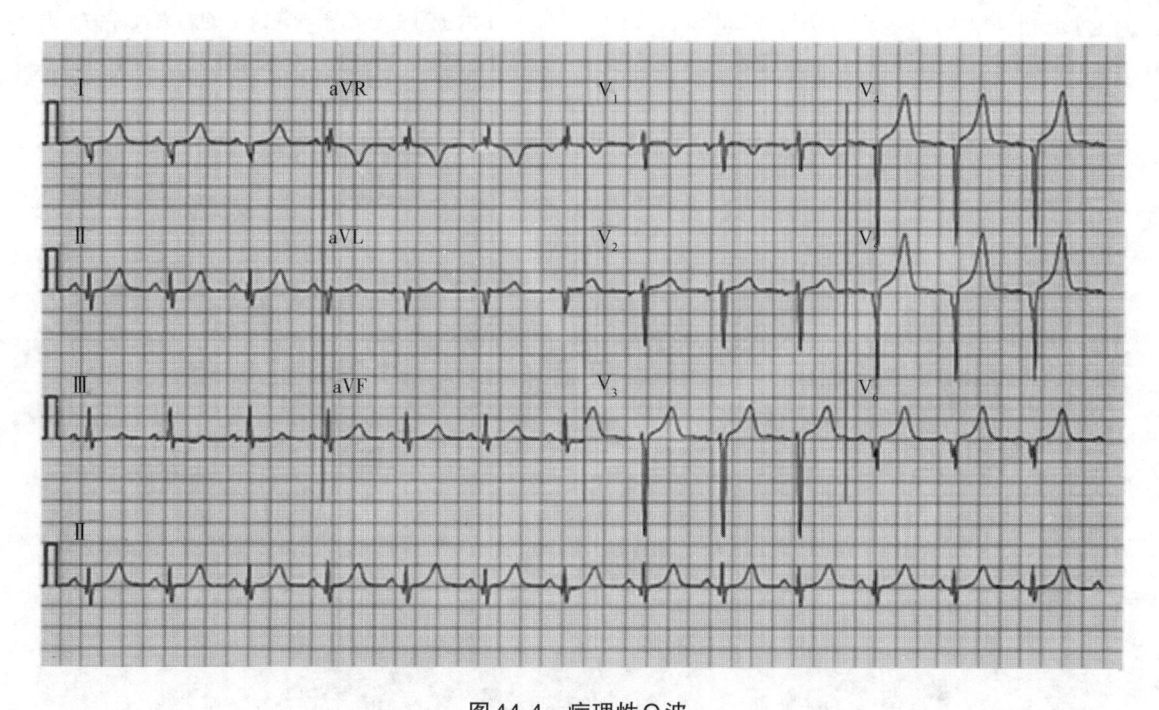

图 44-4 病理性 Q 波

18岁女性游泳运动员，$V_4 \sim V_6$、I、aVL 出现宽且深 Q 波。最终诊断 HCM

视为病理性改变。若病理性Q波仅存在于$V_1 \sim V_2$导联，应复查ECG，确保导联放置正确。出现PR间期缩短或delta波提示存在旁道。QS型持续存在，应进行进一步检查。对运动员，尤其是≥30岁者，应采集家族史、评估冠状动脉疾病风险、行运动负荷试验或多巴酚丁胺超声心动图负荷试验。若以上结果均正常，可不行心脏MRI；若有异常，则应行心脏MRI。若病理Q波与ST段压低、TWI同时出现，则应考虑行心脏MRI。

（三）Epsilon波

在$V_1 \sim V_3$导联QRS末端和T波起始部出现小的正向棘波，称为"Epsilon波"，高度提示ARVC。Epsilon波一般不单独出现，约89%合并右侧胸前导联TWI，100%合并S波上行支时长延迟≥55ms（表44-3，图44-5）。运动员心电图出现Epsilon波，应行超声心动图、心脏MRI、Holter监测（至少24h）、运动ECG检测和信号平均ECG。

（四）QT间期延长

QT间期延长提示长QT间期综合征（LQTS），该病可导致尖端扭转性室速及心室颤动的发生。准确测量QT间期长度至关重要，多数心电图仪采用Bazette心率校正公式：$QTc = QT/\sqrt{RR}$，但仍建议手动复测QTc，以确保准确无误。测量时有以下注意事项：在心率过慢（＜50次/分）和过快（＞90次/分）时，Bazett公式计算QTc准确性差，若运动员静息心率较慢时，可在适度运动后复测ECG；同样，若心率过快，应在充分休息后或隔日复测ECG，确保计算准确。若心率变异度大，应采用平均QT和平均RR计算，而非最长QT/最短RR。Ⅱ和V_5导联可较清晰辨别T波终点。U波不应计算在内（图44-6）。

既往专家共识对于QTc延长的诊断标准莫衷一是。为降低假阳性率，该共识推荐标准：男性≥470ms，女性≥480ms，≥500ms为QT间期显著延长。符合标准的运动员应择日复测ECG，排除致QT延长药物，测量电解质水平，并采集家族史和一级亲属ECG，并行基因检测。

（五）BrugadaⅠ型

Brugada综合征患者易出现快速室性心律失常，迷走神经张力增强状态下易发生猝死。典型Brugada 1型特征为：右胸$V_1 \sim V_3$导联呈穹窿形rSr'波，ST段抬高≥2mm和T波倒置。BrugadaⅠ型常需与运动员ECG生理性改变早复极相区别（图44-7）。

出现Brugada型心电图，首先应确认是否为V_1、V_2导联放置过低或服用钠离子通道阻滞剂导致。若确定为BrugadaⅠ型，则应考虑进一步检查，包括基因检测和家系调查。BrugadaⅡ型运动员若无症状及家族史，则无须进一步评估。

（六）其他心电图异常改变的意义及评估（表44-3）

1.ST段压低 运动员心电图出现两个及以上导联ST

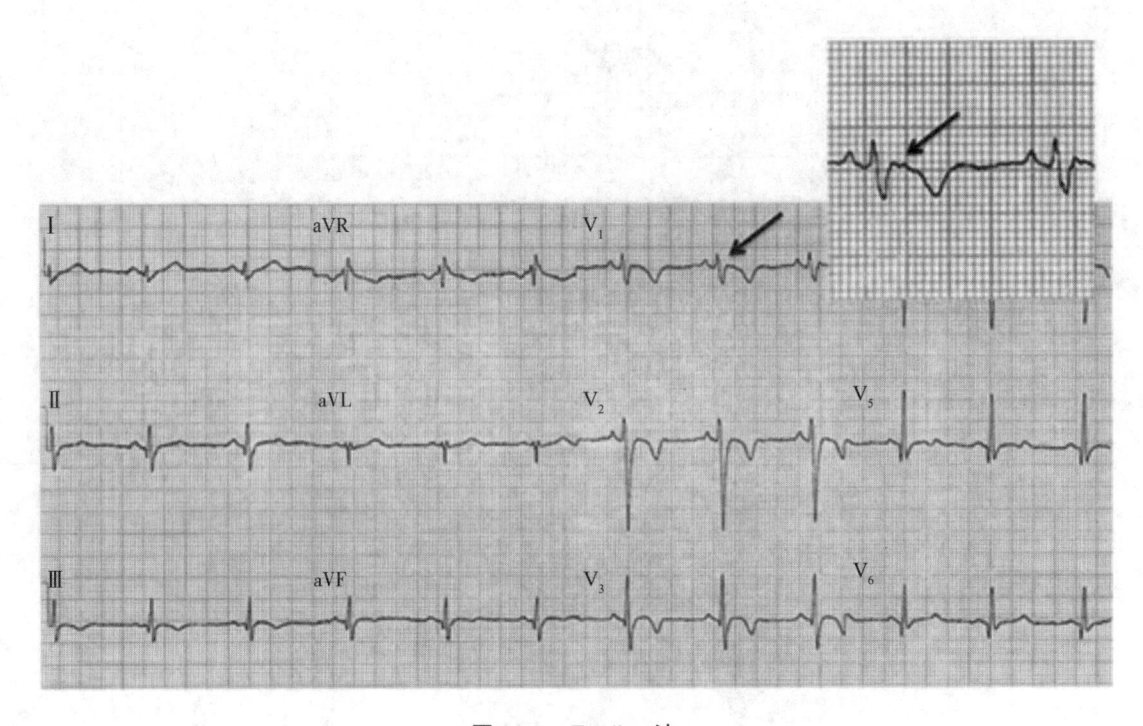

图44-5 Epsilon波

1例诊断为ARVC的年轻运动员，心电图呈多种异常：前壁（$V_1 \sim V_4$）T波倒置且无J点和ST段升高，V_1导联Epsilon波（箭头及放大所示），S波上行支延长，Ⅰ和aVL导联QRS波低波幅（＜5mm）

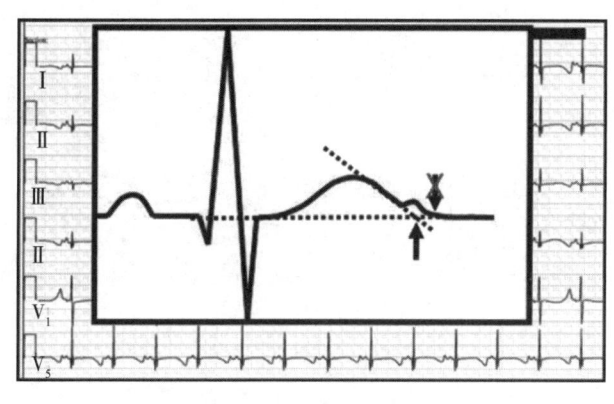

图44-6　QT间期测量

水平虚线示QT间期测量长度。末端U波不应计算在内。斜向虚线示确定T波终点

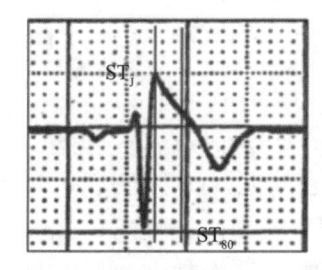

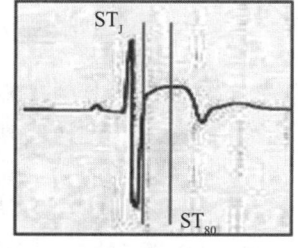

图44-7　区别Brugada 1型与早复极

左图示Brugada 1型，右图示运动致心脏早复极，ST段凸起抬高。采用Corrado指数区别：ST段起始/J点（STJ）与该点后80ms处波幅比值。若STJ/ST80＞1，为Brugada 1型；若STJ/ST80＜1，为早复极

段压低超过0.5mm，应视为异常改变，可能提示HCM、DCM、LVNC、ARVC或心肌炎。为排除诊断，至少应行超声心动图，并在此基础上判断是否行心脏MRI。

2.完全性左束支传导阻滞（CLBBB）　运动员出现CLBBB（表44-3），需进一步检查排除DCM、HCM、LVNC、结节性心脏病和心肌炎。检查应包括超声心电图及压力灌注显像心脏MRI。

3.显著非特异性室内传导延迟　这项ECG改变的意义尚不明确。若室内传导≥140ms，无论QRS形状，均应行超声心电图检查和病史采集，并在此基础上判断是否需进一步检查。

4.心室预激　预激综合征（WPW）在运动员中发生率为1/1000～4/1000，提示存在旁道，有心室颤动风险，应行超声心动图、Holter监测及运动ECG检查。若运动ECG显示delta波消失，为低风险旁道。若无创检查无法判断旁道风险，可考虑行电生理检查，尤其是对从事中等到高强度运动项目的运动员。若RR间期≤250ms（240次/分）则为高风险旁道，应消融治疗。

5.显著窦性心动过缓及一度房室传导阻滞（AVB）可提示心肌病变和心电疾病，但长期训练的运动员可因迷走神经张力增高出现窦缓和一度AVB。可在适度运动（原地跑或爬楼梯）后复测心电图，若运动员无不适，且窦缓和PR间期缩短，则无须进一步检查。若出现头晕等不适，且心电图无改善，则应行进一步检查。

6.高度房室传导阻滞　莫氏Ⅱ型二度AVB及三度AVB提示心肌病变和心电疾病，应行进一步检查，包括超声心电图、动态心电图（至少24h）、运动ECG试验，并依检查结果决定是否行实验室检查、心脏MRI。

7.多发室性期前收缩（PVC）　在10s心电图记录到2个及以上PVC，多提示24h PVC负荷重，可能提示结构性心脏病或非持续性室性心动过速，应行超声心电图、Holter监测（至少24h）、运动ECG试验，并依检查结果决定是否行电生理检查、心脏MRI。

8.房性心动过速　包括室上性心动过速（SVT）、心房颤动、心房扑动，常引起心悸、气短、胸痛、眩晕、晕厥等不适。需排除其他病因，包括发热、感染、脱水、使用兴奋药、贫血、甲亢或肺部疾病等，也可能与其他SCD相关心脏病有关，如LQTS、WPW、Brugada综合征、心肌炎、先天性心脏病或其他心肌病变。应行动态心电图监测、超声心动图、运动ECG试验，并依检查结果决定是否行电生理检查、心脏MRI。

9.室性心律失常　包括成对、三联或非持续性室速，多非致命，但也可能是原发性或继发性心肌病、离子通道病、心肌炎、心肌梗死或结节性心脏病的表现。需全面采集家族史、行超声心动图排除结构性心脏病、心脏MRI排除ARVC等、动态心电图监测和运动ECG试验，并依检查结果决定是否行电生理检查或基因检测。

四、小结

准确解读运动员的心电图表现需要医师具备丰富的经验，以及对细节的深究来发现可能提示心脏病理改变的心电图异常表现。心脏对长期规律训练的适应性改变也有可能被误认为是异常的。无论筛查或诊断，心电图的解读对医师的决策都有重要指导意义，有助于提升疾病检测效率和降低假阳性率。该专家共识旨在提高对运动员的心脏检测和护理水平，随着新的科学数据的发布，部分建议可能需进一步修订，以提高准确性。

（杨　洁　贾玉和）

参考文献

Drezner, JA, et al. International criteria for electrocardiographic interpretation in athletes: Consensus statement. Br J Sports Med, 2017, 51（9）: 704-731.

第45章

2017 动态心电图国际指南和专家共识更新

1980年，美国心脏学会（AHA）/美国心脏病学会（ACC）成立了专门的分委会和工作组着手制定动态心电图（Ambulatory Electrocardiography，AECG）的相关指南。1989年1月，在美国Circulation和JACC杂志上同时发表了全球第一个AECG。10年之后，即1999年ACC/AHA在原有指南的基础上，对其进行了大幅修订，该指南引用了20世纪80年代以来设计合理、结果可靠的有价值的文献304篇，并一直沿用了18年。直到2017年，由国际动态心电图和无创心电学会与美国心律学会联合制定了有关AECG和体外心脏监测/遥测的专家共识。该共识荟萃分析了全球18年以来有关AECG和体外心脏监测/遥测的研究成果，提出了各种检测方法的技术特点、适应证及临床意义等的专家共识，现简要介绍如下。

一、动态心电监测方法

体外AECG将标准的静息床旁12导联心电图扩展至检测、记录和描述日常活动中异常的心电活动。随着微型电子电路及无线网络技术的发展，仪器逐渐趋于小型化。同时，一些AECG设备还具有多种生物信号传感器，可以同时记录多导心电图和呼吸频率、外周氧饱和度、物理活动、皮肤温度、动脉压等参数，为复杂疾病如心力衰竭或睡眠呼吸暂停综合征的患者提供综合评价依据（表45-1，表45-2）。目前常用以下设备：①连续式单导

表45-1 不同的AECG仪器预计可达到的诊断结果

记录时间	记录仪类型	心悸（%）	晕厥（%）	隐源性晕厥（隐性AF）（%）
<60 s	事件记录仪	50～60	无数据	无数据
24～48 h	标准Holter	10～15	1～5	1～5
3～7 d	Patch/Vest/Belt/MCT/ELR	50～70	5～10	5～10
1～4周	ELR/Patch/Vest/Belt/MCT	70～85	15～25	10～15
≤36个月	ILR	80～90	30～50	15～20

Patch.贴片式；Vest.背心式；Belt.腰带式；MCT.移动心脏遥测仪；ELR.体外循环记录仪；ILR.置入式循环记录仪

表45-2 各种心电图记录技术的优势和局限性

ECG监测技术	优势和局限性
Holter监测	优势：①能在日常活动情况下，连续记录和证实3～12导联心电信息，还能同时记录各种其他生物信息；②医师熟悉分析软件，而且具有广泛的第三方读图服务，这些可以外购相关设备和生成初步的诊断报告　局限性：①常与症状日志事件标识不符；②经常发生电极脱位；③由于皮肤粘贴的伪差导致信号问题、导线缠绕、电极胶所致皮炎；④不能实时数据分析；⑤导线电极系统患者不愿接受
Patch监测	优势：①记录时间长达14 d或更长；②患者接受度好　局限性：①由于电极空间小，记录的有效心电图包括P、Q、R、ST和T波的电压幅度低，没有空间方向的信息，因而缺乏定位心律失常起源部位的能力；②因体型变化，不能获取理想一致的ECG信息
体外循环记录仪	优势：①只能记录事件之后自动或患者手动记录的固定长度的ECG片段；②探测到事件可立即报警　局限性：①只能记录单导ECG，没有P、Q、R、ST和T波的空间方向的信息，因而不能定位心律失常起源部位，可能看不见P波；②不能连续检测心律；③记录期间需要患者连续粘贴电极

ECG监测技术		优势和局限性
事件记录仪	优势：①只能记录患者探知事件之后的固定长度的ECG片段；②探测到事件可立即报警；③患者可良好接受该检查	局限性：①单导设备不能识别许多心律失常的起源部位；②不能连续检测心律；③诊断结果高度依赖于患者正确识别症状的能力
移动心脏遥测仪	优势：①多导移动心脏遥测仪可记录类似标准、3导心电图，因此，与单导相比，探测心律失常部位的敏感性和特异性要高得多；②能够连续发送信息数据，常兼备传统的3导联Holter和在一定时间内自动传送事件的功能（如每10分钟1次）；③一旦探测到事件立即报警，而不需要患者手动触发	局限性：心脏遥测仪的电极-导线每日需要更换电极，因此需要长期监测的患者的接受度会降低

和多导有线传输的体外记录仪（Holter）；②连续式单导和多导无线传输的体外记录仪（贴片心电图）；③间歇式体外患者或事件触发的记录仪（外部循环记录仪）；④间歇式体外患者或自动触发的后事件记录仪（体外事件记录仪）；⑤体外实时心脏遥测系统——移动式心脏遥测和体外设备及非循环事件记录仪。

二、临床适应证

1. 诊断方面

（1）晕厥：晕厥（由于心排血量低而导致脑部血流量突然或持续下降）可能是由原发性心电问题（心动过缓/心动过速）或血流动力学原因引起。AECG的作用是识别心动过缓（如窦性停搏、房室传导阻滞），或者是心动过速（如持续性室性心动过速）。

（2）心悸：心悸是AECG最常见的适应证，也是AECG最初开发的主要原因之一。多达20%的门诊患者出现心悸，大多数病例均为良性。

（3）胸痛和冠状动脉缺血：AECG监测可用于诊断胸痛的病因（冠状动脉粥样硬化性疾病和变异型心绞痛），确定无明显的体表心电图表现的非典型性胸痛的发作和评估"缺血性负荷"程度，缺血持续的结果和ST段压低程度。对于缺血的诊断，ST段压低至少为0.5～1.0 mV（0.5～1 mm）、持续至少1min。据报道，在血管造影诊断的胸痛和已知冠状动脉疾病的患者中，连续心电图显示的ST段压低敏感度（62%）和特异度（61%）与使用相同导联的运动平板试验相似（分别为67%和65%）。

2. 评估预后和风险分层 尽管其价值在临床环境里不尽相同，AECG监测到的一过性心律失常、电信号干扰或自主干扰仍可用于危险分层。但在缺乏结构和（或）心电疾病的情况下，这些记录的预后价值通常很弱。

（1）缺血性心脏病和梗死后的患者：长期以来，室性期前收缩和非持续性室性心动过速一直与急性心肌梗死患者的风险增加有关。在晚期（>24 h）急性心肌梗死期间，对非持续性室性心动过速的检测与更高比率的持续性室性心动过速以及随后的死亡率增加相关。在心肌梗死出院后，左心室瘢痕和重构可能产生某种电生理基质，从而导致非持续性和持续性室性心律失常的发生。

（2）非缺血性扩张型心肌病：非缺血性扩张型心肌病可能是由多种原因包括病毒介导、自身免疫性疾病、毒物、代谢性、遗传性和心动过速引起。心动过速性心肌病可由房性心律失常合并快速和（或）不规则心室反应或频繁心室异位引起。在这种情况下，AECG监测有助于评估异位心率和复杂性，以建立诊断和（或）指导消融治疗。

（3）肥厚型心肌病：肥厚型心肌病中不良的临床病程与心源性猝死、进行性心力衰竭、房颤并发症有关。肥厚型心肌病是年轻人中最常见的心源性猝死病因，尤其是运动员。

（4）致心律失常性右心室发育不良/心肌病：致心律失常性右心室发育不良/心肌病与心源性猝死和（或）进行性心力衰竭的风险有关。患有该病的患者可能无症状或出现心悸、头晕或晕厥，可能与频繁的室性异位节律或室性心动过速有关。重要的是，心源性猝死可能是疾病的第一个表现，尤其是年轻的运动员。

（5）预激综合征：在预激综合征患者中，AECG监测可用于评估旁路传导性。猝死的风险与快速传导途径有关，特别是在前传不应期很短的心房颤动期间。

（6）遗传性原发性心律失常：心脏离子通道病由多种遗传病组成，如长和短QT综合征、Brugada综合征、儿茶酚胺多形性室性心动过速、早复极综合征和特发性心室颤动等，这些疾病通常是由编码离子通道或调控蛋白的基因突变引起的，并可导致心室颤动等恶性心律失常及心源性猝死。

（7）透析和慢性肾脏疾病：慢性肾脏病的流行率正在增加，目前成人中至少占15%。终末期肾病的特点是有极高的死亡率（每年20%），并且心血管疾病死亡率高达一般人群的100倍。

（8）神经和肌肉疾病：AECG通过对心率变异的分析可以对自主神经系统的平衡进行研究，心率变异性减低通常与交感神经活动兴奋或副交感神经活动减弱有关。

（9）睡眠呼吸暂停：睡眠呼吸暂停综合征是一种常见的呼吸障碍，影响2%～4%的人群，男性受影响的概率几乎是女性的2倍。最近的研究表明，患有睡眠呼吸暂停综合征的患者常合并心律失常和传导障碍。

（10）运动员和赛前筛选：运动员极少出现心律失常的症状，这可能是心源性猝死的先兆，也可能预示着一种可能严重但可治愈心律失常。

3.预处理心律失常的评估

（1）室性心律失常。①室性期前收缩的监控：AECG可检测、量化和评估整体室性期前收缩的负荷，室性期前收缩为"心动过速性心肌病"的潜在原因，且其症状与心电图结果之间存在关联；②抑制室性心律失常的药物治疗：对室性心律失常的治疗，有时可应用缓解症状和（或）抑制能引起左心室功能障碍的频繁的室性期前收缩发作的药物。从20世纪80年代起，由Holter监测的抗心律失常药物疗效评价的数据指出，如药物作用能减少75%的孤立或成对的室性期前收缩发作以及减少90%的室性心动过速发作，则该药物可成功抑制心律失常；③消融的疗效：在有症状的频发室性心律失常的患者中，导管消融被推荐为Ⅱa类指征（证据水平B），尤其是对于那些左心室功能障碍的患者和没有其他明确心室损害原因的患者。而AECG的监测数据可用于评估导管消融的疗效。

（2）心房颤动。①ECG记录特征：由于心房颤动的症状大多是非特异性的（或无症状），故AECG记录有助于弄清是否需要额外的治疗（如心脏起搏器），并预测长期预后；②隐源性卒中：25%的缺血性卒中在最初的彻底评估包括12导联ECG、在院遥测和全神经系统检查之后仍然无法解释，也就是"隐源性卒中"，而心房颤动相关的栓子形成是最常见的心源性卒中病因；③急性治疗评估——"pill-in-the-pocket"方案：对于那些不常发生但致残的房颤患者，急诊的另一种选择是"pill-in-the-pocket"策略。AECG监测可以为门诊患者提供重要的有效性和安全性数据，在使用抗心律失常药物之前，确认心房颤动发生但没有自发终止，或在自行用药后，确认成功或失败，如失败则需其他的治疗手段。可能的并发症（如终止后暂停）也可以被AECG捕获；④治疗后评估——药物和消融：控制心率的这些药物通过房室结传导阻滞以降低心室率从而缓解症状，目标范围静息时不超过80次/分，Holter监测平均心率<100～110次/分。节律控制策略的目标是抑制或减少与症状相关的心房颤动的发生率。许多治疗心房颤动的药物会加重房室结功能不良，门诊患者在启用抗心律失常药物时使用AECG进行监测，可对药物治疗的安全性进行监测。导管消融术后的监测对评价是否治疗成功并决定未来的治疗方案是必要的。

（3）其他。对药物试验和安全性（QT间期和心律失常评估）、心脏置入设备患者的动态心电图监测、心脏置入设备患者的AECG监测、Holter标记自主神经张力和复极、院内心电遥测和持续节律监测、远程心脏康复治疗和新兴技术等都进行了详细的阐述。

三、结论与建议

准确及时地描述心律失常对直接治疗至关重要，并对患者的护理及医疗服务均有重要影响。从大量的AECG记录系统中获得的节律信息可以引导适宜的、患者特异性的医疗和介入操作（表45-3）。AECG对临床

表45-3 有关监测方法

监测方法的选择建议	推荐等级	证据等级
当症状事件频繁出现时，建议进行24～48 h AECG监测	Ⅰ	B-NR
当症状事件较少或不确定时，建议延长AECG监测（如15～30 d）	Ⅰ	B-R
当需行QRS形态定性分析（如PVC，CRT）、ST段形式（Brugada综合征，缺血）和QT动力学分析时，应采用12导联AECG监测	Ⅰ	C
连续监测（1～14 d）有助于量化心律失常的负荷和模式，并显示其趋势（如室性心律失常、窦性心动过速）	Ⅰ	B-NR
特定情况下监测方法的选择建议	推荐等级	证据等级
对于不明原因晕厥，如果怀疑心动过速或心动过缓病因，或需要排除，建议采用AECG监测策略	Ⅰ	B-R
对于不明原因心悸，采用AECG监测策略	Ⅰ	B-R
对于预激综合征与心房颤动患者，评估其旁路传导特性，建议采用AECG监测	Ⅰ	B-NR
AECG监测有助于检测并量化心房颤动及相关心室率，触发心律失常（心房异位起搏、心房颤动、心房扑动和心动过缓）和转换后停顿	Ⅱa	B-NR
对于隐匿性卒中患者应延长AECG监测以检测未确诊的心房颤动策略	Ⅰ	B-R
对于新诊断的非缺血性心肌病，如果怀疑心律失常引起的心室功能障碍，建议采用AECG监测策略	Ⅰ	B-NR

实践、研究以及临床人员均大有作用。了解AECG本身的优点和局限性，以及具体实施的技术，以优化这些结果对患者护理的影响。

（方丕华　陈尔佳　李晓枫）

参 考 文 献

[1] Kadish, AH, et al. ACC/AHA clinical competence statement on electrocardiography and ambulatory electrocardiography: A report of the ACC/AHA/ACP-ASIM task force on clinical competence (ACC/AHA Committee to develop a clinical competence statement on electrocardiography and ambulatory electrocardiography) endorsed by the International Society for Holter and noninvasive electrocardiology.Circulation, 2001, 104 (25): 3169-3178.DOI: 10.1016/s0735-1097 (01) 01680-1.

[2] Lobodzinski, SS.and MM.Laks, New devices for very long-term ECG monitoring.Cardiol J, 2012, 19 (2): 210-214.DOI: 10.5603/cj.2012.0039.

[3] Brignole M, et al. Indications for the use of diagnostic implantable and external ECG loop recorders.Europace, 2009, 11 (5): 671-687.DOI: 10.1093/europace/eup142.

[4] Uchimura-Makita Y, et al. Time-domain T-wave alternans is strongly associated with a history of ventricular fibrillation in patients with Brugada syndrome.J Cardiovasc Electrophysiol, 2014, 25 (9): 1021-1027.DOI: 10.1111/jce.12441.

[5] Conti CR, AA Bavry and JW Petersen, Silent ischemia: clinical relevance.J Am Coll Cardiol, 2012, 59 (5): 435-441.DOI: 10.1016/j.jacc.2011.07.050.

[6] Haissaguerre M, et al. Sudden cardiac arrest associated with early repolarization.N Engl J Med, 2008, 358 (19): 2016-2023. DOI: 10.1056/nejmc081272.

[7] Baranchuk A, et al. It's time to wake up! Sleep apnea and cardiac arrhythmias.Europace, 2008.10 (6): p.666-667.DOI: 10.1093/europace/eun078.

[8] Baman TS, et al. Relationship between burden of premature ventricular complexes and left ventricular function.Heart Rhythm, 2010, 7 (7): 865-869.DOI: 10.1016/j.hrthm.2010.03.036.

[9] Pedersen CT, et al. EHRA/HRS/APHRS expert consensus on ventricular arrhythmias.Heart Rhythm, 2014, 11 (10): e166-196.DOI: 10.1093/europace/euu194.

[10] Alboni P, et al. Outpatient treatment of recent-onset atrial fibrillation with the "pill-in-the-pocket" approach.New England Journal Of Medicine, 2004, 351 (23): 2384-2391.DOI: 10.1016/j.accreview.2005.02.015.

第46章

室上性心动过速治疗的 ACC/AHA/HRS 指南解读

继"成人室上性心动过速（简称室上速）处理2002指南"发表13年后，美国ACC/AHA/HRS于2015年10月联合发布了新版《ACC/AHA/HRS成人室上速处理2015指南》（简称指南），这一重要指南的更新是学术界期盼已久，并有着里程碑意义。近20年正是心律失常专业高速发展的黄金时代，导管消融技术的出现与不断发展，使越来越多的心律失常得以根治，成为医学史上的一个奇迹，改变着这一学科的经典理论与认识，但也使心律失常的现代介入治疗和传统概念出现了一定的冲突与裂痕。面对心律失常这一巨大变迁，临床普通医师或做介入治疗的医师都存在一定的困惑，都得不到权威人士的讨论与点拨。而2015指南就是要回答当今临床存在的困惑，纠正已存在的一些误区与偏见。因此，2015指南实用、前沿，还有回应挑战、弥合裂痕的作用，对临床有着重要指导意义。

室上速的定义——尽管近年来出现了一些新类型的心律失常，例如QRS波不宽但伴有室房分离的"希氏束旁室速"，但2015指南对室上速的定义仍然沿用了多年前Wellens提出的定义，即起源于希氏束或希氏束以上，静息心率超过100次/分的心律称为室上速。而成人的定义是指18岁以上的人群。

一、室上速的分类与特点

2015指南将室上速分成7类，文中仅阐述了其中的6种而未涉及心房颤动（以下简称房颤）。指南对这6种室上速的临床、心电图特征，以及亚型做了概述。可以看出，这些分型和认识多数与传统的观念相同或相似，而且阐述简明扼要，容易掌握，凸显实用性强。

（一）窦性心动过速

这是起源于窦房结，心率超过100次/分的心律，又分成生理和不恰当窦速两个亚型。

1. 生理性窦速　生理性窦速可以是对机体活动、精神和情绪波动等情况的自主神经正常反应，也可能是对病理性原因，如发热、心力衰竭、甲状腺功能亢进、外来物质（包括药物）的反应，去除诱因后心率可恢复。

2. 不恰当窦速　这是用机体生理需求不能解释，静息心率>100次/分，Holter的平均心率>90次/分的窦速。患者常伴有症状而发生机制不清，属于一种排他性诊断，常不需治疗。对症状明显者的治疗效果差，心率降低后症状不一定明显缓解。本指南推荐伊伐布雷定（If通道阻滞剂）、β受体阻滞药或两种药物的联合治疗。

（二）房性心动过速

房速可起源于心房的不同部位，心房率为100～250次/分，又可分成单形或多形2种类型，多数预后良好，少数可发生心律失常性心肌病。

1. 单形性房速　自律性增强、触发、大折返等机制均能引起单形性房速，右心房房速多于左心房。窦房结折返性心动过速是其一种特殊类型。发生时心率相对缓慢（100～150次/分）。单形性房速起源点的确切定位要依靠成功消融时心内标测结果，但根据体表心电图的特点也能为单形性房速的起源部位初步定位。当P波在V_1导联直立，在Ⅰ和aVL导联倒置时，房速源于左心房，当P波在Ⅱ、Ⅲ、aVF导联直立时，房速起源于右心房或左心房的顶部，P波时限较短时，提示房速起源于房间隔而不是左右心房的游离壁。因对药物、心房刺激等反应的敏感性、特异性差，使这些方法鉴别房速发生机制的作用有限。

2. 多形性房速　多形性房速的心率快而不规整，心电图至少有3种不同形态的P波，应用单导联心电图有时很难与房颤鉴别。两者不同之处是多形性房速P波之间有明显的等电位线。同时PP、PR和RR间期变化不定。多形性房速的发生机制不清，但因P波形态不同，提示为多源起源。多形性房速患者常伴有基础心脏病，包括肺部疾病、肺动脉高压、冠心病、瓣膜病、低镁血症等。

（三）心房扑动

心房扑动（以下简称房扑）为大折返性房性心律失常，房率快（250～350次/分）而整齐，扑动波形态一致。

1. 峡部依赖性房扑 当房扑的大折返环路涉及下腔与三尖瓣峡部时称为峡部依赖性房扑。又根据大折返围绕三尖瓣的传导方向分成逆钟向和顺钟向两种房扑。逆钟向房扑又称典型房扑，其大折返环的传导沿游离壁向下传，沿房间隔向上传，临床更为多见，其锯齿状房扑波在下壁导联倒置，在V_1导联直立。而顺钟向房扑的大折返沿房间隔下传、沿右心房游离壁上传，其发生率相对低，而房扑锯齿状波的极向与前相反，下壁导联直立，V_1导联倒置且房扑波的时限宽。当患者服用抗心律失常药物、心房病变加重或导管消融后，其房扑波的频率可能较慢。房扑患者的临床谱与房颤相同，可与房颤在同一患者共存，或者由房性心动过速或房颤引发而来。房扑消融术后5年，82%的人可发生房颤，尤其伴左心房大，有房颤病史，左心室功能差，或伴结构性心脏病或冠心病者更易术后发生房颤。

2. 非峡部依赖性房扑 非峡部依赖性房扑又称不典型房扑，其折返环不依赖三尖瓣峡部，而围绕二尖瓣环（环二尖瓣房扑）、心房瘢痕、左心房顶部等部位。其发生机制为多个心房折返，折返为大折返或小折返（折返环直径≤2cm）。大折返房扑多发生在右心房，但小折返多数起源于左心房。应用药物控制心室率的疗效差，有时需电转复治疗。应当了解，房颤消融术后3个月内可发生房扑，而3个月后又可能自动消失，故形成导管消融术后3个月的"空白期"。

（四）房室结折返性心动过速（AVNRT）

AVNRT是房室结快慢2种径路之间发生折返引起的室上速，＞60%的患者为女性，心室率多为180～200次/分（心率范围110～250次/分）。患者的解剖学基础为房室结内存在快慢2条径路，心动过速有突发、突止的特点，可以自发或诱发，很少引发致命性心律失常。多数患者属于特发性（不伴器质性心脏病或缺血性损伤）。其又分成典型的AVNRT，又称慢快型AVNRT，发病率约占所有AVNRT的90%，其折返的前传经慢径，逆传经快径，快径常位于Koch三角的顶部。不典型AVNRT的发生率低（10%），包括快慢型及慢慢型2种AVNRT。

（五）房室折返性心动过速（AVRT）

预激旁道参与的AVRT临床常见，预激显性旁道的发生率为1‰～3‰，多数旁道可双向传导，仅少数旁道存在逆向或前向的单向传导，AVRT又分成顺向和逆向2种类型的室上速。

1. 顺向型AVRT 其折返环路的前传经正常房室传导系统，逆传经旁道，其占AVRT的90%～95%。

2. 逆向型AVRT 逆向型AVRT又称预激性AVRT，约占AVRT总数的5%，其折返环路的前传从心房经旁道激动心室，心室再经正常房室传导系统逆向传导到心房，故心室波为预激性QRS波。少数情况下，逆传可经另一条旁道。有预激旁道的患者发生房颤时，快速不规整的房颤波可经旁道下传引起快而不整齐的预激性心室波，进而可诱发室颤及心脏性猝死。当预激伴房颤发生时，两个连续预激QRS波的RR间期＜250ms时，2015指南将其命名为恶性房颤，意指这些患者易发生心脏性猝死。其他的室上速如AVNRT、房性心动过速和房扑发生时，快速的室上性激动也能经旁道下传激动心室，此时，因旁道不是心动过速折返环的组成部分，故此时的旁道称为旁观者（bystander）。旁道的传导性质与心肌相似，无递减传导。还有一种特殊的隐匿性旁道位于心室的后间隔，其仅有逆传功能并存在递减传导，引起顺向型AVRT时又称为PJRT，该心动过速发作时心电图倒置的P波幅度高，无休止性PJRT诱发扩张型心肌病的概率高。还有一种Mahaim氏束，该旁道连接右心房与右束支末端的分支。此外，少见的旁道还有结束旁道、结室旁道和束室旁道。预激综合征是指静息心电图有心室预激图形并伴室上速的情况。对显性旁道伴房颤患者，随访10年发现，其心脏性猝死的发生风险为1.5‰～2.4‰。预激伴房颤患者猝死高危的预警指标包括存在症状性的心动过速、多旁道、旁道不应期＜240ms，以及预激伴房颤时最短RR间期＜250ms。患者的心脏性猝死多在10～20岁的年龄段发生。

2015指南对无症状性预激的治疗提出了新看法，认为显性预激旁道患者的心脏性猝死与旁道电生理特性的相关性高于患者平素是否有症状。一组无症状预激患者做了旁道消融后再与未消融者相比，随访期心律失常事件（有症状的室上速、房颤和室颤）的发生率分别为7%和77%。另一研究结果显示，无症状者做旁道消融后，随访8年无1例发生恶性心律失常。AVRT的导管消融成功率＞95%，合并症仅0.1%～0.9%，因此指南建议积极推荐消融治疗。

（六）交界区心动过速

交界区心动过速是一种快速、偶尔心律不规整的窄QRS波心动过速，发生时心率多为120～220次/分。心电图常存在干扰性房室分离。心室律整齐者诊断时需排除AVRT、AVNRT等情况。而心室率不规整时需与房颤或多形性房速相鉴别。其发生机制为自律性增强，多见于婴幼儿、先天性心脏病术后。而成人相对少见，预后相对良性。婴幼儿患者死于心力衰竭或不能控制的无休止性心动过速者并非少见。其有2个亚型。

1. 非阵发性交界区心动过速 此型相对常见，又称加速性房室交界区心律，成人发生率远高于阵发性交界区心动过速，其发生机制为自律性升高或触发，发生时心率较慢（70～130次/分），常因洋地黄中毒、心肌梗死等病因引起。

2. 阵发性交界区心动过速 阵发性交界区心动过速发生时的心率较快并有突发突止的特点。

二、诊断与鉴别诊断

（一）基于症状的鉴别诊断

室上速患者最常见的症状为心慌（90.8%）、胸痛（5%）、晕厥（4%）、心脏性猝死（0.2%）等，对于不同种类室上速首发年龄的研究表明，AVNRT与AVRT患者有一定的差别，对成人患者两者分别为32岁±18岁 vs 23岁±14岁，对于儿童患者，两者为11岁 vs 8岁，提示AVRT患者的首发年龄更轻。另外，67%的室上速患者能满足恐慌症的诊断标准，医师可把54%室上速患者的症状归为恐慌、焦虑或应激表现，而女性患者更易被诊为恐慌症。凭症状鉴别AVNRT和AVRT十分困难，心动过速发作时伴有多尿时常见于AVNRT，与其右心房压、心房利钠肽水平比AVRT和房扑患者更高有关。此外，AVNRT患者可主诉发作时伴有"衬衫摆动"或"颈部搏动"（图40-1），这与患者心动过速发作时颈静脉反流较强相关。AVNRT发生时将近70%的患者心室QRS波与逆向P波同时出现，而心房与心室电与机械活动的耦联间期都为50ms，这意味着右心房和右心室几乎同时收缩，右心室的收缩使三尖瓣叶从低位向心底部移动并关闭时产生一个向上的力，与此同时右心房收缩产生推动血流的力量因遇到关闭的三尖瓣而受阻，进而发生右心房血流的反向流动，心房与心室上述两个力量的相加，使右心房向颈静脉的反流更加显著而引起颈部搏动征（图40-2）。而AVRT不同，其QRS波与逆向P波先后发生，逆P触发右心房收缩时，三尖瓣此前已关闭，因此，只有右心房收缩产生的力量使血流向颈部反流，反流量少而不产生颈部搏动征（图40-3）。该现象可经模拟的心房和心室起搏证实，当心房和心室起搏时间模拟AVNRT和AVRT时，两者都出现动脉压下降、心房压升高，但AVNRT患者的心房压更高。

（二）经心电图鉴别诊断

在室上速的诊断与鉴别诊断中，12导联心电图十分重要。首先要看心室率是否规整，不规整时多为房颤、多形性房速或心房扑动伴房室传导不同。当房颤伴快速心室率时，RR间期的不规整有时不易检出而误诊为心室率规整的室上速。当房率大于室率时，常为房扑、单形或多形性房速，少数情况时AVNRT可伴2:1传导。在房室结依赖的AVNRT和AVRT的鉴别中，一定要尽力发现和寻找心电图中的逆行P波，当室上速伴束支传导阻滞时，QRS波的增宽可使逆P的寻找更为困难。典型的AVNRT时，绝大多数的逆P与QRS波同时发生，使逆行P波落在QRS波的终末部位，形成下壁导联QRS波终末部窄而负向成分（假性S波），而V_1导联QRS波的终末部会有一个直立的假性R'波。而顺向型AVRT时，逆行P波常落在QRS波后ST-T段的较早部位，而房性心动过速的直立P波常落在前面T波的结束部位或更靠前。典型AVNRT和AVRT的逆P多数靠近前面的QRS波，形成"短RP"、心室率规整的室上速。两者相比，AVNRT的RP间期更短。过去鉴别两者的RP值为70ms，即＜70ms时多为AVNRT，＞70ms时多为AVRT。而2015版指南中，将该值变更为90ms，即体表心电图中RP＜90ms者为AVNRT，＞90ms者为AVRT（图40-4）。

（三）宽QRS波心动过速的心电图鉴别

尽管2015版指南的内容是成人室上速的处理，但其对宽QRS波心动过速的鉴别也做了相应阐述。虽然80%的宽QRS波心动过速为室速，但还有20%为室上速伴预激性束支传导阻滞或室内传导阻滞、室上速伴快频率依赖性室内差传、室上速伴电解质或代谢性疾病引起宽QRS波、心室起搏或伪差6种情况。2015指南总结了应用心电图十大特点进行宽QRS波心动过速的鉴别诊断，十大特点中仅房室分离的指标有确诊室速的意义，而其他指标仅有参考价值。

三、各种室上速的治疗

2015版指南对各种室上速的治疗进行了翔实的阐述，并将治疗分成急性治疗和后续（ongoing）治疗2种。

（一）刺激迷走神经

刺激迷走神经的方法包括做Valsalva动作、颈动脉窦按压等，因其操作简单、省时而成为室上速的一线治疗。治疗时患者仰卧，迷走刺激主要作用在房室结，延长其不应期及减慢传导。因此，其只对房室结依赖性的室上速治疗有效。如何做好Valsalva动作尚无金标准，只是让患者用力紧闭声门10～30s，相当于胸内压增加30～40mmHg。颈动脉窦按压是经听诊证实颈动脉无杂音后，对右或左侧的颈动脉窦用稳定的压力按压5～10s。另一种刺激迷走神经的方法是做经典的divind反射（眼心反射），可将冰冷的湿毛巾放在面部，或让患者面部浸入10℃的水中，也有终止室上速的作用。刺激迷走神经的方法终止室上速的成功率为27.7%，而做Valsalva动作比颈动脉窦按压更为有效。因压迫眼球的方法有潜在危险，故已摒弃不用。上述治疗方法在AVRT和AVNRT的治疗中均为Ⅰ类推荐。

（二）同步电转复

当迷走神经刺激或腺苷治疗无效或不易实施，患者又存在血流动力学不稳定时，指南Ⅰ类推荐应用同步电转复终止室上速，而对血流动力学稳定者，在药物终止治疗无效时，也Ⅰ类推荐行电转复治疗。电转复治疗可使血流动力学不稳定的室上速患者迅速恢复窦律，其成功率高、安全性强。一组患者迷走刺激和静脉药物转复都无效时，电转复治疗均获成功。在2010版成人ACLS指南中，对于伴有低血压的各种心律规整的窄QRS波室上速患者出现精神状态有改变、伴休克、胸痛、急性心衰综合征时，除推荐腺苷治疗外，首先考虑电转复治疗。对于血流动力学稳定者，电转复终止AVRT和AVNRT高度有效。治疗时，患者应适当镇静或麻醉，绝大多数患者应用维拉帕米、硫氮䓬酮或腺苷后，再行电转复治疗的成功率为80%～98%。对于顽固病例，给予能量更高的再次电击可提高有效率。极为少见的情况下，第二剂量的药物仍无效时，电转复治疗十分必要。当室上速被有效终止但又很快复发者不再适合电转复治疗。同步电转复对单形性房速、AVNRT、AVRT、心动过速伴血流动力学不稳定的患者均为Ⅰ类推荐使用。心房扑动伴血流动力学稳定，药物无效时也Ⅰ类推荐电转复治疗。心房扑动电转复治疗时，应用的能量相对低。

（三）推注腺苷终止室上速

快速推注腺苷终止AVNRT和AVRT的成功率高达78%～96%，给药后患者可有胸部不适、气短、面部潮红等不良反应，但腺苷的半衰期很短，故症状多为一过性，发生严重不良反应的情况罕见。推注腺苷不仅可终止室上速，也有助于室上速的诊断，推注后可使心房扑动或房性心动过速得到明确诊断。其终止房性心动过速的效果差。给药时，快速弹丸式推注腺苷后再用盐水冲洗，同时做心电图连续监测，这不仅有利于诊断，也有利于分辨是药物未能终止室上速，还是终止后又马上复发。腺苷治疗时，当室上速的室律快而规整，又有突发突止特点时，即使室上速的类型暂不明确也可行静脉推注治疗。给药剂量：首次6mg腺苷，快速推注并盐水冲洗，观察1～2min无效时，再给12～18mg腺苷快速静脉推注。原来已有一度以上的房室传导阻滞、病窦者，或预激者禁用腺苷。此外，腺苷不能和地高辛或维拉帕米合用。其一线推荐用于AVNRT，终止的有效率达95%，对顺向型AVRT也为Ⅰ类推荐，1min内终止的有效率90%～95%。给药后可促发房颤发生。而对单形性房性心动过速的诊断与复律治疗中，Ⅱa推荐腺苷的应用，治疗自律性、单形性房速给药时可出现一过性房室传导阻滞。此外，有房室传导阻滞，病窦综合征，活动性气道病，预激综合征的患者要慎用，且不宜与维拉帕米或地高辛合用。

（四）导管消融治疗

导管消融治疗心律失常的技术20年来的发展令人瞩目，越来越精准的三维标测技术能给心律失常的起源部位进行精确的定位标测，同时又可用射频、冷冻等不同能源进行关键部位的组织学破坏，可使越来越多的心律失常患者得到根治，成功率不断提升，合并症不断下降，这使导管消融已成为更多心律失常的Ⅰ类推荐治疗。

1.不恰当窦速的导管消融　不恰当窦速的导管消融是经窦房结改良术而降低窦率，即刻成功率为76%～100%，但复发率高达27%～45%，又有明显的合并症，包括需置入起搏器的症状性心动过缓，膈神经损伤伴右半侧膈肌麻痹，上腔静脉综合征或上腔右心房连接处狭窄引起的上肢肿胀等。鉴于治疗的获益有限、损害明显，故其仅用于症状重而药物治疗效果差的患者，一般情况时不做积极推荐。

2.房速的导管消融　对于单形性房速，有经验的电生理中心导管消融的成功率达90%～95%或以上，而合并症<1%～2%。当单形性房速变为无休止或伴心室率较快时，约10%的患者可发生心律失常性心肌病，患者出现心功能下降及心力衰竭，导管消融对单形性房速的治疗为Ⅰ类推荐，已发生心肌病的患者成功消融后，97%患者的EF值可恢复正常。

3.AVNRT的导管消融　对于AVNRT患者，慢径的导管消融也为Ⅰ类推荐，对有症状的AVNRT患者其为一线治疗，治疗成功率>95%，发生房室传导阻滞的危险<1%，而冷冻消融的急性成功率与射频消融相同。

4.AVRT的导管消融　当预激患者存在AVRT或房颤时，导管消融为一线治疗，并被Ⅰ类推荐。治疗的成功率为93%～95%，术后8年随访期发生较大合并症的风险为3%。PJRT的消融成功率也达90%，Mahaim束的消融成功率为70%～100%。另一有趣的现象是年轻预激患者做旁道消融治疗后，原有的房颤可消失，相反，年龄大的预激患者旁道消融后可出现与旁道无关的房颤。对于无症状的预激患者，如果属于心律失常事件发生高危者，导管消融治疗为Ⅱa推荐。

5.房扑的导管消融　峡部依赖性房扑患者伴有症状或药物治疗不佳时，指南Ⅰ类推荐导管消融，即在三尖瓣环与下腔静脉之间的峡部做线性消融，打断环三尖瓣的折返环路。对于非峡部依赖性房扑患者伴有症状而一种药物治疗无效时，也Ⅰ类推荐导管消融。但其解剖学的折返环路更复杂，标测更复杂、定位更困难。心房扑动应用氟卡胺、心律平或胺碘酮治疗时可发生峡部依赖性房扑，这时导管消融为Ⅱa类推荐。对非峡部依赖性心房扑动术后复发且伴有症状时，在权衡利弊后也为Ⅱa类推荐导管消融。对于反复房扑但无症状者，因导管消融的单次成功率＞90%，为Ⅱb类推荐。

6.交界区心动过速的导管消融　交界区心动过速的患者，当药物治疗无效或有禁忌证时，Ⅱb类推荐导管消融，消融时发生房室传导阻滞的风险为5%～10%。对于儿童室上速的消融治疗，尤其房扑和房速的治疗成功率比成人低，合并症和复发率高，故对室上速患儿提倡先用药物治疗再考虑导管消融，治疗的患儿体重应＞15kg。对有先天性心脏病的成人室上速患者，导管消融的成功率为70%～85%，术后2年内复发率达20%～60%，因成人先天性心脏病患者同时伴有心脏的各种畸形和病理改变，其室上速的导管消融治疗仍面临着挑战。而妊娠伴室上速患者，当症状明显，药物治疗无效时，在尽量减少放射线暴露的情况下，Ⅱb类推荐导管消融。

（五）抗凝治疗

2015版指南对室上速的抗凝治疗有进一步的扩展。房扑的抗凝治疗过去有争论，现已清楚认识到房扑可引起脑卒中，持续性房扑患者栓塞发生率平均每年为3%，而房扑转复后短期发生脑卒中的风险为0～7%。故指南推荐在药物和电转复治疗前后均应进行与房颤转复治疗时相同的抗凝治疗（Ⅰ类推荐），并能有效减少脑卒中的发生。此外，有先天性心脏病的成人患者伴有房速或房扑进行转复治疗前后也Ⅰ类推荐抗凝治疗。

（六）室上速的药物治疗

室上速的药物治疗仍然是临床应用最多、最广泛的治疗。其可用于转复或终止室上速的治疗，还可做心室率控制和维持窦律的治疗。

1.常用的药物　治疗室上速的抗心律失常药物包括静脉制剂：腺苷、β受体阻滞药（美托洛尔、艾司洛尔、普萘洛尔）、非二氢吡啶类的钙拮抗剂（硫氮䓬酮、维拉帕米）、Ⅲ类钾通道阻滞药（胺碘酮、伊布利特）等。口服药物有：β受体阻滞药（阿替洛尔、美托洛尔、钠得洛尔、普萘洛尔），非二氢吡啶类的钙拮抗药（硫氮䓬酮、维拉帕米），Ⅰ类钠通道阻滞药（氟卡胺、心律平），Ⅲ类药物（胺碘酮、多菲利特、索他洛尔），地高辛和If通道阻滞剂伊伐布雷定等。

2.静脉制剂的急性治疗　几乎所有的静脉抗心律失常药物均用于终止快速性室上速或降低心室率的急性治疗。其治疗的有效率高，尤其终止AVNRT或AVRT时更有效。例如静脉硫氮䓬酮和维拉帕米终止静息心电图无预激波的AVRT患者有效率高达90%～95%。

3.口服药物的治疗　上述口服抗心律失常药物几乎囊括了Ⅰ～Ⅳ类的大部分药物，其对自律性、触发性、折返性的各种室上速均有不同程度的治疗作用，但应用时根据药物的特点及患者的不同情况，应有不同的选择和相关注意事项。

4.药物的选择与应用

（1）β受体阻滞药、硫氮䓬酮及维拉帕米这3种药几乎可视为一组药物，针剂用于急性治疗，片剂用于后续治疗。其主要用于特发性室上速或伴轻度心脏病的患者，因药物对房室结作用明显，使其他房室结依赖的折返性心动过速患者治疗中最常用，疗效高，副作用小，患者可很好耐受，多为Ⅰ类或Ⅱa类推荐使用。应用时注意患者的血流动力学应稳定，并无明显心力衰竭，无严重房室传导阻滞，病窦综合征及预激综合征。

（2）氟卡胺或心律平两者均为Ⅰ类抗心律失常药物，抗心律失常作用更强，使室上速的治疗疗效高。其对AVNRT的有效率更高（心律平86%，氟卡胺93%），且安全性强。因有一定的致心律失常作用，故有结构性或缺血性心脏病的患者不用，且应在β受体阻滞药、硫氮䓬酮、维拉帕米及导管消融无效或不适宜应用时再选择。

（3）索他洛尔或多菲利特这两个药均为Ⅲ类钾通道阻滞剂，抗心律失常作用明显，但与氟卡胺与心律平不同，两药可用在有器质性心脏病或冠心病患者，但有延长Q-T及致尖端扭转型室速（Tdp）的副作用，故最初应用时，患者应住院及做心电监测，选择应用时也应在其他药物或导管消融无效或不宜应用后选用。

（4）伊布利特：其为Ⅲ类药物，转复房扑的有效率高达70%～90%或以上，但有引发Tdp的潜在危险，故伴低钾、心力衰竭等Tdp的高危者慎用或不用，预先给予镁剂可大大减少Tdp的发生。

（5）胺碘酮与地高辛：两药在室上速治疗中有相似之处，其治疗室上速的疗效高，尤其患者伴心力衰竭时，应优先考虑这两个药物的选用。但因存在一些副作用，因此，治疗室上速时当其他治疗无效或不适宜应用时再选择，对预激患者禁忌使用。

（6）室上速妊娠患者的治疗：妊娠者即使没有基础心脏病，妊娠本身也能增加各种心律失常的发生率，增加各种心律失常发生时的危险，给予治疗时还要考虑可能带来的各种危害，包括致胎儿畸形，对母体与胎儿的各种不良影响等。因此，室上速妊娠患者属于一组特殊人群。指南认为，药物或导管消融治疗至少在妊娠3个月后才考虑，因妊娠前3个月是发生胎儿畸形的重要时期。导管消融除应避开妊娠前3个月外，治疗的适应证比一般心律失常更严格。消融时，应对胎儿采取更多的防范X线辐射的措施。药物治疗中，以β受体阻滞药及地高辛为一线药物。此外，氟卡胺和心律平对母体与胎儿发生各种心动过速的治疗均有效，但仍只用于无基础心脏病、无结构性或缺血性心脏病患者。

（7）预激综合征患者的治疗：因预激患者房室之间存在旁道，其电生理特性又与心肌相似而缺乏对心室的保护，使药物治疗时有引起快速心室率与室颤的危险。所以，凡能加速旁道传导，缩短其有效不应期，或对正常房室传导系统的传导有抑制作用的药物，原则上都不用于静息时有预激心电图患者室上速的治疗。这些药包括地高辛、β受体阻滞药、硫氮䓬酮、维拉帕米、胺碘酮等。

四、小结

2015版指南全面阐述了各种室上速（房颤除外）新时期的认识，尤其是治疗和处理方面。而所谓的新时期就是导管消融越来越有效根治心律失常的时代。2015版指南客观评价和推荐了室上速的各种治疗，可使临床从事心律失常介入治疗的医师认识到，导管消融对不同的心律失常，对同一心律失常伴不同情况的患者，指南有着不同推荐，应当防止滥用或过度应用导管消融。同时还应当充分了解其他治疗，包括药物治疗的重要作用，彻底消除抗心律失常药物基本无效或应当退出历史舞台的片面和错误的观点。而对广大不做介入治疗的临床医师学习本指南后应充分认识到，导管消融仅是室上速治疗的一种方法，当室上速的导管消融为Ⅰ类推荐时，应积极动员这些患者做介入治疗。此外，也要有充分的信心相信其他治疗也十分重要，这些治疗临床应用依然有效和广泛，应当积极主动地使用。因此，2015版指南除了实用与前沿外，同时对当今室上速治疗中，出现的选择介入还是药物治疗的裂痕也做了很好的弥合。

（朱文青 李毅刚）

第47章

2017AHA/ACC/HRS室性心律失常患者管理和心源性猝死预防指南解读：ICD持续助力

心搏骤停（SCA）是心脏性猝死（SCD）的常见原因，是主要的公共健康问题，其发生率占全部心血管病死亡的50%。心律失常性猝死是SCD的最直接原因，其中约80%为快速室性心律失常（VA），20%为心搏骤停及各类房室传导阻滞等缓慢性心律失常。埋藏式心脏转复除颤器（ICD）作为预防高危患者发生心脏性猝死最重要的治疗手段，主要包括ICD一级预防和二级预防。一级预防主要针对SCD的高危患者防治恶性心律失常及SCD的发生；二级预防是针对发生过致命性心律失常或猝死者防治其再发恶性心律失常事件。ICD二级预防循证医学证据包括AVID研究、CIDS研究、CASH研究，研究结果均显示对于心搏骤停幸存者及血流动力学不稳定的室速或室颤患者，ICD比抗心律失常药物更有效。在AVID试验中，与抗心律失常药物治疗相比，幸存的SCD或伴有血流动力学不稳定VT的患者，ICD改善了总体生存率（主要是胺碘酮），在其为期2年的研究中发现死亡率相对降低27%，绝对风险降低7%。基于ICD的良好获益，目前在VA的管理和SCD的预防上持续助力，为此指南首次专门开辟一个章节从成本效益角度考虑治疗（尤其是ICD治疗）的价值。例如，经静脉ICD推荐用于心脏性猝死的一级预防。当根据患者的并存疾病和心功能状态推测患者的室性心律失常（VA）的风险很高而非心律失常（心源性或非心源性）死亡风险低时，患者更能够从ICD中获益。下面将从与特定疾病状态相关及其他相关情况的VA和SCD风险的持续管理方面逐一阐述。

一、缺血性心肌病（IHD）

新指南在缺血性心肌病二级预防的内容上涵盖了2008/2012年ICD指南二级预防的内容，同时明确了对于患者预期寿命大于1年的要求。对如下3种情况均给予了Ⅰ类推荐：①缺血性心肌病患者，因非可逆性原因引起的室颤（VF）或室速（VT）所致的心搏骤停，以及非可逆性原因的伴有或不伴有血流动力学不稳定的室速，预期寿命1年以上应推荐置入ICD。②是否置入经静脉ICD需要评估患者的综合状况，判断患者的心源性及非心源性的猝死风险。③缺血性心肌病患者伴有不明原因晕厥，电生理检查诱发出持续的单形性室速，预期寿命1年以上应推荐置入ICD。另外，需要说明的是，对于缺血性心肌病患者的二级预防：如果患者明确为SCA幸存者或明确记录到自发的持续性单形性VT，应首先评估心肌缺血状况，如果并非血运重建适应证或无法血运重建，则为ICD适应证患者，如果为血运重建适应证患者则应血运重建后再行评估猝死风险。如果患者的心源性晕厥未明确记录到心搏骤停或VT/VF相关证据，则需评估LVEF，当LVEF≤35%，则患者应置入ICD，如患者LVEF＞35%，则应进行电生理检查，如可诱发出室性心律失常，则应置入ICD，如不发诱发出室性心律失常则应考虑长程监测。

冠状动脉痉挛是由血管舒缩功能障碍引起的，可发生于非IHD患者，血管痉挛发作可导致VA，晕厥和SCD。对于发生室性心律失常的冠状动脉痉挛患者，新指南推荐在服用钙通道阻滞剂及戒烟治疗的同时（Ⅰ），评估患者的综合状况，对预期寿命＞1年的患者，认为置入ICD预防猝死是有益的（Ⅱa）。

对于缺血性心肌病一级预防，在全面涵盖既往ICD指南及EPCI的基础上，更全面提出了一级预防的理念。主要包括：①心肌梗死40d以后或血运重建后90d后，LVEF≤35%，心功能Ⅱ、Ⅲ级，患者预期寿命1年以上，应置入ICD预防猝死（ⅠA）。②心肌梗死40d

以后或血运重建后90d，LVEF≤30%，心功能Ⅰ级，患者预期寿命1年以上，应置入ICD预防猝死（IA）。③一级预防患者是否置入经静脉ICD需要评估患者的综合状况，判断患者的心源性及非心源性的猝死风险。④心梗后伴非持续性室速患者，LVEF≤40%，电生理检查可诱发出VF或持续性VT，患者预期寿命1年以上，应置入ICD预防猝死（IB）。⑤非住院的NYHA Ⅳ级患者，等待心脏移植或预备置入左心室辅助装置，预期寿命1年以上，可置入ICD预防猝死（Ⅱa）。⑥在药物难治性心力衰竭患者（NYHA Ⅳ）、不计划进行心脏移植、LAVD或者CRT患者，置入ICD是不适合的。此外，对于缺血性心肌病患者的一级预防：当患者的LVEF≤40%时，首先评估患者是否符合心肌梗死后40d或血运重建后90d后，如满足条件，则进一步评估患者的心功能分级及EF值，如LVEF≤30%，则NYHA Ⅰ级时就应置入ICD预防猝死，如LVEF≤35%则需满足NYHA Ⅱ～Ⅲ级。如LVEF≤40%时，则同时需要满足NSVT，且电生理检查可诱发出持续性VT/VF时，置入ICD预防猝死。当患者为NYHA Ⅳ级的患者，则需要综合评估患者当前的状况，是否同时符合心脏移植、左心室辅助装置及CRT的适应证，决定是否置入ICD预防猝死。如果缺血性心肌病患者尽管LVEF≤40%，但当前尚处于心肌梗死后40d或血运重建90d内，可考虑穿戴式ICD预防猝死，等待心肌梗死后40d或血运重建后90d后再次评估LVEF，再行评估猝死风险。而患者如同时伴有非持续性室速（NSVT），可直接进行电生理检查，如可诱发出持续性室速，则应考虑直接进行ICD置入预防猝死，无须等待心肌梗死后40d或血运重建90d后。对于反复发作的VA、VF，在心律失常有效控制前，避免置入ICD，避免置入后反复放电。

二、非缺血性心肌病（NICM）

对于非缺血性心肌病，新指南明确强化了延迟增强MRI在其诊断中的价值（IB），对可疑NICM的SCA/SCD推荐行心脏MRI检查（Ⅱa）。对于明确诊断的NICM猝死的二级预防的ICD推荐，对于以下两点均给出了Ⅰ类推荐：①出现非可逆原因导致的VT/VF相关的心搏骤停或血流动力学不稳定的VT，预期生存时间>1年（IB）；②出现非可逆原因导致的血流动力学不稳定的VT，预期生存时间>1年（IB）。对于此二级预防，ICD推荐来自与药物对比的获益。但是，对于ICD置入受到财务、医疗或个人考虑的限制。另外，并非有SCD高风险的患者都符合ICD适应证，例如那些NYHA Ⅳ级、无CRT置入意愿的心力衰竭患者，或预期寿命<1年的患者。

针对非缺血性心肌病的一级预防：①经最佳药物治疗后LVEF≤35%，心功能Ⅱ级或Ⅲ级（NHYA分级），预期生存时间>1年，推荐置入ICD（IA）；②Lamin A/C变异导致的非缺血性心脏病，存在以下至少2个危险因素（NSVT、LVEF<45%、非错义变异、男性），预期生存时间>1年，置入ICD可能有益（Ⅱa）；③非缺血性心脏病，最佳药物治疗基础上心功能Ⅰ级，LVEF≤35%，预期生存时间>1年，可以考虑置入ICD（Ⅱb）；④药物难以控制的心功能Ⅳ级心力衰竭，不计划进行心脏移植、LVAD或者CRT患者，不推荐ICD。对于心功能Ⅳ级心力衰竭ICD置入证据不足，COMPANION试验中，心功能Ⅳ级患者在置入CRTD后表现出了心功能改善的优势，但其余患者并未出现获益。基于此，新指南目前对此类患者的ICD置入仍持否定态度。

三、致心律失常性右心室心肌病（ARVC）

在大部分病例中，ARVC显示出常染色体显性遗传特点，患者多见于20～50岁，ARVC患者的年死亡率为1%～2.3%，死亡原因除SCD外，多数为心力衰竭。因此，对致心律失常性右心室心肌病（ARVC）的ICD推荐：对于明确诊断的致心律失常性右心室心肌病患者，若出现以下任何一种情况：心搏骤停复苏后、持续性VT、显著心功能不全RVEF/LVEF≤35%，且预期生存时间>1年，推荐置入ICD（IB）；若病程中发生晕厥，若晕厥为室性心律失常所致，预期生存时间>1年，置入ICD是有用的（Ⅱa）。以往研究认为ARVC主要累及肺动脉瓣和三尖瓣环周围的右心室心肌，部分患者可涉及左心室，心外膜病变程度明显重于心内膜。因此，新指南对于无ICD置入意愿的患者，采用联合心内膜/心外膜消融的方法可能是有益，无疑为ICD选择困难的患者提供了一条备选方案（Ⅱa）。

四、肥厚型心肌病（HCM）

HCM作为常染色体显性遗传性病，以左心室特征性肥厚为主要特征，年死亡率为1%～2%，其中SCD约占死亡原因的50%。为此，新指南给出了推荐：①在HCM患者中，由于VT/VF引起的SCA幸存者，或有引起晕厥或者血流动力学不受损的自发性持续性VT，如预期寿命>1年，推荐置入ICD（IB）。②HCM患者合并下列一项危险因素，预期寿命>1年，置入ICD是合理的（Ⅱa）：a.左心室壁最大厚度≥30 mm，b.在一个或多个一级亲属中推测由HCM引起的SCD，c.过去的6个月内出现一次或多次不明原因的晕厥。③在有自发性非持续性室速（NSVT）或运动时血压反应异常的患者中，还有其他的SCD风险模式或高风险特征，若预期寿命＞1年，置入ICD是合理的（Ⅱa）。但在有自发性NSVT或运动时血压反应异常的患者中，但没有任何其他SCD风险模式，可以考虑置入ICD，但临床获益未明确（Ⅱb）。此外，指南还明确指出了胺碘酮作为ICD的药物替代治疗（Ⅱb）。但对于检测出HCM基因型的患者，在没有SCD风险的情况下，不应置入ICD。

五、心肌炎

目前对于心肌炎急性期危及生命的VT/VF患者，新指南进一步强调了机械动力学支持治疗及推荐到先进心律失常管理中心（IC）。对心律失常的干预除了抗心律失常药物、起搏器置入等处理措施，ICD置入也是可以考虑的。尤其是对于巨细胞病毒性心肌炎的患者，在有VF或按照最优药物治疗仍有血流动力学不稳定的VT患者，预期寿命超过1年的，可以考虑置入ICD（Ⅱb）。

六、心脏结节病

和其他疾病推荐相似，在心脏结节病患者，如果存在持续性VT和SCA幸存者，LVEF＜35%，预期寿命超过1年的，建议积极置入ICD预防猝死（IB）。但关于此I类推荐，目前仅有少数报道，对心脏结节病行SCD的一级或二级预防治疗，目前证据显示是合适的，仍需更多证据。基于目前ICD在心脏结节病中获益的证据，对LVEF＜35%，预期寿命超过1年的患者，出现下列任何一种情况：①有晕厥发作和（或）经MRI/PET扫描显示有纤维化，和（或）永久性起搏器适应证；②若可诱发持续性室速；新指南推荐置入ICD是合适的（Ⅱa）。随着心脏结节病患者SCD事件风险认知意识提高，对ICD置入指征正逐渐放宽，较以往有很大改动。

七、心力衰竭

以往公布的DANISH随机对照研究结果显示，心力衰竭患者虽然经最优药物治疗，单纯药物治疗患者SCD发生率为8.2%，占全因死亡的35.1%，仍为主要的死亡方式，置入ICD组心脏性猝死发生率为4.3%，与单纯药物治疗相比，风险降低了50%。另外研究示68岁以下接受ICD治疗的患者全因死亡率显著降低，提示这部分人群通过ICD治疗生存获益较大。在后来的PARADIGM-HF结果公布之后，新指南再强调最佳药物治疗的同时，更是肯定了ICD在心脏性猝死一级预防中的价值。对严重VT/VF或SCD风险较高者，ICD在降低猝死、全因死亡及改善预后方面均显示出巨大优势。因此，心力衰竭患者的ICD治疗是最优药物治疗不能替代的。基于此，新指南对相关病因引起的心力衰竭均给出了ICD的推荐。新指南较以往在置入左心室辅助装置、心脏移植、左心室射血分数减低的心力衰竭患者方面新增了Ⅱ推荐：①LVEF减低心力衰竭，无一般ICD适应证（如心功能Ⅳ级），但患者若有在家等待心脏移植意愿，置入ICD也是合理的（Ⅱa）；②置入左心室辅助装置的患者，如病程中发生持续性室性心律失常，置入ICD是有益的（Ⅱa）；③已行心脏移植患者，如发生严重排异性血管病变、心功能不全，预期寿命＞1年，置入ICD可能是合理的（Ⅱb）。在现代经最优药物治疗下，SCD仍是心力衰竭患者主要死亡方式，占所有死亡1/3以上，大部分中心通过置入ICD来预防。新指南肯定了ICD在心脏性猝死一级预防中的作用和地位。同时对LVEF保留和LVEF在36%～50%的心力衰竭人群，新指南也指出其SCD的流行病学、风险评估预测计预防也应成为下一步需要考虑的重要方面。

八、离子通道病

对于离子通道病的高危猝死人群，如长QT综合征、儿茶酚胺敏感性多形性室性心动过速、Brugada综合征、早复极J波综合征、短QT综合征患者，以往很多研究中对比了药物治疗和ICD置入的获益情况，研究显示置入ICD可明显减低SCD的发生风险。为此，新指南对大部分离子通道病发生了SCA或持续性VA者，若预期寿命＞1年，推荐使用ICD（IB）。可以说对离子通道病VA患者的SCD预防，指南持更积极的态度，因为这类患者更年轻，经济-获益比更明显。需强调的是，新指南也突出药物治疗的必要性，更推荐长期药物治疗不能控制的患者置入ICD。

九、心脏结构正常的VA

心脏结构正常的患者发生的VA，新指南并不积极推荐置入ICD。心脏结构正常VA，如流出道与房室环VA、乳头肌VA、分支折返性VT、特发性多形性VT/VF、PVC诱发心肌病等，多由触发和折返机制引起，除特发性多形性VT/VF外，更多心脏结构正常VA在药物治疗下，推荐行导管消融治疗（IB）。对特发性多形性VT/VF所致SCA幸存者，预期寿命＞1年，推荐使用ICD（IB）。

十、特殊人群的ICD推荐

对于某些特殊人群，如妊娠期妇女、老年患者合并多种疾病等。以往很多研究证实，对妊娠期妇女，置入ICD安全有效。为此，新指南指出：因心律失常需要置入ICD的妊娠期妇女，在妊娠期置入是合理的，建议妊娠3个月后置入（Ⅱa）。对老年合并多种疾病的患者，一般情况差，在家及住院期间发生SCD风险较高。在多学科治疗的同时，对预期寿命＞1年，符合ICD一级预防适应证的患者，置入ICD是合理的。但是对于老年患者，目前的推荐证据并非来自随机对照研究，同时这些研究也只是证明了其相关而不是显示出明确的因果关系。因此，对这类患者置入ICD应持谨慎态度。

十一、成人先天性心脏病

发生SCD的成人先天性心脏病在之前多已表现出明显的临床症状，大多数突然死亡的患者因先天性心脏病而出现症状。尤其在主动脉瓣狭窄患者更是如此。据报道，主动脉瓣患者比其他瓣膜病患者SCD风险高1%～1.5%/年。因此，对这类人群置入ICD治疗很有必要。为此，新指南对成人先天性心脏病有血流动力学不稳定的VT，在评估和恰当治疗残余病变/左心室功能异常基础上，若预期寿命＞1年或成人先天性心脏病VT/VF导致SCA，非可逆因素所致，若预期寿命＞1年，均推荐置入ICD（ⅠB）。而对合并其他猝死危险因素的这类人群也给出了相应的Ⅱ类推荐。但对成人先天性心脏病，ICD置入可以看作是最后的救命稻草，毕竟终末期心力衰竭患者不再适合置入ICD，这就要求医师们更应在改善症状、预防方面着手降低SCD的发生率。

十二、经静脉ICD以外的除颤设备

并不是所有患者均有机会接受静脉置入ICD，在一些特殊患者，并不适合静脉入路置入。全皮下置入型ICD、可穿戴式心脏除颤器无疑为这类患者提供了帮助。新指南指出：①有ICD置入标准，若血管入路不通，或感染风险高，又不需或预计不用起搏治疗心动过缓、终止VT或作为补充CRT除颤功能者，推荐使用全皮下ICD（ⅠB）；②有ICD置入标准，若不需或预计不用起搏治疗心动过缓、终止VT或作为补充CRT除颤功能者，置入全皮下ICD也是合理的（Ⅱa）。但对心动过缓需起搏治疗或CRT指征，或需抗心动过速起搏终止VT者，置入全皮下ICD是有害的。全皮下置入ICD不仅减少了静脉入路并发症（气胸、心脏压塞等），也对实施静脉通路困难或失败的患者带来生命的延续。多项研究证实全皮下ICD在室性心律失常的检测及终止VT/VF方面的有效性及安全性。并且EFFORTLESS研究对参与研究的472名患者系统的评价了置入全皮下ICD的临床结果和成本效益的因素，凸显了全皮下ICD在经济获益方面的优势。为此，新指南，在这一方面给出了相应的Ⅰ类推荐。

在穿戴设备领域，可穿戴式心脏除颤器越来越受到学者们关注。新指南指出：SCD风险高，但不适宜置入ICD者，如等待心脏移植、既往40d内的心肌梗死、新诊断的非缺血性心肌病、LVEF≤35%、既往90d内行再血管化治疗、心肌炎、继发性心肌病、全身感染等，有理由用穿戴式心脏除颤器预防SCD（Ⅱb）。新指南给出了Ⅱ类推荐，结合目前临床研究证据来看，穿戴设备更多是ICD的一种补充。比如既往40d内的心肌梗死患者，这种患者在48h至40d的SCD风险与置入ICD与否无统计学差别，但对这类患者的猝死预防就需要穿戴设备过渡到40d以后。

十三、小结

SCD防治工作任重而道远，临床重点着眼于预防和治疗心血管疾病，ICD作为防治SCD的有效手段，不应盲目扩大适应证，更不能全盘否定，而应针对高危人群积极进行危险分层并开展ICD预防工作。VA患者或SCD风险增高者，医师应采取医患共同决策的方法，即治疗决策不仅基于最好的已有证据，也基于患者的健康目标、偏好和价值。在ICD良好助力的前提下，真正做好SCD的预防工作。

（张树龙　田少华）

参 考 文 献

[1] Myerburg RJ.Sudden Cardiac Death：Interface Between Pathophysiology and Epidemiology.Card Electrophysiol Clin，2017，9（4）：515-524.DOI：10.1016/j.ccep.2017.07.003.

[2] Goldberger JJ, Buxton AE, Cain M, et al.Risk stratification for arrhythmic sudden cardiac death：identifying the roadblocks. Circulation，2011，123（21）：2423-2430.DOI：10.1161/CIRCULATIO NAHA.110.959734.

[3] Ruder MA.A Comparison of Antiarrhythmic-Drug Therapy with Implantable Defibrillators in Patients Resuscitated from Near-Fatal Ventricular Arrhythmias.New England Journal of Medicine，1997，337（22）：1576-1583. DOI：10.1056/NEJM199711273372202.

[4] Investigators TA.Antiarrhythmics Versus Implantable Defibrillators（AVID）—Rationale, design, and methods. American Journal of Cardiology，1995，75（7）：470-475.

[5] Connolly SJ, Gent M, Roberts RS, et al.Canadian Implantable Defibrillator Study（CIDS）：A Randomized Trial of the Implantable Cardioverter Defibrillator Against Amiodarone. Circulation，2000，101（11）：1297-1302.

[6] Connolly SJ, Hallstrom AP, Cappato R, et al.Meta-analysis of the implantable cardioverter defibrillator secondary prevention trials.AVID，CASH and CIDS studies.Antiarrhythmics vs Implantable Defibrillator study.Cardiac Arrest Study Hamburg.

Canadian Implantable Defibrillator Study.European Heart Journal, 2000, 21 (24): 2071-2078.DOI: 10.1053/euhj.2000.2476.

[7] Kuck KH.Cappato R.Randomized Comparison of Antiarrhythmic Drug Therapy With Implantable Defibrillators in Patients Resuscitated From Cardiac Arrest The Cardiac Arrest Study Hamburg (CASH) .Circulation, 2000, 4 (2): 748-754.

[8] Raitt MH, Renfroe EG, Epstein AE, et al. "Stable" ventricular tachycardia is not a benign rhythm: insights from the antiarrhythmics versus implantable defibrillators (AVID) registry.Acc Current Journal Review, 2001, 10 (4): 70.

[9] Owens DK, Sanders GD, Heidenreich PA, et al.Effect of risk stratification on cost-effectiveness of the implantable cardioverter defibrillator.American Heart Journal, 2002, 144 (3): 440-448.

[10] Bass EB, Elson JJ, Fogoros RN, et al.Long-term prognosis of patients undergoing electrophysiologic studies for syncope of unknown origin.American Journal of Cardiology, 1988, 62 (17): 1186-1191.

[11] Chevalier P, Dacosta A, Defaye P, et al.Arrhythmic cardiac arrest due to isolated coronary artery spasm: long-term outcome of seven resuscitated patients.Journal of the American College of Cardiology, 1998, 31 (1): 57-61.

[12] Ahn JM, Lee KH, Yoo SY, et al.Prognosis of Variant Angina Manifesting asÂ Aborted Sudden Cardiac Death.Journal of the American College of Cardiology, 2016, 68 (2): 137-145. DOI: 10.1016/j.jacc.2016.04.050.

[13] Bardy GH, Lee KL, Mark DB, et al.Amiodarone or an implantable cardioverter-defibrillator for congestive heart failure. New England Journal of Medicine, 2005, 352 (3): 225-237. DOI: 10.1056/NEJMoa043399.

[14] Moss AJ, Zareba W, Hall WJ, et al.Prophylactic implantation of a defibrillator in patients with myocardial infarction and reduced ejection fraction.New England Journal of Medicine, 2002, 346 (12): 877-883.DOI: 10.1056/NEJMoa013474.

[15] Moss AJ, Hall WJ, Cannom DS, et al.Improved survival with an implanted defibrillator in patients with coronary disease at high risk for ventricular arrhythmia.Multicenter Automatic Defibrillator Implantation Trial Investigators.N Engl J Med, 1996, 335 (26): 1933-1940.DOI: 10.1056/NEJM199612263352601.

[16] Buxton AE, Lee KL, Fisher JD, et al.A randomized study of the prevention of sudden death in patients with coronary artery disease.Multicenter Unsustained Tachycardia Trial Investigators. N Engl J Med, 1999, 341 (25): 1882-1890.DOI: 10.1056/ NEJM199912163412503.

[17] Gandjbakhch E, Rovani M, Varnous S, et al.Implantable cardioverter-defibrillators in end-stage heart failure patients listed for heart transplantation: Results from a large retrospective registry. Archives of Cardiovascular Diseases, 2016, 109 (8-9): 476-485.DOI: 10.1016/j.acvd.2016.02.005.

[18] Vakil K, Duval S, Cogswell R, et al.Impact of implantable cardioverter-defibrillators on waitlist mortality among patients awaiting heart transplantation: an UNOS/OPTN analysis.JACC Clin Electrophysiol, 2017, 3 (3): 33-40.

[19] Kuruvilla S, Adenaw N, Katwal AB, et al.Late gadolinium enhancement on cardiac magnetic resonance predicts adverse cardiovascular outcomes in nonischemic cardiomyopathy: a systematic review and meta-analysis.Circulation Cardiovascular Imaging, 2014, 7 (2): 250-258.DOI: 10.1161/ CIRCIMAGING.113.001144.

[20] Desai AS, Fang JC, Maisel WH, et al.Implantable defibrillators for the prevention of mortality in patients with nonischemic cardiomyopathy: a meta-analysis of randomized controlled trials.Acc Current Journal Review, 2004, 292 (23): 2874.DOI: 10.1001/jama.292.23.2874.

[21] Kuck KH, Cappato R.Randomized Comparison of Antiarrhythmic Drug Therapy With Implantable Defibrillators in Patients Resuscitated From Cardiac Arrest The Cardiac Arrest Study Hamburg (CASH) .Circulation, 2000, 4 (2): 748-754.

[22] Bristow MR, Saxon LA, Boehmer J, et al.Cardiac-resynchronization therapy with or without an implantable defibrillator in advanced chronic heart failure.The New England journal of medicine, 2004, 350 (21): 2140-2150.DOI: 10.1056/NEJMoa032423.

[23] Corrado D, Wichter T, Link MS, et al.Response to Letter Regarding Article, "Treatment of Arrhythmogenic Right Ventricular Cardiomyopathy/Dysplasia: An International Task Force Consensus Statement" .Circulation, 2016, 133 (11): e436-438.DOI: 10.1161/CIRCULATIONAHA.116.020660.

[24] Link MS, Laidlaw D, Polonsky B, et al.Ventricular Arrhythmias in the North American Multidisciplinary Study of ARVC: Predictors, Characteristics, and Treatment.Journal of the American College of Cardiology, 2014, 64 (2): 119-125. DOI: 10.1016/j.jacc.2014.04.035.

[25] Sawant A C, Te Riele AS, Tichnell C, et al.Safety of American Heart Association-recommended minimum exercise for desmosomal mutation carriers.Heart Rhythm, 2016, 13 (1): 199-207.DOI: 10.1016/j.hrthm.2015.08.035.

[26] Bhonsale A, Groeneweg JA, James CA, et al.Impact of genotype on clinical course in arrhythmogenic right ventricular dysplasia/cardiomyopathy-associated mutation carriers.European Heart Journal, 2015, 36 (14): 847-855.DOI: 10.1093/ eurheartj/ehu509.

[27] Santangeli P, Zado ES, Supple GE, et al.Long-term outcome with catheter ablation of ventricular tachycardia in patients with arrhythmogenic right ventricular cardiomyopathy.Circ Arrhythm Electrophysiol, 2015, 8 (6): 1413-1421.DOI: 10.1161/

CIRCEP.115.003562.

[28] Li WX, Liu LW, Wang J, et al.［Predicting value of 2014 European guidelines risk prediction model for sudden cardiac death（HCM Risk-SCD）in Chinese patients with hypertrophiccardiomyopathy］.Zhonghua Xin Xue Guan Bing Za Zhi, 2017, 45（12）: 1033-1038.DOI: 10.3760/cma.j.issn.0253-3758.2017.12.006.

[29] Mclacini P, Maron BJ, Bobbo F, et al.Evidence that pharmacological strategies lack efficacy for the prevention of sudden death in hypertrophic cardiomyopathy.Heart, 2007, 93（6）: 708-10.DOI: 10.1136/hrt.2006.099416.

[30] O'Mahony C, Jichi F, Pavlou M, et al.A novel clinical risk prediction model for sudden cardiac death in hypertrophic cardiomyopathy（HCM Risk-SCD）.European Heart Journal, 2014, 35（30）: 2010.DOI: 10.1093/eurheartj/eht439.

[31] Aoyama N, Izumi T, Hiramori K, et al.National survey of fulminant myocarditis in Japan: therapeutic guidelines and long-term prognosis of using percutaneous cardiopulmonary support for fulminant myocarditis（special report from a scientific committee）.Circulation Journal Official Journal of the Japanese Circulation Society, 2002, 66（2）: 133-144.

[32] Maleszewski JJ, Orellana VM, Hodge DO, et al.Long-Term Risk of Recurrence, Morbidity and Mortality in Giant Cell Myocarditis.American Journal of Cardiology, 2015, 115（12）: 1733-738.DOI: 10.1016/j.amjcard.2015.03.023.

[33] Mohsen A, Jimenez A, Hood RE, et al.Cardiac sarcoidosis: electrophysiological outcomes on long-term follow-up and the role of the implantable cardioverter-defibrillator.Journal of Cardiovascular Electrophysiology, 2014, 25（2）: 171-176.DOI: 10.1111/jce.12302.

[34] Vakil K, DuvalS, Cogswell R, et al.Impact of implantable cardioverter-defibrillators on waitlist mortality among patients awaiting heart transplantation.An UNOS/OPTN Analysis.JACC Clin Electrophysiol, 2017, 3（6）: 33-40.

[35] Lee W, Tay A, Subbiah RN, et al.Impact of Implantable Cardioverter Defibrillators on Survival of Patients with Centrifugal Left Ventricular Assist Devices.Pacing and Clinical Electrophysiology Pace, 2015, 38（8）: 925-933.DOI: 10.1111/pace.12654.

[36] Neylon A, Canniffe C, Parlon B, et al.Implantable cardioverter-defibrillators in a heart transplant population: A single-center experience.Journal of Heart and Lung Transplantation the Official Publication of the International Society for Heart Transplantation, 2016, 35（5）: 682-684.DOI: 10.1016/j.healun.2015.12.011.

[37] Adler A, Sadek MM, Chan AY, et al.Patient Outcomes From a Specialized Inherited Arrhythmia Clinic.Circ Arrhythm Electrophysiol, 2016, 9（1）: e003440.DOI: 10.1161/CIRCEP.115.003440.

[38] Olde Nordkamp LR, Postema PG, Knops RE, et al.Implantable cardioverter-defibrillator harm in young patients with inherited arrhythmia syndromes: a systematic review and meta-analysis of inappropriate shocks and complications.Heart Rhythm, 2016, 13（2）: 443-454.DOI: 10.1016/j.hrthm.2015.09.010.

[39] Pierce T, Hovnanian M, Hedgire S, et al.Imaging of Cardiovascular Disease in Pregnancy and the Peripartum Period.Current Treatment Options in Cardiovascular Medicine, 2017, 19（12）: 94.DOI: 10.1007/s11936-017-0593-8.

[40] Kusumoto FM, Bailey KR, Chaouki AS, et al.Systematic Review forthe 2017 AHA/ACC/HRS Guideline for Management of Patients With Ventricular Arrhythmias and the Prevention of Sudden Cardiac Death: A Report of the American College of Cardiology/American Heart Association Task Force on Clinical Practice Guidelines and the Heart Rhythm Society.Heart Rhythm, 2017, S1547-5271（17）31251-1.DOI: 10.1016/j.hrthm.2017.10.037.

[41] Genereux P, Stone GW, O'Gara PT, et al.Natural history, diagnostic approaches, and therapeutic strategies for patients with asymptomatic severe aortic stenosis.J Am Coll Cardiol., 2016, 67（19）: 2263-88.DOI: 10.1016/j.jacc.2016.02.057.

[42] Burke MC, Gold MR, Knight BP, et al.Safety and Efficacy of the Totally Subcutaneous Implantable Defibrillator: 2-Year Results From a Pooled Analysis of the IDE Study and EFFORTLESS Registry.Journal of the American College of Cardiology, 2015, 65（16）: 1605-1615.DOI: 10.1016/j.jacc.2015.02.047.

[43] Lambiase PD, Barr C, Theuns DA, et al.Editor's choice: Worldwide experience with a totally subcutaneous implantable defibrillator: early results from the EFFORTLESS S-ICD Registry.European Heart Journal, 2014, 35（25）: 1657-1665.DOI: 10.1093/eurheartj/ehu112.

[44] Sr PJ, Allen LA, Kudenchuk PJ, et al.Wearable Cardioverter-Defibrillator Therapy for the Prevention of Sudden Cardiac Death: A Science Advisory From the American Heart Association.Circulation, 2016, 133（17）: 1715-1727.DOI: 10.1161/CIR.0000000000000394.

[45] Healy CA, Carrillo RG.Wearable cardioverter-defibrillator for prevention of sudden cardiac death after infected implantable cardioverter-defibrillator removal: A cost-effectiveness evaluation.Heart Rhythm, 2015, 12（7）: 1565-1573.DOI: 10.1016/j.hrthm.2015.03.061.

第48章

左心耳封堵的专家共识

由于心房颤动患者的卒中风险是非心房颤动患者的3～5倍，因此卒中高危患者需要长期口服抗凝药物，例如：华法林或利伐沙班、达比加群等新型抗凝药物（NOAC）。然而，口服抗凝药物会增加出血并发症，特别是那些既往发生过出血事件的患者和对抗凝药物存在禁忌证的患者。经皮左心耳介入封堵术是最近20年来新兴的诊疗技术，主要用于替代长期口服抗凝药物，以用于心房颤动患者卒中预防。随着技术的进步、器械的改进及大量循证医学证据的出现，左心耳封堵逐渐受到临床医师和患者的接受。近些年来，不同国家和地区的心血管学会/协会均发表了关于左心耳封堵的专家共识。2014年8月28～29日欧洲心律协会和欧洲介入心脏病协会在德国慕尼黑召开左心耳封堵会议，会后在《Europace》杂志正式发表了《关于左心耳介入封堵的专家共识》（以下简称欧洲共识），而后在2017年《Europace》杂志正式发表了《经皮左心耳封堵临床研究定义、终点事件、资料收集：慕尼黑共识文件》（以下简称慕尼黑共识）。2017年5月意大利多个学会在《欧洲心脏病学杂志》发表了《非瓣膜病性房颤换的经皮左心耳封堵：适应证、患者选择、人员技术、组织和训练》。我国与2014年由中华医学会心电生理和起搏分会、中华医学会心血管病学分会、中国医师协会心律学专业委员会在《中国心脏起搏与心电生理杂志》发表了《左心耳干预预防心房颤动患者血栓栓塞事件：目前的认识和建议》（以下简称中国共识）。2015年3月美国FDA批准了Watchman封堵器。2015年9月美国心脏病学会、心律协会和心血管成形与介入协会分别在各自的专业杂志发表了《左心耳封堵专业认识》的联合声明，并于2016年5月发表了《开展左心耳封堵机构和术中资质的要求》。本文将根据上述各国专家共识，介绍左心耳封堵的适应证选择与并发症及其相关定义。

一、关于左心耳介入封堵的适应证

2012年欧洲房颤患者管理指南已将高危卒中合并长期抗凝禁忌证心房颤动患者推荐左心耳封堵治疗（推荐级别Ⅱb/证据级别B类）。2014年《欧洲共识》中对左心耳封堵适应证进行了详细分析和讨论。专家共识认为，对患者进行左心耳封堵治疗时需要考虑以下几点：

1. 如果患者能够长期口服抗凝药物，左心耳封堵可以作为口服抗凝治疗的选择 如果患者适合长期口服抗凝药物且出血风险不高，首选治疗方法是口服抗凝药物。但是，医师也应向患者介绍其左心耳封堵治疗利与弊。因为已有的研究如PROTECT AF试验已经证实左心耳封堵预防卒中优于华法林。但是应该向患者明确目前循证医学证据最多是Watchman封堵器。

2. 如果患者不能长期口服抗凝药物，左心耳封堵作为抗凝治疗的替代方法

（1）患者有抗凝的禁忌证：如果患者具有较高的栓塞风险（CHA_2DS_2-VASC积分>2）但存在抗凝禁忌证[如大出血病史（如颅内出血）或危及生命的出血或不明原因的出血]，这些患者是左心耳封堵的最佳适应证。需要指出的是左心耳封堵术后需要短期口服双联抗血小板药物1～6个月，而非长期口服。长期双联抗血小板的出血风险是高于华法林。由于术后短期口服双联抗血小板药物，大出血的风险相对较低。如果患者存在抗血小板药物的禁忌证，应建议患者行经心外膜的左心耳结扎术。

（2）患者系统性抗凝治疗的出血风险较高：对于高出血风险患者（HAS-BLED）更换为NOAC后出血风险降低的获益可能抵消抗凝治疗出血风险的增加。对于口服华法林或NOAC患者，如果出血风险较高应考虑左心耳封堵术。由于三联抗栓治疗明显增加出血风险，因此，对于置入多个支架的心房颤动合并冠心病患者或卒中高危患者应考虑行左心耳介入封堵手术。对于卒中风险较高同时合并存在HAS-BLED积分系统未包含的出血危险因素（如肿瘤或慢性肠炎）的患者也应考虑左心耳封堵治疗。对于终末期肾病、卒中高危患者和出血高危患者是否行左心耳封堵治疗尚存争论。对于肌酐清除

率<15ml/min的患者所有新型抗凝药物均存在禁忌证。而肌酐清除率在15～30ml/min患者仍需权衡口服华法林或NOAC的获益和出血风险。肾功能不全患者应口服华法林会增加组织钙化和动脉粥样硬化，故此类患者也存在争议。上述患者均需要权衡出血和血栓风险后左心耳封堵治疗均应作为推荐治疗方法。因为左心耳封堵术后只需要口服双联抗血小板1～6个月，之后单一抗血小板长期口服。这样出血风险大大降低。

3.左心耳封堵作为抗凝治疗的补充　对于特殊患者可以联合口服抗凝药物和左心耳封堵。例如：在有效抗凝治疗下仍出现栓塞事件。在这种情况下，欧洲指南推荐口服华法林的患者将INR目标值调高至2.5～3.5。而口服NOAC或INR调高后仍有栓塞的患者可以考虑抗血小板和抗凝同时口服。这些患者应该考虑行左心耳封堵治疗，特别是INR调高仍有血栓或存在NOAC禁忌证而不能更换为NOAC的患者。

4.导管消融联合左心耳封堵治疗　此方面的临床资料较少。由于目前尚无研究证明导管消融成功后能降低卒中风险，故对于卒中风险较高的患者即便是导管消融成功仍需长期口服抗凝药物。因此，对于那些卒中高危患者（CHA_2DS_2-VASC积分>2）在导管消融同时进行左心耳封堵具有一定的合理性。

5.NOAC时代　尽管达比加群150mg，2次/日和利伐沙班20mg，1次/日强抗凝治疗下颅内出血风险较低，但是总的出血发生率和大出血发生率与华法林相似。低剂量的达比加群酯110mg，2次/日，和阿哌沙班可降低大出血的发生率，降低卒中风险能力与华法林相似。因此，对于出血高危患者给予低剂量达比加群酯或阿哌沙班是合理的治疗。然而，对于因肾功能不全而不能服用NOAC患者仍需考虑行左心耳封堵治疗。NOAC和抗血小板药物的三联疗法与华法林的出血风险比较结果尚不清楚。事实上，达比加群酯+阿司匹林+氯吡格雷联合的出血风险仅仅较华法林略有下降。由于目前尚无NOAC和左心耳封堵的直接比较，故两者孰优孰劣尚不清楚。

2014年《中国共识》提出的左心耳封堵适应证为CHA_2DS_2-VASc积分≥2的心房颤动患者，同时具有下列情况之一：①不适合长期抗凝者；②服用华法林INR达标的基础上仍发生卒中或栓塞事件者；③HAS-BLED评分≥3者。术前应做相关影像学检查以明确心耳结构，应除外其结构不宜置入封堵器者。考虑到左心耳封堵置入初期学习曲线及风险，建议应在心外科条件较好的医院开展此项技术。

2015年美国FDA批准Watchman封堵器适用于非瓣膜病性心房颤动患者同时合并存在以下情况：①采用$CHADS_2$积分或CHA_2DS_2-VASc积分系统判定该患者需要长期口服抗凝药物；②可以口服华法林治疗；③在权衡封堵与华法林的安全性和有效性治疗后需要寻找非药物治疗方法替代华法林。由此可见，美国对左心耳封堵的适应证要求更加严格。

2017年《慕尼黑共识》中关于左心耳封堵适应证明确指出：左心耳封堵治疗主要适用于存在相对或绝对禁忌证而不适合长期口服抗凝药物的患者、口服抗凝药物治疗情况下发生血栓栓塞事件或左心耳内血栓形成的患者。常见的高危出血患者除了HAS-BLED疾病系统指标之外，还包括：①既往有大出血或小出血，无论是否口服抗凝药物。例如：颅内出血、消化道出血、关键器官（如眼底、心包、脊柱）发生的症状性出血、需要治疗的反复发生的鼻出血。②因身体状态和（或）合并疾病增加出血风险。例如：反复跌倒合并头部创伤和明显的肌肉骨骼损伤、因冠心病和支架置入需要口服双联抗血小板药物治疗、弥漫性脑淀粉样血管病、肠血管发育异常、严重的肾功能不全或透析治疗、血液细胞异常。其他原因导致不能口服抗凝药物的患者包括不能耐受、依从性差、口服华法林INR控制不稳定、创伤风险高危职业、患者的选择。

二、关于左心耳封堵治疗期间的抗栓治疗

近些年来左心耳封堵围术期抗栓治疗也随着循证医学证据的变迁而逐渐改变。PROCT AF试验方案中Watchman封堵术后需要口服抗凝药物治疗45d之后复查食管超声。如果食管超声检查发现封堵器愈合满意，可停用抗凝药物，改为阿司匹林+氯吡格雷或替格瑞洛联合口服直至术后6个月；6个月后改为阿司匹林或氯吡格雷单一抗血小板治疗终身。该方案成为早期Watchman封堵器术后标准抗栓治疗方案。然而，对于出血风险高危或存在禁忌证的患者，这一方案显然是不适合的。ASAP试验则入选了上述出血高危人群，封堵术后不再口服抗凝药物，而是阿司匹林+波立维联合口服6个月之后改为单一抗血小板药物治疗终身。该研究结果显示此抗栓方案并不增加卒中或器械栓塞风险。而ACP封堵器的前身为先天性心脏病封堵器，该封堵器沿袭先天性心脏病封堵术后抗栓治疗，故ACP封堵器术后均为阿司匹林+氯吡格雷二联抗血小板治疗1～6个月，之后改为单一抗血小板治疗终身。基于上述研究资料，《欧洲共识》认为对于出血高危患者置入Watchman封堵后抗栓治疗与ACP封堵器一样，而低危患者仍推荐抗凝45d后改为双联抗血小板治疗。详见表48-1。

表 48-1 不同封堵器置入术围术期及术后抗栓治疗推荐意见

器械/患者	肝素（ACT≥250s）	低分子肝素	阿司匹林	华法林	氯吡格雷
Watchman封堵器/出血低危患者	房间隔穿刺前或之后立即给予	术后应用直至INR≥2	术前500mg负荷如果没有口服，之后100～325mg/d	术后开始，INR2～3，持续45d或TEE证实封堵好	华法林停止后开始，直至术后6个月
Watchman封堵器/出血高危患者	房间隔穿刺前或之后立即给予	无	术前500mg负荷如果没有口服，之后100～325mg/d	无	术前300～600mg负荷如果没有口服，之后75mg/d持续1～6个月或TEE证实封堵好
ACP封堵器	房间隔穿刺前或之后立即给予	无	术前500mg负荷如果没有口服，之后100～325mg/d	无	术前300～600mg负荷如果没有口服，之后75mg/d持续1～6个月或TEE证实封堵好

三、关于封堵器血栓形成

PROTECT AF试验中Watchman封堵器置入术后血栓形成发生率为4.2%。这些患者中年卒中发生率仅为0.3%，其他患者均为无症状，大多数血栓是固定的。一旦发现血栓形成，则需要重启抗凝治疗，直至血栓溶解，无论是否有症状。

四、关于封堵残余漏

残余漏可导致血栓脱落进入循环中，导致血栓形成。PROTECT AF试验中直径＜5mm的瘘可随时间的推移逐渐闭合。在45d随访中，14%患者因残余漏直径≥5mm而继续长期口服华法林。术后6个月随访结果发现残余漏直径≥5mm的比例下降至8%。随着术中经验的增加持续性残余漏的发生率逐渐下降。亚组分析发现残余漏患者卒中风险与无残余漏患者无差异，无论是否口服抗凝药物。然而，持续性残余漏患者则需要长期口服抗凝药物或再次封堵。

五、关于并发症

《慕尼黑共识》中对左心耳封堵治疗的并发症进行了详尽的描述。常见的并发症及其定义列举如下：

1. 死亡 死亡包括心血管死亡、非心血管死亡、手术相关死亡、术后立即死亡。心血管死亡是指：①心源性疾病直接引起的死亡，例如心肌梗死、心脏压塞、心力衰竭恶化和心内膜炎等。②非冠心病、非中枢神经系统的疾病引起的死亡，例如肺栓塞、主动脉瘤破裂、主动脉夹层及其他血管疾病。③中枢神经系统疾病引起的死亡，例如出血性卒中和缺血性卒中。④所有手术相关的死亡，包括手术并发症直接引起的死亡或并发症治疗导致的死亡。⑤猝死，即突然或不明原因的死亡。例如健康个体症状发生1h内发生的非创伤性、原因不明的死亡。如果没有目击证据，则应在死亡发生前24h身体状态正常。非心血管死亡是指明确的其他病因引起的死亡，例如创伤、自杀等。手术相关死亡是指手术期间所有原因的死亡、术后30d发生的与手术相关的死亡、术后30d内再次住院发生的死亡。术后立即死亡是指手术后72h内所有原因的死亡。

2. 卒中、短暂性脑缺血发作和外周栓塞 卒中类型分为：①缺血性卒中：中枢神经系统组织梗死引起的急性局灶性脑组织、脊髓神经系统、视网膜功能不全；缺血性卒中发生后可出现出血性卒中。②出血性卒中：因脑组织内、脑室内、蛛网膜下腔出血引起急性局灶性或完全性脑或脊索神经功能不全。③不确定的卒中：推测是出血或缺血性卒中导致的急性局灶性或系统性神经功能障碍，但缺乏足够的确诊信息。卒中的严重程度分为致残性卒中和非致残性卒中。致残性卒中包括卒中发生90d内、改良Rankin量表（mRS）积分≥3分或在既往卒中基础上mRS积分增加1分以上。非致残性卒中定义为未达到致残性标准的任何卒中，例如：90d内发生的卒中但mRS积分＜2分或卒中积分增加＜1分。致命性卒中是指卒中发生30d内发生的任何原因死亡或卒中30d后因卒中导致的死亡。

3. 认知功能障碍 在封堵术前、术后即刻和长期随访中应进行认知功能评估。

4. 系统性栓塞 肢端血管或任何非中枢神经系统器官的急性血管闭塞或功能不全导致的临床的、影像的、外科或尸检发现的动脉血管闭塞，但无其他可能的证据（如创伤、动脉粥样硬化、置管）。外周动脉疾病发生前经血管造影或外科或尸检证据证明突发动脉闭塞。

5. 气栓　气栓是临床较常见的并发症，可引起TIA、急性冠脉缺血、低血压和（或）心搏骤停。手术操作中很多细节均可以引起气体进入左心房。气栓的治疗通常是对症支持治疗，可以自行缓解。冠状动脉内气栓可通过注射造影剂冲刷气泡至微循环。高压氧舱治疗治疗可以缓解80%以上脑组织气栓。

6. 心包积液或压塞　PROTECT AF试验中心包积液发生率为4.4%，3.3%需要穿刺引流。心包积液分为临床相关和非临床相关性心包积液。非临床相关性心包积液是指不需要介入干预、仅仅需要药物治疗。临床相关性心包积液是指需要治疗性心包穿刺或外科干预或需要输血或导致休克和（或）死亡的心包积液。左心耳封堵相关的心包积液分为轻微的非临床相关和严重的临床相关。前者是指不需要介入、药物治疗、心包积液<500ml、不需要输血或外科干预。后者是指心包积液超过500ml或需要输血或外科干预的心包积液。术后仅仅包括心包引流管不能划定为临床相关心包积液。根据发生时间是指术中、急性（术后48h以内）和晚发（术后48h以后）。

7. 出血　出血分为危及生命或致残性出血、大出血和小出血。危及生命或致残性出血包括致命性出血（BARC 5型）、重要器官发生的症状性出血（如颅内、脊髓神经系统、肌肉间等，BARC 3b和3c型）或出院后发生的症状性血性心包积液（无论是否发生心包压塞）或者出血导致低血容量性休克或严重低血压需要应用血管收缩药或外科干预（BARC 3b型）或血红蛋白下降≥5g/L或输血或红细胞≥4袋（BARC T3b型）。大出血即BARC 3a型，血红蛋白下降3g/L或需要输注2～3个U血或红细胞或导致住院/或永久性损伤/或外科干预。其他情况下的出血即为小出血。

8. 心包炎　心包炎症反应可导致胸痛、心包摩擦音和心电图改变。严重的心包炎需要抗炎治疗4周以上，通常合并反复发生的心包积液或需要外科干预（如限制型心包炎）。发生在术后2周以内称为早期，术后2周以后称为晚期。

9. 心肌梗死　心内膜途径进行左心耳封堵不会引起心肌细胞坏死，故术后心肌损伤标志物应正常。经心包的心外膜途径左心耳套扎可引起心肌坏死，导致心肌酶升高，但是不会引起缺血性心电图改变和室壁运动异常。如果没有急性冠脉综合征的临床情况下发生心肌酶升高不应判断为心肌梗死。

10. 穿刺相关并发症　术后7d内发生：①穿刺点周围血肿>6cm；②腹膜后血肿；③动静脉瘘；④动脉并发症［血栓和（或）远端血管栓塞出现缺血、穿孔、夹层、动脉瘤、假性动脉等相关临床症状］；⑤静脉并发症（静脉夹层、撕裂、穿孔）；⑥症状性外周缺血性损失或症状性神经损伤持续超过24h；⑦穿刺点血管外科修复；⑧肺栓塞；⑨单侧深静脉血栓形成；⑩穿刺点相关感染需要静脉应用抗生素或延长住院时间。

11. 肾脏和肝脏损伤　术前CT或术中造影均需要应用造影剂，进而加重肝脏和肾脏负担。需要指出的是，严重肝肾功能不全也是华法林或NOAC的禁忌证。急性肾脏损伤表现为48h内血肌酐水平的急剧升高，通常分为3期。第1期是指血肌酐较基线水平升高1.5～2倍或肌酐升高超过26.4μmol/L，临床表现为尿量低于0.5ml/（kg·h）持续6～12h。第2期是指血肌酐较基线水平升高2～3倍，临床表现为尿量低于0.5ml/（kg·h）持续12～24h。第3期是指血肌酐较基线水平升高超过3倍以上或肌酐浓度≥354μmol/L急性升高≥44μmol/L，临床表现为尿量低于0.3ml/（kg·h）持续24h或无尿持续12h。如果患者需要肾脏透析治疗亦未3期，无论是否达到上述标准。肝脏功能损伤可分为轻中重度。轻度指血清谷氨酸丙酮转氨酶（sGPT）/丙氨酸转氨酶（ALT）或血清谷氨酸草酰乙酸转氨酶（sGOT）/天冬氨酸转氨酶（AST）或碱性磷酸酶升高超过正常值上限的2倍以上。中度指sGPT/ALT或sGOT/AST超高正常3倍以上或胆红素超过正常值上限的2倍以上。重度指sGPT/ALT或sGOT/AST超过正常值上限5倍以上或sGOT/AST超过3倍以上同时胆红素超过正常值上限2倍以上或出现肝脏疾病相关的症状和体征。

12. 器械相关并发症　器械相关并发症包括器械栓塞、器械侵蚀、周围组织损伤（包括冠状动脉回旋支、二尖瓣、肺动脉、肺静脉）、器械血栓、器械断裂、器械感染/心内膜炎/心包炎、器械穿孔/撕裂、器械过敏。器械栓塞分为轻度和重度。轻度表现为术中可介入取出不需要外科干预，对周围血管结构没有损害。重度表现为需要再次介入或外科干预导致心血管结构损害。

13. 器械、技术和手术成功　左心耳封堵成功可分为器械置入成功、封堵技术成功和手术操作成功。器械置入成功是指封堵器释放到正确的位置。封堵技术成功是指封堵器封堵左心耳、没有器械相关的并发症、经食管超声多普勒显示残余漏<5mm。手术操作成功是指在封堵技术成功的基础上没有发生手术相关并发症（除了轻微的器械栓塞之外）。

综上所述，尽管各个国家对左心耳封堵治疗的推荐意见存在差异，但是对于那些需要长期口服抗凝药物预防卒中的心房颤动患者，如果同时存在抗凝治疗禁忌证或高出血风险患者，采用左心耳介入封堵治疗不失为一个有效预防卒中而风险较低的治疗方法。

（方　俊　方丕华）

参 考 文 献

[1] Meier B, Blaauw Y, Khattab AA, et al.EHRA/EAPCI expert consensus statement on catheter-based left atrial appendage occlusion.Europace, 2014, 16（10）：1397-1416.

[2] 黄从新.左心耳干预预防心房颤动患者血栓栓塞事件：目前的认识和建议.中国心脏起搏与心电生理杂志, 2014（06）：471-486.

[3] Masoudi FA, Calkins H, Kavinsky CJ, et al.2015 ACC/HRS/SCAI Left Atrial Appendage Occlusion Device Societal Overview. J Am Coll Cardiol, 2015, 66（13）：1497-1513.

[4] Tzikas A, Holmes DR, Jr., Gafoor S, et al.Percutaneous left atrial appendage occlusion：the Munich consensus document on definitions, endpoints, and data collection requirements for clinical studies.Europace, 2017, 19（1）：4-15.

[5] Casu G, Gulizia MM, Molon G, et al.ANMCO/AIAC/SICI-GISE/SIC/SICCH Consensus Document：percutaneous occlusion of the left atrial appendage in non-valvular atrial fibrillation patients：indications, patient selection, staff skills, organisation, and training.Eur Heart J Suppl, 2017, 19（Suppl D）：D333-D353.

第49章

体位性心动过速、不适当的窦性心动过速和迷走性晕厥的专家共识

第一节 体位性心动过速综合征及血管迷走性晕厥专家共识

体位性心动过速综合征（postural tachycardia syndrome，POTS）及血管迷走性晕厥（vasovagal syncope，VVS）发生时多伴有血压的下降。因而需了解它们与直立性低血压（orthostatic hypotension）的异同。

一、直立性低血压

（一）定义

直立性低血压是指直立状态下，或直立倾斜检查床倾斜角度至60°以上时，在3min内，患者收缩压下降幅度超过20mmHg，或舒张压下降幅度超过10 mmHg。如果原有高血压的患者，建议将收缩压下降幅度的标准定为超过30mmHg以上。

（二）病理生理

正常情况下，当人体从卧位变为立位时，由于重力的因素，有500～800ml的血流会立即分布到内脏或下肢静脉丛中，导致回心血量减少，继而使每搏输出量及心排血量下降。为了对抗这一反应，机体会迅速动员交感神经，而使副交感神经的张力下降，从而提高血管张力、心率及心肌的收缩力，以稳定血压。而且在立位时，下肢骨骼肌的收缩，也会有利于增加回心血流。

如果自主神经功能受损，导致血管收缩的效应不足于对抗重力的影响时，即会产生直立性低血压。

随着年龄的增长，直立性低血压的发生率会明显增高。

二、体位性心动过速综合征

（一）定义

体位性心动过速综合征（POTS）是一种临床综合征，其特征：①常于直立位时出现症状，表现为头晕、心悸、全身发抖、虚弱、视物模糊、活动乏力，以及疲乏；②从卧位变为立位，持续时间超过30s后，心率上升的幅度超过30次/分（12～19岁的青少年，心率上升的幅度则超过40次/分）；③不伴有血压的明显下降，即无直立性低血压。

（二）流行病学及自然病程

POTS的发生率约为0.2%。大部分患者发生在15～25岁年龄段，且超过75%为女性。由于病程长，症状反复出现，而治疗困难，因此患者的生活质量明显下降。目前尚无POTS导致死亡的报道。

（三）发生机制

一般认为，POTS与如下机制相关：①外周自主神经功能减弱，使血管张力下降；②低血容量，继发肾素-血管紧张素系统激活；③交感神经系统过度亢奋，可伴有血压的升高；④去适应状态（deconditioning），运动耐量下降；⑤过度警觉（hypervigilance）及焦虑状态。

（四）诊断

对于疑有POTS的患者，应该详细询问病史，进行全面的体格检查，测试直立位时的生命体征，并查12导联心电图。还可查甲状腺功能、24h动态心电图及经胸超声心动图，以及运动负荷试验。如果这些检查还不能确立或排除诊断，则可做体温调节出汗试验（thermoregulatory sweat test）以检测自主神经功能。还可查立卧位的血浆肾上腺素及去甲肾上腺素的水平，以及24h尿钠，必要时需做心理学评估。

（五）治疗

目前POTS尚缺乏有效的治疗，需要采取综合措施进行干预。对于所有的患者，都需首先尝试非药物手

段：如①停用肾上腺素能抑制剂；②增加水和盐的摄入以升高血容量；③减少直立位的活动。对于非直立位的活动，如游泳，可不做过多限制。若这些措施无效，可考虑药物。不建议对窦房结行导管消融改良术。

药物包括：①增加水和盐的摄入以纠正低血容量；②氟氢可的松（fludrocortisone），可减少水和钠的丢失；③当外周血管张力下降时，可使用α受体激动剂米多君（midodrine）；④针对心动过速症状，使用小剂量美托洛尔有效；伊伐布雷定（ivabradine）也有利于降低窦性频率；⑤对于中枢交感亢进的患者，可以考虑使用可乐定或美多巴。

三、血管迷走性晕厥

（一）定义

晕厥（syncope）是指短暂的意识丧失，短时间内会自动苏醒。

血管迷走性晕厥（VVS）是一种晕厥综合征：①当直立位持续30s以上，或情绪应激、疼痛刺激等条件下发生；②伴出汗、恶心、面色苍白；③与血压下降及相对性心动过缓相关；④恢复后常伴疲乏。

（二）流行病学及自然病程

VVS很常见。约有42%的女性及32%的男性，在60岁之前至少会经历一次VS发作。其中发生在幼儿期的不到1%～3%。通常情况下第一次晕厥多发生于11岁之后，平均在14岁左右。大部分患者，第一次晕厥均出现于40岁之前。据统计，VVS约占晕厥的30%～50%。

VVS的预后相对良好，不会增加死亡率。但症状的频繁发生会严重影响患者的生活质量。

（三）发生机制

正常情况下，当人体处于直立位时，由于重力因素的影响，会有500～800ml的血流会重分布到下肢、盆腔或内脏静脉丛中。此时回心血量明显下降，继而会引发心排血量及血压的下降。这种效应会立即由体动脉及心、肺压力感觉器所感知，从而触发交感神经系统释放去甲肾上腺素，以收缩血管（可伴有心率的增快）。

如果这一反射性的交感神经系统效应失灵，则大量血液淤滞于外周或内脏静脉丛中，同时血管反而扩张，进一步加重低血压状态，即可引发意识丧失，从而导致VVS。此时，常会伴有迷走神经介导的心动过缓，称为心脏抑制（cardioinhibition），可表现为窦性心动过缓及房室传导阻滞。

当VVS发生时，心排血量下降的幅度可达50%，从而使血压下降。血管扩张效应仅在一部分患者身上出现。对于多数患者，仅前负荷的下降，即可使颅内血流的灌注降低至能发生意识丧失的水平。

（四）诊断

VVS的诊断很大程度上依赖病史。询问病史时要注意4个方面的关键特征：①诱发因素及环境；②前驱症状；③体征；④苏醒的时间及苏醒后症状。晕厥常发生于直立位超过2～3min后，也可出现于牙科手术、疼痛及外伤等情绪应激等条件下。前驱症状包括进行性加重的先兆晕厥、出汗、发热感、恶心、腹部不适、视物模糊及一过性失明等。意识丧失时，患者通常是无自主运动的，但有10%的患者会出现细的震颤或阵挛，有可能被误诊为癫痫。苏醒后，患者常感疲乏，持续时间自数分钟至数小时不等。此外，以下检查有助于VVS的诊断。

1.直立倾斜试验　直立倾斜试验的原理是通过被动的体位负荷，以检测患者是否存在可引发VVS的自主神经功能障碍。阳性反应定义为出现了先兆晕厥或晕厥症状，伴有血压及心率的下降。这一试验的敏感性为78%～92%，特异性为90%。如果使用异丙肾上腺素进行药物负荷，可以提高敏感性，但会降低特异性。

需要注意的是，试验阳性，只是提示患者更容易发生VVS，但并不能说明晕厥的原因一定是VVS。

直立倾斜试验在如下情况时也有帮助：①与痫性发作相鉴别；②协助诊断不明原因晕厥；③明确是否为假性晕厥，即有类似晕厥的表现，但却无导致颅脑低灌注的客观依据（低血压或血流动力学改变）。

2.长程心电监测　置入性事件记录器，最长可监测3年的心电变化，可使约35%的晕厥患者得到确诊。

（五）治疗

VVS预后相对良好，通常情况下不需特殊治疗。要尽量避免使用会导致血压下降的药物。下列药物及措施可能有益。

1.抗压锻炼（physical counterpressure maneuver）有报道，对大肌群进行等长运动（isometric exercise）锻炼，可在VS患者出现压力反射时，升高血压，避免或延缓意识丧失的发生。这一措施对无前驱症状或前驱症状轻微的患者无效。但它无任何风险，可以对所有症状较重的VS患者试用此手段。

2.直立倾斜锻炼　这一措施的目的是为了提高患者对直立体位的适应性。但目前没有依据证实这一措施有效。

3.β受体阻滞药　POST 1试验的结果表明，美托洛尔对年龄超过40岁的患者有效，但对年轻患者不适用。此外，其他β受体阻滞药未能显示出在治疗VVS方面的益处。

4.氟氢可的松　目前没有确切的证据表明氟氢可的松

对VVS有益。但对于症状特别严重的患者,可以考虑试用。

5. 米多君　有限的证据表明,米多君对儿童VVS患者,可使其相对危险下降70%。但缺乏对成人VVS的临床依据。

6. 5-羟色胺(serotonin)转运抑制剂　已知5-羟色胺是中脑调节心率及血压的介质,因而从逻辑上说使用5-羟色胺转运抑制剂可能对VVS有效。但目前也尚缺乏确切的临床证据。

第二节　不适当窦性心动过速专家共识

不适当的窦性心动过速(inappropriate sinus tachycardia,IST)又称为慢性非阵发性窦性心动过速(chronic non-paroxysmal sinus tachycardia)或永久性窦性心动过速(permanent sinus tachycardia),是P波形态与正常窦性心律相同,以休息状态下心率增快或在极轻用力时心率不成比例的增快为特征的一种窦性心动过速。

一、流行病学情况

因为IST可能不是一个单一病因所致的疾病,诊断上需要排除许多继发性疾病,所以IST的流行病学资料很难准确统计。国外一组对604人的中年人群进行随机24h动态心电图观察,发现24h平均心率>90次/分和白天卧位或坐位时心率>100次/分者占该人群的1.16,明显高于预激综合征(0.15~0.31),阵发性室上性心动过速(0.23)和异位房性心动过速(0.46)。

二、临床特征

临床上诊断为IST的患者并不多。根据国外文献报道,IST患者多为女性,且多数为从事卫生医疗工作者,如心脏科护士或理疗师等,而且对这种现象并无很好的解释。推测可能这类人群接触到目前尚未被认识的致病的职业因素,或者是IST的患者在人群中并不少见,只有那些接受了复杂的各项检查、反复就医的患者,最后才有机会被经过专门培训的心脏病或电生理专家确诊和治疗。IST的症状轻、重不一,患者常表现为心悸、头晕、胸闷、气短、乏力、易出汗。虽然先兆晕厥和不能耐受运动的症状也不少见,但最常见的症状是心悸。多数情况下,症状与心动过速的程度不成比例。

三、自然病程

非阵发性室上性心动过速可引致心动过速介导的心肌病,从而恶化患者的预后。尽管IST患者心率持续增高会伴有明显症状,且也有报道长期IST患者可伴有高血压,但一般来说,IST患者的预后良好。只有1例报道慢性非阵发性窦性心动过速患者出现了严重的左心室收缩功能障碍。

四、发病机制

IST发病的确切机制尚无定论,可能是多种病因所致。目前认为与下列3个方面有关:①自主神经失调:Bauerufeind报道,7例不适当窦性心动过速的患者,只有1例患者用心得安和阿托品完全阻断自主神经后固有心率有明显增加,2例患者用普萘洛尔后窦性心率明显减慢,而对苯福林升高血压的压力反射反应正常;5例患者用阿托品后心率有迟缓增加,而压力反射的反应正常,因而认为这些患者是自主神经对窦房结的调控失常所致。另外一些学者发现这些患者的心率变异性减低,而且主要是迷走张力减低。②窦房结自律性异常:Lowe等在3个IST患者中发现窦房结的超微结构异常。在这些有症状的患者中手术切除下来的窦房结组织经电子显微镜检查发现其中含有很多脂褐质空泡,虽然目前尚未明了引起这种改变的原因,但说明窦房结组织可出现细胞的异常变化。Morillo等证实用普萘洛尔和阿托品阻断自主神经后,其固有窦性心率异常升高,而用心率变性评估所有6例患者的交感-迷走神经平衡是正常的。这些资料说明这些患者至少存在窦房结的原发性异常——自律性增高,有可能由于迷走反应被抑制或对儿茶酚胺的反应过度使得更加恶化。③IST的另一种潜在的机制是位于窦房结附近的局灶性房性心动过速。在临床上,与IST不同,房性心动过速的发作不可预见,而且与活动或肾上腺素刺激无关。从睡眠中将患者惊醒的"窦性"心动过速很可能是房性心动过速,特别是静息时窦性心率正常时。但是,许多的房性心动过速对儿茶酚胺敏感,而且可因用力而激惹,在这种情况下,临床上鉴别非常困难。

五、诊断与鉴别诊断

IST的诊断主要是依据完整的临床特征,而不是仅仅靠电生理检查。也就是说,电生理检查的主要目的,是在有明显的伴随症状的IST患者中,排除其他的心律失常。IST患者可有各种不同的症状,如心悸、胸闷、胸痛、气短、头晕、晕厥前兆等，但症状的严重程度与心动过速不一定成正比。明确休息或轻微用力时的症状与窦性心动过速的相关性很重要，运动试验和动态心电图监测是证实这种心律失常及其与症状相关的最有用的方法，不过12导联心电图能够更好地鉴别异位性房性心动过速。在行无创检查之后，可行固有心率测定和有创电生理检查，以便进一步明确患者发病的机制，排除类似IST的其他心动过速及指导治疗。

1. 固有心率测定　评估固有心率有助于鉴别IST的发病机制和指导治疗。检查方法是用药物阻断自主神经，即先静内注射普萘洛尔0.2mg/kg，然后在2min内，静内注射阿托品0.04mg/kg，随后观察心率变化情况。正常的预测固有心率按118－（0.57×年龄）计算。但是确定固有心率在实际指导治疗方面的有用性并未得到充分的评估，是否一定比按经验治疗的方法更好尚需进一步研究。

2. 电生理检查　当临床上拟诊为IST并已行无创检查之后，可以行电生理检查，排除类似IST的其他心动过速，如起源于界嵴（CT）上部附近或右上肺静脉的房性心动过速。

（1）电生理检查方法：在行电生理检查时，除放置常规的电极导管（HRA、HBE、CS、RVA）外，一般要沿CT放置一根20极的多极电极导管，来检测心房的激动顺序变化。在检查中，要用程序刺激方法来试图激发心动过速，并常规应用儿茶酚胺类药物，如静注异丙肾上腺素。

由于窦房结在解剖上位于心外膜的界沟内，而在心内膜的类似结构就是界嵴（CT），因而直接从界嵴开始标测有助于确定IST的最早心房激动点。但遗憾的是用标准X线透视方法不能直接看到界嵴结构。为了克服这一局限性，欧美国家一般都采用心内超声（ICE）来识别心内膜的解剖结构如界嵴部。

（2）IST的电生理特征

①用程序刺激方法不能诱发房性或室上性心动过速。

②尽管应用自主神经刺激方法（阿托品或异丙肾上腺素），最早的心房激动点总是沿CT移动，并可用沿CT放置的多电极导管上的电激动顺序变化予以证实。

③心动过速时，心房激动顺序在CT上呈头尾激动型，心率较快时，最早心房激动点向CT的上部移动，而心率较慢时，向CT下部移动。而局灶性房速时，对自主神经刺激的变化的反应主要是频率的变化，而最早激动点应几乎是固定的。

④与局灶性自律性房性心动过速患者相比，IST患者的心动过速的发作和终止都是逐渐地发生的。

3. IST的诊断标准

（1）休息时，或轻微用力时，心率＞100次/分且伴有相应的症状。

（2）P波形态与窦性心律相同或在Ⅰ、Ⅱ、aVF导联上为直立。

（3）排除生理性窦性心动过速。

（4）排除类似IST的其他心动过速，如右心房房性心动过速或窦房结折返性心动过速等。

4. 鉴别诊断（详见表49-1）

（1）窦房结折返性心动过速：在电生理检查时，IST可用肾上腺素能药物（通常是异丙肾上腺素）或阿托品诱发。与窦房结折返性心动过速不同，IST不能用程序刺激诱发，而窦房结折返性心动过速则可用期前刺激可靠地诱发。

（2）起源于窦房结附近的局灶性房性心动过速：鉴别IST和自律性房性心动过速可能是很困难的。部分原因是这两种心动过速都可被肾上腺素能药物所诱发。心房的激动顺序有助鉴别IST和起源于上部界嵴以外的房性心动过速。IST的界嵴的激动顺序总是从高到低。由于窦房结完全位于界嵴内，当用肾上腺素药物刺激时，随着窦性心率的增加，心房的最早激动部位亦在界嵴内

表49-1　IST与局灶性房速和窦房结折返性心动过速的鉴别诊断要点

鉴别	不适当窦速（IST）	窦房折返性心动过速（SAT）	局灶性房性心动过速（FAT）
诱发方式	β受体激动药 阿托品	期前刺激易诱发	期前刺激 分级递增刺激 β受体激动药
发作时心率上升的方式	需数秒/数分钟，逐渐递增	立即，突然	立即，温醒现象仅发生在前数个心搏以内
局部电图表现	正常	正常	碎裂
终止方式	逐渐	突然	突然
刺激迷走神经时的反应	频率减慢	突然终止	无效 减慢，但起源点无变化 终止

逐渐向头部移位。最早激动点和心率都是逐渐变化的。在局灶性房性心动过速，心率和心房的最早激动点都突然地变化成局灶性房速的频率和部位。随着肾上腺素能药物继续刺激，房性心动过速的频率可以继续增加，但通常其起源部位则无明显的变化。

六、治疗

目前尚无大系列的研究评估对IST的治疗。通常都先给予药物治疗，但药物治疗的效果往往不佳。近10年来，人们尝试了多种消融或改良窦房结的方法，取得了较好的效果。

1.药物治疗 一般开始的药物治疗都是凭医生的经验，所用药物包括β受体阻滞药、钙离子拮抗剂。这两种药一般没有严重的不良反应。在少数难治性患者，可能需要应用对窦房结的自律性抑制更明显的药物，如乙胺碘呋酮或心律平等，但必须慎重考虑这两种药物的潜在的严重不良反应。近年来，伊伐布雷定（ivabradine）已应用于IST的治疗，收到了较好的治疗效果。

2.非药物治疗 在症状严重而药物治疗效果不好的患者，则需要非药物治疗。非药物治疗方法包括外科手术切除窦房结、窦房结动脉栓塞法及导管消融法。导管消融法又包括激光消融和射频消融等。虽然激光消融的作用在动物实验中已得到证实，但没有在人体广泛应用。射频消融已在人体得到较广泛的应用，并取得了较好的效果。

3.射频消融的原理 窦房结位于右心耳和上腔静脉连接处外侧部的界嵴附近，沿其长轴排列，呈扁平的椭圆形结构。长10～20mm，宽5～7mm，位于心外膜下约1mm深处。另外，Boineau在犬和人体心脏上均证实在窦房结之外的相邻心房组织内广泛分布有起搏细胞群，它们具有窦房结的功能。由于窦房结及其周围心房组织这种解剖学上和功能上的特点，构成了对其结构和功能进行部分改良的可行性。总之，射频消融治疗IST主要是基于这样的一种共识：窦房结组织位于界嵴，其上部的自律性高于中下部。手术中首先用拟交感神经药物或阿托品促使窦房结的兴奋点上移至最顶端，通过电生理标测确定窦房结最顶端的部位后行射频消融，以便达到消除窦房结自律性最高的上部，而保留自律性较低的下部，同时保留窦房结的变时功能。消融窦房结的有效性和安全性首先在动物实验上得到证实。1994年Waspe首次用射频消融治疗患者的不适当的窦性心动过速随后。Morillo和Lee相继报道用射频消融既可有效地控制不适当的窦性心动过速的心率，又能较好地保留正常窦房结功能。

4.射频消融的方法 射频消融前，常规将多极电极导管分别置于CS，HBE RVA。另将一根20极电极导管置于右心房的界嵴处，标测心房激动顺序。先行心内电生理检查，用S1S2程序刺激及短阵快速刺激（Burst）确定患者的心动过速是自发的，不能人为地诱发和终止，同时排除其他的心律失常如房性心动过速及室上性心动过速等。然后静脉滴注异丙肾上腺素，使患者达到较高的窦性心律，以便确定患者最快窦性心率时的最早心房激动点（理论上是窦房结的最顶端）。射频消融的靶点先从心房的最早激动点（即界嵴的最上端）开始，沿界嵴逐渐下移。射频消融时采用温控导管，温度设置为60～70℃，功率20～40W，每次放电持续时间30～60s。

由于窦房结位于界嵴内，集中标测界嵴并消融可以缩短手术时间、提高消融的成功率。遗憾的是在X线荧屏下不能直观地看到界嵴，因而国外学者用心内超声检查的方法来确定界嵴的部位，明显地提高了手术的成功率。心内超声可以达到3个方面的作用：一是可以指导并保证多极电极导管沿界嵴正确放置，提高电极导管标测的准确性，另一方面是可以监测和保证消融导管在窦房结所在的界嵴部位消融，从而提高消融的有效性和成功率。另外，还可以监测消融过程，防止和早期发现相应的并发症如上腔静脉狭窄、心包压塞和局部血栓形成等。但缺点是心内超声的设备和导管目前比较昂贵，另外操作和诊断需要较高的专业知识和经验。

由于三维电生理标测技术的发展，电-解剖标测技术在指导不适当的窦性心动过速方面具有很多的优势。方丕华等报道，电-解剖标测可以准确地提供两方面的信息：一是可以标测静滴异丙肾上腺素后心房的最早激动点，从而准确地定位窦房结自律性最高的最顶部，二是可以确定最早心房激动点的三维空间部位，为有效的消融提供准确的解剖部位。

5.射频消融的终点 相同条件下，窦性心率下降30次/分或＜90次/分；甚至有报道称需要出现交界性心律。

6.射频消融的并发症 RFCA治疗IST最主要的并发症是发生窦性心动过缓而需要置入心脏起搏器。部分自主神经功能失调的女性，RFCA术后心率虽然有所减慢，但症状改善可能不明显。因此，对IST患者行RFCA应严格掌握适应证，必须确属IST，其症状系由于心率过快引起者方可行射频消融治疗。

（唐 恺 徐亚伟）

参 考 文 献

[1] Freeman R, Wieling W, Axelrod FB, et al.Consensus statement on the definition of orthostatic hypotension, neurally mediated syncope and the postural tachycardia syndrome.Clin Auton Res, 2011 Apr, 21（2）: 69-72.

[2] Sheldon RS, Grubb BP 2nd, Olshansky B, et al.2015 heart

rhythm society expert consensus statement on the diagnosis and treatment of postural tachycardia syndrome, inappropriate sinus tachycardia, and vasovagal syncope.Heart Rhythm, 2015 Jun, 12 (6): e41-63.

[3] Low PA, Opfer-Gehrking TL, Textor SC, Benarroch EE, ShenWK, Schondorf R, Suarez GA, Rummans TA.Postural tachycardia syndrome (POTS).Neurology, 1995, 45: S19-S25.

[4] Garland EM, Raj SR, Black BK, Harris PA, Robertson D.The hemodynamic and neurohumoral phenotype of postural tachycardia syndrome.Neurology, 2007, 69: 790-798.

[5] Robertson D.The epidemic of orthostatic tachycardia and orthostatic intolerance.Am J Med Sci, 1999, 317: 75-77.

[6] Schondorf R, Benoit J, Wein T, Phaneuf D.Orthostatic intolerance in the chronic fatigue syndrome.J Auton Nerv Syst, 1999, 75: 192-201.

[7] Benarroch EE.Postural tachycardia syndrome: a heterogeneous and multi-factorial disorder.Mayo Clin Proc, 2012, 87: 1214-1225.

[8] Ganzeboom KS, Mairuhu G, Reitsma JB, Linzer M, Wieling W, van Dijk N.Life time cumulative incidence of syncope in the general population: a study of 549 Dutch subjects aged 35-60 years.J Cardiovasc Electrophysiol, 2006, 17: 1172-1176.

[9] Serletis A, Rose S, Sheldon AG, Sheldon RS.Vasovagal syncope in medical students and their first-degree relatives.Eur Heart J, 2006, 27: 1965-1970.

[10] Sheldon RS, Morillo CA, Klingenheben T, Krahn AD, Sheldon A, Rose MS.Age-dependent effect of beta-blockers in preventing vasovagal syncope.Circ Arrhythm Electrophysiol, 2012, 5: 920-926.

[11] Packard JM, Graettinger JS & Graybiel A .Analysis of the electrocardiograms obtained from 1000 young healthy aviators: ten year follow-up.Circulation, 1954, 10: 384-400.

[12] Hejtmancik MR .The electrocardiographic syndrome of short P-R interval and broad QRS complexes: a clinical study of 80 cases. Am Heart J, 1957, 54: 708-721.

[13] Guize L, Soria R, Chaouat JC, et al. Prevalence and course of Wolf-Parkinson-White syndrome in a population of 138048 subjects .Ann Med Interne, 1985, 136: 474-478.

[14] Orejarena LA, Vidaillet H Jr, DeStefano F, et al. Paroxysmal supraventricular tachycardia in the general population.J Am Coll Cardiol, 1998, 31: 150-157.

[15] Poutiainen AM Koistinen MJ Airaksinen KEJet al. Prevalence and natural course of ectopic atrial tachycardia.Eur Heart J, 1999, 20: 694-700.

[16] Shinbane JS, Wood MA, Jensen DN, et al.Tachycardia-induced cardiomyopathy: a review of animal models and clinical studies.J Am Coll Cardiol? 1997 29: 709-715.

[17] Lopera G, Castellanos A, Moleiro F, et al. Chronic inappropriate sinus tachycardia in elderly females.Ann Noninvasive Electrocardiol, 2003, 8: 139-143.

[18] Wising P.Familial congenital sinus tachycardia.Acta Med Scand, 1941, 108: 299-305.

[19] Brandt RR, Shen WK.Bradycardia-induced polymorphic ventricular tachycardia after atrioventricular junction ablation for sinus tachycardia-induced cardiomyopathy.J Cardiovasc Electrophysiol, 1995, 6: 630-633.

[20] Bauernfeind RA, Amat –Y–Lyon F, Dhingra RC, et al.Chronic nonparoxysmal sinus tachycardia in otherwise healthy persons.Ann Intern Med, 1979, 91: 702-710.

[21] Sgarbossa EB, Yamanouchi Y, Rejna TG, et al.Autonomic imbalance in patients with inappropriate sinus tachycardia.J Am Coll Cardiol 1995 25: 193A (abstract)

[22] Lowe JE, Hartwich T, Takla M, Schaper J, et al. Ultrastructure of electrophysiologically identified human sinoatrial nodes.Basic Res Cardiol, 1988, 83: 401-409.

[23] Morillo CA, Klein GJ, Thakur RK, et al.Mechanism of "inappropriate" sinus tachycardia.Role of sympathovagal balance. Circulation, 1994, 90: 873-877.

[24] Lowe JE, Hartwich T, Talkla M, et al.Ultrastructure of electro-physiologically identified human sinoatrial nodes.Basic Res Cardiol, 1988, 83: 401-409.

[25] Yee R, Guiraudon GM, Gardner MJ, et al: Refractory paroxysmal sinus tachycardia: Management by subtotal right atrial exclusion. J Am Coll Cardiol, 1984 3: 400-404.

[26] de Paola AA, Horowitz LN, Vattimo AC, et al. Sinus node artery occlusion for treatment of chronic nonparoxysmal sinus tachycardia.Am J Cardiol, 1992, 70: 128-130.

[27] Littmann L, Svenson RH, Gallagher JJ, et al. Modification of sinus node function by epicardial laser irradiation in dogs. Circulation, 1990, 81: 350-359.

[28] Yamashita T, Okada M, Yoshida M, et al. A new simplified method for laser sinus node modification without electrophysiological technique.Kobe J Med Sci, 1996, 42: 389-398.

[29] Sanchus J, Chorro FJ, Lopez～merino V, et al.Closed chest radiofrequency ablation of the sinoatrial node in dogs.PACE, l990, 13: 745.

[30] Lee RJ, Kalrnan JM, Fitzpatrick AP, et al.Radiofrequency? catheter modification of the sinus node for inappropriate sinus tachycardia .circulation, l995, 92: 2919.

[31] 王方正，张奎俊，方丕华，等.射频消融治疗不适当的窦性心动过速一例.中华心律失常杂志, 1997, 1: 117-121.

[32] Kalman J, Lee R, Fisher W, et al.Radiofrequency catheter modification of sinus pacemaker function guided by intracardiac echocardiography.Circulation, 1995, 92: 3070-3081.

[33] 方丕华，马坚，楚建民，等.CARTO标测指导射频消融治疗不适当的窦性心动过速.中国心脏起搏与心电生理杂志, 2004, 18: 12-15.

第50章

HRS/EHRA/APHRS/SOLAECE 有关 ICD 程控和测试的专家共识

置入型心律转复除颤器（Implantable cardioverter-defibrillator，ICD）是预防心脏性猝死（SCD）有效的治疗措施，然而其在治疗恶性室性心律失常中却犹如一把"双刃剑"。一方面，ICD可有效终止严重影响血流动力学的室性心动过速（VT）或心室颤动（VF）；另一方面，因为误判室上性心律失常（SVT）或对短阵、可自行终止的VT等发放不必要的电除颤，严重影响了患者的生活质量，增加了死亡率。ICD的获益及风险与程控参数的设定及优化密切相关，然而此前并没有官方统一的指南或共识对此做出规范。由此，四大国际性心电生理学会组织美国心律学会（HRS）、欧洲心律学会（EHRA）、亚太心律学会（APHRS）、拉美心脏起搏与电生理协会（SOLAECE）共同撰写了《2015HRS/EHRA/APHRS/SOLAECE置入型心律转复除颤器程控及测试优化专家共识》（《共识》）。参考张澍教授撰写的《共识解读》，将相关核心内容总结如下。

《共识》分为4大部分，主要包括①ICD的抗心动过缓的起搏模式及频率设置；②心动过速检测设置；③心动过速治疗参数设置；④置入术中除颤测试。《共识》对ICD在不同模式下的参数设置给出详细的说明及指导建议，但《共识》更强调对于患者的程控及参数设置应充分评估患者的疾病状态，尽量做到个体化治疗。

一、ICD抗心动过缓的起搏模式及频率设置

2013年《HRS/ACC/AHA ICD治疗专家共识》及2014年《ICD治疗的中国专家共识》均基于患者是否合并心动过缓起搏适应证等综合因素，给出单、双腔ICD的选择建议。《共识》在此基础上给出了更为详细的解释和建议，并增加了对于心脏再同步治疗除颤器（CRT-D）参数优化的建议（表50-1）。

ICD主要治疗心动过速，既往文献对于心动过缓患者置入ICD的管理方面讨论较少，多数临床试验信息是从起搏器患者中收集的，但这些患者与ICD置入患者仍有差异。

相关Meta分析对比认为，双腔起搏在窦房结疾病或房室传导阻滞获益更多，可降低心房颤动和卒中的发生率，但对于心力衰竭似乎并没有明显获益。相比VVI单腔起搏，双腔起搏对于运动时的心率反应更好，但与具有心率反应功能的VVIR起搏模式效果相似。由于双腔起搏需要另加导线，所以双腔ICD置入时间更长，并发症发生率更高，患者承担的费用更多，在临床决策时需要综合考虑。

对于频率适应性起搏，尽管VVIR较VVI模式可以改善生活质量，但DDDR较DDD模式，临床试验对于活动量的改善并不一致。两项小型临床试验将DDD模式起搏的患者与DDDR模式起搏比较，后者对于生活质量和活动量的改善更加明显。但一项大型多中心随机试验ADEPT（Advanced Elements of Pacing Randomized Controlled Trial）未能显示DDDR患者活动时心率反应的优势。另外，CRT/CRT-D患者DDDR模式时可能出现心房同步不协调，临床研究强调CRT/CRT-D不应使用心率反应性起搏，实际上应将基础频率设置为较低的数值。

永久性或间歇性窦房结障碍或变时功能不全的患者，首选DDDR模式。对于病态窦房结综合征合并房室传导阻滞的患者，其下限频率设置应根据患者的基础疾病进行个体化调整。上限跟踪频率应高于最快的自身窦性心率。为避免症状性心动过缓，应根据临床症状和心脏功能情况，个体化选择合适的程控模式。

对于永久性心房颤动（房颤）合并高度房室传导阻滞伴变时性功能不全的患者，VVIR起搏相比于VVI，可有较好的运动反应，提高日常活动，改善生活质量以及减少呼吸困难，胸痛，心悸等症状。建议提高下限频率（如70次/分）以补偿房颤所引起的心房充盈障碍，并限制上限传感器频率（如110～120次/分）以减少

过度起搏所引起的起搏器综合征，尤其对于合并冠心病的患者。值得注意的是，《共识》并不强调在ICD患者中设定基于时间段的夜间较慢起搏频率，对于房室结消融和永久性心室起搏的患者这样设置，心动过缓会延长QT间期，容易增加心脏猝死风险。房室结消融的患者，可在术后1～2个月先将心室起搏心率设定在80～90次/分，然后减少至60～70次/分，可以减轻上述危险。

多项大型临床研究证实，高比例右心室起搏（通常>40%～50%）可增加房颤、心力衰竭（心衰）再住院及死亡等风险。因此无论对于置入单、双腔ICD患者，均需通过程控参数调整，以达到最小化心室起搏。常规方法包括开启特殊程控参数及延长房室传导（AV）间期。为鼓励自身房室传导，各厂家均设置了相关的程控参数，如心室起搏管理（MVP）功能及房室传导搜索（AV Search）功能。对于AV间期的调整，来自DANPACE及MVP试验的结果均显示：过长的AV间期（>230ms）易诱发心衰及房室折返性心律失常。因此《共识》推荐在常规程控中应避免过度延长AV间期，通常不应超过250～300ms。

对于合并肥厚型梗阻性心肌病的患者，根据2011年ACCF/AHA肥厚型心肌病指南，推荐肥厚性心肌患者左心室流出道压力>50mmHg时应用双腔起搏，可降低死亡率。为改变心室激动顺序，通常需将AV间期程控至60～150ms。

带有除颤功能的心脏再同步化治疗可提高左心室收缩功能不全、QRS延长、轻到重度心衰患者的生存及心功能。CRT-D相比ICD的患者更可能从双室起搏治疗中通过降低房室及心室不同步并改善心脏功能。双室起搏比例受到一系列因素的影响，包括房性快速性心律失常、心室期前收缩，以及房室延迟的程控，使双心室起搏比例降低。目前表明优化双室起搏比例，有助于CRT收益的最大化。对于长PR间期合并左心室功能不良的患者，优先选择CRT-D治疗。MADIT-CRT亚组分析显示，当置入CRT-D患者的双心室起搏比例<90%时，其心衰和死亡风险与未接受心脏再同步治疗（CRT）的ICD患者相比差异无统计学意义。只有当双心室起搏比例>90%时CRT患者才能从中获益。当双心室起搏比例>97%时，心衰及死亡率明显降低，且每增加1%的双心室起搏比例可对应降低6%的心衰及死亡风险并逆转心室重构。《共识》建议，应通过AV间期优化增加双心室起搏比例，并尽可能提升至98%以上。对于自动优化调整AV/VV间期，《共识》引用了Adaptive CRT研究及CLEAR研究结果，首次给出了Ⅱb类推荐。Adaptive CRT可定期测量自身传导时限并进行动态调整，以减少不必要的右心室起搏，进而更具生理性。当房室传导正常时则行单左心室起搏，出现房室传导阻滞时则行双心室起搏。研究结果证实Adaptive CRT可以延长器械使用寿命并替代人工参数优化流程。此外CLEAR研究结果显示，基于心内传导加速信号系统的算法亦可自动优化AV/VV间期提升

表50-1 抗心动过缓起搏模式选择

抗心动过缓起搏模式选择及频率设定	推荐级别	证据级别
病态窦房结综合征患者，建议置入双腔ICD（对于合并病态窦房结综合征且存在抗心动过缓起搏适应证的ICD患者，双腔起搏模式有益于减少房颤和脑卒中的风险，可避免起搏器综合征并提高生活质量）	Ⅰ	B-R
无心动过缓的患者，应采取最小化右心室起搏。（对于无心动过缓起搏适应证的ICD患者，建议调整参数以达到最小化右心室起搏，以提高患者生存率、降低心衰住院率）	Ⅰ	B-R
窦性心律伴房室阻滞，无或仅伴轻度左心功能不良的患者，应置入双腔ICD（对于需进行心室起搏的窦性心律伴房室阻滞、无或仅伴轻度左心室功能不良的ICD患者，优先选择双腔ICD，以避免起搏器综合征并提高生活质量）	Ⅱa	B-R
窦性心律伴房室阻滞合并轻中度左心室功能不良的患者，应置入CRT-D（对于需进行心室起搏的窦性心律伴房室传导阻滞合并轻中度左心室功能不良的ICD患者，优先选择置入CRT-D，以降低心衰住院、左心室扩大及死亡风险）	Ⅱa	B-R
合并变时功能不良的患者，应考虑将ICD程控为频率应答起搏模式（合并变时功能不良的患者可从将ICD程控为频率应答模式中获益，年轻及体力劳动者尤其获益）	Ⅱa	B-NR
自身PR间期<230ms且无CRT适应证的患者，推荐最小化右心室起搏（对于自身PR间期<230ms的双腔ICD患者，建议通过程控调整起搏模式，例如开启自动模式转换及频率应答功能，鼓励自身房室传导，以达到最小化右心室起搏）	Ⅱa	B-R
CRT-D患者需要尽可能提升双心室起搏比例至98%以上（对于CRT-D患者，应尽可能提升双心室起搏比例至98%以上，以提高生存率并降低心衰再住院率）	Ⅱa	B-NR
CRT-D患者，可开启自动调整AV/VV间期功能（对于CRT-D患者，建议开启自动调整AV间期及VV间期的功能，以获得更高比例的双心室同步起搏，减少临床事件风险）	Ⅱb	B-R

CRT疗效，改善纽约心功能（NYHA）分级。

二、心动过速检测设置

如何减少不必要的电除颤治疗一直以来都是临床关注的热点问题。近年来的研究主要围绕以下方面开展：提高识别频率、延长诊断时间、设置充分的抗心动过速起搏（ATP）治疗、增强SVT鉴别诊断以及避免感知各种噪声干扰等功能（表50-1）。

ICD短时（多为2.8～5s）监测室性心律失常，随即应用ATP或放电对心律失常进行治疗。随着人们对不恰当放电认识的不断加深，以及分析起搏器存储的心电图发现有些VT持续一定时间可自行终止。对于"识别频率"及"诊断时间"，各大临床研究均证实适当地提高识别频率、延长诊断时间可以在不影响ICD正常治疗的前提下显著减少不必要的电除颤。其中早期的两大研究（PREPARE和RELEVANT研究）分别在ICD及CRT-D一级预防患者中证实将诊断成立的间期个数延长到30～40，可以显著降低不必要的电除颤风险且不增加患者晕厥的发生率。针对二级预防诊断时间的设定目前尚缺乏大型临床研究的证据支持，ADVANCE Ⅲ的亚组研究证实，在二级预防患者中延长诊断时间同样可减少不必要的电除颤发放，且不增加晕厥及死亡的发生率。既往针对识别频率的研究显示：与二级预防相比，一级预防患者的VT频率更快，而SVT频率相对较低，两者重叠频率多在181～213次/分。《共识》基于各大研究结果做出推荐：对于一级预防患者可将识别频率程控至200次/分。针对二级预防患者，由于尚缺乏大规模临床研究证据支持，可根据术前发作的VT频率进行设定，设置2～3个治疗区并将VT区识别频率设定为低于所记录的VT频率10～20次/分，《共识》同时指出，如果患者接受抗心律失常药物（如胺碘酮）治疗，需相应降低ICD的识别频率。

SVT鉴别功能在事件满足（VT区）初始识别标准后启动（表50-2），合理地利用SVT鉴别功能有助于减少不必要的放电，该诊断功能在单腔与双腔ICD中有所不同，总体来说，单腔ICD辅助识别功能主要包括QRS形态学鉴别、稳定性（stability）及突发性（onset）鉴别。QRS形态学鉴别作为第一鉴别标准通常采用腔内心电图所记录的患者经房室结下传的自身波形作为模板，当心动过速发生时，通过比较事件当时的腔内心电图与模板的匹配度来进行诊断。形态学鉴别的关键在于模板的可靠性，临床实践中应在ICD置入后和随访期间常规检查模板与自身波形的匹配度，绝大多数ICD可自动更新模板，但对于CRT-D患者，必须采用手动更新。单腔ICD第二级鉴别标准为心室间期的稳定性鉴别。该算法主要基于房颤时心室律绝对不齐而VT时心室律较为规整来鉴别VT与房颤伴快心室率。《共识》提到在使用稳定性进行鉴别时应注意两种特殊情况：①房颤心室率＞170次/分时，心室间期可能会相对稳定；②使用抗心律失常药物可能会引起单形性VT的间期不规整或多形性VT发作频率降低，落入SVT-VT鉴别区。单腔ICD的另外一种鉴别方法是突发性（onset）鉴别，主要用于区分逐渐加速的窦性心动过速和突然发作的VT。由于其只在初始识别后进行一次判定且无法校正，所以使用时应相对保守，需考虑窦性心动过速突然并发VT的风险。多个鉴别诊断算法同时运作时，ICD将汇总所有的分析给出最终的诊断。双腔ICD较单腔ICD增加了AV关系分析功能。鉴于超过80%的VT事件中心室率高于心房率，因此ICD可以通过分析AV关系并结合单腔ICD的鉴别算法进行诊断。值得注意的是AV关系的正常运行有赖于心房通道的正确感知。《共识》推荐在术中测试心房导线感知功能，并最大程度避免远场R波感知及心房感知不良。建议在急性期过后再开启SVT鉴别诊断功能，以确保鉴别诊断不受心房感知问题所影响。对于SVT鉴别诊断应用的频率范围，《共识》推荐不应超过230次/分。

对于ICD心室过感知的问题，《共识》也给出了明确的指导建议：由心室过感知所引起的不恰当放电的比例虽然不高，但其往往可导致反复放电。心室过感知多由T波过感知和ICD导线相关的噪声所引起。既往处理T波过感知问题主要通过调整心室感知灵敏度及调整感知极性来解决，近年来又引入了新的方法，例如采用高频滤波器进而避免T波过感知。由于T波过感知无法预知，《共识》建议置入时应在确保感知VF的前提下开启最小化T波过感知功能。对于由导线磨损及断裂所引起的噪声而产生的过感知，当前的识别方法主要基于其3种特征性表现：①短RR间期异常心室激动；②短时且反复出现；③双极电极除颤腔内心电图中过感知信号缺失。当符合上述描述事件发生时，ICD将会抑制治疗发放并报警提示导线可能存在故障。值得注意的是，有报道显示该算法可能存在较高的假阳性率。因此临床医生应当仔细分析此类报警数据，确认导线是否存在故障。此外，结合导线过感知和导线阻抗趋势突然变化可更准确地预警导线故障，确认感知回路出现故障后，可以暂时将感知极性由真双极程控为整合双极，但不可作为永久的处置策略，因为感知故障后很可能会继发除颤回路故障。

表 50-2　心动过速识别

心动过速识别设置	推荐级别	证据级别
·对于一级预防置入ICD的患者，诊断成立的标准应将诊断时间放宽至心动过速持续6～12s或持续30个心动周期，以减少不必要的治疗 （心动过速的间期与频率直接相关。虽然没有直接证据支持当心室率超过250次/分时不可以延迟2.5 s以上诊断，但有证据证实在此频率下检测30个心动周期再做出诊断是安全的）	I	A
·对于一级预防置入ICD的患者，治疗区最低识别频率应设置为185～200次/分，以减少不必要的治疗 （更高的最低识别频率对于年轻患者或无法通过SVT-VT功能鉴别VT的患者更为适合。同时需确保该患者没有低于该频率的VT发生）	I	A
·对于二级预防置入ICD的患者诊断成立的标准将诊断时间放宽至心动过速持续6～12s或持续30个心动周期，以减少不必要的治疗 （心动过速间期与频率直接相关，虽然没有直接证据支持当心室率超过250次/分时不可以延迟2.5s以上诊断，但有证据证实在此频率下检测30个心动周期再做出诊断是安全的）	I	B-R
·应将SVT鉴别区程控至200次/分以上，甚至可达230次/分（有禁忌证者除外），以减少不必要的治疗 （SVT鉴别诊断功能不适用于合并完全房室阻滞的患者，或已证实该功能在个别患者中并不可靠，双腔模式下的SVT鉴别诊断可能会因心房导线脱位而误将VT诊断为SVT，因此在置入初期不鼓励开启该模式，双腔SVT鉴别诊断禁用于已知心房导线脱位、心房感知不良或存在远场R波过感知以及永久性房颤患者）	I	B-R
·建议开启导线故障监测及报警功能，以检测潜在的导线问题	I	B-R
·对于已知VT发作频率的二级预防ICD置入患者，可以将治疗区最低识别频率设置为低于记录到的VT频率10次/分但必须＜200次/分以减少不必要的治疗 （更高的最低识别频率对于年轻患者或无法通过SVT-VT功能鉴别VT患者更为适合，同时需确保该患者没有低于该频率的VT发生）	Ⅱa	C-EO
·可以设置一个以上的心动过速治疗区，以达到更有效的分层治疗及SVT鉴别诊断，对于快VT需设置较短的延迟诊断	Ⅱa	B-R
·开启形态学鉴别功能后，如果模板匹配度不满意需重新获取模板，以提高形态学鉴别的准确度	Ⅱa	C-LD
·如果选择置入心房导线的原因仅仅是SVT鉴别诊断的目的，那么优先选择单腔ICD，以减少导线相关的并发症及减少治疗费用，除非已知SVT频率可能落入VT治疗区	Ⅱa	B-NR
·对于S-ICD，应设置2个心动过速治疗区，以减少不必要的电除颤，一个治疗区最低识别频率不高于200次/分，并设置SVT鉴别；另一个治疗区最低识别频率不低于230次/分，不设置SVT鉴别	Ⅱa	B-NR
·可以考虑设置一个无治疗的心动过速监测区，以提示临床医师关注是否存在未被治疗的心动过速	Ⅱb	B-NR
·应关闭SVT鉴别诊断中的超时功能，以减少不必要的治疗	Ⅱb	C-EO
·应开启导线噪声鉴别功能以避免非生理性信号所引起的误放电。如果ICD检测到的VT/VF没有被除颤回路或其他远场通道证实时，该算法将暂时抑制电除颤发放	Ⅱb	C-EO
·应开启T波过感知滤波功能，以减少不必要的治疗	Ⅱb	C-LD
·对于真双极导线，如感知回路故障由尖端到阳极环导线故障引起，应将感知向量由真双极程控为整合双极，以减少不必要的电除颤 （如果已证实导线断裂，不可长期使用该方案）	Ⅱb	C-ED

三、心动过速治疗参数设置

ICD治疗的发放可以降低CSD的发生率，然而ICD电除颤治疗不仅给患者带来疼痛、焦虑、恐惧，而且据既往研究结果显示：无论ICD电除颤是否恰当都可增加患者死亡风险。SCD-HeHT研究结果显示：接受恰当电除颤治疗的患者死亡率增高5倍，而接受不恰当电除颤治疗的患者死亡率增加2倍。因此尽可能避免不必要的电除颤治疗显得尤为重要。ICD能否发放恰当的电除颤治疗取决于患者特征：包括置入适应证、服用抗心律失常药物情况、ICD的程控以及随访情况。对于ICD的程控，更高的VT/VF识别频率、更长的诊断时间、SVT鉴别功能的开启，以及ATP治疗的充分发放均可减少不必要的电除颤，提高生活质量，ICD程控或可提高患者的生存率（表50-3）。

ATP治疗VT的安全性及其提高生存率的有效性已经得到了整体上的肯定，尤其在预防不必要的电除颤治疗方面，PainFREERxⅡ研究最先证实ATP用于治疗频率188～250次/分的VT是安全有效的，可以大幅降低不必要的电除颤治疗风险（71%）且不增加患者晕厥事

第50章 HRS/EHRA/APHRS/SOLAECE 有关 ICD 程控和测试的专家共识

表 50-3 心动过速程控

心动过速程控推荐	推荐级别	证据级别
·推荐所有结构性心脏病患者和置入具有 ATP 功能的 ICD 患者启用所有室性心律失常监测区域（包括＞230次/分）的 ATP 功能，从而减少放电次数。需排除 ATP 无效或致心律失常作用的患者	I	A
·所有因结构性心脏病置入具有 ATP 治疗功能的 ICD 的患者，都应设置一阵不少于 8 个脉冲的 ATP 治疗，并将脉冲发放间期设置为 VT 周长的 84%～88%，以减少不必要的放电，除非已有证据证实 ATP 治疗无效或可致心律失常	I	A
·建议在 Ramp 治疗前优先设置 Burst 治疗，以提高 ATP 治疗转复的成功率	I	B-R
·建议在所有 VT 治疗区设置电除颤治疗，以提高室性心律失常转复的成功率（特殊情况下，为减少患者的不适和焦虑，对于血流动力学稳定的慢 VT 患者可以设置仅给予 ATP 治疗）	Ⅱa	C-EO
·建议将 VF 区第 1 次电除颤治疗的能量程控至最大值，以达到第 1 次电除颤治疗即可成功转复室性心律失常的效果，除非前期的除颤测试已证实低能量除颤即可转复	Ⅱa	C-LD

表 50-4 除颤测试

术中测试有效性测试程控推荐	推荐级别	证据级别
·对于置入 S-ICD 患者，建议常规进行除颤测试	I	C-LD
·对于左胸经静脉置入 ICD 的患者，如果感知、起搏功能及阻抗测试数值理想且 X 线提示右心室电极导线位置佳，可不进行除颤测试	Ⅱa	B-R
·对于右胸经静脉置入 ICD 或行 ICD 更换的患者，推荐进行除颤测试	Ⅱa	B-NR
·除颤测试禁忌：已知的非慢性的心脏血栓，房颤、房扑未经充分、系统的抗凝，严重的主动脉狭窄，不稳定冠心病，近期发生卒中或 TIA 血流动力学不稳定及合并其他可产生严重后果的并发症	Ⅲ（有害的）	C-LD

件的发生率。EMPIRIC 研究结果提示，与医生根据经验所设定的个体化程控参数相比，通过 VT 的标准化识别并规范 ATP 治疗参数设定可明显减少 ICD 放电次数。对于 ATP 治疗发放的次数，现有的临床证据多支持设置最多给予 2 次 ATP 治疗。ADVANCE-D 研究提示，每阵 ATP 设置 8～15 个刺激脉冲更为有效。PITAGORA ICD 研究提示，相对于刺激周长 91% 的 Ramp 治疗，刺激周长为 88% 的短阵快速（Brust）治疗能够更有效地终止快 VT。此外，在 ICD 充电期间给予 ATP 治疗已被证实是安全有效的。VF 持续时间延长可能会导致除颤阈值（DFT）的增高，因此《共识》推荐将 VF 区的首次除颤能量程控至最高水平。ECOST 研究结果表明远程监控可通过早期识别和预防房颤伴快心室率及非持续性 VT 事件从而有效地预防 ICD 不必要的放电。《共识》基于以上研究结果，推荐应将 ATP 设定为一线治疗方法合理设置相关参数。

四、置入术中除颤测试

早期的除颤测试是 ICD 置入术的必要环节之一，用于检验 ICD 的除颤效果及其预防 SCD 的能力（表 50-4）。然而识别失败或除颤阈值高等情况的发生率很低，两者相加不足 5%。近 20 年随着除颤技术的发展，现今 ICD 释放的最大除颤能量可达 35～40J，该能量足以转复 VT/VF。因此临床医生对常规除颤测试的价值提出了质疑，尽管缺乏大数据支持，实际手术中进行除颤测试已不足一半。

《共识》叙述了不进行除颤测试的主要原因是顾忌除颤测试可能引起相关并发症，包括：麻醉导致的心肌收缩抑制、呼吸抑制（特别是合并慢性梗阻性肺病及睡眠呼吸暂停的患者）、未经系统性抗凝的房颤患者，除颤测试时房颤转复导致的心腔内血栓脱落，进而引发脑卒中及短暂性脑缺血发作，持续低血压导致脑部灌注不足，由于 VF 或多次电除颤导致的心脏电机械分离甚至死亡等。《共识》同时也指出，上述并发症的实际发生率极低。RAFT 亚组研究、SAFE-ICD 研究及 TNT-ICD 研究结果均支持术中进行除颤测试不增加置入相关并发症的风险。

关于除颤测试对术后除颤效果的影响，《共识》引用了 SIMPLE 及 NORDIC-ICD 两大研究结果。SIMPLE 研究结果表明除颤测试不能增加除颤的有效性。NORDIC-ICD 研究得到相似的结果，即在左胸经静脉置入 ICD 的患者，除颤测试并不能增加除颤有效性。《共识》基于以上研究结果推荐：左胸经静脉置入 ICD 的患者术中可不进行除颤测试。同时强调，不进行除颤测试的前提是：确认导线固定及连接良好、感知功能（＞5～7mV）及起搏阈值在合理范围内，对于其他诸如梗阻性肥厚型心肌病、离子通道病、右胸经静脉置入或者不确定导线固定位置及功能，或右胸经静脉 ICD 更换时，《共识》推荐进行术中除颤测试。

对于S-ICD，尚无证据显示其免予除颤测试是否安全有效，因此《共识》建议常规进行术中除颤测试。

（刘志敏　张　澍）

参考文献

[1] Wilkoff BL, Fauchier L, Stiles MK, et al.2015 HRS/EHRA/APHRS/SOLAECE expert consensus statement on optimal implantable cardioverter-defibrillator programming and testing.J Arrhythm, 2016, 32（1）: 1-28.

[2] 张澍.《2015HRS/EHRA/APHRS/SOLAECE置入型心律转复除颤器程控及测试优化专家共识》解读.中华心律失常学杂志, 2016, 20（5）: 371-376.

[3] Kusumoto FM, Calkins H, Boehmer J, et al.HRS/ACC/AHA expert consensus statement on the use of implantable cardioverter-defibrillator therapy in patients who are not included or not well represented in clinical trials.J Am Coll Cardiol, 2014, 64（11）: 1143-1177.

[4] 中华医学会心电生理和起搏分会.置入型心律转复除颤器治疗的中国专家共识.中华心律失常学杂志, 2014, 18（4）.

第51章

长 QT 综合征

一、概述

先天性长QT综合征（congenital long QT syndromes，LQTs）系编码心肌细胞离子通道基因缺陷而致心室复极延长的心电生理疾病，具有心电图QT间期延长、恶性室性心律失常发生、心脏结构正常及家族分布性和遗传倾向等特征。临床症状可表现为心悸、黑矇，心律失常发作时呈现典型尖端扭转性室速（torsade de pointes，TdP），易发生晕厥和心源性猝死（sudden cardiac death，SCD）。LQTs在世界各地均已有报道，以QT间期异常作为诊断标准估算LQTs患病率约为1/2000。1995年首例LQTS致病基因突变被报道，截至目前已发现15个LQT相关致病基因。临床数据显示KCNQ1、KCNH2及SCN5A突变所致LQT1、LQT2和LQT3三型占所有LQTs患者的75%～80%。静息心电图是LQTs诊断的重要依据，然而有10%～37%致病基因携带者并不出现QT延长，且不同类型LQTs患者因患病基因不同，心电图特征形态亦存在差异，这些现象使得LQTs诊断不能仅依据心电图数据，结合基因学诊断结果的心电图分析将有提高LQTs诊断及风险评估的准确性。

二、发病机制与分型

心肌细胞离子通道是形成动作电位，维持心脏电活性的基础。离子通道功能异常在体表心电图记录中也有所反应。心电图中反映心脏复极参数（QT间期，ST段及T波形态）均会因心肌细胞离子通道及细胞内亚单位功能变化而改变。心肌细胞主要离子通道包括：钠离子通道（I_{Na}），钙离子通道（I_{Ca}）以及钾离子通道（I_k）。其中钾离子通道亚型众多，也是形成心肌复极的主要电流。单个心肌细胞动作电位形成是理解复极机制非常好的模型，如图51-1所示：心肌细胞钠离子通道主要产生动作电位0相钠离子内流，是心肌细胞除极基础；复极电流分别由I_{to}，I_{ca}，I_{ks}，I_{kr}及I_{k1}产生。内向电流增加或外向电流减弱均会导致复极延长，心电图QT间期延长，复极波形改变。依据已报道LQTs相关致病基因LQTs分为15型，表51-1中列出各型LQTs致病基因、编码离子通道及功能改变结果。

表 51-1 LQTs 相关致病基因

LQTs亚型	致病基因	受累蛋白	功能改变	发生频率
LQT1	KCNQ1	α亚基I_{ks}	I_{ks}功能减低	30～35
LQT2	KCNH2	α亚基I_{kr}	I_{kr}功能减低	25～30
LQT3	SCN5A	α亚基I_{Na}	I_{Na}功能增加	5～10
LQT4	ANK2	Ankyrin B	多个相关通道功能减低	<1
LQT5	KCNE1	β亚基I_{ks}	I_{ks}功能减低	<1
LQT6	KCNE2	β亚基I_{kr}	I_{kr}功能减低	<1
LQT7	KCNJ2	α亚基I_{k1}	I_{k1}功能减低	<1
LQT8	CACNA1C	α亚基I_{CaL}	I_{CaL}功能增加	罕见
LQT9	CAV3	Caveolin-3	晚钠电流增加	<1
LQT10	SCN4B	β4亚基I_{Na}	晚钠电流增加	罕见
LQT11	AKAP9	A型激酶锚蛋白9	I_{ks}功能减低	罕见
LQT12	SNTA1	α1互养蛋白	晚钠电流增加	罕见
LQT13	KCNJ5	Kir3.4	I_{kACh}减低	罕见
LQT14	CALM1	钙调蛋白1	改变钙信号调节	<1
LQT15	CALM2	钙调蛋白2	改变钙信号调节	<1
Jervell and Lange-Nielsen				
JLN1	KCNQ1	α亚基I_{ks}	I_{ks}减小	罕见
JLN2	KCNE1	MinK	I_{ks}减小	罕见

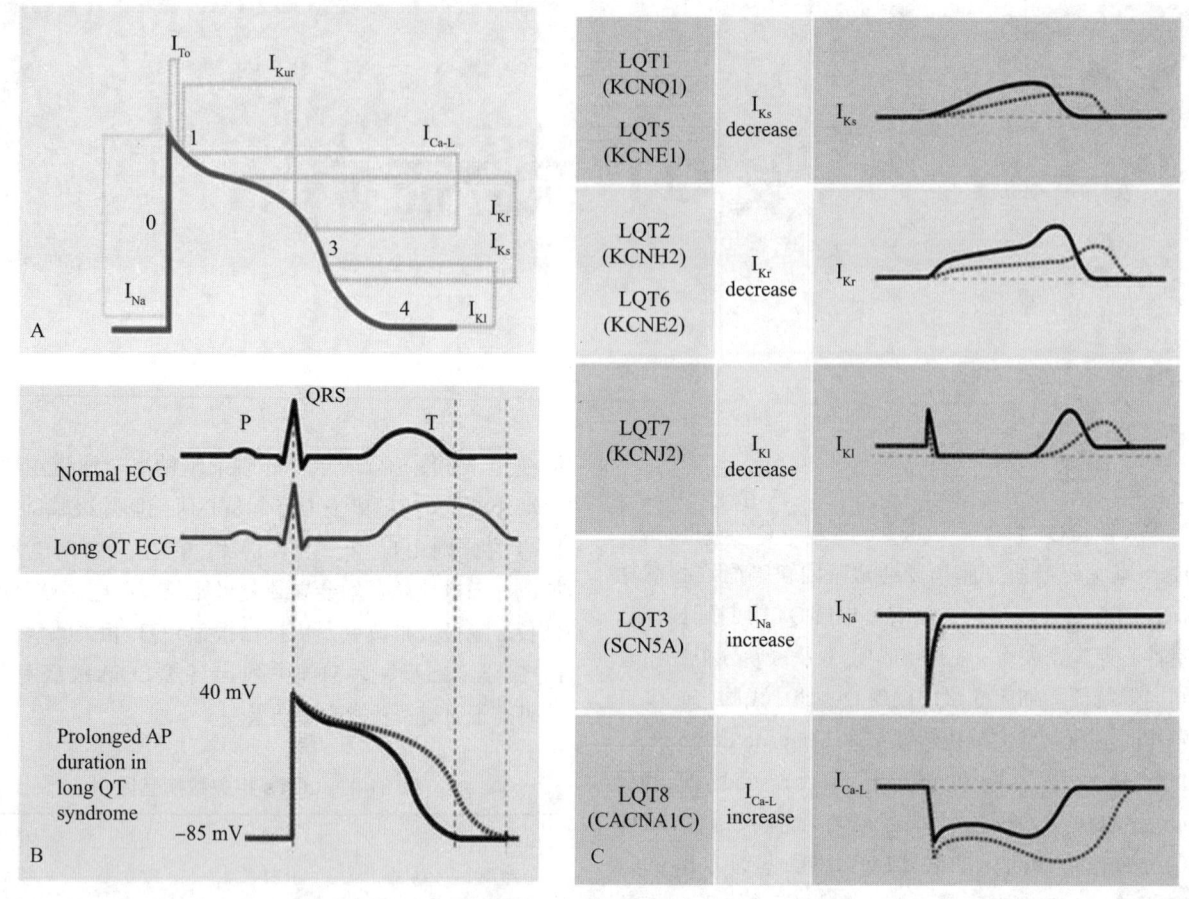

图51-1 LQTs发病机制

A.动作电位形成；B.动作电位时程与心电图QT间期；C.LQTs发病外向K电流减弱，内向Na、Ca电流增加至动作电位时程延长

三、重要概念

1. QT间期　指心电图QRS波起始至T波终点距离，反映心脏去极化和复极时程。心电图测量中注意T波终点的确认，应取T波降支与基线交叉处（图51-2）。

2. Tp-Te　心电图中T波顶点距T波结束的时间，反映心肌细胞复极后期时程（图51-3）。

3. T-U融合波　U波是心电图中位于T波之后的一正向波。在实际心电图中U波的出现常常影响着T波终点的判断。

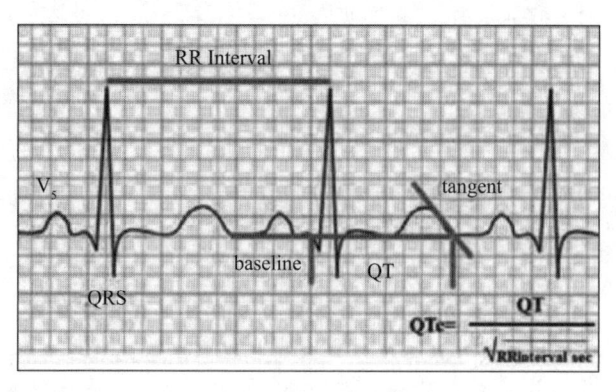

图51-2　心电图QT间期测量

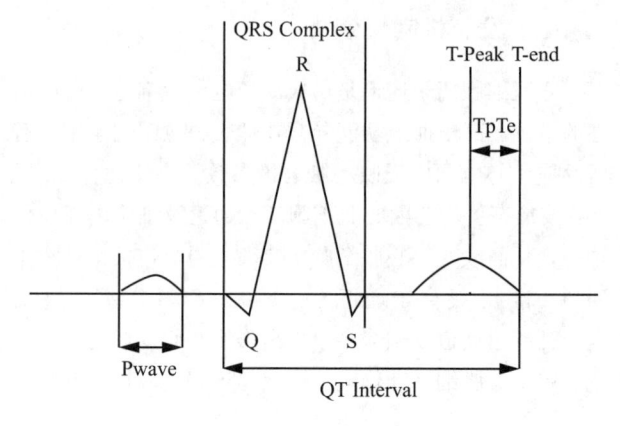

图51-3　Tp-Te测量

四、心电图表现，诊断标准正常值

1. 心电图特征　LQTs心电图表现为QT间期延长，发病时心电图常见恶性室性心律失常。心电图复极波形的异常也是LQTs重要特征，且具有基因特异性：LQT1患者T波呈单峰状，基部宽大，上升及下降支光滑；LQT2患者表现为多导联双峰T，且T波电压偏低；LQT3患者为晚发尖锐/双相T波及非对称高尖T波。LQT7型患者因致病基因KCNJ2编码Ik1通道为心肌细胞复极终末电流，因此心电图QTc间期正常，主要表现T波下降支延长，T-U波融合、双相宽大的U波，QU间期显著延长（图51-4，图51-5）。

2. 诊断标准　LQTs的诊断需以Bazett公式矫正后的QTc间期为准，且应该仔细排除可致QT间期延长的继发性因素：延长QTc的药物、电解质紊乱、获得性心脏病及饮食失衡等。综合患者年龄，家族史，症状及心电图QT间期的综合Schwartz评分也是LQTs诊断依据（表51-2）。

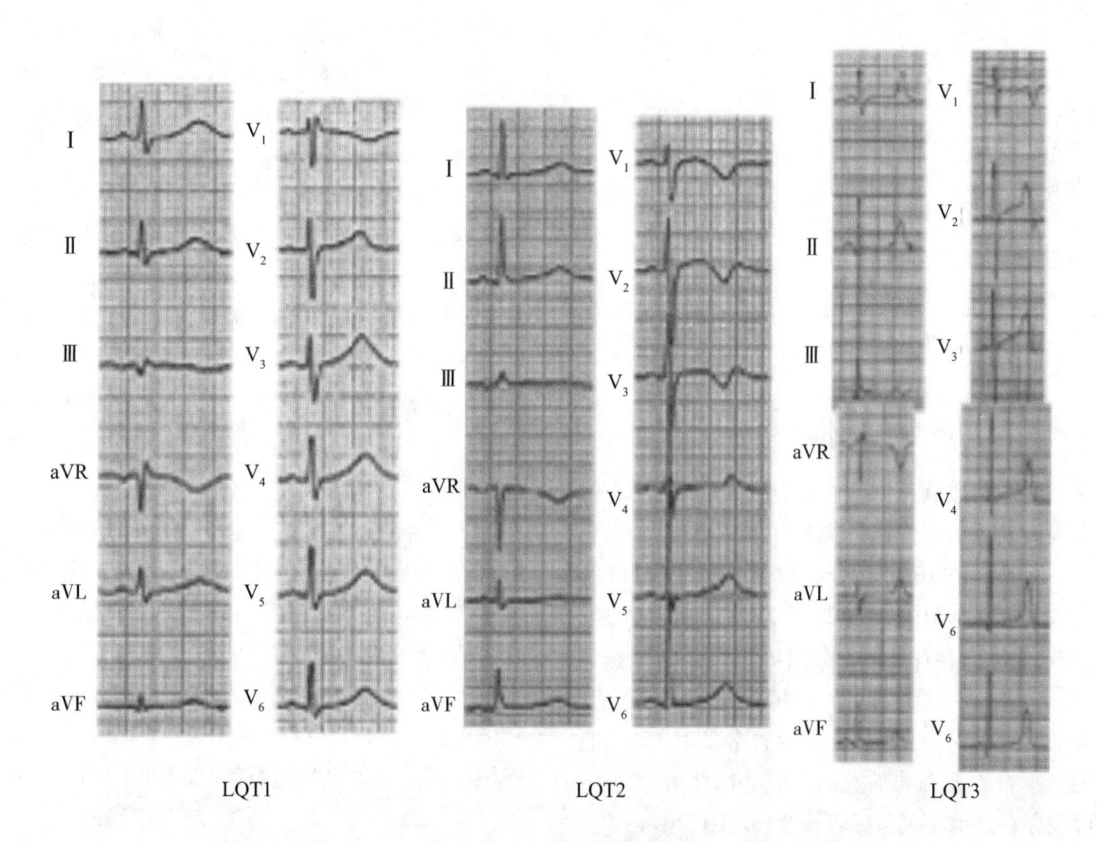

图 51-4　LQTs 心电图特征

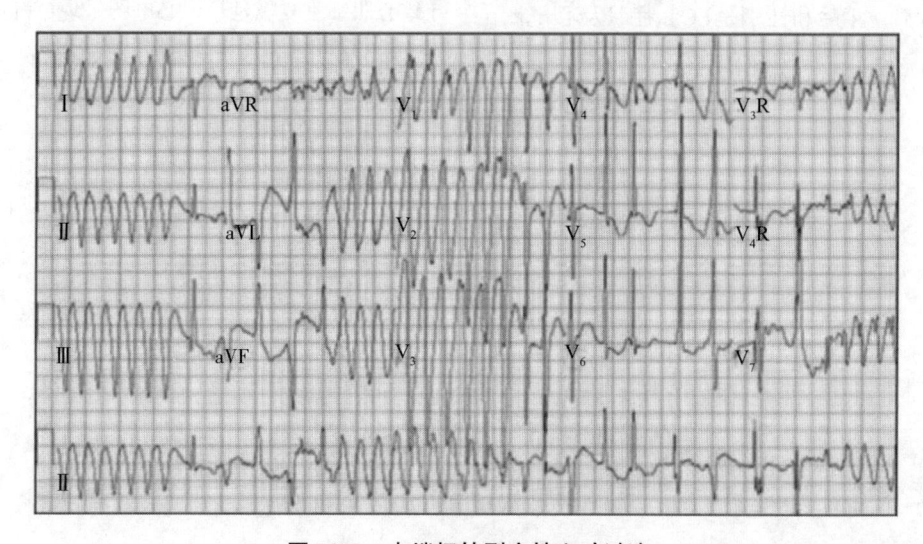

图 51-5　尖端扭转型室性心动过速

表 51-2　遗传性长 QT 综合征 Schwartz 评分标准

诊断依据	评分
心电图表现	
・QTc（ms）	
＞480	3.0
460～470	2.0
＞450	1.0
・尖端扭转型室性心动过速	2.0
・T 波电交替	1.0
・T 波切迹（3 个导联以上）	1.0
・静息心率低于正常 2 个百分位数	0.5
临床表现	
・晕厥	
紧张引起	2.0
非紧张引起	1.0
・先天性耳聋	0.5
家族史	
・家庭成员中存在确定诊断 LQTS	1.0
・直系亲属中有＜30 岁的心脏性猝死	0.5

五、主要鉴别诊断及临床意义

静息心电图和致病基因筛查是 LQTs 诊断最主要的两项辅助检查。目前研究结果提示并非所有 LQTs 患者均存在 QT 延长，约 10% 的 LQT3 型及 37% 的 LQT1 型致病基因携带者心电图中 QT 间期正常。LQTs 患者心电图 QT 间期与健康人存在交叉（图 51-6）。随着越来越多的 LQTs 致病基因携带者被检出，同时也发现许多突变携带者无临床表型（QT 延长或心律失常发生）。LQTs 同家系突变携带者亦并非均发病，提示 LQTs 临床表型的出现可能存在其他相关基因修饰及环境因素影响。因此在 LQTs 心电图诊断中应注意相关影响因素的排除。

1. 年龄、性别　年龄和性别是 LQTs 症状及心电图 QT 间期的重要影响因素。青年患者发病多于交感/副交感神经系统刺激时（运动、惊吓、睡眠）。成人患者发病多受环境因素影响（药物、低血钾等）。病例对照研究结果显示男性患者 90% 多余青少年发病。女性 LQT2 患者孕期心律失常时间发生率低，而产后 9 个月心脏事件发生率显著上升。LQTs 发病性别差异机制可能与性激素对离子通道基因表达相关。

2. 自主神经系统　交感副交感神经活性对心电图 QT 间期存在显著影响。交感兴奋心律增加 QT 间期随之缩短，在 LQT1 患者心律增加是 QT 间期不能随之缩短，其机制为 IKS 是心肌细胞复极储备主要通道功能障碍。因此 LQT1 型患者多于运动发病。心电图中 LQT1 患者发病多于心率增快时，LQT2 患者 TdP 发作前则多存在一长 RR 间期（图 51-7）。

3. 发热　2008 年，第 1 例发热诱发室速的 LQT2 病例被报道，患者父子均携带 KCNH2（A558P），图中可见发热后 QTc 显著延长，基础研究结果显示该突变在发热时影响了 Kv11.1 转运，最终导致心肌细胞 IKr 通道表达减少，复极延长。发热对于 IKr 电流的影响不仅仅局限于 LQT 患者，亦有报道健康人在发热是诱发 Tdp 发生。因此，长 QT 综合征心电图诊断应注意结合患者一般状况而判断。

4. 低血钾　低钾血症可引起 QT 间期延长，同时有研究发现提高血钾浓度可缩短 LQT2 患者 QT 间期（图 51-8）。相反低钾血症则可进一步延长 LQT 患者心电图 QT 间期并增加心律失常事件发生率。

5. 药物　抗心律失常药物中钾离子通道阻断剂影响细胞钾外流，可导致心电图 QT 间期延长，如奎尼丁、胺碘酮等。此外可引起 QT 间期延长的药物包括：抗生素，抗肿瘤药物。此类药物导致 QT 间期延长的机制多作用于心肌细胞离子通道，影响通道蛋白转运或功能，导致心肌细胞复极延长，心电图呈现 QT 间期延长。

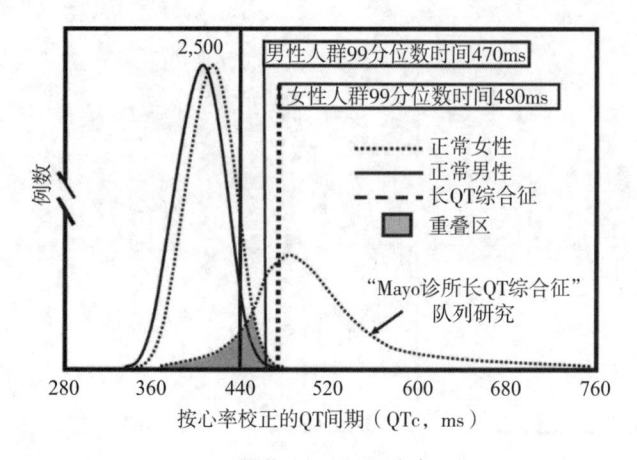

图 51-6　QTc 分布

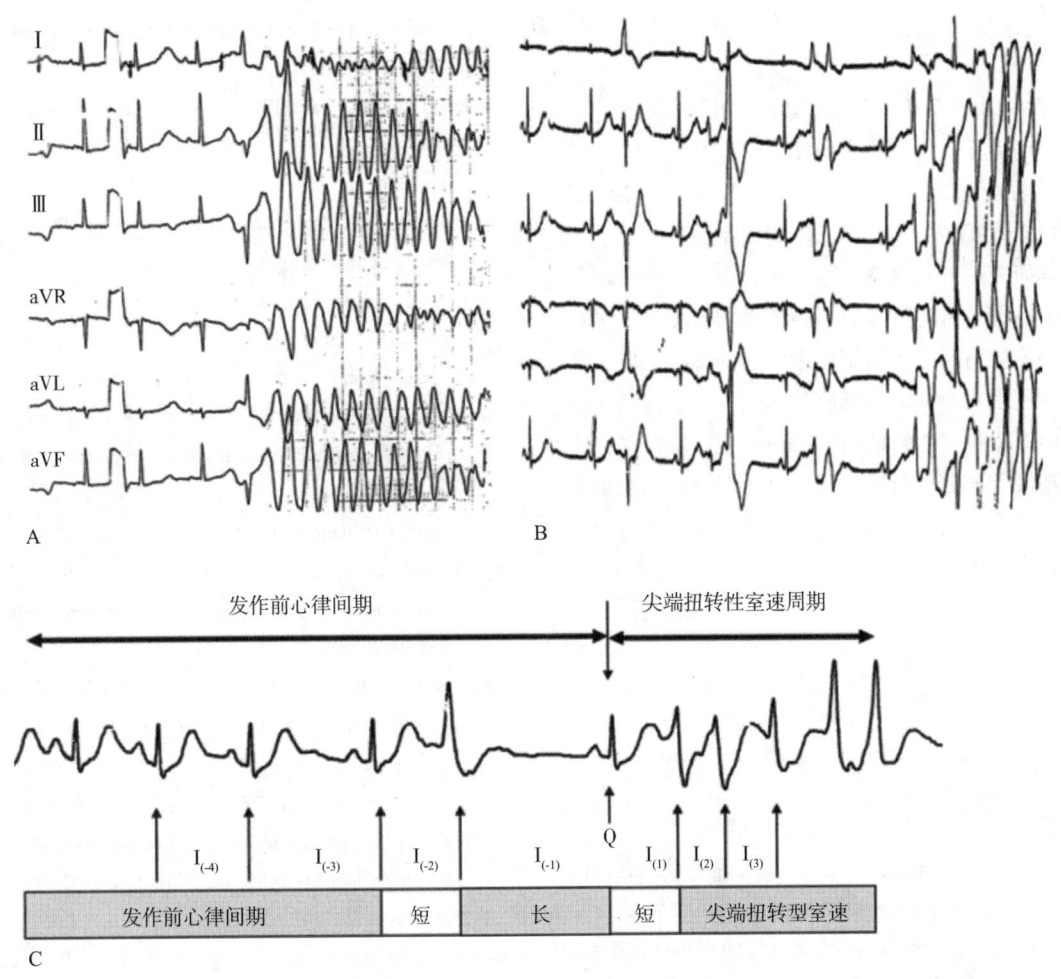

图 51-7 LQTs 发病与心律
A.LQT1；B.LQT2；C.LQT2 发病前心率间期

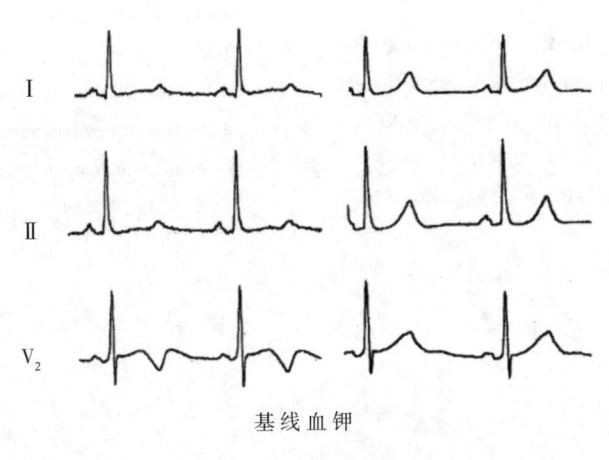

基线血钾

图 51-8 血钾与 QT 间期

六、相关进展与展望

LQTs致病基因发现，揭示了QT间期与心肌细胞离子通道功能的关系。开启了心电图表型与基因型关联研究的篇章。同时随着研究数量的增加，出现许多的基因检测结果难以直接联系于临床心电表型系。进一步离子通道功能学研究是寻找突变的致病机制，解释临床现象的途径，但目前传统应用异源转染体系的研究结果很难真实体现突变体对自体心肌细胞电活动的影响。以人诱导多能干细胞衍化自体心肌细胞技术的发现，为离子通道功能学研究提供了可行的自体心肌细胞疾病模型。完善准确的功能学研究将有助于建立基因型与心电表型之间的精确联系，此方向的发展使得LQTs的诊断与治疗进入精准医学时代。

（冯 莉）

参考文献

[1] Schwartz PJ, Stramba-Badiale M, Crotti L, et al.Prevalence of the congenital long-QT syndrome.Circulation, 2009, 120（18）: 1761-1767.

[2] Tester DJ, Ackerman MJ.Genetics of long QT syndrome. Methodist Debakey Cardiovasc J, 2014, 10（1）: 29-33.

[3] Genetics of cardiac arrhythmias.Wilde AA, Bezzina CR.Heart, 2005, 91（10）: 1352-1358.

[4] Zhang L, Timothy KW, Vincent GM, et al.Spectrum of ST-T-wave patterns and repolarization parameters in congenital long-QT syndrome: ECG findings identify genotypes.Circulation, 2000, 102（23）: 2849-2855.

[5] Zhang L, Benson DW, Tristani-Firouzi M, et al.Electrocardiographic features in Andersen-Tawil syndrome patients with KCNJ2 mutations: characteristic T-U-wave patterns predict the KCNJ2 genotype.Circulation, 2005, 111（21）: 2720-2726.

[6] Schwartz PJ, Moss AJ, Vincent GM, et al.Diagnostic criteria for the long QT syndrome.An update.Circulation, 1993, 88（2）: 782-784.

[7] Priori SG, Schwartz PJ, Napolitano C, et al.Risk stratification in the long-QT syndrome.N Engl J Med, 2003, 348（19）: 1866-1874.

[8] Giudicessi JR, Ackerman MJ.Genotype- and Phenotype-Guided Management of Congenital Long QT Syndrome.Curr Probl Cardiol, 2013, 38（10）: 417-455.

[9] Amin AS1, Pinto YM, Wilde AA.Long QT syndrome: beyond the causal mutation.J Physiol, 2013, 591（17）: 4125-4139.

[10] Locati EH, Zareba W, Moss AJ, et al.Age and sex-related differences in clinical manifestations in patients with congenital long-QT syndrome: findings from the International LQTS Registry.Circulation, 1998, 97（22）: 2237-2244.

[11] Khositseth A, Tester DJ, Will ML, et al.Identification of a common genetic substrate underlying postpartum cardiac events in congenital long QT.Heart Rhythm, 2004, 1（1）: 60-64.

[12] Tan HL, Bardai A, Shimizu W, et al.Genotype-specific onset of arrhythmias in congenital long-QT syndrome: possible therapy implications.Circulation, 2006, 114（20）: 2096-2103.

[13] Amin AS, Herfst LJ, Delisle BP, et al.Fever-induced QTc prolongation and ventricular arrhythmias in individuals with type 2 congenital long QT syndrome.J Clin Invest, 2008l, 118（7）: 2552-2561.

[14] Drew D, Baranchuk A, Hopman W, et al.The impact of fever on corrected QT interval.J Electrocardiol, 2017, 50（5）: 570-575.

[15] Compton SJ1, Lux RL, Ramsey MR, et al.Genetically-defined therapy of inherited long-QT syndrome: correction of abnormal repolarization by potassium.Circulation, 1996, 94（5）: 1018-1022.

[16] Sabir IN, Killeen MJ, Goddard CA, et al.Transient alterations in transmural repolarization gradients and arrhythmogenicity in hypokalaemic Langendorff-perfused murine hearts.J Physiol, 2007, 581: 277-289.

第52章

Brugada 综合征与 Brugada 心电图的相关进展

一、概述

Brugada综合征（Brugada syndrome，BrS）是一种编码心肌离子通道基因异常所致的家族性原发心电疾病，1992年由西班牙学者Brugada P和Brugada J两兄弟首先报告。它是一种常染色体显性遗传疾病，患者的心脏结构多正常，心电图具有特征性的"三联征"：右束支传导阻滞、右胸导联（$V_1 \sim V_3$）ST段呈穹窿形或马鞍形抬高、T波倒置。临床上Brugada综合征以心室颤动或多形性室速引起的反复晕厥、甚至猝死为主要表现。如果患者有Brugada综合征的心电图表现但从无心律失常、晕厥等事件时，称之为Brugada心电图。除了基因变异以外，一些继发性原因也可以导致心电图表现为Brugada样改变，例如心肌缺血、高钾、体温变化、药物等，临床工作中要注意鉴别。

二、Brugada综合征的心电图诊断

Brugada综合征的心电图表现可以分为3种类型，Ⅰ型：ST段呈"穹窿样"抬高，J点和ST段顶点抬高≥2mm，伴有T波倒置；Ⅱ型：ST段呈"马鞍形"抬高≥1mm，J点抬高≥2mm，伴有双向或正向T波；Ⅲ型：ST段呈"马鞍形"或"穹窿样"抬高≤1mm，J点抬高≥2mm，伴有正向T波（图52-1）。

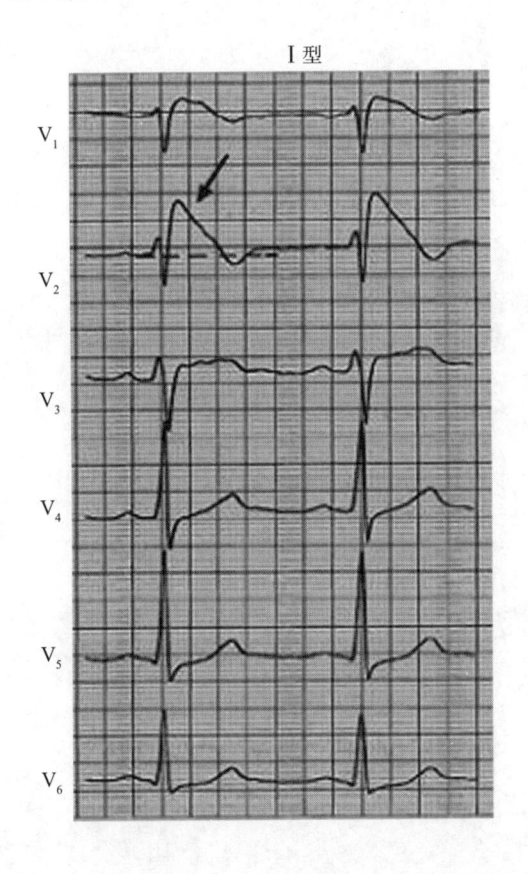

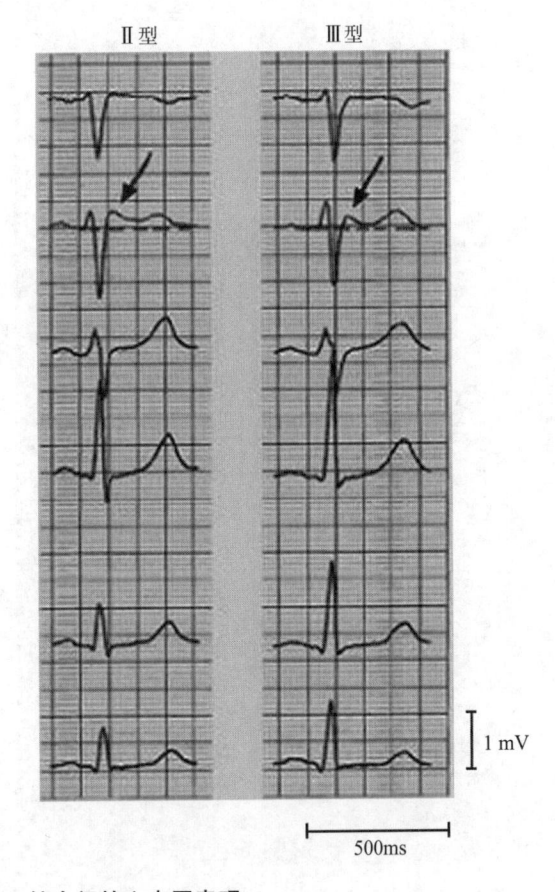

图52-1　3种Brugada综合征的心电图表现

Brugada综合征患者的心电图表现可持续存在，也可间歇存在，具有多变性。这一特点使患者在不同时间的心电图可具有典型的Brugada综合征特点，或不典型的ST改变或完全正常。迷走神经兴奋、心率减慢及使用钠离子通道阻滞剂（最常用的为阿义马林和氟卡尼）有助于典型心电图的显现（图52-2，图52-3）；将心电图右胸导联V_1、V_2上移1～2个肋间（即将V_1、V_2导联放置于胸骨右、左缘第3和第2肋间）也能提高Brugada心电图的检出率（图52-4）。

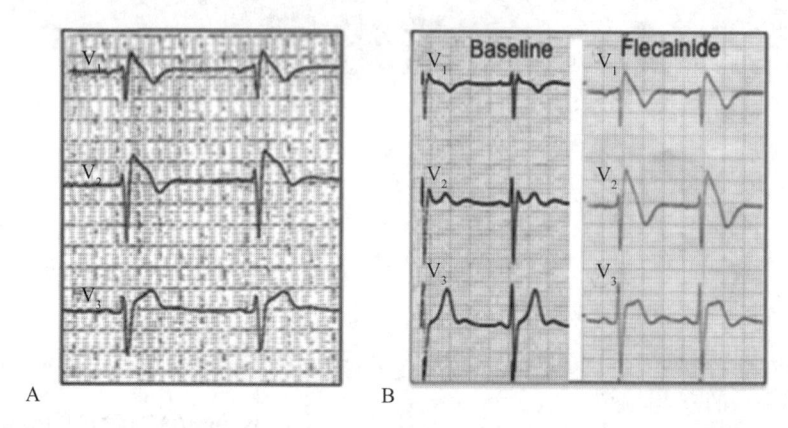

图52-2　A.自发1型Brugada心电图改变；B.氟卡尼诱发出1型Brugada心电图改变

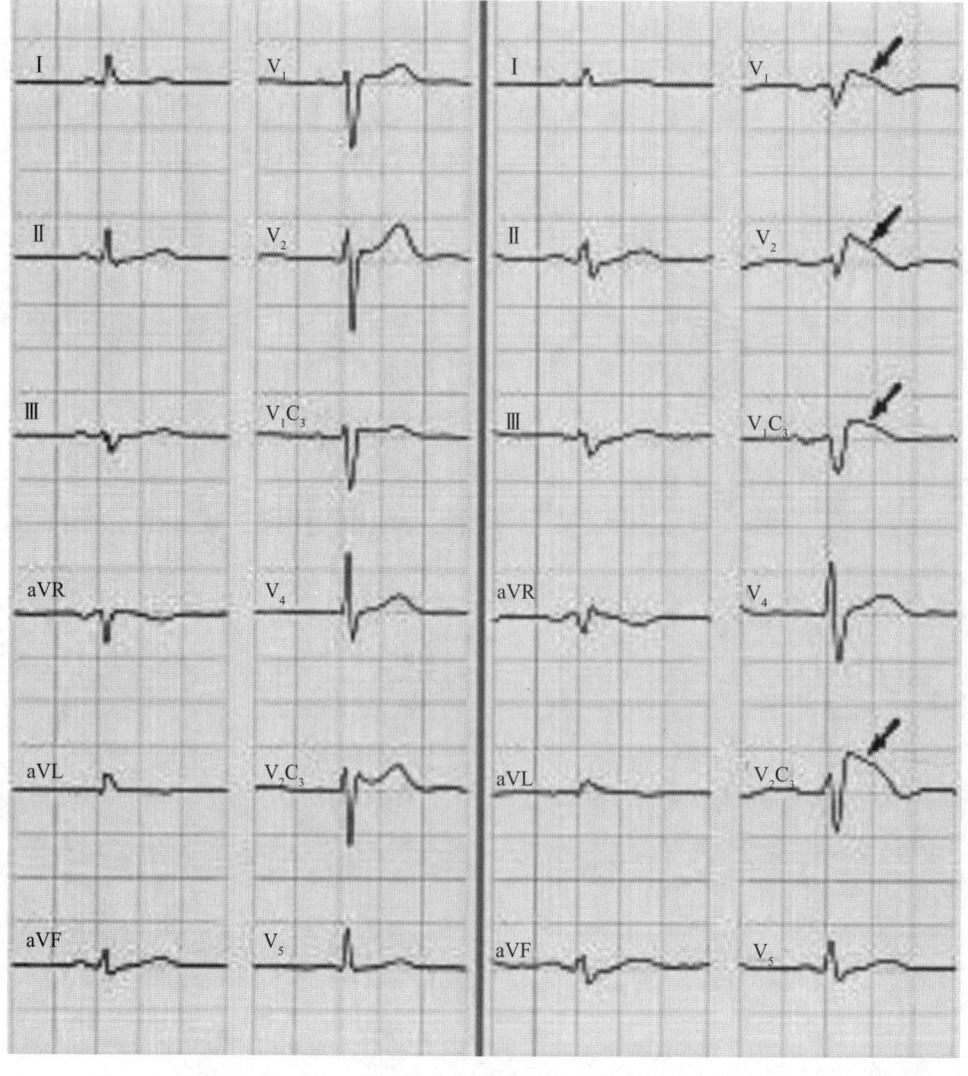

图52-3　左图.正常状态下记录的心电图；右图.使用阿义马林后诱发出Brugada 1型心电图改变

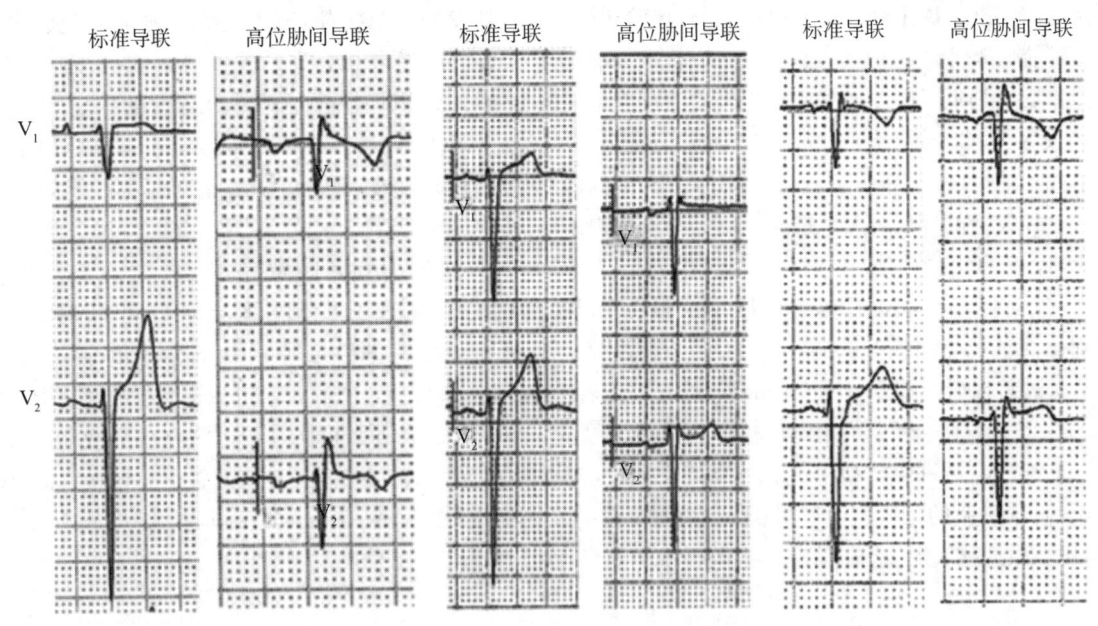

图52-4 从左至右图1,2为一组,3,4为一组,5,6为一组。标准导联表示V₁、V₂导联常规放置于胸骨右、左缘第2肋间;高位肋间导联表示将这两个导联的位置上移1～2个肋间记录的图形

三、危险因素的评估

在过去20多年里,1型心电图改变和BrS常常被用作同义词,基于BrS的诊断仅依靠心电图指标,有Brugada 1型心电图特征的患者不论有没有临床症状都被认为有心源性猝死(SCD)的风险。显然这样是不够严谨的,一个心电图表现等于一种疾病,过去类似的错误犯过很多次。比如60年前T波倒置被认为是心肌缺血,而这种心电图异常被等同于有冠状动脉疾病。这个错误多年后才被纠正。因为T波倒置不总是心肌缺血的表现,还可在不同的心脏病中出现异常,比如肥厚型心肌病,致心律失常性右心室心肌病(ARVC)、肺栓塞等。同样的,所谓的1型心电图改变,除了包括BrS,还可能包括非特异性良性的发现,或者右心室心肌病、肺栓塞等。

1型心电图和BrS不应该被认为是同义词,但是1型心电图的出现,也可以被怀疑是无症状阶段的BrS。公认的Brugada自发1型心电图改变和推测心律失常起源的心源性晕厥为高危因素。药物诱发的1型心电图改变和无临床症状为低危因素。家族性心源性猝死没有被公认为独立危险因素。电生理检查阳性预测价值也受到争议。事实上,目前评估危险因子都是依据人群登记,所有这些研究评估联合终点,包括被ICD记录到的快速室性心律失常,还有没有ICD记录下的心源性猝死。然而,ICD记录的快速室性心律失常只是心源性猝死的一个替代指标,快速室性心律失常往往可以自行终止,而不导致心源性猝死。这种情况下,在所有的研究中,任何单独的危险因子都会高估心源性猝死的真实风险。

另外,所有公认的和可能的危险因子(自发性Brugada 1型心电图改变,晕厥,家族性猝死,电生理检查阳性)在ICD患者中逐一测试验证时候表现并不如人意,易变的敏感性,低特异性,低的阳性预测价值。事实上我们没有随机对照研究能够确定心源性猝死的真实风险和ICD能预防事件发生的能力。

依据单个或者多个危险因子分层可以更好评估事件发生风险,特别是考虑家族心源性猝死病史,晕厥,电生理检查阳性。只有0个或1个危险因子的患者没有不良事件发生,不良事件都发生在有2个或3个危险因子的患者(图52-5)。正如指南指出的那样我们应该治疗高风险患者,低危的患者一般而言有良好的结局,ICD置入应该是有多危险因素患者才被考虑。对于有争议的低危患者,和患者及其家属讨论指征、禁忌证和并

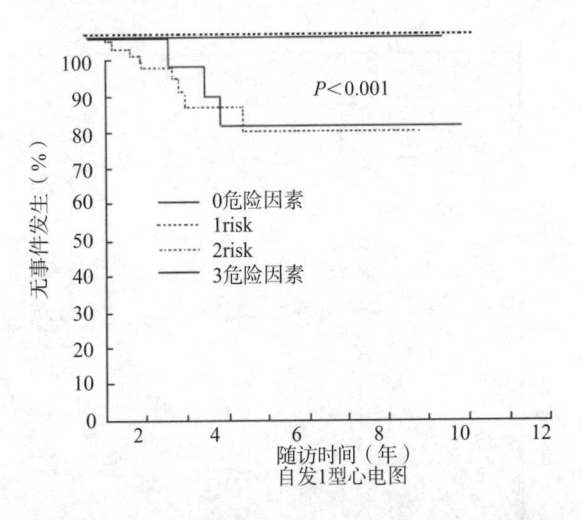

图52-5 Brugada自发性1型心电图改变合并不同数目危险因素的生存曲线

发症，让他们知道ICD置入仍然有风险，尽管风险比较小。但在目前临床实践中，许多心脏中心针对Brugada1型心电图但其实为低风险患者采用了积极的治疗措施，这些患者安装了ICD或者右心室流出道射频消融。结果，为了挽救治疗真正的BrS患者许多健康人也同时被治疗了。这种策略的坏处对患者造成了负面心理影响，操作风险和花费巨大。

所以应该对BrS患者进行综合评估，评价危险因素，识别出高危患者，予以积极处理预防不良事件发生，以下是近年来研究较多的用于Brugada综合征或者Brugada样心电图危险分层的心电学指标。

（一）V_1，V_2导联碎裂QRS波（fQRS）

在Brugada图形的基础上合并出现碎裂QRS是在BrS患者中发生持续室颤（VF）的预测指标。有研究显示新发的完全性右束支传导阻滞或者碎裂QRS可以在22%的患者中观察到，其中58%与VF发作联系有关。新近一篇荟萃分析也发现fQRS波的出现可以预测BrS患者发生心律失常事件（图52-6），并提示右胸导联对应的解剖区域（通常是右心室流出道）可能存在心肌损伤与传导延迟。

（二）Brugada负荷

10%的BrS患者肢体导联也可出现ST段抬高，这一现象是恶性心律失常的发生的独立预测因子。Brugada负荷（Brugada Burden）的概念是指心电图中出现BrS样改变（即ST段"穹窿样"或"马鞍样"抬高伴或不伴J点抬高、T波倒置）的导联数目，以及ST段抬高的程度。Brugada负荷越大，猝死的风险也越高（图52-7，图52-8）。

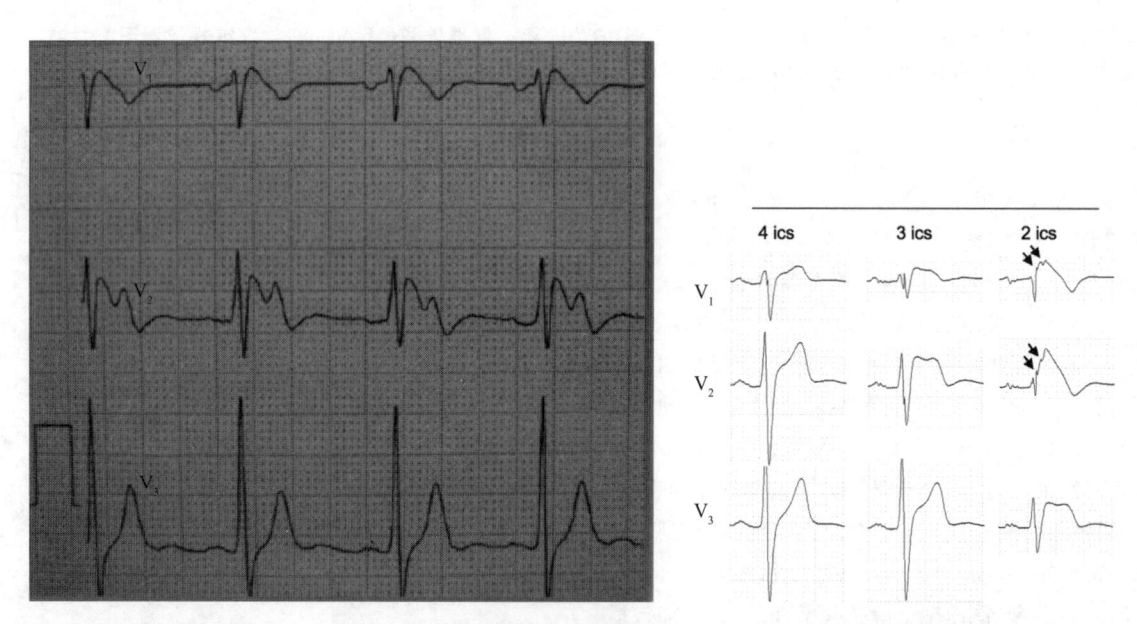

图52-6 左图和右图均可见V_1、V_2导联呈BrS样改变且有碎裂QRS波，上移1~2个肋间后（3 ics、2ics）更为明显

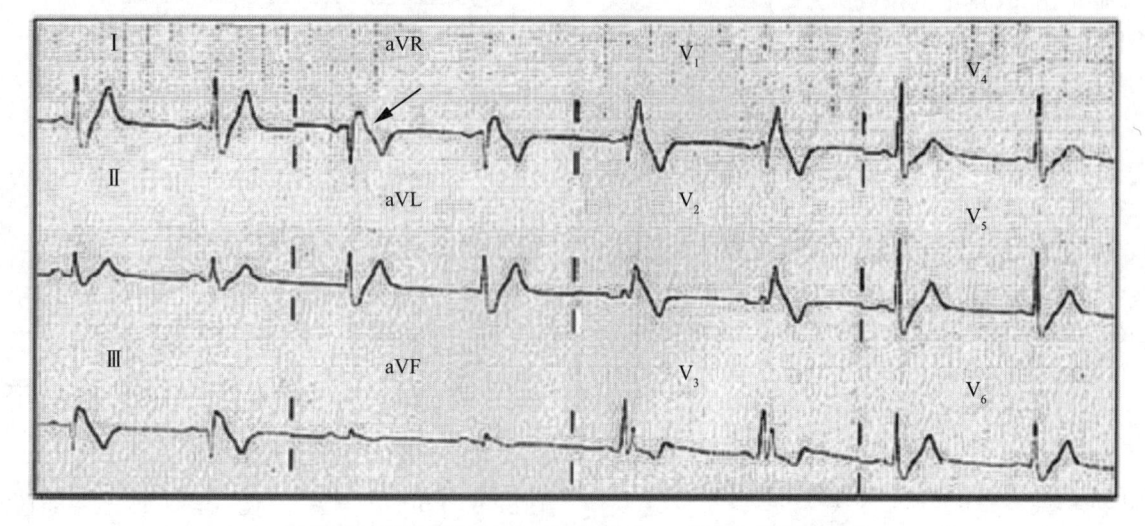

图52-7 箭头所示可见aVR导联Brugada样心电图改变

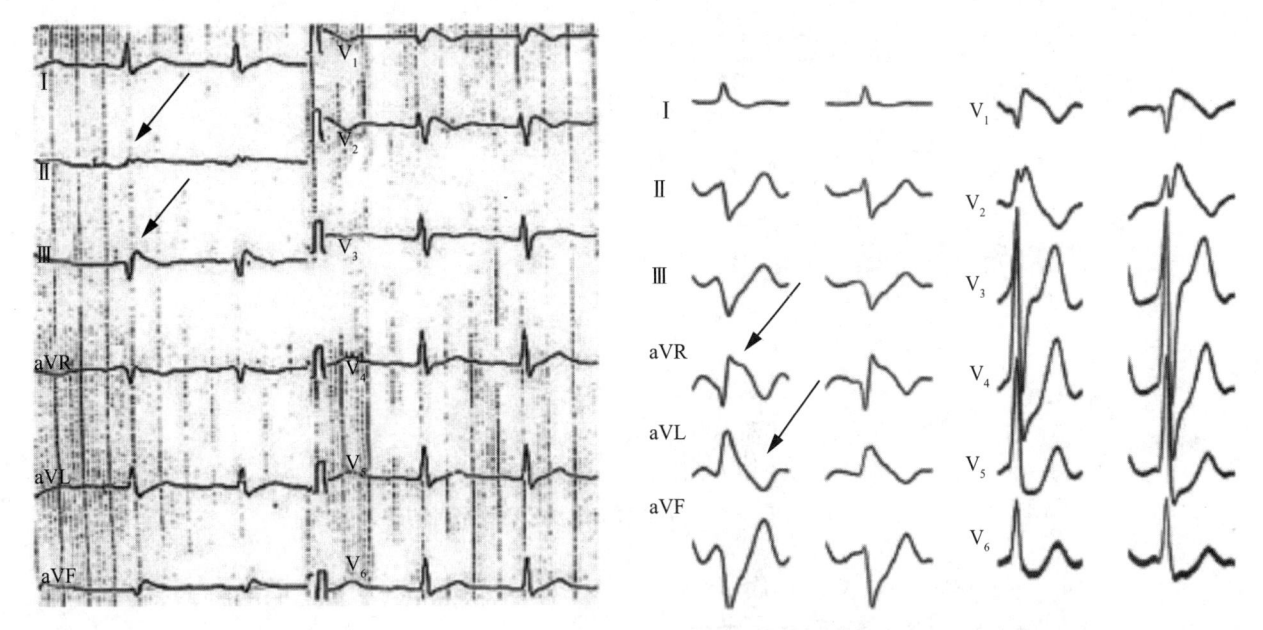

图 52-8 左图箭头所示可见肢体导联 Brugada 样心电图改变；右图箭头所示可见 aVR 和 aVL 导联 Brugada 样心电图改变

（三）Brugada 波合并右束支传导阻滞

显著的右束支传导阻滞可以掩盖典型的 BrS 样心电图表现，一部分 BrS 患者会在疾病发展过程中新出现右束支传导阻滞，后者与 BrS 患者无事件生存率相关：BrS 伴有持续性完全性右束支传导阻滞的患者生存率最低，BrS 不伴有完全性右束支传导阻滞的预后相对较好，BS 伴有进展的完全性右束支传导阻滞者生存率居中（图 52-9）。

（四）RV-PB 指数

这是一项新的对 BrS 患者进行危险分层的心电图参数。选择性 QRS 波增宽指数（RV-PB 指数）= QRS 宽度 $V_1+V_2+V_3/V_4+V_5+V_6$，即右胸导联 QRS 宽度与其他胸前导联 QRS 宽度的比值。这个量化计算公式是基于对 BrS 患者可能存在右心室、右心室流出道传导延缓的认识。有研究分析以 RV-PB 1.21 为界值，预测 BrS 患者心血管事件的敏感性为 78%，特异性为 87%，在校正年龄、性别和心内电生理检查结果后，RV-PB > 1.2 的 BrS 患者心源性猝死和心房颤动发生率更高、自发性 1 型心电图改变更多见、随访中晕厥发生和 ICD 置入率更高、长期生存率更低（图 52-10）。

（五）其他

BrS 有时需要与早期复极综合征（ERS）进行鉴别，在这两种疾病的患者，诱发多形性室速的期前收缩与之前窦性心搏的配对间期存在差异，诱发 ERS 患者出现多形性室速的室早配对间期更短（图 52-11A）；电生理检查时心室有效不应期也有鉴别价值，通常 ERS 患者的心室有效不应期更短（图 52-11B）。

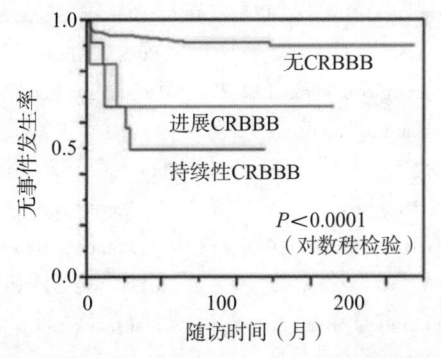

图 52-9 BrS 患者合并无 CRBBB，进展 CRBBB，持续性 CRBBB 的生存曲线

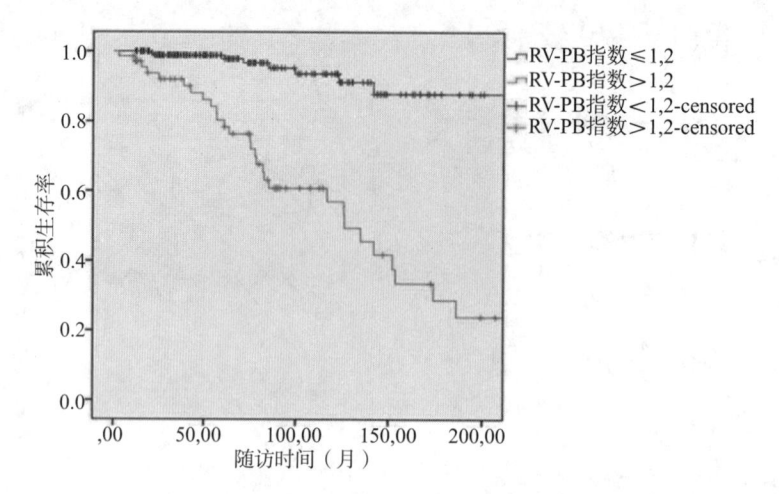

图52-10　RV-PB＞1.2和RV-PB＜1.2 BrS患者的生存曲线

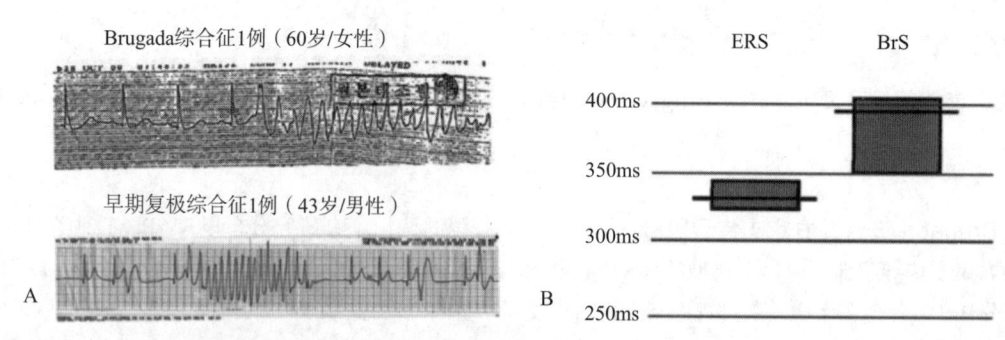

图52-11　A.BrS患者和ERS患者发生多形性室速时室性期前收缩的配对间期；B.BrS患者和ERS患者行电生理检查时心室有效不应期的比较

（白　融）

参 考 文 献

[1] Anselm DD, JM Evans, A.Baranchuk, Brugada phenocopy. A new electrocardiogram phenomenon.World J Cardiol, 2014, 6（3）：81-86.

[2] Beinart R, et al. Is Flecainide Dangerous in Long QT-3 Patients？Pace-Pacing and Clinical Electrophysiology, 2009, 32（1）：143-145.

[3] Conte G, et al. Implantable cardioverter-defibrillator therapy in Brugada syndrome：a 20-year single-center experience.J Am Coll Cardiol, 2015, 65（9）：879-888.

[4] Delise P, G Allocca, and N.Sitta, Brugada type 1 electrocardiogram：Should we treat the electrocardiogram or the patient？ World J Cardiol, 2017, 9（9）：737-741.

[5] Gourraud JB, et al. Brugada syndrome：Diagnosis, risk stratification and management.Arch Cardiovasc Dis, 2017, 110（3）：188-195.

[6] Meng L, et al. Meta-analysis of Fragmented QRS as an Electrocardiographic Predictor for Arrhythmic Events in Patients with Brugada Syndrome.Front Physiol, 2017, 8：678.

[7] Morita H, et al. Distribution and Prognostic Significance of Fragmented QRS in Patients With Brugada Syndrome.Circulation-Arrhythmia and Electrophysiology, 2017, 10（3）.

[8] Nam GB, et al. Mode of onset of ventricular fibrillation in patients with early repolarization pattern vs.Brugada syndrome. European Heart Journal, 2010, 31（3）：330-339.

[9] Priori SG, et al. Risk stratification in Brugada syndrome：results of the PRELUDE（PRogrammed ELectrical stimUlation preDictive valuE）registry.J Am Coll Cardiol, 2012, 59（1）：37-45.

[10] Rollin A, et al. Prevalence, characteristics, and prognosis role of type 1 ST elevation in the peripheral ECG leads in patients with Brugada syndrome.Heart Rhythm, 2013, 10（7）：1012-1018.

[11] Yan GX, J Wave and J Wave Syndromes.Cardiology, 2009, 114：35.

[12] Viskin S, A.Adler, and R.Rosso, Brugada burden in Brugada syndrome：the way to go in risk stratification？ Heart Rhythm, 2013, 10（7）：1019-1020.

[13] Kukla P, Stop "Early repolarization syndrome", start "Haissaguerre syndrome".Journal of Electrocardiology, 2014, 47（2）：226-227.

第53章

儿茶酚胺敏感性多形性室性心律失常

儿茶酚胺敏感性多形性室性心动过速（Catecholaminergic Polymorphic Ventricular Tachycardia，CPVT）是一种遗传性心律失常疾病，以运动或情绪诱发的双向性或多形性室性心动过速为特征，好发于青年人群，恶性程度高，了解和掌握CPVT的临床特点、诊疗策略十分必要，本文将结合指南就CPVT的相关问题进行阐述。

一、分子遗传学

目前的研究证明CPVT具有家族聚集现象，属于遗传性疾病，分为显性遗传和隐性遗传2类，阳性检出率均为60%。其遗传模式主要有2种：由RYR2基因突变引起，此为常染色体显性遗传；还有相对较少的一部分为CASQ2基因突变引起，此为常染色体隐性遗传。两种基因都参与心肌细胞肌浆网的钙离子释放，影响兴奋收缩偶联，可以说RyR2通道和CASQ2蛋白功能异常可使心肌细胞内的钙稳态发生异常，使膜电位出现剧烈的震荡和延迟后除极。分子遗传学检测发现，先证者中约有50%存在杂合子RyR2的基因突变、2%纯合子CASQ2基因突变。以往研究结果普遍认为，只有当患者一对等位基因都异常时才出现临床病理表现，而杂合子患者的突变基因几乎不表达，但最近有报道杂合子CASQ2基因突变也可能会引发CPVT临床表现。

KCNJ2是LQT7的致病基因、Ank2基因突变可致LQT4，近期研究发现KCNJ2或Ank2基因突变携带者可表现为儿茶酚胺介导的双向性室速，但不能明确其是导致了类似CPVT的表型，还是这种突变导致了新的CPVT类型。另外还有发现TRDN基因及CALM1基因可能与CPVT有关。

二、临床表现

CPVT主要见于儿童和青少年，其临床表现通常为运动或情绪激动后出现晕厥，一些轻微的临床症状表现为运动后出现心悸或眩晕，但不幸的是一些患者首发表现就是心脏性猝死（sudden cardiac death，SCD），并且越来越多的学者认为其可能是心脏结构无异常的青年男性不能解释的SCD的原因。一些基于小样本研究的有限数据统计表明35%患者在10岁以前、75%患者在20岁以前出现症状；家系调查发现，大概30%的患者家系中一个或多个成员有早期猝死史，猝死多数发生在儿童期，但也可见较晚期的猝死（20岁以后）。Leenhardt等研究表明，CPVT患者首发症状出现在（7.8±4）年。在大多数情况下，即使患者直到成年期才发病，但实际上症状在儿童早期就已存在，首次出现晕厥的年龄与疾病的严重程度相关，年龄越小、预后越差。

三、诊断标准

2013年，美国心律学会（HRS）/欧洲心律学会（EHRA）/亚太心律学会（APHRS）共同发布的《遗传性心律失常综合征诊治专家共识》，对CPVT的诊断标准建议为：①年龄＜40岁，心脏结构和静息心电图无异常，不能用其他原因解释的由运动或儿茶酚胺诱发的双向性室速（bVT）或多形性室性期前收缩或多形性室速（pVT）；②携带致病性基因突变的患者（先证者或家庭成员）；③先证者家族成员，无器质性心脏病，表现为运动诱发的室性早搏或bVT或pVT；④年龄＞40岁，心脏结构和冠状动脉无异常，静息心电图正常，不能用其他原因解释的由运动或儿茶酚胺诱发的bVT或多形性室性期前收缩或pVT。2011年，澳大利亚和新西兰心脏学会（CSANZ）CPVT指南也提出了新的的诊断及管理流程（图53-1）。我国于2015年发布了遗传性原发性心律失常综合征诊断与治疗中国专家共识，与CPVT诊断标准与2013年HRS/EHRA/APHRS专家共识基本一致。

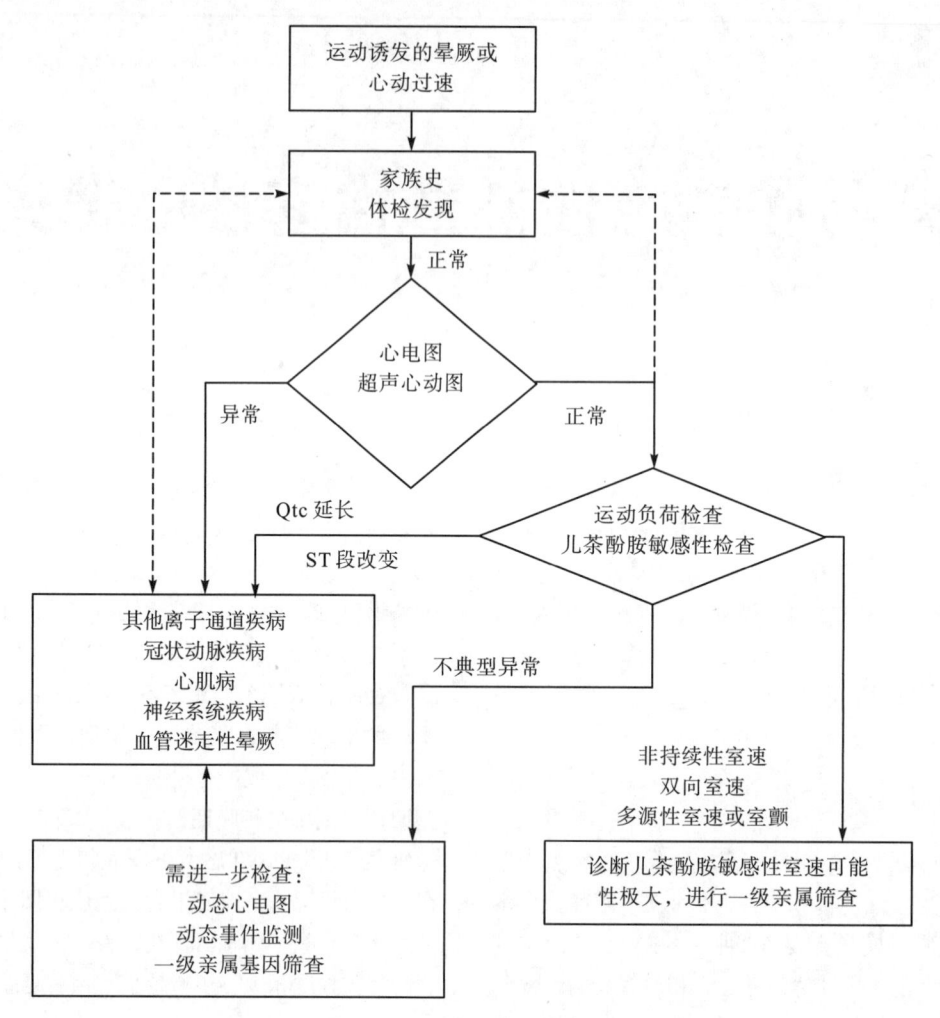

图53-1 CSANZ诊断流程图

四、辅助检查

1. 运动负荷试验　目前认为运动负荷试验是诊断CPVT的金标准，为首选检查。在运动负荷试验时可出现高度可重复的心律失常，心律失常的心率阈值一般在100～120次/分。随着运动负荷的增加，室性心律失常会变得越来越复杂，从单个室性期前收缩到室性期前收缩二联律，变成非持续性室速，再发展为持续性的室速，甚至最终会演变为室颤。其室速常常表现为多形性或双向性，双向性室速是CPVT相关性心律失常的典型特征（图53-1），如CPVT患者没有QRS向量规律的变化，则表现为不规则的多形性室速。

2. Holter　动态心电图适用于无法进行运动试验、怀疑情绪而不是运动诱发CPVT，或有CPVT相关的心律失常症状但运动试验阴性、评价缓慢心律失常及室上性心律失常发生的患者。然而，Holter检查发现CPVT患者室性心律失常事件的敏感性低于运动试验。

3. 肾上腺素激发试验　有报道称，肾上腺素激发试验可能是较运动负荷试验更有效的诊断方法。肾上腺滴注诱发试验常用初始剂量0.05μg/(kg·min)，每间隔5min加量，至最大剂量0.2μg/(kg·min)。主要用于运动试验及Holter检查均未发现室性心律失常的患者。

4. 置入式环形记录器　置入式环形记录器能更检测数年来的心电活动，对偶尔发生或间隔数月，对不明原因晕厥为病因诊断提供更可靠的资料，但临床较少应用。

5. 基因检测新技术　指南推荐筛查的基因为雷诺丁受体2（RyR2）和集钙蛋白2（Casq2）。目前，缺乏对突变的功能或生物学效应的了解，仍然是基因检测的最大局限性。阴性检测结果不能排除疾病。

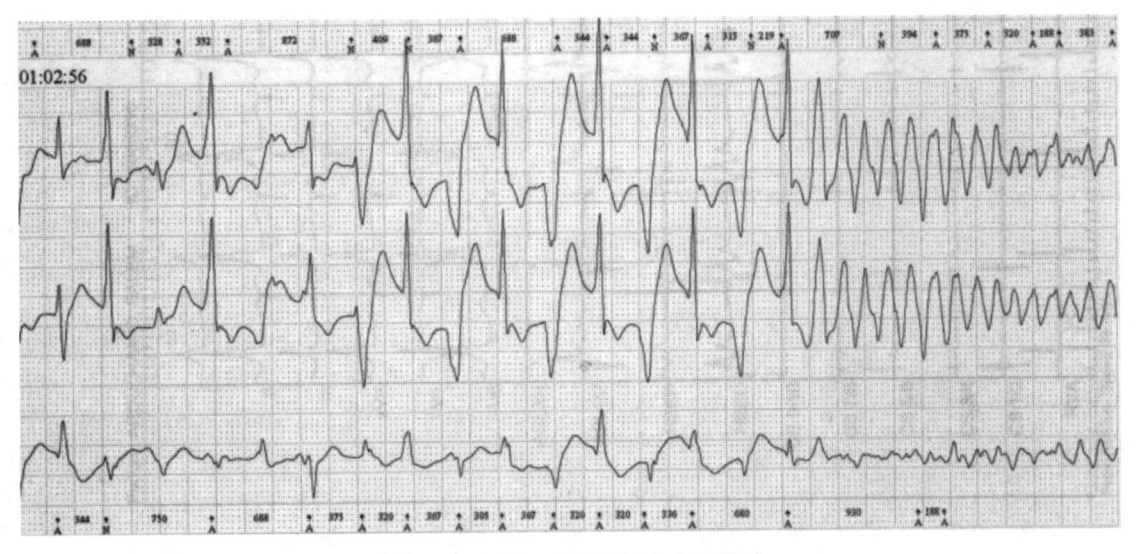

图 53-2　bVT，恶化进展为心室颤动

五、风险评估

患者心律失常事件高风险为心搏骤停而非晕厥（图53-2）；诊断于童年时期，即发病早，预示预后不良；未用β受体阻滞药是心律失常的独立预测因素；运动试验出现复杂性异位心律为预后更差的标记；RYR2羧基端突变相较于氨基端突变，更易发生非持续性室速。

六、治疗

β受体阻滞药是CPVT一线用药，纳多洛尔（Nadolol）是一种长效药物、适于预防用药，但一些国家并未应用，说明其他一些非选择性β受体阻滞药具有相似有效性。ICD的选择须在合理的药物应用的基础上，筛选恰当的适应证，并在置入后进行合理的管理。维拉帕米未见明显获益。氟卡尼可以减少有限患者的室性心律失常。LCSD小型系列研究表明短期结果令人鼓舞、但需长期随访研究，而且LCSD在很多中心无条件应用，但仍是充满良好前景的。射频消融是难治性CPVT的附属治疗，目前经验有限。目前各指南CPVT治疗推荐主要参考2013年美国心律学会（HRS）/欧洲心律学会（EHRA）/亚太心律学会（APHRS）共同发布的《遗传性心律失常综合征诊治专家共识》。

1.Ⅰ类推荐

（1）改变生活方式：诊断为CPVT的患者建议改变以下生活方式：①限制/避免竞技类运动；②限制/避免剧烈运动；③减少处于有精神压力的环境。

（2）β受体阻滞药：所有诊断为CPVT的有症状患者建议服β受体阻滞药。

（3）置入ICD：诊断为CPVT的患者，在药物治疗、改变生活方式和（或）左侧交感心脏神经节去除术（LCSD）后，仍有心搏骤停史、晕厥史或双向/多形性室速建议置入ICD。

2.Ⅱa类推荐

（1）氟卡胺可能有效：诊断为CPVT的患者，在口服β受体阻滞药后，仍有晕厥史或双向/多形性室速发作，可以加服氟卡胺。

（2）β受体阻滞药可能有效：携带CPVT致病突变基因、无临床表现的患者，可以服用β受体阻滞药。

3.Ⅱb类推荐　LCSD可考虑应用：诊断为CPVT患者，应用β受体阻滞药，仍反复发生晕厥或双向/多形性室速/严重的ICD不恰当放电者；β受体阻滞药不耐受或禁忌者。

4.Ⅲ类推荐

（1）ICD作为独立治疗手段不推荐用于无症状CPVT患者。

（2）程序性电刺激不推荐用于CPVT患者。

5.家系成员评估　家系成员（兄弟姐妹、父母）应进行临床评价及基因检测以鉴别出心律失常高危的未诊断及无症状携带者，并给予相应治疗。基因阳性，即使运动试验阴性也推荐应用β受体阻滞药。

七、结论

CPVT是一种具有晕厥和心源性猝死高风险的遗传性心律失常性疾病，与长QT间期综合征、Brugada综合征、短QT综合征、病窦综合征等同属离子通道病，是一种比较少见却严重的心律失常，临床以儿童或青少年在运动、情绪激动时诱发多形性、双向性心动过速或室颤而出现晕厥或猝死为特征，患者多因反复晕厥就诊，休息后大部分患者可自行恢复。

对有反复晕厥病史的患儿，记录到运动后双向性、多形性室速心电图，可临床诊断，行基因检测可明确诊断。因晕厥发作的不可控制性，常规心电图及动态心电图难以捕捉到典型心电图，可在准备好抢救措施后行异丙肾上腺素激发试验及运动试验。

临床治疗需根据其基因型、临床表现和室性心律失常类型，选择个体化、最优化的治疗方案限制运动。通过口服β受体阻滞药（如普萘洛尔、美托洛尔、纳多洛尔、比索洛尔等），并通过运动试验进行评估、优化，若仍有反复晕厥发作，应尽早安装心律转复除颤仪（implantable cardioverter defibrillator，ICD），对口服β受体阻滞药后未出现晕厥发作者，权衡利弊后可选择ICD可作复发性心搏骤停的二级预防。

（曲秀芬　尹德春）

参考文献

［1］Priori SG, Napolitano C, Tiso N, et al.Mutations in the cardiac ryanodinereceptor gene（hRyR2）underlie catecholaminergic polymorphic ventriculartachycardia.Circulation, 2001, 103: 196-200.

［2］Laitinen PJ, Brown KM, Piippo K, et al.Mutations of the cardiac ryanodinereceptor（RyR2）gene in familial polymorphic ventricular tachycardia.Circulation, 2001, 103: 485-490.

［3］Lahat H, Eldar M, Levy-Nissenbaum E, et al.Autosomal recessive catecholamine- or exercise-induced polymorphic ventricular tachycardia: clinicalfeatures and assignment of the disease gene to chromosome 1p13-21.Circulation, 2001, 103: 2822-2827.

［4］Medeiros-Domingo A, Bhuiyan ZA, Tester DJ, et al.The RYR2-encodedryanodine receptor/calcium release channel in patients diagnosedpreviouslywith either catecholaminergic polymorphic ventricular tachycardia or genotypenegative, exercise-induced long QT syndrome: a comprehensive open readingframe mutational analysis.J Am Coll Cardiol, 2009, 54: 2065-2074.

［5］Vega AL, Tester DJ, Ackerman MJ, et al.Protein kinase A-dependentbiophysical phenotype for V227F-KCNJ2 mutation in catecholaminergicpolymorphic ventricular tachycardia.Circ Arrhythm Electrophysiol, 2009, 2: 540-547.

［6］Priori SG, Wilde AA, Horie M, Cho Y, Behr ER, Berul C, Blom N, Brugada J, Chiang CE, Huikuri H, Kannankeril P, Krahn A, Leenhardt A, Moss A, Schwartz PJ, Shimizu W, Tomaselli G, Tracy C.Executive summary: HRS/EHRA/APHRS expert consensus statement on the diagnosis and managementof patients with inherited primary arrhythmia syndromes.Europace, 2013, 15: 1389-1406.

［7］Priori SG, Napolitano C, Memmi M, Colombi B, Drago F, Gasparini M, DeSimone L, Coltorti F, Bloise R, Keegan R, Cruz Filho FE, Vignati G, Benatar A, DeLogu A: Clinical and molecularcharacterization of patients with catecholaminergic polymorphic ventricular tachycardia.Circulation, 2002, 106: 69-74.

［8］2011CSANZ Guidelines for the diagnosis and management of Catecholaminergic Polymorphic Ventricular Tachycardia.

［9］van der Werf C, Zwinderman AH, Wilde AA.Therapeutic approach for patientswith catecholaminergic polymorphic ventricular tachycardia: state of the art andfuture developments. Europace, 2012, 14: 175-183.

［10］Venetucci L, Denegri M, Napolitano C, et al.Inherited calcium channelopathiesin the pathophysiology of arrhythmias. Nat Rev Cardiol, 2012, 9: 561-575.

［11］van der Werf C, Kannankeril PJ, Sacher F, et al.Flecainide therapy reducesexercise-induced ventricular arrhythmias in patients with catecholaminergicpolymorphic ventricular tachycardia.J Am Coll Cardiol, 2011, 57: 2244-2254.

［12］Watanabe H, Chopra N, Laver D, et al.Flecainide prevents catecholaminergicpolymorphic ventricular tachycardia in mice and humans.Nat Med, 2009, 15: 380-383.

［13］Hofferberth SC, Cecchin F, Loberman D, Fynn-Thompson F.Left thoracoscopicsympathectomy for cardiac denervation in patients with life-threatening ventricular arrhythmias.J Thorac Cardiovasc Surg, 2014, 147: 404-409.

［14］Carlo Napolitano, Raffaella Bloise, Mirella Memmi, et al.Clinical utility gene card for: Catecholaminergic polymorphic ventricular tachycardia（CPVT）.Eur J Hum Genet, 2014, Jan; 22（1）.

第54章 短QT综合征

一、定义

短QT综合征（short QT syndrome，SQTS）是以心电图QT间期缩短为特征，高发恶性心律失常（室速/室颤），具有晕厥、心源性猝死（sudden cardiac death，SCD）病史或家族史，而心脏结构正常的遗传性心脏电紊乱疾病，属于一种新的心脏离子通道病。尽管SQTS发病率不高，但由于其高发SCD，而颇受关注，并被美国心脏病协会（AHA）颁布的SCD防治指南收录。近年来随着国内外文献报道病例数逐渐增多，对SQTS的临床特征、发生机制、诊断及治疗的认识在逐步加深。

二、临床表现

SQTS患者高发SCD，可出现在各个年龄段，从新生儿到84岁不等。SCD发生之前一般无晕厥史和心律失常发生史。小规模临床分析发现SQTS患者心搏骤停发生率高达34%，28%的患者为第一症状，其中有2例患儿出生后第1个月内发生心搏骤停，因此SQTS也是临床上新生儿猝死综合征的病因。意大利研究小组对SQTS患者SCD或心搏骤停的促发因素进行研究，发现44%与运动相关，56%在静息状态下发生。由心室颤动（室颤）导致的SCD占多数，室颤或多形性室性心动过速（室速）多由室性期前收缩伴短QT间期导致（报道从180～300 ms）。31%的SQTS患者有房颤，第一症状出现占17%。新生儿心房颤动（房颤）合并心率慢，以及儿童房颤患者，应高度怀疑SQTS。部分SQTS患者Holter或运动试验心电图表现为频发室性期前收缩。由于全球报道SQTS病例数有限，目前无法确定其人群发病率、平均发病年龄及男女性别差异。

三、发病机制

1. 遗传发病机制　SQTS是一种单基因遗传性疾病，通常呈常染色体显性遗传。与长QT综合征、Brugada综合征等离子通道病一样，SQTS也存在遗传异质性。随着基础研究的进展及SQTS临床数据的丰富，已先后发现8个致病基因，分别为KCNH2，KCNQ1，KCNJ2，CACNA1C，CACNB2b，CACNA2D1，SCN5A及SLC4A3基因（表54-1）。前三个基因编码心肌细胞膜上钾离子通道（IKr，IKs，IK1），通过"功能获得（gain-of-function）"机制发挥作用。CACNA1C，CACNB2b，CACNA2D1基因编码心肌细胞膜上钙离子通道（α1、β、α2δ-1亚单位），通过"功能丧失（loss-of-function）"机制发挥作用。Hong等发现SQTS的第7个致病基因SCN5A，该基因负责编码心肌细胞膜上钠离子通道α亚单位（Nav1.5），通过"功能丧失"机制发挥作用。最近，Nature Communications杂志报道，在两个SQTS丹麦家系中，通过基因组全外显子测序，发现一个新致病基因——溶质载体家族4成员3（SLC4A3）基因，该基因编码Cl/HCO$_3^-$交换体（AE3）。SLC4A3基因突变导致AE3膜转运障碍，使心肌细胞膜上Cl/HCO$_3^-$交换体"功能丧失"，减少了Cl/HCO$_3^-$在细胞膜上的交换，增加细胞内pHi。功能学分析证实携带SLC4A3基因突变的斑马鱼，QT间期明显缩短。研究认为，Cl/HCO$_3^-$交换体缺陷导致QT缩短的机制可能与HCO$_3^-$外流减少（即pH升高）和Cl内流减少的联合作用有关，这两者均影响心肌细胞动作电位复极化过程。该研究结果阐明了SQTS新的发病机制，同时也为心律失常疾病的治疗提供新的理论基础和分子靶点。

2. 电生理发病机制　跨壁复极离散度增加和早期后除极是SQTS主要电生理发病机制。Extmmiana等。通过对犬左室心肌组织条块模型应用IK$_{ATP}$通道开放剂的方法，使心肌细胞动作电位复极加速，而首次建立SQTS致心律失常模型。研究结果发现在各层心肌细胞间，存在离子通道不均一性分布，造成动作电位时限缩短的显著不均一性，从而导致心肌跨壁复极离散度（transmural dispersion of repolarization，TDR）的增加，成为折返性心律失常发生基础。同时，计算机模型证明SQT2钾通道IKs功能获得，使得AP和ERP跨壁异质性增加，单向

表 54-1　SQTS 遗传学致病基因及突变位点

报道文献	基因位点	核苷酸改变	氨基酸改变	报道的家族数
Brugada R et al	KCNH2	C1764a/c1764g	N588K	6
Sun Y.et al	7q36.1	C1853t	T618I	2
Redpath CJ.et al			E50D	1
Harrell D.T.et al		C1679>c	I560T	1
Itoh H.et al			R1135H	1
Bellocq C.et al	KCNQ1	g919c	V307L	1
Hong K.et al	11p15.5		V141M	9
Rhoades T.E.et al			I274V	1
Moreno C.et al		t127910a	F279I	1
Mazzanti A.et al			R259H	1
Rothenberg I.et al		c859G>A	A287T	1
Priori S.G.et al	KCNJ2	G514a	D172N	2
Hattori T.et al	17q24.3		M301K	1
Deo M.et al		a896t	E299V	2.
Ambrosini E.et al			K346T	1
Mazzanti A.et al	CACNA1C		R1977Q	1
Antzelevitch C.et al	12p13.3	c116t	A39V	1
Antzelevitch C.et al		a1468g	G490R	1
Antzelevitch C.et al	CACNB2b 10p12.33	c1442t	S481L	2
Templin C.et al	CACNA2D1 7q21.11	c2264g	S755T	1
Hong K et al	SCN5A 3p21	g2066a	R689H	1
Thorsen K.et al	SLC4A3 2q35	c1109G>A	R370H	2

传导阻滞易损期延长，从而导致折返性心律失常。Itoh 等研究发现 SQTS 致心律失常另一机制早期后除极。他们在模拟 HERG 突变通道的实验中发现，通道激活范围内膜电位迅速恢复，引起心肌中层细胞钙通道复活，产生内向 ICa 电流，导致继发性膜除极，产生早期后除极及室性期前收缩。KCNH2 基因突变致各层心肌细胞动作电位时间、有效不应期不同程度缩短，增加 TDR，在早期后除极所致短联律间期室性期前收缩触发下，导致快速折返性心律失常室速、室颤发生。

研究报道，斑马鱼由于其基本电生理特性与人类相似，成为研究 SQTS 致心律失常发生机制的较好模型。Hassel 等率先建立了与人类 HERG 钾通道类似的斑马鱼 reggae 突变模型，为研究人类 SQTS 的发病机制、治疗方法起了开创性作用。近年来，多物理尺度建模仿真心电动力学研究已经取得了显著进展，面向 SQTS 的电生理建模与仿真研究应运而生，即基于 SQTS 的生理试验数据，将心脏从亚细胞、细胞、组织到器官多物理尺度地利用计算机进行数学建模，并通过人机交互的方式来实现仿真试验，从而进行基因突变的功能学分析，探讨 SQTS 电生理发病机制。

四、短 QT 间期与临床诊断

短 QT 间期是 SQTS 患者心电图最典型的特征。由于 QT 间期受心率快慢的影响，通常采用 QTc 来评价。常用计算 QTc 的共识是 Bazett 公式（QTc = QT/RR1/2）。最近，来自欧洲 5 个中心的 21 例 SQTS 患者（平均 QT 间期 276ms±27ms），和 20 例健康受试者（平均 QT 间期 364ms±25ms）进行运动试验评价，结果发现 SQTS 患者的 QT/HR 斜率为（-0.53±0.15）毫秒/（次·分），而健康受试者为（-1.29±0.30）毫秒/（次·分），提示 SQTS 患者 QT 间期随 RR 间期变化的顺应性明显降低，这一特点也有助于诊断 SQTS。同时，也提示用 QTc 来反映 SQTS 患者的 QT 间期，存在一定的缺陷，例如心率慢时 QTc 值则会过度缩短，诊断的假阳性率增加，心率快时，QTc 值则会过度延长，诊断的假阴性率增加。

此外，Rautaharju 调查了 14 379 例健康个体的 QT 间期后，提出 QT 间期预测值 [QTp，QTp = 656（1＋HR/100）] 的概念。Gussak 等提出 QT 间期小于 QTp 的

88%作为短QT间期，与SCD发生相关，另有学者则认为QT间期小于QTp的80%作为短QT间期。最初报道的QTc值＜300ms，随后有310ms、320ms、350ms、360ms和370ms的报道。但根据106 432例流行病学调查资料，QTc＜320 ms无1例报道，从而说明正常人群中QTc＜320ms者罕见，间接说明QTc＜320ms者可能高发SCD而死亡。因此，究竟QT短至多少为SQTS的诊断值？2011年，Gallob等总结了61例SQTS患者的心电图、家族史、临床表现和基因学等特点，提出Gallob积分诊断，共分5项进行积分：QTc、JTp、临床病史、家族史及基因型。其中QTc＜370ms是诊断SQTS必备条件。积分≥4分，为高度可能；积分3分，为中度可能；积分≤2分为低度可能。在诊断SQTS之前，必须排除导致QT缩短的继发性因素，如潜在器质性心脏病（心肌缺血，心肌病），代谢紊乱（高钾血症、高钙血症、酸中毒、洋地黄中毒、心动过速）、发热、急性心肌梗死超急性期、甲状腺功能亢进、自主神经张力失衡、早期复极综合征、药物（ATP敏感钾通道开放剂，最近报道的抗癫痫药物，卢非酰胺，合成类固醇激素）等。2013年，《HRS/EHRA/APHRS遗传性心律失常综合征诊治专家共识》建议：QTc＜330ms或在330～360ms，但伴有临床症状、家族史或致病基因的异常，除外其他继发原因导致的QT间期缩短者，可诊断为SQTS。

五、危险分层与治疗

由于SQTS患者的数量较少，并且迄今为止相关的随访研究最长仅为5年，因此临床上难以评估SQTS患者猝死风险。Mazzanti等研究发现SQTS患者，首次心搏骤停事件在40岁前发生的累积概率达41%，最高风险发生在出生后第1年和20～40岁。此外，电生理检查不能预测SQTS心搏骤停事件。SQTS患者SCD风险与QT/QTc缩短程度之间的关联尚未得到证实。在Gollob积分诊断及Villafane J等在儿童SQTS研究中，发现SCD风险事件的增加与QT或QTc的缩短程度有明显相关趋势。但Giustetto C等研究发现QT间期缩短的人群，根据QTc值的多少，无法区分无症状者和心搏骤停者。

目前为止，既往心脏骤停史是SQTS患者SCD发生的唯一预测因子。芬兰一项研究纳入了10 822例健康受试者，根据QTc值来评估心搏骤停风险，平均年龄（44±8.4）岁，其中有43例（0.4%）QTc＜340 ms。随访（29±10）年结果发现无1例出现SCD或者记录到室速发作，提示SQTS人群发病率很低。既往无心搏骤停史的QTc缩短人群，SCD风险也同样低下。因此，对于SQTS患者，埋藏式心脏自动复律除颤器（ICD）置入进行SCD一级预防的潜在获益尚存疑虑，缺乏临床证据支持。对于有家族史或者遗传倾向的无症状SQTS患者，尚需长期临床随访，来评估ICD置入的获益和风险。

目前，ICD置入是预防SQTS患者SCD有效手段和首选治疗方法，其作为SCD二级预防的价值毋庸置疑。近期两项研究共纳入115例SQTS患者，随访5年，其中40例置入ICD，发现12例患者ICD有效除颤（11例心搏骤停，1例晕厥），并且成功存活。

除此之外，抗心律失常药物也是重要的治疗手段，特别是针对儿童或者无经济条件的成人患者。奎尼丁是目前唯一经临床试验证实有效治疗SQTS的抗心律失常药物。基础实验表明奎尼丁能够与抑制IKr、IKs、IK1、Ito、IK$_{ATP}$及INa等通道减慢心室复极速度，延长心室复极时间及有效不应期，延长SQTS患者QT间期，抑制复极过程中跨壁离散度的均一性。临床研究已证实，奎尼丁可延长SQTS患者的QT间期和预防SCD。最近，一项来自欧洲SQTS多中心注册研究，对奎尼丁疗效进行评价，12例患者服用氢化奎尼丁治疗，随访5年。治疗前12例患者中有7例电生理检查能够诱发出室颤。奎尼丁治疗后，12例患者均未出现任何心律失常事件，电生理检查均不能诱发出室颤。由于临床上奎尼丁不易获取，且存在一些严重不良反应，近年来，只有个案报道一些抗心律失常药物替代奎尼丁用于SQTS的治疗，包括伊布利特、氟卡尼、索他洛尔、丙吡胺、尼非卡兰、普罗帕酮、卡维地洛、美托洛尔和胺碘酮。然而由于SQTS发病率低，患者数量少，导致上述药物缺乏大样本验证，其总体疗效尚不明确。

（洪葵 胡金柱）

参考文献

[1] Wilde AAM, Amin A.Channelopathies, genetic testing and risk stratification.Int J Cardiol, 2017, 237: 53-55.

[2] Garcia-Elias A, Benito B.Ion Channel Disorders and Sudden Cardiac Death.Int J Mol Sci, 2018, 19.pii: E692.

[3] Zipes DP, Camm AJ, Borggrefe M, et al.ACC/AHA/ESC 2006 Guidelines for Management of Patients With Ventricular Arrhythmias and the Prevention of Sudden Cardiac Death: a report of the American College of Cardiology/American Heart Association Task Force and the European Society of Cardiology Committee for Practice Guidelines (writing committee to develop Guidelines for Management of Patients With Ventricular Arrhythmias and the Prevention of Sudden Cardiac Death): developed in collaboration with the European Heart Rhythm

[4] Giustetto C, Di Monte F, Wolpert C, et al.Short QT syndrome: clinical findings and diagn - ostic-therapeutic implications.Eur Heart J, 2006, 27: 2440-2447.

[5] Schimpf R, Bauersfeld U, Gaita F, et al.Short QT syndrome: successful prevention of sudden cardiac death in an adolescent by implantable cardioverter-defibrillator treatment for primary prophylaxis.Heart Rhythm, 2005, 2: 416-417.

[6] Pereira R, Campuzano O, Sarquella-Brugada G, et al.Short QT syndrome in pediatrics.Clin Res Cardiol, 2017, 106: 393-400.

[7] Brugada R, Hong K, Dumaine R, et al.Sudden death associated with short-QT syndrome linked to mutations in HERG.Circulation, 2004, 109: 30-35.

[8] Sun Y, Quan XQ, Fromme S, et al.A novel mutation in the KCNH2 gene associated with short QT syndrome.J Mol Cell Cardiol, 2011, 50: 433-441.

[9] Redpath CJ, Green MS, Birnie DH, et al.Rapid genetic testing facilitating the diagnosis of short QT syndrome.Can J Cardiol, 2009, 25: e133-135.

[10] Harrell DT, Ashihara T, Ishikawa T, et al.Genotype-dependent differences in age of manifestation and arrhythmia complications in short QT syndrome.Int J Cardiol, 2015, 190: 393-402.

[11] Itoh H, Sakaguchi T, Ashihara T, et al.A novel KCNH2 mutation as a modifier for short QT interval.Int J Cardiol, 2009, 137: 83-85.

[12] Bellocq C, van Ginneken AC, Bezzina CR, et al.Mutation in the KCNQ1 gene leading to the short QT-interval syndrome.Circulation, 2004, 109: 2394-2397.

[13] Hong K, Piper DR, Diaz-Valdecantos A, et al.De novo KCNQ1 mutation responsible for atrial fibrillation and short QT syndrome in utero.Cardiovasc Res, 2005, 68: 433-440.

[14] Rhodes TE, Abraham RL, Welch RC, et al.Cardiac potassium channel dysfunction in sudden infant death syndrome.J Mol Cell Cardiol, 2008, 44: 571-581.

[15] Moreno C, Oliveras A, de la Cruz A.A new KCNQ1 mutation at the S5 segment that impairs its association with KCNE1 is responsible for short QT syndrome.Cardiovasc Res, 2015, 107: 613-623.

[16] Mazzanti A, Kanthan A, Monteforte N, et al.Novel insight into the natural history of short QT syndrome.J Am Coll Cardiol, 2014, 63: 1300-1308.

[17] Rothenberg I, Piccini I, Wrobel E, et al.Structural interplay of KV7.1 and KCNE1 is essential for normal repolarization and is compromised in short QT syndrome 2（KV7.1-A287T）.HeartRhythm Case Rep, 2016, 2: 521-529.

[18] Priori SG, Pandit SV, Rivolta I, et al.A novel form of short QT syndrome（SQT3）is caused by a mutation in the KCNJ2 gene.Circ Res, 2005, 96: 800-807.

[19] Hattori T, Makiyama T, Akao M, et al.A novel gain-of-function KCNJ2 mutation associated with short-QT syndrome impairs inward rectification of Kir2.1 currents.Cardiovasc Res, 2012, 93: 666-673.

[20] Deo M, Ruan Y, Pandit SV, et al.KCNJ2 mutation in short QT syndrome 3 results in atrial fibrillation and ventricular proarrhythmia.Proc Natl Acad Sci U S A, 2013, 110: 4291-4296.

[21] Ambrosini E, Sicca F, Brignone MS, et al.Genetically induced dysfunctions of Kir2.1 channels: implications for short QT3 syndrome and autism-epilepsy phenotype.Hum Mol Genet, 2014, 23: 4875-4886.

[22] Antzelevitch C, Pollevick GD, Cordeiro JM, et al.Loss-of-function mutations in the cardiac calcium channel underlie a new clinical entity characterized by ST-segment elevation, short QT intervals, and sudden cardiac death.Circulation, 2007, 115: 442-449.

[23] Templin C, Ghadri JR, Rougler JS, et al.Identification of a novel loss-of-function calcium channel gene mutation in short QT syndrome（SQTS6）.Eur Heart J, 2011, 32: 1077-1088.

[24] Hong K, Hu J, YU J, et al.Concomitant Brugada-like and short QT electrocardiogram linked to SCN5A mutation.Eur J Hum Genet, 2012, 20: 1189-1192.

[25] Thorsen K, Dam VS, Kjaer-Sorensen K, et al.Loss-of-activity-mutation in the cardiac chloride-bicarbonate exchanger AE3 causes short QT syndrome.Nat Commun, 2017, 8: 1696.

[26] Extramiana F, Antzelevitch C.Amplified transmural dispersion of repolarization as the basis for arrhythmogenesis in a canine ventricular-wedge model of short-QT syndrome.Circulation, 2004, 110: 3661-3666.

[27] Zhang H, Kharche S, Holden AV, et al.Repolarisation and vulnerability to re-entry in the human heart with short QT syndrome arising from KCNQ1 mutation--a simulation study.Prog Biophys Mol Biol, 2008, 96: 112-131.

[28] Itoh H, Horie M, Ito M, et al.Arrhythmogenesis in the short-QT syndrome associated with combined HERG channel gating defects: a simulation study.Circ J, 2006, 70: 502-508.

[29] Hassel D, Scholz EP, Trano N, et al.Deficient zebrafish ether-à-go-go-related gene channel gating causes short-QT syndrome in zebrafish reggae mutants.Circulation, 2008, 117: 866-875.

[30] Giustetto C, Scrocco C, Schimpf R, et al.Usefulness of exercise test in the diagnosis of short QT syndrome.Europace, 2015, 17: 628-634.

[31] Rautaharju PM, Zhou SH, Wong S, et al.Sex differences in the evolution of the electrocardiographic QT interval with age.Can J Cardiol, 1992, 8: 690-695.

[32] Gussak I, Brugada P, Brugada J, et al.Idiopathic short QT interval: a new clinical syndrome.Cardiology, 2000, 94: 99-102.

[33] Reinig MG, Engel TR.The shortage of short QT intervals.Chest, 2007, 132: 246-249.

[34] Gollob MH, Redpath CJ, Roberts JD.The short QT syndrome: proposed diagnostic criteria.J Am Coll Cardiol, 2011, 57: 802-812.

[35] Schimpf R, Veltmann C, Papavassiliu T, et al.Drug-induced QT-interval shortening following antiepileptic treatment with oral rufinamide.Heart Rhythm, 2012, 9: 776-781.

[36] Priori SG, Wilde AA, Hori Mazzanti e M, et al.HRS/EHRA/APHRS expert consensus statement on the diagnosis and management of patients with inherited primary arrhythmia syndromes: document endorsed by HRS, EHRA, and APHRS in May 2013 and by ACCF, AHA, PACES, and AEPC in June 2013.Heart Rhythm, 2013, 10: 1932-1963.

[37] Villafañe J, Atallah J, Gollob MH, et al.Long-term follow-up of a pediatric cohort with short QT syndrome.J Am Coll Cardiol, 2013, 61: 1183-1191.

[38] Giustetto C Anttonen, Schimpf R, Mazzanti A, et al.Long-term follow-up of patients with short QT syndrome.J Am Coll Cardiol, 2011, 58: 587-595.

[39] Anttonen O, Väänänen H, Junttila J, et al.Electrocardiographic transmural dispersion of repolarization in patients with inherited short QT syndrome.Ann Noninvasive Electrocardiol, 2008, 13: 295-300.

[40] Brugada P.Short QT Syndrome and Hydroquinidine: Rare Diseases and Unavailable Drugs.J Am Coll Cardiol, 2017, 70: 3016-3017.

第55章

交感电风暴的诊治进展

电风暴（electrical storm，ES）是一种危及生命的临床急症，其特征性表现是在短时间内频繁发作的血流动力学不稳定的室性心动过速（ventricular tachycardia，VT）和（或）心室颤动（ventricular fibrillation，VF）；尤其在置入埋藏式心脏转复除颤器（implantable cardioverter defibrillator，ICD）的患者中，其导致ICD频繁电击，故早年也称"ICD风暴"。ES与高死亡率和低生活质量相关，抗心律失常药物是其治疗基础，而导管消融的治疗地位也在稳步提升，此外对于难治性患者，肾交感神经消融和外科心脏交感神经去神经支配也会有所帮助。本文将就ES的最新进展进行综述。

一、概念

临床上ES有许多别称，诸如心室电风暴、VT风暴、交感风暴、儿茶酚胺风暴，以及ICD风暴等，其定义也并不统一且存在广泛争议（表55-1）。在ICD广泛应用于临床之前，ES指在24 h内发生2次或2次以上VT/VF；随着ICD在心源性猝死（sudden cardiac death，SCD）一级和二级预防中的广泛应用，普遍为人们所接受的ES定义是"在24 h内出现导致ICD治疗的3个或3个以上独立的心律失常事件，其中ICD治疗包括抗心动过速起搏（antitachycardia pacing，ATP）或电击"。当然这一定义也有争议之处，一方面它既不包括发作频率慢于ICD监测识别频率的VT，同时也排除了在一次成功ICD治疗后不久（<5min）又反复出现且经恰当ICD治疗所终止的室性快速性心律失常（因为它并不构成一次独立的心律失常事件）；另一方面，它是ICD置入后概念，严格意义上也不包括ICD置入前、无条件置入ICD或是应用穿戴式心脏转复除颤器（wearable cardioverter-defibrillator，WCD）进行临床过渡的反复VT/VF患者。于是，《2017年AHA/ACC/HRS室性心律失常患者管理和SCD预防指南》倾向采用"VT/VF风暴"，其定义为24 h内出现≥3次持续性VT、VF或是恰当ICD电击的一种心电不稳定状态（表55-1）。

二、病因和流行病学

急性心肌梗死（myocardial infarction，MI）、结构性心脏病和心力衰竭，以及各种遗传性心律失常综合征患者均存在ES风险，但触发机制尚不明确，可能与缺血、梗死、左心室功能严重受损、慢性肾衰竭、低钾和高钾血症、高龄及药物等因素有关。据统计，在SCD二级预防的ICD患者中，ES发生率为10%～20%（表55-1）；而在SCD一级预防的ICD患者中，ES发生率相对较低——MADIT Ⅱ研究显示，仅4%患者在平均20.6个月的随访中发生了ES。

三、临床表现

单形性VT是ES发作的主要心律失常类型，发生率为86%～97%；相比之下，单纯VF的发生率为1%～21%，VT/VF混合发生的发生率为3%～14%，而多形性VT发生率仅为2%～8%。早期研究显示，ES发生的平均时间为ICD置入后4～5个月，而近年的研究则报道为2～3年。

四、ES的不良预后

无论是缺血性心脏病还是非缺血性心肌病患者，ES都是不良预后的独立危险因素，在SCD的一级和二级预防中都有较高死亡率。在MADIT Ⅱ研究中，ES患者的死亡风险显著增高：与无VT/VF发作相比，ES发生后的前3个月，患者死亡风险比为17.8，此后风险比降至3.5。在ICD用于二级预防的AVID试验中，38%的ES患者在随访期间死亡，相比之下，无ES患者的死亡率是15%（RR 2.4；$P=0.003$）；同样，死亡风险在前3个月内较高，随后下降，这也提示需要对发生ES的患者实施早期干预。近期一项纳入13项研究和5912例患者的（857例伴有ES）荟萃分析指出，ES是死亡的强危险因素（RR 3.15；95%CI 2.22～4.48）。尽管如此，目前还不清楚ES是导致死亡率增高的直接原因，还是仅作为晚期心脏病或全身性疾病的一种表现。

除此之外，ES还会增加患者的住院率和心理负担，严重影响患者的生活质量。SHIELD试验的亚组分析显示，与孤立性VT/VF患者相比，ES使心律失常相关住院风险增加了近3倍（$P<0.0001$）；而AVID试验结果表明，不定期电击和不良症状均与患者心理健康水平下降相关（表55-2）。

五、ES的临床管理

1. 药物治疗　ES系临床急症，需要迅速进行个体化处理，通常需要镇静药、β受体阻滞药和胺碘酮的联合应用。ES患者在反复发作和电击之下，其身体和精神上的痛苦会增加交感神经张力并进一步促进心律失常；此时，镇静药可有效改善焦虑的心理情绪，同时还应辅以早期心理学疏导。β受体阻滞药（尤其是同时拮抗$β_1$和$β_2$受体者）可有效降低交感张力、增加VF阈值，从而降低SCD发生率。在MADIT Ⅱ研究中，高剂量β受体阻滞药可使需ICD治疗的复发性VT/VF的相对危险下降52%。此外，在已接受口服β受体阻滞药治疗的ES患者中，重叠静脉注射β受体阻滞药有助于进一步抑制ES发作。胺碘酮也是一种有效预防ICD反复电击的药物。OPTIC研究显示，与单用β受体阻滞药的患者相比，使用索他洛尔或胺碘酮联合β受体阻滞药的患者ICD电击风险降低了56%。在急性期，快速静脉应用胺碘酮可有效阻断快

表55-1　不同研究所应用的ES定义、发生率和预后情况

作者	定义	发生率	预后
Kowey	24 h内，≥2次血流动力学异常VT	所有患者	不良
Villacastin	针对1次VT，≥2次电击	16/80（20%）	不良
Fries	≥2次VT，间隔窦律时间≤1 h	34/57（60%）	不良
Credner	24 h内，≥3次VT	14/136（10%）	无相关数据
Nademanee	24 h内，≥20次VT 1h内，≥4次VT	所有患者	不良（1年死亡率：在应用抗心律失常药的患者中为95%；在应用β受体阻滞药的患者中为33%）
Exner	24 h内，≥3次VT	90/457（20%）	不良（RR 2.4）
Greene	24 h内，≥3次VT	40/227（18%）	无相关数据
Bansch	24 h内，≥3次VT	30/106（28%）	不良
Verma	24 h内，≥2次需要电击治疗的VT	208/2028（10%）	不良
Wood	24 h内，≥3次VT	50/521（24%）	未分析
Stuber	2周内，≥3次VT	51/214（24%）	不良（5 years mortality 33% vs 13%）
Hohnloser	24 h内，≥3次独立的VT	148/633（23%）	无相关数据
Arya	24 h内，≥3 VT	22/162（14%）	无相关数据
Brigadeau	24 h内，≥2次独立的VT	123/307（40%）	无相关数据
Gatzoulis	24 h内，≥3次VT	32/169（19%）	不良[mortality 53% vs 14% during（33±26）months]
Sesselberg	24 h内，≥3次VT	169/719（24%）	不良
Guerra	24 h内，≥3次VT	857/5912（14%）	不良（RR 2.15）

表55-2　ES首次发生的时间和引起ES的心律失常类型

作者	ICD置入后时间	心律失常
Credner	（133±135）d	患者：64% mVT，21% VF，14% mVT + VF
Exner	（9.2±11.5）个月	首次发作：86% mVT，14% VF或VT + VF
Greene	（599±710）d	心律失常发作：97% mVT，3% pVT + VF
Bansch	无相关数据	ES：87% mVT，8% pVT/VF，4%不同mVT
Verma	（814±620）d	患者：52% mVT，48% VF（）
Stuber	（629±646）d	ES：93% mVT，7% pVT
Hohnloser	中位数7个月	ES：91% mVT，8% mVT + VF，1% VF
Brigadeau1	中位数1417 d	ES：90% mVT，8% VF，2% pVT

mVT（monomorphic VT）.单形性VT；pVT（polymorphic VT）.多形性VT

钠通道、L型钙通道，并可抑制去甲肾上腺素释放，且不延长心室不应期（口服胺碘酮患者的心室不应期延长），故静脉注射胺碘酮是有效控制ES的治疗方式。

此外，也有研究尝试应用阿齐利特和多非利特（均属于Ⅲ类抗心律失常药）来控制ES发作，但疗效尚不确定，并且有较高致尖端扭转型室性心动过速（Torsade de Pointes）的风险。

2. 导管消融　鉴于大部分ES系由折返性单形性VT组成，因此导管消融成为阻止ES发作的重要方案。一项纳入39篇报道和471例ES患者的荟萃分析显示，所有室性心律失常消融的初始成功率高达72%，手术死亡率仅为0.6%，而复发率为6%。

针对MI后二级预防的ICD患者，两项随机试验显示ICD置入与ICD置入前早期，预防性导管消融可显著减少ICD治疗；其中，Reddy等研究显示，预防性基质消融可将ICD电击比例从31%降至9%（$P=0.003$），将VT发生率从33%降至12%（$P=0.007$）；Kuck等的研究显示，导管消融组每名患者每年接受适当ICD治疗事件的次数显著低于对照组（中位数分别为0.2和3.0，$P=0.013$）。不仅如此，针对ES消融的报道还提示生存获益。Sra等入选19例接受导管消融治疗的ES患者，手术成功率为79%，随访26周无死亡事件。Deneke等对32例ES患者进行导管消融治疗，即刻成功率为94%，其中27例在入院后24 h内进行（对照组），5例在8 h内进行急性消融（急性消融组）；随访15个月，6%急性消融组患者和9%对照组患者ES复发或死亡，提示越早消融的患者越能获益。有研究报道，ES患者在等待导管消融期间具有高死亡率；而相比药物治疗失败后才推荐导管消融患者，早期导管消融可降低患者死亡率并改善患者的生活质量。因此，目前观点推荐难治性ES患者尽早转往有经验的医疗中心进行导管消融治疗。

另一种适合导管消融的ES机制是缺血区域心肌受损浦肯野纤维的后除极和触发活动，导致在ES发作前和发作中患者会出现频发室性期前收缩（premature ventricular contractions，PVCs）。理论上单型性PVCs适合导管消融，且尽量在ES发作时标测，因起搏策略和用药常不能诱发缺血性PVCs。技术上，多数情况下可通过心内膜激动标测评估浦肯野细胞电位，即低振幅高频率的电信号，PVC前约160ms，通常定位于缺血心肌边缘区，后者可借助基质标测定位；消融终点是抑制PVCs触发和浦肯野电位消失。

此外，最新研究显示经导管肾交感神经去神经化治疗（renal denervation，RDN）也可有效控制ES发作。Jiang等对8例ES患者实施RDN，所有患者均成功消融且没有任何消融相关并发症。经过15个月的中位随访，每月室性心律失常事件从消融前3.17降至消融后0.10（$P<0.05$），提示RDN可有效控制亚洲ICD患者的室性心律失常。

3. 外科治疗　有关ES的外科治疗数据尚有限。胸部硬膜外麻醉（thoracic epidural anaesthesia，TEA）和左心交感神经去神经治疗（left cardiac sympathetic denervation，LCSD）是可选择的术式。Bourke等研究了14例频繁发作VT的患者，其中12例发生过ES，8例早先经历导管消融；9例TEA患者和8例LCSD患者术后心律失常负荷均下降。Ajijola等针对6例ES患者实施双侧心脏交感神经去神经治疗，术后完全缓解者4例，部分缓解或未缓解者2例。Vaseghi等研究显示，双侧心脏交感神经去神经治疗比LCSD更能获益；平均随访1年，无ICD电击存活率48%（而LCSD者30%），且90%患者ICD电击减少。

六、小结

ES是一种危及生命的临床急症，尽管定义并不统一，但核心概念是24h内频繁出现VT/VF，影响患者生存率和生活质量，因此在ES发生时必须进行积极干预。常用的药物治疗策略是镇静药、β受体阻滞药和胺碘酮的联合应用，新药尼非卡兰也有较好的疗效。此外，对于药物难治性ES或是有条件的患者应推荐尽早在有经验的医疗中心实施导管消融治疗，如果仍然不能得到有效控制，可尝试附加肾交感神经消融或外科治疗。

（万　征　李洪仕）

参 考 文 献

[1] Sagone A.Electrical Storm: Incidence, Prognosis and Therapy.J Atr Fibrillation, 2015, 8（4）: 1150.

[2] Kowey P R, Levine J H, Herre J M, et al.Randomized, double-blind comparison of intravenous amiodarone and bretylium in the treatment of patients with recurrent, hemodynamically destabilizing ventricular tachycardia or fibrillation.The Intravenous Amiodarone Multicenter Investigators Group.Circulation, 1995, 92（11）: 3255-3263.

[3] Gao D, Sapp J L.Electrical storm: definitions, clinical importance, and treatment.Curr Opin Cardiol, 2013, 28（1）: 72-79.

[4] Al-Khatib S M, Stevenson W G, Ackerman M J, et al.2017 AHA/ACC/HRS Guideline for Management of Patients With Ventricular Arrhythmias and the Prevention of Sudden Cardiac Death: A Report of the American College of Cardiology/American Heart Association Task Force on Clinical Practice Guidelines and the Heart Rhythm Society.Circulation, 2017.

[5] Conti S, Pala S, Biagioli V, et al.Electrical storm: A clinical and electrophysiological overview.World J Cardiol, 2015, 7 (9): 555-561.

[6] Muser D, Santangeli P, Liang J J.Management of ventricular tachycardia storm in patients with structural heart disease.World J Cardiol, 2017, 9 (6): 521-530.

[7] Exner D V, Pinski S L, Wyse D G, et al.Electrical storm presages nonsudden death: the antiarrhythmics versus implantable defibrillators (AVID) trial.Circulation, 2001, 103 (16): 2066-2071.

[8] Nademanee K, Taylor R, Bailey W E, et al.Treating electrical storm: sympathetic blockade versus advanced cardiac life support-guided therapy.Circulation, 2000, 102 (7): 742-747.

[9] Bansch D, Bocker D, Brunn J, et al.Clusters of ventricular tachycardias signify impaired survival in patients with idiopathic dilated cardiomyopathy and implantable cardioverter defibrillators. J Am Coll Cardiol, 2000, 36 (2): 566-573.

[10] Sesselberg H W, Moss A J, McNitt S, et al.Ventricular arrhythmia storms in postinfarction patients with implantable defibrillators for primary prevention indications: a MADIT-II substudy.Heart Rhythm, 2007, 4 (11): 1395-1402.

[11] Israel C W, Barold S S.Electrical storm in patients with an implanted defibrillator: a matter of definition.Ann Noninvasive Electrocardiol, 2007, 12 (4): 375-382.

[12] Kowey P R.An overview of antiarrhythmic drug management of electrical storm.Can J Cardiol, 1996, 12 Suppl B: 3B-8B, 27B-28B.

[13] Villacastin J, Almendral J, Arenal A, et al.Incidence and clinical significance of multiple consecutive, appropriate, high-energy discharges in patients with implanted cardioverter-defibrillators.Circulation, 1996, 93 (4): 753-762.

[14] Credner S C, Klingenheben T, Mauss O, et al.Electrical storm in patients with transvenous implantable cardioverter-defibrillators: incidence, management and prognostic implications.J Am Coll Cardiol, 1998, 32 (7): 1909-1915.

[15] Nademanee K, Taylor R, Bailey W E, et al.Treating electrical storm: sympathetic blockade versus advanced cardiac life support-guided therapy.Circulation, 2000, 102 (7): 742-747.

[16] Greene M, Newman D, Geist M, et al.Is electrical storm in ICD patients the sign of a dying heart? Outcome of patients with clusters of ventricular tachyarrhythmias.Europace, 2000, 2 (3): 263-269.

[17] Verma A, Kilicaslan F, Marrouche N F, et al.Prevalence, predictors, and mortality significance of the causative arrhythmia in patients with electrical storm.J Cardiovasc Electrophysiol, 2004, 15 (11): 1265-1270.

[18] Wood M A, Simpson P M, Stambler B S, et al.Long-term temporal patterns of ventricular tachyarrhythmias.Circulation, 1995, 91 (9): 2371-2377.

[19] Stuber T, Eigenmann C, Delacretaz E.Characteristics and relevance of clustering ventricular arrhythmias in defibrillator recipients.Pacing Clin Electrophysiol, 2005, 28 (7): 702-707.

[20] Hohnloser S H, Al-Khalidi H R, Pratt C M, et al.Electrical storm in patients with an implantable defibrillator: incidence, features, and preventive therapy: insights from a randomized trial.Eur Heart J, 2006, 27 (24): 3027-3032.

[21] Arya A, Haghjoo M, Dehghani M R, et al.Prevalence and predictors of electrical storm in patients with implantable cardioverter-defibrillator.Am J Cardiol, 2006, 97 (3): 389-392.

[22] Brigadeau F, Kouakam C, Klug D, et al.Clinical predictors and prognostic significance of electrical storm in patients with implantable cardioverter defibrillators.Eur Heart J, 2006, 27 (6): 700-707.

[23] Gatzoulis K A, Andrikopoulos G K, Apostolopoulos T, et al.Electrical storm is an independent predictor of adverse long-term outcome in the era of implantable defibrillator therapy. Europace, 2005, 7 (2): 184-192.

[24] Guerra F, Shkoza M, Scappini L, et al.Role of electrical storm as a mortality and morbidity risk factor and its clinical predictors: a meta-analysis.Europace, 2014, 16 (3): 347-353.

[25] Tsuji Y, Heijman J, Nattel S, et al.Electrical storm: recent pathophysiological insights and therapeutic consequences.Basic Res Cardiol, 2013, 108 (2): 336.

[26] Huang D T, Traub D.Recurrent ventricular arrhythmia storms in the age of implantable cardioverter defibrillator therapy: a comprehensive review.Prog Cardiovasc Dis, 2008, 51 (3): 229-236.

[27] Dunbar S B, Dougherty C M, Sears S F, et al.Educational and psychological interventions to improve outcomes for recipients of implantable cardioverter defibrillators and their families: a scientific statement from the American Heart Association. Circulation, 2012, 126 (17): 2146-2172.

[28] Moss A J, Zareba W, Hall W J, et al.Prophylactic implantation of a defibrillator in patients with myocardial infarction and reduced ejection fraction.N Engl J Med, 2002, 346 (12): 877-883.

[29] Connolly S J, Dorian P, Roberts R S, et al.Comparison of beta-blockers, amiodarone plus beta-blockers, or sotalol for prevention of shocks from implantable cardioverter defibrillators: the OPTIC Study: a randomized trial.JAMA, 2006, 295 (2): 165-171.

[30] Nayyar S, Ganesan A N, Brooks A G, et al.Venturing into ventricular arrhythmia storm: a systematic review and meta-analysis.Eur Heart J, 2013, 34 (8): 560-571.

[31] Reddy V Y, Reynolds M R, Neuzil P, et al.Prophylactic catheter ablation for the prevention of defibrillator therapy.N Engl

J Med, 2007, 357(26): 2657-2665.

[32] Kuck K H, Schaumann A, Eckardt L, et al.Catheter ablation of stable ventricular tachycardia before defibrillator implantation in patients with coronary heart disease (VTACH): a multicentre randomised controlled trial.Lancet, 2010, 375(9708): 31-40.

[33] Sra J, Bhatia A, Dhala A, et al.Electroanatomically guided catheter ablation of ventricular tachycardias causing multiple defibrillator shocks. Pacing Clin Electrophysiol, 2001, 24(11): 1645-1652.

[34] Deneke T, Shin D I, Lawo T, et al.Catheter ablation of electrical storm in a collaborative hospital network.Am J Cardiol, 2011, 108(2): 233-239.

[35] Kozeluhova M, Peichl P, Cihak R, et al.Catheter ablation of electrical storm in patients with structural heart disease.Europace, 2011, 13(1): 109-113.

[36] Frankel D S, Mountantonakis S E, Robinson M R, et al.Ventricular tachycardia ablation remains treatment of last resort in structural heart disease: argument for earlier intervention.J Cardiovasc Electrophysiol, 2011, 22(10): 1123-1128.

[37] Gorenek B, Blomstrom L C, Brugada T J, et al.Cardiac arrhythmias in acute coronary syndromes: position paper from the joint EHRA, ACCA, and EAPCI task force.Europace, 2014, 16(11): 1655-1673.

[38] Jiang Z, Zhou X, Chen C, et al.Renal Denervation for Ventricular Arrhythmia in Patients with Implantable Cardioverter Defibrillators.Int Heart J, 2018.

[39] Kamibayashi T, Hayashi Y, Mammoto T, et al.Thoracic epidural anesthesia attenuates halothane-induced myocardial sensitization to dysrhythmogenic effect of epinephrine in dogs. Anesthesiology, 1995, 82(1): 129-134.

[40] Schwartz P J, Priori S G, Cerrone M, et al.Left cardiac sympathetic denervation in the management of high-risk patients affected by the long-QT syndrome.Circulation, 2004, 109(15): 1826-1833.

[41] Bourke T, Vaseghi M, Michowitz Y, et al.Neuraxial modulation for refractory ventricular arrhythmias: value of thoracic epidural anesthesia and surgical left cardiac sympathetic denervation.Circulation, 2010, 121(21): 2255-2262.

[42] Ajijola O A, Lellouche N, Bourke T, et al.Bilateral cardiac sympathetic denervation for the management of electrical storm.J Am Coll Cardiol, 2012, 59(1): 91-92.

[43] Vaseghi M, Gima J, Kanaan C, et al.Cardiac sympathetic denervation in patients with refractory ventricular arrhythmias or electrical storm: intermediate and long-term follow-up.Heart Rhythm, 2014, 11(3): 360-366.

[44] Callaway C W, Soar J, Aibiki M, et al.Part 4: Advanced Life Support: 2015 International Consensus on Cardiopulmonary Resuscitation and Emergency Cardiovascular Care Science With Treatment Recommendations.Circulation, 2015, 132(16 Suppl 1): S84-S145.

[45] Priori S G, Blomstrom-Lundqvist C, Mazzanti A, et al.2015 ESC Guidelines for the management of patients with ventricular arrhythmias and the prevention of sudden cardiac death: The Task Force for the Management of Patients with Ventricular Arrhythmias and the Prevention of Sudden Cardiac Death of the European Society of Cardiology (ESC).Endorsed by: Association for European Paediatric and Congenital Cardiology (AEPC).Eur Heart J, 2015, 36(41): 2793-2867.

[46] Linz D, Hohl M, Elliott A D, et al.Modulation of renal sympathetic innervation: recent insights beyond blood pressure control.Clin Auton Res, 2018.

第56章

室上性心动过速药物治疗的基本原则

一、国外指南的概述

室上性心律失常是一组常见的心律失常，最常用的治疗方法是药物和导管消融。为了提高和优化对室上性心律失常的处理，各国指南不定期更新。2003年10月，美国心脏病学会（ACC）、美国心脏协会（AHA）和欧洲心脏病学会（ESC）联合组成了一个专家委员会，制定了室上性心律失常（SVA）的指南。2005年1月，中华医学会心血管病学分会和中国生物医学工程学会心脏起搏与电生理分会及其相关杂志共同合作，组织国内有关专家讨论，将国外发表的循证医学资料与我国成功的工作经验加以综合，编写了中国的室上性快速心律失常治疗指南。2015年9月，ACC、AHA、美国心律学会（HRS）专家工作组，根据近10年的发展情况，联合发布了新版成人室上性心动过速（SVT）指南，将SVT的诊治流程做出了修改。

二、国外指南在各个版本之间的变迁和变化依据

ESC和中国自2003年和2005年后便没有更新指南。美国于2015年更新了成人SVT指南。随着近10年，临床试验越来越多，新的证据和药物也有所改变，大家对SVT的认识进一步加深，原先指南推荐的措施和诊治流程可能不再适合临床需求。新指南在证据和力度上都发生了一些变化，删除或修改了一些不太准确、证据不充分、相互重叠的建议。之前的指南，评估流程相对烦琐，难以熟练掌握，特别对于基层医院，不一定适合临床工作的需要。近期的临床试验，特别是电生理方面的研究数据增多，让医生重新认识SVT，如何使得患者更好的获益。另外在当今医疗环境下，医疗费用的花销也是需要考虑的内容。美国专家组也参考了2014年ACC/AHA发表的成本/价值方法学指南和应用方法的声明，希望将成本和获益控制在一个平衡点。所有的建议方法，无论观察、药物或是消融，都应告知风险，评估利弊。

三、国外指南与我国指南的差异

2015指南与我国指南相比，该分型与传统观念相似，而文字阐述简明扼要，更容易操作和掌握，实用性增强。就整体而言，新版指南有以下几个方面特点：①涵盖了除房颤（AF）之外的，希氏束以上（包括希氏束）参与的心律失常，包括节律规整及不规整的不同类型SVT；②仅仅针对于18岁以上的成年SVT患者；③采用了ACC/AHA最新发布的对证据水平依赖程度更高的新版指南推荐分类系统，比如将证据水平细分为LEVEL A、LEVEL B-R（随机）、LEVEL B-NR（非随机）、LEVEL C-LD（数据有限）及LEVEL C-EO（专家共识）几个层次；④推荐意见更加重视权衡具体每一位患者的临床获益和风险，而且也更加尊重个人意愿和选择；⑤临床实用性增强。老版指南按照窄QRS心动过速和宽QRS心动过速制定了分别的诊治流程，相对复杂难记。而新版指南没有区分宽窄QRS，只分SVT是否律齐。旧版指南文字很多，新版指南引入大量彩色表格和流程图将不同情况下SVT的推荐处理建议阐述得较为清晰。

新版指南将SVT的管理分为急性期和长期管理两大方面，分别加以建议，虽然思路与以前一样，但格式更加清晰、易于掌握。新指南推荐对于心律规则的SVT患者进行迷走神经刺激或应用腺苷治疗。对于刺激迷走神经的方法，认为Valsava动作比颈动脉窦按摩更为有效。压迫眼球这种方法存在潜在危险，已摒弃不用。刺激迷走神经的治疗在房室折返性心动过速（AVRT）和房室结折返性心动过速（AVNRT）的治疗中为Ⅰ类推荐。而对于血流动力学不稳定的SVT患者，或者是药物复律无效，或存在药物治疗禁忌的血流动力学稳定的SVT患者推荐进行同步电复律（图56-1，图56-2）。

此外，急性期后的长期管理中指南推荐应用口服β受体阻滞药、地尔硫䓬或维拉帕米用于有症状的非心室预激的窦性心律患者。推荐对于有症状的SVT患者进

行心内电生理（EP）检查，必要时行射频导管消融术。

本指南增加了伊伐布雷定在SVT的治疗。该药物主要被用于稳定型心力衰竭患者，使用了最大耐受剂量的β受体阻滞药治疗后心率仍≥70次/分的情况。尽管尚未被大规模研究证实，指南认为伊伐布雷定可用于治疗症状明显，而常规药物治疗不满意的窦性心动过速患者（Ⅱa类推荐，证据等级B-R级）。

该指南对无症状预激综合征（WPW综合征）的治疗提出了新看法。运动试验中预激波形消失的患者，发生旁道快速顺传的风险可能较低，消融不用太积极，可以观察。利用这一方法，可鉴别哪些患者更应该考虑行消融治疗。对无症状的WPW患者进行电生理检查，以确定他们的危险度分层，这对于选择下一步的治疗策略至关重要（Ⅱa类推荐）。指南推荐导管消融指征里包括从事特殊行业工作者，如飞行员，他们一旦发作心动过速，带来的危害比较大。因此对于某些特殊行业工作者，该指南积极推荐消融治疗。

四、2015年最新指南的建议

新指南中关于推荐强度和证据等级定义见表56-1。

（一）急性发作时的治疗建议

在美国，每年有5万人次因SVT就诊。美国威斯康星州的Marshfield所做的流行病调查的资料显示，SVT的年发病率为35/10万人。室上速很难普查，根据病史调查不可信，根据心电图普查也不可靠，如果不在发作期，心电图检查也一无所获。中国没有具体的流行病学资料，根据每年完成的导管消融术推测，SVT在中国比较常见。

SVT发作时，12导联心电图非常重要。通过心电

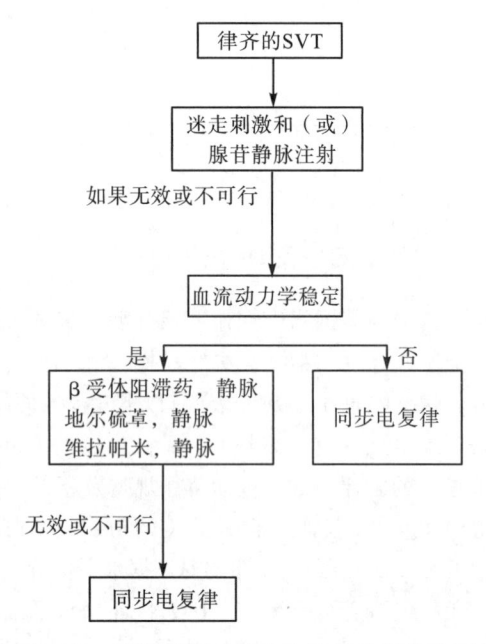

图56-1 不明原因心律齐的SVT的急性治疗

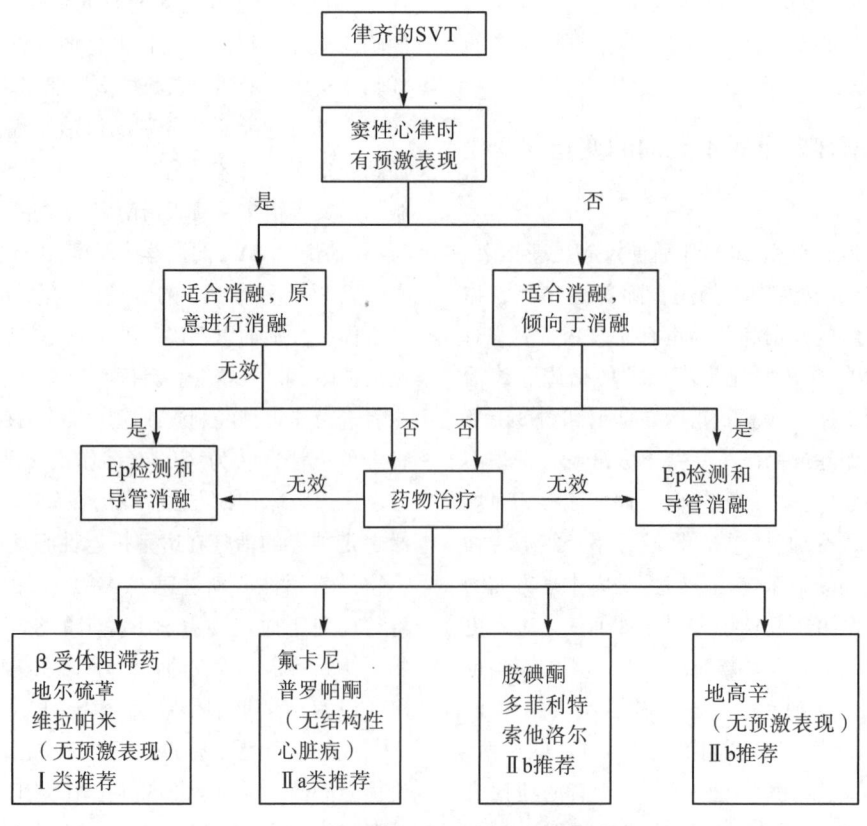

图56-2 不明原因SVT的长期治疗方案

表 56-1 新指南中关于推荐强度和证据等级定义

推荐	强度	证据等级	定义
I	强，获益	A	一个或多个RCT的高质量证据 多个高质量RCT的Meta分析
IIa	中等强度获益	B-R（随机）	一个或多个中等质量的RCT结果 中等质量RCT的Meta分析
IIb	弱，可能获益	B-NR（非随机）	一个或多个设计良好，排除标准良好的随机研究，观察性研究，或注册研究 上述研究的Meta分析
III	中等强度，不获益	C-LD（数据有限）	随机或非随机研究，设计或排除标准有缺陷 上述研究的Meta分析 人的药理或机制的研究
III	强，有害	C-EO（专家共识）	基于临床经验的专家共识

图可以鉴别SVT的机制，判断AVN是否参与折返。有些SVT不依赖AVN折返，使用针对AVN的药物，无法终止心动过速。心动过速时，如果QRS＞120ms，需要鉴别室速（VT）、SVT伴差异传导、WPW和束支阻滞。特殊情况下，维拉帕米或地尔硫䓬治疗VT或WPW伴心房颤动（AF），可能导致VT和心室颤动（VF）的发生。

1.对于急性发作律齐的SVT，可使用迷走神经刺激（I类推荐，证据B-R）。Valsalva动作和颈动脉窦按摩，容易操作且快速终止。患者还可以通过屏气10～30s，提高颈内动脉压力30～40mmHg。颈动脉按摩，可按摩左侧或者右侧颈动脉窦5～10s直至听诊搏动音消失。一个纳入147例SVT患者的研究显示，Valsava动作比颈动脉窦按摩更为有效。还可以用冰毛巾敷脸。另有实验证实，将脸浸入10℃水中，也同样有效。按压眼球的方法存在危险，现在已经不采用。

2.对于急性发作律齐的SVT，指南推荐腺苷（I类推荐，证据BR）。在急诊或非住院患者所做的研究中，腺苷终止SVT的有效率可达78%～96%，药物可能出现一些胸闷、气短，脸热的不良反应。严重不良反应非常少见，因为腺苷半衰期很短。使用腺苷时如果不能终止某些房性心律失常，有可能是房颤或房速。使用腺苷时，应采用静脉弹丸注射的方式，并用盐水冲管。

3.对于急性发作的血流动力学不稳定的SVT，当迷走神经刺激或腺苷失败时，推荐同步电转律（I类推荐，证据B-NR）。在2010年成人ACLS指南中建议，出现低血压、急性神智障碍、有休克征象、胸痛或急性心力衰竭表现的患者，选择同步电转律。但是当心动过速发作时，QRS窄且律齐，腺苷仍是首选。

4.对于急性发作的血流动力学稳定的SVT，当药物治疗失败或有禁忌时，推荐同步电转律（I类推荐，证据B-NR）。同步电转律对于终止SVT是极其有效的，如果患者情况稳定，先充分麻醉后再进行电转律。大多数稳定的SVT患者对药物治疗反应好。用维拉帕米、地尔硫䓬、腺苷的转律成功率在80%～98%。某些患者可能需要第二次注射药物或者加大剂量，才能转律成功。然而一些少见的情况中，药物复律后不能维持窦性心律，仍需要电转律。

5.对于血流动力学稳定的SVT，可以静脉使用地尔硫䓬或维拉帕米（I类推荐，证据B-R）。有效率在64%～98%。需要强调的是，如果是VT或AF伴预激的情况，使用上述药物可能导致血流动力学不稳定或增加室性心率。这些药物用于不能耐受β受体阻滞药或使用腺苷之后复发的情况。对于患有收缩性心力衰竭的患者，不建议使用地尔硫䓬或维拉帕米。

6.对于血流动力学稳定的急性SVT，静脉使用β受体阻滞药（IIa推荐，证据C-LD）。β受体阻滞药对终止SVT的效果有限。有研究比较了艾司洛尔和地尔硫䓬对终止SVT的效果，证实地尔硫䓬更为有效。虽然效果有限，但β受体阻滞药安全性非常好。对于血流动力学稳定的SVT，也可以尝试使用β受体阻滞药。

（二）SVT的急性发作时，静脉药物的选择

1.核苷酸类 腺苷：3～6mg、1～2s静脉注射，2min内不终止，可再以6～12mg、2s内静脉推注。三磷腺苷适应证与腺苷相同，10mg、2s内静脉注射，2min内无反应，15mg、2s再次静脉推注。此药半衰期极短，1～2min效果消失。常有颜面潮红、头痛、恶心、呕吐、咳嗽、胸闷、胸痛等不良反应，但均在数分钟内消失。由于作用时间短，可以反复用药。严重的不良反应有窦性停搏、房室传导阻滞等、气道高反应疾病，故对有窦房结和（或）房室传导功能障碍的患者不适用。三磷腺苷一次静脉注射剂量＞15mg，不良反应发生率增高。此药的优势是起效快，无负性肌力作用，可用于器质性心脏病的患者。

2.β受体阻滞药

（1）艾司洛尔：负荷量0.5 mg/kg，1 min内静脉注射，继之以0.05mg/(kg·min)静脉滴注4min，在5min末未获得有效反应，重复上述负荷量后继以0.05～0.3mg/(kg·min)静脉滴注4 min。每重复一次，重复一次弹丸剂量。一般不超过0.2mg/（kg·min），连续静脉滴注不超过48 h。用药的终点为达到预定心率，并监测血压不能过于降低。不良反应包括低血压，心力衰竭加重，支气管痉挛，心动过缓。

（2）美托洛尔：2.5～5.0mg，2min静脉弹丸注射。10min后，可重复2.5～5.0mg，最多重复3次。不良反应包括低血压、心力衰竭加重、支气管痉挛、心动过缓。

（3）普萘洛尔：1mg，1min内静脉推注。每隔2min可重复1mg静脉推注，最多重复3次。不良反应包括低血压、心力衰竭加重、支气管痉挛、心动过缓。

3.非二氢吡啶类钙离子拮抗剂

（1）地尔硫䓬：0.25mg/kg，2min静脉弹丸注射。静脉注射负荷量15～25mg（0.25mg/kg），随后5～15mg/h静脉滴注。如首剂负荷量心室率控制不满意，15min内再给予负荷量。静脉注射地尔硫䓬时应监测血压。不良反应包括低血压、心力衰竭加重、心动过缓、肝功异常。

（2）维拉帕米：剂量5～10mg（0.075～0.15mg/kg），5～10min静脉注射，如无反应，15 min后可重复5mg/5 min。不良反应包括低血压、心力衰竭加重、肥厚型心肌病的患者加重肺水肿、心动过缓。

4.强心苷类　毛花苷C：0.4～0.8 mg稀释后静脉注射，可以再追加0.2～0.4mg，24 h内不应＞1.2 mg。不良反应包括厌食、恶心、呕吐、心律失常等。

5.Ⅲ类抗心律失常药

（1）胺碘酮：静注负荷量150mg（3～5mg/kg），10min注入，10～15min后可重复，随后1～1.5mg/min静脉滴注6h，以后根据病情逐渐减量至0.5mg/min。24h总量一般不超过1.2g，最大可达2.2g。主要不良反应为低血压和心动过缓，尤其用于心功能明显障碍或心脏明显扩大者，更要注意注射速度并监测血压。其他不良反应包括心动过缓、静脉炎、QT延长、尖端扭转。

（2）伊布利特：成人体重≥60kg者用1mg溶于5%葡萄糖50ml内静脉推注。如需要，10min后可重复。成人＜60kg者，以0.01mg/kg按上法应用。房颤终止则立即停用。肝肾功能不全者无须调整剂量，用药中应监测QTc变化。当QTc＞440ms时为禁忌。合用高剂量镁剂，可增加有效期和安全性。

（三）心动过速的后期管理

治疗方案需根据SVT发作频率，持续时间，临床表现或可能的不良后果。

1.对于没有心室预激的患者，SVT发作时伴有症状，推荐口服β受体阻滞药、地尔硫䓬、维拉帕米（Ⅰ类推荐，证据B-R）。一些RCT研究中，维拉帕米最大剂量可至480mg/d，可减少SVT发作频率。β受体阻滞药的证据很少。一个小样本随机研究，将SVT患者分为地高辛（0.375mg/d）、普萘洛尔（240mg/d）、维拉帕米（480mg/d）三组，各组均可以见到SVT发作次数和发作时间的减少，各组药物的耐受性良好。

2.EP检查和消融对于SVT的鉴别诊断和治疗有帮助（Ⅰ类推荐，证据B-NR）。有症状的SVT，EP检查是一线方案。一些大型注册研究证实，消融对于AVNRT和AVRT的成功率很高，潜在的严重并发症并不常见。

3.教育SVT患者如何进行迷走神经刺激（Ⅰ类推荐，证据C-LD）。如果迷走神经刺激的方法正确，可以终止SVT，减少SVT的发作频率，减少患者就诊的次数。

4.对于没有结构性心脏病或缺血性心脏病，发作时伴有症状的SVT患者，不适合或不愿意进行消融的，使用普罗帕酮（推荐为Ⅱa，证据B-R）。一些RCT研究均证实，使用普罗帕酮可以预防SVT的发作。在一个RCT研究中，普罗帕酮450mg/d的有效率为86%。但是，在结构性心脏病和缺血性心脏病的患者中，普罗帕酮有致心律失常作用，所以不建议使用。

5.有症状的SVT患者，不适合或不愿意进行消融的，可使用索他洛尔（推荐为Ⅱb，证据B-R）。索他洛尔是Ⅲ类抗心律失常药，有β受体阻滞药特性，可以用于结构性心脏病或缺血性心脏病的患者。一个随机研究中入选了折返型SVT（AVNRT或AVRT）和其他房性心律失常（如心房颤动或心房扑动），索他洛尔剂量为80mg或160mg，每日2次，复发的频率减少，且没有明显致心律失常副作用。

6.有症状的SVT患者，不适合或不准备进行消融的，β受体阻滞药、地尔硫䓬、维拉帕米无效或无法使用时，可以考虑多菲利特（推荐Ⅱb，证据B-R）。多菲利特是Ⅲ类抗心律失常药，但它不像索他洛尔，没有β受体阻滞药特性。所以可以用于结构性心脏病或缺血性心脏病患者。在一个纳入122例患者的研究中，随机分入多菲利特、普罗帕酮和安慰剂组，6个月治疗无SVT发作为目标。多菲利特组50%有效，普罗帕酮组54%有效，安慰剂组6%有效。多菲利特和普罗帕酮组，与安慰剂组相比，均有显著性差异。但由于多菲利特有潜在的致心律失常作用，所以通常不用于可以进行消融的患者。

7.对于发作时有症状的SVT患者，不适合或不准备进行消融的，β受体阻滞药、地尔硫䓬、维拉帕米、多菲利特、氟卡尼无效或不能使用时，可使用胺碘酮（推荐为Ⅱb，证据C-LD）。由于胺碘酮长期使用导致的毒副作用，所以属于二线用药。如果患者无能使用β受体阻滞药、地尔硫䓬、维拉帕米、多菲利特、氟卡尼、普罗帕酮时，长期服用胺碘酮可以考虑。

8.对于有症状的SVT且没有预激的患者，不适合或不准备进行消融的，可使用地高辛（推荐为Ⅱb，证据C-LD）。地高辛的证据非常有限。一个小样本随机研究，将SVT患者分为地高辛（0.375mg/d）、普萘洛尔（240mg/d）、维拉帕米（480mg/d），SVT发作次数和发作时间，在各组间效果类似。但是这个研究中，地高辛使用的剂量比临床常规使用剂量大。考虑到地高辛的毒副作用，该药只推荐于不能耐受β受体阻滞药、地尔硫䓬、维拉帕米或Ic类抗心律失常药物的患者。肾功能不全时，需谨慎使用。一些临床研究显示，当地高辛浓度＞1.2ng/ml时，与不良事件相关。

（四）SVT后期的治疗，口服药物的选择

1.β受体阻滞药

（1）阿替洛尔：初始剂量为每日12.5～25mg，分3次使用，根据治疗反应和心率逐渐增加剂量，严重肾衰竭时减量。不良反应包括低血压，支气管痉挛，心动过缓。

（2）美托洛尔：初始剂量为25mg，每天2次，最大维持剂量200mg，每天2次。不良反应包括低血压、支气管痉挛、心动过缓。

（3）琥珀酸美托洛尔：初始剂量为50mg，每天1次，最大维持剂量400mg，每天1次。不良反应包括低血压、支气管痉挛、心动过缓。

（4）普萘洛尔：初始剂量为10mg，每天3次，最大维持剂量每日40～160mg。不良反应包括低血压、心力衰竭加重、支气管痉挛。

2.非二氢吡啶类CCB

（1）地尔硫䓬：初始剂量为每天120mg，分4次使用，或者使用长效制剂。每1～2天增加一次剂量，直至获得最佳剂量。最大维持剂量为每天360mg。不良反应包括低血压，既往心功能不全的病HF加重，心动过缓，肝功能异常，急性肝损伤。

（2）维拉帕米：口服80～120mg，每8小时1次，可增加到160mg，每8小时1次，最大剂量每日480mg，老年人酌情减量。不良反应包括低血压，既往心功能不全的病心力衰竭加重，肥厚型心肌病出现肺水肿、心动过缓、肝功异常。

3.强心苷类　地高辛：维持量为0.125～0.25mg，每天1次，根据年龄、体重、肾功能、药物相互作用调整。不良反应包括心动过缓，心脏阻滞，厌食，恶心，呕吐，视觉改变，地高辛中毒时出现心律失常。

4.Ic类抗心律失常药物

（1）氟卡尼：初始剂量为50mg，每12小时1次。维持剂量为150mg，每12小时1次（监测P-R和QRS间期）。不良反应包括房扑1∶1传导、QT延长、间断扭转室速、心力衰竭加重、心动过缓。

（2）奎尼丁：转复房颤或房扑，首先给0.1g试服剂量，观察2h，如无不良反应，可以两种方式进行复律：①0.2g，每8小时1次，连服3d左右。其中有30%左右的患者可恢复窦律；②首日0.2g，每2小时1次，共5次，次日0.3g，每2小时1次，共5次，第3日0.4g，每2小时1次、共5次。每次给药前测血压和QT间期，一旦复律成功，以有效单剂量作为维持量，每6～8小时给药一次。在奎尼丁复律前，先用地高辛或β受体阻滞药减缓房室结传导，给了奎尼丁后应停用地高辛，不宜同用。对新近发生的房颤，奎尼丁复律的成功率为70%～80%。上述方法无效时改用电复律。复律前应纠正心力衰竭、低血钾和低血镁，且不得存在QT间期延长。奎尼丁晕厥或诱发扭转型室速多发生在服药的最初3d内，因此复律宜在医院内进行。

（3）普鲁卡因胺：有片剂和注射剂，用于室上性和室性心律失常的治疗，也用于预激综合征房颤合并快速心率，或鉴别不清室性或室上性来源的宽QRS心动过速。它至今还是常用药物，但在我国无药供应。

（4）普罗帕酮：初始剂量为150mg，每8小时1次。如需要，3～4d后加量到200mg，每8小时1次。最大200mg，每6小时1次。如原有QRS波增宽者，剂量不得＞150mg，每8小时1次。应监测P-R和QRS间期。肝功能异常时，减量。不良反应包括室内传导障碍加重，QRS波增宽，出现负性肌力作用，诱发或使原有心力衰竭加重，造成低心排血量状态，进而室速恶化。因此，心肌缺血、心功能不全和室内传导障碍者相对禁忌或慎用。

5.Ⅲ类抗心律失常药

（1）胺碘酮：口服胺碘酮负荷量0.2g，每天3次、共5～7d，0.2g，每天2次、共5～7d。以后0.2（0.1～0.3）g每天1次维持，但要注意根据病情进行个体化治疗。此药含碘量高，长期应用的主要不良反应为甲状腺功能改变，应定期检查甲状腺功能。在常用的维持剂量下很少发生肺纤维化，但仍应注意询问病史和体检，定期拍摄胸片，以早期发现此症。服药期间QT间期均有不同程度的延长，一般不是停药的指征。对老年人或窦房结功能低下者，胺碘酮进一步抑制窦房结，窦性心率＜50次/分者，宜减量或暂停用药。不良反应还有日光敏感性皮炎、角膜色素沉着，但不影响视力。

（2）多菲利特：当eGFE＞60ml/min时，250～500μg，每12小时1次。当eGFE 40～60ml/min时，250μg，

每天1次。当eGFE 20～40ml/min时，125mg，每天1次。当eGFE＜20ml/min时，没有公认的建议。需根据肾功能情况，体重和年龄调整剂量。最开始使用的3d，最好在医院使用，提供心电监测。如果基线QTc＞440ms，或有心室传导异常的患者QTc＞500ms，多菲利特为禁忌。开始使用后2～3h复查ECG，监测QTc，如果QTc较基线增加15%，或QTc＞500ms，有心室传导异常的患者QTc＞550ms，则剂量减半。每隔2～3h复查ECG。如果从第二个剂量以后，QTc＞500ms，有心室传导异常的患者QTc＞550ms，则停止使用多菲利特。不良反应包括QT延长、尖端扭转室速。

（3）索他洛尔：初始剂量为40～80mg，每12小时1次。常用剂量80～160mg，每天2次。其半衰期较长，由肾脏排出。最初3d，最好在医院内使用，进行心电监测。如果QTc＞450ms，为禁忌。如果eGFE＞60ml/min，每天2次使用。如果eGFE为40～60ml/min，每天1次使用。eGFE＜40ml/min，避免使用。副作用与剂量有关，随剂量增加，扭转型室速发生率上升。电解质紊乱如低钾、低镁可加重索他洛尔的毒性作用。用药期间应监测心电图变化，当QTc≥0.55s时应考虑减量或暂时停药。窦性心动过缓、心力衰竭者不宜选用。

6.其他　依伐布雷定：初始剂量为5mg，每天2次。维持剂量为7.5mg，每天2次。不良反应包括光幻视、房颤。禁忌：使用其他可致心动过缓的药物，失代偿心力衰竭时，BP＜90/50mmHg，严重肝损害。

五、国外指南在我国的实际应用状况

查阅中国近5年的有关室上性心律失常的药物研究，总结有效性和不良反应发生率如下。有效性方面，普罗帕酮为67.3%～96%，维拉帕米为80%～92.5%，胺碘酮为77%～19.46%，三磷腺苷为94.11%～97.4%。不良反应方面，普罗帕酮为4.5%～21.1%，维拉帕米为5.0%～22%，胺碘酮为5.12%～12%，三磷腺苷在3.8%～14.7%。两项基于中国人群的Meta分析，比较了普罗帕酮与胺碘酮的有效性与安全性。有效性方面，普罗帕酮与胺碘酮未见显著性差异。一项Meta分析研究显示，普罗帕酮的不良反应多于胺碘酮。

张健等所做的比较首次用药和再次用药的研究中，结论是，普罗帕酮和维拉帕米在转复时间上优于胺碘酮，维拉帕米参与的组别中显效率有所提高。首次用药无效再用药时，选择药物加量要胜于换用其他药物。

（刘德平）

参 考 文 献

[1] Blomstrom-Lundqvist C, Scheinman MM, Aliot EM, Alpert JS, et al.ACC/AHA/ESC guidelines for the management of patients with supraventricular arrhythmias--executive summary. a report of the American college of cardiology/American heart association task force on practice guidelines and the European society of cardiology committee for practice guidelines（writing committee to develop guidelines for the management of patients with supraventricular arrhythmias）developed in collaboration with NASPE-Heart Rhythm Society.Journal of the American College of Cardiology, 2003, 42（8）: 1493-1531.

[2] 中华医学会心血管病学分会中国生物医学工程学会心脏病学分会.室上性快速心律失常治疗指南.中华心血管病杂志, 2005, 1（33）.

[3] Page RL, Joglar JA, Caldwell MA, et al.2015 ACC/AHA/HRS Guideline for the Management of Adult Patients With Supraventricular Tachycardia: Executive Summary: A Report of the American College of Cardiology/American Heart Association Task Force on Clinical Practice Guidelines and the Heart Rhythm Society.Journal of the American College of Cardiology, 2016, 67（13）: 1575-1623.

[4] Lim SH, Anantharaman V, Teo WS, et al.Comparison of treatment of supraventricular tachycardia by Valsalva maneuver and carotid sinus massage.Ann Emerg Med, 1998, 31（1）: 30-35.

[5] Luber S, Brady WJ, Joyce T, et al.Paroxysmal supraventricular tachycardia: outcome after ED care.Am J Emerg Med, 2001, 19（1）: 40-42.

[6] Tavsanoglu S, Ozenel E.Ice-water washcloth rather than facial immersion（diving reflex）for supraventricular tachycardia in adults.The American journal of cardiology, 1985, 56（15）: 1003.

[7] Wayne MA.Conversion of paroxysmal atrial tachycardia by facial immersion in ice water.JACEP, 1976, 5（6）: 434-435.

[8] Neumar RW, Otto CW, Link MS, et al.Part 8: adult advanced cardiovascular life support: 2010 American Heart Association Guidelines for Cardiopulmonary Resuscitation and Emergency Cardiovascular Care.Circulation, 2010, 122（18 Suppl 3）: S729-767.

[9] Stec S, Krynski T, Kulakowski P.Efficacy of low energy rectilinear biphasic cardioversion for regular atrial tachyarrhythmias.Cardiol J, 2011, 18（1）: 33-38.

[10] Roth A, Elkayam I, Shapira I, et al.Effectiveness of prehospital synchronous direct-current cardioversion for supraventricular tachyarrhythmias causing unstable hemodynamic states.The American journal of cardiology, 2003, 91（4）: 489-491.

[11] Gupta A, Naik A, Vora A, Lokhandwala Y.Comparison of efficacy of intravenous diltiazem and esmolol in terminating supraventricular tachycardia.J Assoc Physicians India, 1999, 47 (10): 969-972.

[12] Madsen CD, Pointer JE, Lynch TG.A comparison of adenosine and verapamil for the treatment of supraventricular tachycardia in the prehospital setting.Ann Emerg Med, 1995, 25 (5): 649-655.

[13] Lim SH, Anantharaman V, Teo WS, et al.Slow infusion of calcium channel blockers compared with intravenous adenosine in the emergency treatment of supraventricular tachycardia. Resuscitation, 2009, 80 (5): 523-528.

[14] Lim SH, Anantharaman V, Teo WS.Slow-infusion of calcium channel blockers in the emergency management of supraventricular tachycardia.Resuscitation, 2002, 52 (2): 167-174.

[15] Steinwender C, Honig S, Kypta A, et al.Pre-injection of magnesium sulfate enhances the efficacy of ibutilide for the conversion of typical but not of atypical persistent atrial flutter. International journal of cardiology, 2010, 141 (3): 260-265.

[16] Tercius AJ, Kluger J, Coleman CI, et al.Intravenous magnesium sulfate enhances the ability of intravenous ibutilide to successfully convert atrial fibrillation or flutter.Pacing Clin Electrophysiol, 2007, 30 (11): 1331-1335.

[17] Shaker H, Jahanian F, Fathi M, et al.Oral verapamil in paroxysmal supraventricular tachycardia recurrence control: a randomized clinical trial.Ther Adv Cardiovasc Dis, 2015, 9 (1): 4-9.

[18] Winniford MD, Fulton KL, Hillis LD.Long-term therapy of paroxysmal supraventricular tachycardia: a randomized, double-blind comparison of digoxin, propranolol and verapamil.The American journal of cardiology, 1984, 54 (8): 1138-1139.

[19] Tendera M, Wnuk-Wojnar AM, Kulakowski P, et al.Efficacy and safety of dofetilide in the prevention of symptomatic episodes of paroxysmal supraventricular tachycardia: a 6-month double-blind comparison with propafenone and placebo.American heart journal, 2001, 142 (1): 93-98.

[20] A randomized, placebo-controlled trial of propafenone in the prophylaxis of paroxysmal supraventricular tachycardia and paroxysmal atrial fibrillation.UK Propafenone PSVT Study Group. Circulation, 1995, 92 (9): 2550-2557.

[21] Chimienti M, Cullen MT, Jr., Casadei G.Safety of flecainide versus propafenone for the long-term management of symptomatic paroxysmal supraventricular tachyarrhythmias.Report from the Flecainide and Propafenone Italian Study (FAPIS) Group. European heart journal, 1995, 16 (12): 1943-1951.

[22] Anderson JL, Platt ML, Guarnieri T, et al.Flecainide acetate for paroxysmal supraventricular tachyarrhythmias.The Flecainide Supraventricular Tachycardia Study Group.The American journal of cardiology, 1994, 74 (6): 578-584.

[23] Pritchett EL, DaTorre SD, Platt ML, et al.Flecainide acetate treatment of paroxysmal supraventricular tachycardia and paroxysmal atrial fibrillation: dose-response studies.The Flecainide Supraventricular Tachycardia Study Group.Journal of the American College of Cardiology, 1991, 17 (2): 297-303.

[24] Pritchett EL, McCarthy EA, Wilkinson WE.Propafenone treatment of symptomatic paroxysmal supraventricular arrhythmias.A randomized, placebo-controlled, crossover trial in patients tolerating oral therapy.Annals of internal medicine, 1991, 114 (7): 539-544.

[25] Echt DS, Liebson PR, Mitchell LB, et al.Mortality and morbidity in patients receiving encainide, flecainide, or placebo. The Cardiac Arrhythmia Suppression Trial.The New England journal of medicine, 1991, 324 (12): 781-788.

[26] Wanless RS, Anderson K, Joy M, et al.Multicenter comparative study of the efficacy and safety of sotalol in the prophylactic treatment of patients with paroxysmal supraventricular tachyarrhythmias.American heart journal, 1997, 133 (4): 441-446.

[27] Gambhir DS, Bhargava M, Nair M, et al.Comparison of electrophysiologic effects and efficacy of single-dose intravenous and long-term oral amiodarone therapy in patients with AV nodal reentrant tachycardia.Indian Heart J, 1996, 48 (2): 133-137.

[28] Rathore SS, Curtis JP, Wang Y, et al.Association of serum digoxin concentration and outcomes in patients with heart failure. Jama, 2003, 289 (7): 871-878.

[29] 苏文坚, 梁启辉, 李昌汶.胺碘酮与普罗帕酮联合直流电复律治疗室上性心动过速疗效比较.海南医学, 2017, 8 (27): 1330-1331.

[30] 张士铭.比较维拉帕米和普罗帕酮治疗阵发性室上性心动过速的临床疗效.临床研究, 2016, 11 (24): 251.

[31] 陆燕华, 许炳灿, 罗自通.合贝爽与心律平转复室上性心动过速的临床疗效比较.岭南急诊医学杂志, 2017, 4 (22): 324-325.

[32] 周春飞, 陆备军, 赵宇程, 等.普罗帕酮和维拉帕米治疗阵发性室上性心动过速的临床疗效分析.心肺血管病杂志, 2008, 4 (27): 229-230.

[33] 王锦, 李倩烨.普罗帕酮和维拉帕米急诊转复阵发性室上性心动过速132例疗效分析.心血管病防治知识 (下半月), 2014, 4: 67-71.

[34] 李贵春.心律平与三磷酸腺苷治疗室上性阵发性心动过速对比观察.世界最新医学信息文摘 (连续型电子期刊), 2015, 1: 115-116.

[35] 程晓明, 段芬.三磷酸腺苷与普罗帕酮急诊转律治疗阵发性室上性心动过速的临床对比.基层医学论坛, 2017, 25 (21): 3390-3391.

[36] 石陆泉.胺碘酮普罗帕酮治疗阵发性室上性心动过速88例临床分析.实用医技杂志,2014,12:1328-1329.

[37] 尹延伟,许瑞佳,胡爱民,等.中国人群使用心律平与胺碘酮治疗阵发性室上性心动过速的Meta分析.循证医学,2013,3(13):152-156.

[38] 王少波,梁锦军,黄从新.静脉注射胺碘酮与普罗帕酮治疗阵发性室上性心动过速疗效的Meta分析.疑难病杂志,2013,1(12):2-4.

[39] 张健,高丁,刘江,等.阵发性室上性心动过速院外再次给药的临床研究.中国急救复苏与灾害医学杂志,2015,3:222-224.

第57章

不同起源部位室性期前收缩的心电图特点及消融治疗

室性期前收缩（简称室早），是指His束及分支以下心室肌的异位兴奋灶提前除极而产生的心室期前收缩，是临床上最常见的心律失常。正常健康人群和各种心脏病患者均可发生，临床症状变异性大。频发的单形性室性早搏临床较为多见，好发于中青年患者，无明显性别差异。如果发生在没有明确器质性心脏病且心功能正常的患者，其预后一般是良好的。室早的临床表现因人而异，大多数频发室早患者可无明显症状，部分偶发室性期前收缩患者也可能有严重的症状。最常见的症状包括心悸、胸闷、心跳停搏感。部分室早可导致心排血量下降及重要脏器血流灌注不足，由此引发乏力、气促、出汗、头晕、黑矇，甚至诱发心绞痛发作。长期24h的室性期前收缩大于1万次，即使没有明显症状，也可能引起血流动力学障碍和（或）心脏扩大、心功能不全（心动过速依赖性心肌病）。部分患者虽然有心慌、心悸等症状，但往往是心律不齐所致，若给予适当的药物治疗，如普罗帕酮或β受体阻滞药，可能缓解症状。近年来，导管消融术应用于室性期前收缩的治疗。针对那些单形性、频发、症状严重并且药物治疗无效的患者或频发早搏触发室性心律失常风暴的患者，成功的射频消融治疗可以起到改善症状、提高生活质量、避免药物不良反应和预防猝死的作用。心电图的定位诊断对于判断室性期前收缩性质和指导导管消融起到重要作用。

一、不同部位起源的室性期前收缩的心电图特点

（一）流出道起源的室性期前收缩

1. 右心室流出道起源的室性期前收缩 据统计，无器质性心脏病患者发生的室早，约80%起源于右心室，另20%起源于左心室。而在右心室起源的室早中，心内膜的突破点绝大多数位于右心室流出道（肺动脉瓣以下）。发生机制被认为是触发活动。右心室流出道起源的室早在心电图上呈完全性左束支传导阻滞图形（图57-1），胸导联移行一般在V_3导联或以后，下壁导联（Ⅱ、Ⅲ、aVF）QRS波群呈R形且高大直立，aVL导联以负向波为主。Ⅰ导联的极性对于判断起源点的前后有帮助：若Ⅰ导联以负向波为主，则起源点偏前壁，反之则偏后壁。右心室流出道可进一步分为游离壁和间隔部。游离壁起源的室早其S波在V_3导联较深（>3.0mV），胸导联移行一般在V_4或以后，并且部分患者下壁导联QRS波存在顿挫，这种"顿挫"的特异性较高，可能反映左心室激动。间隔部起源的室早其胸导联移行稍早，一般在V_3或V_3与V_4之间，下壁导联无顿挫。

2. 左心室流出道起源的室性期前收缩 主动脉瓣下左心室流出道起源的室性早搏相对少见，其心电图特点表现为左束支传导阻滞图形（图57-2），QRS波宽度较右心室流出道起源略窄，V_1导联呈rS型，胸导联移行多位于V_3以前，V_6导联多呈Rs型，这是与右心室流出道起源室早的重要鉴别点。与主动脉窦起源的室早特点相同，缺乏特异性的鉴别点，诊断依据是消融成功的靶点位于主动脉瓣以下。

（二）动脉窦起源的室性期前收缩

1. 肺动脉窦起源的室性期前收缩 肺动脉窦起源的室性期前收缩心电图上与右心室流出道（肺动脉瓣以下）起源的室性期前收缩特点相似（图57-3）。有学者统计发现两者的区别在于：肺动脉起源的室早下壁导联的R波比右心室流出道起源的更高。在临床实际中，肺动脉起源的室早并非靠体表心电图确诊，而是根据消融成功的靶点位于肺动脉瓣上来确定。

2. 主动脉窦起源的室性期前收缩 主动脉窦（瓦氏窦）起源的室性期前收缩占左心室起源的大多数，一般位于左冠窦或右冠窦，无冠窦起源则十分罕见。主动脉窦起源的室性期前收缩在心电图上也表现为左束支传导阻滞图形（图57-4），QRS波群宽度较右心室流出

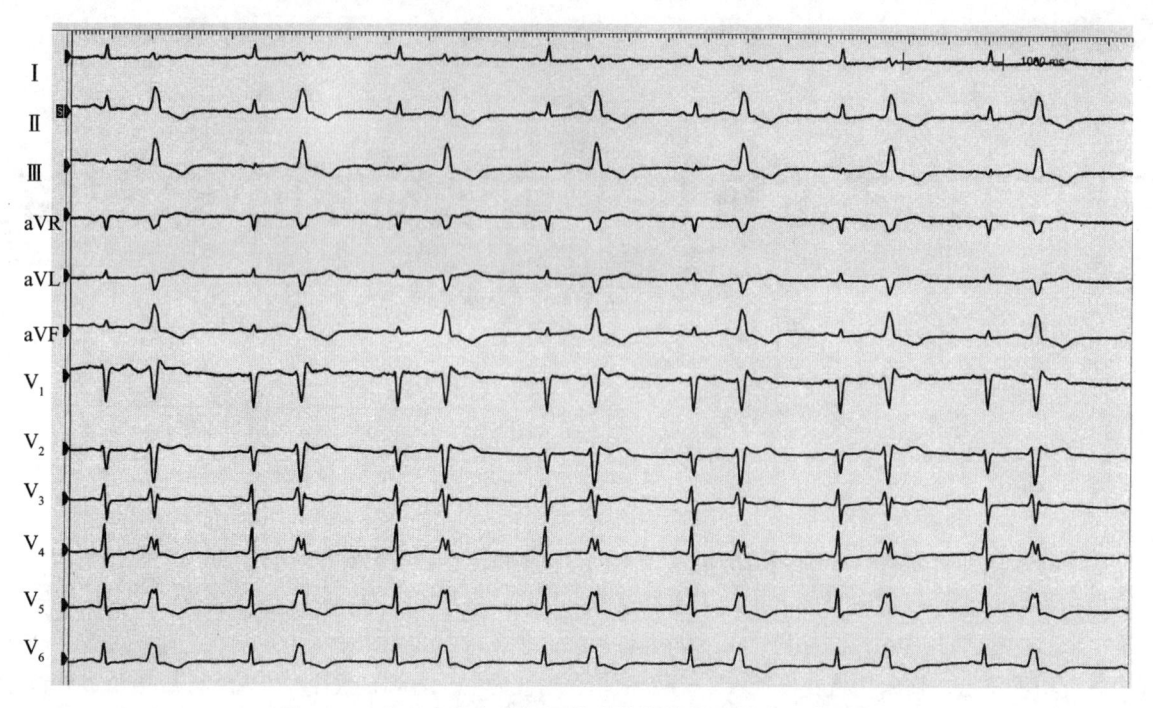

图 57-1　右心室流出道起源的室性期前收缩体表心电图

室性期前收缩呈完全性左束支传导阻滞图形，胸导联移行一般在 V₃ 导联或以后，下壁导联（Ⅱ、Ⅲ、aVF）QRS 波群呈 R 形且高大直立，aVL 导联以负向波为主

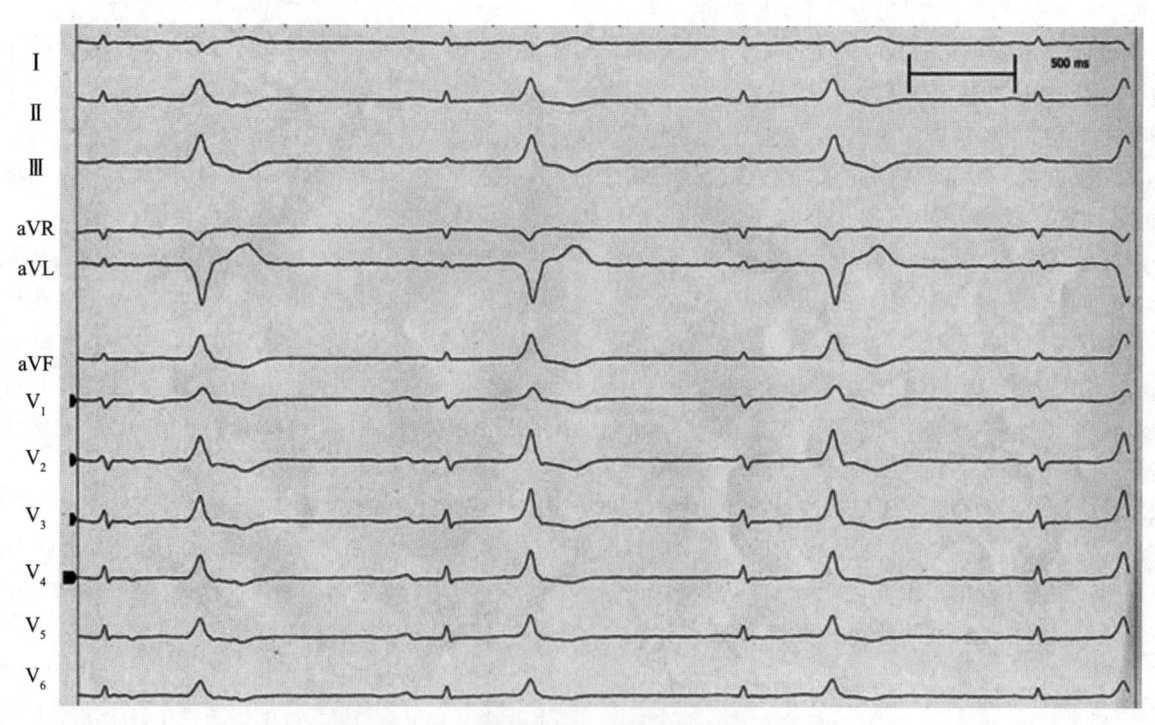

图 57-2　左心室流出道起源的室早体表心电图

室性期前收缩呈完全性右束支传导阻滞图形，QRS 波宽度较右心室流出道起源略窄，胸导联移行多位于 V₃ 以前，V₆ 导联多呈 R 或 Rs 型

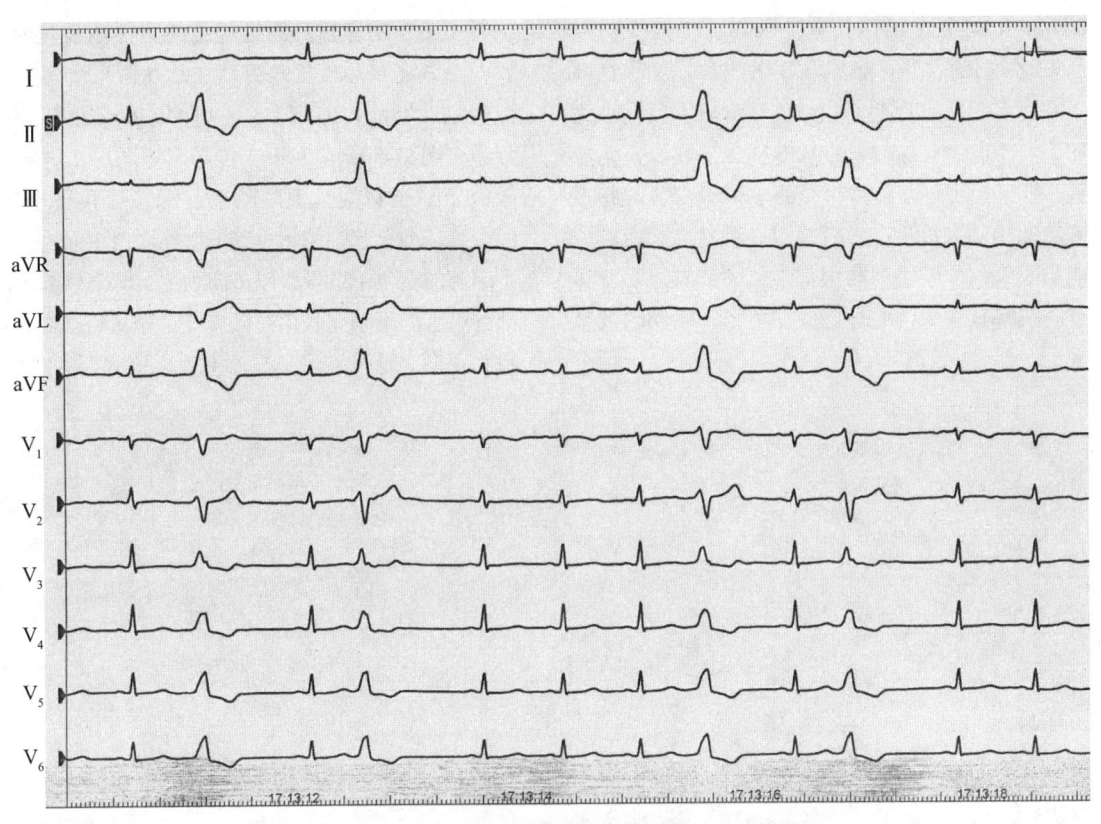

图 57-3 肺动脉窦起源的室性期前收缩体表心电图

室性期前收缩与右心室流出道（肺动脉瓣以下）起源的室性期前收缩特点相似，二者的区别在于：肺动脉起源的室性期前收缩下壁导联的R波比右心室流出道起源的更高，肺动脉起源的室性期前收缩并非靠体表心电图确诊，而是根据消融成功的靶点位于肺动脉瓣上来确定

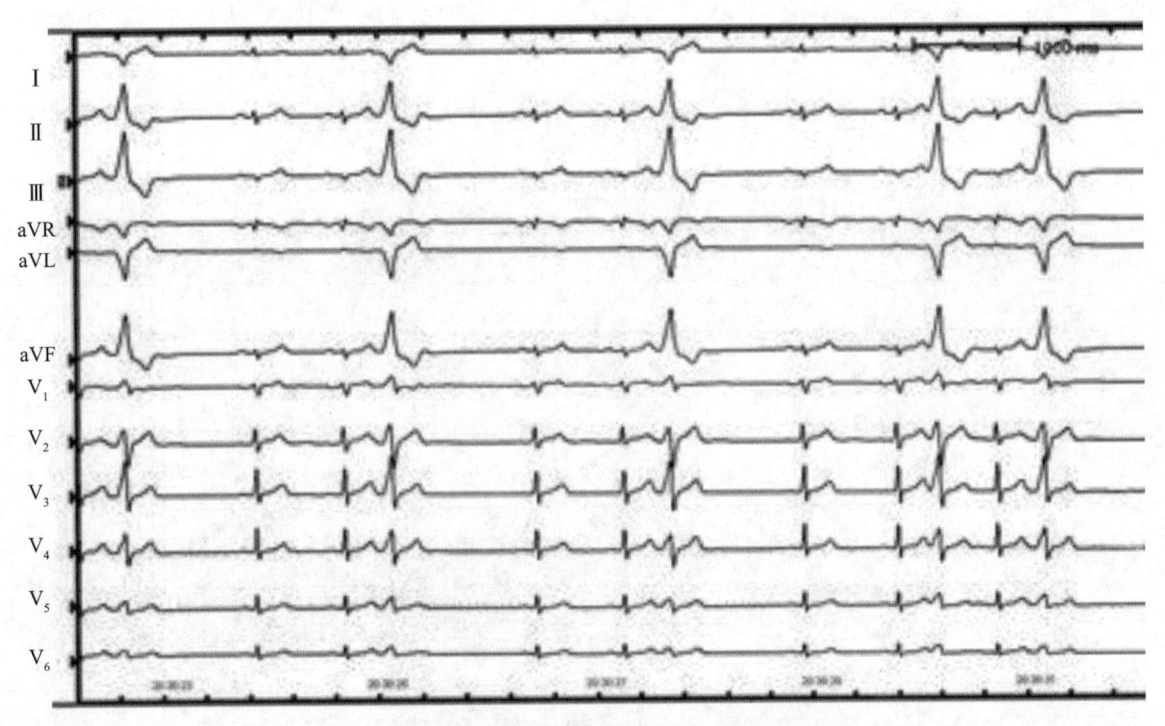

图 57-4 主动脉窦起源的室性期前收缩体表心电图

室性期前收缩呈完全性右束支传导阻滞图形，QRS波宽度较右心室流出道起源略窄，胸导联移行多位于V_3以前，V_6导联多呈R或Rs型，与左心室流出道起源的室性期前收缩图形缺乏特异性的鉴别点，诊断依据是消融成功的靶点位于主动脉瓣上

道起源略窄，V_1导联呈rS型，胸导联移行多位于V_3以前，V_6导联多呈Rs型，下壁导联QRS波群呈R形且高大直立。左冠窦起源室性期前收缩的Ⅰ导联以负向波为主，且RⅢ＞RⅡ；而右冠窦的VPB其Ⅰ导联以正向波为主，且RⅢ＜RⅡ。无冠窦起源的VPB极少，其特点与右冠窦起源相同。最近有学者报道一种特殊起源部位的室性期前收缩，位于主动脉根部左冠窦和右冠窦交界处，其心电图特点是$V_1 \sim V_3$至少有一个导联QRS波呈qrS型。

（三）房室瓣环附近起源的室性期前收缩

1.三尖瓣环附近起源的室性期前收缩　三尖瓣环起源的室性期前收缩较少，心电图QRS波群形态类似B型预激（图57-5），呈左束支传导阻滞图形，胸导联移行一般位于V_3或以后，但间隔部起源者可移行于V_2与V_3之间。瓣环前上起源的室早其下壁导联以正向为主，瓣环后下起源的室早下壁导联以负向为主，游离壁起源的室早在部分患者的下壁导联存在顿挫。Ⅰ导联和aVL导联绝大多数为正向，这一点可与右心室流出道起源的室早相鉴别，

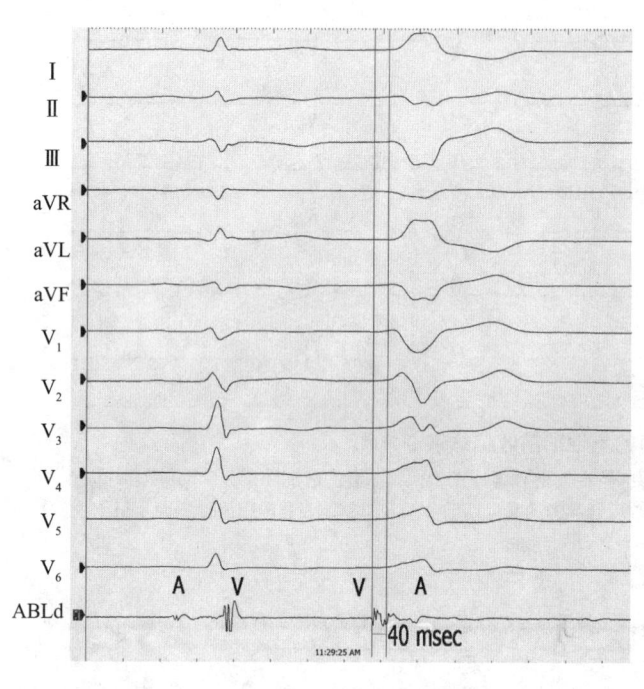

图57-5　三尖瓣环基底部偏间隔起源的室性期前收缩体表心电图及成功消融靶点图

室性期前收缩的Ⅰ、aVL、V_5、V_6导联呈R波。Ⅱ、Ⅲ、aVF导联均呈负向，胸前导联R波移行在V_3导联。消融靶点呈小A大V波（瓣环电位），室性期前收缩时局部V波较体表QRS波起点提前40ms

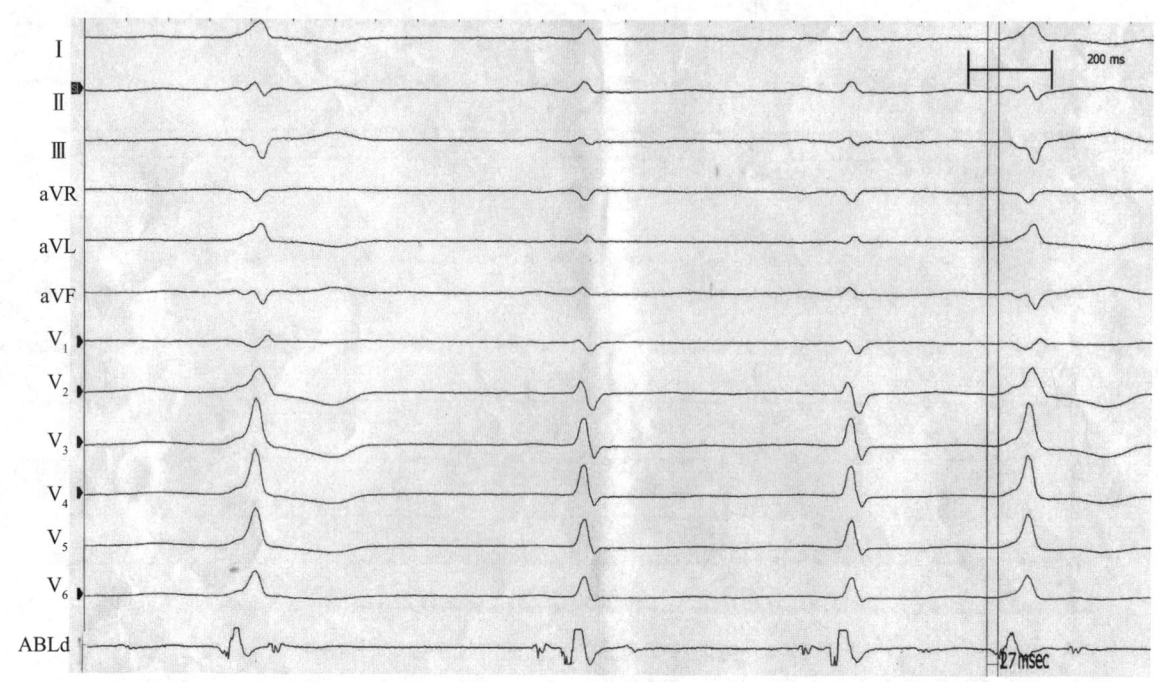

图57-6　二尖瓣环基底部偏间隔起源的室性期前收缩体表心电图及成功消融靶点图

室性期前收缩的Ⅰ导联呈R波，Ⅱ、Ⅲ、aVF导联呈R波，V_1导联呈qR波，V_5、V_6导联无s波。消融靶点呈小A大V波（瓣环电位），室早时时局部V波较体表QRS波起点提前27ms

后者aVL均为负向。

2.二尖瓣环附近起源的室性期前收缩　二尖瓣环起源的VPB其QRS波群形态类似A型预激（图57-6），呈右束支传导阻滞型，V₁导联以R波为主，胸导联移行早于V₂导联，V₆导联呈Rs或RS型。瓣环前上起源的室性期前收缩其下壁导联以正向为主，瓣环后下起源的室性期前收缩下壁导联以负向为主，部分游离壁起源的患者，在下壁导联可观察到QRS波群的顿挫。二尖瓣环游离壁侧和间隔侧室性期前收缩相比，前者QRS波群时限明显长于后者，可能是室性期前收缩起源于二尖瓣环间隔侧时，左右心室除极基本同步，而室性期前收缩起源点位于左心室游离壁时，右心室除极明显晚于左心室，使QRS波群时限延长。

（四）传导分支起源的室性期前收缩

传导分支起源室性早搏的心电图QRS波形特点与左室特发性室性心动过速完全相同（图57-7，图57-8），表现为相对较窄的QRS波群，右束支传导阻滞型，V₁导联以R波为主，V₆导联呈rS型。下壁导联直立者起源于左前分支，下壁导联倒置者起源于左后分支。

（五）乳头肌起源的室性期前收缩

心室乳头肌起源的室早的心电图特点是：①窦律时基线心电图形态正常。②左心室后组乳头肌起源室早呈右束支传导阻滞图形伴电轴朝上，前组乳头肌起源室早则电轴朝下（图57-9）。③右心室前组或后组乳头肌起源室早呈左束支传导阻滞图形伴电轴向上，胸导联移行较晚，左胸导联可见切迹。④右心室间隔组乳头肌起源室早呈左束支传导阻滞图形伴电轴向下，胸导联移行较早，左胸导联可见切迹（图57-10）。⑤左心室乳头肌起源室早与分支起源室性期前收缩的心电图区别主要是，乳头肌起源的室速QRS波更宽大（>150 ms）且下壁导联往往存在顿挫。

（六）心外膜起源的室性期前收缩

大多数心外膜起源的室性早搏位于冠状窦属支附近，如心大静脉和前室间静脉（AIV），其特点与对应心内膜部位起源的室早特点类似。但大多数心外膜起源的室早其QRS波群起始部上升缓慢，亦即假delta波，有报道提示从QRS波群起始部到顶峰所需要的时间大于整QRS波群时限的50%以上（>0.55）。起源于左回旋支、前降支及心大静脉之间心室肌的室性期前收缩成为左心室顶峰（Summit）室性期前收缩（图57-11），其心电图呈右束支阻滞图形，胸导均为正向，电轴向下，与主动脉窦起源室早具鉴别意义的是I导联以负向

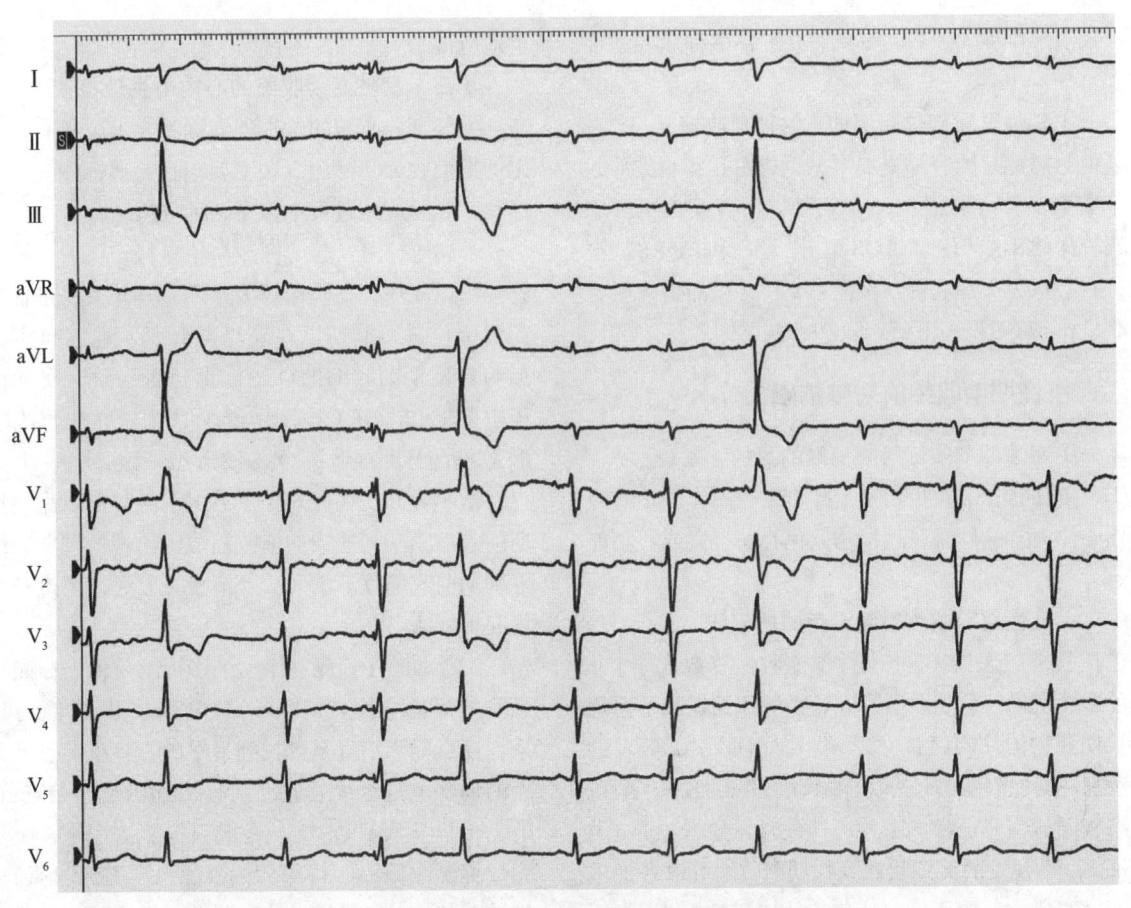

图57-7　左前分支附近起源的室性期前收缩体表心电图

室性期前收缩呈右束支传导阻滞型，相对较窄的QRS波群，V₁导联以R波为主，V₆导联呈rS型。下壁导联以正向为主

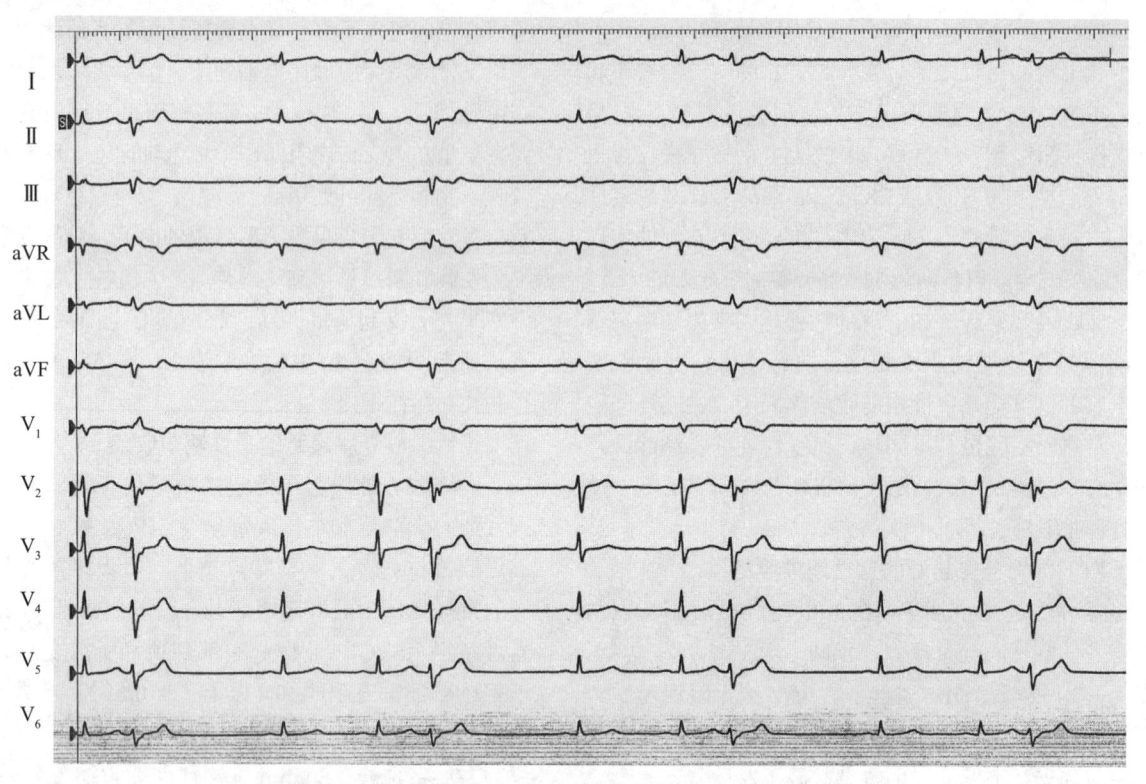

图57-8 左后分支附近起源的室性期前收缩体表心电图

室性期前收缩呈右束支传导阻滞型，相对较窄的QRS波群，V_1导联以R波为主，V_6导联呈rS型。下壁导联以负向为主

为主，其消融难度大，成功率低，往往需多种途径联合消融。

（七）其他罕见部位起源的室性期前收缩

其他起源部位的室早更加罕见，如左心室心尖部起源，呈右束支传导阻滞型，除V_1外，所有其他胸导联呈振幅较深的S波（rS型或QS型），下壁导联QRS波群倒置；右心室心尖部起源，呈左束支传导阻滞型，所有胸导联呈rS或QS型，下壁导联QRS波群倒置。

二、室性期前收缩的射频消融治疗

（一）室性期前收缩射频消融的目的

①改善症状；②避免药物治疗带来的副作用；③降低恶性心律失常的发生风险；④避免心脏扩大或心功能损害。

（二）室性期前收缩射频治疗的适应证

包括：①频发的（24h室性期前收缩总数大于1万次）单形性室早，症状明显、经药物治疗无效或不愿意接受长期药物治疗的患者（Ⅱa类适应证）；②频发的单形性室性期前收缩引起心功能障碍（Ⅱa类适应证）；③形态相同的室早诱发的室性心律失常风暴者（Ⅱb类适应证）；④频发的无症状性室性期前收缩可以考虑进行消融以避免进展为心动过速依赖性心肌病（Ⅱb类适应证）；⑤非频发的无症状性室早不适合导管消融（Ⅲ类适应证）。

（三）室性期前收缩的心内电生理检查

室性期前收缩的电生理标测时要求患者有频发和稳定的期前收缩，标测方法主要包括起搏标测和激动顺序标测，实际应用过程中多是两种方法结合。

1.起搏标测：起搏标测简单易行，仅需一根消融导管就可以完成，在临床较为常用。具体方法是在可能的起源部位进行起搏以夺获局部心肌，观察起搏QRS波形与自发期前收缩的QRS波形是否一致，实际标测过程中要求12导联心电图中至少11个导联的起搏QRS形态与自身期前收缩QRS波形态一致，另一个导联仅存在微小差异。在有效靶点放电消融时可以见到短暂的期前收缩频率加速或期前收缩成串出现的现象，继续放电则期前收缩逐渐消失。若消融无效还需要进一步的反复起搏标测。

2.激动顺序标测：激动顺序标测是根据标测导管记录到的局部电位与期前收缩QRS波起始之间的时间关系，逐点标测，直至寻找到最早的心室激动点。有效靶点的局部电位至少领先期前收缩QRS波起始点20ms以上，单极导联呈QS型。一般只需1根消融导管就可以完成标测，但一些特殊部位，如二尖瓣环起源的VPB，尚需要其他电极导管（如冠状窦电极）的辅助标测。激动顺序标测在某些特殊起源部位的VPB的标测过程中

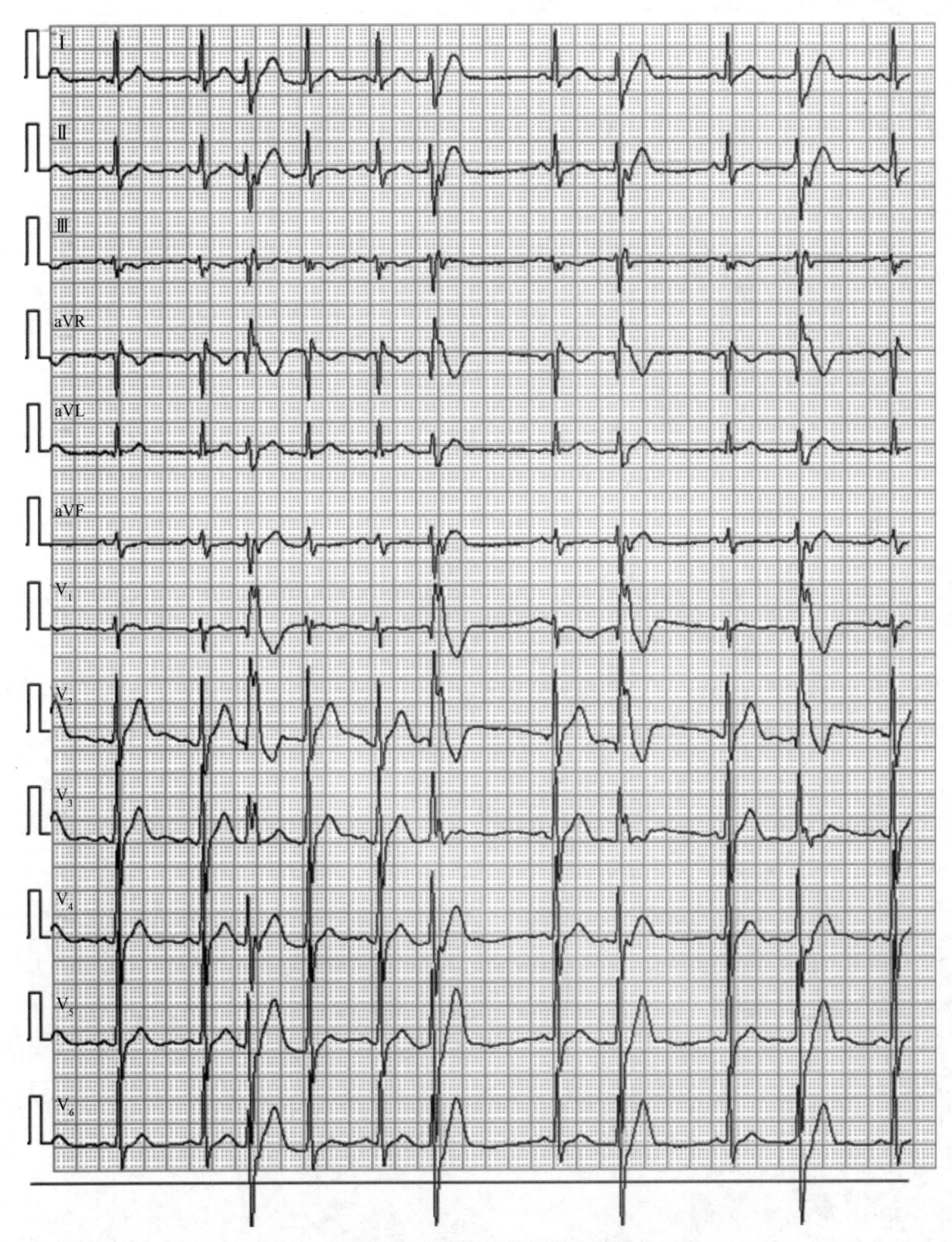

图 57-9 左后乳头肌起源的室性期前收缩体表心电图

室性期前收缩呈右束支传导阻滞图形伴电轴朝上,形态与左后分支起源室性期前收缩类似,胸导联移行较晚,与分支起源室性期前收缩的心电图区别主要是,乳头肌起源的室速 QRS 波更宽大且下壁导联往往存在顿挫

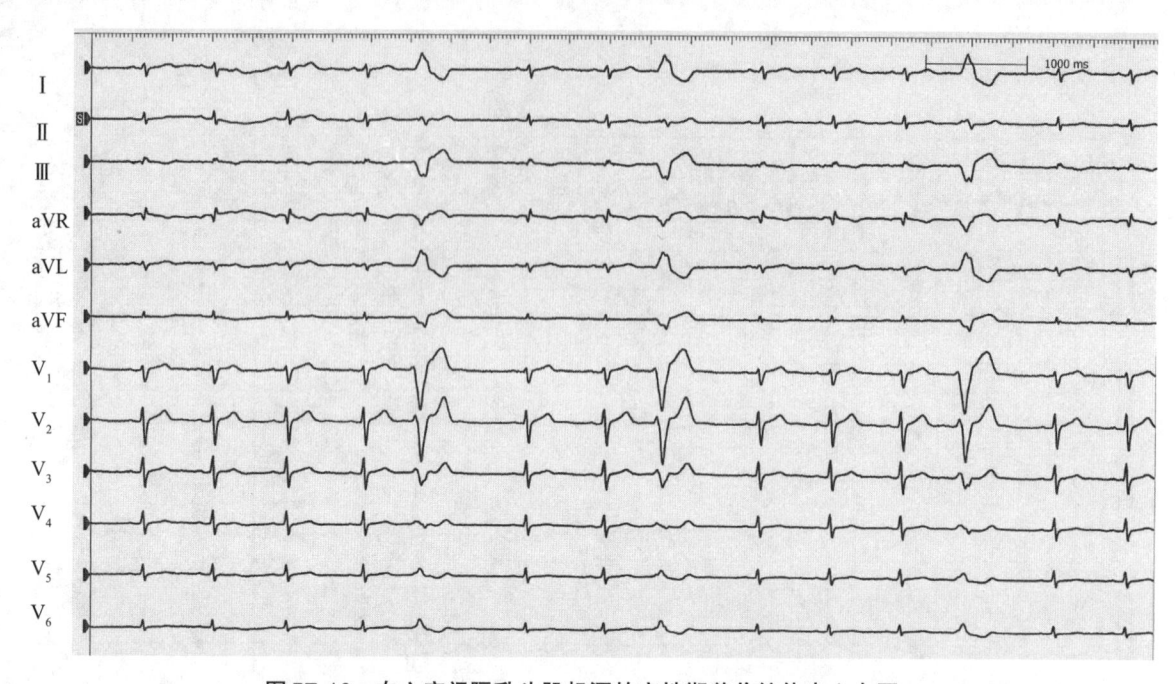

图57-10 右心室间隔乳头肌起源的室性期前收缩体表心电图

室性期前收缩呈左束支传导阻滞图形伴电轴向下，胸导联移行较早，左胸导联可见切迹

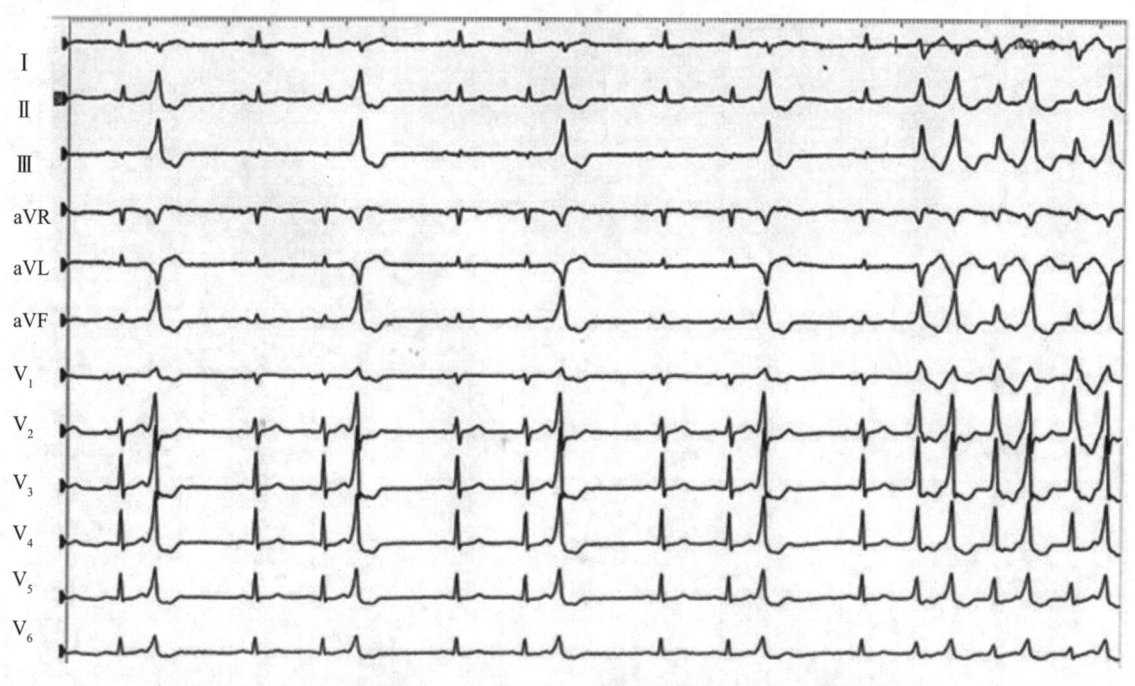

图57-11 左心室顶峰部位（Summit）起源的室性期前收缩体表心电图

室性期前收缩呈右束支阻滞图形，胸导均为正向，电轴向下，I、aVL导联以负向为主

具有优势，这些部位往往含心肌较少，比如主动脉窦或肺动脉窦起源的室性期前收缩，起搏标测往往不能有效夺获局部心肌，此时应特别注意消融导管上记录的一些较体表室性期前收缩QRS波群领先，但振幅较低的高频电位，很可能是有效的消融靶点。三维标测系统如Carto、EnSite或Rhythmia系统，有助于精确标测室早靶点，协助对室早机制及激动传导顺序的理解，并能有效提高室早消融的成功率及安全性。

3.上述两种标测方法在实际应用过程中往往是互相结合，在标测到一个局部电位领先的部位进行起搏，观察起搏QRS波与期前收缩QRS波群形态是否一致。最佳靶点应该是局部电位最早并且起搏QRS波与室早QRS波群形态完全一致。常见起源部位的室性期前收缩的消融成功率可达到90%以上，多数患者能够根治。特殊部位起源的室性期前收缩的消融效果依赖于术前对于心电图的仔细研究和术中细致的标测。心内膜反复消融失败的病例要考虑是否为心外膜起源。乳头肌起源室性期前收缩的最早激动点没有高频P电位，提示浦肯野纤维不参与心动过速；在消融成功处记录到的浦肯野电位，在窦性心律下领先于局部的心室肌电位，而在室性期前收缩时则心室肌电位领先于浦肯野电位，提示可能为远场电位；对用传统方法消融后复发的患者使用冷盐水灌注消融导管再次消融可获成功，提示室性期前收缩可能起源于乳头肌的深处。需要特别强调的是对于分支起源的室早，应采用激动顺序标测方法，寻找期前收缩时最领先的浦肯野电位（P电位），而不宜采用起搏标测。

（四）射频消融治疗的风险和并发症

室性期前收缩的射频消融治疗是安全的，但对于某些特殊起源部位的期前收缩可能存在一定风险。如主动脉窦部起源的室早可能靠近冠状动脉开口，消融有损伤冠状动脉的风险，在放电前需要评价靶点与冠状动脉口部的相对距离。建议常规行冠状动脉造影（左前斜45°），明确消融导管与冠状动脉开口的相对距离。在消融无冠窦、房室瓣环前壁或左侧分支近端起源的室性期前收缩时要避免损伤His束或左束支。另外，消融心外膜起源的室早时，大头往往需要进入冠状窦分支，导管操作应轻柔，最好应用冷盐水灌注导管并降低消融功率和温度，避免冠状窦穿孔引起心脏压塞。

（张勇华　张劲林）

参 考 文 献

[1] Wilber DJ.Ventricular ectopic beats：no t so benign.Heart，2009，95（15）：1209.

[2] Farzaneh -Far A，Lerman BB.Idiopathic ventricular outflow tracttachycardia.Heart，2005，91（2）：136.

[3] Lerman BB，Belardinelli L，West GA，et al .Adenosine-senitive ventricular tachycardia：evidence suggesting cyclic AMP-mediated triggered activity.Circulation，1986，74（2）：270.

[4] Joshi S，Wilber DJ.Ablation of idiopathic right ventricular outflow tract tachycardia：current perspectives.J Cardiovasc Electrophysiol，2005，16（Suppl 1）：S52.

[5] Dixit S，Gerstenfeld EP，Callans DJ，et al.Electrocardiographic patterns of superior right ventricular outflow tract tachycardias：distinguishing septal and free-wall sites of origin.J Cardiovasc Electrophysiol，2003，14（1）：1.

[6] Callans DJ.Catheter ablation of idiopathic ventricular tachycardia arising from the aortic root .J Cardiovasc Electrophysiol，2009，20（8）：969.

[7] Yamada T，Mc Elderry HT，Doppalapudi H，et al.Idiopathic ventricular arrhythmias originating from the aortic root prevalence，electrocardiographic and electrophysiologic characteristics，and results o f radio frequency catheter ablation.J Am Coll Cardiol，2008，52（2）：139.

[8] Yamada T，Yoshida N，Murakami Y，et al.Electrocardiographic characteristics of ventricular arrhythmias originating from the junction of the left and right coronary sinuses of Valsal vain the aorta：the activation pattern as artionale for the electrocardiographic characteristics.Heart Rhythm，2008，5（2）：184.

[9] Sekiguchi Y，Aonuma K，Takahashi A，et al. Electrocardiographic and electrophysiologic characteristics of ventricular tachycardia oriiaing with in the pulmonary artery.J Am Coll Cardiol，2005，45（6）：887.

[10] Tada H，Tadokoro K，Ito S，et al.Idiopathic ventricular arrhythmias originating from the tricuspid annulus：prevalence，electrocardiographic characteristics，and results of radio frequency catheter ablation.Heart Rhythm，2007，4（1）：7.

[11] Tada H，Ito S，Naito S，et al.Idiopathic ventricular arrhythmia arising from the mitral annulus：adistinct subgroup of idiopathic ventricular arrhythmias.J Am Coll Cardiol，2005，45（6）：87712.

[12] Ouyang F，Cappato R，Ernst S，et al.Electroanatomic substrate of idiopathic left ventricular tachycardia：unidirectional block and macro reentry with in the purkinje net work.Circulation，2002，105（4）：462.

[13] Doppalapudi H，Yamada T，Ramaswamy K，et al.Idiopathic focal epicardial ventricular tachycardia originating from the crux of the heart.Heart Rhythm，2009，6（1）：44.

[14] European Heart Rhythm Association，Heart Rhythm Society，Zipes DP，et al.ACC/AHA/ESC 2006 guide lines for management of patients with ventricular arrhythmias and the prevention of sudden cardiac death：a report of the American College of Cardiology/American Heart Association Task Force and the European Society of Cardiology Committee for Practice Guide lines.J Am Coll Cardiol，2006，48（5）：e247.

第58章

PentaRay电极三维标测指导难治性心律失常导管消融的进展

一、高密度标测的概念及进展

高密度标测概念的提出

1. 电-三维标测系统实现了心电信息的可视化 传统心电生理主要依赖二维标测技术，即通过X线影像二维平面下的不同角度对标测导管进行导航，抵达预定部位进行标测，需要在头脑中将二维平面的解剖信息三维化，并将多导电生理仪上各通道的电位信息虚拟投射到三维心脏表面，来阐释心律失常发生机制并指导导管消融。二维标测存在学习难度大，精度低的缺点，尤其对于靶点部位的确定以及巩固消融的精度提出了很高的要求。而电-三维标测技术是在二维的基础上，通过三维系统将心电信息和解剖信息结合在一起，完成了心电信息的三维可视化，为电生理机制的直观理解与疑难心律失常的消融提供了重要的技术手段。

2. 高密度标测概念的提出 高密度标测的概念最早在2001年由美国Nakagawa教授提出并进行深入阐述。由于非典型心房扑动，其关键传导峡部可非常狭窄，最小可达0.5～0.8cm，只有在对应心房采集300以上个点才有可能准确定位折返关键通道（表58-1），通过结合激动顺序标测以及基质标测，可以准确勾勒出折返环的关键峡部区域，从而可实现对于非典型心房扑动的精准消融（平均1～3个消融点），同时将心外科术后非典型房扑的消融急性成功率从73%提高到93%，长期随访（平均13.5个月）实现93%患者无房扑复发。

而在此概念提出之前，对于无法诱发或术中房扑不能持续的患者通常定义为不可标测的房速/房扑，无法进行有效标测与消融，而采用高密度标测可以准确识别临床相关心动过速与潜在折返关键路径，从而可以摆脱对于心动过速必须诱发并持续，以及拖带标测确定关键峡部的依赖，可在基质标测的结果指导下进行预防性干预，有效减少临床相关心动过速与潜在心动过速的发生。

表58-1 左心房及右心房发生大折返性房性心动过速的关键峡部电生理特征

特 征	大折返房速-右心房（50例患者/109处峡部）	大折返房速-左心房（50例患者/106处峡部）	P
峡部宽度（cm）	0.5～2.7	0.8～6.0	<0.01
峡部电压（mV）	0.05～1.48	0.05～2.84	<0.01
RF次数	1～15（平均=3）	1～41（平均=6）	<0.01
急性成功率	50/50	47/50	—

RF. 射频消融

但是在当时的硬件条件下——只能采用消融导管进行逐点标测——虽然可以实现预期的标测密度，但其唯一缺点为耗时长，导管操作要求高。

3. 高密度标测技术的现代化进展

（1）多电极标测技术的出现：为了解决传统依赖单电极进行高密度标测的技术缺陷，结合三维系统的多电极标测技术的应运而生。多电极标测技术，使用单一或复杂环状（Lasso电极）、线状（10极或20极可控弯电极）导管头端分布有多个电极对，全部电极可同时参与空间及电位等信息的采集，从单一位点到一次采集一片区域。多电极标测技术为激动顺序标测/基质标测过程提供了极大的方便，但是早期由于上千个位点的信息需要人工去分析、判断，决定取舍，所以在早期并没有得到迅速的普及。

（2）多电极标测技术硬件及软件平台的进步：发展到今天，随着电极硬件头端构型设计的进步，分支样（PentaRay电极）或网篮状导管（Orion电极）的不断开发，以及电-三维标测系统平台系统软件的进步，10余分钟即可完成单一心腔内复杂解剖构型的数千个位点的信息采集，同时可以通过系统实现自动校点、全心腔自动连续标测、以及自动分析激动顺序的逻辑关系，从而将人工极大程度的解放出来，为复杂疑难心律失常的折返关键区域以及低电压、瘢痕区域的精准、快速勾勒提供了硬件基础，也为高密度标测理念和技术的迅速普及奠定了基础。

在应用于高密度标测的导管中，Pentaray 电极由于其头端柔软易于形变，分辨精度大大提升，相较上一代的 LassoNav 电极能更快速得到更精确的标测结果。

二、PentaRay 电极的设计优点与最佳工作环境

（一）PentaRay 电极的硬件设计特点与优势

1. PentaRay 电极的硬件设计特点　PentaRay 星形电极双定位标测导管设计用于进行心脏的电生理标测，与 Carto3 电生理导航系统配套使用。PentaRay 导管头端嵌入了一个磁性定位传感器能够向 Carto 电生理定位系统传送定位信息。导管末梢由 5 个 3F 分支组成，每个分支上都有 4 个电极，其电极间距为 4-4-4mm 或者 2-6-2mm，用于刺激和记录心腔中的电信号。其中两个分支的特定位置上还有一个额外的不记录电位的标识电极，用于在 X 线下识别 PentaRay 分支位置。5 个分支完全张开后可以覆盖约 7cm^2，20 个电极两两配对可以同时完成 10 组双极电位的记录。五根分支电极根部存在一个冲洗腔，术中用于持续灌注肝素盐水防止形成血栓（图 58-1）。

2. PentaRay 电极的特点和优势　PentaRay 头端的柔软分支，可以在建模过程中到达更精细的解剖结构，在保证了安全性的同时，能够帮助建立更精确的模型。PentaRay 头端共有 10 对 20 个电极，可以同时采集 10 组双极电位信息，为术者提供更多信息的同时，也为展示更快更精细的局部点活动提供了可能。同时因为 PentaRay 分支上的电极间距只有 2mm，在不影响近场电位的情况下，有效过滤了远场电位，提供了更准确的电位信息。PentaRay 因为其独特的设计在术中给术者提供了更精准的建模方式、更快的标测流程、更好的信号质量和更精确的电位信息。

（二）PentaRay + ConfiDAENSE 软硬件结合

CONFIDENSE™ 标测模块是 Carto 系统中用于高精密度标测的模块，CONFIDENSE™ 标测模块由 4 个子模块组成，分别是：连续自动标测、组织贴靠指示、Wavefront 校点、Lat 一致性检验。

1. 连续自动标测　自动连续标测模块通过设置一系列滤器达到连续快速采点的目的，算法使用一系列的过滤器快速选择点，自动纳入到标测图中。这些过滤选项只允许那些符合预设标准的点纳入到标测图中，过滤器包括：导管稳定性、周长稳定性、心内膜贴靠、局部激动时间稳定性。

2. 组织贴近指示　组织贴近指示技术（TPI）被设计用来指示标测导管与心肌组织的贴近，从而减少未贴近点的采集。通过加亮电极的方式直观显示电极与组织是否贴近，并据此在大量信息中筛选符合条件的点，极大提高标测（特别是高精密度标测）的效率（图 58-2）。

3. Wavefront 校点技术　Wavefront 校点技术是一种双极标测的校点标准。理论基础是：单极电图的最大下降斜率代表除极波波前恰好达到电极下方的精确时间，而双极电图是两个单极电图的向量差，能够去除远场干扰。所以，Wavefront 校点技术的工作原理就是通过双极信号排除远程干扰，在找远端单极信号的最大下降斜率进行标测。结合了双极和单极的优势，Wavefront 能够帮助更精确校点（图 58-3）。

4. LAT 一致性检验　当高精密度标测越来越多的用于复杂心律失常的标测，虽然 CONFIDENSE 自动采集和自动校点技术显著提高了标测质量，但不能否认仍会有个别异常点存在，"激动时间（LAT）一致性检验"功能是专为激动标测设计的工具，通过判断每个点与周围点的连续性，发现可能的传导通路，判断出这个点是否是异常点。这个功能在手术中随时可以调用，一键检测，结果一目了然。

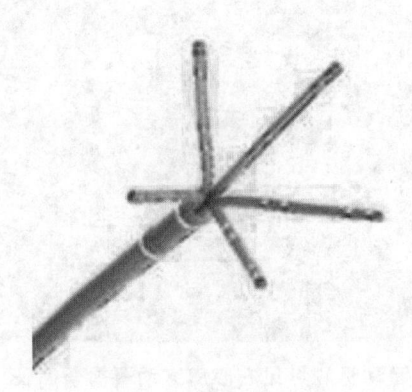

图 58-1　PentaRay 电极设计特点（说明见正文）

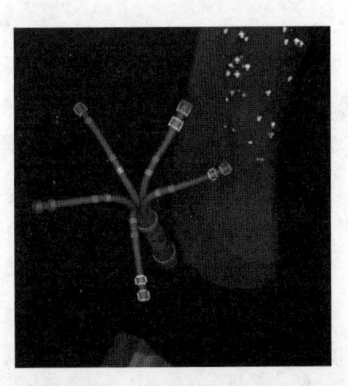

图 58-2　组织贴近指示：如果从组织到电极的距离小于电极的半径，则该电极以白框显示贴近

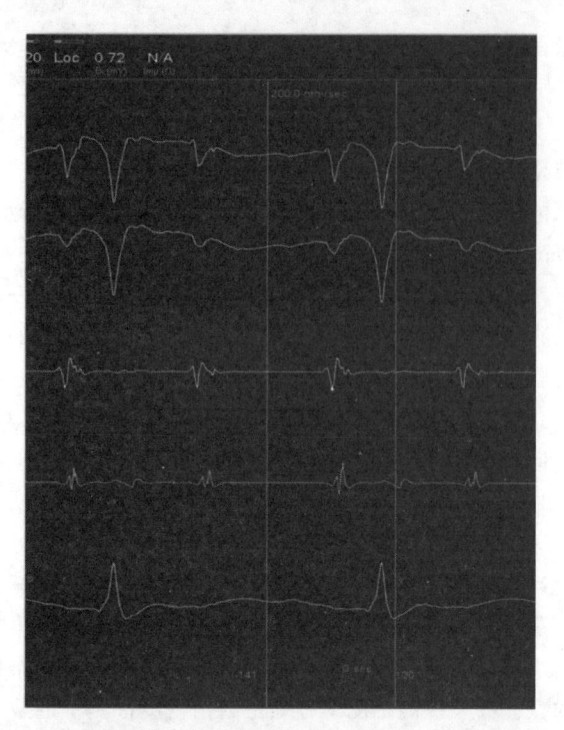

图58-3 首先第一步是排除远场，通过比较双极和单极信号，分辨兴趣窗内信号是远场电位还是近场电位。因为蓝色方块中的信号只出现在单极信号上，未出现在双极信号上，所以蓝色框内是远场电位，排除远场以后，找到远端单极的最大下降斜率了，最后在双极对应的位置校点

ConfiDense结合PentaRay使用可以根据所需密度及精确度能在5～15min完成单心腔500～2000个点的电压标测，并且最大程度的保证采点的准确性。为手术中正确解读复杂房速提供了基础。

三、PentaRay电极在复杂疑难心律失常标测中的应用实例

当前高密度标测技术的使用日渐广泛，主要集中在房扑、房速、房颤中激动标测及基质标测中使用，采用多电极导管标测为基础的高密度标测结果较传统逐点标测方法显示出了很大优势。

（一）PentaRay在难治性房性心律失常标测中的应用进展

随着PentaRay导管的临床应用及Carto系统Confidense模块的升级，高精密度标测技术的使用日渐广泛。目前主要集中在房性心律失常的标测中使用，房扑、房速、房颤中激动标测及基质标测结果中较传统逐点标测显示出了很大优势。

对于大折返性房性心动过速，高密度标测已成为复杂心律失常的必备手段。此时，精确的解剖重建是前提，只有保证足够均匀、足够密度的位点信息的采集才能保证整个心腔电位信息的完整性。同时结合其他标测手段，高密度标测＋基质标测为不可标测的房速消融提

供了可能，并能保证90%以上的成功率。而高密度标测＋拖带标测可迅速定位及验证峡部，为精准消融提供了前提！

图58-4，图58-5为1例右心房起源大折返性房性心动过速患者，术中使用PentaRay在右心房进行建模，建模过程同步使用Confidense自动采点功能采点标测，使用Wavefront校点，9mins时间，共计采点1070个。进行了激动和电压标测。

通过多电极标测初步确定折返环后，进行拖带验证，明确折返环围绕下腔，下腔开口处一次消融即刻终止房扑（图56-6，图58-7）。

本例右心房非典型房扑中首先进行了多电极标测，初步确认了折返环的位置，结合拖带标测明确折返环位于下腔口部，最终能够一次放电终止房扑。拖带标测相比多电极激动标测有用时短、易于理解的优点，但是拖带标测容易终止或者改变房扑折返环。高密度标测后结合拖带可以帮助术者准确定位折返环的位置，制订消融策略。PentaRay高密度标测在房性心律失常中可以帮助

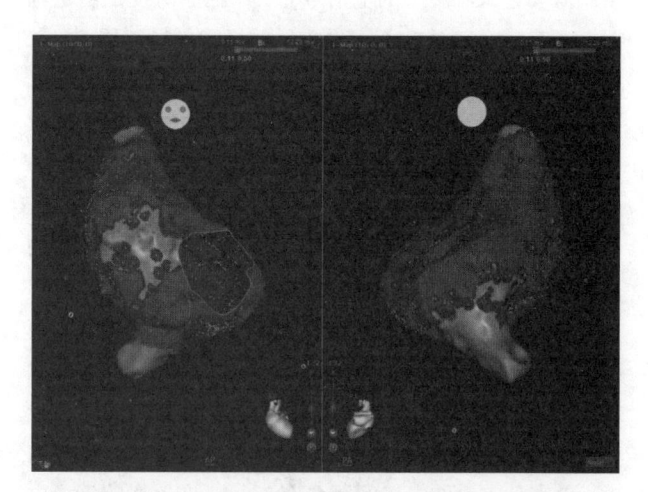

图58-4 carto三位标测的电压设置和低电压区

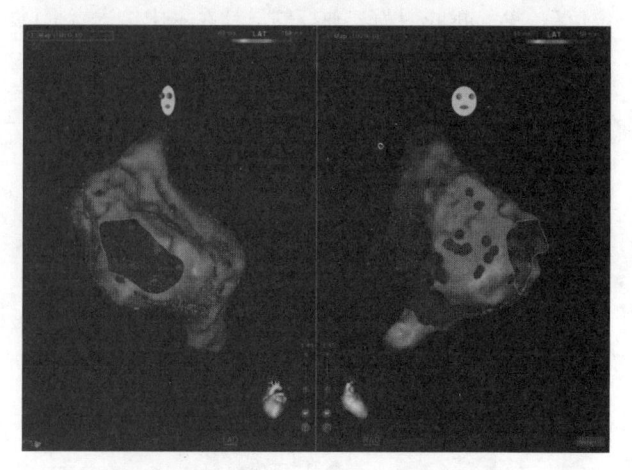

图58-5 激动标测可见右心房激动覆盖全周长，其中围绕下腔静脉周围为全周长，而围绕三尖瓣环的周长不完整

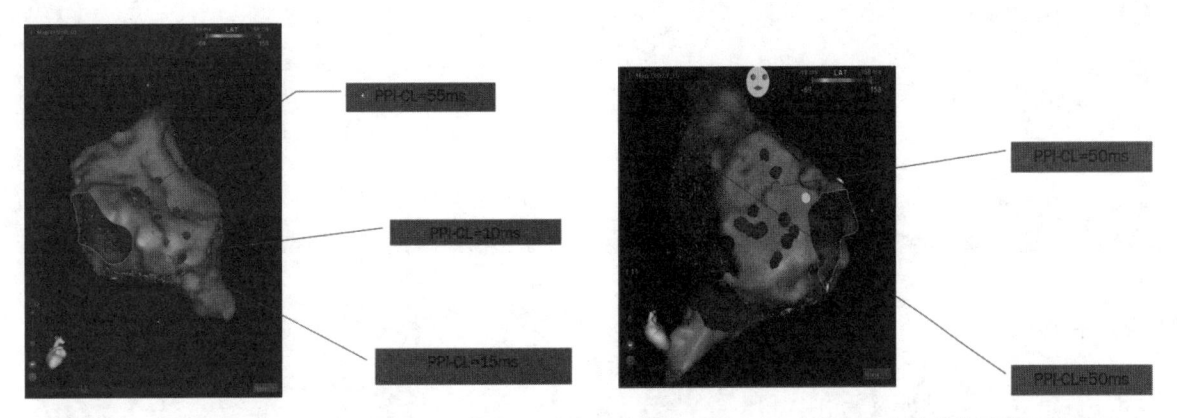

图58-6 拖带结果可见,高位拖带PPI较长,围绕下腔拖带PPI≈CL,确定非典型房扑围绕下腔折返

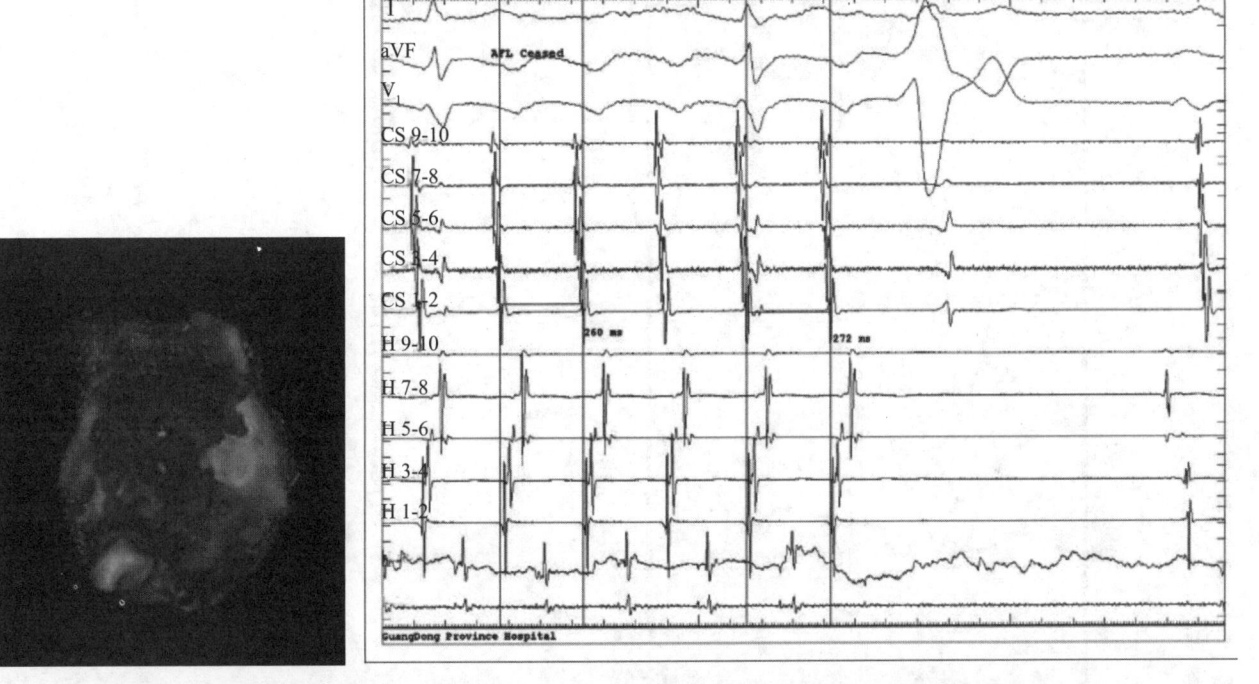

图58-7 大头位于下腔口部,红色紫色接触区域,消融一次后房速即刻终止

确定关键峡部和房速来源(图58-8至图58-12)。

(二)PentaRay在难治性室性心律失常标测中的应用进展

目前对于流出道起源的室性期前收缩室速成功率进一步提升,而非流出道起源复杂室性期前收缩室速目前的成功率离预期尚有差距。相较房性,室性心律失常在操作难度、电位复杂程度及模型精确度上对手术过程有更高要求。

此外,器质性室速中室速不能持续或动力学不稳定时,要求标测速度能在短时间内完成整个心腔的标测。同时器质性室速中传统方法进行电压标测时标测精度不够难以识别关键通道及折返环。而且术中室速出口或折返环改变后往往需要进行再次标测,使用大头标测费时费力。

当前,PentaRay因为其结构简单,不会缠绕腱索,可以直接进入心室应用于室性心律失常中,通过PentaRay 高精密度标测可以提高标测的密度、精度与准确性,提高通路和晚电位的检出,更好进行心室的基质标测,从而为个体化消融提供策略,在器质性心脏病室速病例中有较好的应用效果。在室早中应用PentaRay可以增大一次标测的范围,增加手术速度。

患者上台后稳定发作第二种形态室速,使用PentaRay在左心室建模同时采集激动电压信息,用时约3min,经过滤过后完成500多个有效点的采集。

高精密度标测技术是研究房性/室性心律失常机制的一项重要手段,尤其是复杂疑难心律失常。相较传统标测方法,HDPM能更快完成模型的建立及激动/电压信息的采集,以帮助制订更精准的消融策略。同时多电极能大大缩短标测时间,并且在心外膜标测时能持续监

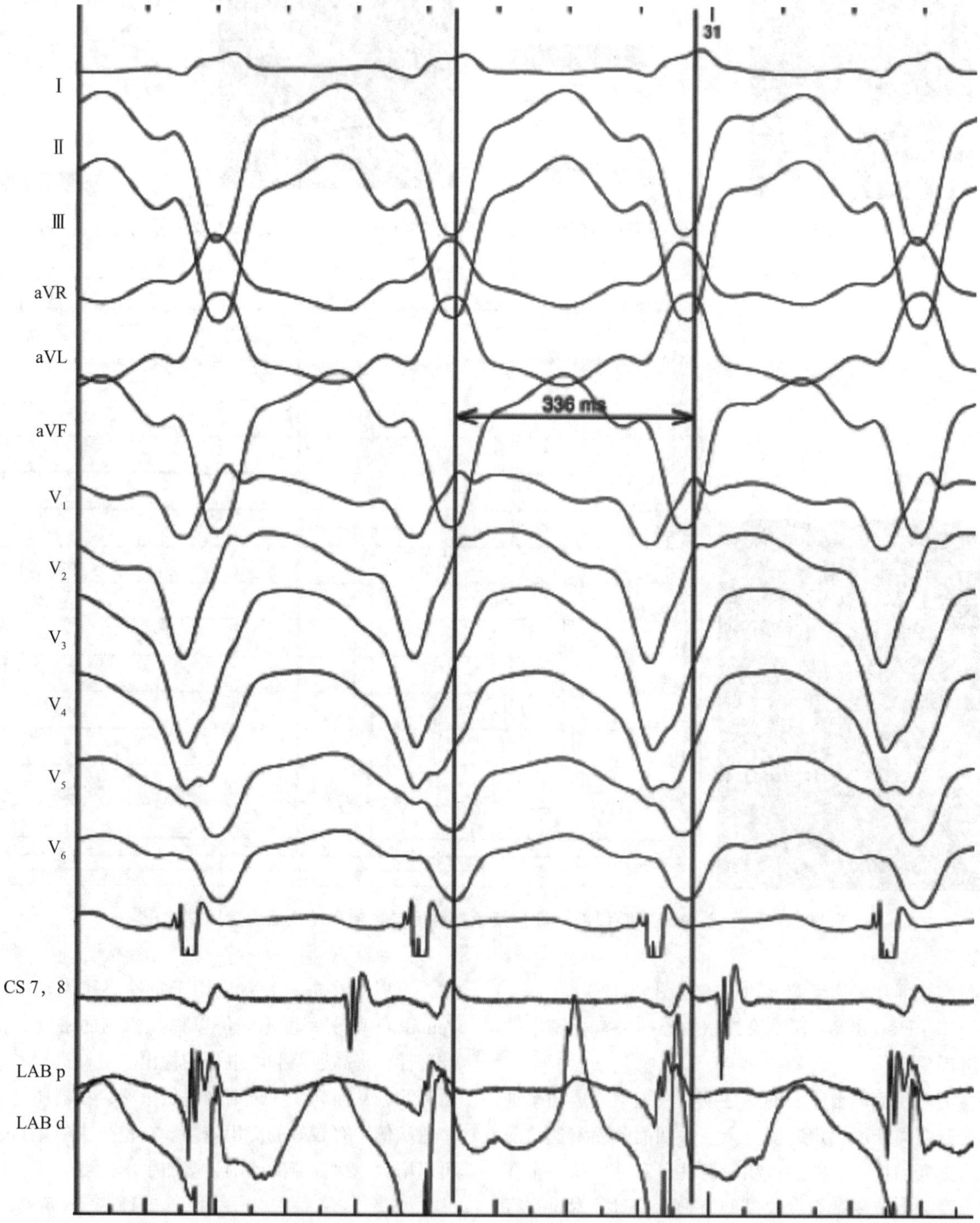
31
I
Ⅱ
Ⅲ
aVR
aVL
336 ms
aVF
V1
V2
V3
V4
V5
V6
CS 7，8
LAB p
LAB d

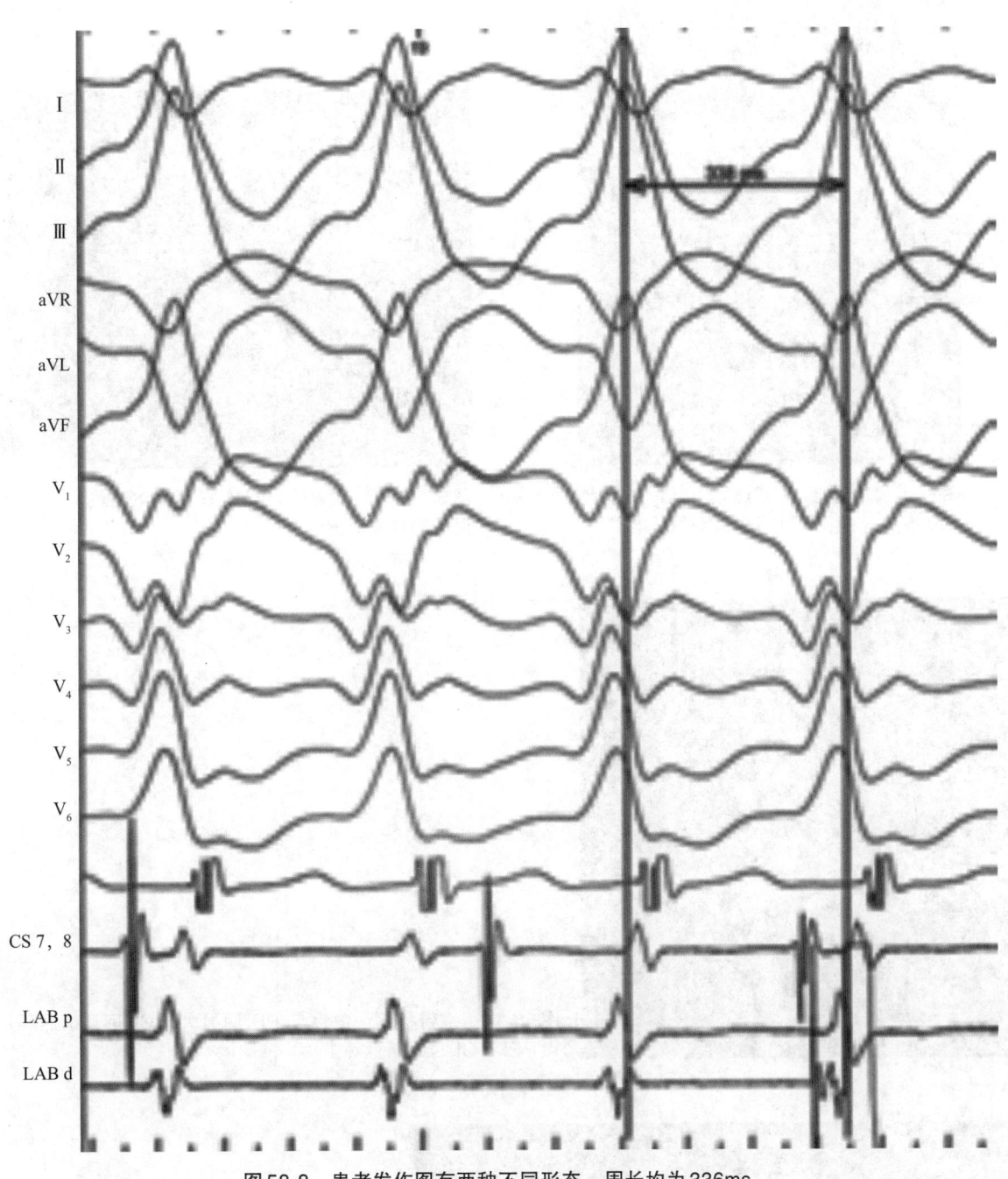

图 58-8 患者发作图有两种不同形态，周长均为 336ms

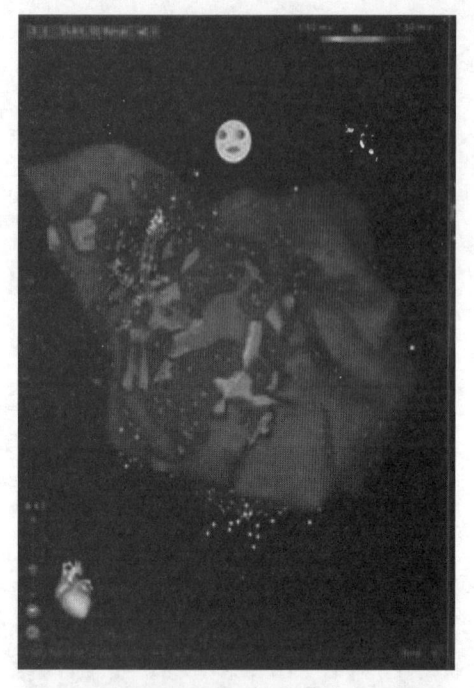

图58-9　电压图设置红色0.5mV，紫色1.5mV电压图间隔面可见大面积低电压区

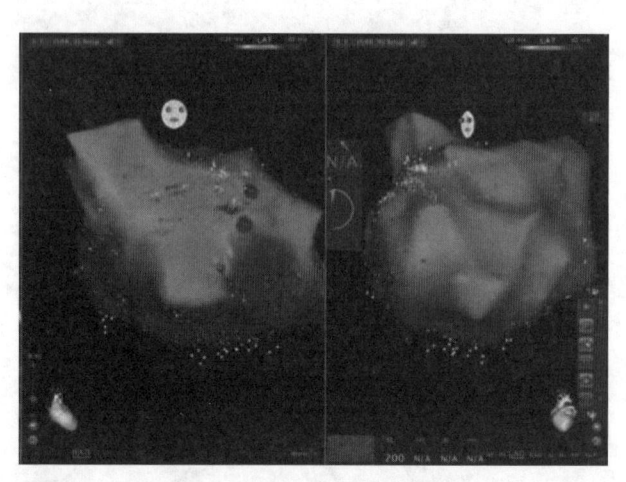

图58-10　激动标测可见右室顶部激动最早，围绕瘢痕区域顺序激动折返

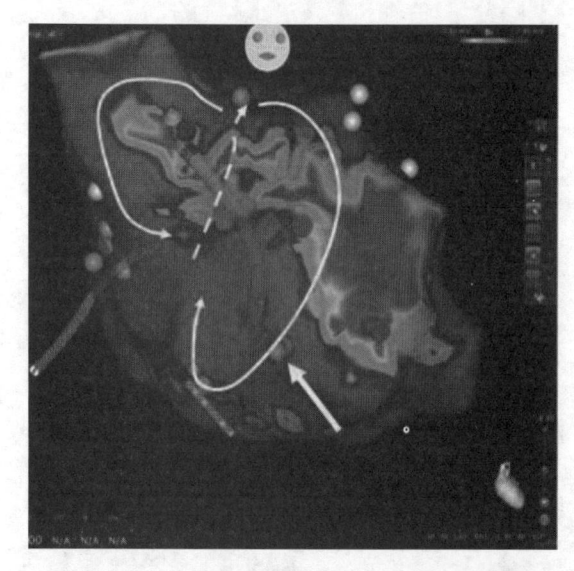

图58-11　拖带标测，白色点PPI明显大于CL远离折返环，绿色点PPI≈CL位于折返环上

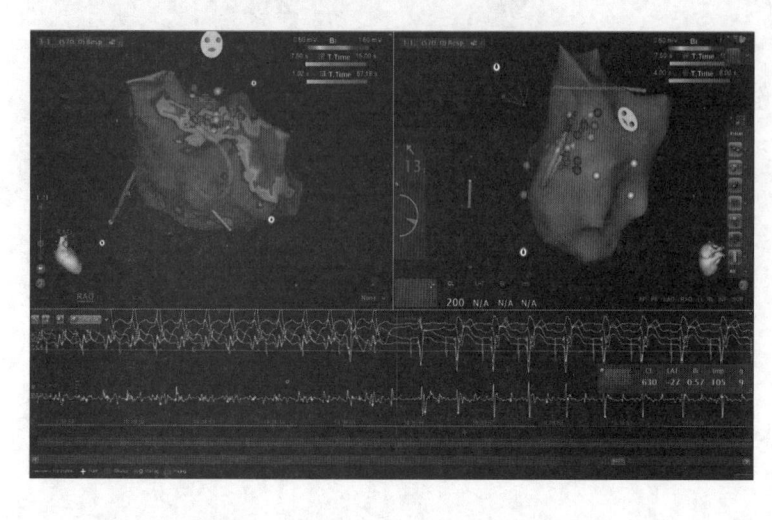

图58-12　峡部消融终止室速

测消融的透壁程度。采用高密度标测电极配合适宜的三维标测系统，方能达到"精快好准，量化消融"，让复杂的手术变简单，让简单的手术更高效。

（牛国栋）

参 考 文 献

[1] Nakagawa H, Shah N, Matsudaira K, Jackman W M.Characterization of reentrant circuit in macroreentrant right atrial tachycardia after surgical repair of congenital heart disease: isolated channels between scars allow "focal" ablation. Circulation, 2001, 103（5）: 699-709.

[2] Triedman JK, Saul P, Weindling SN, et al.Radiofrequency ablation of intra-atrial reentrant tachycardia after surgical palliation of congenital heart disease.Circulation, 1995, 91: 707-714.

[3] Kalman JM, VanHare GF, Olgin JE, et al.Ablation of "incisional" reentrant atrial tachycardia complication surgery for congenital heart disease.Circulation, 1996, 93: 502-512.

[4] Anter E, Tschabrunn CM, Josephson ME.High-Resolution Mapping of Scar-Related Atrial Arrhythmias Using Smaller Electrodes With Closer Interelectrode Spacing.Circulation: Arrhythmia and Electrophysiology, 2015, 8（3）, 537-545. https: //doi.org/10.1161/CIRCEP.114.002737.

[5] El Haddad M, Houben R, Stroobandt R, et al.Algorithmic detection of the beginning and end of bipolar electrograms implications for novel methods to assess local activation time during atrial tachycardia.Biomedical signal processing and control, 8（2013）: 981-991.

[6] Baszko A, Klaczynski M, Kalmucki P, Szyszka A.（2017）. The bipolar ablation of refractory typical atrial flutter with CARTO 3 Confidense system.Europace.https: //doi.org/10.1093/europace/eux168.

[7] Patel A M, Andre D, Petr N, et al.Atrial tachycardia after ablation of persistent atrial fibrillation: identification of the critical isthmus with a combination of multielectrode activation mapping and targeted entrainment mapping.Circulation Arrhythmia & Electrophysiology, 2008, 1（1）: 14-22.

[8] Berte B, Relan J, Sacher F, et al.Impact of Electrode Type on Mapping of Scar - Related VT.Journal of cardiovascularnelectrophysiology, 2015, 26（11）: 1213-1223.

[9] Ling Z, Hari A, Tandri H.VT ablation: New Developments and Approaches.Current Treatment Options in Cardiovascular Medicine, 2014, 16（4）.https: //doi.org/10.1007/s11936-014-0297-2.

第59章

AI 指导心房颤动导管消融的应用进展

一、背景

心房颤动（简称房颤）是临床上最常见的心律失常之一，且随着年龄增长其发病率逐渐升高，严重影响患者生活质量，增加社会经济负担。自1998年，Haissaguerre 等首先发现肺静脉内的电活动可以导致心房颤动，目前导管消融已经成为症状性房颤患者的重要治疗手段，尤其是对于不能耐受抗心律失常药物的患者。目前主流的房颤导管消融术式均以肺静脉电隔离为基石。但消融成功率仍不尽人意。阵发性房颤消融1年成功率多数中心报道在70%左右，而肺静脉-左心房的电传导恢复是房颤复发的主要原因之一。因此，持续创建透壁和连续损伤始终是房颤治疗的主要目标。目前针对肺静脉的强化隔离已有多种方案，包括肺静脉电隔离后等待观察一段时间，异丙肾上腺素＋腺苷验证有无隐匿性传导，使用压力导管等。近期由强生公司推出的消融指数（Ablation Index，AI），给我们提供了另外一个视角来评估消融的有效性和安全性，目前已在国内外多家中心开始应用。

二、AI 推理过程

在导管消融时，有3种重要的热量转化方式，阻抗热、传导热和对流性冷却。但无论哪种方式，释放到组织的能量多少决定组织内部的温度，从而影响损伤范围的大小。在实际操作中，影响射频消融效果的主要因素有：导管稳定性，放电功率，贴靠压力，放电时间，阻抗等。从强生公司提供的动物试验的结果来看，FPTI（即压力、功率、时间乘积）与损伤深度基本呈线性关系（图59-1）。相较于增加压力，增加功率对于损伤的效果更为显著。对于不同的压力和功率，随着时间消融深度曲线呈现非线性关系。

基于回顾性数据设置的统计学分析，将FPTI转换为更为直观的 Ablation Index，即我们要说的AI。AI的公式见图59-2。从Nakagawa在2013年HRS会议上汇报的动物实验结果来看，AI可以较为精准的预测损伤范围（图59-3），试验误差在1mm以内（消融深度为3～7mm时）。

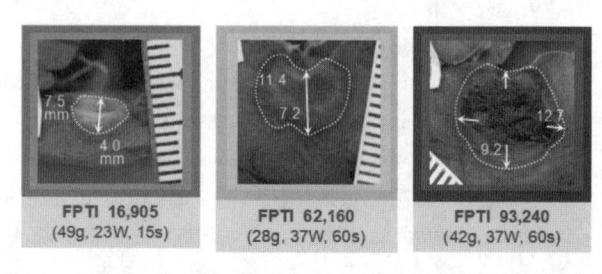

图59-1　FPTI与损伤深度的关系（图片由强生公司提供）

$$\text{Ablation Index} = \left(k * \int_0^t CF^a(\tau) P^b(\tau) d\tau \right)^c$$

$$\text{Force–Time Integral} = CF \times d$$

图59-2　AI公式

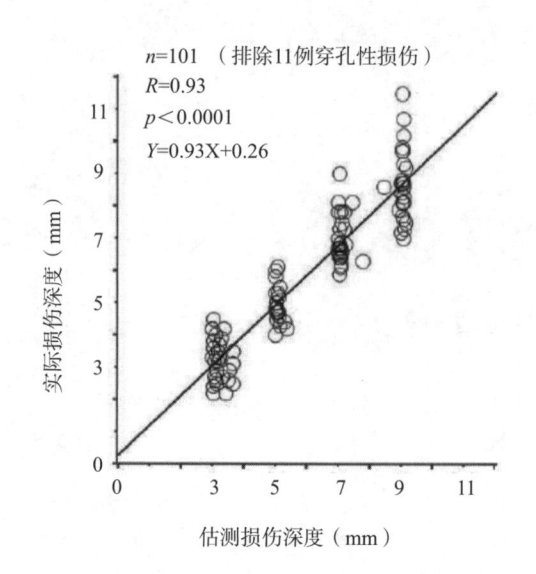

$n=101$ （排除11例穿孔性损伤）
$R=0.93$
$p<0.0001$
$Y=0.93X+0.26$

图59-3　Nakagawa汇报的AI值与预测损伤范围

三、我中心对AI指导消融的有效性和安全性检验——离体猪心实验

2017年11月，我中心通过研究AI指导的导管消融在离体猪心上形成的消融灶的形态大小，评价AI指导的射频消融的有效性和安全性。实验选择当天新鲜离体猪心，置于水浴37℃的生理盐水水槽中。消融导管使用强生公司的Smart Touch导管，以功率模式进行消融（冷盐水走速17ml/min）。消融时采用不同导管头端压力（5g/10g/15g/20g）或不同功率（15W/25W/35W），消融终点为达到目标AI值（300/400/500），消融结束后观察消融灶的形态，使用游标卡尺测量消融灶的宽度、深度、气爆次数等指标，评价AI指导下导管消融的有效性和安全性。

试验结果：

（1）AI值300时：见图59-4。

（2）AI值400时：见图59-5。

（3）AI值500时：见图59-6。

从实验结果上来看，在压力，功率一致的情况下，消融所造成的损伤范围基本随AI值增大而增大；相同

Force (g)	5	10	15	20
Depth (mm)	3.55	3.55	3.83	3.52
Width (mm)	5.06	5.78	6.12	6.69

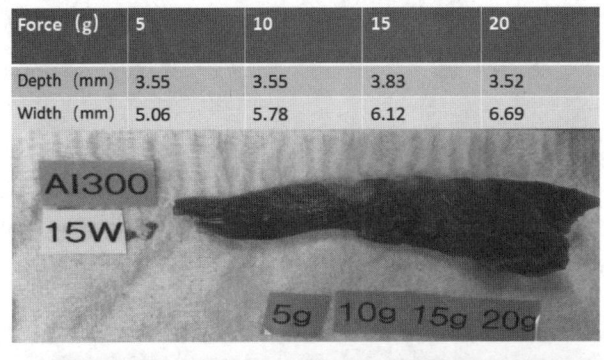

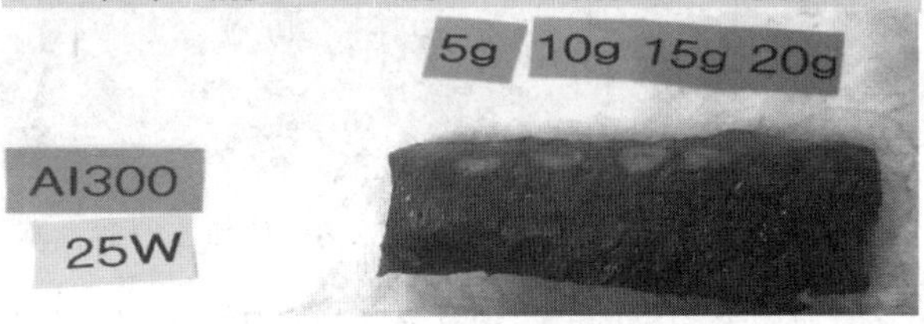

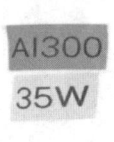

Force (g)	5	10	15	20
Depth (mm)	4.09	4.20	4.26	4.53
Width (mm)	4.63	4.63	5.68	5.34

Force (g)	5	10	15	20
Depth (mm)	3.72	4.35	4.02	4.21
Width (mm)	6.03	6.77	6.32	6.00

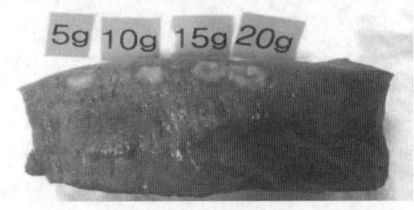

图59-4　AI值300时，不同消融参数下猪心的损伤范围

Force (g)	5	10	15	20
Depth (mm)	4.62	4.61	4.73	4.36
Width (mm)	7.1	7.2	7.2	6.61

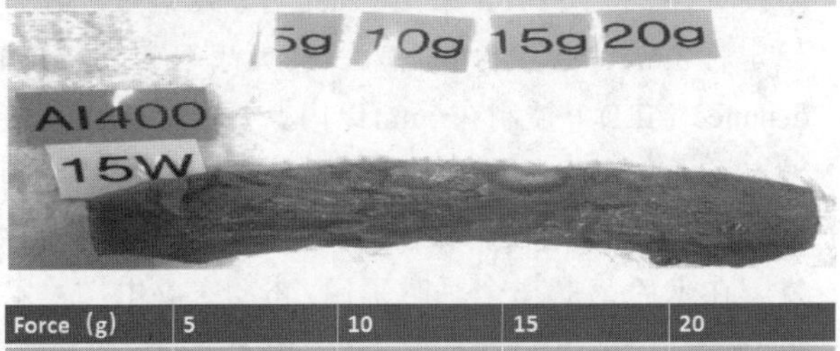

Force (g)	5	10	15	20
Depth(mm)	5.25	5.04	5.26	5.69
Width(mm)	8.12	8.83	8.87	9.02

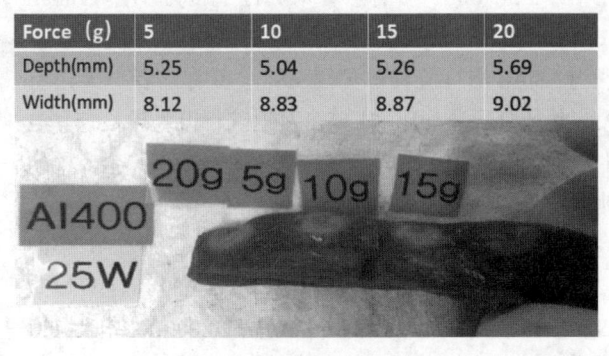

Force (g)	5	10	15	20
Depth(mm)	4.73	5.09	4.92	4.86
Width(mm)	6.19	6.84	6.30	5.56

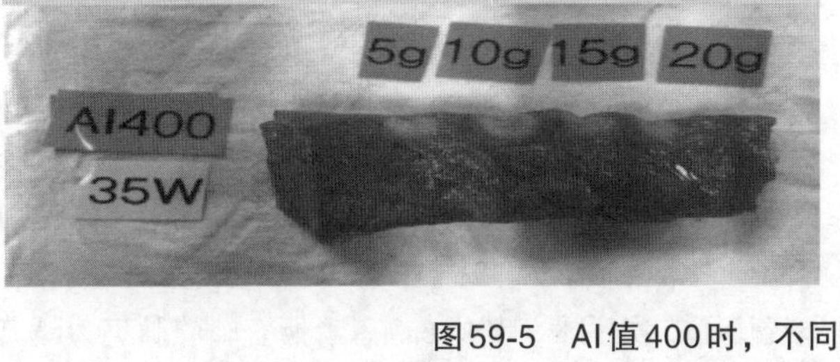

图59-5　AI值400时，不同消融参数下猪心的损伤范围

Force (g)	5	10	15	20
Depth(mm)	7.55	7.45	8.07	8.11
Width(mm)	9.49	9.70	10.29	10.10

AI500 15W

Force (g)	5	10	15	20
Depth(mm)	7.31	7.52	7.96	7.45
Width(mm)	7.43	9.21	9.74	8.58

AI500 25W

Force (g)	5	10	15	20
Depth(mm)	5.38	5.42	6.75	6.65
Width(mm)	8.11	8.31	9.12	9.56

AI500 35W

图59-6　AI值500时，不同消融参数下猪心的损伤范围

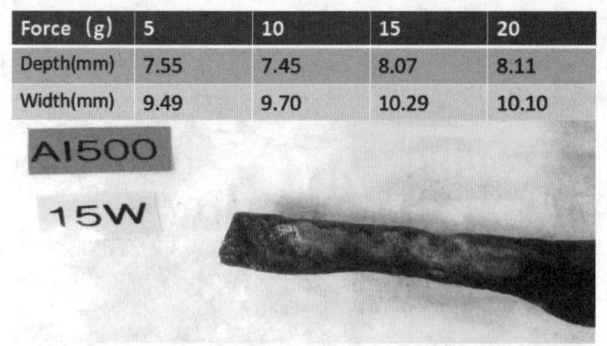

AI值而消融参数不同时，损伤范围之间差异不大。当然，本实验是在离体新鲜猪心上进行，与临床上真正在人体内消融时有所不同。

四、AI相关文献报道

近年来也有多篇文献报道AI在临床上的应用，以下摘取3篇文献内容简要介绍AI相关的临床研究进展。

Moloy Das等在Europace上发表文章比较了AI与FTI在房颤消融中的价值。该研究入选40例阵发性房颤患者，患者平均年龄（58±12）岁，平均左心房前后径（39±5）mm。所有患者均进行了压力导管（Smart Touch）指导下的肺静脉电隔离（图59-7），消融圈上平均AI值和FTI值具体见图59-8。所有患者，无论有无症状或复发，均于术后2个月返院行电生理检查。电生理检查发现25（62%）例患者有53（11%）个节段的肺静脉恢复传导。恢复传导的肺静脉节段上较未恢复传导的肺静脉节段AI值和FTI值更小，分别为AI[308（252～336）vs.373（323～423），$P<0.0001$]，FTI[137（92～182）vs.228（157～334），$P\ 0.0001$]，但AI值预测价值更高。所有后壁/下壁AI值大于370和前壁/房顶AI值大于480的节段没有发现肺静脉传导恢复。该研究结论为所有消融点中，最小的AI值可以预测晚期肺静脉是否出现恢复传导。前壁和房顶较后壁和下壁而言，需要更高的AI值和FTI值。

Waqas Ullah等于JACC发表文章。文章中研究了AI、FTI和FTI-P与消融时阻抗下降的关系。研究选择了行大环肺静脉隔离的房颤患者中的1013个消融点进行分析，消融采用ST（Smart Touch）导管或STSF（Smart Touch Surround Flow）导管。研究发现AI值较FTI-P和FTI与阻抗下降更具有相关性，分别为AI（rho = 0.89 ST，0.84 STSF），FTI-P（rho = 0.71 ST，0.53 STSF）or FTI（rho = 0.77 ST，0.52 STSF），同时作者提出，在使用ST导管时，当AI值大于430时，消融时阻抗下降到达平台期，提示继续消融可以增加的生物效应降低（图59-9）。

Philippe Taghji等在JACC杂志上发表文章，文章中单中心连续入选130例阵发性房颤患者。所有患者平均年龄（59±13）岁，平均左心房前后径（39.7±3.7）mm，平均房颤病史24个月，均使用强生公司的SmartTouch导管在Carto3系统指导下行双测肺静脉隔离（具体消融方式见图59-10）。消融采用功率模式，功率设置在25～35W，采用Vistag自动出点（设置导管稳定性3mm，8s，最小压力30%大于4g），interlesion distance（ILD）控制在6mm以内，要求左心房后壁消融点AI值≥400，前壁消融点AI值≥550。肺静脉隔离后等待20min，并使用腺苷激发观察有无肺静脉传导恢复。在术后第3、6个月时采用24h动态心电图，术后第12个月时采用7d动态心电图对患者进行随访。结果：平均手术时间（155±28）min，每个消融点平均消融时间25s，平均压力15g，平均AI值456（其中后壁AI平均值408，前壁556），平均ILD 4.1mm。术中单圈隔离率98%，并且在等待时间和腺苷激发后也有98%的肺静脉仍处于电隔离状态。单次手术1年成功率（不使用抗心律失常药物）92.3%（图 59-11）。复发的10例患者均经历了二次手术，其中6例患者所有肺静脉仍为隔离状

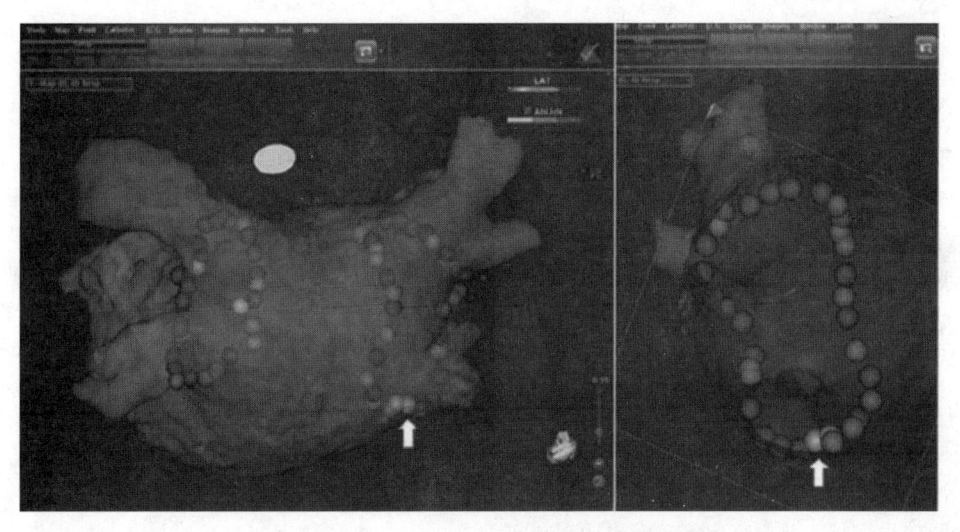

第 59 章　AI 指导心房颤动导管消融的应用进展　529

图 59-7　Moloy Das 等文章中的房颤消融术式

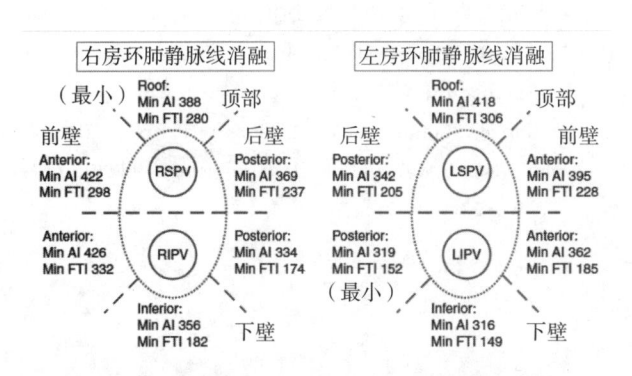

图 59-8　消融圈上各节段的平均 AI 值和 FTI 值

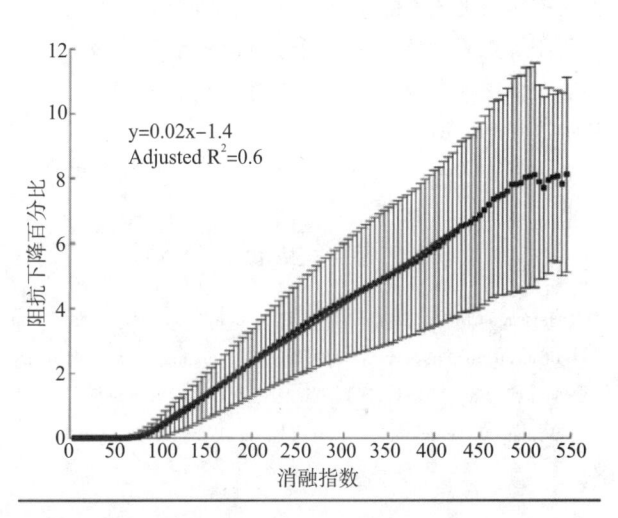

柱形条代表标准差，每个消融点至少20次测量。该图表示62,123次测量，粗黑线代表最合适的线性指数（80~430 AI 指数）

图 59-9　使用 ST 导管时，AI 值与阻抗下降的关系

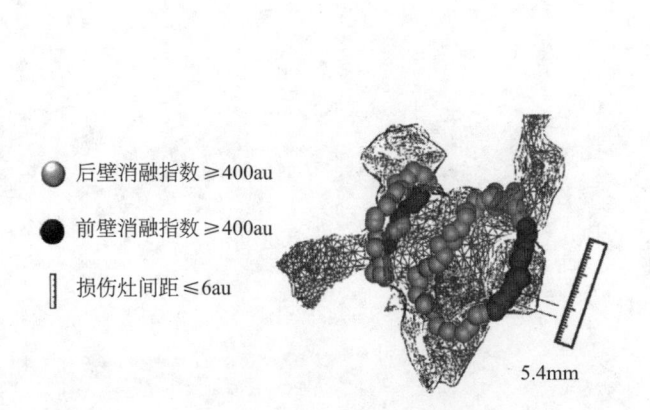

图 59-10　Philippe Taghji 等文章中的消融术式

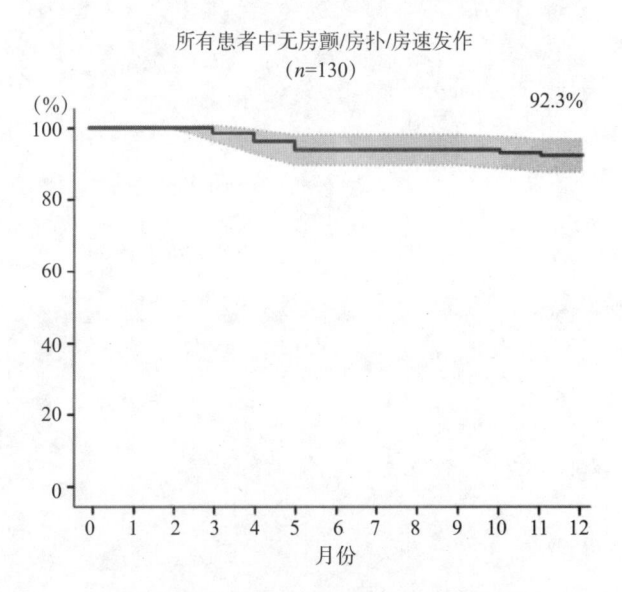

图 59-11　AI 指导下的房颤消融成功率

态。其余4例患者的8个消融环上有5个Gap，其中4个Gap均因ILD＞6 mm导致漏点，1个Gap无明确原因。在消融安全性指标上，130例患者中只有1例患者在术后第8天出现了TIA，其余患者均无并发症出现。所有患者平均住院时间只有（39±12）h。该结果提示AI指导下的房颤消融安全，有效。但该研究仅为单中心数据，有一定的局限性。

五、总结

从目前的动物试验和临床试验结果来看，融合了消融功率、压力、时间为一体的消融指数，较既往的FTI/FTI-P等指数可以更直观显示消融效果，可用于预测晚期的肺静脉传导恢复，并提高房颤消融成功率和安全性。但不可否认的是，AI也具有一定的局限性，比如目前阶段下还不能体现不同个体之间消融的差异性。对于肥胖患者与体瘦患者消融的合适AI值应该分别是多少？中国人和欧美人种房颤消融的合适AI值是否一致？这些都是我们将来应该探索的地方。

（蒋晨阳）

参 考 文 献

[1] Haïssaguerre M, Jaïs P, Shah DC, et al. Spontaneous initiation of atrial fibrillation by ectopic beats originating in the pulmonary veins N Engl J Med, 1998 Sep 3, 339（10）: 659-666.

[2] Wilber DJ, Pappone C, Neuzil P, et al. for the ThermoCool AF Trial Investigators.Comparison of antiarrhythmic drug therapy and radiofrequency catheter ablation in patients with paroxysmal atrial fibrillation: a randomized controlled trial.JAMA, 2010, 303: 333-340.

[3] Cappato R, Negroni S, Pecora D, et al.Prospective assessment of late conduction recurrence across radiofrequency lesions producing electrical disconnection at the pulmonary vein ostium in patients with atrial fibrillation.Circulation, 2003, 108: 1599-1604.

[4] Nakagawa H, Ikeda A, Govari A, et al.Prospective study to test the ability to create RF lesions at predicted depths of 3, 5, 7 and 9 mm using a new formula incorporating contact force, radiofrequency power and application time（forcepower-time index）in the beating canine heart（abstr.）.Heart Rhythm, 2013, 10: S481.

[5] Das M, Loveday JJ, Wynn GJ, et al.Ablation index, a novel marker of ablation lesion quality: prediction of pulmonary vein reconnection at repeat electrophysiology study and regional differences in target values.Europace, 2017, 19: 775-783.

[6] Waqas Ullah, Ross J.Hunter, Malcolm C.Finlay, et al.Ablation Index and Surround Flow Catheter Irrigation Impedance-Based Appraisal in Clinical Ablation.JACC: Clinical Electrophysiology Oct,2017,3（10）1080-1088; DOI: 10.1016/j.jacep.2017.03.011

[7] Taghji, Philippe et al. "Evaluation of a Strategy Aiming to Enclose the Pulmonary Veins With Contiguous and Optimized Radiofrequency Lesions in Paroxysmal Atrial Fibrillation." JACC: Clinical Electrophysiology 4.1（2018）: 99-108. Web.23 April.2018.

第60章

心室肌致密化不全的研究进展

心室肌致密化不全（noncompaction of ventricular myocardium，NVM），最常见的是左心室心肌致密性不全（left ventricular noncompaction，LVNC），是一种因胚胎时期疏松的心肌组织致密化障碍所致，与基因突变相关比较是少见的先天性心肌病。病理特征是较多、粗大突起的肌小梁和较多、深陷的肌小梁间的隐窝相互交织成的海绵状心肌（图60-1）。2006年美国心脏学会（AHA）推出的最新心肌病定义和分类的专家共识中，将其正式归类入原发性遗传性心肌病中，2008年欧洲心脏病学会（FSC）将其归类入未分类心肌病中。

一、流行病学与溯源发展

1932年，Bellet等报道了1例新生儿的尸检诊断为主动脉闭锁和冠状动脉-左心室瘘，其心室肌呈胚胎窦状隙存留。1969年又报道了1例3个月的男婴，临床诊断右位心、室间隔缺损和肺动脉狭窄，经心室造影发现舒张期左心室壁为海绵状，收缩期有造影剂在肌小梁内滞留。1984年德国学者Engberding等通过心血管造影和二维超声检查首次发现1例成年女性患者左心室肌发育异常，心肌肌束间窦状隙存留。1985年，德国Goedel等提出此类患者病变可能为一新型疾病，从而引起人们关注。随着病例的不断增加，曾有海绵状心肌等10余种命名，直至1990年由美国学者Chin等将其正式命名为"心室肌致密不全"，而被世界各国学者公认和采用。

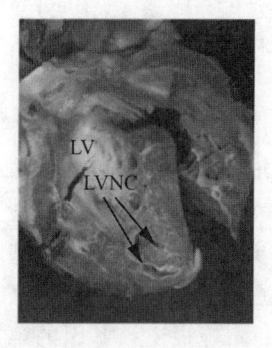

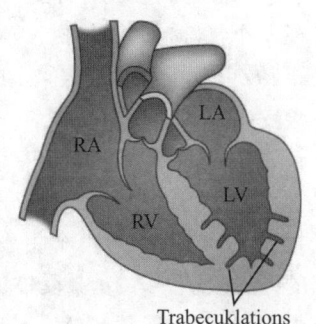

图60-1 心肌致密化不全大体标本和示意图

1996年日本在150家医院共发现本病27例。欧美国家共报道223例，占1997年报道的病例82%，其中男性147例、女性72例、4例性别未确立。我国于2000年首由唐红伟等首例报道以来呈逐年增多趋势。

本病在人群中的发病率尚不清楚，一般认为本病发病率较低，NVM人群年发病率为0.05%～0.24%，男性多于女性，男女之比约为2.2:1，以儿童发病率为多见。国内尚无流行病学数据，有报道认为我国NVM患者男性约占76%，女性约占24%。美国德克萨斯州儿童医院回顾分析26 000例儿童心脏超声检查结果，发现NVM占儿童心脏病的9.5%。澳大利亚对10岁以下儿童心肌病流行病学调查显示，儿童NVM占所有新发心肌病的9.2%，排在第三位，仅次于扩张型心肌病和肥厚型心肌病。近年来，随着人们对本病的认识和重视，广泛应用超声心动图和心脏磁共振显像，本病的发现会日趋增多，实际发病率也会增加。

二、遗传学特点

（一）发病与致病基因

有散发和家族性2种。散发性较多；家族性国外报道占20%～30%，国内李治安报道为11%。致病基因包括：①散发性为基因突变所致。②家族性发病的遗传方式：a.在婴幼儿或儿童病例NVM多属X连锁隐性遗传（XR），致病基因定位于Xq28的G4.5（tafazzin）。b.成人病例多为常染色体显性遗传（AD），致病基因定位于10q22上编码ZASP的Z线蛋白的基因突变，已确定为是孤立性NVM；而伴先天性心脏病的NVM，已鉴定出位于染色体编码α-异联蛋白和细胞骨架的基因突变；常染色体隐性遗传（AR）的致病基因尚不明确。c.可能存在不同的遗传缺陷造成同样表型的现象。d.与线粒体突变亦有关，线粒体遗传常见于患儿。现已把NVM纳入到广义线粒体心肌病中。e.部分染色体缺失综合征累及心脏，可表现为NVM。目前，NVM发病相关致病基因突变（表60-1）。

表 60-1 心肌致密化不全相关的致病基因突变

基因	染色体定位	编码蛋白	基因突变
MYH7	14q12	β-肌球蛋白重链7	842G＞C、281R＞T、545D＞N、301L＞Q、243R＞H、D239del等
ACTC1	15q14	α肌动蛋白	101E＞K
DTNA	18q12	α-dystrobrevin	362C＞T（P121L、P121K）
TAZ	Xq28	taffazzin（G4.5）	197G＞A、352T＞C、158insC
MYBPC3	11p11.2	肌球蛋白结合蛋白C	2373insG
TNNT2	1q32	肌钙蛋白T	131R＞W
SCN5A	3p21-24	钠通道α亚基	219R＞/H、1784E＞K
LaminA/C	1q21-24	核纤层蛋白A/C	190R＞W、644R＞C
DMPK	19q13.3	蛋白激酶	700～800个CTG重复序列
ZASP	10q23.2	LIM域结合蛋白	587C＞T、638C＞T、349G＞A等
ZAP9	3q21	锌指蛋白9	8.9kbCCTG重复序列
AMPD1	13p13-21	肌腺嘌呤核苷酸脱氢酶	34C＞T
PMP22	（a）17p11.2-12	（b）周围髓鞘蛋白22	在17p11.2-12t复制
LMX1B	9q33.3	LIM同源结构与蛋白	第五外显子处有17bp缺失
tRNA	线粒体DNA		3243A＞G、8381A＞G
ND1，cytb	线粒体	编码NADH脱氢酶复合物I相关蛋白、细胞色素b	15662＞G、3398T＞C、4216T＞C、15812G＞A

引自浦介麟，张开滋，李翠兰，等.遗传性心失常.2010

（二）分子遗传学

1.MYH7基因编码β-肌球蛋白重链7，MYH7基因突变可引起多种肌小节突变表型，参与了肥厚型心肌病、扩张型心肌病、限制型心肌病和NVM的发病。MYH7基因突变所致表型多样性的分子机制还不十分明确，初步判断是多因素作用的结果。两项较大规模的家系研究表明MYH7基因突变是导致NVM的一个重要的遗传学病因。在家族A，MYH7基因的单个p.Leu301Gln突变与NVM有关。在家族B，MYH7基因的p.Asp545Asn/p.Asp955Asn错义双突变导致NVM。MYH7基因突变大多数是错义突变，而截断突变可导致等位基因功能丧失，非常少见。研究表明，MYH7等位基因的单个突变，不论是携带1个错义突变还是2个错义突变，都可能导致遗传性NVM。有报道在一个MYH7基因突变家族中发现12例NVM患者，其中的4例伴有Ebstein畸形，另外4例伴有房间隔缺损。1例13岁女性患儿，NVM与MYH7基因的Met531Arg突变有关。在一项针对63例NVM患者的研究中，其中8例携带有MYH7基因突变。

2.ACTC基因编码心脏α-肌动蛋白，研究发现该基因的E101K突变患者，表现为NVM，当对该患者进行全面家系调查后，发现46位该突变的携带者中，有23位是NVM患者。总之，ACTC基因突变是一个比较常见的NVM致病基因。TNNT2基因编码肌钙蛋白T，该基因突变常常与肥厚型心肌病有关，但也可以导致NVM，对一项63例NVM患者的调查中，发现1例患者携带TNNT2基因突变。

3.编码蛋白α-dystrobrevin是一种细胞骨架蛋白，在肌营养不良结合性糖结合物中被发现，定位在18q12.1-q12.2。Ichida等研究了一个日本NVM家系，该家系成员中四代受累，并伴有先天性心脏结构缺损。扫描α-dystrobrevin基因后发现一个错意突变。另有报道NVM家系中发现α-dystrobrevin基因的362C＞T（P121L、P121K）突变。编码核纤层蛋白A/C（LMNA）的基因突变不仅导致扩张型心肌病，而且与NVM有关。Hermida-Prieto等研究了67例扩心病患者的LMNA基因，发现两个致病突变，R349L突变和R190W突变，这些扩张型心肌病患者中，个别合并有NVM。

4.TAZ基因定位于Xq28，编码蛋白tafazzin，在心脏和骨骼肌高表达。参与维持线粒体完整性，维持心磷脂水平，参与刺激成骨细胞的分化和成熟等。Bleyl等发现一个NVM家族，6例NVM患儿，呈XR遗传。该家族TAZ基因突变，其编码蛋白的第197位甘氨酸对精氨酸发生置换。有趣的是，一些明确的肌病的基因缺陷，如Barth综合征、Emery-Dreifuss肌营养不良症和肌管性肌病等，也定位于同一个染色体区域。目前已经报道了TAZ基因的13个相关突变。Chen等报道该基因的第8个内含子的剪接受体位点突变，导致严重的家族性婴幼儿X-连锁NVM。Kenton等报道该基因的第10个内含子的剪接受体位点突变，导致mRNA的外显子10缺失，与NVM有关。Daimon等报道6例NVM儿童的一个家族有XR遗传，在这个家系中，与NVM有关的是Xq28染色体的TAZ基因突变，与此部位有关的可累及心脏的其他肌病包括Barth综合征、埃-德二肌营养不良和肌管肌病。Ichida等报道，TAZ基因突变和alphadystrobrevin基因突变，后者与人体肌营养不良及伴先天性心脏病的致密不全有关。

5.线粒体功能障碍常与神经肌肉疾病有关，线粒体mtDNA基因突变可导致NVM。在一项儿童的遗传性线粒体功能障碍研究中，NVM发生率占13%。1例NVM患儿，伴有脑白质病，视力下降，进一步检查发现琥珀酸脱氢酶缺陷，细胞核SHDA、SDHB、SDHC和SDHD代谢相关基因突变。

6.1p36缺失综合征、1q43缺失综合征、5q末端缺失综合征、22q11.2缺失的Di George综合征累及心脏时亦可表现为NVM。位于5q34的CSX基因突变以及1q43的基因缺失综合征、22q11缺失都可能引起的心肌致密化不全通常合并有其他先天性心脏畸形。

总之，目前对于NVM的遗传学研究还不够深入，仍然需要寻找很多的致病基因。

三、发病机制与假说

NVM中最常见的是LVNC，NVM的发病与心肌发育过程中的致密化过程异常有关，基因的突变可能是重要的原因之一，但是LVNC的确切发病机制并不十分清楚，主要有以下假说。

1.在心脏胚胎发育过程中，前4周冠状动脉循环尚未形成，心肌呈海绵状改变，心肌的血液供应由心腔内的血液经过肌小梁直接提供，到5～6周时，心肌致密过程开始，从心外膜向心内膜，从心室基底部到心尖部，隐窝逐渐致密化形成冠状动脉循环系统。但是，当心脏发育过程中，由于基因突变使致密化过程中止，形成了过多突起的肌小梁和深陷的小梁隐窝持续存在，形成"海绵状"结构。小梁间隙与左心室腔交通，维持着胚胎血供状态，类似于冷血动物的心肌血液供给方式。目前，对不同基因缺陷是通过何种导致发生NVM尚不清楚。

2.代偿性假说认为，某些基因缺陷可能并未影响胚胎期心肌致密化过程，而是直接导致心室形态和功能出现异常。心肌功能异常多导心脏负荷增加，以适应正常机体的代谢需求，并诱导左心室过度的肌小梁形成。

3.NVM被认为是一种先天性遗传性疾病，然而一些非遗传缺陷假说也被用来解释NVM的发生。Finsterer等先后报道了2例NVM患者，回顾数年前的超声心动图却没有致密化不全的表现。但是，由于目前仅有2例病例报道，还不能够确定是否存在获得性心肌致密化不全。

4.也有研究表明，典型心室肌致密不全患者常伴发肌营养不全，提示心室肌致密化不全可能是系统性肌病发病过程中的一部分心脏病理改变。

四、病理及病理生理

人胚胎心肌是由心肌纤维形成的肌小梁和深陷的小梁间隙（即隐窝）交织而成"海绵"样网状结构，与心室腔相通，血液通过此通道供应心肌。胚胎发育4～6周后，心肌逐渐致密化，大部分隐窝压缩成毛细血管，形成冠状动脉。致密化过程是从心外膜向心内膜、从基底部向心尖部进行的，在此过程中如果肌小梁致密化过程终止或失败，将导致小梁化的心肌持续存在，表现为无数突出的肌小梁和深陷的小梁隐窝共存。

NVM的病理学改变包括心室腔扩大、心肌重量增加。但是心肌细胞排列不规则，交错成较多的网状结构，心肌小梁化（trabeculation），形成较多心内膜侧的心肌隐窝（recess），由心底部至心尖部位的心肌逐渐变薄。心室壁的变化表现为薄的致密层结构，但是由于心室内膜下的心肌的松散结构，心室腔在严重心脏扩大前可能不大，甚至似乎较小。NVM患者冠状动脉大多供血正常，心腔内窦状隙型供血增加，或者形成海绵状心肌由心腔内直接供血。心室内膜面的心肌的小梁化和心肌隐窝是特征性的病理学改变。

有学者应用心内膜活检或尸检等进行NVM的病理组织学检查发现，非致密化心肌纤维短粗，间隙较大，排列松散。心肌组织的肌束明显肥大并交错紊乱，细胞核异形，肌纤维周围可见多量胶原纤维围绕，心内膜下广泛纤维化并伴有明显弹性蛋白沉淀物。NVM患者的心肌微循环系统由多个粗大的肌小梁取代，可以导致心内膜下心肌缺血，影响心肌收缩功能。若累及乳头肌，则可引起乳头肌功能不全，导致瓣膜关闭不良。而粗大的肌小梁可使室壁僵硬度增加，室壁顺应性下降，舒张功能障碍。有明显心力衰竭表现的患者，其心脏标本可见心脏增大，但是一般冠状动脉正常，受累部位呈现两层结构，外层由致密化心肌组成，心外膜心肌与正常心肌组织并无差异；内层的心内膜心肌由非致密化心肌组成，内膜心肌表现为松散和排列不规整、存在隐窝结构的致密化不全的心肌。受累心肌分布一般并不均匀，常累及左心室心尖部、侧壁或下壁，少数累及右心室，累及室间隔的比较少见。在肌小梁形成的隐窝内可见左心室附壁血栓形成。

NVM心肌微循环系统由多个粗大的肌小梁取代，将导致心内膜下缺血，影响心肌收缩功能。若累及乳头肌，则可引起乳头肌功能不全，导致瓣膜关闭不良。而粗大的肌小梁可使室壁僵硬度增加，心室壁顺应性下降，舒张功能障碍。

五、临床表现

NVM男女均可发病，以男性多见，发病的年龄差异很大，从出生数天到70岁均可发病。但有一些患者在儿童期、青春期或成年期才被诊断。Pignatelli等最近报道了其在5年时间内确定的36例患儿的调查结果，患儿就诊时的中位年龄为90d。在这项研究中，40%的患儿出现低心排血量或充血性心力衰竭，只有1例患儿（3%）晕厥，42%的患儿无症状，14%的患儿合并先天性心脏畸形，而19%患儿有一级亲属患心肌病。存在心血管畸形的患儿中，1例被诊出Di George综合征，另1例有先天性肾上腺皮质增生症。NVM可合并先天性心脏畸形、Barth综合征（心肌及骨骼病、身材矮小、白细胞减少和线粒体异常等）、梅尼埃综合征（眼突出、弓形长骨带状肋骨等）等，也可以合并其他心肌疾病，如扩张型心肌病或肥厚型心肌病等。NVM临床表现多样，轻者可无症状，重者出现重度心力衰竭，甚至猝死，即使携带同一突变基因的家族成员中，临床表现亦可迥然不同。总体而言，NVM主要表现如下。

（一）主要临床表现

1.心力衰竭 心力衰竭是NVM的主要临床表现，进行性加重，也常是NVM患者首诊的主要原因。成人较儿童发生心力衰竭更多，可能是病程逐渐进展的结果。心力衰竭主要发生在左心室，其严重程度与NVM病变范围有密切关系，即心肌受累越广泛，致密化不全的心肌越深，则发生心力衰竭程度越重，且发生心力衰竭的年龄越小，临床预后也越差。国外心力衰竭发生率为30%～83%，国内为66.2%。约10%的患者早期可能无明显症状，只是在体检时被发现心脏扩大。心力衰竭，包括收缩功能不全和舒张功能不全，舒张功能不全是由于粗大的肌小梁引起的室壁主动驰张障碍和室壁僵硬度增加，顺应性下降，引起心室舒张末压增高所致。收缩功能障碍的主要原因并不十分清楚，可能是众多突起的小梁缺血造成了心内膜下缺血。发生于右心室的NVM可以导致右心室的扩大和右心衰竭，也可引起源自右心室的心律失常。

2.心律失常 约80%的患者可出现心律失常。心律失常表现多样，从房性期前收缩、交界性心律、房室阻滞、室上性心动过速、室性心动过速到室颤均有发现，其中以室性心律失常、传导阻滞以及房颤最为常见。国外研究显示，室性心律失常的发生率为41%～63%，2005年Murphy等报道室速发生率为20%～40%。国内室性心律失常的发生率约为45%，2009年马菊兰等报道快速心律失常发生率为64.4%，室速为8.5%。预激综合征（WPW）发生率较高，一项国外报道27例中有4例呈显性或隐匿性预激，发生率高达15%。胎儿和新生儿死亡率很高，主要为缓慢型心律失常或室性心律失常，房室阻滞相对少见。

发生心律失常的原因可能是由于致密化不全，粗大的肌小梁呈不规则分支状连接，在等容收缩期室壁压力增加，心肌慢性缺血，使局部冠状动脉血供受损，从而引起电传导延迟而诱发异位心律失常，也可能与心肌纤维化有关。

3.血栓栓塞 松散肌小梁和隐窝结构是导致血流缓慢，易于形成附壁血栓的重要原因，NVM患者附壁血栓脱落导致血栓栓塞事件发生率较高，高达21%～37.5%，包括脑栓塞、短暂性脑缺血发作和肠系膜动脉栓塞，外周血管栓塞等。NVM是青年脑栓塞不可忽视的罕见病因。发生在右心室的附壁可以导致肺血栓栓塞。并发房颤会进一步增加血栓栓塞事件的风险。

（二）分型

1.从遗传学分型

（1）家族性NVM：有明确家族史，呈特有的遗传方式，是上代致病基因遗传给下代而致病，个体之间可因表现度（expressivity）不同，其表型亦有轻重不同。

（2）散发性NVM：没有家族史，因基因突变而发病。

2.从发病年龄分型 婴儿和儿童型NVM：发病早，遗传方式多数呈XR；成人型NVM：发病晚，多在成人期发病，遗传方式多数呈AD。

3.从心脏受累部位分型 根据受累及心室的部位，为左心室型NVM最多见，右心室型NVM和双心室型NVM。

4.从有无合并心脏畸形分型

（1）特发型NVM，亦称孤立型NVM，不合并有心脏畸形，此型多见。

（2）继发型NVM：合并有心脏畸形，如：房、室间隔缺损，肺动脉狭窄，动脉导管未闭，法洛三、四联症，主动脉-左心室瘘，Ebstien畸形，左心发育不良等。即在其他心血管病中有心肌致密化不全改变，临床上少见。

（三）辅助检查

1.主要检查

（1）超声心动图（UCG）：对诊断NVM有重要价值，不仅能显示NVM心肌结构的异常特征，而且可显示非小梁化区域的心肌结构与功能，还可同时诊断并存的心脏畸形，是诊断该病最经济、最可靠的首选检查方法。NVM的超声心动图有以下特点：①受累的心室腔内多发异常粗大的肌小梁和深陷的隐窝，交错形成网状结构，突起的肌小梁呈较规则的锯齿状改变，主要分布于左心室心尖部及前侧壁，可波及心室壁中段及后外侧游离壁，很少累及室间隔及基底段室壁。如果同一室壁部位非致密化心肌与致密化心肌厚度之比值大于2.0，幼儿大于1.4（心脏收缩末期胸骨旁短轴）可以确诊此病。②病变区域心室壁外层的致密心肌明显变薄，呈中低回声，局部呈低运动状态。而内层强回声的心肌疏松增厚，肌小梁组织丰富。③彩色多普勒显示小梁间隙内可见血液充盈、流速减低并与心室腔相通，而不与冠状动脉循环相通。④由于病变多累及左心室外侧乳头肌及右心室前乳头肌，造成乳头肌基底疏松，从而导致房室瓣脱垂，可引起程度不同的二尖瓣和（或）三尖瓣反流。⑤晚期可见受累心室不同程度扩大，舒张与收缩功能减低。⑥少数患者在受累心腔内可发现附壁血栓。目前国际公认有四个超声诊断标准（表60-2），其中Stollberger和Dechsli诊断标准应用较广。尽管超声心动图为其主要诊断方法，对NVM的漏诊率有降低，但其误诊率却明显提高，应联合其他影像学检查以防诊断误差，也期待着更加特异的诊断标准问世。

心脏超声检查可发现，62%心室致密化不全患者只累及左心室（图60-2），38%双侧心室受累，所有致密化不全区域呈现低动力。NVM患者可表现左心室舒张末期直径和收缩末期直径增大，左心室射血分数下降。彩色多普勒分析显示，典型的从心室腔到小梁空隙之间的前向和逆向血流。此外，凡有中到重度二尖瓣反流，中到重度三尖瓣反流及少数主动脉反流都可发现。在部分NVM患者存在左心房和（或）左心室血栓，也可合并脑梗死和短暂脑缺血发作，在部分NVM患者还可以存在心包积液。在NVM患者中，74%患者为孤立性心室致密化不全，26%合并其他先天性心脏异常。在心功能NYHA Ⅲ/Ⅳ者，致密化不全心肌与致密化完全心肌的比例显著升高，平均4.2 ± 1.2（3.0～7.5），而心功能NYHA Ⅰ/Ⅱ者平均比例为3.2 ± 0.61（2.2～5.0）。NVM患者并存3段以上致密化不全心室肌与Ⅱ级以上心功能及室性心律失常相关。有报道显示，在符合NVM超声诊断标准的73例患者中，65例合并有扩张型心肌病，2例肥厚型心肌病，1例限制型心肌病，5例左心室形态功能正常。NVM可与限制型和肥厚型心肌病并存，支持NVM是一种形态学特征而不是单独一种心肌病的概念。在行超声检查时应考虑到这一概念，并鼓励使用对比超声和磁共振，而且这一概念可指导进行分子生物学研究。

利用心尖4腔切面计算NC/C比值（致密化不全心肌最大直线长度与致密化完全心肌比值）或致密化不全面积可将患者分为正常或轻、中、重度致密化不全（图60-3），患者射血分数下降显著。该方法或许可作为左心室致密化不全新的分类方案。二维超声的局限性可能将小梁化误认为是假腱索，而低估了致密化不全的严重性。与二维相比，三维超声环绕整个心室构建金字塔形数据结构。检查者可选择观察切面，使用更多的角度观察心室结构，并且可从基底到心尖的多方向探查腔内可疑小梁化的超声密度，因此，二维超声有时不能确定心肌致密化不全诊断，但三维超声可明确诊断。实时三维超声心动图还可评价心室肌致密化不全的左心房收缩功能。NVM患者左心房射血分数升高，提示左心房代偿左心室功能的下降。在胎儿期应用胎儿超声可做出NVM诊断，并能诊断伴或不伴先天性畸形。对直系亲属筛查，也应常规做超声心动图。

对受累范围较广的NVM，超声心动图诊断并不难，但当突出肌小梁的数目有限，范围局限时，诊断NVM应慎重，有时扩张型心肌病和正常心脏在心尖部也可有少数增粗的肌小梁（通常不超过3个）。当NVM不能与突出的正常肌小梁、肥厚型心肌病、扩张型心肌病、左

表60-2 心室肌致密化不全的超声学诊断标准

Chin标准	Jenni标准	Stollberger	Dechslin
无任何其他并存的心脏结构异常 大量、过度的显著小梁化和深的小梁间隐窝	无任何其他并存的心脏结构异常 大量、过度的显著小梁化和深的小梁间隐窝	从心尖水平到乳头水平，如果有1个平面可以看到大于3个粗大的肌小梁可与心室收缩同步，但不与乳头肌相连，且肌小梁周围存在在沉陷隐窝，其间有血流灌注便可诊断LVNC	心室收缩末期成人非心肌厚度与致密化心肌厚度比值大于2；儿童大于1.4或1.3 彩色多普勒可测及深陷隐窝之间有血流灌注并与心腔相通
视野：胸骨旁长轴、剑突下、心尖	视野：胸骨旁短轴、心尖		
强调隐窝深度	强调2层结构		
在舒张末期测量	在收缩末期测量		
心外膜表面到小梁隐窝谷之距离/心外膜表面到小梁峰处距离≤0.5	厚致密化不全层/薄致密化完全层≥2，彩色Doppler分析发现心室内血流灌注小梁间隐窝		

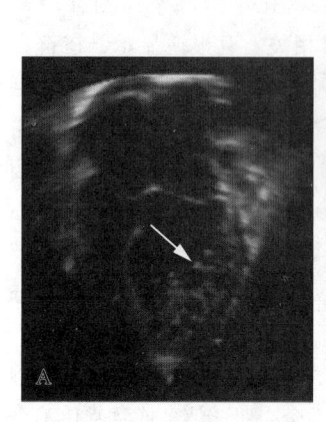

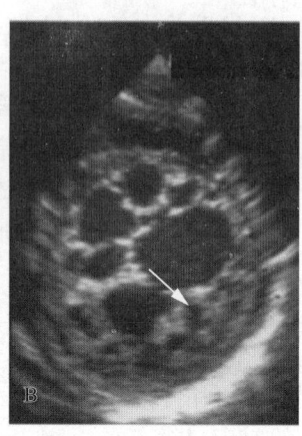

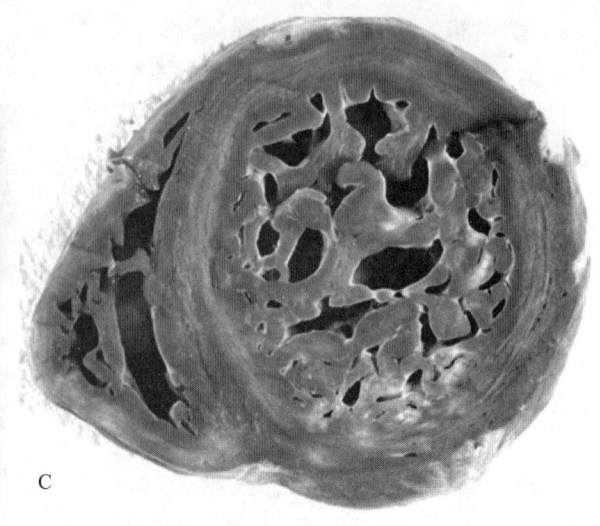

图 60-2 心肌致密化不全超声心动图与大体标本比较

患者男性，37岁，因心肌致密化不全行心脏移植。A.二维超声四腔心的超声心动图示心尖部和左心室中部粗大的肌小梁，并可见深的小梁隐窝；B.短轴观可见典型的"海绵状心肌"；C.左心室粗大的肌小梁和窦状隐窝，呈心室致密化不全表现

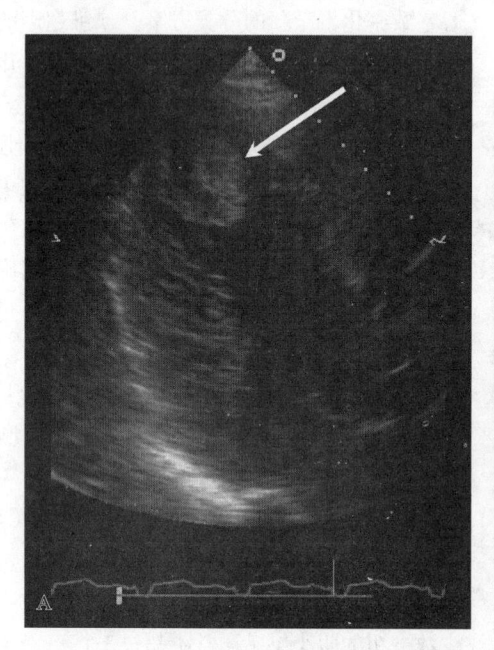

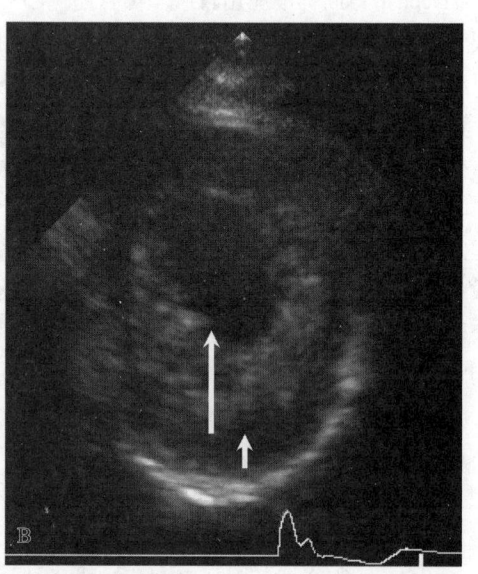

图 60-3 心肌致密化不全超声心动图

A.心尖三腔和胸骨旁短轴观，可见心尖明显增厚，左心室侧壁和后壁有松散的网眼状肌小梁。箭头所指为左心室血栓；B.箭头所指为收缩期非致密化心肌/致密化心肌比值>2

室心尖部血栓相区分时，可行超声学造影检查，可清晰显示心腔与心内膜边界，而造影剂可完全充盈肌小梁隐窝，有利于提高NVM诊断的准确性。

（2）磁共振成像（MRI）：磁共振检查对NVM诊断有较好的敏感度（86%）和特异度（99%），可提供更清晰的形态结构和更高的空间分辨率，任意切面扫描及多参数成像等在诊断中拥有较大优势，常用于超声心动图不能诊断明确时。目前为止还没有公认的心脏MRI诊断NVM的标准。磁共振检查可见心肌增厚（疏松）的心肌内层和明显变薄（致密）的心肌外层，心尖区高密度显影，病变区室壁运动减弱。MRI定量检查可提示NVM患者心脏收缩功能下降和心肌低灌注，MRI表现为舒张末期和收缩末期容积增大，射血分数、室壁运动下降及部分低位心肌灌注减低。磁共振的诊断标准为心室舒张末期非致密化心肌和致密化心肌的最大比值大于2.0。Korcyk等建议将非致密化心肌重量与左心室总重量的比值作为NVM诊断标准。延迟增强检查可显示肌小梁和心肌纤维化，纤维化区有钆增强。心脏MRI能清晰显示NVM的形态学改变、心室节段性及整体运动功能异常、心肌血流灌注及纤维化的程度和范围，对NVM诊断及预后评估具有重要价值（图60-4，图60-5）。

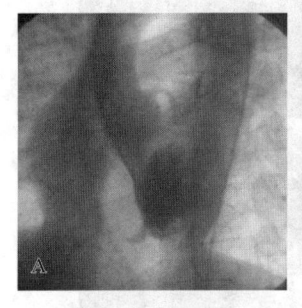

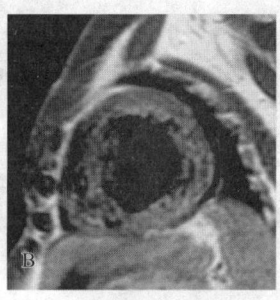

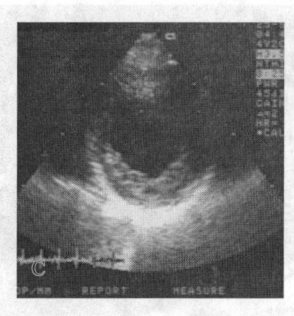

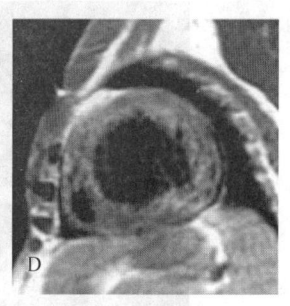

图60-4 心肌致密化不全左心室造影、磁共振成像和超声对比

A、B和C、D分别为2例心肌致密化不全患者的影像。A.左心室造影显示粗大的肌小梁影；B.该例患者磁共振成像显示"海绵状"心肌；C.另1例患者心脏超声示粗大的肌小梁；D.该例患者磁共振成像示"海绵状"心肌

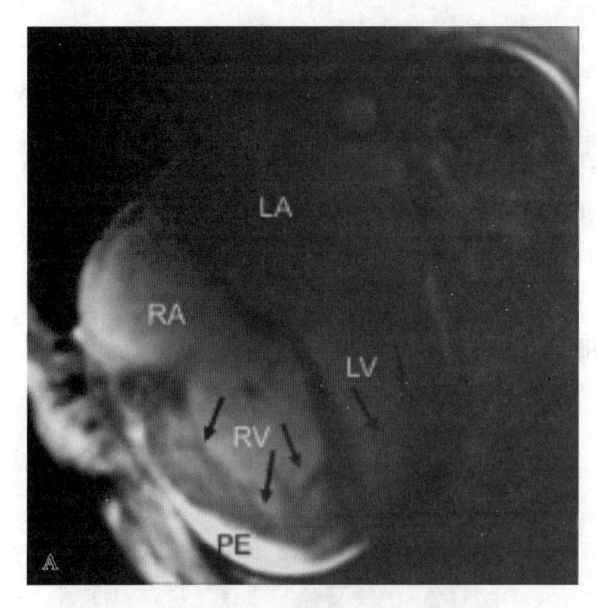

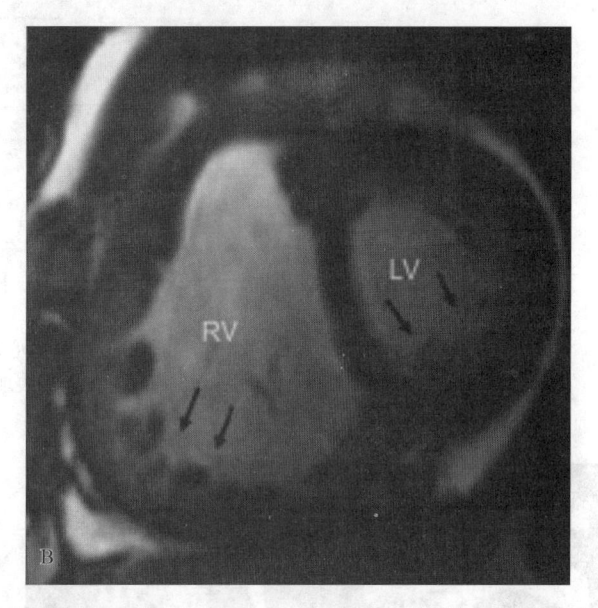

图60-5 心肌致密化不全MRI检查

图示心脏MRI 4腔（A）和短轴（B）显示双层结构，左右心室心肌显著小梁化和小梁间深隐窝（箭头所示）

（3）心电图检查（ECG）：绝大部分NVM患者有不同类型的心电图异常，但无特异性（图60-6）。如前所述，可见各种各样的心律失常，包括快速性心律失常和缓慢性心律失常，快速性心律失常如室性心律失常的室期前收缩、室速甚至室颤，缓慢性心律失常可发生束支阻滞、房室传导阻滞等。心电图也可以表现左心室肥大、左心房肥大，右室发生NVM时也可以表现右心室肥大等。由于心肌非致密化，有些患者的心室肥大的心电图表现并不明显。

2.其他相关检查

（1）CT和多排CT：CT可显示致密化不全心室的双层结构及小梁和隐窝（图60-7）。多排CT能进一步将病变心肌分别显示为密度不同的二层：外层变薄的致密化心肌及内层增厚的非致密化心肌。增强造影显示造影剂充盈于肌小梁隐窝内。在1例左心力衰竭合并非持续性室速的74岁男性患者，冠状动脉造影结果正常，左心室造影显示侧壁低动力，射血分数54%。

（2）心室造影：左心室造影可见心室舒张期心内膜边界不清，呈羽毛状，收缩期造影剂残留在小梁隐窝内（图60-8）。左心室舒张末容量正常但舒张末压力增加，左心室运动功能减退，无左心室流出道梗阻。

（3）心内膜活检：心内膜为增厚的纤维组织，心肌纤维粗短，肌束明显肥大并交错紊乱；周围可见多量胶原纤维，其间可见炎症细胞浸润；肥大的肌小梁中发现有浦肯野纤维。

（4）[201]铊心肌灌注显像：可提示相关区呈低灌注改变。

（5）其他：超高速CT（UFCT）、放射性闪烁心肌显像，因特异性并不高于超声心动图，故不加介绍。

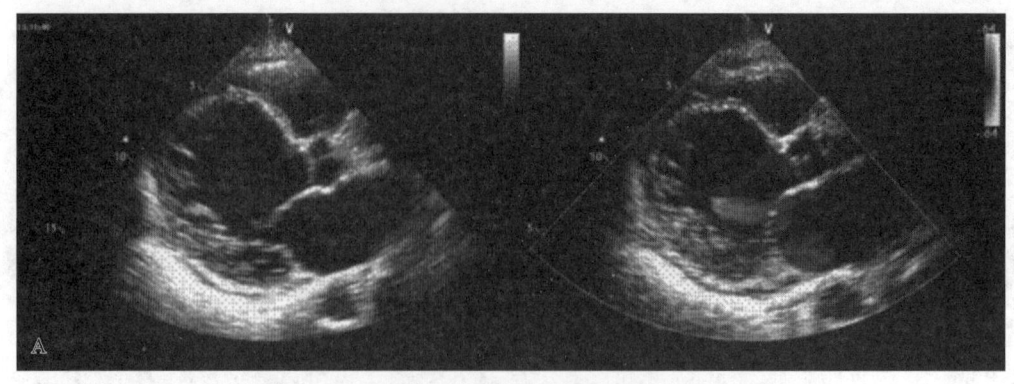

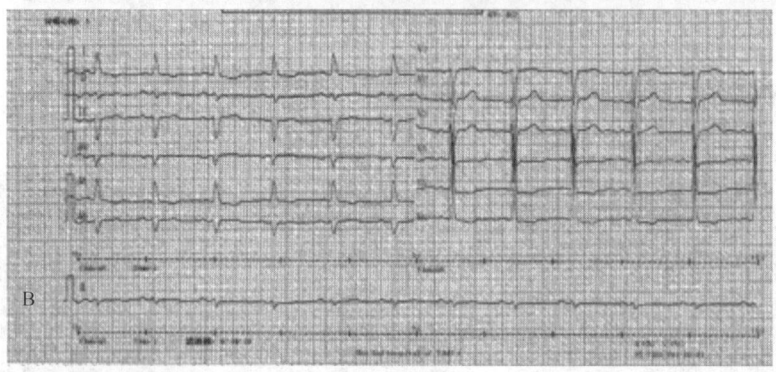

图 60-6　超声心动图与心电图表现

A. 图示1例LVNC患者的超声心动图和心电图表现，心电图缺乏特异性表现；B. 图示1例19岁男性，以室性心动过速入院诊断为左心室心肌致密化不全

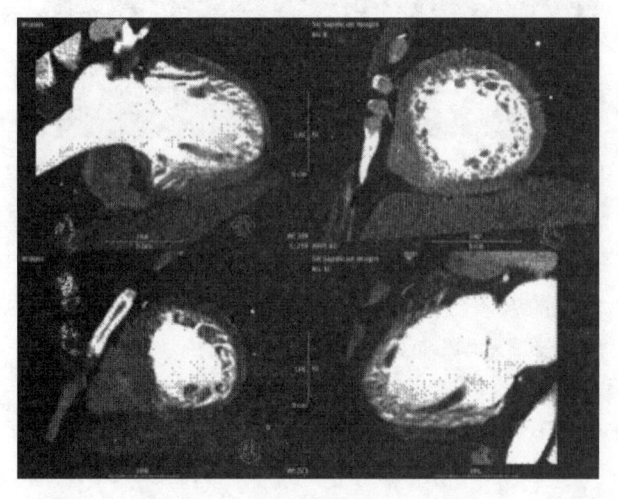

图 60-7　心肌致密化不全CT检查

图示双层结构：薄致密心外膜层和小梁化带深隐窝的厚内膜层

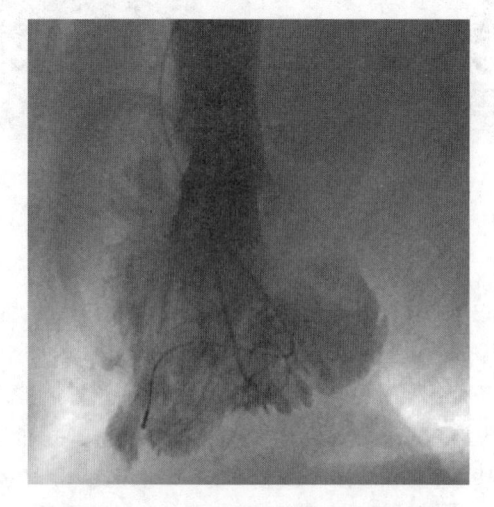

图 60-8　心肌致密化不全左心室造影

左心室造影可见心室舒张期心内膜边界不清，呈羽毛状，收缩期造影剂残留在小梁隐窝内

六、诊断及鉴别诊断

本病起病隐匿，且临床表现无特异性，常导致临床医生对该病的认识不足，容易误诊为其他心肌病、心肌炎等。有报道在儿童中，NVM的误诊率高达89%。

超声心动图是诊断本病的可靠方法，心脏磁共振、多排CT及左心室造影等也对本病诊断有较大价值。NVM具有家族遗传倾向，应当对患者的一级亲属进行超声心动图筛查。

应与下列疾病相鉴别。①肥厚型心肌病：肥厚型心肌病虽可有粗大的肌小梁，但无深陷的隐窝且可见左心室壁与室间隔不对称性肥厚。②扩张型心肌病：扩张型心肌病有时心尖部下壁可见增粗的肌小梁，但数量比NVM少，且有较明显的心腔扩大呈球形，室壁多均匀变薄。③缺血性心肌病：因NVM可有异常Q波，甚至可形成室壁瘤，故常误诊为缺血型心肌病，但NVM无典型心绞痛及心肌梗死病史，冠状动脉造影正常有利于鉴别。④心内膜弹性纤维增生症：此病多见于儿童，成年人罕见，多因心功能不全死亡。表现为左心室大，心内膜增厚，以左心室流出道最明显，心室收缩功能降低，心腔内有附壁血栓时，可见血栓间窦隙样结构，但血栓间的窦隙在收缩期不会变小、消失，这可与NVM区别。⑤左心室假腱索：近1/3的正常人于左心室出现直径超过2mm的假腱索，但数目不超过3个，更无交错深陷的隐窝。⑥左心室心尖部血栓形成：心尖部的血栓形成可被误诊为NVM，但血栓区回声密度不均，彩色多普勒血流显像可见血栓内部与心室腔无血流交通，且不能为造影剂充盈。

七、治疗与防治

由于NVM的病因尚不十分明确，目前尚无有效治疗方法。治疗策略主要是针对心力衰竭、心律失常和血栓栓塞的对症治疗。

（一）心力衰竭的治疗

主要治疗原则应该包括，减轻心脏负荷，改善心功能。药物治疗一般可选用利尿药、β受体阻滞药、血管紧张素转化酶抑制药和血管紧张素Ⅱ受体阻滞药等。此外，也可以使用1,6-二磷酸果糖（FDP）、左卡尼丁、辅酶Q_{10}、维生素B和曲美他嗪等能量代谢的药物，国外还采用核黄素肉碱、辅酶Q_{10}等"维生素鸡尾酒"疗法。对于心力衰竭较为严重、心排血量明显降低的患者，可以应用洋地黄类药和利尿药。对于有明显心力衰竭临床症状、左心室射血分数≤35%、左束支和（或）右束支传导阻滞的患者，可以考虑进行心室同步化治疗，以改善症状和降低病死率。对顽固性心力衰竭终末期患者，有条件的可以采用心脏移植。对于合并先天性心脏病的患者，应针对性采用介入治疗或外科手术。

（二）心律失常的治疗

NVM患者可以出现快速性心律失常，也可以出现缓慢性心律失常。出现快速性心律失常时，可以根据不同的心律失常类型选择抗心律失常药物。胺碘酮是相对安全有效的抗心律失常药物，对于NVM患者发生的室上性和室性心律失常均可以使用。Lim等报道，对伴有室性过速的患者还可进行射频消融治疗。反复发作的室性心动过速等恶性心律失常可安装埋藏式心脏复律除颤器（ICD），以防猝死。如果患者出现房室阻滞和严重的束支传导阻滞时，且具有心脏起搏指征，应及时进行起搏器置入治疗。对于出现心力衰竭合并左右心室不同步或房室传导延迟的患者，可以行心脏再同步电复律除颤器治疗。

（三）血栓栓塞的治疗

NVM患者由于异常的肌小梁结构和隐窝结构，发生血栓栓塞的风险较高，抗凝和抗栓治疗是十分必要的，如果患者合并其他的发生血栓栓塞事件的高危风险（如房颤），更应该关注血栓栓塞事件的防治。如发现附壁血栓可给予低分子量肝素、华法林治疗，将国际标准化比值维持在2.0～3.0时，停用低分子肝素，改用长期口服华法林维持。亦可应用阿司匹林、氯吡格雷、西洛他唑和华法林等药物预防血栓栓塞事件的发生。

八、预后

NVM的恶性心律失常，是导致患者发生猝死的主要原因。笔者就曾为1例NVM患者置入ICD进行恶性心律失常猝死风险的二级预防。NVM的预后与病变范围的大小及发病时的心功能状态有关。若心功能正常，患者可有一段长时间的无症状期。若心肌病变范围较大，则容易伴有严重的心功能不全，预后较差，患者可以死于心力衰竭。临床发现心力衰竭症状越早，年龄越小，预后越差。提高超声心动图对NVM特征性病变的识别，提高本病的早期诊断率，积极予以防治措施，可以最大限度地延长患者生命。

Mayo医院报道的一组17例18～71岁的NVM患者，随访6年，期间8例死亡，2例进行心脏移植。Oechslin等对34例有症状的成人NVM患者随访（44±39）个月，18例（53%）因心力衰竭住院，16例（47%）死亡或进行了心脏移植，14例（41%）出现室性心律失常，8例（24%）发生血栓栓塞事件。对23例儿童孤立性NVM的10年随访中发现有近90%的患儿发展为左心室功能不全，但与成人组相比，血栓栓塞、室性心律失常和死亡事件的发生率降低。2008年Tigen报道NVM患者常死于顽固性心力衰竭、恶性心律失常和血栓栓塞，死亡率高达35%～59%，猝死率为13%～18%。

总之，NVM是一种少见的先天性未分类心肌疾病，与复杂的基因突变有关，特别是β-肌球蛋白重链基因的突变和线粒体某些基因的突变。心电图表现缺乏特异性，UCG是最有效的诊断手段，MRI也是NVM的有效诊断方法。心力衰竭、心律失常和血栓栓塞是特别值得关注的问题，也是最重要的临床表现。心律失常缺乏特征性，室性心律失常是导致患者猝死的主要原因，应高度重视，提高诊断率，加强有效治疗，以降低死亡率。

（刘恩照　李广平）

参 考 文 献

[1] 陈国伟，顾菊康，陈灏珠.心血管病诊断治疗.合肥：安徽科学技术出版社，2003：706-709.

[2] 乐伟波，曾和松.心肌致密化不全研究进展.心血管病学进展，

2007, 28（3）：432-435.

[3] 方丕华, 张澍. 心电学新进展. 北京：中国协和医科大学出版社, 2008：538-541.

[4] 浦介麟, 张开滋, 李翠兰, 等. 遗传性心律失常. 北京：人民卫生出版社, 2010：311-317.

[5] 黄峻. 心力衰竭诊治新进展. 北京：中国协和医科大学出版社, 2011：233-240.

[6] 邢福泰, 张开滋, 郭航远, 等. 临床心肌病学. 长沙：湖南科学技术出版社, 2011：79-92.

[7] 高炜, 张幼怡主译. 心力衰竭-《Braunwald心脏病学》姊妹卷. 第2版. 北京：北京大学医学出版社, 2013：494-496.

[8] Moreira FC, Miglioransa MH, Mautone MP, et al. Noncompaction of the left ventricle: a new cardiomyopathy is presented to the clinician. Sao Paulo Med J, 2006, 124（1）: 31-35.

[9] Engberding R, Yelbuz TM, Breithardt G. Isolated noncompaction of the left ventricular myocardium -- a review of the literature two decades after the initial case description. Clin Res Cardiol, 2007, 96（7）: 481-488.

[10] Hoedemaekers YM, Caliskan K, Majoor-Krakauer D, et al. Cardiac beta-myosin heavy chain defects in two families with non-compaction cardiomyopathy: linking non-compaction to hypertrophic, restrictive, and dilated cardiomyopathies. Eur Heart J, 2007, 28（22）: 2732-2737.

[11] Sedmera D, McQuinn T. Embryogenesis of the heart muscle. Heart Fail Clin, 2008, 4（3）: 235-245.

[12] Moric-Janiszewska E, Markiewicz-Łoskot G. Genetic heterogeneity of left-ventricular noncompaction cardiomyopathy. Clin Cardiol, 2008, 31（5）: 201-204.

[13] Finsterer J. Cardiogenetics, neurogenetics, and pathogenetics of left ventricular hyper- trabeculation/noncompaction. Pediatr Cardiol, 2009, 30（5）: 659-681.

[14] Wexler RK, Elton T, Pleister A, et al. Cardiomyopathy: an overview. Am Fam Physician, 2009, 79（9）: 778-784.

[15] Ichide F. Left ventricular noncompaction. Circ J, 2009, 73（1）: 19-26.

[16] Tsai SF, Ebenroth ES, Hurwitz RA, et al. Is left ventricular noncompaction in children truly an isolated lesion? Pediatr Cardiol, 2009, 30（5）: 579-602.

[17] Engberding R, Stöllberger C, Ong P, et al. Isolated Non-Compaction Cardiomyopathy. Dtsch Arztebl Int, 2010, 107（12）: 206-213.

[18] Paterick TE, Gerber TC, Pradhan SR, et al. Left ventricular noncompaction cardiomyopathy: what do we know? Rev Cardiovasc Med, 2010, 11（2）: 92-99.

[19] Salati M, Di Mauro A, Bregasi A, et al. Coronary artery bypass graft and mitral valvuloplasty in a patient with isolated ventricular non-compaction. Interact Cardiovasc Thorac Surg, 2010, 11（3）: 354-356.

[20] Val-Bernal JF, Garijo MF, Rodriguez-Villar D, et al. Non-compaction of the ventricular myocardium: a cardiomyopathy in search of a pathoanatomical definition. Histol Histopathol, 2010, 25（4）: 495-503.

[21] Engberding R, Stöllberger C, Ong P, et al. Isolated Non-Compaction Cardiomyopathy. Dtsch Arztebl Int, 2010, 107（12）: 206-213.

[22] Paterick TE, Gerber TC, Pradhan SR, et al. Left ventricular noncompaction cardiomyopathy: what do we know? Rev Cardiovasc Med, 2010, 11（2）: 92-99.

[23] Salati M, Di Mauro A, Bregasi A, et al. Coronary artery bypass graft and mitral valvuloplasty in a patient with isolated ventricular non-compaction. Interact Cardiovasc Thorac Surg, 2010, 11（3）: 354-356.

[24] Val-Bernal JF, Garijo MF, Rodriguez-Villar D, et al. Non-compaction of the ventricular myocardium: a cardiomyopathy in search of a pathoanatomical definition. Histol Histopathol, 2010, 25（4）: 495-503.

[25] Willemsen HM, van den Berg MP. A few more pieces in the puzzle of non-compaction cardiomyopathy. Eur J Heart Fail, 2011, 13（2）: 127-129.

第61章

室性心动过速的药物治疗

一、室性期前收缩

室性期前收缩又叫室性早搏（室早），是希氏束分叉以下部位心室提前除极引起的心脏搏动，心肌细胞的自律性增强、触发活动或折返形成均可形成室性期前收缩。

室性期前收缩是除窦性心律失常外临床最常见的一种心律失常，既见于器质性心脏病患者，亦可见于健康人。正常人发生室性期前收缩的概率随年龄的增长而增加，对于无结构性心脏病的普通人群，精神紧张、劳累、过量烟、酒、咖啡等均可诱发室性期前收缩。急性心肌缺血可引起室性期前收缩，充血性心力衰竭患者室性期前收缩非常常见。此外，各种心肌疾病、洋地黄中毒、感染或电解质紊乱（低钾血症、低镁血症）可诱发室性期前收缩。

室性期前收缩的临床意义取决于潜在的基础心脏疾病，在无明显器质性心脏病的患者中即使频繁发生的室性期前收缩预后也一般良好，尽管近期的Meta分析显示频发室性期前收缩增加无明显结构性心脏病患者的不良事件风险，但在其纳入的研究中仅有一项使用了超声心动图来排除结构性心脏病；然而，频发室性期前收缩对结构性心脏病患者的预后预测价值尚不清楚。早年研究发现心肌梗死合并左心室射血分数下降的患者，即使室性期前收缩偶发其猝死风险也将显著增加；在高血压患者中，室性期前收缩与左心室肥厚患者的死亡、尤其是猝死发生发生率增加有关。需要注意的是，这些观察性研究开展于现代治疗策略广泛应用之前。对左心室射血分数降低的心力衰竭患者而言，频发室性期前收缩不仅无法预测猝死，而且对预后判断也没有价值。

近年来的多项研究显示，频繁发作的室性期前收缩可引起左心室收缩功能下降，而针对期前收缩使用药物或射频消融可使受损的左心室功能恢复，因此提出了室性期前收缩性心肌病的概念。目前主流观点认为室性期前收缩负荷占总心搏数的15%～25%或以上与左心室收缩功能受损有关，但也有研究认为室性期前收缩负荷超过10%即可导致左心室收缩功能受损。虽然目前尚无法预测哪些频发室性期前收缩的患者会发展成心肌病，但是应该认识到，绝大部分的频发室性期前收缩患者并不会出现心脏收缩功能受损。另外一种可能是，室性期前收缩是由隐匿的心肌疾病引起的，针对具体患者往往难以判定其因果关系。

由于普通人群中室性期前收缩极为常见，而且绝大多数无器质性心脏病的室性期前收缩患者预后良好，要注意询问患者的生活方式，包括咖啡、浓茶、烟酒等消耗情况。对于怀疑遗传性心脏离子通道病和心肌疾病的患者，详细的家族史能够提供重要信息，尤其是有猝死情况发生时。所有室性期前收缩的患者均应在静息状态下完成标准12导联心电图检查。超声心动图是检查患者是否合并器质性心脏病的重要手段，目前左心室射血分数是唯一临床实际应用的心力衰竭猝死评价指标。当室性期前收缩的发生与运动有关时，应考虑运动试验以评估运动对室性期前收缩的诱发或抑制作用，以及是否会诱发恶性或潜在恶性的心律失常。当以上检查不能明确患者有无器质性心脏病时，增强MRI能提供额外的诊断和预后信息。

在仔细排查没有发现心脏疾病（包括结构性心脏病和遗传性心律失常综合征）及危险因素的情况下，如果无明显不适或症状呈自限性可不必治疗，应向患者解释其室性期前收缩并不会引起更严重的心律失常，以缓解其焦虑情绪，如有可能尽量改善生活方式，包括避免过度劳累、烟酒、咖啡等，合并的感染、低氧血症、电解质紊乱等临床情况也应积极纠正。经上述处理症状仍较明显可给予β受体阻滞药或非二氢吡啶类钙拮抗剂。治疗的终点是缓解症状而非期前收缩数目的减少。频发室早的患者如果监测到左心功能下降，此时即便无症状也应采取措施抑制期前收缩发生。目前尚无大规模随机对照研究验证药物对无器质性心脏病室性期前收缩的疗效，考虑到致心律失常作用（如Ia类抗心律失常药）和心脏外的毒性（如胺碘酮），不推荐长期服用上述2种以外的抗心律失常药物。无器质性心脏病而频发单形性期前收缩，尤其是合并单形性室速的情况下，应该考虑导管射频消融，尤其是经药物非手术治疗症状仍然明显或高负荷室早伴左心室收缩功能下降的患者。

在合并器质性心脏病，尤其是左心室收缩功能减低或心力衰竭的症状时，室性期前收缩与不良预后有关，即便是期前收缩症状不明显或偶发也应当充分考虑患者的心脏性猝死风险。治疗的目的主要是减轻症状、改善左心功能和预防猝死。对于左心功能受损的患者，即使存在明显的心肌瘢痕，消除高负荷室性期前收缩后左心室功能也会明显改善；对于频发室性期前收缩干扰心脏再同步治疗的患者，导管消融有助于提高疗效。β受体阻滞药是唯一被证实可以降低死亡率的抗心律失常药物；当合并心功能不全时，使用非二氢吡啶类钙拮抗剂是不合适的；相对于β受体阻滞药和非二氢吡啶类钙拮抗剂，膜活性抗心律失常药可能更有效，但除胺碘酮外，这类药物可能会增加合并严重器质性心脏病室性期前收缩患者的死亡率，治疗前应当进行谨慎评估。

急性心肌梗死后室性期前收缩的发生率几乎为100%，目前认为频发（多于5次/分）、多形、成对及R-on-T室性期前收缩这些所谓"警告性心律失常"并不能有效预测室颤的发生。早期使用β受体阻滞药可能能够减少室性心律失常的发生且对于合并的心力衰竭同样有意义，但应留意患者的血流动力学状态；室性期前收缩和非持续性室速常见于再灌注阶段，如无血流动力学意义可严密观察而不需特殊治疗；如果频发期前收缩引起血流动力学紊乱则需要干预，除β受体阻滞药外还可考虑给予胺碘酮；如果β受体阻滞药或胺碘酮无效，或者存在胺碘酮使用禁忌，考虑静脉应用利多卡因；此外积极的再灌注治疗、纠正心力衰竭及电解质紊乱可能比单纯治疗心律失常本身更为重要。再灌注时代之前的多项大规模临床试验证实，心肌梗死患者早期使用β受体阻滞药能降低心肌梗死病死率，缩小梗死面积，减少室速和室颤的发生，然而再灌注时代到来后尚无大规模随机临床试验支持常规早期使用β受体阻滞药。

对于慢性心力衰竭伴室性期前收缩的患者，治疗重点首先为改善心功能，3种β受体阻滞药（比索洛尔、卡维地洛和琥珀酸美托洛尔）能够改善预后，如无禁忌应常规使用。胺碘酮能够降低猝死发生率，并且在心功能受损的患者中较为安全，然而目前为止尚无证据表明其能降低全因死亡率。Ⅰ类抗心律失常药在这部分患者中增加死亡率，非二氢吡啶类钙拮抗剂能够抑制心肌收缩功能，因此不应使用。

虽然左心室肥厚与高血压患者猝死率增高相关，但其伴随的室性期前收缩却并不增加猝死率，因此若无明显症状不应常规使用抗心律失常药物。致心律失常型右心室心肌病（AVRD）患者其室性期前收缩和室速形态与RVOT患者相似，但预后远较后者差，多需要置入ICD以预防猝死。儿茶酚胺敏感的多形性室速是由心肌雷诺丁受体和肌钙集蛋白基因突变导致的少见疾病，运动和应激情况下可使室性期前收缩数量明显增加，并诱发室速和猝死，治疗通常包括β受体阻滞药和置入ICD。

二、室性心动过速

1. 非持续性室性心动过速　连续3个或3个以上的室性期前收缩称为室性心动过速，简称室速。如果室速持续时间超过30s或伴血流动力学障碍需要紧急复律称为持续性室速，如果室速不伴血流动力学障碍且在30s内自行终止则称为非持续性室速（NSVT）。

非持续性室速是Holter检查中常见的无症状性心律失常，与室早类似，NSVT无论是在器质性心脏病患者还是在表面正常的人群中均十分常见。大多数情况下NSVT发生短暂，在看上去正常的人群（包括老年人）中NSVT与猝死的危险增加无关。然而一个实际的问题是，看上去正常的人群中发生的NSVT可能是潜在未被发现的心脏疾病的早期表现，而在器质性心脏病患者中观察到的NSVT与持续性室速和心脏性猝死有关。

给予治疗前首先应明确患者是否合并有器质性心脏病。当心脏结构正常时，评估NSVT是否与运动有关，运动中的NSVT并不少见，但如果发生在运动后的恢复期则提示预后较差。对于多形性NSVT，无论是否有症状均应全面评估，并仔细检测有无心肌缺血、儿茶酚胺敏感的多形性室速、LQTS等。运动员合并的NSVT需要仔细判断是否合并肥厚型心肌病，因为长期运动可造成心肌适应性的肥厚。NSVT在缺血性心脏病中非常常见，30%~80%的患者在长时间的心电监测中可以发现无症状的NSVT。有研究表明，急性冠状动脉事件最初48h内NSVT并不影响远期预后，而48h以后发生的NSVT则与死亡率增加有关。扩张型心肌病患者中观察到的NSVT是否影响预后尚不明确。

NSVT的治疗策略选择仍基于患者是否合基础心脏疾病。无器质性心脏病的特发性单形性NSVT多起源于左心室或右心室流出道，这些室速极少引起心脏性猝死，当发作持续时间较短而无症状时不需要治疗。干预的指征为出现症状、心动过速无休止发作以及合并心力衰竭。可以选择的药物包括β受体阻滞药、非二氢吡啶类钙拮抗剂、ⅠC类抗心律失常药物。起源于乳头肌的NSVT对β受体阻滞药反应良好，左心室的折返性室速对维拉帕米敏感。总体上讲，特发性单形性NSVT导管消融效果较好，对于症状明显的患者可以首先考虑导管消融。

如果患者合并基础心脏疾病，那么治疗基础心脏疾病比干预心律失常本身更为重要。如果患者存在心肌缺血，那么改善冠状动脉血供则为主要的治疗措施。合并心力衰竭的患者，如果其LVEF＜35%则置入ICD已经被学术界所公认；而对于冠心病合并左心受损程度中等（LVEF在35%～40%）的NSVT患者，或者心肌梗死后虽然LVEF＞40%但有晕厥史的患者，应该行有创电生理检查，如果程序刺激能够诱发室颤或持续性室速，则推荐置入ICD；如果LVEF＞40%而且患者无症状，则治疗基础心脏病而无须特殊抗心律失常药物，对于经过综合治疗仍有症状的患者可以考虑给予抗心律失常药物，但应注意抗心律失常药物的安全性问题。当心电图出现QT间期延长合并尖端扭转型室速时，应检查患者的合并用药及电解质状态，并纠正可逆性的致心律失常因素。儿茶酚胺敏感性多形性室速（CPVT）患者的猝死风险很高，在给予β受体阻滞药的基础上应尽可能置入ICD。

2.持续性室性心动过速　当室性心动过速持续时间超过30s或由于血流动力学障碍需早期进行干预治疗时则称为持续性室性心动过速（持续性室速）。器质性心脏病是持续性室速发生的最常见原因，接近90%的室速发生于器质性心脏病患者，其中以缺血性心脏病最常见。室速也可见于其他各种原因引起的心脏损害和药物中毒、电解质紊乱，少数患者可为无明显器质性心脏病的"正常人"，称为特发性室速（IVT）。

临床表现取决于发作时的心室率快慢、持续时间、心功能及伴随疾病，如特发性室速心室率较慢，且持续时间较短，可自行终止，则患者的症状较轻，仅感心悸，甚至完全无症状；反之可出现血压下降，头晕或晕厥，甚至可发展为心力衰竭、肺水肿或休克、心室颤动，如不及时治疗有生命危险。

对持续性室速的患者进行详细而全面的评估是十分必要的，特别需要注意的是，潜在危险的评估不能只看心律失常本身。详细的病史询问常能提供室性心律失常的诊断线索。当合并结构性心脏病（如心脏瓣膜病）时，体格检查能够提供诊断线索。标准12导联心电图有助于对室速进行确定性诊断，提供关于室速发生机制的重要信息，辅助判断是否存在结构性心脏病，以及提示室速的可能起源部位等。在绝大多数情况下，超声心动图足以明确心脏的结构和功能。事实上，左心室收缩功能下降程度是目前已知最强的猝死预测因子，也是目前为止唯一获得广泛认可并实际应用于临床的评价指标，左心室射血分数已被普遍用于指导ICD治疗。当超声心动图正常而怀疑有器质性心脏病时，心脏MRI则会获取更为精细的心脏影像以排除不明显的心肌瘢痕、心肌纤维化（如ARVC）、肥厚型心肌病或心脏结节病等。

急诊处置室性心动过速的首要原则为判断血流动力学是否稳定，如果不稳定则直接电复律（如果仍有意识可先静脉使用镇静药再复律），电复律应根据室性心动过速形态决定是否采取同步模式，心律规则的单形性室速应采用较低能量的同步电复律，而多形性室速的血流动力学一般不稳定，并可在短时间内蜕变成室颤，处理同室颤，应立即采取高能量非同步电复律。对于宽QRS心动过速的急诊处置不应过分纠结室速或室上速的诊断，在找不到房室分离证据的情况下可先按室速处理。

多种抗心律失常药物可用来终止室速发作。既往Ic类抗心律失常药物虽然有效率高，但在心肌梗死后心功能不全的患者中增加死亡率而不被推荐。对于无结构性心脏病患者可考虑静脉推注β受体阻滞药、维拉帕米、氟卡尼或胺碘酮。胺碘酮为治疗器质性心脏病持续性室速最有效的药物，但迅速经中心静脉给药会引起低血压，因此用药时要严密监测生命体征，如果症状加重或血流动力学不稳定要立即给予镇静药并行电复律。也可静脉使用利多卡因，但效果亦有限。索他洛尔兼具Ⅱ及Ⅲ类抗心律失常药物的特性，国外已广泛用于治疗各类心律失常，尤其是严重室性心律失常。已证明其抗心律失常及对心脏猝死的预防优于Ⅰ类抗心律失常药物。如果患者比较年轻或对胺碘酮不能耐受者可以考虑使用索他洛尔，对控制快速性室性心律失常可用静脉给药，口服剂量因人而异，由于多数临床试验的结果并未证实长期服用索他洛尔会降低死亡率，且对心功能有一定的抑制，尖端扭转型室速的发生率比胺碘酮高，因此，近年来临床使用受到一定的限制。

对于缺血性心脏病出现电风暴或反复电击的患者可考虑紧急导管消融治疗。

对于无器质性心脏病的特发性室速而言，导管消融总体成功率较高而操作风险低。导管消融治疗局灶性右心室流出道室速的成功率在90%以上，可作为首选措施。非右心室流出道室速、分支型室速和非流出道起源的局灶室速（如左心室或右心室乳头肌）也可选择导管消融治疗。

对于器质性心脏病患者而言，预防室性心动过速复发最根本的策略是积极治疗原发病，如改善心肌缺血、心功能不全、电解质紊乱，尽力去除病因，改善心脏的环境因素。停用导致室性心律失常的药物。然而许多基础心脏病无法根治，因此应采取措施预防复发或防止复发导致的严重后果。器质性心脏病患者使用抗心律失常药物后发生致心律失常作用的风险增加，除β受体阻滞药外，单用抗心律失常药物并不能改善生存率，因此临床上常将其作为置入ICD后的辅助治疗。索他洛尔可以降低器质性心脏病持续性室速的复发率，OPTIC研究表明，索他洛尔将1年内ICD全因电击率从38.5%降低到23.4%（OR=0.61，P=0.055）。多项研究表明，索他洛尔的安全性与单用美托洛尔相当，只要基线QT间期或肾功能正常，索他洛尔即可为抑制室速复发的首选药物。与单用美托洛尔相比，胺碘酮作为二级预防药物可以明显降低一年随访期内的ICD放电，但长期使用副作用较大。其他用于预防复发的抗心律失常药物包括多非利特、美西律联合胺碘酮等。

（种 甲 汪 芳）

参考文献

[1] Alpert MA, Mukerji V, Bikkina M, et al.Pathogenesis, recognition, and management of common cardiac arrhythmias. Part I: Ventricular premature beats and tachyarrhythmias.South Med J, 1995, 88（1）: 1-21.

[2] Ng GA.Treating patients with ventricular ectopic beats.Heart, 2006, 92（11）: 1707-1712.

[3] Lee GK, Klarich KW, Grogan M, et al.Premature ventricular contraction-induced cardiomyopathy: a treatable condition. CircArrhythmElectrophysiol, 2012, 5（1）: 229-236.

[4] Gatzoulis KA, Archontakis S, Dilaveris P, et al.Ventricular arrhythmias: from the electrophysiology laboratory to clinical practice.Part I: malignant ventricular arrhythmias.Hellenic J Cardiol, 2011, 52（6）: 525-535.

[5] Gatzoulis KA, Archontakis S, Dilaveris P, et al.Ventricular arrhythmias: from the electrophysiology laboratory to clinical practice.Part Ⅱ: potentially malignant and benign ventricular arrhythmias.Hellenic J Cardiol, 2012, 53（3）: 217-233.

[6] Cantillon DJ.Evaluation and management of premature ventricular complexes.Cleve Clin J Med, 2013, 80（6）: 377-387.

[7] Haugaa KH, Edvardsen T, Amlie JP.Prediction of life-threatening arrhythmias--still an unresolved problem.Cardiology, 2011, 118（2）: 129-137.

[8] Collinsworth KA, Kalman SM, Harrison DC.The clinical pharmacology of lidocaine as an antiarrhythmic drug.Circulation, 1974, 50（6）: 1217-1230.

[9] Vassallo P, Trohman RG.Prescribing amiodarone: an evidence-based review of clinical indications.JAMA, 2007, 19; 298（11）: 1312-1322.

[10] Van Herendael H, Dorian P.Amiodarone for the treatment and prevention of ventricular fibrillation and ventricular tachycardia. Vasc Health Risk Manag, 2010, 6: 465-472.

[11] Greene HL.The CASCADE Study: randomized antiarrhythmic drug therapy in survivors of cardiac arrest in Seattle.CASCADE Investigators.Am J Cardiol, 1993, 72（16）: 70F-74F.

[12] Julian DG, Camm AJ, Frangin G, et al.Randomised trial of effect of amiodarone on mortality in patients with left-ventricular dysfunction after recent myocardial infarction: EMIAT.European Myocardial Infarct Amiodarone Trial Investigators.Lancet, 1997, 349（9053）: 667-674.

[13] Cairns JA, Connolly SJ, Roberts R, et al.Randomised trial of outcome after myocardial infarction in patients with frequent or repetitive ventricular premature depolarisations: CAMIAT. Canadian Amiodarone Myocardial Infarction Arrhythmia Trial Investigators.Lancet, 1997, 349（9053）: 675-682.

[14] Naccarelli GV, Wolbrette DL, Patel HM, et al.Amiodarone: clinical trials.CurrOpin Cardiol, 2000, 15（1）: 64-72.

[15] Klein H, Auricchio A, Reek S, et al.New primary prevention trials of sudden cardiac death in patients with left ventricular dysfunction: SCD-HEFT and MADIT-Ⅱ.Am J Cardiol, 1999, 83（5B）: 91D-97D.

[16] A comparison of antiarrhythmic-drug therapy with implantable defibrillators in patients resuscitated from near-fatal ventricular arrhythmias.The Antiarrhythmics versus Implantable Defibrillators （AVID）Investigators.N Engl J Med, 1997, 337（22）: 1576-1583.

[17] Moss AJ, Hall WJ, Cannom DS, et al.Improved survival with an implanted defibrillator in patients with coronary disease at high risk for ventricular arrhythmia.Multicenter Automatic Defibrillator Implantation Trial Investigators.N Engl J Med, 1996, 335（26）: 1933-1940.

[18] Hohnloser SH, Dorian P, Roberts R, et al.Effect of amiodarone and sotalol on ventricular defibrillation threshold: the optimal pharmacological therapy in cardioverter defibrillator patients （OPTIC）trial.Circulation, 2006, 114（2）: 104-109.

[19] Kuck KH, Cappato R, Siebels J, et al.Randomized comparison of antiarrhythmic drug therapy with implantable defibrillators in patients resuscitated from cardiac arrest: the Cardiac Arrest Study Hamburg（CASH）.Circulation, 2000, 102（7）: 748-754.

[20] Reiter MJ, Reiffel JA.Importance of beta blockade in the therapy of serious ventricular arrhythmias.Am J Cardiol.1998, 82（4A）: 9I-19I.

[21] Goldstein S.Propranolol therapy in patients with acute myocardial infarction: the Beta-Blocker Heart Attack Trial.Circulation, 1983, 67（6 Pt 2）: I53-157.

[22] Pedersen TR.The Norwegian Multicenter Study of Timolol after Myocardial Infarction.Circulation, 1983, 67（6 Pt 2）: 149-153.

[23] McMurray JJ, Adamopoulos S, Anker SD, et al.ESC Guidelines for the diagnosis and treatment of acute and chronic

heart failure 2012: The Task Force for the Diagnosis and Treatment of Acute and Chronic Heart Failure 2012 of the European Society of Cardiology.Developed in collaboration with the Heart Failure Association (HFA) of the ESC.Eur Heart J, 2012, 33 (14): 1787-1847.

[24] Yancy CW, Jessup M, Bozkurt B, et al.2013 ACCF/AHA guideline for the management of heart failure: a report of the American College of Cardiology Foundation/American Heart Association Task Force on Practice Guidelines.J Am Coll Cardiol, 2013, 62 (16): e147-239.

[25] American College of Emergency Physicians et al.2013 ACCF/AHA guideline for the management of ST-elevation myocardial infarction: a report of the American College of Cardiology Foundation/American Heart Association Task Force on Practice Guidelines.J Am Coll Cardiol, 2013, 61 (4): e78-140.

[26] 郭继鸿.胺碘酮的现代观点.临床心电学杂志, 2007, 16 (2): 143-151.

[27] 胺碘酮抗心律失常治疗应用指南（2008）.中国心脏起搏与电生理杂志, 2008, 22 (5): 377-385.

[28] Al-Khatib SM, Stevenson WG, Ackerman MJ, et al.2017 AHA/ACC/HRS Guideline for Management of Patients With Ventricular Arrhythmias and the Prevention of Sudden Cardiac Death: A Report of the American College of Cardiology/American Heart Association Task Force on Clinical Practice Guidelines and the Heart Rhythm Society.Heart Rhythm, 2017, [Epub ahead of print].

[29] SG Priori, C Blomström-Lundqvist, A Mazzanti, et al.2015 ESC Guidelines for the management of patients with ventricular arrhythmias and the prevention of sudden cardiac death.Europace, 2015, 17: 1601-1687.

[30] 室性心律失常中国专家共识.中华心律失常学杂志, 2016, 20 (4): 279-326.

第62章

致心律失常右心室心肌病研究进展

致心律失常性右室心肌病（Arrhythmogenic Right Ventricular Cardiomyopathy，ARVC）是一种慢性进展性遗传性心肌病，是致年轻人猝死的主要原因之一。人群发病率在1/5000～1/2000，儿童很少发生，多出现在青少年和成年早期，男性较女性发病率高，比例约3∶1。部分地区高发，如意大利和希腊发病率高达0.4%～0.8%。既往曾用名包括致心律失常性右心室发育不良（dysplasia），但由于很少在出生时检测到心肌改变，且目前研究证实其与基因改变相关，故部分专家认为不应再采用此旧称。

一、发病机制及病理学表现

（一）致病基因突变

ARVC主要为常染色体显性遗传，外显率不一。50%发病与桥粒蛋白基因突变有关（表62-1）。

桥粒蛋白是细胞间连接的丝状跨膜蛋白复合物，负责保持细胞间的电信号联系通畅，并可维持组织抗机械牵拉。基因突变使桥粒蛋白功能不全，细胞之间黏附连接减弱，细胞框架移动或连接断裂，导致闰盘处心肌细胞分离，细胞间连接中断，缝隙连接蛋白重构，产生机械耦联障碍，不能支撑机械压力和牵拉运动。而机械牵拉也加速了桥粒蛋白功能障碍的进程，这也是为何常在运动员中发现ARVC且更易出现室性心律失常和病情加重的原因。细胞分离后进行性凋亡或死亡，由纤维/脂肪组织修补替代成"补丁区"，造成电传导延迟，造成除极异常、传导延缓、复极障碍及各种心律失常。

其他与ARVC相关的较罕见（均＜1%）的基因突变包括，调节钙离子从肌浆网释放的RYR2、调节钠离子的受磷蛋白、编码核被膜蛋白的Lamin A/C、编码细胞支架蛋白的Desmin和Titin基因、TGF-β3（转化生长因子β3）（表62-1）。以上基因突变所致ARVC合并症常更多。

（二）病理学表现

早期右心室心外膜下因心肌细胞凋亡和坏死而丢失，心肌细胞被纤维脂肪组织所替代，导致右心室壁萎缩变薄，形成瘤样扩张，病变主要影响右心室游离壁，最易受累的区域是"右心室发育不良三角"，即右心室流入道、右心室流出道（RVOT）和右心室心尖部。50%～76%的患者，病变扩展到左心室，尤其是左心室后侧壁，通常不累及室间隔。心肌细胞凋亡后可出现弥漫性、多灶性、单室或双室性慢性炎症反应及纤维脂肪浸润，亦可合并病毒、细菌感染和自身免疫反应。这些病变部位成为致心律失常的基质，并导致右心室弥漫性扩张，心室壁变薄、变形，肌小梁排列紊乱，收缩运动减弱及心力衰竭（图62-1）。

表62-1 ARVC相关致病基因突变

编码蛋白	基因	报道发病率
桥粒蛋白	DSC2（桥粒胶蛋白）	2%～7%
	DSG2（桥粒芯蛋白）	5%～10%
	DSP（桥粒斑蛋白）	2%～12%
	JUP（连接斑珠蛋白）	未知
	PKP2（桥粒斑菲素蛋白）	25%～40%
钙离子调控	RYR2	未知
钠离子调控	受磷蛋白	未知
核被膜蛋白	Lamin A/C	未知
细胞支架蛋白	Desmin和Titin	未知
其他	TGF-β3	未知
	TMEM43（跨膜蛋白43）	未知

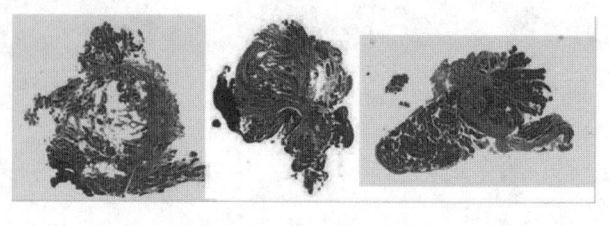

图62-1 ARVC心肌活检

3个组织分别取自右心室游离壁的不同部位。显示有广泛的纤维脂肪组织替代正常心肌组织，并出现心肌萎缩

ARVC呈逐渐进展。疾病早期，心脏结构改变缺如或仅有局限于右心室的轻微改变，病情进展将逐渐累及整个右心室及左心室。3种心室受累形式所占比例分别为：经典型（39%）、左心室为主型（5%）及双心室型（56%）。

二、临床表现

ARVC最常见的临床表现是心悸和晕厥，分别占27%和26%。持续性室性心动过速（VT）或心室颤动（VF）导致心搏骤停和SCD可以是既往无症状年轻人的首发表现。按传统的右心室受累为主的认识，将疾病依自然病程分为四期，并逐渐进展：

1. 隐匿期　临床症状不明显，无明显右心室结构改变或仅有轻度结构异常。在该期仍可出现突发性心源性猝死。

2. 心律失常期　可有心悸、晕厥和有症状的右心室起源快速室性心律失常，诱因多为剧烈活动。心律失常可表现为室性期前收缩、非持续性室性心动过速伴左束支阻滞、心室颤动及由此导致的心搏骤停。

3. 右心功能障碍期　由于进行性的右心室心肌被纤维脂肪组织替代，导致右心室功能减退和泵衰竭。

4. 双心室功能障碍期　病变累及室间隔和左心室导致充血性心力衰竭。可出现心腔内血栓形成，尤其多见于右心室室壁瘤或伴发房颤的心房内。此期的症状类似于终末期扩张型心肌病。

三、心电图表现

约12%病例无任何心电图异常。出现ECG异常主要为3个方面：除极异常、复极异常、室性心律失常。

（一）除极异常

1. 右心室终末激活延迟　5%～20%病例心电图V_1～V_3导联出现S波上升支延缓增宽。在非CRBBB型的V_1、V_2或V_3，测量S波最低点至QRS波终点，称为终末激动时间（TAD），表示S波延伸部分时限。若TAD≥55ms，则为诊断ARVC次要诊断标准之一（图62-2）。

2. 右束支传导阻滞（RBBB）　20%～40%病例心电图表现为RBBB，可为部分阻滞（V_1导联QRS＜120ms，呈rSr'，IRBBB），或完全阻滞（V_1导联QRS≥120ms，呈rSR，CRBBB）（图62-2和图62-3），提示右心室浦肯野纤维部分或大面积传导障碍。

IRBBB需与其他呈rSr'型心电图相鉴别，Baranchuk等认为以下情况心电图可呈良性rSr'型改变：①P波倒置，提示V_1～V_2导联放置过高，正确放置后r'波可消失。②漏斗胸。③仅一个导联出现IRBBB。④运动员心

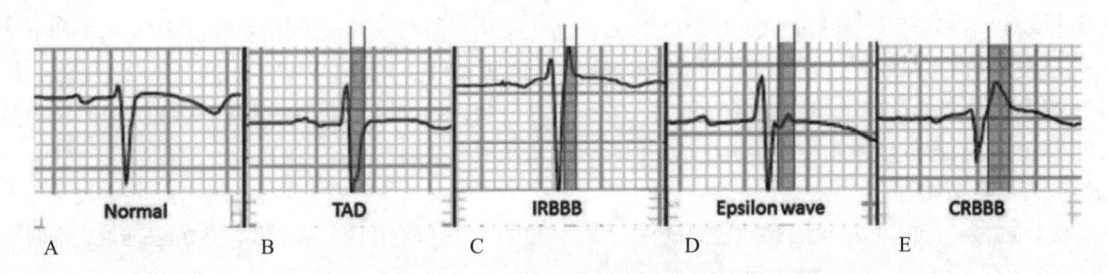

图62-2　V_1导联不同形态的QRS波

A. 无激动延迟；B. TAD终末激动时间；C. 部分RBBB；D. Epsilon波；E. 完全型RBBB（灰色范围显示为测量范围）

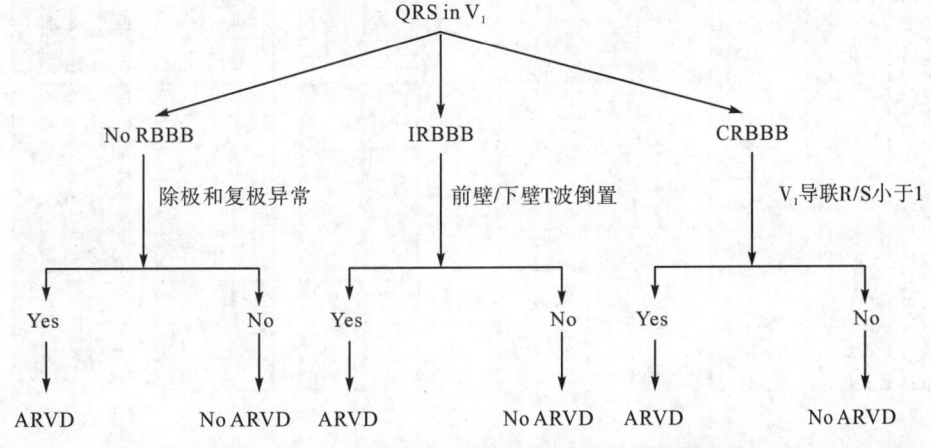

图62-3　对于ARVC伴/不伴RBBB的ECG诊断流程

除极和复极异常指标：V_1～V_3导联QRS≥110ms；TAD延长；Epsilon波；V_1～V_3或下壁导联T波倒置。RBBB. 右束支传导阻滞；IRBBB. 部分右束支传导阻滞；CRBBB. 完全左束支传导阻滞

脏改变。提示rSr'型改变为病理性的指标有：①右心室扩大。②左心室预激。③高钾血症。④Brugada 2型。

3.Epsilon波（ε波） 10%～35%病例可出现。ε波指QRS波终末部分与T波之间的延迟除极波，呈不规则向上或向下的小棘波，或呈凹陷状、碎裂状、梳齿状的低电位信号，持续时间可长可短（图62-2D、图62-3、图62-4）。ε波是ARVC一个特异性较强的心电学指标，具有重要的病因学诊断价值，是诊断的主要条件之一。

ε波的以下特点也需清楚：①出现在右心室游离壁或右室流出道（RVOT）各向异性传导延迟，提示存在广泛心内膜瘢痕化，甚至比CRBBB型范围更大。②虽然ε波对诊断ARVD有高度特异，但它也可见于心脏肉瘤状病、急性心肌梗死和Brugada综合征。③疾病呈进展状态（图62-5）和存在家族性表型时。④体表心电图可以更好记录ε波，采用Fotaine导联位置能更记录清晰。⑤若使用40Hz滤波器，ε波可以隐藏消失。⑥有些病例中ε波可位于QRS波的终末部分，需同时测量3个不同导联的QRS波以确定QRS波终点（图62-4）。⑦ε波常在V_1～V_3导联记录到，但当病变累及左心室时，在下壁或侧壁导联也可记录到。下壁导联T波倒置和出现左心室起源的室性期前收缩可帮助诊断病变累及左心室。⑧ε波可见于QRS波与T波之间的任何位置上，可在QRS终末之后或之前（图62-5）。

4.其他未被列入诊断条件的非特异性QRS波形态改变

（1）类早复极样QRS改变：对有症状的ARVC患者来说，出现类早复极样QRS心电图改变提示易于发生室性心律失常，这在导管消融术中需特别注意，但这种改变未被列入诊断条件中。

（2）碎裂QRS波（fQRS）：fQRS代表着部分心肌去极延迟，以及心肌细胞被纤维脂肪组织填充区的传导不良。表现为QRS波出现棘波或QRS波出现4个及以上的突增波。fQRS不是ARVC所特有，其他多种心肌病变也可见到，如Brugada综合征，提示存在心肌瘢痕。

（3）左/右胸前导联QRS波时程不同：由于心室激动延迟，表现为V_1～V_3导联QRS时限≥110ms，或V_1～V_3导联QRS时限之和与V_4～V_6导联QRS时限之和的比值≥1.2。但是鉴于多项研究对此项心电图改变的阳性诊断率差别较大（24%～98%），故未将其纳入诊断条件之一。

（4）其他改变：包括R波递增不良、QRS低波幅。其中QRS低波幅可见于非桥粒蛋白基因突变的病例中，因此也未被列入诊断条件中。

（二）复极异常

1.T波倒置（TWI） 健康成人中仅有不到3%会出现TWI，而高达83%的ARVC会出现TWI。但小于14岁，尤其是运动员V_1～V_2导联常可见对称性TWI，为良性改变，而ARVC中倒置T波常对称性差（图62-6），故对大于14岁者，V_1、V_2、V_3导管出现TWI可作为诊断主要条件之一。

TWI提示复极障碍，有文献认为V_1导联T波倒置深度≥3mm对诊断ARVC的特异度97%，敏感度21%。并且随疾病进展，累及右心室范围扩大，T波形态可发生变化（图62-4），若侧壁导联（V_5～V_6）和下壁导联（Ⅱ Ⅲ AVF）出现TWI，提示病变累及左心室。该特征对诊断ARVC特异性强。出现TWI的ARVC常为桥粒蛋白基因突变型。

2.ST段改变 ST段抬高通常见于病变累及左心室的ARVC。但也有报道呈ARVC合并Brugada综合征者可出现

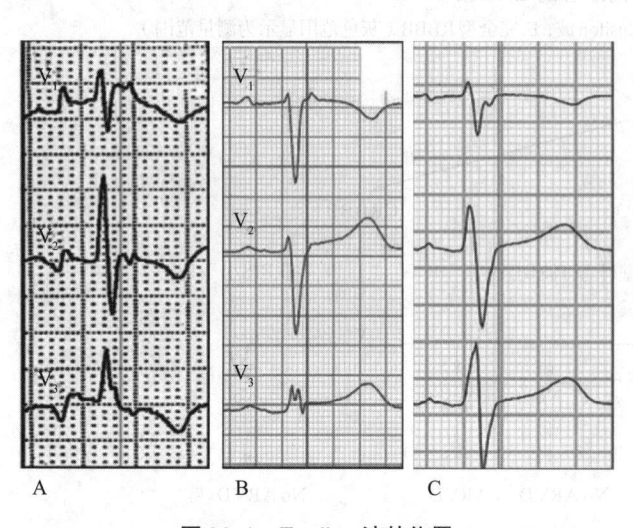

图62-4 Epsilon波的位置

A和B中Epsilon波出现在QRS波结束之后，而C中Epsilon波出现在QRS波结束之前

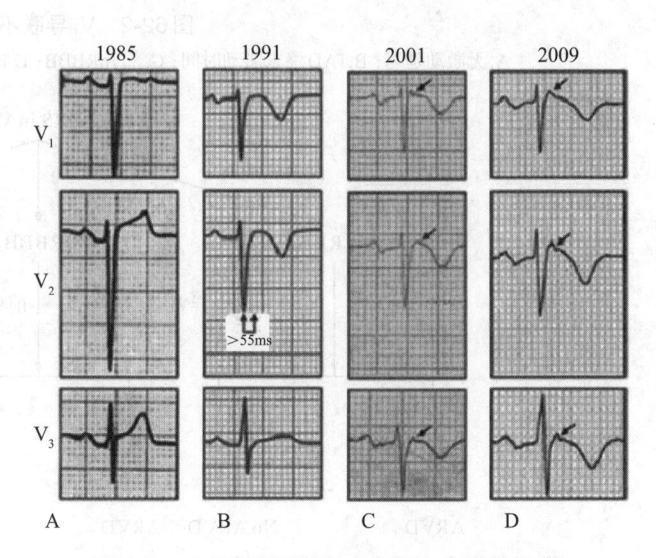

图62-5 疾病进展过程中复极心电图的改变

A.无T波倒置；B.T波倒置且终末激动延迟；C.出现Epsilon波；D.明显Epsilon波和负向T波

ST段抬高，认为与右心室局部或弥漫性运动不协调有关。

（三）心律失常

1. 室性心律失常　室性心动过速（VT）和室性期前收缩（PVC）在ARVC患者多起源于右心室或右心室流出道，同时伴左束支阻滞＋电轴向下或向上（图62-7）。

若室速发作时，aVL导联QRS呈正向，则高度怀疑

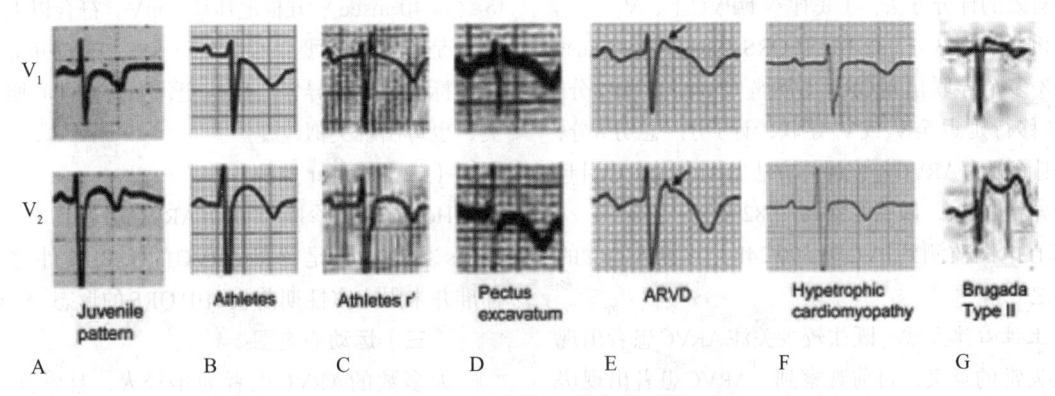

图62-6　不同形态的T波倒置

A～D.为良性形态的T波对称性倒置，其中B和C来自运动员，C图存在IRBBB。E.ARVC，同时有Epsilon波和负向T波。F.肥厚性心肌病。G.Brugada 2型

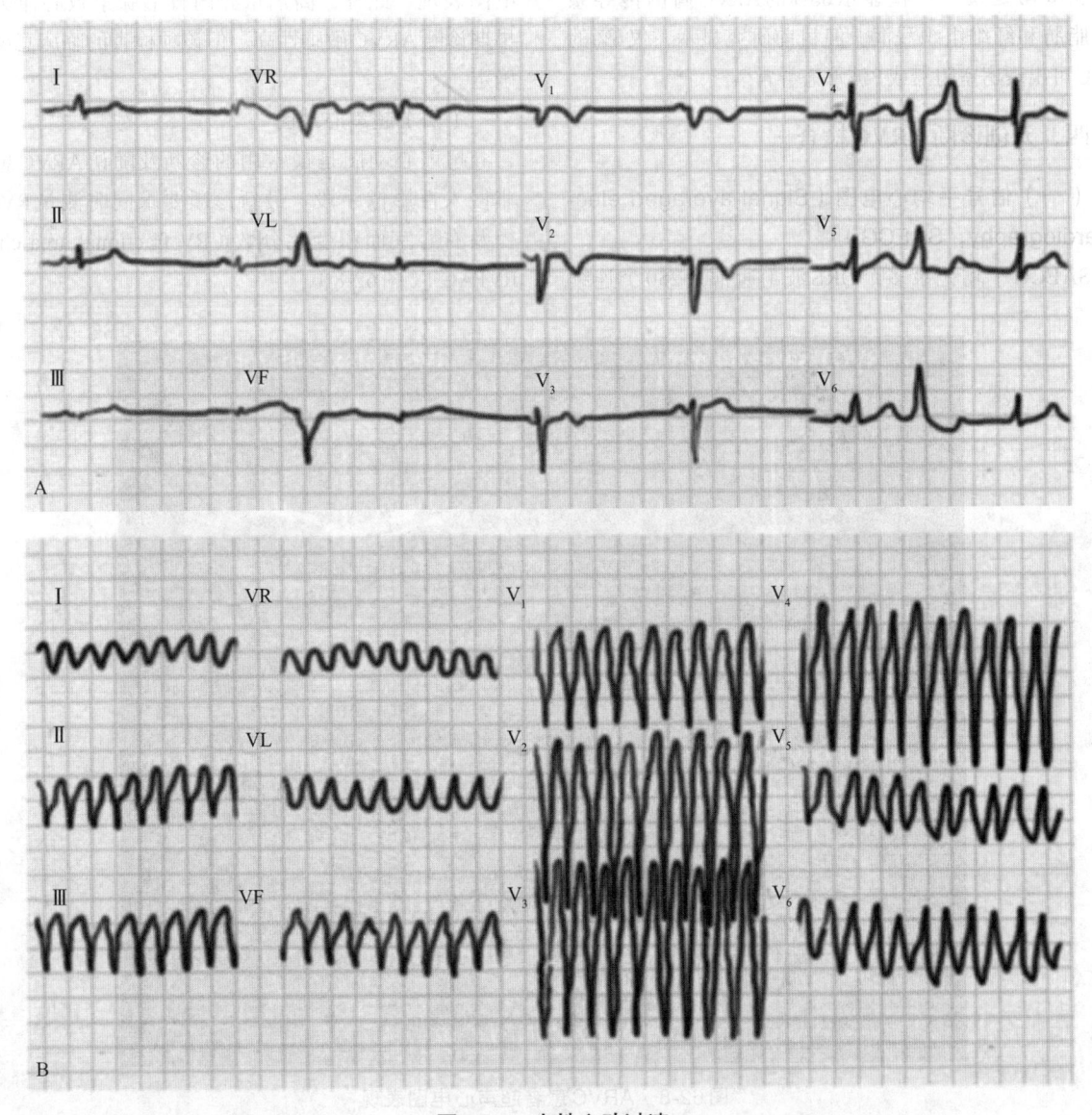

图62-7　室性心动过速

A.基线体表心电图，有V$_1$～V$_3$导联T波倒置。B.持续性多形性室性心动过速，VL导联QRS呈正向

ARVC，为诊断的主要条件之一。在心电图呈LBBB+电轴向下型时，类似心电图也可见于无结构病变的右心室流出道室速（RVOT-VT）。为鉴别两者，Hoffmayer等提出了一种有效的计分方法：①窦律/VT/PVC下，V_1~V_3导联T波倒置，计3分。②Ⅰ导联QRS波时限≥120ms，计2分。③多个导联出现QRS波顿挫（notch），计2分。④R/S>1移行延迟至V_5或V_6导联，计1分。总分8分，≥5分，则诊断为ARVC。该计算方法鉴别由ARVC引起室速的特异度100%，敏感度80%~82%。

动态心电图监测到PVC>500/24h是诊断ARVC的次要条件之一。

2. 室上性心律失常　既往较少关注ARVC患者出现房性心律失常的意义。目前观察到，ARVC患者出现房性心律失常（多为房颤）的年龄中位数在43岁，提示左心房和右心房增大，可能为桥粒蛋白病变所致。

3. 心动过缓　尸检显示68%的ARVC病例传导系统有脂肪和纤维组织浸润。但目前研究显示，仅6%的ARVC可出现房室阻滞或P波形态异常。

四、无创诊断ARVC检查

（一）信号平均心电图（Signal-averaged electrocardiography，SAECG）

SAECG平均记录多个QRS波（通常是250个连续的QRS波群），可滤过随机噪声并显示晚电位。晚电位代表除极化异常，包括：①滤波QRS时间≥114ms；②<40μV QRS终末时程（低振幅信号时程）≥38 ms；③终末40 msec平方根电压≤20μV。符合以上一条及以上，是诊断的次要条件之一。但SAECG并非ARVC特异性标准，其他异常心肌病变，如缺血性心肌病、心肌炎，也可出现类似改变。

（二）Holter监测

Holter检测诊断和随访ARVC患者均有重要意义。PVCs>500/24h是诊断ARVC的次要条件之一。2010标准并未限定室性期前收缩中QRS的形态。

（三）运动心电图

大多数的ARVC患者为年轻人，且常从事体育活动。运动测试对诊断ARVC的作用目前数据尚不完善。新近研究表明，运动试验暴露了大量ARVC潜伏异常心电图表现。此外，高剂量异丙肾上腺素致心律失常对早期诊断ARVC敏感性高。但该项检查的临床意义仍待确定。

（四）超声心动图

超声心动图是最常用的诊断及随访ARVC患者的非侵入性影像手段。最新诊断要求同时测量RVOT直径及右心室面积变化分数（RV fractional area change，RVFAC）（图62-8）。

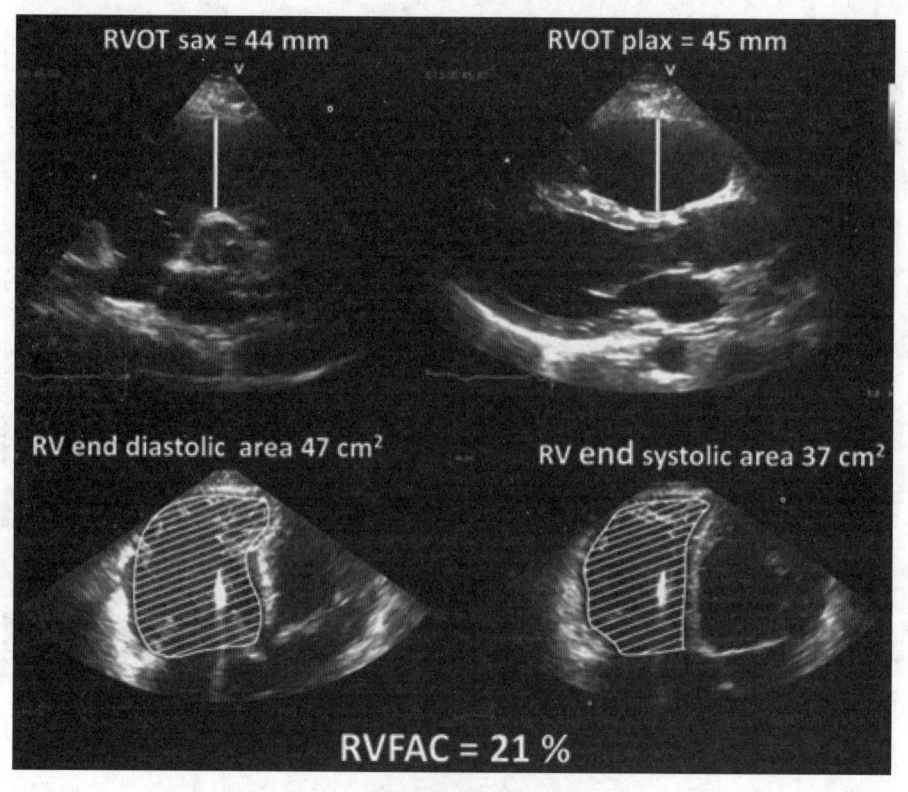

图62-8　ARVC患者超声心电图表现

RVOT直径增大，左上图为胸骨旁短轴视图，右上图为胸骨旁长轴视图。下图显示右心室体积增大，右心室面积变化分数减小

绝大多数ARVC患者有右心室扩大，RVOT增宽，右心室壁菲薄，节段性或弥漫性低动力状态或无收缩，室壁膨突呈室壁瘤样改变，右心室内膜、肌小梁及调节束回声增强增粗；少数可有右心房增大，累及左心室者可有左心室扩大，LVEF降低。2010年的新标准见表62-2。

（五）心脏MRI（CMR）

CMR是测定心肌脂肪浸润最为有效的无创性方法。MRI可见右心室扩大、右室壁变薄、右心室内血流缓慢，并清晰显示心外膜下小范围的脂肪浸润。采用延迟增强显影，可提高对纤维组织敏感度，右心室信号增

表62-2　2010欧洲ARVC诊断标准

	主要条件	次要条件
Ⅰ.整体和（或）局部运动障碍和结构改变	1.二维超声：右心室局部无运动，运动障碍或室壁瘤伴有以下表现之一： PLAX RVOT ≥ 32 mm 或 PLAX/BSA ≥ 19 mm/m² PSAX RVOT ≥ 36 mm 或 PSAX/BSA ≥ 21 mm/m² 或面积变化分数 ≤ 33% 2.MRI：右心室局部无运动、运动障碍、室壁瘤或右心室收缩不协调伴有以下表现之一 右心室舒张末容积/BSA ≥ 110ml/m²（男）；≥ 100 ml/m²（女） 或右室射血分数（RVEF）≤ 40% 3.右心室造影：右心室局部无运动、运动减低或室壁瘤	1.二维超声：右心室局部无运动或运动障碍伴有以下表现之一 PLAX RVOT ≥ 29 mm 至 < 32 mm 或 PLAX/BSA ≥ 16 mm/m² 至 < 19 mm/m² PSAX RVOT ≥ 32 mm 至 < 36 mm 或 PSAX/BSA ≥ 18 mm/m² 至 < 21 mm/m² 面积变化分数 > 33% 至 ≤ 40% 2.MRI：右心室局部无运动、运动障碍或右心室收缩不协调，伴以下表现之一： 右心室舒张末容积/BSA ≥ 100ml/m² 至 < 110ml/m²（男）；≥ 90 ml/m² 至 < 100 ml/m²（女） 或右心室射血分数（RVEF）> 40% 至 ≤ 45%
Ⅱ.室壁组织学特征	至少一份活检标本形态学分析显示残余心肌细胞 < 60%（或估计 < 50%），伴有右心室游离壁心肌组织被纤维组织取代，伴有或不伴有脂肪组织取代心肌组织	至少一份活检标本形态学分析显示残余心肌细胞 60%～75%（或估计50%～65%），伴有右心室游离壁心肌组织被纤维组织取代，伴有或不伴有脂肪组织取代心肌组织
Ⅲ.复极障碍	右胸导联T波倒置（V₁、V₂、V₃），或14岁以上（不伴右束支传导阻滞，QRS ≥ 120ms）除V₃外其余胸导联T波倒置时（V₁、V₂、V₄、V₅、V₆）	①V₁和V₂导联T波倒置（14岁以上，不伴右束支传导阻滞），或V₄、V₅或V₆导联T波倒置 ②V₁、V₂、V₃和V₄导联T波倒置（14岁以上，伴有完全性右束支传导阻滞）
Ⅳ.除极/传导异常	右胸导联（V₁～V₃）发现Epsilon波（在QRS综合波终末至T波之间诱发出低电位信号）	①标准心电图无QRS波群增宽，QRS < 110ms情况下，信号平均心电图至少1/3参数显示出晚电位 ②滤波后QRS时程 ≥ 114 ms ③< 40μV QRS终末时程（低振幅信号时程）≥ 38 ms ④终末40 ms平方根电压 ≤ 20μV ⑤QRS终末激动时间 ≥ 55 ms，测量V₁或V₂或V₃导联QRS最低点至QRS末端包括R波，无完全性RBBB
Ⅴ.心律失常	持续性或非持续性左束支阻滞型室性心动过速，伴电轴向上（Ⅱ、Ⅲ、aVF QRS负向或不确定，aVL正向）	①持续性或非持续性右室流出道型室性心动过速，LBBB型室性心动过速，伴电轴向下（Ⅱ、Ⅲ、aVF QRS正向，aVL负向），或电轴不明确 ②Holter显示室性期前收缩24h大于500个
Ⅵ.家族史	①一级亲属中有符合专家组诊断标准的ARVC/D的患者 ②一级亲属中有尸检或手术病理确诊为ARVD/C的患者 ③经评估明确患者具有ARVC/D致病基因的有意义的突变	①一级亲属中有可疑ARVC患者但无法证实患者是否符合目前诊断标准 ②可疑ARVC引起的早年猝死家族史（< 35岁） ③二级亲属中有病理证实或符合目前专家组诊断标准的ARVC患者
ARVC/C诊断标准：	确定诊断：具备2项主要条件，或1项主要条件加2项次要条件，或4项次要条件 临界诊断：具备1项主要条件和1项次要条件，或3项不同方面的次要条件 可疑诊断：具备1项主要条件或2项不同方面的次要条件	

强，提示右心室肌层被纤维脂肪组织替代，对诊断具有特异性（图62-9）。

五、有创性诊断ARVC检查

（一）电生理检查（EPS）

EPS的优势在于鉴别ARVC/D和特发性右心室流出道室速，评估室速可诱导性和为已安装ICD的患者选择有效抗心动过速起搏方式，但该检查可诱导性室速或室颤，且对预后风险预测准确度低。

可考虑对无症状ARVC者行心室程序刺激，评估危险分层。可诱导性是指诱导出VF或持续性VT，持续时间＞30s或因血流动力学异常需要终止。亦可进行心内膜电压标测，发现右心室碎裂电位及后电位对ARVC风险评估有价值，但因该检查对术者技术要求高，且存在诱发室性心律失常风险，故不作为常规推荐诊断方法。

（二）心肌活检

心肌活检可适用于不明原因的心肌病患者，及出现室速和不典型心脏结构改变的ARVC患者的诊断。特征性的组织病理学为包括纤维脂肪替代心肌细胞。此外仍需对异常的组织进行量化。心肌活检敏感度较低的原因，是由于病变心肌组织的斑片状分布，且活检组织通常取自室间隔，而病变组织最常位于右心室游离壁。但是，由于右心室游离壁较薄，活检时心脏穿孔和心脏压塞的风险较高。

六、基因检测

基因检测在ARVC诊断中的重要性逐渐增加，是鉴别致病和疑似致病突变基因的重要标准。目前已知12种与ARVC相关的突变基因。仅40%～60%的先证者可检测出致病和疑似致病基因，另有16%为意义不明的基因突变。判断某突变基因的潜在致病性难度较大，且这些基因在ARVC中的信噪比低至4∶1，比其他遗传性心律失常综合征的相关致病基因都低。新一代的基因测序技术已经革新了基因检测方法，大型突变数据库（www.arvcdatabase.info）有助于解释ARVC中一些遗传学结果。

七、诊断标准

诊断标准已由欧洲心脏病学会（ESC）和国际心脏学会联盟（ISFC）于1994年制定，2010年更新（表62-2）。诊断标准包括6个方面。

八、治疗及随访

确诊为ARVC患者应停止参加竞技和（或）耐力运动，对于外显阴性基因突变的ARVC家族成员或是基因突变健康携带者，或是未知基因型，可以考虑限制参加。

ARVC药物治疗包括抗心律失常药物（AAD）、β受体阻滞药和心力衰竭药物治疗。可予胺碘酮单独或与β受体阻滞药联合应用。交感神经激动常可诱发室性心律失常和SCD，应用β受体阻滞药可预防劳力相关室性心律失常及控制心力衰竭，同时通过降低右心室壁压力以减缓心肌病进展。

药物治疗仅可预防症状性心律失常，改善生活质量，高危患者多数仍需ICD治疗。ICD可改善生存率，适用于室颤性心搏骤停、VT伴意识丧失者、药物难治性VT、左心室受累者、心脏结构显著异常的年轻患者、一级亲属中有SCD家族史的ARVC患者。

（夏瑞冰　贾玉和）

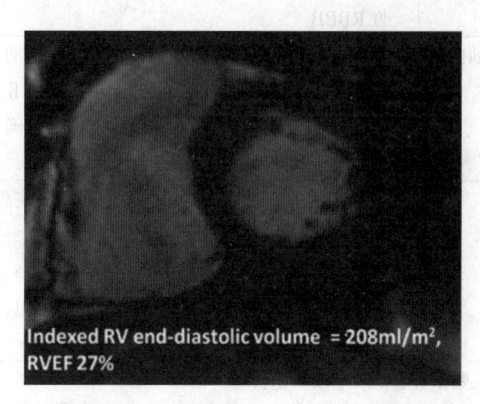

图62-9　ARVC患者心脏MRI图像
图中显示右心室体积增大，右心室射血分数减低

参考文献

[1] Masarone D, et al. Epidemiology and Clinical Aspects of Genetic Cardiomyopathies.Heart Fail Clin, 2018, 14（2）：119-128.

[2] Haugaa KH, et al. Arrhythmogenic right ventricular cardiomyopathy, clinical manifestations, and diagnosis. Europace, 2016, 18（7）：965-972.

[3] Saffitz JE. Molecular mechanisms in the pathogenesis of arrhythmogenic cardiomyopathy.Cardiovasc Pathol, 2017, 28：51-58.

[4] Avella A, et al. Diagnostic value of endomyocardial biopsy guided by electroanatomic voltage mapping in arrhythmogenic right ventricular cardiomyopathy/dysplasia.J Cardiovasc Electrophysiol, 2008, 19（11）：1127-1134.

[5] Basso C, et al. Guidelines for autopsy investigation of sudden cardiac death：2017 update from the Association for European Cardiovascular Pathology.Virchows Arch, 2017, 471（6）：691-705.

[6] Protonotarios N, et al. Arrhythmogenic right ventricular

cardiomyopathy/dysplasia on the basis of the revised diagnostic criteria in affected families with desmosomal mutations.Eur Heart J, 2011, 32（9）: 1097-1104.

［7］Marcus FI, et al. Diagnosis of arrhythmogenic right ventricular cardiomyopathy/dysplasia: proposed modification of the task force criteria.Circulation, 2010, 121（13）: 1533-1541.

［8］Nunes de Alencar Neto J, et al. Arrhythmogenic right ventricular dysplasia/cardiomyopathy: an electrocardiogram-based review. Europace, 2017.

［9］Nasir K, et al. Electrocardiographic features of arrhythmogenic right ventricular dysplasia/cardiomyopathy according to disease severity: a need to broaden diagnostic criteria.Circulation, 2004, 110（12）: 1527-1534.

［10］Baranchuk A, et al. Differential diagnosis of rSr' pattern in leads V1 -V2.Comprehensive review and proposed algorithm.Ann Noninvasive Electrocardiol, 2015, 20（1）: 7-17.

［11］Letsas KP, et al. Epsilon-like waves and ventricular conduction abnormalities in subjects with type 1 ECG pattern of Brugada syndrome.Heart Rhythm, 2011, 8（6）: 874-878.

［12］Corrado D, MS Link, H.Calkins. Arrhythmogenic Right Ventricular Cardiomyopathy.N Engl J Med, 2017, 376（15）: 1489-1490.

［13］Zorio E, et al. The presence of epsilon waves in a patient with acute right ventricular infarction.Pacing Clin Electrophysiol, 2005, 28（3）: 245-247.

［14］Platonov PG, et al. High interobserver variability in the assessment of epsilon waves: Implications for diagnosis of arrhythmogenic right ventricular cardiomyopathy/dysplasia.Heart Rhythm, 2016, 13（1）: 208-216.

［15］Chan CS, et al. Early repolarization of surface ECG predicts fatal ventricular arrhythmias in patients with arrhythmogenic right ventricular dysplasia/cardiomyopathy and symptomatic ventricular arrhythmias.Int J Cardiol, 2015, 197: 300-305.

［16］Das MK, et al. Fragmented wide QRS on a 12-lead ECG: a sign of myocardial scar and poor prognosis.Circ Arrhythm Electrophysiol, 2008, 1（4）: 258-268.

［17］Batchvarov VN, et al. Novel electrocardiographic criteria for the diagnosis of arrhythmogenic right ventricular cardiomyopathy. Europace, 2016, 18（9）: 1420-1426.

［18］Peters S. Electrocardiographic morphology in right precordial T waves in arrhythmogenic right ventricular cardiomyopathy.Int J Cardiol, 2016, 214: 228.

［19］Hoffmayer KS, et al. An electrocardiographic scoring system for distinguishing right ventricular outflow tract arrhythmias in patients with arrhythmogenic right ventricular cardiomyopathy from idiopathic ventricular tachycardia.Heart Rhythm, 2013, 10（4）: 477-482.

［20］Peters S. Conduction abnormalities in arrhythmogenic right ventricular cardiomyopathy.Int J Cardiol, 2013, 168（5）: 4920-4921.

第63章

肥厚型心肌病

一、概述

肥厚型心肌病（Hypertrophic cardiomyopathy HCM）是临床较为常见的一种遗传性心肌病，其临床表现差异较大，以并非完全因心脏负荷异常引起的左心室和（或）右心室肥厚、心室腔变小、左心室充盈受阻和顺应性下降为主要特征的原发性心肌病，有发生心源性猝死的风险。

HCM是一种全球性疾病，在不同国家，患病率略有差异，男女均可发病，可发生于各年龄段，其发病率在男性中更高，且男性发病早于女性。HCM在一般人群中的患病率为0.2%（1/500）。基于基因检测的研究显示，一般人群中，HCM相关的8个基因的致病突变携带者约有0.6%（1/200）。鉴于部分位置特殊的左心室肥大确实很难由超声心动图检测出来（如孤立的前侧壁肥厚、局限性的心尖部肥厚、局限性的左心室后壁/下壁肥厚），因此，由于早期临床表现不典型，基于超声心动图的检查结果可能低估了HCM的实际患病率。

二、发病机制

HCM多发于儿童或青年，常有家族史，目前认为由编码心肌肌小节蛋白及其相关蛋白质的基因发生突变引起，以常染色体显性遗传为主，亦可呈常染色体隐性遗传及X染色体连锁遗传。

HCM患者的心脏表现为特征性的非对称性室间隔肥厚，也可均匀性肥厚、心尖肥厚性、左心室前壁肥厚、左心室后壁肥厚和左心室肥大等。二尖瓣前叶可出现纤维性增厚。其病理改变涉及心肌细胞和结缔组织两个方面。光镜下可见心肌细胞肥大、排列紊乱。肥大的心肌细胞与无序的细胞核相互卷曲。肌纤维排列紊乱构成旋涡状，胶原骨架无序增много，局限性或弥漫性间质纤维化。心肌壁微小冠状动脉管壁增厚、管腔变小。电子显微镜下可见肌小节排列紊乱、线粒体肿胀、溶酶体增多。

目前，已经在至少29个基因中发现1400以上的HCM相关病变。导致HCM最常见的基因突变累及β肌球蛋白重链［MYH7（14号染色体）］、肌球蛋白结合蛋白C［MYBPC$_3$（11号染色体）］，共同构成了超过50%的HCM基因表型。然而具有基因表型并不一定预示患者表现出HCM的显性特征。外显率存在差异，环境因素及修饰基因均可影响到某以特定患者是否表现出HCM的显性特征。在临床上明显遗传家族史仅占HCM患者的30%～50%，而其他40%～50%却无遗传家族史。

近年来还发现有非肌节基因的两种基因突变形式，患者也可表现为类似HCM的室壁增厚，称为非肌节基因肥厚型心肌病样改变。这两种基因分别是溶酶体相关膜蛋白2a半乳糖（LAMP$_2$）基因和腺苷单磷酸激活蛋白酶（PRKGA$_2$）基因，其主要与心肌代谢改变有关，表现为心肌能量储存异常，导致心室壁异常增厚和传导障碍。

三、分型

（一）非对称性室间隔肥厚和对称性室间隔肥厚

非对称性肥厚指室间隔厚度/左心室后壁厚度≥1.5。HCM多为非对称性室间隔肥厚，但亦有对称性肥厚者。非对称性室间隔肥厚者以室间隔肥厚为主，左心室后壁不肥厚或者肥厚程度较轻。对称性肥厚者左心室后壁亦有明显肥厚，心肌肥厚较为弥漫。

（二）梗阻性和非梗阻性肥厚型心肌病

梗阻性HCM指的是静息或者激发状态下，左心室腔内存在梗阻的HCM。静息状态下，只有约25%的HCM患者存在左心室腔内梗阻。在激发状态下，则多达70%的HCM患者出现左心室腔内梗阻。静息状态和激发状态下都没有左心室腔内梗阻的HCM称为非梗阻性HCM，只占HCM的一少部分。

（三）心尖肥厚型心肌病

心尖肥厚型心肌病以左心室心尖部肥厚为主，可伴有其他部位心肌肥厚，一般不存在左心室腔内梗阻，是HCM中较为少见的一种类型，分为3种类型：单纯局灶型（肥厚局限于心尖部的一个或两个节段）、心尖弥散性（心尖部三个或更多节段肥厚）、混合型（合并室间隔肥厚但未累及室间隔基底段，以心尖部心肌肥厚为主）。

（四）左心室中部肥厚型梗阻性心肌病

左心室中部肥厚的梗阻性心肌病指的是发生在乳头肌水平的，由肥厚的室间隔、乳头肌及左心室后壁共同参与导致的，发在收缩期的左心室腔内的梗阻。

（五）右心室肥厚型心肌病

右心室肥厚型心肌病指的是心肌肥厚主要累及右心室前壁或者游离壁的HCM。有研究将右心室游离壁或前壁舒张末期厚度≥5mm定义为右心室肥厚，5～8mm为轻度肥厚，9～12mm为中度肥厚，12mm以上为极度肥厚。在此基础上，将右心室壁出现2个以上阶段肥厚者称为右心室肥厚型心肌病。右心室肥厚心肌病可伴发右心室流出道梗阻甚至发生右心室心尖部闭塞。右心室肥厚型心肌病患者右心室显微镜病理学改变下与其他类型的HCM无明显差异。

（六）孤立的乳头肌肥厚型心肌病

此类型的HCM患者室间隔和左心室均无明显肥厚，仅有乳头肌肥大，该类型HCM罕有报道。

（七）室间隔减容术后型

按照接受室间隔减容术的类型，又可以分为酒精室间隔消融术后型和室间隔心肌切除术后型。酒精室间隔消融术后，超声心动图或心脏磁共振成像左心室长轴切面，可以观察到特征性的影像学表现："狗咬征"。室间隔心肌切除术后，左心室短轴心脏磁共振成像亦有特征性的影像学表现。

（八）终末期肥厚型心肌病

一般将HCM患者左心室射血分数＜50%时，称为终末期肥厚型心肌病。随着心肌细胞坏死、纤维化的加重，心肌收缩力逐渐减弱，每年有0.5%～1.0%的HCM患者演变成终末期肥厚型心肌病，其总死亡率和猝死风险均明显增高。

四、重要概念

（一）左心室流出道梗阻

广义的左心室流出道指的是二尖瓣前叶与左心室心尖部连线、室间隔及主动脉瓣环之间的区域。狭义的左心室流出道指的是二尖瓣前叶与室间隔之间的区域。据此，狭义的左心室流出道梗阻等同于主动脉下梗阻，而广义的左心室流出道梗阻则同时包括主动脉瓣下梗阻和左心室中部梗阻。

（二）左心室腔内梗阻

一般地，当左心室腔内血流速度＞2.7m/s时（即压力阶差≥30mmHg），存在左心室腔内梗阻。

五、诊断

HCM主要病理表现为心脏异常肥大和非对称性心室壁肥厚，其主要累及主动脉瓣下的室间隔，也可以局限于室间隔其他部位，或左心室游离壁、心尖部。其临床表现各异，以左心室流出道梗阻、左心室舒张功能障碍、心肌缺血和各类心律失常为主。2007年中华医学会心血管病学分会等制定了成年人HCM临床诊断标准、次要标准和排除标准。

主要标准：①超声心动图左心室壁和（或）室间隔厚度超过15mm。②组织多普勒、磁共振发现心尖、近心尖室间隔部位肥厚，心肌致密或间质排列紊乱。次要标准：①35岁以内患者，心电图Ⅰ、aVL、V_4～V_6导联ST段下移、深对称性倒置T波；②超声心动图室间隔和左心室壁厚度11～14mm；③基因筛查发现已知基因突变或新的位点与肥厚型心肌病连锁。排除标准：①系统性疾病、高血压病、风湿性心脏病二尖瓣病变、先心病及代谢性疾病伴发心肌肥厚。②运动员心肌肥厚。

符合以下任何一项者可临床确诊HCM：1项主要标准+排除标准；1项主要标准+次要标准（3）（即阳性基因突变）；1项主要标准+排除标准（2）；次要标准（2）+（3）；次要标准（1）+（3）。

（一）心电图表现、诊断标准

心电图作为心血管疾病常规检查手段之一，对于筛查和诊断HCM患者具有重要意义。因肥厚型心肌病的类型不同而有不同的心电图表现。国外研究证实，在遗传性HC家族中，未出现形态学异常的突变携带者，可能会出现心电图异常，在有遗传性HCM的家族成员身上，可视为HCM疾病的早期或温和表现。

当心电图出现以下特征，可以考虑HCM的可能，当患者心电图符合以下3条以上者，更具有诊断HCM的依据：①Q波出现在V_4～V_6和或Ⅰ、aVL和或Ⅱ、Ⅲ、aVF导联时，Q波≤0.04s，且Q波的深度≥1/4R波；②左心房肥大；③ST段下移在V_4～V_6和或Ⅰ、aVL和或Ⅱ、Ⅲ、aVF≥0.05mV，伴有T波倒置；④RBBB合并ST-T改变；⑤$T_{V_4}>T_{V_5}>T_{V_3}$和或$R_{V_4}>R_{V_5}、R_{V_6}$，"冠状T波"；⑥单纯左心室肥厚不能作为诊断HCM的必要条件；⑦心电图异常短时间内无动态演变过程；⑧家族遗传史。

HCM最常见的表现为左心室肥大、ST-T改变（图63-1），常在胸前导联出现巨大倒置的T波（图63-2）。

深而不宽的病理性Q波可在Ⅰ、aVL或Ⅱ、Ⅲ、aVF、V₃、V₄上出现，有时在V₁可见R波增高，R/S比增大（图63-3）。此外，室内传导阻滞和期前收缩亦常见。心尖部肥厚型心肌病患者可在心前区导联出现巨大的倒置的T波，以往常被误认为冠心病。也可有各种类型的心律失常，包括心房颤动、心房扑动、室性期前收缩及室性心动过速等。

（二）超声心动图

超声心动图是HCM最常用的检查方法，主要改变有：①室间隔呈不对称性肥厚，且厚度>15mm；②左心室腔缩小，流出道狭窄，二尖瓣前叶在收缩期前移，呈现"驼峰"样改变；心尖部肥厚左心室舒张末期呈

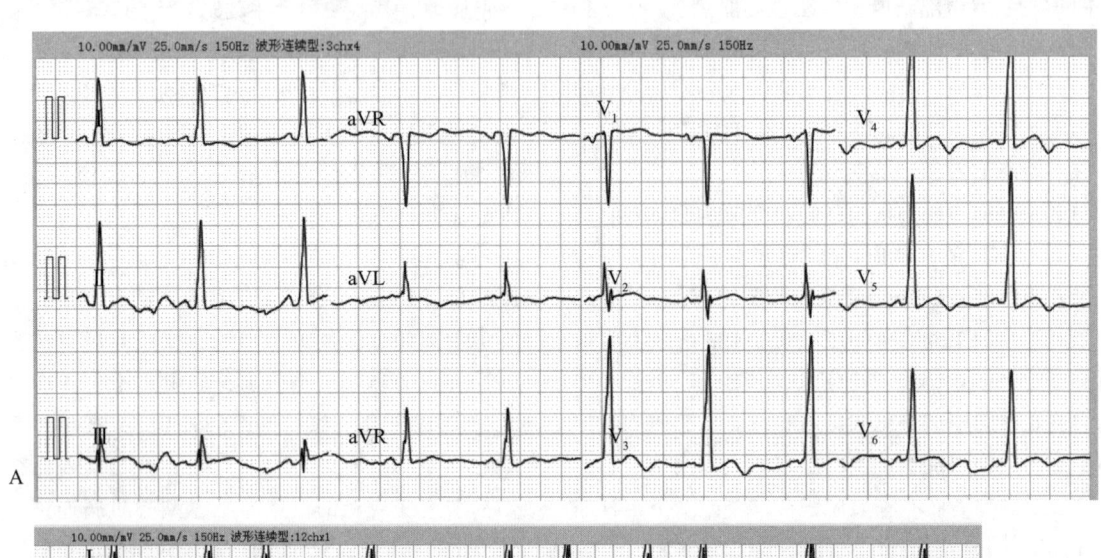

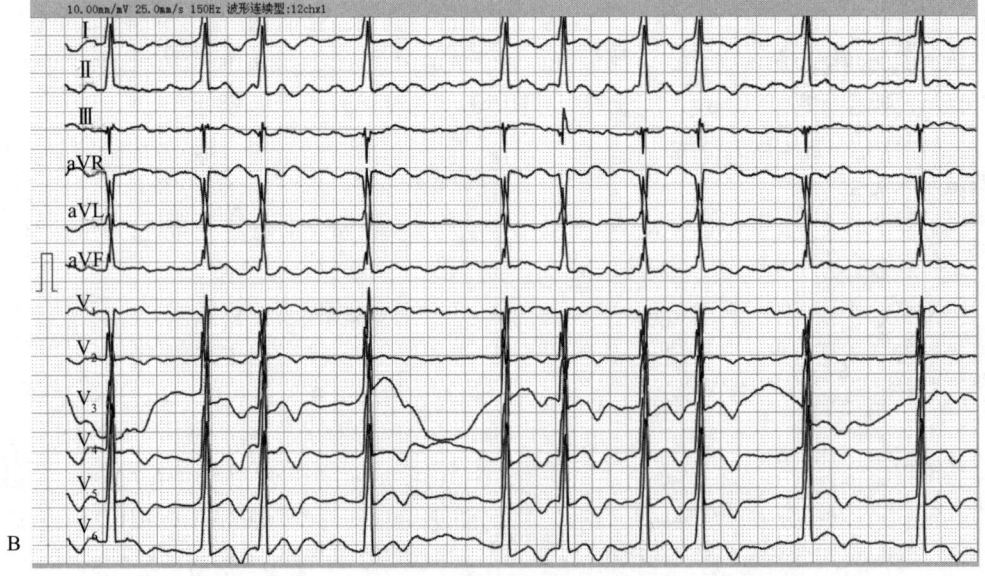

图63-1　A.1.左心室肥大；2.前侧壁ST-T改变。B.缓慢型心房扑动

患者女性，68岁。因间断胸闷4个月，再发加重2d于2018年3月14日入院。患者于4个月前开始出现胸闷，伴出汗、下肢乏力、气喘，持续约5min后自行缓解，入院行超声心动示：室间隔厚度14.5mm，左心室后壁厚度12mm（非对称非梗阻型）。图A、B为同一人入院后不同时间描记心电图特征，图A.窦性心律，心房（室）率：60次/分，R_{V_5} 3.1mV R_{V_5}+S_{V_1} 4.6mV，QRS波群时限108ms，V₃、V₄、V₅、V₆导联T波呈正负双向，Ⅰ、aVL导联S段压低伴T波倒置。图B.缓慢型心房扑动，平均心室率：82次/分，其他描述同图A。心电图诊断，图A.①窦性心律；②左心室肥大；③前侧壁ST-T改变。图B.①缓慢型心房扑动；②左心室肥大；前侧壁ST-T改变。鉴别诊断：①冠心病；②高血压性心脏病。讨论：患者间断胸闷，发作时伴出汗、下肢乏力、气喘，多次监测血压波动在100～110/70～80mmHg，超声心动图可鉴别，是否合并冠状动脉狭窄，需行冠状动脉造影检查

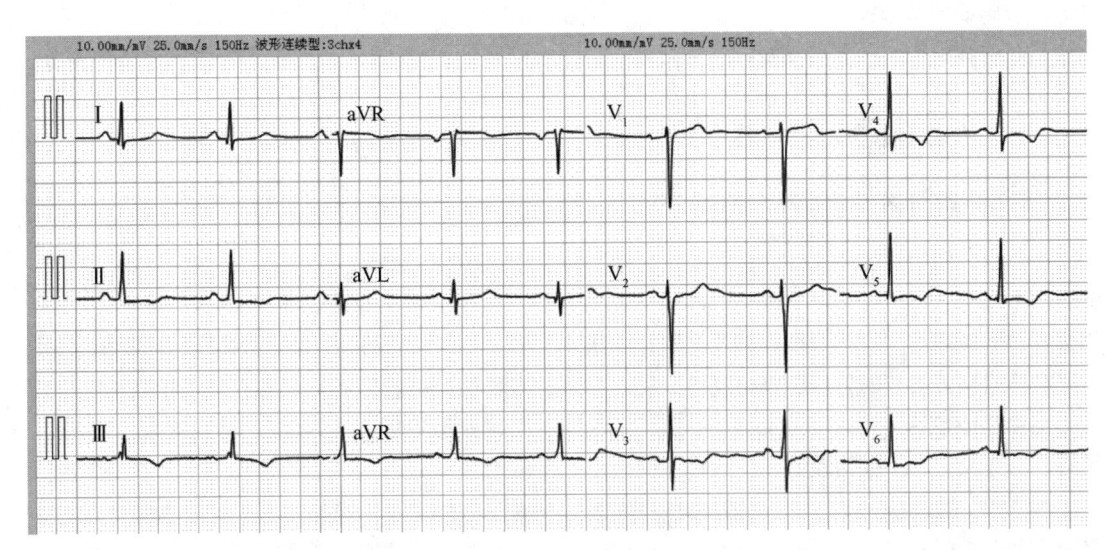

图 63-2　下壁、前外侧壁ST-T改变

患者男性，38岁。因间断胸闷、气短1月余于2016年8月30日入院。患者于1个月前开始出现轻微体力活动后感胸闷、气短，伴乏力、出汗，休息后可缓解，入院行超声心动图示：室间隔厚度19mm，左心室后壁厚度13mm（非对称梗阻型），心肌ECT示：静息状态下，左心室心腔缩小，心肌非对称性肥厚，各壁心肌灌注弥漫性减低。心电图特征，Ⅱ、Ⅲ、aVF、V_3、V_4、V_5、V_6导联出现ST段压低伴T波倒置，$T_{V_4}>T_{V_5}>T_{V_3}$，Ⅰ、aVL导联出现深而不宽的病理性Q波。心电图诊断，下壁、前外侧壁ST-T改变。鉴别诊断：①冠心病；②高血压性心脏病。讨论：患者轻微体力活动后即可出现胸闷、气短，发作时伴出汗、乏力，超声心动图示室间隔厚度达19mm，且呈梗阻型，结合患者年轻，既往无高血压、高血糖、高血脂等异常，可资鉴别

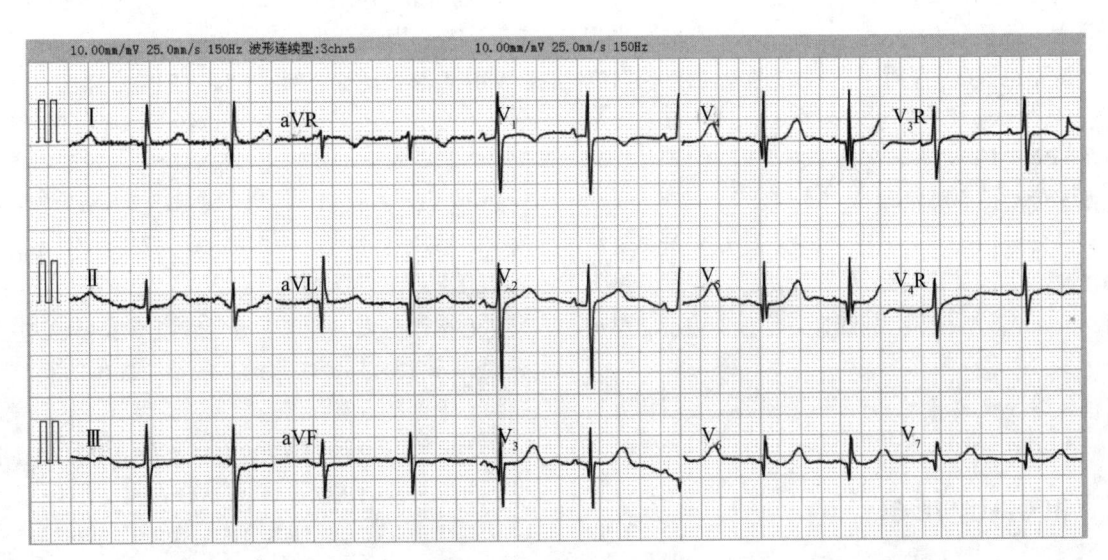

图 63-3　前侧壁Q波改变

患者女性，68岁。因间断胸闷、胸痛18年于2013年12月27日入院。患者于18年前开始出现间断胸痛、胸闷，伴头晕、乏力，每次持续约十几分钟休息后可缓解，入院后行心脏冠状动脉DSCTA未见异常，超声心动图提示：室间隔厚度13mm，左心室后壁厚度9mm，诊断为：肥厚型心肌病（非对称非梗阻型）。心电图特征，窦性心律，V_1导联R波增高，Ⅰ、aVL、V_3、V_4、V_5、V_6上出现深而不宽的病理性Q波。心电图诊断，前侧壁Q波改变。鉴别诊断：①陈旧性前侧壁心肌梗死；②病毒性心肌炎。讨论：患者间断胸闷胸痛，发作时伴头晕、乏力，心前区无憋闷、压榨感，亦无急性发作伴大汗、濒死感，既往无严重上呼吸道感染，心肌酶多次复查无异常，冠状动脉DSCTA未见异常，超声心动图可鉴别，随访至今，患者间断住院，超声心动图提示：室间隔及左心室后壁厚度逐年增厚（2017年12月15日分别为20mm、16.9mm），心电图无明显变化

"黑桃"样改变。③左心室顺应性降低。

（三）心内膜心肌活检

该检查具有确诊价值，病理可见心肌细胞肥大、形态异常、心肌排列紊乱、坏死、纤维化。心肌紊乱排列面积超过5%对诊断HCM敏感度86%，特异度92%。

六、主要鉴别诊断及临床意义

HCM需与左心室负荷加引起的心室肥厚包括高血压心脏病、主动脉狭窄、先天性心脏病、运动员心脏肥厚等相鉴别，同时还需与淀粉样变、糖原贮积症、法布里病、线粒体肌病等引起的心肌肥厚相鉴别。

（一）高血压心脏病

既往有高血压病史，不同阶段心电图表现不同，可表现为左心室高电压，左心房、左心室肥大，ST-T改变，房室阻滞及室内阻滞等，超声心动图可见室壁增厚及心腔变小。

（二）主动脉狭窄

以呼吸困难、心绞痛和晕厥为典型主动脉狭窄常见的三联征，重度狭窄者可有左心室肥厚伴ST-T继发性改变和左心房肥大。超声心动图可明确诊断和判定狭窄的程度。

（三）先天性心脏病

中等大室间隔缺损可有左心室肥厚，心电图出现V_5导联R波增高、q波深而窄、T波高尖，也可同时在V_1导联呈现右心室肥厚图形。超声心动图可以测定缺损大小及部位，判断心室肥厚及心腔大小。

（四）运动员心脏肥厚

长期高强度训练，心电图可出现V_4～V_6导联R波增高伴T波高尖，超声心动图示心脏均一肥厚，最大厚度可达15mm，左心室呈椭圆形，停止训练后肥厚可缓解。

其他代谢性疾病罕见，诊断需要磁共振及活检方能诊断。

七、相关进展与展望

2014年欧洲心脏病学会（ESC）肥厚型心肌病（HCM）诊断和管理指南指出：

成人HCM定义为：任何影像学（超声心动图、心脏磁共振或计算机断层扫描摄影术）检测显示，并非完全由心脏负荷异常引起的左心室心肌某节段或多个节段室壁厚度≥15mm。室壁厚度增厚程度稍弱（13～14mm）的遗传或非遗传病患者，对于这部分患者，需要进一步评估家族史、非心脏性症状和体征、心电图异常、实验室检查和多模心脏显像。对于儿童，诊断HCM需要左心室壁厚度≥预测平均值+2标准差。

对于HCM患者的一级亲属，如果心脏成像（心脏超声、心脏磁共振或计算机断层扫描摄影术）检测发现无其他已知原因的左心室壁某节段或多个节段厚度≥13mm，即可诊断为HCM。在遗传型HCM的家族中，心电图的异常可视为HCM疾病的早期或温和表现，任何异常（如心肌多普勒成像和应变成像异常、不完全二尖瓣收缩期前移或延长或乳头肌异常）都会增加该成员诊断出HCM的可能性。

对于晕厥患者，推荐如下：对于不明原因晕厥患者，推荐12导联心电图、直立运动试验、运动二维和多普勒心脏超声心动图检查及48h动态心电图监测，以明确晕厥原因（Ⅰ，C）；对经常发生不明原因晕厥而SCD风险较低的患者，应考虑置入式循环记录器检查。对于心悸患者，推荐如下：对于持续性或复发性室上性心动过速患者和心室预激患者，推荐进行电生理检查以检测并治疗可消融的基质（Ⅰ，C）；对于有症状的单形性持续（＞30s）室性心动过速的部分患者，可考虑进行侵入性电生理检查，以检测并治疗可消融的心律失常基质（Ⅱb，C）；对于进行SCD风险分层的患者，不推荐进行程序心室刺激的非侵入性电生理检查（Ⅲ，C）。

起搏治疗：对于部分静息或刺激时LVOTO≥50mmHg、窦性心律且药物治疗无效的患者，若合并有室间隔酒精消融或室间隔切除术的禁忌证或术后发生心脏传导阻滞风险较高，应考虑房室顺序起搏并优化AV间期，以降低左心室流出道压力阶差。对于静息或刺激时LVOTO≥50mmHg、窦性心律且药物治疗无效且伴有ICD适应证的患者，应考虑置入双腔ICD，以降低左心室流出道压力阶差。

心电图方面，江聪美等学者报道了4例心电图同时表现为异常Q波伴ST段抬高的不同部位的肥厚型心肌病的心电图特点及临床诊治经过，强调心电图异常Q波的形态及ST段动态演变的价值及揭示肥厚型心肌病罕见心电图表现的机制。

基因方面已经证实，HCM是一个单基因遗传、具有不完全外显率和可变的个体表型表达的家族性心肌病，是致病基因、修饰基因和环境因素共同作用的结果。基因检测正在逐渐成为受HCM家族史影响的家庭筛查的最优选择。

超声心动图和心脏MRI成像技术的改进对HCM的病理生理提供了独特的见解，随着科技的发展，将会有更精确的诊断，同样治疗设备技术的进步为许多患者提供了置入式除颤器治疗的选择，并且外科和经皮穿刺治疗技术的改进也为患者提供了室间隔复位的治疗方案。进一步研究该疾病遗产基础可能是揭示其分子病理生理学的新视角，新的靶向药物通过改变机械生理信号或扰乱组织学代谢的研究已经表现出一定的潜力，而且新的生物标志物可以提供一种改进的机制和治疗靶点的预测。

（李世锋）

参 考 文 献

[1] Members A F, Elliott P M, Anastasakis A, et al. 2014 ESC Guidelines on diagnosis and management of hypertrophic cardiomyopathy.Revista Española De Cardiología, 2015, 68（1）: 2733-2779.

[2] Semsarian C, Ingles J, Maron M S, et al. New perspectives on the prevalence of hypertrophic cardiomyopathy.Journal of the American College of Cardiology, 2015, 65（12）: 1249-1254.

[3] Bick A G, Flannick J, Ito K, et al. Burden of rare sarcomere gene variants in the Framingham and Jackson Heart Study cohorts. American Journal of Human Genetics, 2012, 91（3）: 513-519.

[4] Hartmannova H, Kubanek M, Sramko M, et al. Isolated X-linked hypertrophic cardiomyopathy caused by a novel mutation of the four-and-a-half LIM domain 1 gene.Circ Cardiovasc Genet, 2013, 6（6）: 543-551.

[5] Olson T M, Karst M L, Whitby F G, et al. Myosin light chain mutation causes autosomal recessive cardiomyopathy with mid-cavitary hypertrophy and restrictive physiology.Circulation, 2002, 105（20）: 2337-2340.

[6] 孟璟, 胡厚源.高危肥厚型心肌病患者的治疗策略.心血管病学进展, 2014, 35（1）: 44-47.

[7] 刘雯, 刘文玲.心肌病的遗传学研究进展.心血管病学进展, 2014, 35（1）: 109-114.

[8] Hughes S E.The pathology of hypertrophic cardiomyopathy. Histopathology, 2004, 44（5）: 412.

[9] Maron M S, Olivotto I, Zenovich A G, et al. Hypertrophic Cardiomyopathy Is Predominantly a Disease of Left Ventricular Outflow Tract Obstruction.Circulation, 2006, 114（21）: 2232-2239.

[10] Mozaffarian D, Caldwell J H.Right ventricular involvement in hypertrophic cardiomyopathy: a case report and literature review. Clinical Cardiology, 2001, 24（1）: 2-8.

[11] Kawarai H, Kajimoto K, Minami Y, et al. Risk of sudden death in end-stage hypertrophic cardiomyopathy.Journal of Cardiac Failure, 2011, 17（6）: 459-464.

[12] 中华医学会心血管病学分会, 中华心血管病杂志编辑委员会, 中国心肌病诊断与治疗建议工作组.心肌病诊断与治疗建议.中华心血管病杂志, 2007, 35（1）: 5-16.

[13] Elliott P M, Anastasakis A, Borger M A, et al. 2014 ESC Guidelines on diagnosis and management of hypertrophic cardiomyopathyThe Task Force for the Diagnosis and Management of Hypertrophic Cardiomyopathy of the European Society of Cardiology（ESC）.Revista Española De Cardiología, 2015, 68（1）: 2733-2779.

[14] 邵虹, 马志玲, 刘丽文.肥厚型心肌病心电图特征分析.临床心电学杂志, 2015, 24（3）: 177-180.

[15] Elliott P M, Anastasakis A, Borger M A, et al. 2014 ESC Guidelines on diagnosis and management of hypertrophic cardiomyopathyThe Task Force for the Diagnosis and Management of Hypertrophic Cardiomyopathy of the European Society of Cardiology（ESC）.Revista Española De Cardiología, 2015, 68（1）: 2733-2779.

[16] 江聪美, 王上跃, 韩丽萍, 等.肥厚型心肌病酷似急性心肌梗死心电图4例分析.心电与循环, 2017, 36（6）: 396-399.

[17] 吴刚, 石少波, 杨波.肥厚型心肌病的基因研究进展.心血管病学进展, 2018, 39（01）: 45-48.

第64章

基质导管消融治疗 Brugada 综合征

1992年西班牙学者Brugada兄弟等首次报道了8位具有室颤（VF）史且心电图表现为右束支传导阻滞和右侧胸前导联（$V_1 \sim V_3$）ST段抬高的患者。1996年日本学者将其命名为Brugada综合征（Brugada Syndrome，BrS），其主要特征为心脏结构及功能正常，右侧胸前导联（$V_1 \sim V_2$）ST段抬高，伴或不伴右束支传导阻滞和室颤所致心源性猝死。后来发现它是一种遗传性疾病，呈常染色体显性遗传，基因突变检出率为30%左右，最常见的突变基因是SCN5A基因，迄今为之已经发现18个基因与其有相关性，这些基因主要编码钠离子通道、钾离子通道和钙离子通道。该病分布广泛，东至日本，西至地中海沿岸，东南亚地区高发，日本患病率为0.15%~0.27%，菲律宾患病率为0.18%，因此在日本被称为Pokkuri，在菲律宾被称为Bangungut，在泰国被称为Lai Tai。而在欧洲不超过0.017%，北美地区仅为0.005%~0.1%。在我国北方地区极为罕见，主要见于江浙一带。男性患病率是女性的8~10倍。该病预后较差，心源性猝死平均发病年龄为（41±15）岁，比例约占总猝死人群的4%，心脏结构正常人群猝死的20%。

尽管距首次发现BrS已超过20年，但仍然没有比较理想的治疗方法。目前ICD和奎尼丁是仅有的两种有效的治疗方式。然而奎尼丁会延长QT间期，导致尖端扭转性室速，此外还可能导致低血钾、低血镁或心动过缓等。患者的依从性也是影响该药疗效的因素之一。ICD会产生不适当放电、导线损坏或失效及器械感染等，反复室速发作的患者还会发生ICD电风暴，给患者心灵造成极大的痛苦。此外，ICD昂贵的价格也带来巨额的经济负担。

由于BrS是遗传性疾病，一直以来被认为不能进行消融。2003年，Haïssaguerre等首先尝试对3例患者行心内膜消融诱发室颤的室性期前收缩来预防心源性猝死，但心律失常基质未被消除。根治性导管消融方面，2007年8月，姚焰等应邀到泰国对一组特发性室颤的患者进行射频消融治疗，手术过程中标测到右心室流出道（RVOT）激动较晚，并尝试在此区域行心内膜基质改良，效果显著。受此启发，2011年，Nademanee等尝试在心外膜RVOT区行基质改良。目前，RVOT区的心外膜消融作为BrS消融的标准术式被广泛接受。

一、BrS基质特征

RVOT区被公认为BrS的病灶，有以下几个证据支持。①将右侧胸前导联放置在第2和第3肋间患者的心电图表现更明显，而这个区域正好位于RVOT区；②Haïssaguerre等对BrS患者行心内膜标测发现诱发室颤的室性期前收缩均起源于RVOT区；③Morita等通过建立BrS动物模型证实心外膜RVOT区是主要病灶；④姚焰等对BrS患者行心内膜标测发现RVOT区激动较晚，在此延迟激动区域消融后75%患者体表心电图正常化，VF明显减少；⑤Nademanee等在BrS患者中行心内膜和心外膜标测发现心外膜RVOT区腔内心电图特征为QRS波低电压（<1mV）、增宽（>120ms）及QRS波之前的碎裂延迟电位。在此区域消融后，大部分患者体表心电图正常化，室速（VT）/VF未被诱发且停药后无VT/VF复发。

病理学检查进一步印证了RVOT区存在超微结构改变。Coronel等在BrS患者移植心脏中发现RVOT区间质纤维化引起传导延迟。Nademanee等在有BrS家族史并发生不明原因猝死患者心脏中发现RVOT区心外膜纤维化和缝隙连接蛋白表达降低，同时在BrS患者碎裂延迟电位处取组织行心内膜活检也发现了纤维化，在心外膜纤维化区域进行消融，体表心电图正常化，无VF复发。但在CT和磁共振中均未发现RVOT区形态和结构改变。因此，BrS患者心外膜RVOT区间质纤维化和缝隙连接蛋白表达降低是BrS患者发生VT/VF的基质，与电生理检查发现的低电压和碎裂延迟电位位置一致。Tauber等在极低电压区（<0.5 mV）、低电压区（0.5~1.5 mV）和正常电压区（>1.5mV）行心内膜活检，在极低电压区和低电压区均发现超微结构改变。综上所述，

BrS基质最广为接受的定义是RVOT区QRS波低电压（＜1.5mV）、延迟和碎裂电位。

然而蒋晨阳等发现缓慢传导和低电压区并没有明显相关性，同时J波和ST抬高及延迟激动的跨膜离散差与低电压也没有相关性，他们认为BrS基质是功能性的，而不是纤维浸润引起的结构性改变。因此，RVOT区超微结构改变和BrS基质的因果关系有待进一步研究。

二、消融策略

BrS消融策略目前分以下3种：消融触发VF的室性期前收缩、心内膜基质改良和心外膜基质改良。

（一）消融触发VF的室性期前收缩

2003年，Haïssaguerre等在反复发作VF的BrS患者中寻找最早激动电位并消融，平均随访17个月，无室性心律失常发生。目前已有5例个案报道应用此种消融策略。然而消融触发VF的室性期前收缩只是消除了诱发因素，消融位点散在分布，包括RVOT、右心室前壁和左心室间隔部等，心律失常基质仍然存在。

（二）心内膜基质改良

2010年，姚焰等率先开展BrS的心内膜基质改良。使用非接触式标测，认为RVOT区J点后60ms的激动范围为晚激动区域，由于当时心外膜消融未被批准，且心外膜消融技术不成熟和设备不完备，基于患者的安全性考虑，决定在心内膜低强度消融，进行心内膜基质改良。在12～30个月的随访期间，效果显著，无室颤电风暴发作。这是心内膜基质改良的唯一大样本报道，由于BrS病灶位于心外膜，心内膜消融需要经验丰富的术者兼顾有效性和安全性，此后心内膜基质改良均为个案报道。法国学者Hocini在2016年美国心律学会学术年会报告了应用多级心房颤动消融导管经心内膜消融BrS，3例患者在2年随访中无室颤发作。随着器械的升级，越来越多的医生可以采取BrS心内膜基质改良的策略。

（三）心外膜基质改良

2011年，Nademanee等首先在心脏不同部位的心内外膜进行标测，在心外膜RVOT区标测到低电压和碎裂的晚电位，并尝试消融，效果良好，为心外膜基质改良提供基础。2015年，Brugada等报道了心外膜基质改良在大样本中的结果，并在应用氟卡尼后增大的低压区（＜1.5mV）进行消融，中位随访23.8个月后，14例BrS患者的低电压区均被瘢痕（＜0.5 mV）所替代，体表心电图正常化，ICD未监测到VT/VF发作。2016年，蒋晨阳等在外膜RVOT区消融长程的电位，平均随访25个月，仍有27%患者出现VT/VF。2017年，Pappone报道了最大规模的BrS消融队列（n=135），中位随访10个月后无VT/VF发生率为98.5%。心外膜电生理标测到BrS异常电位为心外膜基质改良提供了理论基础，大样本心外膜消融为其提供了临床依据。因此，目前心外膜基质改良已作为主流消融策略，安全可行。

三、消融终点和BrS基质识别提高

BrS导管消融仍缺乏统一终点，过去是以局部异常电位消失、VT/VF不能被钠离子阻断剂诱发或体表心电图正常化作为消融的终点，而现在认为局部异常电位区域均质化消融即基质改良效果更加可靠。Pappone等进一步证明了基质改良的有效性，他们发现可诱发VT/VF患者的BrS基质面积更大，术中应用阿义马林后，应用前未诱发VT/VF患者可诱发VT/VF，未诱发和可诱发VT/VF患者的BrS基质面积没有差别，对这些区域行基质改良后，VT/VF均不再诱发。

国外研究显示，消融后用钠离子阻断剂激发试验检测手术效果仍能看到Brugada样心电图改变，说明BrS基质未被完全消除，存在隐匿性病灶可能。目前有应用钠离子阻断剂诱发和心外膜温水灌注2种方法来增大BrS基质。Brugada等首次在术中应用钠离子阻断剂来扩大异常电位区域面积从而进行消融，应用氟卡尼后14例患者的中位低电压面积从17.6cm^{2}增至28.5 cm^2，消融这些区域后无VT/VF发生率为100%。Pappone等在135例患者中应用阿义马林，其心外膜异常区域也相应扩大，消融后同样无VT/VF发生。蒋晨阳等在2例患者中应用普鲁卡因胺后发现低电压区、J波和ST段抬高、局部电位宽度、传导延迟和晚激动的跨膜离散差均增加，但在另外9例患者中应用普罗帕酮并未出现此改变，可能这些患者的BrS基质未被完全消除，成功率仅为73%。因此，氟卡尼、阿义马林和普鲁卡因胺有助于暴露BrS隐匿性病灶，而普罗帕酮并无效果。

Chung等采用了一种心外膜温水灌注的方法来扩大低电压区，发现其面积从63.5cm^{2}增至123.8 cm^2，消融后其无VT/VF发生率为93%。钠离子阻断剂激发和心外膜温水灌注孰优孰劣及消融药物或非药物手段激发的异常电位区域是否能够提升长期预后有待于进一步研究。

四、安全性

目前累计报道了17例心内膜基质改良，无并发症发生。180例心外膜基质改良中仅有6例发生心包炎，5例出现心包积液，均可仅采用内科非手术治疗，无须外科介入。因此，BrS基质改良安全可行，心内膜消融安全性优于心外膜消融。

五、总结和展望

多个研究证实BrS的基质消融具有良好的安全性和有效性。目前限于器械和技术的发展，虽然心外膜基质改良在疗效方面优于心内膜基质改良，但心内膜消融安全性更高。在2017年AHA/ACC/HRS共同发布的室性心律失常患者管理和心源性猝死预防指南中，射频消融术已经作为Ⅰ类推荐用于拒绝或禁忌置入ICD及ICD反复放电的患者。BrS心外膜消融的多中心随机对照临床试验BRAVE研究正在实施，将来有望进一步提高其证据级别，并代替ICD置入。

（姚 焰）

参 考 文 献

[1] Sieira J, Dendramis G, Brugada P. Pathogenesis and management of Brugada syndrome.Nat Rev Cardiol, 2016, 13（12）: 744-756.

[2] Curcio A, Santarpia G, Indolfi C. The Brugada Syndrome- From Gene to Therapy.Circ J, 2017, 81（3）: 290-297.

[3] Antzelevitch C, Brugada P, Borggrefe M, et al. Brugada syndrome: report of the second consensus conference.Heart Rhythm, 2005, 2（4）: 429-440.

[4] Priori S G, Wilde A A, Horie M, et al. HRS/EHRA/APHRS expert consensus statement on the diagnosis and management of patients with inherited primary arrhythmia syndromes: document endorsed by HRS, EHRA, and APHRS in May 2013 and by ACCF, AHA, PACES, and AEPC in June 2013.Heart Rhythm, 2013, 10（12）: 1932-1963.

[5] Haissaguerre M, Extramiana F, Hocini M, et al. Mapping and ablation of ventricular fibrillation associated with long-QT and Brugada syndromes.Circulation, 2003, 108（8）: 925-928.

[6] Yao Y, Sunsaneewitayakul B, Yongvanijchit L.Mapping and catheter ablation of Brugada Syndrome: Results from a pilot study.European Heart Journal, Supplement, 2010, 12: S13.

[7] Nademanee K, Veerakul G, Chandanamattha P, et al. Prevention of ventricular fibrillation episodes in Brugada syndrome by catheter ablation over the anterior right ventricular outflow tract epicardium.Circulation, 2011, 123（12）: 1270-1279.

[8] Nagase S, Hiramatsu S, Morita H, et al. Electroanatomical correlation of repolarization abnormalities in Brugada syndrome: detection of type 1 electrocardiogram in the right ventricular outflow tract.J Am Coll Cardiol, 2010, 56（25）: 2143-2145.

[9] Morita H, Zipes D P, Morita S T, et al. Epicardial ablation eliminates ventricular arrhythmias in an experimental model of Brugada syndrome.Heart Rhythm, 2009, 6（5）: 665-671.

[10] Sunsaneewitayakul B, Yao Y, Thamaree S, et al. Endocardial mapping and catheter ablation for ventricular fibrillation prevention in Brugada syndrome.J Cardiovasc Electrophysiol, 2012, 23 Suppl 1: S10-S16.

[11] Coronel R, Casini S, Koopmann T T, et al. Right ventricular fibrosis and conduction delay in a patient with clinical signs of Brugada syndrome: a combined electrophysiological, genetic, histopathologic, and computational study.Circulation, 2005, 112（18）: 2769-2777.

[12] Nademanee K, Raju H, de Noronha S V, et al. Fibrosis, Connexin-43, and Conduction Abnormalities in the Brugada Syndrome.J Am Coll Cardiol, 2015, 66（18）: 1976-1986.

[13] Tauber P E, Mansilla V, Mercau G, et al. Correlation between functional and ultrastructural substrate in Brugada syndrome. HeartRhythm Case Rep, 2016, 2（3）: 211-216.

[14] Zhang P, Tung R, Zhang Z, et al. Characterization of the epicardial substrate for catheter ablation of Brugada syndrome. Heart Rhythm, 2016, 13（11）: 2151-2158.

[15] Brugada J, Pappone C, Berruezo A, et al. Brugada Syndrome Phenotype Elimination by Epicardial Substrate Ablation.Circ Arrhythm Electrophysiol, 2015, 8（6）: 1373-1381.

[16] Pappone C, Brugada J, Vicedomini G, et al. Electrical Substrate Elimination in 135 Consecutive Patients With Brugada Syndrome.Circ Arrhythm Electrophysiol, 2017, 10（5）: e5053.

[17] Pappone C, Ciconte G, Manguso F, et al. Assessing the Malignant Ventricular Arrhythmic Substrate in Patients With Brugada Syndrome.J Am Coll Cardiol, 2018, 71（15）: 1631-1646.

[18] Chung F P, Raharjo S B, Lin Y J, et al. A novel method to enhance phenotype, epicardial functional substrates, and ventricular tachyarrhythmias in Brugada syndrome.Heart Rhythm, 2017, 14（4）: 508-517.

[19] Fernandes G C, Fernandes A, Cardoso R, et al. Ablation Strategies for the Management of Symptomatic Brugada Syndrome: A Systematic Review.Heart Rhythm, 2018.

[20] Al-Khatib S M, Stevenson W G, Ackerman M J, et al. 2017 AHA/ACC/HRS Guideline for Management of Patients With Ventricular Arrhythmias and the Prevention of Sudden Cardiac Death: A Report of the American College of Cardiology/American Heart Association Task Force on Clinical Practice Guidelines and the Heart Rhythm Society.J Am Coll Cardiol, 2017.

第65章

遗传性心律失常门诊

对于遗传性心律失常患者而言，最恐怖的不良事件莫过于心源性猝死。此前的长期随访研究结果显示，即便得到了正确的诊断，仍有不少患者发生死亡。Priori等报道了350余例接受了β受体阻断药治疗的长QT综合征（LQT）患者的5年随访研究，却发现55例患者（16%）再次发生了心脏不良事件，而其中的33%发生了心脏停搏或猝死。Brugada等的报道也发现，每年约有4.1%无心脏停搏史的Brugada综合征（BrS）患者，在诊断后发生了室颤或死亡。Hulot等报道发现5.4%的致心律失常性右心室心肌病（ARVC）患者在8年的随访研究中发生了猝死。这些不良事件很可能与患者缺乏有效且系统的专业管理有关。

2013年由美国、欧洲和亚太地区的心脏节律协会（HRS/EHRA/APHRS）共同发表的遗传性心律失常诊治专家共识中明确指出，诊断或疑似患有可能导致心源性猝死（SCD）（原因不明的猝死综合征，SUDS/婴儿不明原因猝死，SUDI）的遗传性心血管疾病患者及其一级亲属，应该到专业的心律失常门诊接受专业人士的评估。对于这样的患病家庭，需要给予多学科的评估和治疗。患者的首发表现往往是突发的致命性心律失常、心脏骤停或心源性猝死，因此，对于患者及其家庭成员的治疗和遗传学检测可能会对这个家庭产生巨大的医疗和心理影响。明确患有心律失常症状或遗传学检测结果呈阳性，都可能会完全改变患者的生活方式，并使其患者本人及其家庭面临如疾病是否会遗传给后代、能否参加体育运动、无法投保、就业限制等诸多问题。遗传性心律失常门诊的一个重要作用就是对确诊或疑似患有遗传性心血管疾病、具有潜在SCD（SUDS/SUDI）风险的患者及其一级亲属进行专业评估；对于先证者突然死亡的家庭提供帮助，进行专业评估，对家庭成员提出合理的诊断与治疗建议。

资源合理、结构良好的遗传性心律失常门诊（或遗传性心血管疾病门诊），可能会提高疑似遗传性心律失常及心源性猝死的诊断率，并对患者及其家庭进行全面评估，应用有效的检测和治疗方法，并提供科学合理的医学、遗传学和社会心理学等多方面的专业指导。建立遗传性心律失常门诊（或遗传性心血管疾病门诊）非常必要，不仅可对患者的初诊进行评估，还可贯穿于遗传性心血管疾病所引起的医学、遗传学和社会心理问题的各个方面。对发生不明原因的猝死综合征的家庭，明确遗传性心血管疾病的调查步骤如图65-1所示。

遗传性心律失常门诊可具有不同的运营模式，可能受到国家健康医疗体制或调控机制的影响。但其成功的关键在于，不仅要拥有精通医疗、护理和遗传学的专家，还要拥有训练有素、了解多学科背景知识的专职协调人员，以便与团队中的其他成员保持及时、良好和有效的沟通。理想的遗传性心律失常门诊的工作人员和工作流程详见图65-2。主要工作人员应包括：临床协调员，主要负责接收患者、收集并核对病历、为患者及其家庭成员预约就诊时间、协调帮助解决相关保险问题等；专业护士或遗传咨询师，负责对患者及其家庭成员进行初诊，不仅要收集和浏览病历，还要建立家系图谱、收集并核对患者的检查结果，如影像学检查资料、病理标本、尸检报告、以前做过的遗传学检测结果等，另外，在患者或其亲属进行门诊前，最好由医师/护士/遗传咨询师先对患者的检查结果提前进行预览；临床医师，应该是精通于遗传性心律失常和医学遗传学知识的临床心脏病专家/电生理学医生，或者是有临床电生理学医生支持的对心律失常感兴趣的医学遗传学家。这里需要注意的是，许多遗传性心律失常的症状可能继发于其他获得性疾病或由遗传性心肌病引起。如果遗传性心律失常门诊是遗传性心脏病诊所的一部分，可能现场就有心肌病专家，这对于患者的准确诊治有很大帮助；如若不然，就必须与这类专家随时保持联系。医师团队将对患者进行整体的医学评估、病历回顾和检测结果解读，诊断并制订治疗方案。对某些家庭的评估可能会包括对家庭成员的尸检，因此最好有心脏病理学专家的参与，这对于准确的诊断很有帮助。

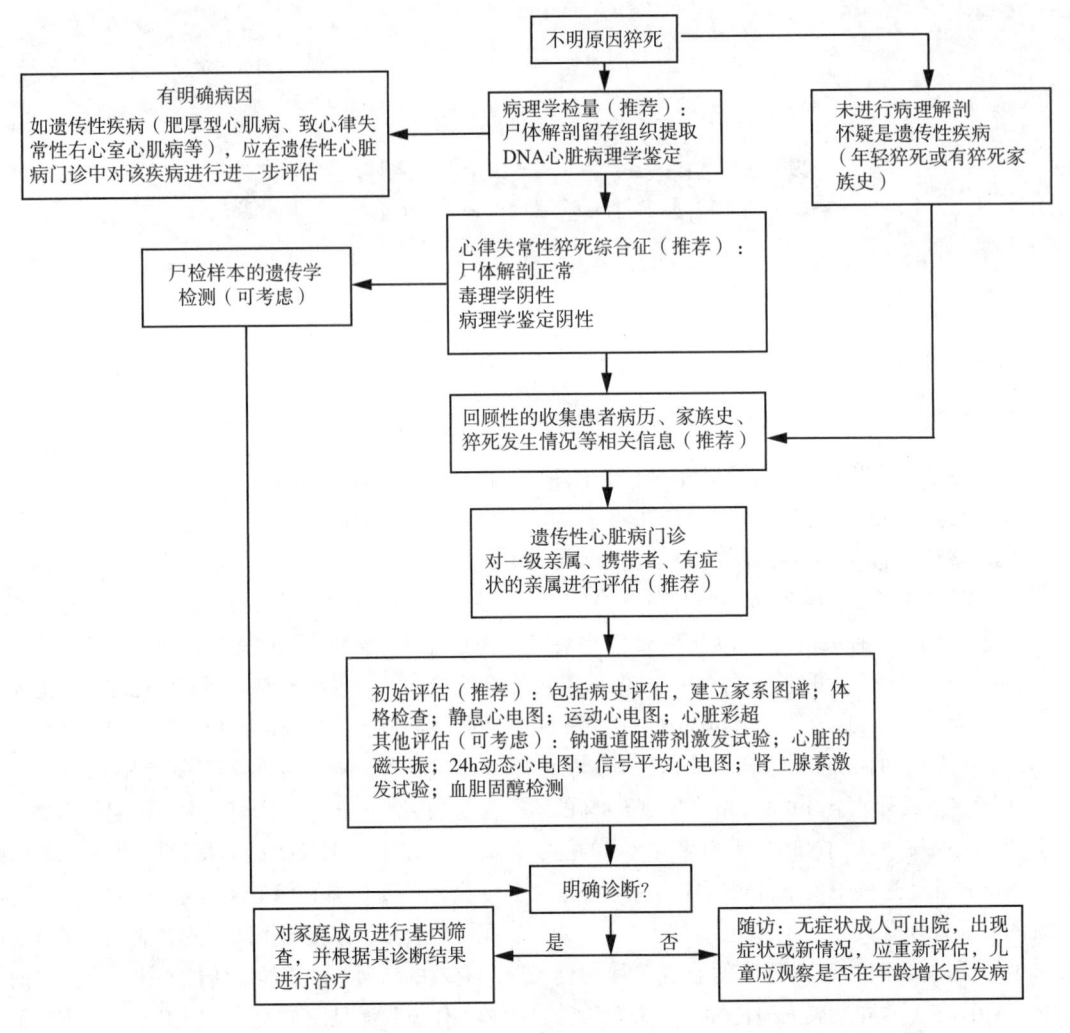

图65-1 针对发生不明原因猝死的家庭进行遗传性心脏病调查的具体步骤

对遗传性心律失常患者的管理，包括对遗传学检测适应证、检测方法的选择及检测结果解读的专业评判。遗传咨询师应帮助患者对遗传学检测的结果和用途有恰当的心理预期。遗传学检测结果的作用可能根据心律失常的明确分类而有所不同，如LQT的遗传学检测可能有助于LQT患者的基因分型，而亚型不同，患者发生恶性心律失常的诱发因素、危险分层、预后及临床治疗策略都可能存在差异。特定的突变可能对于治疗方案的选择有一定影响。遗传学检测最具争议的是解读检测结果对于其他家庭成员的意义、对于临床意义不明变异位点的评判和解读、解释嵌合现象及亲子鉴定、亲缘关系等相关问题。因此遗传咨询师是十分必要的。

遗传学检测仅是遗传性心律失常患者管理的一部分。遗传性心律失常患者的治疗方案因人而异，从生活方式的调整、药物治疗、器械置入到左心交感神经切除术（LCSD），都需要根据患者的自身情况而决定。有些患者可能需要接受侵入性电生理检查，并接受起搏器或置入型心律转复除颤器（ICD）治疗。有些患者需要进行手术或胸腔镜下左心交感神经切除术，以控制心律、预防心源性猝死。而对于大多数患者而言，可能还需要调整潜在的疾病治疗方案。

遗传性心律失常门诊的患者可能是心脏骤停的幸存者。患者发生事件后的康复管理需要心理学家和精神病学专家的帮助，并需要理疗及职业治疗师的参与。诊断为遗传性疾病的患者，尤其是具有明显致残和致死风险的疾病患者，常常会出现严重的情绪低落，需要心理医生的介入治疗。

为调查评估遗传性心律失常门诊在患者的管理和临床转归中的作用，Priori等专门做了一项回顾性研究，对2005～2014年收治到遗传性心律失常门诊的720例患者及其高危亲属进行评估，最终278例得到了明确或可能的诊断并接受长期的患者管理。其患者的中位随访时间为4.1年，其中43%的患者随访时间超过5年。其结果显示，仅有11例患者（4%）置入了ICD来预防猝死的发生；在如此低的ICD使用率的情况下，仅有1例患者发生了心源性猝死，即患者发生心源性猝死的风

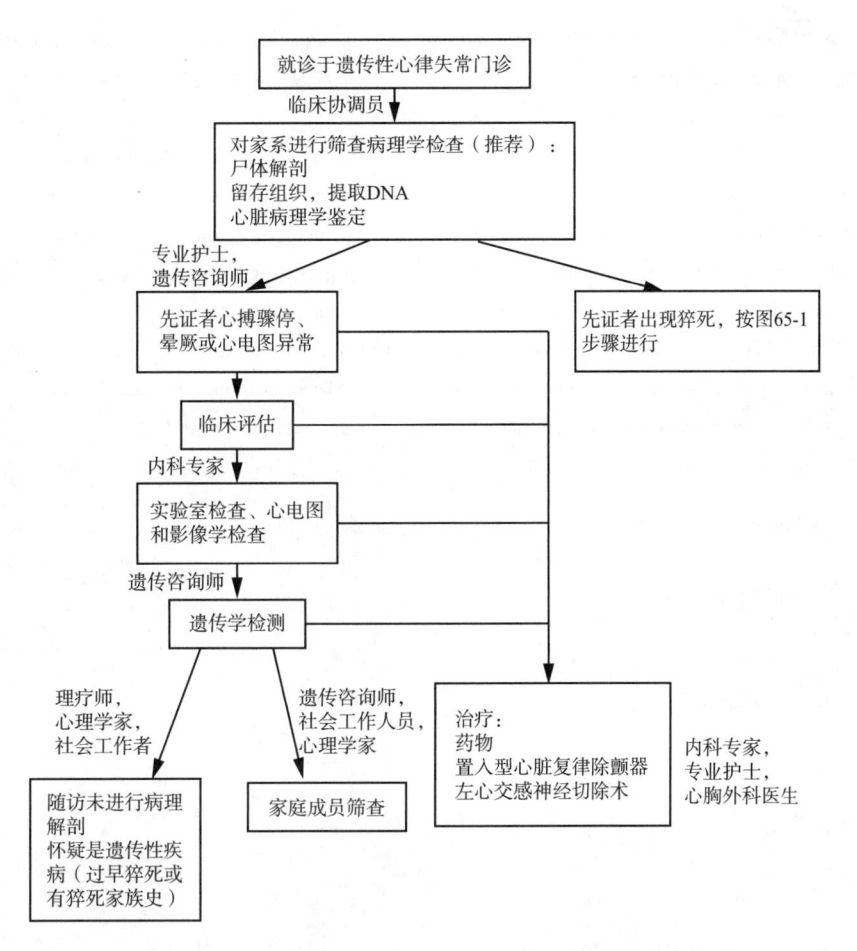

图65-2　遗传性心律失常门诊的人员分配及筛查流程

险为0.1%/年；心脏停搏或心源性猝死患者的高危亲属中，无人发生心脏不良事件。如此低的死亡率和不良事件发生率，证明了遗传性心律失常门诊对于患者管理的有效性。

目前，我国公众甚至非专科医务人员对遗传性心律失常的认知度非常低，绝大多数患者及家族成员未能得到正确的诊治和规范的管理。此外，由于该病的特殊性，单个传统的心血管病医师很难全面的处理一名遗传性心律失常患者的问题，而必须同时有遗传学、分子生物学、心电生理学、妇产科学、儿科学专家、甚至社会工作者的参与。2015年4月，我国首家遗传性心律失常门诊落户于北京安贞医院，这是一个良好的开始。但由于国内基因检测、遗传咨询等规范化管理的机制尚不健全，从业人员缺乏系统且具有资质的专业培训等问题，开展遗传性心律失常门诊的工作仍面临极大的挑战。

（周　洲）

参考文献

[1] Priori SG, Napolitano C, Schwartz PJ, et al.Association of long QT syndrome loci and cardiac events among patients treated with beta-blockers.Jama, 2004, 292: 1341-1344.

[2] Brugada J, Brugada R, Brugada P.Determinants of sudden cardiac death in individuals with the electrocardiographic pattern of Brugada syndrome and no previous cardiac arrest.Circulation, 2003, 108: 3092-3096.

[3] Hulot JS, Jouven X, Empana JP, Frank R, Fontaine G.Natural history and risk stratification of arrhythmogenic right ventricular dysplasia/cardiomyopathy.Circulation, 2004, 110: 1879-1884.

[4] Priori SG, Wilde AA, Horie M, et al.HRS/EHRA/APHRS expert consensus statement on the diagnosis and management of patients with inherited primary arrhythmia syndromes: document endorsed by HRS, EHRA, and APHRS in May 2013 and by ACCF, AHA, PACES, and AEPC in June 2013.Heart rhythm: the official journal of the Heart Rhythm Society, 2013, 10: 1932-1963.

[5] Ackerman MJ, Priori SG, Willems S, et al.HRS/EHRA expert consensus statement on the state of genetic testing for the channelopathies and cardiomyopathies this document was developed as a partnership between the Heart Rhythm Society (HRS) and the European Heart Rhythm Association (EHRA). Heart rhythm: the official journal of the Heart Rhythm Society, 2011, 8: 1308-1339.

[6] Zipes DP, Camm AJ, Borggrefe M, et al.ACC/AHA/ESC 2006 Guidelines for Management of Patients With Ventricular Arrhythmias and the Prevention of Sudden Cardiac Death: a report of the American College of Cardiology/American Heart Association Task Force and the European Society of Cardiology Committee for Practice Guidelines (writing committee to develop Guidelines for Management of Patients With Ventricular Arrhythmias and the Prevention of Sudden Cardiac Death): developed in collaboration with the European Heart Rhythm Association and the Heart Rhythm Society.Circulation, 2006, 114: e385-484.

[7] Nunn LM, Lambiase PD.Genetics and cardiovascular disease-- causes and prevention of unexpected sudden adult death: the role of the SADS clinic.Heart, 2011, 97: 1122-1127.

[8] Ingles J, Yeates L, Semsarian C.The emerging role of the cardiac genetic counselor.Heart rhythm: the official journal of the Heart Rhythm Society, 2011, 8: 1958-1962.

[9] Giudicessi JR, Ackerman MJ.Genotype- and phenotype-guided management of congenital long QT syndrome.Current problems in cardiology, 2013, 38: 417-455.

[10] Adler A, Sadek MM, Chan AY, et al.Patient Outcomes From a Specialized Inherited Arrhythmia Clinic.Circulation Arrhythmia and electrophysiology, 2016, 9.

第 66 章

局灶性房性心动过速和多源性房性心动过速

房性心动过速根据起源位置的不同可分为局灶性房性心动过速、窦房结折返性心动过速、多源性房性心动过速。其中窦房结折返性心动过速是局灶性房性心动过速的一种特殊类型，将与局灶性房性心动过速一起讨论。

一、局灶性房性心动过速

（一）概述

局灶性房性心动过速（focal atrial tachycardia，FAT）是指起源于心房中很小区域的房性心动过速，特征为从一个独立的起源点发出的规律、一致的快速节律，以离心式方式在整个心房组织中传导。常有清楚的P波，P波之间有等电位线。有时候可见不规律P波，尤其是起始时（温醒现象）和结束时（冷却现象）。心房激动顺序标测可揭示起源点。怀疑室上性心动过速进行射频消融的过程中，发现有3%~17%的患者为FAT。

FAT可为持续或非持续性，心房率通常在100~250次/分。当FAT无休止发作时，有10%的患者存在心动过速性心肌病，表现为心脏扩大和心功能不全，而成人的非持续性FAT通常预后良好，往往不需要特殊治疗。

（二）局灶性房性心动过速的机制

FAT的基本机制复杂，可以是自律性、触发活动或微折返，通过药物试验或电生理检查可以协助鉴别机制，只是受其敏感度和特异度局限，部分心动过速无法真正确诊其机制。自律性FAT可以被腺苷或超速起搏一过性抑制，可能被β受体阻滞药、地尔硫䓬或维拉帕米终止；触发活动所致FAT也可以被腺苷或超速起搏抑制，但对β受体阻滞药、地尔硫䓬或维拉帕米无反应；微折返性FAT可被程序刺激诱发和终止，且常有明确的诱发终止的"临界性"刺激周期和期前刺激的配对间期，但其对腺苷、β受体阻滞药、地尔硫䓬或维拉帕米的反应取决于微折返环的范围，如果微折返环涉及窦房结周围组织，这些药物可终止心动过速，否则这些药物对心动过速无效。

窦房结折返性心动过速是一种罕见的心动过速，是FAT的一种特殊类型，微折返环涉及窦房结区域，导致P波形态与窦性心动过速相同。区分窦房结折返性心动过速与窦性心动过速的特征是心动过速突发突止。证实折返机制需要电生理检查，程序刺激可以诱发，可以拖带，定位心动过速起源于窦房结区域对确诊是必需的。

FAT可以位于界嵴、心房游离壁、心耳、二（三）尖瓣瓣环、房室结周围区域、肺静脉、冠状静脉窦、无冠窦等，其中右心房的FAT更常见。有学者认为可能是由于胚胎发育过程中一部分有自律性的细胞残存在这些部位，没有完全退化，条件允许的时候会成为异位兴奋灶。各部位的FAT其机制可能有不同。

界嵴房速：界嵴是右房房速的好发部位，约占右心房房速的2/3，界嵴自上而下，房速的发生率自上而下呈递减趋势。可能与界嵴的特殊组织学结构有关。界嵴的心肌细胞之间的横向偶联差，使得该区域出现心肌细胞间各向异性传导和易形成微折返。此外，具有自律性异常的细胞沿界嵴的长轴排列，界嵴内异常的病灶不易被窦性冲动所抑制。因此，界嵴房速的发生机制多与局灶性微折返和自律性异常有关，该种房速可以被腺苷和维拉帕米终止。

起源于肺静脉的房速：左心房的房速最常见的是起源于肺静脉的房速，4根肺静脉中最常见的起源部位为左上肺静脉，其发生基础可能与肺静脉的"心肌袖"有关，这种胚胎发育中残存的袖套状心房肌可延伸至肺静脉内，由于组织交界的区域因传导异质性而发生异常电活动（自律性异常或触发活动）并传递至心房而引起房速，发作特点为短阵发作。

起源于房间隔的房速：房间隔也是房速的好发部位之一，该部位的房速常需静滴异丙肾上腺素才能诱发，对腺苷反应较敏感，推测该种房速与局部心肌的折返激动有关，折返环可能涉及房室交界区的特殊心肌组织。间隔部房速的诱发具有临界性刺激间期和期前刺激的配对间期，而且临界性期前配对间期与期前刺激后间期呈反比关系，这一特点说明这种房速为折返激动所致。

（三）局灶性房性心动过速的心电图诊断与定位

根据心电向量对QRS波的形态进行分析，可以对房室旁路和室性心律失常进行定位，对于旁路和室性心律失常消融的疗效评价和手术途径选择具有一定的指导意义。根据P波形态确定FAT起源是近些年来研究的热点之一，也是FAT非药物治疗的需要。根据FAT发作时P波的形态，可以推测FAT的起源部位，诊断时一般先定左右和上下，再详细定位。

1.aVL和V_1导联判断左右　P波形态有助于鉴别起源于左、右心房的FAT，一般来说，右心房在右前方，左心房在左后方，因此P波在V_1导联正向，I和aVL导联负向，FAT多起源于左心房。V_1导联P波正向判定左心房起源的敏感度和特异度分别为92.9%和88.2%，阳性和阴性预测价值分别为86.7%和88.2%；aVL导联P波正向判定右心房起源的敏感度和特异度分别为88.2%和78.6%，阳性和阴性预测价值分别为83.3%和84.6%。

2.Ⅱ、Ⅲ、aVF导联判断上下　下壁导联的P波形态有助于识别心房上部和下部，心房上部包括左、右心耳、右心房高侧壁、左上肺静脉口部，而心房下部包括冠状静脉窦口、右心房后间隔、左心房下侧壁。下壁导联P波正向提示FAT源于心房上部，P波负向则FAT可能位于心房下部。

3.界嵴FAT的重要特征　如果已经定位FAT起源于右心房，那么aVR导联P波负向是界嵴部FAT的重要表现，敏感度100%，特异度93%，仅此表现可鉴别界嵴部FAT与三尖瓣环部和间隔部FAT；Ⅱ、Ⅲ、aVF导联的P波形态可协助鉴别右心房上部和下部FAT，就界嵴部FAT而言，Ⅱ、Ⅲ、aVF导联的P波直立提示FAT位于上侧壁，其敏感度为86%，特异度为100%，右心房下部任一特殊部位的FAT其P波在Ⅱ、Ⅲ、aVF导联中多数有超过1个导联为负向波。

4.鉴别间隔与游离壁FAT　P波的时限长短可以帮助判断间隔与游离壁，起源于间隔FAT的P波较窄，而游离壁FAT的P波较宽；若已定位FAT位于右心房，此时V_5、V_6导联的P波形态对鉴别间隔部和游离壁FAT有重要价值，P波负向提示房速位于右心房下部间隔侧，敏感度92%，特异度为100%。右心房前间隔部FAT多起源于Koch三角尖端，Ⅱ、Ⅲ、aVF导联的P波时限比窦性心律更窄。

5.界嵴上部和右上肺静脉起源的FAT鉴别　界嵴上部和右上肺静脉口部较为毗邻，起源于这两个部位的房速有时难以鉴别，有时在aVL导联上均显示正向波，如果V_1导联亦为正向波则多为右上肺静脉起源。此外，窦性心律时V_1导联为双向波，而房速时为正向波也多提示右上肺静脉房速。有学者认为房速时V_1导联P波形态与窦性心律时类同，高度提示右上肺静脉房速。

最终房速的起源位置可通过心电生理检查、激动标测和成功消融来证实。

（四）局灶性房性心动过速的治疗原则

FAT的治疗分为急诊治疗和长期治疗，目的分别为转复窦性心律和预防FAT发作。

1.急诊治疗（转复窦性心律）　目前没有单独针对FAT患者药物治疗的RCT研究，多数临床试验不能明确区分FAT和阵发性室上性心动过速及大折返心房扑动。很多患者在做电生理检查时才能证实是FAT。临床应用中，可以采取以下几种手段来终止FAT。

（1）β受体阻滞药、地尔硫䓬或维拉帕米：静脉注射β受体阻滞药、地尔硫䓬或维拉帕米对于血流动力学稳定的FAT患者，多数是有效的。研究发现，普萘洛尔或维拉帕米中等有效，在30%～50%的患者中能够终止FAT或减慢心室率。尽管这些药物相对安全，仍建议在静脉药物治疗期间严密监测，以评估低血压或心动过缓。

（2）电复律：对血流动力学不稳定的FAT患者，同步直流电复律是治疗措施之一。尽管对FAT电复律可提供的资料很少，在药物无效并伴有血流动力学受损症状和体征的患者可考虑同步电复律。当FAT为折返机制时，心动过速可被终止。对触发性FAT，电复律结果不确定。对自律机制的FAT电复律可能无效，终止心动过速后会马上再次发作，通常都需要联合抗心律失常药物治疗。

（3）腺苷：在怀疑FAT的急诊患者中，腺苷可用于转复窦性心律或诊断心动过速的机制。腺苷通常对终止触发机制的FAT有效，但是对折返性FAT预期无效，在自律性FAT中可观察到一过性抑制。在持续性FAT时可观察到一过性AV阻滞，暴露出P波，有助于对FAT做出诊断并与AVNRT和AVRT做出鉴别。

（4）胺碘酮：在血流动力学稳定的FAT患者，静脉注射胺碘酮用于急诊转复窦性心律或减慢心室率是有效的，尤其是伴有心力衰竭的患者，胺碘酮可能是唯一选择。急诊时静脉注射胺碘酮的治疗作用可能是通过阻滞β受体或钙通道介导的，胺碘酮可能更适于心室功能减退或有心力衰竭病史的患者。

（5）伊布利特：伊布利特治疗FAT的有效性尚不清楚。在一项研究中，静脉注射伊布利特终止了39例患者中19例（38.8%）的单一形态的AT，但是在这一研究队列中，没有对FAT和大折返AT患者进行区分。因此，若其他治疗无效的时候，可应用伊布利特作为备选

2.长期治疗（预防FAT发作） FAT的治疗除了急诊治疗用于转复窦性心律之外，还需长期治疗来预防FAT再发作。以下几项措施可以使用。

（1）射频消融：导管消融作为症状性FAT患者药物治疗的替代方案，甚至可以作为频繁发作的FAT的首选治疗措施。2012年西班牙74个志愿医学中心提供消融注册数据，进行了一项大规模的FAT消融的非随机化队列研究，发现FAT的射频消融成功率在90%～95%或以上，并发症发生率＜1%～2%。说明射频消融是治疗FAT的安全有效的手段。

（2）口服β受体阻滞药、地尔硫䓬或维拉帕米：对于急诊静注β受体阻滞药、地尔硫䓬或维拉帕米治疗有效的患者，长期口服这些药物作为长期治疗也是有效的。对FAT的长期药物治疗的资料仅限于观察性研究，一些研究未提供清楚的纳入标准，因此这里的AT中可能混淆了其他机制的SVT。这些药物中等有效，明显副作用的发生率低。

（3）口服氟卡尼或普罗帕酮：小规模的病例系列研究报道在大多数患者中FAT可被氟卡尼抑制。在婴儿和儿童中，随访中普罗帕酮对抑制FAT中等有效。因此，在没有结构性心脏病或缺血性心脏病的FAT患者中长期氟卡尼或普罗帕酮治疗可能有效。IC类药物和β受体阻滞药、地尔硫䓬或维拉帕米联合治疗可改善总体有效率。

（4）口服索他洛尔或胺碘酮：几个研究报道口服索他洛尔或胺碘酮对儿童长期维持窦性心律中等有效。尽管大多数报道是在儿童中，但推测成人中的有效率相似。应用这些药物时，其致心律失常风险和其他药物副作用需要权衡。在使用这些药物之前，应当仔细考虑抑制FAT的预期获益和药物潜在副作用之间的平衡。

二、多源性房性心动过速

多源性房性心动过速（multifocal atrial tachycardia, MAT）又称紊乱性房性心动过速（chaotic atrial tachycardia, CAT），它是一种少见的独特的房性心律失常。MAT定义为体表心电图上至少有3种不同P波形态的快速不规则节律。在体格检查甚至在单导联ECG上MAT与心房颤动鉴别是困难的，因此应进行12导联ECG以确定诊断。在心电图上，心房频率＞100次/分，在P波之间有明确的等位线，P-P、PR和R-R间期不等。MAT的机制尚未很好地确定。尽管假定P波形态变化是由于多灶性起源，但几乎没有针对MAT的标测研究。相似的，PR间期的变化可能与通过AV结的递减传导相关，而不是由于P波起源不同。偶有研究表明MAT对维拉帕米有反应提示是触发机制，但资料有限。

成人与小儿均可患MAT，但两者在病因等特点方面不尽相同。成人大多发生在65岁以上的老年人，有基础性疾病的（包括肺部疾病、肺动脉高压、冠心病和瓣膜性心脏病）老年人，还包括低镁血症和茶碱类药物治疗的人群。儿童多源性房性心动过速的基础心脏病可为各种先天性心脏病、心肌病、风湿病等。

MAT的一线治疗是针对基础病因的治疗。静脉注射镁剂可能对血镁水平正常的患者也有帮助。MAT的机制可能涉及触发活动，在没有心室功能减退、窦房结功能低下或AV阻滞的MAT患者，静脉注射维拉帕米或β受体阻滞药可终止部分MAT，急诊治疗有效的患者也可以长期口服维拉帕米或β受体阻滞药。因为MAT转复窦性心律或预防发作的治疗措施均有限，更合理的治疗是减慢房室结的传导，用于控制心室率，可用的药物包括维拉帕米、地尔硫䓬、β受体阻滞药、洋地黄类药物等。电复律对MAT多数无用，不作为首选治疗。

（曹　江　黄松群）

参 考 文 献

[1] Ferrero de Loma-Osorio A, Diaz-Infante E, Macias Gallego A and Spanish Catheter Ablation Registry C.Spanish Catheter Ablation Registry.12th Official Report of the Spanish Society of Cardiology Working Group on Electrophysiology and Arrhythmias (2012).Rev Esp Cardiol (Engl Ed), 2013, 66: 983-992.

[2] Medi C, Kalman JM, Haqqani H, Vohra JK, Morton JB, Sparks PB and Kistler PM.Tachycardia-mediated cardiomyopathy secondary to focal atrial tachycardia: long-term outcome after catheter ablation.J Am Coll Cardiol, 2009, 53: 1791-1797.

[3] Chen SA, Chiang CE, Yang CJ, Cheng CC, Wu TJ, Wang SP, Chiang BN and Chang MS.Sustained atrial tachycardia in adult patients.Electrophysiological characteristics, pharmacological response, possible mechanisms, and effects of radiofrequency ablation.Circulation, 1994, 90: 1262-1278.

[4] Markowitz SM, Nemirovksy D, Stein KM, Mittal S, Iwai S, Shah BK, Dobesh DP and Lerman BB.Adenosine-insensitive focal atrial tachycardia: evidence for de novo micro-re-entry in the human atrium.J Am Coll Cardiol, 2007, 49: 1324-1333.

[5] Goya M, Iesaka Y, Takahashi A, Mitsuhashi T, Yamane T, Soejima Y, Okamoto Y, Gotoh M, Tanaka K, Nitta J, Nogami A, Amemiya H, Aonuma K, Fujiwara H, Hiroe M and Marumo F.Radiofrequency catheter ablation for sinoatrial node reentrant tachycardia: electrophysiologic features of ablation sites.Jpn Circ J, 1999, 63: 177-183.

[6] Sanders WE, Jr., Sorrentino RA, Greenfield RA, Shenasa H, Hamer ME and Wharton JM.Catheter ablation of sinoatrial node

[7] 江洪，吴书林，黄从新，等.房性心动过速：目前认识和治疗建议.中华心律失常杂志，2001，5：261-274.

[8] Markowitz SM, Stein KM, Mittal S, Slotwiner DJ and Lerman BB.Differential effects of adenosine on focal and macroreentrant atrial tachycardia.J Cardiovasc Electrophysiol, 1999, 10: 489-502.

[9] Hegbom F, Hoff PI, Rossvoll O and Ohm OJ.A typical P-wave morphology in incessant atrial tachycardia originating from the right upper pulmonary vein.Scand Cardiovasc J, 2000, 34: 277-280.

[10] Kaneko Y, Kato, Nakahara S, Tobiume T, Morishima I, Tanaka K, Nakajima T, Irie T, Kusano KF, Kamakura S, Nagase T, Takayanagi K, Matsumoto K and Kurabayashi M.Characteristics and catheter ablation of focal atrial tachycardia originating from the interatrial septum.Heart Lung Circ, 2015, 24: 988-995.

[11] Niu YL, Chang SL, Lin YJ, Lo LW, Hu YF, Lee PC and Chen SA.Atrial tachycardia originating from the atrial septum in a patient with dextrocardia and complex structural heart disease. Pacing Clin Electrophysiol, 2012, 35: e306-308.

[12] SippensGroenewegen A, Peeters HA, Jessurun ER, Linnenbank AC, Robles de Medina EO, Lesh MD and van Hemel NM.Body surface mapping during pacing at multiple sites in the human atrium: P-wave morphology of ectopic right atrial activation.Circulation, 1998, 97: 369-380.

[13] Tang CW, Scheinman MM, Van Hare GF, Epstein LM, Fitzpatrick AP, Lee RJ and Lesh MD.Use of P wave configuration during atrial tachycardia to predict site of origin.J Am Coll Cardiol, 1995, 26: 1315-1324.

[14] Tada H, Nogami A, Naito S, Suguta M, Nakatsugawa M, Horie Y, Tomita T, Hoshizaki H, Oshima S and Taniguchi K.Simple electrocardiographic criteria for identifying the site of origin of focal right atrial tachycardia.Pacing Clin Electrophysiol, 1998, 21: 2431-2439.

[15] Page RL, Joglar JA, Caldwell MA, Calkins H, Conti JB, Deal BJ, Estes NAM, 3rd, Field ME, Goldberger ZD, Hammill SC, Indik JH, Lindsay BD, Olshansky B, Russo AM, Shen WK, Tracy CM and Al-Khatib SM.2015 ACC/AHA/HRS Guideline for the Management of Adult Patients With Supraventricular Tachycardia: A Report of the American College of Cardiology/American Heart Association Task Force on Clinical Practice Guidelines and the Heart Rhythm Society.J Am Coll Cardiol, 2016, 67: e27-e115.

第 67 章

儿童、妊娠期和老年患者室上性心动过速的处理

室上性心动过速的特殊人群通常包括儿童、成人先天性心脏病患者（adult patients with congenital heart disease ACHD）、妊娠期妇女及老年人群。特殊人群的室上性心动过速（supraventricular tachycardia，SVT）处理与普通患者存在一定差异。关于特殊人群的SVT处理在2003年的ACC/AHA/ESC室上性心律失常治疗指南中单列出来进行描述，当时仅仅将妊娠及ACHD患者纳入指南特殊人群。其后，我国专家参照2003年美版指南制定并于2005年发布了我国的《室上性快速心律失常治疗指南》，其关于特殊人群SVT的描述基本与美版指南相似。特殊人群中关于ACHD患者及儿童心律失常的处理均有专门指南或专家共识，分别为2014年美国的《ACHD心律失常认识与管理专家共识》，以及ESC的《儿童心律失常药物及非药物治疗专家共识》。在2015年ACC/AHA/HRS共同推出了《成人室上性心动过速管理指南》，此次新指南并非既往指南的修订，而是全新编撰的关于SVT的诊疗指南，该版指南中将特殊人群扩大至儿童、ACHD患者、妊娠期妇女及老年人群进行分别阐述。本章节将结合相关指南对儿童、妊娠期和老年患者室上性心动过速的处理进行阐述。

一、儿童

流行病学研究提示小于19岁的儿童SVT的发病率为2.25/1000。儿童SVT在发病机制、心力衰竭及心搏骤停风险、介入治疗风险、自然病史及心理影响方面均与成人存在差异。约50%SVT患儿在4个月左右时发病，5～8岁及13岁之后发病率随年龄增长而攀升。对于婴儿，旁路参与的心动过速占到70%以上，青少年中该比例下降至55%。AVNRT发生率随年龄增长而增多，婴儿时占室上速比例9%～13%，青少年时则占30%～50%。12岁之后，女童AVNRT比例明显高于男童。心房扑动多发生于合并先天性心脏病的患儿。儿童心房颤动的发生率较低，仅占室上性心律失常的3%以下，而且多数继发于AVRT或AVNRT，或者与先心病手术有关。

（一）儿童SVT的非手术处理策略

1.儿童SVT急性期处理　对于儿童SVT的药物治疗目前缺乏RCT研究，依据来源于临床实践。总体处理原则为血流动力学稳定者首先刺激迷走神经、食管心房调搏，如果无效可以选择腺苷、维拉帕米、普罗帕酮、氟卡尼，最后可以考虑应用胺碘酮。儿童腺苷起始剂量高于成人，剂量不足可能无法终止心动过速。地高辛及普萘洛尔在无预激的SVT患儿中效果相似，当合并预激时需要避免应用地高辛，可能会导致SCD或室颤发生。对于顽固SVT的婴儿可以应用胺碘酮、索他洛尔、普罗帕酮或氟卡尼治疗。对于年龄较大的SVT患儿，β受体阻滞药是常用的起始治疗。由于氟卡尼的不良反应较多，对于无结构心脏病、缺血心脏病或心室功能障碍的患儿，氟卡尼均不作为一线治疗药物。总体应用原则及剂量可以参考表67-1。

表 67-1　儿童血流动力学稳定的窄 QRS 心动过速处理推荐

推荐指征	证据级别		处理推荐
Ⅰ类指征	B级证据	迷走神经刺激	Valsalva、冰水、婴儿胃管插入等
Ⅰ类指征	B级证据	食管心房超速起搏	
Ⅰ类指征		腺苷	弹丸式注射。婴儿：0.15mg/kg，大于1岁：0.1mg/kg，可增加至0.25mg/kg
Ⅰ类指征	B级证据	维拉帕米	0.1mg/kg静脉推注2min以上（禁用于<1岁婴儿）
Ⅱa类指征	B级证据	氟卡尼	1.5～2mg/kg静脉推注5min以上
Ⅱa类指征	B级证据	普罗帕酮	负荷量2mg/kg使用2h以上，维持量4～7μg/（kg·min）
Ⅱb类指征	B级证据	胺碘酮	5～10mg/kg使用60min以上，维持量5～15μg/（kg·min）

2.儿童SVT缓解期的处理　儿童群体中，新生儿及婴儿的SVT发生率最高。该时期患儿SVT发作次数可能不多，处于疾病的自发期，介入治疗仅仅限于无休止发作或者有生命危险的患儿，该时期多考虑药物维持治疗来减少发作，直至SVT可以自行消失为止。因此专家多倾向于在6～12个月患儿应用药物来减少SVT发作。关于各种药物有效性安全性的数据多来源回顾或观察性研究，缺少RCT资料。近年来，相较于地高辛和β受体阻滞药，更倾向于应用Ⅲ类（胺碘酮和索他洛尔）和IC类（氟卡尼和普罗帕酮）来减少SVT发作，其维持成功率相当，但药物的促心律失常作用多发生于氟卡尼和索他洛尔。上述药物单用效果不佳时，联合使用成功率更高。联合使用时需要注意药物的相互作用。研究表明，联合使用氟卡尼和胺碘酮的有效率可达78%，而小样本婴儿（<1岁）顽固性室上速研究提示联合氟卡尼和索他洛尔的有效率高达100%。对于1岁之后的患儿，或者首次发作在婴儿期之后的，前面提到的自发期SVT的比例较低，其疾病的发作不会再自行改善，此时需要根据患者的发作频率和耐受性进行个体化治疗。对于临床耐受良好、发作较少且不伴有预激及器质心脏病的SVT无须特殊治疗。所有患儿应该学会如何利用Valsalva动作来终止SVT发作。耐受良好且发作较少、持续时间较长的患儿可以采用口袋药的方法治疗。120mg地尔硫䓬加80mg普萘洛尔终止SVT成功率优于安慰剂和氟卡尼。β受体阻滞药联合Ⅲ类抗心律失常药物或钙离子拮抗剂均为口袋药物终止SVT的常用药物。表67-2列出常用药物的剂量及使用方法。

（二）儿童SVT手术策略

对于各年龄阶段的儿童患者，导管消融成功率基本与成人相同。手术成功率受结构心脏病或缺血性心脏病因素影响，其中左侧旁路成功率较高，房速较低。手术相关并发症4%～8%，严重并发症0.9%～3.2%，其中对于体重<15kg的患儿并发症发生率相对较高。早年正常心脏儿童的死亡率为0.12%，死亡与和低体重和消融部位较多相关。儿童SVT成功消融后的复发率高于成人，为7%～17%，对于右侧旁路、特别是前间隔或者多旁路者，以及合并先天性心脏疾病的AT患者的消融复发率较高。随着消融经验的增加，三维标测技术的广泛应用，冷冻消融的出现等，目前各种手术并发症较少，手术曝光量大幅度下降，复发率也随之降低。尽管指南推荐选择体重超过15kg的儿童作为消融对象，但是对于那些无休止SVT发作或者存在心动过速心肌病者，低体重或者低年龄也同样可以选择消融治疗。2016年新近发表的《PACES/HRS儿童及先天性心脏病患者导管消融专家共识》中对于儿童SVT的导管消融做出如下推荐（表67-3）。

表67-2　婴幼儿SVT常用药物剂量及副作用

药物	使用剂量	禁忌及副作用	停药指征
普萘洛尔	1～3mg/kg，每日3次	哮喘	心动过缓
阿替洛尔	0.3～1.3mg/kg，每日1次	哮喘	心动过缓
维拉帕米	4～8mg/kg，每日3次	负性肌力	心动过缓
氟卡尼	2～7mg/kg，每日2次	肌酐清除率<50mg/ml或射血分数降低者禁用	QRS宽度较基线增加25%
普罗帕酮	10～15mg/kg，每日3次	射血分数降低者禁忌使用	QRS宽度较基线增加25%
索他洛尔	2～8mg/kg，每日2次	严重左心室肥厚、收缩性心力衰竭、QT延长、低血钾、肌酐清除率<50mg/ml、哮喘禁忌	QT间期>500ms
胺碘酮	负荷量：10mg/kg应用10d，维持量：5mg/kg每日1次	合并使用其他延长QT药物时需谨慎	QT间期>500ms

表67-3　无先天性心脏病患儿SVT消融推荐

推荐指征	证据级别	消融推荐
Ⅰ类	C类证据	SVT反复或持续发作伴有左心功能不全的较大患儿*
Ⅰ类	C类证据	SVT反复或持续发作，且药物治疗无效或存在不能耐受的药物副作用
Ⅰ类	C类证据	SVT反复或持续发作的较大患儿*，其亲属不愿接受长期抗心律失常药物治疗者
Ⅰ类	E类证据	SVT发作伴有急性血流动力学障碍（低血压或晕厥）的较大患儿*
Ⅱa类	C类证据	SVT发作有明显症状的较大患儿*，伴有如下情况（房室旁路参与的SVT或旁路介导的SVT）
Ⅱa类	C类或B类证据	既往有SVT发作证据的较大患儿*，电生理检查未诱发SVT，但有明确的的双径伴或不伴有回波者推荐改良慢径（C类证据）；慢径改良可选择冷冻消融（B类证据）
Ⅱb类	C类或B类证据	既往有SVT相关临床症状，但无明确SVT资料的较大患儿*，电生理检查未诱发SVT，但有明确的的双径伴或不伴有回波者推荐改良慢径（C类证据）；慢径改良可选择冷冻消融（B类证据）

推荐指征	证据级别	消融推荐
Ⅱb类	C类证据	较小患儿#发作SVT伴有急性血流动力学障碍（低血压或晕厥）者
Ⅲ类	C类证据	较小患儿SVT药物治疗控制较好，无明显药物副作用者
Ⅲ类	C类证据	与临床症状一致的SVT发作，电生理检查未能诱发SVT，且无明显双径者
Ⅲ类	C类证据	其他心律失常（如AVRT）消融电生理检查发现双径，但不能诱发AVNRT者

较大患儿*指体重超过15kg，较小患儿#指体重低于15kg

二、妊娠期患者

妊娠期最常见的一种心律失常是SVT，其发生率为13～24/1000。即使没有合并器质性心脏病，孕妇对于心律失常更加敏感。妊娠同样增加心律失常恶化的风险，例如既往存在心律失常基础的患者在妊娠期心动过速的发作更加频繁，或者更加难以终止。既往已经报道过妊娠期SVT发作对于母体及胎儿的不良影响。尽管某些药物或者非药物治疗对于胎儿具有潜在毒性，但对于大多数患者来说，仍然有安全有效的治疗选择。

（一）妊娠期SVT的非手术处理策略

文献关于妊娠期患者心律失常的处理局限于个案报道或小样本研究，且多使用较老的抗心律失常药物，因为这些药物临床应用经验较为丰富。尽管所有药物在妊娠的所有阶段对于孕妇及胎儿均有潜在副作用，如有可能，我们仍需尽量在妊娠初期3个月避免药物使用，因为此时致畸风险最大，同时使用药物遵循起始量最小原则，并进行严密的临床监测。

目前美国食品药品监督管理局（FDA）按对胎儿风险将妊娠期心血管病用药分为5类。分别为A类-妊娠期患者可安全使用：妊娠期对照研究中，未发现药物对妊娠初期、中期和后期的母体和胎儿有危险。该类药物对胎儿的影响甚微；目前尚无可划入A类的药物。B类-有明确指征时慎用：在动物繁殖研究中（未进行孕妇的对照研究），未见到药物对胎儿有不良影响或副作用，但这些副作用并未在设对照组的妊娠妇女中得到证实。这类药物可用于妊娠期，目前仅包括索他洛尔。C类-确有应用指征时，充分权衡利弊决定是否选用：动物研究证明药物对胎儿有危害性（致畸或胎儿死亡等），或尚无设对照的妊娠妇女研究，或尚无对妊娠妇女进行研究。只有在权衡对孕妇的益处大于对胎儿的危害之后，方可使用。大多数抗心律失常药物包括腺苷、普罗帕酮、比索洛尔、拉贝洛尔、美托洛尔、普萘洛尔、地尔硫䓬、维拉帕米和地高辛都为C类。D类-避免应用，但在确有应用指征、且患者受益大于可能的风险时严密观察下慎用：已有明确证据显示，药物对人类胎儿有危害性，但尽管如此，孕妇用药后绝对有益（如该类药物用于挽救孕妇生命或用其他较安全的药物治疗无效的严重情况）。胺碘酮和阿替洛尔属于此类。X类-禁用：对动物和人类的药物研究或人类的用药经验表明，药物对胎儿有危害，而且孕妇应用这类药物无益，因此禁用于妊娠和可能怀孕的得患者。表67-4列出常用心律失常药物的妊娠期分级、致畸性以及对哺乳是否影响。

1.妊娠期SVT急性期处理

Ⅰ类指征C-LD证据：孕妇发作SVT推荐迷走神经刺激的方法治疗。对于SVT的急性转复，迷走神经刺激，包括Valsalva动作和颈动脉窦按摩可以快速实施，应该是SVT的首选治疗手段。实施上述刺激时应让患者仰卧位。对于没有房室结参与的折返性心律失常，刺激迷走神经的方法可能无效。目前并无Valsalva动作的金标准，一般需要持续10～30s，来达到提升胸腔内压力30～40mmHg的作用。颈动脉窦按摩需要听诊确认无颈动脉杂音后实施，均匀按压左侧或右侧颈动脉窦

表67-4 妊娠期抗心律失常药物特性

药物	FDA分级	潜在副作用	致畸性	哺乳期应用
奎尼丁	C	血小板减少、耳毒性、TDP	无	可用需谨慎
普鲁卡因	C	药物性狼疮、TDP	无	可短期应用
利多卡因	B	心动过缓、神经系统副作用	无	可用
美西律	C	心动过缓、神经系统副作用	无	可用
氟卡尼	C	结构正常心脏耐受良好	无	可用
普罗帕酮	C	同氟卡尼	无	未知
普萘洛尔	C	心动过缓、生长迟缓、哮喘	无	可用
美托洛尔	C	心动过缓、生长迟缓、哮喘	无	可用
阿替洛尔	D	低体重	无	不可用
索他洛尔	B	β受体阻滞药副作用、TDP	无	可用，需谨慎副作用
胺碘酮	D	胎儿甲减、生长迟缓、早产	有	避免
多非利特	C	TDP	未知	未知
决奈达隆	X	血管肢体畸形、腭裂	有	禁忌
伊布利特	C	TDP	未知	未知
维拉帕米	C	母体低血压、胎儿心动过缓	无	可用
地尔硫䓬	C	同维拉帕米	未知	可用
腺苷	C	呼吸困难、心动过缓	无	未知
地高辛	C	低体重	无	可用

5～10s。另一种迷走神经刺激方法是应用冰水毛巾敷脸部，实验证实面部浸入10℃冷水中可有效终止心动过速。按压眼球有潜在风险，一般禁止使用。

Ⅰ类指征C-LD证据：孕妇发作SVT急性处理推荐腺苷注射。当迷走刺激的方法无效时，腺苷可以作用孕妇的一线使用药物。由于腺苷的半衰期较短，一般难以进入胎儿血液循环而产生相应的药物副作用。起始剂量6mg快速弹丸式静脉推注。如果无效，可以进行12mg反复静脉推注2次。部分情况下可能需要更高剂量的腺苷使用，报道提及24mg也是安全剂量。

Ⅰ类指征C-LD证据：当药物治疗无效或存在禁忌时，对于血流动力学不稳定SVT孕妇推荐同步电复律治疗。研究提示妊娠所有阶段电复律治疗均为安全的。电复律电极的放置需要避开子宫位置。如果时间允许，尽可能在复律时及复律后进行严密胎儿监护。复律能量选择等同于非妊娠患者。

Ⅱa类指征C-LD证据：如果腺苷治疗无效或禁忌时，可以静脉美托洛尔或普萘洛尔。对于多种妊娠期心律失常，β受体阻断药可作为一线选择。因为百年来大量研究均提示其使用的安全性。

Ⅱb类指征C-LD证据：如果腺苷及β受体阻断药治疗无效或禁忌时，可选择维拉帕米。

Ⅱb类指征C-LD证据：妊娠SVT静推普鲁卡因胺。

Ⅱb类指征C-LD证据：当妊娠患者发作威胁生命的SVT，且其他治疗无效或禁忌时，可考虑静脉应用胺碘酮治疗。

2.妊娠期SVT缓解期处理

Ⅱa类指征C-LD证据：地高辛、氟卡尼、美托洛尔、普罗帕酮、普萘洛尔、索他洛尔、维拉帕米，单独或联合使用可用于症状明显的SVT孕妇。如果可能应避免妊娠前3个月使用抗心律失常药物。妊娠期使用新型抗心律失常药物，如多非利特的几乎没有报道。如需使用，初始应使用最小剂量，后根据临床反应调整剂量。对于长期预防，口服美托洛尔、普萘洛尔、地高辛均可作为一线选择，尽管β受体阻断药有可能发生子宫内发育延缓的风险，但此类风险的报道多集中于阿替洛尔，且多为妊娠早期使用，且持续用药时间较长。氟卡尼及普罗帕酮可有效治疗多种孕妇及胎儿心律失常，因此对于无潜在器质性心脏病或缺血性心脏病的孕妇也可以使用。

Ⅱb类指征C-LD证据：症状明显、反复发作的SVT，且其他治疗无效或禁忌可考虑口服胺碘酮治疗。尽管口服胺碘酮对于妊娠期安全性的报道存在，但对于胎儿的多种副作用已有报道，其中重要的一项就是胎儿甲状腺功能减退，发生率为17%。此外，胺碘酮可能具有直接的神经毒性，可能会导致胎儿神经发育异常。

（二）妊娠期SVT的手术处理策略

妊娠期进行导管消融治疗最大的问题在于X线暴露对于母体及胎儿的影响，尤其是对于胎儿生长发育可能产生的不良后果。这些潜在风险包括：胎儿死亡、子宫内发育迟缓、主要器官畸形、认知功能缺陷、小头畸形等。因此对于妊娠期的导管消融仅仅限于药物治疗无效、反复发作、症状明显或者伴有严重并发症的患者，且需要尽可能采取各种方法减少射线暴露，指南推荐指征为Ⅱb类指征C-LD证据。

随着三维电解剖标测系统以及心腔内超声的临床应用，使得SVT的无射线消融成为可能。对于妊娠期患者的三维标测下无射线消融，目前没有大样本资料，仅有少量病例报道。在2015年的JCE上发表的一篇关于妊娠期导管消融的荟萃分析中，共有9例妊娠期SVT患者成功接受无射线导管消融，成功率及手术操作时间均与普通患者无明显差异。相信随着三维标测下无射线电生理的蓬勃发展，未来SVT的导管消融对于妊娠期患者将不再有任何禁忌。

三、老年人群

老年患者中房速发生比例最高，AVNRT比例高于AVRT，同时由于接受心房颤动消融患者的增多，不典型心房扑动和大折返房速发生比例有所增加。目前缺乏此类患者大样本RCT研究，因此对于老年SVT患者接受药物或导管消融治疗需要充分评估风险以及获益后决定。2015室上速指南中对于老年人群患者的内容相对较少，其中推荐的Ⅰ类指征为B-NR证据，主要提到年龄＞75岁的SVT患者，其诊断治疗策略需要遵循个体化原则，要综合年龄、合并疾病、身心状态、患者个人意愿和症状严重程度决定。

部分研究提示SVT患者伴随疾病更多，器质性心脏病比例更高、SVT发作时症状也更加严重，因此需要更好的采用药物或导管消融的方法来控制SVT。但是随着年龄增长，合并器质性心脏病及其他疾病的增加，抗心律失常药物的副作用和导管消融的手术风险也相较于年轻患者增加。关于老年人群的导管消融，现有证据表明对于部分高龄患者导管消融的成功率大于95%。来自德国3234例接受AVNRT消融的患者，259例（8%）年龄超过75岁，高龄组成功率98.5%，与年轻组消融成功率无明显差异。该研究中并发症发生率较低，血流动力学稳定的心脏穿孔为0.8%，没有发生需要起搏器置入的消融并发症。2018年刚刚发表的一项研究中回顾分析了1960例非预激SVT患者，其中超过70岁的老年患者301例（15.4%）。在接受电生理检查之前有49例患者误诊为房速，14例宽QRS心动过速患者误诊为室性心动过速。70岁以上患者消融总并发症发生比例高于其他患者（8% vs 4.3% $P=0.021$），但严重并发症发生率与其他患者无明显差异。在接受射频消融后平均随访2.8年，70岁以上年龄患者发生心房颤动、卒中、需要起搏器置入的比例高于其他年龄的患者，但不同年龄患者的室上速复发比例无明显差异。通过多元回归分析发现，年龄大于70岁和射频消融前室上速相关不良事件（$OR=1.93$，$1.41\sim2.62$，$P<0.001$）、传导异常发生（$OR=11.27$，$5.89\sim21.5$，$P<0.001$）、心房颤动（$OR=2.18$，$1.22\sim3.9$，$P=0.009$）、电生理检查前诊断错误（$OR=9.14$，$5.93\sim14.09$，$P<0.001$）、手术相并发症发生（$OR=2.13$，$1.19\sim3.81$，$P=0.01$）以及消融失败（$OR=1.68$，$1.08\sim2.62$，$P=0.02$）具有相关性。这些证据表明老年SVT患者导管消融治疗成功率较高，手术并发症处于可接受范围。具体到每位患者，需要结合患者自身情况，综合评估药物治疗及导管消融的风险及获益，给予个体化治疗选择。

（谷云飞）

参 考 文 献

[1] Blomstrom-Lundqvist C, Scheinman MM, Aliot EM, et al. ACC/AHA/ESC guidelines for the management of patients with supraventricular arrhythmias.Circulation, 2003, 108: 1871-1909.

[2] 蒋文平, 吴宁. 室上性快速心律失常治疗指南. 中华心血管病杂志, 2005, 33: 2-15.

[3] Khairy P, Van Hare GF, Balaji S, et al. PACES/HRS expert consensus statement on the recognition and management of arrhythmias in adult congenital heart disease.Heart Rhythm, 2014, 11: e102-165.

[4] Brugada J, Blom N, Sarquella-Brugada G, et al. Pharmacological and non-pharmacological therapy for arrhythmias in the pediatric population: EHRA and AEPC-Arrhythmia Working Group joint consensus statement.Europace, 2013, 15: 1337-1382.

[5] Page RL, Joglar JA, Caldwell MA, et al. 2015 ACC/AHA/HRS Guideline for the Management of Adult Patients With Supraventricular Tachycardia.Circulation, 2016, 133: e506-e574.

[6] Richardson C, Silver ES.Management of Supraventricular Tachycardia in Infants.Paediatr Drugs. 2017, 19（6）: 539-551.

[7] Philip Saul J, Kanter RJ, Abrams D, et al. PACES/HRS Expert Consensus Statement on the use of Catheter Ablation in Children and Patients with Congenital Heart Disease. Heart rhythm, 2016, 13（6）: e251-e289.

[8] Enriquez AD, Economy KE, Tedrow UB, et al. Contemporary Management of Arrhythmias During Pregnancy.Circ Arrhythm Electrophysiol, 2014, 7: 961-967.

[9] Driver K, Chisholm CA, Darby AE et al. Catheter Ablation of Arrhythmia During Pregnancy.J Cardiovasc Electrophysiol, 2015, 26: 698-702.

[10] Brembilla-Perrot B, Sellal JM, Olivier A, et al. Influence of advancing age on clinical presentation, treatment efficacy andsafety, and long-term outcome of inducible paroxysmal supraventricular tachycardia without pre-excitation syndromes: A cohort study of 1960 patients inclued over 25 years.PLoS One, 2018, 5, 13（1）: e0187895.

第 68 章

心房颤动导管消融的进展

自Haissaguerre于1997年开创导管消融方法治疗心房颤动至今，心房颤动导管消融已历时20余年并成为主要治疗手段之一。近年来相关指南进一步肯定了导管消融在心房颤动治疗当中的地位，药物治疗无效的阵发性心房颤动为导管消融的Ⅰ类适应证（证据级别A）；持续性心房颤动为导管消融的Ⅱa类适应证（证据级别B）；长程持续性心房颤动为导管消融的Ⅱb类适应证（证据级别C）。

心房颤动导管消融的方法主要包括：肺静脉前庭电隔离术、左心房线性消融术、心房碎裂电位消融术等。其中，新版共识肯定了肺静脉隔离为心房颤动导管消融的基石。

一、肺静脉隔离的原理与方法

有84%～90%的心房颤动患者，其心房颤动的触发灶在肺静脉。与左心房的心肌细胞相比，肺静脉肌袖心肌细胞的不应期更短，触发活动更多。此外，肺静脉与左心房的连接处心肌细胞传导的各向异性为微折返提供了条件。因此，肺静脉电隔离（PVI）为心房颤动导管消融治疗的基石。随着消融技术的进步，PVI的部位也由肺静脉开口转移至左心房内肺静脉前庭以增加成功率，同时减少肺静脉狭窄的风险。PVI最常用的方法为连续性点射频消融。通常是在三维电解剖标测系统及放置于肺静脉口的环形多极标测导管的指导下，部分消融肺静脉段或大片环状消融左右肺静脉与心房之间的环形区域，以达到肺静脉与左心房的双向电隔离。三维电解剖技术使用依赖电磁或阻抗的导管定位来构建心房的3D模型。3D电解剖技术实现了无X线透视下，导管在心房内的精确可视化，从而减少了透视时间、手术时间、对患者和术者的辐射剂量等。目前应用的主要有3种标测系统，EnSite三维电解剖测系统（美国圣犹达医疗），CARTO磁电结合标测系统（美国强生医疗），Rhythmia三维标测系统（美国波士顿科学）。仅仅依靠可视化虽可以清楚显示出导管在心腔内的位置关系，但并不能展示出导管在心内膜的贴靠情况，近些年发展起来的压力感应技术可以即刻感知消融导管顶端与心内膜的贴靠压力，使得术者可以通过压力数值来得知导管贴靠情况，指导下一步操作。消融导管顶端与心内组织的接触压力不足势必会降低消融功效，接触压力过高则有可能导致机械损伤。接触压力技术的应用使心房颤动导管消融的复发率明显降低，同时也缩短了透视及手术时间。连续性点射频消融较为复杂且对技术要求较高，在许多中心受到限制，最常用的替代该方法为冷冻球囊消融，这项技术依靠冷冻能量在肺静脉周围产生环状的损伤区域以达到隔离肺静脉电位的效果，对阵发性心房颤动患者的消融效果与点射频消融类似。该技术的实施无须三维电解剖标测系统，但仍需要环形多极标测导管来确认肺静脉电位。在X线透视下依次将冷冻球囊放置在左上、左下、右上、右下四支肺静脉口部，之后于肺静脉内注入少量造影剂，若造影剂流入左心房受阻，则说明球囊在肺静脉口部贴靠良好，若造影剂可漏入左心房，则需要调整球囊位置使其贴靠良好，确认球囊贴靠良好后注入冷冻能量隔离肺静脉电位。冷冻球囊PVI的最常见并发症为右侧膈神经损伤或麻痹，因右侧肺静脉靠近膈神经。目前最常用的预防膈神经损伤的方法为冷冻消融时起搏膈神经使患者膈肌周期性收缩，若在消融过程中患者膈肌停止收缩，则有发生膈神经损伤的可能，应即刻停止冷冻消融。目前由于冷冻消融时间、最低消融温度和冷冻球囊-肺静脉贴靠程度的限制，膈神经损伤并发症的发生率已大大降低，永久性膈神经损伤很少见。有少部分患者的肺静脉形态存在变异，导致冷冻球囊无法很好贴靠，而对于多次消融仍无法达到PVI者，此时可撤出球囊放入射频消融电极来补点消融达到完全PVI。冷冻球囊消融的实施较为简易，手术时间较短，但X线透视时间较长。基于以上特点，冷冻球囊消融也成为当前PVI的常用方法之一。

目前一次性PVI隔离技术是心房颤动导管消融研究

的热点。除了冷冻球囊消融外，还有其他的球囊消融方法，比如可视化激光球囊，该方法通过一个小型内镜而实现消融过程的直接可视化，通过精确控制激光强度实现肺静脉隔离。一项多中心研究表明，可视化激光球囊的消融与传统射频消融方式相比，效果及并发症的发生率均较为相似。可视化激光球囊已被批准用于欧洲，已经证实其短期效果较好。此外，还有高强度聚焦超声（HIFU）球囊、射频热球囊等。有研究表明HIFU球囊消融效果理想，但因其并发症发生率（如致命性左心房食管瘘）较高而被淘汰。射频热球囊目前为研发热点，美国强生公司和波士顿科学有限公司均有成型产品，有望在不久的将来投入临床使用。

二、肺静脉之外的消融

PVI是阵发性心房颤动的有效消融方法，术后1年的窦律维持率可达60%～80%，术后5年的维持率约为50%。在肺静脉隔离后消融诱导心房颤动的非肺静脉触发点可以改善消融结果。但对于非阵发性心房颤动，消融成功率较低，术后1年窦律维持率仅为36%～60%，术后长期控制率仅为20%～42%。此时可能需要针对心房颤动的维持机制进行消融改良。心房结构重塑在非阵发性心房颤动的维持机制中占有一定地位，而且可能是PVI成功后心房颤动复发的基础，即"心房颤动导致心房颤动"。致力于此基质的消融方式主要有2种，其中一种为心房线性消融，该术式模仿了外科的心房迷宫术，包括左心房顶部线（消融点连接左上、右上肺静脉口的上缘）、二尖瓣环峡部线（连接二尖瓣环及左下肺静脉）、三尖瓣环峡部线（连接下腔静脉与三尖瓣环），如北京安贞医院对于慢性心房颤动的患者，在肺静脉隔离之后直接行3条径线的消融，将其形象地称为"2C3L"模式；另一种为消融复杂心房电位，即所谓的复杂心房碎裂电位（CFAE）。Nademanee等将CFAE定义为：①心房波的碎裂电图由2个或2个以上的波折组成和（或）心房波连续10s以上无恒定基线且伴有延长的连续心房激动波；②连续10s心房激动平均周长≤120ms。该术式即寻找CFAE的分布点并对其消融。CFAE消融存在较大局限性，最主要的原因是CFAE的判断受术者的主观经验影响大。并且有学者指出，多数CFAE并不参与心房颤动的发生及维持。因此，CFAE消融目前应用并不广泛。对于长程持续性心房颤动的患者，也可以采用"递进式"消融方法。该方法由PVI开始，之后为上腔静脉及冠状窦等静脉的隔离。再之后依次为CFAE的消融，线性消融（包括三尖瓣环峡部线、左心房顶部线、二尖瓣环峡部线）。在每一步的实施过程中，如果转复为窦律，则不再进行下一步。

近来，STAR AF2研究比较了单纯PVI、PVI合并CAFEs消融、PVI合并左心房顶部及二尖瓣峡部线性消融这三种持续性心房颤动的消融方案。结果十分出乎意料，三种消融方案的窦律维持效果无显著差别，经过18个月的随访，三组的窦律维持率分别为59%、49%、46%。此外，一项Meta分析将STAR AF2的结果与其他9项研究（共1821例患者）的结果相结合，其结论为，与单纯PVI相比，CFAE消融及线性消融没有显著的维持窦律的效果。这项里程碑式的临床研究改变了很多持续性心房颤动的消融方式，支持了将单纯PVI作为一线的治疗方案。最近的一项调查表明，有67%的中心将单纯PVI作为一线治疗，并且有超过50%的中心表示STAR AF2的结果改变了他们的持续性心房颤动的消融策略。另外一种策略称为瘢痕均质化，即消融可能为纤维组织的低电压区，这种策略仍在研究中。总之，单纯PVI为持续性心房颤动的一线治疗，其他消融方法可作为PVI的补充或辅助消融策略。

尽管有诸多消融策略，但非阵发性心房颤动的复发率仍较高，原因并不在于手术本身，而应在于人们对其电生理机制的理解仍有不足。2012年，美国加州大学医学中心的Narayan等在JACC杂志上发表的关于心房颤动转子消融的ConFIRM试验结果，在心房颤动研究领域激起强烈反响，该研究发现转子或局灶激动在心房颤动（尤其是慢性心房颤动）维持中有着重要作用，消融这些心房颤动驱动灶（转子或异位兴奋灶）较其他方法可更快地终止心房颤动，并可较长时间维持窦性心律，为心房颤动的维持机制及消融方法的研究开辟了新的思路。心房颤动驱动灶包括异位兴奋灶和心房颤动转子，前者是指由于自律性增强、触发活动或折返等原因，心房局部心肌可产生快速激动，形成异位兴奋灶。转子驱动学说是指心房颤动是由一个或几个微折返驱动的高速旋转的母波以转子的形式在心房内传播，在传播过程中遇到各种功能或解剖障碍碎裂为更多的转子，引起颤动样传导造成的。基于以上心房颤动电生理的理解，标测心房颤动驱动灶并消融，为非阵发性心房颤动的消融打开了新视野。关于心房颤动转子的标测，主要方法有：①频谱分析以及相位标测：频谱分析用于标测心房颤动频率范围以及定位高频区域（周长最短区域），也就是通常所谓的心房颤动源头（异位兴奋灶或者转子）；相位标测通过在每个时间点测定局部激动/复极时相来标测心房颤动电传导的时空分布，使其可视化。②心内外膜同步光学标测：通过在心内外膜记录电压敏感荧光染料，以解释心房颤动时卷动波在三维立体结构中的反应。③多电极片心外膜电标测：在心脏手术中，应用高敏多电极片记录患者心外膜局部电位。④篮网电极心内膜标测：比如运用64极篮网电极时标测心房颤动消融过程中两个心房128个位点的心内膜电活动。⑤体表标测：用多极背心覆盖患者整个躯干，对多位点的心内信号实时记录。基于以上标测成果，新的消融策略也随之而来，如高频激动区靶点消融、局部电冲动以及转子介导（FIRM）消融、持续性心房颤动驱动灶隔离，以上消融策略均表现出有价值的前景。

三、心房颤动的内外科联合治疗

1987年，迷宫手术开始作为心房颤动的外科治疗手段，该手术可阻断心房的折返激动并可使窦性节律激动整个心房组织。有研究报道，198例心房颤动患者行单独迷宫手术或合并其他心脏外科手术，其节律控制效果极佳，尽管其随访不是很严格。虽然迷宫手术效果很好，但步骤较为复杂，技术要求较高，更关键的是其并发症的发生率高达12%，围术期死亡和卒中风险较高。因此，心房颤动微创手术及杂交手术应运而生。心房切缝可被线性射频消融、冷冻消融、高强度聚焦超声HIFU取代，而且可经胸部微创切口实施。此项研究中，微创外科消融的效果要优于导管消融，但并发症的发生率有所升高。为了进一步改善疗效，杂交手术被创立，顾名思义，其为胸腔镜心外膜消融及经皮心脏内导管消融的联合，其初步效果较好，但需要更多的临床研究来证实。

四、导管消融与左心耳封堵

尽管导管消融可使患者长期维持窦性心律，但潜在的卒中风险仍是不可预估的。使用华法林及新型口服抗凝药在降低卒中风险的同时，也不可避免的增加了出血风险。左心耳封堵术可有效降低缺血事件的发生率，同时也可减少抗凝药物的使用甚至停用抗凝药物。欧洲心脏协会ESC将左心耳封堵列为高出血风险（HASBLED评分≥3）的心房颤动患者的Ⅱ类适应证，B级证据。EHRA/EAPCI的专家共识指出，行左心耳封堵术应综合考虑患者的卒中风险、出血风险、抗凝药物禁忌证、患者本人意愿等因素。

五、心房颤动导管消融的并发症

导管消融术后，共有5%～7%的患者会出现各类并发症，其中大部分与血管通路有关，且通常非手术治疗即可。常见的并发症为卒中/短暂性脑缺血发作（TIA）、心脏压塞、膈神经损伤（见于冷冻球囊消融）；罕见肺静脉狭窄、心房食管瘘等。使用股静脉超声可降低血管穿刺并发症的发生率。心房食管瘘较难诊断，患者有感染但无明确感染灶、有胸痛、卒中或抽搐等有可能提示心房食管瘘。此时应避免行经食管超声检查，确诊的方法为CT扫描。确诊后应急诊心脏外科-胸外科手术治疗。

六、展望

对于阵发性心房颤动，实现高效率的肺静脉电隔离，明确并消融肺静脉外触发灶，是提高手术成功率的关键。对于非阵发性心房颤动，导管消融后窦律的维持率远不如阵发性心房颤动，其问题的根源不在于消融策略及过程，而在对心房颤动电生理机制的理解。因此要想改善非阵发性心房颤动的窦律维持效果，电生理基础研究是十分必要的。但另一方面，一味追求维持窦律，患者是否能从中获益，仍有待考究。

（王祖禄　梁　明）

参 考 文 献

[1] Calkins H, Hindricks G, Cappato R, et al.2017 HRS/EHRA/ECAS/APHRS/SOLAECE expert consensus statement on catheter and surgical ablation of atrial fibrillation: Executive summary. Journal of arrhythmia, 2017, 33（5）: 369-409.

[2] Kirchhof P, Benussi S, Kotecha D, et al.2016 ESC Guidelines for the management of atrial fibrillation developed in collaboration with EACTS.European heart journal, 2016, 37（38）: 2893-2962.

[3] Lofgren B, Pareek M, Larsen JM.Uninterrupted Dabigatran versus Warfarin for Ablation in Atrial Fibrillation.N Engl J Med, 2017, 377（5）: 494-495.

[4] Rickard Md Mph J, Nazarian Md Phd S.New Technologies In Atrial Fibrillation Ablation.J Atr Fibrillation, 2014, 7（2）: 1022.

[5] Kanj M, Wazni O, Natale A.Pulmonary vein antrum isolation. Heart Rhythm, 2007, 4（3 Suppl）: S73-79.

[6] Stabile G, Scaglione M, del Greco M, et al.Reduced fluoroscopy exposure during ablation of atrial fibrillation using a novel electroanatomical navigation system: a multicentre experience.Europace, 2012, 14（1）: 60-65.

[7] Zhou X, Lv W, Zhang W, et al.Impact of contact force technology on reducing the recurrence and major complications of atrial fibrillation ablation: A systematic review and meta-analysis. Anatol J Cardiol, 2017, 17（2）: 82-91.

[8] Providencia R, Lambiase PD, Marijon E.Cryoballoon or Radiofrequency Ablation for Atrial Fibrillation.N Engl J Med, 2016, 375（11）: 1099.

[9] Jin ES, Wang PJ.Cryoballoon Ablation for Atrial Fibrillation: a Comprehensive Review and Practice Guide.Korean circulation

journal, 2018, 48 (2): 114-123.

[10] Bhardwaj R, Reddy VY.Visually-guided Laser Balloon Ablation of Atrial Fibrillation: A "Real World" Experience.Rev Esp Cardiol (Engl Ed), 2016, 69 (5): 474-476.

[11] Zhao Y, Di Biase L, Trivedi C, et al.Importance of non-pulmonary vein triggers ablation to achieve long-term freedom from paroxysmal atrial fibrillation in patients with low ejection fraction.Heart Rhythm, 2016, 13 (1): 141-149.

[12] Iwasaki YK, Nishida K, Kato T, et al.Atrial fibrillation pathophysiology: implications for management.Circulation, 2011, 124 (20): 2264-2274.

[13] Haissaguerre M, Hocini M, Sanders P, et al.Catheter ablation of long-lasting persistent atrial fibrillation: clinical outcome and mechanisms of subsequent arrhythmias.J Cardiovasc Electrophysiol, 2005, 16 (11): 1138-1147.

[14] Scott PA, Silberbauer J, Murgatroyd FD.The impact of adjunctive complex fractionated atrial electrogram ablation and linear lesions on outcomes in persistent atrial fibrillation: a meta-analysis.Europace, 2016, 18 (3): 359-367.

[15] Narayan SM, Krummen DE, Shivkumar K, et al.Treatment of atrial fibrillation by the ablation of localized sources: CONFIRM (Conventional Ablation for Atrial Fibrillation With or Without Focal Impulse and Rotor Modulation) trial.J Am Coll Cardiol, 2012, 60 (7): 628-636.

[16] Quintanilla JG, Pérez-Villacastín J, Pérez-Castellano N, Pandit SV, Berenfeld O, Jalife J, Filgueiras-Rama D.Mechanistic Approaches to Detect, Target, and Ablate the Drivers of Atrial Fibrillation.Circ Arrhythm Electrophysiol.2016; 9: e002481.doi: 10.1161/CIRCEP.115.002481.

[17] Dar T, Turagam MK, Yarlagadda B, et al.Indication, Patient Selection, and Referral Pathways for Left Atrial Appendage Closure.Interventional cardiology clinics, 2018, 7 (2): 169-183.

[18] Prasad SM, Maniar HS, Camillo CJ, et al.The Cox maze III procedure for atrial fibrillation: long-term efficacy in patients undergoing lone versus concomitant procedures.J Thorac Cardiovasc Surg, 2003, 126 (6): 1822-1828.

[19] Krul SP, Driessen AH, van Boven WJ, et al.Thoracoscopic video-assisted pulmonary vein antrum isolation, ganglionated plexus ablation, and periprocedural confirmation of ablation lesions: first results of a hybrid surgical-electrophysiological approach for atrial fibrillation.Circ Arrhythm Electrophysiol, 2011, 4 (3): 262-270.

[20] Pappone C, Vicedomini G, Santinelli V.Atrio-Esophageal Fistula After AF Ablation: Pathophysiology, Prevention &Treatment.J Atr Fibrillation, 2013, 6 (3): 860.

[21] Bond R, Olshansky B, Kirchhof P.Recent advances in rhythm control for atrial fibrillation.F1000Res.2017 Oct 3; 6: 1796.doi: 10.12688/f1000research.11061.1.

[22] Mujović N, Marinković M, Lenarczyk R, Tilz R, Potpara TS.Catheter Ablation of Atrial Fibrillation: An Overview for Clinicians.Adv Ther, 2017, 34 (8): 1897-1917.

第69章

心房颤动的抗凝治疗进展

一、概述

心房颤动（atrial fibrillation，AF）是目前临床上最常见的心律失常之一，全球患病率为1%～2%，随着社会不断老龄化的发展，其患病率还会进一步增长。我国发病率目前约为0.77%，心房颤动患者的平均年龄也呈上升趋势。血栓栓塞是AF最大的临床危害，因此目前各心房颤动指南已将抗凝列于心房颤动治疗策略中的首位。非维生素K拮抗剂类口服抗凝药（NOACs）：直接凝血酶抑制剂（达比加群）和Xa因子抑制剂（利伐沙班、阿哌沙班、依度沙班）较传统口服抗凝药物维生素K拮抗剂（VKA）具有起效快、半衰期短、药物间相互作用少及无须监测等优点，在AF抗凝方面得到了广泛应用。

1.心房颤动患者卒中预防建议　目前依旧推荐使用CHA2-DS2-VASc积分来预测心房颤动卒中风险。心力衰竭、高血压、年龄为65～74岁、女性、血管疾病各占1分，糖尿病及年龄≥75岁、卒中或TIA史各占2分。所有CHA2-DS2-VASc积分≥2分的男性、≥3分的女性应考虑接受口服抗凝药物治疗。若男性积分为1分或女性积分为2分时，应根据患者的具体情况决定是否进行抗凝药物治疗。若对新型口服抗凝药（NOAC）如：达比加群、利伐沙班等无禁忌证，应当将NOAC作为首选，次选华法林。对于机械瓣换瓣术后或二尖瓣中重度狭窄的患者仍推荐使用华法林不推荐使用NOAC来预防卒中的发生。

2.NOACs药物的简要介绍　非维生素K拮抗的口服抗凝药物（Non-vitamin K antagonist oral anticoagulants，NOACs），包括达比加群、利伐沙班、阿哌沙班等，已逐渐成为心房颤动患者预防卒中的首选药物。当前的主要NOACs的药动学见表69-1

NOACs主要经肾脏代谢，在NOACs治疗前，需通过Cockcroft-Gault公式计算评估患者肾功能，并进行药物剂量的调整，NOACs应避免用于透析患者或CrCl≤15ml/min的患者。目前NOACs在各国的适应证暂不完全相同，选择NOACs和剂量时，应注意患者的年龄、体重、肾功能及同时应用的药物等因素（表69-2）。

表69-1　新型口服抗凝剂的药动学

	达比加群	阿哌沙班	依度沙班	利伐沙班
生物利用度	3%～7%	50%	62%	15mg/20mg剂量空腹时为66%，进食后为80%～100%
前体药物	是	否	否	否
非肾/经肾途径清除率	20%/80%	73%/27%	50%/50%	65%/35%
血浆蛋白结合率	35%	87%	55%	95%
血液透析清除率	50%～60%	14%	不能经血透清除	不能经血透清除
肝CYP3A4酶代	否	是（脏清除率约25%）	极少量	是（肝清除率约18%）
食物吸收效应	无	无	6%～22%	39%
组胺H2受体和质子泵抑制剂吸收	-12%～30%	无	无	无
亚裔人群	25%	无	无	无
半衰期	12～17h	12h	10～14h	5～9h（年轻人）
				11～13h（老年人）
其他	消化不良（5%～10%）			15mg/20mg剂量与餐同服

表69-2 NOACs在非瓣膜病心房颤动患者栓塞预防的推荐剂量

	达比加群	阿哌沙班	依度沙班	利伐沙班
作用机制	直接凝血酶抑制剂	Xa因子抑制剂	Xa因子抑制剂	Xa因子抑制剂
剂量	150mg, 2次/天, 110mg, 2次/天	5mg, 2次/天 2.5mg, 2次/天	60mg, 1次/天 30mg, 1次/天	20mg, 1次/天 15mg, 1次/天
Ⅲ期临床试验	RE-LY	ARISTOTLE AVERROES	ENGAGE-AF	ROCKET-AF

二、特殊人群抗凝治疗新进展

1.合并高血压/高龄的心房颤动患者 血压控制不佳、年龄等均与栓塞事件和出血风险增加相关。GARFIELD-AF研究中，76.7%的心房颤动患者诊断时合并高血压病史。研究发现，血压控制不佳显著增加心房颤动患者卒中及大出血风险。PREFER-AF研究比较了不同年龄组患者口服抗凝治疗的净临床获益。随着年龄增长，血栓风险和出血风险同时增加，但卒中风险增加更为明显。高龄老年患者使用OAC的绝对获益超过出血风险，这类患者的净获益最大。

2.肾功能不全患者 ROCKET-AF研究事后分析显示，慢性肾病增加心房颤动患者出血和栓塞风险，这一风险随肾功能不全程度加重而增加。2016年发表于《循环》（Circulation）杂志的ROCKET-AF亚组分析，旨在评估研究过程中利伐沙班在肾功能进行性减退患者中的疗效与安全性。结果显示，与华法林相比，利伐沙班疗效更优，且大出血/临床相关非大出血发生率与华法林无显著差异。2018EHRA新型口服抗凝药物在心房颤动中的应用指南对于合并肾功能不全的患者用药指南（图69-1）。

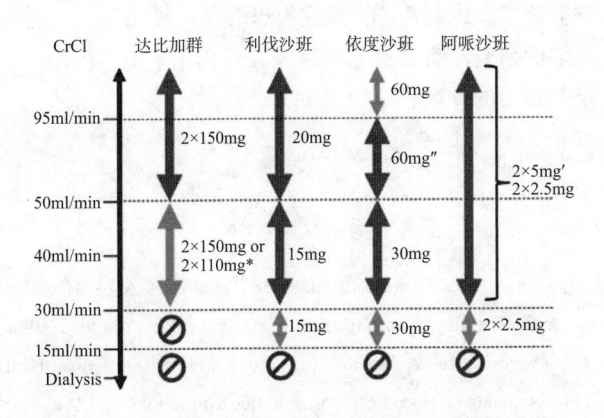

图69-1 合并肾功能不全，NOACs剂量调整方案

3.心房颤动合并冠心病 心房颤动合并冠心病尤其是急性冠状动脉综合征（ACS）或行经皮冠状动脉介入治疗（PCI）后的抗栓策略一直是一个棘手问题，《NOACs 指南更新》对ACS或择期PCI患者急性及长期抗栓管理分别进行了说明。虽然对应用VKA的患者而言，各指南推荐不间断应用VKA，但《NOACs指南更新》建议应用NOACs的心房颤动患者若发作ACS或行择期PCI需暂停服用NOACs（择期PCI术前停用NOACs≥24h，急性冠状动脉综合征患者入院停用NOACs），以助于抗血小板药物的安全启用。PCI后和停用肠外抗凝药物后重新启用同一种NOACs，与双联或单一抗血小板药物合用。PCI或ACS后长期抗凝策略需要降阶梯式变换（三联→二联→单一药物）以实现预防冠状动脉事件基础上减少出血风险。建议裸支架置入术后三联抗栓1个月，药物涂层支架则需延长至6个月，随后行双联抗栓治疗（NOACs加阿司匹林或氯吡格雷）至1年后改为单用NOACs，但对于具有高危冠状动脉事件且低危出血风险的患者，则需要延长双联抗栓时间。PIONEER AF-PCI是一项非盲、随机对照、多中心临床研究，旨在比较利伐沙班＋氯吡格雷、利伐沙班＋双联抗血小板治疗、传统三联抗栓治疗用于心房颤动患者PCI术后抗栓治疗的安全性。研究显示，两种利伐沙班方案均显著降低临床出血事件的发生因心血管事件和出血导致的再住院率也明显降低。RE-DUAL PCI试验显示，双联治疗组的出血风险低于三联治疗组，而在血栓事件风险方面，双联治疗组不劣于三联治疗组。两项研究均证实双联治疗优于三联治疗，但仍有缺陷。第一，两项研究均侧重于研究安全性，而对有效性关注过少；第二，三联治疗的参照选择均为VKA＋DAPT，但如果选用VKA＋P2Y12是否结果会更好？第三，应开展多臂研究以探讨哪种NOAC药物可以提供更好的预后；最后，普拉格雷和替格瑞洛与OAC联用的数据仍较少。同时，也有荟萃分析纳入WOEST、PIONEER AF-PCI及RE-DUAL PCI等研究，结果显示双联组较三联组出血事件更少，但有效性没有差异。

4.心房颤动合并颅内出血后，恢复抗凝剂使用的建议 心房颤动合并颅内出血后如何恢复抗凝剂使用也是一个值得思考的问题。通过共识和回顾性数据分析，最新的指南对此也提出了相应的建议。如果存在以下情况，建议停止抗凝药物治疗：颅内出血发生在抗凝药物达标的情况下；颅内出血发生在已停用或低剂量使用NOAC时；年龄较大；血压控制欠佳；皮肤出血；严重颅内出血；多处微出血；出血的原因不能被移除或治疗；长期饮酒；PCI后需要双重抗血小板药物治疗。如果存在以下情况，建议可恢复使用抗凝药物治疗：颅内出血是由于华法林过量导致；颅内出血是由于创伤或其他可治疗的原因导致；年轻患者；血压良好；基底神经节出血；无或轻微白质损伤；已手术切除硬膜下血肿；动脉瘤导致的蛛网膜下出血；有高危脑梗死风险；可于4~8周后选择低出血风险抗凝药物恢复抗凝治疗。

三、心房颤动抗凝管理的优化

1. 加强心房颤动筛查 既往研究显示，与有症状的患者相比，无症状的心房颤动患者卒中和死亡风险更高，此类患者经抗凝治疗后卒中发生率和死亡率可显著下降。2016年ESC心房颤动管理指南对不同患者心房颤动筛查给予了Ⅰ~Ⅱb的推荐。

2. 提高抗凝依从性 IMPACT-AF试验是一项国际多中心、前瞻性、整群随机对照试验，纳入2281例心房颤动患者。研究组采用综合干预，包括对医护人员和患者进行教育、定期监测和反馈。对照组给予常规治疗。评估2种干预对口服抗凝药物使用率的影响。结果显示，综合干预组抗凝治疗依从性提高，患者卒中风险降低。不同类型的心房颤动患者，加强监测随访均能促进抗凝治疗。

3. 拮抗剂进展 临床医师对NOAC出血的顾虑限制了NOAC的使用。近年来，NOAC特异性拮抗剂的研究取得了很大进展，如达比加群拮抗剂Idarucizumab、Xa因子抑制剂拮抗剂Andexanetα。Idarucizumab可消除达比加群的抗凝作用，使多种急诊治疗得到改善。

4. 维生素K和NOAC互换 如国际标准化比值（INR）小于2.0，可直接开始应用NOAC；如果INR为2.0~2.5，NOAC可以立即或第2天使用。若INR大于2.5，应待其降至2.5以下时再考虑使用。由于VKA起效慢，NOAC切换为VKA时尤应谨慎，须同时合用NOAC和VKA 5~10d，至INR达靶目标，且具有较大的个体差异。由于NOAC对INR可能会有额外的影响（尤其是在FXa抑制剂），以下几点对确保抗凝的充分非常重要：在合并用药期间INR测定应在下一次服用NOAC前及最后一剂NOAC（即单独VKA治疗）使用后的24h应予以复查，以保证足够的抗凝。推荐在第1个月内密切监测INR，直至已达到稳定的数值（即连续3次测量值在2.0~3.0）。

5. 心房颤动患者围术期抗凝管理 长期口服抗凝治疗的心房颤动患者如何进行围术期管理，是非常棘手的问题，而且不同医院和医生的处理变化较大。当然，我们要根据患者术前、术中和术后的不同临床情况，给出了具体的治疗方案，关于围术期是否要中断维生素K拮抗剂（VKA），建议如下：①不中断VKA治疗：a.手术无临床意义的出血风险或低危出血风险；b.不存在升高出血风险的患者相关因素。②中断VKA治疗：a.手术有中危或高危出血风险；b.手术出血风险不确定，存在升高出血风险的患者相关因素。对于围术期如何中断VKA治疗问题，可分为以下三个部分：①对于INR在1.5~1.9的患者，若希望INR正常，应在术前3~4d中断VKA治疗；如果可接受治疗窗之下的INR，中断期可适当缩短。应在术前24h内再次复查INR，特别是希望INR正常时。对于INR持续较高的患者，择期手术应延期，如果可以，延期至达到理想INR时。②对于INR在2.0~3.0的患者，应在术前5d中断VKA治疗。中断期可适当缩短，取决于当前INR、到预期手术的时间及手术理想的INR。应在术前24h内再次复查INR，特别是希望INR正常时。对于INR持续较高的患者，择期手术应延期，如果可以，延期至达到理想INR时。③对于INR>3.0的患者，术前至少应中断VKA治疗5d。中断VKA治疗的确切时间取决于当前INR、到预期手术的时间及手术理想的INR。应在术前24h内再次复查INR，特别是希望INR正常时。对于INR持续较高的患者，择期手术应延期，如果可以，延期至达到理想INR时。而如何在术后重启抗凝治疗，指导建议如下：①确保手术部位止血；②考虑出血后果，特别是高危出血风险的手术，如开放式心脏手术、颅内手术或脊柱手术；③考虑患者易于出血的特殊因素，如出血体质、血小板功能异常、使用抗血小板药物。

四、总结

心房颤动患者的抗凝管理需要谨慎的平衡心房颤动相关的血栓栓塞风险和OAC相关出血风险。整体而言，瓣膜性心房颤动患者及CHA2DS2-VASc评分≥2分的非瓣膜性心房颤动患者应接受OAC治疗来预防卒中。累积数据支持优选NOAC，但并非所有患者都是NOAC使用人群。在无禁忌证患者中，NOAC选择取决于医师和患者决策。主要临床试验纳入的重要患者群体不足，例如高龄、病态肥胖、严重慢性肾病和CHA2DS2-VASc评分≥1分的患者。管理这类患者是一项难题，还需要更多的研究。患者参与抗凝决策对优化卒中预防治疗有至关重要的作用。

（周胜华）

参考文献

[1] January CT, Wann LS, Alpert JS, et al.2014 AHA/ACC/HRS guideline for the management of patients with atrial fibrillation: a report of the American College of Cardiology/American Heart Association Task Force on Practice Guidelines and the Heart

Rhythm Society.J Am Coll Cardiol, 2014, 64: e1-76.

[2] Kirchhof P, Benussi S, Kotecha D, et al.2016 ESC Guidelines for the management of atrial fibrillation developed in collaboration with EACTS: The Task Force for the management of atrial fibrillation of the European Society of Cardiology (ESC) Developed with the special contribution of the European Heart Rhythm Association (EHRA) of the ESC Endorsed by the European Stroke Organisation (ESO).Europace,2016,18(11): 1609-1678.

[3] Ten Cate V, Ten Cate H, Verheugt FW.The Global Anticoagulant Registry in the FIELD-Atrial Fibrillation (GARFIELD-AF): Exploring the changes in anticoagulant practice in patients with non-valvular atrial fibrillation in the Netherlands.Neth Heart J, 2016, 24 (10): 574-580.

[4] Kim JB, Joung HJ, Lee JM, et al.Evaluation of the vascular protective effects of new oral anticoagulants in high-risk patients with atrial fibrillation (PREFER-AF): study protocol for a randomized controlled trial.Trials, 2016, 24, 17 (1): 422.

[5] Barnett AS, Cyr DD, Goodman SG, et al.Net clinical benefit of rivaroxaban compared with warfarin in atrial fibrillation: Results from ROCKET AF.Int J Cardiol, 2018, 15, 257: 78-83.

[6] Kerneis M, Gibson CM, Chi G et al.Effect of Procedure and Coronary Lesion Characteristics on Clinical Outcomes Among Atrial Fibrillation Patients Undergoing Percutaneous Coronary Intervention: Insights From the PIONEER AF-PCI Trial.JACC Cardiovasc Interv, 2018, 8, 8798 (17): 32329-32324.

[7] Vinereanu D, Lopes RD, Bahit MC, et al.A multifaceted intervention to improve treatment with oral anticoagulants in atrial fibrillation (IMPACT-AF): an international, cluster-randomised trial.Lancet, 2017, 14, 390 (10104): 1737-1746.

[8] Cannon CP, Bhatt DL, Oldgren J, Lip GYH, Ellis SG, Kimura T, Maeng M, Merkely B, Zeymer U, Gropper S, Nordaby M, Kleine E, Harper R, Manassie J, Januzzi JL, Ten Berg JM, Steg PG, Hohnloser SH; RE-DUAL PCI Steering Committee and Investigators. Dual Antithrombotic Therapy with Dabigatran after PCI in Atrial Fibrillation.N Engl J Med, 2017, 19, 377 (16): 1513-1524.

第70章

左心耳封堵术后的抗栓治疗和临床随访

心房颤动（Atrial fibrillation，AF）是临床上最常见的快速性心律失常，在人群中的总体发病率是0.4%～2.0%，它的主要并发症是导致心功能不全与卒中（又称中风）。2012年，ESC公布的AF管理指南建议其治疗策略为节律控制、心率控制和抗凝治疗。在预防AF卒中发生方面，传统口服抗凝药华法林的循证医学证据最多，多项临床研究均显示口服华法林抗凝可显著降低AF患者卒中发生率。但口服抗凝药华法林易受某些食物或药物影响，用药期间需要频繁监测国际标准化比值（International Normalized Ratio，INR），故患者依从性差。新型口服抗凝药物（non uitamin k antagonist Oral Anticoagulants，NOAC）克服了华法林的缺陷与不足，目前可在我国临床应用的主要包括达比加群酯和利伐沙班。RE-LY研究显示达比加群酯用于AF患者抗凝治疗优于华法林，ROCKET-AF研究显示利伐沙班和华法林在预防AF患者卒中和全身性栓塞时同样有效。NOAC与华法林比较，虽然具有半衰期短、起效快，固定剂量、无须常规检测凝血功能及颅内出血并发症少等优点，但对药物依从性要求高、价格昂贵及胃肠道出血危险略增加为其不足；此外，部分AF患者尚存在抗凝治疗禁忌，无法长期口服抗凝药预防卒中。因此，探讨预防AF卒中新策略已成为心血管领域临床研究的重点与热点之一。

既往研究发现，在非瓣膜性AF卒中患者中，90%的栓子均来源于左心耳。因此，封堵左心耳、防止左心耳血栓形成与脱落，成为一项新技术用于临床。PROTECT AF研究和PREVAIL研究是比较左心耳封堵（Left atrial appendage closure）术与口服华法林抗凝效果的两项多中心随机对照研究，远期随访结果显示，左心耳封堵术在预防非瓣膜性AF缺血性卒中方面优于或不劣于华法林抗凝治疗，从而使左心耳封堵术在预防非瓣膜性AF患者卒中方面的临床效果正逐渐被临床认可。左心耳封堵术的目标是完全封闭左心耳，以消除心脏血栓主要来源，并且尽量避免使用抗栓药物，从而最大程度降低患者的出血风险。在成功施行左心耳封堵术后，既要预防置入的封堵器表面血栓形成，又不能相应增加患者出血并发症的风险，这是左心耳封堵术后围术期所面临的重要问题之一。目前对左心耳封堵术后如何选择理想的抗栓治疗方案仍有较大的争议，本章将就左心耳封堵术后的抗栓治疗与随访问题进行简述。

第一节 左心耳封堵术后抗栓治疗的临床研究

一、无口服抗凝药禁忌患者的抗栓治疗

对无口服抗凝药禁忌的AF患者，有代表性的研究是PROTECT AF研究和PREVAIL研究。PROTECT AF研究是一个多中心的随机非双盲临床研究，目的是比较经皮左心耳封堵术（Watchman左心耳封堵装置）和华法林在预防非瓣膜性AF患者卒中方面的疗效，共有59家中心的707例患者入选，按2:1原则随机分为经皮左心耳封堵组（463例）和华法林组（244例）。主要的有效性终点是：缺血性或出血性卒中，心血管死亡（任何原因引起的心血管死亡或不能解释的心血管死亡），体循环栓塞，TIA发作（记录到的局灶的神经缺血事件至少持续5min）；主要安全终点是威胁生命的出血：心包积液需要引流，颅内出血，胃肠道出血需要输血等。平均随访3.8年的数据表明：左心耳封堵组的主要不良事件有39例（8.4%），华法林组有34例（13.9%）；与华法林比较，左心耳封堵使缺血性卒中发生率降低40%，并降低心血管死亡率60%、全因死亡率降低34%。

PREVAIL研究是Watchman左心耳封堵器与长期华法林治疗在预防非瓣膜性AF卒中方面的又一随机对照临床研究，共纳入407例患者（左心耳封堵组269例、华法林组138例），研究终点包括两个有效性终点和一个安全性终点。第一个有效性终点是：出血性或缺血性卒中，体循环栓塞，心血管疾病或者不能解释的死亡；第二个是预防晚期缺血的疗效指标：主要是严重不良事件或缺血性卒中，但是随机后的前7d不包括在内；安全性重点主要包括严重不良事件、缺血性卒中、全因死亡或需要外科干预的手术相关不良事件。PREVAIL研究通过非劣效的研究方法对PROTECT AF研究进行了补充，结论如下：①第一个有效性终点（包括出血性或缺血性卒中，体循环栓塞，心血管或者不能解释的死亡以及严重不良事件），左心耳封堵组与华法林相比，未达到非劣效。②第二个是预防晚缺血的疗效指标（主要是严重不良事件或缺血性卒中），左心耳封堵组与华法林相比，达到非劣效。③早期安全性指标（主要包括严重不良事件、缺血性卒中、全因死亡或需要外科干预的手术相关不良事件），虽然有部分术者缺乏经验，但左心耳封堵术还是达到了预先指定的安全性终点。

最近，Saibal Kar报道了PREVAIL和PROTECT AF研究5年随访结果的汇总分析。结果显示，在预防非瓣膜性AF患者卒中与动脉系统栓塞方面，左心耳封堵术与华法林疗效相当；但与华法林比较，左心耳封堵术可明显减少出血性卒中（$P=0.0022$）、心血管死亡率（$P=0.03$）、全因死亡率（$P=0.04$）及非手术相关大出血（$P=0.0003$），并可使致死性/致残性卒中发生率减少55%（$P=0.03$）。

在上述两项随机对照研究中，左心耳封堵术后抗栓治疗方案均为：华法林及阿司匹林（75mg/d）联合治疗45d，然后换成氯吡格雷（75mg/d）及阿司匹林（75mg/d）双联抗血小板治疗6个月，最后单独使用阿司匹林（75mg/d）终身抗血小板治疗。在PREVAIL研究进行至12个月时，有99.3%的患者停用华法林。左心耳封堵术后45d复查经食管超声心动图（Transesophageal echocardiography，TEE），3.4%患者封堵器表面有血栓形成。与此同时，在使用华法林及阿司匹林治疗的前6周中，有6例患者出现出血并发症，估算年出血率为10.5%。在随访期间，接受双联抗血小板治疗的患者中有3例（0.6%）出现出血并发症（年出血率约1.6%）。

总之，上述的药物治疗方案在无口服抗凝药禁忌证的患者中是有效的，但是伴有较多的出血事件，尤其在左心耳封堵术后早期使用较强的抗栓治疗时。

二、有口服抗凝药禁忌证患者的抗栓治疗

同AF管理指南建议一致，大多数左心耳封堵术用于不能耐受口服抗凝药物的AF患者。由于在这类患者中有高出血风险，故显而易见地需要减少使用抗栓药物治疗时间，目前没有这类患者的随机临床研究，只有观察性研究资料。

在PLAATO研究中，由于患者有口服抗凝药物相对禁忌证，故左心耳封堵术后使用氯吡格雷75mg和阿司匹林325mg双联抗血小板药物治疗4～6周，后改用阿司匹林终身治疗。术后1个月或6个月随访，TEE未检测到封堵器相关血栓形成。此外，值得注意的是，在这些患者中左心耳完全封堵率大于98%。

ASAP注册研究是第一个对有华法林禁忌的非瓣膜性AF患者的前瞻性、多中心、非随机的左心耳封堵术（Watchman）临床研究。该项研究纳入了150例短期服用口服抗凝药物都存在禁忌的AF患者，术后仅给予抗血小板治疗（阿司匹林+氯吡格雷/噻氯匹定6个月，随后长期服用阿司匹林），随访中6例患者发生封堵器相关性血栓，其中仅1例患者于术后第341天发生缺血性卒中。随访全程有3例患者发生缺血性卒中，1例患者发生出血性卒中。在该研究中缺血性卒中发生率为1.7%，与相同CHADS2评分单用阿司匹林的预期卒中发生率（7.3%）相比减少77%，而与双联抗血小板的预期发生率相比减少64%。然而，Seeger等对101例长期口服抗凝药禁忌的非瓣膜性AF患者进行研究。其中68例、33例患者术后分别接受3个月、6个月的阿司匹林+氯吡格雷双抗治疗。双联抗血小板治疗结束后，均改为阿司匹林长期服用。研究结果显示，与6个月双联抗血小板治疗相比，接受3个月双联抗血小板治疗的患者卒中和出血事件均明显减少。

上述研究表明，对于有口服抗凝药禁忌证患者，选择术后短期双联抗血小板治疗方案预防封堵器相关血栓形成似乎更合理，可替代PROTECT AF研究中延长的抗栓治疗方案，但出血发生率仍较高，且双联抗血小板最优化的时限仍未明确。

三、我们的经验与体会

左心耳封堵术后45d内是最关键的时间，是封堵器快速内皮化的过程，多数主张严格的抗凝，包括华法林或NOAC等，但也有主张双联抗血小板治疗，目的是尽量避免封堵器表明血栓形成，但目前还没有达成共识。有鉴于此，我们比较了左心耳封堵术后华法林、NOAC及双联抗血小板治疗3种治疗方案的效果与差异。

连续入选150例在我院接受左心耳封堵术治疗的持

续性AF患者，随机分为华法林组、新型抗凝药物组和双联抗血小板组，每组50例。①华法林组：术后即开始服用华法林抗凝治疗，使INR维持在2.0～3.0。用药45d后更换为双联抗血小板药物治疗（氯吡格雷75mg＋阿司匹林100mg），直至术后6个月。6个月后单服阿司匹林（100mg/d）抗血小板治疗。②新型口服抗凝药组：患者术后即开始服用新型口服抗凝药达比加群酯（150mg，每日2次），连续用药45d；然后更换为双联抗血小板药物治疗（氯吡格雷75mg＋阿司匹林100mg）至术后6个月。6个月后单服阿司匹林（100mg/d）抗血小板治疗。③双联抗血小板药物组：患者术后即给予双联抗血小板药物（氯吡格雷75mg＋阿司匹林100mg）治疗6个月，6个月后改为阿司匹林100mg/d，进行抗血小板治疗。

所有患者均完成了6个月以上的随访，平均随访时间[22.3±4.7（6～42）]个月。用药期间，华法林组有4例发生皮肤瘀斑（发生率8%），新型抗凝药物和双联抗血小板组各有3例发生皮肤瘀斑（发生率6%），三者相比无统计学差异（$P>0.05$）。所有患者均于左心耳封堵术后45～60d复查TEE，结果显示：所有患者封堵器均无移位，12例患者显示封堵器相关血栓形成（图70-1），其中双联抗血小板组、NOAC组和华法林组各2例（发生率4%），三组比较无统计学差异（$P>0.05$）。此6例患者中，2例服用双联抗血小板药物者改用华法林抗凝治疗，另4例则延长华法林和达比加群酯抗凝治疗时间，随访至术后6个月复查TEE见封堵器表面血栓消失。所有患者在随访期间无卒中、TIA及其他血栓栓塞事件发生。

四、左心耳封堵术后长期抗栓治疗

左心耳封堵术成功并不代表完全消除卒中风险，有

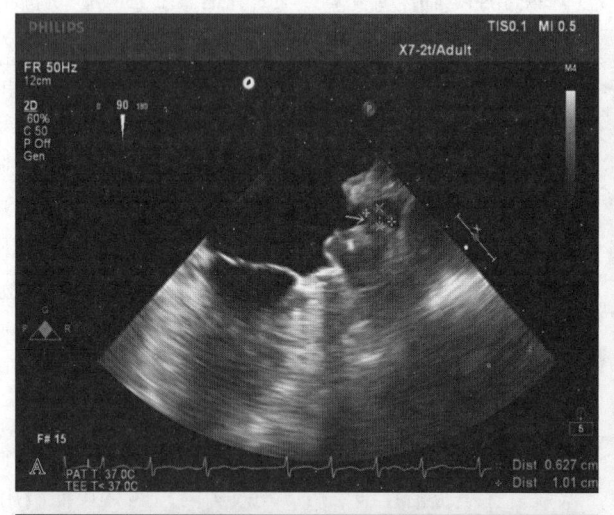

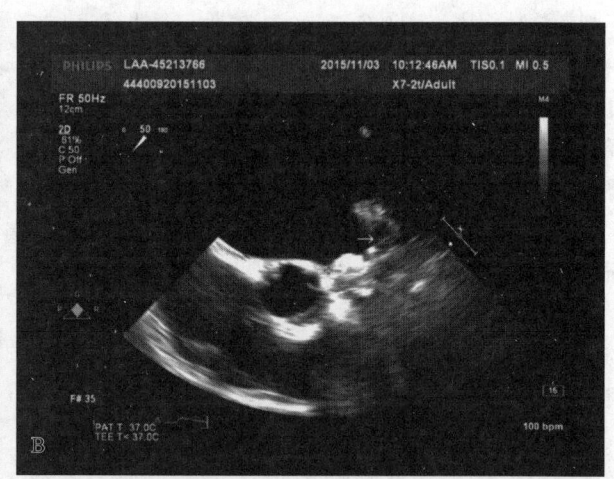

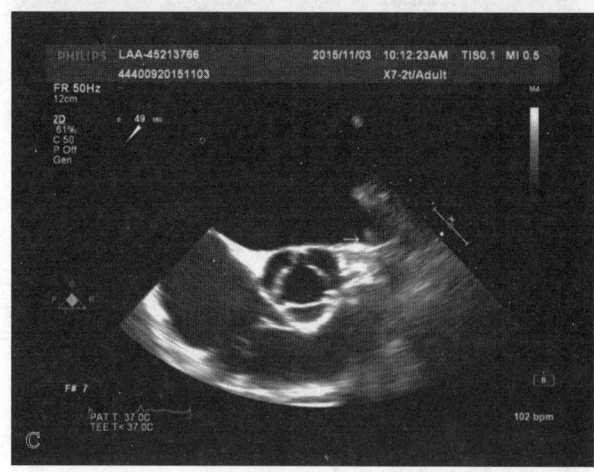

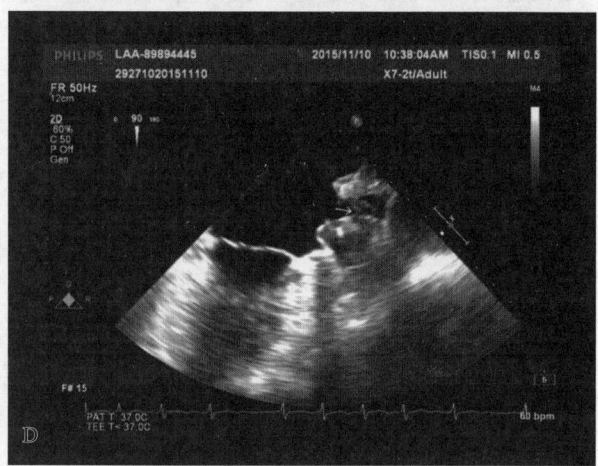

图70-1 左心耳封堵术后血栓形成（箭头）

关左心耳封堵术主要临床研究中卒中事件发生率见表70-1。

从上述汇总结果看，卒中事件发生率下降有赖于出血性卒中降低，而缺血性事件发生率和治疗的人群相近。此外，成功左心耳封堵术后脑血管事件发生的风险是随时间延长而降低。然而，在左心耳封堵术后封堵器完全内皮化期间，有效的抗栓治疗方案仍有争议。在当前已发表的临床研究中，与置入冠状动脉支架患者一样，阿司匹林也需终身服用。

近期荟萃分析显示，阿司匹林高出血风险的弊端远大于其一级预防的益处。因此，只推荐高危心血管事件风险的患者使用阿司匹林。根据文献报道，约1/4的左心耳封堵术患者具有终身使用阿司匹林治疗IA类指征，如有明显冠状动脉疾病或其他血管疾病；而对于左心耳封堵术患者，选择停止终身阿司匹林治疗可能相对合理，尤其是对于伴有高出血风险的老年患者。类似于卵圆孔未闭封堵术的临床经验，长期使用抗血小板治疗来避免卵圆孔未闭封堵器血栓形成并非是必要的。

左心耳封堵术后患者的抗栓治疗应该因人而异，我们的研究对此做了初步的探讨，后续的研究可根据CHA_2DS_2VASc和HASBLED评分进一步开展。并且长期的阿司匹林治疗也会增加出血等并发症可能性，亦需要行进一步的研究来解答。

表70-1 左心耳封堵术主要临床研究总结

研究	封堵器	适用OAC	抗栓药物方案	缺血性卒中/TIA年发生率	出血性卒中年发生率	封堵器血栓发生率	年出血率
随机临床研究							
PROTECT AF (*n*=707)	Watchman	是	OAC + ASA 45 d; DAPT 6 M; ASA lifelong	2.2	0.1	4.2	无统计
PREVAIL (*n*=269)	Watchman	是	OAC + ASA 45 d; ADPT 6 M; ASA lifelong	1.9	0.4	无统计	
观察性研究							
Canadian ACP experience (*n*=52)	ACP	不	DAPT or SPI	2.3	0	3.4	0
Italian LTFU (*n*=134)	ACP	不	DAPT	2.1	0	1.3	1.5
ASAP (*n*=150)	Watchman	不	DAPT 6 M	1.7	0.6	无统计	4
A LSTER LAA (*n*=59)	Watchman	是(*n*=7)/不(*n*=52)	OAC + ASA 45d; DAPT 6M; ASA lifelong vs DAPT 3～6 M; ASA lifelong	3.3	0	无统计	0 vs 5.8
CCB (*n*=80)	Watchman + ACP	不	OAC 45d + ASA lifelong versus DAPT 6 weeks, ASA lifelong	0	0	1.3	15.8 vs 1.7
PLAATO LTFU (*n*=64)	PLAATO	不	DAPT 6 weeks; ASA 325mg lifelong	3.8	0.3	无统计	0

DAPT.双联抗血小板治疗；ASA.阿司匹林；SPI.单用一个抗血小板抑制剂；OAC.口服抗凝药物；M.月；d.天；TIA.短暂性脑缺血发作

第二节 左心耳封堵术后的抗栓方案与随访推荐

一、左心耳封堵术后的抗栓方案

目前左心耳封堵术后抗栓治疗方案尚无指南推荐，被认可的抗栓方案主要有以下3种可供选择。

（一）华法林抗凝方案

左心耳封堵术后至少服用华法林45d，维持INR 2.0～3.0；继之以阿司匹林81～325mg/d和氯吡格雷75mg/d联用至术后6个月；6个月后长期服用阿司匹林

81～325mg/d。

（二）双联抗血小板药物方案

左心耳封堵术后使用双联抗血小板药物（阿司匹林81～325 mg/d＋氯吡格雷75 mg/d）6个月；6个月后长期服用单一抗血小板药物（阿司匹林或氯吡格雷），建议使用阿司匹林。

（三）NOAC方案

左心耳封堵术后至少服用NOAC（达比加群酯或利伐沙班）45d，继之以阿司匹林81～325mg/d和氯吡格雷75mg/d联用至术后6个月；6个月后长期服用阿司匹林81～325mg/d。NOAC是否可以安全用于左心耳封堵术后的抗栓治疗及其方案，目前尚缺乏大型临床研究支持。

二、左心耳封堵术后的随访

左心耳封堵术后患者应定期随访，一方面可以评估左心耳的封堵效果，同时还能及时发现和处理相关并发症，具体建议如下：

（一）随访时间点

左心耳封堵术后3d或出院前、45～60d、3个月、6个月和1年，之后每年进行1次随访。

（二）随访内容

1. 评估患者的症状、生活质量情况和心功能情况，有无外周血管栓塞或脑卒中事件、有无出血事件、术后抗栓药物使用情况。

2. 每次均应复查超声心动图，45～60d复查TEE，观察左心耳封堵效果（包括封堵器有无移位，封堵器表明有无血栓形成及残余分流等情况），了解心脏结构和功能变化及有无心包积液等。若发现封堵器相关血栓形成者，应延长抗栓治疗时间（必要时可考虑更换抗栓治疗药物）。

3. 每次随访均应复查心电图及常规实验室检查（如肝肾功能和凝血功能）等。

4. 随访期间如发生卒中（包括缺血性和出血性脑卒中）、外周血管栓塞事件、出血事件及严重心血管事件等应及时就诊。

（宋治远　李华康）

参考文献

[1] Singh IM, Holmes DR, Jr.Left atrial appendage closure. Curr Cardiol Rep, 2010, 12: 413-421.

[2] Calkins H, Kuck KH, Cappato R, Brugada J, Camm AJ, Chen SA, Crijns HJ, Damiano RJ Jr, Davies DW, DiMarco J, Edgerton J, Ellenbogen K, Ezekowitz MD, Haines DE, Haissaguerre M, Hindricks G, Iesaka Y, Jackman W, Jalife J, Jais P, Kalman J, Keane D, Kim YH, Kirchhof P, Klein G, Kottkamp H, Kumagai K, Lindsay BD, Mansour M, Marchlinski FE, McCarthy PM, Mont JL, Morady F, Nademanee K, Nakagawa H, Natale A, Nattel S, Packer DL, Pappone C, Prystowsky E, Raviele A, Reddy V, Ruskin JN, Shemin RJ, Tsao HM, Wilber D; Heart Rhythm Society Task Force on Catheter and Surgical Ablation of Atrial Fibrillation.2012 HRS/EHRA/ECAS expert consensus statement on catheter and surgical ablation of atrial fibrillation: recommendations for patient selection, procedural techniques, patient management and follow-up, definitions, endpoints, and research trial design. Europace, 2012, 14: 528-606.

[3] J.Mant, F.R.Hobbs, K.Fletcher, A.Roalfe, D.Fitzmaurice, G.Y.Lip, E.Murray, investigators B, Network MRP, Warfarin versus aspirin for stroke prevention in an elderly community population with atrial fibrillation (the Birmingham atrial fibrillation treatment of the aged study, bafta): a randomised controlled trial.Lancet, 2007, 370: 493-503.

[4] Flaker G, Ezekowitz M, Yusuf S, et al. Efficacy and safety of dabigatran compared to warfarin in patients with paroxysmal, persistent, and permanent atrial fibrillation: results from the RE-LY (Randomized Evaluation of Long-Term Anticoagulation Therapy) study.J Am Coll Cardiol, 2012, 59: 854-855.

[5] Halperin JL, Hankey GJ, Wojdyla DM, Piccini JP, Lokhnygina Y, Patel MR, Breithardt G, Singer DE, Becker RC, Hacke W, Paolini JF, Nessel CC, Mahaffey KW, Califf RM, Fox KA; ROCKET AF Steering Committee and Investigators.Efficacy and safety of rivaroxaban compared with warfarin among elderly patients with nonvalvular atrial fibrillation in the Rivaroxaban Once Daily, Oral, Direct Factor Xa Inhibition Compared With Vitamin K Antagonists for Prevention of Stroke and Embolism Trial in Atrial Fibrillation (ROCKET AF).Circulation, 2014, 130: 138-146.

[6] Wychowski MK, Kouides PA.Dabigatran-induced gastrointestinal bleeding in an elderly patient with moderate renal impairment.Ann Pharmacother, 2012, 46: e10-e15.

[7] Maura G, Blotiere PO, Bouillon K, et al.Comparison of the shortterm risk of bleeding and arterial thromboembolic events in nonvalvular atrial fibrillation patients newly treated with dabigatran or rivaroxaban versus vitamin K antagonists: a French nationwide propensity-matched cohort study.Circulation, 2015, 132: 1252-1260.

[8] Reddy VY, Doshi SK, Sievert H, et al.Percutaneous left atrial appendage closure for stroke prophylaxis in patients with atrial fibrillation: 2.3 year follow-up of the PROTECT AF(WATCHMAN Left Atrial Appendage System for Embolic Protection in Patients with Atrial Fibrillation) trial.Circulation, 2013, 127: 720-729.

[9] Belgaid DR, Khan Z, Zaidi M, Hobbs A.Prospective randomized evaluation of the watchman left atrial appendage closure device in patients with atrial fibrillation versus long-term warfarin therapy: The PREVAIL trial.Int J Cardiol, 2016, 219: 177-179.

[10] Reddy VY, Sievert H, Halperin J, Doshi SK, Buchbinder M,

Neuzil P, Huber K, Whisenant B, Kar S, Swarup V, Gordon N, Holmes D; PROTECT AF Steering Committee and Investigators. Percutaneous left atrial appendage closure vs warfarin for atrial fibrillation: a randomized clinical trial.JAMA, 2014 Nov 19, 312 (19): 1988-1998.

[11] Reddy VY, Doshi SK, Kar S, Gibson DN, Price MJ, Huber K, Horton RP, Buchbinder M, Neuzil P, Gordon NT, Holmes DR Jr.; PREVAIL and PROTECT AF Investigators.5-Year Outcomes After Left Atrial Appendage Closure: From the PREVAIL and PROTECT AF Trials.J Am Coll Cardiol, 2017 Dec 19, 70 (24): 2964-2975.

[12] Viles-Gonzalez JF, Kar S, Douglas P, et al.The clinical impact of incomplete left atrial appendage closure with the Watchman Device in patients with atrial fibrillation: a PROTECT AF (Percutaneous Closure of the Left Atrial Appendage Versus Warfarin Therapy for Prevention of Stroke in Patients With Atrial Fibrillation) substudy.J Am Coll Cardiol, 2012, 59: 923-929.

[13] Schmidt B, Chun KR.Antithrombotic therapy after left atrial appendage closure.Expert Rev Cardiovasc Ther, 2015, 13: 105-109.

[14] Sievert H.Percutaneous left atrial appendage transcatheter occlusion to prevent stroke in high-risk patients with atrial fibrillation: early clinical experience.Circulation, 2002, 105: 1887-1889.

[15] Block PC, Burstein S, Casale PN, et al.Percutaneous left atrial appendage occlusion for patients in atrial fibrillation suboptimal for warfarin therapy: 5-year results of the PLAATO (Percutaneous Left Atrial Appendage Transcatheter Occlusion) Study.JACC Cardiovasc Interv, 2009, 2: 594-600.

[16] Seeger J, Bothner C, Dahme T, et al.Efficacy and safety of percutaneous left atrial appendage closure to prevent thromboembolic events in atrial fibrillation patients with high stroke and bleeding risk.Clin Res Cardiol, 2016, 105: 225.

[17] Schmidt B, Chun KR.Antithrombotic therapy after left atrial appendage closure.Expert Rev Cardiovasc Ther.2015 Jan, 13 (1): 105-109.

[18] 宋治远，秦永文，张玉顺，朱鲜阳.左心耳封堵术.2016, 11: 279-290.

[19] Baigent C, Blackwell L, Collins R, et al.Aspirin in the primary and secondary prevention of vascular disease: collaborative meta-analysis of individual participant data from randomised trials.Lancet, 2009, 373: 1849-1860.

[20] Halvorsen S, Andreotti F, ten Berg JM, et al.Aspirin therapy in primary cardiovascular disease prevention: a position paper of the European Society of Cardiology working group on thrombosis.J Am Coll Cardiol, 2014, 64: 319-327.

[21] Meier B, Kalesan B, Mattle HP, et al.Percutaneous closure of patent foramen ovale in cryptogenic embolism.N Engl J Med, 2013, 368: 1083-1091.

[22] 中华医学会心电生理和起搏分会，中华医学会心血管病学分会，中国医师协会心律学专业委员会.左心耳干预/预防心房颤动患者血栓栓塞事件：目前的认识和建议.中国心脏起搏与心电生理杂志, 2014, 28: 471-486.

[23] Block PC, Burstein S, Casale PN, et al.Percutaneous left atrial appendage occlusion for patients in atrial fibrillation suboptimal for warfarin therapy: 5-year results of the PLAATO (Percutaneous Left Atrial Appendage Transcatheter Occlusion) Study.JACC Cardiovasc Interv, 2009, 2: 594-600.

第 71 章

小儿心律失常和先天性心脏病

一、概述

先天性心脏病作为目前最常见的出生缺陷,发生率可达 0.7%～0.8%。先天性心脏病合并的心律失常是临床常见问题,这些心律失常的类型较广泛:包括几乎各类室上性与室性心动过速、窦房结功能障碍、房室与束支传导阻滞等。这些心律失常的发生机制也十分复杂:包括心脏传导系统的先天发育异常和血流动力学变化对于心脏组织电生理特性所造成的影响。先天性心脏病患者若同时合并心律失常,常使心功能进一步下降,甚至导致猝死。表 71-1 列举了各类与先天性心脏病术前相关的心律失常。

近年来,先天性心脏病矫治手术的技术有了很大的提高,但手术后发生的心律失常会导致患者死亡,从而降低了手术后患者的存活率。部分心律失常在手术前便

表 71-1 先天性心脏病（术前）与心律失常的关系

心律失常的类型	相关的先天性心脏病
窦房结功能不良	房间隔缺损△ 先天性右上腔静脉缺如△ 先天性心房异构△ 先天性右冠状动脉缺如◎
房室阻滞	先天性心房异构△ 先天性矫正性大动脉转位△ 房间隔缺损△ 室间隔缺损◎ Ebstein 畸形△ 永存左上腔静脉△ 动脉导管未闭◎ 先天性 Valsava 窦动脉瘤◎ 心内膜垫缺损△
束支传导阻滞	房间隔缺损△ Ebstein 畸形△ 心内膜垫缺损△ 先天性 Valsava 窦动脉瘤◎ 先天性冠状动脉畸形◎ 先天性主动脉瓣狭窄◎

续表

心律失常的类型	相关的先天性心脏病
房室折返性心动过速	Ebstein 畸形△ 先天性心房异构△ 先天性矫正性大动脉转位△ 先天性冠状窦畸形△ 肺动脉瓣疾病△ 三尖瓣闭锁△ 膜部室间隔缺损△ 右心室双出口△ 左心发育不全综合征△
心房扑动与心房颤动	房间隔缺损◎ Ebstein 畸形◎ 先天性肺动脉瓣狭窄◎
房性游走心律	左房异构◎ 先天性矫正性大动脉转位◎
室性心律失常	先天性主动脉瓣狭窄◎ 室间隔缺损◎ Ebstein 畸形◎ 先天性矫正性大动脉转位◎ 先天性冠状动脉畸形△
加速性特发性室性心动过速	房间隔缺损△ 室间隔缺损△ Ebstein 畸形△ 动脉导管未闭△ 先天性肺动脉闭锁△
先天性长 QT 间期综合征	右位心伴内脏转位△ 室间隔缺损△

△表示患者的心律失常先天存在;◎表示心律失常随患者年龄增长而出现或逐渐加重

存在,若能在手术前对于这些心律失常进行有效的控制则会提高手术后患者的存活率与生活质量。

在过去半个世纪,由于外科手术的普及,先天性心脏病患者的生存得到显著改善,并存活至成年。心律失常已成为成年先天性心脏病患者发病率和死亡率的主要因素,儿童及心脏结构异常心律失常这一特殊群体的患者数量也在不断增长,关于儿童先天性心脏病相关的心

律失常及诊治方案正日益受到关注和重视。2013年，欧洲心律协会（EHRA）与欧洲儿科和先天性心脏病协会（AEPC）的心律失常工作组联合在国际上首次发布了"儿童心律失常药物与非药物治疗共识"，对儿童先天性心脏病相关心律失常提供了目前来说最全面和权威的评估和治疗策略。

随着国内先天性心脏病诊治技术的发展和普及，儿童先天性心脏病相关心律失常亦日益受到关注，早期报道以直视术后为主，发病率7.7%～47.5%，可见各类激动起源异常的快速性心律失常，不同程度的房室阻滞和窦房结功能障碍，主要见于房间隔缺损，室间隔缺损，Ebstein畸形，Fontan术后，矫正型大动脉转位等先天性心脏病患儿。近年来先天性心脏病介入治疗术后心律失常报道逐渐增多，主要见于房间隔缺损和室间隔缺损，发病率5.3%～45.45%。未见关于儿童先天性心脏病相关心律失常的诊治指南发布。

先天性心脏病的心律失常主要与潜在的心脏结构异常或外科手术相关。此类患者心脏特殊的畸形结构所致的慢性血流动力学改变能造成心脏电生理及解剖异常，易促发各类折返性心律失常。

二、快速心律失常

（一）室上性心动过速

1. 交界性异位心动过速 交界性异位心动过速（JET）是一类恶性心律失常，最常见于先天性心脏病解剖矫治术后，亦可见术前发生。

（1）病生理机制及流行病学：术后早期JET的发生率为2%（12/580例）。其发生与以下因素相关：小于1月龄、有心力衰竭病史、体温升高、术后肌钙蛋白T或肌酸激酶升高、长时间的机械通气支持，以及应用大量的正性肌力药物。JET可见于任何一种先天性心脏病手术，但最常见于室间隔缺损修补术（4%），房室间隔缺损修补术（2%），以及法洛四联症矫治术（22%）。其发生最有可能的原因是由于希氏束自主兴奋性增强，潜在的病因包括房室结区域的缝线导致的出血、水肿或者炎症反应，对房室结的直接损伤，外科手术暴露室间隔或疏通右心室流出道切术肌束时对房室结区域的纵向牵拉。

（2）心电图表现：①QRS波群形态与窦律时相同。②房室分离，心房率慢于心室率。③心室律常较规则，但由于房室传导正常存在，窦房结可夺获心室而扰乱规则的心室率（图71-1）。因为JET时QRS波群形态正常，夺获形成的QRS波形态与心动过速时的QRS波群形态不易区别。④可存在室房逆传。

（3）治疗与预后：交界性异位心动过速常出现于先心病手术后早期，且多见于婴儿，通常表现为自限性，在术后数天之内自行消失，但由于可导致血流动力学异常，需要积极予以处理。多种抗心律失常药物曾被试用于治疗该类心动过速，其中胺碘酮被证实可有效降低患儿心率。约62%的患儿需联合用药治疗，药物治疗转复为窦性心律的百分比仅为11%。婴儿患者的死亡率约为4%，未采用胺碘酮治疗的死亡率约为35%。口服或静脉注射胺碘酮为治疗交界区异位性心动过速的首选药物。对于治疗效果欠佳的患儿，可联合应用地高辛、β受体阻滞药。

2. 心房扑动和心房内折返性心动过速 术后晚期最常见房性心律失常，包括心房扑动和心房内折返性心动过速，可发生于术后数月至数年。常见于Fontan、Mustard、Senning术和法洛四联症矫治术后，也可见于室缺修补术，特别是心房扩大的患者。术后晚期心律失常发生与先心病复杂程度，手术术式数量，血流动力学状态及术后时间等因素相关。而术后晚发房性心动过速主要是围绕手术瘢痕的折返引起。诱发因素包括异物组织的存在和心房结构的电生理病理改变。

（1）病生理机制及流行病学：发生心房折返性心动过速的危险因素包括右心房扩大、心房压增高、心房不应期离散度增加、窦房结功能障碍、手术时年龄偏大、肺动脉高压、低氧饱和度、术前心律失常及术后时间延长。导管的使用，较长的缝合线路或瘢痕组织作为折返环路的屏障，增加了房内折返性心动过速发生的可能性。心律失常的发生随着术后时间推移有所增加。Mustard术、Senning术和Fontan术的术后发生率可高达21%～50%。

（2）心电图表现：与典型的心房扑动的环绕三尖瓣环折返不同，其折返环常环绕于手术瘢痕和补片形成，频率较典型心房扑动慢，为170～250次/分，P波多非典型锯齿形，形态变化较大（图71-2）。

（3）治疗与预后：在传导功能正常的患者可导致1∶1房室传导而引起导致血流动力学障碍的快速心室率，可致患者昏迷甚至猝死。最初的大规模随访研究表明，先心病术后IART超过6.5年的致死率为17%，其中约10%为猝死。有Fontan术、Mustard术和Senning术史且合并房性心动过速的患者随访3年以上，心源性猝死率高达6%，与猝死相关的危险因素包括持续的和（或）难以控制的心动过速。抗心律失常药物治疗总体效果不理想，目前倾向于选择非药物措施。经导管消融是治疗先心病术后IART最有效的治疗方法，近年来，三维标测技术的发展、冷盐水灌注消融导管的应用使导管消融心房内折返性心动过速的即时成功率达90%。

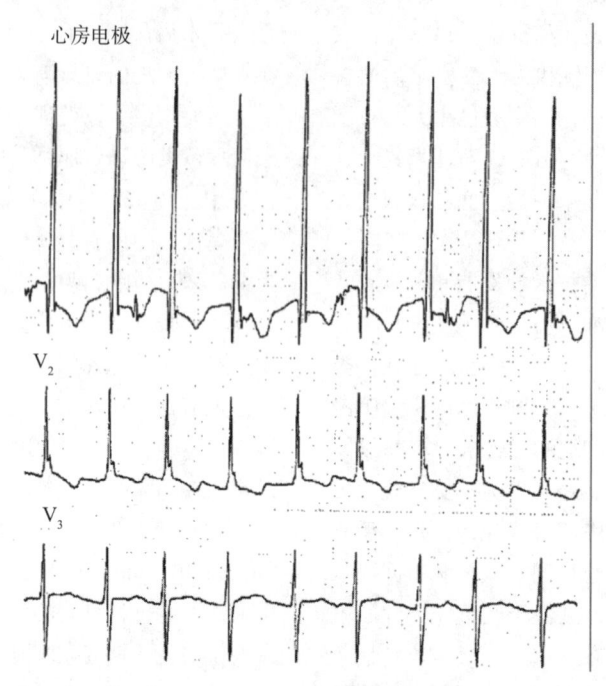

图71-1 交界性异位心动过速

12岁患儿Mustard手术后交界性异位心动过速。临时心房电极所记录到的心房电活动,清楚地显示了心房的独立电活动。间断的窦房结夺获使得心室律变得不规则(第3及第8个搏动为窦房结夺获)

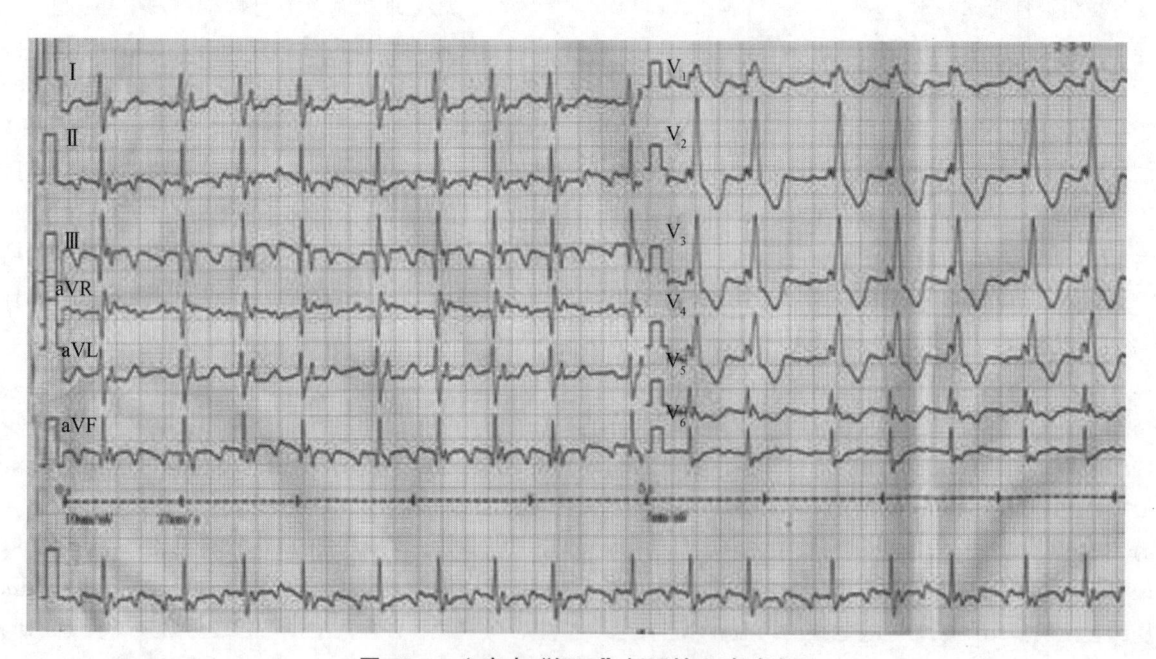

图71-2 心房内"切口"折返性心动过速

9岁9个月患儿,房间隔缺损修补及三尖瓣两次成形术,术后5年发生心房扑动,心房率250次/分,房室2:1～3:1下传。入院后行电生理检查和射频消融,证实为心房内"切口"瘢痕依赖折返性心动过速

3.Ebstein畸形

(1) 病生理机制及流行病学:Ebstein畸形在活产婴儿中占1/200 000,在所有先天性心脏病中所占比例低于1%。最易合并室上性心动过速,25%的三尖瓣Ebstein畸形患者合并房室旁路或房束旁路,旁路多位于心脏右侧,最多见于右后侧壁(56.4%)、右后间隔(32.5%)和右前间隔(6.8%),还有少数旁路分布于右前壁、右中间隔及左侧。多旁路发生率高于非Ebstein畸形人群。Ebstein畸形患者合并心脏传导异常并不少见。Ebstein畸形患者典型的心电图表现为P波的时限延长、PR间期延长与右心房扩大,多伴右束支传导阻滞或心前导联QRS波形态呈QS型。P波时限延长的发生

机制是三尖瓣位置下移导致右心房扩大，心房中激动的传导延迟，其延长的程度与三尖瓣下移的程度呈正相关。PR间期延长则反映了房室结-希氏束系统的传导异常。右束支传导阻滞见于75%～90%的患者，反映了激动在房化右心室中传导的延迟。对Ebstein畸形患者行电生理学检查，发现这些患者可存在希氏束内与希氏束下部的传导延迟，但合并完全性房室阻滞者相对少见。对于合并房室阻滞的Ebstein畸形患者进行心脏组织学检查发现其房室结均位于下移的三尖瓣隔瓣上缘，多数被挤压变形，甚至发育不良，只能见到一条狭窄的组织嵴或纤维脂肪组织。这些房室结的异常表现很可能是导致患者发生房室阻滞的原因。组织学检查还发现三尖瓣隔瓣中到重度下移及三尖瓣隔瓣发育不良或缺如的Ebstein畸形患者常合并右束支发育不良或缺如，提示三尖瓣隔瓣的发育与右束支的发育可能密切相关。右束支发育不良或缺如很可能是患者发生右束支传导阻滞的原因。

（2）心电图表现：Ebstein畸形患者典型的心电图表现为P波的时限延长、PR间期延长与右心房扩大，多伴右束支传导阻滞或心前导联QRS波形态呈QS型。约15%的心电图显示有预激。

（3）治疗与预后：Ebstein畸形儿童发生房室折返性心动过速具有一定危险性，药物治疗效果欠佳，且由于心脏结构异常，心动过速不及时终止易造成心力衰竭，建议在Ebstein畸形外科矫治术前接受射频消融手术消除旁路。"中国儿童心律失常导管消融专家共识（2017）"将Ebstein畸形合并预激综合征外科矫治术前应行射频消融列为Ⅱa类适应证。由于扩大的右心房、房化右心室的碎裂电图及50%以上多旁路发生率使得Ebstein畸形儿童的射频消融有一定难度，文献报道手术成功率为85%～88.9%。

（二）室性心动过速

1.病生理机制及流行病学　室性心动过速（简称室速）和其他室性心律失常在先心术后早期并不常见，多见于法洛四联症术后，亦可见于右室双出口矫治术、室间隔缺损修补术和Rastelli术后。近20年来，法洛四联症术后死亡率已由原来的术后2年中的50%及术后10年中的75%降至很低，患者寿命已接近于正常人。手术效果有了很大的改善，故人们更加关注术后晚期并发症，包括心律失常及猝死。对于无症状性室性心律失常与猝死的相关性仍存在争议。2013年，EHRA与AEPC心律失常工作组关于儿童心律失常药物与非药物治疗共识提出对于小儿先天性心脏病患者，术前或术后出现室性心动过速都是较为少见的情况。随着年龄的增长，室性心动过速的发生率逐步升高，至成人时期，数量已达相当高度。

法洛四联症术后室性心律失常的发生率要大于其他类型的先天性心脏病。越来越多的资料表明：室性心律失常的发生与手术密切相关。法洛四联症手术包括右心室切开及通过瓣环的补片。术后心律失常的起源处常被标测于补片处及心室切口处。一些学者认为这些纤维化的组织可能成为导致致死性室性心律失常的回路。其他导致心律失常的原因包括局部心肌组织的心电分裂及延迟，使心脏上形成了慢传导区域，这些慢传导区域成为了折返环的重要组成部分。以下是发生室性心律失常及猝死的高危人群：①手术不满意者；②持续性右心室高压者；③心室功能受损者；④多次手术的患者。

2.心电图表现　室性心动过速易发生于外科心室切开术或心室肌切除术后。心律失常的起源部位常为手术补片及心室肌切口处，折返环路围绕先天性电传导屏障与获得性外科术后电传导屏障形成。心电图表现为与起源部位相关的室速形态（图71-3）。

3.治疗与预后　有报道对法洛四联症根治术后患者进行长达21年的随访，室速的发生率高达12%，而猝死的发生率接近8%。对于症状轻微的室性期前收缩应给予β受体阻滞药治疗。症状严重或可诱发出室速的患者应采用射频消融治疗。关于先天性心脏病术后室性心动过速的射频消融报道极少，主要为法洛四联症外科术后患儿。射频消融即刻成功率为50%～100%，平均随访时间30.4～45.6个月，复发率为9%～40%。

三、缓慢性心律失常

（一）窦房结功能障碍

1.病生理机制及流行病学　导致窦房结功能障碍的原因很多，包括窦房结的先天发育不良，窦房结细胞的变性、纤维化及窦房结缺血等。先天性窦房结缺如或功能不全主要见于房间隔缺损、先天性右上腔静脉缺如及心房异构患者，但较为罕见。外科手术可所致窦房结或窦房结动脉直接损伤，常见于Mustard、Senning、Glenn和Fontan手术。窦房结功能障碍会导致心脏其他部位组织兴奋性增强而发生各种类型的异位性心律失常。

（1）先天性右上腔静脉缺如合并窦房结功能障碍：先天性右上腔静脉缺如是一种十分少见的先天性心脏病，常同时伴有永存左上腔静脉，其体静脉回流的血液通过冠状静脉窦流入右心房或左心房。此类畸形常合并窦房结功能障碍与房室阻滞。目前认为窦房结功能障碍发生的原因一方面是由于右上腔静脉与右心房的连接处呈完全性闭锁或缺如，位于邻近的窦房结易受到影响，表现为窦房结发育不良或功能受损。右上腔静脉闭锁或缺如部位距离奇静脉的远近与窦房结发育程度密切相

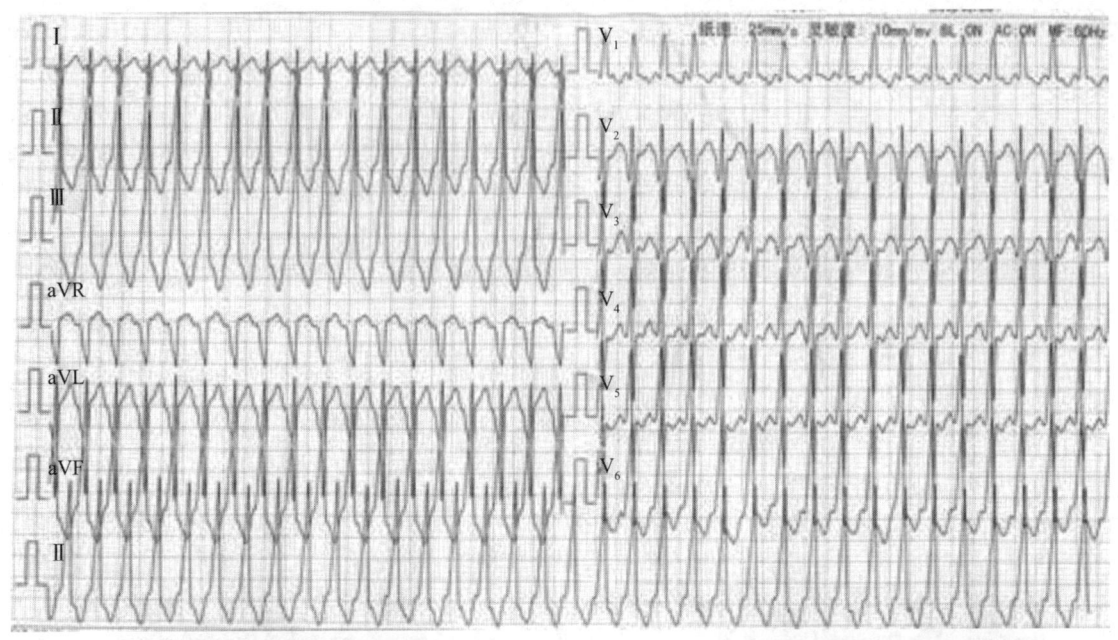

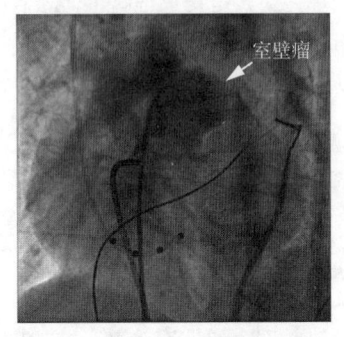

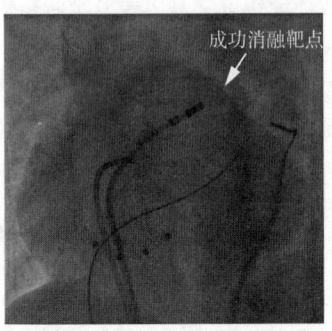

图71-3 法洛四联症矫治术后室性心动过速

7岁8个月男孩,法洛四联症于出生后10个月行法洛四联症根治术(右心室流出道疏通+VSD修补术)+PDA结扎,7岁6个月时发作室性心动过速,7岁8个月时Carto指导下行心内电生理检查,证实为室性心动过速。X线影像显示右心室流出道呈瘤样膨出,行选择性右心室流出道造影,提示右心室流出道室壁瘤,室速起源于右心室流出道室壁瘤内壁,成功消融

关,距离越近,窦房结发育不良的可能性越大,反之则可能性越小。另一方面,伴有永存左上腔静脉患者多合并冠状窦的异常扩大,可能会压迫周围心脏传导组织,造成窦房结或房室结的异常。

(2)先天性心房异构合并窦房结功能障碍:心房异构是一种比较少见的先天性心脏病,双侧心房均表现为左心房的结构或右心房的结构,分别称为"左房异构"与"右房异构"。这类患者通常伴有全身脏器的畸形,如多脾综合征及无脾综合征等,是全身脏器畸形的组成部分。心房异构患者常合并心脏传导系统的畸形,如右心房异构患者通常双侧心房均具有窦房结;而左心房异构患者的窦房结常表现为缺失及发育不良,或异位于心房的游离壁处及冠状窦口处,所以左心房异构患者常表现窦房结功能障碍。据统计,婴儿期左心房异构患者中约20%伴有心房律异常,心房律异常的发生率随患者的年龄增长而逐渐升高,15~30岁年龄组患者中约70%伴有心房律异常。

2.心电图表现 缓慢的心房率伴有房室交界区性逸搏是左心房异构患者典型的心电图表现,这种表现在患者的病程中常因表现为一过性而易被忽视,却是左心房异构患者的早期临床表现之一(图71-4,图71-5)。

3.治疗与预后 2013年,欧洲EHRA/AEPC心律失常工作组联合发布的"儿童心律失常药物与非药物治疗共识"提出了儿童病态窦房结综合征置入起搏器的适应证:Ⅰ类适应证:病态窦房结综合征患者出现与年龄不匹配的心动过缓的症状。Ⅱa类适应证:①在合并先天性心脏病的病态窦房结综合征儿童患者中出现症状时安静状态心室率低于40次/分,或者心脏停搏大于3s。②病态窦房结综合征患儿合并心房内折返性心动过速,在用射频消融等其他治疗方法无效,需药物抗心律失常治疗。③先天性心脏病患儿由于心动过缓或房室失同步而出现血流动力学障碍。Ⅱb类适应证:①合并先天性心脏病的病态窦房结综合征青少年无心动过缓症状,安静状态时心室率低于40次/分,或者心脏停搏大于3s。②在合并先天性心脏病和（或）体循环心室功能障碍的儿童中首次置入起搏器时应考虑置入双腔起搏器。

（二）房室阻滞

1. 先天性心脏病术前　先天性心脏病合并房室阻滞与束支传导阻滞是临床常见现象。原因多为先天性心脏畸形并存的传导系统畸形及各种原因导致的心脏传导系统变性纤维化，亦可两者兼而有之。如心房异构与先天性矫正性大动脉转位患者所合并的房室阻滞，即与其传

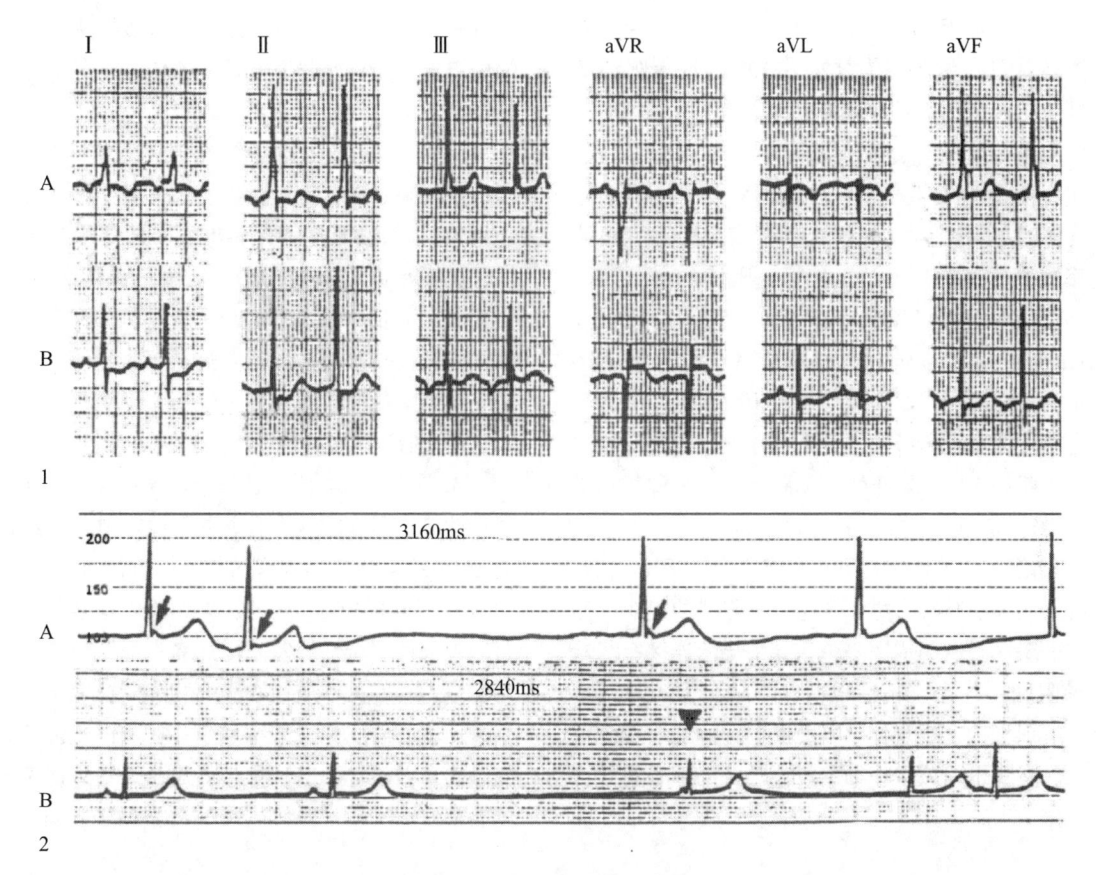

图 71-4　左心房异构心电图

图 1. A 图与 B 图分别为 1 例 6 岁的左心房异构患儿间隔 11d 所做的心电图，从该图可以看出 P 波电轴发生了大幅度的变化，P 波电轴由 -50°（A）转变为 -25°（B）。该患儿未曾接受任何手术与治疗，并且临床表现在这段时间内没有任何变化。图 2. 这是 2 例左心房异构患者的心电图监护所显示的图形。A 图表现为交界区心律伴 P 波倒置（箭头处所示）。B 图表现为基础心律为窦性，在长达 2.84s 的窦性停搏后出现交界区性逸搏（箭头处所示）摘自 Am J Cardiol，1987 May 1，59（12）：1156-1158

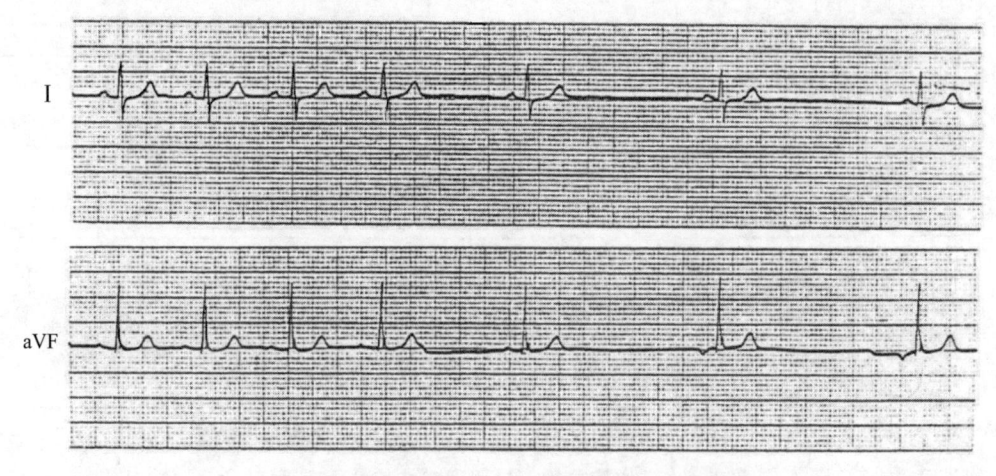

图 71-5　左心房异构，心房率缓慢，P 波形态多

13 岁左房异构女孩，这个患儿同时存在下腔静脉闭锁伴奇静脉与右心房相连及引流入冠状窦的永存左上腔静脉。从图上可以看出心房率缓慢，P 波形态多样。对于该患者进行窦房结功能检查提示窦房结恢复时间延长至 5400ms（摘自 Pediatric updates，110）

导系统特殊结构有关，又与传导系统的节段性变性及纤维化有关。又如先天性Valsava窦动脉瘤增大后可对位于周围的房室结及传导束支造成压迫，导致房室阻滞或束支传导阻滞。

（1）生理机制及流行病学：左心房异构患者合并房室阻滞较常见，发生率为20%～50%。房室阻滞的发生可早至胎内，另一些则随年龄增长呈进行性发展。左心房异构患者若同时合并房间隔缺损或室间隔缺损，完全性房室阻滞的发生率明显增高，而合并心内膜垫缺损或先天性矫正性大动脉转位患者完全性房室阻滞的发生率更高，其原因不清。伴房室阻滞的左心房异构患者心脏传导组织病理学多表现为房室结-心室分离（nodalventricular discontinuity），即房室结与心室中传导组织间缺乏连接。右心房异构患者相对少见，原因很可能是这类患者多合并脾功能低下，导致患者死于胎内或新生儿早期。先天性矫正性大动脉转位是一种相对少见的先天性心脏病，多数患者寿命＜50岁，死于继发右心功能衰竭、房室瓣膜关闭不全或完全性房室阻滞。先天性矫正性大动脉转位患者发生房室阻滞的组织学基础如下：①缺乏心房与周围心脏传导系统的连接；②希氏束传导阻断；③束支传导阻断；④Monckeberg环传导阻断。组织学检查发现传导阻断部位的病理学变化包括纤维化、脂肪组织或单核细胞浸润甚至局部心肌纤维的片状钙化。

（2）心电图表现：左心房异构体表心电图典型表现为窄QRS波型完全性房室阻滞，同时伴有P波电轴右偏。组织学检查发现少数左心房异构患者具有双侧房室结与希氏束系统，图71-6心电图可以显示出两种不同的P-QRS波群。偶尔发生由两套房室传导系统构成折返环的房室折返性心动过速（图71-6）。先天性矫正性大动脉转位患者合并房室阻滞具有以下特点：①完全性房室阻滞可发生于胎儿期，表现为先天性房室阻滞；②亦可在病程中逐渐出现，呈进行性发展，发生率随年龄的增长以每年2%的频率递增，而出生时即伴房室传导异常的患者随年龄增长更易发展为完全性房室阻滞（图71-7）。

2.先天性心脏病术后 尽管近年来许多研究人员对各种先天性心脏病传导径路进行了大量研究，但因传导系统在术中受损而导致完全性房室阻滞仍为儿童置入永久性起搏器的主要原因。

3.先天性完全性房室阻滞与先天性心脏病 先天性完全性房室阻滞患者多合并先天性心脏病，约占胎儿时期先天性完全性房室阻滞的50%及新生儿期先天性完全性房室阻滞的30%，这种差异的原因是合并先天性心脏病的先天性完全性房室阻滞患者在胎儿时期具有极高的死亡率。有四类器质性心脏病与先天性完全性房室阻滞相关：①心内膜弹性纤维增生症。心内膜弹性纤维增生可以累及并破坏心脏房室传导系统，造成房室阻滞；②可能合并房室传导系统畸形的器质性心脏病，如先天性

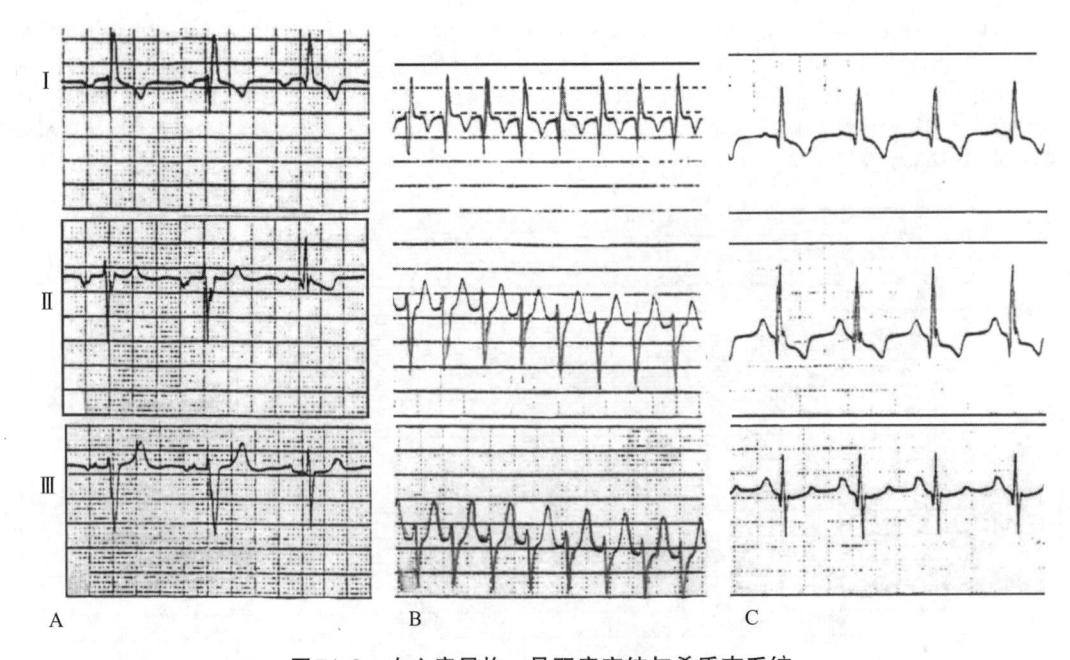

图71-6 左心房异构，具双房室结与希氏束系统

13岁左房异构患者，具有两套房室结与希氏束系统。A.患者在窦性心律时显示出两种不同形态的P-QRS-T波群。该图的前两个P-QRS波群是由激动沿后面的房室结传导而形成的；第三个波群是由激动沿前面的房室结传导而形成的。B.心动过速时QRS波群的形态显示激动是沿后面的房室结传导的。C.对于后部希氏束消融后的图形，显示激动沿前部的房室结传导（摘自Pediatric updates，110）

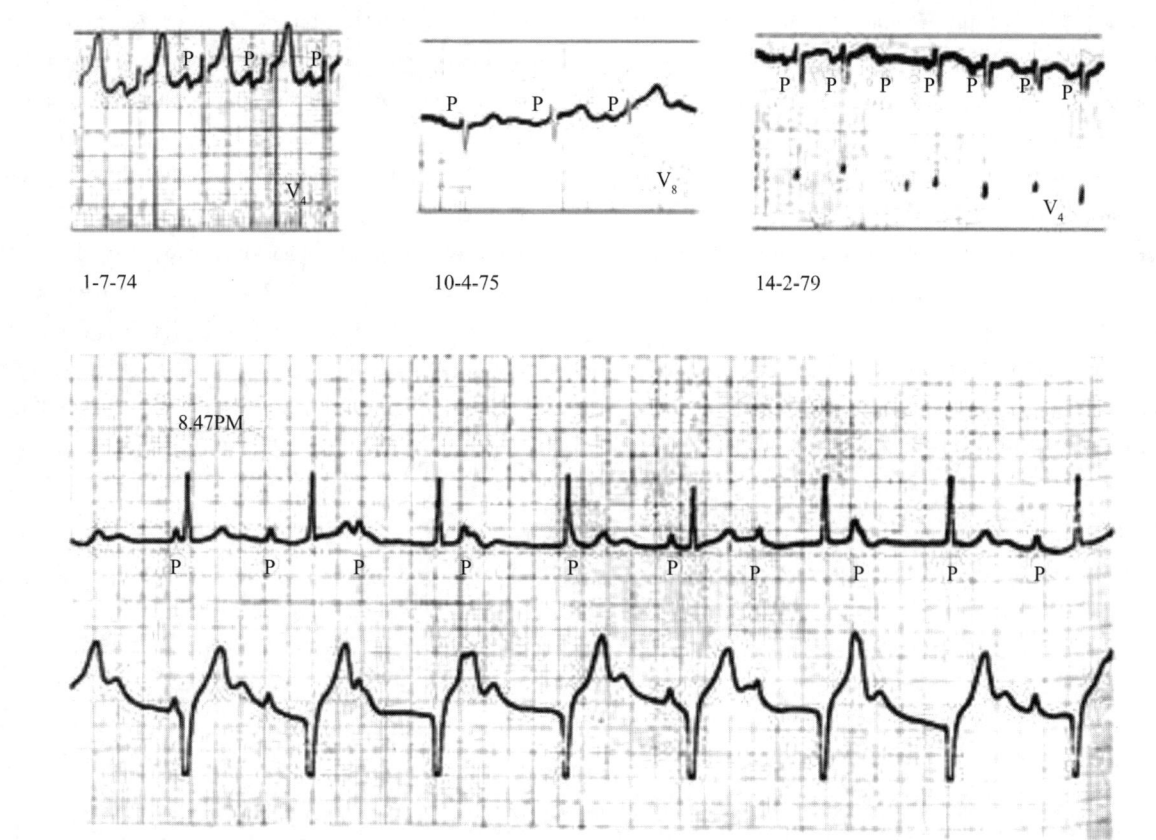

图71-7 完全性房室阻滞

1例单纯性先天性矫正性大动脉转位患者在病程中逐渐发生的进行性房室阻滞。从图上可以看出：1974年患者心电图表现为正常的房室传导；1975年心电图表现为一度房室阻滞；1979年心电图表现为二度房室阻滞；1982年心电图表现为三度房室阻滞［摘自 Am J Cardiol，1986 Aug1，58（3）：314-318］

矫正性大动脉转位、左心房异构、完全性心内膜垫缺损等；③伴有左向右分流的先天性心脏病，如房间隔缺损、室间隔缺损及动脉导管未闭等，对于这类患者，心脏传导阻滞所致的心率缓慢加重了心室负担，极易发生心力衰竭；④近期提出某些器质性心脏病可能与先天性完全性房室阻滞相关，即一部分先天性完全性房室阻滞患者在病程中会逐渐出现二尖瓣关闭不全，而这些患者无感染性心内膜炎病史。目前认为造成这种现象的原因有两方面：其一为长期心室负荷过重；其二为患者合并系统性红斑狼疮所并发的Libman-Sachs心内膜炎所导致。合并二尖瓣关闭不全的先天性完全性房室阻滞患者晕厥及猝死的发生率较高。

4.起搏治疗 2013年欧洲EHRA/AEPC心律失常工作组联合发布的"儿童心律失常药物与非药物治疗共识"，是国际上首个针对儿童心律失常的治疗共识，提出了儿童先天性心脏病术后心动过缓起搏器置入的适应证，内容全面细致，充分考虑了儿童特点。Ⅰ类适应证：术后高二度房室阻滞或三度房室阻滞无望恢复或者持续至心脏外科术后7天（B）。Ⅱb类适应证：术后短暂三度房室阻滞，恢复后遗留双束支传导阻滞（C）。

（李小梅）

参考文献

［1］Brugada J, Blom N, Sarquella-Brugada G, et al. Pharmacological and non-pharmacological therapy for arrhythmias in the pediatric population: EHRA and AEPC-Arrhythmia Working Group joint consensus statement.Europace, 2013, 15（9）: 1337-1382.

［2］李小梅，张宴，包敏.射频消融治疗小儿Ebstein畸形合并房室折返性心动过速8例分析.中国实用儿科杂志，2012，27（2）：106-108.

［3］邓洁，盖起明，张伟华，等.儿童先天性心脏病矫治术后三度房室阻滞起搏器植入的随访.中华心律失常学杂志，2009，13（6）：438-440.

［4］柳宏波，韩波，张建军，等.经导管膜周部室间隔缺损封堵术患儿术后早期心律失常的发生因素.实用儿科临床杂志，2010，25（13）：983-985.

［5］王慧深，李淑娟，林约瑟，等.小儿膜周部室间隔缺损封堵术后心电图长期随访.中华临床医师杂志，2012，6（11）：2863-2867.

[6] 钟庆华，郑鸿雁，张智伟，等.儿童室间隔缺损经导管封堵术后心律失常的随访研究.中华心血管病杂志，2014，42（10）：840-845.

[7] Legius B1，Van De Bruaene A，Van Deyk K，et al.Behavior of Ebstein's anomaly: single-center experience and midterm follow-up.Cardiology，2010，117（2）：90-95.

[8] Frescura C，Angelini A，Daliento L，et al.Morphological aspects of Ebstein's anomaly in adults.Thorac Cardiovasc Surg，2000，48：203-208.

[9] Tammo D，Gideon J，Marry ER，et al.A multicenter, long-term study on arrhythmias in children with Ebstein anomaly. Pediatr Cardiol，2010，31（2）：229-233.

[10] Leo B，Elena G，Madina D，et al.Advantages and disadvantages of one-stage and two-stage surgery for arrhythmias and Ebstein's anomaly.Eur J Cardiovasc Surg，2005，28：536-540.

[11] Rivera RL，Iturralde P，Caldern CJ，et al.Surgical radiofrequency catheter ablation of accessory pathways in Ebstein's anomaly.Arch Cardiol Mex，2005，75（4）：421-424.

[12] 李小梅，李奋，等.中国儿童心律失常导管消融专家共识：中华医学会心电生理和起搏分会小儿心律学工作委员会/中华医学会儿科分会心血管学组/中国医师协会儿科分会心血管专业委员会.中华心律失常学杂志，2017，21（6）：463-471.

第72章

心房颤动的筛查、诊断和脑卒中风险评估

心房颤动是目前认为最严重的房性心律失常，主要特征体现在规律的心电活动消失，心房各部分肌纤维极不协调的颤动。心房颤动的主要危害在于可使器质性心脏病患者心功能恶化和潜在的血栓栓塞风险。心房颤动是卒中和血栓栓塞的重要危险因素，心房颤动相关的脑卒中风险与无心房颤动者对比，致残及致死率显著提高。其发病率随着年龄、各种器质性心脏病、甲状腺功能及其他原因而升高，目前针对心房颤动病因的研究方兴未艾。《2016欧洲心脏病学会（ESC）心房颤动管理指南》（以下简称《欧洲指南》）估测在年龄≥20岁成人中心房颤动的患病率约为3%，发达国家发病率与患病率更高。我国国内针对全国心房颤动患病率的研究得出：我国心房颤动的总体患病率为0.65%，远低于欧美国家，这可能是由于我国心房颤动流行病的调查样本含量相对国外普遍偏小，同时有大量阵发性心房颤动未被检出所致。因此，心房颤动的筛查、诊断以及卒中风险评估极为重要。

一、心房颤动的筛查

心房颤动表面上看是一种"良性"的心律失常，但无论类型的心房颤动、临床症状如何，都会造成心脏及其他器官的损害，因此心房颤动的危害不容小觑。欧洲指南提倡及早筛查心房颤动患者以预防卒中、心室律紊乱及心功能受损，并强调在并发症出现之前早期诊断心房颤动比预防卒中更为重要。该指南建议：

（一）尚未引起血栓栓塞人群的筛查

对于65岁以上人群在行脉搏检查或行常规心电图检查时应注意有无心房颤动发作（Ⅰ，B）；对于高危卒中风险或年龄大于75岁人群，欧洲指南也建议进行常规心电图以筛查心房颤动（Ⅱ，B）。

（二）短暂性脑缺血发作或缺血性卒中患者的筛查

在短暂性脑缺血发作（Transient Ischemic Attack，TIA）或缺血性卒中患者中，建议行普通心电图检查后，再行至少72 h的动态心电图（Holter）检查（Ⅰ，B）；在短暂性脑缺血发作或卒中患者中，如普通心电图或Holter（＞72h）均未检测到心房颤动，应考虑使用长程非侵入式心电监测或置入式心电监测记录仪，以检测有无隐匿性心房颤动的发生（Ⅱ，B）。

（三）其他特殊人群

对于具有心脏起搏器或置入式心脏转复除颤器的人群，建议定期进行相关检查及起搏器或置入式心脏转复除颤器程控，如发生心房性高频率事件（AHRE），应进一步行Holter检查，确认是否有心房颤动，以便及时启动心房颤动的治疗（Ⅰ，B）。

欧洲指南提出的心房颤动筛查所应用的方法是目前最为准确和直接的，但由于监测器材尚未完全普及，应用上述方法进行普查难度较大。Suissa等对急性缺血性卒中患者各项数据综合分析得出了用于筛查TIA及缺血性脑卒中患者心房颤动的评分方法——STAF评分，已有多项研究显示STAF评分在缺血性卒中人群中对心房颤动的筛查具有较好的敏感性和特异性。但由于该评分是主要以欧美人群为基础而得出的，且国内外对该评分方法的研究较少，因此STAF是否能有效筛查TIA及缺血性卒中人群的心房颤动患者尚需进一步研究。

此外，近年来有研究者使用带有心电图功能的智能手机、智能穿戴设备筛查人群中的无症状心房颤动患者，但这一技术尚未得到正式评价与证实，故只能作为临床参考，不能替代常规心电图和Holter以检测心律失常。

二、心房颤动的诊断

根据病史询问、临床表现及心电图（包括常规心电图及Holter）特征可以明确的诊断心房颤动。而确诊心房颤动的患者应行进一步检查明确病因及诱因、持续时间及发作频率，评价心脏结构、功能及是否有附壁血栓形成对于指导下一步治疗意义重大，尤其对于存在其他器质性心脏病变的患者。

（一）心房颤动的主要临床表现

心室率是影响心房颤动症状轻重的主要因素。当心室率不快时，患者可无症状；当心室率超过150次/分时，可使患者原有心脏疾病加重，如可诱发心绞痛、充血性心力衰竭等。心房颤动时心房辅助泵作用消失，导致心功能降低10%～11%，而由于心房颤动时心室率绝对不齐，也使得左心室功能下降约9%。心房颤动患者多数会感到心悸、气短、头晕、运动耐量减低等症状，而心房颤动引起的心室停搏则可引起黑矇及晕厥。

心房颤动的体征包括听诊时第一心音强弱不等，心律绝对不规整，心室率快时可出现脉搏短绌。颈动脉搏动a波消失。

（二）心电图及其他心电记录

1. 心电图或其他心电记录 心电图或其他心电记录是确诊心房颤动的最重要依据。心房颤动的主要心电图表现包括：①P波消失，代之以小而不规则的基线波动f波，频率在350～600次/分，在V_1导联体现最为明显；②RR间期不匀齐，未经药物控制室率、房室传导正常者心室率常维持100～160次/分；③一般QRS波群形态正常，心房颤动并存束支传导阻滞或房室旁路前向传导可造成QRS波宽大畸形。

24h动态心电图（Holter）有助于诊断常规心电图未捕捉到的发作间隔小于24h的阵发性心房颤动及无症状性心房颤动，Holter对制订治疗方案以及评价治疗效果也具有重要意义。长程非侵入式心电监测和置入式心电监测记录仪同样有助于无症状性心房颤动的检出。欧洲指南同时提出：一旦确定了心房颤动的诊断，在以下情况需要进一步的Holter监测：①症状发生变化或有新发症状；②怀疑心房颤动进展；③药物控制室率后的效果监测；④抗心律失常药物或导管消融复律后的效果监测。

2. 心脏电生理检查 导致心房颤动的病因多种多样，临床上往往难以从体表心电图判断心房颤动的病因及诱因。对于怀疑由房室结折返性心动过速、旁道相关的房室折返或房性期前收缩引起的心房颤动患者，心脏电生理检查有助于明确诱因并进行及时有效的处理。

（三）实验室检查

由于心房颤动的发生原因并非单一因素，因此对于心房颤动的诊断与评估通常需要适当的实验室检查以辅助诊断，如血清电解质、肝功能及肾功能等。另一方面，也要警惕甲状腺功能亢进引起的心房颤动，这一类患者往往心室率较快，难以控制，所以针对甲状腺功能的检查也是必要的。脑钠尿肽水平是射血分数保留的心力衰竭（HFpEF）诊断性评估的一部分，但脑钠尿肽水平在心房颤动患者中也增高，且其最佳诊断界值仍然未知。

（四）影像学检查

1. 超声心动图 所有的心房颤动患者都应常规行超声心动图检查以评估心脏结构与功能、心房大小及附壁血栓形成与否。近年来，国内外多项研究表明：经食管超声对于检出左心房及左心耳血栓的敏感度、特异度均高于常规经胸超声心动图，这一检查的应用可为心房颤动患者复律及射频消融治疗提供指导。

2. 其他检查 对于可能存在TIA及卒中的心房颤动患者，应行头颅CT（或MRI）检查以帮助指导下一步治疗；心脏MRI及心腔内超声对心房颤动诊断及治疗决策制订的意义尚需进一步研究。

三、心房颤动患者卒中风险评估

心房颤动是发生卒中的独立危险因素，非瓣膜性心房颤动患者发生TIA或脑卒中的风险是非心房颤动患者的5.6倍，瓣膜性心房颤动患者更是非心房颤动患者的17.6倍，且这种风险随着年龄的增长而不断增加。因此，预防心房颤动引起的血栓栓塞事件是重中之重。但由于心房颤动患者的年龄、基础疾病情况不可能完全相同，所以使用正确的方法以评估不同心房颤动患者的卒中风险是预防血栓栓塞的前提和基础。我国《心房颤动：目前的认识和治疗建议2015》指出，卒中的独立危险因素包括：风湿性二尖瓣狭窄、既往的血栓栓塞病史（TIA、卒中或非中枢性血栓栓塞）、年龄≥65岁、高血压、心功能不全、左心室收缩功能受损（LVEF＜35%）、糖尿病、性别（女性）和血管疾病等，其中，风湿性二尖瓣狭窄、既往的血栓栓塞病史及年龄≥75岁可成倍增加卒中风险，是心房颤动血栓栓塞的主要危险因素。

对心房颤动患者进行卒中风险的分层是指导抗凝治疗的前提，在众多的分层标准中，$CHADS_2$评分是最简便有效并广泛使用的标准。$CHADS_2$评分法是根据患者有无近期心力衰竭（Cardiac failure，1分）、高血压（Hypertension，1分）、年龄≥75岁（Age，1分）、糖尿病（Diabetes，1分）和合并脑卒中或TIA（Stroke，2分）。$CHADS_2$评分越高，即患者未来的卒中风险越高（表72-1），评分≥2分则需进行口服抗凝药物治疗。

表72-1 $CHADS_2$评分与脑卒中风险

$CHADS_2$评分	脑卒中发生率（100人/年）
0	1.9（1.2～3.0）
1	2.8（2.0～3.8）
2	4.0（3.1～5.1）
3	5.9（4.6～7.3）
4	8.5（6.3～11.1）
5	12.5（8.2～17.5）
6	18.2（10.5～27.4）

除了$CHADS_2$评分，另一个广泛使用的评分标准CHA_2DS_2-VAS_C评分受到了欧洲指南及2014年美国心脏协会（American Heart Association，AHA）/美国心脏病学会（American College of Cardiology，ACC）/美国心律学会（Heart Rhythm Society，HRS）心房颤动管理指南的一致推荐。该评分是在$CHADS_2$评分的基础上将年龄≥75岁由1分改为2分；增加了血管疾病、年龄65～74岁及性别（女性）3个危险因素，这一评分标准囊括了卒中的主要危险因素，评分≥2分者需服抗凝药物；评分为1分者口服抗凝药物或阿司匹林或不进行抗栓均可。使用了新的评分方法后，更多的患者（特别是老龄女性）从低危被划归到高危人群。同时一项瑞典的非瓣膜病心房颤动研究再次证实，女性较男性发生卒中的风险轻度增加，但是65岁以下无其他心房颤动危险因素的女性卒中的风险较低，因而无须接受抗凝治疗。临床医师应根据不同患者的情况进行动态随访并评估相关的栓塞风险。

以往观点认为CHA_2DS_2-VAS_C评分是基于欧洲国家数据的标准，亚洲人与欧洲人卒中的类型有差异，CHA_2DS_2-VAS_C评分能否用于我国的心房颤动诊疗不明确。但随着对国人统计数据的完善，提示与$CHADS_2$评分相比，CHA_2DS_2-VAS_C评分更能准确评估患者的卒中风险，且对卒中低危患者具有更好的血栓栓塞预测价值。

（侯 煜）

参 考 文 献

[1] 黄从新，张澍，黄德嘉，等.心房颤动：目前的认识和治疗建议-201.中国心脏起搏与心电生理杂志，2015，29（05）：377-434.

[2] January CT, Wann LS, Alpert JS, et al. 2014 AHA/ACC/HRS guideline for the management of patients with atrial fibrillation: a report of the American College of Cardiology/American Heart Association Task Force on Practice Guidelines and the Heart Rhythm Society.Journal of the American College of Cardiology, 2014, 64（21）: e1-e76.

[3] Kirchhof P, Benussi S, Kotecha D, et al. 2016 ESC Guidelines for the management of atrial fibrillation developed in collaboration with EACTS. Europace, 2016, 18（11）: 1609-1678.

[4] 周自强，胡大一，陈捷，等."中国心房颤动现状流行病学研究"结果解读.中华内科杂志，2010，49（3）：198-199.

[5] Suissa L, Bertora D, Lachaud S, et al.Score for the targeting of atrial fibrillation（STAF）: A new approach to the detection of atrial fibrillation in the secondary prevention of ischemic Stroke. Stroke, 2009, 40（8）: 2866-2868.

[6] Gage BF, Waterman AD, Shannon W, et al.Validation of clinical classification schemes for predicting stroke: results from the National Registry of Atrial Fibrillation .JAMA, 2001, 285（22）: 286.

[7] Lip GY, Nieuwlaat R, Pisters R, et al.Refining clinical risk stratification for predicting stroke and thromboembolism in atrial fibrillation using a novel risk factor-based approach: the euro heart survey on atrial fibrillation. Chest, 2010, 137（2）: 263.

[8] Guo YT, Apostolakis S, Blann AD, et al. Validation of contemporary stroke and bleeding risk stratification scores in non-anticoagulated Chinese patients with atrial fibrillation.Int J Cardiol, 2013, 168（2）: 904.

第73章

心房颤动患者的上游治疗

心房颤动是常见的一种快速性心律失常，可导致脑卒中、外周血管栓塞、心力衰竭及心肌缺血等多种并发症，对患者的生存质量造成严重影响，甚至威胁患者的生命。估计到2010年，全球范围内心房颤动患者中男性和女性分别为2090万人和1260万人，而在发达国家中发病率和患病率更高。预计到2060年，欧洲约有1700万名心房颤动患者，而美国预计到2050年心房颤动患者数量将达到1200余万人。估测表明20岁以上成年人中心房颤动的患病率约3%，而在老年人及合并如高血压、冠心病、心力衰竭、糖尿病等疾病的患者中该病的患病率更高。

心房颤动是心房持续性重构的结果，而心电和结构改变、衰老导致的自律性变化、其他心血管疾病进展及基因和遗传因素是导致心房重构的重要因素。高血压、心力衰竭、冠心病、糖尿病、肥胖等均会促进心房颤动的发生。目前虽然导管消融治疗心房颤动收到了不错的效果，但药物治疗仍为心房颤动的基础治疗，而且预防疾病的发生是疾病防治策略的重要环节，即为上游治疗。理论上可以延缓或逆转心房重构的治疗手段都可以作为心房颤动的上游治疗，主要药物包括ACEI/ARB、他汀类药物、醛固酮受体拮抗剂和ω-3多不饱和脂肪酸。

一、ACEI/ARB

研究发现，在心房颤动患者的心房组织中血管紧张素转化酶及AT（1）受体表达显著高于窦性心律者。在心室快速起搏诱发充血性心力衰竭的犬模型中，心房组织纤维化增加，心房局部传导减慢，心房快速刺激诱发的心房颤动持续时间延长，而心房局部的血管紧张素Ⅱ（AngⅡ）浓度和MAPK的表达显著增加，依那普利能显著减轻充血性心力衰竭引起的心房纤维化，改善心房传导和减少心房颤动持续时间。还有动物研究发现AngⅡ或其类似物可以增加缓慢激活的延迟整流钾离子通道的激活幅度并缩短动作电位的时程，而阻断AngⅡ的作用可以阻止这种效应，提示AngⅡ促进心房颤动的机制及阻断AngⅡ可能起到阻止心房颤动发生的作用。

在心房重构的犬模型中发现坎地沙坦和卡托普利都可显著抑制快速心房起搏引起的心房不应期缩短，后者可能是心房颤动发生的重要基础。这些基础研究为循证医学研究提供了理论基础，而ACEI用于心房颤动上游治疗的循证医学证据也越来越多。

心力衰竭是心房颤动的最重要的危险因素之一，在男性中心房颤动风险增加4.5倍，女性中增加5.9倍。TRACE研究主要探讨在急性心肌梗死后左心室功能减退患者中应用群多普利对长期预后的影响，这也是第一个探讨了心肌梗死伴心力衰竭患者中RAAS抑制剂与新发心房颤动关系的研究。该研究随访2～4年结果发现群多普利治疗组较安慰剂组新发心房颤动风险下降45%。SOLVD研究进一步证实了ACEI降低心力衰竭患者心房颤动发生率。随后的Val-HeFT研究共纳入5010例Ⅱ～Ⅳ级心力衰竭患者，平均随访2.5年，结果发现缬沙坦组病死率和病残率联合终点较安慰剂组降低，而回顾性分析也发现，ARB组心房颤动发生率较安慰剂组约降低35%。CHARM研究探讨了坎地沙坦在慢性充血性心力衰竭患者中的疗效，平均随访37.7个月，结果发现坎地沙坦也能显著降低心力衰竭患者新发心房颤动发生率。多项Meta分析也显示ACEI和ARB能减少心力衰竭患者心房颤动发生风险30%～48%。

高血压也是心房颤动发生的独立危险因素，而ACEI/ARB是重要的降压药物，能够对抗血管紧张素Ⅱ的作用，阻止心房扩大和逆转心脏重构，而左心房扩大明显增加心房颤动发生，减小左心房直径可明显降低心房颤动发生，提示ACEI/ARB在预防高血压患者心房颤动发生中可能发挥重要作用。一项Meta分析为评估ACEI/ARB在心房颤动发生中的作用而设计的11个随机对照平行临床研究，结果发现ACEI/ARB降低高血压患者心房颤动发生相对风险约为25%。在LIFE研究中发现与阿替洛尔相比，氯沙坦降低心房颤动发生风险达到33%，英国一项巢式病例对照研究发现与钙离子通道阻滞剂相比，ACEI/ARB能够使心房颤动发生风险降低25%～29%。VALUE研究发现与美托洛尔治疗组相比，缬沙坦组新发心房颤动显著减少，而且持续性心房颤动发生风险降低32%。

冠状动脉旁路移植手术（CABG）术后有25%～30%的患者会发生心房颤动，瓣膜手术患者该比率约有40%，而CABG联合瓣膜手术者有50%会发生心房颤动。术后心房颤动的发生会明显增加心血管疾病发病率和死亡率。一些回顾性研究曾探讨过ACEI/ARB在心脏手术后心房颤动预防中的作用，但多为阴性结果。另外，还有研究发现有8%～20%的起搏器植入患者会有新发心房颤动，2%会发展为持续性心房颤动，并且无症状心房颤动发生率高。还有一项回顾性研究发现在160例安装双腔起搏器的患者中，ACEI/ARB能够减少新发心房颤动发生率但是差异并无显著性差异。

总之，对于有明显心脏病（左心室功能障碍及心脏肥大等）的患者，ACEI/ARB能够减少心房颤动发生，而对于轻度结构性心脏病患者，该作用证据并不强。ESC关于心房颤动管理指南推荐ACEI/ARB用于心力衰竭患者心房颤动的一级预防（Ⅱa，A），而对于高血压，尤其是伴有左心室肥厚的患者，应考虑使用ACEI/ARB预防新发心房颤动（Ⅱa，B）。

二、他汀类药物

炎症在心房颤动发生发展过程中起重要作用。炎症反应能够增加心房各向异质性、增加连接蛋白CX40和CX43再分布、增加细胞外基质重构进而改变心房传导特性诱发心房颤动发生。在普通人群和冠心病患者中发现炎症因子和C反应蛋白水平增加往往伴随着心房颤动的发生，而检测心房颤动患者的房间隔组织发现存在心房心肌炎症。还有一项汇总了7个前瞻性观察性研究的Meta分析发现C反应蛋白与心房颤动复发呈正相关。另外，调查发现普通人群、高血压患者及代谢综合征者的HDL-C与心房颤动发生风险呈负相关。上述研究显示了炎症和血脂在心房颤动中的作用。而他汀类药物作为一类已经被证实的非常有效的抗炎和调脂药物，有多个临床研究对其在心房颤动预防方面的作用进行了探索。

Hanna等对Advancent研究（前瞻性、纵向、多中心、观察性注册研究）进行了分析，结果显示在25 268例左心室收缩功能减低的患者中，高脂血症患者所占比例为71.3%，其中66.8%的患者接受了调脂药物的治疗（其中92%服用他汀类药物），而接受调脂药物治疗的高脂血症患者心房颤动发生风险下降31%，明显低于未接受调脂治疗者，而且这种抑制效应明显优于ACEI和β受体阻滞药，并且独立于药物的调脂作用之外。SCD-HeFT研究也发现他汀类药物能够降低约28%的心力衰竭患者的心房颤动发生风险。

一项关于449例稳定性冠心病的观察性研究发现服用他汀类药物的患者心房颤动发生率约9%，而未服用该类药物的患者心房颤动发生率约15%，而且这降低的63%的相对风险是独立于他汀类的降脂作用的，而该发现得到了HERS研究的进一步证实。HERS研究纳入2763例患有冠心病的绝经后女性，发现他汀类药物能显著减少心房颤动的发生风险。但是，一项纳入13 783例冠心病患者的队列研究发现随访4.8年，他汀类药物未明显降低新发心房颤动的发生率。GRACE研究、FAST-MI以及MIRACL研究等都探讨过他汀类药物对ACS患者心房颤动发生的影响，但是结论不尽相同，尚存有一些争议。

他汀类药物在高血压患者中对于心房颤动的预防作用研究较少且观点并不完全一致。一项纳入2304例高血压患者的回顾性分析发现随访6个月，他汀类药物能够减少新发心房颤动的发生，随访3.5年他汀类药物减少心房颤动发生风险54%。而ALLHAT研究以及PROSPER研究却未发现在高血压患者中他汀类药物有预防心房颤动发生的作用。

ARMYDA-3研究入选200例拟行选择性心脏手术的无心房颤动病史及他汀类药物治疗史的患者，随机分为阿托伐他汀组（101例）和安慰剂组（99例），结果显示术前7d开始使用40mg阿托伐他汀可使术后心房颤动的发生风险显著降低。

总之，对于他汀类药物在心房颤动一级和二级预防中的作用研究尚缺乏足够的证据，但是大量的积极的报道也构成了心脏病特别是心力衰竭患者，他汀类药物用于心房颤动预防的Ⅱb级推荐的证据基础，而对于术后心房颤动的预防，他汀类药物是Ⅱa类推荐。相信随着越来越多的前瞻性随机对照研究的开展会进一步明确他汀类药物在抗心律失常治疗中的作用。

三、醛固酮受体拮抗剂

醛固酮主要由肾皮质分泌，也可在心脏局部生成，可导致心脏的炎症反应，改变MMP活性、心肌肥大、心脏纤维化及改变心脏电生理特性。调查发现相同血压水平的原发性高血压患者中，与醛固酮水平正常者相比，原发性醛固酮增多症的患者心房颤动发生风险增加12倍，提示血清醛固酮水平与心房颤动发生存在相关性。在心房颤动的细胞模型和心房颤动患者中均有盐皮质激素受体增加的报道。在一项快速心室起搏诱导的犬心房颤动模型的研究中发现安体舒通预处理能够显著减少心房纤维化程度和心房颤动的易感性。在一些临床研究中也发现心房颤动患者血清醛固酮水平及心房的醛固酮受体都是明显增加的。Goette等对22例接受电复律的持续性心房颤动患者的研究显示,心房颤动患者成功复律48h后血清醛固酮水平较复律前明显下降,并且复律后醛固酮水平与窦律的维持呈明显负相关。另外,血清醛固酮水平持续升高的患者与不升高的患者相比由阵发心房颤动发展为持续心房颤动的风险增加4.5倍。

目前尚缺乏醛固酮受体拮抗剂在心房颤动的一、二级预防中的临床证据,但是初步研究显示高血压并轻度左心室收缩功能不全的心房颤动患者电复律后应用螺内酯能够减少心房颤动复发。还有一项研究对158例心房颤动患者随访12个月,结果发现与单用β受体阻断药或者β受体阻断药+ACEI比较,联合螺内酯治疗能显著减少心房颤动的发作次数。随着研究的进一步深入,醛固酮与心房颤动的关系将会更清楚,抗醛固酮药物在心房颤动上游治疗中的作用也会更明确。

四、多聚不饱和脂肪酸(PUFAs)

PUFAs包括ω-6系列和ω-3系列PUFA两大类,均为人类从饮食中获取的必需的脂肪酸。PUFAs是细胞膜磷脂的主要结构成分,也是炎性递质底物的主要来源。ω-3系列PUFA中对人体最重要的是EPA和DHA2种,负责调节膜流动性和多种膜蛋白活性。PUFAs通过调节INa、IKur、IKAch、Ito,and ICa,L电流以及Na^+/Ca^{2+}交换发挥直接电生理作用,其他可能的抗心房颤动机制可能包括抗炎、抗氧化及调节MAPK活性。另外,PUFAs还可以通过降低血压、改善心肌收缩功能及扩血管作用而减轻心房颤动危险因素的影响。在心房颤动试验模型中发现PUFAs能降低MMPs活性,减少胶原含量并调节Cx40和Cx43的表达和分布,从而改善心房有效不应期的缩短,阻止心房重构及心房颤动发生。

KIHDRFS研究检测了2174例男性血清ω-3 PUFA浓度并随访17.7年,结果发现血清PUFA含量高的男性倾向于有更少的心房颤动事件的发生,而进一步分析发现只有血清DHA含量高的个体才有更低的心房颤动发生风险,而血清EPA含量与心房颤动发生无明显相关。一项关于心肌梗死住院患者的调查研究发现补充PUFA能降低1年内因心房颤动住院的相对风险。在一个开放的前瞻性随机对照研究中发现PUFA能减少CABG术后心房颤动的发生风险并减少住院时间。但是其他对于PUFA在CABG术后心房颤动预防中的作用研究却未发现PUFA的预防作用,当然这可能与患者也同时服用β受体阻断药和他汀类药物有关,它们可能掩盖了PUFA的保护作用。

总之,尽管目前理论背景和实验证据提示PUFAs有抗心律失常的作用,但是其作为心房颤动的上游治疗是否有效,仍需要大规模的随机对照试验来验证。有些试验目前正在进行中。

五、其他治疗

1.糖尿病的控制 因为有共同的其他危险因素,糖尿病和AF经常共存。糖尿病是心房颤动及其并发症发生的重要危险因素。在AF患者中,长期糖尿病可增加血栓栓塞风险。然而,不幸的是,血糖控制并未明显改变新发心房颤动的发生率。二甲双胍治疗可能通过抑制心动过速引起的心房肌细胞的溶解和氧化应激进而减少2型糖尿病患者的心房颤动发生风险。

2.肥胖和减肥 肥胖明显增加心房颤动的发病风险,并随着体质指数(BMI)增加而增加。肥胖患者的舒张功能可能相对更差,交感活性和炎症水平更高,以及心房脂肪浸润增加。研究发现对于肥胖的心房颤动患者,强化减肥可使心房颤动复发减少。

3.睡眠呼吸暂停和其他呼吸道疾病 睡眠呼吸暂停的患者存在自主神经功能障碍、低氧血症、高碳酸血症和炎症反应,另外,在吸气过程中阻塞的呼吸道导致胸内压增高,而胸内压增高引起跨壁压增高进而可导致心房扩大,上述病理生理机制均会导致心房颤动的发生。减少危险因素及持续气道正压通气可减少AF复发。

总之,随着对心房颤动机制认识的深入和观念转变,心房颤动的上游治疗受到了越来越多的关注,也取得了很多的进展。ACEI/ARB和他汀类药物在心房颤动上游治疗中的研究证据越来越多。但是,心房颤动上游治疗仍处于初始研究阶段,尚需要更多的证据支持和扩展对上游治疗的认识,以便使心房颤动的一级和二级预防取得更好的效果。

(钟敬泉)

参 考 文 献

[1] Chugh SS, Havmoeller R, Narayanan K, Singh D, Rienstra M, Benjamin EJ, Gillum RF, Kim YH, McAnulty JH Jr, Zheng ZJ, Forouzanfar MH, Naghavi M, Mensah GA, Ezzati M, Murray CJ.Worldwide epidemiology of atrial fibrillation: a Global Burden of Disease 2010 Study.Circulation, 2014, 129: 837-847.

[2] Krijthe BP, Kunst A, Benjamin EJ, Lip GY, Franco OH, Hofman A, Witteman JC, Stricker BH, Heeringa J.Projections on the number of individuals with atrial fibrillation in the European

Union, from 2000 to 2060.Eur Heart J, 2013, 34: 2746-2751.

[3] Miyasaka Y, Barnes ME, Gersh BJ, Cha SS, Bailey KR, Abhayaratna WP et al.Secular trends in incidence of atrial fibrillation in Olmsted County, Minnesota, 1980 to 2000, and implications on the projections for future prevalence.Circulation, 2006, 114: 119-125.

[4] Zoni-Berisso M, Lercari F, Carazza T, Domenicucci S.Epidemiology of atrial fibrillation: European perspective.Clin Epidemiol, 2014, 6: 213-220.

[5] Savelieva I, Kakouros N, Kourliouros A, Camm AJ.Upstream therapies for management of atrial fibrillation: review of clinical evidence and implications for European Society of Cardiology guidelines.Part I: primary prevention.Europace, 2011, 13 (3): 308-328.

[6] Goette A1, Staack T, Röcken C, Arndt M, Geller JC, Huth C, Ansorge S, Klein HU, Lendeckel U.Increased expression of extracellular signal-regulated kinase and angiotensin-converting enzyme in human atria during atrial fibrillation.J Am Coll Cardiol, 2000, 35 (6): 1669-1677.

[7] Boldt A1, Wetzel U, Weigl J, Garbade J, Lauschke J, Hindricks G, Kottkamp H, Gummert JF, Dhein S.Expression of angiotensin II receptors in human left and right atrial tissue in atrial fibrillation with and without underlying mitral valve disease. J Am Coll Cardiol, 2003, 42 (10): 1785-1792.

[8] Li D, Shinagawa K, Pang L, Leung TK, Cardin S, Wang Z, Nattel S.Effects of angiotensin-converting enzyme inhibition on the development of the atrial fibrillation substrate in dogs with ventricular tachypacing-induced congestive heart failure. Circulation, 2001, 104 (21): 2608-2614.

[9] Zankov DP, Omatsu-Kanbe M, Isono T, Toyoda F, Ding WG, Matsuura H, Horie M.Angiotensin II potentiates the slow component of delayed rectifier K+ current via the AT1 receptor in guinea pig atrial myocytes.Circulation, 2006, 113 (10): 1278-1286.

[10] Nakashima H, Kumagai K, Urata H, Gondo N, Ideishi M, Arakawa K.Angiotensin II antagonist prevents electrical remodeling in atrial fibrillation.Circulation, 2000, 101 (22): 2612-2617.

[11] Pedersen OD, Bagger H, Kober L, Torp-Pedersen C.Trandolapril reduces the incidence of atrial fibrillation after acute myocardial infarction in patients with left ventricular dysfunction.Circulation, 1999, 100: 376-380.

[12] Vermes E, Tardif JC, Bourassa MG, Racine N, Levesque S, White M et al.Enalapril decreases the incidence of atrial fibrillation in patients with left ventricular dysfunction: insight from the Studies Of Left Ventricular Dysfunction (SOLVD) trials.Circulation, 2003, 107: 2926-2931.

[13] Maggioni AP, Latini R, Carson PE, Singh SN, Barlera S, Glazer R et al.Valsartan reduces the incidence of atrial fibrillation in patients with heart failure: results from the Valsartan Heart Failure Trial (Val-HeFT).Am Heart J, 2005, 149: 548-557.

[14] Ducharme A, Swedberg K, Pfeffer MA, Cohen-Solal A, Granger CB, Maggioni AP et al.Prevention of atrial fibrillation in patients with symptomatic chronic heart failure by candesartan in the Candesartan in Heart failure: Assessment of Reduction in Mortality and morbidity (CHARM) program.Am Heart J, 2006, 152: 86-92.

[15] Jibrini MB, Molnar J, Arora RR.Prevention of atrial fibrillation by way of abrogation of the renin-angiotensin system: a systematic review and meta-analysis.Am J Ther, 2008, 15: 36-43.

[16] Wachtell K, Lehto M, Gerdts E, Olsen MH, Hornestam B, Dahlof B et al.Angiotensin II receptor blockade reduces new-onset atrial fibrillation and subsequent stroke compared to atenolol: the Losartan Intervention For End Point Reduction in Hypertension (LIFE) study.J Am Coll Cardiol, 2005, 45: 712-719.

[17] Shaer BA, Schneider C, Jick SS, Conen D, Osswald S, Meier CR.Risk for incident atrial fibrillation in patients who receive antihypertensive drugs: a nested case-control study.Ann Intern Med, 2010, 152: 78-84.

[18] Schmieder RE, Kjeldsen SE, Julius S, McInnes GT, Zanchetti A, Hua TA.Reduced incidence of new-onset atrial fibrillation with angiotensin II receptor blockade: the VALUE trial.J Hypertens, 2008, 26: 403-411.

[19] Skanes AC, Krahn AD, Yee R, Klein GJ, Connolly SJ, Kerr CR et al.Progression to chronic atrial fibrillation after pacing: the Canadian Trial of Physiologic Pacing.CTOPP Investigators.J Am Coll Cardiol, 2001, 38: 167-172.

[20] Williams SG, Connelly DT, Jackson M, Bennett A, Albouaini K, Todd DM.Does treatment with ACE inhibitors or angiotensin II receptor antagonists prevent atrial fibrillation after dual chamber pacemaker implantation? Europace, 2005, 7: 554-559.

[21] Ishii Y, Schuessler RB, Gaynor SL, Yamada K, Fu AS, Boineau JP et al.Inflammation of atrium after cardiac surgery is associated with inhomogeneity of atrial conduction and atrial fibrillation.Circulation, 2005, 111: 2881-2888.

[22] Ryu K, Li L, Khrestian CM, Matsumoto N, Sahadevan J, Ruehr ML et al.Effects of sterile pericarditis on connexins 40 and 43 in the atria—correlation with abnormal conduction and atrial arrhythmias.Am J Physiol Heart Circ Physiol, 2007, 293: H1231-1241.

[23] Anné W1, Willems R, Roskams T, Sergeant P, Herijgers P, Holemans P, Ector H, Heidbüchel H.Matrix metalloproteinases and atrial remodeling in patients with mitral valve disease and atrial fibrillation.Cardiovasc Res, 2005, 67: 655-666.

[24] Frustaci A, Chimenti C, Bellocci F, Morgante E, Russo

MA, Maseri A.Histological substrate of atrial biopsies in patients with lone atrial fibrillation.Circulation, 1997, 96: 1180-1184.

[25] Liu T, Li L, Korantzopoulos P, Goudevenos JA, Li G.Association between C-reactive protein and recurrence of atrial fibrillation after successful electrical cardioversion: a meta-analysis.J Am Coll Cardiol, 2007, 49: 1642-1648.

[26] Hanna IR, Heeke B, Bush H, Brosius L, King-Hageman D, Dudley SC Jr, Beshai JF, Langberg JJ.Lipid-lowering drug use is associated with reduced prevalence of atrial fibrillation in patients with left ventricular systolic dysfunction.Heart Rhythm, 2006, 3: 881-886.

[27] Dickinson MG, Hellkamp AS, Ip JH, Anderson J, Johnson GW, Singh SN et al.Statin therapy was associated with reduced atrial fibrillation and flutter in heart failure patients in SCD-HEFT.Heart Rhythm, 2006, 3: S49 (Abstract).

[28] Young-Xu Y, Jabbour S, Goldberg R, Blatt CM, Graboys T, Bilchik B et al.Usefulness of statin drugs in protecting against atrial fibrillation in patients with coronary artery disease.Am J Cardiol, 2003, 92: 1379-1383.

[29] Pellegrini CN, Vittinghoff E, Lin F, Hulley SB, Marcus GM.Statin use is associated with lower risk of atrial fibrillation in women with coronary disease: the HERS trial.Heart, 2009, 95: 704-708.

[30] Adabag AS, Nelson DB, Bloomfield HE.Effects of statin therapy on preventing atrial fibrillation in coronary disease and heart failure.Am Heart J, 2007, 154: 1140-1145.

[31] Izzo R, de Simone G, Trimarco V, Chinali M, Giudice R, Vasta A et al.Abstract 2997: statins therapy and atrial fibrillation in hypertensive patients.Circulation, 2008, 118: II-802(Abstract).

[32] Wachtell K, Hornestam B, Lehto M, Slotwiner DJ, Gerdts E, Olsen MH, Aurup P, Dahlöf B, Ibsen H, Julius S, Kjeldsen SE, Lindholm LH, Nieminen MS, Rokkedal J, Devereux RB.Cardiovascular morbidity and mortality in hypertensive patients with a history of atrial fibrillation: The Losartan Intervention For End Point Reduction in Hypertension (LIFE) study.J Am Coll Cardiol, 2005, 45: 705-711.

[33] Macfarlane PW, Murray H, Sattar N, Stott DJ, Ford I, Buckley B, Jukema JW, Westendorp RG, Shepherd J.The incidence and risk factors for new onset atrial fibrillation in the PROSPER study.Europace, 2011, 13 (5): 634-639.

[34] Patti G1, Chello M, Candura D, Pasceri V, D'Ambrosio A, Covino E, Di Sciascio G.Randomized trial of atorvastatin for reduction of postoperative atrial fibrillation inpatients undergoing cardiac surgery: results of the ARMYDA-3 (Atorvastatin for Reduction of MYocardial Dysrhythmia After cardiac surgery) study.Circulation, 2006, 114: 1455-1461.

[35] Milliez P, Girerd X, Plouin PF, Blacher J, Safar ME, Mourad JJ.Evidence for an increased rate of cardiovascular events in patients with primary aldosteronism.J Am Coll Cardiol, 2005, 45: 1243-1248.

[36] Tsai CT, Chiang FT, Tseng CD, Hwang JJ, Kuo KT, Wu CK, Yu CC, Wang YC, Lai LP, Lin JL.Increased expression of mineralocorticoid receptor in human atrial fibrillation and a cellular model of atrial fibrillation.J Am Coll Cardiol, 2010, 55: 758-770.

[37] Yang SS, Han W, Zhou HY, Dong G, Wang BC, Huo H et al.Effects of spironolactone on electrical and structural remodeling of atrium in congestive heart failure dogs.Chin Med J (Engl), 2008, 121: 38-42.

[38] Wozakowska-Kaplon B, Bartkowiak R, Janiszewska G.A decrease in serum aldosterone level is associated with maintenance of sinus rhythm after successful cardioversion of atrial fibrillation.Pacing Clin Electrophysiol, 2010, 33: 561-565.

[39] Pei DA, Yan YY, Li L, Xu ZY, Huang JY, Wang M, Xu ZM, Yao Q, Huang SE, Huang Q, Wang SS.Mineralocorticoid receptor, CYP11B2 mRNA expression, and atrial matrix remodelling in patients with atrial fibrillation.Acta Cardiol, 2010, 65: 527-533.

[40] Goette A, Hoffmanns P, Enayati W, Meltendorf U, Geller JC, Klein HU.Effect of successful electrical cardioversion on serum aldosterone in patients with persistent atrial fibrillation.Am J Cardiol, 2001, 88: 906-909.

[41] Marchetti G, Roncuzzi R, Urbinati S, Vivoli D, Barbieri A, Zaniboni A.Pretreatment with mineralocorticoid receptor antagonists plus beta blockers and angiotensin converting enzyme inhibitors increases the proportion of patients in sinus rhythm after electrical cardioversion for persistent atrial fibrillation and heart failure.Circulation, 2008, 118: S923 (Abstract).

[42] Dabrowski R, Borowiec A, Smolis-Bak E, Kraska A, Kowalik I, Wozniak J et al.Spironolactone therapy in prevention of atrial fibrillation episodes -final results of open, prospective SPIR-AF study.Eur Heart J, 2010, 31: 822; Abstract.

[43] Savelieva I, Camm J.Statins and polyunsaturated fatty acids for treatment of atrial fibrillation.Nat Clin Pract Cardiovasc Med, 2008, 5: 30-41.

[44] Ninio DM, Murphy KJ, Howe PR, Saint DA.Dietary fish oil protects against stretch-induced vulnerability to atrial fibrillation in a rabbit model.J Cardiovasc Electrophysiol, 2005, 16: 1189-1194.

[45] Xiao YF, Ke Q, Chen Y, Morgan JP, Leaf A.Inhibitory effect of n-3 fish oil fatty acids on cardiac Na+/Ca2+ exchange currents in HEK293t cells.Biochem Biophys Res Commun, 2004, 321: 116-123.

[46] Virtanen JK, Mursu J, Voutilainen S, Tuomainen TP.Serum long-chain n-3 polyunsaturated fatty acids and risk of hospital diagnosis of atrial fibrillation in men.Circulation, 2009, 120:

2315-2321.

[47] Macchia A, Monte S, Pellegrini F, Romero M, Ferrante D, Doval H et al.Omega-3 fatty acid supplementation reduces one-year risk of atrial fibrillation in patients hospitalized with myocardial infarction.Eur J Clin Pharmacol, 2008, 64: 627-634.

[48] Calo' L, Bianconi L, Colivicchi F, Lamberti F, Loricchio ML, de Ruvo E et al.N-3 Fatty acids for the prevention of atrial fibrillation after coronary artery bypass surgery: a randomized, controlled trial.J Am Coll Cardiol, 2005, 45: 1723-1728.

[49] Sandesara CM, Chung MK, Van Wagoner DR, Barringer TA, Allen K, Ismail HM, Zimmerman B, Olshansky B.A Randomized, Placebo-Controlled Trial of Omega-3 Fatty Acids for Inhibition of Supraventricular Arrhythmias After Cardiac Surgery: The FISH Trial.J Am Heart Assoc, 2012 Jun, 1（3）: e000547.

[50] Fatemi O, Yuriditsky E, Tsioufis C, Tsachris D, Morgan T, Basile J, Bigger T, Cushman W, Goff D, Soliman EZ, Thomas A, Papademetriou V.Impact of intensive glycemic control on the incidence of atrial fibrillation and associated cardiovascular outcomes in patients with type 2 diabetes mellitus （from the Action to Control Cardiovascular Risk in Diabetes Study）.Am J Cardiol, 2014, 114: 1217-1222.

[51] Chang SH, Wu LS, Chiou MJ, Liu JR, Yu KH, Kuo CF, Wen MS, Chen WJ, Yeh YH, See LC.Association of metformin with lower atrial fibrillation riskamong patients with type 2 diabetes mellitus: a population-based dynamic cohortand in vitro studies.Cardiovasc Diabetol, 2014, 13: 123.

[52] Wang TJ, Parise H, Levy D, D'Agostino RB Sr, Wolf PA, Vasan RS, Benjamin EJ.Obesity and the risk of newonset atrial fibrillation.JAMA, 2004, 292: 2471-2477.

[53] Russo C, Jin Z, Homma S, Rundek T, Elkind MS, Sacco RL, Di Tullio MR.Effect ofobesity and overweight on left ventricular diastolic function: a community-basedstudy in an elderly cohort.J Am Coll Cardiol, 2011, 57: 1368-1374.

[54] Visser M, Bouter LM, McQuillan GM, Wener MH, Harris TB.Elevated C-reactiveprotein levels in overweight and obese adults.JAMA, 1999, 282: 2131-2135.

[55] Pathak RK, Middeldorp ME, Meredith M, Mehta AB, Mahajan R, Wong CX, Twomey D, Elliott AD, Kalman JM, Abhayaratna WP, Lau DH, Sanders P.LongTerm Effect of Goal-Directed Weight Management in an Atrial Fibrillation Cohort: A Long-Term Follow-Up Study（LEGACY）.J Am Coll Cardiol, 2015, 65: 2159-2169.

[56] Li L, Wang ZW, Li J, Ge X, Guo LZ, Wang Y, Guo WH, Jiang CX, Ma CS.Efficacy ofcatheter ablation of atrial fibrillation in patients with obstructive sleep apnoeawith and without continuous positive airway pressure treatment: a meta-analysisof observational studies.Europace, 2014, 16: 1309-1314.

第74章

全皮下除颤器的临床应用进展

心脏性猝死发病突然，病死率高，是严重威胁人类健康的公共卫生问题。置入型心律转复除颤器（ICD）能自动识别心室颤动（室颤）、室性心动过速（室速）并发放电击除颤治疗，是目前防治心脏性猝死的最有效方法。传统ICD置入方法是通过静脉将除颤导线送入右心系统，并将导线与脉冲发生器相连后埋置于左胸皮下。其"经静脉"置入除颤导线的术式存在如锁骨下或上腔静脉异常导致置入困难、术中穿刺并发症、导线脱位与断裂、导线相关感染、血栓形成、导线拔出困难等问题。全皮下置入型心律转复除颤器（subcutaneous ICD，S-ICD）系统于2009年获得欧洲CE认证、2012年获得美国FDA认证、2016年底获得CFDA认证并应用于临床。本文将对SICD的临床应用进行概述。

一、SICD的组成和功能

S-ICD包括导线和脉冲发生器，无须经静脉路径，也不需要将导线放在心腔内，均埋于皮下（图74-1）。因导线（Q-TRAK® 3401）不直接接触心脏及相关静脉，进而可避免静脉导线所致的相关并发症并减少心肌损害。导线具有感知和除颤功能，但无常规起搏功能，仅在除颤后30s提供经胸起搏。导线经皮下隧道置于胸骨旁1～2cm，近端位于剑突，远端位于胸骨柄。胸骨柄和剑突处的电极均具有感知功能，与脉冲发生器可组成3种感知向量（图74-2）。两个感知电极之间为长约8cm的除颤线圈，与腋下的脉冲发生器组成除颤回路（图74-2）。脉冲发生器置于左侧腋中线，可提供高达80J的除颤能量。第一代SICD脉冲发生器体积69cm³、预期使用寿命5.1年，第二代EMBLEM™ SICD A209脉冲发生器体积缩小至59.5 cm³，使用寿命延长至7.3年。目前已经上市了第三代S-ICD，具备兼容核磁、心房颤动监测的功能。

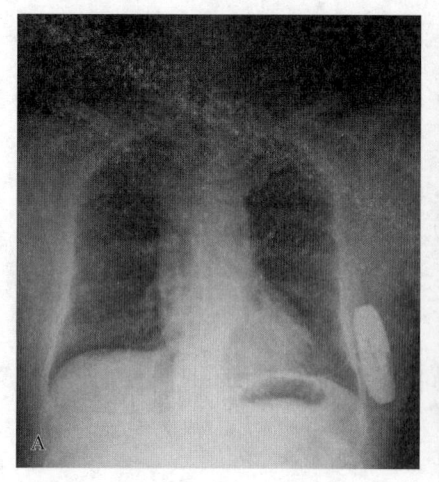

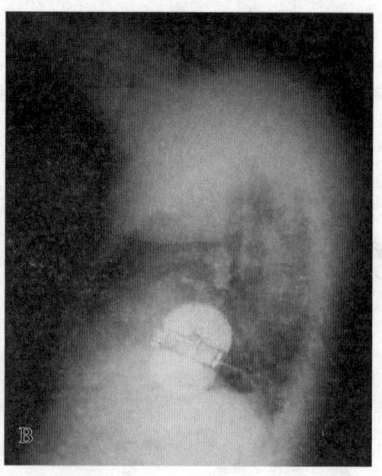

图74-1 患者置入第二代全皮下置入式心律转复除颤器后的X线影像——电极导线和脉冲发生器均埋于皮下

A.S-ICD术后正位X线胸片；B.侧位X线胸片

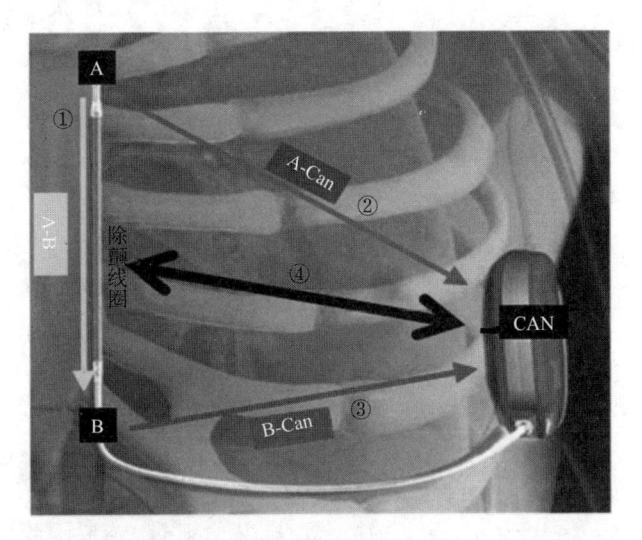

图74-2 SICD的组成,包括电极导线和脉冲发生器(CAN),均埋置于皮下

A.胸骨柄处的远端感知电极;B.剑突处的近端感知电极;CAN.脉冲发生器;①代表A-B的感知向量;②代表A-CAN的感知向量;③代表B-Can的向量组合;④代表除颤线圈至CAN的除颤向量

二、S-ICD的安全性和疗效

S-ICD的安全性及有效性已得到START研究、IDE研究、EFFORTLESS研究以及真实世界等诸多研究的证实。

安全性方面,主要考核的指标是感染、置入部位血肿、电极导线移位和误放电等并发症的发生率。IDE研究中SICD置入180d时的并发症发生率7.9%,包括18例(5.6%)疑似/确认感染、其中仅4例与SICD置入相关。而且研究发现,置入相关感染在研究早期出现,随着手术技术及术前准备的改进大有改善。不适当放电总发生率13.1%(41/314)。EFFORTLESS研究随访558d,术后1年时的并发症发生率为6.4%,包括3.8%(18/472)的可疑/确认感染、0.2%(1/472)发生了置入部位血肿,0.85%(4/472)发生电极移位,7%发生误放电(与传统ICD4%~18%的误放电发生率相近)。而且,IDE及EFFORTLESS研究的汇总分析提示:S-ICD导联监测心电图更接近体表心电图,能够有效降低误放电率;它还有一些特定的算法,能够更有效地鉴别室上性心动过速(室上速)和室速,从而减少不必要的放电。研究还提示,S-ICD置入术的并发症发生率将随着病例数的积累而明显下降;与传统ICD相比,S-ICD并没有增加手术难度。

有效性主要考量室性心律失常的转复成功率和对死亡率的影响。首先,IDE和EFFORTLESS汇总分析表明,S-ICD第一次电击有效性达90.1%,最后一次电击有效性达98.2%。传统ICD治疗第一次电击成功率是90.3%,最终成功率是99.8%。因此,对于自发性心律失常的治疗,S-ICD与经静脉ICD具有同样的转复有效性。其次,S-ICD汇总研究患者2年死亡率是3.2%,从降低死亡率来讲,S-ICD由于减少了经静脉以及心腔内并发症的发生率,能够进一步降低死亡率。

三、SICD的适应证

2015年,S-ICD第一次被列入《2015年ESC室性心律失常处理和心脏性猝死预防指南》。作为新推出的指征,指南指出两点:①若患者不具备心动过缓、心脏再同步、抗心动过速起搏的指征,仅仅需要除颤功能,可置入皮下除颤器以作为经静脉置入除颤器的替代治疗(Ⅱa类指征,C级证据);②对于静脉入路困难、因感染而移出经静脉置入的除颤器、或者需要长期除颤器治疗的年轻患者,也可考虑应用皮下除颤器以替代经静脉除颤器(Ⅱb类适应证,C级证据)。

2017年,《2017年ACC/AHA/HRS室性心律失常处理和心脏性猝死预防指南》将S-ICD升级为Ⅰ类指征:①对于存在ICD置入指征,且没有足够静脉通路或者有高感染风险,同时不需要也不预期需要心动过缓起搏或终止室速起搏或CRT治疗的患者,推荐置入皮下置入式心律转复除颤器(Ⅰ类指征,B级证据);②对于存在ICD置入指征,同时不需要也预期不需要心动过缓起搏或终止室速起搏或CRT治疗的患者,置入皮下置入式心律转复除颤器是合理的(Ⅱa类指征,B级证据)。

据此,S-ICD适用于大多数患者心脏性猝死的预防。对于无静脉通路(闭塞性或先天性),经静脉ICD置入存在较高的风险(血液透析、儿科患者、免疫功能不全者)、离子通道病(长QT综合征、Brugada综合征),易发生装置感染或导线故障,有心内膜炎病史,特别是不能经静脉置入ICD导线的患者可作为首选。对于年轻患者(置入ICD以后,需要多次更换,导线容易发生故障)、有人工心脏瓣膜,缺血性/非缺血性心力衰竭的一级预防等患者,S-ICD系统应强烈推荐。需要注意的是,由于S-ICD无持续起搏功能,因此,需要起搏治疗的症状性心动过缓、反复发作的持续性单形室速且ATP被证实能够终止的患者,S-ICD系统不推荐应用。

四、S-ICD操作流程

(一)患者筛选

因目前限制SICD应用的主要问题是T波过感知导致SICD误识别误治疗,因此,需要应用心电图筛选,评估T波及QRS波形态和振幅,以评估患者是否能够避免T波过感知,从而可以置入SICD。操作方法是:应用程控仪(3120,美国波科公司)进行心电图采集。分别在剑突两侧各1cm（模拟皮下电极近端感知电极位置）、剑突两侧各1cm平行胸骨方向向上14cm（模拟皮下电极远端感知电极位置）、左侧腋中线第5肋间（模拟皮下ICD装置的位置）放置电极片构成肢体导联的3个位点，以25 mm/s的纸速描记不少于10 s的心电图。同时描记Ⅰ、Ⅱ和Ⅲ导联心电图。通过分析患者不同体位时窦性心律下的QRS波振幅，QRS与T波振幅的比值，QRS时限和形态一致性来预估S-ICD置入后所采集到的皮下心电图信号。使用4744标尺上的6个模板与采集的心电图进行匹配比对。匹配成功者可考虑置入S-ICD。目前已有整合在程控仪中的"自动筛查工具"。

（二）SICD置入手术过程

1.术前准备　手术在导管室进行。除按常规ICD手术前准备外，还建议在X线下进行S-ICD手术切口标记和确认。

（1）确定和标记重要的解剖位置。

（2）后前位和左前斜＞80°的X线下确定脉冲发生器和导线的置入位置，最佳的置入位置是除颤线圈和脉冲发生器将心脏完全覆盖。

（3）位置确定后做好标记。

2.手术操作

（1）消毒、铺巾：①左侧手臂外展60°，消毒前贴好体外除颤贴片；②按照标准要求反复多次擦洗，从右锁骨中线延伸至左腋后线；从颈部至胃中部；③腋窝处最后消毒，手臂消毒至肘弯处；④铺巾可从左侧腋中线开始，顺时针方向铺巾；下方边界在剑突下2～3cm；右侧边界在右锁骨中线，能覆盖体外除颤器贴片；⑤充分暴露标记位置。

（2）制作囊袋和剑突旁切口（三切口法需自剑突旁切口平行胸骨向上14cm行第三切口）：①局部麻醉；②按照标记做切口，使用电刀分离和止血，寻找到背阔肌和前锯肌之间的深筋膜层，钝性分离，做好囊袋；③制作剑突旁切口，3cm左右长度，分离至深筋膜层；④在剑突旁切口，预制2个固定导线的缝线。

（3）制作隧道：①在深筋膜层，借助打隧道工具打通剑突至囊袋隧道；②在隧道工具顶端孔预留一长约20cm的缝合线圈；使用此缝线线圈牵拉皮下电极头端，直至皮下导线的除颤线圈全部通过剑突旁切口；③生理盐水纱布清理擦拭皮下导线，以便于缝合袖套固定（缝合袖套离电极感知环的距离为1 cm）；④固定缝合袖套；⑤打剑突向上切口方向的隧道（两切口法采用11F穿刺鞘，三切口法在剑突旁切口平行胸骨向上14 cm近胸骨柄处行第三切口，在深筋膜层缝线固定皮下电极头端的小孔）。

（4）将脉冲发生器置入囊袋：①连接导线和装置；②将脉冲发生器置入囊袋；③固定缝合孔；④缝合第一层，包括囊袋、剑突下和上切口处；⑤沿导线行走方向进行按压，排除皮下残余气体，以免影响除颤效果。

（三）除颤阈值测试

采用50 Hz直流电诱颤（3～10 s），室颤诱发成功后，以65J进行除颤阈值测试。除颤阈值测试除颤能量较大，充电一般耗时10～15 s，小于23 s为可接受范围。满意后缝合皮肤，消毒后覆盖敷料并局部加压包扎。

（四）注意事项

手术过程并不复杂，但鉴于除颤器的位置、胸骨电极位置、深度等会直接影响除颤和感知效果，故需结合患者个体化调整。此外，囊袋需在背阔肌和前锯肌之间的深筋膜层制作，患者疼痛感明显，术中需加强镇痛镇静。术后X线检查置入位置并观察伤口愈合情况。

五、SICD程控和随访

SICD的程控设置为自动，包括除颤治疗（开/关）、除颤后起搏治疗（开/关）和条件识别区（开/关）。SICD对电击治疗区的频率通常设定为220次/分，一旦达到该频率，直接电击。程控设置条件电击区，在条件电击区对事件进行鉴别诊断，决定是否治疗。目前的SICD采用先进的智能算法来识别不同的心脏节律，可有效进行识别和鉴别，避免误治疗。就除颤能量而言，SICD无法进行程控更改。置入术中通常应用65J的测试能量，治疗时发放能量为不能程控改变的80J（保证了15J的安全范围）。共能发放5次极性自动转换、能量均为80J的电击。

随访主要需要了解电池状态以及回顾事件，评价SICD能否正确识别心律失常，是否可以及时充电、电击、转复心律失常。注意关注除颤阻抗以及治疗时间。图74-3展示了随访中发生室性心律失常，SICD正确识别和治疗的腔内图。

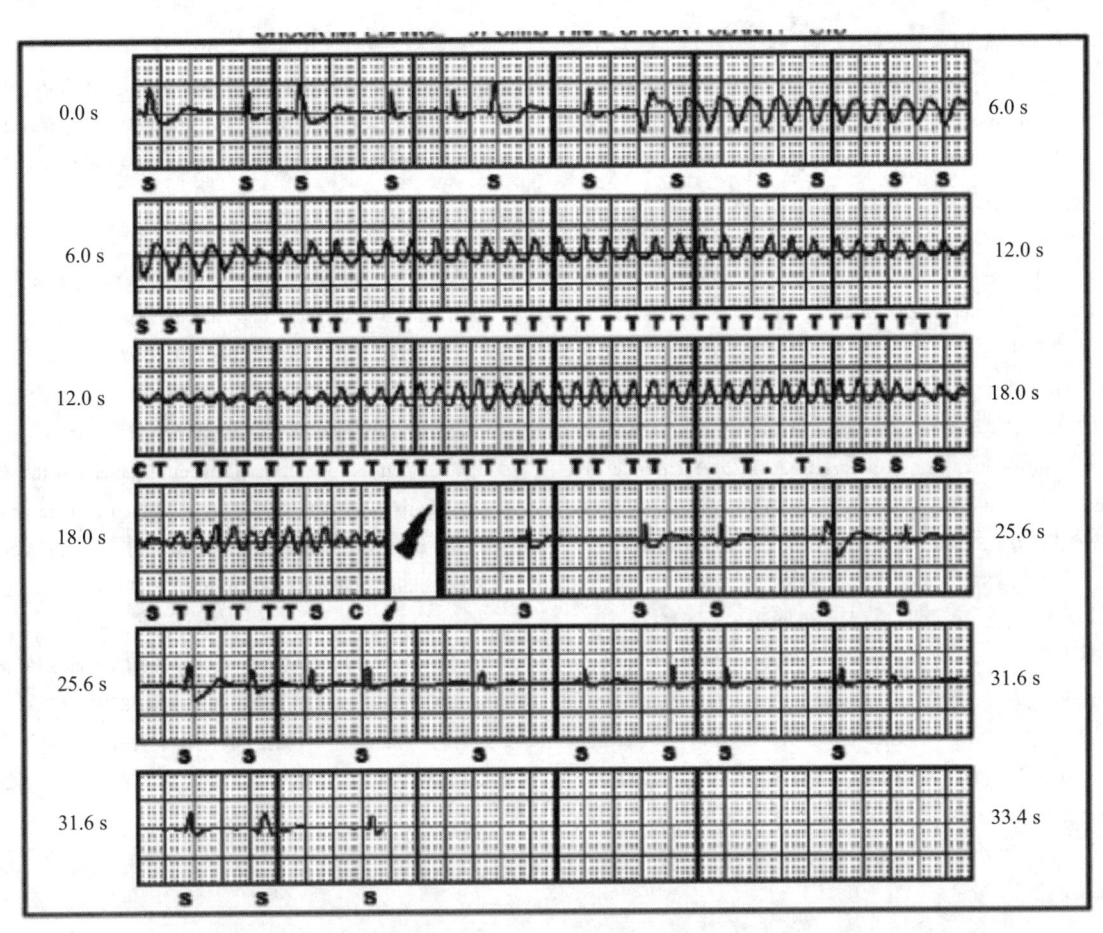

图74-3　事件腔内图提示SICD正确识别并成功转复室性心律失常

S.感知；T.心动过速；C.充电；电击

六、SICD的国内应用

在国内的应用始于2014年底。2014年12月，第一代S-ICD在中国医学科学院阜外医院完成国内首例置入；2016年11月，第二代EMBLEM™ S-ICD获得CFDA认证并在国内正式上市，陆续在国内多家中心开展，标志着S-ICD治疗在中国全面开启。截至2018年3月，国内SICD应用约27例。华伟教授曾对最初12例S-ICD的应用情况进行汇总。12例患者囊括了原置入装置感染患者、LQTS患者、有人工心脏瓣膜患者，以及心力衰竭的猝死一级预防患者，而且均无须抗心动过缓起搏。12例患者均成功置入S-ICD，手术耗时70～120（93.3±18.7）min，与传统ICD无明显差异。置入均采用三切口模式，除颤导线置于患者胸骨旁左侧者10例，胸骨旁右侧者2例。术中测试除颤阻抗57～103（70±15.4）Ω，室性心律失常诱发后诊断至除颤成功时间为12～30（16.4±5.0）s。术中未发生严重并发症。值得一提的是，国内S-ICD应用尚处于起始阶段，需要进一步总结经验。

总之，S-ICD无须经静脉途径，导线及脉冲发生器均埋置于皮下，实现了全皮下置入，避免了经静脉ICD置入的一系列并发症。作为心律转复除颤器研发过程中一项新的技术，SICD的有效性和安全性已得到诸多研究的证实，开辟了心脏性猝死预防的新篇章。随着其在适应人群的推广应用以及技术的不断完善，会更多地应用临床，使患者获益。

（牛红霞）

参考文献

[1] Epstein AE, DiMarco JP, Ellenbogen KA, et al.American College of Cardiology Foundation.; American Heart Association Task Force on Practice Guidelines.; Heart Rhythm Society.2012 ACCF/AHA/HRS focused update incorporated into the ACCF/AHA/HRS 2008 guidelines for device-based therapy of cardiac rhythm abnormalities: a report of the American College of Cardiology Foundation/American Heart Association Task Force on Practice Guidelines and the Heart Rhythm Society.J Am CollCardiol, 2013, 61（3）: e6-75.

[2] 中华医学会心电生理和起搏分会，中华医学会心血病学分会，中国医师协会心律学专业委员会.植入型心律转复除颤器治疗

专家共识工作组.植入型心律转复除颤器治疗的中国专家共识.中华心律失常学杂志, 2014, 18（4）: 242-253.

[3] Al-Khatib SM, Stevenson WG, Ackerman MJ, et al.2017 AHA/ACC/HRS Guideline for Management of Patients With Ventricular Arrhythmias and the Prevention of Sudden Cardiac Death: A Report of the American College of Cardiology/American Heart Association Task Force on Clinical Practice Guidelines and the Heart Rhythm Society.Heart Rhythm, 2017 Oct 26.pii: S1547-5271（17）31250-X.doi: 10.1016/j.hrthm.2017.10.036.［Epub ahead of print］

[4] Gold MR, Theuns DA, Knight BP, et al.Head-to-head comparison of arrhythmia discrimination performance of subcutaneous and transvenous ICD arrhythmia detection algorithms: the START study.J Cardiovasc Electrophysiol, 2012, 23（4）: 359-366.

[5] Weiss R, Knight BP, Gold MR, et al.Safety and efficacy of a totally subcutaneous implantable-cardioverter defibrillator.Circulation, 2013, 128（9）: 944-953.

[6] Lambiase PD, Barr C, Theuns DA, et al; EFFORTLESS Investigators.Worldwide experience with a totally subcutaneous implantable defibrillator: early results from the EFFORTLESS S-ICD Registry.Eur Heart J, 2014, 35（25）: 1657-1665.

[7] Gold MR, Aasbo JD, El-Chami MF, et al.Subcutaneous implantable cardioverter-defibrillator Post-Approval Study: Clinical characteristics and perioperative results.Heart Rhythm, 2017, 14（10）: 1456-1463.doi: 10.1016/j.hrthm.2017.05.016. Epub 2017 May 11.

[8] Burke MC, Gold MR, Knight BP, et al.Safety and Efficacy of the Totally Subcutaneous Implantable Defibrillator 2-Year Results From a Pooled Analysis of the IDE Study and EFFORTLESS Registry.J Am Coll Cardiol. 2015, 65（16）: 1605-1615.

[9] Priori SG, Blomström-Lundqvist C, Mazzant iA, et al.2015 ESC Guidelines for the management of patients with ventricular arrhythmias and the prevention of sudden cardiac death: The Task Force for the Management of Patients with Ventricular Arrhythmias and the Prevention of Sudden Cardiac Death of the European Society of Cardiology（ESC）.Endorsed by: Association for European Paediatric and Congenital Cardiology（AEPC）.Eur Heart J, 2015, 36（41）: 2793-2867.

[10] 华伟, 牛红霞, 李学斌, 等.全皮下置入型心律转复除颤器的国内初步临床应用.中华心律失常学杂志, 2017, 21（2）: 112-116.

第75章

新型多电极射频消融球囊导管隔离肺静脉的研究进展

2016年，AHA会议上首次报道多电极射频消融球囊导管用于阵发性心房颤动患者进行肺静脉电隔离消融治疗的安全性及有效性。2017年，HRS第38届科学大会最新突破性临床研究再次报道新型多电极射频消融灌注球囊的RADIANCE研究。新型多电极射频球囊之所以受到学术界关注，在于其一次性实现所有患者的肺静脉电隔离，不需要任何补点消融。研究表明射频球囊导管采用多电极定向释放能量高效完成阵发性心房颤动的PVI。

常规单点导管心房颤动消融成功率约为60%，二次消融手术已不稀奇。现有的球囊消融导管能够一次性释放几分钟的能量，其缺点是不能选择性定向消融，只能在肺静脉口周围完成整体环形消融，因而容易导致某些关键结构如食管或膈神经损伤。

多电极射频消融球囊导管由Biosense Webster研发，构造特征是在远端球囊表面设有10个可灌注的金属电极，每个电极能够独立释放不同功率的能量进而实现能量矢量化，大大增加了球囊导管的灵活性。射频球囊周围的10个消融电极可被程控，分别发放不同能量，因此，可避免周围组织深部不必要的损伤。初步临床结果显示，射频球囊导管能够一次性获得全部肺静脉电隔离，不需要再局部补点消融，大大降低肺静脉潜在的再连接率。

RADIANCE研究入选的39例阵发性心房颤动患者年龄（60.4±10）岁，左心房内径（42.3±5.9）mm，平均心房颤动时间44.5个月。研究时间为2016年12月2日至2017年3月8日。所有患者术后均接受食管内镜检查以评估食管热损伤情况，并于术后7d、1个月及3个月密切随访。

消融操作过程：经13.5F可调弯穿间隔鞘递送球囊导管至肺静脉靶向位置，通过CARTO系统实现球囊可视化。电极射频能量同步发送，前庭前侧及后侧前庭消融时间分别为60s及30s。手术平均用时、球囊滞留时间及透视时间分别为96.6min（53～170 min），32min（25～68 min）及4.7min（0～17.5 min）。盐水总用量及经导管盐水用量为（1503±572）ml及（999±437）ml。术后测定结果显示急性肺静脉隔离成功率为100%，且81.7%肺静脉隔离在1min内即可完成，不需要常规导管的补点消融。术后给予异丙肾上腺素或腺苷激发后，肺静脉急性再连接比例为2.6%。术后检查发现有2例患者存在无症状食管红斑，但经治疗后未留后遗症；1例患者存在手术相关的膈肌麻痹，追溯术程，分析原因可能是在对右上肺静脉进行隔离时术中忽视了膈神经起搏监测。新型多电极射频消融球囊具有术程简易、操作时间短、对术者经验依赖性小、单次肺静脉隔离成功率高而不良损伤小的优势潜力。

尽管目前缺少关于这种新型球囊术后不良事件发生率的观察性临床研究，但在其他消融技术实施中总结的经验可用于减少该技术实施过程中不良事件的发生率。球囊消融导管的整体并发症发生率与传统射频消融相似，其中3个并发症值得关注。

1.肺静脉狭窄　多种研究经验总结肺静脉狭窄主要原因在于消融定位不准确，球囊液体容量不足是主要原因。球囊充盈不足导致脱落入肺静脉较深部位，消融位置不精确。即使在消融前已确认球囊在合适位置，球囊也可能在无意间进入肺静脉较深处。因此确保球囊内液体量充足，同时在放射线下反复确认球囊位置可降低肺静脉狭窄风险。

2.食管损伤　在消融过程中，监测食管温度，适当用冷盐水降温食管，都是降低食管损伤的有效手段。如出现食管温度过高，应立即减少甚至停止射频发放。

3.膈神经麻痹　膈神经走行于心房后壁，当球囊容量不足导致球囊放置位置过深时易发生膈神经损伤。持续膈神经起搏及连续腹部触诊是监测膈神经麻痹的有效手段。一旦早期察觉到膈肌收缩减弱就立即停止消融，但仍有发生膈神经麻痹的可能。

（赵　学　贾秀月）

参考文献

S Honarbakhsh，S Birch，V Baker，B O'Brien，M Lowe，RJ Hunter，RJ Schilling.Radiofrequency balloon catheter ablation for paroxysmal atrial fibrillation，RADIANCE STUDY-a UK experience.EP Europace,2017,19(suppl_1)：i21.

第76章

心律置入装置电极导线拔除的临床研究进展

心律置入装置（CIED）包括永久起搏器（PM）、埋藏式心脏转复除颤器（ICD）、心脏再同步化治疗（CRT）等。目前全世界共约3250万例起搏器置入患者，随着置入年限的增加，导线相关并发症如感染、慢性疼痛、血管闭塞等也逐渐增多。据统计，在导线置入8～10年后，约28%的起搏器导线和40%的ICD导线出现功能异常。而经静脉拔除电极导线（TLE）能安全有效地解决导线引起相关并发症。2017年，美国心律学会（HRS）发布了最新的《心律植入装置导线管理专家共识》，为临床电极导线的管理提供了新的依据。本综述旨在总结归纳导线拔除的原因及相应处理策略，为临床实践提供依据。

一、起搏系统感染

老龄和合并各种疾病与CIED感染密切相关，约70%的CIED感染发生在65岁以上的老年人，而其中超过75%的患者合并一种或多种疾病。最近研究发现，前瞻性地对囊袋细菌DNA进行检测后发现，23%的概率呈细菌阳性；其中29.5%位于脉冲发生器表面，14%在导线和脉冲发生器均检出细菌。但随访发现只有一小部分发展为临床囊袋感染。除了患者和细菌的因素外，手术操作本身和相关并发症也和CIED感染密切相关。二次打开囊袋的操作，包括起搏器更换/升级或者导线、囊袋的调整等均增加囊袋暴露和感染细菌的机会。新近的一项Meta分析研究后发现，这些和操作相关的因素引起囊袋感染的风险不同：术后血肿［OR 8.46（95% CI 4.01～17.86）］，导线移位［OR 6.37（95% CI 2.93～13.82）］，起搏器更换/调整［OR 1.98（95% CI 1.46～2.70）］，临时起搏器［OR 2.31（95% CI 1.36～3.92）］，术者经验（定义为是否单独置入100例CIED）［OR 2.85（95% CI 1.23～6.58）］和手术时间［95% CI 0.52～19.35］。新指南对于确诊和高度怀疑CIED感染的患者，即使血培养呈阴性，也推荐完全移除起搏器系统，同时经验性地使用广谱抗生素治疗，并根据药敏试验做出调整。

除了起搏系统感染，临床上非感染因素导致电极导线拔除的原因也常见到，主要包括慢性疼痛，血管狭窄/栓塞，导线引起的致命性心律失常，导线废弃，患者行磁共振成像（MRI）检查、三尖瓣狭窄或关闭不全和放疗等。

二、慢性疼痛

临床上少数患者因起搏器置入术后慢性疼痛而进行导线拔除，这部分患者约占所有导线拔除患者的1%～3%。2017年，HRS专家共识将其列为Ⅱa类适应证，指出导线或脉冲发生器置入所产生的严重疼痛，如引起患者强烈不适，经内外科治疗均不能改善的，可进行导线拔除。造成慢性疼痛的可能原因有起搏器潜在感染、起搏器/导线过敏或神经肌肉功能紊乱。慢性疼痛本质上有可能是微生物缓慢增殖引起的慢性感染，但这种亚临床感染和慢性疼痛的直接关系仍需进一步研究证实。CIED接触性皮炎在临床上也较多见，患者临床表现不一，可为局部皮肤痛和压痛以及特征性皮损等。CIED接触性皮炎可通过皮肤过敏试验确诊，同时也要非感染证据支持。ICD置入术后患者最常出现肩部疼痛不适。有研究报道，ICD置入3年后54%的患者出现慢性肩部疼痛和活动受限，且导线数量和疼痛程度密切相关。肩部疼痛另一原因是胸廓出口综合征，由于导线压迫臂丛神经和锁骨下动静脉，引起患者疼痛、麻木，限制肩部和手臂活动。

三、静脉狭窄/闭塞

如患者出现不同情况的静脉栓塞症状，可结合具体临床状况选择是否拔除导线。最新专家共识将临床上由于导线或导线结构破损引起的静脉血栓事件；上腔静脉狭窄或闭塞影响导线置入；已存在导线干扰静脉支架置入作为Ⅰ类拔除适应证，推荐导线拔除。此外，对于有上腔静脉狭窄或闭塞且症状不太严重的患者，如导线移除是患者整体治疗方案的一部分，也列了Ⅰ类推荐，选用导线拔除。如患者导丝不能通过静脉到达心腔，术中静脉造影或血管内超声显示静脉严重狭窄或闭塞，应及时选择导线拔除。此时，导线拔除需考虑使用特殊工具如激光鞘或机械切割鞘，能更容易通过狭窄静脉，拔除导线。导线拔除可使静脉通路重新通畅，同时保留了对侧静脉，减少总体导线数量。

四、废弃导线

废弃导线是非感染因素致导线拔除的常见原因。导线废弃的主要原因有导线功能异常，绝缘层破裂，导线召回，对侧置入起搏器，起搏器升级或更换等。电极导线废弃后，会对心脏和血管产生机械刺激引起致命性心律失常，可使静脉狭窄或闭塞，三尖瓣狭窄或关闭不全，危及生命。

然而，临床上因废弃电极导线引起患者不适或死亡的病例较少见到。但据统计，拔除导线中的近38%为废弃电极导线，在儿童和青年患者中尤为多见。有证据显示拔除废弃导线可使患者死亡风险降低，但同时也存在较高的手术风险。因此，目前很难界定何时拔除废弃导线患者获益更大。但可以肯定的是，如果患者体内保留多根电极导线，不管是废弃，还是正在使用的，均是造成感染的潜在危险因素；同时由于多根电极导线的存在，也会影响新电极导线的置入。专家共识指出，患者在上腔静脉同侧置入>4根导线，或上腔静脉已存在>5根导线时，也应及时拔除不必要的导线。而对于设计缺陷或功能丧失的导线，如存留患者体内有潜在风险，应给予拔除。在某些特定的情况下（尤其是年轻患者），考虑到导线的预估寿命，也需拔除功能正常、非召回的起搏器或除颤器的导线，但这种情况比较少见。因此在临床上，如拔除废弃电极导线，需全面衡量手术风险（包括术者手术经验）和患者病情，力争在发生严重并发症前，尽早拔除废弃电极导线。

五、拟行MRI检查

证据表明大多数非MRI兼容的起搏器患者亦可安全行MRI检查，但要注意的是，在MRI检查前需充分评估风险和获益，尤其是起搏器依赖或者电池电量不足的患者。目前，有多种抗核磁起搏系统通过FDA认证，可在MRI环境下重新编程并安全运行。然而，由于抗核磁技术较新，相当一部分非MRI兼容的起搏系统仍广泛使用。最新HRS专家共识将CIED患者行MRI检查列为拔除导线的适应证，但推荐程度较弱，为Ⅱb类推荐。主要原因是由于置入非抗核磁起搏器的患者，在体内无废弃导线的情况下，也可安全进行MRI检查；同时对于CIED患者体内存留废弃导线、心外膜导线、结构破损的导线或磁场>1.5t等情况下能否安全进行MRI检查的现有临床证据强度不高。因此，拟行MRI检查起搏器置入后的患者，需充分考量MRI检查的获益与导线拔除的风险。

六、导线穿孔

导线穿孔是导线置入后的急性期并发症。但随着导线置入时间延长，延迟电极穿孔发生的概率大大增加。由于大多数延迟穿孔为微穿孔，需结合影像进行判断，通常不引起明显的临床症状，无须特殊处理。但如电极穿孔引起剧烈疼痛、心脏压塞或其他并发症，则需立即进行导线拔除。

七、导线致严重三尖瓣反流

起搏系统尤其是ICD右室导线会在一定程度上引起三尖瓣反流（TR），但大多患者没有临床症状。由于导线跨过三尖瓣，影响瓣膜正常结构，造成瓣叶无法闭合，导致三尖瓣功能不全。但有关导线置入和三尖瓣反流严重程度的研究结果不一，有报道发现24.2%导线置入患者中出现三尖瓣Ⅰ度以上关闭不全，另有研究报道18.3%患者出现三尖瓣Ⅱ度以上关闭不全。最近一项研究发现置入导线相关的三尖瓣反流与患者死亡风险增加相关。目前已知三尖瓣反流相关危险因素有高龄、ICD导线、导线位置（后瓣或隔瓣），导线跨过腱索。Polewczyk等报道对于症状明显的三尖瓣反流患者，导线拔除可使63%的患者降低三尖瓣反流程度，75%的患者临床状况得到改善。相反，Nazmul等报道右心室导线拔除后，三尖瓣反流程度没有获得改善。因此，可考虑静脉和（或）开胸导线拔除，同时行三尖瓣成形术，这样使患者获益更大。

八、导线致心律失常

有报道发现，ICD术后患者因电极导线刺激反复发生难治性室性心律失常，且在导线拔除后症状消失。专家共识也将导线引起的致命性心律失常作为导线拔除的Ⅰ类适应证。需重点强调的是，临床上需首先判断频发室性期前收缩/室速是否来源于右室电极导线的刺激，如为电极导线刺激引起，应立即拔除。

九、拟行肿瘤放疗

根据最新HRS专家共识，对于拟行放疗的起搏器置入患者，应首先判断CIED装置是否位于放疗靶区，且在必要时进行位置调整，包括将脉冲发生器移至对侧，导线做经胸壁隧道接入；对侧新置入起搏系统，废弃现有导线或拔除现有导线。但目前尚无证据表明CIED位置调整和导线拔除会减少起搏器系统所接受的放疗射线剂量，因此推荐等级较弱。此外，许多研究表明CIED最大可耐受2Gy射线剂量，且CIED失效的最强预测因子是暴露在＞10 MV射线环境中，而非累计射线剂量。

十、总结与展望

综上所述，对感染因素以外的电极导线进行拔除时需采取个体化治疗策略，全面考量心脏外科、电生理专家和导线拔除者以及患者家属的意见。积极评估患者状况，充分权衡患者手术风险和临床获益。满足导线拔除Ⅰ类适应证时，应积极果断拔除；达到Ⅱ类适应证的患者，包括无功能导线、召回的导线或者可能产生并发症的导线以及多根电极导线等，在拔除时需要更加谨慎。在今后的临床工作中，我们需更加深入了解起搏器术后的非感染并发症，掌握导线拔除的指征，使患者更好获益。

（唐 闽）

参 考 文 献

[1] Atallah J, Erickson CC, Cecchin F, et al.A multi-institutional study of implantable defibrillator lead performance in children and young adults: Results of the pediatric lead extractability and survival evaluation (PLEASE) study.Circulation, 2013, 127: 2393-2402.

[2] 2017 HRS expert consensus statement on cardiovascular implantable electronic device lead management and extraction. Heart Rhythm, 2017 Sep 15.

[3] Uslan DZ, Tleyjeh IM, Baddour LM, Friedman PA, Jenkins SM, St Sauver JL, Hayes DL.Temporal trends in permanent pacemaker implantation: a populationbased study.Am Heart J, 2008, 155: 896-903.

[4] Lin G, Meverden RA, Hodge DO, Uslan DZ, Hayes DL, Brady PA.Age andgender trends in implantable cardioverter defibrillator utilization: a populationbased study.J Interv Card Electrophysiol, 2008, 22: 65-70.

[5] Chu XM, Li B, An Y, Li XB, Guo JH.Genetic identification and risk factor analysis of asymptomatic bacterial colonization on cardiovascular implantable electronic devices.Biomed Res Int, 2014, 2014: 725163.

[6] Polyzos KA, Konstantelias AA, Falagas ME.Risk factors for cardiac implantable electronic device infection: a systematic review and meta-analysis.Europace, 2015, 17: 767-777.

[7] Gomes S, Cranney G, Bennett M, Li A, Giles R.Twenty-year experience of transvenous lead extraction at a single centre. Europace, 2014, 16: 1350-1355.

[8] Jones SO, Eckart RE, Albert CM, Epstein LM.Large, single-center, single-operator experience with transvenous lead extraction: Outcomes and changing indications.Heart Rhythm, 2008, 5: 520-525.

[9] Kang J, Simpson CS, Campbell D, Borici-Mazi R, Redfearn DP, Michael KA, Abdollah H, Baranchuk A.Case Report: Cardiac rhythm device contact dermatitis.Ann Noninvasive Electrocardiol, 2013, 18: 79-83.

[10] Citerne O, Gomes S, Scanu P, Milliez P.Painful eczema mimicking pocket infection in a patient with an ICD.Circulation, 2011, 123: 1241-1242.

[11] Bode K, Breithardt OA, KreuzhuberM, et al.Patient discomfort following catheter ablation and rhythm device surgery. Europace, 2015, 17: 1129-1135.

[12] Langman DA, Goldberg IB, Finn JP, Ennis DB.Pacemaker lead tip heating in abandoned and pacemaker-attached leads at 1.5 Tesla MRI.J MagnReson Imaging, 2011, 33: 426-431.

[13] Sohal M, Williams S, Akhtar M, et al.Laser lead extraction to facilitate cardiac implantable electronic device upgrade and revision in the presence of central venous obstruction.Europace, 2014, 16: 81-87.

[14] Gula LJ, Ames A, Woodburn A, Matkins J, McCormick M, Bell J, Sink D, McConville J, Epstein LM.Central venous occlusion is not an obstacle to device upgrade with the assistance of laser extraction.Pacing ClinElectrophysiol, 2005, 28: 661-666.

[15] Sohal M, Williams S, Akhtar M, et al.Laser lead extraction to facilitate cardiac implantable electronic device upgrade and revision in the presence of central venous obstruction.Europace, 2014, 16: 81-87.

[16] Wazni O, Epstein LM, Carrillo RG, et al.Lead extraction in the contemporary setting: theLExICon study: an observational retrospective study of consecutive laser lead extractions.J Am Coll Cardiol, 2010, 55: 579-586.

[17] Hauser RG, Maron BJ, Marine JE, Lampert R, Kadish AH, Winters SL, Scher DL, Biria M, Kalia A.Safety and efficacy of transvenous high-voltage implantable cardioverter-defibrillator leads in high-risk hypertrophic cardiomyopathy patients.Heart Rhythm, 2008, 5: 1517-1522.

[18] Nazarian S, Roguin A, Zviman MM, Lardo AC, Dickfeld TL, Calkins H, Weiss RG, Berger RD, Bluemke DA, Halperin HR.Clinical utility and safety of a protocol for noncardiac and cardiac magnetic resonance imaging of patients with permanent pacemakers and implantable-cardioverter defibrillators at 1.5 tesla.Circulation, 2006, 114: 1277-1284.

[19] Suga C, Hayes DL, Hyberger LK, Lloyd MA.Is there an adverse outcome from abandoned pacing leads? J Interv Card

Electrophysiol, 2000, 4: 493-499.

[20] Celikyurt U, Agacdiken A, Bozyel S, Argan O, Sade I, Vural A, Ural D.Assessment of shoulder pain and shoulder disability in patients with implantable cardioverter-defibrillator.J Interv Card Electrophysiol, 2013, 36: 91-94.

[21] Brunner MP, Cronin EM, Jacob J, Duarte VE, Tarakji KG, Martin DO, Callahan T, Borek PP, Cantillon DJ, Niebauer MJ, Saliba WI, Kanj M, Wazni O, Baranowski B, Wilkoff BL.Transvenous extraction of implantable cardioverter-defibrillator leads under advisory—a comparison of Riata, Sprint Fidelis, and non-recalled implantable cardioverter-defibrillator leads.Heart Rhythm, 2013, 10: 1444-1450.

[22] Hauser RG, Almquist AK.Learning from our mistakes? Testing new ICD technology.N Engl J Med, 2008, 359: 2517-2519.

[23] Nazarian S, Hansford R, Roguin A, et al.A prospective evaluation of a protocol for magnetic resonance imaging of patients with implanted cardiac devices.Ann Intern Med 2011; 155: 415-424.

[24] Cohen JD, Costa HS, Russo RJ.Determining the risks ofmagnetic resonance imaging at 1.5 tesla for patients with pacemakers and implantable cardioverter defibrillators.Am J Cardiol, 2012, 110: 1631-1636.

[25] Bailey WM, Rosenthal L, Fananapazir L, Gleva M, Mazur A, Rinaldi CA, KyptaA, MerkelyB, Woodard PK, ProMRI/ProMRIAFFIRMStudy Investigators.Clinical safety of the ProMRI pacemaker system in patients subjected to head and lower lumbar 1.5-T magnetic resonance imaging scanning conditions.Heart Rhythm, 2015, 12: 1183-1191.

[26] Gold MR, Sommer T, Schwitter J, et al.Full-body MRI in patients with an implantable cardioverter-defibrillator: primary results of a randomized study.J Am Coll Cardiol, 2015, 65: 2581-2588.

[27] Higgins JV, Gard JJ, Sheldon SH, Espinosa RE, Wood CP, Felmlee JP, Cha YM, AsirvathamSJ, Dalzell C, Acker N, Watson RE Jr, Friedman PA.Safety and outcomes of magnetic resonance imaging in patients with abandoned pacemaker and defibrillator leads. Pacing ClinElectrophysiol, 2014, 37: 1284-1290.

[28] Padmanabhan D, Kella DK, Mehta R, et al.Safety of magnetic resonance imaging in patients with legacy pacemakers and defibrillators and abandoned leads.Heart Rhythm, 2017, 14 (Suppl.): S105.

[29] Migliore F, Zorzi A, Bertaglia E, Leoni L, Siciliano M, De Lazzari M, Ignatiuk B, VeroneseM, Verlato R, Tarantini G, Iliceto S, Corrado D.Incidence, management, and prevention of right ventricular perforation by pacemaker and implantable cardioverter defibrillator leads.Pacing ClinElectrophysiol, 2014, 37: 1602-1609.

[30] Al-MohaissenMA, Chan KL.Prevalence and mechanism of tricuspid regurgitation following implantation of endocardial leads for pacemaker or cardioverter-defibrillator.J Am SocEchocardiogr, 2012, 25: 245-252.

[31] Delling FN, Hassan ZK, Piatkowski G, Tsao CW, Rajabali A, Markson LJ, Zimetbaum PJ, Manning WJ, Chang JD, Mukamal KJ.Tricuspid regurgitation and mortality in patients with transvenous permanent pacemaker leads.Am J Cardiol, 2016, 117: 988-992.

[32] Polewczyk A, Kutarski A, Tomaszewski A, Brzozowski W, Czajkowski M, Polewczyk M, Janion M.Lead dependent tricuspid dysfunction: analysis of the mechanism and management in patients referred for transvenous lead extraction.Cardiol J, 2013, 20: 402-410.

[33] Nazmul MN, Cha YM, Lin G, Asirvatham SJ, Powell BD.Percutaneous pacemaker or implantable cardioverter-defibrillator lead removal in an attempt to improve symptomatic tricuspid regurgitation.Europace, 2013, 15: 409-413.

[34] Lee JC, Epstein LM, Huffer LL, Stevenson WG, Koplan BA, Tedrow UB.ICD lead proarrhythmia cured by lead extraction.Heart Rhythm, 2009, 6: 613-618.

[35] Indik JH, Gimbel JR, Abe H, et al.2017 HRS expert consensus statement on magnetic resonance imaging and radiation exposure in patients with cardiovascular implantable electronic devices. Heart Rhythm, 2017, 14: e97-e153.

[36] Zecchin M, Morea G, Severgnini M, et al.Malfunction of cardiac devices after radiotherapy without direct exposure to ionizing radiation: mechanisms and experimental data.Europace, 2016, 18: 288-293.

第77章

急性心肌梗死心电图对预后判断的价值

一、ST段改变在急性心肌梗死预后中的价值

ST段的改变在急性心肌梗死（AMI）患者中具有重要的预后价值。ST段偏移所累及导联及偏移总和可以判断冠状动脉的罪犯血管及病变部位，同时可以用于估测缺血区域（Risk area）。ST段偏移总和>15mm或ST段明显偏移的导联数≥4的急性ST段抬高心肌梗死（STEMI）患者预后较差；并且，PCI术前ST段抬高总和>15mm患者PCI术中发生心室颤动的风险明显增高（$OR=3.7$, $P=0.006$）。

ST段的演变，特别是溶栓或急诊PCI术后ST段无明显回落，通常反映微血管水平心肌灌注没有得到明确改善，从而提示预后较差；甚至可影响至急性心肌梗死后5~6年的预后。其对STEMI患者预后的判断价值不受再灌注治疗方式的影响。与ST段回落不良的患者相比，STEMI患者溶栓治疗后ST段总和回落超过50%患者的住院事件率下降35%，30d及180d全因死亡风险分别降低54%和42%。Verouden等的研究进一步表明，ST段是否回落及程度同样是STEMI后1年的重要不良预后指标。单个导联ST段恢复程度也具有预后价值。Rommel等的研究表明，如果STEMI患者PCI术后90min受累最明显的导联ST段抬高仍大于2mm者，其12个月的主要心血管不良事件（MACE）风险明显增加（$HR=1.93$, $P=0.02$）。对于STEMI患者病后1周ST段仍无明显回落且无倒置的T波出现患者，通常提示预后不良且要警惕心脏破裂的发生。联合肌钙蛋白改变和ST段恢复情况有助于进一步提高对STEMI患者预后的判断，那些肌钙蛋白高且PCI术后ST段恢复不良的患者远期预后最差。

非梗死区域ST段的改变也具有预后价值。Reinstadler等对611例STEMI患者的研究表明，动态观察对应导联压低的ST段也有重要预后价值。他们发现，PCI术后对应导联压低的ST段不恢复或恢复程度<50%的患者，心肌及血管损伤更重，伴随12个月心血管不良事件风险明显增加。MACE事件（死亡、再梗死及新发心力衰竭）的发生率在对应导联ST段压低恢复（恢复程度≥50%）、部分恢复（0~50%）及不恢复（<0%）患者分别为4%、7%和19%。如果将PCI术后抬高的ST段及压低的ST段恢复情况联合考虑，其对STEMI患者的远期预后价值更大。Hayıroğlu等研究发现，接受急诊PCI的前壁STEMI患者，下壁导联ST抬高者较ST段压低或无改变者预后差，其住院期间的MACE及出院18个月的全因死亡风险明显增高。其冠状动脉解剖特点多为前降支包绕心尖，多合并回旋支病变等。Keskin等对接受急诊PCI的前壁心肌梗死患者发现，右胸导联（V_{4R}）ST段改变是判断预后的重要指标。伴有V_{4R} ST抬高的急性前壁心肌梗死患者心原性休克及住院死亡风险明显增高，特别是PCI术后V_{4R} ST仍不恢复的患者预后更差。V_{4R} ST抬高同样是反映患者远期预后较差的重要指标，这些患者1年的死亡风险增加了50%。同样，在急性下壁心肌梗死的患者，V_1导联ST段抬高的程度与30d死亡率呈呈正相关。值得注意的是，接受急诊PCI的STEMI患者术后ST段常可见自发性再升高（定义为在ST段抬高最明显的导联ST在术后再次抬高≥0.1mV，可见于20%~25%患者），但这种情况没有预后判断价值。对于NSTEMI患者，心电图表现为ST段压低者较仅有T波倒置或无明显ST-T改变者远期预后明显变差。

二、QRS波群改变在急性心肌梗死预后中的价值

QRS计分较高、QRS波群明显增宽、病理性Q波出现的导联数也是心肌梗死患者预后不良的指标；R波振幅降低也预示心功能较差及预后不良。在接受急诊PCI的STEMI患者，出院前评估的QRS计分越高，患者的远期预后越差。即使在接受再灌注治疗的STEMI患者，入院时心电图已有Q波者30d及90d的预后都较差。Hayıroğlu等在首次急性前壁心肌梗死且接受急诊

PCI的患者中发现，计算入院时心电图胸前导联Q波总和与R波总和的比值有助于判断住院期间的预后。该比值越大，住院期间患者的预后越差。此外，在此类患者中，该比值还是目前已知最好的预测PCI术后无复流的心电图指标，以$\sum Q/\sum R = 1.08$为界值判断术后无复流的敏感性和特异性分别为76%和73%。Kosmidou等对HORIZONS-AMI试验中2723例患者接诊时心电图进行分析证实，即使接受了急诊PCI，接诊时心电图有Q波者其全因死亡风险和心血管死亡风险分别增加45%和72%，并且不受性别、靶血管及PCI的及时性影响。Bao等的研究表明，Q波的宽度与STEMI患者90d的死亡及MACE风险相关。此外，急性梗死区外的Q波也是预后不良的指标。

QRS波形的形态特征也具有预后判断价值。图77-1这种近似三角形的QRS-T波群形态多提示大面积的缺血，具有更高的死亡率，多预示心源性休克。在急性前壁心肌梗死患者，心电图呈现墓碑状的QRS-T形态也提示预后不良（图77-2）。这种图形的核心特点是ST段抬高幅度明显大于R波振幅（通常为小r波或呈胚胎r或QS型，伴随明显抬高的ST段）。

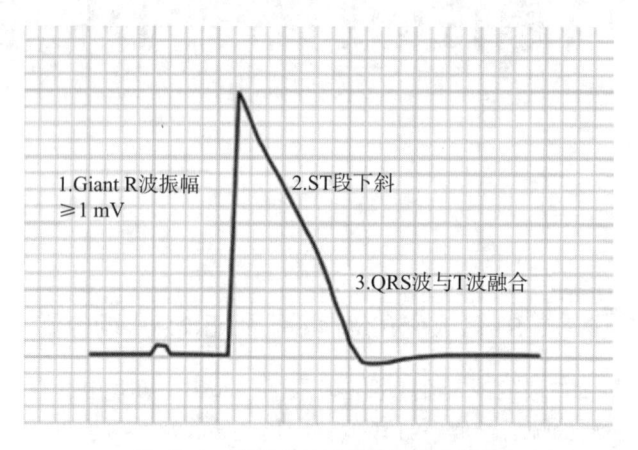

图77-1　表现为三角形的QRS波群

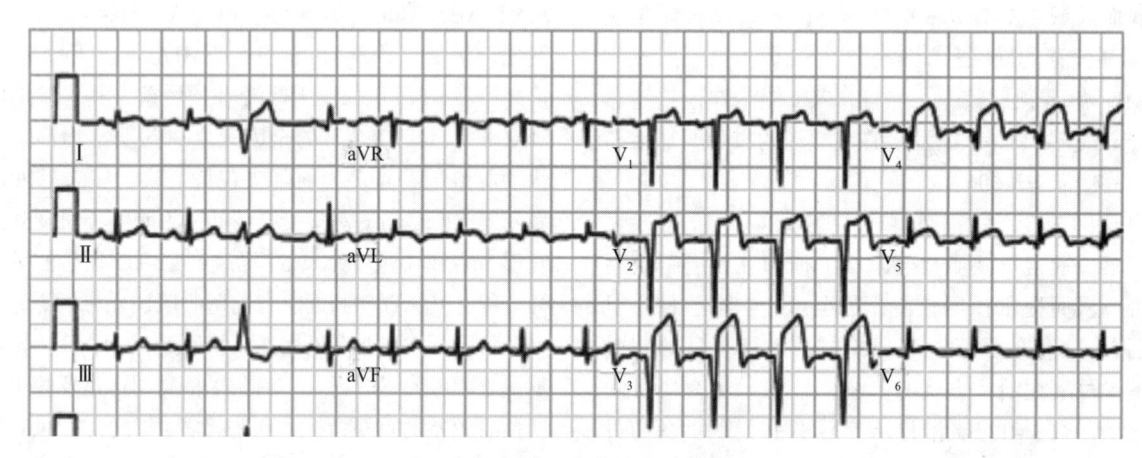

图77-2　墓碑样的QRS波群形态

三、T波改变在急性心肌梗死预后中的价值

在AMI患者，ST段明显偏移（抬高或压低）伴有T波直立通常提示缺血严重。Lee等对271例STEMI的患者研究发现，PCI术后梗死相关导联新出现明显倒置T波者多提示血运重建效果良好；并且是预后良好的独立影响因素，其远期MACE事件的风险降低约70%。Yokoyama等的研究表明，前壁STEMI发生后14d T波倒置深度可以预测6个月时LVEF恢复情况。T波倒置更深者，其6个月时LVEF恢复更好。T波终半部的宽度（T波顶点至T波终点时间，Tp-e）也是反映急性心肌梗死预后的指标。Erikssen等对1359例AMI患者（STEMI 525例，NSTEMI 859例）进行的研究表明，12导联上最长Tp-e与1年的全因死亡率和MACE率成正比。心率校正Tp-e（cTp-e）大于132ms预测1年死亡的敏感度和特异度分别为68%和74%，ROC曲线下面积为0.77。

Zhao等对338例接受急诊PCI的STEMI患者所做的研究表明，Tp-e/QT比值是反映患者近期和远期预后的重要指标。Tp-e/QT比值≥0.29患者的住院死亡（21.9% vs 2.3%）和MACE（48.1% vs 15.3%）风险明显增高；ROC曲线下面积为0.88。在中位为17个月的随访期内，Tp-e/QT比值≥0.29患者的全因死亡（35.5% vs 5.2%）和心血管死亡（32.3% vs 2.6%）风险也明显增高；ROC曲线下面积为0.75。

四、心律失常在急性心肌梗死预后中的价值

严重的心律失常无疑是急性心肌梗死患者的不良预后指标。急性期发生过心室颤动甚至是非持续性室速、高度以上的房室传导阻滞、新发的束支阻滞、以及新发的心房颤动都是急性心肌梗死患者预后不良的指标。Rajoub等对8项研究计105 861例急性心肌梗死患者进行的荟萃分析表明，急性心肌梗死患者合并新发左束支

传导阻滞预示患者预后不良。与无新发左束支传导阻滞患者相比，合并新发左束支传导阻滞患者30d死亡风险增加110%，1年死亡风险增加181%。Kosmidou等对HORIZONS-AMI试验患者的心电图进行分析表明，尽管二度Ⅱ型以上的房室传导阻滞发生率在STEMI患者中不高（1.5%），但这些患者尽管接受了急诊PCI，其1年的死亡风险增加145%。Shacham等回顾了1244例接受急诊PCI的STEMI患者的资料，高度以上房室传导阻滞的发生率为3%，其中大部分（76%）发生于PCI实施之前。尽管房室传导阻滞在出院前均已恢复，但发生房室传导阻滞患者的远期死亡率（平均随访2.7年）明显高于没有发生房室传导阻滞者（30% vs 6%，$P<0.01$）。急性期Q-T延长也提示预后不良。

五、P波改变在急性心肌梗死预后中的价值

P波形态异常及PR段偏移也是反映STEMI患者预后的重要指标。Lu等回顾性分析了连续453例STEMI患者的心电图，224例患者最终入选，其中166例患者接受了PCI术。所有患者均不符合心房梗死的心电图标准。在其研究人群中，35%存在P波形态异常，31%存在PR段偏移。任一导联存在P波形态异常者其30d及1年死亡风险均明显增高（OR分别为3.09和5.33）；胸前导联和肢体导联均有P波形态异常者30d及1年的死亡率更高（OR分别为5.80和8.56）。

六、aVR导联在急性心肌梗死患者中预后价值

在AMI患者，aVR导联ST段抬高多提示为左主干（或左主干等同病变）或前降支近段病变，但某些情况下如急性下壁心肌梗死患者也可能是回旋支或右冠状动脉近段病变。正因为如此，无论是前壁还是下壁STEMI患者，aVR导联ST段抬高均提示近期预后不良。值得注意的是在非下壁STEMI患者，aVR导联ST段压低也提示近期病死率风险增高或梗死面积较大/心功能较差。无论是前壁抑或下壁STEMI患者，只要ST_{aVR}抬高，其30d病死率均明显增高且接近（ST_{aVR}抬高≥0.1mV时病死率分别为11.5%和13.2%；ST_{aVR}抬高≥0.15mV时病死率分别为23.5%及22.5%）。治疗过程中ST_{aVR}的动态演变也与预后有关。溶栓治疗后ST_{aVR}恢复至低于0.1mV者病死率较低；治疗过程中ST_{aVR}重新抬高超过0.1mV者则有较高的病死率。在APEX-AMI试验中，Alherbish等证明在STEMI患者中，ST_{aVR}对患者的预后有较强的预测价值。与ST_{aVR}无偏移的患者相比，ST_{aVR}压低或抬高STEMI患者的90d病死率明显增高（3.8% vs 5.0% vs 10.2%）。多元分析表明，ST_{aVR}压低主要增加非下壁心肌梗死患者的死亡风险（HR 1.53；95%CI 1.06～2.22），而ST_{aVR}抬高主要增加下壁心肌梗死患者的死亡风险（HR 5.87；95%CI 2.09～16.5）。Kukla等对320例下壁STEMI患者的回顾性分析表明，ST_{aVR}改变可见于42.2%的患者，其中ST_{aVR}压低者可见于27.5%，抬高者见于14.7%。住院期间病死率在ST_{aVR}抬高、ST_{aVR}压低及ST_{aVR}无改变者分别为27.7%、16.5%和1.0%，并且不受治疗方式的影响。对于非ST段抬高的ACS患者，多数研究表明ST_{aVR}抬高提示近期和远期预后不良（住院病死率风险增高，1年心血管死亡风险增高，90d心血管不良事件风险增高）；而且，加入ST_{aVR}抬高可以更精确地判断患者的远期预后。研究还显示，患者入院时心电图ST_{aVR}抬高的程度与患者30d全因死亡风险呈正相关；ST_{aVR}是否恢复也是预测预后的重要指标。但GRACE研究表明，如果引入GRACE风险评估系统，ST_{aVR}抬高就不再是6个月死亡风险的独立预测因素。

aVR导联T波的形态也具有预后判断价值。在既往有心肌梗死病史的患者，aVR导联T波直立多提示左心功能较差；并且心血管不良事件的风险增高亦2倍左右（HR 3.10，95%CI 1.23～7.82）。血运重建治疗对aVR导联T波改变的预测价值没有影响。在连续169例接受急诊PCI的急性前壁STEMI患者中，Ayhan等发现aVR导联T波直立者住院期间死亡风险明显增加（7.5% vs 1.7%，$P=0.05$；OR 4.41，95%CI 1.21～22.1）。Kobayashi等对连续190例接受急诊PCI的首次前壁心肌梗死患者进行观察表明，aVR导联T波直立者1年MACE风险增加174%；全因死亡率是对照组的近6倍（27% vs 5%）（图77-3）。

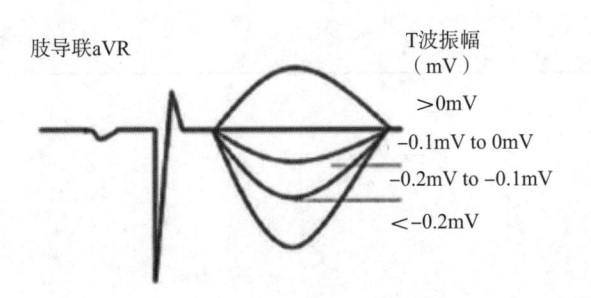

肢导联aVR	T波振幅（mV）	观察例数（例）	心血管疾病死亡率的风险比（$n=1,226$）	P值
	>0mV	175	3.37(2.11～5.36)	<0.01
	-0.1mV to 0mV	1,288	1.66(1.24～2.21)	<0.01
	-0.2mV to -0.1mV	3,417	1.27(0.99～1.64)	0.06
	<-0.2mV	3,048	参照组	

图77-3 aVR导联T波形态及振幅对心血管死亡风险的预测价值

七、心电图估测急性心肌梗死患者左心室射血分数的价值

（一）Morris 指数在评价左心功能中的作用

所谓Morris指数，即V_1导联P波终末电势，其计算方法为心电图V_1导联负向P波宽度（s）与深度（mm）的乘积。虽然计算时可采用更快的描记速度及较高的敏感度，但最终的计算值要标准化成25mm/s纸速及0.1mV/mm的标准状态下。在急性心肌梗死患者，Morris指数与肺动脉嵌顿压呈显著相关；Moriis指数<−0.03mm/s患者住院期间及远期生存率明显降低。

（二）QRS 计分系统估测心肌梗死患者左心功能

QRS计分系统最初用于心肌梗死面积的估算，并且其准确性不受是否接受血运重建治疗影响。由于心肌梗死后左心室收缩功能直接受梗死面积影响，因此QRS计分系统可用于估测心肌梗死患者左心室功能状态。心肌梗死后以QRS计分法估测LVEF多采用Wagner等提出的简化的Selvester心电图QRS计分系统（表77-1）。Palmeri等于1982年首次用本方法估测心肌梗死患者的左心室射血分数（LVEF）并得到满意的效果。他们发现以QRS计分大于3分判断LVEF＜50%的敏感度为93%，特异度为88%；并且QRS计分值与LVEF显著相关（$r=-0.88$，$P<0.01$），回归方程为LVEF（%）=60−3×（QRS计分值）。采用QRS计分系统估测LVEF时应注意几个问题：①不能用于心室肥厚或存在束支传导阻滞患者。②心肌梗死部位影响QRS计分系统估测LVEF的准确性。QRS计分与LVEF的相关性在前壁梗死较好，在下壁和（或）后壁心肌梗死相关性较差或无相关性。③心肌缺血的存在明显影响QRS计分估测LVEF的准确性，无缺血者QRS计分与LVEF的相关性明显高于有缺血者（r值分别为−0.77和−0.66）。

表77-1　简化的心肌梗死心电图 QRS 计分系统

导联	间期（ms）	计分	幅值比	计分	各导联最大分值
I	Q≥30	1	R/Q≤1	1	2
II	Q≥40	2			2
	Q≥30	1			
aVL	Q≥30	1	R/Q≤1	1	2
aVF	Q≥50	3	R/Q≤1	2	3
	Q≥40	2	R/Q≤2	1	
	Q≥30	1			
V_1	任何Q波	1	R/S≥1	1	4
	R≥50				
	R≥40	1			
V_2	任何Q波或R≤10	1	R/S≥1.5	1	4
	R≥60	2			
	R≥50	1			
V_3	任何Q波或R≤20	1			1
V_4	Q≥20	1	R/Q或R/S≤0.5	2	3
			R/Q或R/S≤1	1	
V_5	Q>30	1	R/Q或R/S<=1	2	3
			R/Q或R/S<=2	1	
V_6	Q>30	1	R/Q或R/S<=1	2	3
			R/Q或R/S<=3	1	

（崔　炜）

参考文献

[1] Bates ER.The role of the electrocardiogram as a prognostic tool in ST-segment elevation myocardial infarction.Am Heart J, 2010, 160 (4): 574-576.

[2] Demidova MM, Carlson J, Erlinge D, Platonov PG.Predictors of ventricular fibrillation at reperfusion in patients with acute ST-elevation myocardial infarction treated by primary percutaneous coronary intervention.Am J Cardiol, 2015, 115 (4): 417-422.

[3] Scirica BM, Morrow DA.Chapter 51.ST-Elevation myocardial infarction: pathology, pathophysiology, and clinical features. In: Mann DL, Zipes DP, Libby P, Bonow RO, Braunwald E eds.Braunwald's heart disease: a textbook of cardiovascular medicine, 2015, Philadelphia.Elsevier Saunders.1068-1094.

[4] Woo JS, Cho JM, Kim SJ, Kim MK, Kim CJ.Combined Assessments of Biochemical Markers and ST-Segment Resolution Provide Additional Prognostic Information for Patients With ST-Segment Elevation Myocardial Infarction.Korean Circ J, 2011, 41 (7): 372-378.

[5] Palmerini T, De Servi S, Politi A, et al.Prognostic implications of ST-segment elevation resolution in patients with ST-segment elevation acute myocardial infarction treated with primary or facilitated percutaneous coronary intervention.Am J Cardiol, 2010, 105 (5): 605-610.

[6] Tomaszuk-Kazberuk A, Kozuch M, Bachorzewska-Gajewska H, Malyszko J, Dobrzycki S, Musial WJ.Does lack of ST-segment resolution still have prognostic value 6 years after an acute myocardial infarction treated with coronary intervention.Can J Cardiol, 2011, 27 (5): 573-580.

[7] Verouden NJ, Haeck JD, Kuijt WJ, et al.Early ST-segment recovery after primary percutaneous coronary intervention accurately predicts long-term prognosis after acute myocardial infarction.Am Heart J, 2010, 159 (6): 1005-1011.

[8] Wong CK, de la Barra SL, Herbison P.Does ST resolution achieved via different reperfusion strategies (fibrinolysis vs percutaneous coronary intervention) have different prognostic meaning in ST-elevation myocardial infarction? A systematic review.Am Heart J, 2010, 160 (5): 842-848.e1-2.

[9] Mauri F, Maggioni AP, Franzosi MG, et al.A simple electrocardiographic predictor of the outcome of patients with acute myocardial infarction treated with a thrombolytic agent. A Gruppo Italiano per lo Studio della Sopravvivenza nell'Infarto Miocardico (GISSI-2)-Derived Analysis.J Am Coll Cardiol, 1994, 24 (3): 600-607.

[10] Verouden NJ, Haeck JD, Kuijt WJ, et al.Prediction of 1-year mortality with different measures of ST-segment recovery in all-comers after primary percutaneous coronary intervention for acute myocardial infarction.Circ Cardiovasc Qual Outcomes, 2010, 3 (5): 522-529.

[11] Rommel KP, Baum A, Mende M, et al.Prognostic significance and relationship of worst lead residual ST segment elevation with myocardial damage assessed by cardiovascular MRI in myocardial infarction.Heart, 2014, 100 (16): 1257-1263.

[12] Sherwood MW, Morrow DA, Scirica BM, et al.Early dynamic risk stratification with baseline troponin levels and 90-minute ST-segment resolution to predict 30-day cardiovascular mortality in ST-segment elevation myocardial infarction: analysis from CLopidogrel as Adjunctive ReperfusIon TherapY (CLARITY)-Thrombolysis in Myocardial Infarction (TIMI) 28.Am Heart J, 2010, 59 (6): 964-971.e1.

[13] Reinstadler SJ, Baum A, Rommel KP, et al.ST-segment depression resolution predicts infarct size and reperfusion injury in ST-elevation myocardial infarction.Heart, 2015, 101 (22): 1819-1825.

[14] Tjandrawidjaja MC, Fu Y, Westerhout CM, et al.Resolution of ST-segment depression: A new prognostic marker in ST-segment elevation myocardial infarction.Eur Heart J, 2010, 31 (5): 573-581.

[15] Hayıroğlu Mİ, Uzun AO, Türkkan C, et al.ST Depression, No ST Change, or ST Elevation in Inferior Derivations: Which Has the Worst Outcomes in Acute Anterior Myocardial Infarction. Cardiology, 2018, 139 (1): 53-61.

[16] Keskin M, Uzun AO, Börklü EB, et al.The prognostic significance of early and late right precordial lead (V4R) ST-segment elevation in patients with acute anterior myocardial infarction.Ann Noninvasive Electrocardiol, 2017.

[17] Wong CK, Gao W, Stewart RA, et al.Prognostic value of lead V1 ST elevation during acute inferior myocardial infarction. Circulation, 2010, 122 (5): 463-469.

[18] Cuenin L, Lamoureux S, Schaaf M, et al.Incidence and Significance of Spontaneous ST Segment Re-elevation After Reperfused Anterior Acute Myocardial Infarction-Relationship With Infarct Size, Adverse Remodeling, and Events at 1 Year. Circ J, 2017.

[19] Jin ES, Park CB, Kim DH, et al.Comparative clinical implications of admission electrocardiographic findings for patients with non-ST-segment elevation myocardial infarction. Medicine (Baltimore), 2016, 95 (37): e4862.

[20] Katragadda S, Alagesan M, Rathakrishnan S, Kaliyaperumal D, Mambatta AK.Correlation of Reciprocal Changes and QRS Amplitude in ECG to Left Ventricular Dysfunction, Wall Motion Score and Clinical Outcome in First Time ST Elevation Myocardial Infarction.J Clin Diagn Res, 2017, 11 (7): OC04-OC08.

[21] Tsai TH, Sun CK, Chung WJ, et al.Prognostic value of R-wave

voltage in patients with anterior wall ST-segment elevation myocardial infarction undergoing primary percutaneous coronary intervention.Int Heart J, 2010, 51（5）：325-330.

[22] Tjandrawidjaja MC, Fu Y, Westerhout CM, Wagner GS, Granger CB, Armstrong PW.Usefulness of the QRS score as a strong prognostic marker in patients discharged after undergoing primary percutaneous coronary intervention for ST-segment elevation myocardial infarction.Am J Cardiol, 2010, 106（5）：630-634.

[23] Wong CK, Herbison P.Initial Q waves and outcome after reperfusion therapy in patients with ST elevation acute myocardial infarction：a systematic review.Int J Cardiol, 2011, 148（3）：305-308.

[24] Hayıroğlu Mi, Uzun AO, Keskin M, et al.A simple independent prognostic electrocardiography parameter in first acute anterior myocardial infarction；Precordial total Q wave/precordial total R wave.J Electrocardiol, 2018, 51（1）：38-45.

[25] Hayıroğlu Mi, Uzun AO, Keskin M, et al.Which admission electrocardiographic parameter is more powerful predictor of no-reflow in patients with acute anterior myocardial infarction who underwent primary percutaneous intervention.J Electrocardiol, 2017.

[26] Kosmidou I, Redfors B, Crowley A, et al.Prognostic implications of Q waves at presentation in patients with ST-segment elevation myocardial infarction undergoing primary percutaneous coronary intervention：An analysis of the HORIZONS-AMI study.Clin Cardiol, 2017, 40（11）：982-987.

[27] Bao MH, Zheng Y, Westerhout CM, et al.Prognostic implications of quantitative evaluation of baseline Q-wave width in ST-segment elevation myocardial infarction.J Electrocardiol, 2014, 47（4）：465-471.

[28] Cipriani A, D'Amico G, Brunello G, et al.The electrocardiographic "triangular QRS-ST-T waveform" pattern in patients with ST-segment elevation myocardial infarction：Incidence, pathophysiology and clinical implications.J Electrocardiol, 2018, 51（1）：8-14.

[29] Ayhan E, Isık T, Uyarel H, et al.Patients with tombstoning pattern on the admission electrocardiography who have undergone primary percutaneous coronary intervention for anterior wall ST-elevation myocardial infarction：in-hospital and midterm clinical outcomes.Ann Noninvasive Electrocardiol, 2012, 17（4）：315-322.

[30] Lee MJ, Jang JH, Lee MD, et al.Prognostic Implications of Newly Developed T-Wave Inversion After Primary Percutaneous Coronary Intervention in Patients With ST-Segment Elevation Myocardial Infarction.Am J Cardiol, 2017, 119（4）：515-519.

[31] Yokoyama H, Tomita H, Nishizaki F, et al.Deeply reinverted T wave at 14 days after the onset of first anterior acute myocardial infarction predicts improved left ventricular function at 6 months. Clin Cardiol, 2015, 38（3）：157-163.

[32] Erikssen G, Liestøl K, Gullestad L, Haugaa KH, Bendz B, Amlie JP.The terminal part of the QT interval（T peak to T end）：a predictor of mortality after acute myocardial infarction. Ann Noninvasive Electrocardiol, 2012, 17（2）：85-94.

[33] Zhao X, Xie Z, Chu Y, et al.Association between Tp-e/QT ratio and prognosis in patients undergoing primary percutaneous coronary intervention for ST-segment elevation myocardial infarction.Clin Cardiol, 2012, 35（9）：559-564.

[34] Scirica BM, Braunwald E, Belardinelli L, et al.Relationship between nonsustained ventricular tachycardia after non-ST-elevation acute coronary syndrome and sudden cardiac death：observations from the metabolic efficiency with ranolazine for less ischemia in non-ST-elevation acute coronary syndrome-thrombolysis in myocardial infarction 36（MERLIN-TIMI 36）randomized controlled trial. Circulation, 2010, 122（5）：455-462.

[35] Al RB, Noureddine S, El CS, et al.The prognostic value of a new left bundle branch block in patients with acute myocardial infarction：A systematic review and meta-analysis.Heart Lung, 2017, 46（2）：85-91.

[36] Kosmidou I, Redfors B, Dordi R, et al.Incidence, Predictors, and Outcomes of High-Grade Atrioventricular Block in Patients With ST-Segment Elevation Myocardial Infarction Undergoing Primary Percutaneous Coronary Intervention（from the HORIZONS-AMI Trial）.Am J Cardiol, 2017, 119（9）：1295-1301.

[37] Shacham Y, Leshem-Rubinow E, Steinvil A, Keren G, Roth A, Arbel Y.High Degree Atrioventricular Block Complicating Acute Myocardial Infarction Treated with Primary Percutaneous Coronary Intervention：Incidence, Predictors and Outcomes.Isr Med Assoc J, 2015, 17（5）：298-301.

[38] Galluzzo A, Gallo C, Battaglia A, et al.Prolonged QT interval in ST-elevation myocardial infarction：predictors and prognostic value in medium-term follow-up.J Cardiovasc Med（Hagerstown）, 2016, 17（6）：440-445.

[39] Rivera-Fernández R, Arias-Verdú MD, García-Paredes T, et al.Prolonged QT interval in ST-elevation myocardial infarction and mortality：new prognostic scale with QT, Killip and age.J Cardiovasc Med（Hagerstown）, 2016, 17（1）：11-9.

[40] Lin JF, Hsu SY, Wu S, et al.QT interval Independently Predicts Mortality and Heart Failure in Patients with ST-Elevation Myocardial Infarction.Int J Med Sci, 2015, 12（12）：968-973.

[41] Lu ML, Nwakile C, Bhalla V, De Venecia T, Shah M, Figueredo VM.Prognostic significance of abnormal P wave morphology and PR-segment displacement after ST-elevation myocardial infarction.Int J Cardiol, 2015, 197：216-221.

[42] 崔炜.心电图aVR导联的临床价值, 2015, 30（10）：1189-

1193.

[43] Madias JE.On the use of the inverse electrocardiogram leads.Am J Cardiol, 2009, 103 (2): 221-226.

[44] Iskandar SB, Fahrig SA.ST segment elevation in lead aVR: what to expect from this orphan.Tenn Med, 2008, 101 (12): 33-36.

[45] Pourafkari L, Tajlil A, Mahmoudi SS, Ghaffari S.The Value of Lead aVR ST Segment Changes in Localizing Culprit Lesion in Acute Inferior Myocardial Infarction and Its Prognostic Impact. Ann Noninvasive Electrocardiol, 2016, 21 (4): 389-396.

[46] Wong CK, Gao W, Stewart RA, et al.The prognostic meaning of the full spectrum of aVR ST-segment changes in acute myocardial infarction.Eur Heart J, 2012, 33 (3): 384-392.

[47] Tamura A.Significance of lead aVR in acute coronary syndrome. World J Cardiol, 2014, 6 (7): 630-637.

[48] Hebbal VP, Setty HS, Sathvik CM, Patil V, Sahoo S, Manjunath CN.Acute ST-segment elevation myocardial infarction: The prognostic importance of lead augmented vector right and leads V7-V9.J Nat Sci Biol Med, 2017, 8 (1): 104-109.

[49] Kosuge M, Kimura K, Ishikawa T, et al.ST-segment depression in lead aVR predicts predischarge left ventricular dysfunction in patients with reperfused anterior acute myocardial infarction with anterolateral ST-segment elevation.Am Heart J, 2001, 142 (1): 51-57.

[50] Wong CK, Gao W, Stewart RA, et al.aVR ST elevation: an important but neglected sign in ST elevation acute myocardial infarction.Eur Heart J, 2010, 31 (15): 1845-553.

[51] Alherbish A, Westerhout CM, Fu Y, et al.The forgotten lead: does aVR ST-deviation add insight into the outcomes of ST-elevation myocardial infarction patients.Am Heart J, 2013, 166 (2): 333-339.

[52] Kukla P, Bryniarski L, Dudek D, et al.Prognostic significance of ST segment changes in lead aVR in patients with acute inferior myocardial infarction with ST segment elevation.Kardiol Pol, 2012, 70 (2): 111-118.

[53] Anttila I, Nikus K, Nieminen T, et al.Relation of positive T wave in lead aVR to risk of cardiovascular mortality.Am J Cardiol, 2011, 108 (12): 1735-1740.

[54] Szymanski FM, Grabowski M, Filipiak KJ, et al.Admission ST-segment elevation in lead aVR as the factor improving complex risk stratification in acute coronary syndromes.Am J Emerg Med, 2008, 26 (4): 408-412.

[55] Barrabes JA, Figueras J, Moure C, et al.Prognostic value of lead aVR in patients with a first non-ST-segment elevation acute myocardial infarction.Circulation, 2003, 108 (7): 814-819.

[56] Taglieri N, Marzocchi A, Saia F, et al.Short-and long-term prognostic significance of ST-segment elevation in lead aVR in patients with non-ST-segment elevation acute coronary syndrome. Am J Cardiol, 2011, 108 (1): 21-28.

[57] Kosuge M, Kimura K, Ishikawa T, et al.Combined prognostic utility of ST segment in lead aVR and troponin T on admission in non-ST-segment elevation acute coronary syndromes.Am J Cardiol, 2006, 97 (3): 334-339.

[58] Kosuge M, Ebina T, Hibi K, et al.ST-segment elevation resolution in lead aVR: a strong predictor of adverse outcomes in patients with non-ST-segment elevation acute coronary syndrome. Circ J, 2008, 72 (7): 1047-1053.

[59] Yan AT, Yan RT, Kennelly BM, et al.Relationship of ST elevation in lead aVR with angiographic findings and outcome in non-ST elevation acute coronary syndromes.Am Heart J, 2007, 154 (1): 71-78.

[60] Torigoe K, Tamura A, Kawano Y, et al.Upright T waves in lead aVR are associated with cardiac death or hospitalization for heart failure in patients with a prior myocardial infarction.Heart Vessels, 2012, 27 (6): 548-552.

[61] Ayhan E, Isik T, Uyarel H, et al.Prognostic significance of T-wave amplitude in lead aVR on the admission electrocardiography in patients with anterior wall ST-elevation myocardial infarction treated by primary percutaneous intervention.Ann Noninvasive Electrocardiol, 2013, 18 (1): 51-57.

[62] 崔炜, 耿雪.心电图在心功能评价中的应用进展.临床荟萃, 2010, 25 (2): 173-176.

[63] Badheka AO, Patel NJ, Grover PM, et al.ST-T wave abnormality in lead aVR and reclassification of cardiovascular risk (from the National Health and Nutrition Examination Survey-III).Am J Cardiol, 2013, 112 (6): 805-810.

第78章 心室晚电位研究进展

一、概念

1961年，Durrer等在实验犬缺血心肌心内膜下梗死区记录到QRS波末端存在高频低幅的电位，即心室晚电位（ventricular late potential，VLP），这是有关VLP最早的报道。Berbari等和Fontaine等于1978年分别在实验动物室性心动过速（VT）患者中首先用信号叠加平均技术自体表记录到VLP。简言之，VLP是指出现在QRS波群终末部和ST段上的高频、低振幅的碎裂电位，代表心室局部的缓慢传导，表明心室内有潜在的折返路径。这种电信号频率一般为20～120Hz，电压在25微伏（μV）以下，常规心电图无法捕捉，需要通过信号平均心电图（signal-averaged electrocardiograph，SAECG）进行检测。

VLP绝大多数出现于心肌梗死（myocardial infarction，MI）后患者。梗死区及其边缘有变性、坏死、纤维化病灶与岛状存活心肌混杂交错，存活的心肌为间质纤维化所分隔，导致冲动沿着心肌纤维束所形成的曲折迂回路径传导，传导延迟和不同步，因此该区心肌除极电位出现较晚，落在QRS复合波之后且振幅很低，表现为不规则的碎裂波。用电极直接接触心外膜或心内膜描记局部电图，可记录到这些局部心肌的电活动，位于QRS波主波以外，分布于心电舒张期，称为延迟电活动（delayed activity），或者呈连续杂乱的碎裂电波，称为碎裂电活动（fragmented activity）。这些局部电位很微弱，只有微伏级强度，与体表心电图的噪声很相近，所以常规心电图记录不到这些局部电位。应用信号平均技术，可以记录到这种微小信号。把相同的心电周期100～200个，对准起点叠加在一起，有规律的信号越加越大，无规律的信号叠加后并不相应增大，由此原来淹没于噪声中的规则信号就能显现出来。

二、检查方法

VLP是一种高频、低幅、碎裂微弱信号，其幅值一般小于25μV，能量主要集中在40～250Hz的频带上，并且混杂在肌电、电源和电极接触噪声中，采用常规心电图检测很困难。在心脏直视手术中将电极置于心外膜直接记录，或使用导管法于心内膜描记，每搏实时记录，可靠性高，但只能用于少数患者，且受条件限制，难以普及。VLP检测方法总体上分空间叠加信号平均和时间叠加信号平均2种。前者理论上可以实现VLP的逐搏检测，但由于对采样系统要求很高，硬件设备复杂，因而应用受限。时间叠加信号平均心电图法得到了更广泛应用。时间叠加信号平均又分时域分析和频域分析。目前时域分析应用更广，频域法在临床上因为其频率分辨率不高，还只是作为一种临床参考。另外，还有时频域法、小波分析法以及神经网络分析法等。时频域法已经显示出一定的应用前景，其中三维频谱标测也逐渐应用于临床。

（一）VLP的时域分析

VLP的时域分析就是叠加平均后的心电信号经过高通滤波后合成矢量复合波VM，观察VM上的电压随时间变化的特征，并根据变化是否达到VLP标准来判断是否存在VLP。时域分析主要包括心电图（eletrocardiogram，ECG）信号高通滤波、形态近似数据段选择、QRS波段对齐、信号叠加、带通滤波和VLP指标计算。

原始ECG信号包含各种噪声，比如有肌电噪声、环境噪声、接触噪声及其他瞬时随机噪声，信号检测中的基线漂移也会对心电信号的处理产生影响，所以必须首先对ECG信号进行高通滤波。选择形状相似、长度相近的信号段，可以提高信噪比，一般通过聚类算法对形态相近的QRS综合波段进行选择。比较常用的特征量是计算这段信号与模板的相关系数，而H.Rix等用分布函数方法（DFM）进行聚类分析，认为这种方法较相关系数方法更有优势。QRS波段的对齐方法有单阈值法（SL）、峰位法（PE）、双阈值法（DL）、时间延迟积分法、高精度定位法（high-resolution alignment）以及匹配滤波器法（MF法）等。前3种方法计算简单，但是精度不高。时间延迟方法对信噪比要求不高。在某些形态的ECG中，匹配滤波器方法比时间延迟积分方法的对齐效果更好，最后得到的VLP的幅度更大。高精度对齐方法采用频域对齐方法，对齐误差能够小于采样间期。为了提高信噪比，一般需要较多的ECG片段数。由于噪声水平并不是恒定的，更合理的做法是采用加权平均的方法。通常采用25～250Hz或者40～250Hz的带通滤波器消除低频信号。在滤波后矢量复合波上测定计算的VLP指标包括：①滤波后QRS终末40ms的均方根电压（$RMSV_{40}$）；②滤波后QRS终末<40mV的低幅信号（low amplitude signal, LAS）的持续时间（$LASD_{40}$）；③滤波后QRS时限（QRSD）（图78-1）。这些指标可由肉眼观察测定，也可由计算机自动分析计算显示。通常使用的高通滤波器存在的一个问题是大振幅波突然终止时滤波器出现振铃（ringing）现象。VLP就是恰恰发生在振幅较大的QRS波群之后，延展至QRS后数十毫秒。滤波器振铃现象影响VLP的检测，对于该问题的解决可采用双向滤波，计算机处理信号叠加心电图时，首先从前向后，直至到达QRS波的中部，再反过来从T波终点自后向前反向处理信号波形，因而消除振铃，可靠地记录出VLP。

VLP时域分析法已经较广泛应用于临床，并且在大多数情况下都有较高的敏感度和可靠性，但也存在着一些不足，比如VLP 3个时域指标都与QRS波终点位置定位密切相关，而QRS波终点因噪声影响而难以准确确定；束支传导阻滞时QRS宽大畸形会导致VLP假阳性；高通滤波器的类型和转折频率（25Hz或40Hz）的选取都影响到VLP阳性指标中各参数阈值的选取；基于信号平均技术VLP时域法提取的是VLP在每搏心电周期中的平均信息，不能反映VLP的动态变化情况；3个导联合成矢量幅值波时，会丧失在单个导联中含有的重要信息，已有研究表明综合矢量图上VLP信号不如单导联敏感。因此VLP时域检测法的精确性受到很多的限制。

（二）VLP的频域分析

VLP的频域分析是与时域分析相对应的一种分析方法。SAECG有3个变量：电压（振幅）、时间和频率。时域分析是观察电压随时间的变化（QRSD、$RMSV_{40}$、$LASD_{40}$），涉及频率的仅是使用不同频带的高通滤波器。分析SAECG的另一途径就是观察电压如何随频率而变化，这就是频域分析，称频谱分析。VLP是小块有病心肌细胞除极化所产生的延迟高频电位，其频率一般高于20Hz，复极化电位（ST段和T波）是低频的。由于VLP中存有大量的高频成分，并常落在QRS末端与低频复极化的ST段上，因此对QRS波末端至ST段上的高频成分进行分析和观察以期检测VLP。频域分析方法的基本过程如下：首先用信号叠加平均方法对心电信号

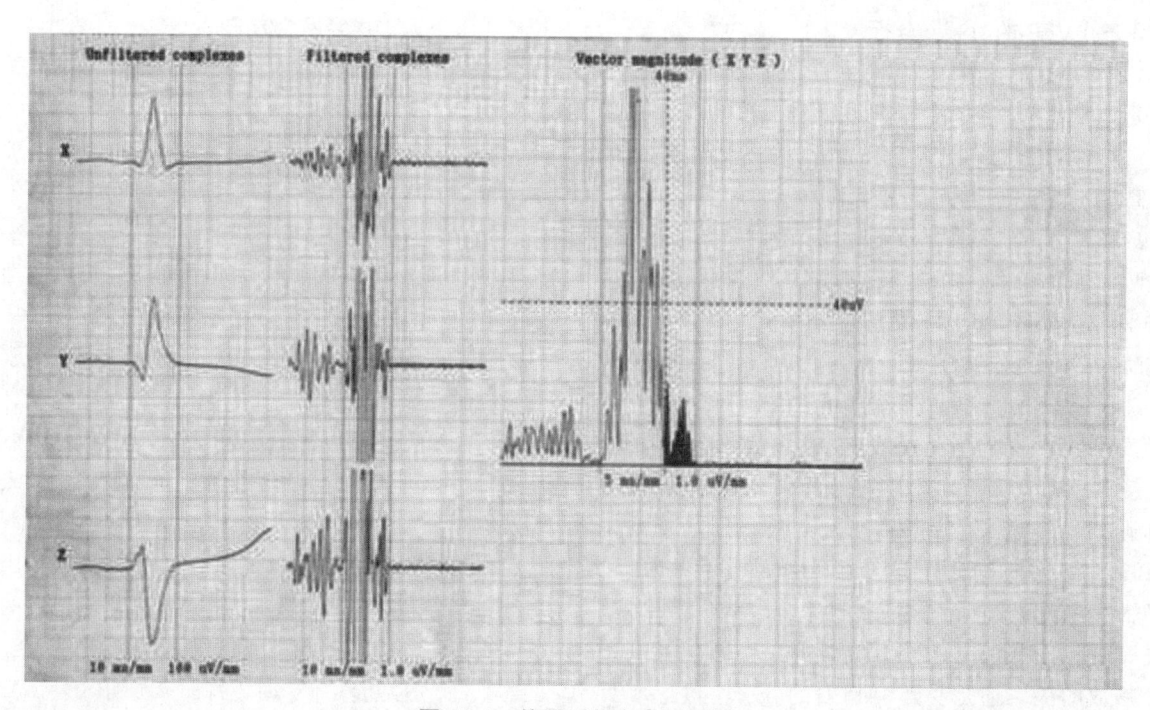

图78-1 信号平均心电图示例

心室晚电位的时域分析。滤波：FIR4，50～250Hz。信号叠加平均心搏数：300。矢量分析结果：QRSD 122ms，RMS40 8μV，LAS40 50ms。判定为晚电位阳性。引自Ioana M.et al, Late Ventricular Potentials in Cardiac and Extracardiac Diseases, in Cardiac Arrhythmias-New Considerations, Francisco R.Breijo-Marquez（Ed），2012：228.

进行叠加平均，得到X、Y、Z三导联未经滤波的叠加平均信号，然后选择适当的窗函数和窗口长度，在经过信号叠加平均后的心电信号的QRS波群至ST段上截取信号段，并进行快速傅立叶变换（FFT），含有VLP的ST段与正常ST段相比，有较多的高频率成分。目前所说的频域分析是指二维频谱分析。二维频谱分析通常把QRS波终末部及ST段进行加窗后作FFT，观察其包含哪些高频分量及在频谱中所占的比重，以此作为诊断依据。频域分析的定量指标有：①各个频率的电压峰值；②不同频带电压总和的比率，以各频带曲线下面积的比率来表示。

与时域分析相比，频域分析不需进行高通滤波，减小了波形失真及信号的丢失，克服了时域分析的一些缺陷，如对束支传导阻滞患者更有效。频域分析也有其缺陷，包括：①因VLP出现时间短，致使其频率分辨率不高，而通常的FFT频谱方法频域精度又比较低；②信号的截取分析会使频谱丢失，窗函数又可能会削弱我们感兴趣的信号；③采用不同的窗函数和窗口长度，其分辨率和检测结果亦不相同，不能进行对比；④可重复性差，分析方法的规范性还不成熟。因此频域分析目前在临床上使用不多，仅作为时域分析的一种辅助手段。为了克服频域法存在的缺陷，提高其临床应用价值，需要对频域分析中的信号截取、窗函数的选取和优化、诊断指标的确定等方面进行研究，以期不断改进VLP的频域分析。

（三）VLP的时频域分析

VLP的时域分析揭示了VLP的低幅特性，频域分析揭示了VLP的高频特性，把这两种方法结合起来对VLP进行检测就是VLP时频域分析，研究表明其有助于提高VLP诊断的准确性和可靠性。

1988年Haberl等在比较了时域和频域分析方法后，把这两者结合起来，提出了频谱时间标测方法。首先把信号平均心电图分析段的直流成分去掉，然后对QRS终点前20ms并延伸到ST段共80ms的时段，每间隔3ms进行一次FFT，绘出各瞬时频谱曲线，最后形成整个分析时段的频谱-时间标测图，可以在频谱-时间标测图上直接观测VLP。这种方法使时域和频域特征参数能同时得到处理并以三维立体频谱图显示。由于它不需要高通滤波，克服了时域分析或者频域分析的一些缺点，但它仍然没消除频域分析法存在的频率分辨率不足、频谱丢失等缺陷。另外，在目前的定量分析和自动检测时，特征参数的提取还是受到SAECG的分析时段选取及QRS波终点定位准确度的影响。近年来，对于VLP的检测，人们发展了较多的时频域分析法，比较突出的有短时傅立叶变换（short time Fourier transform, STFT）和Wigner分布（Wigner-Ville distribution, WVD），这些方法克服了时域法中存在的一些缺陷，但仍然存在不足。

（四）小波变换分析方法

小波变换分析方法是一种特殊的时频分析方法。不管是时域分析、频域分析还是时频域分析，所得到的谱图一般时频分辨率不高，因为使用了一个固定长度的窗函数。窗函数不能取得过长，否则平稳性的假定不成立，而且时域的分辨率变差。窗函数也不能取得过短，否则频域的分辨率变差。用与低频信号匹配的窗函数来分析高频信号是不妥的，反之亦然。而小波变换分析方法能够根据信号频率高低来调节窗口大小。小波变换分析方法时频特性可以得到时频精度更高的谱图，提取有用信息。小波变换分析方法还能很方便地把信号分割成不同频带，从而在各子带内处理VLP信号。Meste O等对心电信号进行连续小波变换，在变换得到的时间-尺度图提取感兴趣的低尺度即高频信号活动区域进行观察，可以观察到VLP阳性患者在这个区域有很多的碎裂波，并采用了碎裂因子对其进行量化，对VLP进行定量分析。这种方法可以克服时域法中束支传导阻滞患者导致的VLP假阳性。在他们的随后研究中还进行了指数分布的VLP提取与连续小波变换的VLP提取比较分析，结果表明了小波变换的分析法较优。虽然小波分析应用于VLP的检测较晚，但是小波变换分析已在VLP的检测中显示出了独特的优越性。

（五）人工神经网络方法

人工神经网络已经广泛应用于生理信号的分类、探测和识别，诸如肌电信号分类、脑电信号棘波识别研究、心电信号识别，并且取得了很好的效果。人工神经网络可以直接把信号波形输入进行识别分类，也可以先提取波形的特征参数后输入进行识别。VLP分析中使用人工神经网络的类型以及计算方法很多，如前馈神经网络、竞争学习的神经网络、自组织神经网络等。从对信号的处理过程来看也可以分成两类。一类是提取VLP信号的时域频域等信息特征作为神经网络的输入。比如先计算VLP信号的wigner-ville分布，或者进行小波变换等处理，再把处理后的信息作为神经网络的输入。另一类则是直接用神经网络对VLP的原始信号（本质上也可以看成是时域特征）形态进行识别。Xue先用信号平均方法处理原始心电数据，把通过高通滤波后的VLP数据直接送入神经网络，除了用这些数据作为神经网络的输入外，还结合了3个时域特征量（QRSD、LASD$_{40}$、RMSV$_{40}$）共同作为输入层。研究结果表明，这种具有波形与特征值组合的人工神经网络模型其识别能力优于基于传统3个时域特征值的贝叶斯（Bayesin）分类的结果。说明了采用具有附加波形信息的人工神经网络检测VLP具有一定的优势。

三、诊断标准

VLP因所采用的仪器性能不一,选用的滤波频率不同,其阳性标准有一定差异。目前对于时域分析,采用最多的是美国心脏病学院（ACC）推荐的标准：在40Hz双向高通滤波条件下,QRSD（滤波后QRS波时限）>114 ms,$RMSV_{40}$（滤波后QRS终末40ms的平方根电压）<20μV,$LASD_{40}$（滤波后QRS终末电压低于40μV的持续时间）>38 ms。这三项指标中,以$RMSV_{40}$<20μV作为基本指标,如果该指标为阴性,便判断VLP阴性（图78-2A）。如果该指标阳性,加上其他两项指标中的一项或两项阳性,则诊断VLP阳性（图78-2B）。完全性右束支阻滞时域分析不能诊断VLP阳性。完全性左束支阻滞时有研究者认为可以识别,提出的诊断标准为$LASD_{40}$≥45 ms,$RMSV_{40}$≤17μV。对于VLP的阳性判断,有些学者采用另外的诊断标准,比如在25 Hz和40 Hz滤波条件下,$RMSV_{40}$低于25μV或16μV为阳性。这些标准对VLP的诊断价值因所采用的标准不同和测试人群患病率不同而改变。因此,专家委员会认为,每个实验室应制订自己的正常值标准。而对于频域分析、时频域分析、小波变换分析方法和人工神经网络方法,目前尚无统一规范化诊断标准。

四、临床意义

（一）冠心病

1.MI患者中VLP的检出率　冠心病特别是MI患者预后与残余心肌缺血、心肌重构、心功能及心电稳定性密切相关。对于冠心病患者VLP的检测,尤其是MI患者室性心律失常的预测受到较广泛重视。国外报道MI后VLP检出率为20%～40%,国内报道检出率为15%～55%。AMI后3h VLP即可阳性,大多数出现于MI后14d左右,此时检测VLP可提高阳性检出率,MI后1～2年,30%患者原有VLP消失,而原来无VLP的患者若不发生再梗死,则极少发生新的VLP。我们观察了370例急性心肌梗死（AMI）急性期第1～3天、4～6天、7～10天及随访期3、6、12个月的VLP变化。急性

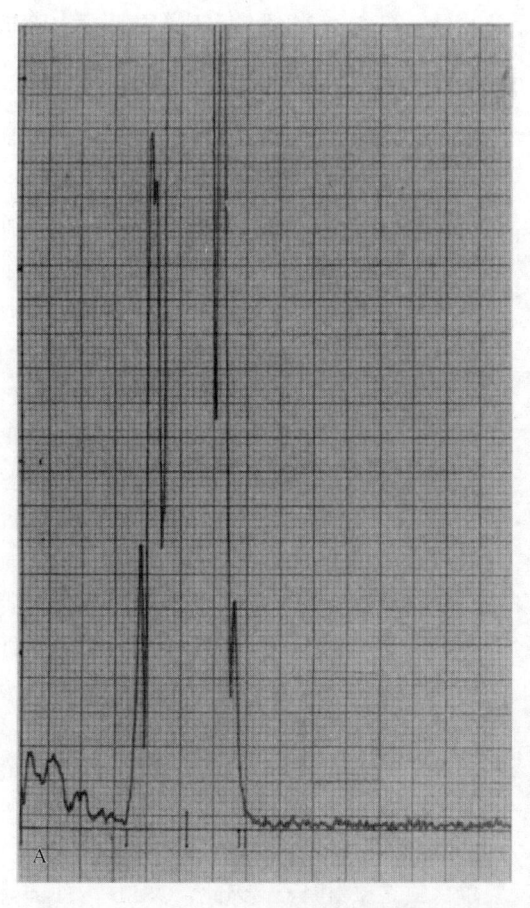

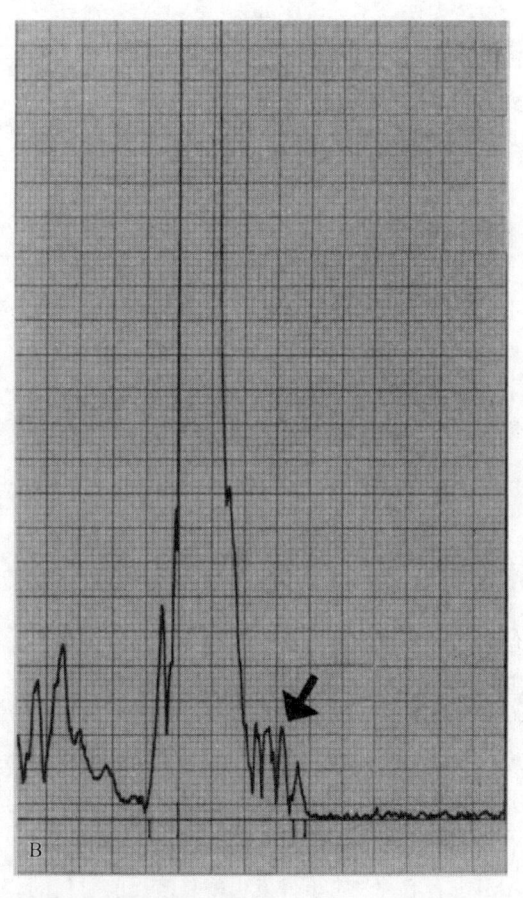

图78-2　急性心肌梗死溶栓成功心室晚电位消失
A.急性心肌梗死溶栓成功患者的SAECG：QRSD 89ms,RMS40 168μV,心室晚电位阴性。B.急性心肌梗死未溶栓患者的SAECG；QRSD 111ms,RMS40 11μV,心室晚电位（箭头所指）阳性。引自：Gang E,马虹,等. N Engl J Med,1989,321（11）：714.

期89%～90%患者保持前一次VLP阴性或阳性的结果不变，7%～8%前一次VLP阴性后一次转为阳性，2%～4%前一次VLP阳性后一次转为阴性，急性期SAECG参数前后两次比较无显著差异，所以可以认为AMI急性期VLP检查重复性很高。随访期与出院前一次相比，原来VLP阳性者57%VLP自然消失，QRSD、LASD40减低而RMS40增加，原来VLP阴性者仅8%转为阳性，QRSD、LASD40、RMS40无显著变化。

2.MI患者中VLP检出率的影响因素 关于AMI患者中哪些因素影响了VLP的检出率，国内外学者均做了相关研究。我们的研究结果显示，VLP阳性组肌酸激酶峰值、3支血管病变数、心电图病理性Q波数目、心电图梗死分数、静息心肌核素严重缺损节段数目均显著高于阴性组，而多元回归分析显示，与VLP相关的独立变量为肌酸激酶值及病变冠状动脉血管数。其他也有研究报道，MI的范围大、EF值低、室壁瘤形成的患者VLP阳性率高。多数研究发现下壁MI患者VLP阳性率高于前壁。其原因可能是下壁激动晚而前壁较早，故前壁的VLP被淹没在QRS中不易检出。而广泛前壁梗死VLP阳性率高于前（间）壁，与下壁相近，可能与广泛前壁梗死多伴有室壁瘤有关。另外重要的是，溶栓治疗成功与否对VLP的检出率也有显著影响。我们对AMI接受溶栓和没有接受溶栓患者VLP的检出率进行了比较，结果显示溶栓成功的病例无1例记录到VLP，而在没有接受溶栓的患者中VLP检出率为24%～25%，两组患者的基线资料完全一致。这一研究结果第一次从心电稳定性的角度证明了溶栓治疗的优越性，AMI溶栓成功能显著提高患者的心电稳定性。此外，这一研究也提示，接受溶栓治疗患者如仍然能记录到VLP，表明溶栓没有成功。我们也观察了AMI患者冠状动脉自发再通对VLP发生率的影响，结果显示，冠状动脉自发再通可以显著降低VLP的发生率。对于接受溶栓治疗的AMI患者，VLP预测心律失常事件发生作用，有关文献报道结果不一致。Malik等研究显示，在接受溶栓治疗的AMI患者，VLP的预测价值明显降低。相似的，Hohnloser等对173例AMI患者的随访研究（其中50%患者接受了溶栓治疗）结果未能显VLP预示心律失常事件发生的作用。而另一方面，Savard等则报道了不同的结果，他们综合评价了15个前瞻性研究中AMI患者心律失常事件（包括心律失常性死亡、持续性VT和VF）的发生率，其中7个研究是在溶栓前时代完成的，8个研究是在溶栓时代完成的。结果显示，AMI患者心律失常事件发生率从溶栓前时代的9.6%下降到溶栓时代的5.8%，VLP的敏感性和特异性在两个时期是相似的。结合相关文献总体看来，溶栓治疗后，VLP预测心律失常事件发生的效力降低。而对于

接受PCI（经皮冠状动脉介入术）治疗的AMI患者，有关VLP预测心血管事件发生的价值，目前相关研究少。Bauer等研究显示，VLP仅与心脏性死亡、猝死有相关趋势。Ikeda等研究则提示，VLP没有预测价值。而接受CABG（冠状动脉旁路移植术）的AMI患者，术后VLP可以消失。另外，AMI的一些现代治疗药物包括β受体阻滞药、血管紧张素受体拮抗剂和他汀类调脂药均能降低VLP的发生率。

3.冠心病患者预后评估中VLP的地位 冠心病患者VLP检测的意义在于对日后发生致命性室性心律失常的预测价值。

（二）室性心律失常

VLP与室性心律失常有着密切的关系。许多研究证实，VLP可以独立预测MI后患者发生VT的风险。Kucher等研究显示，VLP预测MI患者不良事件（VT或猝死）的敏感性、特异性、阳性预测值和阴性预测值分别为92%、62%、71%和99%。我们观察了未经溶栓及早期介入治疗的AMI患者VLP的发生率，并探讨了VLP与AMI早期以及随访3～12个月发生VT和VF的关系，结果显示，VLP在AMI中的检出率为23.8%～27%，AMI不伴VT或VF患者VLP的发生率为20%～24%，AMI伴VT或VF患者VLP的发生率为60%，说明VLP较易发生于AMI伴VT或VF的患者，其敏感性为60%，特异性为76%～80%。

SAECG最初用于有无症状非持续性VT的冠心病患者，预测程序心室刺激的结果。Turitto等的研究发现，105例非持续性VT患者，能够诱发出持续性单形VT的最佳单一预测因子是VLP。在该研究中，70%的患者SAECG正常，程序刺激未能诱发持续性VT；14%的患者，SAECG异常，程序刺激可诱发持续性VT。程序刺激与SAECG结果一致者占84%。在冠心病、既往MI病史、左心室功能不全和无症状非持续性室速患者，评估SAECG预测准确性的最有价值的资料来自于非持续性心动过速研究（Multicenter UnSustained Tachycardia Trial，MUSTT）的SAECG子研究。MUSTT是一项大型前瞻性多中心研究，1268例患者的SAECG资料输入Cox比例风险模型，评估SAECG各项参数和心律失常死亡或心搏骤停（一级终点），心脏病死亡，以及总死亡的独立或联合的相关性。SAECG的滤波为40～250Hz，变量包括：滤波的QRSD，RMS40和LAS40。QRSD＞114ms是一级终点和心脏性死亡的最强单一独立预测因子，因此，QRSD＞114ms作为判定SAECG异常的截断值。经用具有预后意义的临床和治疗因素校准后，SAECG仍然是有显著意义的预测因子。其次，为了观察SAECG用于危险分层的价值，根据

QRSD将患者分为二组，QRSD＞114ms（SAECG异常）和QRSD≤114ms（SAECG正常）。SAECG异常组和正常组相比，5年一级终点事件的发生率（28%比17%），心脏性死亡（37%比25%）和总死亡率（43%比35%）组均显著增高（$P=0.0001$）。SAECG异常与左心室射血分数（LVEF）＜30%结合，检出特别高危的一个亚组，占患者总数的21%。5年随访期间，该组患者心律失常事件和心脏性死亡的发生率分别为36%和44%。而另一亚组SAECG正常且LVEF≥30%，5年随访期心律失常事件和心脏性死亡的发生率分别为13%和20%。作者的结论是：在缺血性心肌病患者，SAECG异常（滤波的QRSD＞114ms）是心律失常事件和心脏性死亡的强预测因子。

（三）猝死

由于各项研究中猝死的发生率非常低，VLP能否作为猝死的预测因子没有肯定的结论。Breithardt等通过对511例MI患者的研究，证实了VLP存在时间越长，发生室性心律失常的可能性越大、猝死的概率也就越高。我们对254例AMI患者进行VLP检测并随访1年的结果显示，VLP预测猝死的敏感性、特异性、阳性预测值和阴性预测值分别为56%、77%、15%和96%，当把VLP阳性与肌酸激酶显著升高或心功能 killip 2级以上结合起来，阳性预测值显著提高，分别为22%和25%。

SAECG结合其他无创检查可提高对猝死高危患者的识别。Kuchar等随访了心肌梗死后6个月至2年的患者，评价包括SAECG、低LVEF、动态心电图检出复杂室性期前收缩等，对发生猝死或持续性VT等高危患者的预测价值。结果发现VLP阳性且LVEF＜40%的患者，心律失常事件的发生率为34%；LVEF减低但VLP阴性者，心律失常事件发生率仅为4%。SAECG、动态心电图监测及LVEF和患者的预后独立相关，相关性最强的预测因素是LVEF＜40%。

Gomes等的相似研究也发现，在心肌梗死后患者VLP阳性，LVEF减低，以及动态心电图检出高级别的室性心律失常等与将来发生心律失常事件的相关性最显著。上述多项结果异常者，心肌梗死后一年内发生VT和（或）猝死的风险最高。

（四）不明原因晕厥

临床上常见不明原因的晕厥患者，正确诊断晕厥的病因，采取相应的治疗措施，无疑是十分重要的。VLP阳性者，预测电生理检查中可诱发VT的敏感性和特异性均高。Gang等对24例不明原因的晕厥患者进行电生理检查及VLP检测，9例能诱发出VT或VF者中，8例VLP阳性，15例未能诱发出VT或VF者中，无1例VLP阳性，差异具有显著性。Kuchar等评估了150例晕厥患者，29例可检出VLP，其中16例有VT。除VT外其他原因导致的晕厥患者，SAECG均未检出VLP。该研究中VLP的敏感度、特异度、阳性预测值和阴性预测值分别为73%、55%、55%和94%。而Lacroix等的一研究发现，晕厥患者VLP预测可诱发持续性VT的阳性预测值仅为39%。因此，不明原因晕厥患者VLP的临床价值在于其阴性预测值。

（五）心肌病

1. 扩张型心肌病　扩张型心肌病（DCM）患者室性心律失常发生率较高，其VLP阳性率在30%左右。一些早期研究发现VLP是生存预测因子，如Ohnishi等报道VLP预测DCM猝死的敏感度、特异度和准确性分别为71%、66%和67%。由于研究对象存在明显的异质性，如有自发的室性心律失常和束支阻滞，经验使用抗心律失常药物等均可能影响SAECG的结果和临床转归。这或许可以解释另一些研究得出相互矛盾的结论，即在DCM患者，SAECG异常和预后无相关性。

Turitto等进行了一项平均随访期22个月的研究，入选80例有自发性非持续性VT的非缺血性DCM患者，检查SAECG和行程序心室刺激。Cox比例风险分析发现上述检查结果与心律失常事件或总心脏死亡无关。基于SAECG结果进行的2年生存分析表明，SAECG正常或异常患者之间，无心律失常生存率或累积生存率均无显著差异。该研究的结论为：有自发性非持续性VT的非缺血性DCM患者，SAECG正常、程序刺激不能诱发持续性单形性VT不能预示患者预后良好。

马尔堡心肌病研究（Marburg Cardiomyopathy Studay）对343例特发性DCM患者进行了心律失常风险分层。用以分层的因素包括：心脏超声检测LVEF，SAECG，动态心电图检出心律失常，QTc离散度，心率变异性，压力反射敏感度和T波电交替。主要心律失常事件定义为持续性VT、VF或心脏性猝死（SCD），平均随访期（52±21）个月。46例（13%）患者发生主要心律失常事件。Cox多因素分析发现：在窦性心律患者，LVEF是唯一有显著意义的心律失常风险预测因子，EF降低10%，相对风险为2.3（95%CI 1.5～3.3；$P=0.0001$）。在心房颤动患者，有显著意义的心律失常风险预测因子是LVEF和未服用β受体阻滞药。SAECG，QTc离散度，心率变异性，压力反射敏感度和T波电交替等检查对该研究人群的心律失常风险预测无帮助。

2. 肥厚型心肌病　SAECG在肥厚型心肌病患者的阳性率和预后价值，资料有限。McKenna等的2项研究发现，肥厚型心肌病患者SAECG异常的发生率低，而且与心脏性猝死无关。

3. 致心律失常右心室心肌病/发育不良 致心律失常右心室心肌病/发育不良（ARVC/D）患者常见SAECG异常，VLP阳性是诊断该疾病的次要标准之一。2010年修订的ARVC/D国际工作组诊断标准中仍纳入了VLP的内容。在一个大样本的经过基因检测的ARVC/D先证者人群中进行的多学科研究中，重新评价了SAECG的价值。研究入选了87例ARVC/D先证者，平均年龄（37±13）岁，男性47例。根据ARVC/D工作组诊断标准（除外其中的VLP标准），诊断为可疑者62例，临界者25例。根据ESC/AHA/ACC专家工作组1991年提出的"应用高分辨率或信号平均心电图分析心室晚电位标准"判定SAECG是否异常。研究发现SAECG和组成参数QRSD，LAS_{40}，和RMS_{40}与ARVC/D的诊断高度相关。SAECG诊断ARVC/D的敏感度，3条标准中的2条符合为47%，任意一条标准阳性则为69%。无论单一标准还是3条具备2条，诊断ARVC/D的特异度均高（90%～95%）。SAECG异常与磁共振成像发现的右心室容积扩张和右心室LVEF降低高度相关。SAECG异常不随临床表现的改变而变化，不能可靠预测自发或诱发的室速，与ECG结果也缺乏相关性。

（六）原发性心电疾病

原发性心电疾病是指无结构性心脏病患者发生的VT或VF。首先要排除未被识别的ARVC/D，特别是VT的QRS形态提示其起源于右心室。保留射血分数的心搏骤停幸存者登记研究（The Cardiac Arrest Survivors with Preserved Ejection Fraction Registry，CASPER）入选的是原因不明的心搏骤停患者，没有基础心脏病的证据。63例患者入选并进行了系统检查，包括心脏磁共振成像，SAECG，运动试验，药物试验和选择性的电生理检查。35例患者（56%）明确了病因：长QT综合征8例，儿茶酚胺敏感性多形性室速8例，ARVC/D 6例，早复极综合征5例，冠状动脉痉挛4例，Brugada综合征3例和心肌炎1例。6例ARVC/D的诊断基于几项检查的异常：SAECG异常3例，基因分析2例，电压标测发现异常区域2例，诊断性心肌活检1例，肾上腺素输注诱发右心室室性期前收缩1例。提示SAECG在原发心电疾病诊断中的价值主要作为ARVC/D的筛选试验。

黄峥嵘、严干新等的一项研究入选了43例Brugada综合征的中国患者（24例有症状、19例无症状）。有症状组VLP阳性率92%，无症状组为37%。平均随访期（34±9）个月，VLP阳性患者心律失常事件的发生率是73%（21/29），而VLP阴性患者是14%（2/14）。多变量Cox比例风险分析纳入了年龄、SCD家族史、晕厥史、有创电生理检查、VLP及其各项参数等变量，发现VLP阳性是最具显著意义的危险因素，风险比是10.9。

在该组Brugada综合征患者，VLP预测心律失常事件的敏感度、特异度、阳性预测值、阴性预测值和总的预测准确度分别为96%、65%、76%、93%和81%。预测准确度优于有创电生理检查（70.8%），低于SCD幸存者（97.7%）和晕厥发作史（86%）。提示VLP可用于Brugada综合征患者的危险分层。

（七）心律失常外科手术、抗心律失常药物和心脏移植

1. VT外科手术成功后VLP可能消失 这类手术通常包括室壁瘤切除和一些附加术式：如心内膜切除、切除或隔离VT起源点等。Marcus等的研究中24例患者术后不再诱发VT，QRSD平均值从137ms降至121ms，VLP的检出率从71%降至33%。8例患者术后尽管心律失常得以控制，VLP仍持续存在。13例患者术后仍可诱发VT，VLP阳性率无改变。外科手术成功治疗VT可使部分患者VLP消失，但是有些患者VLP持续存在。提示VT手术治疗不需要切除所有延迟激动的区域。术后心律失常得以控制，而VLP持续存在的可能原因是：延迟的激动处于心肌不应期内，或者缓慢传导组织和正常心肌交界处产生了足够的屏障，因而折返不能发生。

2. VLP不是评价抗心律失常药物疗效的准确方法 IA、IC和Ⅱ类抗心律失常药物已经证明可导致VLP变化，特别是IC类药物，明显延长QRSD。药物治疗中SAECG时域分析结果的改变与抗心律失常药物的疗效无关。

Simson等研究了抗心律失常药物治疗对36例MI后VT患者SAECG的影响。29例（81%）患者用药期间VLP阳性。评价的药物包括（单用或联合使用）：普鲁卡因胺、奎尼丁、丙吡胺、胺碘酮、苯妥英和美西律。电生理检查用以评估VT的疗效。普鲁卡因胺、奎尼丁、和胺碘酮平均延长QRSD 8～13ms。普鲁卡因胺降低$RMSV_{40}$ 4μV；但是抗心律失常药物治疗不改变VLP的检出率。10例患者应用抗心律失常药物后，VT不再诱发，VLP也没有因任何药物的应用而消失；抗心律失常药物有效者，VLP没有任何形式的改变。

3. 心脏移植后的排斥反应是人们的关注点 Keren等研究显示VLP预测急性排斥反应的敏感度、阳性预测值和阴性预测值分别为65%、92%和68%。Lacroix等的研究提示RMSV预测移植排斥也有高的敏感度和特异度。因此，SAECG分析检测急性排斥反应是一项有潜力的无创检查方法，但该方法临床应用前还需要做更多研究。

VLP与恶性室性心律失常、心脏性猝死的关系密切，对于冠心病尤其是MI患者VLP可以作为预后评估的一个筛选指标，具有很高的阴性预测值。20世纪80年代末和90年代早中期，人们对于VLP的研究展现出了很高的热情，VLP在临床实践中也得到了广泛的应用。但此后，由于VLP对心脏性猝死危险的阳性预测值不高，室性心律失常和心脏性猝死诊治指南中移除了VLP用于预测猝死的推荐，研究人员和临床医生对VLP的关注逐渐减弱。实际上，对于恶性室性心律失常和SCD的预测，目前仍缺乏满意的指标。我们可能需要重新审视VLP在SCD风险评估中的作用，采用新的识别和分析手段，并与其他一些重要的检测方法和指标结合起来，提高VLP的识别准确率与临床应用价值。

（马　虹　彭龙云　冯　冲）

参 考 文 献

[1] Berbari E J, Scherlag B J, Hope R R, et al.Recording from the body surface of arrhythmogenic ventricular activity during the S-T segment.Am J Cardiol, 1978, 41（4）: 697-702.

[2] Fontaine G, Frank R, Gallais-Hamonno F, et al.［Electrocardiography of delayed potentials in post-excitation syndrome］.Arch Mal Coeur Vaiss, 1978, 71（8）: 854-864.

[3] Breithardt G, Seipel L, Ostermeyer J, et al.Effects of antiarrhythmic surgery on late ventricular potentials recorded by precordial signal averaging in patients with ventricular tachycardia.Am Heart J, 1982, 104（5 Pt 1）: 996-1003.

[4] Kanovsky M S, Falcone R A, Dresden C A, et al.Identification of patients with ventricular tachycardia after myocardial infarction: signal-averaged electrocardiogram, Holter monitoring, and cardiac catheterization.Circulation,1984,70（2）: 264-270.

[5] Marcus N H, Falcone R A, Harken A H, et al.Body surface late potentials: effects of endocardial resection in patients with ventricular tachycardia.Circulation, 1984, 70（4）: 632-637.

[6] Keren A, Gillis A M, Freedman R A, et al.Heart transplant rejection monitored by signal-averaged electrocardiography in patients receiving cyclosporine.Circulation, 1984, 70（3 Pt 2）: 1124-1129.

[7] Kuchar D L, Thorburn C W, Sammel N L.Late potentials detected after myocardial infarction: natural history and prognostic significance.Circulation, 1986, 74（6）: 1280-1289.

[8] Gang E S, Peter T, Rosenthal M E, et al.Detection of late potentials on the surface electrocardiogram in unexplained syncope.Am J Cardiol, 1986, 58（10）: 1014-1020.

[9] Kuchar D L, Thorburn C W, Sammel N L.Signal-averaged electrocardiogram for evaluation of recurrent syncope.Am J Cardiol, 1986, 58（10）: 949-953.

[10] Kuchar D L, Thorburn C W, Sammel N L.Prediction of serious arrhythmic events after myocardial infarction: Signal-averaged electrocardiogram, holter monitoring and radionuclide ventriculography.Journal of the American College of Cardiology, 1987, 9（3）: 531-538.

[11] Kuchar D L, Thorburn C W, Sammel N L.Prediction of serious arrhythmic events after myocardial infarction: signal-averaged electrocardiogram, Holter monitoring and radionuclide ventriculography.J Am Coll Cardiol, 1987, 9（3）: 531-538.

[12] Gomes J A, Winters S L, Stewart D, et al.A new noninvasive index to predict sustained ventricular tachycardia and sudden death in the first year after myocardial infarction: based on signal-averaged electrocardiogram, radionuclide ejection fraction and Holter monitoring.J Am Coll Cardiol, 1987, 10（2）: 349-357.

[13] Turitto G, Fontaine J M, Ursell S N, et al.Value of the signal-averaged electrocardiogram as a predictor of the results of programmed stimulation in nonsustained ventricular tachycardia. Am J Cardiol, 1988, 61（15）: 1272-1278.

[14] Gang E S, Lew A S, Hong M, et al.Decreased Incidence of Ventricular Late Potentials after Successful Thrombolytic Therapy for Acute Myocardial Infarction.New England Journal of Medicine, 1989, 321（11）: 712-716.

[15] Haberl R, Jilge G, Pulter R, et al.Spectral mapping of the electrocardiogram with Fourier transform for identification of patients with sustained ventricular tachycardia and coronary artery disease.Eur Heart J, 1989, 10（4）: 316-322.

[16] 王方正，马虹，徐毓秀，等.369例急性心肌梗塞患者信号叠加心电图的临床分析.中国循环杂志, 1990（3）: 190-193.

[17] 马虹，Gang.急性心肌梗塞心室晚电位检出率及其与梗塞早期室性心律失常.中华心血管病杂志, 1990, 18（6）: 331-332.

[18] 马虹，王方正.组织型纤溶酶原激活剂治疗急性心肌梗塞与心室晚电位观察.中华内科杂志, 1990（5）: 274-276.

[19] Ohnishi Y, Inoue T, Fukuzaki H.Value of the signal-averaged electrocardiogram as a predictor of sudden death in myocardial infarction and dilated cardiomyopathy.Jpn Circ J, 1990, 54（2）: 127-136.

[20] Cripps T R, Counihan P J, Frenneaux M P, et al.Signal-averaged electrocardiography in hypertrophic cardiomyopathy.J Am Coll Cardiol, 1990, 15（5）: 956-961.

[21] 孙瑞龙.什么是心室晚电位.中国循环杂志, 1991（2）: 98.

[22] Hong M, Peter T, Peters W, et al.Relation between acute ventricular arrhythmias, ventricular late potentials and mortality in acute myocardial infarction.Am J Cardiol, 1991, 68（15）: 1403-1409.

[23] Breithardt G, Cain M E, El-Sherif N, et al.Standards for analysis of ventricular late potentials using high resolution or signal-averaged electrocardiography.A statement by a Task Force Committee between the European Society of Cardiology, the American Heart Association and the American College of Cardiology.Eur Heart J, 1991, 12（4）: 473-480.

[24] Lacroix D, Dubuc M, Kus T, et al.Evaluation of arrhythmic

causes of syncope: correlation between Holter monitoring, electrophysiologic testing, and body surface potential mapping. Am Heart J, 1991, 122 (5): 1346-1354.

[25] Malik M, Kulakowski P, Odemuyiwa O, et al.Effect of thrombolytic therapy on the predictive value of signal-averaged electrocardiography after acute myocardial infarction.Am J Cardiol, 1992, 70 (1): 21-25.

[26] Lacroix D, Kacet S, Savard P, et al.Signal-averaged electrocardiography and detection of heart transplant rejection: comparison of time and frequency domain analyses.J Am Coll Cardiol, 1992, 19 (3): 553-558.

[27] 马虹, Eli Gang, 王方正, 等.提高心室晚电位对AMI后一年内猝死的阳性预测值的研究.临床心血管病杂志, 1993 (3): 140-142.

[28] 马虹, Eli Gang, 王方正, 等.急性心肌梗塞心室晚电位影响因素的研究.心电学杂志, 1993 (3): 165-167.

[29] 马虹, Eli Gang, Allan Lew, 等.急性心肌梗死冠状动脉自发再通对心室晚电位的影响.临床心电学杂志, 1993 (3): 108-110.

[30] Santarelli P, Lanza G A, Biscione F, et al.Effects of thrombolysis and atenolol or metoprolol on the signal-averaged electrocardiogram after acute myocardial infarction.Late Potentials Italian Study (LAPIS).Am J Cardiol, 1993, 72 (7): 525-531.

[31] 马虹, Gang Eli, 王方正, 等.心室晚电位的自然演变—心肌梗塞急性期及一年随访观察（摘要）.1993: 21, 303.

[32] Kulakowski P, Counihan P J, Camm A J, et al.The value of time and frequency domain, and spectral temporal mapping analysis of the signal-averaged electrocardiogram in identification of patients with hypertrophic cardiomyopathy at increased risk of sudden death.Eur Heart J, 1993, 14 (7): 941-950.

[33] Hohnloser S H, Franck P, Klingenheben T, et al.Open infarct artery, late potentials, and other prognostic factors in patients after acute myocardial infarction in the thrombolytic era.A prospective trial.Circulation, 1994, 90 (4): 1747-1756.

[34] Meste O, Rix H, Caminal P, et al.Ventricular late potentials characterization in time-frequency domain by means of a wavelet transform.IEEE Transactions on Biomedical Engineering, 1994, 41 (7): 625-634.

[35] Turitto G, Ahuja R K, Caref E B, et al.Risk stratification for arrhythmic events in patients with nonischemic dilated cardiomyopathy and nonsustained ventricular tachycardia: role of programmed ventricular stimulation and the signal-averaged electrocardiogram.J Am Coll Cardiol, 1994, 24 (6): 1523-1528.

[36] McKenna W J, Thiene G, Nava A, et al.Diagnosis of arrhythmogenic right ventricular dysplasia/cardiomyopathy.Task Force of the Working Group Myocardial and Pericardial Disease of the European Society of Cardiology and of the Scientific Council on Cardiomyopathies of the International Society and Federation of Cardiology.Br Heart J, 1994, 71 (3): 215-218.

[37] Junker A, Ahlquist P, Thayssen P, et al.Ventricular late potentials and left ventricular function after early enalapril treatment in acute myocardial infarction.Am J Cardiol, 1995, 76 (17): 1300-1302.

[38] Signal-averaged electrocardiography.J Am Coll Cardiol, 1996, 27 (1): 238-249.

[39] Masui A, Tamura K, Tarumi N, et al.Resolution of late potentials with improvement in left ventricular systolic function in patients with first acute myocardial infarction.Clin Cardiol, 1997, 20 (5): 466-470.

[40] Savard P, Rouleau J L, Ferguson J, et al.Risk stratification after myocardial infarction using signal-averaged electrocardiographic criteria adjusted for sex, age, and myocardial infarction location.Circulation, 1997, 96 (1): 202-213.

[41] Xue Q, Reddy B R S.Late potential recognition by artificial neural networks.IEEE Trans Biomed Eng, 1997, 44 (2): 132-143.

[42] Nava A.Signal-averaged electrocardiogram in patients with arrhythmogenic right ventricular cardiomyopathy and ventricular arrhythmias.European Heart Journal, 2000, 21 (1): 58-65.

[43] Gomes J A, Cain M E, Buxton A E, et al.Prediction of long-term outcomes by signal-averaged electrocardiography in patients with unsustained ventricular tachycardia, coronary artery disease, and left ventricular dysfunction.Circulation, 2001, 104 (4): 436-441.

[44] Ikeda T, Saito H, Tanno K, et al.T-wave alternans as a predictor for sudden cardiac death after myocardial infarction.Am J Cardiol, 2002, 89 (1): 79-82.

[45] Kayikcioglu M, Can L, Evrengul H, et al.The effect of statin therapy on ventricular late potentials in acute myocardial infarction.Int J Cardiol, 2003, 90 (1): 63-72.

[46] Morita H, Takenaka-Morita S, Fukushima-Kusano K, et al.Risk stratification for asymptomatic patients with Brugada syndrome.Circ J, 2003, 67 (4): 312-316.

[47] Grimm W, Christ M, Bach J, et al.Noninvasive arrhythmia risk stratification in idiopathic dilated cardiomyopathy: results of the Marburg Cardiomyopathy Study.Circulation, 2003, 108 (23): 2883-2891.

[48] Bauer A, Guzik P, Barthel P, et al.Reduced prognostic power of ventricular late potentials in post-infarction patients of the reperfusion era.European Heart Journal, 2005, 26 (8): 755-761.

[49] AJIRO Y, HAGIWARA N, KASANUKI H.Assessment of Markers for Identifying Patients at Risk for Life-Threatening

Arrhythmic Events in Brugada Syndrome.Journal of Cardiovascular Electrophysiology, 2005, 16（1）: 45-51.

[50] Folino A F, Bauce B, Frigo G, et al.Long-term follow-up of the signal-averaged ECG in arrhythmogenic right ventricular cardiomyopathy: correlation with arrhythmic events and echocardiographic findings.EP Europace, 2006, 8（6）: 423-429.

[51] Takayama H, Yodogawa K, Katoh T, et al.Evaluation of arrhythmogenic substrate in patients with hypertrophic cardiomyopathy using wavelet transform analysis.Circ J, 2006, 70（1）: 69-74.

[52] Yodogawa K, Morita N, Kobayashi Y, et al.High-frequency potentials developed in wavelet-transformed electrocardiogram as a novel indicator for detecting Brugada syndrome.Heart Rhythm, 2006, 3（12）: 1436-1444.

[53] Perloff J K, Middlekauf H R, Child J S, et al.Usefulness of Post-Ventriculotomy Signal Averaged Electrocardiograms in Congenital Heart Disease.The American Journal of Cardiology, 2006, 98（12）: 1646-1651.

[54] Lanza G A.The Electrocardiogram as a Prognostic Tool for Predicting Major Cardiac Events.Progress in Cardiovascular Diseases, 2007, 50（2）: 87-111.

[55] Santangeli P, Infusino F, Sgueglia G A, et al.Ventricular late potentials: a critical overview and current applications.Journal of Electrocardiology, 2008, 41（4）: 318-324.

[56] Huang Z, Patel C, Li W, et al.Role of signal-averaged electrocardiograms in arrhythmic risk stratification of patients with Brugada syndrome: A prospective study.Heart Rhythm, 2009, 6（8）: 1156-1162.

[57] Krahn A D, Healey J S, Chauhan V, et al.Systematic assessment of patients with unexplained cardiac arrest: Cardiac Arrest Survivors With Preserved Ejection Fraction Registry（CASPER）.Circulation, 2009, 120（4）: 278-285.

[58] Marcus F I, McKenna W J, Sherrill D, et al.Diagnosis of arrhythmogenic right ventricular cardiomyopathy/dysplasia: proposed modification of the task force criteria.Circulation, 2010, 121（13）: 1533-1541.

第79章

QT 离散度与 Tp-e 间期的研究进展

QT 离散度（QTd）作为心律失常发生风险的评估指标经过多年的研究和争议尚没有达成共识。新近，T 波峰-末间期（Tpeak-Tend interval，Tp-e 间期）作为心电复极的一个测量指标，其研究结果显示了对心律失常发生风险的评估有重要的临床价值，这又引发了大家的关注。

一、QT 间期与 T 波峰-末间期及其离散度的概念

（一）QT 间期和 Tp-e 间期

1.QT 间期　QT 间期是指 QRS 波群起点至 T 波终点间的时间间期，QT 间期代表心室除极、复极所需要的总时间。

2.Tp-e 间期　Tp-e 间期是指心电图 T 波顶点-T 波终末时间间期，Tp-e 间期代表了整个 T 波降支的复极时间。

3.发生机制　心脏电生理关于离子通道、心室跨壁离散度的研究揭示了心电图参数 QT 间期和 Tp-e 间期的发生机制。QT 间期覆盖了单个细胞的动作电位时程中 0、1、2 相和 3 相复极时间，Tp-e 间期它是左心室壁 M 细胞中层和心内膜下、心外膜下心室肌层之间复极 2 相和 3 相电位的代数和的一部分。从组织结构看，Tp-e 间期是左心室壁心外膜下心室肌层复极完毕到 M 细胞中层复极完毕的时间间期，QT 间期代表左心室壁除、复极所需要的总时间；从心脏整体看，Tp-e 间期是整个心脏最早复极完毕到最晚复极完毕的时间间期，QT 间期代表整个心脏除、复极所需要的总时间。

（二）QT 间期离散度和 Tp-e 间期离散度

1.QT 间期离散度　QT 离散度（QTd）为体表常规 12 导联心电图中，最长 QT 间期与最短 QT 间期之差。正常成人 QTd＜40ms。如果 QTd 增加＞50ms，特别是＞80ms，则说明心室肌复极过程不稳定，易发生各种室性心律失常。

2.Tp-e 间期离散度　Tp-e 间期离散度（Tp-ed）为体表常规 12 导联心电图中，最长 Tp-e 间期与最短 Tp-e 间期之差。

QTd 与 Tp-ed 两者反映了不同部位心室肌复极不同步性和电活动的不稳定性，是近年发展起来的一项评价心脏复极同步程度的新指标。

二、QT 间期与 T 波峰-末间期及其离散度的测量方法

（一）间期测量

间期测量方法有手工测量和仪器自动测量两种。

1.手工测量　QT 间期起点为 QRS 波起始点，较易辨认，终点为 T 波终点。测量 Tp-e 间期要确定 T 波的顶点和终点，T 波顶点较易确定，终点是下降支与等电位线的相交点，若有 U 波时取 T 波与 U 波之间的相交点。用分规直接测量两交点之间的距离；或者分别测定 QTp 间期与 QTe 间期（＝QT 间期），Tp-e 间期＝QTe 间期-QTp 间期；或者分别测定 JTp 间期与 JTe 间期，Tp-e 间期＝JTe 间期-JTp 间期（图 79-1）。

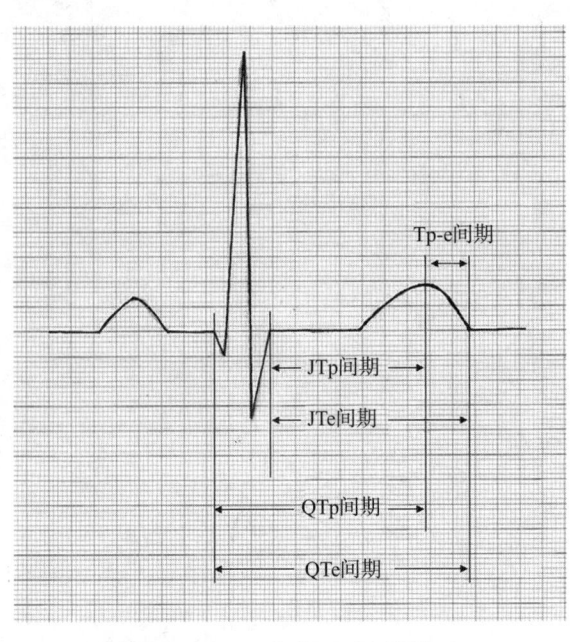

图 79-1　Tp-e 间期手工测量方法

2.计算机测量 确定T波的顶点和手工测量方法相同，确定T波的终点用不同的方法，即T波降支最陡峭处的切线与等电位线的相交点，若U波与T波部分融合时，做T波下降支的延长线，取延长线与等电位线交点（图79-2）。

（二）离散度的测定方法及注意事项

1.采样 采用同步12导联心电图仪，做常规心电图，纸速50mm/s。

2.间期的测定与计算 每个导联测量3个连续的QT间期或Tp-e间期，并取其平均值。因QT间期受自主神经影响，同一患者再次检查QT离散度应尽量取一天中的相同时段采样。

3.计算离散度 QTd，即找出不同导联最大QT间期与最小QT间期的差值。Tp-ed，即找出不同导联最大Tp-e间期与最小Tp-e间期的差值（图79-3）。

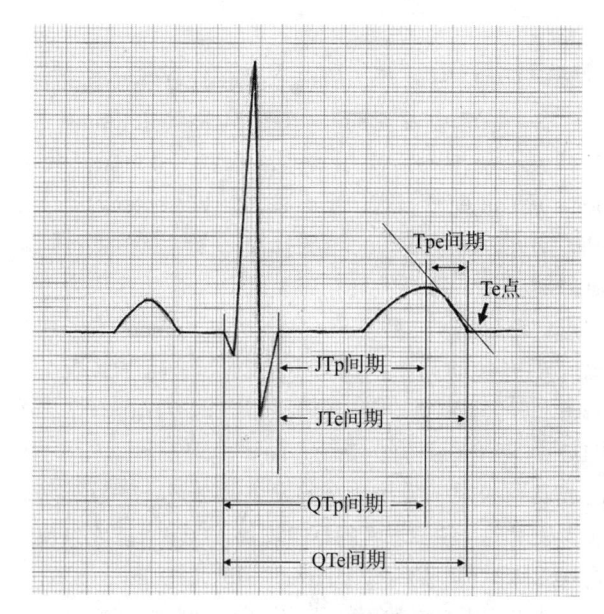

图79-2 Tp-e间期计算机测量方法

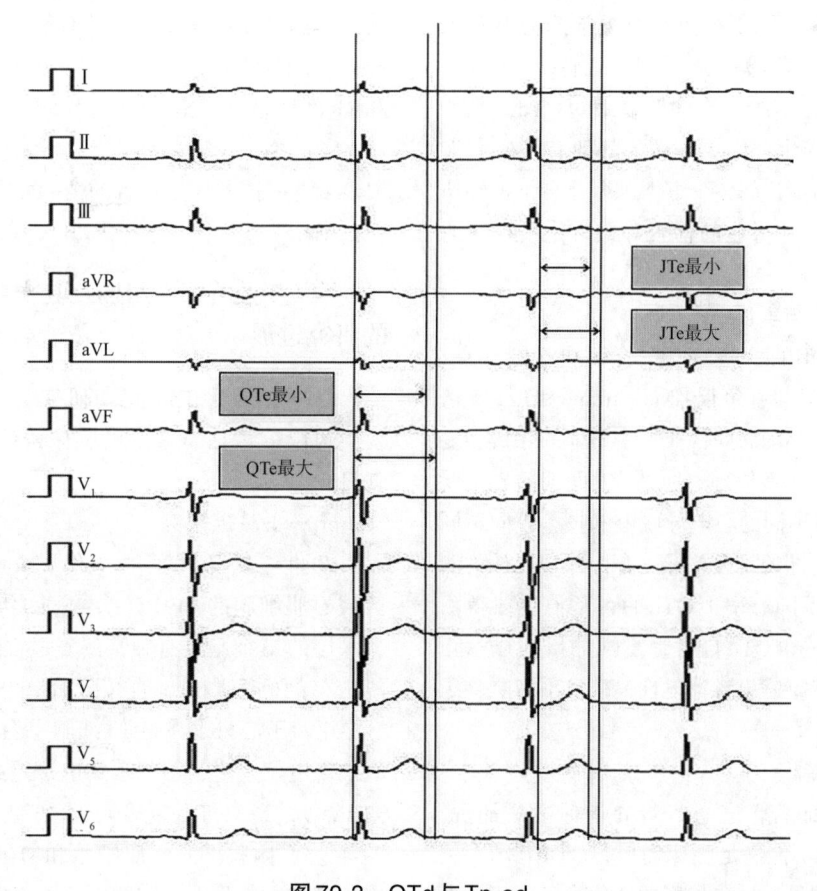

图79-3 QTd与Tp-ed

三、QT间期及其离散度的研究与争议

（一）QT间期及其离散度的研究

心电图参数QT间期是常规测量值，临床发现其延长部分与恶性心律失常有关，进一步研究发现心室复极离散度增大才是真正的原因。通过有创的心内电生理技术或者无创的多部位体表标测技术可直接测定心室复极离散度，但其程序复杂，不能被临床日常工作接受。QTd是1985年Campbell等首先提出的概念。经过与心内外膜单相动作电位和体表心电图对照，以及动物模型研究证实了其能够反映心室复极离散度。特别是经过大量的临床研究，发现QTd可作为反映恶性心律失常的有

效指标。

关于QTd明显延长的研究是在长QT间期综合征（LQTS）患者中发现的，其QTd延长可达178ms，显著高于心肌梗死后应用索他洛尔者（其QTd延长为60ms）。Cul G等报道严重心肌缺血ST段抬高时，QTd显著增大；以QTd>60ms为标准，诊断冠心病心肌缺血的敏感性、特异性均在95%以上。有学者认为QTd和冠状动脉病变支数呈正相关。此外，Yunus等研究发现经皮冠状动脉腔内成形（PTCA）术后QTd迅速下降，之后保持一低水平，发生再狭窄时QTd上升，再次PTCA术后QTd下降，认为QTd可能用于预测PTCA术的成功与否及术后再狭窄的发生。GrygierM等研究证实支架术后再狭窄患者的QTd增加，QTd可能成为预测冠状动脉再狭窄的一个非侵入性指标。

还有令人兴奋的研究是关于抗心律失常药物疗效的判别价值。Ⅲ类抗心律失常药物的疗效与其延长QT间期而不增加QTd有关；而Ⅰ类致心律失常药物奎尼丁的作用与其增加了QTd有关。肥厚型心肌病QT、QTd、QTcd均超过正常值，卡维地洛能明显缩短QTd，且合并梗阻患者QTd的变化程度更显著。其他有关研究涉及了心血管疾病诊断治疗的各个方面，以及自主神经功能紊乱、运动员等特殊行业的检查等，肯定了QTd的价值。

（二）不同观点与争议

虽经过了20余年的检验，但一直存在不同观点，对QTd的测量和机制颇有争议：Macfarlane和Lee等认为心肌活动中每一个心动周期构成一个整体的除极和复极向量环，根据心电向量原理，所谓QT间期差异主要是一个共同的T环在不同的心电导联上的投影方向不同所引起，并不代表局部的复极差异。有一些学者认为测量方法存在误差，不同心率下QTd的正常值也值得商榷。2009年的一篇关于QTd自身重复性的研究显示正常人重复性好，虽然重病患者重复性欠佳但不影响临床应用。

（三）研究进展

对于评估复极而言，进一步新的指标不断涌现。QT间期及其离散度不能满足临床需要，QT-RR动态关系研究显示：QTV测量变量在长度的变化意义大于形态学的变化。已有的QTV研究是连续测量RR间期和QT间期。

1.QT变异性及动态特性

（1）概念：QT-RR动态特性是表述QT间期时长与即刻RR前周期的关系，反映依赖于周长的动作电位时长。

（2）方法：分析QT-RR之间的关系需要记录不同的心率，24h监测记录比较合适。不同的方法学应用都确定了长时程心率与QT间期相关。已建立了一定的原则和较好的方法：①心率相关的QT间期（QTc间期）有昼夜模式；②长程评估QT-RR之间的关系；③QT变异指数。有些计算方法已经置入商用Holter系统，正在成为临床常规应用。

（3）临床研究：目前已有3500例纳入QTV研究。患者出现缺血性心脏病、心力衰竭和基因类型不同QT-RR曲线不同的获得性长QT综合征和Brugada综合征时，QT-RR之间的动态特性可改变。伴有QT动态特性改变的患者可能有巨大的恶性心律失常事件。

（4）进一步研究目标：①规范的QTV正常标准尚未确立；②对风险增高的界值尚未达成共识；③QTV研究结果的确还没有为指导治疗提供有力证据。

2.QTV指数

（1）概念：QTV指数通过计算复极变异性对HRV的比率测量复极易变性。特有地，它用来评估QT间期和伴随的U波时长连续心跳变异性及心率校正的QTV和RR间期昼夜节律变异性价值。

（2）临床研究：QTV指数增大与急性心肌梗死或心力衰竭及心搏骤停生还者的全因死亡率相关也与心血管死亡率相关。

四、T波峰–末间期及其离散度的基础与临床的研究进展

心电图参数Tp-e间期研究显示了其对心律失常发生风险的评估有重要的临床价值，因此受到众人的瞩目。

（一）基础研究

20世纪70年代到80年代，Noble等发现心室不同区域心肌细胞的APD有差异。90年代发现位于心内膜下深层的M细胞具有独特的复极性质，"心室跨壁复极离散"的概念形成，直接导致1998年Yan GX等发现：T波开始于心外膜心室肌细胞平台期和M细胞平台期间出现电位差时，当两者的电位差最大时T波达到顶峰（Tp点）；当M细胞复极完毕，T波也结束（Te点）（图79-4）。心内膜下心室肌细胞和M细胞的电位差方向与M细胞和心外膜下细胞的电位差方向相反，且心内膜下心室肌细胞的动作电位时程长于心外膜下心室肌细胞，故其复极参与了T波降支的初期，并限制了T波振幅的高度。具有里程碑式意义的结论是T波的形成机制依赖跨壁复极离散度。

进一步对猪和犬心室整体复极的研究显示最早的复极结束与T波峰一致，而最晚的复极结束与T波末一致，结论是T波的形成机制不仅依赖跨壁复极离散度，

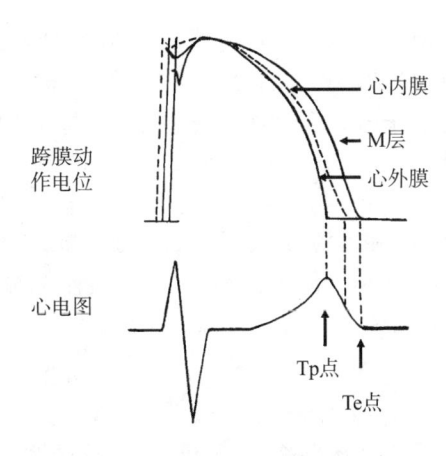

图79-4 Tp-e间期与心室跨壁复极离散

而且与心室整体的复极离散密切相关。最新报道用心电向量图记录左心室壁数字模型刺激动作电位研究认为Tp-e间期是复极过程球型分布的结果。

心肌单个细胞的动作电位时程研究发现0相除极时间仅占1～3ms,研究心肌组织除极时程显示,心电图记录除极时间占30～50ms,说明心脏组织除极的电不同步性,实验证实心脏组织复极也存在电不同步性。体表心电图代表了整个心脏的除极时间和复极时间是QT间期,大致代表了M细胞的动作电位时程,而T波的形态和时间代表了不同部位复极电压和时间的差值,Tp-e间期代表了不同部位复极最早完成时间和最晚完成时间的差值(图79-5)。QT间期延长是发生早后除极、触发活动,进而发生心律失常的先决条件。Tp-e间期延长是复极离散程度增加的表现,意义等同于QT间期延长,意味着更易于产生折返,增加了发生心律失常的风险。陈小贞研究兔子发现:Tp-e间期/QT间期＞0.15可以引发多形性室速,Tp-e间期/QT间期在0.18～0.21时,任何刺激都可以引发多形性室速。同期,王东琦研究犬证实:急性心肌缺血导致TDR增大,产生2相折返,是多形性室速发生的重要机制。

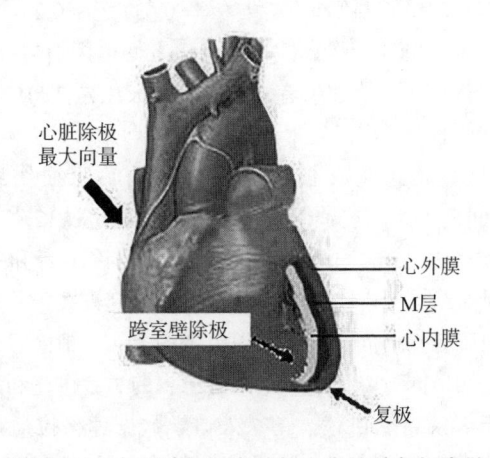

图79-5 全心脏复极离散与心室跨壁复极离散

(二)临床研究

T波的形成机制对于我们理解与复极相关的心律失常发生机制意义重大。而Tp-e间期代表的意义为我们评估心律失常发生风险提供了新的手段。

1.正常人Tp-e间期参数 雷小红等研究结果显示Tp-e间期在V_2导联最长(82.61±15.09)ms,在V_6导联最短(71.90±11.02)ms;男性Tp-e间期在aVF、V_3、V_5导联比女性长。Tp-e间期离散度为(28.50±13.44)ms。其他研究显示正常人的Tp-e间期为95 ms、86 ms、91 ms。在健康人群中,T(p-e)/QT在胸前导联约为0.21,且保持相对稳定(心率60～100次/分)。不同的人群测量数值接近,为我们以后的工作提供了参考值。

2.Tp-e间期对LQTS发生尖端扭转型室速(TdP)风险的评估 LQTS发生TdP的风险很大,Darbar D在对40例由药物引起的单纯LQTS患者和83例伴随TdP的LQTS患者进行研究发现:显著增加TdP风险的心电变量不仅包括药物导致的绝对QT间期延长和与心率相关的QTc间期延长,还包括与跨壁复极离散度相关的Tp-e间期的增加。提示Tp-e间期是一个值得深入研究的指标。Yamaguchi M对获得性LQTS患者研究后得出,LQTS伴随TdP组的QT离散度和Tp-e间期比不伴随TdP组显著增大,且回归分析显示:QT间期变量中可靠的预测因子是Tp-e间期,而非QTd。故认为Tp-e间期可能是预测获得性LQTS患者TdP发生的最好预测指标。此外,Kanters JK在研究了Tp-e间期对LQTS患者基因型的区分功能后发现,Tp-e间期不能区分是否有晕厥症状的发生,但存在HERG基因型患者的Tp-e间期比KvLQT1基因型患者长,且不需进行心率校正。

3.Tp-e间期对Brugada综合征(BrS)发生心脏事件风险的评估 为了对BrS发生威胁生命的心脏事件风险进行评估,Castro Hevia J等随访研究证实:有心脏事件组的Tp-e间期和Tp-ed比无事件组和对照组显著增大。该研究显示Tp-e间期参数与威胁生命的心律失常事件的发生有关,可能对BrS患者的危险分层有意义。支持上述结论的还有Wang JF的结果,即Tp-e间期在BrS组显著长于阵发性室上性心动过速组,在BrS组有心脏事件亚组显著长于无事件组。再次证实:Tp-e间期延长与BrS恶性心脏事件的发生有关。Letsas KP等对38例1型BrS患者随访(4.6±2.2)年后,9例发生房性快速性心律失常(ATs),6例发生阵发性心房颤动,3例发生典型的心房扑动。结果发现:ATs组的P波时限、P波离散度、PR间期、QRS间期、Tp-e间期、Tp-ed相应增大。提示Tp-e间期和Tp-ed可用于预测1型BrS高危患者ATs的发生。Sangawa M等对37例BrS患者行Holter检查后得出:在室颤(VF)组Tp-e间期与RR间期呈负相关;在VF

（一）组和对照组，Tp-e间期与RR间期呈正相关；存在SCNA5基因突变的BrS患者和不存在SCNA5基因突变的患者两组间，QT/RR、QTp/RR与Tp-e/RR斜率的差异无意义。说明BrS患者心率依赖型复极动力学异常与室颤的发生密切相关。Junttila MJ在用标准12导联心电图研究BrS发生猝死风险时，提供了相反的证据。在对200例BrS患者众多的心电图参数进行测定分析后得出：在有症状的BrS患者（晕厥、有记录的室性心动过速或者猝死）和无症状的BrS患者之间唯一一个有显著差异的指标是：QRS宽度（115＋/－26 ms比104＋/－19 ms，$P<0.001$）；最佳分界点120ms。认为QRS波群时限增宽是简单、无创预测BrS对威胁生命的室速易感性的一个指标。

4.Tp-e间期与室性心律失常的关系　早在2001年Wolk R就通过心内电生理检查研究了Tp-e间期与室性心律失常的关系：最大Tp-e间期在有室性心律失常组比无室性心律失常组大；成对刺激后有室性心律失常组的Tp-e间期仍然大于无室性心律失常组。最近人们通过动态心电图的方法探讨了Tp-e间期与室性心律失常发作之间的关系。结果显示：除V_1导联外，其余各导联的Tp-e间期、Tp-e/√RR以及12导联平均的Tp-e间期、Tpe/√RR在室速组较无室速组显著延长。故Tp-e间期有望成为预测室性心律失常事件的临床指标。

心脏再同步治疗患者Tp-Te间期和Tp-Te/QT比率可以作为室性心律失常发生风险的标记。该研究所有患者置入CRT-D设备，自2003年4月至2010年4月随访至少2个月。置入编程医生决定所有远程和院内临床心电设备监测，患者分为两组：无持续性室性心动过速组，定义为设备检测到的一般心室性心律失常但不需要治疗；有室性心律失常组，VT和（或）心室颤动（VF）进行适当的治疗（抗心律失常起搏或除颤）。这项研究包括128例CRT-D患者（平均年龄68.9岁±10.3岁，57%的男性）和平均随访时间为（28.5±17）个月。随访期间没有进行ICD治疗的患者110例（86%），适当的ICD治疗VT/VF的18例（14%）。所有患者接受抗心律失常的治疗药物胺碘酮，除了一个患者在没有ICD治疗接受普罗帕酮。NSVT患者组比没有任何记录心室心律失常患者组Tp-Te/QT显著升高（0.22±0.04 vs 0.20±0.04，$P=0.016$）。对增加Tp-Te NSVT患者无显著性差异（$P=0.07$）。分析ICD患者治疗的VT/VF患者，Tp-Te（106±20 vs 87.82±22.32，$P=0.002$）增加和Tp-Te/QT比率增加（0.24±0.03 vs 0.20±0.04，$P=0.0002$）。置入后心电图Tp-Te/QT比率的ROC曲线：根据曲线（AUC）为0.76（$P<0.0001$）。Tp-Te/QT比≥0.25 ICD的风险预测的敏感度56%和84%的特异度。Tp-Te/QT比≥0.25有关VT/VF的相对风险为3.2（$P=0.016$），阳性预测值36%，阴性预测值为92%。此外，CRT-D Tp-Te/患者QT的比率≥0.25，更合适ICD治疗。临床意义在于调查了心电图参数的心室复极化的标记在CRT患者室性心律失常的风险。QTc在CRT和心室心律失常发病率之间的联系没有增加。Tp-Te增加与适当的ICD治疗的发生率增加有关，Tp-Te/QT比更高，两个增加与ICD治疗患者的风险有关。Tp-Te/QT比≥0.25和增加Tp-Te与后续适当的ICD治疗密切相关。

5.在高血压病中可以见到Tp-Te间期异常　非杓型高血压患者Tp-Te间期和Tp-Te/QT比值都延长。这项研究包括80例高血压患者。高血压患者分为两组：50例杓型高血压（29例男性，平均年龄51.5岁±8岁），30例非杓型高血压（17男性，平均年龄50.6岁±5.4岁）。测量12导联心电图Tp-Te间期和Tp-Te/QT比值并进行比较。在基础参数无差异，比较非杓型高血压组和杓型高血压组QTd和校正QTd（39.4ms±11.5ms vs 27.3ms±7.5ms；37.5ms±9.5ms vs 29.2ms±6.5ms，$P=0.001$ and $P=0.01$）有显著性差异。非杓型高血压组Tp-Te间期和Tp-Te/QT比值增大（97.5ms±11.2ms vs 84.2ms±8.3ms；0.23ms±0.02ms vs 0.17ms±0.02ms，$P<0.001$）。非杓型高血压与心血管疾病发病率和死亡率增加有关。临床值得关注心电图Tp-Te间期异常。

6.强直性脊柱炎（AS）　是一种慢性多系统性炎性风湿性疾病。强直性脊柱炎患者Tp-Te间期和Tp-Te/QT比值及与炎症有关系。62例强直性脊柱炎患者和50例对照组。测量12导联心电图Tp-Te间期和Tp-Te/QT比值，同时测量血浆高敏C反应蛋白水平，计算心率相关的Tp-Te间期并进行比较。心电图参数分析，患者QT离散度（QTd）和校正QTd比对照组显著增加（31.7±9.6比28.2±7.4；35.8±11.5 比30.6±7.9，$P=0.03$，$P=0.007$）。患者Tp-Te间期和Tp-Te/QT比率也明显高于对照组（92.1±10.2ms vs 75.8±8.4ms；0.22±0.02ms vs 0.19±0.02ms，所有$P<0.001$）。Tp-Te间期和Tp-Te/QT比率与hsCRP有显著相关性（$r=0.63$，$P<0.001$；$r=0.49$，$P<0.001$）。强直性脊柱炎患者心电图Tp-Te间期和Tp-Te/QT比率增加患者，且心室复极化异常与hsCRP的血浆水平有显著相关性。

由CO毒性造成心脏中毒导致的心肌损伤患者Tp-Te间期延长。这项研究包括患者年龄超过17岁，在2011年和2012年之间CO中毒到医院就诊患者和一个健康对照组。医院伦理委员会批准的研究方案，并获得有意识患者知情同意、无意识患者的家属知情同意，和对照组知情同意。病史获得是有意识的患者讲述和无意识的患者的亲属讲述。记录人口学数据和格拉斯哥昏迷评分。在住院时抽血测量动脉血气，碳氧血红蛋白

(COHb)，电解质和肌钙蛋白I，心电图。排除标准包括不到17岁，已知的心血管疾病的病史（如冠状动脉疾病、心脏衰竭和心房颤动），使用抗心律失常的药物，电解质异常和标准心电图T波振幅小于1.5mm。在入院6h和24h内重复测定实验室数据和心电图。第一个24h住院期间随时肌钙蛋白I水平高于0.20 ng/ml被认为是心肌损伤。患者被分为2组：既有或没有心肌损伤。所有患者都接受了入院心电图检查，以及入院后6～24h心电图复查，血液化验肌钙蛋白和碳氧血红蛋白。专家2人盲法检查了每个参与者的状态。ST抬高，ST压低，T波倒置、在aVR导联ST抬高、U波和QT时间间期测量。根据这些测量，计算Tp-Te，Tp-Te离散，和Tp-Te/QT比值。缺血性ST-T改变被定义为一个新发生的变化，在连续2个导联上ST段抬高（≥1mm），ST段压低（≥0.5mm），或T波倒置（≥2mm）。QT间期定义为距离QRS的起点到T波的终点，记录了所有导联。Tp-Te通过切线法测量终点。Tp-Te离散是不同导联之间的最大Tp-Te和最小Tp-Te差值。基于心率在60～100次/分和超过100次/分将患者被分成2个亚组，不同心率Tp-Te/QT比率，在这两个子组分别进行了分析。Tp-Te组内差异和组间差异分别为4.8%和7.1%。

研究结果显示：在这项研究中包括94%CO中毒患者（平均年龄35.5岁；男性占47.9%）和40例对照组（平均年龄35.5岁；男性占47.5%）。Tp-Te，Tp-Te离散和Tp-Te/QT比率在患者组明显高于对照组。患者组在入院Tp-Te，Tp-Te离散和Tp-Te/QT比率高于入院后6h、24h；在入院6h Tp-Te，Tp-Te离散和Tp-Te/QT比率高与24h内。患者组与对照组比较Tp-Te显著延长。在Tp-Te离散和Tp-Te/QT比率患者组和对照组之间无显著性差异。心肌损伤亚组Tp-Te明显高于与非心肌损伤组。心肌损伤其界值是曲线（Tp-Te≥91.5ms，敏感度为73.0%，特异度为67.0%，曲线下面积0.71，95%置信区间，0.57～0.86；$P=0.03$）。根据心率，患者分成亚组，62.7%的患者（$n=59$）60～100次/分的亚组和37.3%（$n=35$）在＞100次/分亚组。亚组间碳氧血红蛋白，Tp-Te，Tp-Te离散是相似的，而Tp-Te/QT比率在60～100次/分的小组比＞100次/分组显著低（0.25ms±0.03ms vs 0.28ms±0.04ms，$P=0.003$）。在COHb水平与Tp-Te（$r=0.40$，$P<0.01$）和Tp-Te离散相关（$r=0.30$，$P<0.01$）。

临床确定CO中毒患者心肌损伤是困难的，尤其是在无症状的患者。在目前的研究中，CO中毒患者跨室壁复极化参数Tp-Te，Tp-Te离散，Tp-Te/QT比对照组增大。此外，Tp-Te时间间期延长是心肌损伤的一个标志。基于这些发现，ECG简单、便宜而且无创。用于帮助确定心肌损伤和CO中毒后危及生命的心律失常的风险。提示患者跨室壁复极化参数监控应超过4h。

此外，有关Tp-e间期的报道还有：冠状动静脉旁路术中Tp-e间期延长可以预警TdP的发生；心脏除颤器置入术后Tp-e是一个独立的能够预测ICD疗效的因子。

（三）研究进展

1. Brugada综合征患者的Tp-Te升高与心律失常事件高度独立相关　法国大学采用多中心、回顾性分析连续入组的325例患者大序列Brugada患者发生心律失常事件与Tp-Te间期的变化相互关系的研究，发表在《心律》杂志。

（1）Tp-Te间期的测量方法 12导联体表心电图做分析用。QT间期的测量从QRS波起始到T波结束，QTp间期测量从QRS波起始到T波顶峰。不分析T波振幅＜0.1mV或者无法识别的T波（T波完全包含在抬高的ST段中）的导联。每个导联的Tp-Te间期是通过QT间期和QTp间期的差值计算出来的。最大的Tp-Te间期是指胸导联中的Tp-Te间期的最大值。同时计算Tp-Te/QT比值和Tp-Te离散度（胸导联中最大的Tp-Te间期和最小的Tp-Te间期的差值）。由于前期研究显示肢体导联不能提供更多的信息，此研究只测量胸导联。QT和QTp间期在94%的患者中是可以测量的。

（2）Tp-Te间期与临床或电生理参数的关系 患者按照症状和（或）记录到自发的室性心律失常分为3组：无症状组、无法解释的晕厥组（排除诸如神经源性晕厥后，应该是由恶性室性心律失常引起）和恶性室性心律失常组，即猝死（SD）或在诊断后适时的进行了ICD的治疗（AT）。235例患者无症状（占70%），80例患者有无法解释的晕厥（22%），10例猝死或在诊断后适时的进行了ICD的治疗（占8%），平均随访时间（48±34）个月。自发的I型ST段抬高和药物诱发的ST段抬高的患者比较：前者V_1导联Tp-Te升高，TV_1导联p-Te/QT比值增大（0.18±0.04 vs 0.17±0.04，$P=0.01$），其他导联无显著差异。比较Tp-Te间期≥100ms和＜100ms的患者：前者各导联QT均升高，但QRS间期或QTp间期没有不同（$P>0.05$）。

分析无症状组、无法解释的晕厥组和恶性室性心律失常组的心电图表现，观察Tp-Te间期及其他电生理参数与临床的关系。三组比较：任何导联的QTc间期都与SD/AT或晕厥的发生没有关系。SD和（或）AT患者的V_1～V_4导联的Tp-Te间期、Tp-Te/QT、最大Tp-Te和Tp-Te离散度长于晕厥患者，且两者均长于没有症状的患者。SD/AT组与无症状组显著不同，晕厥组与无症状组显著不同，SD/AT组与晕厥组没有显著不同（最大Tp-Te间期是边缘值）。

（3）最佳界值SD/AT的最佳界值是：任何胸导联的最大Tp-Te间期≥100ms的敏感度是84%，特异度是68%，发生任何室性心律失常事件的阳性预测值19%，阴性预测值98%。最大Tp-Te间期≥100ms是最强的与结局相关的参数（比值比9.61，95%可信区间3.13～29.41；$P<0.0001$）。最大Tp-Te间期≥100ms与男性、ICD，束支传导阻滞和胸导联Ⅰ型ST段显著相关。

（4）意义在这个大序列数据的Brugada患者中胸导联最大Tp-Te间期≥100ms与恶性室性心律失常高度独立相关。ST段抬高更多代表右心室与右心室流出道复极离散，而最大Tp-Te升高更多代表跨壁复极离散，与恶性心律失常更密切的是Tp-Te间期。延长的Tp-Te间期作为Brugada患者的危险分层最好使用高纸速或ECG自动测量。这个简便的ECG参数可用于细化Brugada患者的危险分层。

2.Tp-Te间期呈U形分布，极端大小均增加心血管风险 迄今为止最大的关于心电图Tp-Te间期和心血管发病率和死亡率的风险研究来自哥本哈根，其结果在多个层面上有显著的意义。

（1）价值体现这是第一个研究显示大规模人群中Tp-e与心力衰竭和心房颤动的风险之间的关系；首先报道了Tp-e作为心血管风险的替代指标呈U形分布的趋势，相对极端（<5%和>95%）的个体处于最高风险；还有一个重要方面是8978例患者在约1年后的时间内进行了第二次ECG的评估，发现受试者Tp-e的前后两次之间没有显著差异，这增加了研究数据集的价值。

（2）研究方法入选的138 404例年龄大于和等于50岁初级保健的个体。采集比较Ⅱ、V_2和V_5三个导联的Tp-Te间期数据。随访中位时间是6.2年，终点事件为全因死亡，心血管死亡，心房颤动或扑动，心力衰竭。

（3）相关风险在所有调查的导联，短和长Tp-Te间期与随访终点事件的风险相关。Tp-Te间期在全因死亡率组为104～115ms，其他结局组为98～103ms，V_5导联的Tp-Te间期<5%（58～77ms）个体的全因死亡率的风险比为1.29［95%置信区间（CI）1.21～1.38，$P<0.001$］，心血管死亡的风险比为1.31（95%CI 1.15～1.50，$P<0.001$），心房颤动的风险比为1.18（95%CI1.06～1.32，$P=0.003$），心力衰竭的风险比为1.52（95%CI 1.33～1.74，$P<0.001$）。Tp-Te间期≥95%（116～140ms）的个体的全因死亡率的风险比为1.15（95%CI1.08～1.23，$P<0.001$），心血管死亡的风险比为1.30（95%CI1.15～1.47，$P<0.001$），心房颤动的风险比为1.09（95%CI0.99～1.22，$P=0.088$）和心力衰竭的风险比为1.28（95%CI1.12～1.46，$P<0.001$）对于Ⅱ导联和V_2导联获得类似的结果。

（4）机制心电图Ⅱ，V_2和V_5导联中Tp-Te间期和全因死亡率，心血管死亡，心房颤动和心力衰竭的风险之间呈U形关联的趋势，说明在生物学上存在最优化的心脏复极离散时间，在超过适宜时间范围的两端，心血管发病率和死亡率的风险都增加。Tp-Te间期增大和各种心血管结果的风险之间的因果关系及可能的机制目前认为与复极离散增大有关，增大的Tp-Te间期表示异常的心室复极离散，体表易损的心肌状态具有不同程度的不应性，这就导致发生折返性室性心律失常的可能性增加。但U形关联的另一端，即Tp-Te间期减低和各种心血管结果风险之间的机制尚待研究。

3.心率校正的Tp-Te间期可以提高对SCA风险评估的独立预测价值 作为简单的临床工具12导联心电图改善SCA风险分层的能力非常重要。心电图的Tp-Te间期可以预测SCA的风险增加，而心率校正的Tpe（Tpec）是否能够提高预测SCA价值？

（1）研究方法来自俄勒冈州多个中心对确认突发意外死亡病例的心电图研究使用Bazett或Fridericia公式校正Tpe，研究确定的SCA病例628例，平均年龄（66.4±14.5）岁。其中416例患者占66.2%为男性。对照组819例。

（2）分析结果Tpe［OR1.2；95%CI 1.15～1.31；$P<0.0001$］，TpecBa和TpecFd与SCA的风险增加显著相关。对于TpecBa或TpecFd中的每增加10ms，SCA的风险增加40%（TpecBa：OR1.4；95%CI 1.34～1.52；$P<0.0001$；TpecFd：OR1.4；95%CI1.31～1.50；$P<0.0001$）。与具有未校正的Tpe的0.601的基线相比，TpecBa和TpecFd显示分别具有0.695和0.672的曲线下面积，两种校正公式的Tpec提高了预测SCA的价值，而TpecBa最优。当TpecBa值为90ms作为界值预测SCA，其独立于年龄，性别，合并症，QRS持续时间，校正的QT间期和严重减少的左心心室射血分数（≤35%；优势比2.8；95%置信区间1.92～4.17；$P<0.0001$），TpecBa延长超过90ms SCA的风险增加近3倍。

（3）界值推荐心电图Tp-Te间期风险分层界值在美国妇女保健组织对非裔美国妇女推荐了110ms的未校正Tpe截止值，而其他研究一般人群或心肌梗死后患者的研究建议在100ms。仪器自动测量大于手动测量，可以考虑手动测量>90ms的届值。使用Bazett公式校正Tpe与SCA的风险增加独立相关，提高了该指标对SCA风险的预测价值，建议>90ms为界值。

改进用于心血管疾病和心源性猝死（SCD）的临床风险分层的方法具有显著的公共健康意义。

五、问题与挑战

目前普遍认为离散度增加是由于各种原因导致的心室肌复极不均一性增加所致。它受多种因素影响，如：自主神经张力变化、心肌缺血损伤、多种药物、温度、电解质及各种内环境改变都可引起心肌不应期变化。当不应期的变化在不同心肌间的差异足够大时，即可引起不应期离散度改变。QT间期包含了Tp-e间期，Tp-e间期是QT间期的一部分。两者相关，但是反映了不同阶段的电生理特征，不仅包含着生物信息量不同，而且精准的生理意义也不同。发表的研究比较Tp-e间期与QTd在冠心病室性心律失常患者中的价值，结论是与QTd相比，Tp-e间期对预测室性心律失常更有价值，此结论提示不同的指标意义可能不同，临床价值也不同，但需更多的试验证据证实。

关于QTd自身重复性的研究已经显示出在正常人群重复性好，危重人群重复性欠佳可能与疾病本身的快速变化有关。在测量方法比较计算机辅助测量与不同人工之间测量QT间期、Tp-e间期与QTd，发现两者在QTd之间存在极为显著的差异，这与计算机辅助测量应用斜率和面积的方法有关。近来还有研究证实基于向量投影理论的187-ch SAVP-ECG测量出的校正的恢复时间（RTc）和校正的Tp-ed可用来评估心肌复极异质性的空间分布。可能提示心肌复极异质性的空间差异是导致QTd和Tp-ed变化的理论基础。

Tp-e间期及其离散度是刚刚引起人们关注的一个新指标，汇集最新进展对心律失常发生风险的评估心电图参数Tp-e间期显示了临床应用的价值。对Tp-ed临床价值的认识尚在探讨之中，尚缺乏多中心、大样本、前瞻性的研究。让我们努力工作、深入研究以获得更多的实验证据。

（王红宇）

参考文献

[1] 潘云红，徐超，陈兰姣.肥厚型心肌病QT离散度的临床意义及卡维地洛对其作用.临床荟萃，2009，24（3）：201-203.

[2] 郭蕊.QT离散度自身重复性的再研究.中外医疗，2009，4：1-3.

[3] Jonathan S.Steinberg, Niraj Varma, Iwona Cygankiewicz, Peter Aziz, Paweł Balsam, Adrian Baranchuk, Daniel J.Cantillon, Polychronis Dilaveris, Sergio J.Dubner, Nabil El-Sherif, Jaroslaw Krol, Malgorzata Kurpesa, Maria Teresa La Rovere, Suave S.Lobodzinski, Emanuela T.Locati, Suneet Mittal, Brian Olshansky, Ewa Piotrowicz, Leslie Saxon, Peter H.Stone, Larisa Tereshchenko, Gioia Turitto, Neil J.Wimmer, Richard L.Verrier, Wojciech Zareba, Ryszard Piotrowicz.2017 ISHNE-HRS expert consensus statement on ambulatory ECG and external cardiac monitoring/telemetry.Heart Rhythm, 2017, 14（7）: e55-e96.

[4] 王红宇.T波峰末间期.临床心电学杂志，2008，17（4）：277-279.

[5] Noble D, Cohen IS.The interpretation of the T wave of the electrocardiogram.Cardiovasc Res, 1978, 2: 13-20.

[6] Antzelevitch C, Sicouri S, Litovsky SH, et al.Heterogeneity within the ventricular wall.Electrophysiology and pharmacology of epicardial, endocardial, and M cells.Circ Res, 1991, 69: 1427-1449.

[7] Yan GX, Antzelevitch C.Cellular basis for the normal T wave and the electrocarkiographic manifestations of the long-QT syndrome.Circulation, 1998, 98: 1928-1936.

[8] Xia Y, Liang Y, Kongstad O, et al.In vivo validation of the coincidence of the peak and end of the T Wave with the full repolarization of the epicardium and endocardium in Swine.Heart Rhythm, 2005, 2: 162-169.

[9] Opthof T, Coronel R, Wilms-Schopman FJC, et al.Dispersion of repolarization in canine ventricle ventricle and the electrocardiographic T wave: Tp-e interval does not reflect transmural dispersion.Heart Rhythm, 2007, 4: 341-348.

[10] Kors JA, Ritsema van Eck HJ, van Herpen G.The meaning of the Tp-e interval and its diagnostic value.J Electrocardiol, 2008, 41（6）: 575-580.

[11] 陈小贞，杨琳.跨壁复极离散在多形性折返性室性心动过速发生中的作用.中国心脏起搏与电生理杂志，2008，22（1）：20-23.

[12] 王东琦，舒娟，金印彬，等.急性心肌缺血时瞬时外向钾电流和跨壁复极离散度的变化及其计算机仿真研究.中国心脏起搏与电生理杂志，2008，22（1）：24-27.

[13] 雷小红，谌承志，殷曙玲，等.正常人Tp-e时间及其离散度的研究.心电学杂志，2008，27（1）：75-78.

[14] 谌承志，肖琳玲，苗丽，等.急性心肌梗死患者T波峰-末间期及T波峰-末间期离散度的检测.临床心电学杂志，2006，15（5）：344-349.

[15] Gupta P, Patel C, Patel H, et al.T（p-e）/QT ratio as an index of arrhythmogenesis.J Electrocardiol, 2008, 41（6）: 567-574.

[16] Darbar D, Kimbrough J, Jawaid A, et al.Persistent atrial fibrillation is associated with reduced risk of torsades de pointes in patients with drug-induced long QT syndrome.2008, 51（8）: 836-842.

[17] Yamaguchi M, Shimizu M, Ino H, et al.T wave peak-to-end interval and QT dispersion in acquired long QT syndrome: a new index for arrhythmogenicity.Clin Sci（Lond）, 2003, 105（6）: 671-676.

[18] Kanters JK, Haarmark C, Vedel-Larsen E, et al.T（peak）T（end） interval in long QT syndrome.J Electrocardiol, 2008, 41（6）:

603-608.

[19] Castro Hevia J, Antzelevitch C, Tornés Bárzaga F, et al.Tpeak-Tend and Tpeak-Tend dispersion as risk factors for ventricular tachycardia/ventricular fibrillation in patients with the Brugada syndrome.J Am Coll Cardiol, 2006, 47（9）：1828-1834.

[20] Wang JF, Shan QJ, Yang B, et al.Tpeak-Tend interval and risk of cardiac events in patients with Brugada syndrome.2007, 35（7）：629-632.

[21] Letsas KP, Weber R, Astheimer K, et al.Predictors of atrial tachyarrhythmias in subjects with type 1 ECG pattern of Brugada syndrome.Pacing Clin Electrophysiol, 2009, 32（4）：500-505.

[22] Sangawa M, Morita H, Nakatsu T, et al.Abnormal transmural repolarization process in patients with Brugada syndrome.Heart Rhythm, 2009, 6（8）：1163-1169.

[23] Junttila MJ, Brugada P, Hong K, et al.Differences in 12-lead electrocardiogram between symptomatic and asymptomatic Brugada syndrome patients.2008, 19（4）：380-383.

[24] 程宏勇，张钲，白锋，等.室速发作与T波峰-末的关系.临床心电学杂志，2006, 15（1）：25-29.

[25] Chirag Barbhaiya, M.D., Jose Ricardo F.Po, M.D., Sam Hanon, M.D., et al.Tpeak – Tend and Tpeak – Tend/QT Ratio as Markers of Ventricular Arrhythmia Risk in Cardiac Resynchronization Therapy Patients.PACE, 2013 Jan Vol.36：103-108.

[26] Demir M, Uyan U.Evaluation of Tp-e interval and Tp-e/QT ratio in patients with non-dipper hypertension.Clin Exp Hypertens.2013 Jul 12.

[27] E Acar G, Yorgun H, Inci MF et al.Evaluation of Tp-e interval and Tp-e/QT ratio in patients with ankylosing spondylitis.Mod Rheumatol.2013 Apr 12.

[28] Nazire Belgin Akilli, Emine Akinci, Hakan Akilli, et al.A new marker for myocardial injury in carbon monoxide poisoning：T peak–T end.American Journal of Emergency Medicine 31（2013）1651–1655.

[29] Philippe M, Frederic S, Jean-Baptiste G, etal.Increased Tpeak-Tend interval is highly and independently related to arrhythmic events in Brugada syndrome.Heart Rhythm 2015, 12：2469-2476.

[30] Troels N, Bachmann BSc, Morten W, et al.Electrocardiographic Tpeak-Tend interval and risk of cardiovascular morbidity and mortality：Results from the Copenhagen ECG study.Heart Rhythm, 2016, 13：915-924.

[31] Kelvin C.M.Chua, MD, Carmen Rusinaru, MD, PhD, Kyndaron Reinier, PhD, et al.Tpeak-to-Tend interval corrected for heart rate：A more precise measure of increased death risk? Heart Rhythm, 2016, 13：2181-2185.

[32] 陈鑫，吴士尧.TaTe间期与QTd在冠心病室性心律失常患者中的比较.临床心血管病杂志，2009, 25（3）：185-189.

[33] Nakai K, Miyake F, Kasanuki H, et al.Newly developed signal-averaged vector-projected 187-channel electrocardiogram can evaluate the spatial distribution of repolarization heterogeneity. Int Heart J, 2008, 49（2）：153-164.

第80章 心率变异性临床应用进展

心率变异性（HRV）是检查心脏心搏间期变异的方法。近几十年的研究表明，HRV是定量评估心脏自主神经活性及其调节功能的有效指标。1987年，Kleiger首先提出心肌梗死后其HRV下降是预测心脏性猝死和室性心律失常的有用指标，从而让人意识到HRV分析在临床实践中可能有重要价值，国内外和其相关的基础和临床研究逐年增加。目前HRV分析已被公认可作为评估自主神经活性、均衡性及其他相关的病理状态的一个无创心电指标，尤其在评价心肌梗死患者预后及糖尿病自主神经病变，此外在多种心血管和非心血管疾病中也显示了重要的应用前景。但关于HRV的机制、各种参数的意义，以及控制影响因素、优选检测指标和规范分析方法等。虽然已有文献做出解释，但仍然有不少争议，笔者仅就某些疾病中HRV的变化做一临床意义的评价，并就某些争议作简要介绍。

一、心率变异性的常用参数及临床意义

HRV时域分析的常用参数及临床意义，见表80-1，HRV频域分析的常用参数及临床意义，见表80-2。

表80-1　HRV时域法常用参数及临床意义

参数	单位	描述	参考值	异常范围	异常意义
SDNN	ms	NN间期标准差	141±39	<100ms	交感神经活性增强
SDANN	ms	全程按5min分成连续的时间段，以每5min的NN间期平均值，计算所有平均值的标准差	127±35	<50ms	交感神经活性增强
RMSSD	ms	全程相邻NN间期之差的均方根值	27±12	<25ms	副交感神经活性减弱
SDNN指数	ms	全程按5min分成连续的时间段，以每5min的NN间期标准差，计算所有标准差的平均值			交感神经活性增强
SDSD	ms	全程相邻NN间期差值的标准差			副交感神经活性减弱
NN50	个	全部NN间期中，相邻NN间期之差>50ms的数量			副交感神经活性减弱
pNN50	%	NN50除以总的NN间期个数乘以100		<50%	副交感神经活性减弱

表80-2　HRV频域法常用参数及临床意义

参数	单位	描述	参考值	频率范围	意义
TP（总功率）	MS^2		3466±1018	≤0.4Hz	
ULF（超低频功率）	MS^2			≤0.003Hz（仅24h）	与SDNN/SDANN指数相关
VLF（极低频功率）	MS^2			5min：≤0.04Hz 24h：0.003~0.04Hz	尚未明确；与SDNN指数相关
LF（低频功率）	MS^2		1170±416	0.04~0.15Hz	可能与交感神经活性或自主神经平衡有关；与SDNN指数相关
HF（高频功率）	MS^2		975±203	0.15~0.4Hz	迷走神经（副交感神经）活性；与RMSS及Pnn50有关
LF norm（标化低频功率）	nU	100×LF（TP-VLF）	54±4		
HF norm（标化高频功率）	nU	100×LF（TP-VLF）	29±3		
LF/HF		LF/HF	1.5~2.0		交感神经与迷走神经相互作用，与交感神经活性正相关

二、临床应用评价

1. 冠状动脉硬化性心脏病　1987年Kleiger对808例急性心肌梗死发病3d后应用动态心电图观察SDNN变化，发现<50 ms者病死率高出5.3倍，认为HRV下降对急性心肌梗死总的病死率有预测意义。其后Cripps、Bigger等众多学者证实HRV频域的变化也对并发症与预后密切相关。曲等观察189例急性心肌梗死，平均随访21（13～34）个月，随访期间28例发生猝死。猝死值lnSDNN3.4±0.18，显著低于存活组4.2±0.21（$P<0.01$），（ln为自然对数），rMSSD、PNN50差异显著，频域分析LF及HF均显著下降。Bigger认为HRV在急性心肌梗死时降低是暂时现象，恢复期HRV通常可恢复至接近正常值。对心肌缺血发作时HRV变化的研究，似可部分阐明自主神经失调对冠状动脉的影响。多数学者报道心肌缺血前LF增加，发作时HF下降，而变异型心绞痛发作前后HF及LF均有增加。但近年来发现，应用连续性中位数差异（W-MSD）曲线，无论ST段下降或抬高的心肌缺血，发作前HRV显著下降，而且常伴有心率增快。HRV下降是心肌缺血的原因还是后果？从资料中证实，HRV下降是在缺血前以及在心电图出现前就已突然下降，这并不支持HRV下降是心肌缺血的后果。相反，Bigger发现在缺血发作前并无交感神经活力增加，我们应用动态心电图及动态血压共同检测发现，心肌缺血前并无血压的波动，说明缺血发作前HRV的下降并非是交感神经活力增加的后果。而且，此时迷走神经未受到过度刺激而未与HRV存在分离现象。因此，心肌缺血，尤其是日常生活中发生的，可能单纯是由于迷走神经传出释放被显著抑制所致。应用β受体阻滞药可以减少心肌梗死后心脏性猝死的发生。曲等研究证实服用美托洛尔后2周SDNN、rMSSD、HF值均明显上升（$P<0.001$），与文献报道相一致。Liao发现以往有心肌梗死病史者其HRV有明显下降，在应用β受体阻滞药后，可以显著增加HRV，降低了心血管事件的危险性。

2. 心力衰竭　有关HRV在中度及重度心力衰竭的预测价值的研究给人们以深刻的印象。Ponikoski等对102例心力衰竭患者观察（584±40）d，19%死亡。心力衰竭程度（NYHA）、EF、最大氧耗量、室性心动过速等都对死亡有预测价值，但发现HRV中SDNN（$P=0.004$），SDANN（$P=0.003$），LF（$P=0.03$）是独立于上述危险因素的更为敏感的预测指标。SDNN<100ms的1年生存率为78%，>100ms为95%，尤其与最大氧耗量<14ml/（kg·min）结合分析，1年的生存率只有63%，对照组为90%（$P<0.001$）。但有的报道还认为HRV的预测意义并不恒定。严重心力衰竭为何HRV下降的机制尚不清楚。有兴趣的是Homer等发现牵拉窦房结可以使SDNN从4.2下降为2.6（$P=0.004$）高频成分由6.5±2.2降低1.4±0.3（$P=0.003$），而在切除迷走神经并加用β受体阻滞药后，高频成分虽然已有降低，但在牵拉窦房结后仍可使其进一步下降，而对低频无影响。实验还证明，增加左心房压力可牵拉窦房结及心率增快，但如原来心率就快，则并不增加心率。因此，HRV下降与心率快慢无关。牵拉窦房结可能牵拉神经末梢，增加传入神经的激动频率；而且，如同心室肌一样，心力衰竭时心肌扩张，还可能增加电机械机制的反馈作用，使HRV降低。不同程度的心力衰竭有不同的血流动力学及临床征象，可以想象窦房结被牵拉的程度也不同，因此会得出心力衰竭和HRV，Binder认为有关，而Feil认为无关的混乱现象。而在急性心肌梗死，HRV降低一致认为是重要的预后指标，因为其机制可能与心力衰竭不尽相同之故。血管紧张素转化酶抑制药（ACEI）及地高辛治疗心力衰竭有效，并均已证明可增加代表迷走神经活性的RR变异性。近年发表的CIBIS研究，应用Bisoprolol（β受体阻滞药）治疗心力衰竭，HF增加48%（$P<0.001$）。另有一种新的β受体阻滞药（Carvedilol），除阻滞$β_1$、$β_2$受体外，还可阻滞$α_1$受体而使周围血管扩张，兼可抗氧化作用而降低血管平滑肌的浸润。Goldsmilh证实用此药治疗严重心力衰竭可显著增加HRV，HF由26增加至64.1，但未达到心肌梗死1年后水平，更较正常中年人为低。β受体阻滞药有利于心力衰竭的迷走神经恢复的机制未明，可能由于血流动力学改善，以及增加了迷走神经对心室的影响。Cook等的动物实验证明β受体阻滞药增加迷走神经活力是由于干扰了交感神经传入迷走神经中枢。Schwarty等最早曾提出迷走神经调节功能受交感神经传入功能的影响，交感神经传入活性增强可抑制迷走神经的反射，Carvedilol可能会干扰交感神经的传入功能，迷走神经传出不被抑制，因而增加了RR的变异性。

3. 心肌病　不合并心力衰竭的扩张型心肌病（DCM）其HRV也较正常人明显为低。M baissouroum曾认为HRV下降是由于要获得理想的心率以达到理想的心排血量，但实际上其平均心率与对照组并无差别。而且当DCM左心室收缩力下降时，HRV常下降但并不恒定，反之亦然。Fauchier等发现DCM患者的诸如LVEF、最大氧耗指数等与预后有关的参数，均与HRV关系密切。DCM是各种心脏病中HRV下降最显著的一种。Binkly等曾认为DCM合并心力衰竭时高频及高/低频的降低，是迷走神经减弱而交感神经兴奋之故，但事实上，HRV并不能简单地认为是显示交感神经与迷走神经的活力，而只是反映其能力的变异和可能存在的相互间调节的功能，心力衰竭时由于血浆去甲肾上腺素增加而使交感神经活力增加，使HRV的变异减少，但有时一些交感神经兴奋如运动量增大时，其兴奋性并不能被其他调节机制所影响。因此，心肌病并无心力衰竭时HRV下降，乃至合并心力衰竭时HRV的下降，其机制可能还涉及除自主神经以外的其他因素，例如，在心脏扩张时，窦房结被机械地牵拉，心室收缩力下降、心肌电机械功能紊乱的反馈因素，去甲肾上腺素对心肌及血管的直接影响，尽管可能都汇集在自主神经的调节功能上，但其内在机制可能还远没有被阐明。

Fauchier等并发现，DCM的HRV与室性心律失常及信号平均心电图之间并无相关，文献也有类似意见。SDNN在DCM时下降是心脏事件的预测指标，但与心脏性猝死间关系不密切，此点不同于心肌梗死后HRV下降的意义。因为DCM的猝死不但与心律失常、脑、肺栓塞、严重的心动过缓，心脏电机械分离等，都可能是DCM心功能恶化和死亡的原因。这些患者的死亡机制显然与心脏性猝死不同。因此，DCM的HRV下降预测DCM患者心脏性猝死的意义显然低于心肌梗死后的预测意义。肥厚型心肌病年猝死率2%～6%，由于猝死可能与自主神经活动异常有关，因而HRV的异常受到人们的关注。Ajikik认为此类患者交感神经活力增强，而Feil认为降低。Bonaduce报道33例患者，代表迷走神经调节心率的参数如rM SSD、PNN50均明显降低。频域中LF、HF均降低，但LF/HF升高，倾向认为交感神经占优势。Feil的一组资料发现LF及LF/HF均降低，认为肥厚型心肌病时左心室功能呈超常现象，使机械性感受器伴迷走神经传入心脏的作用活跃，使交感神经的活力降低，但有的文献报道对迷走神经活跃提出反对意见。结合本病有晕厥史者其左心室收缩末期直径有明显下降，直立时下降更为明显，这种容量的下降可能是导致心室机械性感受器被活跃的重要因素，因而导致交感神经兴奋的减弱是可以理解的。这些相互矛盾的结果一方面可能由于病情有不同程度的差异，另一方面在应用HRV参数解释临床意义时有所误解之故。已知LF不仅代表交感神经活性，LF/HF也不能肯定就是交感神经与迷走神经平衡指标，其LF、HF、LF/HF的真正意义还有待深入的研究探讨。

4.原发性高血压 高血压的发病机制目前尚未完全明确，研究表明高血压患者血浆肾上腺素能神经递质水平比同龄正常血压者高25%～30%，说明存在交感神经活性过度激活。而高血压患者HRV与血压水平相关，随着血压分级的上升，自主神经功能损害逐渐加重，高血压患者病死率升高，预后下降。此外越来越多研究发现HRV与正常血压高值、非构型高血压、脉压以及高血压合并靶器官损害（心脏及肾脏）等密切相关。Liao等研究发现HRV减低增加2.4倍的高血压的风险。但是也有一些临床研究发现通过测量HRV提示高血压患者迷走神经较正常者较低，其也可能预测心血管疾病事件，其可能与HRV参考意义及窦房结病变有关。因此观察高血压患者HRV的变化，不但有利于维持利于维持血压本身的稳定，还能早期发现心脏自主神经功能及心、肾等靶器官的损害，及时干预可延迟高血压并发症的发生，可以降低心血管事件发生，改善患者预后。

5.糖尿病 自主神经病变是糖尿病的主要并发症，一旦出现糖尿病自主神经病变（DNS）的临床征象，其5年死亡率达50%左右。因此，早期亚临床自主神经功能不全的检测对危险度分层和相应治疗尤为重要。目前已被广泛证实HRV是判断糖尿病患者是否伴有自主神经系统损害的较准确及敏感的指标，其价值已经超过传统使用的Valsalva试验、直立试验和深呼吸试验等。正常人高频功率白天低，夜间升高；低频功率白天高，夜间降低，凌晨时陡升。而糖尿病患者的趋势是高频功率夜间比白天低，低频功率基本正常，揭示了迷走神经受损。Sucharita等对2型糖尿病患者23例分别用传统方法和HRV分析进行自主神经功能检测，并进行对比，结果显示，与正常人群相比，糖尿病患者的高频功率和低频功率都有所下降（$P<0.05$），总功率也下降（$P<0.01$）。Singh等研究1919例人群发现空腹血糖增高组，HRV减低。故及早检测HRV，对早期判断糖尿病患者是否存在自主神经系统损害有着重要意义。

6.其他疾病 HRV反映心血管自主神经功能状况，故凡是能影响心脏自主神经功能的疾病都可以引起HRV的改变，如肾病、先天性心脏病、心脏移植、慢性肺心病等。早期检测分析HRV，有助于这些疾病的预防及控制，有文献报道HRV减低与吸烟，肥胖，缺乏锻炼有关，但仍有争议。

总之，交感与迷走神经之间的影响是很复杂的，两者之间从生理角度讲，也无须要处于平衡状态，也并无生理学上的依据认为交感与迷走作用之间是相互恒定影响的。如果用计算的方法来评价RR间期的频域值，应该有其足够的生理学的实质内容，否则将会使医学生理学和病理生理学的概念陷入混乱上述的反对意见，主要从生理和病理生理学的角度对临床工作者提出的忠告。这反映了临床与基础医学之间有所脱节，对机制的研究还不够深入。但HRV的异常现象的确存在于临床资料之中，如何解释这些现象对其发展和确认其临床应用价值至关重要，将是我们今后努力要解决的重要课题。

（曲秀芬　尹德春）

参 考 文 献

[1] Kleiger RE, Miller JP, Bigger JT Jr, Moss AJ.Decreased heart rate variability and its association with increased mortality after acutemyocardial infarction.Am J Cardiol, 1987, Feb 1; 59（4）: 256-262.

[2] 曲秀芬, 黄永麟, 宋丽云.心率变异功率谱不同计算方法及其某些成分临床意义的探讨.中华心律失常学杂志, 1998, 2: 104.

[3] BiggerJTJr, FleissJL, RolnitzkyLM, SteinmanRC, SchneiderWJ.Time course of recovery of heart period variability after myocardial infarction. Bigger JT Jr et al.J Am Coll Cardiol, 1991 Dec, 18（7）: 1643-1649.

[4] Camm AJ, Pratt CM, Schwartz PJ, et al.Mortality in patients after a recent myocardial infarction: a randomized, placebo-controlled trial of azimilide using heart rate variability for risk stratification.Circulation, 2004, 109: 990.

[5] Ponikowski P, Anker SD, Chua TP, Szelemej R, Piepoli M, Adamopoulos S, Webb-Peploe K, Harrington D.Depressed heart rate variability as an independent predictor of death in chronic congestive heart failure secondary to ischemic or idiopathic dilated cardiomyopathy.Am J Cardiol, 1997 Jun 15, 79（12）: 1645-1650.

[6] Singh JP, Larson MG, O'Donnell CJ, et al.Association of hyperglycemia with reduced heart rate variability（The Framingham Heart Study）.Am J Cardiol, 2000, 86: 309-312.

[7] Liao D, Cai J, Barnes RW, et al.Association of cardiac autonomic function and the development of hypertension: the ARIC study.Am J Hypertens, 1996, 9: 1147-1156.

[8] Minami J, Ishimitsu T, Matsuoka H.Effects of smoking cessation on blood pressure and heart rate variability in habitual smokers.Hypertension, 1999, 33: 586-590.

[9] Yotsukura M, Koide Y, Fujii K, et al.Heart rate variability during the first month of smoking cessation.Am Heart J, 1998, 135: 1004-1009.

[10] Carter JB, Banister EW, Blaber AP.Effect of endurance exercise on autonomic control of heart rate.Sports Med, 2003, 33: 33-46

[11] Thayer JF, Yamamoto SS, Brosschot JF.The relationship of autonomic imbalance, heart rate variability and cardiovascular disease risk factors.Int J Cardiol, 2010 May 28, 141（2）: 122-131.

第81章

心率恢复和恢复期室性期前收缩预测心脏猝死的作用

运动中突然停止运动后心率将逐渐降低，从停止运动至心率恢复到基线心率的过程称为心率恢复（Heart rate recovery，HRR）。恢复期室性期前收缩是指停止运动后心率恢复过程内出现频发室性期前收缩。

一、心率恢复研究历史

1994年，Imai等证实心率早期快速下降在运动员最明显，而心力衰竭患者明显减弱，并发现阿托品可以使其消失，首先提出观察心率恢复有一定的临床意义。随后一些学者观察了心肌梗死后自主神经改变与心脏猝死之间的关系，逐渐形成并将自主神经张力作为心血管疾病的独立危险因子。1999年后New England，JAMA等杂志刊登了心率恢复可预测全因死亡率的报告文章，引起研究者特别的关注。

二、心率恢复预测心脏猝死的机制

自主神经系统在心血管系统调节中起着重要作用，交感神经活性增加和迷走神经活性降低与心血管事件密切相关。心率恢复的检查是检测迷走神经活性的一种方法。运动试验中达到最大负荷的过程中伴随有交感神经的激活和迷走神经的去除；而停止运动后心率恢复到基线心率过程主要是交感的去除和迷走神经的重新激活，其中迷走神经再激活在调节运动后心率恢复过程中起着主要作用。运动后即刻心率恢复的快慢，反映了迷走神经活性高低，可以作为预测猝死的危险因子。心率恢复的检查是检测迷走神经活性的一种方法，心率恢复异常提示迷走神经再激活降低，心脏性猝死发生率增加；其机制可能与自主神经失衡后导致TDR增加、心脏不稳定性增加，从而恶性室性心律失常风险增加。

三、心率恢复测量方法及诊断标准

运动停止后窦性心率的下降过程通常呈现两个阶段，即心率恢复早期与心率恢复晚期。运动后恢复的时间因人而异，一般10min可恢复到运动前心率。运动员、体力劳动者及喜爱体力运动者，心率恢复较快。目前尚无确定的心率恢复检查的理想方案，多采用极量或次极量运动平板运动来测量窦性心率的恢复。绝大多数研究者仅测量窦性心率恢复早期的心率变化，即测定停止运动后1～2min窦性心率下降次数。因为此期窦性心率下降速度能较好地反映迷走神经再激活的情况。不同学者的测定方法及异常的临界值不尽相同。

1.Nishime等研究中测定患者最大运动负荷时心率及停止最大运动1min后立位心率降低值，如果差值≤12次/分为心率恢复异常。

2.Cole等研究者在健康人群次极量平板运动试验中，达到目标心率后直接停止运动，坐于椅子上，记录停止运动2min后心率，与目标心率差值≤22次/分则为心率恢复不正常。

3.Shelter等学者对心率恢复测量的不同时间点和方法学进行了研究，提出了停止运动后2min测量心率恢复优于其他时间点，心率降低＜22次/分为心率恢复不正常。

4.Akutsu Y等在腺苷负荷心肌灌注研究中，在腺苷注射的同时进行上肢运动，心率恢复定义为最大心率与注射后5min心率的降低值；≤12次/分则为心率恢复延迟。

目前，在尚无确定的检查方案及诊断方案状况下。综合多数研究者的方案，可采用运动后直立位检测，并将恢复期1min心率≤12次视为异常。此值和全因死亡率的增加显著相关，阳性预测值19%，阴性预测值95%；也可采用运动后改坐位检测的方案，并且将恢复期2min时心率定为＜22次/分视为异常。如果需要在卧位状态下检测运动后心率恢复（如在进行负荷超声心动图检查时），建议将心率差值≤18次/分视为异常。

四、心率恢复临床意义

（一）心率恢复功能降低是全因死亡的重要预测因子

近年来，一些学者在不同人群进行了研究，发现运动后心率恢复缓慢说明运动后迷走再激活降低，与全因死亡率及心脏性猝死发生率之间有一定的关系，尤其冠心病患者。Cole等对2428例进行运动心肌灌注显像并计划进行首次冠状动脉成形术患者的研究中发现，运动后1min内心率恢复≤12次/分和全因死亡率的增加显著相关（阳性预测值为19%，阴性预测值为95%）；经混合变量调整后的危险比为2.0（95%CI为1.5～2.7）。经影像学检查提示心肌缺血的患者中，如果运动后心率恢复降低，那么其从血管重建治疗中的获益也降低。换言之，只有在运动后心率恢复正常的患者，血管重建才能使缺血患者的存活率得以改善。Paris Civil Seivants研究结果报道了心率恢复和心性猝死之间的特殊关系，但这一研究对象在进行运动试验时并没有心血管疾病。近年来，还有一些学者在不同人群进行的后续研究也证实了运动后心率恢复现象的减弱和全因死亡率之间的关系。

（二）慢性心功能不全患者心率恢复功能降低

慢性心力衰竭患者交感神经过度激活，迷走神经张力下降，致使运动后早期心率恢复减慢（心率恢复钝化），其死亡风险增加。多项研究证实：心率恢复降低既是心力衰竭患者心脏猝死的重要预测因子，也是泵衰竭及全因死亡率的重要预测因子。适当的运动锻炼能改善心力衰竭患者的心率恢复功能。美国加利福尼亚健康保健系统的Jonathan Myers博士及其同事为24例心力衰竭患者进行为期2个月的适量室内锻炼并接受常规护理。发现锻炼后的心力衰竭患者2～6min心率恢复明显加快，而对照组心率恢复没有明显改变，Myers的研究也与上述研究结果一致。目前认为锻炼可增加心力衰竭患者迷走神经的张力，对心力衰竭患者的心率恢复有着明显的改善。另外，扩张型心肌病患者中的心率恢复研究的数据还不充分。

（三）糖尿病患者心率恢复降低

美国克利夫兰临床基金会Panzer医师在2002年美国内科医师学会年会上报告称，空腹血糖（FTP）与运动试验后患者的心率恢复异常有独立的强相关性。这种相关性在FPG低于110mg/d时已经出现，且随着FPG的升高而增强，经过标准危险因素校正后，FPG仍然是一个异常心率恢复的独立预测因素。运动后心率恢复结合运动能力同样能预测男性糖尿病患者的死亡率。

（四）心率恢复预测死亡率独立于Duke运动平板评分

在不同人群进行的后续研究也证实了运动后心率恢复现象的减弱和全因死亡率之间的关系。尤其值得注意的是，即使考虑到Duke平板运动试验评分、左心室收缩功能、不同的恢复方案和冠心病血管造影的严重程度等因素后，运动后心率恢复仍然可以预测死亡率。

（五）某些药物也改变心率恢复的结果

某些药物可使心率恢复的结果发生改变，如阿托品可使心率恢复早期消除或明显降低，相反，抗心律失常药物使心率恢复加快，如β受体阻滞药。因此，在判定心率恢复的结果时要注意受试者是否应用影响心率恢复的药物。同时也证明β受体阻滞剂可预防心率恢复功能减低相关的猝死。

尽管已有充分的数据表明运动后心率恢复和死亡率有关，可作为全因死亡率重要预测因子，但作为常规应用这一指标进行心性猝死的临床危险分层的做法仍有质疑。此外，检测异常结果的可重复性并不足以表明可以应用运动后心率恢复这一指标对个体（而不是群体）准确进行危险分层。

五、恢复期室性期前收缩

运动停止后心率恢复过程中出现的室性期前收缩也是运动后心率恢复中的另一个指标。运动后最初5min内出现频发或严重室性期前收缩也可以反映患者迷走神经的活性。研究显示，无论患者有无心力衰竭或冠心病，运动后最初5min内出现频发或严重室性期前收缩时预测死亡风险显著增加，恢复期室性期前收缩比运动期出现的期前收缩意义更大。有一项研究选择24h动态心电图室性期前收缩200次的患者270例，按Bruce方法进行亚极量平板运动试验。结果270例患者中64例运动后室性期前收缩增多呈二联律，25例出现成对室性期前收缩，于恢复期2min、4min、6min、8min后室性期前收缩逐渐减少至消失，11例短阵室性心动过速（室速）伴恢复期心电图ST段压低，T波倒置，运动停止后逐渐恢复正常。在两年随访中有5例猝死，其中3例为短阵室速、1例成对多源室性期前收缩、1例频发室性期前收缩。结果提示平板运动预测室性期前收缩的危险性及诊断各种器质性心脏病或非器质性心脏病引起的功能性期前收缩有重要的价值。运动后恢复期出现的室性期前收缩也反映患者迷走神经的活性。研究显示，无论患者有无心力衰竭或冠心病，运动后最初5min内出现频发或严重室性期前收缩时和死亡风险有关。

结论：尽管运动后心率恢复减慢和恢复期的室性期

前收缩是预测心脏猝死的新颖而有趣的指标，但其在心性猝死危险分层中的价值尚未得到充分的证实。因此，目前仅能作为预测死亡的参考指标。

（崔俊玉）

参 考 文 献

[1] Imai K, Sato H, Hori M, et al.J Am Coll Cardiol, 1994, 24: 1529-1535.

[2] Cole CR, Blackstone EH, Pashkow FJ, et al.N Engl J Med, 1999; 341: 1351-1357.

[3] Nishime EO, Cole CR, Blackstone EH, et al.JAMA, 2000, 284: 1392-1398.

[4] Cole CR, Foody JM, Blackstone EH, et al.Ann Intern Med, 2000, 132: 552-555.

[5] Shelter K, Marcus R, Froelicher VF, et al.Heart Rate Recovery: Validation and Methodologic Issues.J Am Coll Cardiol, 2001, 38: 1980-1987.

[6] Akutsu Y, et al.Delayed heart rate recovery after adenosine stress testing with supplemental arm exercise predicts mortality.J Nucl Cardiol, 2009, 16: 54-62.

[7] Dewey FE.et al.Statin Use and Ventricular Arrhythmias During Clinical Treadmill Testing.J Cardiovasc Electrophysiol, 2009, 20（2）: 193-199.

第82章

倾斜试验在诊断血管迷走性晕厥和体位性心动过速中的作用

一、概述

晕厥是临床中常见的症候群，其定义为脑部缺血导致的一过性意识丧失（TLOC），特点是发作迅速，持续时间短，能完全自主恢复意识，是困扰患者及其家庭和接诊医生的常见而又复杂的问题。据国外统计，晕厥的患病率为15%～23%，晕厥占急诊科患者的1%～3%，住院患者的6%。引起晕厥的疾病有上百种之多。根据欧洲心脏病学学会相关指南关于晕厥的分类，将晕厥分为：神经介导的反射性晕厥综合征、直立性晕厥和心源性晕厥。血管迷走神经性晕厥（vasovagal syncope，VVS）是神经介导的反射性晕厥，表现为外周血管阻力和心率的调节异常，占不明原因晕厥患者的60%，是临床最常见的晕厥原因。尽管VVS本身不具有致命性，预后良好，但是临床上因频繁发作导致患者摔伤的病例并不罕见，给患者的生活和心理产生较大的危害。因此，准确诊断VVS具有重要的临床意义。

血管迷走性晕厥主要通过详细询问病史以及直立倾斜试验（head-up tilt test，HUTT）来诊断，自从1986年kenny等首次报道直立倾斜试验在诊断血管迷走性晕厥的有效性后，此后国内外的学者进行了大量的实验室研究及临床研究，证实了直立倾斜试验对于血管迷走性晕厥的诊断是安全有效的，是目前应用最为广泛的诊断血管迷走性晕厥的试验方法。已成为原因不明晕厥诊断的重要方法。目前直立倾斜试验主要用于血管迷走性晕厥、体位性心动过速、直立性低血压的诊断与鉴别。此外诊断颈动脉窦过敏症的颈动脉按摩也推荐在直立倾斜试验中实施，其在鉴别癫痫症状中也有重要作用。2018年，ESC晕厥指南Ⅰ类推荐如果晕厥是由疼痛、恐惧或站立促发的且伴有典型的进展前驱症状［苍白、出汗和（或）恶心］，很可能是VVS。

二、倾斜试验的基本原理和血管迷走性晕厥的发生机制

HUTT是通过调整倾斜台，使受试者被动处于头高位倾斜状态，从而激发VVS的一项检查技术。是可以在实验室条件下复制神经介导性、反射性晕厥的检查。VVS为多种因素触发神经反射引起周围血管扩张、低血压、心动过缓及一过性脑缺血所致的自限性晕厥发作。目前多数学者认为VVS患者存在自主神经功能异常。主要与心脏交感神经和迷走神经调节反射障碍相关。HUTT是评价心血管系统的自主神经调节功能的有效手段。其诱发晕厥的可能机制，实质上是使血液重新分布，回心血量减少，反射性交感兴奋。可以分为3个阶段，第一阶段触发阶段：当人体突然由平卧位转为直立体位时由于重力作用，腹部及下壁静脉壁所受静水压增大，因而其内径增加，使血液在体内重新分布，有500～1000ml（6～8ml/kg）的血液淤滞于下身，回心血量减少了26%～30%（最多者可达50%）。由于毛细血管的跨壁压增加，直立30min向组织间扩散，血浆容量总体可下降10%，中心血容量明显降低，心室充盈量和平均动脉压下降，心排血量下降40%。主动脉弓和颈动脉窦的压力感受器向丘脑压力发射中枢的传入信号减少，导致交感神经兴奋性加强，迷走神经兴奋性减低。通过心脏收缩增强、心率加快作用维持血压的稳定，保证足够的脑部血供。正常人表现为开始时血压升高、心率增加，而后机体通过调控自主神经系统适应体位的改变后心率和血压缓慢下降，直至恢复到正常水平。第二阶段为心脏性神经反射阶段：此时心脏充盈不足而心室收缩增强。心室过度过快的收缩引起回心血量的进一步减少，从而导致"空排效应"的产生。左心室下后壁机械感受器-C纤维产生强烈冲动传入脑干（特别是孤束核感知到一种类似血压急骤升高的反应状态），反射

性引起交感神经活性减低，迷走神经兴奋性增高。第三阶段为心血管异常反应症候阶段：由于自主神经功能的异常，导致低血压、心动过缓、重要器官（包括大脑）缺血、缺氧进而晕厥发作。此即贝-亚反射（Bezold-Jarisch）效应，目前多数学者认为贝-亚反射是VVS主要的发病机制，另外认为神经内分泌调节体液因子在其中也起到了重要作用。

三、直立倾斜试验适应证

《晕厥诊断与治疗中国专家共识（2014年更新版）》推荐适应证。

1. 推荐应用于在高风险情况下发生的不明原因的单次晕厥时间（如晕厥发生可能导致创伤或从事高风险职业。或无器质性心脏病反复发生晕厥，或虽然存在器质性，但心源性晕厥的可能已经被排除。
2. 推荐应用于证明患者发生反射性晕厥的易感度。
3. 可用于鉴别反射性晕厥和直立性低血压晕厥。
4. 可考虑用于鉴别伴有抽搐的晕厥和癫痫。
5. 可考虑用于评估不明原因反复发作的晕厥。
6. 可考虑用于评估频繁晕厥和心理疾病的患者。
7. 不推荐用于评估治疗。

四、直立倾斜试验禁忌证

1. 主动脉瓣狭窄或左心室流出道梗阻所致晕厥者。
2. 重度二尖瓣狭窄伴晕厥者。
3. 已知有冠状动脉近端严重狭窄的晕厥患者。
4. 严重脑血管疾病的晕厥患者。
5. 妊娠患者。
6. 缺血性心肌病是异丙肾上腺素激发试验的禁忌证。
7. 青光眼、低血压是硝酸甘油激发试验的禁忌证。

五、直立倾斜试验方法

直立倾斜试验的方法至今缺乏统一标准，各个医疗中心采用不同的直立倾斜试验方案。1996年，美国心脏病学会（ACC）发表了"倾斜试验评价晕厥"的专题文件，1998年，中华心血管病杂志编委会倾斜试验对策专题组提出了我国的"倾斜试验用于诊断血管迷走性晕厥的建议"，2001年欧洲心脏病学会（ESC）公布的晕厥治疗指南中提出了"倾斜试验的推荐方法"，之后分别于2004年和2009年发表了第2版和第3版，2016年中国心脏联盟晕厥学会直立倾斜试验专家组"直立倾斜试验标准操作流程中国专家推荐意见"，2017年美国ACC/AHA/HRS联合发布了晕厥诊断与处理的最新指南共识以及2018年欧洲心脏病学会（ESC）发布的新版晕厥诊断与指南，统一的直立倾斜试验方法如下：

（一）试验环境

1. 实验室要求安静，温度（20～25℃），光线柔和。
2. 备有急救药和除颤设备。

（二）患者准备

1. 停止使用心血管活性药物和影响自主神经功能药物5个半衰期以上，并停用浓茶、咖啡等饮食。
2. 受试前必须空腹2～4h。
3. 若开放静脉推荐在倾斜开始前应至少平卧20min，如没有静脉通路则应在倾斜开始前至少平卧5min
4. 实验前连接心电血压监护仪，血压袖带缚于上肢，推荐佩戴动态心电图。

（三）倾斜床

1. 要有支撑脚板，胸、膝关节处有护带，防止膝关节屈膝。
2. 倾斜台变位应平稳迅速，变位角能准确达60°～90°，应在15s内完成。
3. 倾斜角度推荐70°，儿童60°。

（四）基础试验阶段

1. 基础倾斜时间被动期持续时间最短20min，最长45min，在成人或老人通常用45min（阳性多发生在45min以内）。
2. 儿科患者可缩短时间。
3. 基础倾斜试验未激发症状者加用药物激发。

（五）药物激发试验阶段

1. 异丙肾上腺素激发试验

（1）将患者恢复平卧位，静脉滴注1μg/min，起效后（心率加快10%）再次倾斜至70°，10min。

（2）如果仍未激发，增加异丙肾剂量至3μg/min（心率加快20%）、5μg/min（心率加快30%），重复上述步骤。

2. 硝酸甘油激发试验　立位含服硝酸甘油300～400μg，最长持续20min。直至意识完全丧失或完成试验流程，倾斜试验才算完成。

异丙肾上腺素作为激发药物不良反应的发生率较高，硝酸甘油不良反应少，方便易行，故推荐使用硝酸甘油作为激发药物。

六、试验结果的判断

1. 欧洲心脏病学会指南及中国心脏联盟晕厥学会直立倾斜试验专家组"直立倾斜试验标准操作流程中国专家推荐意见"中诊断标准如下。

（1）无结构性心脏病患者出现反射性低血压/心动

过缓伴有晕厥或进行性直立性低血压（伴或不伴有症状）分别诊断为反射性晕厥和直立性低血压。

（2）无结构性心脏病患者出现反射性低血压/心动过缓，未诱发出晕厥者为可疑反射性晕厥。

（3）出现意识丧失或疑似意识丧失时不伴有低血压或心动过缓可考虑心理性假性晕厥。

2.体位性心动过速综合征（POTS）诊断标准：绝大多数发生于年轻女性。

（1）立位或头高位倾斜10min内心率明显增快（心率增加≥30次/分，或者心率≥120次/分）。

（2）无直立性低血压，血压下降＜20/10mmHg。

（3）表现出严重的体位不耐受：头晕、视物模糊、心悸、震颤、虚弱及疲劳等，但始终不出现晕厥。

七、阳性结果分型

欧洲心脏病学会指南及中国心脏联盟晕厥学会直立倾斜试验专家组"直立倾斜试验标准操作流程中国专家推荐意见"推荐使用Brignole M等提出的改良的VASIS分类，其标准为：

Ⅰ型（混合型）：晕厥时心率下降，但＞40次/分或＜40次/分，但持续时间＜10s，有或没有3s以内的停跳，血压比心率先降。

ⅡA型（没有停跳的心脏抑制型）：心率＜40次/分，持续＞10s，没有＞3s的停跳，血压比心率先降。

ⅡB型（伴有停跳的心脏抑制型）：心脏停搏超过3s，血压下降在心率减慢之前出现或与之同时出现。

Ⅲ型（血管抑制型）：收缩压在60～80mmHg以下或收缩压或平均血压降低20～30mmHg以上，晕厥时心率与峰值相比下降＜10%。

此分型标准将血压降低作为阳性反应的必要条件，而心率变化则是分型的重要依据。之前的分型依据较为宽松。有研究显示，VASIS分类方法可能对选择治疗有更好的指导意义。

八、直立倾斜试验检查中的若干问题

（一）安全性

倾斜试验是一项安全的检查，尚没有试验过程中出现死亡的报道。但曾有一些在缺血性心脏病或病窦综合征患者中应用异丙肾上腺素后出现致命性心律失常事件的报道，没有应用硝酸甘油出现并发症的报道。有一些常见的轻微副作用包括异丙肾上腺素引起的心悸和硝酸甘油导致的头痛。阳性（血管迷走性晕厥）的患者90%以上放平倾斜床后症状迅速好转，血压、心率恢复正常，仅不到10%的患者因持续的低血压或心动过缓且伴有相应症状需要给予阿托品或多巴胺。尽管试验的风险很低，为了减少不良反应的发作，试验前需严格把握适应证，向患者讲解注意事项，取得患者的理解和配合，缓解其焦虑，紧张的情绪，并必须配备除颤仪及抢救药品。

（二）直立倾斜试验诊断血管迷走性晕厥的敏感性、特异性问题

直立倾斜试验诊断血管迷走性晕厥的敏感度、特异性与实验观察时间、倾斜床角度、激发试验方法密切相关。倾斜角度越大，时程越长，激发药物剂量越大，阳性率越高，但同时特异性也降低，倾斜角度低于60°，阳性率很低，但特异度并无增加，超过80°时阳性率增加。但特异度明显降低。由于试验方案不统一以及受试者的个体差异，关于直立倾斜试验敏感度及特异度的评价不一，美国指南汇总的敏感度在26%～80%，特异度为90%，欧洲指南认为敏感性在61%～69%，特异度为92%～94%。

（三）重复性

由于方案不同，关于直立倾斜试验重复性的报道不一，以往报道平均可重复性为80%～90%，阴性反应的可重复性（85%～94%）高于阳性反应（31%～92%），欧洲指南明确指出直立倾斜试验对评价治疗疗效没有价值。

综上所述，直立倾斜试验是目前广泛应用诊断血管迷走性晕厥的一种方法，倾斜试验排除血管迷走性晕厥比诊断血管迷走性晕厥更有价值，而倾斜试验诊断价值又远远大于预测价值，阴性结果并不能排除反射性晕厥的可能。

（何　佳）

第83章

动态血压监测技术及研究进展

一、概述

(一)概念

高血压是最常见的慢性非传染性疾病,也是我国面临的重要公共卫生问题。随着我国社会经济、人口老龄化和城市化的发展,以及民众生活方式的转变,近年来高血压患病率呈逐年升高趋势。最新全国高血压调查显示,我国18岁以上人群高血压患病率已由2002年的18%上升至当前的23.2%。既往大量临床试验研究已证实,控制高血压患者的血压水平可显著降低心脑血管疾病、肾脏疾病等慢性病的发病和死亡风险。但是,《中国居民营养与慢性病状况调查报告(2015年)》显示,2012年我国18岁及以上人群高血压的知晓率、治疗率和控制率仍然较低,分别仅为46.5%、41.1%和13.8%。准确监测血压是高血压诊治、减少靶器官损害的关键。目前常见的血压监测方法有3种:诊室血压、家庭自测血压和24h动态血压。诊室血压通常只能反映个体某一个时点的血压水平,家庭自测血压虽然能监测多个时点的血压,但很难监测夜间血压,因此均不能反映全天血压动态波动情况。而动态血压监测(ambulatory blood pressure monitoring,ABPM)克服了诊室血压测量次数少、测量误差大、存在白大衣效应等局限性,可以提供24h、白昼与夜间各时间段血压的平均值和变异性,能客观、真实地反映个体在日常生活状态下全天血压实际水平与波动情况,在高血压的诊断、治疗及评价靶器官损害和预后等方面都显示出更大的优势。

ABPM是通过让受试者佩戴一个动态血压记录仪器,自动间断性地定时测量其在日常生活状态下血压变化的一种监测技术。其进入临床应用已有接近40年的时间,在我国也已超过20年。早期曾非常短暂地采用过有创方法直接测量动脉血管内压力,后来很快发展出一种无创的袖带式动态血压监测仪,并迅速在不同国家的各类医疗机构得到推广和应用。

(二)ABPM的优势

1. 在日常生活环境中获得血压数据,能真实反映监测时段内血压的全貌,比诊室血压更接近真实情况。

2. 获得更多血压测量数据,且重复性好,避免了单次血压测量值的偶然性。

3. 可以了解血压的昼夜节律,反映24h血压波动情况,特别是检出夜间高血压和清晨高血压。

4. 可以识别白大衣高血压和经治疗/未治疗的隐匿性高血压。

5. 可以评价短期血压变异情况。

6. 可用于评估降压治疗后24h血压控制状况,监测24h内血压过度降低现象。可根据血压高峰、低谷的发生时间,选择作用时间长短不一的降压药物,实现个体化指导用药,更有效地控制血压,避免降压效果不佳或血压降得过低。

7. 对判断预后有重要意义。相比诊室血压,ABPM相关指标是心血管事件更强的预测因子。

8. 远程ABPM能促使医生和患者沟通,利于建立个体化的治疗方案。

(三)ABPM的局限性

以下因素可能导致ABPM的使用受限:

1. 在活动时测量的血压可能不准确,睡眠质量影响夜间血压。

2. 每小时血压均值的重复性不佳。

3. 可能引起不适,尤其在夜间,可能影响睡眠。

4. 部分患者不愿重复使用。

5. 价格相对昂贵,部分患者不能负担长期、规律监测的花费。

6. 测量的是一定时间间隔的血压,而不是完全动态血压。

7. 报告解读需要一定的专业培训。

二、监测技术与操作方法

(一)ABPM监测技术

常见的动态血压测量仪通常采用上臂袖带间断自

动充气间接测压，根据压力波震荡法或柯氏音听诊法原理拾取信号并记录储存。最常用的是压力波震荡法，其原理是检测袖带内气体的震荡波，震荡波与动脉血压有的一定的函数关系，检测不受操作者主观因素影响，也不受环境噪声的干扰，结果较准确。动态血压测量仪准确性的临床考核是比较该仪器与水银柱式血压计测量所得读数的差异，其方法是在同一上臂、同一血压袖带经三通管连接水银柱式血压计和动态血压检测仪。国际上根据英国高血压学会（British Hypertension Association，BHS）制订的评价方案和美国医疗器械联合会（Association for the Advancement of Medical Instrumentation，AAMI）的标准进行准确性评价。BHS方案采用A、B、C、D等级法，两种仪器所测血压读数差异≤5mmHg、≤10mmHg、≤15mmHg的次数占总测量次数的百分率必须超过45%、75%、90%方可使用。AAMI采用的标准是两种仪器测得血压读数的平均差异（均数±标准差）必须≤（5±8）mmHg。

（二）ABPM 时段设定

动态血压测量的频率（每小时次数）应根据患者情况和监测目的而定。一般每15～20min间隔测量的24h血压平均值与动脉内直接测压读数有很好的相关性和较小的绝对误差。动态血压的标准差随着测压频率增加而变小，但升高至每小时4次以上，标准差变化的改善不甚明显，反而使患者感到不适，明显影响患者夜间休息，甚至出现肢体压迫后的缺血症状。一般而言，为提供诊断性资料，夜间血压测量间隔可适当延长至30min或1h，甚至免测；如果为了考核降压药疗效或者观察血压昼夜节律，则应该做24h动态血压监测，测压间隔时间应白昼与夜间尽量保持一致，并记录开始睡眠和清醒的时间。

现在大多数动态血压监测采用白昼测压间隔时间为20min或30min，夜间测压间隔时间为30min或60min，即通常白昼每20min测量一次，夜间睡眠期间每30min或每60min测量一次。一般人为规定6:00～22:00为白昼，22:00～6:00为夜间；也有规定8:00～20:00为白昼，6:00～8:00和20:00～22:00定为昼夜交替过渡时间。亦可根据实际睡眠状态划分睡眠期和清醒活动期。清晨起床后2h或早晨6:00～10:00血压均值定义为清晨血压，近年来清晨血压的重要性受到特别关注。

（三）ABPM 工作流程（图83-1）

1.临床医师提出申请并填写动态血压监测检查申请单。

2.安装动态血压监测仪前用水银柱式血压计常规测量并记录血压值。

3.检查并安装监测仪电池，与电脑连接进行初始化，输入时间、姓名、编号等，设定监测时段和间隔。

4.在左上臂固定袖带，把记录仪背在身上或者挂在腰间，打开记录仪电源，并手动测试1～2次。记录仪会自动按预先设置好的时间间隔进行血压测量并存储血压值。向受检者介绍监测的要求和注意事项，嘱咐患者记录活动日志。

5.24h后取下记录仪，并将仪器与计算机相连，读取并分析结果，查看血压记录情况，做出报告并打印。

（四）ABPM 注意事项

1.选择仪器时，应注意如下几点。

（1）仪器应经过英国高血压学会（BHS）或美国医疗器械联合会（AAMI）的标准验证，并定期进行校准。

（2）软件应提供监测所需要的资料。

（3）操作指导与保修应当完备。

（4）袖带气囊的规格应适当：袖带内气囊应至少包裹80%上臂，大多数人的臂围25～35cm，宜使用宽13～15cm、长30～35cm规格的气囊袖带，肥胖者或臂围大者应使用大规格袖带，儿童用较小袖带。

2.监测前应先测量诊室血压，测定双上臂血压。若收缩压差＜10mmHg，采用非优势手（一般为左侧），若收缩压差≥10mmHg，选用血压较高侧安装袖带进行监测。袖带固定要适宜，袖带下缘应位于肘窝上2.5cm处，应与上臂紧贴，不得过松或过紧。气囊中央或传感器应准确地固定在上肢动脉明显搏动处。

3.受检者不能随意解开或移动袖带，袖带充气时应取坐位或上臂垂直不动，避免上肢肌肉收缩。睡眠时上臂位置变化或被躯干压迫可影响血压读数的正确性，可在入睡时将动态血压监测仪置于身体一侧，以避免弯曲压力管。

4.由于血压变化与日常活动有关，故要求患者详细记录生活日志。

5.若检查目的是诊断是否存在高血压，检查前应停服降压药；若检查目的是为了观察药物疗效，应照常服药。

6.工作人员应接受专业培训，并在监测开始前对患者解说相关知识，包括仪器如何工作、测压频率、仪器

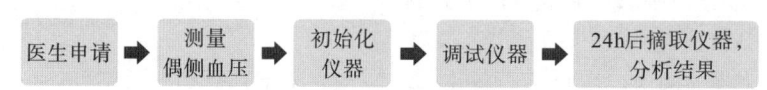

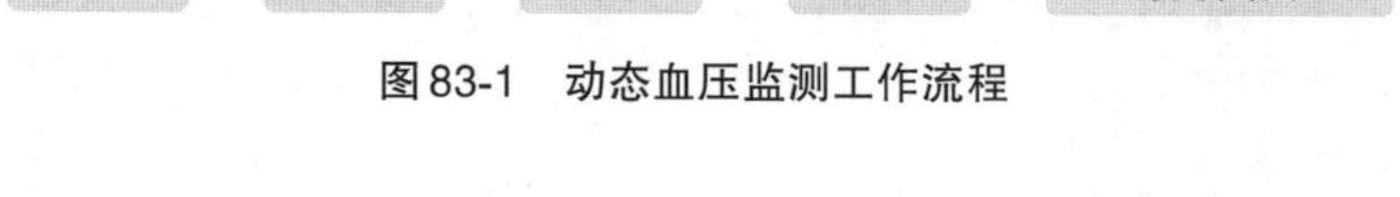

医生申请 → 测量偶侧血压 → 初始化仪器 → 调试仪器 → 24h后摘取仪器，分析结果

图83-1 动态血压监测工作流程

会在测量不成功时重复测量等；并就以下注意事项对患者进行指导，如测量期间应静止，手臂要保持稳定，并与心脏同一水平；测量间隔时间可从事正常活动；夜间保持监测仪正常工作等。

7.部分数据因可信度较差，分析时应该舍弃。目前舍弃标准尚未统一，一般采用下述舍弃标准：收缩压＞260mmHg或＜70mmHg；舒张压＞150mmHg或＜40mmHg；脉压＞150mmHg或＜20mmHg。有效的血压读数次数应该达到监测次数的80%以上，每小时至少有1次血压读数，否则结果的可靠性与重复性较差。

三、主要参数与正常参考值

（一）平均血压

ABPM可以提供24h期间每次监测的收缩压（systolic blood pressure，SBP）、舒张压（diastolic blood pressure，DBP）值，每小时SBP、DBP的平均值，24h、白昼、夜间SBP、DBP的平均值。

ABPM的正常值，各国不完全一样。目前我国采用的动态血压正常值参考《动态血压监测临床应用中国专家共识》（2015年）推荐的正常值标准：

1.24h均值（SBP/DBP）：＜130/80mmHg。

2.白昼均值6：00～22：00（SBP/DBP）：＜135/85mmHg。

3.夜间均值22：00～6：00（SBP/DBP）：＜120/70mmHg。

以上标准针对一般人群而言，对于心血管病高危人群，以及同时存在其他疾病如糖尿病的患者，低于以上水平仍然可能具有较高的心血管残余风险。此外，儿童和青少年的动态血压值参考百分位数仍有待进一步研究。

（二）血压负荷

血压负荷（blood pressure load）指24h内收缩压或舒张压的读数大于正常范围的次数占总测量次数的百分比。ABPM提供的血压负荷为诊断高血压病及预测其靶器官受累程度提供了有价值的信息，并对指导临床高血压治疗具有重要意义。

国内多数学者认为正常人24h血压负荷应＜10%，国外也有报道正常血压负荷应＜20%，多数以10%～20%为正常，具体标准尚待统一。但是由于不同医院对ABPM白昼和夜间的时间设定不同，并未根据患者实际的活动和睡眠时间，因此得出的百分率不够准确，这也是今后工作需要改进的方向。

（三）血压变异性

血压变异性又称血压波动性（blood pressure variability，BPV），即个体在单位时间内血压波动的程度，通常以一段时间内动态血压测量值的标准差来反映血压变异的程度。可计算24h内、白昼、夜间血压变异性，测量次数较多时，也可计算小时内血压变异性。此外，血压的变异系数（标准差/均数）也可作为评价血压变异性的指标。

一般24h血压变异＞白昼血压变异＞夜间血压变异，收缩压变异＞舒张压变异，老年人群的血压变异性＞中青年人，而高血压病患者的血压变异性更大。血压变异性独立于平均血压水平与高血压患者靶器官损害程度显著相关，血压波动大的高血压病患者，其靶器官损害的发生率及未来发生心血管病的风险明显升高。

目前临床实践中多以24h ABPM的数据作为血压变异性的评价依据：

1.24h内SBP最高值和最低值之差≥50mmHg和（或）DBP最高值和最低值之差≥40mmHg。

2.24h脉压差≥60mmHg。

3.血压的标准差如下：

（1）24h SBP标准差≥15.1mmHg，24h DBP变异≥13.6mmHg；

（2）白天SBP标准差≥13.3mmHg，白天DBP变异≥12.6mmHg；

（3）夜间SBP标准差≥12.5mmHg，夜间DBP变异≥9.7mmHg。

目前，血压变异性研究还存在许多方法学和参数指标问题。采用标准差作时域分析只能解决变异大小，尚不能阐明变异来源和变异速度，还有待进一步研究和完善。

（四）血压昼夜节律

血压昼夜变化规律大多呈双峰一谷的长柄杓形，即清晨醒后，血压逐渐升高，在早上6：00～8：00出现第1个高峰，此后血压趋于平稳，下午16：00～18：00出现第2个高峰，夜间进入睡眠后，血压逐渐下降，夜间2：00～3：00降至最低。部分表现为双峰双谷，即在12：00～14：00出现午间谷，估计与午睡习惯有关。血压正常昼夜节律变化对适应机体的活动，保护心脑血管正常结构与功能起着重要作用。判断血压昼夜节律可以用夜间血压下降率，即：

夜间血压下降率＝（白昼平均血压－夜间平均血压）/白昼平均血压×100%

典型的昼夜节律模式是夜间血压应下降10%～20%。多数将夜间血压下降率≥10%且＜20%定为正常，＜10%为减弱，夜间血压不下降或反而上升为血压昼夜节律消失。

24h动态血压波动曲线可以分为以下几种类型（图83-2）。

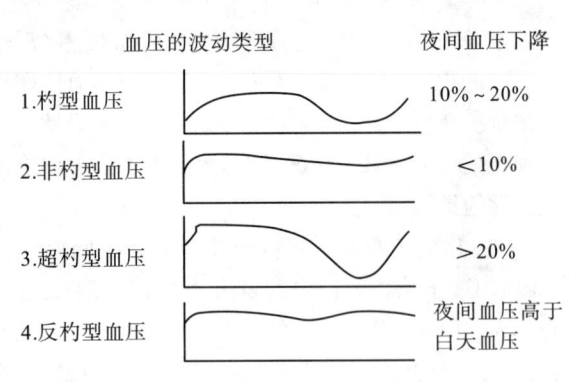

图83-2 四种血压波动类型的24h动态血压波动曲线示意图

1. 构型　夜间血压下降率≥10%，但＜20%。
2. 非构型　夜间血压下降率≥0，但＜10%。
3. 超构型　夜间血压下降率≥20%。
4. 反构型　夜间血压不下降，反而升高。

收缩压与舒张压不一致时，采用收缩压。

（五）清晨血压

人体由睡眠状态转为清醒状态并开始活动，血压从相对较低水平迅速升高至较高水平，甚至达到一天内最高水平，这种现象即为血压晨峰或清晨高血压。由于血压晨峰目前尚无统一的定义和计算方法，也无血压晨峰正常值表，难以广泛用于临床实践。2014年发布的《清晨血压临床管理的中国专家指导建议》首次系统阐述了清晨血压的概念。清晨血压是指清晨醒后1h内、服药前、早餐前的家庭血压测量结果，或动态血压记录的起床后2h或早晨6:00～10:00血压。一般来说，ABPM判断清晨高血压的标准为清晨血压平均值≥135/85mmHg。清晨高血压独立于24h平均血压水平是心脑血管疾病的重要危险因素，因此有效控制清晨血压具有重要的临床意义（图83-3）。

（六）动态脉压

动态脉压（ambulatory pulse pressure，APP）也是ABPM很重要的一项监测指标，用来表示24h的脉压变化，目前还没有统一的参考值。大量研究证实，动态脉压增高与高血压患者靶器官损害事件密切相关，并且其相关性独立于收缩压和舒张压水平，是高血压患者心血管危险预后不良的一个重要和独立的标志。

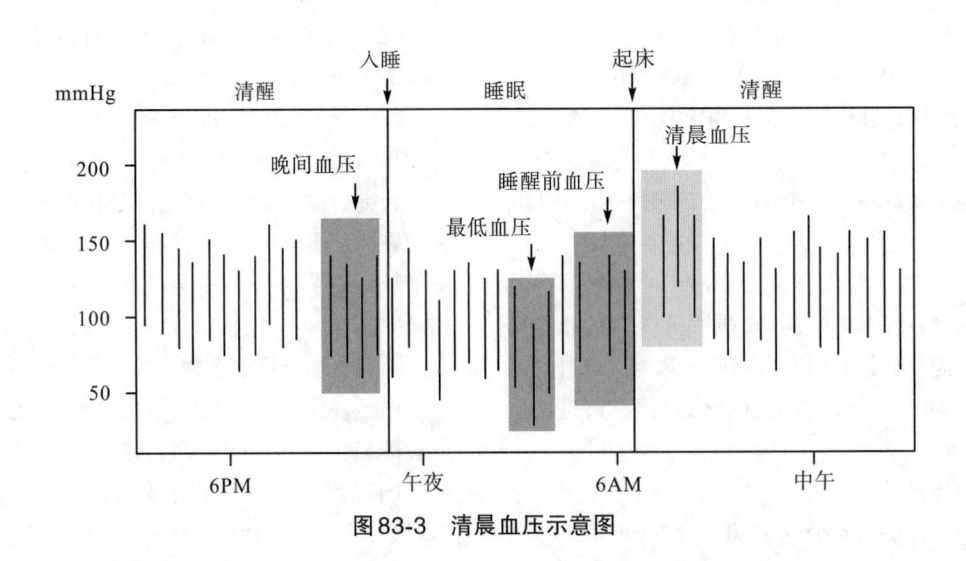

图83-3 清晨血压示意图

四、适应证与禁忌证

近年来，各国的高血压管理指南均纳入了ABPM作为血压测量方法之一，并提高了推荐等级。《中国高血压防治指南2010》指出，在不能进行24h ABPM时，应在数周内多次进行诊室血压测量来判断血压升高的情况，尤其对于轻、中度血压升高者；如果有条件，应进行24h ABPM或家庭血压监测。2011年中国血压测量工作组颁布了一项《中国血压测量指南》详细阐述了包括ABPM在内的3种血压测量方法操作规范与技术，指出ABPM在临床工作上主要用于诊断白大衣高血压、隐匿性高血压、难治性高血压，评估血压升高程度和血压昼夜节律。2011年英国国家卫生与临床优化研究所（National Institute for Health and Clinical Excellence，NICE）颁布的英国高血压管理指南建议，所有诊室血压在140/90mmHg以上怀疑高血压的患者，都必须进行ABPM予以确诊；对发现有白大衣高血压的患者可考虑将ABPM作为诊室血压以外的辅助手段以监测降压治疗的反应。2012年澳大利亚的ABPM专家共识认为，对怀疑存在白大衣高血压、隐匿性高血压、夜间血压缺乏构型改变、有高危心血管因素、高血压经治疗后血压未达标、偶发高血压的患者均需要进行ABPM检查。同样的，2013年欧洲高血压学会/欧洲心脏病学（European Society of Hypertension/European Society of Cardiology，

ESC/ESH）高血压管理指南强调了诊室外血压测量（包括ABPM和家庭自测血压）在高血压诊治评估中的重要性。2014年，欧洲高血压学会（ESH）又发布了一项《动态血压监测实践指南》，全面系统地阐述了ABPM的适应证、临床应用价值、操作方法等问题以指导临床实践。2015年，中国高血压联盟提出《动态血压监测临床应用中国专家共识》，对我国ABPM技术的临床应用提出了规范化说明。2017年，加拿大的高血压管理指南明确建议，诊室血压在1、2级高血压范围内，即收缩压140～179mmHg，舒张压90～109mmHg，应进行诊室外血压测量以确诊，首选ABPM。

综合目前国内外指南的共识，ABPM的临床适应证主要有以下几种：

（一）绝对适应证

以下四种情况需要进行24h ABPM：

1. 识别白大衣高血压，包括未经治疗的白大衣高血压、经过治疗或未经治疗的白大衣效应、已治疗的假性难治性高血压，如下：

（1）诊室或家庭血压监测新近发现血压升高，怀疑"高血压"者，如果血压平均值在1、2级高血压范围内，即140～179/90～109mmHg，需要进行24hABPM，以排除白大衣高血压；

（2）确诊高血压并已接受降压治疗的高血压患者，服用≥3种降压药物后，诊室血压仍＞140/90mmHg，应进行24h ABPM，以排除假性难治性高血压；

白大衣高血压的诊断标准为：未经治疗的诊室血压≥140/90mmHg，但24h平均血压＜130/80mmHg或家庭平均血压＜135/85mmHg。

2. 识别隐匿性高血压，包括未治疗者中的隐匿性高血压或已治疗者中隐匿性未控制高血压，如下：

（1）未服用降压药，诊室血压正常（＜140/90mmHg），但家庭血压监测持续显示隐匿性高血压（≥135/85mmHg），或诊室血压130～139/85～89mmHg或家庭血压125～135/75～85mmHg，却已出现明显的靶器官损害，而又无其他明显的心血管危险因素，需要考虑进行24h ABPM，以发现隐匿性高血压，包括夜间高血压。

（2）在已经接受降压治疗的高血压患者中，诊室血压已达标（＜140/90mmHg），但靶器官损害仍在加重，这时血压可能仍未控制，应进行24h ABPM。

隐匿性高血压的诊断标准为：未经治疗的诊室血压＜140/90mmHg、但24h平均血压＞130/80mmHg或家庭血压＞135/85mmHg。

3. 识别异常的24h血压模式，包括白天高血压、夜间高血压、午休或餐后低血压等。

4. 评估降压疗效，如评估24h血压控制情况、发现真正的难治性高血压。

（二）附加适应证

ABPM的附加适应证包括：

1. 评估清晨血压或血压晨峰。
2. 评估血压变异性。
3. 阻塞性睡眠呼吸暂停的筛查和随访。
4. 评估特殊人群的高血压（儿童和青少年高血压、妊娠高血压、老年高血压、高风险高血压）及内分泌性高血压（如嗜铬细胞瘤）。

（三）禁忌证

一般来说，ABPM并没有绝对禁忌证。但是由于血压本身的变异性可能影响患者情绪，使其血压升高、形成恶性循环，不建议对下列患者行ABPM。

1. 需要保持安静休息的患者，如心肌梗死急性期，不稳定型心绞痛患者，以及体弱多病的高龄患者等。
2. 有血液系统疾病，严重皮肤疾病，血管疾病，传染病急性期和发热患者等。
3. 严重心律失常，如心房颤动患者等。
4. 精神焦虑或紊乱等患者。

五、临床意义

（一）ABPM在临床诊断中的应用

动态血压监测在诊断中的意义主要在于：

1. 可帮助确诊高血压，包括发现早期高血压，有助于了解血压的波动情况、高血压严重程度、夜间睡眠时血压以及各种精神和体力活动的因素对血压的影响等。

2. 可应用于诊断白大衣高血压、隐蔽性高血压、继发性高血压、顽固性高血压、清晨高血压、夜间高血压、老年高血压、儿童高血压、妊娠高血压、阵发性高血压及直立性低血压、药物治疗过度引起的低血压等。

（二）ABPM在高血压治疗中的应用

动态血压监测在治疗中的意义主要在于：

1. 指导高血压治疗，选择合理的治疗方案，避免夜间睡眠中血压过度下降，同时ABPM监测抗高血压治疗效果比偶测血压更有意义。

2. 评价降压药物疗效，包括观察各种降压药物的疗效，服药后的首次剂量反应，确定选药剂量和给药频度与时间，以及比较不同剂量或不同给药间隔的降压疗效，评价新型降压药的疗效。可根据血压变化的生理节律及降压药在体内的高峰时间合理用药，只有在血压最高峰时也能降至正常，血压低谷时不出现低血压，才能有效地预防心血管并发症的发生。目前常用的指标有反映降压长效性的谷/峰比值和降压平稳性的平滑指数如下：

（1）降压谷/峰比值（Trough/Peak Ratio, TPR或T/P）是指降压药物前一作用终末、下一剂量使用前的血压降低值（谷效应）与药物使用期间的血压最大下降值（峰效应）的比值，是评价降压药物平稳性与持久性的重要指标。美国FDA标准将TPR＞50%作为降压药临床应用的重要条件之一。

（2）平滑指数（smoothness index，SI）是指应用降压药物后每小时的降压幅度的平均值与每小时降压幅度的标准差的比值。SI越高，药物24h降压效果越均衡。

（三）ABPM在高血压预后中的应用

动态血压值与靶器官损害的相关性优于诊室血压值。有些患者有靶器官损害但诊室血压正常，ABPM检查的结果可发现高血压的存在。研究资料显示24h血压变化幅度越大，靶器官损害越大；高血压患者昼夜血压变化节律消失者，更易发生心、脑、肾的并发症。

（四）ABPM在高血压科学研究中的应用

在科学研究过程中，由于ABPM数据的可靠性和可重复性均优于诊室偶侧血压，所以有条件的情况下应用ABPM收集血压数据能够更真实地反映研究对象的血压水平，使研究结果更加真实。

六、总结与展望

APBM是高血压防治领域的一大技术突破，是高血压诊断、治疗、预后判断、降压药物疗效评价及高血压领域科研工作的重要依据。目前，ABPM技术本身还不完善，检查费时、价格较贵、噪声、袖带频繁充气等因素限制了ABPM被广泛应用；ABPM的参数分析方法还有待进一步发展，并做出合理、科学的解释；ABPM参数的正常值、降压疗效标准和提示预后的参数指标均有待建立。然而，这项有发展前景的诊断技术，将随着人们的深入研究而不断完善。同时，由于ABPM有较高的性价比，随着应用成本逐渐下降、技术逐步完善，远程监测技术的实施，今后能在基层医疗机构中逐渐推广普及，广泛应用于临床实践。

（黄建凤）

参 考 文 献

[1] 国家心血管病中心.中国心血管病报告2017.北京：中国大百科全书出版社，2017.

[2] Wang Z, Chen Z, Zhang L, et al.Status of Hypertension in China: Results from the China Hypertension Survey, 2012-2015. Circulation, 2018.

[3] Staessen JA, Wang JG, Thijs L.Cardiovascular protection and blood pressure reduction: a meta-analysis.Lancet, 2001, 358（9290）: 1305-1315.

[4] Thomopoulos C, Parati G, Zanchetti A.Effects of blood pressure lowering on outcome incidence in hypertension.1.Overview, meta-analyses, and meta-regression analyses of randomized trials.J Hypertens, 2014, 32（12）: 2285-2295.

[5] Xie X, Atkins E, Lv J, et al.Effects of intensive blood pressure lowering on cardiovascular and renal outcomes: updated systematic review and meta-analysis［J］.Lancet, 2016, 387（10017）: 435-443.

[6] 国家卫生计生委疾病预防控制局.中国居民营养与慢性病状况报告（2015年）.北京：人民卫生出版社，2015.

[7] 中华医学会心血管病学分会高血压学组.清晨血压临床管理的中国专家指导建议.中华心血管病杂志，2014, 42（9）: 721-725.

[8] 王文，张维忠，孙宁玲，等.中国血压测量指南.中华高血压杂志，2011（12）: 1101-1115.

[9] 中国高血压防治指南修订委员会.中国高血压防治指南2010.中华心血管病杂志，2011, 39（7）: 579-616.

[10] 王继光，吴兆苏，孙宁玲，等.动态血压监测临床应用中国专家共识.中华高血压杂志，2015（08）: 727-730.

[11] Gu YM, Thijs L, Li Y, et al.Outcome-driven thresholds for ambulatory pulse pressure in 9938 participants recruited from 11 populations.Hypertension, 2014, 63（2）: 229-237.

[12] Miwa Y, Tsushima M, Arima H, et al.Pulse pressure is an independent predictor for the progression of aortic wall calcification in patients with controlled hyperlipidemia. Hypertension, 2004, 43（3）: 536-540.

[13] Krause T, Lovibond K, Caulfield M, et al.Management of hypertension: summary of NICE guidance.Bmj, 2011, 343: d4891.

[14] Head GA, McGrath BP, Mihailidou AS, et al.Ambulatory blood pressure monitoring in Australia: 2011 consensus position statement.J Hypertens, 2012, 30（2）: 253-266.

[15] Taylor J.2013 ESH/ESC guidelines for the management of arterial hypertension.Eur Heart J, 2013, 34（28）: 2108-2109.

[16] Parati G, Stergiou G, O'Brien E, et al.European Society of Hypertension practice guidelines for ambulatory blood pressure monitoring.J Hypertens, 2014, 32（7）: 1359-1366.

[17] Leung AA, Daskalopoulou SS, Dasgupta K, et al.Hypertension Canada's 2017 Guidelines for Diagnosis, Risk Assessment, Prevention, and Treatment of Hypertension in Adults.Can J Cardiol, 2017, 33（5）: 557-576.

[18] Hsu PF, Cheng HM, Wu CH, et al.High Short-Term Blood Pressure Variability Predicts Long-Term Cardiovascular Mortality in Untreated Hypertensives But Not in Normotensives.Am J Hypertens, 2016, 29（7）: 806-813.

[19] Cha RH, Lee H, Lee JP, et al.Changes of blood pressure

patterns and target organ damage in patients with chronic kidney disease: results of the APrODiTe-2 study.J Hypertens, 2017, 35 (3): 593-601.

[20] Wang C, Ye Z, Li Y, et al.Prognostic Value of Reverse Dipper Blood Pressure Pattern in Chronic Kidney Disease Patients not Undergoing Dialysis: Prospective Cohort Study.Sci Rep, 2016, 6: 34932.

第84章

aVR 导联在心律失常中的独特作用

aVR导联是心电图（ECG）六轴系统中唯一位于右上象限的导联，这一导联的设置在心电图设计之初具有重要的作用，但随着现代心电学的发展，人们更加关注于左胸导联，aVR导联的作用被逐渐忽略，许多心电工作者认为aVR导联仅是Ⅰ、Ⅱ导联平均值的翻转，它所提供的心电信息已经包含在Ⅰ、Ⅱ导联中，"标准12导联ECG"在一定程度上变成了"11导联ECG"。但实际上aVR导联却有其不容忽视的重要价值，它反映了心脏右上部如右心室流出道与室间隔基底部的心电活动。近年来研究发现，aVR导联在窦性心律的判定、室上速的鉴别诊断、宽QRS波心动过速的鉴别诊断、预激的旁路定位及恶性室性心律失常预测等多方面具有较高的临床价值，本文就有关aVR导联在心律失常方面的研究进展简介如下。

1.aVR导联在判定窦性心律中的应用 aVR导联的P波倒置是判定窦性心律的必须条件，结合V_5、V_6导联P波直立作为佐证更为可靠（除外左心房上后部起源的房性异位心律）。而Ⅰ、Ⅱ导联因受到的影响因素较多，其P波是否直立并不能作为判定窦性心律的绝对指标。

2.aVR导联在窄QRS心动过速鉴别诊断中的应用 阵发性室上性心动过速发作时，常规12导联心电图可用于鉴别AVNRT与AVRT，近年来研究表明，aVR导联ST段抬高是鉴别室上性心动过速类型的独立因素，即室上性心动过速发作时，如aVR导联ST段抬高，则更倾向于诊断AVRT，对于左侧旁路尤其如此。P波形态亦有助于鉴别。

（1）P波形态：窄QRS波心动过速时aVR导联逆行P波（P'波）的形态有助于鉴别室上性心动过速的不同类型。若aVR导联P'波直立，提示为房室结折返性心动过速（AVNRT）或通过间隔旁路折返的房室折返型心动过速（AVRT）。若aVR导联P'波倒置，提示是起源于界嵴的局灶性右心房房性心动过速（AT），其敏感度100%，特异度93%。

（2）ST段抬高：在AVNRT与AVRT鉴别中，aVR导联ST段抬高更易出现在AVRT中。Ho等对338例室上性心动过速患者进行有创电生理检查，其中AVNRT 161例（慢-快型141例，快-慢型6例，慢-慢型14例），AVRT 165例，AT 12例，分析心动过速发作时12导联ECG发现，AVRT组117例（71%）、AVNRT组50例（31%）、AT组2例（16%）出现aVR导联ST段抬高（$P<0.01$）。多元回归分析表明，aVR导联ST段抬高是鉴别窄QRS波心动过速类型的独立因素（AVRT vs AVNRT $P<0.01$；AVRT vs AT $P=0.02$），即窄QRS波心动过速时，如果aVR导联ST段抬高，则更倾向于诊断AVRT。进一步分析表明，117例aVR导联ST段抬高的AVRT中，旁路位于左侧者有76例（65%），应用aVR导联ST段抬高来推测旁路位于左侧的敏感度、特异度、阳性预测值、预测准确度分别为77%、38%、65%、61%（$P<0.05$）。作者认为窄QRS波心动过速aVR导联ST段抬高的机制是心动过速时逆行P波导致的ST段畸形，而不是心室复极引起的心前导联或下壁导联ST段的对应性改变。AVNRT时，由于逆行P波的向量几乎与aVR导联垂直，大多数患者aVR导联的ST段不抬高。

室上性心动过速aVR导联ST段抬高的机制，是室上性心动过速时逆行P波导致的ST段畸形，而不是心室复极引起的心前导联或下壁导联ST段的对应性改变。AVNRT时，由于逆行P波的向量几乎与aVR导联垂直，大多数患者aVR导联的ST段不抬高；而在AVRT时，逆传激动向量为向上、向右，在aVR导联上多形成正向P波。右侧旁路时，逆传激动向量为向上、向左，在aVR导联上投影较小，因此多无aVR导联的ST段抬高。心电图aVR导联ST段改变，对判断室上性心动过速的类型有重要价值，其敏感性和特异性都很高，因此，临床工作中应高度重视aVR导联ST段改变。

3.aVR导联在宽QRS心动过速诊断中的应用

（1）aVR导联在宽QRS波心动过速鉴别诊断中的应用：宽QRS波心动过速是临床较常见的急症，因误诊而采用不适当治疗可导致严重的后果。其机制可能为：①室性心动过速，约占80%；②房室结折返性心动过速和顺向性房室折返性心动过速伴束支传导阻滞或室内差异传导；③逆向性房室折返性心动过速；④房性心律失常（房速、心房颤动或心房扑动）伴旁路前向传导，差异性传导或本身存在束支或室内传导阻滞；⑤起搏器介导的心动过速。

体表心电图是鉴别宽QRS波心动过速的基石，鉴别诊断方案已有多种。1978年提出的Wellness法，重视QRS波宽度、电轴及特征性QRS波图形的价值，经多年临床验证，该标准诊断VT的灵敏度、特异度较低。目前常用的Brugada四步法强调胸前导联QRS波形态和室房分离，将室速诊断的敏感度和特异度大大提高，但仍尤其知名的局限性，包括：①研究对象中无预激综合征参与的SVT及原有单侧束支或双束支阻滞和心肌坏死（或梗死）病例；②有时心动过速发作时P波不易明确辨认，房室分离难以诊断；③第4步有关V_1、V_2和V_6导联诊断VT的形态学标准不易记忆，特别当某一导联符合VT而另一导联符合SVT时，诊断难以确定。

2007年，Vereckei等提出新四步法流程之后，2008年通过分析483例次宽QRS心动过速心电图（其中室上速112例次，室速351例次，预激旁路前传心动过速20例次），总结出新的宽QRS心动过速鉴别诊断4步法，强调了aVR导联在宽QRS波心动过速鉴别诊断中的价值，提出基于aVR单一导联的新鉴别诊断流程图（图84-1）。①观察aVR导联是否初始呈大R波，呈R或RS形则诊断VT，否则进入第二步；②观察aVR导联起始r波或q波时限是否>40ms，如>40ms考虑室速，否则进入第三步；③起始负向、主波向下的QRS波下降支是否有顿挫，如下降支有顿挫诊断VT，否则进入第

四步；④测量心室初始激动速度（Vi）与终末激动速度（Vt）之比，如Vi/Vt≤1诊断VT，否则诊断SVT。此四步法鉴别诊断的准确率为91.5%，对VT诊断的敏感度96.5%，特异度75%，尤其快速、简便（仅需观察单一aVR导联）大大优于Brugada四步法。

以aVR导联为基础的新流程图，主要基于室速时QRS波起始除极的方向和速度与室上性下传者不同。室上速伴束支阻滞时最初的快速间隔激动（无论从左向右还是从右向左）及随后主要心室激动的传导方向都背离aVR导联而形成负向波；起源于心尖部、下壁、侧壁的室速在aVR导联将产生R波，非下壁和心尖部起源的室速（除外起源于室间隔的大部分基底部或游离壁）有一最初向上指向aVR导联的缓慢向量，而SVT时没有。第四步Vi/Vt，室上速合并束支阻滞中最初间隔激动快，QRS波增宽是由QRS波中间和终末部分产生；而室速的最初激动是在心肌和心肌之间缓慢传导，直至激动到达浦肯野纤维系统后心室肌才快速激动，造成最初的心室激动较终末心室激动慢。因此在aVR导联无最初R波的室速中，aVR导联QRS的起始部分缓慢，表现为起始r或q波≥40ms，QRS波降支出现切迹，或QRS波最初40ms有一较终末40ms缓慢的心室激动（Vi/Vt≤1），而SVT合并束支阻滞时aVR导联QRS的起始部分较陡直，起始r或q波≤40 ms，且Vi/Vt≥1。

Vereckei新四步法的诊断准确率为91.5%，对室速诊断的敏感性为96.5%。与Brugada四步法对比表明，Vereckei新流程法第一步（aVR导联最初R波）诊断VT的正确率、敏感度和特异度分别为98.6%、38.9%和98.2%，而Brugada标准第一步则分别为93.3%、22.4%和94.6%。Vereckei新流程法的第四步（Vi/Vt）诊断VT的正确率和敏感性为90.7%和89.3%，而Brugada标准第四步则为71%和45.2%。

但Vereckei提出的aVR导联流程也有其不足之处，如前间壁心肌梗死患者，心室激动晚的部位存在瘢痕，分支性室速或出口邻近浦肯野系统的室速均有可能影响Vi/Vt的结果；此外，对室速与心外膜旁路或后间隔旁路参与的预激性心动过速的鉴别仍存在难度。

（2）aVR导联在室速异位起搏点定位中的应用：Kamakura等对右心室流出道室速的研究表明，aVR导联的QRS波群振幅有助于判断室速的起源点。当aVR导联的QRS振幅（绝对值）大于aVL导联时，室速起源点多位于右心室流出道后侧方；当其小于aVL导联时，则室速起源点多偏于右心室流出道前方。Kuchar等对心肌梗死后左心室起源室速的体表心电图特征研究表明，判断室速起源点可依靠aVR及V_4导联：起源于左心室心底部者，aVR及V_4导联QRS波群多为负

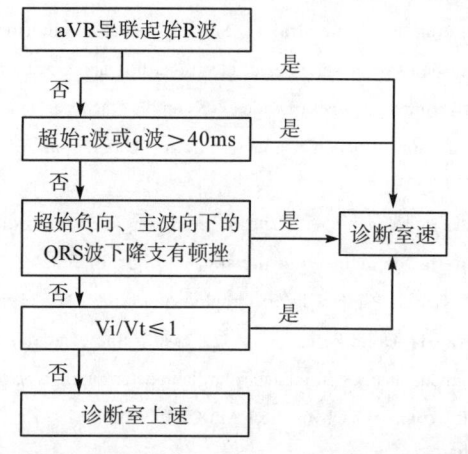

图84-1 宽QRS心动过速流程图鉴别诊断流程图（Vereckei新四步法）

向；而起源于心尖部者，此两导联QRS波群多为正向。Yoshida等亦有相似的报道。Kuchar等对心肌梗死后起源于左心室的室速的体表心电图特征进行了研究，结果表明，判断室速起源位点沿左心室长轴分布的有价值导联为aVR及V_4导联。起源于左心室心底部者，aVR及V_4导联QRS综合波多为负向；而起源于心底部的室速，其aVR及V_4导联QRS综合波多为正向。此方法的准确性可达70%，以V_4导联QRS综合波为负向判断室速起源于心底部的特异性达100%。

4.aVR导联在预激旁路定位中的应用 Takahashi等对连续117例后间隔显性旁路的患者进行了研究。与常见的预激旁路不同，后间隔旁路有时位于心外膜而必须经冠状静脉内进行消融。此117例患者的旁路包括位于心中静脉内1cm以上者13例，位于冠状窦内者10例，右后间隔心内膜下旁路60例，左后间隔心内膜下旁路34例。研究结果表明，在窦性心律情况下，Ⅱ导联负向δ波是判断旁路位于冠状窦或心中静脉内最敏感的指标（敏感性为87%），但特异性稍低（79%）。在最大预激条件下，aVR导联出现陡直的正向R波对判断旁路位于冠状窦或心中静脉内的特异度则很高（98%），但敏感度相对较低（61%）。

5.aVR导联在预测恶性室性心律失常中的应用 Watson等对18例高危猝死的肥厚型心肌病的患者研究表明，电生理检查进行心室刺激，aVR导联的形态对预测恶性心律失常有重要价值。18例患者中，8例患者可重复诱发出室速或室颤，其中5例患者aVR导联有明显的正向R波（R波＞3mm）；其余10例不能诱发出室速和（或）室颤的患者则无此心电图特征。而且在上述aVR导联有明显R波的5例患者中，4例伴有心前导联R波发育不良或R波缺失。

Liebelt等研究了心电图预测三环抗抑郁药物中毒患者出现抽搐或室性心律失常的价值。在79例中毒在24h之内的患者中，16例患者出现抽搐，5例患者出现室性心律失常。有抽搐或心律失常患者aVR导联终末R波较高（4.4mm vs 1.8mm），aVR导联R/S振幅比值亦较高（1.4vs0.5）。以aVR导联终末R波振幅≥3mm预测患者出现抽搐或室性心律失常的敏感性为71%，阳性预测值为43%；aVR导联R/S振幅比值≥0.7的相应值为75%及46%。Logistic回归分析表明，aVR导联终末R波振幅≥3mm是预测三环抗抑郁药物中毒患者出现抽搐或室性心律失常的唯一独立指标（相对危险度为6.9，95%CI 1.2～40）。

6.aVR导联在辅助诊断左前分支阻滞中的应用 Warner等曾提出3个导联同步记录时的左前分支传导阻滞的新诊断标准。新诊断标准仅以aVR及aVL2个导联作判断。此诊断标准为：①aVR及aVL导联QRS波群均以r波（或R波）结束（称为终末R波）；②aVR导联终末R波的波峰晚于aVL导联终末R波的波峰。新诊断标准与经典诊断标准相较更简便，更易操作，且敏感度及特异度高。当下壁导联出现病理性Q波，同时满足这一诊断标准时，可准确诊断下壁心肌梗死合并左前分支传导阻滞。

Kremers等提出，左前分支阻滞时除额面QRS波电轴左偏＞-30°，Ⅱ、Ⅲ、aVF导联QRS波呈rS，Ⅰ、aVL导联QRS波呈qR型之外，aVR及aVL导联有终末R波，aVR导联R波顶峰的出现迟于aVL导联R波顶峰，是左前分支阻滞的辅助诊断条件，即使存在下壁心肌梗死时，也可应用这一标准。

综上，aVR导联并不是心电图导联系统中的"鸡肋"，其包含有丰富的心电学信息，在心律失常的诊断与鉴别诊断中具有不可替代的作用。

(张海澄)

参考文献

［1］张海澄.aVR导联在心律失常中的作用：易被遗忘的角落.岭南心血管病杂志，2011，17：86-88.

［2］Senaratne MP, Weerasinghe C, Smith G, et al.J Electrocardiol, 2003, 36（1）：11-16.

［3］Gorgels AP, Engelen DJ, Wellens HJ.Lead aVR: a mostly ignored but very valuable lead in clinical electrocardiography.J Am Coll Cardiol, 2001, 38：1355-1356.

［4］Ho YL, Lin LY, Lin JL, et al.Usefulness of ST segment elevation in lead aVR during tachycardia for determining the mechanism of narrow QRS complex tachycardia.Am J Cardiol, 2003, 92（12）：1424-1428.

［5］Vereckei A, Duray G, Szénási G, et al.New algorithm using only lead aVR for differential diagnosis of wideQRS complex tachycardia.Heart Rhythm, 2008, 5：89-98.

［6］Alberca T, Almendral J, Sanz P, et al.Evaluation of the specificity of morphological electrocardiographic criteria for the differential diagnosis of wide QRS complex tachycardia in patients with intraventricular conduction defects.Circulation, 1997, 96：3527-3533.

［7］Tada H, Nogami A, Naito S, et al.Simple electrocardiographic criteria for identifying the site of origin of focal right atrial tachycardia.Pacing Clin Electrophysiol, 1998, 21：2431-2439.

［8］Riva SI, Della BP, Fassini G, et al.Value of analysis of ST-segment changes during tachycardia in determining type of narrow QRS complex tachycardia.J Am Coll Cardiol, 1996, 27：1480-1485.

［9］Kamakura S, Shimizu W, Matsuo K, et al.Localization of

optimal ablation site of idiopathic ventricular tachycardia from right and left ventricular outflow tract by body surface ECG. Circulation, 1998, 98: 1525-1533.

[10] 张文博.体表心电图诊断室速的思路.临床心电学杂志, 2006, 15: 302-304.

[11] Steurer G, Gürsoy S, Grey B, et al.The differential diagnosis on the electrocardiogram between ventricular tachycardia and preexcited tachycardia.Clin Cardiol, 1994, 17: 306-308.

[12] Akhtar M, Shenasa M, Jazayeri M, et al.Wide QRS complex tachycardia.Reappraisal of a common clinical problem.Ann Intern Med, 1988, 109: 905-912.

[13] Wellens HJ, Bar FW.The value of the electrocardiogram in the differential diagnosis of a tachycardia with a widened QRS complex.Am J Med, 1978, 64: 27-33.

[14] Watson RM, Schwartz JL, Maron BJ, et al.Inducible polymorphic ventricular tachycardia and ventricular fibrillation in a subgroup of patients with hypertrophic cardiomyopathy at high risk of sudden death.J Am Coll Cardiol, 1987, 10: 761-764.

[15] Miller JM, Das MK, Arora R, et al.Differential diagnosis of wide QRS complex tachycardia.In: Zipes DP, Jalife J, eds. Cardiac Electrophysiology.From Cell to Bedside.4thed.Elsevier Saunders, Philadelphia, 2004: 747-757.

[16] Warner RA, Hill NE, Mookherjee S, et al.Improved electrocardiographic criteria for the diagnosis of left anterior hemiblock.Am J Cardiol, 1983, 51: 723-726.

[17] Kremers MS, Black WH, Wells PJ, et al.Effect of preexisting bundle branch block on the electrocardiographic diagnosis of ventricular tachycardia.Am J Cardiol, 1988, 62: 1208-1212.

第85章

各种心电图导联的比较及研究进展

心电图图形取决于记录导联的电极位置，随着心电图记录技术和计算机技术的不断发展，已经不再局限于静息心电图，动态心电图、运动心电图和远程心电图已经广泛用于临床。

将两电极置于人体的任何两点与心电图机连接，可描记心脏除极和复极过程中产生的电位差。这种电极与心电图机连接的线路，称为心电图导联。为了记录心脏不同面的电活动，在人体不同部位放置电极，构成导联系统。目前通用的标准12导联，由肢体导联和胸前导联组成。肢体导联临床应用已有110多年的历史，胸前导联临床应用也有80多年的历史。随着心电图广泛应用和应用面的扩大，以及心电图技术的发展，尤其是计算机辅助的数字心电图的发展，沿用了百年多的导联系统正在发生变化。2007～2009年由美国心脏协会临床心脏病分会心电图及心律失常委员会，美国心脏病学基金会，心律协会共同制定了《心电图标准化与解析建议》，其中也涉及心电图的导联系统。近年来在心电图导联方面的进展主要是合成或衍生的心电图的发展。

一、标准12导联

标准12导联中Ⅰ、Ⅱ和Ⅲ导联为双极肢体导联，而aVR、aVL和aVF导联为单极加压肢体导联，$V_1 \sim V_6$导联为单极胸前导联。标准12导联的电极位置见图85-1。正负两个电极之间组成双极肢体导联，加压肢体导联和胸前导联是中央电势端与探测电极配对组成的导联。所谓中央电势端是通过一个电阻网络将左右上肢和左下肢电极连接而产生的，代表了身体的平均电压，即0值。因此这些导联实际上都是"双极"导联，用"单极"这个词语描述加压肢体导联和胸前导联是不精确的。历史上，肢体导联的电极分别安放在手腕或脚踝处。1975年，美国心脏病学会（AHA）推荐肢体电极可以安放在上肢和下肢的远段即可，而非必须在手腕或脚踝处（图85-1）。尽管普遍认为心电图上的振幅、时间间期和电轴，与电极在肢体上的位置无关，但电极的位置仍可能改变心电图的图形，尤其是肢体导联的图形。在四个肢体中，左上肢电极的位置，对图形的影响最大，原因是左上肢与心脏之间的距离最近。电极在肢

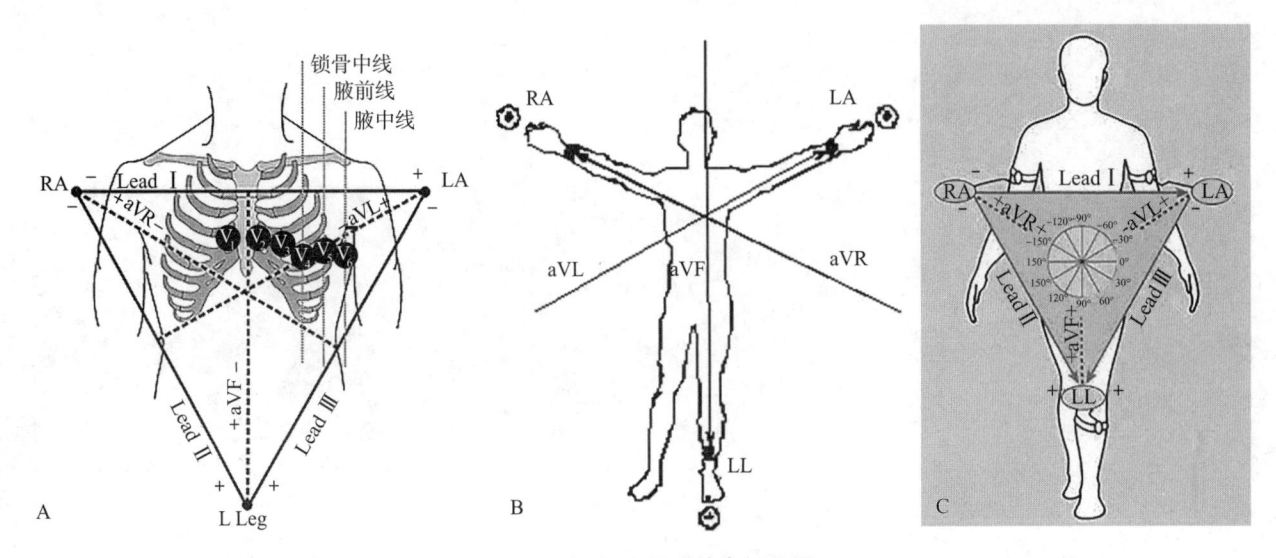

图85-1 标准12导联的电极位置

Lead.导联；LA.左上肢；RA.右上肢；LL.左下肢。A.标准12导联的电极位置的模式图；B.肢体导联的电极分别安放在手腕或足踝处；C.肢体电极可以安放在上肢和下肢的远段

体上的位置改变后，心电图图形改变程度，是否足以要改变心电图的诊断标准，例如左心室高电压或者Q波时限，仍是未被肯定的问题。

二、改良12导联

通常肢体导联的电极，放置在手腕或脚踝处。然而在运动试验中，肢体运动将给心电图记录带来很大的影响。为了降低运动试验中，肢体肌肉运动对运动心电图的影响，1966年R.E.Mason和I.Likar提出了改良12导联，被称为Mason-Likar导联，将安放在肢体的电极，改良为安放在躯干，因此又称为躯干12导联。具体电极位置分别为：上肢的电极移至锁骨下窝（三角肌边缘，锁骨下2cm），下肢的电极移至腋前线，肋缘与髂前上棘之间的中点（图85-2）。随着运动试验广泛用于临床，改良12导联也被广泛应用。除了用于运动试验外，改良12导联已经逐步推广用于其他类型的心电图记录中。首先为了在急诊中便于记录，1993年有学者建议将改良12导联，用于长时间12导联心电监护；1995年有学者建议在急诊采用改良12导联记录静息心电图。2007年4月召开的国际计算机化心电图年会上，提出用改良12导联常规记录静息12导联心电图。2017年AHA发布了院内心电监护的临床实践更新，心电监护包括心律失常、心肌缺血和QTC监护，建议采用改良12导联同步心电图进行监护。

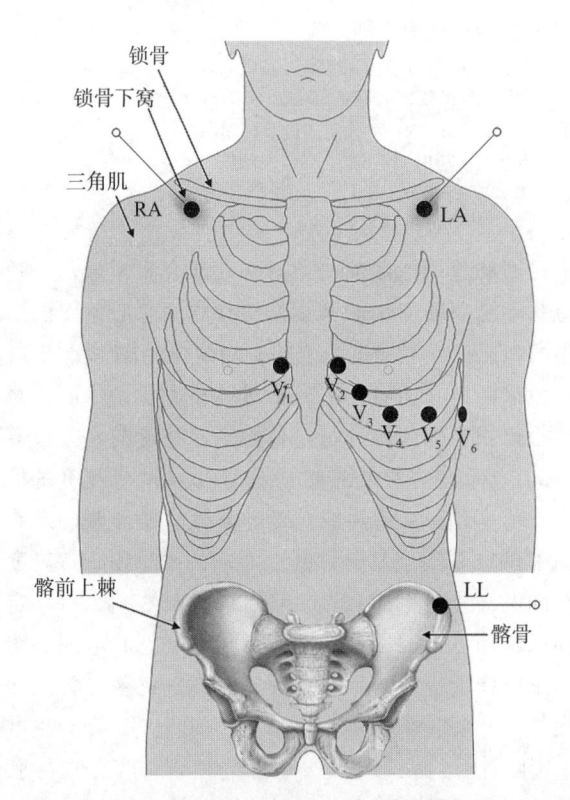

图85-2 Mason-Likar导联（躯干12导联）的电极位置
LA.左上肢；RA.右上肢；LL.左下肢

用于心脏节律监测的心电监护，导联位置改变对诊断无不利影响，然而在其他方面，尽管研究认为躯干12导联是良好的改良导联，由电极位置改变而产生的心电图误差是在被允许的范围内，但不少的比较研究，结果仍显示二类导联所记录的心电图存在差异性。由于电极放置在躯体，中央电势端的改变会放大肢体导联和胸前导联的信号。对于肢体导联心电图的改变，目前公认的改变是QRS波电轴右偏、Ⅱ、Ⅲ和aVF导联中R波振幅增加和I和aVL导联R波振幅降低，同时有ST段和T波的改变。这些图形的改变，可以使36%的正常心电图，成为"异常心电图"。通常认为改良12导联的误差在胸前导联中微小。

在中国人群中，关于标准12导联和改良12导联记录，对静息心电图图形的影响，这方面的研究较少。本院曾在正常中国人中进行比较，结果发现与标准肢体导联相比，改良肢体导联心电图的差异包括：①电轴右偏，平均增加23.3°±26.7°；②Ⅱ、Ⅲ和aVF导联中R波和QRS波振幅显著增加，ST段显著压低，Ⅲ和aVF导联伴T波振幅降低或T波转为倒置；③I和aVL导联QRS波振幅显著增加，ST段显著抬高伴T波振幅增加；④QRS波形态改变包括：q波形成或消失，s波形成或消失（图85-3）。改良胸前导联心电图的差异包括：①QRS波振幅降低；②QRS波振幅的降低伴随ST压低和T波振幅的下降，特别在V_5和V_6导联中ST段（J点后80ms）压低程度分别达到了50.9%和103.4%（图85-4）。所发现的改良12导联心电图特点，可能与中国人的体形特点有关。这些心电图图形改变可能造成静息心电图假异常，运动试验结果假阳性，或动态心电图假ST段移位。

通常认为改良12导联中电极位置改变，对QRS波群形态的影响比复极的影响更大，但就上述中国人群中的比较结果，提示也应关注ST段移位和T波振幅改变。Ⅱ、Ⅲ和aVF导联ST段显著压低伴T波振幅降低或T波转为倒置，V_5和V_6导联ST压低和T波振幅的下降，可能造成静息心电图假异常，或运动试验结果假阳性，或动态心电图假ST段移位，而I和aVL导联ST段显著抬高伴T波振幅增加，也可能造成静息心电图假异常，或运动试验结果假阴性，或动态心电图假ST段移位。

有研究报道，12导联中诊断冠心病最有价值是I、aVR、V_4、V_5和V_6导联，单导联中，特异度为95%时，V_5导联的敏感度最高，因此V_5导联是运动心电图中判断心肌缺血的重要观察导联。本研究发现标准V_5和V_6导联与改良V_5和V_6导联之间的差异性，提示在运动试验中，必须记录运动前静息心电图，以便与运动中和运动后心电图比较。同样在判断运动试验结果时，注意强

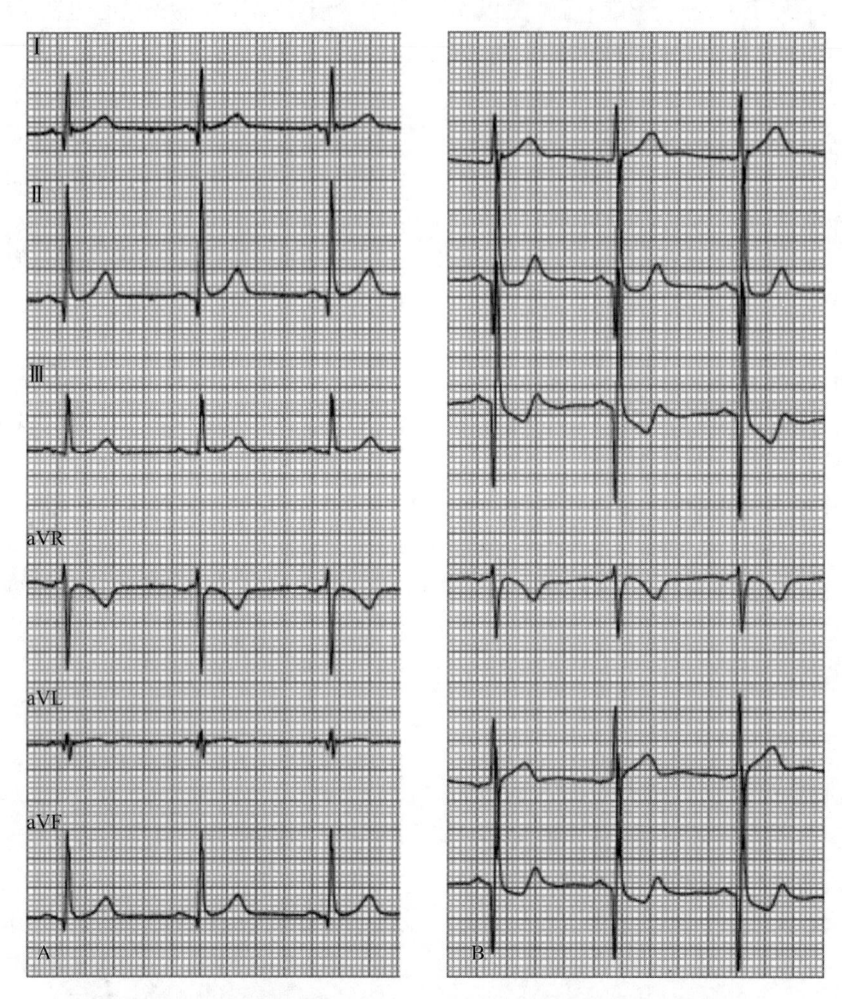

图85-3 标准肢体导联与改良（躯干）肢体导联的心电图比较

A.标准导联心电图；B.躯干导联心电图。受检者：男性，45岁。身高：165cm，体重：63kg。图中可见躯干导联心电图中，Ⅱ、Ⅲ和aVF导联中R波和QRS波振幅增加，ST段压低，Ⅲ和aVF导联伴T波振幅降低，其中Ⅲ导联变化最大；Ⅲ和aVF导联异常Q波；Ⅰ和aVL导联QRS波振幅增加，ST段抬高伴T波振幅增加。心电图诊断由"正常"变成"异常"

调"ST段在原有（静息时）的基础上的改变"，以免造成假阳性。目前推广中的12导联动态心电图，V₅导联是观察心肌缺血的重要导联，本研究发现标准V₅和V₆导联与改良V₅和V₆导联之间的差异性，同样提示在判断动态心电图结果时，应注意改良导联的误差，以及不同导联之间误差的差异性。

12导联动态心电图于21世纪初在中国研发，并逐渐被推广应用。所谓的12导联动态心电图，所采用的记录导联是改良12导联，而非标准12导联，目前在国际上，12导联动态心电图并未被完全认可和接受。自12导联动态心电图发明以来，关于其实际的临床价值始终存在争论，至今尚无大型的临床研究来证实其临床价值优于3导联动态心电图。提出12导联动态心电图的初衷，其一是为了提高ST-T改变对心肌缺血的诊断价值，其二是为了提高对心律失常，尤其是室性心律失常诊断和鉴别诊断的价值。初期研究报道显示：随着冠状动脉病变支数的增多，12导联动态心电图的阳性率增高，12导联动态心电图可对缺血性ST段改变进行定位诊断，并能对心律失常进行精确鉴别诊断，对室性心律失常的起源进行定位诊断。晚近的研究报道显示：12导联动态心电图较常规心电图对严重病变的检出率有增高趋势，但无统计学差异性。12导联动态心电图中ST-T段动态变化诊断冠心病的敏感度、特异度和准确度，分别为66.03%、65.02%和65.33%，有一定的临床应用价值。尽管如此，12导联动态心电图的图形质量、抗干扰能力和采样率等问题，仍备受争论和困扰。

国际计算机化心电图学会推荐建议：改良12导联不能被认为等同于标准12导联。二导联记录的心电图，不能交替用于连续比较观察。

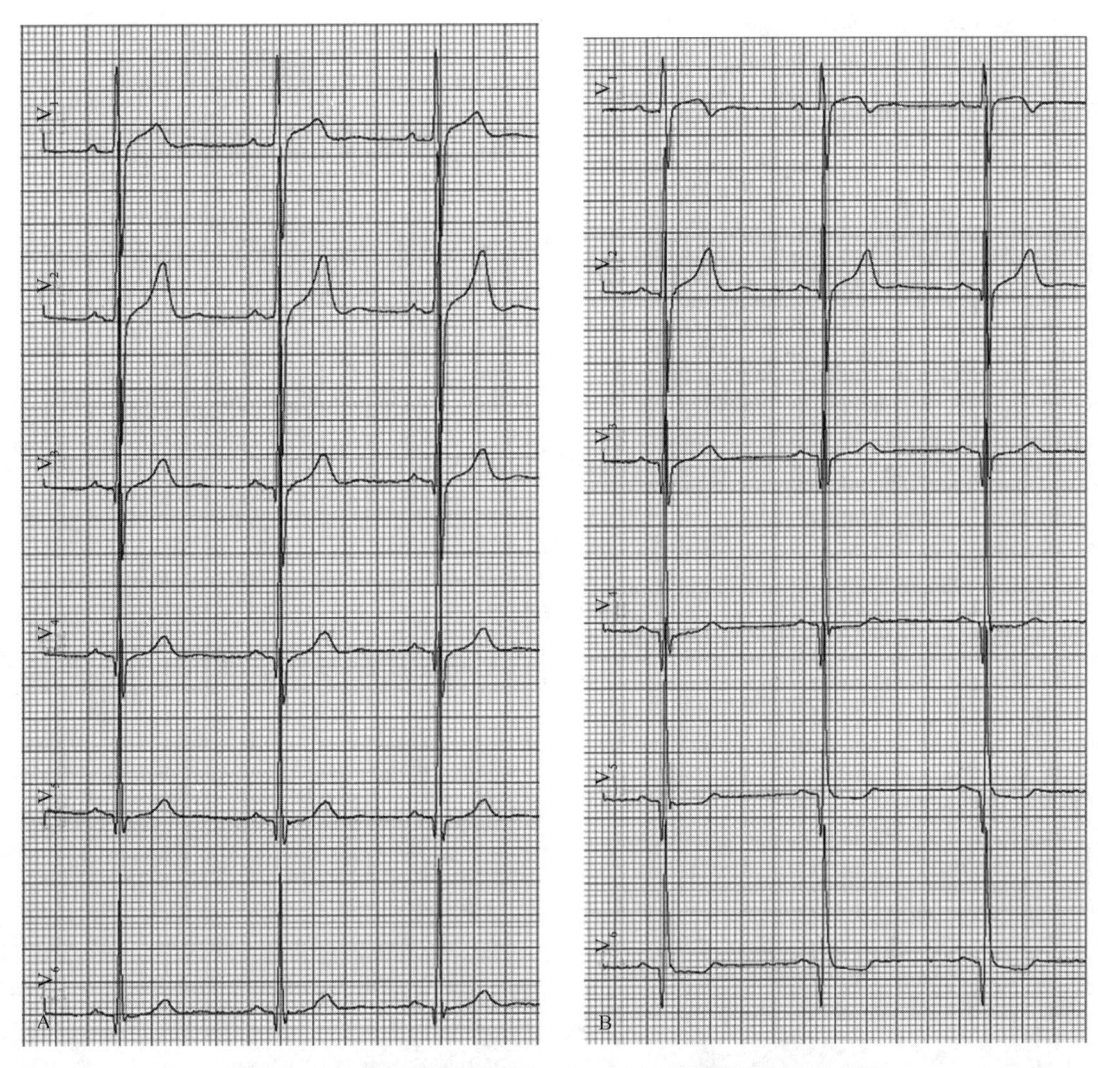

图85-4 标准胸前导联与改良（躯干）胸前导联的心电图比较

A.标准导联心电图；B.躯干导联心电图。受检者：男性，41岁。身高：170cm，体重：77kg。图中可见躯干导联心电图中，V_1导联QRS波振幅降低，V_5和V_6导联中ST段压低，T波振幅的下降。心电图诊断由"正常"变成"异常"

三、合成导联

运用数学推导方法，可以从少数几个导联所记录的心电数据合成12导联心电图，新的进展是用12导联所记录的心电数据合成18导联心电图，由此形成合成12导联或18导联心电图。合成的心电图也被称为"衍生的"心电图，衍生的心电图可以近似于，但不完全等同于标准12导联或18导联心电图。

（一）EASI导联合成12导联心电图

EASI导联是最常用于合成12导联心电图的导联，较早用于临床。EASI导联是在Frank导联基础上改良的导联。Frank导联是用于记录心向量图的正交导联（X、Y和Z导联），由7个电极组成（图85-5）。EASI导联由5个电极组成（图85-6）。EASI导联的优点是电极数少，安放简单，在肢体上无须安放电极，便于患者的活动，同时也避免了乳房对心电记录的影响。

运用数学转换系数和转换算法，由EASI三导联心电图合成12导联心电图的研究始于20世纪80年代末。由于长时间的监护已广泛用于临床，从EASI导联合成12导联心电图的运算方法，在临床医疗中应用和被验证。早期的研究在于对心律失常的诊断价值，和对急性心肌缺血与陈旧性心肌梗死的评定价值。在这期间的一些研究发现，EASI导联合成的12导联心电图与标准12导联心电图之间，存在有价值的相关性。尽管如此，在图形的振幅和时间间期上，合成的12导联心电图仍不同于标准12导联心电图，同时这些转换系数受到个体差异的影响。尤其值得关注的是合成导联记录的ST段移位能否代替标准导联记录的ST段移位。有研究显示，合成导联ST段的测值与标准导联的ST段测值之间，所有导联都存在显著相关性，相关系数在0.62（Ⅰ导联）~0.832（aVF导联）；用合成导联心电图检出标准导联心电图中ST段压低或抬高，平均敏感度和特异

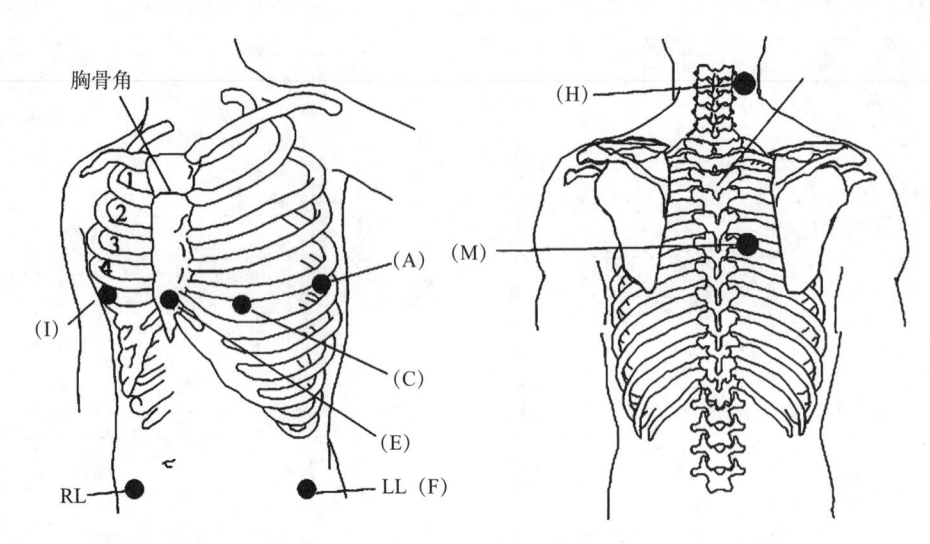

图85-5 Frank导联的电极位置

LL.左下肢；RL.右下肢。X导联：正极（A）：左腋中线第5肋间，负极（I）：右腋中线第5肋间；Y导联：正极（F）：左下肢，负极（H）：后颈近躯干处；Z导联：正极（E）：前正中线第5肋间，负极（M）：后脊柱第5肋间；C点：左前胸A和E之间的中点

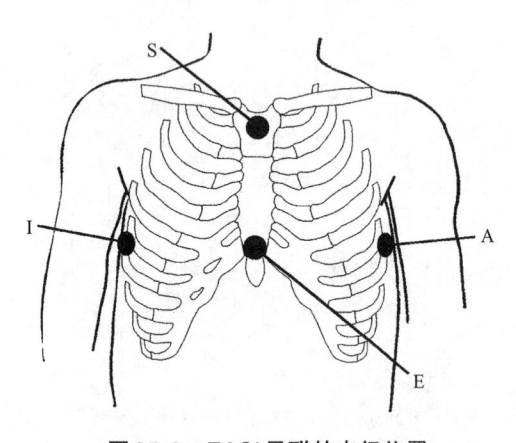

图85-6 EASI导联的电极位置

EASI导联沿用了Frank导联的E、A和I电极，另加了S点电极，位置是胸骨体中央上端，无关电极的位置是右肋弓处或其他任何位置

度分别89%和99.5%（除V_2导联外）。合成导联心电图对ST段抬高的急性心肌梗死的诊断，敏感度93%（95%的可信区限：86%～97%），特异度94%（95%的可信区限：89%～97%）。

以上所有的研究主要集中在北美人群，在北美人群中导出转换系数和转换算法。在亚洲人群中尚未进行较大样本的研究。由于北美人群和亚洲人群之间，在身高和体重方面存在差别，因此有必要在亚洲人群中进行研究。本院曾在627例住院者中，进行12导联心电图和EASI导联合成12导联心电图的比较研究。结果显示，两种导联系统之间的转换，亚洲人群与北美人群无显著性差异；导联之间的转换并不受年龄，性别和身高体重的影响。EASI导联合成的12导联心电图与标准12导联心电图之间，尽管存在良好的相关性（相关系数介于0.69～0.98，相关误差介于0.17～0.73），但各导联之间仍存在一定的差别，相关系数最大、相关误差最小的是V_6导联（相关系数为0.98，相关误差为0.17），相关系数最小、相关误差最大的是Ⅲ导联（相关系数为0.69，相关误差为0.73）。心电图图例见图85-7。

国际计算机化心电图学会推荐建议：合成的12导联心电图不能被认为是等同于标准12导联心电图，常规应用中不推荐替代标准12导联心电图。合成12导联用于长时间监护中，应要明确标明。由EASI导联合成的心电图，在一些用途中是合适的，如心脏节律的监护，但是不能被认为是等同于标准12导联心电图，常规应用中不推荐替代标准12导联心电图。

（二）12导联合成的18导联心电图

所谓18导联是指在12导联的基础上，附加右胸导联（V_3R，V_4R，V_5R）和后胸导联（V_7，V_8，V_9）。在20世纪80年代早期，有研究表明证实增加右胸导联和后胸导联对急性心肌梗死的诊断价值。对于下壁心肌梗死，一个或多个右胸导联ST段抬高，对诊断右心室梗死有价值。对于后壁的心肌梗死，在理论上可以通过胸前导联V_1～V_3的ST段压低证据来诊断，然而部分后壁心肌梗死，仅有后胸导联的ST段抬高。目前的问题是所有通用的心电图机均为12导联制，其次在卧位时，后胸导联的电极安放不便，尤其对急性心肌梗死危重的患者。由此产生了从12导联心电图合成18导联心电图的观点。

2009年，在13届国际动态和无创心电学大会（ISHNE）上，Wei报道了合成18导联心电图和真正18

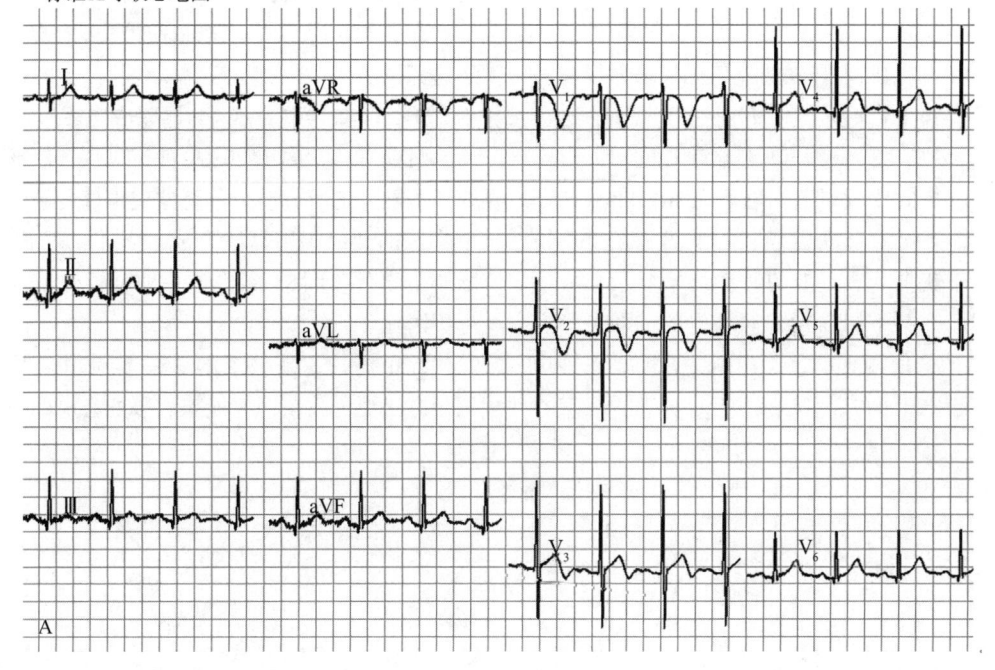

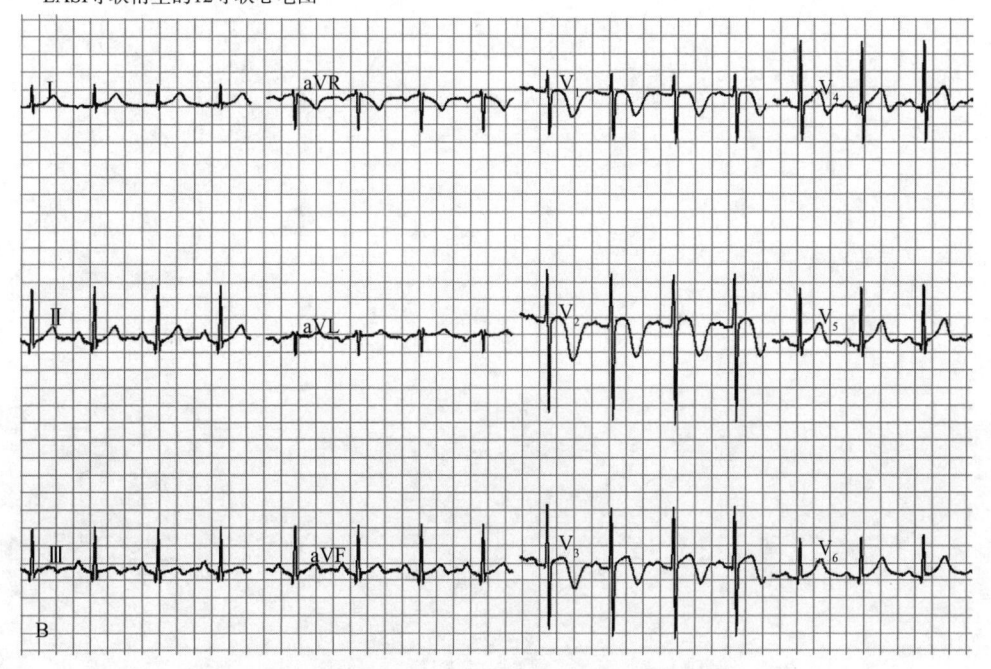

图 85-7　标准导联心电图与 EASI 导联衍生心电图的比较

A. 标准 12 导联心电图；B. EASI 导联衍生的 12 导联心电图。受检者：男性，52 岁。身高：175cm，体重：75kg。图中可见衍生的心电图近似于，但不完全等同于标准 12 导联心电图

导联心电图之间相关性的初步研究结果。用振幅的差值（d[mV] = |Amp测定 – Amp衍生|）和相关性来比较二种心电图之间的差异性，关于ST段，95.2～97.6%的心电图差值＜0.05mV，98.3～99.7%的心电图差值＜0.1mV，右胸和后胸导联各导联的差值无显著差异。关于QRS波振幅，74.1%～97.6%的相关性＞0.8。这一研究是在日本的3所大学，约300例临床心电图上对实测值和推算值进行的比较研究。随后在2013年有初期的研究报道，结果提示合成18导联心电图能在急诊快速发现右心室心肌梗死。近期的研究结果提示合成的18导联心电图，弥补了标准12导联心电图的弱点，有助于对ST抬高型心肌梗死的急诊诊断，有助于识别由右冠状动脉病变引起的右心室心肌梗死，能改善后壁心肌梗死的诊断正确性。除外有研究提示合成18导联心电图，右胸导联的QRS波形态（QRS波切迹），有助发现右心室起搏导管位于右心室游离壁，这是容易引起右心室穿孔的起搏部位，在临床应尽可能避免起搏导管位于这部位。

（三）单导联合成12导联心电图

目前可移动的单导联事件记录仪，广泛用于远程医疗和医院外的家庭监护。将这些事件记录仪，放置在多个指定的部位，用算法合成12导联，可筛选或早期诊断心脏事件（图85-8），是一种可行的新方法，适用于远程医疗。

综上所述，新技术的进一步应用，可以使心电图记录方法更为简易，并能从有限的心电图数据中获得更

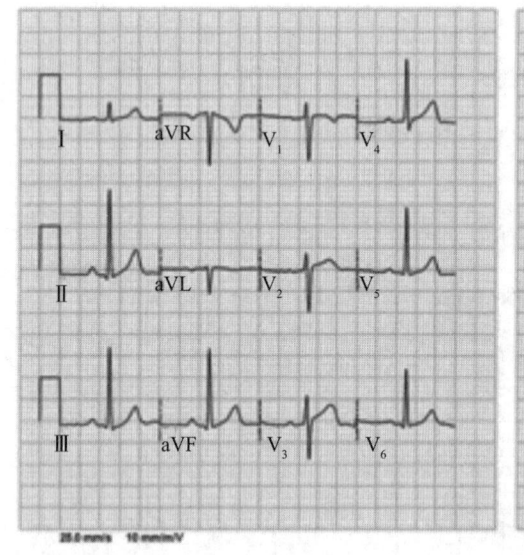

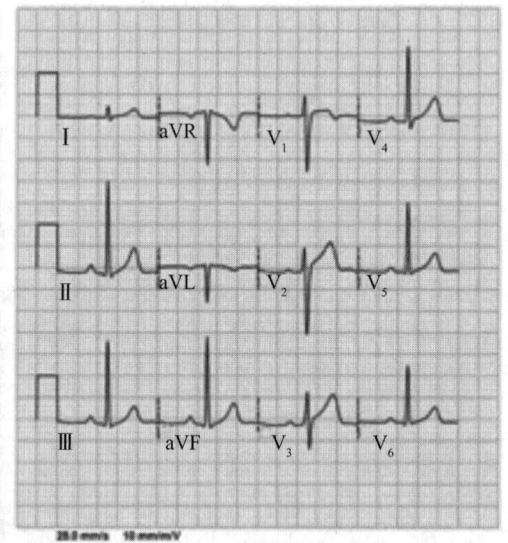

正常人

心肌梗死

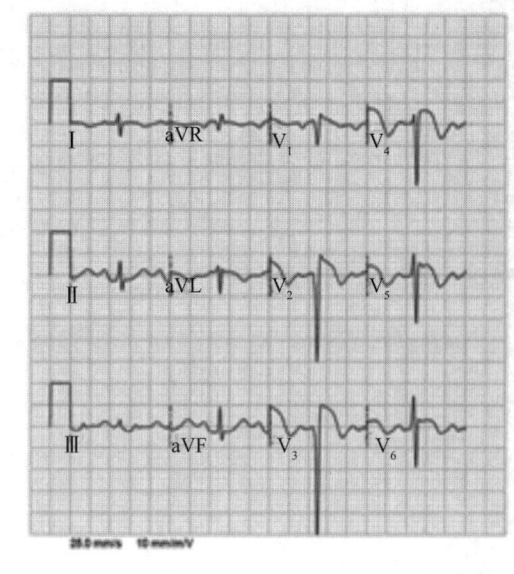

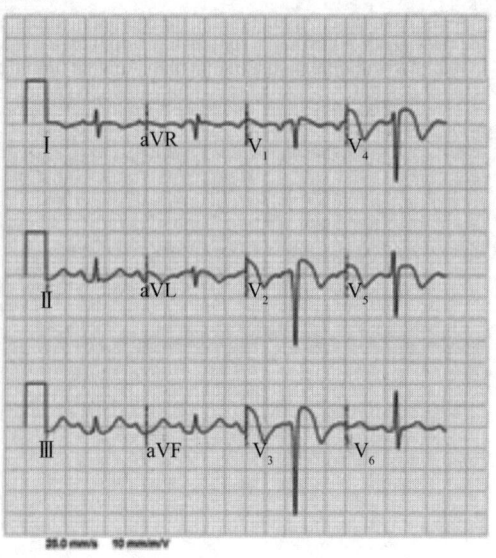

图85-8 常规心电图和合成心电图的比较

多的关于心脏疾病的信息，进一步提高心电图的实用价值。

（刘　霞）

参考文献

[1] Pahlm O, Haisty WK Jr, Edenbrandt L, et al. Evaluation of changes in standard electrocardiographic QRS waveforms recorded from activity compatible proximal limb lead positions. Am J Cardiol, 1992, 69: 253-257.

[2] Mason RE, Likar I: A new system of multiple lead exercise electrocardiography.Am Heart J, 1966, 71: 196-205.

[3] Fesmire FM, Smith EE: Continuous 12-lead electrocardiograph monitoring in the emergency department.Am J Emerg Med, 1993, 11: 54-60.

[4] Takuma K, Hori S, Sasaki J, et al. An alternative limb lead system for electrocardiography in emergency patients.Am J Emerg Med, 1995, 13: 514-517.

[5] Macfarlane PW: The Future of Electrocardiography.Anatol J Cardiol, 2007, 7 Suppl 1: 1-4.

[6] Sandau KE, Funk M, Auerbach A, et al. Update to Practice Standards for Electrocardiographic Monitoring in Hospital Settings.A Scientific Statement From the American Heart Association.Circulation, 2017, 136: e273-e344.

[7] Edenbrandt L, Pahlm O, Sornmo L: An accurate exercise lead system for bicycle ergometer tests.Eur Heart J, 1989, 10: 268-272.

[8] Papouchado M, Walker PR, James MA, et al. Fundamental differences between the standard 12-lead electrocardiograph and modified (Mason-Likar) exercise lead system.Eur Heart J, 1987, 8: 725-733.

[9] Jowett NI, Turner AM, Cole A, et al. Modified electrode placement must be recorded when performing 12-lead electrocardiograms.Postgrad Med J, 2005, 81: 122-125.

[10] Papouchado M, Walker PR, James MA, et al. Fundamental differences between the standard 12-lead electrocardiograph and modified (Mason-Likar) exercise lead system.Eur Heart J, 1987, 8: 725-733.

[11] 刘霞，金琳，郭芳，等.正常人标准肢体导联和Mason-Likar肢体导联心电图波段定量比较.临床心电学杂志，2007，6：437-441.

[12] 王鸿珍，刘霞，Zhou SH.正常人标准胸导联和Mason-Likar胸导联心电图波段定量比较.诊断学理论与实践，2008，4：387-389.

[13] Viik J, Lehtinen R, Turjanmaa V, et al. Correct utilization of exercise electrocardiographic leads in differentiation of men with coronary artery disease from patients with a low likelihood of coronary artery disease using peak exercise ST-segment depression.Am J Cardiol, 1998, 81: 964-969.

[14] 伍建军，李乔华，罗琳.12导联动态心电图与冠状动脉造影对比分析.临床心电学杂志，2008，3：177-179.

[15] 卢喜烈，卢亦伟，石亚君，等.12导联同步动态心电图1058例分析.实用心电学杂志，2007，1：5-6.

[16] 邓国兰，张楠，李骊华，等.使用12导联与3导联分析动态心电图的优劣.重庆医科大学学报，2010，7：1116-1118.

[17] 张汝锋，边昶，张昱.冠状动脉CTA和12导联动态心电图对冠心病诊断的对比研究.心电与循环，2016，3：186-187.

[18] 党利彬，崔殿全，尹萍，等.心电图ST-T段动态变化诊断冠心病的价值分析.当代医学，2017，5：27-30.

[19] Kligfield P, Gettes LS, Bailey JJ, et al. Recommendations for the standardization and interpretation of the electrocardiogram.J Am Coll Cardiol, 2007, 49: 1109-1127.

[20] Dower GE, Yakush A, Nazzal SB, et al. Deriving the 12-lead electrocardiogram from four (EASI) electrodes.J Electrocardiol, 1988, 21 Suppl: S182-187.

[21] Drew BJ, Pelter MM, Wung SF, et al. Accuracy of the EASI 12-lead electrocardiogram compared to the standard 12-lead electrocardiogram for diagnosing multiple cardiac abnormalities.J Electrocardiol, 1999, 32 Suppl: 38-47.

[22] Rautaharju PM, Zhou SH, Hancock EW, et al. Comparability of 12-lead ECGs derived from EASI leads with standard 12-lead ECGS in the classification of acute myocardial ischemia and old myocardial infarction.J Electrocardiol, 2002, 35 Suppl: 35-39.

[23] Horáček BM, Warren JW, Stovicek P, et al. Diagnostic accuracy of derived versus standard 12-lead electrocardiograms.J Electrocardiol, 2000, 33 Suppl: 155-160.

[24] Feild DQ, Feldman CL, Horáček BM: Improved EASI coefficients: their derivation, values, and performance.J Electrocardiol, 2002, 35 Suppl: 23-33.

[25] Horáček BM, Warren JW, Feild DQ, et al. Statistical and deterministic approaches to designing transformations of electrocardiographic leads.J Electrocardiol, 2002, 35 Suppl: 41-52.

[26] Sejersten M, Pahlm O, Pettersson J, et al. The relative accuracies of ECG precordial lead waveforms derived from EASI leads and those acquired from paramedic applied standard leads.J Electrocardiol, 2003, 36: 179-185.

[27] Chantad D, Krittayaphong R, Komoltri C: Derived 12-lead electrocardiogram in the assessment of ST-segment deviation and cardiac rhythm.J Electrocardiol, 2006, 39: 7-12.

[28] Wehr G, Peters RJ, Khalifé K, et al. A vector-based, 5-electrode, 12-lead monitoring ECG (EASI) is equivalent to conventional 12-lead ECG for diagnosis of acute coronary syndromes.J Electrocardiol, 2006, 39: 22-28.

[29] Liu X, Zhou SH, Liu J, et al. Synthesis of 12-lead ECG from 3 EASI leads: Investigation of Asian Population-specific

Coefficients.Advances in Electrocardiology, 2004: 675-678.

[30] 刘霞, Zhou SH, 邱慷, 等.EASI 3导联衍生12导联心电图的应用研究.临床心电学杂志, 2006, 15: 430-433.

[31] D.Wei, Method and apparatus to synthesize ECGs on additional leads.Japan Patent 4153950, July 11, 2008.

[32] D.Wei, Synthesized ECG on extended posterior and right precordial leads principle and clinical applications.ISHNE, 2009: SS5.

[33] Ashida T, Nagao K, Tachibana E, et al. Synthesized 18-Lead Electrocardiogram in Patients Treated in the Emergency Department.Circulation, 2013, 128: A212.

[34] Wada S, Ito N, Fukunaga H, et al.Clinical Significance of Synthesized 18-lead Electrocardiography for ST Elevation Myocardial Infarction.Circulation, 2017, 136: A15704.

[35] Ashida T, Nagao K, Tani S, et al. Novel Usefulness of Synthesized 18-LeadElectrocardiography in the Diagnosis of ST-Elevation Myocardial Infarction: A Pilot Study.Circulation, 2016, 134: A18525.

[36] Yagi T, Tachibana E, Ashida T, et al. Usefulness of the Synthesized 18-Lead Electrocardiogram in the Diagnosis of Acute Posterior Wall Infarction.Circulation, 2017, 136: A18271.

[37] Yamaguchi J, Nagata Y, Sagawa Y, et al. Paced QRS Morphology on Synthesized Right-Sided Electrocardiogram is a Simple and Novel Technique for Differentiating the Free Wall Position of Right Ventricular Pacing Leads.Circulation, 2017, 136: A15417.

[38] Chun-Yao H, Chen L, Lian-Yu L, et al. Synthesizing the 12-Lead Electrocardiograms by the Single-Lead ECG System-Reconstruction of Temporal Asynchronous Bipolar ECG Recordings.Circulation, 2016, 134: A20750.

第86章

短QT综合征的心电图特征

1990年，Kontny等首先报道1例电风暴致晕厥患者，发现室颤自行终止后即刻心电图（ECG）参数QT间期明显缩短。1993年，Algra等回顾性分析6693例患者Holter，并进行2年心源性猝死（SCD）随访，发现QT间期缩短（QT≤400 ms）和QT间期延长（QT＞440 ms）均增加SCD危险，QT间期缩短组SCD危险度是正常QT间期组（400 ms＜QT＜440 ms）的2.4倍，并且高于QT间期延长组。从此，人们开始认识到与长QT间期相反的表型短QT间期，也会增加SCD发生危险。随后不断有短QT间期致恶性心律失常、晕厥及SCD的病例报道。2000年，Cussak等报道1例QT间期225 ms的17岁先证者，进行仔细临床评估后，未发现任何引起QT间期缩短的因素及潜在心脏结构异常，家族成员调查发现，其祖父、母亲、兄弟的QT间期均有明显缩短（QT＜245 ms）。对该现象进行深入研究后，Cussak等提出短QT间期为一种新的临床综合征。2003年，Gaita等报道3个短QT间期家系均与晕厥、SCD有关，通过对短QT间期家系发病机制探究，将其定义为常染色体显性遗传疾病，并正式提出短QT综合征（Short QT syndrome，SQTS）的概念。

SQTS是以QT间期缩短为特征，高发恶性心律失常（室速，室颤），心房颤动等心律失常，具有晕厥、SCD病史或家族史，而心脏结构正常的一种遗传性心律失常综合征，属于一种新的心脏离子通道病。由于SQTS高发恶性心律失常和SCD，而备受全世界心脏科医师和研究者的高度关注，并被美国心脏病协会（AHA）颁布的SCD防治指南收录。ECG在SQTS的诊断中是必不可少的工具，对指导SQTS的诊断和分型具有举足轻重的作用。

一、QT间期缩短为SQTS最显著的ECG特征

（一）QT间期缩短的形成机制

ECG上QT间期代表了心室肌细胞复极化过程，在正常情况下，QT间期取决于心室肌细胞动作电位的长短，而动作电位的长短受到除极化内向钠离子流、钙离子流和复极化外向钾离子、氯离子电流特性及其他们之间相互平衡的影响。因此任何引起心室肌细胞复极过程中外向离子流强度增加、密度增加或通道动力学过程加快的因素；或者任何引起内向离子流强度减少，密度降低或通道动力学过程减慢的因素，都可能导致心室肌细胞动作电位、有效不应期缩短，在ECG上表现为短QT间期。基因突变导致SQT1的IKr电流，SQT2的IKr电流，SQT3的IK1电流明显增强，引起心肌动作电位复极化加速，动作电位时限及有效不应期明显缩短，ECG上表现为短QT间期。基因突变导致SQT4、SQT5以及SQT6的L型钙通道功能丧失，引起心室肌细胞动作电位2相内向钙离子流显著降低，导致动作电位复极化时间及有效不应期缩短，QT间期缩短。Hong等发现SQTS的第7个致病基因SCN5A，该基因负责编码心肌细胞膜上钠离子通道α亚单位（Nav1.5），通过"功能丧失"机制引起内向钠离子电流减少，内向离子流和外向离子流之间的平衡得到破坏，除极化储备减少，而复极化速度不变，导致动作电位复极化时间及有效不应期缩短，QT间期缩短。SQT8晚近由Nature Communications杂志报道，在2个SQTS丹麦家系中，通过基因组全外显子测序发现致病基因——溶质载体家族4成员3（SLC4A3）基因。SLC4A3基因编码Cl/HCO3-交换体（AE3）。基因突变导致AE3膜转运障碍，使心肌细胞膜上Cl/HCO3-交换体"功能丧失"，增加细胞内pHi。功能学分析证实携带SLC4A3基因突变的斑马鱼，QT间期明显缩短，其机制可能与HCO3-外流减少（即pH升高）和Cl-内流减少的联合作用有关，这两者均影响心肌细胞动作电位复极化过程。

（二）短QT间期与SQTS诊断

SQTS患者QT间期缩短可以表现为3种类型：① T波和ST段同时缩短；② T波正常，ST段缩短或缺失，

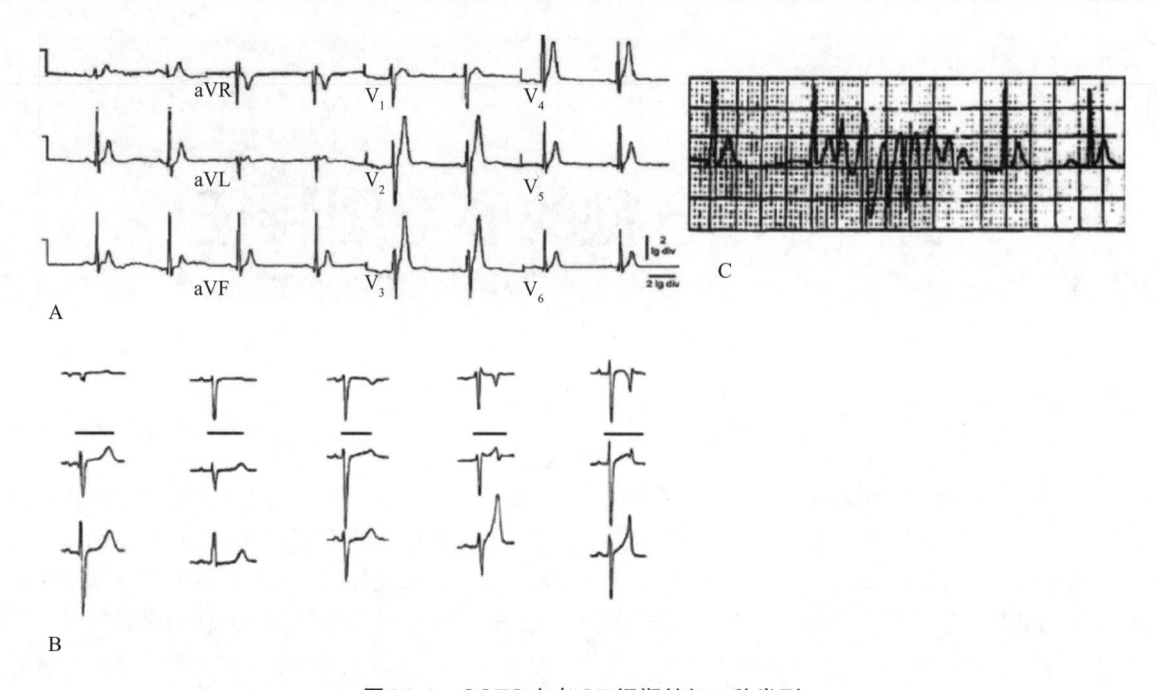

图86-1　SQTS患者QT间期缩短3种类型
A.T波和ST段同时缩短；B.T波缩短，ST段正常；C.ST段缩短或缺失

T波直接起于S波；③T波缩短，ST段正常。第一种类型在临床上最为常见（图86-1）。

由于QT间期受心率快慢的影响，通常采用QTc来评价。常用计算QTc的共识是Bazett公式（QTc = QT/RR1/2）。最近，来自欧洲5个中心的21例SQTS患者（平均QT间期276ms±27 ms），和20例健康受试者（平均QT间期364ms±25ms）进行运动试验评价，结果发现SQTS患者的QT/HR斜率为−0.53±0.15 ms/（次·分），而健康受试者为−1.29±0.30 ms/（次·分），提示SQTS患者QT间期随R-R间期变化的顺应性明显降低，这一特点也有助于诊断SQTS。同时，也提示用QTc来反映SQTS患者的QT间期，存在一定的缺陷，例如心率慢时QTc值则会过度缩短，诊断的假阳性率增加，心率快时，QTc值则会过度延长，诊断的假阴性率增加。有报道，SQTS患者，其QT间期可出现"慢频率依赖性的QT缩短"，即心率慢时，QT间期显著缩短（QT 216ms），心率快时，QT间期恢复（图86-2）。此外，Rautaharju调查了14 379例健康个体的QT间期后，提出QT间期预测值[QTp, QTp = 656（1 + HR/100）]的概念。Gussak等提出QT间期小于QTp的88%作为短QT间期，与SCD发生相关，另有学者则认为QT间期小于QTp的80%作为短QT间期。最初报道的QTc值＜300ms，随后有310ms、320ms、350ms、360ms和370 ms的报道。但根据106 432例流行病学调查资料，QTc＜320 ms无1例报道，从而说明正常人群中QTc＜320ms者罕见，间接说明QTc＜320ms者可能高发SCD而死亡。因此，究竟QT短至多少为SQTS的诊断值？2011年，Gallob等总结了61例SQTS患者的ECG、家族史、临床表现和基因学等特点，提出Gallob积分诊断，共分5项进行积分：QTc、JTp、临床病史、家族史及基因型。其中QTc＜370ms是诊断SQTS必备条件。积分≥4分，为高度可能；积分3分，为中度可能；积分≤2分为低度可能。在诊断SQTS之前，必须排除导致QT缩短的继发性因素。2013年，《HRS/EHRA/APHRS遗传性心律失常综合征诊治专家共识》建议：QTc＜330ms或在330～360ms，但伴有临床症状、家族史或致病基因的异常，除外其他继发原因导致的QT间期缩短者，可诊断为SQTS。

第 86 章 短 QT 综合征的心电图特征 677

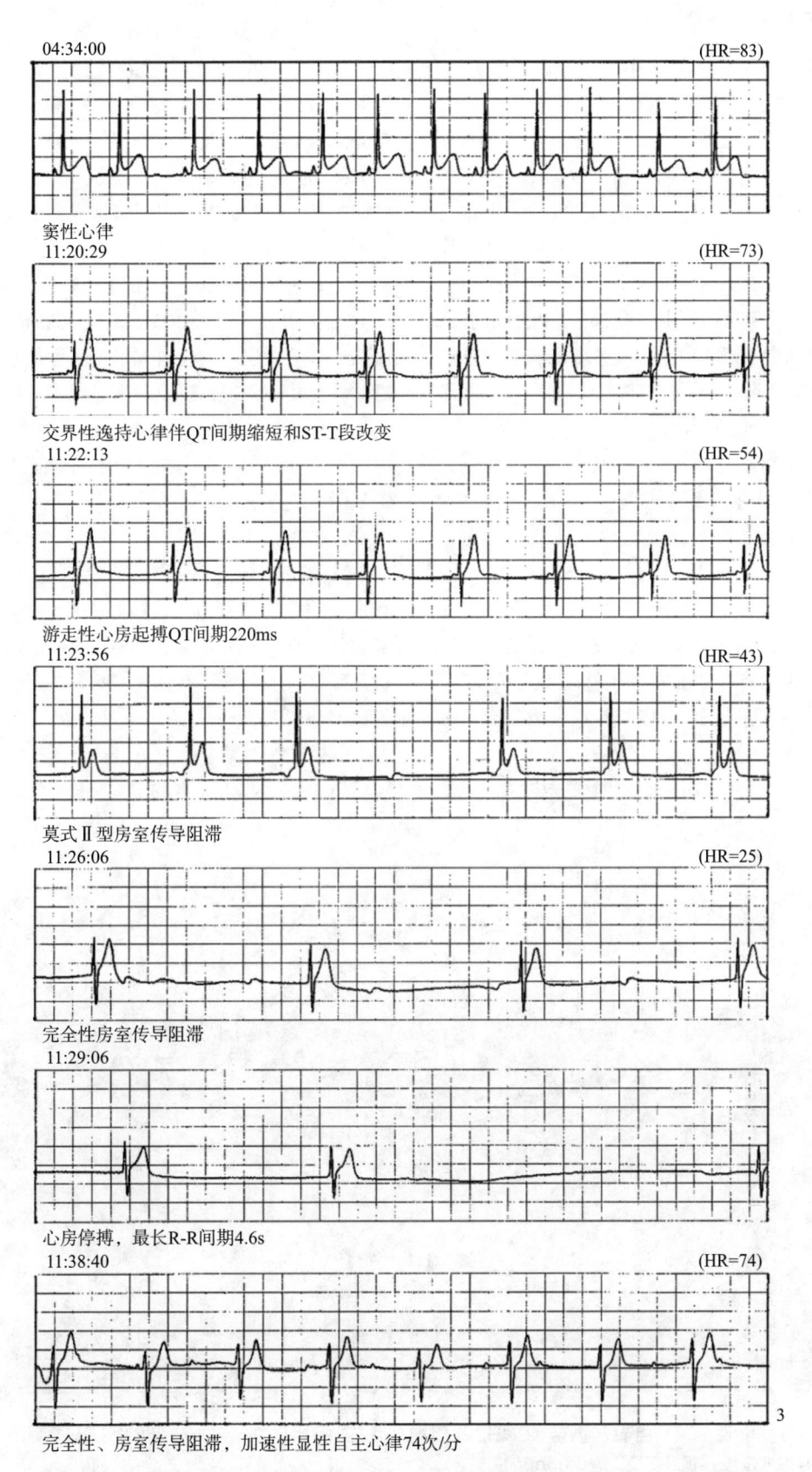

04:34:00 (HR=83)

窦性心律
11:20:29 (HR=73)

交界性逸搏心律伴QT间期缩短和ST-T段改变
11:22:13 (HR=54)

游走性心房起搏QT间期220ms
11:23:56 (HR=43)

莫氏Ⅱ型房室传导阻滞
11:26:06 (HR=25)

完全性房室传导阻滞
11:29:06

心房停搏，最长R-R间期4.6s
11:38:40 (HR=74)

完全性、房室传导阻滞，加速性显性自主心律74次/分

图86-2 1例非洲裔美国女孩，4岁，SQTS，反复晕厥，ECG提示"慢频率依赖性QT缩短"：心率慢时，QT间期显著缩短（QT 216ms），心率快时，QT间期恢复

二、SQTS其他ECG特征

除了QT间期缩短外，SQTS患者还存在其他ECG异常，如PQ段压低（PQD）、QRS时限缩短、QRS波切迹、J点抬高、ST段短缩、JTp（J点到T波顶点的时限）缩短、TpTe及T波形态异常、TpTe/QT比值增大、QT离散度增加等表现。2015年欧洲SQTS注册研究发现64例SQTS患者中有52例（81%）存在PQD（与等电位线TP段相比，PQD≥0.05mV）（图86-3），而在年龄性别均匹配的117例对照组中仅有24%。PQD最显著的是Ⅱ导联，其次是V_3和aVF。T波异常反映心脏复极改变，同长QT综合征一样，SQTS患者ECG通常也伴有T波异常。研究表明，61%SQTS患者存在T波异常。胸前导联T波高尖对称是SQT1最典型的T波改变，另外也可出现T波不对称，倒置或直立。TpTe延长、不对称T波上升支缓慢、降支快速是SQT3的ECG特点。Brugada样ECG改变存在于SQT4、SQT5和SQT7（图86-4）。SQT7还表现为下壁导联早期复极化改变（图86-5）。Watanabe等评价了早期复极在SQTS患者中的发生率，发现SQTS组65%存在早期复极，无症状QT间期缩短组30%存在早期复极，QT间期正常组只有10%存在早期复极。

SQTS动物模型研究表明，心肌内膜、中膜、外膜复极离散度增加，在ECG表现为TpTe延长，是SQTS患者室速、室颤发生的重要机制。有学者提出Tp-Te/QT值增大，是SQTS的ECG特征。此外，JTp显著缩短是SQTS的另一显著特征，图86-6示SQTS患者JTp 100ms，无症状短QT间期者JTp 180ms，正常人JTp 200ms。心内电生理检查发现SQTS患者心房、心室不应期明显缩短，大部分患者可诱发心房颤动及室颤。由心室颤动（室颤）导致的SCD占多数，室颤或多形性室性心动过速（室速）多由室性期前收缩伴短QT间期导致（报道从180～300ms）。31%的SQTS患者有心房颤动，第一症状出现占17%。新生儿心房颤动（心房颤动）合并心率慢，以及儿童心房颤动患者，应高度怀疑SQTS。部分SQTS患者Holter或运动试验ECG表现为频发室性期前收缩。电生理检查有助于SQTS危险分层，但价值有限。

SQTS具有特殊的ECG表现，除QT间期缩短外，还存在其他ECG异常，掌握这些ECG特征对诊断SQTS具有重要的意义和价值。使用心率校正的QT间期（QTc）来反映SQTS患者实际QT间期，存在一定的缺陷和不足，目前临床上仍找不到更好的替代指标。基因型相关的ECG表型特异性不高，对基因检测阳性的SQTS患者，积极推荐对其家族成员进行基因检测，有助于早期发现SCD高危患者，有利于对其进行管理和SCD预防。

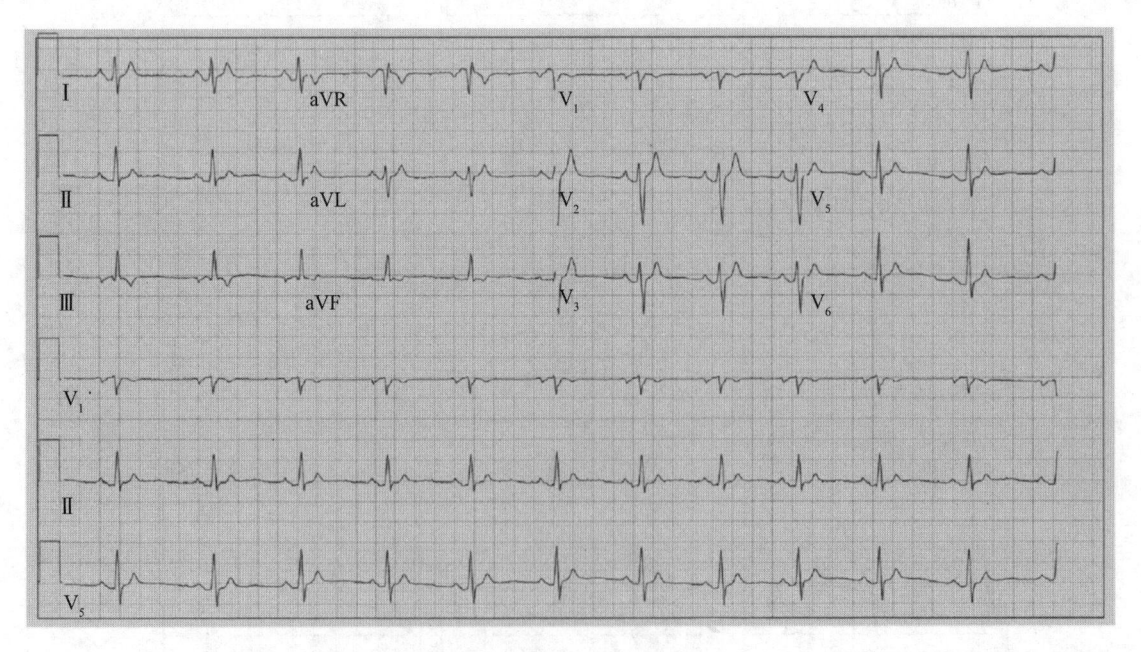

图86-3 16岁女性SQTS患者，携带KCNH2基因突变，QT间期280ms（心率68次/分）可见Ⅰ、aVL、V_2~V_6导联PQ段压低（PQD≥0.05mV）

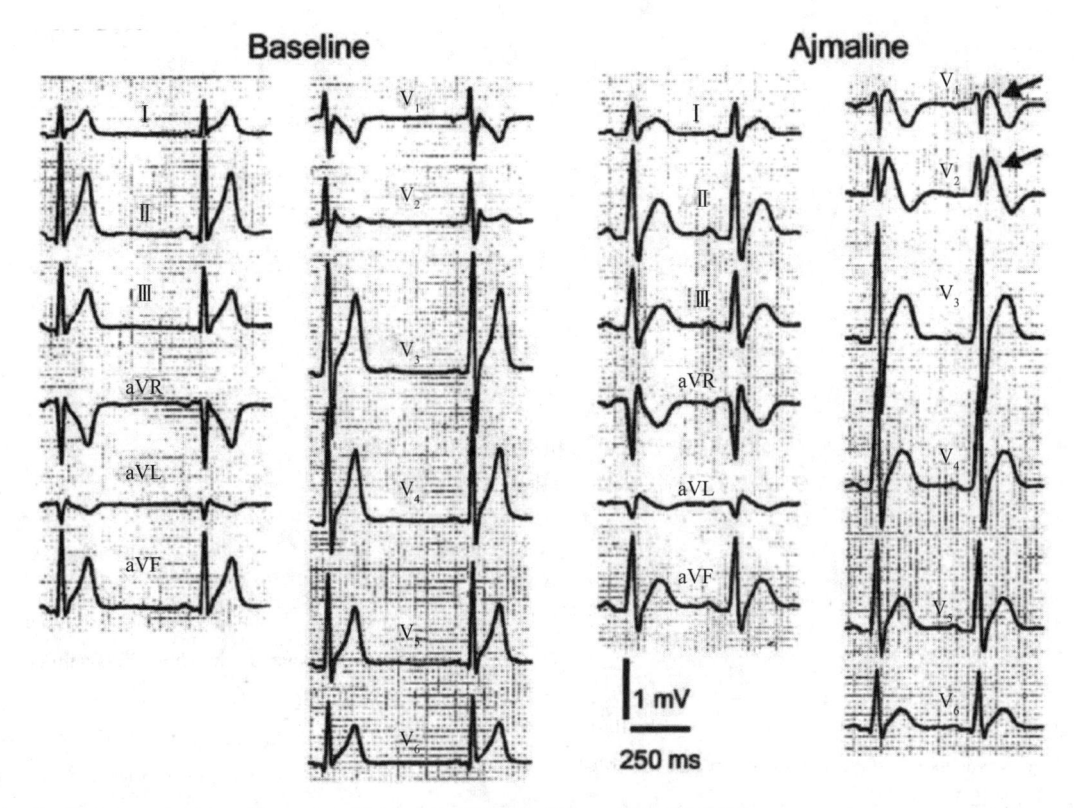

图86-4 SQTS合并Brugada样ECG

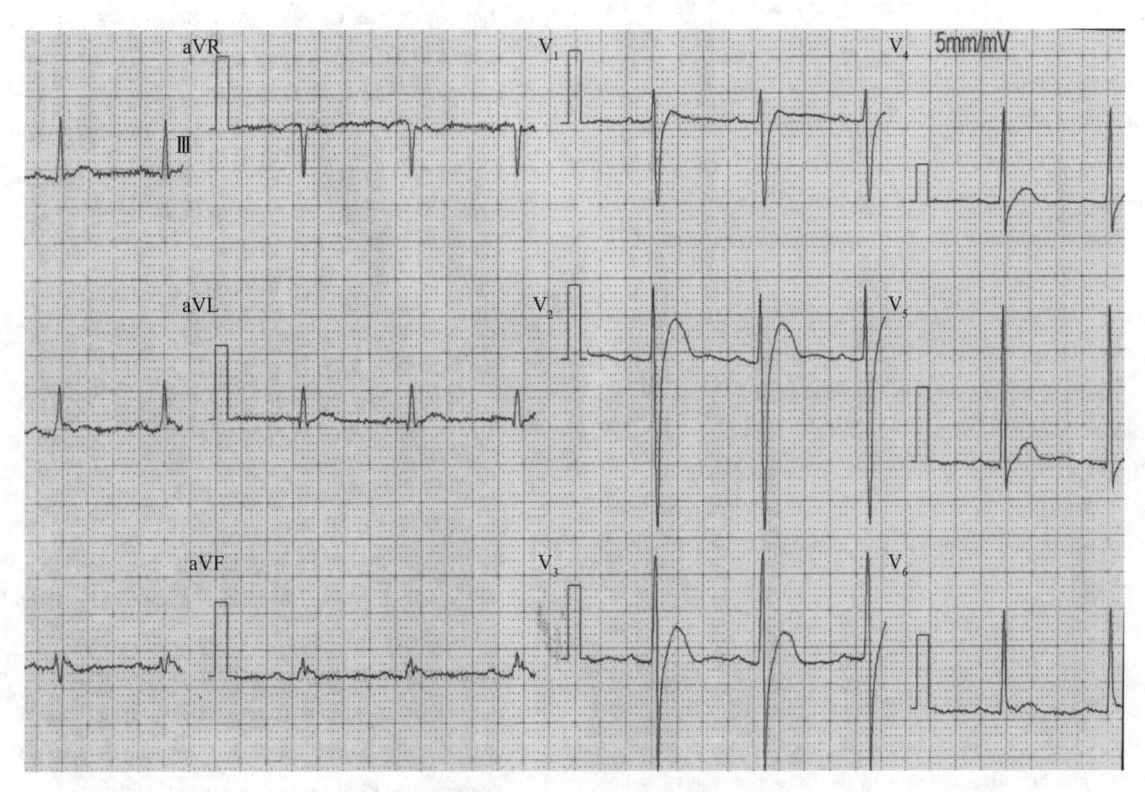

图86-5 SQT7患者下壁导联早期复极化改变（QTc 348 ms）

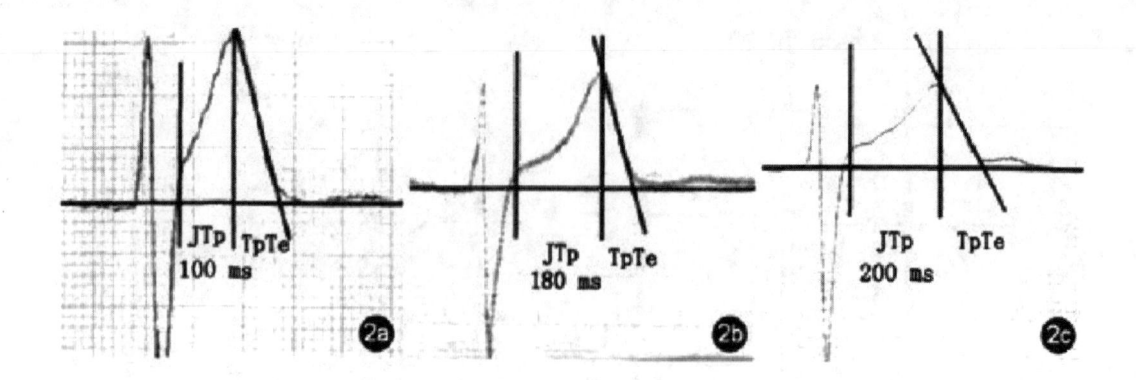

图86-6　ECGJTp和TpTe的标测示意图
（2a示短QT间期综合征者，2b示无临床症状的短QT间期者，2c示正常人）

（胡金柱　洪葵）

参 考 文 献

[1] Kontny F, Dale J.Self-terminating ventricular fibrillation presenting as syncope: A 40-year follow-up report.J Int Med, 1990, 227: 211-213.

[2] Algra A, Tijssen JGP, Roelandt JRTC, et al.QT interval variables from 24-Hour electrocardiography and the 2-Year risk of sudden death.Br Heart J, 1993, 70: 43-48.

[3] Gussak I, Brugada P, Brugada J, et al.Idiopathic short QT interval: a new clinical syndrome.Cardiology, 2000: 94, 99-102.

[4] Gaita, F, Giustetto, C, Bianchi, F, et al.Short QT Syndrome: A familial cause of sudden death.Circulation, 2003, 108: 965-970.

[5] Wilde AAM, Amin A.Channelopathies, genetic testing and risk stratification.Int J Cardiol, 2017, 237: 53-55.

[6] Garcia-Elias A, Benito B.Ion Channel Disorders and Sudden Cardiac Death.Int J Mol Sci, 2018, 19.pii: E692.

[7] Zipes DP, Camm AJ, Borggrefe M, et al.ACC/AHA/ESC 2006 Guidelines for Management of Patients With Ventricular Arrhythmias and the Prevention of Sudden Cardiac Death: a report of the American College of Cardiology/American Heart Association Task Force and the European Society of Cardiology Committee for Practice Guidelines (writing committee to develop Guidelines for Management of Patients With Ventricular Arrhythmias and the Prevention of Sudden Cardiac Death): developed in collaboration with the European Heart Rhythm Association and the Heart Rhythm Society.Circulation, 2006, 114: e385-484.

[8] Brugada R, Hong K, Dumaine R, et al.Sudden death associated with short-QT syndrome linked to mutations in HERG.Circulation, 2004, 109: 30-35.

[9] Sun Y, Quan XQ, Fromme S, et al.A novel mutation in the KCNH2 gene associated with short QT syndrome.J Mol Cell Cardiol, 2011, 50: 433-441.

[10] Harrell DT, Ashihara T, Ishikawa T, et al.Genotype-dependent differences in age of manifestation and arrhythmia complications in short QT syndrome.Int J Cardiol, 2015, 190: 393-402.

[11] Bellocq C, van Ginneken AC, Bezzina CR, et al.Mutation in the KCNQ1 gene leading to the short QT-interval syndrome. Circulation, 2004, 109: 2394-2397.

[12] Moreno C, Oliveras A, de la Cruz A.A new KCNQ1 mutation at the S5 segment that impairs its association with KCNE1 is responsible for short QT syndrome.Cardiovasc Res, 2015, 107: 613-623.

[13] Priori SG, Pandit SV, Rivolta I, et al.A novel form of short QT syndrome (SQT3) is caused by a mutation in the KCNJ2 gene.Circ Res, 2005, 96: 800-807.

[14] Binda A, Rivolta I, Villa C, et al.A Novel KCNJ2 Mutation Identified in an Autistic Proband Affects the Single Channel Properties of Kir2.1.Front Cell Neurosci, 2018, 12: 76.

[15] Ambrosini E, Sicca F, Brignone MS, et al.Genetically induced dysfunctions of Kir2.1 channels: implications for short QT3 syndrome and autism-epilepsy phenotype.Hum Mol Genet, 2014, 23: 4875-4886.

[16] Antzelevitch C, Pollevick GD, Cordeiro JM, et al.Loss-of-function mutations in the cardiac calcium channel underlie a new clinical entity characterized by ST-segment elevation, short QT intervals, and sudden cardiac death.Circulation, 2007, 115: 442-449.

[17] Templin C, Ghadri JR, Rougler JS, et al.Identification of a novel loss-of-function calcium channel gene mutation in short QT syndrome (SQTS6).Eur Heart J, 2011, 32: 1077-1088.

[18] Hong K, Hu J, YU J, et al.Concomitant Brugada-like and short QT electrocardiogram linked to SCN5A mutation.Eur J Hum Genet, 2012, 20: 1189-1192.

[19] Thorsen K, Dam VS, Kjaer-Sorensen K, et al.Loss-of-activity-mutation in the cardiac chloride-bicarbonate exchanger AE3 causes short QT syndrome.Nat Commun, 2017, 8: 1696.

[20] Giustetto C, Scrocco C, Schimpf R, et al.Usefulness of exercise test in the diagnosis of short QT syndrome.Europace, 2015, 17: 628-634.

[21] Rautaharju PM, Zhou SH, Wong S, et al.Sex differences in the evolution of the electrocardiographic QT interval with age.Can J Cardiol, 1992, 8: 690-695.

[22] Reinig MG, Engel TR.The shortage of short QT intervals.Chest, 2007, 132: 246-249.

[23] Gollob MH, Redpath CJ, Roberts JD.The short QT syndrome: proposed diagnostic criteria.J Am Coll Cardiol, 2011, 57: 802-812.

[24] Priori SG, Wilde AA, Hori Mazzanti e M, et al.HRS/EHRA/APHRS expert consensus statement on the diagnosis and management of patients with inherited primary arrhythmia syndromes: document endorsed by HRS, EHRA, and APHRS in May 2013 and by ACCF, AHA, PACES, and AEPC in June 2013.Heart Rhythm, 2013, 10: 1932-1963.

[25] Tülümen E, Giustetto C, Wolpert C, et al.PQ segment depression in patients with short QT syndrome: a novel marker for diagnosing short QT syndrome? Heart Rhythm, 2014, 11: 1024-1030.

[26] Watanabe H, Makiyama T, Koyama T, et al.High prevalence of early repolarization in short QT syndrome.Heart Rhythm, 2010, 7: 647-652.

[27] Extramiana F, Antzelevitch C.Amplified transmural dispersion of repolarization as the basis for arrhythmogenesis in a canine ventricular-wedge model of short-QT syndrome.Circulation, 2004, 110: 3661-3666.

[28] Anttonen O, Väänänen H, Junttila J, et al.Electrocardiographic transmural dispersion of repolarization in patients with inherited short QT syndrome.Ann Noninvasive Electrocardiol, 2008, 13: 295-300.

[29] Bjerregaard P.The diagnosis and management of short QT syndrome.Heart Rhythm.2018, pii: S1547-5271（18）30196-6.

[30] Schimpf R, Bauersfeld U, Gaita F, et al.Short QT syndrome: successful prevention of sudden cardiac death in an adolescent by implantable cardioverter-defibrillator treatment for primary prophylaxis.Heart Rhythm, 2005, 2: 416-417.

[31] Pereira R, Campuzano O, Sarquella-Brugada G, et al.Short QT syndrome in pediatrics.Clin Res Cardiol, 2017, 106: 393-400.

第87章

碎裂QRS波的定义及其临床应用进展

一、碎裂QRS波的定义

碎裂QRS波（简称fQRS）的基本定义、诊断标准与不同形态表现。

1. 一般fQRS是指心室波呈rSr'、rSR'或R或S波上有切迹或心室波呈多相小波者（图87-1）。

2. 对QRS波宽度＜0.12s者，其V_1～V_3或Ⅰ、aVL与V_5、V_6等导联波形应不符合右束支或左束支传导阻滞。

3. 冠心病患者fQRS大都出现在前侧壁导联或下壁的相邻两个导联上，且fQRS的分布范围与相应的冠状动脉供血部位相一致。

4. 对QRS波宽度≥0.12s者，诊断fQRS的定义为：相邻2个导联的R或S波上出现＞2个R'或R或S波上有≥2个切迹；或室性期前收缩的R波上有2个切迹，且切迹之间距离＞40ms，则可定义为fQRS阳性或称fWQRS（DAS等，图87-2）。上述标准适用于束支传导阻滞、起搏QRS波与室性期前收缩。

二、碎裂QRS发生机制

1. 梗死区内阻滞或梗死区周围阻滞。
2. 多发性灶性梗死。
3. 局部心肌瘢痕化或心肌细胞病变导致心室肌不同步除极，常伴心肌运动障碍与缓慢传导。

三、碎裂QRS波临床研究进展

（一）缺血性心肌病与fQRS（表87-1，表87-2）

1. 众多研究揭示，fQRS是心肌梗死后心肌瘢痕的心电图标志物，其敏感度与阴性预测能力超过异常Q波。

2. 数个报告显示，fQRS出现的导联往往与心肌瘢痕部位及其对应的冠状动脉供血部位一致（心肌显像证实），V_1～V_5中相邻两个导联fQRS→前壁瘢痕（左前降支病变），Ⅰ、aVL与V_6中fQRS→侧壁心肌瘢痕（左回旋支病变），下壁3个导联中的2个导联出现fQRS，提示下壁心肌梗死（右冠状动脉病变），但亦有一项报

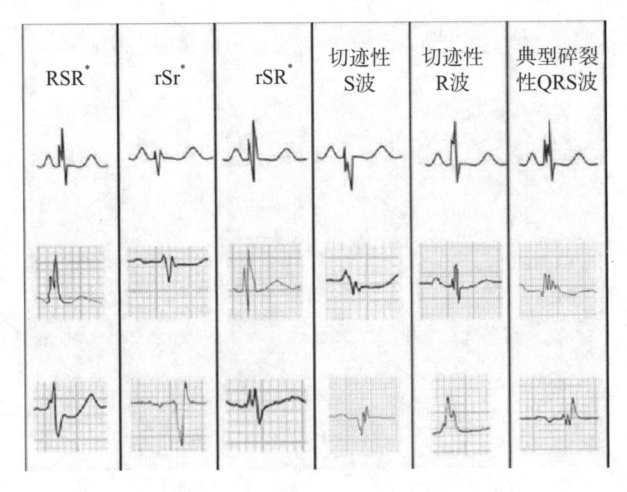

图87-1　fQRS的形态特点及其各种变异

碎裂性LBBB

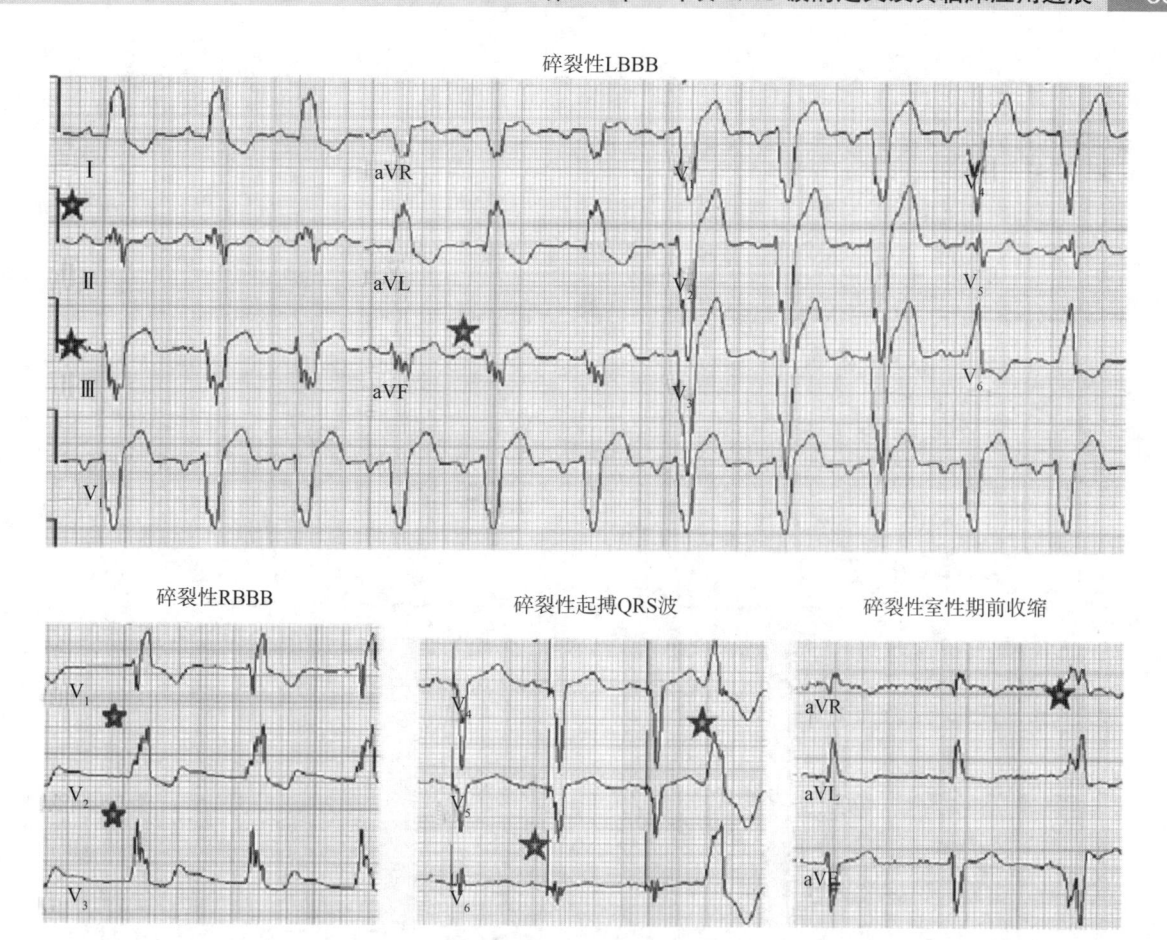

图87-2 各种不同的碎裂性宽QRS波（fWQRS）

表87-1 两种心电图指标诊断不同部位心肌梗死

指标	前壁	侧壁	下壁
病理性Q波	99.7%	99.7%	99.0%
碎裂QRS波	98.0%	90.5%	90.5%
病理性Q波和（或）碎裂QRS波	97.5%		91.0%

表87-2 两种心电图指标诊断陈旧性心肌梗死

指标	病理性Q波	碎裂QRS波	病理性Q波和（或）碎裂QRS波
敏感度	36.3%	85.6%	91.4%
特异度	99.2%	89.4%	89%
阳性预测值	95.7%	83.7%	84.2%
阴性预测值	70.0%	87.6%	94.2%

告指出，fQRS诊断Q波MI的敏感度较低，此可能与近年早期开展血供重建治疗有关。

3. fQRS对老年人、女性糖尿病或忧郁症患者的不典型隐匿性MI的诊断有特殊价值。

4. Pei等前瞻性研究发现，MI合并心力衰竭伴fQRS者，其心源性猝死发生率较无fQRS者高2.7倍。

5. 998例冠心病者平均随访57个月，有或无fQRS者全因死亡率分别为34%：与26%；心脏事件发生率分别为50%与28%。

6. 慢性Q波MI患者中有fQRS者复发性心脏事件发生率高（HR 2.68，$P = 0.004$），且为死亡率增高的独立预测者。

7. 综合分析879例伴宽QRS波的冠心病患者中，fQRS诊断心肌瘢痕的能力如下：敏感度87%、特异度93%、阳性预测值92%、阴性预测值88%，本组病例随访研究中尚发现，fQRS为死亡率增高的独立预报因素。

8. 对心肌梗死后患者根据Q波是否消失，有无fQRS等进行分组（图87-3），随访结果显示，心肌梗死后Q波消失但有fQRS者心脏事件最多。

9. 对170例陈旧性心肌梗死合并心力衰竭患者，分析其fQRS数目与再入院率和心源性死亡的关系。结果显示：≥3个导联有fQRS为慢性心肌梗死患者再入院率与心源性死亡率的独立预测因素（图87-4）。

10. fQRS与急性冠状动脉综合征：2015年Akgul报道，根据STEMI发病后48h内有无fQRS，将接受PCI治疗的414例患者分为两组，其中fQRS（+）者为91例，fQRS（-）者323例。随访1年显示，前组fQRS（+）者全因死亡率明显增高（HR 5.24，$P = 0.01$），且

图87-3 心肌梗死后Q波消失但有fQRS

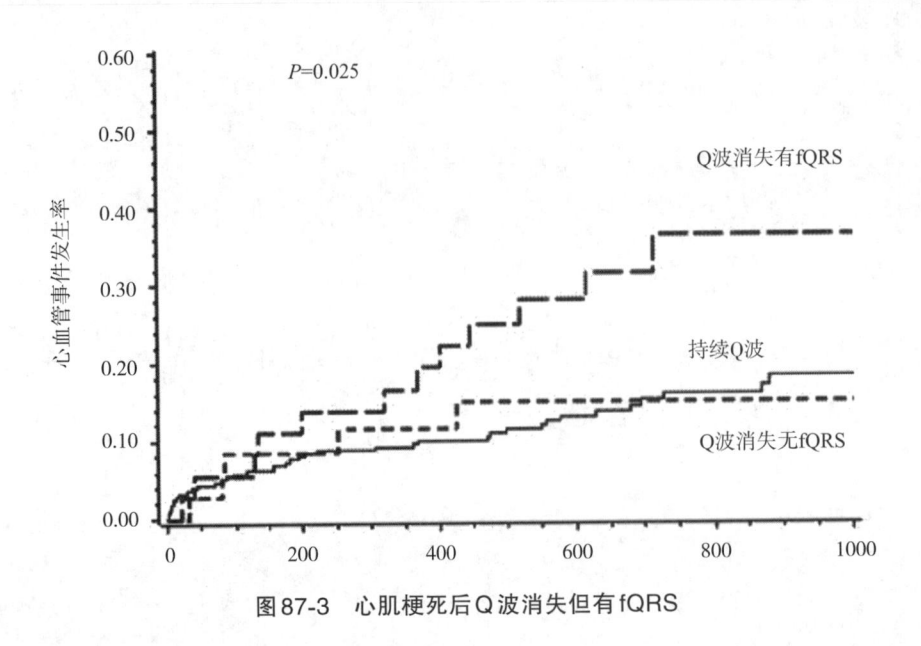

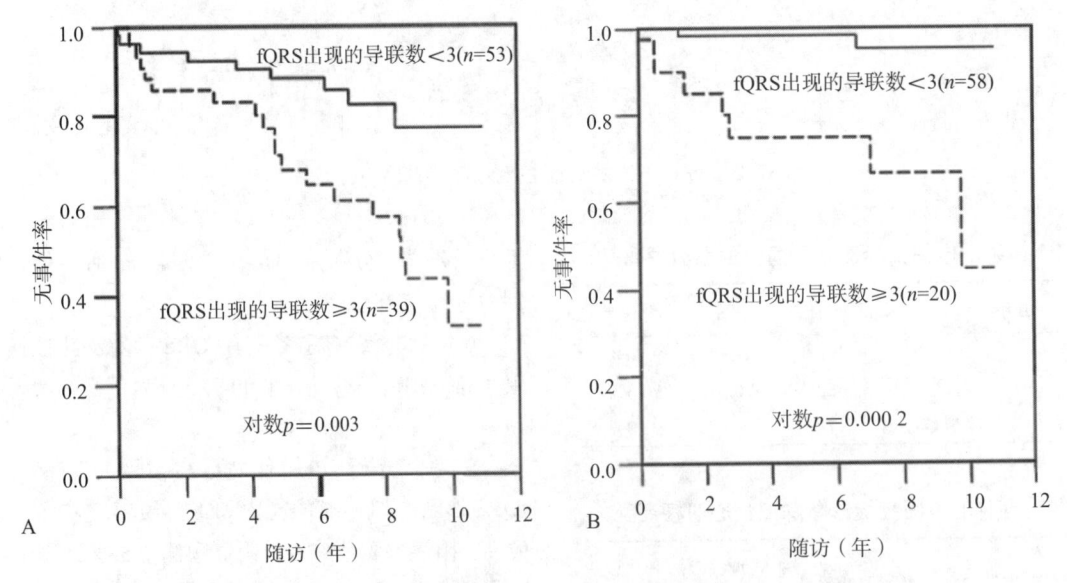

图87-4 出现fQRS的导联数<3与≥3的两组患者心血管事件发生率对比
A.合并前臂心肌梗死者；B.无前臂心肌梗死者

入院后的急性期死亡率前组亦高于后组（图87-5，图87-6）。

（二）fQRS预测恶性心律失常

1. 协助检出左心室室壁瘤并可判定周边异位心律的起源部位。

2. 1570例慢性心力衰竭患者（特发性扩张性心肌病572例，缺血性心肌病998例），平均随访36个月发现：下壁导联出现J波或fQRS为心源性猝死独立危险因素；另一研究显示，特发性扩心病患者fQRS越多，复发性室性心律失常发生率亦越高。

3. 后天性长QT综合征伴fQRS者，极易发生晕厥。多因素分析显示，仅fQRS（＋）为扭转性室速的预报因素。

4. 不同原因左心收缩功能不全患者，如合并fQRS则提示易发生恶性心律失常。

5. 在115例Brugada综合征患者中，43%患者伴fQRS。其中SCN5A突变组中高达33%有fQRS；而无突变组中仅5%有fQRS；更重要的是fQRS（＋）为

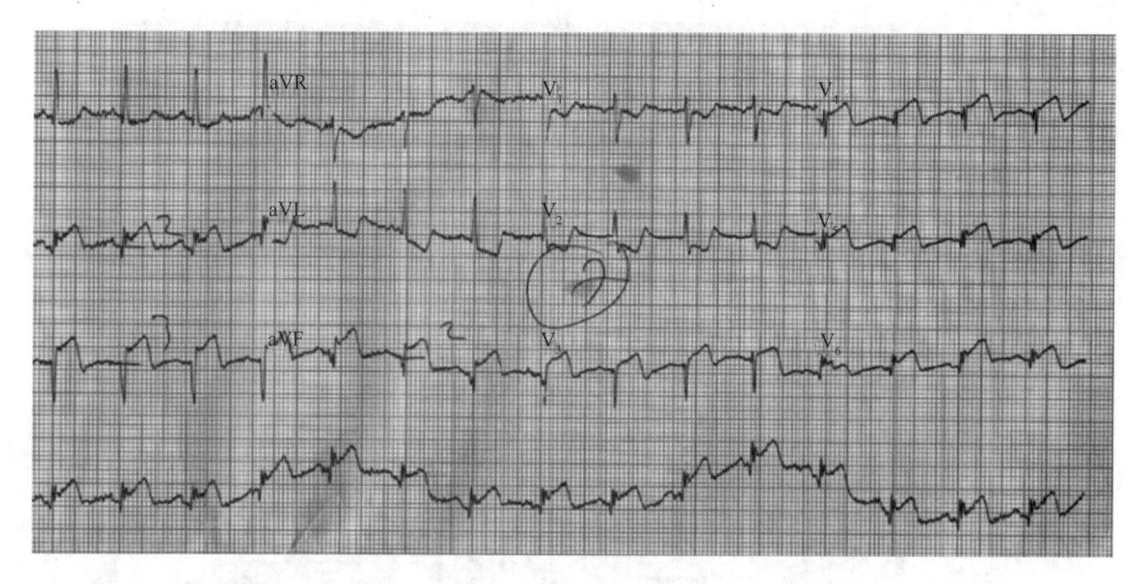

图87-5 女性急性心肌梗死患者示下壁与侧壁均有碎裂QRS波，经皮冠脉介入治疗后29d死亡

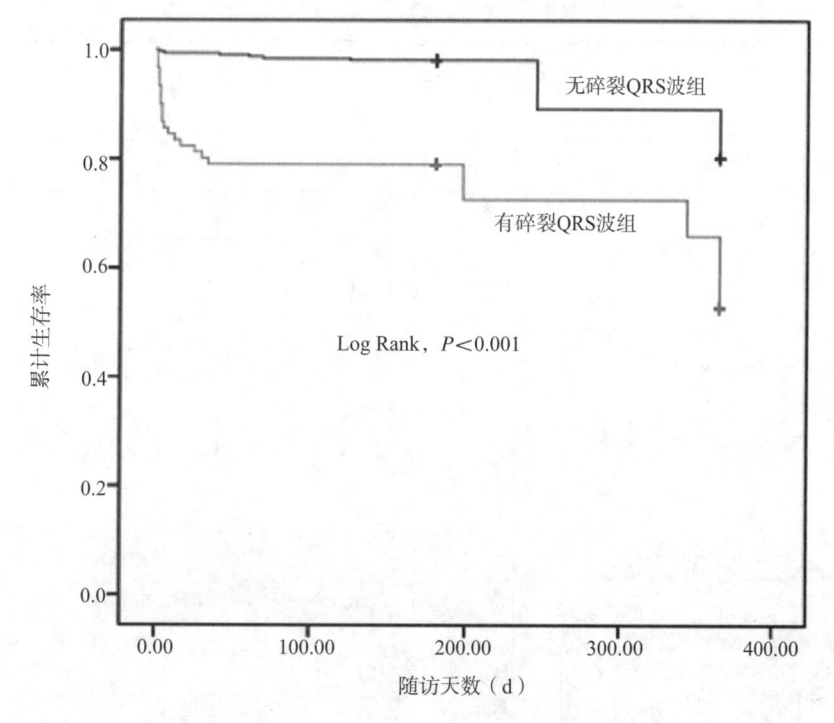

图87-6 一年随访期示fQRS（＋）组的存活率显著低于fQRS（－）组

该类患者发作晕厥的独立预测因素，而晚电位、有无SCN5A突变与心室电刺激能否诱发VT/VF均不能预测Brugada综合征患者是否会发生晕厥（图87-7）。

另有学者研究了246例有Brugada波的患者。13例发生过VF，40例发生过晕厥，随访45个月显示：有或无且复极或fQRS可预测高危或低危患者，同时存在ER与fQRS者，无事件率最低（图87-8）。

Morita（2017年）研究了229例Brugada综合征患者不同部位fQRS的分布特点：右心室流出道最多，其次为右室下部。同时发现心室任何部位出现fQRS都与致命性心律失常有关，不论过去有无症状。此外，多个部位出现fQRS者更易发生室颤，且是早发室颤的预警标志。

6.最近（2015年）英国学者对fQRS是否可预测猝死进行了Meta分析。

对1996～2014年的12个研究中5009例不同心脏病患者进行了分析。其中78%为男性，60%病因为冠心病，39%接受ICD置入。随访时间为14～53个月，期间1140/4938例死亡。分析显示在LVEF＞35%的患者中，fQRS（＋）者，室性心律失常发生率比fQRS（－）

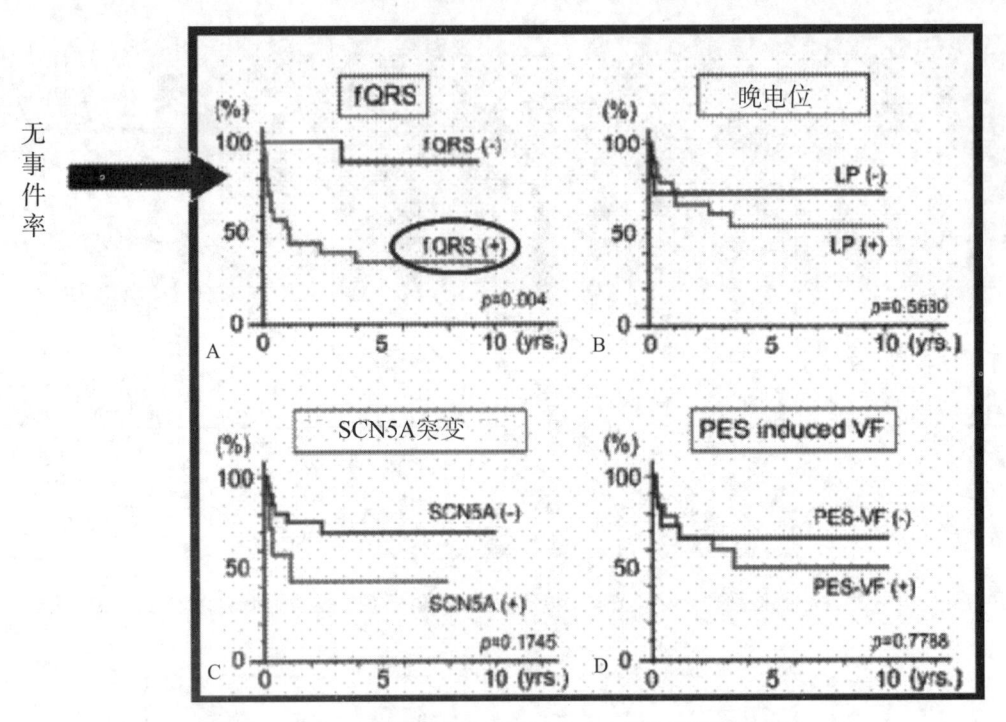

图87-7 Brugada征患者仅fQRS（＋）可预测晕厥复发

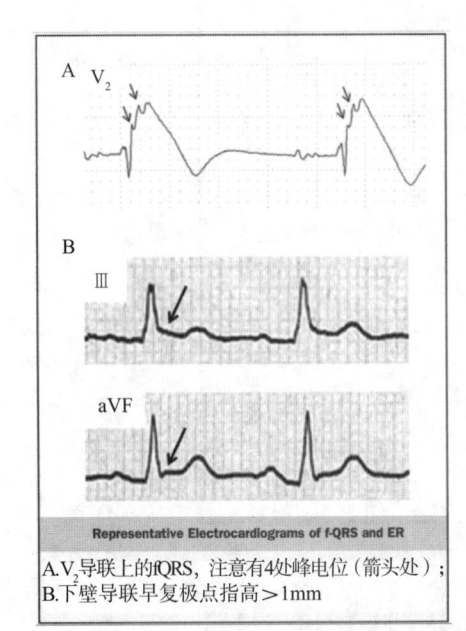

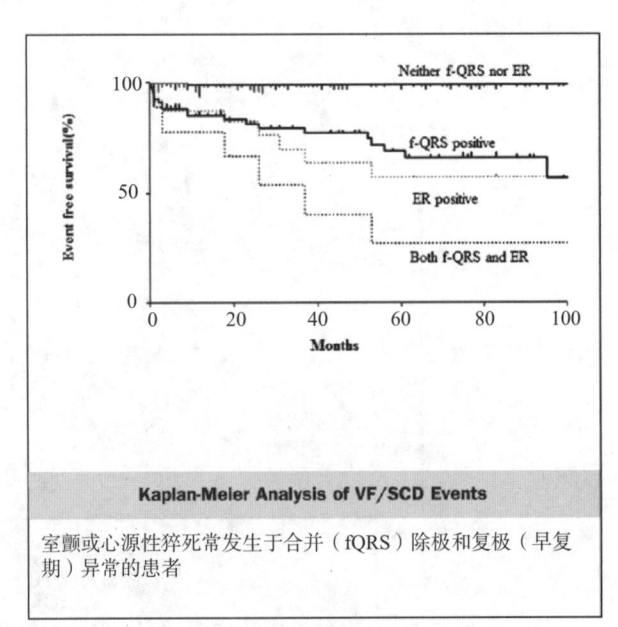

A.V₂导联上的fQRS，注意有4处峰电位（箭头处）；
B.下壁导联早复极点指高＞1mm

室颤或心源性猝死常发生于合并（fQRS）除极和复极（早复期）异常的患者

图87-8 左图f-QRS和ER的代表性心电图，右图为VF/SCD事件的kaplan-Meier分析

者高5倍，死亡率增加2倍。结论：fQRS为不同心脏病患者发生猝死的心电图标志物。

7.fQRS与AICD激活放电的关系（表87-3）：分析107例接受AICD置入的患者（缺血性心肌病42%，Brugada综合征24%，其他34%），其中40%患者有fQRS。多因素分析显示，fQRS为ICD放电的独立预测因素（HR 5.318，$P<0.001$）。

（三）fQRS对右心室心肌病的诊断价值

综合分析360例右室心肌病患者各项心电图诊断指标显示：右胸导联QRS波增宽与fQRS的阳性率最

表87-3 ICD恰当放电的预测因素

预测因素	风险比	95%置信区间	P值
年龄	0.974	0.943～1.007	0.123
男性	1.355	0.668～2.745	0.400
ICD一级预防	1.905	0.549～6.603	0.310
他汀类药物使用	0.610	0.223～1.665	0.334
胺碘酮使用	3.468	1.254～9.595	0.017
左心室射血分数	0.110	0.012～1.036	0.054
fQRS波	5.318	2.115～13.374	＜0.0001

高，而Epsilon波则仅出现在23%的患者（图87-9，表87-4）。

（四）肥厚型心肌病与fQRS

Rattanawong（2018）荟萃分析5个报道共673例肥厚型心肌病患者，其中205例合并fQRS。结果显示：fQRS阳性者严重心律失常事件发生率为fQRS阴性者的7倍。

（五）fQRS消退的临床意义

对67例接受CRT治疗的患者进行研究，其中39例（58%）为有反应者。多变量分析显示，仅fQRS消失为CRT治疗有效的预测指标（OR 0.018，$P<0.001$），另一最新报道亦显示同样结果。现认为fQRS消失为心肌逆向电重构表现，提示CRT治疗可使患者心功能改善。

（六）典型病例介绍

例1.男性16岁，突发胸痛，cTnT升高为29ng/ml，其心电图见图87-10，急诊冠状动脉造影正常，其MRI检查见图87-11。

例2.1例老年陈旧性心肌梗死患者的fQRS（图87-12）。A.12导联心电图并无异常Q波；B.Ⅲ与aVF导联R波上有多个小波（fQRS）；C.心脏核素检查显示，下壁心肌有固定性充盈缺损。

例3.1例中年男性，不规则胸闷半年，其心电图见图87-13，冠状动脉造影正常。心肌核素显像见图87-14。

四、研究展望

1.使用低通滤波设置（100～150Hz）检测fQRS的定性与定量前瞻性研究。

2.目前除LVEF≤30%外，其他各种指标预测心源性猝死的敏感性与特异性均很低，故深入研究fQRS的临床应用价值很有必要，尤其是与TWA等指标联合

表87-4　360例AVRD/C患者的心电图表现分析

心电图表现	ARVD/C 360例	对照组52例
右胸导联QRS时限延长	353（98%）	0
S波宽度≥55ms	300（83%）	2（4%）
终末部激动延迟≥55mm	305（85%）	2（4%）
右胸导联T波倒置（除V_1外）	204（57%）	3（6%）
Epsilon电位	81（23%）	0
右胸导联QRS≥110ms	270（75%）	0
碎裂QRS波	306（85%）	2（4%）

ARVD/C：致心律失常性右室发育不良或右心室心肌病

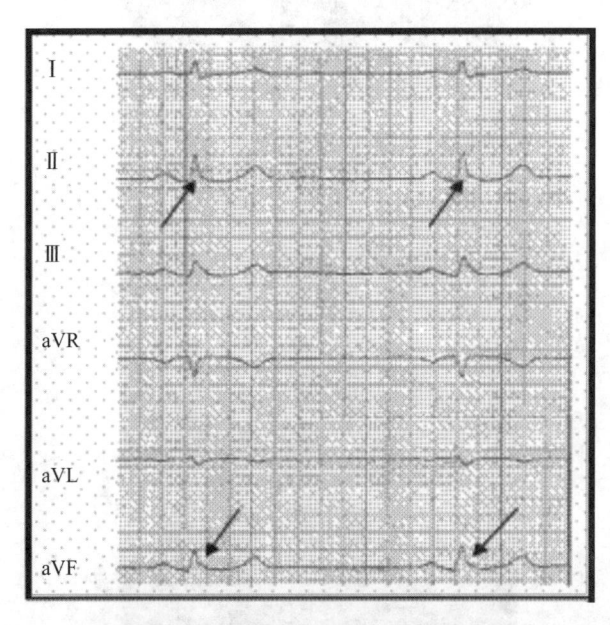

图87-9　1例右心室心肌病患者的fQRS

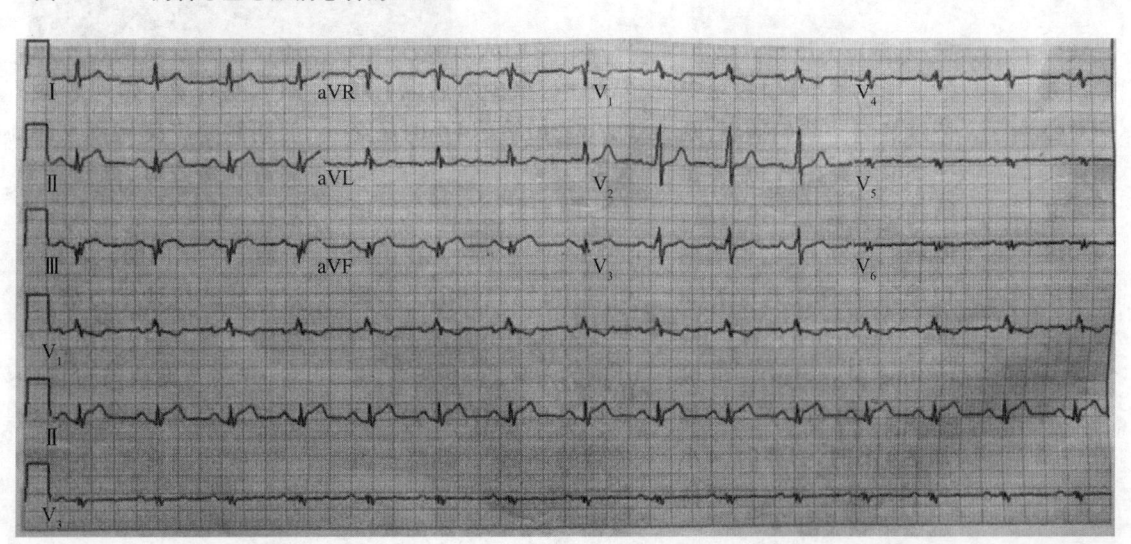

图87-10　呈窦性心律，下壁与侧壁等导联均有fQRS，但无Q波与明显ST段抬高，治疗后存活。本例最终诊断急性病毒性心肌炎

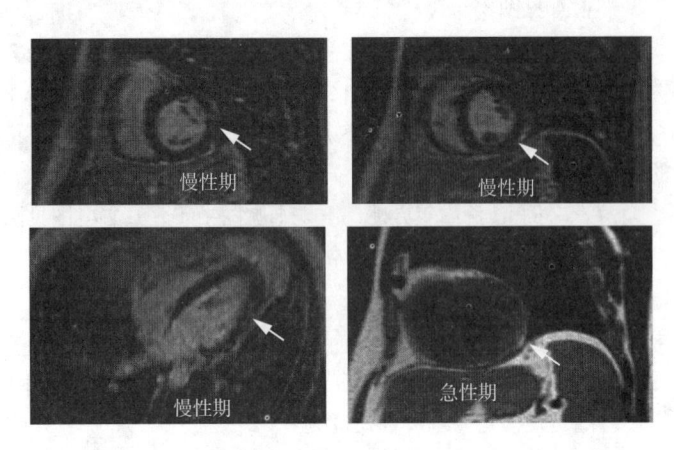

图87-11　同一患者心脏MRI检查符合心肌炎改变

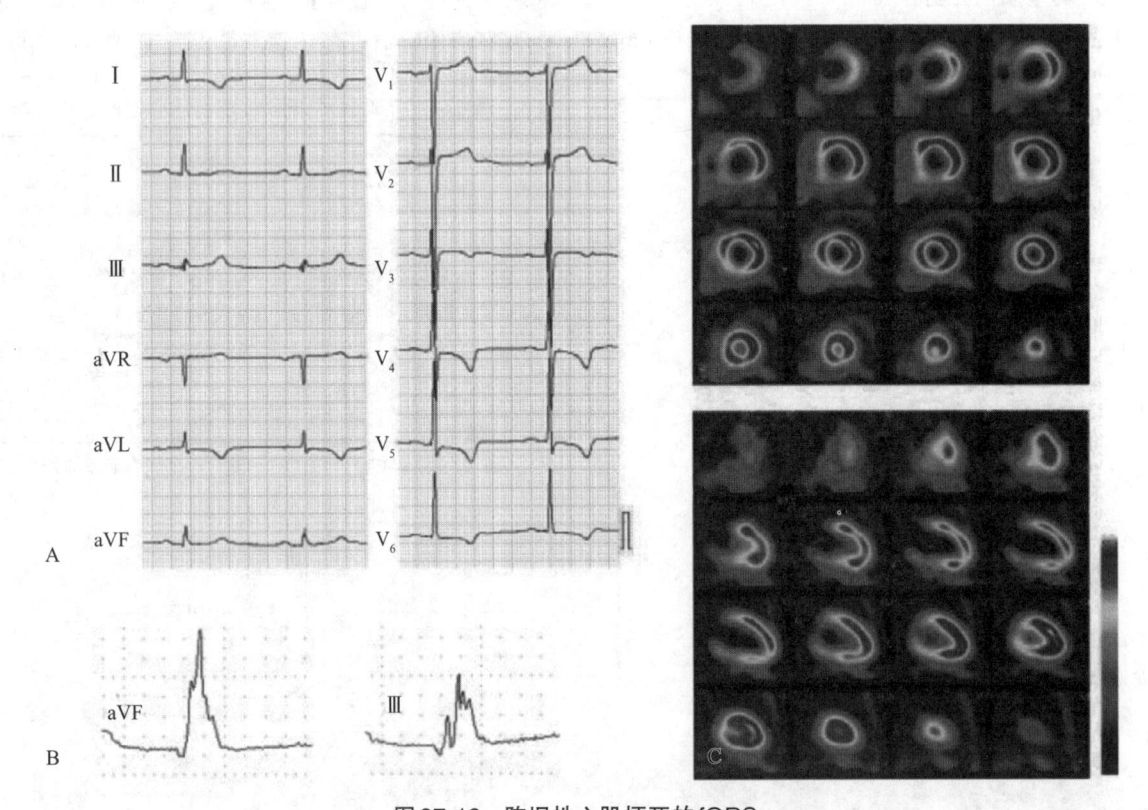

图87-12　陈旧性心肌梗死的fQRS
A.12导联心电图并无异常Q波；B.Ⅲ与aVF导联R波上有多个小波（fQRS）；C.心脏核素检查显示，下壁心肌有固定性充盈缺损

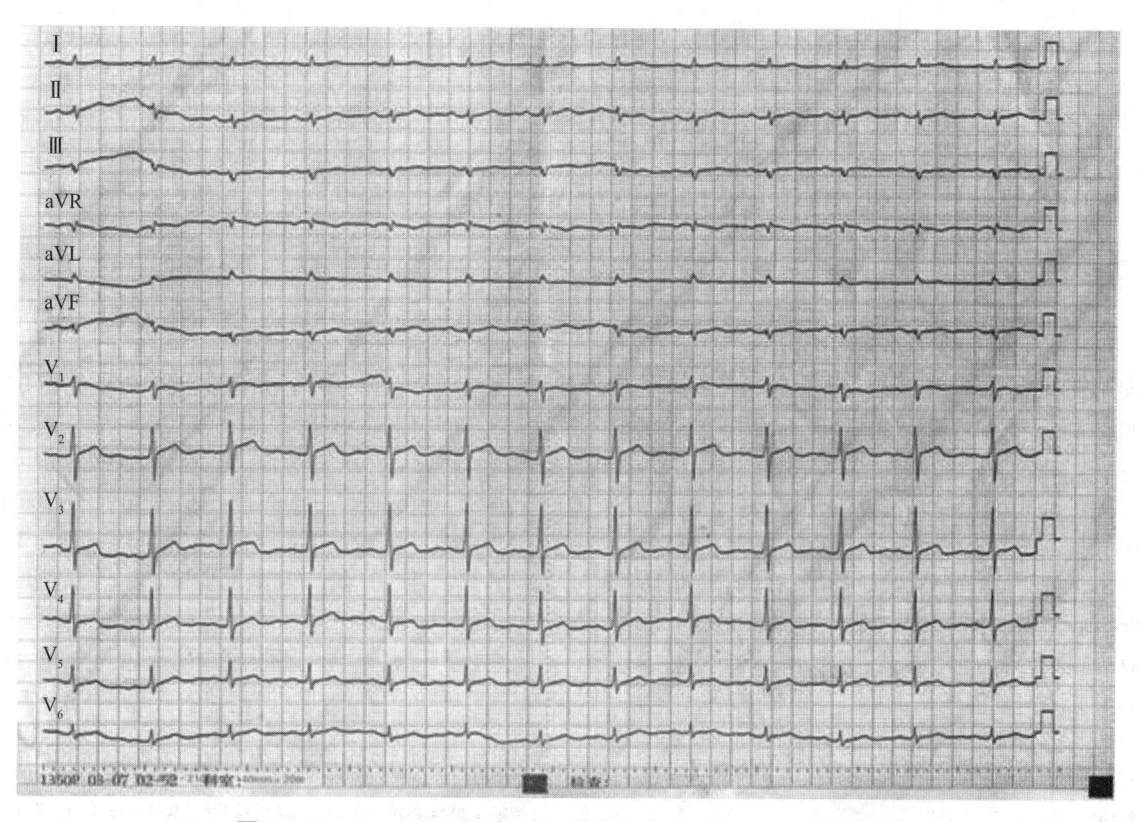

图87-13　Ⅱ、Ⅲ、aVF与aVL导联可见fQRS，ST-T波无异常

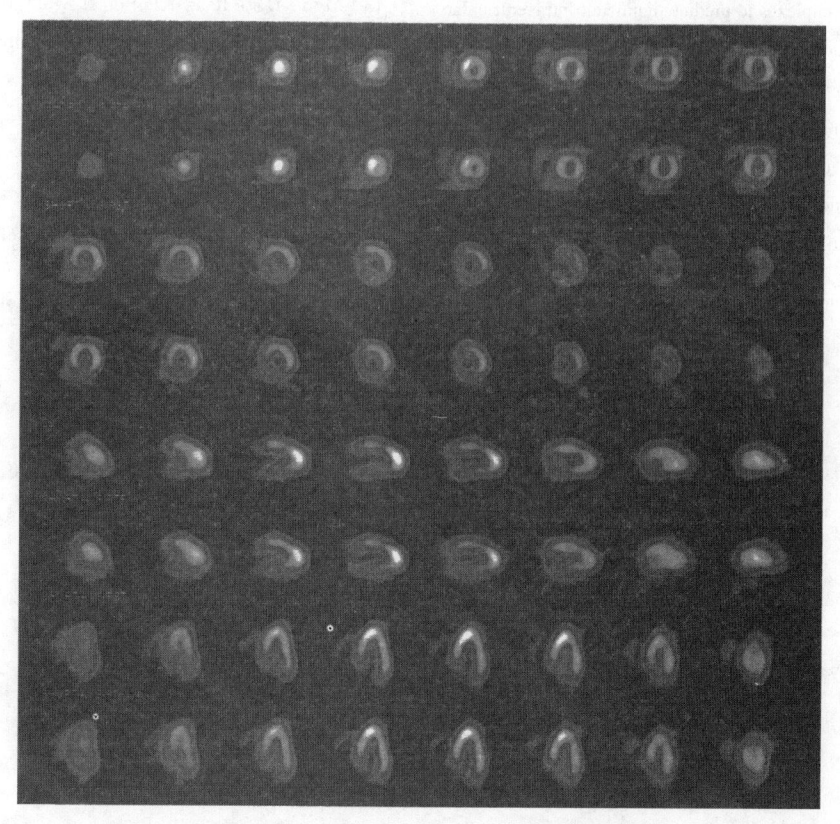

图87-14　心肌显像符合心尖部肥厚型心肌病

应用。

3.建议各临床单位常规对12导联心电图进行fQRS的检测，临床医生则应结合患者临床背景，正确解读fQRS。

（黄元铸）

参 考 文 献

[1] Das MK, Saha C, El Masry H, et al.Fragmented QRS on a l2-1ead ECG: a predictor of mortality and cardiac events in patients with coronary artery disease.Heart Rhythm, 2007, 4: 1385-1392.

[2] Das MK, Suradi H, Maskoun W, et al.Fragmented wide QRS on a l2-1ead ECG: a sign of myocardial scar and poor prognosis.Circ Arrhythm ElectrophySio1, 2008, 1: 258-268.

[3] Das MK, Zipes DP.Fragmented QRS: a predictor of mortality and sudden cardiac death.Heart Rhythm, 2009, 6: S8-14.

[4] DaS MK, MaSkolin W, Shen C, et al.Fragmented QRS on twelve-1ead electrocardiogram predicts arrhythmic events in patients with ischemic and nonischemic cardiomyopathy.Heart Rhythm, 2010, 7: 74-80.

[5] Tigen K, Karaahmet T, Gurel E, et al.The utility of fragmented QRS complexes to predict significant intraventricular dyssynchrony in nonischemic dilated cardiomyopathy patients with a narrow QRS interval.Can J Cardiol, 2009, 25: 517-522.

[6] DaS MK, Michael MA, Suradi H, et al.Usefulness of fragmented QRS on a 12-1ead electrocardiogram in acute coronary syndrome for predicting mortality.Am J CardiOl, 2009, 04: 1631-1637.

[7] Cheema A, Khalid A, Wimmer A, et al.Fragmented QRS and mortality risk in patients with left ventricular dysfuncyion.Circ Arrhythm Electrophysiol, 2010, 3: 339-344.

[8] Sha J, Zhang S, Tang M, Chen K, Zhao X, Wang F.Fragmented QRS is associated with all-cause mortality and ventricular arrhythmias in patient with idiopathic dilated cardiomyopathy.Ann Noninvasive Electrocardiol, 2011, 16: 270-275.

[9] Peters S, Tmmmel M, Koehler B.QRS fragmentation in standard ECG as a diagnostic marker of arrhythmogenic right ventricular dysplasia-cardiomyopathy. Heart Rhythm, 2008, 5: 1417-1421.

[10] Takagi M, Yokoyama Y, Aonuma K, Aihara N, Hiraoka M.Clinical characteristics and risk stratification in symptomatic and asymptomatic patients with Brugada syndrome: multicenter study in Japan.J Cardiovasc Electrophysiol, 2007, 18: 1244-1251.

[11] Haraoka K, Morita H, Saito Y, et al.Fragmented QRS is associated with torsades de pointes in patients with acquired long QT syndrome。Heart Rhythm, 2010, 7: 1808-1814.

[12] Morita H, Watanabe A, Morimoto Y, et al.Distribution and prognostic significance of fragmented QRS in patients with Brugada syndrome.Circ Arrhythm Electrophysiol, 2017, 10: e004765.

[13] Meng L, Latsaa KP, et al Meta-analysis of fQRS as an electrocardiographic predictor for arrhythmic events in patient with Brugada syndrome Frontiers in Physiology, 2017, 8-00678.

[14] Rattanawong P, Riangwiwat T, Kanitsoraphan C, et al.Baseline fragmented QRS increases the risk of major arrhythmic events in hypertrophic cardiomyopath: Systematic review and meta-analysis. Ann Noninvasive Electrocardiol, 2018; e12533.

第 88 章

动态心电图诊断心肌缺血的优势及局限性

临床上心律失常和心肌缺血的初步诊断很大程度上依赖于传统体表12导联体表心电图（ECG），但上述两种情况都可能是一过性发生的，发作当时患者也可能并无相关症状，因而心电图通常无法获得足够的信息来建立可靠的诊断。24h动态心电图监测（Holter）有机会捕捉到心律失常的发作和无症状心肌缺血。多年来，动态心电图广泛应用于临床，以往多采用3导联同步记录，目前12导联动态心电图逐步普及，其在诊断和定位心肌缺血方面具有不可替代的优势。本文对动态心电图在诊断心肌缺血方面的优势和不足加以简述。

一、动态心电图导联系统

三导联动态心电图系统的记录电极放置于相应于体表心电图V_1和V_5以及Ⅲ导联的位置。12导联动态心电图（图88-1）采用1966年Mason和Likar（M-L）提出的记录系统，被称为M-L系统。M-L系统包括10个电极，由6个标准胸前导联电极和4个改进的肢体导联电极组成。两个肢体导联电极放置在锁骨下缘下方2cm处。一个肢体电极位于左腋前线中肋缘和髂嵴之间的中间，而另一个电极放置在下腹部。M-L系统的不足表现为心电图波形的幅度可能衰减，并产生额面电轴的轻微右移偏差。为提高M-L系统记录图形与传统体表心电图的可比性，Welinder建议将左下肢电极放置在下方至髂骨区域，并将上肢电极横向放置在腋窝水平，即所谓的"Lund"系统。目前临床广泛应用的是M-L系统，其记录的心电图已被广泛接受，并被公认为"真正的"12导联动态心电图。其优点在于心电图信号和图形的质量较高，大大提高心肌缺血ST段改变检测的敏感性，且有助于心肌缺血的定位诊断。也有学者将记录电极数减少到4~5个，例如EASI系统，记录到的心电图数据经计算处理，得到模拟的12导联心电图图形。目前认为，EASI系统记录到的心电图必须与标准12导联心电图进行比较，以避免误诊。

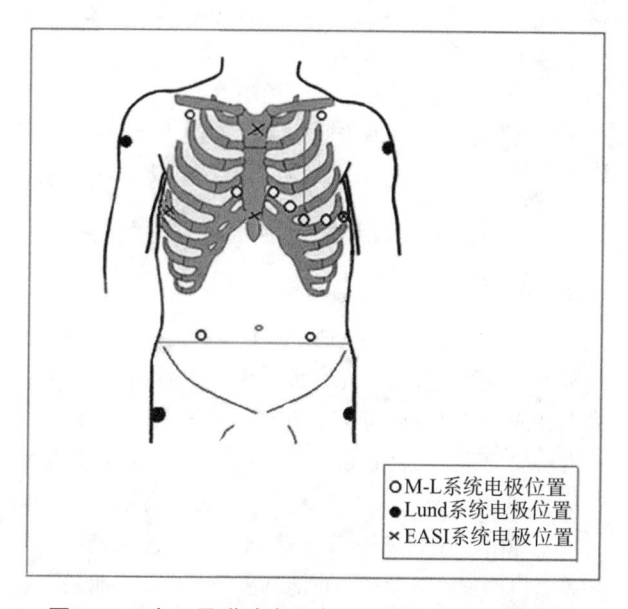

图88-1 十二导联动态心电图记录电极放置的位置
○M-L系统电极位置
●Lund系统电极位置
×EASI系统电极位置

二、动态心电图检测心肌缺血的适应证

目前没有指标可以区分哪些患者能从3导联还是12导联动态心电图中获益。3导联动态心电图的适应证同样适用于12导联动态心电图。其适应证主要包括：①确认心悸和心脏异常活动之间的联系；②确定晕厥或近似晕厥的原因；③捕获心律失常或心肌缺血的短暂发作；④评估药理学或非药物疗法的有效性和安全性；⑤评估起搏器或其他置入式装置的功能；⑥预后评估；⑦心源性猝死（SCD）的危险分层。

在检测心肌缺血方面，运动试验和冠状动脉造影是确定心肌缺血的首选诊断工具，被认为比动态心电图监测更准确。因而，目前的观点认为，动态心电图不能代替运动试验来评估心肌缺血。动态心电图可用于无法运动的患者或运动试验后仍未能排除心绞痛的患者（表88-1）。另外，动态心电图有助于诊断和定位变异型心绞痛或微血管病变引起的心肌缺血，而对于某些患者，

表88-1 动态心电图诊断心肌缺血的适应证

类型	适应证
Ⅰ	无
Ⅱa	疑似变异型心绞痛
Ⅱb	胸痛患者，无法进行运动试验
	心血管外科手术前评估心肌缺血，患者无法进行运动试验
	有冠心病病史的患者，胸痛不典型
Ⅲ	可以进行运动试验的患者，首次评估心肌缺血
	无症状者，进行心肌缺血的筛查

Ⅰ类：有证据和（或）普遍同意某一特定程序或治疗是有效的；Ⅱa类：证据/意见的权重有用性/有效性；Ⅱb类：有用性/有效性的证据/观点不太确定；Ⅲ：有证据和（或）普遍认为无效，并且在某些情况下可能有害

运动试验和冠状动脉造影尚无法对上述两种情况做出明确的诊断。

三、动态心电图检出无症状心肌缺血

1. 无症状心肌缺血的定义及发生率　无症状心肌缺血（Silent Myocardial Ischemia）通常是指患者一直到心脏事件发作之前都是无症状的，通常发生在最小的体力消耗或休息期间，可见于没有冠心病病史者，也可见于有心肌梗死病史或稳定型心绞痛患者。文献中报道的糖尿病患者中无症状心肌缺血的患病率高度变化，从11%~50%，比非糖尿病患者高2~6倍，在老年糖尿病患者中的发病率更高。可能是由于无症状心肌缺血定义的差异，使用不同的检测程序及人群选择方面的差异和糖尿病的持续时间、代谢控制是否存在糖尿病并发症，以及基线心脏风险因素的水平相关。有研究证实，稳定型冠心病心绞痛患者，无症状心肌缺血多于症状性缺血。通过动态心电图监测，约50%稳定型冠心病患者有短暂ST段压低，可能提示心肌缺血。同样，近50%不稳定型心绞痛患者在持续心电图评估期间会检测到无症状缺血。无症状性缺血也见于仅有冠心病危险因素的患者。例如，在动态心电图监测或运动试验过程中，15%轻度至中度高血压患者没有冠心病体征或症状时出现ST段压低。即使没有冠心病危险因素的健康患者记录到无症状心肌缺血。约24%表面健康者运动试验可能出现异常的心电图或心肌灌注负荷显像异常。

检测无症状心肌缺血的常用方式是运动试验，连续动态心电图监测，心肌灌注显像，放射性核素负荷显像，药物负荷显像和血流动力学监测。其中运动试验和动态心电图是应用最广泛，价格相对便宜的方法。24h动态心电图有助于检出日常活动期间正常心率范围下的无症状短暂心肌缺血的发作。动态心电图监测期间的ST段改变可能是非特异性的，需要与其他情况下的ST段改变相鉴别。因此，诊断无症状缺血的标准需要相对严格，只有当ST段压低至少0.5mm并且变化持续至少60s以上，随后ST段压低恢复正常，才能诊断局部心肌缺血。动态心电图检测出心肌缺血的心率低于运动试验检测到心肌缺血的心率。有研究证实，运动试验检测到的缺血程度与动态心电图检测到的呈正相关。25%~30%运动试验有心肌缺血的患者，动态心电图可以检出心肌缺血。检测时间的延长可以提高无症状心肌缺血的检出率。一项关于稳定型心绞痛患者98h动态心电图监测观察症状性和无症状心肌缺血昼夜节律变化的研究发现，3258例缺血事件中，9%有症状，91%无症状；24h监测后，64%患者检测到无症状心肌缺血，72h后在94.1%患者中检测到无症状心肌缺血。无症状心肌缺血患者未来发生事件的百分比在48h后增加到83.1%，在72h后增加到94.1%。

2. 动态心电图检出的无症状心肌缺血与患者预后的相关性　目前动态心电图检出的无症状心肌缺血与患者冠状动脉事件的发生率和死亡风险之间的相关性仍存在一定争议。

（1）稳定型心绞痛患者：早期研究通常涉及少数高度选择的患者，如运动试验阳性的患者，动态心电图如记录到无症状心肌缺血是出现不良事件的重要独立预测因子。一项评估低风险人群的研究未发现动态心电图检测的缺血是中长期随访的预后指标。随后APSIS试验的研究者发现，在治疗前或治疗过程中动态心电图检测到的缺血与不良事件（死亡，心肌梗死，血运重建，需要药物治疗的心绞痛）之间存在相关性。然而，APSIS研究结果显示，动态心电图检测到的局部缺血程度能有效预测2年随访期间患者的不良心脏事件，但仅适用于运动试验诱发ST压低＞2mm的患者。然而，TIBET研究结果表明，动态心电图检测的无症状心肌缺血与主要死亡终点，心肌梗死，不稳定型心绞痛，慢性稳定型心绞痛和运动诱发缺血之间无明确的相关性。

（2）心肌梗死或不稳定型心绞痛患者：心肌梗死急性期检测到的无症状心肌缺血与院内不良事件，包括死亡和再梗死相关。心肌梗死后检测到的无症状心肌缺血与心肌梗死5年内的心脏事件相关。当无症状心肌缺血与心率变异性和室性心律失常联合用于预后评估时，能提高动态心电图对心肌梗死后患者预后的预测价值。

（3）冠状动脉介入术后患者：无症状心肌缺血也可以预测经皮冠状动脉介入治疗（PCI）患者支架置入的结果。PCI成功6个月后，14%患者在运动负荷心肌灌注显像过程中有无症状心肌缺血的证据。有无症状心肌缺血患者心肌缺血负荷较症状性心肌缺血患者小（2.8 vs.5.9）。与没有缺血的患者相比，无症状缺血与不良事

件增加相关，但不与症状性缺血的程度相关。ADORE试验评估了PCI术后常规运动试验与仅在有症状人群中进行运动试验相比较，用以筛查无症状心肌缺血的益处。结果发现，患者的功能状态，生活质量或PCI术后9个月内两组患者的介入性心脏手术率均无显著差异。因而，这些研究结果支持ACC/AHA指南建议，在没有特殊适应证的血运重建术后，不对无症状患者进行常规运动试验检测心肌缺血。

四、十二导联心电图心肌缺血定位诊断的优势

1. 十二导联动态心电图检出心肌缺血的准确性得到提高　12导联动态心电图的记录系统与体表常规12导联心电图大致相同，其心肌缺血的定位诊断方法与其相同。对12导联动态心电图定位诊断心肌缺血与动态心电图和冠状动脉造影结果的一致性和准确性进行观察研究。Sejersten M等入选426例急性心肌梗死入院患者，采用12导联心电图和12导联动态心电图连续监测，共有138例患者，监测到238例ST段改变事件，包括26例急性梗死患者，62例有血管成形术引起的缺血，150例有自发性短暂性缺血。两种方法治疗急性心肌梗死的百分比一致，血管成形术引起心肌缺血的一致性为95%，短暂性缺血的一致性为89%。

2. 十二导联动态心电图对心肌缺血的量化评估　此种方法提高了冠心病或近期心肌梗死患者心肌缺血的检出率，使患者的治疗效果得到很好的评估。12导联动态心电图对ST段的监测有助于对心肌缺血的程度和持续时间进行量化分析，这些量化分析与患者短期和长期心肌梗死和死亡风险相关。12导联动态心电图是检测心肌缺血的无创方法之一，特别是对于无症状和（或）短暂性缺血性发作者，老年患者或运动试验有禁忌证者。12导联动态心电图实际上常优于传统3导联动态心电图，应该在日常临床实践中更广泛地应用。

五、动态心电图检测心肌缺血的缺点

运动试验和动态心电图广泛使用ST段偏移作为检测心肌缺血的标准。但判断心肌缺血的标准仍缺乏广泛的方法学共识。ST段改变可能是非特异性的，不仅在心肌缺血期间，而且由于其他原因如过度通气，高血压，左心室肥大，左心室功能障碍，体位变化，各种药物使用，电解质异常，外周血管疾病和糖尿病等情况，患者动态心电图出现继发性ST段改变。表88-2列出了动态心电图检测心肌缺血的假阳性和假阴性的情况。

需要注意与原发性心肌缺血相鉴别的情况包括以下几种。

1. 原发性ST-T改变　药物和毒素（如应用洋地黄）；

表88-2　动态心电图检测心肌缺血假阳性或假阴性的情况

1. 位置改变引起的ST段改变
2. 过度换气
3. 突然运动引起的ST段改变
4. 血管调节或Valsalva诱导的ST段改变
5. 室内传导障碍
6. 未诊断或未明确的左心室肥厚
7. 心动过速继发的ST段改变
8. 心房颤动或心房扑动引起的假性ST段改变
9. 药物或电解质紊乱引起的ST段改变
10. 记录电极放置不当
11. 导联校正不正确
12. 记录清晰度异常
13. 记录信号处理，压缩过滤数据造成的ST段改变

电解质异常（例如，血清钙和钾）；心包炎或心肌炎通常伴有心电图ST-T弥漫性改变，包括多个导联ST段抬高（更常见的是PR段压低），代表炎症而非真正的心肌缺血。

2. 继发性复极异常ST-T改变　随着心室除极的顺序或持续时间的变化而发生。主要包括：右或左束支阻滞，起搏节奏，心室肥大，心室预激。

总之，24h动态心电图监测（Holter）有助于检出心肌缺血，尤其是无症状心肌缺血和冠状动脉痉挛造成的急性心肌缺血。需要注意原发性心肌缺血引起的ST段改变与其他原因引起的ST段改变相鉴别。目前，12导联动态心电图逐步普及，在诊断和定位心肌缺血方面具有不可替代的优势。

（陈　琪）

参考文献

[1] Kligfield P, Gettes LS, Bailey JJ, et al.Recommendations for the standardization and interpretation of the electrocardiogram.Part I: the electrocardiogram and its technology.Circulation, 2007, 115: 1306-1324.

[2] Pelter MM, Kozik TM, Loranger DL.A research method for detecting transient myocardial ischemia in patients with suspected acute coronary syndrome using continuous ST-segment analysis.J Vis Exp, 2012, 70: 50124.

[3] Mason RE, Likar I.A new system of multiple lead exercise electrocardiography.Am Heart J, 1966, 71: 196.

[4] Pahlm O, Haisty WK Jr, Edenbrandt L.Evaluation of changes in standard electrocardiographic QRS waveforms recorded from activity compatible proximal limb lead positions.Am J Cardiol, 1992, 69: 253-257.

[5] Arya A, Huo Y, Frogner F, et al.Effect of limb lead electrodes

location on ECG and localization of idiopathic outflow tract tachycardia: a prospective study.J Cardiovasc Electrophysiol, 2011, 22: 886-891.

[6] Welinder A, Wagner GS, Maynard C, et al.Differences in QRS axis measurements, classification of inferior myocardial infarction, and noise tolerance for 12-lead electrocardiograms acquired from monitoring electrode positions compared to standard locations.Am J Cardiol, 2010, 106: 581-586.

[7] Man SC, Maan AC, Kim E, et al.Reconstruction of standard 12-lead electrocardiograms from 12-lead electrocardiograms recorded with the Ma-son-Likar electrode configuration.J Electrocardiol, 2008, 41: 211-219.

[8] Wehr G, Peters RJ, Khalifé K, et al.A vector-based, 5-electrode, 12-lead monitoring ECG（EASI）is equivalent to conventional 12-leadECG for diagnosis of acute coronary syndromes.J Electrocardiol, 2006, 39: 22-28.

[9] Crawford MH, Bernstein SJ, Deedwania Pc, et al.ACC/AHA Guidelines for Ambulatory Electrocardiography.A report of the American college of cardiology/American Heart Association Task Force on Practice Guidelines（committee to Revise the Guidelines for Ambulatory electrocardiography）.Developed in collaboration with the North American Society for Pacing and electrophysiology.J Am Coll Cardiol, 1999, 34: 912-948.

[10] Enseleit F, Duru F.long-term continuous external electrocardiographic recording: a review.Europace, 2006, 8: 255-266.

[11] DiMarco JP, Philbrick Jt.Use of ambulatory electrocardiographic（Holter）monitoring.Ann Intern Med, 1990, 113: 53-68.

[12] Gibson cM, ciaglo lN, Southard Mc, et al.Diagnostic and prognostic value of ambulatory ecG（Holter）monitoring in patients with coronary heart dis-ease: a review.J Thromb Thrombolysis, 2007, 23: 135-145.

[13] Tzivoni D.value and limitations of ambulatory ECG monitoring for assessment of myocardial ischemia.Ann Noninvasive Electrocardiol, 2001, 6: 236-242.

[14] Braunwald E, Antman EM, Beasley JW, et al.ACC/AHA guideline update for the management of patients with unstable angina and non-ST-segment elevation myocardial infarction-2002: summary article: a report of the American College of Cardiology/American Heart Association Task Force on Practice Guidelines. Circulation, 2002, 106（14）: 1893-1900.

[15] Rey F, Mock S, Frei A, Noble S.Vasospastic angina: A forgotten acute coronary syndrome and the usefulness of twelve-lead electrocardiogram monitoring in diagnosis.Int J Cardiol, 2016, 223: 46-47.

[16] Öztürk S, Aktemur T, Kalyoncuoğlu M, et al.Polymorphic ventricular tachycardia due to variant angina diagnosed on Holter monitoring and confirmed with cold pressor test.Turk Kardiyol Dern Ars, 2017, 45（3）: 271-274.

[17] Mugnai G, Marchese G, Fede A, Vassanelli C.Huge ST elevation and ventricular arrhythmias in vasospastic angina diagnosed by Holter monitoring.J Electrocardiol, 2013, 46（4）: 331-333.

[18] Cohn PF, Fox KM, Daly C.Silent myocardial ischemia. Circulation, 2003, 108: 1263-1277.

[19] Bosone D, Fogari R, Ramusino MC, et al.Ambulatory 24h ECG monitoring and cardiovascular autonomic assessment for the screening of silent myocardial ischemia in elderly type 2 diabetic hypertensive patients.Heart Vessels, 2017, 32（5）: 507-513.

[20] Schang SJ, Pepine CJ.Transient asymptomatic S-T segment depression during daily activity.Am J Cardiol, 1977, 39: 396-402.

[21] Pepine CJ, Geller NL, Knatterud GL, et al.The Asymptomatic Cardiac Ischemia Pilot（ACIP）study: design of a randomized clinical trial, baseline data and implications for a long-term outcome trial.J Am Coll Cardiol, 1994, 24: 1-10.

[22] Stramba-Badiale M, Bonazzi O, Casadei G, et al.Prevalence of episodes of ST-segment depression among mild-to-moderate hypertensive patients in northern Italy: The Cardio-screening Study.J Hypertens, 1998, 16: 681-688.

[23] Fleg JL.Prevalence and prognostic significance of exercise-induced silent myocardial ischemia in apparently healthy subjects. Am J Cardiol, 1992, 69: 14B-18B.

[24] Crawford MH, Bernstein SJ, Deedwania PC, et al.ACC/AHA guidelines for ambulatory electrocardiography: executive summary and recommendations.A report of the American College of Cardiology/American Heart Association task force on practice guidelines（committee to revise the guidelines for ambulatory electrocardiography）.Circulation, 1999, 100: 886-893.

[25] Causse C, Allaert FA, Marcantoni JP, Wolfe JE.Frequency and detection rate of silent myocardial ischemia by Holter monitoring in patients with stable coronary insufficiency under treatment.Study of 95, 725 recorded hours.Arch Mal Coeur Vaiss, 2001, 94: 779-784.

[26] Pepine CJ, Cohn P, Deedwania P, et al.Effects of treatment on outcome in mildly symptomatic patients with ischemia during daily life.The Atenolol Silent Ischemia Study（ASIST）. Circulation, 1994, 90: 762-768.

[27] Bourassa MG, Pepine CJ, Forman SA, et al.Asymptomatic Cardiac Ischemia Pilot（ACIP）study: effects of coronary angioplasty and coronary artery bypass graft surgery on recurrent angina and ischemia.The ACIP investigators.J Am Coll Cardiol, 1995, 26: 606-614.

[28] Forslund L, HjemdahlP, Held C, et al.Prognostic implications of ambulatory myocardial ischemia and arrhythmias and relations to ischemia on exercise in chronic stable angina pectoris（the Angina Prognosis Study in Stockholm［APSIS］）.Am J Cardiol,

1999, 84: 1151-1157.

[29] Dargie HJ, Ford I, Fox K.Total Ischaemic Burden European Trial (TIBET).Effects of ischemia and treatment with atenolol, nifedipine SR and their combination on outcome in patients with chronic stable angina.The TIBET Study Group.Eur Heart J, 1996, 17: 104-112.

[30] Zellweger MJ, Weinbacher M, Zutter AW, et al.Long-term outcome of patients with silent versus symptomatic ischemia six months after percutaneous coronary intervention and stenting.J Am Coll Cardiol, 2003, 42: 33-40.

[31] Eisenberg MJ, Blankenship JC, Huynh T, et al., for the ADORE Investigators.Evaluation of routine functional testing after percutaneous coronary intervention.Am J Cardiol, 2004, 93: 744-747.

[32] Gibbons RJ, Balady GJ, Beasley JW, et al.ACC/AHA guidelines for exercise testing: a report of the American College of Cardiology/American Heart Association Task Force on Practice Guidelines (Committee on Exercise Testing).J Am Coll Cardiol, 1997, 30: 260-311.

[33] Sejersten M, Pahlm O, Pettersson J, et al.The relative accuracies of ECG precordial lead waveforms derived from EASI leads and those acquired from paramedic applied standard leads.J Electrocardiol, 2003, 36: 179-185.

[34] Gutterman DD.Silent myocardial ischemia.Circ J, 2009, 73 (5): 785-797.

[35] Kadish AH, Buxton AE, Kennedy HL et al.ACC/AHA clinical competence statement on electrocardiography and ambulatory electrocardiography.A report of the ACC/AHA/ACP-ASIM Task Force on Clinical Competence (ACC/AHA Committee to Develop a Clinical Competence Statement on Electrocardiography and Ambulatory Electrocardiography).J Am Coll Cardiol, 2001, 38: 2091-2100.

第89章

进展性心脏传导疾病

一、定义

进展性心脏传导疾病（progressive cardiac conduction disease，PCCD）是指无骨骼肌肉疾病的心脏结构正常的年轻患者（＜50岁），尤其是有进行性心脏传导疾病家族史的患者，出现的不明原因进行性加重的心脏传导障碍的一种疾病，早期体表心电图可见P波时限或PR间期延长、QRS波增宽、左或右束支传导阻滞等，逐渐出现房室传导阻滞、房性或室性心律失常，病情严重者有潜在致命风险，可导致晕厥或猝死。PCCD又被称为特发性双束支纤维化（idiopathic bilateral bundle branch fibrosis）、原发性房室阻滞（primary atrial ventricular block）、原发性传导障碍疾病（primary conductive system disease）、Lenègre-Lev病、SCN5A等位基因性心律失常等。

二、发病机制

PCCD的病因不明，其机制可能是心脏传导系统功能或结构异常，也可以两种异常同时存在。最常见的类型是退行性变，称为Lenègre-Lev病。PCCD心脏结构异常的机制主要是受累传导系统的纤维硬化，是由于退行性病变或年龄增长引起。年龄在PCCD中有非常重要的作用，但目前尚无有关发病年龄和疾病进展情况的系统性临床资料。大部分PCCD患者为常染色体显性遗传。在心脏结构正常的患者中，常见的PCCD相关基因（定义为＞5%的患者出现致病基因突变）是SCN5A和TRPM4，合并心力衰竭患者中常见的PCCD相关基因是LMNA。

心脏结构正常的PCCD患者中，SCN5A突变导致了大部分家族性PCCD，通常引起合并Brugada综合征的基因表型出现。SCN5A突变阳性的患者常表现为轻微的结构异常，主要是纤维化。近期有报道，PCCD患者存在短暂的受体潜在通道，M亚型，TRPM4钙活性通道基因突变。据估计，在遗传性RBBB（25%）和房室阻滞（10%）中占了很大一部分。

心脏结构异常的PCCD患者中，PCCD合并先天性心脏病很可能是早期心脏转录因子基因的突变，如Nkx2.5或GATA4。调控心脏结构发育的基因，如Nkx2.5或TBX5发生突变，与先天性心脏结构缺损有关，如房间隔缺损。编码核纤层蛋白A/C的LMNA基因突变可以引起Emery-Dreifuss肌营养不良、家族性扩张型心肌病及无骨骼肌受累的严重的PCCD。合并家族性扩张型心肌病的患者，PCCD也可能出现在扩张型心肌病之前。

三、临床表现

PCCD患者的体表心电图表现为P波时限、PR间期、QRS时限延长及电轴偏移，并且可能随年龄增长而进展。孤立性PCCD常无心外器官受累的表现，而非孤立性PCCD常合并先天性心脏病、心肌病或心外器官受累的表现。

LMNA基因突变的PCCD患者，房室结和特殊的传导系统逐渐被纤维脂肪组织替代，有可能出现早发的心脏性猝死（sudden cardiac death，SCD）。除了传导系统异常，大部分LMNA基因突变的成年患者存在房室传导障碍、房性或室性心律失常。在特发性或家族性扩张型心肌病的患者中，6%～8%存在LMNA基因突变。心力衰竭是家族性LMNA基因突变的常见的心脏受累表现。由于资料有限，且临床报道数量少，结构性或功能性PCCD与心律失常发生的关系尚无定论。SCN5功能缺失型突变的PCCD患者，发生快速心律失常和猝死的概率更大，其本质与SCN5相关的Brugada综合征相同。

四、诊断

PCCD的诊断主要基于临床资料，包括病史、家族史和12导联心电图。可能的先天性心脏病和（或）心肌病必须通过二维超声心动图或其他影像学检查来评估，如心脏磁共振。对于早发PCCD，而无结构性心脏病的患者，应该建议其进行PCCD基因检测，尤其是有传导异常阳性家族史，以及有起搏器置入或猝死家族史的患者。孤立性PCCD和PCCD合并结构性心脏病的患者，尤其是有PCCD阳性家族史者，目的基因检测可以作为诊断评估的一部分。

在诊断过程中需注意多方面问题，包括：①发病特征：发病年龄偏低，常在40岁前心电图检测出右束支传导阻滞，甚至在新生儿和儿童时期出现传导障碍，并随年龄增长而进行性加重，可有明显的家族史，呈家族聚集倾向；②心电图特征：最初心电图改变常为右束支阻滞，此后阻滞进行性加重，逐步进展为双束支阻滞和三度房室阻滞，或右束支阻滞的QRS波时限逐渐增宽，少有合并双结病变者，PR间期进行性延长是其另一特征；③临床特征：在单束支及双束支传导阻滞阶段多无临床症状，发生高度和三度房室阻滞时，可能突然出现脑缺血症状，发生黑矇、晕厥，甚至猝死等；④排除其他心血管疾病。

五、危险分层

无论有无症状，为了筛查潜在心血管疾病表现，应该对患者进行静息12导联心电图、Holter以及二维超声心动图检查。一度房室阻滞合并双束支阻滞以及有症状的高度房室阻滞患者有发生猝死的风险。晕厥相关的持续性或短暂性三度房室阻滞，无论电生理检查如何，发生猝死的风险均增加。正因为如此，诊断为PCCD的患者，即使仅存在双束支阻滞或一度房室阻滞也可能是起搏器置入的适应证，这在国际指南对于起搏器置入的指南中是个例外。

目前还没有关于PCCD患者基于基因型的危险分层。一些突变可能与心力衰竭和（或）心外器官受累表现的出现有关，这些突变有助于PCCD基因型分类后的诊断、随访和治疗。LMNA突变的患者，即使置入起搏器，也可能发生恶性心律失常和SCD，因此早期置入ICD很重要。

六、治疗

疾病初期或早期，仅有右束支阻滞或合并左前分支阻滞时，不会引起明显的血流动力学异常，由于无特异性的药物治疗方法，故可不做治疗。如果合并其他类型的心律失常需要应用抗心律失常药物时，应注意药物对心脏传导系统的影响，各类抗心律失常药物都可能加重室内或房室传导，应用过程中应密切观察、宜从小剂量开始，必要时予起搏保护。血管紧张素转化酶抑制剂/血管紧张素Ⅱ受体拮抗剂、他汀类药物和醛固酮受体拮抗剂可能抑制心肌纤维化进程，但疗效不确定。病情进展迅速的患者可试用激素治疗。

一旦心脏受累，尤其是出现肌肉营养失调，应高度谨慎的寻找症状和心电图证据，从而决定行电生理检查、起搏器置入或ICD置入（表89-1）。

表89-1　PCCD治疗干预的专家共识

Ⅰ类

诊断为PCCD，出现以下情况推荐接受起搏器治疗：
（1）间断或持续出现的高度或三度房室阻滞
（2）有症状的莫氏Ⅰ型或Ⅱ型二度房室阻滞

Ⅱa类

（1）诊断为PCCD，出现双束支阻滞伴或不伴一度房室阻滞时置入起搏器治疗是可能有效
（2）诊断为PCCD的成年患者，存在核纤层蛋白A/C基因突变，合并左心室功能异常，有或无非持续性VT，置入ICD可能有效

由于基因检测结果对预后无直接影响，PCCD患者是否置入起搏器或ICD，应遵循临床指南，而不是依赖于基因检测结果。

七、家族成员筛查

对PCCD基因突变阳性的家族进行基因筛查十分必要。一旦确诊PCCD，应对其一级亲属进行详细的临床调查。患者如明确存在基因突变，需对其亲属进行基因分型以排除PCCD。总之，对有PCCD或遗传性的其他心脏性或非心脏性疾病的家族成员，均应进行全面的临床及基因评估。

八、PCCD在我国的现状

迄今为止，我国仅有1个PCCD家系的报道，家族成员共62人，接受检查者35人，其中18人存在PCCD，表现为完全性右束支阻滞6例（其中1例演变为三度房室阻滞）、一度房室阻滞5例（其中1例演变为三度房室阻滞，2例His束电图检查AH间期延长）、左后分支阻滞4例、左前分支阻滞1例、二度窦房阻滞和窦性心动过缓各1例。家系中有5例猝死。有3例40岁以上的患者（心电图表现为心脏传导阻滞）以前未做检查，不知道何时患病，其余均在40岁之前出现心脏传导阻滞。该家系成员患病表现为常染色体显性遗传特征，但未进行基因检测。

其余有关PCCD的报道多以个案形式出现，且报道数量非常少。因PCCD的命名并不统一，之前的报道多以Lenègre病或Lev's病的名称出现。1994年，怀淑君等首次报道了8例Lev's病患者，但当时Lev's病的认识

程度与目前PCCD的认识程度存在些许差异,并且报道中未对患者的发病过程进行详细描述。2006年,葛堪忆等报道了1例Lenegre病,并进行了心内电生理检查,证实AH间期正常,HV间期明显延长,通过该患者的发病年龄、病史、心电图变化过程、心脏超声及Holter等检查结果可以确诊,并且随访过程中发现其家系中有相同的心电图表现。

九、总结

PCCD作为遗传性原发性心律失常的一种在我国仍处于认识过程中。目前尚无有效措施可以阻止疾病的进一步发展,对于怀疑PCCD的患者,应详细评估其临床状态,常规进行心电图、Holter、超声心动图检查,如有必要应及时植入起搏器或ICD,从而预防恶性心律失常和SCD的发生。

(崔俊玉　吴龙梅)

参 考 文 献

[1] 中华医学会心血管病学分会,中华心血管病杂志编辑委员会.遗传性离子通道病与心肌病基因检测中国专家共识.中华心血管病杂志, 2011, 39 (12): 1073-1082.

[2] 中华心血管病杂志编辑委员会心律失常循证工作组.遗传性原发性心律失常综合征诊断与治疗中国专家共识.中华心血管病杂志, 2015, 43 (1): 5-21.

[3] Priori SG, Wilde AA, Horie M, et al.HRS/EHRA/APHRS expert consensus statement on the diagnosis and management of patients with inherited primary arrhythmia syndromes: document endorsed by HRS, EHRA, and APHRS in May 2013 and by ACCF, AHA, PACES, and AEPC in June 2013.Heart Rhytnm, 2013, 10 (12): 1932-1963.

[4] 黄河,江洪,谭小军,等.遗传性心脏传导阻滞一家系.中国心脏起搏与心电生理杂志, 2009, 23 (6): 513-516.

[5] 怀淑君,王耀,张世平,等.Lev's病八例临床分析.白求恩医科大学学报, 1994, 20 (1): 81.

[6] 葛堪忆,曾辉,张莉.Lenegre病1例.中华心律失常学杂志, 2006, 10 (6): 463-464.

第90章

心电图对肺栓塞预后判断的初步价值

尽管目前心血管疾病的诊疗技术有了突飞猛进的发展，但是急性肺栓塞的发病率及死亡率仍旧很高，而且早期诊断率较低。随着临床医师诊断意识和技术的不断提高，急性肺栓塞的总死亡率已经下降至12%左右。但在急性大块肺栓塞这一亚组，死亡率仍高达52%。急性肺栓塞导致肺动脉管腔阻塞，血流减少或中断，引起不同程度的血流动力学和气体交换障碍。轻者几乎无任何症状，重者因肺血管阻力突然增加，肺动脉压升高，压力超负荷导致右心室衰竭（右心力衰竭），右心力衰竭是严重肺栓塞的主要死亡原因。

一、指南对急性肺栓塞的预后评估

纵观目前国内外的急性肺栓塞指南，都在强调重视提高诊断意识，力争早期诊断，同时更强调在对肺栓塞的诊断及治疗过程中，要及时对患者进行危险分层，所以危险评估及预后分层是现代急性肺栓塞诊断及治疗的基石。在ESC2014急性肺栓塞指南中，除了详细讨论了肺栓塞的诊断工具，还描述了预后评估工具：包括临床指标（推荐应用肺栓塞严重指数PESI或简化的肺栓塞严重指数 sPESI）（表90-1）、超声心动图和CT对右心室的影像学评估、心脏生物标志物和合并症。该指南对预后评估的建议：推荐对怀疑肺栓塞或确诊肺栓塞但伴有休克或持续性低血压的患者进行危险分层，以筛选出早期死亡率高者；对于非高危患者，应使用有效的临床风险预测评分，优选PESI或 sPESI，区分低危和中危肺栓塞患者；对于中危患者，用超声心动图和CT影像学评估右心功能和用心肌损伤生物标志物进一步危险分层。

二、急性肺栓塞的心电图改变

ESC2014急性肺栓塞指南中对于预后判断推荐应用肺栓塞严重指数PESI进行临床评估（表90-1），其中仅仅包括心动过速一项与心电图有关的指标，其他心电图表现都未在指南中涉及。

表90-1 肺栓塞严重指数PESI（原始和简化版）

指标	原始版本	简化版本
原始和简化版肺栓塞严重指数		
年龄	以年龄为分数	1分（若年龄>80岁）
男性	+10分	—
癌症	+30分	1分
慢性心力衰竭	+10分	
慢性肺部疾病	+10分	1分
脉搏≥110次/分	+20分	1分
收缩压<100mmhg	+30分	1分
呼吸频率>30次/分	+20分	—
温度<36℃	+20分	
精神状态改变	+60分	
动脉血氧饱和度<90%	+20分	1分

PESI分级方法：≤65分为Ⅰ级，66～85分为Ⅱ级，86～105分为Ⅲ级，106～125分为Ⅳ级，>125分为Ⅴ级

sPESI共6个项目，0分和≥1分死亡率分别为1%和10.9%。≥1分为为中危

ESC2014急性肺栓塞指南的评估工具中，并没有应用心电图。心电图具有快速、无创、低价等优势，而且在缺乏现代诊断技术的地区更适用。尽管急性肺栓塞的心电图表现对于诊断没有特异性，但是心电图是临床上最基本的检查，心电图异常有一定临床指导价值。此外，应注意心电图诊断上存在陷阱，容易误诊为左心疾病，特别是急性心肌梗死（AMI），必须仔细鉴别。排除上述疾病基础上，现有研究表明：急性肺栓塞的心电图异常可能是血流动力学失代偿、右心室失代偿、平均动脉压升高、院内并发症、心源性休克及死亡的预测因子。因此，应该尽早明确心电图在急性肺栓塞预后判断的价值。

急性肺栓塞不同程度的血流动力学和气体交换障碍，可以引起心肌除极和复极异常，从而引起一系列心电图表现。这些异常变化包括节律、心率、复极、间期及传导的异常（表90-2）。

表 90-2　急性肺栓塞的心电图改变

心电图改变的类型	
节律	窦性心动过速
	室性期前收缩
	房性心律失常（心房颤动、心房扑动、室上性心动过速）
电轴	电轴左偏
	胸前导联过渡区左移
传导	一度房室传导阻滞
	完全性右束支传导阻滞（持续性或暂时性）
	不完全性右束支传导阻滞
	原先存在的完全性左束支传导阻滞消失
QRS	S_1Q_3
	$S_1Q_3T_3$
	肢体导联低电压
	V_1 QR
	V_1 R＞S
	胸前导联 QS
	V_{4R} rS
心室复极	胸前导联 T 波倒置
	下壁导联 T 波倒置
	Ⅲ 导联 ST 抬高
	右胸前导联 T 波改变
	前壁缺血改变（ST 抬高）
	QT 间期延长，T 波倒置
其他	肺性 P 波（Ⅲ＞0.25mV）
	正常心电图

表 90-3　Daniel 21 分心电图积分系统

心电图表现	分值
心动过速（＞100 次/分）	2
不完全性右束支传导阻滞	2
完全性右束支传导阻滞	3
V_1～V_4 导联 T 波倒置	4
V_1 导联 T 波倒置（mm）	
＜1	0
1～2	1
＞2	2
V_2 导联 T 波倒置（mm）	
＜1	1
1～2	2
＞2	3
V_3 导联 T 波倒置（mm）	
＜1	1
1～2	2
＞2	5
Ⅰ 导联 S 波	0
Ⅲ 导联 Q 波（＞1.5mm）	1
Ⅲ 导联 T 波倒置	1
$S_1Q_3T_3$ 综合波	2

三、关于 21 分心电图积分系统

尽管很多研究表明，心电图对于急性肺栓塞患者的临床进展、治疗反应及预后的评估具有重要作用，但是所有单一的心电图变化的敏感性和阳性预测价值都是偏低的，这就限制了其临床应用。基于上述情况，Daniel 等提出了应用 21 分心电图积分系统（表 90-3）来评估肺栓塞的严重性。

Daniel 等发现：如果积分分值≥10 分，则右心导管测得的肺动脉收缩压（RVSP）超过 50mmHg（敏感度 23.5%，特异度 97.7%），死亡率超过 50%。而且心电图积分分值与 RVSP 也存在正相关。

许多学者尝试应用 Daniel 等的 21 分心电图积分系统来判断急性肺栓塞的严重性和预后。有研究表明，心电图积分高是右心室低动力的有用的预测因子，如心电图积分分值＞3 分，可以预测超声右心室室壁异常的收缩功能，并且与院内较高的并发症相关。可能是因为右心室室壁低动力以及右心室扩张与更加广泛的肺动脉阻塞有关。在 Toosi 等研究中右室功能不良（RVD）组心电图积分更高（P＜0.001），有院内不良事件的心电图积分更高（P＜0.05），但是心电图积分与死亡率间无明显相关。他们的结论：21 分心电图积分系统虽然对于院内不良事件的预测价值有限，但可以很好预测急性肺栓塞 RVD。在 Toosi 等的研究显示，心电图积分≤3 分，对于稳定的急性肺栓塞可以排除 RVD，故心电图积分对于 RVD 的阴性预测价值更高。

四、心电图作为肺栓塞预后评估工具的有关证据

2015 年，专家共识代表国际心电图学学会（ISE）/国际动态和无创心电图学学会（ISHNE）/伊比利亚美洲互联网心律失常论坛（FIAI）对肺栓塞心电图异常预测预后问题，综述到 2015 年 1 月，查找 MEDLINE、EMBASE、PabMed 数据库。包括既往心电图 Daniel 预后记分和现有的证据，修订记分系统预测 APE 的严重程度。即 ISE/ISHNE/FIAI 共识。

目前除了 Daniel 等的 21 分心电图积分系统，已报道了许多新的心电图现象可能与急性肺栓塞预后相关，比如：V_1 导联 QR 波，碎裂 QRS 波，Ⅲ、V_1 和 aVR 导联 ST 抬高（STE）等。因此，需要重新评估心电图对于急性肺栓塞严重度的价值。

（一）包括在 Daniel21 分积分系统的心电图异常

1. 窦性心动过速　心率加快与心排量生理需要增加

有关。Daniel等的21分积分系统中窦性心动过速积分为2分。但是，窦性心动过速对于急性肺栓塞的预后价值的证据结论并不一致。在肺栓塞严重指数PESI中，对于脉搏≥110次/分，并没有限定为窦性心动过速，也可以为其他快速性心律失常。当评价心动过速对于肺栓塞的预后价值时，需注意有些患者因为年龄、药物以及伴随疾病而达不到心动过速的标准。

2. 右束支传导阻滞（RBBB） 肺栓塞患者出现RBBB常是一过性的，随着右心血流动力学参数的恢复而消失。文献报道不完全或完全性RBBB在PE的发生率，从6%到69%不等。Zhan等报道RBBB在血流动力学不稳定的PE中的发生率为30%。另外，Yoshinaga等报道出现RBBB的患者更可能出现肺动脉平均压（MPAP）≥40 mmHg。另一个研究表明：有RVD出现RBBB的发生率为35%，无RVD出现RBBB的发生率为7%（$P=0.007$）。不完全或完全性RBBB对于死亡率的（OR 2.49，$P=0.006$），而完全性RBBB对于心源性休克的（OR 2.46，$P=0.004$），是心源性休克的独立的预测因子。

3. T波倒置（TWI）

（1）前壁导联TWI：前壁导联TWI的病生理机制并没有完全明确，但是可能与右心室扩张、应力增加导致低心排引起心肌缺血有关。前壁导联TWI的发生率差别很大，从16%到68%不等。前壁导联TWI在Daniel等21分心电图积分系统中所占分值最大，依据$V_1 \sim V_3$导联的TWI的导联数及深度可达15分。但是，关于此心电图现象对于急性肺栓塞的预后价值的结果还存在矛盾，有些研究认为前壁导联TWI对于急性肺栓塞的预后判断有意义，而另一些研究认为没有意义。比如，Toosi等发现$V_1 \sim V_4$ TWI与右室收缩异常相关，但是，他们发现仅仅V_1 TWI与院内并发症高度相关（45%与22%，$P<0.05$），而其他前壁导联TWI与院内并发症无相关，$V_1 \sim V_4$ TWI与院内死亡亦无相关。

（2）其他导联T波倒置以及T波深度：Kosuge等依据入院时T波倒置（TWI）的导联数将患者分为3组（低危≤3个导联，中危4～6个导联，高危≥7个导联），他们发现：RVD发生率与TWI导联数相关（上述三组RVD发生率分别为47%、92%和100%，$P<0.01$），院内并发症发生率也与TWI导联数相关（三组院内并发症发生率分别为0、8%和46%，$P=0.004$）。在多元回归分析中，入院时高危组（TWI≥7个导联）院内并发症的（OR 16.8，$P=0.037$）。另外，Kukla等发现肌钙蛋白阳性的急性PE患者TWI导联数多于肌钙蛋白阴性的患者（$P=0.0001$）。TWI导联数是院内并发症（OR 1.46，$P=0.001$）及死亡（OR 1.68，$P=0.00068$）的独立预测因子。这个研究小组还发现在5个或以上导联TWI可预测院内并发症（OR 2.07，$P=0.004$）和死亡（OR 2.92，$P=0.002$）。

Zhan等发现Ⅱ、Ⅲ和aVF导联TWI与血流动力学不稳定没有相关性。并且Kukla等发现Ⅱ、Ⅲ和aVF或$V_2 \sim V_4$导联TWI与死亡、院内并发症或心脏生物标志物之间没有相关性。可能TWI的总导联数更有预后价值。

Daniel的21分心电图积分系统对于TWI幅度给予分值。Kukla等评估了该心电图表现的重要性。他们发现：TWI幅度的总值是院内并发症（OR 0.88，$P=0.022$）和死亡（OR 0.81，$P=0.0098$）的独立预测因子；TWI幅度总值≥5 mm可以预测院内并发症（OR 2.06，$P=0.002$）及死亡（OR 2.17，$P=0.023$）；TWI幅度总值≥5 mm的患者比TWI幅度总值<5 mm的患者溶栓率更高（OR 3.9，$P<0.001$）、机械通气率更高（OR 2.57，$P=0.002$）、心脏生物标志物更高（OR 2.44，$P<0.001$）。但是需要注意的是：该研究的例数较少。

TWI的总导联数可能更有预后意义。由于评估TWI幅度的研究数量有限，TWI幅度的预后价值还不十分清楚。

4. S1Q3T3和S1Q3 肺栓塞最经典的心电图表现是S1Q3T3征，由McGinn和White于1935年首次提出，是急性肺栓塞常见而重要的心电图改变，但不是确诊图型。其发生率为15%～25%，该图型的特征是第Ⅰ导联出现S波或S波变深，第Ⅲ导联出现Q波和T波倒置。Q3T3图型也可扩展到aVF导联，也可合并下壁ST段轻度抬高。有证据表明：S1Q3T3征在肺栓塞急性期更常见，在RVD急性期出现一过性S1Q3T3征，并且在肺栓塞的慢性期S1Q3T3有消失的趋势。

关于S1Q3对急性肺栓塞的预后判断价值，Toosi等发现：Ⅰ导联S波和Ⅲ导联Q波的发生率与异常的右心室收缩相关（分别为58%与23%，$P<0.001$；55%与25%，$P<0.05$）。S1Q3可能是肺栓塞出现血流动力学不稳定的更敏感的指标，对于肺栓塞危险分层有用。

总之，尽管S1Q3T3征对于诊断肺栓塞并不敏感，但是特异度高（97%），更易出现在肺栓塞的急性期，预后价值明显。S1Q3对于肺栓塞的危险分层更有用。

（二）ISE/ISHNE/FIAI共识提出Daniel21分心电图积分系统未包括的内容

1. ST段压低（STD） 有研究发现：Ⅰ、Ⅱ和$V_4 \sim V_6$导联出现STD在急性肺栓塞的存活组发生率为38%，死亡组为49%（$P=0.03$），30d死亡的阴性预测值81%。Zhan等报道在肺栓塞诊断确立时，10%患者在$V_4 \sim V_6$

导联出现STD，但是，当血流动力学恶化时，90%的患者出现$V_4 \sim V_6$ STD（$P=0.001$）。他们还发现：在肺栓塞诊断确立时，没有患者V_5和V_6导联出现STD，但是，一旦血流动力学恶化，90%患者出现V_5和V_6导联STD（$P=0.001$）。对于I导联STD，PE诊断确立时，仅5%患者出现I导联STD，但是，一旦出现血流动力学恶化，100%患者出现I导联STD。他们还报道，STD可能更容易在急性肺栓塞而不是慢性PE中出现。

目前大多数研究对于STD出现在哪个导联并没有区分，这就使其应用价值受限。需进一步研究。

2.ST抬高（STE） 除了aVR导联以外的任意导联STE抬高达到1mm或更多，其发生率在急性肺栓塞为16%～48%，但是预后价值尚不明确。Ⅲ、V_1及aVR导联STE对于急性肺栓塞的可能预后价值的最直接支持证据如下：

（1）Ⅲ导联STE：据报道急性肺栓塞中Ⅲ导联STE的发生率仅13%，但死亡组发生率达30%，而存活组仅11%（$P=0.03$）。Ⅲ导联STE预测院内死亡的OR为2.64（$P=.048$）。Ⅲ导联STE也与院内并发症（23%与10%，$P=0.000$）、心源性休克（29%与9%，OR2.46，$P=0.004$）、血流动力学不稳定（$P=0.001$）及肌钙蛋白升高（$P=0.0006$）相关。

（2）V_1导联STE：V_1导联STE在急性肺栓塞的发生率为25%～34%。有研究报道V_1导联STE是院内死亡（OR 4.47，$P=0.0003$）以及院内并发症（OR 3.99，$P=0.00017$）的独立的心电图预测指标。V_1导联STE与心源性休克也相关（57%与16%，OR 6.78，$P<0.001$），但是，V_1导联STE不能预测心源性休克患者的生存率。另有研究报告V_1导联STE分别与血流动力学不稳定（$P=0.001$）、肌钙蛋白阳性（$P=0.002$）、RVD（12%与3%，$P<0.05$）、治疗升级（40%与13%，$P=0.02$）相关。

（3）aVR导联STE：aVR导联STE在急性肺栓塞的发生率为30%～43%。有研究发现aVR导联STE与死亡率高（67%与40%，$P=0.004$）、院内并发症高（70%与6%，$P=0.000$；OR 2.49，$P=0.002$）、血流动力学恶化（$P=0.001$）以及心源性休克相关（65%与30%，OR 4.35，$P<0.001$）。

3.V_1导联qR/QR/Qr 2003年Kucher等发现V_1导联QR波在肺栓塞发生率为19%，而无肺栓塞为0（$P<0.0001$），敏感性仅为19%，但特异性达100%。他们还发现这个心电图征象与RVD相关（$P<0.01$），也与肌钙蛋白相关（$P=0.008$）。Kukla等也发现肺栓塞患者如肌钙蛋白阳性比阴性肌钙蛋白更易表现为V_1导联qR（16%与5%，$P=0.007$），在logistic回归分析中，该心电图表现预测院内死亡率的OR为4.45（$P=0.0039$）。该

研究小组的另一项研究发现：肺栓塞患者V_1导联qR或QR波在有心源性休克的患者更多出现（25%与8%，$P<0.001$），对于心源性休克的OR为3.63。V_1 QR还与需要治疗升级（55%与6%，$P<0.0001$）、院内并发症（21%与8%，$P=0.004$）、总死亡率（$P=0.0002$）相关。最近，Zhan等报道：有血流动力学不稳定的肺栓塞新发Qr征发生率为35%，Zhan等推测Qr波可能与更严重的肺栓塞有关。

4.低QRS电压 肢体导联低QRS电压在急性肺栓塞发生率报道非常不一致，为3%～30%。据报道，在肺栓塞合并急性冠状动脉综合征（ACS）中最常见。和其他心电图表现一样，低QRS电压与更严重的肺栓塞相关。有研究表明：低QRS电压发生率仅为19%，但75%的这样的患者MPAP≥40 mmHg。肢体导联低电压在急性肺栓塞死亡患者中比存活者明显增多（35% vs 22%，$P=0.005$），肢体导联低电压与心源性休克相关，OR为3.44（$P<0.001$）。

另些研究发现低QRS电压与肺栓塞严重性有相关趋势，无明显统计学意义。并发现慢性肺栓塞中低QRS波有多于急性肺栓塞的趋势。

5.电轴偏移 对于电轴偏移在急性肺栓塞的预后价值的研究，既包括电轴右偏（RAD），也包括电轴左偏（LAD）。对于RAD的预后价值，Agarwal等发现：肺栓塞存活者RAD发生率为38.4%，死亡组为72%，临床病情严重组为48.7%（$P=0.002$）。Kumasaka等发现：RAD对于院内死亡的OR为10.5（$P=0.006$）。Ermis等也发现：RAD发生率与严重肺栓塞相关，低危肺栓塞为3%，次大块肺栓塞为15%，大块肺栓塞为28%（$P=0.009$）。

对于LAD的预后价值，未发现LAD与心脏标志物、右心室扩大、肺栓塞严重性、复杂的临床经过及死亡相关。实际上目前仅有一项研究发现LAD与肺栓塞严重性相关：Kosuge等发现急性肺栓塞的总LAD发生率为8%，且都发生在高危组（$P=0.024$）。

Kucher等研究发现：生物标记物升高与胸前导联QRS向量顺钟向转位或QRS电轴>50°相关，但是与治疗升级或院内死亡无关。

6.碎裂QRS波 碎裂QRS波或QRS切迹，对于血流动力学不稳定的肺栓塞患者存在相关性，尤其是有心源性休克的肺栓塞的发生率为20%，无心源性休克的肺栓塞的发生率为8%，多因素分析中，对于心源性休克的OR为3.00。V_1异常的QRS的发生率在肺栓塞诊断确立时达20%，当进展为血流动力学不稳定后发生率达95%，提示碎裂QRS波与肺栓塞严重性相关，但是未发现其与死亡率及生物标志物相关。

7.室上性心动过速 目前评估心动过速对于肺栓

塞的预后价值，并没有限定是窦性心动过速或其他心律失常。Kucher等发现：心率＞100次/分与治疗升级相关（70% vs 27%）。有研究报道心动过速与死亡率相关（40%死亡与23%存活，RR为2.4，$P=0.003$；OR 4.21，$P=0.026$）。但是，其他研究并没发现心动过速与肺栓塞分层、院内死亡或心脏标志物阳性相关。

同时，Kukla等最近完成的975例大型研究表明：急性肺栓塞心房颤动的发生率为24%，其与高死亡风险（23% vs 12%，OR 2.1，$P<0.001$）以及并发症（31% vs 20%，OR 1.8，$P<0.001$）相关。但其他例数较小的研究未发现存在相关性。

8.肺性P波　肺性P波由于因为肺高压引起右房大所致，急性肺栓塞出现肺性P波的发生率为0～19%。有研究评估了肺性P波在急性肺栓塞的预后价值，但没有发现二者的相关性，相关研究例数太少，存在局限性。

9.长QT间期　越来越多研究评价了长QT间期对于急性肺栓塞的预后价值。Punukollu等描述了5例急性肺栓塞存在QT间期延长以及广泛导联TWI（发生率为3.5%）。所有病例都是血流动力学恶化的严重肺栓塞，包括右心室顿抑或低动力以及右室扩张或矛盾运动。其中1例死亡，其他患者约1周后随病情好转，心电图异常逐渐消失。Buppajarntham等做了300例诊断肺栓塞的回顾性研究，发现QTc（＞460 ms）延长者与右心室扩大（OR 1.8）以及收缩功能不良（OR 3.1）相关。此外，在QTc延长组，住院及重症监护时间更长（分别为OR 4.1 和OR 2.3），更易出现低血压以及更多接受溶栓治疗（分别为OR 4.3和OR 7.7），住院死亡率无明显差异。对于长QT对急性肺栓塞的预后价值还需进一步研究。

10.QT离散度（QTcd）　Ermis等应用Daniel的21分积分系统将患者划分为不同的危险分层，发现：QTcd在高危组（95.9±33.2）高于低危（59.5±23.4，$P<0.001$）及中危组（69.2±21，$P=0.01$）。他们还发现：因急性肺栓塞死亡组比存活组的QTcd值明显增高（89.1±45.5 与65±22.9，$P=0.001$），预测死亡的敏感度及特异度分别为71%和73%（$P=0.001$）。他们也发现QTcd与心电图积分存在很强的相关性（$r=0.69$，$P<0.001$），与肺动脉压力也相关（$r=0.27$，$P=0.05$）。

11.Brugada波　关于Brugada波拟表型对于急性肺栓塞的预后价值，目前的研究例数较少，仅有病例报道及小型病例研究报道了两者的相关性。急性肺栓塞中Brugada波拟表型的特点需要进一步研究，以确定是否对于急性肺栓塞预后有相关性。

12.联合指标　有研究观察心电图的联合指标对于肺栓塞的预后价值。Kukla等发现：Ⅲ、aVR及V_1～V_4导联中至少1个导联STE或至少2个侧壁导联STD与死亡率相关（OR 6.35，$P=0.007$），还发现"普遍导联缺血"或"T波倒置"与死亡相关。Stein等发现"非特异性T波改变"与右心室扩大相关（33% vs 24%，$P=0.002$），也发现"ST段或T波改变"与右心室扩大（52% vs 28%，$P<0.0001$）相关。Zhan等发现：预测血流动力学不稳定的联合指标包括："aVR STE同时合并Ⅰ和V_4～V_6 STD""V_1～V_3/V_4 STE""Ⅲ和（或）V_1/V_2 STE同时合并V_4/V_5和V_6 STD"、"STE和STD同时合并S1Q3和/或V_1异常QRS形态"（$P≤0.001$）。同时，Escobar等未发现"ST段或T波异常"与生存相关，现有研究也未发现"V_1～V_4 ST段压低以及TWI"与主干及外周栓塞之间存在相关性，未发现"ST-T改变"与肌钙蛋白升高相关。心电图联合指标对于肺栓塞的预后价值仍需要进一步研究。

五、心电图作为肺栓塞预后评估工具发现的最新证据：TwiST积分

Hariharan等于2015年提出TwiST积分，其中Twi代表V_1～V_3导联T波倒置，S代表Ⅰ导联S波，T代表窦性心动过速。该积分总分为5分：V_1～V_3导联TWI为5分，Ⅰ导联S波为2分，窦性心动过速为3分。以5分为切点，TwiST积分≥5对右心损害（RHS）预测的特异性93%。研究者发现TwiST积分比Daniel积分预测不良临床结局的敏感性及特异性稍高。

六、结论

急性肺栓塞仍是心血管发病率及死亡率很高的疾病。心电图表现常常是一过性、时序性（动态变化），大量证据表明心电图对于肺栓塞预后有价值。Daniel等应用21分心电图积分系统对于急性肺栓塞的预后判断做了大胆的尝试。ISE/ISHNE/FIAI共识最近证据提示：一些心电图异常有预后价值，但未包括在Daniel积分系统中，这包括：胸前导联以外导联的TWI，STD，STE，QR，碎裂QRS波以及心房颤动等。其他心电图表现需要更多的证据来支持是否有预后价值，这包括：QRS低电压，电轴偏移，肺性P波，长QT，QT离散度和Brugada波拟表型。另外，新近Hariharan等提出计算更加简便的TwiST积分系统预测APE的不良临床结局，这些都需要我们在治疗和随访中密切关注。总之，心电图对于急性肺栓塞预后判断的价值还需进一步研究。

（张承宗　周　虹　车京津）

参 考 文 献

[1] Wiener RS, Schwartz LM, Woloshin S.Time trends in pulmonary embolism in the United States: evidence of overdiagnosis.Arch Intern Med, 2011, 171: 831-837.

[2] Goldhaber SZ, Visani L, De Rosa M.Acute pulmonary embolism: clinical outcomes in the International Cooperative Pulmonary Embolism Registry (ICOPER) .Lancet, 1999, 353: 1386-1389.

[3] Konstantinides SV, Torbicki A, Agnelli G, et al.2014 ESC Guidelines on the diagnosis and management of acute pulmonary embolism: The Task Force for the Diagnosis and Management of Acute Pulmonary Embolism of the European Society of Cardiology (ESC) Endorsed by the European Respiratory Society (ERS) .Eur heart J, 2014, 35: 3033-3073.

[4] Kukla P, McIntyre WF, Fijorek K, et al.Electrocardiographic abnormalities in patients with acute pulmonary embolism complicated by cardiogenic shock.Am J Emerg Med, 2014, 32: 507-510.

[5] Stein PD, Matta F, SabraMJ, et al.Relation of electrocardiographic changes in pulmonary embolism to right ventricular enlargement.Am J Cardiol, 2013, 112: 1958-1961.

[6] Zhan ZQ, Wang CQ, Nikus KC, et al.Electrocardiogram patterns during hemodynamic instability in patients with acute pulmonary embolism.Ann Noninvas Electrocardiol, 2014, 19: 541-551.

[7] Kukla P, Dlugopolski R, Krupa E, et al.Electrocardiography and prognosis of patients with acute pulmonary embolism.Cardiol J, 2011, 18: 648-653.

[8] Gopikrishna Punukollu, Ramesh M.Gowda, Balendu C.Vasavada, Ijaz A.Khan.Role of Electrocardiography in Identifying Right Ventricular Dysfunction in Acute Pulmonary Embolism.Am J Cardiol, 2005, 96 (3): 450-452.

[9] Daniel KR, Courtney DM, Kline JA.Assessment of cardiac stress from massive pulmonary embolism with 12-lead ECG.Chest, 2001, 120 (2): 474-481.

[10] Maciej Kostrubiec, Anna Hrynkiewicz, Justyna Pedowska-Wloszek, Szymon Pacho, Michal Ciurzynski, Krzysztof Jankowski, Magdalena Koczaj-Brerner, Artur Wojciechowski, Piotr Pruszczyk.Is it possible to use standard electrocardiography for risk assessment of patients with pulmonary embolism? Kardiol Pol, 2009, 67: 744-750.

[11] Toosi MS, Merlino JD, Leeper KV.Electrocardiographic score and short-term outcomes of acute pulmonary embolism.Am J Cardiol, 2007, 100 (7): 1172-1176.

[12] Sinha N, Yalamanchili K, Sukhija R, et al.Role of the 12-lead electrocardiogram in diagnosing pulmonary embolism.Cardiol Rev, 2005, 13: 46-49.

[13] Yoshinaga T, Ikeda S, Shikuwa M, et al.Relationship between ECG findings and pulmonary artery pressure in patients with acute massive pulmonary thromboembolism.Circ J, 2003, 67: 229-232.

[14] Choi BY, Park DG.Normalization of negative T-wave on electrocardiography and right ventricular dysfunction in patients with an acute pulmonary embolism.Kor J Inter Med, 2012, 27: 53-59.

[15] Vanni S, Polidori G, Vergara R, et al.Prognostic value of ECG among patients with acute pulmonary embolism and normal blood pressure.Am J Med, 2009, 122: 257-264.

[16] Kosuge M, Kimura K, Ishikawa T, et al.Prognostic significance of inverted T waves in patients with acute pulmonary embolism.Circ J, 2006, 70: 750-755.

[17] Kukla P, McIntyreWF, Fijorek K, et al.T-wave inversion in patients with acute pulmonary embolism: prognostic value.Heart Lung, 2015, 44: 68-71.

[18] Kukla P, McIntyre WF, Fijorek K, et al.Use of ischemic ECG patterns for risk stratification in intermediate-risk patients with acute PE.Am J Emerg Med, 2014, 32: 1248-1252.

[19] Lassnig E, Weber JT, Berent R, Kirchgatterer A, Eber B.Uncommon electrocardiogram in a patient with right atrial thrombus and pulmonary embolism.Inter J Cardiol, 2005, 103 (3): 345-347.

[20] Geibel A, Zehender M, Kasper W, et al.Prognostic value of the ECG on admission in patients with acute major pulmonary embolism.Eur Respir J, 2005, 25: 843-848.

[21] Janata K, Hochtl T, Wenzel C, et al.The role of ST-segment elevation in lead aVR in the risk assessment of patients withacute pulmonary embolism.Clin Res Cardiol, 2012, 101: 329-337.

[22] Kucher N, Walpoth N, Wustmann K, et al.QR in V1—an ECG sign associated with right ventricular strain and adverse clinical outcome in pulmonary embolism.Eur Heart J, 2003, 24: 1113-1119.

[23] Kosuge M, Kimura K, Ishikawa T, et al.Electrocardiographic differentiation between acute pulmonary embolism and acute coronary syndromes on the basis of negative T waves.Am J Cardiol, 2007, 99: 817-821.

[24] Kumasaka N, Sakuma M, Shirato K.Clinical features and predictors of in-hospital mortality in patients with acute and chronic pulmonary thromboembolism.Inter Med, 2000, 39: 1038-1043.

[25] Agrawal N, Ramegowda RT, Patra S, et al.Predictors of inhospital prognosis in acute pulmonary embolism: keeping it simple and effective! Blood Coag Fibrinol, 2014, 25: 492-500.

[26] Ermis N, Ermis H, Sen N, et al.QT dispersion in patients with pulmonary embolism.Wiener klinische Wochenschrift, 2010, 122: 691-697.

[27] Escobar C, Jimenez D, Marti D, et al.Prognostic value of electrocardiographic findings in hemodynamically stable patients with acute symptomatic pulmonary embolism.Rev Esp Cardiol, 2008, 61: 244-250.

[28] Kukla P, McIntyreWF, Koracevic G, et al.Relation of atrial fibrillation and right-sided cardiac thrombus to outcomes in patients with acute pulmonary embolism.Am J Cardiol, 2015, 115: 825-830.

[29] Punukollu G, Gowda RM, Khan IA, et al.QT interval prolongation with global T-wave inversion: a novel ECG finding in acute pulmonary embolism.Ann Noninvas Electrocardiol, 2004, 9: 94-98.

[30] Digby, et al.The Value of Electrocardiographic Abnormalities in the Prognosis of Pulmonary Embolism: A Consensus Paper .Ann Noninvasive Electrocardiol, 2015, 20（3）: 207-223.

[31] Wynne J, Littmann L.Brugada electrocardiogram associated with pulmonary embolism.Int J Cardiol, 2013, 162: e32-e33.

[32] Zhan ZQ, Wang CQ, Nikus KC, et al.Brugada phenocopy in acute pulmonary embolism.Int J Cardiol, 2014, 177: e153-e155.

[33] Petrov DB.Appearance of right bundle branch block in electrocardiograms of patients with pulmonary embolismas a marker for obstruction of the main pulmonary trunk.J Electrocardiol, 2001, 34: 185-188.

[34] Kilinc G, Dogan OT, Berk S, et al.Significance of serum cardiac troponin I levels in pulmonary embolism.J Thoracic Dis, 2012, 4: 588-593.

[35] Hariharan P, Dudzinski DM, Okechukwu I, et al.Association betweenelectrocardiographic findings, right heart strain, and short-term adverse clinical events in patients with acute pulmonary embolism.Clin Cardiol, 2015, 38: 236-242.

附 录

附录 A

额面心电轴测定表

附表 A 额面心电轴测定

I\III	-10	-9	-8	-7	-6	-5	-4	-3	-2	-1	0	1	2	3	4	5	6	7	8	9	10
-10	240	242	244	246	248	251	254	257	261	265	-90	-84	-78	-72	-66	-60	-53	-47	-41	-35	-30
-9	238	240	242	244	247	249	252	256	260	264	-90	-83	-77	-70	-63	-56	-49	-42	-36	-30	-25
-8	236	238	240	242	245	247	251	255	259	263	-90	-82	-75	-68	-59	-51	-43	-37	-30	-24	-19
-7	234	236	238	240	243	245	249	253	257	262	-90	-81	-73	-64	-55	-45	-37	-30	-23	-17	-13
-6	232	234	235	237	240	243	246	251	256	261	-90	-80	-70	-60	-49	-39	-30	-22	-16	-11	-7
-5	229	231	233	235	237	240	244	248	254	260	-90	-77	-65	-53	-41	-30	-19	-14	-9	-4	0
-4	226	228	230	231	234	236	240	244	251	258	-90	-74	-58	-43	-30	-19	-11	-5	-1	3	6
-3	223	225	226	228	230	232	235	240	246	255	-90	-68	-50	-30	-15	-7	-1	4	8	11	13
-2	220	221	222	223	224	227	230	234	240	250	-90	-54	-30	-10	-1	6	11	13	16	18	19
-1	215	216	217	218	219	220	222	225	230	240	-90	-30	-2	8	14	18	20	21	22	23	24
0	210	210	210	210	210	210	210	210	210	210		30	30	30	30	30	30	30	30	30	30
1	206	204	203	202	200	198	194	187	178	150	90	60	50	44	42	40	39	38	37	36	35
2	199	197	195	193	190	185	179	168	150	124	90	70	60	52	50	47	45	43	42	41	40
3	192	190	188	184	180	173	163	150	132	112	90	75	66	60	56	52	50	48	46	44	43
4	186	184	179	175	169	161	150	137	120	106	90	78	70	65	60	56	54	52	50	48	47
5	180	176	172	166	159	150	139	127	114	103	90	80	74	68	64	60	57	55	53	51	49
6	173	169	164	158	150	141	131	120	110	100	90	82	76	71	67	63	60	58	56	54	52
7	167	162	157	150	143	134	125	116	107	99	90	83	77	73	69	66	63	60	58	56	54
8	161	156	150	144	136	129	120	112	105	98	90	83	79	75	71	68	65	62	60	58	56
9	155	150	145	138	131	125	116	110	103	97	90	84	80	76	73	70	67	64	62	60	58
10	150	145	140	135	127	120	114	108	101	96	90	85	81	77	74	71	68	66	64	62	60

横列及列分别为 I、III 导联QRS波振幅的代数和（mm）

附录 B

不同心率 QT 间期正常值范围

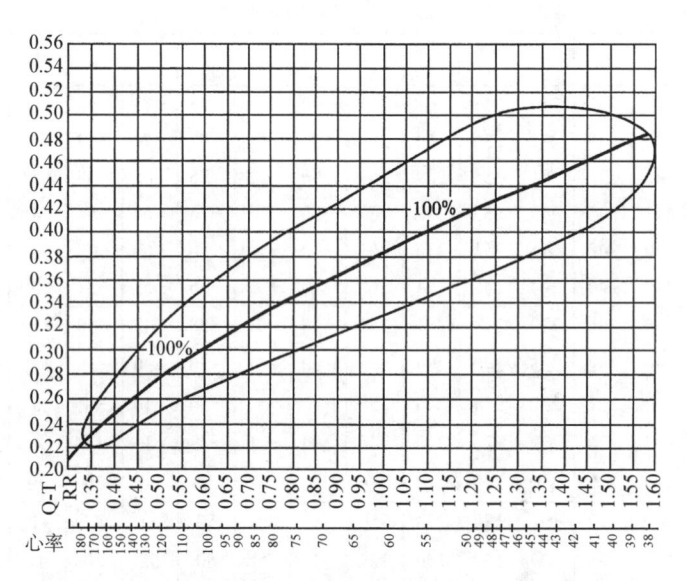

附图 B　不同心率 QT 间期正常值范围

图中注有100%的粗线代表平均值，其上下曲线表示一般的最高及最低范围；QT间期及RR间期的单位为秒，心率单位为次/分

附录 C

心动周期、心率与 QT 间期正常最高值对照表

附表 C 心动周期、心率与 QT 间期正常最高值对照

RR(s)	心率(次/分)	QT(s) 男	QT(s) 女	RR(s)	心率(次/分)	QT(s) 男	QT(s) 女	RR(s)	心率(次/分)	QT(s) 男	QT(s) 女	RR(s)	心率(次/分)	QT(s) 男	QT(s) 女
0.30	200	0.24	0.25	0.60	100	0.34	0.35	0.90	67	0.41	0.43	1.20	50	0.47	0.51
0.32	187	0.25	0.26	0.62	97	0.34	0.36	0.92	65	0.42	0.44	1.22	49	0.48	0.51
0.34	176	0.26	0.27	0.64	94	0.35	0.36	0.94	64	0.42	0.45	1.26	48	0.48	0.51
0.36	167	0.26	0.28	0.66	91	0.35	0.37	0.96	63	0.42	0.45	1.26	48	0.49	0.51
0.38	158	0.27	0.28	0.68	88	0.36	0.38	0.98	61	0.43	0.46	1.28	47	0.49	0.52
0.40	150	0.27	0.29	0.70	86	0.36	0.39	1.00	60	0.43	0.46	1.30	46	0.49	0.53
0.42	143	0.28	0.30	0.72	83	0.37	0.39	1.02	59	0.44	0.46	1.32	45	0.50	0.53
0.44	136	0.29	0.30	0.74	81	0.37	0.40	1.04	58	0.44	0.47	1.34	45	0.50	0.54
0.46	130	0.29	0.31	0.76	79	0.38	0.41	1.06	56	0.45	0.47	1.36	44	0.51	0.54
0.48	125	0.30	0.32	0.78	77	0.38	0.41	1.08	55	0.45	0.47	1.38	43	0.51	0.54
0.50	120	0.31	0.32	0.80	75	0.39	0.41	1.10	54	0.46	0.49	1.40	43	0.51	0.55
0.52	115	0.31	0.33	0.82	73	0.39	0.41	1.12	53	0.46	0.49	1.42	42	0.52	0.55
0.54	111	0.32	0.34	0.84	71	0.40	0.42	1.14	52	0.47	0.49	1.44	41	0.52	0.56
0.56	107	0.32	0.34	0.86	70	0.40	0.42	1.16	51	0.47	0.50	1.46	41	0.53	0.56
0.58	130	0.33	0.35	0.88	68	0.41	0.43	1.18	50	0.47	0.50	1.48	40	0.53	0.57

附录 D

正常 PR 间期的最高限度表

附表 D 正常 PR 间期的最高限度（S）

年龄 \ 心率（次/分）	＜70	71～90	91～110	111～130	＞130
成年人（高大）	0.21	0.20	0.19	0.18	0.17
成人年（瘦小）	0.20	0.19	0.18	0.17	0.16
14～17岁	0.19	0.18	0.17	0.16	0.15
7～13岁	0.18	0.17	0.16	0.15	0.14
1.5～6岁	0.17	0.165	0.155	0.145	0.135
0～1.5岁	0.16	0.15	0.145	0.135	0.125

附录 E

不同年龄组儿童 P、QRS、T 波的平均电轴

附录 E 不同年龄组儿童 P、QRS、T 波的平均电轴

年龄	P波 平均值	P波 最小值	P波 最大	QRS波 平均值	QRS波 最小值	QRS波 最大值	T波 平均值	T波 最小值	T波 最大值
出生至1d	60	−30	90	137	75	190	77	−10	180
1～30d	58	0	90	116	−5	190	37	−10	130
1～6个月	56	30	90	72	35	135	44	0	90
7～12个月	55	30	75	64	30	135	39	−30	90
2～5岁	50	−30	75	63	0	110	35	−10	90
6～12岁	47	−30	75	66	−15	120	38	−20	70
13～16岁	54	0	90	66	−15	110	41	30	90